Unter Berücksichtigung des
Gegenstandskataloges für die Ärztliche Prüfung

Mit ICD 10-Schlüssel im Text und Stichwortverzeichnis

INNERE MEDIZIN

Eine vorlesungsorientierte Darstellung

2014

GERD HEROLD
und Mitarbeiter

In Dankbarkeit meinen lieben Eltern !

Alle medizinischen diagnostischen und therapeutischen Verfahren unterliegen verständlicherweise einem fortwährenden Entwicklungsprozess, sodass alle Angaben immer nur dem Wissensstand zum Zeitpunkt der Fertigstellung des Buches entsprechen können.

Hinsichtlich der in diesem Buch angegebenen Dosierung von Medikamenten wurde auf die größtmögliche Sorgfalt geachtet. Alle therapeutischen Angaben in diesem Buch gelten nur für Erwachsene mit normaler Nieren- und Leberfunktion. Für Angaben über Dosierungsanweisungen und Applikationsformen kann keine Gewähr übernommen werden. Jeder Leser ist aufgefordert, durch sorgfältige Prüfung die Empfehlungen der Hersteller über die verwendeten Präparate zur Kontrolle heranzuziehen, insbesondere auch hinsichtlich Indikationen, Kontraindikationen, Dosierungen, Nebenwirkungen und Wechselwirkungen mit anderen Medikamenten! Jede Dosierung oder Applikation erfolgt auf eigene Gefahr des Benutzers. Leitlinien bitte beachten, z.B. *www.leitlinien.de*

Trotz sorgfältiger inhaltlicher Kontrolle wird keine Haftung für die Inhalte der in diesem Buch genannten Links übernommen. Für den Inhalt der verlinkten Seiten sind ausschließlich deren Betreiber verantwortlich.

Aus der Bezeichnung einer Ware mit dem für sie eingetragenen Warenzeichen kann nicht geschlossen werden, dass diese Bezeichnung ein freier Warenname ist, auch wenn der Vermerk nicht angebracht worden ist.

Für Substanzen, die auch unter dem Freinamen als Generika im Handel sind, fehlen Beispiele für Handelspräparate.

Hinweis: Die im Text/Stichwortverzeichnis angegebene ICD 10-Kodierung bezieht sich auf die Version 1.3. Daher kann es bei der in der stationären Versorgung verwendeten Version 2.0 zum Teil zu unterschiedlichen Schlüsselnummern kommen!

QR-Code:

Herausgeber:
Dr. med. Gerd Herold
Arzt für Innere Medizin/Arbeitsmedizin
Bernhard-Falk-Str. 27
50737 Köln

Bezugsquelle dieses Buches als e-book:
www.herold-innere-medizin.de

ISBN: 978-3-9814660-3-4

Unter Berücksichtigung des Gegenstandskataloges für die Ärztliche Prüfung

INNERE MEDIZIN

2 0 1 4

GERD HEROLD

und Mitarbeiter

Über 950 SEITEN TEXTUMFANG

- Aktuell überarbeitet
- Neue Kapitel: Intoxikationen und Geriatrie
- Systematisch der gesamte Stoff der Inneren Medizin unter Betonung examenswichtiger "Fallstricke"
- Einfügung von Internet-Infos
- Berücksichtigung wesentlicher deutscher und amerikanischer Lehrbücher (z.B. Harrison)
- Daher auch empfehlenswert für das amerikanische USMLE-Examen des ECFMG
- Tabelle klinisch-chemischer Normalwerte mit SI-Einheiten
- Berücksichtigung von evidenzbasierter Medizin
- ICD 10-Schlüssel im Text und im Stichwortverzeichnis mit über 5.500 Stichwörtern

---

Der Verkauf dieses Buches erfolgt über medizinische Buchhandlungen oder direkt vom Herausgeber versandkostenfrei.

Festgesetzter Ladenpreis für den Letztabnehmer	€ 47,00 / Buch
Abgabepreis für Auslandssendung	€ 49,00 / Buch
Abgabepreis für den Buchhandel im Inland	€ 35,00 / Buch
Bei Auslandssendung	€ 37,00 / Buch
Bei Abnahme von 10 oder mehr Büchern im Inland	€ 32,00 / Buch
Bei Auslandssendung	€ 34,00 / Buch

Hinweis:
Bitte beachten Sie, dass bei einem Weiterverkauf der Bücher im Inland der festgesetzte Ladenpreis für Letztabnehmer von € 47,00 verlangt werden muss (§ 3 Preisbindungsgesetz)!

Postversand nur gegen Vorauszahlung an den Herausgeber:
Dr. Gerd Herold, Bernhard-Falk-Str. 27, 50737 Köln
per Verrechnungsscheck oder Einzahlung auf die Konto-Nr. 1593 14 501 der Postbank Köln (BLZ 370 100 50)
IBAN: DE63 370 100 500 159 314 501
BIC: PBNKDEFF

ACHTUNG: **Vollständige deutliche Absenderangabe auf dem Einzahlungsschein ist unbedingt erforderlich!**

- Bei Bestellungen über das Postbankkonto wird die Postanschrift nicht mitgeteilt →

Daher bitte die Anschrift immer zusätzlich mitteilen per Postkarte oder Fax 0221-9578400 .

Bei Verrechnungsscheck reicht die vollständige Anschrift auf der Scheckrückseite!

- Kein Nachnahmeversand - Lieferzeit ca. 1 Woche -

Bezugsquellen für Übersetzungen dieses Buches (*E-Mail-Anschrift in Klammern*):

Albanische Ausgabe:	Dr. Leke Abdyli, Hubert-Hoffmann-Ring 4/2, 8044 Graz/Österreich (*leke.abdyli@kages.at*)
Bulgarische Ausgabe:	Kyrill Scharow, ul. Budapesta 72, 1202 Sofia/Bulgarien (*shar_pub@hotmail.com*)
Englische Ausgabe:	www.herold-internal-medicine.com
Estnische Ausgabe:	Karl Väärt, Luha 16-3, 10129 Tallinn/Estland (*karl.vaart@mail.ee*)
Französische Ausgabe:	Groupe De Boeck, Fond Jean-Paques 4, 1348 Louvain-la-Neuve/Belgien (*acces+@deboeck.be*)
Griechische Ausgabe:	John B. Parisianos Medical Publications, Mikras Asias 76, Goudi, 11527-Athens/Greece (*info@parisianouj.gr*)
Italienische Ausgabe:	Monduzzi Editore, Via Roberto Longhi, 14/a, 40128 Bologna/Italien (*monduzzi@monduzzieditore.it*)
Niederländische Ausgabe:	Sophie Haesen, 16 Rue de la Montagne, 68480 Vieux Ferrette/Frankreich (*sophiehaesen@gmail.com*)
Persische Ausgabe:	Dr. Maryam Haydari, Wilhelm-Hoffstadt-Str. 31, 50226 Frechen (*haydari.maryam@email.de*)
Polnische Ausgabe:	Wydawnictwo Lekarskie PZWL, Sp.Zo.o., ul. Gottlieba Daimlera 2, 02-460 Warszawa/Polen (*www.pzwl.pl*)
Rumänische Ausgabe:	Dr. M. Nicolae, Heckenweg 12, D-71287 Weissach (*mikamed@web.de*)
Russische Ausgabe:	Wladimir Schilref, Azaleenweg 2, D-48599 Gronau (*wladimir.schilref@web.de*)
Schwedische Ausgabe:	Philipp Kubens, Hauptstr. 24, 79104 Freiburg (*philippkubens@gmx.de*)
Spanische Ausgabe:	Dr. A. Graf von Perponcher, Schwaighofstr. 31, 83684 Tegernsee (*a.perponcher@gmx.de*)
Ungarische Ausgabe:	Medicina Publishing House, Rákóczi ut. 16, 1072 Budapest/Ungarn

DANKSAGUNG

Folgenden Professoren der Universitätsklinik Köln danke ich sehr für Ihre Unterstützung:

Prof. Dr. med. E. Erdmann (Köln)
Prof. Dr. med. R. Gross (Köln) †
Prof. Dr. med. W. Krone (Köln)
Prof. Dr. med. H. Schicha (Köln)

Folgenden Kolleginnen und Kollegen danke ich für Ihre Mitarbeit an einzelnen Kapiteln:

Dr. med. Schahin ALIANI
Niedergelassener Kinderonkologe und -hämatologe, Saarlouis
(Kapitel Immundefekte)

Dr. med. Christopher AMBERGER
Niedergelassener Rheumatologe, Bad Neuenahr
(Kapitel Rheumatologie)

Dr. med. Sammy BAIERLEIN und Dr. med. Anja WISTOP
Eckersdorf
(Kapitel Sepsis)

Prof. Dr. med. Helmut BAUMGARTNER
EMAH-Zentrum / Kardiologie, Universitätsklinikum Münster
(Kapitel Erworbene Herzfehler im Erwachsenenalter)

Dr. med. Heinz BECKERS
Arzt für Arbeits-/Verkehrsmedizin, ehem. Direktor Arbeitsmedizinisches Zentrum DEUTZ® AG, Köln
(Mitarbeit an verschiedenen Kapiteln, insbes. Infektionskrankheiten)

Prof. Dr. med. Dr. h.c. Helmut BORBERG
Hämapherese-Zentrum, Köln
(Kapitel Hämapherese)

Dr. med. Dennis BÖSCH
Klinikum Bremerhaven / Pneumologie
(Kapitel COPD und Emphysem)

PD Dr. med. Jens G. BROCKMANN, FRCS
Churchill Hospital, University of Oxford
(Kapitel Abdominale Transplantationschirurgie)

PD Dr. med. Mag. Dipl. oec. med. Jürgen BRUNNER
Universitätsklinik Innsbruck, Kinder- und Jugendheilkunde
(Kapitel Rheumatologie; Autoinflammationssyndrome)

Dr. med. Georg BÜHLER
Universitätsklinik Ulm
(Kapitel Psychosomatische Störungen und Essstörungen)

Prof. Dr. med. Ali CANBAY
Universitätsklinik Essen
(Kapitel Fettlebererkrankungen)

Dr. med. Adela Cerma
Köln
(Kapitel Mastozytose)

Dr. med. Elisabeth DEIXLER
München
(Kapitel Phosphatstörungen)

Dr. med. Ulrich DEUSS
Niedergelassener Endokrinologe, Köln
(Kapitel Endokrinologie)

Prof. Dr. med. Manfred O. DOSS
Konsultation Porphyrie, Marburg an der Lahn
(Kapitel Porphyrien)

Prof. Dr. med. Hans DREXLER
Arbeitsmedizinisches Institut der Universität Erlangen
(Kapitel Berufskrankheiten)

Univ.-Prof. Dr. med. Thomas ERREN, MPH / Dr. med. J. Valérie GROß
Institut für Arbeitsmedizin, Universitätsklinik Köln
(Mitarbeit am Kapitel Berufskrankheiten, Kapitel Nacht- und Schichtarbeit, Kapitel Ärztliche Schweigepflicht)

Prof. Dr. med. Lothar FABER
Herz- und Diabeteszentrum NRW, Bad Oeynhausen
(Kapitel Kardiomyopathien)

PD Dr. med. Roland FENK
Heinrich-Heine-Universität Düsseldorf
(Kapitel Multiples Myelom)

PD Dr. med. Sebastian FETSCHER
Klinik für Hämatologie und Onkologie, Sana-Kliniken Lübeck
(Kapitel Hämatologie und Onkologie)

Dr. med. Jan GÄRTNER / Esther JUNK / Dr. med. Guido SCHNEIDER
Zentrum für Palliativmedizin Universiätsklinik Köln
(Kapitel Therapieentscheidungen)

Prof. Dr. med. Meinrad GAWAZ
Universitätsklinikum Tübingen
(Kapitel Endokarditis)

Dr. med. Ulf GERHARDT
Paracelsus-Berghofklinik Bad Essen
(Kapitel Alkoholkrankheit)

Prof. Dr. med. Ulrich GERMING
Heinrich-Heine-Universität Düsseldorf
(Kapitel Hämatologie, MDS)

Prof. Dr. med. Hartmut GÖBEL
Schmerzklinik Kiel
(Kapitel Schmerztherapie)

Prof. Dr. med. Michael HALLEK / Dr. med. Julia FISCHER / Dr. med. Rojin JAMES / Dr. med. Sonja KÖNIGS / Dr. med. Martin PLATTEN / Dr. med. Matthias SCHEFFLER
Klinik I für Innere Medizin der Universitätsklinik Köln
(Kapitel Maligne Lymphome und Leukämien)

Dr. med. Pontus HARTEN
Niedergelassener Rheumatologe, Strande
(Mitarbeit an den Kapiteln Antiphospholipid-Syndrom und Rheumatologie)

Dr. Barbara HAUER, MPH
Robert Koch-Institut, Berlin
(Kapitel Tuberkulose und nichttuberkulöse Mykobakteriosen)

Dr. med. Joachim HEBE
Klinikum Links der Weser / Elektrophysiologie und Kardiologie
(Kapitel Herzrhythmusstörungen)

PD Dr. med. Jan HEIDEMANN
Klinikum Bielefeld-Mitte
(Kapitel Gastroenterologie, Hepatologie)

Prof. Dr. med. Tobias HEINTGES
Städt. Kliniken Neuß Lukaskrankenhaus
(Kapitel Gastroenterologie)

Dr. med. Britta HÖCHSMANN
Universitätsklinik Ulm
(Kapitel Hämatologie, PNH, Aplastische Anämie)

Dr. med. Björn HOFFMANN
St. Elisabeth-Krankenhaus Essen
(Kapitel Lysosomale Speicherkrankheiten)

Dr. med. Guido HOLLSTEIN
Kiel
(Mitarbeit an verschiedenen Kapiteln)

Prof. Dr. med. Roman HUBER
Klinikum Friedrichshafen
(Kapitel Schlaganfall)

Dr. med. Alfred JANSSEN
Ärztekammer Nordrhein
(Kapitel Angiologie)

Prof. Dr. Dr. med. Harald KAEMMERER
Deutsches Herzzentrum München
(Kapitel Angeborene und erworbene Herzfehler im Erwachsenenalter und Marfan-Syndrom)

Prof. Dr. med. Joachim KINDLER
Aachen
(Kapitel Hypertonie und Nephrologie)

Dr. med. Stefan KINTRUP
Dülmen
(Kapitel Organtransplantation)

Dr. med. Peter KREBS
Köln
(Kapitel Essstörungen und Gutachterwesen)

Dr. med. Karsten LEHMANN
St. Katharinen-Hospital, Frechen
(Kapitel Geriatrie, Insomnie, Depression, Patientenverfügung, Rehabilitation, Schwindel, Off-Label-Use)

Dr. med. Jin LI
Universitätsklinik Heidelberg
(Kapitel Drogen-Notfälle)

Dr. med. Klaus MAGDORF †
Charité, Klinik für Pädiatrie m.S. Pneumologie und Immunologie, Berlin
(Kapitel Tuberkulose und nichttuberkulöse Mykobakteriosen)

Dr. med. Achim MELLINGHOFF
Lindau-Bodensee
(Mitarbeit an verschiedenen Kapiteln)

Dr. med. Klaus-Peter MELLWIG
Herz- und Diabeteszentrum NRW, Bad Oeynhausen
(Kapitel KHK / Herzinfarkt)

PD Dr. med. Guido MICHELS
Herzzentrum Köln
(Mitarbeit an verschiedenen Kapiteln, Intoxikationen)

Prof. Dr. med. Gynter MÖDDER
Niedergelassener Nuklearmediziner, Köln
(Kapitel Schilddrüse)

Dr. med. Michael MONTEMURRO
Universitätsspital Zürich, Klinik für Onkologie
(Kapitel Internistische Tumortherapie, GIST; PCNSL)

Dr. med. Marian NEIDERT
Zürich
(Kapitel Refeeding-Syndrom und Rhabdomyolyse)

Prof. Dr. med. Kurt OETTE
Vormals Universitätsklinik Köln
(Kapitel Lipidstoffwechselstörungen und klinische Chemie / Laborwerte)

PD Dr. med. Mark OETTE
Krankenhaus der Augustinerinnen, Köln
(Kapitel HIV/AIDS)

Prof. Dr. Dr. med. Günter OLLENSCHLÄGER
Universitätsklinik Köln und Ärztliches Zentrum für Qualität in der Medizin, Berlin
(Kapitel Evidenzbasierte Medizin)

Dr. med. Daniel OPITZ
Hamburg
(Kapitel Prävention und Gesundheitsförderung)

Prof. Dr. med. Hans-Georg PREDEL
Deutsche Sporthochschule Köln
(Kapitel Körperliche Aktivität und Gesundheit)

Prof. Dr. med. Winfried RANDERATH
Krankenhaus Bethanien, Solingen
(Kapitel Pneumologie)

Sabine RIEBSCHLÄGER / Dr. rer. nat. Falko M. HEINEMANN
Universitätsklinik Essen
(Kapitel HLA-Antigene)

Dr. med. Matthias ROSS
Christophorus-Kliniken Coesfeld
(Kapitel Hepatologie)

PD Dr. med. Alexander RÖTH
Universitätsklinik Essen
(Kapitel Hämatologie, PNH und aplastische Anämie)

Dr. med. Wolfgang SAUER
St. Elisabeth-Krankenhaus, Bonn
(Kapitel Angiologie und Gastroenterologie)

Dr. med. Henning Karl SCHMIDT
Herz- und Diabeteszentrum NRW, Bad Oeynhausen
(Kapitel KHK / Herzinfarkt)

Dr. med. Jochen SCHMIDT-WALCZUCH
St. Katharinen-Hospital, Frechen
(Kapitel Diabetes mellitus)

Dr. med. Nicolas SCHÖNFELD
Lungenklinik Heckeshorn, Berlin
(Kapitel Tuberkulose und nichttuberkulöse Mykobakteriosen)

Dr. phil. Dipl.-Psych. Josef SCHWICKERATH
Klinik Berus, Überherrn-Berus
(Kapitel Mobbing)

Prof. Dr. med. Jörg SPITZ
Gesellschaft für medizinische Information und Prävention, Schlangenbad
(Kapitel Rauchen und Vitamin D)

Dr. med. Florian STEINER
Institut für Tropenmedizin und Internationale Gesundheit der Charité, Berlin
(Kapitel Tropenkrankheiten)

Dr. med. Rafael SWITKOWSKI
Berlin
(Kapitel Klinische Chemie / Laborparameter)

Dr. med. Stefan WEILER, PhD
Universität Bern, Inselspital
(Kapitel Systemische Mykosen)

PD Dr. med. Heinz ZOLLER
Universitätsklinik Innsbruck
(Kapitel Siderosen / Hämochromatose)

Folgenden Kolleginnen und Kollegen verdanke ich wertvolle ergänzende Hinweise:

PD Dr. med. G. Aßmann (Homburg/Saar)
Felix Bermpohl (Berlin)
Dr. med. R. Bergert (Berlin)
Dr. med. A. Bierschwale (Hannover)
Gudrun Binder (München)
Dr. med. S. Binder (Bergisch-Gladbach)
Dr. med. H. Binsfeld (Drensteinfurt)
Prof. Dr. med. M. Blüher (Köln)
Dr. med. U. Böck (Dülmen)
Dr. med. B. Böll (Köln)
Hanibal Bohnenberger (Göttingen)
Prof. Dr. med. R. Braun (Genf)
Prof. Dr.H.-P. Brezinschek (Graz)
Dr. med. Th. Butz (Bad Oeynhausen)
Dr. med. G. Cantara (Stuttgart)
Dr. med. Dipl.-Psych. W. Carls (Überherrn-Berus)
Dr. med. Rolf-A. Claßen (Darmstadt)
Dr. med. A. Demel (Günzburg)
Prof. Dr. med. H.J. Deutsch (Frechen)
Prof. Dr. med. Y. Dörffel (Berlin)
Dr. med. C. Dworeck (Berlin)
Knut Ehlen (Düsseldorf)
Prof. Dr. med. W. Eich (Heidelberg)
Manfred Eidt (Karlsruhe)
Dr. med. J. Emmel (Wolfhagen)
Prof. Dr. med. A. Engert (Köln)
Dr. med. F. Fortenbacher (Jettingen)
Dr. med. P. Fritz (Wien)
Dr. med. J. Fuchs (Köln)
Dr. med. M. Gemeinhardt (München)
Patrick Gerner (Mainz)
Dr. med. T. Giesler (Erlangen)
Dr. med. I. von Graefe (Hamburg)
Dr. med. S. Gromer (Bad Schönborn)
Dr. med. K. Grosser (Köln)
Dr. med. M. Günther (Köln)
Dr. med. F. Gundling (München)
Dr. med. B. Gutschreiter (Burghausen)
Dr. med. D. Gysan (Köln)
Dr. med. S. Haack (Frankfurt a.M.)
PD Dr. Dr. T. Haferlach (München)
Dr. med. H. Hagenström (Lübeck)
Georg I. Hagleitner (Innsbruck)
Anton Hahnefeld (München)
Andreas Hammer (Rauenberg)
Fabian Hammer, MD (Birmingham, UK)
Dr. med. G. Hansmann (Freiburg)
Carmen Heilmann (Jena)
Ursula Hein (Hannover)
Dr. med. W. Hein (Kassel)
Dr. med. U. Heinrich (Adendorf)
Dr. med. F. Herbst (Erlangen)
PD Dr. med. H. Herfarth (Regensburg)
Dr. med. B. Heßlinger (Freiburg)
Drs. med. D. und M. Hestermann (Bonn)
Ulrike Höcherl (Fürstenfeldbruck)
Arnd Hönig (Vellmar)
Dr. med. Th. Holtmeier (Neustadt a.d.Waldnaab)
Ralf Husain (Berlin)
Dr. med. S. Jäckle (Villingen)
Dr. med. Ph. Jansen (Frankfurt a.M.)
Dr. med. M. Jost (Hamburg)
Dr. med. J. Jordan (Berlin)
Dr. med. C. Jürgensen (Heide)
PD Dr. med. W. Jung (Bonn)
Bernhard Kaess (München)
Dr. med. P. Kalin (Kiel)
Dr. med. J. Kavan (Dortmunde)
Dr. med. I. Kaya (Düsseldorf)
Dr. med. K. Kenn (Schönau/Königsee)
Akhtar Khawari (Leipzig)
PD Dr. med. O. Klass (Köln)
G. Klausrick (Greifswald)
Dr. med. T. Klever (Bremen)
Dr. med. J. Klünemann (Regensburg)
Dr. med. G. Klug (Würzburg)

Dr. med. S. Klumpe (Münster)
Dr. med. M. Knechtelsdorfer (Wien)
Dr. med. T. Koch (Hamburg)
Dr. med. M. Köhler (VS-Villingen)
Gabriele Komesker (Köln)
Prof. Dr. med. T. Kraus (Aachen)
Clemens Krauss (Graz)
Patrick Kreisberger (München)
Dr. med. H. Kriatselis (Nürnberg)
Andreas Krier (Mannheim)
Florian Krötz (München)
Dr. med. C. Krüger (Schriesheim)
Dr. med. D. Kügler (Halle/Saale)
Dr. med. M. Kunze (Villingen-Schwenningen)
Dr. med. O. Laakmann (Mainz)
Dr. med. A.C. Lambrecht (Coesfeld)
Dr. med. M. Lange (Osnabrück)
Dr. med. J. Leidel (Köln)
Prof. Dr. med. Dr. rer. nat. A. Lechleuthner (Köln)
Dr. med. G. Lennartz (Recklinghausen)
Dr. med. J. Letzel (Niesky)
Dr. med. H.-J. Lindner (Euskirchen)
Dr. med. M. Lindner (Marburg)
Prof. Dr. med. R. Loddenkemper (Berlin)
Dr. med. D. Löhr (Heidelberg)
Dr. med. M. Ludwig (Bonn)
Jan Dirks Lünemann (Berlin)
Dr. med. Th. Lüthy (Berlin)
Prof. Dr. med. L.S. Maier (Göttingen)
Dr. med. J. Maiß (Erlangen)
Nadja Makansi (Berlin)
Gerrit Matthes (Bochum)
Jan Matthes (Köln)
Dr. med. M.E. Meis (Vietnam)
Dr. med. D. Menche (Bremen)
Dr. med. U.J. Mey (Bonn)
Dr. med. F. Michold (Erlangen)
Dr. med. W. Mönch (Recklinghausen)
Dr. med. S. Moll (Chapel Hill, North Carolina)
Jens Mommsen (Bonn)
Dr. med. H. Montag (Wittlich)
Dr. med. F. Moos (Herdecke)
PD Dr. med. F. Moosig (Bad Bramstedt)
Dr. med. M. Muche (Berlin)
Prof. Dr. V. Mühlberger (Innsbruck)
Dr. med. F. Müller (Stralsund)
L. Müller-Lobeck (Niedernhausen)
Dr. med. A. Nacke (Wolfenbüttel)
Dr. med. Ch. Ndawula (Köln)
Dr. med. M. Neugebauer (Krefeld)
Dr. med. J. Neuss (Basel)
Dr. med. M. A. Neusser (Nürnberg)
Christian Nickel (Freiburg)
Thorsten Nickel (Kiel)
Dr. med. A. Nieder-Vahrenholz (Meerbusch)
Dr. med. N. Ostendorf (Frechen)
PD Dr. med. B. Otto (München)
Dr. med. V. Pabst (Aachen)
Dr. med. A. Graf von Perponcher (Tegernsee)
Prof. Dr. med. M. Pfreundschuh (Homburg/Saar)
PD Dr. med. U. Platzbecker (Dresden)
Dr. med. Th. Poehlke (Münster)
Dr. med. A. Prusko (Zweibrücken)
Dr. med. R. Pschowski (Berlin)
Dr. med. J. Rachl (Graz)
Dr. med. J. Radke (Dresden)
Till Reckert (Tübingen)
Prof. Dr. med M. Reincke (München)
Dr. med. S. Reiter (Bonn)
Ltd. RMD Dr. med. H.-D. Reitz a.D. (Köln)
Andreas Reuland (Dossenheim)
Dr. med. S. Reuter (Ulm)
Dr. med. A. Ricke (Köln)
Dr. med. F. Rieder (Regensburg)
Dr. med. E. Ritter (Nürnberg)
Prof. Dr. med. I. Rockstroh (Bonn)
Lars Rommel (Eschweg)
Dr. med. M. Schaal (Kaarst)
Dr. med. A Scheding (Köln)
Dr. med. A. Schicho (Düsseldorf)
Dr. med. M. Schiffer (Hannover)
Dr. med. R. Schimpf (Mannheim)
Caroline Schirpenbach (Freiburg)
Dr. med. A. Schlesinger (München)
Dr. med. C. Schlüter (Nürnberg)
PD Dr.med.A.Schmidt-Matthiesen (Frankfurt a.M.)
Dr. med. M. Schneider (Ingelheim a.R.)
Dr. med. N. Schöffel (Berlin)

Dr. med. A. Schönian (Hage)
Dr. med. M. Schopen (Köln)
Dr. med. R. Schorn (Zug / Schweiz)
Martin Schünemann (Nörten-Hardenberg)
Dr. med. E. Schumacher (Köln)
Dr. med. J. M. Schwab (Tübingen)
Dr. med. S. Schwartz (Berlin)
Christiane Siefker (Würzburg)
Dr. med. B. Siegmund (München)
Dr. med. B. M. Stadler (Stuttgart)
Daniela Stennke (Berlin)
Dr. med. C. Sticherling (Berlin)
Matthias Stockinger (Wien)
Dr. med. B. Stoschus (Bonn)
Dr. med. D. Tamm (Koblenz)
Dr. med. J. Tesarz (Heidelberg)
Andreas Theilig (Aachen)
Thore Thiesler (Gießen)
Prof. Dr. med. G. Trabert (Nürnberg)
Dr. med. F. Treusch (Villingen)
PD Dr. med. J. Truckenbrodt (Zeitz)
Gert Tuinmann (Göttingen)
Dr. med. M. Uffelmann (Gemünden)
Roland Ullrich (Köln)
Christian Vatter (Essen)
Prof. Dr. med. F. Vogel (Hofheim)
Dr. med. M. Vogel (Bonn)
Prof. Dr. med. A. Vogt (Köln)
Annett Wagner (Oerlinghausen)
PD Dr. med. A. A. Weber (Düsseldorf)
Dr. med. C. Weber (Berlin)
Hermann Weber (Fürstenfeldbruck)
Dr. med. Maria Weber (Bad Soden)
Dr. med. M. Weidenhiller (Erlangen)
Andreas Weimann (Erftstadt)
Gerrit Weimann (Linden)
Prof. Dr. med. D. Werner (Ludwigslust)
Dr. med. D. Werner-Füchtenbusch (Regensburg)
Dr. med. E. Wessinghage (Fulda)
Dr. med. T. Wetzel (Witten)
PD Dr. med. O. Wichmann (Berlin)
Dr. med. J. Wiechelt (Mainz)
Dr. med. H.-C. Wilken-Tergau (Celle)
Prof. Dr. med. U. J. Winter (Essen)
Dr. med. A. Wolff (Nürnberg)
Dr. med. T. Wollersheim (Köln)
Dr. med. S. Wüsten (Düsseldorf)
Dr. med. Ö. Yildiz (Uelzen)
Dr. med. S. Yokus (Düsseldorf)
Dr. med. G. Zachow (Berlin)
PD Dr. med. R. Zankovich (Köln)
Dr. med. L. Zell (Homburg/Saar)
Dr. med. R. Zell (München)
Dr. med. M. Zimmermann (Philippsburg)

Frau Silja Schwencke vom Ärztlichen Zentrum für Qualität in der Medizin in Berlin und **Frau Dr. med. Monika Lelgemann** (Bremen) danke ich herzlich für die Aktualisierungen unserer Links zu den Leitlinien in den einzelnen Kapiteln.

Herrn Dr. med. Björn Gemein, Frankfurt am Main, verdanke ich die gute Gestaltung meiner Homepage.

Herrn Prof. Dr. med. Oliver Adolph, Ulm, danke ich besonders für die Überarbeitung/Neugestaltung aller Grafiken und das Coverdesign!

Dr. med. Guido Kürziger (Ulm), **PD Dr. med. Alexander Röth** (Essen), **Prof. Dr. med. Bernd Schmitz** (Ulm) und **Prof. Dr. med. Daniel Walcher** (Ulm) danke ich herzlich für die Fotos auf dem Buchcover.

Frau Angelika Karger, Köln, danke ich für die Mithilfe bei den Schreibarbeiten.

Schließlich möchte ich **Herrn Dr. med. Heinz Beckers** ganz herzlich danken für seine treue redaktionelle Begleitung dieses Buches und den Einsatz der EDV-Programme.

Eventuelle Korrekturhinweise oder Verbesserungsvorschläge sind stets willkommen (am besten „druckreife Formulierungen"), ebenso Vorschläge für Übersetzungen in weitere Fremdsprachen! Sie können diese per E-Mail senden an: *gerdharaldherold1@googlemail.com*

Gerd Herold

Verzeichnis häufig gebrauchter Abkürzungen (Weitere Abkürzungen: Siehe Stichwortverzeichnis)

a	= annum (Jahr(e)
A.	= Arteria
Aa.	= Arteriae
Ät.	= Ätiologie
Ag	= Antigen(e)
Ak	= Antikörper
An.	= Anamnese
Anm.	= Anmerkung(en)
a.p.	= anterio-posterior
ASL	= Antistreptolysin O
ASR	= Achillessehnenreflex
Anw.	= Anwendung
Ausk.	= Auskultation
BAL	= bronchoalveoläre Lavage
BB	= Blutbild
Be.	= Beschwerde(n)
bes.	= besonders
BSG	= Blutkörperchensenkungs-geschwindigkeit
BWK	= Brustwirbelkörper
BWS	= Brustwirbelsäule
chron.	= chronisch
CT	= Computertomografie
d	= die(s) (Tag(e)
DD	= Differenzialdiagnose(n)
Def	= Definition
d.F.	= der Fälle
Di.	= Diagnose/Diagnostik
Dos	= Dosis/Dosierung(en)
E	= Einheit(en)
EBT	= Elektronenstrahltomografie
Echo	= Echokardiografie
EKG	= Elektrokardiogramm
ELISA	= enzyme-linked immunosorbent assay
Ep.	= Epidemiologie
ERCP	= endoskopische retrograde Cholangio-Pankreatikografie
Err.	= Erreger
ES	= Extrasystole(n)
evtl.	= eventuell
EZR	= extrazellulärer Raum
F.	= Faktor(en)
FEV	= forciertes exspiratorisches Volumen
FKDS	= Farbkodierte Duplexsonografie
GE	= Gesamteiweiß
gel.	= gelegentlich
ggf.	= gegebenenfalls
GK	= Gegenstandskatalog
h	= hora(e) (Stunde(n)
Häu	= Häufigkeit
Hi.	= Histologie
Hkt	= Hämatokrit
HMV	= Herzminutenvolumen
HRCT	= High Resolution-CT
HWS	= Halswirbelsäule
HWZ	= Halbwertzeit
HZV	= Herzzeitvolumen
i.a.	= intraarteriell
ICR	= Interkostalraum
i.d.R.	= in der Regel
IE	= internationale Einheit(en)
IFAT	= Indirekter Immunfluoreszenz-Antigen-Test
Ig	= Immunglobulin(e)
i.Gs.	= im Gegensatz
IHA	= Indirekter Hämagglutinations-test
i.m.	= intramuskulär
Imm.	= Immunologie
i.n.	= intranasal

Ind	= Indikation(en)
Inf	= Infektion
Inj.	= Injektion(en)
Ink	= Inkubationszeit
Insp.	= Inspiration
i.R.	= im Rahmen
i.S.	= im Serum
IU	= international unit(s)
i.U.	= im Urin
i.v.	= intravenös
IZR	= Intrazellularraum
J.	= Jahr(e)
Kap.	= Kapitel
KBR	= Komplementbindungsreaktion
kg	= Kilogramm
KG	= Körpergewicht
KH	= Kohlehydrate
KI	= Kontraindikation(en)
KL.	= Klinik
Ko.	= Komplikation(en)
KO	= Körperoberfläche
Kpl.	= Komplikation(en)
ℓ	= Liter
Lab	= Labor
LCR	= Ligase Chain Reaction
li.	= links
Ln/Lnn	= lympho nodulus/noduli (Lymphknoten)
Lok	= Lokalisation
Lufu	= Lungenfunktion
LV	= linker Ventrikel
LWK	= Lendenwirbelkörper
LWS	= Lendenwirbelsäule
m	= männlich
M.	= Morbus
MAS	= Malassimilationssyndrom
max.	= Maximum
mcg	= Mikrogramm = µg
MCL	= Medioklavikularlinie
mcl	= Mikroliter
mcm	= Mikrometer = µm
MDP	= Magendarmpassage
mg	= Milligramm
MG	= Molekulargewicht
ml	= Milliliter
min	= Minute(n)
MÖT	= Mitralöffnungston
MRCP	= Gallen- und Pankreasgangdar-stellung mittels MRT
n	= normal
MRT/ NMR	= Magnetische Resonanztomo-grafie = Kernspintomografie
NNM	= Nebennierenmark
NNR	= Nebennierenrinde
NW	= Nebenwirkung(en)
n.W.	= nach Westergren
OGTT	= oraler Glukosetoleranztest
Path	= Pathologie
p.a.	= posterior-anterior
PCR	= Polymerase Chain Reaction
PE	= Probeexzision(en)
Perk.	= Perkussion
PET	= Positronenemissionstomografie
Pg.	= Pathogenese
Ph.	= Physiologie
p.i.	= per inhalationem
PPh	= Pathophysiologie
p.m.	= punctum maximum
p.o	= per os
ppm	= parts per million
Prg	= Prognose
Pro	= Prophylaxe

prim.	= primär
PTC	= perkutane transhepatische Cholangiografie
re.	= rechts
RES	= Retikuloendotheliales System
RF	= Rheumafaktor
RG	= Rasselgeräusch(e)
RHS	= Retikulohistiozytäres System
RIA	= Radioimmunoassay
RLS	= Reizleitungsstörung(en)
Rö.	= Röntgen
RS	= Rhythmusstörung(en)
RV	= rechter Ventrikel
s	= Sekunde(n)
s.	= siehe
s.c.	= subkutan
sek.	= Sekunde(n)
SM	= Schrittmacher
s.o.	= siehe oben
sog.	= sogenannt
Son.	= Sonografie
SPECT	= Single-Photonen-Emissions-CT
St.	= Stadium
s.u.	= siehe unten
Sy.	= Symptom(e)/Symptomatik
$T_{1/2}$ oder T_{50}	= Halbwertzeit
TEE	= Transösophageale Echokardiografie
Th.	= Therapie(n)
U	= unit(s)
u.a.	= unter anderem
u./o.	= und/oder
Urs	= Ursache(n)
V.	= Vena
VC	= Vitalkapazität
VES	= ventrikuläre Extraystole(n)
Vo.	= Vorkommen
Vv.	= Venae
w	= weiblich
WHO	= World Health Organization
Wi.	= Wirkung(en)
WW	= Wechselwirkung(en)
ZNS	= Zentralnervensystem
Z.n.	= Zustand nach
ZVD	= zentraler Venendruck

Sonderzeichen:

α	= alpha
β	= beta
→	= daraus folgt
δ	= delta
Δ	= Differenz
∅	= Durchmesser
®	= eingetragenes Warenzeichen
ε	= epsilon
↑	= erhöht
↓	= erniedrigt
γ	= gamma
†	= gestorben/Tod
°C	= Grad Celsius
>	= größer
⊣	= Hemmung
κ	= kappa
<	= kleiner
λ	= lambda
µ	= mü
⇑	= stark erhöht
⇓	= stark erniedrigt
≈	= ungefähr/zirka
←	= wirkt auf/bewirkt

Weitere Abkürzungen:
Siehe Internet-Info:
www.medizinische-abkuerzungen.de

INHALTSVERZEICHNIS

EVIDENZBASIERTE MEDIZIN (evidence based medicine) = EbM

Nutzung guter Literatur in der Patientenversorgung

Unter evidenzbasierter Medizin (= beweisgestützte Medizin) versteht man die konsequente Berücksichtigung zuverlässiger, aktuellster wissenschaftlicher Erkenntnisse (externe Evidenz) bei medizinischen Entscheidungen.

Ziel der EbM ist bestmögliche Patientenversorgung durch
- konsequente Nutzung qualitativ hochwertiger wissenschaftlicher Literatur (externe Evidenz),
- Abgleich dieser Evidenz durch den Arzt mit seiner beruflichen Erfahrung (Expertise) und seinem Wissen über den Patienten (interne Evidenz),
- explizite Aufforderung an den Patienten, dessen Vorstellungen, Werte und Wünsche (interne Evidenz) in den Entscheidungsprozess mit einzubringen.

Die Technik der EbM umfasst:
- Formulierung des Problems in eine operationalisierte, sogenannte suchtaugliche Frage;
- systematische Suche nach der relevanten Evidenz in der medizinischen Literatur (in klinischen Studien, Übersichtsartikeln und / oder Leitlinien von hoher Qualität);
- kritische Beurteilung der Validität und Relevanz der Evidenz (Glaubwürdigkeit von Studienergebnissen und Leitlinienempfehlungen, Übertragbarkeit in die Versorgungsroutine, Nutzen im individuellen Fall);
- Anwendung der bewerteten Evidenz auf den konkreten Patienten unter Berücksichtigung der ärztlichen Expertise und der Vorstellungen des Patienten;
- Evaluation des Erfolgs der durchgeführten Maßnahme.

(Weiterführende Informationen: Deutsches Netzwerk Evidenzbasierte Medizin DNEb: *www.dnebm.de*)

Die Berücksichtigung der bestmöglichen externen Evidenz setzt die systematischen Recherche nach allen verfügbaren Studien zu einer klar formulierten klinischen Fragestellung voraus. In einem zweiten Schritt werden diese nach expliziten Methoden ausgewählt, kritisch bewertet, die Ergebnisse extrahiert und deskriptiv oder falls möglich mit statistischen Methoden quantitativ (Meta-Analyse) zusammengefasst. So kann gewährleistet werden, dass nicht zufällig die Ergebnisse einer Studie herangezogen werden, der andere Studien zum gleichen Thema möglicherweise widersprechen. Da das Vorgehen aufwendig ist und methodisches Training voraussetzt, nutzen praktizierende Ärzte zunehmend bereits vorhandene aufbereitete Evidenz - z.B. systematische Übersichtsarbeiten (Beispiel: Cochrane Reviews - siehe *www.cochrane.de*) oder evidenzbasierte Leitlinien, d.h. Handlungsempfehlungen der wissenschaftlichen Fachgesellschaften (siehe *www.arztbibliothek.de*).

Die Qualität wissenschaftlicher Studien wird mithilfe verschiedener Klassifikationssysteme beschrieben. Eine überzeugende Einteilung wurde von der internationalen GRADE Gruppe vorgeschlagen (siehe Tab. 1). GRADE definiert die Qualität der Evidenz als einen Gradmesser für das Vertrauen in das Zutreffen eines ermittelten Effekts, der eine ärztliche Handlungsempfehlung für bestimmte Populationen, Interventionen und Endpunkte unterstützt.

Tab. 1: Interpretation der verschiedenen Qualitätsstufen der Evidenz (nach GRADE – *www.gradeworkinggroup.org*)

Evidenzstärke	Evidenzdenzklasse	Definition
Hohe Qualität	I	Es ist sehr unwahrscheinlich, dass weitere Forschung das Vertrauen in den beobachteten Behandlungseffekt verändert.
Mäßige Qualität	II	Weitere Forschung wird sich vermutlich erheblich auf unser Vertrauen in den beobachteten Behandlungseffekt auswirken. Möglicherweise ändert sich der Behandlungseffekt.
Schwache Qualität	III	Weitere Forschung wird sich sehr wahrscheinlich auf unser Vertrauen in den beobachteten Behandlungseffekt auswirken. Wahrscheinlich ändert sich der Behandlungseffekt.
Sehr schwache Qualität	IV	Der beobachtete Behandlungseffekt ist mit sehr großer Unsicherheit behaftet.

Handlungsempfehlungen einer Leitlinie kann man dann auf dieser Grundlage ebenfalls klassifizieren, untergliedert in starke und abgeschwächte Empfehlungen für oder gegen eine Maßnahme. Diese Klassifizierung beschreibt aus der Sicht von Leitlinienautoren-Gruppen, die Handlungsempfehlungen konsentieren, das Ausmaß an Sicherheit, dass die wünschenswerten Konsequenzen einer Behandlung ihre unerwünschten Folgen überwiegen.

Interventionen, die in Leitlinien empfohlen werden, sind einer Nutzen/Schadenbilanz auf Grundlage der zurzeit besten verfügbaren Evidenz unterzogen worden. Wortlaut und Stärke der Empfehlung, üblicherweise durch Symbole oder Buchstaben dargestellt, resultieren dann vor allem aus der Größe des Nutzens resp. dem Überwiegen des Nutzens gegenüber dem Schaden, gemessen an vorher festgelegten patientenrelevanten Endpunkten. Die Sicherheit, mit der eine solche Empfehlung ausgesprochen werden kann, wird wesentlich durch die Qualität der vorhandenen Daten (Evidenz) bestimmt. Weitere

Aspekte, die bei der Empfehlungsformulierung resp. der Beurteilung der Validität der Evidenz berücksichtigt werden, sind Patientenpräferenzen, Anwendbarkeit der gefundenen Studien (directness), Konsistenz der Ergebnisse, Präzision der Effekte und Anhalt für Publikationsbias.
Ein Charakteristikum von Leitlinien ist die Beurteilung der Validität der Evidenz und die formale Konsentierung der Empfehlungen und der Empfehlungsstärke durch eine repräsentativ zusammengestellte Gruppe von Leitlinienautoren, möglichst unter Beteiligung von Patienten.

Einflussfaktoren auf Evidenzklassifizierung und Empfehlungsgraduierung
- Konsistenz der Studienergebnisse
- Klinische Relevanz der Endpunkte (Mortalität, Morbidität, Lebensqualität)
- Präzision der Effekte
- Nutzen-Schaden-Verhältnis
- Patientenpräferenzen
- Ethische Verpflichtungen
- Anwendbarkeit, Umsetzbarkeit, ggf. Ressourcenverbrauch

Wirksamkeit und Nutzen medizinischer Leitlinien hängen entscheidend von ihrer Qualität und Anwendbarkeit ab. Demnach werden heute international bestimmte Kriterien, die hochwertige Leitlinien erfüllen sollten, in einheitlicher Weise definiert. Für den deutschen Raum liegen diese Kriterien in Form einer kommentierten Checkliste, dem Deutschen Leitlinienbewertungs-Instrument DELBI vor (*www.delbi.de*). DELBI kann Leitlinienanwendern bei der Qualitätsbewertung und Auswahl von Handlungsempfehlungen helfen.

Dabei sind drei grundlegende Qualitätsaspekte hervorzuheben:
- Zusammensetzung des Leitliniengremiums: Repräsentativität für den Anwenderkreis
- Evidenzbasierung: Systematische Suche, Auswahl und Bewertung der Literatur
- Methodik der Entwicklung: systematische Evidenz- und Konsensbasierung.

Die Evidenzbasierung ist vor allem maßgeblich für die wissenschaftliche Legitimation einer Leitlinie, während die Beteiligung der Anwender sowie die strukturierte Konsensfindung vor allem für die Akzeptanz und Umsetzung entscheidend sind. Um Leitliniennutzern eine Orientierung über das Ausmaß der Berücksichtigung dieser Aspekte zu ermöglichen, werden 4 Klassen von Leitlinien unterschieden:

Tab. 2: Stufenklassifikation von Empfehlungen und Leitlinien der Arbeitsgemeinschaft der Wissenschaftlichen Medizinischen Fachgesellschaften (AWMF)

Bezeichnung	Charakteristika	Wissenschaftliche Legitimation der Methode	Legitimation für die Umsetzung
S1: Handlungsempfehlungen von Experten	1. Selektierte Entwicklergruppe 2. Keine systematische Evidenzbasierung 3. Keine strukturierte Konsensfindung	Gering	Gering
S2k: Konsensbasierte Leitlinien	1. Repräsentative Entwicklergruppe 2. Keine systematische Evidenzbasierung 3. Strukturierte Konsensfindung	Gering	Hoch
S2e: Evidenzbasierte Leitlinien	1. Selektierte Entwicklergruppe 2. Systematische Evidenzbasierung 3. Keine strukturierte Konsensfindung	Hoch	Gering
S3: Evidenz- und Konsens-basierte Leitlinien	1. Repräsentative Entwicklergruppe 2. Systematische Evidenzbasierung 3. Strukturierte Konsensfindung	Hoch	Hoch

Internet-Infos:

Evidenzbasierte Medizin:	*http://www.dnebm.de*
Literaturrecherche /	*http://www.arztbibliothek.de/themenschwerpunkt/literatursuche /*
Medizinische Datenbanken:	*http://www.cochrane.de/de/*
Leitlinien:	*http://www.awmf-leitlinien.de (deutsche Leitlinien)*
	http://www.arztbibliothek.de/leitlinien (deutsche bewertete Leitlinien)
	http://www.leitlinien.de (deutsche und internationale Leitlinien)
	http://www.g-i-n.net (internationale Leitlinien)
Arzneimittelkommission der Deutschen Ärzteschaft:	*http://www.akdae.de*
Der Arzneimittelbrief:	*http://der-arzneimittelbrief.de*
Arzneimittelinformationen:	*http://www.arztbibliothek.de/themenschwerpunkt/arzneimittelinformation/index.html*

Internetlinks zu vielen weiteren internistischen Krankheiten, die Prof. Dr. Dr. med. G. Ollenschläger vom Ärztlichen Zentrum für Qualität in der Medizin (ÄZQ), Berlin, freundlicherweise mit seinem Team zusammengestellt hat, sind auf der Homepage *www.herold-innere-medizin.de* zu finden.

Therapieentscheidungen

Entscheidungen für oder gegen die Durchführung medizinischer Maßnahmen erfolgen auf der Grundlage der vier Kategorien medizinischer Entscheidungsethik (nach Childress und Beauchamp). Durch die Beachtung weniger Fragen können die meisten Unsicherheiten und Fehler im Praxisalltag verhindert werden.

1. Autonomie (Selbstbestimmung und Partizipation)

- Wurde der Patient ausreichend über Vor- und Nachteile und den wahrscheinlichen Nutzen der zur Wahl stehend Therapie informiert? (z.B. Sind auch Alternativen benannt worden? Wurden die Vor- und Nachteile eines Therapie"verzichts" benannt?)
- Wurde der Patient gefragt, ob er über neue Befunde informiert werden möchte, selbst wenn diese bedeuten, dass seine Prognose infaust ist?
- Wurde zu allererst mit dem Patient (und nicht zuerst mit seinen Angehörigen) über neue Befunde gesprochen?)
- Wurde der Patient gefragt, ob Informationen über seine Krankheiten anderen (z.B. Familienmitgliedern) mitgeteilt werden dürfen? (Vertrauensperson erfragen)
- Wurde der Patient gefragt, ob er Entscheidungen
  a) allein
  b) gemeinsam mit seiner Familie und/oder Freunden oder
  c) einzig und allein gemäß dem ärztlichen Ratschlag treffen möchte?

Cave: Beim wachen und entscheidungsfähigen Patient ist dieser immer nach seinem jetzigen Willen zu fragen und nicht gemäß einer vorab verfassten Patientenverfügung o.ä. zu entscheiden (siehe dort).

Cave: Besteht keine Indikation für eine medizinische Maßnahme (z.B. die Reanimation eines Sterbenden), obwohl der Patient dies ausdrücklich wünscht, so darf die Maßnahme (aufgrund der Gebote von Fürsorge und Nichtschaden) dennoch nicht durchgeführt werden (Rainer Beckmann 2009).

Cave: Patienten aus einigen Kulturkreisen möchten nicht selbstbestimmend entscheiden und wünschen keine Informationen zu ihrer Erkrankung. Sie ordnen sich bewusst der sozialen Gruppe (i.d.R. ihre Familie) unter.

2. Nonmaleffizienz („primum nihil nocere": Wird die Behandlung eher nutzen als schaden?)

- Ist der mit dem Patient besprochene Nutzen wahrscheinlich?
- Sind die Belastungen durch die Behandlung größer als der wahrscheinliche Nutzen?

Cave: Soweit möglich ist bei unsicherer Indikationsstellung und existenziellen Fragen (z.B. zwischen Tod und Leben) vor der Entscheidung oder einer Beratung des Patienten ein Gespräch mit Kollegen anderer Disziplinen und mit anderen Berufsgruppen sinnvoll.

3. Benefizienz (Fürsorge, Wohl des Patienten)

Ist das vom Patienten gewünschte Ziel der Behandlung realistisch erreichbar? (Nutzen)

Cave: Verwechslung von Nutzen und Wirksamkeit:
Die Wirksamkeit einer Therapie gegen die Krankheit (z.B. Verlangsamung des Tumorwachstums in der Bildgebung) oder bestimmte andere Messwerte (z.B. Tumormarker, Hb) allein sind nicht gleichbedeutend mit dem Nutzen der Therapie, falls die angemessene Wirksamkeit nicht a) zu einer Lebensverlängerung oder b) zu einer Verbesserung der Lebensqualität führt. Der Nutzen muss mit Endpunkten gemessen werden (z.B. Schmerzstärke, Lebensqualität, Überlebenszeit).

4. Gleichheit und Gerechtigkeit (Angemessene und faire Verteilung medizinischer Ressourcen)

- Stehen die für die Therapie benötigten Ressourcen (Geld, Personal, etc.) in angemessenem Verhältnis zu den für die Gesamtbevölkerung zur Verfügung stehenden Mitteln?
- Werden ähnliche Patienten gleich behandelt?

Anm.: In armen Regionen der Welt ist die Befolgung dieses Prinzips nicht zu gewährleisten.

Schlussbemerkung: Juristisch besteht kein Unterschied zwischen der Beendigung (Nichtweiterführung) und der Unterlassung einer medizinischen Maßnahme.

I. HÄMATOLOGIE

Internet-Infos: *www.dgho.de* - Deutsche Gesellschaft für Hämatologie und Onkologie; *www.dgho-onkopedia.de* - Leitlinien der DGHO; *www.onkodin.de*

Einleitung:
Die im Blut bestimmbaren Parameter sind Bilanzgrößen, deren Höhe unter anderem von Bildung und Abbau der zellulären Blutelemente bestimmt werden.

Das normale Blutvolumen beträgt ca. 70 ml/kg (ca. 1/14 des Körpergewichts).

PRODUKTION → zirkulierendes Blut →	ABBAU / VERLUST
Hemmung: Aplastische Störung	Beschleunigung: Umsatzstörung

Eine Verminderung von Zellelementen des Blutes kann dabei grundsätzlich bedingt sein durch
- a) verminderte Produktion
- b) erhöhten Abbau/Verlust
- c) Kombination von a und b

Der Hämatokrit ist definiert als prozentualer Volumenanteil der im Blut zirkulierenden zellulären Elemente. Da die Erythrozyten beim Gesunden 96 % dieses Anteils ausmachen, spiegelt der Hämatokrit im Wesentlichen den Erythrozytenanteil im Blut.

Pool-Theorie: Es gibt bestimmte Räume, auf die sich die Zellelemente des Blutes verteilen:
1. Stammzellenpool: Reserve undifferenzierter Knochenmarkstammzellen 1. Ordnung, aus denen sich die Stammzellen der Myelo-, Erythro- und Thrombopoese ableiten (Stammzellen 2. Ordnung). Diese bilden die Mutterzellen des
2. Proliferations- und Reifungspool: Dieser wird aktiviert, wenn ein vermehrter Bedarf in der Peripherie signalisiert wird.
3. Reservepool: Zellmenge 20fach größer als Funktionspool
4. Funktionspool: Unter normalen Bedingungen werden erst die ausgereiften Zellen aus dem Knochenmark an das zirkulierende Blut abgegeben, z.B. die kernlosen „reifen" Erythrozyten.

Einteilung der Blutbildung:

	Thrombozytopoese Erythrozytopoese Granulozytopoese	Myelopoese
Leukozytopoese (Granulozytopoese, RHS, Lymphozytopoese)	RHS Lymphozytopoese	Lymphoretikuläres System

ZYTOKINE

Zytokine sind Proteine und Glykoproteine mit regulierender Wirkung auf die Kontrolle von Wachstum und Differenzierung von insbesondere hämatopoetischen Zellen (Blutbildung, Abwehrfunktionen u.a.).

1. Interferone (IFN):
   IFN-α: Von Monozyten gebildet; Handelspräparate: IFNα-2a (Roferon A®), IFNα-2b (z.B. Introna®); pegylierte Interferone: PEG-IFNα-2a (Pegasys®) und PEG-IFN α-2b (Pegintron®) werden wegen langer Halbwertzeit meist nur 1 x/Woche gegeben.
   IFN-β: Fibroblasten-Interferon (von Fibroblasten gebildet); IFN-β-1a (z.B. Avonex®, Rebif®), IFN-β-1b (Betaferon®, Extavia®)
   IFN-γ: Von T-Lymphozyten gebildet; Handelspräparat: IFN-γ-1b (Imukin®)

   Wirkungen:
   - Immunmodulatorische Aktivität durch Aktivierung natürlicher Killerzellen: Aktivierung von Makrophagen, natürlichen Killer-(NK-) Zellen, zytotoxischen T-Zellen u.a.
   - Antivirale Aktivität durch Hemmung des Virusreplikationszyklus: z.B. Therapie der akuten und chronischen Virushepatitis C sowie der chronischen Virushepatitis B
   - Antitumorale Aktivität (antiproliferative, zytotoxische und differenzierungsinduzierende Wirkung): z.B. Therapie der Haarzellen-Leukämie, kutaner T-Zell-Lymphome, myeloproliferativer Erkrankungen, des Kaposi-Sarkoms u.a.

NW einer Interferontherapie: z.B.
- Lokalreaktionen an der Injektionsstelle
- Grippeähnliche Symptome (z.B. Fieber, Myalgien und Cephalgien) treten dosisabhängig bei allen Patienten auf (→ evtl. Gabe von Paracetamol oder Ibuprofen)
- Gastrointestinale Nebenwirkungen (15 %)
- Thrombo- und Leukozytopenie (dosislimitierend)

Neurotoxische NW: Störungen der Konzentrations- und Merkfähigkeit (40 %), Depressionen (20 %), Geschmacksstörungen, Verwirrtheit, Schwindel, periphere Polyneuropathie, Retinopathie
- Exazerbation einer Autoimmunerkrankung und Induktion von Autoantikörpern (> 20 %)
- Schilddrüsenfunktionsstörungen
- Hepatotoxische Reaktion mit Erhöhung der γ-GT und des Bilirubins

KI für eine IFN-Therapie:
- Autoimmun-Hepatitis und aktive Autoimmunkrankheiten
- Dekompensierte Leberzirrhose (Child C)
- Nach Organtransplantation und unter Immunsuppression
- Psychose, behandlungspflichtige Depression, zerebrales Krampfleiden
- Schwangerschaft
- Thrombozytopenie (< 50.000/µl)
- Leukozytopenie (< 2.000/µl)
- Unbehandelte oder erfolglos behandelte Suchterkrankung (Alkohol, Drogen)
- Fehlende Compliance

2. Interleukine (IL):
Regulatorproteine (IL 1 - 35), die der Kommunikation zwischen Lymphozyten, Granulozyten und Makrophagen dienen (Aktivierung, Proliferation, Differenzierung von Lymphozyten, Aktivierung von Granulozyten und Makrophagen u.a.).
IL-2 bewirkt die Differenzierung von Lymphozyten des peripheren Blutes zu sog. lymphokinaktivierten Killerzellen (LAK-Zellen), die Tumorgewebe spezifisch lysieren können. Bei der Behandlung mit "tumorinfiltrierenden Lymphozyten (TIL)" werden aus Tumormaterial von Patienten T-Lymphozyten isoliert, durch IL-2 aktiviert und danach reinfundiert.

Weitere Therapiebeispiele (IL-R = IL-Rezeptor):
- IL-1-R-Antagonisten (→ Anakinra) → Ind: RA
- IL-2-R-Ak (Basiliximab, Daclizumab) → Ind: Prophylaxe einer akuten Transplantatabstoßung
- IL-6-R-Ak (Tocilizumab) → Ind: RA
- IL-1β-Ak (Canakinumab) → Ind: Hereditäre Fiebersyndrome
- IL-5-Ak (Mepolizumab) → Ind: Churg-Strauss-Syndrom
- IL-12/23-Ak (Ustekinumap) → Ind: Reservemittel bei schwerer Psoriasis

3. Hämatopoetische Wachstumsfaktoren:
G-CSF (Granulozyten-CSF): Lenograstim (Granocyte®), Filgrastim (Neupogen®), Pegfilgrastim (Neulasta®)

Wi.: Expansion der myeloischen Vorläuferzellen + Verkürzung der postmitotischen Reifung der Granulozyten von 8 Tagen auf 1 Tag → Verkürzung der Neutropeniedauer nach intensiver Chemotherapie um 30 %, dadurch Verminderung der Infektionen bei Neutropenie möglich

NW: Knochen- und Muskelschmerzen (20 %), Kopfschmerzen, Müdigkeit, passagere Erhöhung von Harnsäure, LDH, AP, Juckreiz, Sweet-Syndrom (akute febrile neutrophile Dermatose)

Ind:
- Primärprophylaxe der febrilen Neutropenie nach Chemotherapie bei Infektionswahrscheinlichkeit > 20 %
- Sekundärprophylaxe nach Auftreten einer febrilen Neutropenie
- Kongenitale oder zyklische Neutropenie
- Mobilisierung von Blutstammzellen (z.B. vor Blutstammzelltransplantation)
- Andauernde Neutropenie bei fortgeschrittener HIV-Infektion

EPO (Erythropoetin) und Erythropoese-stimulierende Wirkstoffe (ESA): z.B. Epoetin-alfa, -beta, -theta, -zeta - Einzelheiten siehe Kap. „Renale Anämie“

NW: Evtl. arterielle Hypertonie, thromboembolische Komplikationen, selten Bildung neutralisierender AK mit sekundärer „pure red cell aplasia“; evtl. Stimulation des Tumorwachstums. Die Mehrzahl der Studien mit Tumorpatienten zeigt eine Verminderung des Gesamtüberlebens unter ESA-Therapie.

Ind:
- Renale Anämie (siehe dort)
- Vor Eigenblutspende
- Tumorpatienten unter Chemotherapie mit symptomatischer Anämie (Hb < 10 g/dl). Vorher Ausschluss anderer Anämieursachen (Blutungen, Mangel an Eisen, Vitamin B_{12} oder Folsäure). Ziel-Hb: Bis 12 g/dl (bei höheren Hb-Werten steigt die Letalität an). Alternative: Gabe von Ery-Konzentraten

Thrombopoese-stimulierende Arzneimittel (TSA):
Romiplostim, Eltrombopag (siehe Kap. ITP)

4. Tumornekrosefaktoren (TNF):
   - TNF-alpha wird von Makrophagen/Monozyten gebildet
   - TNF-beta wird von Lymphozyten gebildet

   TNF können zu einer hämorrhagischen Tumornekrose führen.
   TNF-Inhibitoren:
   - Etanercept (Enbrel®): Fusionsmolekül aus TNF-Rezeptor und humanem IgG1
   - Monoklonale TNF-alpha-AK: Infliximab (Remicade®), Adalimumab (Humira®), Golimumab (Simponi®), Certolizumab (Cimzia®)
   - Certolizumab pegol (Cimzia®): Pegyliertes Fab-Fragment gegen TNFα
     Ind: Autoimmunerkrankungen, z.B. RA , CED u.a. (Einzelheiten: Siehe Kap. Rheumatoide Arthritis)
     NW: (z.B. erhöhte Infektionsneigung) und KI: Siehe Kap. Rheumatoide Arthritis

   Anm.: Belimumab (Benlysta®) ist ein Ak gegen den B-lymphocyte stimulator" (BLyS), ein Zytokin der TNF-Familie. - Ind: SLE

5. Chemokine: Einteilung in 4 Familien (C - CC - CXC - CX3)
   Chemotaktische Zytokine, die während eines akuten Infekts von Leukozyten, Endothelzellen und Keratinozyten gebildet werden. Sie spielen eine Rolle bei der Leukozyten-Migration, der Regulation der Hämatopoese, der T-Zell-Aktivierung und der Degranulation von Leukozyten.
   Es sind zwei Haupt- (CXC, CC) und eine Nebengruppe (C, Lymphotactin) der Chemokine bekannt. Die CXC-Chemokine wirken primär auf Neutrophile, während die CC-Chemokine auf Monozyten, Lymphozyten, Basophile und Eosinophile wirken. Als Rezeptoren wurde für alpha-Chemokine CXCR1-4, für beta-Chemokine CCR1-5 identifiziert. CXCR4, CCR5, CCR3 sind Corezeptoren für HIV-1.

ERKRANKUNGEN DER ROTEN BLUTZELLEN

ERYTHROZYTOPOESE

Erythropoese im Knochenmark und zirkulierende Erythrozyten bilden eine Einheit, das Erythron. Nach der Kerngröße und Färbung des Zytoplasmas werden die roten Blutzellen im Knochenmark eingeteilt (verschiedene Nomenklaturen):

- Proerythroblast (E1)
- Makroblast (E2)
- Basophiler Erythroblast (Normoblast) (E3)
- Polychromatischer Erythroblast (Normoblast) (E4)
- Oxyphiler Erythroblast (Normoblast) (E5)
- E5 stößt den Kern aus und wird dadurch zum
- E6: Retikulozyten

Normales Verhältnis der Erythrozytopoese zur Granulozytopoese im Knochenmark = 1 : 3.
Aus 1 Proerythroblasten (E1) entstehen 16 Erythrozyten.
Normale Entwicklungsdauer E1 bis Retikulozyt: 5 Tage; durch Stimulation mit Erythropoetin (EPO) kann eine Verkürzung auf 2 Tage erfolgen.
Durchschnittliche Lebensdauer eines Erythrozyten: 120 Tage.
Ein kleiner Teil der Erythrozyten geht bereits im Knochenmark zugrunde (= ineffektive Erythropoese). Bei megaloblastären Anämien (Vitamin B_{12}- oder Folsäuremangel) ist diese „physiologisch ineffektive" Erythropoese pathologisch gesteigert.

Erythrozytenabbau (im RHS):
Der Abbau der Erythrozyten erfolgt überwiegend im Monozyten-Makrophagen-System der Milz. Bei Splenomegalie werden vermehrt Zellen in der Milz gespeichert und abgebaut.

Erythrozyt
↙ ↘
Stroma Hämoglobin (im Blut an Haptoglobin gebunden)
↙ ↘
Globin Häm
↙ ↘
Eisen Bilirubin (im Blut an Albumin gebunden = indirektes Bilirubin)
↘
Glukuronidierung in der Leber (harngängiges direktes Bilirubin)

Notwendige Bausteine für die Erythropoese:
Unter den benötigten Substraten sind 3 besonders wichtig, sodass diese limitierende Faktoren der Erythropoese darstellen und ihr Mangel rasch zu Störungen führt:

- Eisen (ein Eisenmangel besteht bei 80 % aller Anämien!)
- Vitamin B_{12} und Folsäure (megaloblastäre Anämien)

Die Erythropoese unterliegt einer O_2-abhängigen Regulation durch den Wachstumsfaktor **Erythropoetin (EPO)**, welcher postnatal hauptsächlich (zu 90 %) in den Nieren gebildet wird (während der Fetalzeit ist die Leber der wichtigste Produktionsort). Der physiologische Reiz für die Erythropoetinbildung in den peritubulären Fibroblasten ist ein O_2-Mangel. Die Bindung von EPO an Oberflächenrezeptoren der erythropoetischen Zellen ermöglicht die Differenzierung der Stammzellen I. Ordnung zu Erythroblasten (= Normoblast) sowie die weitere Differenzierung zu Retikulozyten und Erythrozyten. Dabei wird eine vorzeitige Apoptose verhindert.
Normale Plasmakonzentration von Erythropoetin: 10 - 25 U/l.

Erhöhte Erythropoetinspiegel finden sich bei:
- Systemischem O_2-Mangel (Anämien, kardiale oder pulmonale Insuffizienz → sekundäre Polyglobulie!)
- Lokalem O_2-Mangel (Nierenzysten, Hydronephrose)
- Paraneoplastischer Erythropoetinbildung bei soliden Tumoren wie Nierenzellkarzinom, Wilms-Tumor, Leberzellkarzinom, Uterusfibromyom, Hämangioblastom
- Myelodysplastischen Erkrankungen als kompensativer Mechanismus bei ineffektiver Erythropoese
- Knochenmarkkarzinosen mit Verdrängung der Erythropoese durch maligne Zellen
- Fast allen Formen der Anämie (Eisenmangel, megaloblastär, hämolytisch, Blutungsanämie, chronische Entzündungen, solide Tumoren und hämatologische Malignome)
- Physiologisch in der Schwangerschaft
- Exogen bei EPO-Doping (Leistungssport)

Erniedrigte Erythropoetinspiegel finden sich bei:
- Polycythaemia vera (neoplastische Proliferation der Erythropoese)
- Niereninsuffizienz (renale Anämie)

Junge Erythrozyten enthalten noch Ribonukleinsäuren in Form einer netz- oder fadenförmigen Substanz (Supravitalfärbung). Diese Retikulozyten sind maximal 2 Tage alt; ihr Anteil im peripheren Blut beträgt normalerweise 0,5 - 2,5 % der Erythrozyten (50.000 - 100.000/µl). Bei Anämie kann man aus der Zahl der Retikulozyten im Blut, dem Retikulozytenproduktionsindex (RPI) und der Zahl der Erythroblasten im Knochenmark die Knochenmarkfunktion beurteilen:

a) Hyperregeneratorische Anämie: Retikulozyten und Erythroblasten ↑; RPI > 3
b) Hypo- oder aregeneratorische Anämie: Retikulozyten und Erythroblasten ↓; RPI < 2

Bei a) liegt eine Anämie mit übermäßigem Verbrauch zirkulierender Zellen vor; eine Anämie entsteht dabei dadurch, dass die gesteigerte Produktion im Knochenmarkt mit dem peripheren Verbrauch nicht Schritt halten kann („dekompensierte Anämie"); im Frühstadium vieler Anämien liegt noch eine Teilkompensation mit normalen oder niedrig-normalen Hämoglobinwerten vor, hier muss die Diagnose durch weitere Teste (B_{12}-Wert, Hämolyse-Parameter etc.) bewiesen werden.
Bei b) handelt es sich um eine Anämie, bei der der Nachschub aus dem Knochenmark trotz des bestehenden normalen oder gesteigerten Bedarfs vermindert ist.
Der Retikulozytenproduktionsindex (RPI) berücksichtigt außer dem Retikulozytenwert den Hkt und die Reifungszeit der Retikulozyten (shift):

- Bei hoher Retikulozytenzahl oder niedriger Erythrozytenzahl ist eine Korrektur des Prozentanteils der Retikulozyten auf einen normalen Hämatokrit (45 %) erforderlich.
- Die Reifungszeit der Retikulozyten im Knochenmark ist abhängig vom Abfall des Hämatokrits im peripheren Blut, d.h. bei starkem Hämatokrit-Abfall erfolgt ein früher Übertritt der Retikulozyten in das periphere Blut (shift), sodass sie im Blut länger persistieren und dadurch eine zu hohe Produktion im Knochenmark vortäuschen.

Die Persistenz der Retikulozyten im peripheren Blut beträgt abhängig vom Shift:
1 Tag bei Hkt 45 % - 1,5 Tage bei Hkt 35 % - 2 Tage bei Hkt 25 %
Für die Berechnung des RPI ergibt sich folgende Formel:

$$RPI = \frac{\text{Retikulozyten (\%)}}{\text{Shift (Tage)}} \times \frac{\text{Hkt (\%)}}{45}$$

RPI > 3 bei Anämie bedeutet ungestörte Erythropoese
RPI < 1 bedeutet relative erythropoetische Insuffizienz

Nomenklatur der Erythrozytenmorphologie:
- Akanthozyten = Stechapfelförmige geschrumpfte Erythrozyten, z.B. bei Pyruvatkinasemangel
  (DD: Echinozyt = in-vitro-Artefakt: Stechapfelform der Erythrozyten durch Austrocknung im Ausstrich)
- Anisozytose
  = Ungleiche Größe der Erythrozyten ohne Formveränderung (jede Anämie)

- Anulozyten
  = Ringform der Erythrozyten mit erniedrigtem MCH (bei hochgradig hypochromen Erythrozyten)
- Basophile Tüpfelung (Punktierung) der Erythrozyten
  = Vorkommen bei gesteigerter und gestörter Erythropoese (z.B. Bleiintoxikation, Thalassämie u.a.)
- Dakryozyten
  = Tränentropfenformen der Erythrozyten ("teardrop"-Poikilozytose), z.B. bei Osteomyelofibrose
- Elliptozyten
  = Ovale Erythrozyten (klinisch unbedeutsam bei der hereditären Elliptozytose; Urs: verschiedene Mutationen im Spektrin-Gen oder Protein 4.1-Gen)
- Fragmentozyten (= Schistozyten)
  = Fragmentierte Erythrozyten (z.B. bei hämolytisch-urämischem Syndrom (HUS), thrombotisch-thrombozytopenischer Purpura (TTP), künstlichen Herzklappen)
- Heinz-Innenkörperchen
  = Denaturiertes, präzipitiertes Hämoglobin (z.B. bei G-6-PD-Mangel oder Methämoglobinämie)
- Howell-Jolly-Körperchen
  = Kernreste in Erythrozyten (bei fehlender Milz)
- Makrozyten
  = Erythrozyten von normaler Form, aber mit erhöhtem Durchmesser (> 8,5 µm) und erhöhtem mittleren Erythrozyteneinzelvolumen (MCV), oft hyperchrom (z.B. bei Alkoholismus, Folsäuremangel, Vitamin B_{12}-Mangel)
- Megalozyten
  = Vergrößerte, leicht ovale hyperchrome Erythrozyten (Mangel an Vitamin B_{12} oder Folsäure)
- Mikrozyten
  = Erythrozyten von normaler Form, aber mit vermindertem Durchmesser (< 6,8 µm), oft hypochrom (z.B. Eisenmangelanämie)
- Normozyten
  = 6,8 - 7,3 µm große normale Erythrozyten mit zentraler Aufhellung
- Poikilozytose
  = Ausgeprägte Formveränderungen der Erythrozyten (jede schwere Anämie)
- Schistozyten
  = Fragmentozyten = zerrissene Erythrozyten (z.B. nach Herzklappenersatz)
- Sichelzellen
  = Durch abnormes Hämoglobin (HbS) nehmen die Erythrozyten unter Luftabschluss Sichelform an (Sichelzellanämie)
- Sphärozyten
  = Kugelförmige Erythrozyten mit vermindertem Durchmesser (normaler Erythrozyt hat eine bikonkave Form); Mikroskopie: Kleine dichte Scheiben ohne zentrale Aufhellung (→ siehe Sphärozytose)
- Targetzellen
  = Schießscheibenzellen = hypochrome Erythrozyten mit zentraler Verdichtung (Thalassämie)

ANÄMIE [D64.9]

Def: Verminderung der Hämoglobinkonzentration, des Hämatokrits oder der Erythrozytenzahl unter die Norm:

Hämoglobin (Hb):	< 13,0 g/dl (< 8,06 mmol/l) [m]	Hämatokrit (Hkt):	< 42 % [m]
	< 12,0 g/dl (< 7,44 mmol/l) [w]		< 38 % [w]

Erläuterung:
Hb-Wert und Hkt korrelieren miteinander und sind die entscheidenden Parameter für die Diagnose einer Anämie. Die Ery-Zahl korreliert nicht immer mit dem Hb und ist daher kein empfindlicher Parameter für die Erfassung einer Anämie (z.B. Eisenmangelanämie mit erniedrigtem Hb, aber evtl. noch normaler oder sogar gesteigerter Ery-Zahl).

Einteilung der Anämien:

Prinzip	Ätiologie	Anämieform
I. Anämien durch Bildungsstörung	1. Störung der erythropoetischen Stammzelle 2. DNS-Bildungsstörung 3. Hb-Bildungsstörung 4. Erythropoetinmangel 5. Multifaktoriell	Aplastische Anämie Myelodysplastisches Syndrom Megaloblastische Anämien durch Mangel an Vitamin B_{12} oder Folsäure Eisenmangelanämie Renale Anämie Anämie bei chronischen Erkrankungen (Tumoren, rheumatische Krankheiten, Infekte, Entzündungen etc.)
II. Anämien durch gesteigerten Erythrozytenabbau	1. Defekt der Erythrozyten 2. Extraerythrozytäre Faktoren	Korpuskuläre hämolytische Anämien: - Membrandefekte - Enzymdefekte - Hämoglobindefekte Extrakorpuskuläre hämolytische Anämien durch: - Allo-/Autoantikörper - Arzneimittel - Infektionskrankheiten - Physikalische/chemische Schäden - Stoffwechselstörungen - Seltene Ursachen
III. Anämien durch Erythrozytenverlust	Blutungen	Blutungsanämie
IV. Anämien durch Verteilungsstörung	"Pooling" der Blutzellen in einer vergrößerten Milz	Hyperspleniesyndrom

Einteilung der Anämien nach dem MCV (= mittleres korpuskuläres Volumen) und dem MCH (= mittlerer korpuskulärer Hb-Gehalt), die miteinander korrelieren:

Hypochrome mikrozytäre Anämie	Normochrome normozytäre Anämie	Hyperchrome makrozytäre Anämie
(MCH + MCV ↓)	(MCH + MCV normal)	(MCH + MCV ↑)
Ferritin normal oder ↑: Thalassämie	Retikulozyten ↑: Hämolytische Anämie Blutungsanämie	Retikulozyten normal: Megaloblastische Anämie (Vitamin B_{12}- oder Folsäuremangel)
Eisen und Ferritin ↓ : Eisenmangelanämie	Retikulozyten ↓: Aplastische Anämie Renale Anämie	Retikulozyten ↓: MDS*) Medikamentös-toxisch
Eisen ↓, Ferritin ↑: Entzündungs-, Infekt-, Tumoranämie = anemia of chronic disease = ACD		

*) Die Anämie bei myelodysplastischen Syndromen (MDS) ist meist hyperchrom/makrozytär, gel. normochrom, selten hypochrom; die entsprechenden Veränderungen der Erythropoese im Knochenmark bei MDS sind bei hyperchromer/makrozytärer Anämie megaloblastär.

EISENSTOFFWECHSEL

Täglicher Eisenverlust: Männer: 1 mg - menstruierende Frauen: 2 mg - Schwangere: 3 mg
Ein 70 kg schwerer Mann hat etwa 3,5 g (50 mg/kg Körpergewicht) Eisen.
Eine 60 kg schwere Frau hat etwa 2,1 g (35 mg/kg Körpergewicht) Eisen.
Der Eisenbestand des Organismus gliedert sich in
- Hämeisen (70 %)
- Depoteisen (18 %): Intrazelluläre Speicherung in Form von Ferritin und Hämosiderin
- Funktionseisen (12 %): Myoglobin und eisenhaltige Enzyme
- Transporteisen (0,1 %): An Transferrin gebundenes Eisen

Eisenverteilung im Körper:

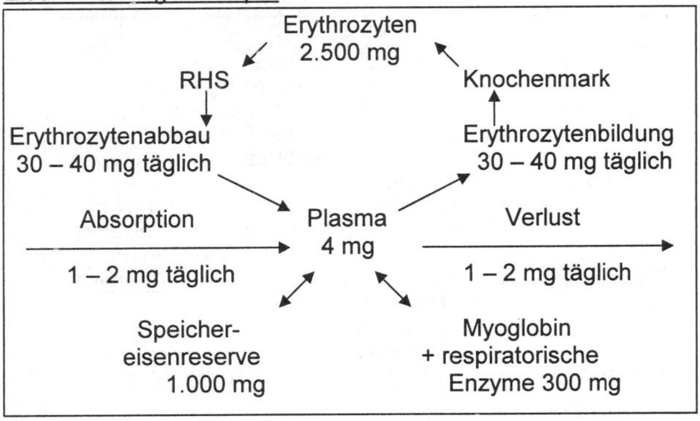

Hämoglobin:
Der größte Teil des Eisens ist im Hämoglobin gebunden. 1 g Hämoglobin (Hb) enthält 3,4 mg Eisen → ein 70 kg schwerer Mann mit 15 g Hb/100 ml und einem Blutvolumen von 5000 ml hat:

$$\frac{3{,}4\ \text{mg}}{1\ \text{g Hb}} \cdot \frac{15\ \text{g Hb}}{100\ \text{ml}} \cdot 5000\ \text{ml} = 2{,}55\ \text{g Hb-Eisen}$$ | 1 ml Blut enthält 0,5 mg Eisen.

Die Homöostase des Körpereisens wird durch zwei Mechanismen gewährleistet:

- Rückgewinnung des freigesetzten Hämeisens und Funktionseisens durch die Makrophagen des retikulohistiozytären Systems (RHS). Hier kann es entweder in Form von Ferritin oder Hämosiderin gespeichert oder an das Transferrin des Blutes gebunden werden.
- Intestinale Resorption: Das Aufnahmesystem in die Epithelzelle besteht aus dem divalenten Metalltransporter 1 (DMT1), der Fe2+ in (duodenale) Enterozyten aufnimmt, nachdem es durch das Bürstensaumenzym duodenales Cytochrom b (DCytb = membranständige Ferrireduktase) reduziert wurde. Transfer von Eisen aus den Enterozyten in das Portalblut durch Ferroportin 1. Vorher erneuter Valenzwechsel in 3wertiges Eisen durch Hephaestin (= Hephastein). Die Eisenaufnahme wird durch das Hormon Hepcidin reguliert, welches in der Leber gebildet wird und die Eisenresorption im Dünndarm und die Eisenabgabe aus dem RHS hemmt. Bei Hämochromatose bildet die Leber zu wenig Hepcidin. Gestörte Regulation der Eisenaufnahme bei Hämochromatose ↑, Anämien ↑, chronischen Nierenerkrankungen ↓, Lebererkrankungen ↓.

  Eine Regulation der Eisenbestände ist durch die Resorptionsquote des Eisens im oberen Dünndarm möglich, wobei hauptsächlich Fe(II) resorbiert wird. Die Bioverfügbarkeit des Nahrungseisens beträgt < 10 % bei ausgeglichener Eisenbilanz und kann bei Eisenmangel auf maximal 25 % ansteigen.

Eisentransport im Blut:
Im Blut ist 3-wertiges Eisen an das Transportprotein Transferrin gebunden, das für den Eisenaustausch zwischen den Enterozyten im Darm, den Speicherkompartimenten und den Erythroblasten sorgt. Normalerweise sind 15 - 45 % des Serumtransferrins mit Eisen gesättigt. Eine Transferrinsättigung (TfS oder TSAT) < 15 % weist auf eine mangelnde Eisenversorgung der Erythropoese hin, sofern keine Akutphasereaktion vorliegt (die die Transferrinsynthese supprimiert).
Das Transferrin-gebundene Plasma-Eisen wird durch die Transferrinrezeptoren über die Zellmembran in die Erythroblasten des Knochenmarks und die Retikulozyten aufgenommen.
Bei jedem funktionellen Eisenmangel, das heißt ungenügender Verfügbarkeit von Eisen, wird die Zahl der Rezeptoren hochreguliert. Da die Transferrinrezeptoren als lösliche Transferrinrezeptoren (sTfR = soluble transferrin receptors) im Serum messbar sind, ist die Konzentration der sTfR im Serum ein Indikator der Eisenversorgung der Erythropoese. Die Serumkonzentration des sTfR wird nicht wie die von Ferritin oder Transferrin durch Entzündungszustände beeinflusst. Erhöhte Konzentrationen des sTfR werden außer beim Eisenmangel auch bei jeder Expansion der Erythropoese, z.B. hämolytischen Anämien, Thalassämien und Polyzythämien gemessen. Vermindert ist die sTfR-Konzentration bei aplastischer Anämie und anderen Zuständen mit hypoproliferativer Erythropoese wie der renalen Anämie. Als TfR-F-Index bezeichnet man den Quotient aus sTfR und dem Logarithmus des Ferritinwertes. Er ist bei Eisenmangel erhöht.

Speichereisen:
Ferritin (wasserlöslich) und Hämosiderin (wasserunlöslich) befinden sich intrazellulär (RHS + Parenchym) in Leber (1/3), Knochenmark (1/3) und der Rest in Milz und anderen Geweben, z.B. Muskulatur.

a) Ferritin (H_2O-löslich) ist ein Akutphaseprotein und besteht aus einer Proteinschale (Apoferritin) und einem Kern aus Ferrihydroxyd-Phosphat-Micellen. Ferritin speichert Eisen in biologischer Form und schützt die Zellen vor der toxischen Wirkung ionisierten Eisens. Nachweis von Ferritin:
- Radioimmunologisch im Serum
- Färberisch, z.B. im Knochenmarkpunktat (Berliner-Blau-Reaktion)
- Elektronenmikroskopisch (6 - 7 nm große Partikel)

Im Serum zirkulierendes Ferritin korreliert gut mit den Körper-Eisenvorräten.
Bei Eisenmangel Serumferritin ↓, bei Tumor-, Entzündungs- und Infektanämie Ferritin ↑ (umgekehrtes Verhalten des Transferrinwertes). Bei gleichzeitigem Vorliegen von Eisenmangel + Entzündung/Tumor kann der Ferritinwert gel. trotz Eisenmangel normal sein.
Pathologisch verminderte Ferritinwerte beweisen einen Eisenmangel.

Merke: Beginnender (prälatenter) Eisenmangel ist bereits lange vor einer Erschöpfung der Eisenspeicher (also bei noch normaler Eisen- und Transferrinkonzentration i.S.) erkennbar durch eine verminderte Ferritinkonzentration und ein Anstieg des sTfR!
Während einer Akute-Phase-Reaktion (Entzündungen, Traumata, Tumoren!) kommt es zu einer Umverteilung des Eisens in die Makrophagen, ohne dass ein Eisendefizit vorliegt. In diesem Fall ist Ferritin erhöht, während Transferrin erniedrigt ist, sTfR wird aber durch Akute-Phase-Reaktionen nicht beeinflusst.

b) (Hämo-)Siderin (nicht H_2O-löslich): Erkennt man lichtmikroskopisch in Form gelbbrauner Granula (die nach Berliner-Blau-Reaktion blau erscheinen). Elektronenmikroskopisch handelt es sich um Siderosomen (Lysosomen), die durch zelluläre Autophagie denaturierter Ferritinpartikel entstehen. Bei Eisenüberangebot treten Sideringranula verstärkt in Makrophagen und Parenchymzellen (z.B. Leber) auf.

Um Aufnahme, Speicherung und Verbrauch des Eisens aufeinander abzustimmen, verfügt jede Zelle über ein System, das die Verteilung von intrazellulärem Eisen bedarfsgerecht reguliert. Die Regulation erfolgt durch eine Interaktion von speziellen zytoplasmatischen Proteinen, sog. „iron regulatory proteins" (IRP-1 und IRP-2) mit spezifischen RNA-Strukturen, den „iron responsive elements" (IRE).

EISENMANGEL UND EISENMANGELANÄMIE [D50.9]

Syn: Iron deficiency anemia (IDA)

Vo.: In Europa ca. 10 % , in den Entwicklungsländern > 50 % der Frauen im gebärfähigen Alter. Weltweit leiden ca. 25 % der Menschen an Eisenmangel!
Häufigste Anämie: 80 % aller Anämien! 80 % d.F. sind Frauen (Mehrbedarf durch Menstruation, Gravidität und Laktation).

Ät.:
1. Mangelhafte Eisenzufuhr (Säuglinge, Kinder, Vegetarier)
   Empfohlene tägliche Eisenzufuhr mit der Nahrung: Männer 12 mg, menstruierende Frauen 15 mg, Schwangere 30 mg
2. Mangelhafte Eisenresorption: Zustand nach Magenresektion, Malassimilationssyndrom, CED, Zöliakie/Sprue u.a.
3. Gesteigerter Bedarf (Wachstum, Gravidität, Stillperiode, Sportler) - auch unter der Behandlung einer Vitamin B_{12}-Mangelanämie mit Vitamin B_{12}!
4. Eisenverluste (80 % d.F.!)
   - Genitale Blutungen bei der Frau: Menorrhagie (häufigste Ursache)
   - Blutungen aus dem Verdauungstrakt: Ulzera, erosive Gastritis, Ösophagusvarizenblutungen, Karzinome, Kolondivertikulose, Hämorrhoiden, Hakenwurminfektion u.a. (siehe Kap. Gastrointestinale Blutungen)
   - Andere Blutverluste (Urogenitaltrakt, Oropharynx, Zahnfleisch, Nase, Lunge)
   - Operativ oder traumatisch bedingte Blutverluste
   - Blutverluste bei Hämodialyse (ca. 2,5 l/Jahr) und durch häufige Blutabnahmen, Blutspenden
   - Blutverluste im Rahmen einer hämorrhagischen Diathese (auch durch ASS, Antikoagulanzien)
   - Blutspender, die über Jahre kein Eisen substituieren.
   - Selten durch den Patienten absichtlich induzierte Blutungen (DD: Münchhausen-Syndrom [F68.1]: Borderline-Persönlichkeitsstörung, bei der die Patienten Befunde/Erkrankungen selbst verursachen oder vortäuschen.)
   - Auch eine HP-positive Gastritis oder ein Magenlymphom kann Ursache eines unklaren Eisenmangels sein.

KL.: Treten Symptome eines Eisenmangels noch vor Auftreten einer Anämie auf, spricht man von Sideropenie [E61.1] oder latentem Eisenmangel.

1. Haut- und Schleimhautsymptome:
   - Rillenbildung der Nägel, Hohlnägel (Koilonychie), Brüchigkeit der Nägel, diffuser Haarausfall, chronisch-rezidivierende Aphthen der Mundschleimhaut, trockene Haut, Pruritus
   - Plummer-Vinson-Syndrom [D50.1]: Sideropenische Schleimhautatrophie von Zunge, Oropharynx, Ösophagus mit Zungenbrennen und schmerzhafter Dysphagie
   - Mundwinkelrhagaden [K13.0]
     DD Mundwinkelrhagaden (Syn.: Perlèche, Cheilitis angularis, Faulecken):
     Bei Kindern: Streptokokkeninfektion oder atopisches Ekzem, vermehrter Speichelfluss
     Bei älteren Menschen: Candidainfektion bei Altersfalten, Diabetes mellitus u.a.
2. Evtl. unspezifische psychische oder neurologische Störungen: Kopfschmerzen, Konzentrationsmangel, leichte Erregbarkeit, evtl. „restless legs", Pica (= Pikazismus [F50.8]) = abnorme Essgelüste, z.B. auf Kalk, Erde oder Eiswürfel (DD: Schwangerschaft)
3. Allgemeine Anämiesymptome
   - Blässe der Haut (unsicher) und Schleimhäute (sicherer) durch Vasokonstriktion

     Beachte: „Blässe der Haut" bedeutet nicht automatisch Anämie und umgekehrt. Es gibt Menschen mit konstitutionell blasser Haut durch tiefliegende Hautgefäße oder Vasokonstriktion. Umgekehrt kann eine bestehende Anämie durch dunklen Teint, dunkle Hautpigmentierung und Teleangiektasien verdeckt werden.
   - Schwäche, evtl. Belastungsdyspnoe (verminderte Zahl von O_2-Trägern)
     Verschlechterung einer Herzinsuffizienz!
   - Evtl. systolisches Geräusch über dem Herzen (nicht organisch, sondern durch Strömungsturbulenzen bei verminderter Viskosität und erhöhtem Herzzeitvolumen).
     DD: Endocarditis lenta mit Vitium und infektiös-toxischer Anämie!
   - Tachykardie (Steigerung der Herzfrequenz zur Kompensation des Sauerstoffmangels; bei Nichterkennung der Anämie und starker körperlicher Belastung durch Sport oder Arbeit kann es zu einer u.U. irreversiblen tachykardieinduzierten Kardiomyopathie kommen).
   - Konzentrationsschwäche, Kopfschmerzen

Lab: Stadien des Eisenmangels:

- Prälatenter Eisenmangel (Speichereisenmangel):
  Serum-Ferritin und Eisengehalt im Knochenmark ↓ (keine Anämie, MCV und MCH normal)
- Latenter Eisenmangel (eisendefizitäre Erythropoese)
  - Zusätzlich Transferrinsättigung (TfS) < 15(, %, Transferrin ↑
  - Löslicher Transferrinrezeptor (sTfR) ↑
  - Prozentsatz hypochromer Erythrozyten > 10 % (s.u.)
  - Sideroblasten im Knochenmark < 15 %
  - Serumeisen ↓
  - Retikulozytenhämoglobin (RetHb) = content of hemoglobin in reticulocytes (CHr) < 26 pg
- Manifester Eisenmangel = Eisenmangelanämie:
  - Zusätzlich Hämoglobin, Erythrozyten, Hämatokrit ↓
    Anm.: Die Hämoglobinproduktion ist bei Eisenmangelanämien früher und stärker gestört als die Erythrozytenproduktion! Daher kann bei bereits deutlich vermindertem Hb anfangs die Erythrozytenzahl noch im (unteren) Normbereich liegen.
  - Morphologie:
    Poikilozytose: Unregelmäßig geformte Erythrozyten
    Anisozytose: Erythrozyten verschiedener Größe
    Mikrozytäre Erythrozyten: MCV = mittleres korpuskuläres Volumen < 80 fl
    Hypochrome blasse Erythrozyten:
    MCH (Hb_E) = mittlerer korpuskulärer Hämoglobingehalt < 28 pg

$$MCH = \frac{\text{Hb in g/dl} \times 10}{\text{Erys in Mill./}\mu\text{l}} \text{ [pg]} \qquad MCV = \frac{\text{Hkt (\%)} \times 10}{\text{Erys in Mill./}\mu\text{l}} \text{ [fl]}$$

  - Prozentsatz hypochromer Erythrozyten = %HYPO (Durchflusszytometrie) > 10 % als Ausdruck einer eisendefizitären Erythropoese
  - Bei länger bestehender oder ausgeprägter Eisenmangelanämie kommt es oft zu einer reaktiven Thrombozytose (durch Zytostimulation).
  - Zinkprotoporphyrin (ZPP): Bei Eisenmangel gibt es einen alternativen Stoffwechselweg: Zink wird statt Eisen eingebaut, sodass anstatt Häm ein Zinkprotoporphyrin (ZPP) entsteht. Mit dem Auftreten einer eisendefizitären Erythropoese steigt die ZPP-Konzentration an. Dieses Phänomen tritt allerdings auch bei Eisenverwertungsstörungen, MDS oder Bleivergiftungen

auf und kann daher nur als Screeningparameter, nicht aber für die Differenzialdiagnose der Anämien genutzt werden.

DD: 1. Hypochrome Anämie

	Entzündungs-, Infekt-, Tumoranämie	Eisenmangelanämie	Myelodysplastisches Syndrom	β-Thalassämie
Serumeisen	↓	↓	↑	n - ↑
Transferrin	↓	↑	↓	n - ↓
Serum-Ferritin	↑	↓	↑	n - ↑
sTfR	N	↑	↓	↑
Knochenmarkbefund	Eisen in Makro-Phagen	Speichereisen fehlt	Speichereisen ↑, Ringsideroblasten	Reichlich Speichereisen
Besonderheiten	Grundkrankheit! CRP ↑	Symptome des Eisenmangels, oft okkulte Blutverluste	Dyshämatopoese	Targetzellen im Blutausstrich, Hämolysezeichen, HbA_2 erhöht

Anm.: Entzündungs-, Infekt-, Tumoranämien (= anemia of chronic disease = ACD) sind in 75 % d.F. normochrom, in 25 % d.F. leicht hypochrom. Ein Anstieg des sTfR bei einer ACD weist auf einen zusätzlichen Eisenmangel hin. Die Anämie bei myelodysplastischen Syndromen ist oft hyperchrom/makrozytär, kann aber auch normochrom und selten hypochrom sein. Sehr seltene Ursachen einer hypochromen Anämie: Bleiintoxikation, Vitamin B_6-Mangel, Kupfermangel → Di.: Bestimmung der entsprechenden Substanzen im Blut

2. Schwangerschaftshydrämie: Verdünnungsanämie durch Zunahme der Gesamthämoglobinmasse bei gleichzeitig stärkerer Zunahme des Blutvolumens. Bei Schwangeren spricht man von einer Anämie erst bei Hb < 11 g/dl.

3. Runner's Anemia: Verdünnungsanämie durch stärkere Zunahme des Plasmavolumens als der Gesamthämoglobinmasse (ähnlich wie die Schwangerschaftshydrämie)

Di.: 1. der Eisenmangelanämie:
Anamnese / Klinik
Labor: Hb, RetHb, Erys mit Morphologie, Verteilungsbreite der Erys (RDW = red cell distribution width) ↑; Thrombozyten ↑, Eisen, Ferritin ↓, Transferrin oder sTfR ↑, Transferrinsättigung ↓
Anm.: Das RDW ist bei Anisozytose mit sehr unterschiedlich großen Erys erhöht.

2. Klärung der Ursache:
Mit der Diagnose Eisenmangel(anämie) stellt sich immer die Frage nach der Ursache: Am häufigsten Blutungen! Daher Blutungsquelle ausschließen:
- Suche nach einer Blutungsquelle im Magen-Darm-Trakt: Stuhl auf Blut untersuchen, (z.B. Hämoccult-Test®), Magen-Darm-Diagnostik.
- Ausschluss einer Blutung im Bereich der Urogenitalorgane (urologische, gynäkologische Untersuchung → Menorrhagie ?)
- An andere Blutungsursachen denken, z.B. Zahnfleisch-/Nasenbluten, große Hämatome u.a.
- Evtl. Ausschluss einer Eisenresorptionsstörung durch den Eisenresorptionstest, der wegen mangelnder Reproduzierbarkeit kaum noch gemacht wird.
- Evtl. Ausschluss einer paroxysmalen nächtlichen Hämglobinurie (PNH)

Th.: A) Kausal
B) Symptomatisch: Eisensubstitution
Ind: Echter exogener Eisenmangel. Grundsätzlich wird II-wertiges Eisen per os gegeben.
Eine parenterale Eisentherapie ist indiziert:
- Bei entzündlichen Magen-/Darmerkrankungen
- Malabsorptionssyndrom
- Schwere Nebenwirkungen/Unverträglichkeit der oralen Therapie (z.B. Ulkusbildung)
- Bei renaler Anämie unter Therapie mit rhEPO

KI: Entzündungs-, Infekt-, Tumoranämie und andere Anämien mit normalen Ferritinwerten; Hämosiderose und Hämochromatose mit pathologisch erhöhten Ferritinwerten.

NW: 1. Orale Eisentherapie:
Gastrointestinale Beschwerden → bei magenempfindlichen Patienten Eisen während oder nach der Mahlzeit einnehmen (auch wenn dadurch das Eisen schlechter resorbiert wird, als wenn es nüchtern eingenommen wird → dann ggf. Dosiserhöhung!).
Eisentabletten im Magen-Darm-Trakt sind im Röntgenbild schattengebend (Fehldiagnose: Gallen- oder Nierenstein), können den Stuhl schwarz färben (Fehldiagnose: Teerstuhl) und bei Auflösen im Mund zur Schwarzfärbung der Zunge führen.

Überdosierungsgefahr besteht insbesondere bei Kindern und Jugendlichen sowie bei akzidenteller oder suizidaler Einnahme von hohen Dosen. Bei chronischer Einnahme von Eisen in therapeutischer Dosierung besteht bei chronischen Lebererkrankungen, Alkoholikern und Hämochromatose ein erhöhtes Risiko einer Eisenüberladung.

2. Bei parenteraler Eisentherapie:
   - Ionisiertes Eisen in der Blutbahn wird schlecht vertragen: Kopfschmerzen - Hitzegefühl - Übelkeit - Erbrechen - Metallgeschmack - Herzschmerzen - evtl. Kollaps - anaphylaktischer Schock (bes. bei Eisendextranen). Keine parenterale Eisensubstitution bei Patienten mit allergischer Reaktionslage!
   - Thrombophlebitisgefahr!
   - Gefahr der Überdosierung (Dosierungshinweise beachten!)

WW: Eisen nicht gleichzeitig einnehmen mit Tetrazyklinen, Antazida, Colestyramin (wechselseitige Resorptionsstörungen).

Dos: 1. Bei oraler Eisentherapie: (z.B. Eisen-Dragees) 100 mg Fe(II)/d, verteilt auf 2 Tagesdosen

Merke: Nur Fe(II) wird ausreichend (10 - 20 %) aus dem Darm resorbiert und daher zur oralen Substitution verwendet.

- Dauer der oralen Eisensubstitution: Noch 3 - 6 Monate nach Verschwinden der Anämie!
- Nach 1 Woche müssen bei erfolgreicher Eisentherapie Retikulozyten und Hb ansteigen. Ursachen eines ausbleibenden Anstieges: Ineffektive Therapie (z.B. unregelmäßige oder fehlende Einnahme des Eisenpräparates), Resorptionsstörung, falsche Diagnose (Anämie anderer Genese!) oder fortbestehende (unerkannte) Blutung. Hämoglobin + Serumferritin müssen sich normalisieren.
- Bei Kindern kann das zufällige Verschlucken von Eisentabletten zu lebensbedrohlichen Intoxikationen führen (letale Dosis ca. 3 g Eisen-II-Sulfat)! Daher Eisenpräparate (u.a. Medikamente) unbedingt für Kinder unerreichbar aufbewahren!
  Antidot: Deferoxamin, zusätzliche Gabe von Na_2CO_3 (bildet schwer lösliches $FeCO_3$).

2. Parenterale Eisentherapie:
   - Parenteral stets nur dreiwertiges Eisen.
   - Keine Mischspritzen, besonders nicht gleichzeitig reduzierende Verbindungen injizieren, wie etwa Vitamin C!
     Dos: Eisen-(III)-hydroxid Polymaltose (Ferinject®) als Infusion bis 1.000 mg (1 x/Woche); Herstellerangaben beachten!
     Eisen-(III)-Gluconat (Ferrlecit®): Maximale Einzeldosis 62,5 mg
     Eisen-(III)-hydroxid-Saccharose-Komplex (Venofer®): Maximale Einzeldosis 200 mg
     Initial empfiehlt sich eine kleine Testdosis auf Verträglichkeit. I.v.-Injektion sehr langsam durchführen (20 Minuten), am besten als Kurzinfusion in 100 - 250 ml NaCl 0,9 %.
     Maximaler Gesamtbedarf an Eisen in mg (Ganzoni-Formel) = Hb-Defizit in g/dl x KG (kg) x 3; bei noch fehlender Anämie: Speichereisen allein ca. 500 mg Eisen i.v.
     Sicherster Indikator für eine ausreichende Eisensubstitution ist eine Normalisierung von Hämoglobin und Serumferritin (Zielferritin: ca. 100 µg/l, früheste Messung ca. 8 - 12 Wochen nach der letzten i.v.-Eisengabe, sonst falsch hohe Werte)!

Pro: Prophylaktische Eisengabe in der Schwangerschaft, bei Frühgeborenen sowie Neugeborenen mit Geburtsgewicht < 2.500 g.

MEGALOBLASTÄRE ANÄMIEN [D53.1]

Def: Mangel an Vitamin B_{12} (= Cobalamin) u./o. Folsäure mit DNS-Synthesestörung und Kernreifungsstörung der Myelopoese und Auftreten von Megaloblasten.
Leitsymptom: Megaloblastäre Anämie; bei Vitamin B_{12}-Mangel zusätzlich neurologische + gastrointestinale Symptome.

Ep.: Am häufigsten sind megaloblastische Anämien durch Mangel an Vitamin B_{12}.
Inzidenz: 9 Fälle/100.000 Einwohner/Jahr. Zunahme im höheren Lebensalter

PPh: Folsäure und Vitamin B_{12} spielen bei der Bildung von Vorstufen zur DNS-Biosynthese eine wichtige Rolle. Cobalamin katalysiert 3 Reaktionstypen: 1. Intramolekulare Rearrangements, 2. Methylierungen, 3. Reduktion von Ribonukleotiden zu Deoxyribonukleotiden. Folsäure wird zu Tetra- bzw. Dihydrofolat reduziert und fungiert in dieser Form als Coenzym beim Transfer der C_1-Einheit.

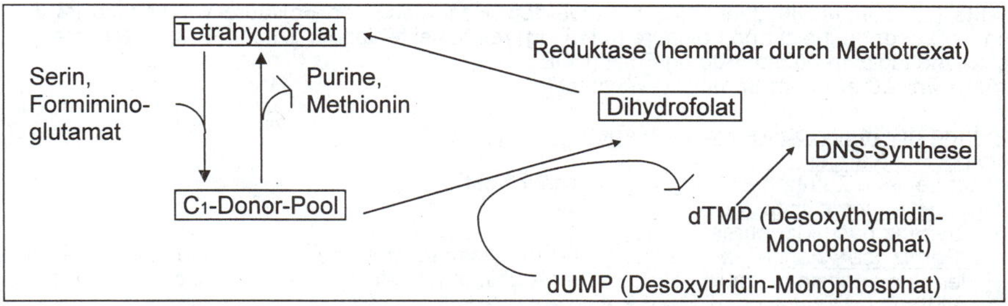

Vitamin B_{12}, eine kobalthaltige, porphyrinähnliche Ringverbindung, ist essenzielles Coenzym für die DNS-Synthese. Das im menschlichen Kolon von Mikroorganismen synthetisierte Vitamin B_{12} kann nicht resorbiert werden. Daher ist der Mensch von der Zufuhr aus tierischer Nahrung (Leber, Fleisch, Milch, Eier) abhängig.

Vitamin B_{12} kommt im Körper in zwei aktiven Formen vor:

- Adenosylcobalamin ist erforderlich bei der Umlagerung von Methylmalonyl-CoA zu Succinyl-CoA. Fehlt Adenosylcobalamin, kommt es zu einem Anstau der Precursoren und zur Bildung unphysiologischer Fettsäuren (deren Einlagerung in die neuronalen Lipide Ursache der ZNS-Störungen sein soll).
- Methylcobalamin ist erforderlich bei der Umwandlung von Homocystein zu Methionin. Fehlt Methylcobalamin, kommt es zu einer Störung des Folsäurestoffwechsels (mit Störung der DNS-Synthese und Auswirkung auf die Hämatopoese).

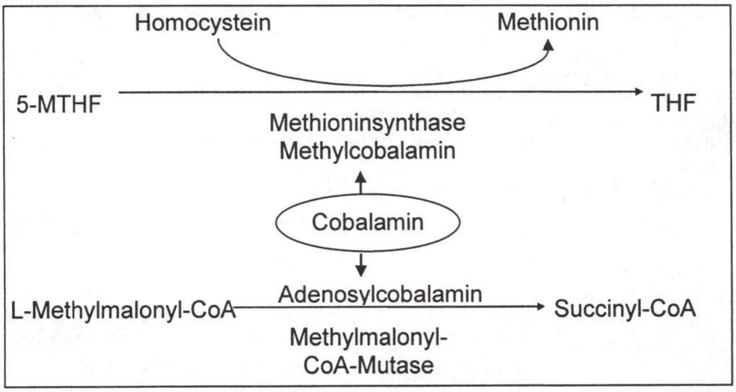

Cobalamin-abhängige Enzymreaktionen

Vitamin B_{12}-Stoffwechsel:

Vitamin B_{12} wird im Magen aus Nahrungsprotein durch die Wirkung von Magensäure freigesetzt und hauptsächlich an Haptocorrin gebunden. Im oberen Dünndarmabschnitt wird durch Einwirkung von Pankreasenzymen und einem alkalischen pH-Wert der Haptocorrin-B_{12}-Komplex (Holohaptocorrin) abgebaut und Vitamin B_{12} an den Intrinsic factor (IF) gebunden, der von den Beleg- oder Parietalzellen der Magenschleimhaut gebildet wird. Im unteren Ileum wird der IF-B_{12}-Komplex über einen Rezeptor auf der Membranoberfläche der Enterozyten zellulär aufgenommen. In den Enterozyten wird der IF-B_{12}-Komplex abgebaut und Vitamin B_{12} auf ein drittes Protein, auf Transcobalamin (TC) übertragen. Der Transcobalamin-B_{12}-Komplex wird als Holotranscobalamin (HoloTC) bezeichnet (biologische Halbwertzeit 1,5 h). Dieser Komplex gelangt über die Pfortader in die Blutbahn und kann über den auf allen Zellen vorhandenen TC-Rezeptor zellulär internalisiert werden. In der Zelle wird HoloTC lysosomal hydrolysiert und Vitamin B_{12} freigesetzt, das in Form von Methyl-B_{12} oder Adenosyl-B_{12} die entsprechenden Enzyme katalytisch aktiviert. Im Blut zirkuliert Vitamin B_{12} zu ca. 20 % gebunden an TC (HoloTC, die metabolisch aktive Form) und zu ca. 80 % gebunden an Haptocorrin (= Holohaptocorrin). Normalerweise werden ca. 2 mg Vitamin B_{12} in der Leber gespeichert, weitere 2 mg sind außerhalb der Leber gespeichert. Dieser Vitaminvorrat würde bei unterbrochener Zufuhr für 3 Jahre ausreichen, da die biologische Halbwertzeit des Vitamins B_{12} bis zu 2 Jahren beträgt. - Tagesbedarf ca. 5 µg.

Normaler Vitamin B_{12}-Wert im Serum: 150 - 800 pmol/l

Folsäure-Stoffwechsel:

Folsäure ist in der Nahrung (Gemüse, Leber) als Polyglutamat enthalten, wird im Dünndarm in die Monoglutamatform dekonjugiert. Die Dekonjugation kann durch orale Kontrazeptiva und andere Medi-

kamente (z.B. Diphenylhydantoin) gestört werden. Resorption von Folsäure vorwiegend im Jejunum. Die in der Leber gespeicherte Folsäure (ca. 5 mg) reicht bei fehlender Zufuhr für ca. 3 Monate.
Empfohlene tägliche Zufuhr: 300 µg Folat (DGE)
Normaler Folsäurewert im Serum: 7 - 36 nmol/l

Einteilung der megaloblastären Anämien:

1. Vitamin B_{12}-Mangel:
   a) Mangelhafte Zufuhr bei streng vegetarischer Kost
   b) Mangel an intrinsic factor
      - Zustand nach Magenresektion
      - "Perniziöse Anämie" (M. Biermer) [D51.0]: Ursache ist eine Auto-Ak-Bildung gegen Parietalzellen und intrinsic factor mit atrophischer Autoimmungastritis vom Typ A und Achlorhydrie (Anazidität). Vo.: Überwiegend ältere Patienten; w > m
   c) Intestinale Erkrankungen mit Malabsorptionssyndrom (z.B. "blind loop syndrome", Z.n. Dünndarmresektion u.a.)
   d) Maldigestion bei HP-Gastritis, Pankreasinsuffizienz
   e) Vermehrter Verbrauch durch den Fischbandwurm (Diphyllobothrium latum) [B70.0]
   f) Medikamente: z.B. Langzeittherapie mit PPI, Metformin
   g) Selten genetisch bedingte Ursachen (z.B. Imerslund-Gräsbeck-Syndrom = Vit. B_{12}-Malabsorption + Proteinurie)
2. Folsäuremangel:
   a) Mangelernährung (Alkoholiker!, alte Leute bei einseitiger Kost)
   b) Erhöhter Bedarf (Hämolyse, Schwangerschaft)

   DD: Ursachen von Anämien in der Schwangerschaft:
   - Normale Schwangerschaftshydrämie (= Verdünnungsanämie durch Wasserretention!)
   - Eisenmangel
   - Folsäuremangel

   c) Internistische Erkrankungen mit Malabsorptionssyndrom; konsumierende Erkrankungen
   d) Störung der Dekonjugation durch bestimmte Medikamente (Diphenylhydantoin = Phenytoin)
   e) Medikamente: Folsäureantagonisten (Methotrexat, Pyrimethamin, Trimethoprim), Purinsyntheseantagonisten (Azathioprin), Triamteren u.a.
   f) Selten andere Ursachen (z.B. Hypothyreose, Splenektomie)

KL.: Trias bei schwerem Vitamin B_{12}-Mangel: Hämatologische + neurologische + gastrointestinale Störungen.

1. Hämatologisches Syndrom:
   Allgemeine Anämiesymptome:
   Müdigkeit, verminderte Leistungsfähigkeit, Blässe. Bei ausgeprägtem Vitamin B_{12}-Mangel ist die Hautfarbe strohgelb (café au lait-Farbe), bedingt durch Blässe und diskreten Ikterus (Urs: Ineffektive Erythropoese mit intramedullärer Hämolyse erythropoetischer Zellen) → Fehldiagnose: Lebererkrankung
2. Gastrointestinales Syndrom:
   - Autoimmungastritis (= Typ A der chronischen Gastritis) mit Achlorhydrie bei perniziöser Anämie
   - Trophische Schleimhautveränderungen, atrophische Glossitis (Hunter) mit glatter roter Zunge und Zungenbrennen.
3. Neurologisch-psychiatrisches Syndrom:
   Funikuläre Myelose (Spinalerkrankung) [E53.8]: Mit Markscheidenschwund der:
   - Hinterstränge: Gangunsicherheit (spinale Ataxie)
   - Pyramidenbahn: Paresen, Pyramidenbahnzeichen

   Zeichen einer Polyneuropathie mit schmerzhaften Parästhesien an Händen und Füßen (Kribbeln, pelziges Gefühl beim Gehen). Evtl. Areflexie der unteren Extremitäten, gel. auch psychotische Symptome.
   Das empfindlichste Frühsymptom ist eine Störung der Tiefensensibilität bzw. des Vibrationsempfindens (Stimmgabelversuch).

   Merke: Wie es eine Sideropenie mit Haut- und Schleimhautsymptomen ohne Anämie gibt, so gibt es auch einen Vitamin B_{12}-Mangel mit neurologischen Störungen ohne gleichzeitige Anämie: Daher bei unklaren neurologischen Störungen immer auch an die Möglichkeit eines Vitamin B_{12}-Mangels denken!

Klinik bei Folsäuremangel:
- Auftreten einer megaloblastären Anämie (aber keine funikuläre Myelose)
- Folsäuremangel erhöht bei schwangeren Frauen das Risiko für embryonale Neuralrohrdefekte! (Vo.: 1 : 1.000) Konsequenz: Folsäuresupplementierung bei allen Frauen mit Kinderwunsch → Senkung des Risikos eines Neuralrohrdefektes um 70 %!

4 Stadien des Vitamin B_{12}-Mangels :

	Normal	I. Frühe negative B_{12}-Balance	II. Entleerung der Vitamin B_{12}-Speicher	III. B_{12}-Mangel der Erythropoese	IV. B_{12}-Mangel-Anämie
HoloTC (pg/ml)	> 50	< 40	< 40	< 40	< 40
HoloHC (pg/ml)	> 180	> 180	< 150	< 100	< 100
Homocystein *)	Normal	Normal	Normal	↑	↑
MMA	Normal	Normal	Normal	↑	↑
Hypersegmentation	Nein	Nein	Nein	ja	Ja
Erythrozyten	Normal	Normal	Normal	Normal	Megalozyten
MCV	Normal	Normal	Normal	Normal	↑
Hämoglobin	Normal	Normal	Normal	Normal	↓
Myelinschädigung	Nein	Nein	Nein	(Ja)	Ja

HoloHC = Holohaptocorrin, HoloTC = Holotranscobalamin, MMA = Methylmalonsäure

*) Anm: Homocystein ist auch bei Folat- oder Vitamin B_6-Mangel erhöht.

Lab:
- Peripherer Blutausstrich:
  Megalozytäre Anämie: Die Megalozyten haben ein erhöhtes Erythrozytenvolumen (MCV > 98 fl) und sind hyperchrom (MCH > 34 pg). Die Hämoglobinkonzentration ist jedoch absolut nicht erhöht (normales MCHC); häufig Leukopenie und Thrombopenie (Panzytopenie), übersegmentierte Granulozyten. Retikulozyten vor Vit. B_{12}-Therapie normal/↓, nach Vit. B_{12}-Gabe ↑
- Nachweis eines Vitamin B_{12}- (bzw. Folsäure-) Mangels durch Bestimmung im Plasma
- Zeichen der ineffektiven Erythropoese mit Hämolyse:
  - Eisenwert ↑ (fällt nach B_{12}-Behandlung, dann evtl. Eisenmangel → Eisensubstitution!)
  - LDH ↑
  - Indirektes Bilirubin ↑
- Knochenmark:
  Gestörte Reifung und Ausschwemmung innerhalb der 3 Blutzellreihen: "Ineffektive" Erythro-, Granulo- und Thrombopoese (die Stammzellen sind dagegen intakt).
  Erythropoetische Hyperplasie: Während im normalen Knochenmark das Verhältnis der granulopoetischen zu erythropoetischen Zellen bei etwa 3 : 1 liegt, verschiebt sich dieser G/E-Index zugunsten der Erythropoese (z.B. auf Werte um 1 : 1). Anstelle von Normoblasten werden Megaloblasten gebildet, d.h. Zellen mit breitem Zytoplasma, großen Kernen mit lockerer Chromatinstruktur und Kernabsprengungen als Ausdruck der Kernreifungsstörung. Störung der Granulopoese mit Riesenstäben und Riesenjugendlichen (Riesen-Metamyelozyten).
- Nachweis einer evtl. Resorptionsstörung für Vitamin B_{12}:
  Schilling-Test (historisch) = Vitamin B_{12}-Resorptionstest - mit ^{57}Co- oder ^{58}Co-B_{12} (*). Nach oraler Gabe der Testsubstanzen wird deren Aktivität im Urin bestimmt (normal ≥ 10 %). Bei Werten < 10 % Testwiederholung mit Zusatz von IF.

	*Co-B_{12} ohne IF	*Co-B_{12} mit IF
Normalbefund	Normal	Normal
Resorptionsstörung im Ileum	↓	↓
Chronisch-atrophische Typ A-Gastritis mit IF-Mangel	↓	Normal

DD: Megaloblastäre Veränderungen beim myelodysplastischen Syndrom und anderen Erkrankungen des Knochenmarks, medikamentös/toxisch (Alkohol, Hydroxyurea, MTX, Zidovudin u.a.)

Di.:
- Anamnese / Klinik
- Labor: Komplettes Blutbild
  Bestimmung von Vitamin B_{12}, HoloTC und MMA, ferner von Folsäure, LDH, Haptoglobin, Bilirubin, Ferritin
  (Vorher keine blinde Anbehandlung mit Vitamin B_{12} oder Folsäure!)
- Knochenmarkuntersuchung (selten notwendig)

Diagnose einer perniziösen Anämie:
- Pathologischer Schilling-Test: Vitamin B_{12}-Resorption ohne IF vermindert, mit IF normal
- Nachweis von Autoantikörpern:
  > 90 % haben Antikörper gegen Parietalzellen (zuweilen auch bei Gesunden)
  ca. 70 % haben Antikörper gegen intrinsic factor
  ca. 40 % haben zusätzliche Antikörper gegen Schilddrüsenantigene (evtl. mit Hypothyreose)
- Magendiagnostik: Gastroskopie / Biopsie (chronisch-atrophische Typ A-Gastritis), HP-Status

Anm.: Keine Routinediagnostik: Pepsinogen I im Serum ↓, Gastrin im Serum ↑; Magensaftanalyse (pentagastrinrefraktäre Anazidität)

Nachweis eines Folsäuremangels:
1. Folsäurewert im Blut erniedrigt
2. Normaler Schilling-Test

Th.: A) Vitamin B_{12}-Mangel:
1. Kausale Behandlung: z.B. bei blind loop-Syndrom intermittierende Doxycyclintherapie, evtl. operative Umwandlung von Billroth II in Billroth I; Behandlung einer Fischbandwurmerkrankung etc.
2. Vitamin B_{12}-Substitution
   Hydroxocobalamin wird dem Cyanocobalamin vorgezogen, weil es langsamer ausgeschieden wird (stärkere Eiweißbindung im Serum).
   Parenterale Applikation: Dos: z.B. initial 1.000 µg/Woche bis zur Normalisierung des Blutbildes, danach lebenslange Erhaltungsdosis von 1.000 µg/alle 3 - 6 Monate i.m. oder s.c.

   Anm.: Die orale Gabe ist auch wirksam, es werden aber nur 1 % resorbiert.

   Schon am 2. Tag zeigt sich die Wirkung von Vitamin B_{12}, indem die Megaloblasten im Knochenmark verschwinden und eine große Population von Normoblasten auftritt. Am 4. - 5. Tag kommt es zu einem krisenartigen Anstieg der Retikulozyten im Blut mit einem Maximum nach 10 - 12 Tagen. Danach steigen die Erythrozytenzahlen an.

   Beachte: In dieser Phase Folsäure, Kalium und Eisen nach Laborkontrolle substituieren (vermehrter Bedarf durch gesteigerte Erythropoese); bei Ausbleiben der Substitution kann es zur Hypokaliämie mit gefährlichen Rhythmusstörungen kommen! Überwachung von Risikopatienten (KHK, Rhythmusstörungen) evtl. stationär.
   Passager kann es zur Thrombozytose mit erhöhtem Thromboembolierisiko kommen. Bei funikulärer Spinalerkrankung gibt man höhere Dosen Vitamin B_{12}.
   Eine Behandlung der Vitamin B_{12}-Mangelanämie mit Folsäure ist kontraindiziert, weil sich zwar die Anämie bessert, die funikuläre Myelose aber unbeeinflusst bleibt oder sich verschlimmert!

   Anm.: Hydroxocobalamin in hohen Dosen wirkt auch als Antidot bei Cyanidintoxikation (Bildung des untoxischen Cyanocobalamins).
3. Bei chronisch-atrophischer Typ A-Gastritis: Kontrollgastroskopien alle 2 Jahre (erhöhtes Risiko für Magen-Ca).; Ausschluss von Schilddrüsenerkrankungen und Eisenmangel

B) Folsäuremangel:
1. Kausale Therapie (z.B. Alkoholabstinenz, Beseitigung einer Fehlernährung)
2. Folsäuresubstitution (5 mg/d oral)

Prg: Neurologische Symptome durch Vit. B12-Mangel sind im Frühstadium reversibel, nicht jedoch bei erfolgter axonaler Degeneration.

Anm.: Sehr selten sind Vitamin B_6-(Pyridoxin-)Mangelanämien [D64.3], die hypochrom sind.

HÄMOLYTISCHE ANÄMIEN [D58.9]

Def: Hämolyse: Verkürzung der Erythrozytenüberlebenszeit (normal 120 Tage) auf < 100 Tage bei gesteigertem Abbau von Erythrozyten. Die nuklearmedizinische Bestimmung der Erythrozytenüberlebenszeit mit ^{59}Cr- oder ^{111}In-markierten Erythrozyten ist keine Routinediagnostik. Man unterscheidet intravaskuläre und extravaskuläre Hämolyse. Bleibt durch gesteigerte Erythropoese der Hb-Gehalt des Blutes normal, spricht man von kompensierter Hämolyse, ansonsten von hämolytischer Anämie.

Ät.: **Einteilung der hämolytischen Anämien:**

I. Korpuskuläre hämolytische Anämien
1. Angeborene Membrandefekte der Erythrozyten:
   z.B. Sphärozytose und Elliptozytose
2. Angeborene Enzymdefekte der Erythrozyten:
   (Enzymopenische hämolytische Anämien)
   - Defekte im Hexosemonophosphatzyklus: z.B. Glukose-6-Phosphat-Dehydrogenasemangel
   - Glykolysedefekte: z.B. Pyruvatkinasemangel

3. Angeborene Störungen der Hämoglobinsynthese (Hämoglobinopathien):
   - Anomale Hämoglobine (Varianten mit anomaler Hb-Struktur)
   - Thalassämien (Varianten mit verminderter Bildung normaler Hb-Polypeptidketten)
4. Erworbene Membrandefekte: Paroxysmale nächtliche Hämoglobinurie (PNH)

II. Extrakorpuskuläre hämolytische Anämien
1. Immunologisch induzierte Hämolysen
   1.1 Alloimmunhämolytische Anämien durch Alloantikörper
   - Rh-Inkompatibilität des Neugeborenen
   - Antikörper-vermittelte Transfusionsreaktionen
   1.2. Autoimmunhämolytische Anämien (AIHA)
   - Wärmeantikörper-AIHA (WA-AIHA)
   - Medikamenteninduzierte-AIHA (DI-AIHA):
     ▪ Penicillin- oder Hapten-Typ (IgG-Antikörper, Medikament wirkt als Hapten)
     ▪ Chinidin-oder Neoantigen-Typ (IgM-Antikörper mit Komplementaktivierung; Medikament bildet zusammen mit der Erythrozytenmembran ein Neoantigen)
     ▪ α-Methyldopa- oder Autoantikörper-Typ (IgG-Antikörper; Induktion von medikamentenunabhängigen Auto-Ak durch das Medikament)
   - Kälteantikörper-AIHA (CA-AIHA)
   - AIHA vom Donath-Landsteiner-Typ (Paroxysmale Kältehämoglobinurie (PCH))
2. Hämolyse bei Infektionskrankheiten (z.B. Malaria)
3. Hämolytische Anämien durch physikalische und chemische Schäden
   - Mechanische Hämolyse mit Fragmentozyten (Herzklappenersatz, Runner's Anemia bzw. Marschhämolyse)
   - Thermische Erythrozytenschädigung (Verbrennung)
   - Chemische Noxen (z.B. Schlangengifte, Arsen, Blei, Kupfer [M. Wilson])
4. Mikroangiopathische hämolytische Anämien (MHA):
   - Hämolytisch-urämisches Syndrom (HUS) = Gasser-Syndrom
   - Thrombotisch-thrombozytopenische Purpura (TTP) = Moschcowitz-Syndrom
   - Medikamenteninduzierte MHA (z.B. durch Mitomycin C)
   - MHA bei metastasierenden Karzinomen
5. Andere Ursachen: Hypersplenismus (siehe dort); Zieve-Syndrom (siehe dort)

PPh:
- Anämien mit intravasalem Erythrozyten-Abbau: Erythrozytenfragmentations-Syndrome (z.B. bei künstlichen Herzklappen, HUS und TTP, PNH, G-6-PD-Mangel, Fehltransfusionen, toxisch)
- Anämien mit extravasalem Erythrozytenabbau: Autoimmunhämolytische Anämien, Medikamente, Thalassämie, Sichelzellanämie, Sphärozystose, Elliptozytose, Hepatopathie u.a.

Alternde Erythrozyten werden nach etwa 120 Tagen aus dem Blut eliminiert. 85 % dieser physiologischen Hämolyse erfolgt extravaskulär im RHS, vor allem in der Milz. Mit zunehmendem Ausmaß einer pathologischen Hämolyse werden Erythrozyten auch in Leber und Knochenmark abgebaut. Bei Erschöpfung der Kapazität des RHS und/oder sehr rascher Hämolyse resultiert eine intravaskuläre Hämolyse. Dabei wird Hämoglobin an Haptoglobin gebunden. Wenn bei stärkerer intravaskulärer Hämolyse die Haptoglobinbindungskapazität erschöpft ist, tritt freies Hämoglobin im Plasma auf, das zu Hämatinderivaten umgewandelt wird; diese werden durch Hämopexin zum RHS transportiert. Haptoglobin und Hämopexin funktionieren gestaffelt! Empfindlichster Parameter bei intravaskulärer Hämolyse ist eine Verminderung des Haptoglobins.
Haptoglobin kann als Akut-Phase-Protein bei Infektionen, Entzündungen und Tumoren erhöht sein. Selten ist Haptoglobin vermindert bei kongenitaler Hypo- oder Ahaptoglobinämie (2 ‰ der mitteleuropäischen Bevölkerung).
Durch die zusätzliche Bestimmung von Hämopexin kann man das Ausmaß einer intravaskulären Hämolyse abschätzen: Erst wenn bei stärkerer Hämolyse die Haptoglobinkonzentration auf nicht messbare Werte abgefallen ist, registriert man erniedrigte Hämopexinwerte.

Merke: Haptoglobin ist erniedrigt bei intravaskulärer Hämolyse. Extravaskuläre Hämolysen zeigen nur dann eine Verminderung des Haptoglobins, wenn im Rahmen einer hämolytischen Krise die Abbaukapazität des RHS erschöpft ist und freies Hämoglobin intravaskulär auftritt. Ab einem freien Hämoglobingehalt des Serums von 500 mg/l ist das Serum gelbrötlich gefärbt.
Hämoglobinurie [R82.3] tritt dann auf, wenn bei massiver Hämolyse die tubuläre Reabsorptionskapazität erschöpft ist (im Verlauf Hämosiderinurie als Hinweis auf die stattgehabte Hämoglobinurie).

Jede chronische Hämolyse führt zu einer Stimulation der Erythropoese (O_2-Mangel → Erythropoetin). Kennzeichen:
a) Im Knochenmark: Vermehrung normal ausreifender Erythroblasten. Das Verhältnis rote/weiße Vorstufen verschiebt sich zugunsten der roten.
b) Im Blut: Retikulozytose (solange das Knochenmark intakt ist; Retikulozyten-Produktions-Index = RPI > 3)

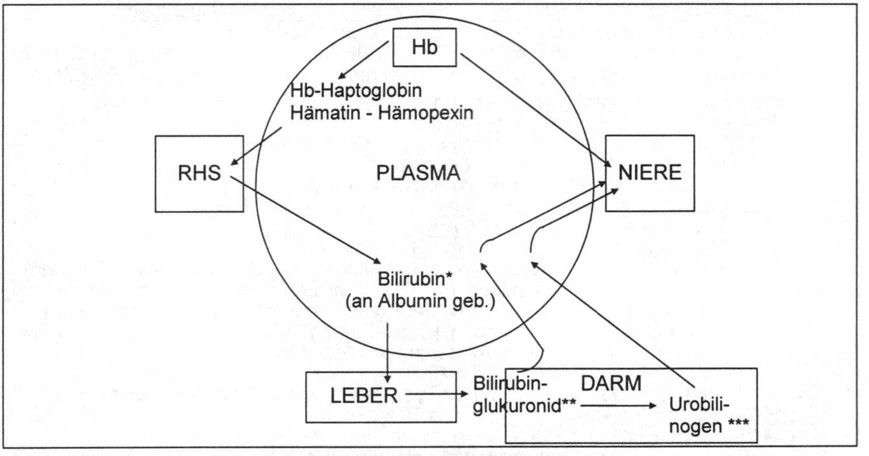

Schema der intravaskulären Hämolyse

Zeichenerklärung:

* = Albumingebundenes Bilirubin (unkonjugiertes oder nach der van den Bergh-Diazo-Farbreaktion indirekt reagierendes Bilirubin, welches nicht harngängig ist).
Ist der Anfall von freiem unkonjugierten Bilirubin auf das dreifache der Norm gesteigert (Hämolyse), wird die Leberleistung (bei der Glukuronidierung) überschritten und es kommt zu einer Hyperbilirubinämie.
Unter normalen Umständen stammen 85 % des Bilirubins aus dem Hämoglobinabbau alter Erythrozyten, weitere 15 % aus dem Abbau hämhaltiger Proteine (Myoglobin, Cytochrome, Katalasen) und aus reifenden erythropoetischen Zellen des Knochenmarkes (physiologische ineffektive Erythropoese).

** = Bilirubinglukuronid (nach der van den Bergh-Diazo-Farbreaktion direkt reagierend; harngängig).

*** = Urobilinogen: Die Urobilinogen-Resorption ist bei normalem Bilirubinanfall im Darm so klein, dass Urobilinogen im Harn nicht nachgewiesen wird. Erst bei hämolytischer Anämie fällt so viel Urobilinogen an, dass der Nachweis im Harn positiv wird.

Lab:

	Intravasale Hämolyse	Extravasale Hämolyse	
- Freies Hb i.S.	↑ rötliches Serum	} normal	Ausnahme:
- Haptoglobin	↓		Hämolytische
- Hämoglobinurie	+ bräunlicher Urin	-	Krisen (s.u.)
- Hämosiderinurie	+	-	

Eine Verminderung des Hämopexins tritt erst dann auf, wenn bei stärkerer intravaskulärer Hämolyse das Haptoglobin unter die Messbarkeitsgrenze abgefallen ist.

Anm.: Bei Hämolyse der Blutprobe infolge falscher Abnahmetechnik (zu starker Unterdruck → Hämolyse im Abnahmesystem) ist der Haptoglobinwert normal.

Freies Hb im Blut bindet NO und führt so zur Dysregulation der glatten Muskulatur mit Dysphagie, abdominellen Beschwerden, erektiler Dysfunktion, Vasokonstriktion, pulmonaler Hypertonie und durch Aktivierung/Aggregation der Thrombozyten zu Thromboseneigung.

Gemeinsame Hämolysezeichen:
- LDH und α-HBDH (= LDH-Isoenzym 1), Serumeisen ↑
- Indirektes Bilirubin ↑ und Urobilinogenurie
- Retikulozyten ↑ (dadurch MCV ↑)
- Erythrozytenüberlebenszeit ↓
- Hb, Erythrozyten und Hkt ↓ bei hämolytischer Anämie

Erythrozyten-Morphologie bei hämolytischen Anämien:

- Sphärozyten:
  Kugelförmige Erythrozyten mit vermindertem Durchmesser (normal: bikonkav) infolge Membrandefekt mit verminderter osmotischer Resistenz. Mikroskopie: Kleine dichte Scheiben ohne zentrale Aufhellung.
  Vo.: z.B. Hereditäre Sphärozytose
- Schießscheibenzellen (Targetzellen):
  Hypochrome Erythrozyten mit zentraler Verdichtung - Vo.: z.B. Thalassämie
- Sichelzellen:
  Durch abnormes Hämoglobin (HbS) nehmen die Erythrozyten unter Luftabschluss Sichelform an (Sichelzellkrankheit).
- Fragmentozyten (= Schistozyten):
  Vo.: Mikroangiopathische hämolytische Anämien, mechanisch bedingte Erythrozytenschädigung (künstliche Herzklappen).
- Agglutination der Erythrozyten:
  z.B. autoimmunhämolytische Anämie vom Kälteantikörpertyp
- Heinz-Innenkörperchen:
  Hämoglobin-Präzipitate in den Erythrozyten, z.B. bei Glukose-6-P-Dehydrogenase-Mangel oder Hb-Anomalien, Met-Hb
- Intraerythrozytäre Parasiten: Malaria

Verlauf:

1. Chronische Hämolyse:
   - Kompensierte Hämolyse: Verkürzte Erythrozytenlebensdauer wird durch Steigerung der Erythropoese (bis zum 10fachen der Norm) kompensiert → Hämolysezeichen ohne Anämie.
   - Hämolytische Anämie: Intensität der Hämolyse übertrifft die Kompensationsmechanismen des Knochenmarks: Hämolysezeichen mit Anämie.
   - Parvovirus-B19-Infektionen können durch den Befall roter Vorläuferzellen zu passageren aplastischen Krisen führen (z.B. bei Sichelzellanämie oder Sphärozytose), nicht zu verwechseln mit aplastischer Anämie (!).

   Symptome der chronischen Hämolyse: Allgemeine Anämiesymptome (Müdigkeit, verminderte Leistungsfähigkeit, Belastungsdyspnoe, Schwindel u.a.), evtl. Ikterus, Splenomegalie, Thromboseneigung, bei längerem Verlauf gehäuft Pigment-Gallensteine.
2. Hämolytische Krise (Notfallsituation!):
   - Spontan: z.B. Transfusionszwischenfall
   - Exazerbation einer chronischen Hämolyse

   Symptome der akuten hämolytischen Krise:
   - Fieber, Schüttelfrost, evtl. Kollaps
   - Rascher Hb-Abfall, Ikterus, Hyperbilirubinämie (Fieber + Ikterus → Fehldiagnose: Gallenwegserkrankung)
   - Kopf-, Abdominal- und Rückenschmerzen
   - Hämoglobinurie mit bierbraunem Urin (Ko.: Akutes Nierenversagen)

DD: Anämie mit erhöhtem Serumeisen:
- Hämolytische Anämien, einschl. Thalassämie
- Megaloblastäre Anämien
- Myelodysplastisches Syndrom
- Aplastische Anämien

Quotient LDH/GOT (AST):
> 12: Hämolyse
< 12: Leber-/Gallenwegserkrankung

LDH-Erhöhungen finden sich auch bei ineffektiver Erythrozytopoese (z.B. bei megaloblastären Anämien)

DD: Ikterus	Hämolyse	Verschlussikterus	Parenchymikterus
Serum:			
Indirektes Bilirubin	++	(+)	+
Direktes Bilirubin	-	++	+
Urin:			
Bilirubin	-	++	+
Urobilinogen	++	-	+
Stuhlfarbe	Dunkel	Entfärbt/acholisch	Normal bis hell

Bei reiner Hämolyse beträgt das Gesamtbilirubin nicht mehr als das 5fache der oberen Normgrenze (Ausnahme: Neugeborene).

KORPUSKULÄRE HÄMOLYTISCHE ANÄMIEN [D58.9]

1. ANGEBORENE MEMBRANDEFEKTE DER ERYTHROZYTEN

Sphärozytose (Kugelzellenanämie) [D58.0]

Vo.: Häufigste angeborene hämolytische Anämie in Nordeuropa, Prävalenz 1 : 5.000

Ät.:
- Ankyrin-1-Defekt (Ankyrin-Im, ANK-I): Autosomal-dominante/-rezessive Vererbung (40 - 65 %)
- Anionenaustauscher 1-(Band 3-Protein)-Defekt (SLC4A1) (ca. 25 %)
- α-/β-Spektrin-Defekt (SPTA1, SPTB): Autosomal-rezessive (α)/-dominante (β) Vererbung (15 - 30 %)
- Band 4.2-Proteindefekt (EPB42): Autosomal-rezessive Vererbung (selten)

Pg.: Membrandefekt der Erythrozyten → Störung der Ionenpermeabilität mit Natrium- und Wassereinstrom in die Erythrozyten → Kugelform der Erythrozyten → Phagozytose der Sphärozyten in der Milz mit verkürzter Erythrozytenlebenszeit.

KL.:
- Anämie und/oder Ikterus im Kindesalter
- In 95 % positive Familienanamnese (5 % Neumutation)
- Evtl. hämolytische Krisen mit Ikterus, Fieber, Oberbauchschmerzen
- Splenomegalie; Bilirubin-Gallensteine

DD:
- Hereditäre Elliptozytose, hereditäre Pyropoikilozytose, hereditäre Stomatozytose, hereditäre Xerozytose, andere seltene hereditäre Membrandefekte, kongenitale dyserythropoetische Anämien
- Andere erworbene Ursachen

Ko.:
- Lebensbedrohliche aplastische Krisen durch Beeinträchtigung/Ausfall der gesteigerten Regeneration im KM (z.B. ausgelöst durch Parvovirus-B 19-Infektion/Ringelröteln)
- Gehäuft Bilirubingallensteine

Lab:
- Normochrome Anämie + Hämolysezeichen: MCHC ↑, RDW > 15%, Retikulozytose, indirektes Bilirubin ↑, LDH ↑, Haptoglobin ↓, Coombs-Test: negativ
- Kugelzellen mit kleinem Durchmesser (ohne zentrale Aufhellung) und verminderter osmotischer Resistenz

  Anm.: Der Hämolysebeginn bei normalen Erythrozyten liegt bei einer Verdünnung der NaCl-Lösung < 0,46 %. Tritt Hämolyse schon bei einer NaCl-Lösung > 0,46 % auf, ist die osmotische Resistenz vermindert.
- EMA (Eosin-5-Maleimid)-Test: Durchflusszytometrische Methode, die die Bindung von EMA an Bande-3-Protein der Erythrozytenmembran untersucht. Bei Sphärozystose bis zu 30 % vermindert (hohe Sensitivität und Spezifität)

Th.: Evtl. Splenektomie

Ind: Rezidivierende hämolytische Krisen

Durch Splenektomie wird der Filter entfernt, der die deformierten Sphärozyten vorzeitig aus dem Blut entfernt. Nach Entfernung der Milz normalisiert sich die verkürzte Erythrozytenlebenszeit, obgleich Membrandefekt und Kugelform der Erythrozyten weiter bestehen.
Splenektomie möglichst nicht bei Kindern < 5 J., da sonst erhöhte Sepsisgefahr (Pneumokokken, Haemophilus). Schwerste Form: OPSI-Syndrom (overwhelming postsplenectomy infection). Risiko wird vermindert durch die nahezu vollständige statt der kompletten Splenektomie.
Vor Splenektomie Milzszintigrafie, um Nebenmilzen zu erfassen. Bei übersehenen Nebenmilzen kann die hämolytische Anämie rezidivieren oder weiter bestehen, es fehlen dann die typischen Howell-Jolly-Körperchen (= Chromatinreste), die nach Splenektomie lebenslang zu finden sind.
Vor Splenektomie Impfung gegen Pneumokokken, Meningokokken und Haemophilus influenzae!
Postoperativ Thromboseprophylaxe wegen passagerer Thrombozytose, Antibiotikaprophylaxe, Splenektomieausweis.
Durch die gesteigerte Erythropoese nach der Splenektomie (und jeder anderen erfolgreichen Therapie einer schweren Hämolyse) besteht erhöhter Folsäurebedarf → Substitution (1 mg/d)!

2. ANGEBORENE ENZYMDEFEKTE DER ERYTHROZYTEN

Kennzeichen enzymopenischer hämolytischer Anämien: [D55.9]
- Angeborene Hämolyse
- Evtl. positive Familienanamnese
- (weit gehend) normale Erythrozytenmorphologie
- Negativer Coombs-Test
- Normale osmotische Resistenz

- Normales Hämoglobin
- Bei schubweisem Verlauf an G-6-PD-Mangel denken

Glukose-6-Phosphatdehydrogenase- (G-6-PD-) Mangel [D55.0]

Syn: Favismus

Vo.: Nach dem Diabetes mellitus häufigste Erbkrankheit. Häufigstes Vorkommen unter Afrikanern, Asiaten und Bewohnern der Mittelmeerländer (Israel bis 60 %).
- Defektvariante A (Westafrika, Farbige in USA): Restaktivität der G-6-PD 5 - 15 % der Norm.
- Mediterrane Defektvariante mit stärker reduzierter Restaktivität auf < 1 % der Norm (bei Hemi- und Homozygoten)

Vererbung: X-Chromosomal-rezessiv (wie bei Hämophilie): Männer und homozygot betroffene Frauen erkranken immer. Heterozygot betroffene Frauen haben 2 Populationen von Erythrozyten (eine ohne und eine mit G-6-PD-Mangel) und können gesund oder krank sein.

Anm.: Die heterozygoten Anlageträger sind gegenüber Malariaplasmodien resistenter als die übrige Bevölkerung (wie bei Sichelzellanämie).

PPh: G-6-PD-Mangel führt zu verminderter Bildung von reduziertem Glutathion, welches die Erythrozyten vor Oxidationsschäden schützt.

KL.: Auslösung hämolytischer Krisen durch oxidativen Stress: Infektionen, Genuss von Saubohnen (Favabohnen) und bestimmte Arzneimittel (Chinin, Primaquin, Chloroquin; Sulfonamide, Acetylsalicylsäure u.a.). Durch die genannten Auslöser entstehen Peroxide, die bei G-6-PD-Mangel nicht entgiftet werden können und dadurch die Erythrozyten schädigen. Typisch ist die Bildung von Heinz-Innenkörperchen (= Denaturierungsprodukte des Hämoglobins): Im hämolysefreien Intervall finden sich in den Erythrozyten keine Heinz-Innenkörperchen.

DD:
- Sphärozytose (osmotische Resistenz ↓)
- Hb-Anomalien (Hb-Elektrophorese)
- Paroxysmale nächtliche Hämoglobinurie (Durchflusszytometrie)
- Autoimmunhämolytische Anämie (positiver Coombs-Test)

Di.:
- Anamnese/Klinik (hämolytische Krisen nach Medikamenteneinnahme)
- Nachweis einer verminderten G-6-PD-Aktivität der Erythrozyten

Th.: Keine spezifische Behandlung möglich.

Pro: Meidung auslösender Noxen → Patientenausweis und -aufklärung!

Pyruvatkinase- (PK-)Mangel [D55.2]

Vo.: Häufigster hereditärer Glykolysedefekt

Vererbung: Autosomal rezessiv

Pg.: Der reife Erythrozyt hat keine Mitochondrien; Energiequelle daher Glykolyse. PK stellt ATP bereit. Mittels ATP wird der Na^+/K^+-Gradient an der Membran aufrechterhalten. PK-Mangel → ATP-Mangel → Hämolyse. Erbliche Enzymdefekte, die die Glykolyse betreffen, können zu hämolytischen Anämien führen.

KL.: Hämolytische Anämie nur bei Homozygoten, oft Splenomegalie, im Blutausstrich Akanthozyten (geschrumpfte Erythrozyten mit Spiculae: „Stechapfelform“ der Erythrozyten)

DD: Andere Ursachen einer hämolytischen Anämie (s.o.)

Di.: Anamnese/Klinik
Nachweis einer verminderten Aktivität der PK der Erythrozyten

Th.: Bei vorwiegend lienaler Hämolyse (→ Szintigrafie) evtl. Splenektomie

3. ANGEBORENE HÄMOGLOBINOPATHIEN: [D58.2]

Anomale Hämoglobine = Hämoglobin-Strukturvarianten

Die Mehrzahl der ca. 300 bekannten anomalen Hämoglobine unterscheidet sich vom normalen Hb durch den Austausch einer einzelnen Aminosäure. Die Bezeichnung erfolgte anfangs mit großen Buchstaben, später nach dem Entdeckungsort oder dem Geburtsort des ersten Patienten.
Die anomalen Hämoglobine S, C und E sind bei einigen Völkern Afrikas und Asiens häufig, die anderen Varianten sind Raritäten. In Europa sind anomale Hämoglobine bei den Mittelmeervölkern am häufigsten. Die HbC- und HbS-Patienten bekommen selten eine Malaria (relativer Schutz). Autosomal-dominanter Erbgang.

HbS und Sichelzellkrankheit [D 57.1]

Vo.: Häufigste Hämoglobinopathie: 20 - 40 % der Bevölkerung im tropischen Afrika und 5 - 10 % der schwarzen Bevölkerung Amerikas sind heterozygote Anlagenträger.

Ät.: Autosomal kodominante Erbkrankheit mit qualitativer Hämoglobinveränderung. Sichelzellpatienten aus dem Mittelmeerraum sind meist homozygot für den Haplotyp Benin, Patienten aus Zentralafrika haben meist den Haplotyp Bantu. Eine Punktmutation im β-Globinlokus auf Chromosom 11 führt zur Produktion eines abnormen Hämoglobins, genannt HbS. Beim HbS ist in Position 6 der β-Kette Glutaminsäure durch Valin ersetzt.

Pg.: Das Hb bei homozygoten HbS-Trägern besteht zu 80 % aus HbS und zu 20 % aus HbF. Im deoxygenierten Zustand präzipitiert HbS. Die Erythrozyten nehmen Sichelform an, verlieren ihre normale Verformbarkeit und verstopfen die Mikrozirkulation, wodurch es zu Organinfarkten kommt. Die Sichelzellen hämolysieren in den Kapillaren.

KL.: Heterozygote Anlagenträger sind meist asymptomatisch. Bei Homozygoten kommt es schon im Säuglingsalter zu Beschwerden: Hämolytische Anämie und schmerzhafte vasookklusive Krisen mit Organinfarkten: Milzkrisen, Niereninfarkte, zerebrale Insulte, Infarkte in Lunge, Knochen, z.B. Mittelhand-/Mittelfußknochen → schmerzhafte Hand-/Fußschwellung.
Evtl. Schmerzen im Thorax (akute Thoraxsyndrome = ATS) oder Abdomen

Beachte: Abdominelle Schmerzen können ein akutes Abdomen vortäuschen!

Ko.: Gesteigerte Neigung zu bakteriellen Infekten (Folge einer Atrophie der Milz („Autosplenektomie") durch rezidivierende Milzinfarkte): z.B. pulmonale Infektionen mit Pneumokokken und Haemophilus influenzae, Salmonelleninfektionen, Osteomyelitis, Sepsis; Komplikationen durch Organinfarkte; aplastische Krisen durch Infektion mit Parvovirus B19 (Ringelröteln); Skelettstörungen (aseptische Knochennekrosen, Osteoporose, Wachstumsstörung); renale Komplikationen (Hämaturie, tubuläre Funktionsstörungen, Glomerulopathie, Niereninsuffizienz)

Di.: - Mikroskopisch: Sichelzelltest: 1 Tropfen EDTA-Blut auf Objektträger mit Deckglas luftdicht verschließen → nach 24 h typische Sichelform der Erythrozyten.
- Hb-Elektrophorese
In Ländern mit hoher Krankheitsprävalenz Pränataldiagnostik und Neugeborenenscreening

Th.:
1. Kausal: Allogene Stammzelltransplantation bei homozygoten Patienten
2. Symptomatisch: Meidung von O_2-Mangelzuständen (auch Höhen ab 2.000 m und Flüge) sowie Exsikkose, Schutz vor Infekten (Penicillinprophylaxe ab 3. Lebensmonat bis mindestens 5. Lebensjahr). Schmerzhafte vasookklusive Krisen werden behandelt mit Hydrierung und Analgetika (oft extreme Schmerzen → Opiate erforderlich!). Bluttransfusionen nur nach strenger Indikation (z.B. aplastische Krise), Austausch-Transfusion bei Organversagen.
Bei häufigen Schmerzkrisen kann eine Hydroxyharnstoff-Therapie das Mortalitätsrisiko um 40 % senken. Aktive Immunisierung gegen Pneumokokkeninfektionen und Haemophilus influenzae. Folsäurewert kontrollieren und evtl. substituieren.

Weitere Einzelheiten zur Therapie siehe *Internet* (z.B. *www.dgho.de*)

Prg: Heterozygote Fälle sind meist beschwerdefrei. Bei Homozygoten ist der Verlauf unterschiedlich schwer, ein kleinerer Teil der Patienten stirbt früh, bis zu 90 % erreichen bei optimaler Therapie das Erwachsenenalter und haben eine Lebenserwartung bis zu 60 Jahren.
Frühkindliche Prädiktoren eines schweren/ungünstigen Verlaufes sind:
- Anfälle von Daktylitis (Schmerzen und Schwäche in Händen und Füßen)
- Hb-Wert < 7 g/dl; Leukozytosen ohne Infekt

Anm.: Heterozygote HbS-Anlagenträger sind gegenüber Malariaplasmodien resistenter als die übrige Bevölkerung (wie bei G-6-PD-Mangel).

HbC-Krankheit

Die HbC-Homozygotie mit HbC-Krankheit verläuft ähnlich wie die Sichelzellkrankheit, jedoch weniger schwer mit variabler hämolytischer Anämie. Heterozygote HbC-Anlageträger sind klinisch gesund.

HbE-Krankheit

HbE ist eine in Südostasien häufig vorkommende Hämoglobinvariante. Das Erscheinungsbild ähnelt den β-Thalassämien. HbE ist instabil, sodass durch Virusinfekte oder Medikamente Hämolysen ausgelöst werden können. HbE ist oft mit Thalassämien kombiniert mit evtl. schwerem Krankheitsverlauf.

Thalassämie [D56.9]

Quantitative - nicht qualitative - Störung der Hb-Synthese: Genetisch fixierte Fehlregulation der Synthese der Globinketten. Bei der β-Thalassämie ist die Synthese der β-Ketten vermindert, bei der seltenen α-Thalassämie ist die Synthese der α-Ketten reduziert. Autosomal-rezessiver Erbgang.
„Thalassämie" kommt von griechisch „thalassa": das Meer, wegen der Verbreitung im Mittelmeerraum.
Thalassämien bieten (wie HbS und G-6-PD-Mangel) eine partielle Resistenz gegen Malaria und deswegen einen Selektionsvorteil in Endemiegebieten.

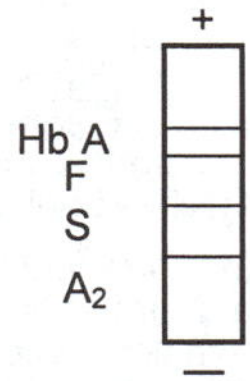

Hämoglobin-elektrophorese

Hämoglobinkonstellation der normalen Erythrozyten:

Neugeborene:			Erwachsene:		
HbA	($\alpha\alpha/\beta\beta$):	ca. 20 %	HbA	($\alpha\alpha/\beta\beta$):	97 %
HbA_2	($\alpha\alpha/\delta\delta$):	ca. 0,25 %	HbA_2	($\alpha\alpha/\delta\delta$):	2,5 %
HbF	($\alpha\alpha/\gamma\gamma$):	ca. 80 %	HbF	($\alpha\alpha/\gamma\gamma$):	Spur (< 0,5 %)

Anm.: Regulation der Hämoglobinumstellung durch das Gen BCL11A, Suppression führt zum Wiederanstieg von HbF (möglicher Therapieansatz).

α-Thalassämie [D56.0]

Vo.: Südostasien, Südchina, Mittlerer Osten, Mittelmeerraum, durch Einwanderung zunehmend auch Nordamerika (in Kalifornien wurde ein Neugeborenenscreening eingerichtet).

Pg.: Verminderte α-Kettenproduktion durch partielle (α^+) oder totale (α^0) Deletionen, seltener Mutationen eines oder mehrerer der 4 α-Globin-Gene ($\alpha\alpha/\alpha\alpha$). α-Globine werden von 2 Genloci kodiert, es liegen daher insgesamt 4 Genkopien vor → 4 Krankheitsbilder:

KL.:
- 3 Kopien intakt (α-Thalassaemia minima): Klinisch und hämatologisch unauffällig
- 2 Kopien intakt (α-Thalassaemia minor): Klinisch unauffällig, evtl. leichte Anämie und Mikrozytose
- 1 Kopie intakt (HbH-Krankheit): Bildung v.a. von Hämoglobin H ($\beta\beta/\beta\beta$); variabel ausgeprägte hämolytische Anämie mit Splenomegalie, HbH-Zellen bei Supravitalfärbung
- Alle Kopien defekt: Fetus bildet Hb-Barts (($\gamma\gamma/\gamma\gamma$); nicht lebensfähig; Hydrops fetalis

Di.: Hb-Elektrophorese
Minima- und oft auch Minorform nur durch genetischen Nachweis.

Th.: Abhängig von der klinischen Ausprägung (siehe β-Thalassämie)

β-Thalassämie [D56.1]

Vo.: Häufigste Thalassämie. Bei Menschen, die aus dem Mittelmeerraum stammen, sind Thalassämie und Eisenmangel die häufigste Ursache hypochromer Anämien.

Pg.: > 200 bekannte Mutationen des β-Globin-Gens auf Chromosom 11p15.5 mit mangelhafter (β+) oder fehlender (β0) Produktion der β-Globinketten → kompensatorisch γ- oder δ-Ketten vermehrt. Ineffektive Erythropoese mit intra- und extramedullärer Hämolyse.

KL.:
- Bei Heterozygotie: Minorform mit leichten Symptomen:
  Evtl. leichte Milzvergrößerung + Anamnese des Geburtslandes (Mittelmeerländer).
  Hypochrome, mikrozytäre Anämie, normales oder erhöhtes Serumferritin (keine Eisensubstitution: Unterschied zur Eisenmangelanämie!), Targetzellen, basophile Tüpfelung der Erythrozyten, Hämolysezeichen.
  - Verstärkte osmotische Resistenz (bei der Sphärozytose vermindert)

- HbF: In 50 % der Fälle leicht erhöht
- HbA2: Immer erhöht

• Thalassaemia intermedia = mittelschwere Form der Thalassämie. Es handelt sich um eine milde homozygote oder gemischt heterozygote β-Thalassämie.
• Bei Homozygotie: Majorform (Cooley-Anämie):
  · Hepatosplenomegalie bereits im 3. Lebensmonat
  · Schwere hämolytische Anämie (hypochrom, mikrozytär; Aniso-/Poikilozytose) → Transfusionsbedürftigkeit → Ko.: Sekundäre Hämochromatose
  · Wachstumsstörungen, Skelettveränderungen durch Knochenmarkhyperplasie (z.B. Bürstenschädel im Röntgenbild), Organschäden durch Hämosiderose (siehe dort)
  · HbF: Immer stark erhöht
  · HbA2: Unterschiedliche Befunde

Di.: Anamnese des Geburtslandes, Klinik, Mentzer-Index (MCV : Eryzahl) < 13; Hb-Elektrophorese
In Ländern mit hoher Krankheitsprävalenz Screening der Bevölkerung, genetische Beratung, Pränataldiagnostik u.a.

Th.: Thalassaemia minor: Keine Therapie

Thalassaemia intermedia: Inkonstanter Transfusionsbedarf

Thalassaemia major: Kurative Therapie durch allogene Stammzelltransplantation (Gentherapie in Erprobung)
Symptomatisch: Regelmäßige Gabe von Erythrozytenkonzentraten alle 3 Wochen (Hb > 10 g/dl halten), Eiseneliminationstherapie ab dem 3. Lebensjahr mit Eisenchelatoren: Deferoxamin (Desferal®: Nächtliche subkutane Infusionen), Deferasirox (Exjade®: Oralpräparat). Bei Unverträglichkeit beider Präparate Einsatz von Deferipron (Ferriprox®) oral.

Prg: Minorform: Günstig
Majorform: Mit Stammzelltransplantation Heilung (> 90 %); ohne Stammzelltransplantation bei optimaler symptomatischer Therapie Lebenserwartung > 40 J. Ohne adäquate Therapie früher Tod an Komplikationen (Kardiomyopathie durch Eisenüberladung, Kachexie, Infekte).

4. ERWORBENE MEMBRANDEFEKTE:

Paroxysmale nächtliche Hämoglobinurie (PNH) [D59.5]

Syn: Marchiafava-Anämie, Strübing-Marchiafava-Micheli-Syndrom

Def: Erworbene klonale Erkrankung der pluripotenten hämatopoetischen Stammzelle (alle drei Zellreihen betroffen) durch eine Mutation des PIG-A(Phosphatidyl-Inositol-Glykan-Anker)-Gens auf dem X-Chromosom, die zu einer gestörten Expression der Glykosylphosphatidylinositol (GPI)-verankerten Proteinen führt. Durch die somatische Mutation entsteht ein Mosaik von GPI-defizienten und gesunden Zellen. Neben dem M. Wilson einzige erworbene korpuskuläre hämolytische Anämie.

Einteilung in:
- Klassische hämolytische PNH (Hämolyse ohne Anhalt für andere Knochenmarkserkrankungen)
- PNH im Rahmen einer sonstigen Knochenmarkserkrankung (z.B. Aplastische Anämie, MDS, MPS)
- Subklinische PNH (sehr kleine signifikante GPI-defiziente Populationen ohne laborchemische oder klinische Zeichen einer Hämolyse)

Vo.: Inzidenz < 1 : 100.000/Jahr; Erkrankungsgipfel: 25. - 45. Lj., m : w = 1 : 1; keine familiäre Häufung

Pg.: Zu den GPI-verankerten Proteinen gehören komplementregulierende Proteine (DAF = decay accelerating factor [CD55], MIRL = membrane inhibitor of reactive hemolysis [CD59] u.a.), die die Bildung des terminalen Membranangriffskomplexes C5b-C9 hemmen. Fehlen diese Proteine, ist die Erythrozytenmembran unzureichend geschützt. Komplementaktivierung (z.B. durch Infektion) oder der Abfall des Blut-pH-Wertes (nachts verstärkt → namensgebend) können dann zu einem verstärkten Erythrozytenzerfall führen. Freies Hämoglobin wird intravaskulär freigesetzt, dieses bindet NO und zusätzlich wird weniger NO synthetisiert. Die NO-Bioverfügbarkeit sinkt, es treten verstärkt Kontraktionen der glatten Muskulatur auf. Zusätzlich verursacht die NO-Depletion die Thrombozytenaktivierung und -aggregation. Die Thrombozyten werden außerdem durch den Kontakt mit der inneren Erythrozytenmembran aktiviert. Folge ist ein erhöhtes Risiko für thrombembolische Ereignisse (häufigste Todesursache).

KL.:
- Klinische Trias aus Hämolyse, Thromboembolien und Zytopenien (Knochenmarksversagen) bei insgesamt variablem Erscheinungsbild. Die namensgebende Hämoglobinurie tritt bei Erstdiagnose nur bei etwa 1/3 der Fälle auf.
- Chronische Hämolyse mit Anämiesymptomatik (Müdigkeit, Schwäche, Dyspnoe), bei der klassischen PNH häufig kombiniert mit Eisenmangel (chronischer Eisenverlust über Hämoglobinurie bzw. Hämosiderinurie), chronische Niereninsuffizienz, evtl. Splenomegalie
- Schwere hämolytische Krisen (bei Infekten, Stress, Hormonumstellungen, Operationen u.a.) mit colafarbenem Morgenurin (Hämoglobinurie), Gefahr des akuten Nierenversagens
- Durch Kontraktion der glatten Muskulatur/Vasokonstriktion bedingte Symptome: Kopfschmerzen, Dysphagie, abdominale Schmerzen, pulmonale und arterielle Hypertonie, erektile Dysfunktion, chronische Niereninsuffizienz, neurologische Symptome
- Thromboembolische Ereignisse an ungewöhnlicher Lokalisation (Pfortader-, Lebervenen- (Budd-Chiari-Syndrom), Milzvenen-, Hautvenen- und Sinusvenenthrombosen), aber arterielle Ereignisse an „typischer Lokalisation" (z.B. Myokardinfarkt)
- Infekthäufung bei Neutropenie und/oder Blutungen bei Thrombozytopenie
- Entwicklung aus oder in ein Knochenmarksversagen (Übergänge von PNH zu aplastischer Anämie und umgekehrt sind möglich)

Ko.:
- Übergang in aplastische Anämie, MDS oder AML
- Chronische Niereninsuffizienz
- Pulmonale Hypertonie
- Thromboembolische Ereignisse

Di.:
- Anamnese, Klinik
- Differenzialblutbild (Anämie, evtl. Thrombozytopenie/Leukozytopenie, keine Schistozyten!)
- Hämolyseparameter (Retikulozyten, LDH, indirektes und freies Bilirubin ↑, Haptoglobin ↓), Coombs-Test negativ, Hämoglobinurie, Hämosiderinurie
- Evtl. Ferritin ↓
- Durchflusszytometrie der GPI-verankerten Membranantigene (z.B. CD16, 55, 58, 59) oder direkt des GPI-Ankers (FLAER = fluorescent aerolysin) auf Erythrozyten, Retikulozyten, Granulozyten, Monozyten, Lymphozyten (normale GPI-Expression = Typ-I-Zellen, verminderten Expression = Typ-II-Zellen, fehlende Expression = Typ-III-Zellen, mehrere PNH-Klone möglich). Minimalkriterien für Diagnose: Signifikant GPI-defiziente Populationen für mind. 2 verschiedene GPI-verankerte Proteine auf 2 verschiedenen Zelllinien
- Knochenmarkzytologie und -histologie, evtl. Zytogenetik (DD: MDS etc.) - Knochenmarkbefund bei klassischer PNH: Unspezifisch, in der Regel Hyperplasie der Erythropoese, bei PNH im Rahmen anderer Knochenmarkerkrankungen: Aplasie- oder Dysplasiezeichen
- In Ausnahmefällen molekulargenetischer Nachweis der Mutation(en) des PIG-A-Gens (kein Routinetest, nur bei größeren GPI-defizienten Populationen möglich)
- Ultraschall Abdomen (Ausschluss/Nachweis thromboembolischer Ereignisse)
- Thrombophilie-Screening bei positiver Familienanamnese für thromboembolische Ereignisse

DD:
- Andere Coombs-negative hämolytische Anämien (Achtung: TTP = hämatologische Notfallsituation → Schistozyten im Blutausstrich?)
- Aplastische Anämie, MDS, MPS

Th.:
- Einzige kurative Therapiemöglichkeit: Allogene Stammzelltransplantation. Wegen hoher therapieassoziierter Mortalität (hohe Rate Trransplantatabstoßung und Graft versus Host Disease) nur bei schwerer Aplasie, therapeutisch nicht beherrschbaren schweren hämolytischen Krisen oder rezidivierenden thromboembolischen Ereignissen
- Einzig verfügbare spezifische Therapie der PNH: Anti-C5-mAb: Eculizumab [Soliris®] - Blockade der terminalen Komplementstrecke durch monoklonale, humanisierte Antikörper gegen C5. Signifikante Reduktion der intravasalen Hämolyse und damit der assoziierten Symptome und Komplikationen (Anämie, Vasokonstriktion und thromboembolische Ereignisse). Daraus resultierend konnte eine Normalisierung der Lebenserwartung nachgewiesen werden (!).
  Ind: Symptomatische hämolytische PNH

  Beachte: Erhöhtes Risiko für Infektion mit Neisserien (insbes. N. meningitidis). Vor Therapiestart Meningokokken-Impfung mit tetravalentem Konjugatimpfstoff (Auffrischung alle 3 Jahre).

  Anstieg der Eisenspeicher durch Unterbindung der Hämoglobinurie und residuelle nun extravasale coombspositive (!) Hämolyse → keine unkontrollierte Eisensubstitution unter Eculizumab
- Bei führender Aplasie ggf. immunsuppressive Therapie
- Symptomatische/supportive Therapiemaßnahmen:
  - Transfusion von Erythrozyten- und/oder Thrombozytenkonzentraten nach klinischem Bedarf
  - Substitution von Folsäure (5 mg/d), Vitamin B_{12} und Eisen entsprechend der Blutwerte
  - Frühzeitige antibiotische Therapie zur Vermeidung infektgetriggerter hämolytischer Krisen

- Bei hämolytischer Krise: Hydrierung, ggf. Infekttherapie, Transfusion, Eculizumab, antikoagulative Prophylaxe. Der Wert von Kortikosteroide bei akuten hämolytischen Krisen ist nicht gesichert, als Dauertherapie sind Kortikosteroide kontraindiziert.
- Antikoagulation wird nach thromboembolischem Ereignis zeitlich unbefristet empfohlen. Prophylaktische Antikoagulation bei einem Anteil von ≥ 50 % GPI-defizienten Granulozyten und einer Thrombozytenzahl > 100 G/l ohne Eculizumab-Therapie. Auch Heparine können zur Thromboseprophylaxe und -therapie eingesetzt werden.

Prg: Sehr variabler Verlauf. Mittlere Überlebenszeit in historischen Analysen: 15 - 22 Jahre. Ohne spezifische Therapie versterben ca. 35 % der Patienten in den ersten 5 Jahren nach Diagnosestellung. Negative Prognosefaktoren sind: GPI-defiziente Granulozytenpopulation > 50 %, LDH > 1,5 fache des oberen Normbereichs, häufige abdominale Schmerzkrisen. Häufigste Todesursache sind thromboembolische Ereignisse. Unter Therapie mit Eculizumab konnte eine Normalisierung der Lebenserwartung von Patienten mit symptomatischer PNH nachgewiesen werden. Einige Patienten entwickeln eine aplastische Anämie, ein MDS oder eine AML. Langzeitverläufe über Jahrzehnte mit nahezu normaler Lebenserwartung sind möglich.

EXTRAKORPUSKULÄRE HÄMOLYTISCHE ANÄMIEN

Antikörperbedingte hämolytische Anämien [D55.9]

Zur Definition von Immunreaktionen:
1. Zwischen verschiedenen Spezies (z.B. Mensch - Schwein)
   = Xenogenes System mit Heteroantigenen und Bildung von Heteroantikörpern
2. Innerhalb einer Spezies, aber genetisch verschieden (z.B. zwischen verschiedenen Menschen)
   = Allogenes System mit Alloantigenen und Bildung von Alloantikörpern
3. Innerhalb einer Spezies und genetisch gleich (eineiige Zwillinge) = Syngenes System
4. Am gleichen Individuum
   = Autogenes (autologes) System mit Autoantigenen und evtl. Bildung von Autoantikörpern

Antigene müssen nicht nur hochmolekulare Proteine oder Polysaccharide sein; auch niedermolekulare Substanzen können durch Bindung an ein körpereigenes Protein zum Vollantigen werden. Solche Stoffe nennt man Haptene (Hapten + körpereigenes Protein = Vollantigen). Eine Reaktion zwischen Ak und Hapten kann hingegen auch ohne die Anwesenheit des körpereigenen Proteins erfolgen.
Nach der Art der Ag-Ak-Reaktion unterscheidet man in der Blutgruppenserologie zwei Hauptarten von Antikörpern:
1. Hämolysine (Zellauflösung)
2. Agglutinine (Zellverklumpung)

Geschädigte Erythrozyten werden in Milz + Leber phagozytiert.

Erythrozyten-Antikörper:
1. IgM-Ak (Pentamer, hohes MG von ca. 900.000) können aufgrund ihres größeren Moleküldurchmessers den Abstand von 2 Erythrozyten überbrücken → daher der Ausdruck "komplette" Ak; sie reagieren in der Kälte.
   Vo.: a) AB0-Isoagglutinine - b) Kälte-Agglutinine
2. IgG-Ak (MG ca. 150.000) können den Abstand von 2 Erythrozyten nicht überbrücken = inkomplette Ak
   Vo.: a) Rhesus-Isoagglutinine - b) Wärme-Auto-Ak

Nachweis von inkompletten (IgG) Antikörpern gegen Erythrozyten im Antiglobulintest = Coombs-Test mittels Serum von Kaninchen, die mit Humanglobulinen sensibilisiert worden sind (= Coombs-Serum).

A) Direkter Coombs-Test: Screening auf Antikörpern oder Komplementfaktoren, die an Erythrozyten haften, Spezifizierung durch direkten monospezifischen Coombs-Test (IgG, IgM, C3d, C3c)

B) Indirekter Coombs-Test: Nachweis von IgG-Ak gegen Erythrozyten, die noch frei im zu untersuchenden Serum vorhanden sind (z.B. wichtig zum Nachweis von inkompletten IgG-Ak im Serum der Mutter bei Rh-Inkompatibilität).

ANTIGLOBULINTEST (COOMBS-TEST)

DIREKTER ANTIGLOBULINTEST (DAT) = DIREKTER COOMBS-TEST (DCT)

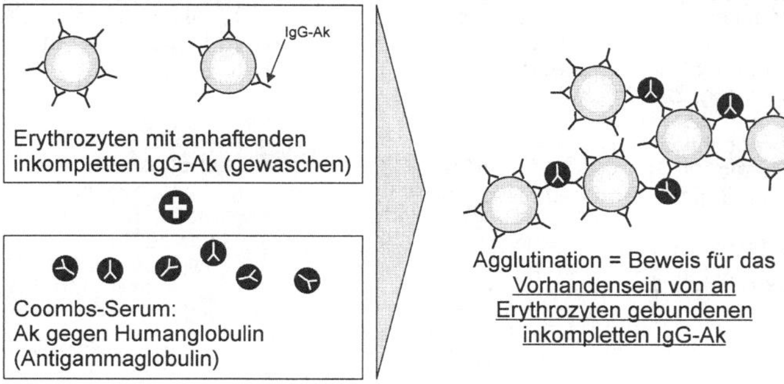

INDIREKTER ANTIGLOBULINTEST (IAT) = INDIREKTER COOMBS-TEST (ICT)

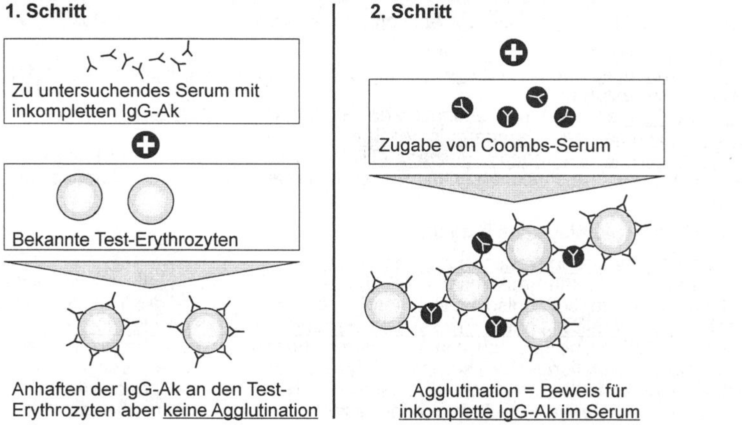

HÄMOLYSEN DURCH ALLO-AK

HÄMOLYTISCHE TRANSFUSIONSREAKTIONEN (TR) [T80.3]

Ep.: Frequenz hämolytischer TR bezogen auf transfundierte Konserven 0,1 %

Ät.:
1) Hämolytische Sofortreaktionen sind meist die Folge von Fehltransfusionen im AB0-System durch Verwechslung von Blutkonserve und Empfänger.
Ursache sind präformierte erythrozytäre AK, die zum Zeitpunkt der Transfusion im Antikörpersuchtest = AKS (indirekter Coombs-Test = ICT) nachweisbar sind. Daher ist ein Antikörpersuchtest im Rahmen einer Blutgruppenbestimmung vorgeschrieben und muss bei Transfusionsbedarf in regelmäßigen Abständen wiederholt werden. Bei Sofortreaktionen spielen häufig AK gegen AB0-Blutgruppenantigene (Isoagglutinine) eine Rolle, meistens aufgrund von Verwechslungen, aber auch irreguläre AK gegen weitere Blutgruppensysteme (besonders Rhesus und Kidd, ferner Duffy und Kell). Eine Sofortreaktion tritt während oder kurz nach der Transfusion auf.
2) Verzögerte hämolytische TR: Die AK sind zum Zeitpunkt der Transfusion nicht im Antikörpersuchtest nachweisbar, meist weil die Immunisierung länger zurückliegt und der Antikörpertiter unter die Nachweisgrenze gefallen ist. Das Spektrum der auslösenden AK ist groß, prinzipiell kann jeder AK eine verzögerte hämolytische TR verursachen. Besonders häufig findet man irreguläre AK gegen Kidd-, Kell- und Duffy-Antigene. Eine verzögerte hämolytische TR tritt eine bis mehrere Wochen nach einer Transfusion auf.

KL.: 1. Hämolytische Sofortreaktionen:
Schwerste akute Verläufe sind möglich. Über 90 % aller Todesfälle bei hämolytischen TR entstehen nach Sofortreaktionen, in 70 % liegen AB0-Inkompatibilitäten vor. Die Wahrscheinlichkeit schwerer Reaktionen ist besonders hoch, wenn mehr als 200 ml inkompatibles Blut transfundiert wird, Reaktionen können aber schon nach Transfusion von 5 ml auftreten.
- Schweißausbruch, Fieber, Schüttelfrost
- Dyspnoe, Tachypnoe, Blutdruckabfall
- Pruritus, Urtikaria, Flush
- Kopf- und Rückenschmerzen
- Übelkeit, Erbrechen
- Hämoglobinurie mit rötlich-braunem Urin
- Ikterus

Ko.: Schock, akutes Nierenversagen, DIC

2. Verzögerte hämolytische TR:
- Fieber
- Hb-Abfall
- Leichter Ikterus

Lab:
- Freies Hämoglobin im Urin und Plasma (Rotfärbung!)
- Haptoglobin ↓, evtl. Hämopexin ↓ (erst wenn Haptoglobin nicht mehr messbar), LDH und indirektes Bilirubin ↑
- Hb, Erythrozyten, Hkt: Ungenügender Anstieg oder sogar Abfall nach Transfusion

DD: Nichthämolytische Transfusionsreaktionen:
- Allergische Transfusionsreaktionen (ATR) durch Antikörper gegen HLA-Antigene der Leukozyten oder Plasmabestandteile
- Septische Reaktionen durch Kontamination der Blutkonserve mit Bakterien
- Fieberhafte Reaktion durch Pyrogene in der Blutkonserve
- Transfusionsassoziierte Lungeninsuffizienz (TRALI): Akute Dyspnoe und Lungenödem innerhalb von 6 h nach Transfusionsbeginn. Ein Lungenödem durch Hypervolämie muss ausgeschlossen werden.

Di.: Anamnese + Klinik + serologische Diagnostik

Th.:
- Transfusion sofort stoppen, venösen Zugang belassen.
  Konserve steril abgeklemmt mit Patienten-Blutproben (EDTA- und Nativblut, möglichst von vor + nach Transfusion) zur serologischen Diagnostik geben (mit Protokoll der Transfusionsreaktion).
- Überwachung der Vitalfunktionen, Erfassung + Behandlung von Komplikationen
  (Volumensubstitution und Infusion von Natriumbikarbonatlösung zur Prophylaxe eines akuten Nierenversagens, antiallergische Therapie, Dialyse bei akutem Nierenversagen u.a.)
- Hämolytische und nichthämolytische TR laufen in Narkose in abgeschwächter Form oder asymptomatisch ab, deshalb die Narkose fortsetzen, bis die Situation beherrscht wird.

Pro:
- Korrekte Blutgruppenbestimmung (AB0, Rhesusantigene, Kell-Antigene) + Antikörpersuchteste durchführen (bei positivem Antikörpersuchtest Ak-Differenzierung). Identitätskontrolle bei Blutabnahme!
- Freigabe einer Blutkonserve zur Transfusion nur bei negativem Ergebnis der Kreuzprobe = Verträglichkeitsprobe: Der Majortest (Verträglichkeitsprobe zwischen Empfängerserum und Spendererythrozyten) ist obligat! Der Minortest (Verträglichkeitsprobe zwischen Spenderserum und Empfängererythrozyten) ist fakultativ. Zeitlich begrenzte Gültigkeit der Kreuzprobe beachten (Deutschland: 3 Tage).
- Sachgemäße Lagerung der Konserven bis zur Transfusion sicherstellen.
- Sind alle Formulare vor einer Transfusion vorhanden?
- Kreuzprobenschein am Patienten auf Übereinstimmung der Daten von Empfänger und Konserve kontrollieren (auch bei Transfusion von Eigenblut)! Auf Verfalldatum und Unversehrtheit der Blutpräparate sowie sachgemäßes Transfusionssystem achten!
- Unmittelbar vor der Transfusion von Blutkomponenten ist vom transfundierenden Arzt oder unter seiner Aufsicht ein AB0-Identitätstest (Bedside-Test) durchzuführen! Dabei wird die AB0-Blutgruppe des Empfängers mittels anti A- und anti B-Ak bestimmt. Auch bei Eigenbluttransfusionen ist ein Bedside-Test mit Empfängerblut und mit Konservenblut vorgeschrieben. Der Bedside-Test ist die letzte Möglichkeit, eine Blutgruppenverwechslung zu bemerken und damit eine potentiell lebensbedrohliche hämolytische Transfusionsreaktion zu verhindern!
- Keine Injektionen/Infusionen zusammen mit der Transfusion (außer isotone Salzlösung).
- Sachgemäßes Transfusionssystem und sachgerechte Lagerung der Konserven bis zur Transfusion sicherstellen.
- Transfusionsprotokoll erstellen.

- Minimierung von Fremdbluttransfusionen durch:
  - Eigenblutspenden und -transfusionen bei planbaren Eingriffen
  - Maschinelle Autotransfusion ("recycling" von Wundblut bei Operationen)
- Die Prävention einer verzögerten hämolytischen TR ist schwierig. Wichtig ist die Dokumentation aller AK (Notfallausweis!) und konsequente Beachtung aller anamnestischen Befunde.

MORBUS HAEMOLYTICUS NEONATORUM [P55.9]

1. Rh-Erythroblastose [P55.0]

Konstellation: rh-negative Frau, Rh-positiver Fet (10 % aller Schwangerschaften): Durch fetomaternale Erythrozytentransfusion im Rahmen früherer Schwangerschaften, Aborte oder pränataler Eingriffe erfolgt eine Sensibilisierung der Mutter mit Bildung (in der Mehrzahl der Fälle) von anti-D-IgG-Ak, die die Plazenta passieren können. Ohne vorausgegangene Sensibilisierung der Mutter bleibt das 1. Kind gesund. Wird diese Frau (von einem Rh-positiven Mann) schwanger und ist der Fetus Rh-positiv, so führt der erneute Antigenkontakt via "booster"-Effekt zu einer hämolytischen Anämie des Feten, in schweren Fällen mit Kernikterus (Hydrops congenitus universalis) und Tod des Feten. In selteneren Fällen sind irreguläre erythrozytäre Ak gegen andere Rhesus-Antigene (c, C, e, E) oder gegen das Kell-Antigen Ursache eines M. haemolyticus neonatorum.

Di.:
- Fetus: Retikulozyten, Erythroblasten, unkonjugiertes Bilirubin ↑
  Positiver direkter Coombs-Test, Anämie
- Mutter: Positiver indirekter Coombs-Test

Th.:
- Austauschtransfusion beim Kind (bei gefährdeten Feten bereits intrauterine Transfusion) → Entfernung der zirkulierenden Antikörper, der geschädigten Erythrozyten und des Bilirubins
- Vorzeitige Entbindung hydropsgefährdeter Kinder nach der 33. Schwangerschaftswoche

Pro: Vermeidung einer Sensibilisierung der rh-negativen Mutter durch Gabe von anti-D-Immunglobulin unmittelbar nach der Geburt eines Rh-positiven Kindes (auch nach Aborten und Amniozentese). Durch die anti-D-Prophylaxe ist die Häufigkeit der Rh-Erythroblastose von 0,6 % auf 0,07 % aller Geburten gesunken.

2. AB0-Erythroblastose [P55.1]

Bei der Blutgruppenkonstellation Kind A oder B und Mutter 0 kann die Mutter außer den nicht plazentagängigen Alloantikörpern vom Typ IgM auch plazentagängige IgG-Antikörper bilden, die eine leichte Hämolyse ohne intrauterine Schäden des Kindes verursachen.

Th.: Therapiebedürftige AB0-Erythroblastosen sind sehr selten. Durch postnatale Fototherapie lässt sich eine Austauschtransfusion meist vermeiden. Blaues Licht wandelt unkonjugiertes Bilirubin in der Haut zu untoxischen Substanzen um, die über Galle und Urin ausgeschieden werden.

AUTOIMMUNHÄMOLYTISCHE ANÄMIEN (AIHA) [D59.1]

1. AIHA durch inkomplette Wärmeautoantikörper vom Typ IgG [D59.1]

Häu: 70 % aller Patienten mit AIHA haben Wärmeautoantikörper (ca. 1 : 70.000).

Ät.: a) Idiopathisch (45 %)

b) Sekundär (55 %)
- Non-Hodgkin-Lymphome (einschl. chronischer lymphatischer Leukämie = CLL), M. Hodgkin
- Systemischer Lupus erythematodes (SLE) und Kollagenosen
- Virusinfekte (bes. bei Kindern)
- Medikamentös induzierte AIHA:
  - Penicillin- oder Hapten-Typ (IgG-Ak; Medikament bindet als Hapten an die Erythozytenmembran und induziert Ak-Bildung)
  - Immunkomplex- oder Neoantigen-Typ: IgM-Ak bildet mit Medikament Immunkomplex, der an die Erythrozyten bindet → Komplementaktivierung und Hämolyse, z.B. durch Chinidin, Cephalosporine
  - Autoantikörper-Typ (IgG-Antikörper, Induktion von medikamentenunabhängigen Auto-Ak), z.B. durch Alpha-Methyldopa oder Fludarabin

Pg.: Wärmeautoantikörper vom Typ IgG binden sich bei Körpertemperatur an die Erythrozyten, ohne eine Hämolyse auszulösen. Die Ak-beladenen Erythrozyten werden durch Phagozytose in Milz und Leber zerstört: extravasale Hämolyse. In schweren Fällen ist die Erythrozytenlebenszeit auf wenige Tage verkürzt. Eine Anämie wird dann manifest, wenn die Erythropoese, die sich bis zum 10fachen der Norm steigern kann, die Hämolyse nicht mehr kompensieren kann.

KL.:
- Hämolytische Anämie
- Evtl. hämolytische Krisen

Indirekte Hinweise: Stark beschleunigte BSG verbunden mit einem schlechten Absetzen der Erythrozyten im Senkungsröhrchen, Schwierigkeiten bei der Blutgruppenbestimmung und beim Ablesen der Kreuzprobe.

Di.:
1. Bei ungeklärtem Hämoglobinabfall und indirekten Hinweisen auf evtl. Wärmeautoantikörper (s.o.) an die Diagnose AIHA denken!
2. Zeichen einer hämolytischen Anämie (siehe oben)
3. Direkter Coombs-Test positiv.
   Bei hohen Ak-Titern - wenn alle Erythrozyten mit Auto-Ak beladen sind - auch indirekter Coombs-Test positiv. Ca. 10 % können jedoch mit dem Coombs-Test nicht detektiert werden (Nachweisgrenze), sensitivere Diagnostik durch Durchflusszytometrie möglich!
4. Ausschluss einer sekundären AIHA:
   - Medikamentenanamnese, Abklingen der Hämolyse nach Absetzen des verdächtigen Medikamentes
   - Diagnostik auf SLE und Non-Hodgkin-Lymphome

Beachte: Eine sekundäre AIHA kann der Grundkrankheit längere Zeit vorausgehen, daher sollte die Diagnose idiopathische AIHA von Zeit zu Zeit überprüft werden!

2. AIHA durch Kälteagglutinine vom Typ IgM [D59.1]

Ep.: 15 % aller Patienten mit AIHA haben Kälteagglutinine

PPh: Kälteagglutinine sind komplementaktivierende, bei 0 – 5 °C stark agglutinierende Auto-Ak. Niedrigtitrige Kälteagglutinine sind ein Normalbefund, die klinische Relevanz der Ak ist nicht primär vom Titer abhängig, sondern von der Avidität (Bindungsfähigkeit oder Thermalamplitude) der AK bei ca. 30 °C (Temperatur der Akren bei normalen Außentemperaturen) und der Stärke der ausgelösten Komplementaktivierung. Pseudoagglutinationen bei Blutgruppenbestimmungen (nach Lagerung der Blutprobe bei 4 °C) verschwinden nach Erwärmen und lassen sich durch die Verwendung von EDTA-Blut vermeiden.

Ät.:
Verl.:
- Akutes Kälteagglutinin-Syndrom:
  - Passager, meist 2 – 3 Wochen nach einem Infekt (Mykoplasmen, gel. EBV, Röteln)
  - Heilt meist spontan innerhalb 3 – 4 Wochen
  - Anämie, intravasale Hämolyse, bei Abkühlung Akrozyanose möglich
  - Meist polyklonale IgM-Vermehrung
  - Direkter Coombs-Test zeigt Komplementbeladung (C3d, C3c)
  - DD: AIHA vom Wärmetyp, Donath-Landsteiner-AK, medikamentös induzierte AIHA, HUS
- Chronisches Kälteagglutinin-Syndrom:
  1. Idiopathisch: Alter > 50 J. (sehr selten)
  2. Sekundär: Meist bei B-Zell-Lymphomen
     - Leitsymptom: Akrozyanose bei Kälteexposition - reversibel nach Erwärmung (DD: Bei Raynaud-Syndrom Trikolore-Phänomen - siehe dort)
     - Anämie, nach Kälteexposition schubweise akute Hämolysen
     - Intravasale Hämolyse mit Hämoglobinurie
     - Blutbild: Polychromasie, Sphärozyten
     - Autoagglutination des Blutes bei Raumtemperatur
     - Hochtitrige monoklonale IgM-Antikörper (meist gegen I/i-Antigenkomplex)
     - Direkter monospezifischer Coombs-Test zeigt starke Komplementbeladung (C3d, C3c)

Di.:
- Indirekte Hinweise: Schwierigkeiten bei der Blutabnahme (Agglutination der Erythrozyten in der Punktionskanüle), MCV falsch hoch durch Agglutination, Schwierigkeiten bei der Erythrozytenzählung, beim Anfertigen eines glatten Blutausstriches, bei der Kreuzprobe.
  BSG bei Raumtemperatur stark beschleunigt, bei 37 °C (Inkubator) normale BSG!

- Bestimmung des Kälteagglutinin-Titers bei 4 °C und Avidität/Thermalamplitude:
  Wichtig für das Labor: Blut entweder sofort warm abseren (danach darf das Serum abkühlen) oder warm ins Labor schicken. Klinisch relevant sind meist Titer > 1 : 1.000 und Ak mit hoher Avidität (je näher der Körpertemperatur, umso relevanter).
- Kälteagglutinine vom Typ anti-I finden sich bei Mykoplasmen-Infektion und benigner monoklonaler Gammopathie.
- Kälteagglutinine vom Typ anti-i finden sich bei Mononukleose und malignen Lymphomen.
  Anm.: Vor operativen Eingriffen in Hypothermie Kälteagglutinine bestimmen.

3. AIHA durch bithermische Hämolysine (AIHA vom Donath-Landsteiner-Typ) [D59.6]

Syn: Paroxysmale Kältehämoglobinurie

- Meist akut nach Virusinfekt im Kindesalter (häufigste AIHA im Kindesalter)
- Rasch entwickelnde intravasale Hämolyse, Hb oft < 5 g/dl, Hämoglobinurie, Abdominalschmerzen u.a.
- Passager, Spontanremission i.d.R. nach Abklingen des Infektes ohne Komplikationen
- Chronische Form bei Lues (heute Rarität)
- Direkter monospezifischer Coombs-Test immer positiv mit Anti-C3d
- Meist polyklonale komplement-aktivierende IgG-Antikörper gegen P-Antigen von Erythrozyten

Di.: Donath-Landsteiner-Test: Bithermische Hämolysine binden sich bei kalten Temperaturen (Kühlschrank) mit Komplement an Erythrozyten und führen bei Erwärmung (37 °C) zu Hämolyse. Nachweis von Donath-Landsteiner-Ak.

Therapie der AIHA:

A) Kausal: z.B.
- Sofortiges Absetzen auslösender Medikamente bei Verdacht auf AIHA!
- Behandlung ursächlicher Erkrankungen

B) Symptomatisch

▶ Supplementierung von Folsäure (5 mg/d), ggf. Vitamin B_{12} zur Unterstützung der gesteigerten Erythropoese

▶ AIHA durch Wärmeautoantikörper
1. Kortikosteroide führen in bis zu 80 % d.F. zu einer temporären Remission für die Dauer der Medikation. Die Wirkung tritt erst ab dem 3. Tag ein. Häufige Rezidive mit Notwendigkeit für Erhaltungstherapie.
2. Bei hämolytischer Krise kann die hoch dosierte intravenöse Gabe von Immunglobulinen wirksam sein. Diese wird auch bei infektassoziierter AIHA bei Kindern angewendet.
3. Splenektomie bei vorwiegend lienaler Hämolyse und chronischem Verlauf (Untersuchung mit ^{51}Cr-markierten Erythrozyten).
   Erfolgsrate: 50 - 75 %.
4. Immunsuppressiva (Azathioprin, Cyclophosphamid, Rituximab, Mycophenolat oder Ciclosporin A) bei unzureichender Wirkung der Kortikosteroide, Rezidiven oder NW

▶ AIHA bei chronischem Kälteagglutinin-Syndrom:
1. Schutz vor Kälte ist hier das Wichtigste und bei leichten Fällen ausreichend.
2. Immunsuppressiva oder Chemotherapeutika als individuelle Therapieversuche bei ausgeprägter hämolytischer Anämie: z.B. Rituximab, Cyclophosphamid, Fludarabin, Bortezomib
   Anm.: Kortikosteroide und Splenektomie sind unwirksam (intravasale Hämolyse!).
3. Evtl. Plasmapherese bei schweren Verläufen (zur Entfernung der Auto-Ak), ggf. in Kombination mit Immunsuppressiva
4. Eculizumab zur Blockierung der terminalen Komplementstrecke (i.R. von Studien)

▶ Bluttransfusionen nur nach strenger Indikationsstellung. Rel. Indikation bei normaler kardiopulmonaler Funktion: Hkt < 30 %; Hb 6 - 7 g/dl. Verwendung von leukozytendepletierten EK (Erythrozytenkonzentraten), die Rhesus-identisch sind.

Indikation für gewaschene Erythrozytenkonzentrate (EK):
- Unverträglichkeitserscheinungen trotz Gabe von leukozytendepletierten EK in additiver Lösung
- Klinisch relevante Antikörper gegen IgA oder andere Plasmaproteine nachgewiesen

Wenn hochtitrige Wärmeautoantikörper auch im Serum des Patienten vorkommen, hat man grundsätzlich das Problem, dass ein eventuell gleichzeitig vorhandener Alloantikörper maskiert sein könnte. (Solch ein Alloantikörper kann sich auch gegen Antigene auf Erythrozyten der Blutgruppe 0 Rhesus negativ richten.) In einem Teil dieser Fälle kann man durch spezielle immunhämatologische Untersuchungen einen Alloantikörper ausschließen. Häufig wird ein sicherer Ausschluss eines Alloantikörpers nicht gelingen. Trotzdem muss der Patient bei entsprechender Indikation transfundiert werden, obwohl das Transfusionsrisiko leicht erhöht ist. Eine positive Kreuz-

probe durch freie Ak darf nicht zur Verzögerung einer notwendigen Transfusion führen. Der Patient sollte während der Transfusion engmaschig überwacht werden.
Bei Kälteagglutininen EK in zugelassenen Geräten auf Körpertemperatur erwärmen und Patient warmhalten.

▶ Bei ausgeprägter akuter oder chronischer Hämolyse Thromboembolieprophylaxe (low-dose Heparin)

Renale Anämie [N18.9+D63.8*]

Def: Normochrome, normozytäre hyporegeneratorische Anämie, die sich im Verlauf einer chronischen Niereninsuffizienz entwickelt (oberhalb eines Serumkreatinins von 3,5 mg/dl bzw. einer Kreatininclearance < 30 ml/min). Eine renale Anämie ist ein Risikofaktor für erhöhte Mortalität von Nierenpatienten und verminderte Lebensqualität.

Ät.:
- Hauptursache: Erythropoetinmangel infolge Niereninsuffizienz
- Evtl. Begleitfaktoren: Verkürzte Erythrozytenlebenszeit, Eisenmangel, inadäquate Dialyse, Aluminiumüberladung, Knochenmarkfibrose durch Hyperparathyreoidismus u.a.

KL.: Aspekt: Café au lait-Farbe der Haut (anämische Blässe + Ablagerung von Urochromen)
Allgemeine Anämiesymptome; Klinik der chronischen Niereninsuffizienz

Lab: Meist normochrome Erythrozyten (MCH normal), Retikulozyten vermindert
Messungen des EPO-Spiegels (die nicht erforderlich sind) können noch Werte im Referenzbereich zeigen, es fehlt aber der für Anämien typische Anstieg der EPO-Produktion.

DD:
- Eisenmangelanämie: Gehäuftes Vorkommen bei Niereninsuffizienz durch Blutverluste (Blutentnahmen, Hämodialyse, evtl. gastrointestinale Blutungen)
  Di.: Eisen + Ferritin ↓

Di.: Anamnese (Niereninsuffizienz) + Klinik (normochrome Anämie, Retikulozyten ↓)

Th.:
- Zuerst Eisenmangel ausschließen und bei Bedarf therapieren. Serum-Ferritin auf > 200 bis max. 500 µg/l und Transferrinsättigung auf 30 - 50 % anheben. Falls die orale Eisensubstitution nicht gut vertragen wird oder schlecht resorbiert wird: Parenterale Eisengabe, z.B. 500 - 1.000 mg Eisen-Carboxymaltose als Kurzinfusion (siehe Kap. Eisenmangelanämie).
  Anm.: Dialysepatienten haben einen Blutverlust von ca. 2,5 l/Jahr (das entspricht etwa 1.000 mg Eisen bei einem angenommenen Hb von 12 g/dl); evtl. zusätzliche Blutverluste durch urämische Blutungsneigung.
- Erythropoese-stimulierende Wirkstoffe (ESA)
  - mit gleicher Aminosäuresequenz wie das humane Erythropoietin. Der beigefügte griechische Buchstabe weist auf das unterschiedliche Glykolisierungsmuster hin.
    - Epoetin alfa (Erypo®, Eprex®)
    - Epoetin beta (NeoRecormon®)
    - Methoxy-PEG-Epoetin beta (Mircera®): Längere Wirkdauer (ca. 2 Wochen)
    - Epoetin theta (Eporatio®, Biopoin®)
  - mit abweichender Aminosäuresequenz: Darbepoetin alfa (Aranesp®)
  - Biosimilars sind Zweitanbieterprodukte von rekombinant hergestellten biologischen Arzneistoffen, die den Originalpräparaten ähnlich sind. Sie haben die gleiche Aminosäurestruktur wie humanes Erythropoetin.
    Biosimilars für Epoetin alpha: Abseamed®, Epoetin alpha Hexal, Binocrit®; Epoetin zeta (Silapo®, Retacrit®)

  Ind: Dialyse- und Prädialysepatienten mit symptomatischer renaler Anämie
  NW: Selten grippale Beschwerden, Hautausschlag, passagere Thrombozytose (Thrombosegefahr!), Entwicklung oder Verschlechterung einer präexistenten Hypertonie (30 %), insbesondere bei zu hoher Dosierung → Blutdruck vor Therapiebeginn gut einstellen und kontrollieren! Bei Entwicklung neutralisierender Anti-EPO-Ak kann sich selten eine ESA-induzierte „pure red cell aplasia" (PRCA) ausbilden. → Therapie: ESA absetzen, evtl. Immunsuppressiva, bei Bedarf Ery-Konzentrate; optimal: Nierentransplantation; in Entwicklung: EPO-Rezeptor-Agonisten)
  Dos.: Siehe Herstellerangaben. Ziel-Hb: Bis 12 g/dl (bei höheren Werten steigt das kardiovaskuläre und Mortalitätsrisiko an). Danach angepasste, in der Regel deutlich verminderte Erhaltungsdosis. Durch die Therapie der renalen Anämie mit EPO verbessern sich Lebensqualität und Immunstatus der Patienten.
- Nierentransplantation (neue Erythropoetinproduktionsstätten)
- Frühzeitig Hepatitis B-Impfung

Anämie bei chronischen Erkrankungen [N00.0+D00.0*]

Syn: Englisch: anemia of chronic disease (ACD); frühere Bezeichnung: Entzündungs- und Tumoranämie; funktioneller Eisenmangel (i.Gs. zum absoluten Eisenmangel)

Vo.: Zweithäufigste Anämieform nach der Eisenmangelanämie!

Def: Normochrome, normozytäre hyporegeneratorische Anämie im Verlauf einer chronischen Erkran-
Ät.: kung (Infektionen, Autoimmunerkrankungen, Diabetes mellitus, maligne Erkrankungen sowohl aus dem Bereich der soliden Tumoren als auch aus dem Bereich der Leukämien und Lymphome).
Die ACD kann sich auch subakut im Rahmen einer schweren akuten Infektion entwickeln.
Ausschlussdiagnose durch fehlenden Nachweis einer der bekannten Anämieformen. Aber: Kombinationen von ACD und anderen Formen der Anämie, insbesondere der Eisenmangelanämie sind nicht selten, dies kann die Diagnosestellung erschweren.

Pg.: Störungen der Erythropoese durch inflammatorische Zytokine (TNF-alpha, Interleukin 1-alpha, Interleukin 1-beta, Interleukin 6, Interferon-gamma etc.), die im Rahmen der genannten disponierenden Grunderkrankungen vermehrt gebildet werden.
Durch die Zytokine wird die Homöostase des Eisenstoffwechsels und die Proliferation der roten Progenitorzellen gestört; zudem wird die ausreichende Synthese von EPO behindert und die Überlebenszeit der Erythrozyten verkürzt. Eine Schlüsselrolle bei der Vermittlung dieser Effekte spielt Hepcidin, ein Typ II-Akut-Phase-Protein.

KL.: Im Vordergrund stehen meist die Symptome der Grunderkrankung (s.o.) akzentuiert durch allgemeine Anämiesymptome; Anämiesymptome können gegenüber den unter Umständen erheblichen Beschwerden durch die Grunderkrankung kaschiert oder verschleiert werden.

Lab: Meist normochrome und normozytäre Erythrozyten (MCH und MCV normal); eine hypochrome und mikrozytäre Präsentation ist aber möglich (MCH und MCV meist leichtgradig vermindert).
Morphologie der Erythrozyten: Anisozytose, Poikilozytose, Retikulozytenzahl normal oder vermindert; Transferrin-Sättigung (TfS) ↓; Erhöhung von: BSG, Fibrinogen, CRP, Haptoglobin, Ferritin
Messungen des EPO-Spiegels können noch Werte im Referenzbereich zeigen, es fehlt aber der für Anämien adäquate Anstieg der EPO-Produktion.

DD: Alle anderen normochromen und normozytären und hypochromen mikrozytären Anämien

Di.: Anamnese (Grunderkrankung!) + Labor (Ausschluss anderer Anämieformen)

Th.: A) Kausal:
Die wirksame Behandlung der Grunderkrankung ist die beste Therapie der ACD.
Ist die Grunderkrankung nicht heilbar, ist auch die Therapie der ACD palliativ und muss sich in Aufwand und Umfang an diesem limitierten Therapieziel orientieren.

B) Symptomatisch:
- Transfusion von Erythrozyten-Konzentraten bei akutem Bedarf und/oder limitierter Lebenserwartung (keine ausreichende Zeit für das Eintreten eines Effektes durch EPO)
- Gabe von intravenösen Eisenpräparaten bei Eisenmangel (siehe dort); orale Eisengaben sind unwirksam, da Hepcidin die Aufnahme verhindert.
- Gabe von EPO (Erythropoetin) bzw. ESA (Erythropoese-stimulierende Wirkstoffe)
  Ind: Tumorpatienten unter Chemotherapie mit symptomatischer Anämie (Hb < 10 g/dl). Vorher Ausschluss anderer Anämieursachen (Blutungen, Mangel an Eisen, Vitamin B_{12} oder Folsäure). Ziel-Hb: Bis 12 g/dl (bei höheren Hb-Werten steigt die Letalität an). Alternative: Gabe von Ery-Konzentraten

Prg: Abhängig von der Grunderkrankung

Anämie im Alter

Vo.: Häufigstes hämatologisches Problem bei alten Menschen, zunehmende Inzidenz mit jeder Altersdekade, kein „normaler" Alterungsprozess (!), entsprechend sind die Normbereiche auch hier gültig.

Urs:
1. Mangelzustände (30 %): Eisen, Folsäure, Vitamin B_{12}
2. Anämie bei chronischen Erkrankungen (20 %)
3. Niereninsuffizienz (10 %)
4. Andere Ursachen (40 %): Medikamentös-toxisch, Hormonmangel, hämatologische Systemerkrankungen u.a.

KL.: Anämie im Alter ist oft nur mild ausgeprägt, aber unabhängiger Risikofaktor für 5-Jahresmortalität

Ko.: und weitere relevante Folgen (Leistungsfähigkeit ↓, Gebrechlichkeit ↑, Mobilität ↓, Sturzrisiko ↑, kognitive Funktion und Gedächtnis ↓, Demenzrisiko ↑, Osteoporoserisiko ↑, Muskelmasse ↓, Depressionen ↑)

Di.: Erythrozytenparameter oft nicht eindeutig, da Ursachenüberlappungen möglich (z.B. bei Eisen- und Vitamin B_{12}-Mangel).

Eine Anämieabklärung ist auch beim alten Menschen indiziert (ca. 80 % d.F. können mit adäquatem Aufwand abgeklärt werden), invasive klinische Untersuchungen (z.B. Knochenmarkpunktion) sollten altersadapiert durchgeführt werden nach vorheriger Prüfung der klinischen Konsequenzen.

Th.: Behandelbare Ursachen sollten wie bei jüngeren Menschen behandelt werden, ggf. auch Gabe von Erythrozytenkonzentraten nach Klinik des Patienten.

Prg: Abhängig von den Grundkrankheiten

APLASTISCHE ANÄMIE (AA) [D61.9]

Internet-Infos: *www.dag-kbt.de; www.ebmt.org; www.asbmt.org; www.dgho-onkopedia.de*

Def: Knochenmarkversagen mit Aplasie/Hypoplasie des blutbildenden Systems und Panzytopenie (Stammzellerkrankung), Knochenmarkzellularität < 25 %

2 von 3 Kriterien der Tabelle müssen erfüllt sein:

3 Schweregrade	Granulozyten	Thrombozyten	Retikulozyten
Nichtschwere AA (nSAA)	< 1.000/µl	< 50.000/µl	< 60.000/µl
Schwere AA (SAA)	< 500/µl	< 20.000/µl	< 20.000/µl
Sehr (very) schwere AA (vSAA)	< 200/µl	< 20.000/µl	< 20.000/µl

Zusätzlich: Keine signifikanten Dysplasien oder Blastenpopulationen im Knochenmark, keine vorausgegangene Strahlen- oder Chemotherapie

Ep.: Selten; Inzidenz in Europa 0,2 Fälle/100.000 Einwohner/Jahr (in China 2 Fälle/100.000 Einw./Jahr); gehäuftes Auftreten bei hormonellen Umstellungen (Adoleszenz, Beginn des Seniums, Schwangerschaft); zum Teil Assoziation mit bestimmten HLA-Antigenen (DR2, DPw3).

Ät.: A. Angeborene aplastische Anämien: selten, z.B. Fanconi-Anämie oder Blackfan-Diamond-Syndrom [D61.0], Dyskeratosis congenita [Q82.2] (Telomerasedefekt mit diagnostischem Nachweis von kurzen Telomeren)

B. Erworbene aplastische Anämien: die meisten Fälle

1. Idiopathische aplastische Anämie (> 70 %), Ursache unbekannt
2. Sekundäre aplastische Anämien durch:
   - Medikamente (ca. 10 %): Chloramphenicol, Phenylbutazon u.a. nichtsteroidale Antirheumatika (NSAR), Goldpräparate, Colchicin, Penicillamin, Allopurinol, Phenytoin, Sulfonamide, Thyreostatika u.a.
     Anm.: Chloramphenicol kann dosisabhängig zu reversibler Knochenmarkschädigung führen. In seltenen, genetisch disponierten Fällen (1 : 60.000) kommt es durch eine dosisunabhängige "idiosynkratische" Reaktion zur SAA!
   - Toxische Stoffe: Benzol: Aplastischen Anämien können durch berufliche Benzolexposition verursacht sein (BK-Nr. 1303). Bei einer beruflichen Exposition von 50 ppm-Jahren (Dauer x Höhe der Exposition) beträgt das Erkrankungsrisiko 5 %, bei 100 ppm-Jahre 10 % (WHO-Kalkulation).
   - Ionisierende Strahlen
   - Virusinfekte (ca. 5 % d.F.): z.B. Hepatitisviren, EBV, CMV, HHV-6, HIV, Parvovirus B19

Pg.: Hypothese: Abnormalität der hämatologischen Stammzelle/Stammzellnische und immunologisch (T-Lymphozyten) vermittelter Stammzellschaden. Die Autoimmunreaktion ist dabei wesentlich: Bei einem Teil der Patienten finden sich autoreaktive T-Lymphozyten gegen hämatopoetische Stammzellen. Regeneration des Blutbildes nach T-Zell-Depletion durch Antikörpertherapie gegen T-Lymphozyten.

KL.: Die Klinik wird durch den Mangel der einzelnen Blutelemente geprägt.
In manchen Fällen geht der Panzytopenie eine Mono- oder Bizytopenie voraus (15 %).

Anämie	Granulozytopenie	Thrombozytopenie
↓	↓	↓
Blässe,	Infekte, Fieber	Petechien
Dyspnoe,	Nekrosen,	Zahnfleisch-/Nasenbluten
Müdigkeit,	Mykosen (Haut-/Schleimhautübergänge!)	u.a. Blutungen

Die BSG ist bereits aufgrund der Anämie erhöht.

DD: 1. Panzytopenie bei normo- oder hyperzellulärem Knochenmark (KM)
   - Myelodysplastisches Syndrom/AML (Knochenmarkbiopsie, Zytogenetik)
   - Hypersplenismus (körperliche Untersuchung, Abdomen-Ultraschall)
   - Vitamin B_{12}- oder Folsäuremangel (Anamnese, körperliche Untersuchung, megaloblastäre Anämie, KM-Befund, Vitamin B_{12}- bzw. Folsäure ↓)

2. Paroxysmale nächtliche Hämoglobinurie (Durchflusszytometrie GPI-verankerter Proteine)
3. Systemischer Lupus erythematodes (antinukleäre und Anti-DNA Antikörper)
4. Knochenmarkinfiltration durch Leukämien, maligne Lymphome, Karzinome, Mykobakterien (KM-Biopsie, Anamnese, körperliche Untersuchung)
5. Osteomyelosklerose (KM-Biopsie: Fibrose, körperliche Untersuchung)
6. Aplasie nach Chemo-, Strahlentherapie oder toxischer Strahlenexposition (Anamnese)

7. Anorexia nervosa oder lange Hungerphasen (Anamnese, körperliche Untersuchung)

Di.: Diagnostische Maßnahmen dienen der Diagnosestellung, der Klärung der Genese, des Schweregrades, der Durchführbarkeit spezifischer Therapiemaßnahmen und der Prognose:
- Anamnese (Infektionen, Medikamente, toxische Stoffe, ionisierende Strahlen)
- Körperliche Untersuchung (Blutungs-, Infekt-Anämiezeichen, Kleinwuchs, Café au lait-Flecken, Skelettabnormalitäten, Leukoplakie, Nageldystrophie, Hyperpigmentierung)
- Mikroskopisches Differenzialblutbild, Retikulozytenzahl (Zytopenie ohne Blasten)
- KM-Zytologie/-histologie mit Zytogenetik (Aplasie, keine Fibrose, keine Infiltration, keine Dysplasie)
- GPI-verankerte Proteine (Defizienz bei bis zu 70 % der AA-Fälle)
- Virusdiagnostik: Hepatitis A / B / C; HIV; EBV, evtl. CMV
- Vitamin B_{12}, Folsäure, Eisenstatus
- Antinukleäre und Anti-DNA Antikörper
- Leberfunktionstests, Oberbauch-Sonografie, Ekg, Herz-Echo, Rö-Thorax
- Nach Diagnosesicherung altersabhängig HLA-Typisierung Patienten und Geschwister

Bei V.a. angeborenes KM-Versagenssyndrom weiterführende Diagnostik (z.B. Chromosomenbruchanalyse, Telomerlängenbestimmung, Mutationsanalyse Telomerkomplex)

Th.: Verlegung des Patienten in ein hämatologisches Zentrum!

A. Supportive Therapie
- Substitution von Erythrozyten- und Thrombozytenkonzentraten (EK und TK)
  Familienmitglieder sind als Blutspender verboten, solange Knochenmarktransplantation in Betracht kommt. Erst bei nachweisbaren Antikörpern müssen HLA-kompatible TK verwendet werden.
- Infektionsprophylaxe/-therapie bei schwerer Neutropenie: Keimarme Räume, Mundpflege, Antibiotika, Antimykotika, evtl. G-CSF/GM-CSF u.a.
- Frühzeitige Chelator-Therapie bei Eisenüberladung (kann auch ohne EK-Gaben bei ineffizienter Erythropoese und damit fehlendem Einbau des Eisens in die Erythrozyten auftreten), prognoserelevant bezüglich Knochenmarktransplantation

B. Kausale Behandlung bei schwerer aplastischer Anämie:
- Transplantation von allogenen hämatopoetischen Stammzellen (SZT): Bei AA bevorzugt aus Knochenmark (KMT) eines histokompatiblen (HLA-identen) Familienspenders (Verwandter 1. Grades) = matched related donor (MRD) → signifikant besseres Überleben. In der gemischten Lymphozytenkultur (MLC) dürfen sich Lymphozyten von Spender + Empfänger nicht stimulieren (MLC-Negativität).
  Ind: Erstlinientherapie SAA und vSAA bei < 40 Jahre und HLA-identem Familienspender. Es gibt bisher noch keinen eindeutigen Konsens über den Einsatz unverwandter Transplantation als Primärtherapie. Gute Ergebnisse mit modifizierten Konditionierungsregimen können den Einsatz der unverwandten Transplantation als Primärtherapie bei jungen Patienten mit vSAA rechtfertigen, wenn ein kompatibler Spender mit 10/10-Match auf Allelebene verfügbar ist.
  Ko.:
  1. Toxische NW der Konditionierungstherapie } Einzelheiten siehe Kap. Akute Leukämie
  2. Infektionen }
  3. Graft versus host disease = GvHD
     (akut Grad III - IV bis 50 % - chronisch: Kinder 30 %, Erwachsene 50 %)
  4. Transplantatabstoßung (graft rejection (4 - 14 % d.F.) → Ursachen:
     - Unzureichende Immunsuppression (Konditionierung)
     - Unzureichende Zahl von Stammzellen im Transplantat
- Intensivierte immunsuppressive Therapie:
  Kombination aus Antithymozytenglobulin (ATG) und Ciclosporin A (CSA); Steroide zur Kontrolle der akuten NW, ggf. Wiederholung bei fehlendem Ansprechen nach 4 – 6 Monaten
  Ind: Erstlinientherapie bei:
  1. nSAA mit Substitutionsbedarf
  2. SAA/vSAA bei Patienten > 40 Jahre
  3. SAA/vSAA bei Patienten < 40 Jahre und Fehlen eines histokompatiblen Spenders oder bei sonstigen Gründen, die gegen eine SZT sprechen

  Häufigste Frühkomplikation: Sepsis.
  Das Risiko für ein Rezidiv der AA liegt bei ca. 35 % (zur Vermeidung langsame CSA-Reduktion), teilweise nur Teilremissionen.
  Spätkomplikationen: Sekundäre klonale Neoplasie (4 % nach 6 Jahren), neue paroxysmale nächtliche Hämoglobinurie-Population (7 % nach 6 Jahren)

Prg: Letalität bei Erwachsenen unbehandelt 70 %.
Wichtigste prognostische Parameter sind Granulozytenzahl und Alter bei Diagnosestellung.

5-Jahres-Überlebensraten bei SAA/vSAA nach allogener SZT von HLA-identem Familienspender ca. 80 %, bei HLA-identischen nicht verwandten Spendern ca. 70 %, nach ATG/CSA-Therapie ca. 80 % (z.T. nur Teilremissionen). Die Therapieergebnisse sind bei jüngeren Patienten besser als bei älteren, außerdem nach KMT besser als nach PBSCT.

Anm.: Die Panzytopenie stellt den schwersten Grad einer Knochenmarkschädigung dar. Es kann aber auch isoliert nur eine Blutzellreihe geschädigt werden:

- ▶ Isolierte Aplasie der Granulozyten ("pure white cell aplasia [D70]")
- ▶ Isolierte Aplasie der Thrombozytopoese (amegakaryozytäre Thrombozytopenie)
- ▶ Isolierte Aplasie der Erythropoese: "pure red cell aplasia" = PRCA [D60.9] (selten):
  a) Angeboren (Diamond-Blackfan-Syndrom [D61.0])
  b) Erworben

  Ät.: 1. Genetische Faktoren (idiopathisch)
  2. Assoziation mit Thymom (evtl. Heilung nach Thymektomie)
  3. Parvovirus-B19-Infektion (Di.: Virusnachweis (PCR), Riesenerythroblasten im Knochenmark)
  4. Andere Ursachen: Neoplasien, Medikamente (z.B. Erythropoetin), postpartal u.a.

  Verlauf: a) akut (reversibel innerhalb 1 Monats; oft bei Kindern)
  b) chronisch (oft bei Erwachsenen)

  Th.: 1. Kausal
  2. symptomatisch: Supportive Therapie, Immunsuppressiva, Immunglobuline

Anhang:

HLA-Antigene

Vergleichbar den AB0-Blutgruppenantigenen sind die HLA-Antigene ("human leukocyte antigens") genetisch festgelegte Merkmale, die sich an der Oberfläche kernhaltiger Zellen des Menschen befinden und die für die Unterscheidung von körperfremd und körpereigen wichtig sind. Die hoch polymorphen HLA-Antigene sind daher für die Beurteilung der Gewebeverträglichkeit bei Transplantationen von Bedeutung. Antikörper gegen HLA-Antigene können sich nach Bluttransfusionen, während der Schwangerschaft (im Körper der Mutter gegen andersgeartete HLA-Antigene des Vaters) und bei Transplantatempfängern bilden. Die genetische Information für die Bildung der HLA-Antigene befindet sich auf dem Chromosom Nr. 6, im Bereich des sog. MHC ("major histocompatibility complex"). Der MHC ist in drei Regionen (MHC-Klasse I, Klasse II und Klasse III) unterteilt, wobei die HLA-Antigene von verschiedenen Loci und einer Vielzahl von Allelen der Klasse I und II Regionen kodiert werden:

DP	DQ	DR	C_2	Bf	C_4A	C_4B	B	C	A
Klasse II			Klasse III				Klasse I		

Chromosom Nr. 6 mit Genkarte des HLA-Systems (MHC)

HLA-Klasse I Antigene kommen auf allen kernhaltigen Zellen vor und präsentieren intrazelluläre Antigenfragmente, wohingegen HLA-Klasse II Antigene vorwiegend auf B-Lymphozyten und Makrophagen exprimiert werden und für die Präsentation extrazellulärer Antigenfragmente von entscheidender Bedeutung sind. Die Gene der Klasse III kodieren u.a. die Bildung der Komplementfaktoren C_2, C_4 und des C_3-Proaktivators (Bf).

Bei der Suche nach Blutstammzellspendern unterscheidet man zwei Gruppen:
- Spendersuche unter Geschwistern = Core Family Donor Search (CFDS): Sucherfolg bei einem Geschwisterkind 25 %
- Spendersuche unter (nicht verwandten) Spendern = Unrelated Donor Search (UDS): Da weltweit > 20 Mio. Spender registriert sind, liegt der Sucherfolg bei ca. 90 %.

Blutstammzelltransplantationen von einem HLA-identischen verwandten Spender haben etwas bessere Erfolgsraten als Transplantationen von einem HLA-identischen nicht verwandten Spender.

Transplantationsrelevant sind fünf HLA-Merkmale: A-B-C-DR-DQ. Da jeder Mensch von Vater und Mutter jeweils ein Merkmal erbt, sind insgesamt zehn HLA-Merkmale bei der Spenderauswahl zu berücksichtigen.
Zum Nachweis der polymorphen HLA-Merkmale dienen molekulargenetische Testmethoden (PCR) unter Verwendung Sequenz-spezifischer Primer, spezifischer Hybridisierungssonden oder der Sequenzierung.

Telomere und Telomerase

Telomere bilden die Enden linearer Chromosomen und sind wichtig für die chromosomale Stabilität („wie Schnürsenkelenden"). Sie verhindern ihre Fusion, Degradation, Rekombination und helfen bei der Mitose. Beim Menschen bestehen sie aus Wiederholungseinheiten der Sequenz T_2AG_3, verschiedenen

Proteinen mit einer Länge von ca. 3 - 15 Kilobasen. Mit jeder Zellteilung verkürzen sie sich und begrenzen bei Erreichen einer kritischen Länge als Tumorsuppressor das Zellwachstum (Hayflick-Limit).
Der Enzymkomplex Telomerase kann durch die Neusynthese von Telomere dieser Verkürzung in Zellen der Keimbahn, Stamm- und Vorläuferzellen aber auch in T- und B-Zellen entgegenwirken. Darüber hinaus findet sich Telomeraseaktivität in bis zu 90 % aller Tumorzellen und ermöglicht so unbegrenztes Zellwachstum (therapeutischer Ansatz von Telomeraseinhibitoren).

ERKRANKUNGEN DER WEISSEN BLUTZELLEN UND DER BLUTBILDENDEN ORGANE

Gliederung des Immunsystems

	Antigen-spezifisch	Antigen-unspezifisch
humoral	Antikörper	Komplement-system
zellulär	T- und B- Lymphozyten	Makro-phagen/ Granulozyten

KOMPLEMENTSYSTEM

Das Komplementsystem ist Bestandteil des humoralen Abwehrsystems und besteht aus mehreren Faktoren (C1 - 9), die auf 3 verschiedenen Wegen aktiviert werden können:

1. Klassischer Reaktionsweg:
   Aktivierung durch Immunkomplexe: Ein IgM- oder 2 IgG-Moleküle können nach Antigenkontakt über das Fc-Fragment C_1 fixieren. Dies löst eine kaskadenartige Aktivierung der übrigen Komplementfaktoren aus (Reihenfolge: C1 → 4 → 2 → 3 → 5 bis 9).
2. Alternativer Reaktionsweg:
   Unabhängig von einer Antigen-Antikörper-Reaktion können z.B. bakterielle Antigene direkt C3 aktivieren, gefolgt von der kaskadenförmigen Aktivierung von C5-9.
3. Lektin-Reaktionsweg: Antikörper-unabhängige Reaktion. Die Bindung bakterieller Kohlenhydrate durch Mannose-bindende Lektine (MBL), CRP und Serumamyloid A kann auch das Komplementsystem aktivieren.

Inhibitoren verhindern eine spontane bzw. überschießende Aktivierung des Komplementsystems. (Beim hereditären angioneurotischen Ödem fehlt z.B. der C1-Inhibitor).

Komplementkaskade

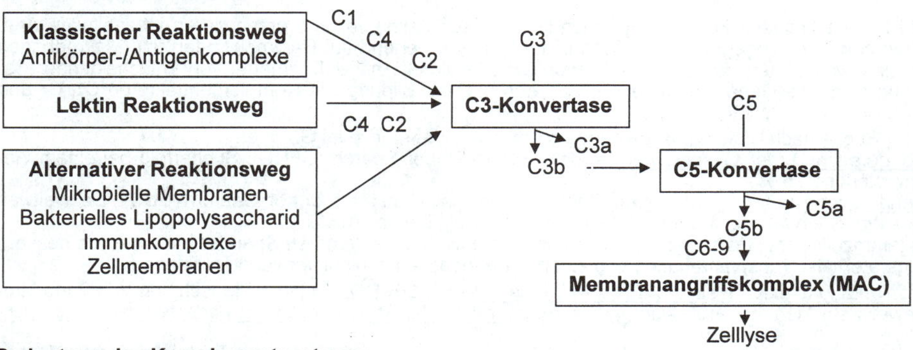

Bedeutung des Komplementsystems:

- Abwehr von Mikroorganismen:
  - Förderung der Phagozytose durch C3b (= Opsonine)
  - Zytolyse von Ak-beladenen Zielzellen durch das Endprodukt der Komplementaktivierungskette (MAC = membrane attacking complex = C5b-C9-Komplex)

  Patienten mit Störungen im Komplementsystem haben eine verminderte Abwehrfunktion gegen bakterielle Infekte.

- Mitwirkung bei der Manifestation akuter Entzündungsreaktionen:
  Im Verlauf der Komplementaktivierungskaskade entstehen Spaltprodukte, die als Entzündungsmediatoren wirken: z.B. C3a bewirkt eine Freisetzung von Histamin aus Mastzellen und lockt Granulozyten an (Chemotaxis).
- Ursachen eines erworbenen Komplementmangels:
  1. Verminderte Synthese (Leberzirrhose, Malnutrition)
  2. Erhöhter Verbrauch bei Autoimmunerkrankungen mit zirkulierenden Immunkomplexen
  3. Manche Infektionskrankheiten

RES / RHS / MPS / MMS

Funktionell zusammengehörendes Zellsystem verschiedener mononukleärer Makrophagen, die der Abwehrfunktion dienen. Aschoff und Landau nannten das System retikuloendothelial (RES). Später erhielt es die Bezeichnung retikulohistiozytär (RHS); heute heißt es Monozyten-Phagozyten-System (MPS) oder Monozyten-Makrophagen-System (MMS).
Die mononukleären Phagozyten (Makrophagen) sind im Blut die Monozyten und im Bindegewebe die Histiozyten. In Milz, Lymphknoten und Knochenmark kommen sie vor als phagozytierende Retikulumzellen und sie kleiden auch die dortigen Sinusoide aus.

GRANULOPOESE

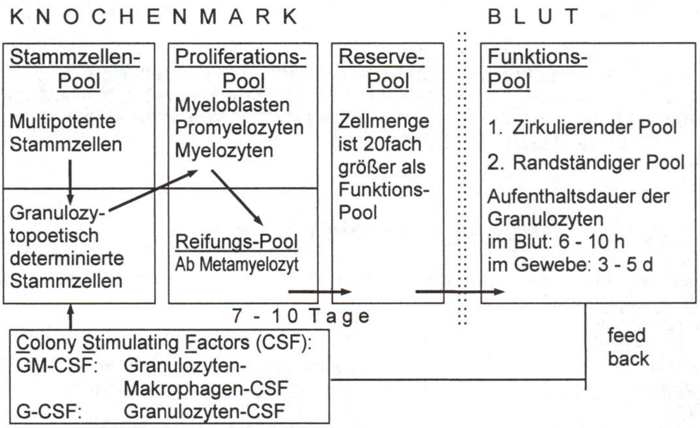

Neutrophile Granulozyten und Vorstufen: Verteilung auf Blut und Knochenmark

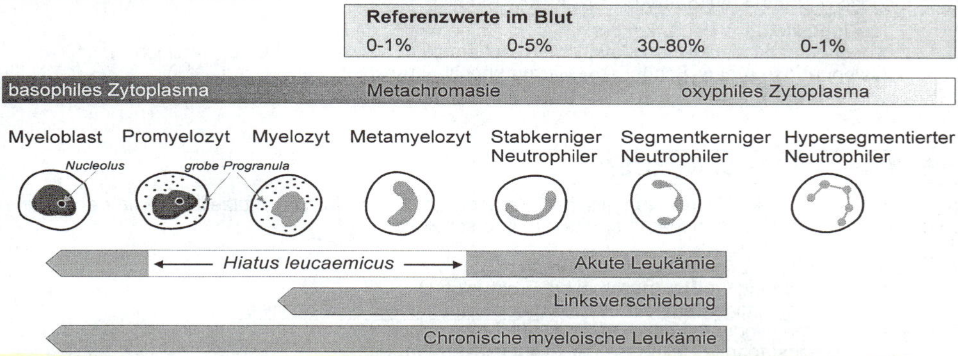

GRANULOZYTEN vermitteln unspezifische zelluläre Abwehrreaktionen insbesondere gegen Bakterien und Pilze (Chemotaxis, Phagozytose, Keimabtötung).

Normalerweise befinden sich 90 % der Granulozyten im Knochenmark, nur 2 - 3 % im zirkulierenden Blut und der Rest im Gewebe. Humorale Signale (z.B. Interleukin 1, Komplementfaktor C3) bewirken eine Freisetzung von Granulozyten aus dem Knochenmark ins Blut.

Im Blut verteilen sich die Granulozyten je zur Hälfte auf einen marginalen Pool an den Gefäßwänden und auf einen mit dem Blut zirkulierenden Pool. Die Aufenthaltsdauer der Granulozyten im peripheren Blut ist nur kurz (HWZ ca. 7 h). Aufgrund ihrer amöboiden Beweglichkeit können die Granulozyten die Kapillaren verlassen, in Gewebe einwandern oder Schleimhäute durchwandern. Ihr Abbau erfolgt im RHS.

Die teilungsfähigen Zellelemente der Granulopoese sind der Myeloblast, Promyelozyt und Myelozyt (proliferierender Teil), ab Metamyelozyt findet keine Zellteilung mehr statt. Die Ausreifungszeit vom Myeloblast bis zum reifen segmentkernigen Granulozyten dauert ca. 10 Tage, die Lebenszeit der reifen Granulozyten beträgt 4 - 5 Tage. Die Knochenmarkreserve an granulopoetischen Zellen reicht im Falle eines plötzlichen Proliferationsstops für 8 - 10 Tage (entsprechend der Reifungszeit vom Myelozyten bis zum Granulozyten), d.h. eine ernste Granulozytopenie tritt erst nach ca. 1 Woche ein (z.B. nach Zytostatikagabe). Bei vorgeschädigtem Mark mit verminderter Reserve setzt die Granulozytopenie allerdings eventuell früher ein (z.B. nach Zytostatikatherapie eines leukämisch infiltrierten Markes).

Der Verteilungsschwerpunkt im Knochenmark liegt beim halbreifen Myelozyt, im peripheren Blut beim Segmentkernigen. Von dieser Verteilung gibt es 2 Abweichungen:

1. Knochenmarkreizung (z.B. bei Entzündungen):
   Die mengenmäßige Verteilung der Granulozyten zeigt im Blut eine Linksverschiebung zu den jüngeren Elementen hin (erhöhter Verbrauch ausgereifter Zellen), im Knochenmark nach rechts zu den reiferen Elementen (Proliferationsreiz und schnellere Ausreifung). Im Blut treten Myeloblasten nur in sehr seltenen Fällen einer extremen Linksverschiebung und dann nur in maximal 1 - 2 % auf (sog. „leukämoide Reaktion“).
2. Knochenmarkhemmung (z.B. durch Zytostatika):
   Durch mangelnde Ausreifung kommt es im Knochenmark zu einem relativen Überwiegen der jüngsten Vorstufen (Linksverschiebung); im Blut kommt es durch mangelhaften Nachschub zu einem relativen Überwiegen überalterter Zellen (keine Retikulozyten, Vermehrung der hypersegmentierten Neutrophilen) = Rechtsverschiebung im Blut.

SYNDROM DER EXTRAMEDULLÄREN MYELOPOESE

Unter physiologischen Umständen verlassen die zellulären Elemente das Knochenmark erst ab einer bestimmten Reifungsstufe („Ausschwemmsperre“):
- Granulopoese: Ab jugendlichem Granulozyt (= Metamyelozyt)
- Erythropoese: Ab Retikulozyt

Dieser selektive Mechanismus soll verhindern, dass unausgereifte, funktionsuntüchtige Zellelemente in die Peripherie geraten. Diese Selektion funktioniert nur im Knochenmark, nicht jedoch in den anderen blutbildenden Organen.
Bei einer extramedullären Myelopoese werden daher aus den Blutbildungsherden in Milz, Leber und anderen Orten (Lymphknoten etc.) auch unreife Vorstufen der Granulozytopoese und Erythropoese ins Blut ausgeschwemmt = leuko-/erythroblastisches Blutbild.

Vo.: 1. Myeloproliferative Erkrankungen (insbes. Osteomyelosklerose)
2. Knochenmarkinfiltrierende Malignome (Leukämien, maligne Lymphome, Karzinome)
3. Osteopetrose Albers-Schönberg (Marmorknochenkrankheit)

REAKTIVE VERÄNDERUNGEN

Akute bakterielle Infekte führen zu typischen Veränderungen der weißen Blutzellen sowie der Serumeiweiße. Nach Schilling kann man drei Phasen unterscheiden:

1. Neutrophile Kampfphase:
   - Granulozytose mit α_2-Globulinvermehrung
   - Linksverschiebung im Blut (maximal bis Promyelozyt)
   - Toxische Granulation der Neutrophilen (auch bei fehlender Leukozytose!)
2. Monozytäre Überwindungsphase mit α_2 + γ-Globulinvermehrung
3. Lymphozytär-eosinophile Heilphase mit γ-Globulinvermehrung

DD: **Granulozytose (Neutrophilie)** [D72.8] = Vermehrung der neutrophilen Granulozyten > 7.500/µl

Nach der Pathogenese:

1. Vermehrte Bildung und Ausschwemmung (Knochenmark → Blut); Vo.: Infektionen, Polyzythämie, Tumoren, Kortikosteroidtherapie, Stress (Adrenalinwirkung), sympathikomimetische Drogen und Stimulantien (Kokain!), Verletzungen, Traumen
2. Quantitative Verschiebung vom Randpool zum zirkulierenden Pool: Infektionen, Intoxikationen, Hypoxie, Adrenalin, sympathikomimetische Stimulantien, Traumen
3. Hemmung der Auswanderung aus dem zirkulierenden in den marginalen Pool und im Gewebe bei Langzeitwirkung von Steroiden

Nach der Ätiologie:

- Physiologisch: Neugeborene, Stress, körperliche Belastung, Schwangerschaft
- Infektionen, insbesondere bakterielle: Ausnahmen mit normaler oder verminderter Granulozytenzahl: Typhus, Brucellose
- Entzündungen: Rheumatisches Fieber, Kollagenosen, Pankreatitis, Abszesse
- Neoplasien, myeloproliferative Erkrankungen
- Gewebsnekrosen: Herzinfarkt, Lungeninfarkt, Verbrennungen u.a.
- Metabolische Störungen: Gichtanfall, thyreotoxische Krise, diabetisches und urämisches Koma
- Medikamente: z.B. Kortikosteroide, Adrenalin, Lithium, G-CSF u.a.
- Verschiedenes: Postsplenektomie, nach Koliken, akute Blutungen, akute Hämolyse, Traumen, Schock, Rauchen (Raucherleukozytose)

DD: **Eosinophilie** [D72.1] = Vermehrung der eosinophilen Granulozyten > 360/µl

1. Lymphozytär-eosinophile Heilphase nach bakteriellen Infektionen
2. Allergische Erkrankungen, Arzneimittelfieber, DRESS-Syndrom (drug rash with eosinophilia and systemic symptoms)
3. Parasitäre Erkrankungen gehen einher mit ausgeprägter Eosinophilie: z.B. Wurmkrankheiten einschl. Löffler-eosinophiles Lungeninfiltrat (während der Lungenpassage von Askaridenlarven), Trichinose u.a.
4. Hautkrankheiten (Psoriasis, bullöses Pemphigoid, Dermatitis herpetiformis u.a.)
5. Autoimmunerkrankungen: z.B. Churg-Strauss-Syndrom und Hypersensitivitätsvaskulitis
6. Paraneoplastisch: z.B. gel. bei M. Hodgkin, Karzinomen u.a.
7. Andere Ursachen, Eosinophile Pneumonie, eosinophile Fasziitis, Löffler-Endokarditis, eosinophile Gastroenteritis, M. Addison.
   Hypereosinophiles Syndrom = HES (> 6 Monate andauernde Hypereosinophilie mit Organbeteiligung, z.B. Myokarditis; 2 Varianten: Lymphozytische und myeloproliferative Form mit Übergang zur chronischen Eosinophilenleukämie → Steroide, Hydroxyurea, ggf. Imatinib-Therapie)

Merkwort bei Eosinophilie: PANIC = Parasiten, Allergien, Neoplasien, Immunologie, Cutis

GRANULOZYTOPENIE [D70.7]

Internet-Infos: *www.severe-chronic-neutropenia.org*

Syn: Neutropenie

Def: Verminderung der neutrophilen Granulozyten im peripheren Blut < 1.500/µl

▶ Schweregrade:
- Leichte Neutropenie: 1.500 - 1.000 Zellen/µl
- Mittelschwere Neutropenie: 1.000 - 500 Zellen/µl
- Schwere Neutropenie: < 500 Zellen/µl
- Agranulozytose: < 200 Zellen/µl

▶ Verlauf:
- Akut (z.B. nach Chemotherapie) oder chronisch
- Angeboren oder erworben

Ät.: **I. GRANULOZYTOPENIEN DURCH BILDUNGSSTÖRUNGEN IM KNOCHENMARK**

A) Verminderte Granulozytopoese (aplastische Störung):

1. Knochenmarkschädigung:
   - Chemikalien (z.B. Benzol)
   - Medikamente:
     a) Dosisabhängig, toxisch (z.B. Zytostatika, Immunsuppressiva, AZT, Chloramphenicol)
     b) Dosisunabhängig durch pharmakogenetische Reaktionen (z.B. Phenylbutazon, Goldverbindungen, in seltenen Fällen auch Chloramphenicol)
   - Strahlen
   - Autoantikörper gegen Stammzellen (bei manchen Fällen von Immunneutropenie)

2. Knochenmarkinfiltration: Leukämien, Karzinome, maligne Lymphome
3. Osteomyelosklerose

B) Reifungsstörung der Granulozytopoese
1. Schwere angeborene Neutropenie: Reifungsstörungen der Myelopoese:
· Kostmann-Syndrom: Mutation des HAX-1-Gens
· Zyklische Neutropenie: Mutation des ELANE-Gens
Beide Erkrankungen können erfolgreich mit G-CSF behandelt werden.
2. Myelodysplasie-Syndrom
3. Vitamin B_{12}- oder Folsäuremangel mit ineffektiver Granulo-, Erythro- und Thrombopoese

II. GRANULOZYTOPENIEN DURCH GESTEIGERTEN ZELLUMSATZ

A) Immunneutropenien
1. Durch Autoantikörper
a) Idiopathisch (z.B. Autoimmunneutropenie bei Kleinkindern)
b) Sekundäre Autoimmunneutropenien bei bekannten Grundkrankheiten:
- Akut nach Infektionen (z.B. Mononukleose)
- Chronisch bei HIV-Infektion
- Maligne Lymphome
- Systemischer Lupus erythematodes (SLE), Felty-Syndrom, Sjögren-Syndrom
c) Medikamentös induzierte Immungranulozytopenie (siehe Agranulozytose)
2. Durch Allo-Antikörper gegen Granulozyten:
- Neonatale Immunneutropenie durch HNA-Ak der Mutter gegen HNA-Antigene der Kinder
- Alloimmunneutropenie nach allogener Knochenmarktransplantation

B) Nichtimmunologisch bedingte Granulozytopenien:
1. Verbrauch: Bakterielle Infektionen
2. Verteilungsstörung: Hypersplenismus (Pooling der Granulozyten in einer vergrößerten Milz)
3. Virusinfekte

III. KOMBINIERTE BILDUNGS- UND UMSATZSTÖRUNGEN

Anm.: Weitere seltene angeborene Erkrankungen: Siehe Internet

KL.: Neutropenien > 1.000/µl sind meist asymptomatisch, zwischen 1.000 und 500/µl nimmt das Infektionsrisiko stetig zu. Bei Werten < 500/µl kommt es regelmäßig zu Infektionen, insbesondere bakterieller Art bis zur Sepsis. Entzündungszeichen sind dabei oftmals abgeschwächt!

Di.:
- (Medikamenten-) Anamnese / Klinik
- Granulozytenzählung (absolute Werte), Differenzialblutbild
- Ausschluss ursächlicher Erkrankungen: Rheumatische Erkrankung, Vitamin B_{12}- oder Folsäuremangel, PNH u.a.
- Suche nach HNA-Ak (HNA = humane neutrophile Antigene)
- Knochenmarkzytologie/-histologie

Th.:
1. Kausal: Absetzen verdächtiger Medikamente, Behandlung einer evtl. Grundkrankheit
2. Symptomatisch:
- Infektionsschutz, bei hochgradiger Granulozytopenie (< 500/µl) Behandlung in keimarmen Räumen, evtl. bakterielle Dekontamination; bei Fieber oder Infektionen Gabe von Breitbandantibiotika nach Abnahme von Blutkulturen/Abstrichmaterial (siehe Kap. Fieber)
- Bei Bildungsstörung Gabe von Wachstumsfaktoren der Granulozytopoese (G-CSF)
- Bei Autoimmunneutropenie bestehen folgende abgestufte Therapiemöglichkeiten:
  - Bei leichter Neutropenie ohne Symptome: Verlaufskontrollen ohne Therapie
  - Bei schwerer Neutropenie: Kortikosteroide und/oder Immunsuppressiva; hochdosierte intravenöse Immunglobulintherapie (Blockade des RHS)

Pro: einer schweren Neutropenie nach Chemotherapie durch Gabe von G-CSF (siehe dort)

AGRANULOZYTOSE [D70.3]

Def: Medikamentös induzierte Immungranulozytopenie mit plötzlicher Zerstörung aller Granulozyten und z.T. auch granulopoetischer Vorstufen. Granulozytenzahl < 200/µl; dosisunabhängige Reaktion

Ät.: Auslösende Medikamente sind zahlreich; die wichtigsten sind:
- Das Analgetikum Metamizol = Novaminsulfon (Agranulozytoserisiko mit unterschiedlichen Häufigkeitsangaben: < 1 : 10.000 Anwendungen ?)
- Nichtsteroidale Antiphlogistika und der Thrombozytenaggregationshemmer Ticlopidin

- Thyreostatika Carbimazol, Thiamazol
- Sulfonamide, Sulfasalazin, Cotrimoxazol
- Das Neuroleptikum Clozapin; das Antidepressivum Clomipramin
- CD20-Antikörper Rituximab; die (kontraindizierte) Kombination Azathioprin + Allopurinol

Pg.: Medikamente (Hapten) + Plasmaprotein verbinden sich zum Vollantigen und lösen bei wiederholter Zufuhr eine Antikörperbildung aus. Komplexe aus Vollantigen und Antikörper lagern sich an die Granulozytenoberfläche an und führen unter Beteiligung von Komplement zu einer Leukozytolyse.

KL.: Akutes Auftreten mit der Trias: Fieber (Schüttelfrost), Angina tonsillaris (evtl. ulzerierend), Stomatitis aphthosa, evtl. Sepsis. Die Granulozytenzahl kann im Blut bis auf Null absinken und sich nach Absetzen des auslösenden Medikamentes innerhalb 1 Woche erholen.

Knochenmark: Reifungshemmung der Granulozyten mit Vorherrschen der Promyelozyten (Promyelozytenmark) bei normaler Erythro- und Thrombopoese.

Th.: Absetzen aller vorher eingenommenen Medikamente, keimarme Räume, bei Fieber Gabe von Breitbandantibiotika (siehe Kap. Fieber); evtl. Gabe von G-CSF (granulocyte colony stimulating factor)

GRANULOZYTENFUNKTIONSSTÖRUNG [D71]

Vo.: Selten; meist angeborene Erkrankungen mit erhöhter Anfälligkeit für bakterielle Infekte.

- Leukozytenadhäsionsdefekt (LAD):

LAD-Typ	Genetischer Defekt	Anmerkungen
LAD 1 (Häufigste Form)	CD18	Defekt der Leukozytenadhäsion, betrifft nur Selektine; hier wird die β2-Untereinheit (CD18) der leukozytären Integrine nicht exprimiert.
LAD 2 oder CDG-IIc	GDP-Fukose-Transporter I	Defekt des Leukozyten-rollings, betrifft Selektine und erythrozytäre Glykoproteine: Mutation des UDP-Fukosetransporters im Golgi-Apparat mit gestörter Bildung fukosylierter Selektinliganden
LAD 3	Rap1	Störung der Aktivierung von Integrinen und Störung der Plättchenaggregation, daher erhöhte Infektionsrate sowie erhöhte Blutungsneigung

  Autosomal-rezessiv vererbter Mangel der 3 Adhäsionsmoleküle (Integrine). Molekulare Basis sind Mutationen in der β-Kette der Adhäsionsmoleküle. Folge ist eine gestörte Chemotaxis, Adhärenz und Phagozytosefunktion der Granulozyten. Typisch sind verzögerter Nabelschnurabfall, Persistenz der physiologischen Granulozytose des Neugeborenen + Infektanfälligkeit. Korrigierbar durch Stammzelltransplantation.
- Hyper-IgE-Syndrom (Syn. Hiob-Syndrom): CD11/CD18-Defekt
  Exzessive IgE-Erhöhung; Ausschluss anderer Ursachen einer IgE-Erhöhung. Typisch sind Staphylokokkeninfekte der Haut ("kalte" Abszesse ohne Entzündungszeichen) und Lunge.
- Chediak-Steinbrinck-Higashi-Syndrom: Lysosomenkrankheit, Mutation des LYST-Gens
  Autosomal-rezessiv vererbte Störung der Granulozyten mit Riesengranula, Infektanfälligkeit + partiellem Albinismus.
- Progressiv-septische Granulomatose = chronische Granulomatose (CGD):
  2 genetische Defektvarianten: 1. gp91 phox (X-chromosomal vererbt)
  2. p22, p47 oder p67 phox (autosomal rezessiv vererbt)
  Verminderung der NADPH-Oxidaseaktivität der Granulozyten, wodurch Bakterien nach normaler Phagozytose intrazellulär nicht abgetötet werden können.
  KL.: Lymphadenitis, Abszesse, Pneumonie, Crohn-ähnliche Colitis, Osteomyelitis
  Di.: Nitroblau-Tetrazolium-Reduktionstest negativ
  Th.: Interferon gamma 1b; allogene Stammzelltransplantation oder Gentherapie
- Lazy leukocyte syndrome: Verminderte Beweglichkeit der Granulozyten
- Myelo-Peroxidase-Mangel der Granulozyten mit Neigung zu Pilzinfektionen

LYMPHOZYTEN

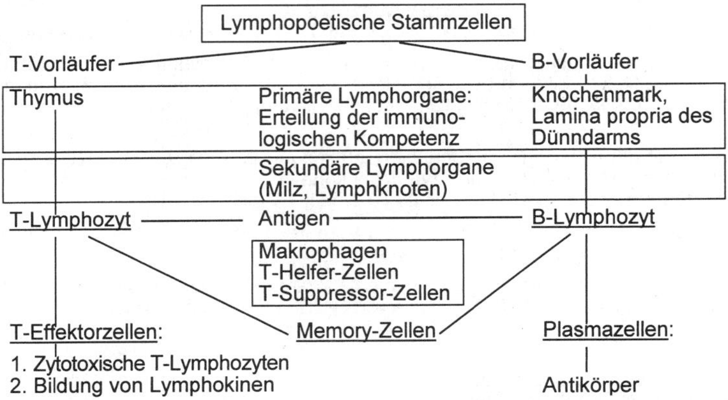

Zelluläres Immunsystem **Humorales Immunsystem**

T-Zellen spielen eine wichtige Rolle:
1. In der Abwehr von Infektionen, bes. durch Pilze, Viren, Mykobakterien
2. Tumorabwehr
3. Allergie vom verzögerten Typ
4. Transplantationsimmunität

Phänotypisierung der Lymphozyten und Monozyten aufgrund der zugehörigen CD-Oberflächenantigene:

Zellpopulation	Oberflächenantigene
Thymozyten	CD 1
Alle T-Lymphozyten	CD 3
T-Helferzellen	CD 4
T-Suppressor-Zellen	CD 8
Monozyten	CD 14
B-Zellen	CD 19+79

Referenzwerte (Zellzahl /µl)	
Monozyten	170 - 350
B-Zellen	70 - 210
T-Zellen gesamt	750 - 1.350
T-Helferzellen	500 - 900
T-Suppressorzellen	220 - 580
T-Helfer-/T-Suppressor-Quotient (T_4/T_8)	> 1

Unter funktionellen Aspekten werden T-Helferzellen differenziert:
TH1-Zellen produzieren in erster Linie die Zytokine Interleukin-2 und Interferon-γ und stimulieren vorzugsweise die zellvermittelte Immunabwehr.
TH2-Zellen produzieren hauptsächlich Interleukin 4 und 5 und regulieren vorzugsweise die humorale (Ak-vermittelte) Immunabwehr.
B-Zellen produzieren Immunglobuline, die als Ak in Aktion treten:
(IgD ist in der Tabelle nicht aufgeführt)

IgG	IgA	IgM	IgE
MG: 150 kD Hauptanteil der Ak i.S. neutralisiert Bakterientoxine und Viren, aktiviert Komplement, plazentagängig! Im Komplex mit Bakterien erfolgt Adhärenz an Phagozyten, Spätreaktion der Immunantwort 4 IgG-Subklassen, ferner Allotypen Vo.: Rhesus-Isoagglutinine, Wärmeautoantikörper Norm: 7 - 16 g/l HWZ: ca. 3 Wochen	MG: 160 kD 90 % monomer, 10 % polymer. Vorkommen als Serum-IgA und sekretorisches IgA In allen Körpersekreten; Schutz der Schleimhäute, nicht plazentagängig Norm: 0,7 - 4,0 g/l HWZ: 6 Tage	MG: 970 kD Fixiert Komplement, vermag zu agglutinieren, Abwehr der ersten Linie (Frühreaktion der Immunantwort), nicht plazentagängig Vo.: AB0-Isoagglutinine, Kälteagglutinine, Rheumafaktor, M. Waldenström, Nachweis frischer Virusinfekte Norm: 0,4 - 2,3 g/l HWZ: 5 Tage	MG: 190 kD Als sessile Ak an Mastzellen und basophile Granulozyten gebunden; bei Kontakt mit Antigen kommt es zur Degranulation der Mastzellen und Freisetzung biogener Amine (z.B. Histamin), Typ I-allergische Reaktion Vo.: Urtikaria, Quincke-Ödem, Anaphylaxie, atopische Erkrankungen, allergische Gastroenteritis; parasitäre Infektionen Norm: 12 - 240 µg/l HWZ: 2 Tage

Schema eines IgG:

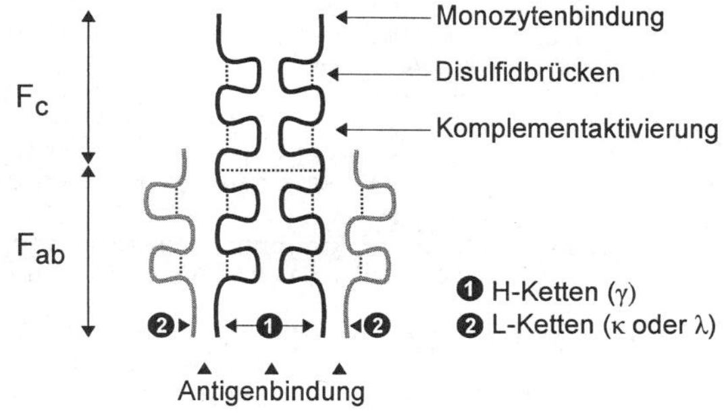

Immundefekte

Internetinfos: *www.immundefekt.de; www.esid.org; www.dsai.de; www.omim.org; www.find-id.et*

Syn: Immundefizienz; engl.: immunodeficiency

Def: Störung des Immunsystems, die zu einer inadäquaten Antwort des Organismus bei Einwirkung immunogener Reize führt.

Ep.: Prävalenz 10/100.000

Ät.: **I. Primäre angeborene Immundefekte:**

A) Antikörpermangel: (ca. 55 %)

- Reduktion aller Ig-Isotypen mit verminderten oder fehlenden B-Zellen
  - Bruton' Agammaglobulinämie: [D80.1] (engl.: XLA: X-linked Agammaglobulinemia). X-chromosomaler Erbgang mit Mutation im Btk-Gen (Bruton tyrosine kinase) auf Xq 21.3-22, häufigste Form (90 % d.F. - 1 : 200.000). Reifungsstopp von prä-B-Zellen zu reifen CD19+ B-Zellen (< 2 %). Keine Lymphknoten tastbar, keine Tonsillen! Echoviren-Enzephalitis. Häufig Arthritiden.
  - Agammaglobulinämie mit autosomal-rezessiven Erbgängen: z.B. Mutation im μ-Ketten-Gen oder Leichtketten-Gen, auch Mädchen erkranken!
  - Thymom mit Immundefekt: Bakterielle und opportunistische Infektionen, Autoimmunität
  - Myelodysplasie mit Hypogammaglobulinämie, auch bei Monosomie 7, Trisomie 8
- Reduktion von mindestens 2 Ig-Isotypen mit normalen bis leicht erniedrigten B-Zellzahl
  - Common variable immunodeficiency (CVID) [D83.9]:
    Syn.: Late onset hypogammaglobulinemia
    1 : 50.000; 2 Altersgipfel: 1 - 5 und 16 - 20 Jahre. Heterogene Gruppe von Hypogammaglobulinämien mit/ohne T-Zelldefekt. IgG ↓ und IgA und/oder IgM ↓; fehlende Isohämagglutinine, viele Autoimmunerkrankungen: Zytopenien, SLE, RA, PBC, Sarkoidose, granulomatöse Erkrankungen u.a., 50-fach erhöhtes Malignomrisiko
- Kombinierter IgA und IgG-Mangel bei normalem/erhöhtem IgM und normaler B-Zellzahl
  Früher: Hyper-IgM-Syndrome: [D80.5]
  Fehlender Isotypenswitch von IgM zu IgG; verschiedene Subtypen
  - X-chromosomal, 70 %: Mutation des CD40L Gens: echter T-Zelldefekt (SCID)
    Rezidivierende Neutropenien, Parvo B19-assoziierte aplastische Anämie, Autoimmunerkrankungen. Infektionen mit intrazellulären/opportunistischen Erregern (z.B. Pneumocystis jiroveci, Histoplasma, T. gondii, Kryptosporidien)
  - Autosomal-rezessive Erbgänge, 30 %: Echte B-Zelldefekte, z.B. AID- und UNG-Mangel
- Isotypen und Leichtketten-Mangel bei normalen B-Zellzahl
  - Isolierter IgG-Subklassenmangel [D:80.3]: Normalerweise asymptomatisch, nur wenige Patienten haben rezidivierende virale und bakterielle Infekte
  - IgA- mit IgG Subklassenmangel [D80.3]: Rezidivierende bakterielle Infekte
  - Selektiver IgA-Mangel [D80.2]
    Häufigster primärer Immundefekt (1 : 400), in 50 % IgE ↓
    1. Patienten ohne IgA: hohes Risiko für Anti-IgA-Ak: ***Cave*** bei Gabe von Blutprodukten (Anaphylaxie)
    2. Patienten mit niedrigem IgA: Häufig asymptomatisch, aber sprueähnliche Enteropathie, Allergien, Autoimmunerkrankungen (SLE, RA, perniziöse Anämie). Progress in CVID möglich

- Spezifischer Antikörpermangel bei normalen Immunglobulinen [D80.9]
  Vermutlich sehr häufig, hohe Dunkelziffer. Defekte AK-Antwort auf Polysaccharid-Ag bei normalen Immunglobulinwerten. Di.: Pneumokokkenantikörper vor und nach Pneumokokken-Impfung (= Polysaccharid-Ag)
- Transiente Hypogammaglobulinämie der Kindheit [D80.7]
  Alter: 6 Monate bis 6 Jahre; IgG obligat ↓, IgA und IgM fakultativ ↓ bei normaler Impfantwort auf Proteinantigene, rezidivierende eitrige Atemwegsinfekte, selten schwere Infekte

B) Kombinierte T- und B-Zelldefekte:

(Schwere) Kombinierte Immundefekte (engl.: (severe) combined immunodeficiency, (S)CID): Klassifikation u.a. nach Fehlen (-) und Präsenz (+) von T-/B-Zellen und NK-Zellen

- T-B-SCID:
  - Adenosin-Deaminase (= ADA)-Mangel [D81.3]: 15 % aller SCID, autosomal rezessiver Erbgang mit Mutation im Gen für das ubiquitäre Enzym Adenosin-Deaminase → toxische Stoffwechselprodukte. 3 Formen: Early onset = klassischer ADA-Mangel: 80 % d.F., Manifestation in den ersten 3 Lebensmonaten, ADA-Aktivität < 0,01 %, in 50 % Skelettfehlbildungen, Hepatitis, renale, neurologische Beteiligung, fortschreitende Schwerhörigkeit. Delayed onset: 15 % d.F., 1. - 2. Lebensjahr, 0,1 - 2 % ADA- Aktivität. Late onset: 5 % d.F., 3. - 15. Lebensjahr (selten später), 2 - 5 % ADA-Aktivität. Persistierende HSV-Infektion, rezidivierende sinubronchiale Infektionen, v.a. mit Pneumokokken. Autoimmunerkrankungen (Anämie, Thrombozytopenie). Th.: SZT (Stammzelltransplantation), Enzymsubstitution (PEG-ADA), Gentherapie.
  - RAG 1-/RAG 2-Mangel: 3 % aller SCID. Mutationen im Gen der Rekombinasen RAG 1 und RAG 2 → defekte V(D)J-Rekombination des T- und B-Zellrezeptors; $\gamma\delta$-T-Zellen ↑.
  - Artemis-Mangel: Defekt im Artemis DNA Rekombinase Reparatur Protein → defekte V(D)J-Rekombination des T- und B-Zellrezeptors
- T-B+NK-SCID:
  - X-linked SCID [D81.2] (1 - 2 : 100.000): Bis 40 % aller SCID. X-chromosomaler Erbgang mit Mutation im IL2RG-Gen für die gemeinsame γ-Kette des IL 2-Rezeptors. Diese Kette ist integraler Bestandteil mehrerer Interleukinrezeptoren (IL2, IL4, IL7, IL9, IL15, IL21) und dient der Signaltransduktion.
  - JAK 3-Mangel [D81.2]: Bis 20 % aller SCID. Mutation in beiden Allelen für die zytoplasmatische Tyrosinkinase JAK 3, die gemeinsam mit der γ-Kette der Signaltransduktion dient.
- PNP-Mangel [D81.5]: Autosomal rezessiver Erbgang. Mangel an ubiquitärer Purinnukleosidphosphorylase → toxische Stoffwechselprodukte. SCID mit neurologischer Symptomatik. Harnsäure < 1 mg/dl, AIHA
- Omenn-Syndrom: Stark erhöhtes IgE, eosinophile Lymphadenopathie, Erythrodermie, generalisierte Ödeme. Für das gleiche Krankheitsbild werden verschiedene genetische Ursachen angegeben: u.a.:RAG1-/RAG2-Mangel, Artemis-Defekt und IL7Rα-Mangel
- MHC-Klasse-I-Mangel (Bare lymphocyte syndrome type 1) [D81.6]: Sehr selten
  Verschiedene Mutationen, u.a. im Gen für TAP 1, TAP 2 (TAP-Defizienz) → intrazelluläre Degradierung von MHC I-Molekülen. Gesamt-Lymphoyztenzahl normal (CD8 ↓, CD4+ normal), MHC I-Expression ↓.
  KL.: Rezidivierende bakterielle Atemwegsinfekte, granulomatöse Hautläsionen ANCA-negativer M. Wegener
- MHC-Klasse II-Mangel: Mutation in Transkriptionsfaktoren (CIITA, RFX5, RFXAP, RFXANK) für das MHC-II Protein → Gesamt-Lymphoyztenzahl normal, CD4+ ↓
- ZAP 70-Mangel [D81.8]: Autosomal rezessiver Erbgang mit Mutation im Gen für die Tyrosinkinase ZAP 70. Lymphozytose! CD8+ ↓, CD4+ normal.
- Knorpel-Haar-Dysplasie: Kleinwuchs mit metaphysealer Dysostosis, spärliche Haare, Knochenmarkversagen, Autoimmunität, erhöhtes Tumorrisiko
- DOCK8-Mangel: Mutation im DOCK8 Gen: Hypereosinophilie, rezidivierende Infekte, schweres atopisches Ekzem, ausgeprägte Virusinfektionen der Haut, erhöhte Tumorrate

C) Nicht klassifizierbare gut definierte Syndrome mit Immundefekt:

- Di George-Syndrom (DGS): [D82.1]
  75 % Neumutationen mit Mikrodeletion 22q11.2; 1 : 4.000 - 6.000 Lebendgeburten. Das DGS gehört zu den Erkrankungen der CATCH 22-Gruppe (cardiac defect, abnormal face, thymic hypoplasia, cleft palate, hypocalcemia, 22q11 deletion). Entwicklungsdefekt der 3. und 4. Schlundtasche: Herzfehler, Aplasie der Gl. parathyroidea → neonatale Hypokalzämie → neonatale Tetanie, Dysmorphie, Thymushypoplasie → T-Zellmangel → rezidivierende virale Infekte. Die kardiale Beteiligung ist meist der lebenslimitierende Faktor. Der Immundefekt „heilt" häufig bis zum Ende des 2. Lebensjahr aus! Th.: Bei totaler Thymusaplasie: evtl. SZT, Thymustransplantation; symptomatisch

- DNA-Reparatur-Defekte:
  Ataxia teleangiectasia: [G.11.3]
  Syn.: Louis Bar-Syndrom (3 : 1 Mio Lebendgeburten). Autosomal rezessiver Erbgang mit Mutationen im ATM-Gen → Chromosomeninstabilität. Progressive zerebelläre Ataxie, okulokutane Teleangiektasie zwischen dem 4. und 8. Lebensjahr, rezidivierende sinubronchiale Infektionen, Malignome, Radiosensitivität. AFP ↑, CEA ↑. Variante: Nijmwegen breakage syndrome: Ähnliche Klinik, aber keine Teleangiektasie.
- Wiskott Aldrich-Syndrom: [D82.0]
  X-chromosomal rezessiver Erbgang (1 - 2 : 1 Mio). Ekzem in 80 % vor dem 6. Lebensmonat, kongenitale Thrombozytopenie, rezidivierende Infektionen, Malignomrisiko ↑. Strenge Genotyp-Phänotypkorrelation: Je schwerwiegender die Mutation, desto ausgeprägter die Klinik. Minimalform: X-gebundene Thrombozytopenie (XLT). Di.: Kleine Thrombozytengröße (i.Gs. zur ITP). Th.: SZT
- Hyper-IgE-Syndrom: Siehe dort
- Chronische mukokutane Candidiasis: [B37.2]
  Heterogene Gruppe von Erkrankungen, die durch eine persistierende Infektion der Haut, der Schleimhäute und der Nägel charakterisiert wird. In 50 % d. F. assoziiert mit einer Polyendokrinopathie (u.a.: APECED-Syndrom)

D) Immundefekte mit Immundysregulation

- Immundefekte mit (partiellem) Albinismus
  - Chediak-Higashi-Syndrom: Partieller Albinismus, Infekte, Riesenlysosomen im Blutausstrich (sehr einfache Diagnostik!), Neutropenie
  - Griscelli-Syndrom-2: Ähnliche Klinik, keine Riesengranula
- Familäre Hämophagozytose Syndrome:
  Gruppe von verschiedenen genetisch determinierten Erkrankungen mit hoher Letalität. Eine unkontrollierte Proliferation und Aktivierung von Lymphozyten und Histiozyten führt zu einer massiven systemischen Inflammation → Hepatosplenomegalie, (Pan)Zytopenie, Hämophagozytose.
- Lymphoproliferative Syndrome:
  X-linked-lymphoproliferative-Syndrome-1 (XLP-1)
  Syn.: Purtilo-Syndrom, Duncan's disease
  1 - 3 : 1 Mio Knaben. X-chromosomaler Erbgang. Mutation im XLP Gen → fehlende Inhibierung einer EBV-induzierten B-Zellstimulation: Fulminante Mononukleose mit massiver Lymphoproliferation innerhalb von 8 Wochen nach einer EBV-Infektion mit fast 100 % Letalität. Fieber, extreme Hepatosplenomegalie (Milzruptur!), Hämophagozytose, periphere (Pan-)Zytopenie, extrem hohe Ferritinwerte, Hyperneopterinämie, Hypertriglyzeridämie. Daneben gibt es noch das XLP-2 und das XIAP mit ähnlicher Klinik.
- Syndrome mit Autoimmunität: Autoimmunlymphoproliferative Syndrome (ALPS)
  Verschiedene Mutationen im Fas, Fas-Ligand, Caspase 6 und Caspase 10 pathway der Apoptose führen zu verlängerter Lymphozytenüberlebenszeit. Bis zum 5. Lebensjahr einsetzende massive Lymphoproliferation mit Lymphadenopathie, Hepatomegalie, in 1/3 d.F. isolierte Splenomegalie, Autoimmunphänomene, v.a. Zytopenien, Malignome. Keine B-Symptomatik. Lymphopenie oder Lymphozytose mit Exzess an CD4/CD8 doppelt negativen T-Zellen, Eosinophilie, IgG, IgA und IgE ↑, (IgM variabel).
  Th.: Symptomatisch; bei Zytopenien: Kortikoide, Immunsuppressiva, Splenektomie, sehr selten SZT erforderlich

E) Phagozyten-Defekte

- Zytokin-Rezeptordefekte (verschiedene Defekte des IFN γ-Rezeptor 1 und 2 und des IL 12-Rezeptors) → Abwehrschwäche gegen intrazelluläre Erreger v.a. Mykobakterien, Listerien, Salmonellen und Viren → defekte, fehlende Granulombildung mit disseminierter Infektion, z.B. multifokale mykobakterielle Osteomyelitis.
- Viele weitere seltene Defekte, von denen die septische Granulomatose noch der häufigste ist (siehe dort). KL.: Schwere Neutropenien und/oder ulzerierende Wunden

F) Weitere Immundefekte

Komplementdefekte, Komplementrezeptordefekte und autoinflammatorische Syndrome, wie z.B. die periodischen Fiebersyndrome gehören im weiteren Sinn zu den primären Immundefekten

II. Sekundäre Immundefekte:

Iatrogen: Zytostatika, Immunsupressiva, Radiotherapie, Glukokortikoide, Antikonvulsiva u.a.
Malignome: Lymphome, Leukämien, Plasmozytom u.a.
Infektionen: HIV, EBV, CMV, Masern, Mykobakterien, Cryptococcus u.a.
Systemisch entzündliche Erkrankungen: SLE, rheumatoide Arthritis, Sarkoidose u.a.

Proteinverlust: Enteral: Eiweißverlust-Enteropathie, intestinale Lymphangiektasie; renal: Glomerulo- und Tubulopathien, Urämie; kutan: Verbrennungen
Andere: Malnutrition (häufigste Ursache, weltweit vor HIV Infektion), Asplenie, Sichelzellanämie, Down-Syndrom, Alkoholembryopathie, Diabetes mellitus, Lebererkrankungen

KL.: B-Zelldefekt mit Antikörpermangel: Manifestationsalter im 5. - 7. Lebensmonat nach dem Abbau mütterlicher Antikörper (Ausnahme CVID). Rezidivierende purulente sinupulmonale (= sinubronchiale) Infektionen mit/ohne Komplikationen (Mastoiditis, chronische Otorrhoe, Hirnabszess). Chronische gastrointestinale Infektionen. Erreger: vorwiegend Bakterien (v.a. bekapselte Bakterien wie Streptokokken, Pneumokokken, Haemophilus influenzae, Staphylokokken, Meningokokken, Campylobacter, Pseudomonaden). Autoimmunerkrankungen (Dermatomyositis, rheumatische Erkrankungen, Thrombozytopenie). Vermehrtes Auftreten lymphatischer Malignome. Rezidivierende Harnwegsinfektionen sind nicht typisch für Antikörpermangelsyndrome!

Selektive T-Zelldefekte und kombinierte T-B-Zelldefekte: Manifestationsalter in den ersten 6 Lebensmonaten. Morbilliformes Exanthem (GvHD) durch mütterliche T-Zellen oder Blutprodukte. Chronische therapieresistente Diarrhö. Thymus- und Lymphknoten-Hypoplasie. Hepatosplenomegalie. Lymphopenie, Hypogammaglobulinämie. Infektionen v.a. mit intrazellulären Erregern wie Mykobakterien, Viren (EBV, CMV, VZV, Enteroviren), Candida, Aspergillus und P. jiroveci (früher: P. carinii). ***Cave:*** Kaum radiologische Zeichen trotz Dyspnoe (keine Leukozyten!). Immer Erregernachweis/Ag-Nachweis, da keine Ak-Bildung. Th.: SZT

Di.: Anamnese, Klinik, Bildgebung und Labor: Differenzialblutbild, Blutausstrich, Virusserologie, Auto-AK-Suche
Immunologisches Screening:
B-Zellsystem: Alle Immunglobuline und IgG-Subklassen, Isohämagglutinine, Impfantikörper: Diphtherie, Tetanus, Polio, Masern, Pneumokokken, CD 19 oder CD20
T-Zellsystem (Spezialdiagnostik): FACS mit CD 3^+, $CD3^+/CD4^+$, $CD3^+/CD8^+$, $CD3^+$/HLA-DR, $CD3^+/CD4^-/CD8^-$, $CD3^+/TCR\gamma\delta^+$, $CD56^+$ (NK-Zellen), Mitogenstimulation.
Phagozyten: Oxydativer burst und FACS mit Dihydrorhodamin (DHR-Test)
Komplement: C3, C4, CH50, AP 50

Th.: **I. Kausal** (siehe auch S2-Leitlinie 2011):
SCID und CID: Stammzelltransplantation (SZT), Gentherapie in klinischer Erprobung
ADA-Mangel: SZT, Gentherapie, Enzymsubstitution. Beseitigung der Ursachen sekundärer Immundefekte.
II. Symptomatisch:
Infektionsprophylaxe: Hygienemaßnahmen, Pneumocystis-Pneumonieprophylaxe (P. jiroveci, früher: P. carinii) mit Cotrimoxazol u.a.
Bei Infektion frühzeitige und intensive antimikrobielle Therapie
Bei symptomatischem Antikörpermangel: Immunglobuline parenteral: z.B. 400 mg/kg KG/Monat und höher; Zielwert für Serum-IgG > 6 g/l; NW beachten (Kopfschmerzen, Fieber, allergische Reaktionen u.a.)
Bei Transfusionsbedarf nur leukozytendepletierte und bestrahlte Erythrozytenkonzentrate verwenden.
Impfung nur mit Totimpfstoffen! Autoimmunerkrankungen schließen einen Immundefekt nicht aus, sondern sollten Anlass zur weiteren Diagnostik geben.

LYMPHOZYTOSE

Absolute Lymphozytose (> 4.000/µl):
a) Reaktiv:
- Virusinfekte (z.B. EBV-, CMV-Infektion, Röteln u.a.), z.T. mit atypischen Lymphozyten = Virozyten
- "Lymphozytäre Heilphase" bakterieller Infekte
- Tuberkulose, Lues, Keuchhusten, M. Bang
- Methadon-Substitution

Kinder reagieren häufig bei verschiedensten Infekten mit einer reaktiven Lymphozytose.
b) Neoplastisch: Chronische lymphatische Leukämie (CLL)

DD: Relative Lymphozytose infolge Granulozytopenie oder Agranulozytose

LYMPHOZYTOPENIE [D72.8]

Lymphozytopenie (< 1.500/µl):
- Cushing-Syndrom, Kortikosteroidtherapie, Stress-Situationen
- Therapie mit Zytostatika bzw. Immunsuppressiva
- M. Hodgkin, Miliartuberkulose, AIDS u.a.

MALIGNE LYMPHOME

Def: Neoplasien des lymphatischen Systems, die in 2 Gruppen unterteilt werden:
1. Hodgkin-Lymphom (M. Hodgkin)
2. Non-Hodgkin-Lymphome (NHL)

HODGKIN-LYMPHOME [C81.9]

Internet-Infos: *www.ghsg.org*

Syn: M. Hodgkin, Lymphogranulomatose

Def: Monoklonales B-Zell-Lymphom. Die Hodgkin-Reed-Sternberg-(HRS-)Zellen sind monoklonale B-Lymphozyten aus den Keimzentren der Lymphknoten: Mehrkernige Sternberg-Riesenzellen und einkernige Hodgkinzellen. Im Frühstadium handelt es sich um eine lokalisierte Lymphknotenerkrankung. Im fortgeschrittenen Stadium Systemerkrankung, die sich auch an extralymphatischen Organen manifestiert (Knochenmark, Leber).

Ep.: Inzidenz: 3/100.000 Personen jährlich; m : w = 3 : 2
2 Häufigkeitsgipfel: In Europa und USA (nicht in anderen Regionen der Welt): Um das 30. und 60. Lebensjahr.

Ät.: Unbekannt; HIV- und EBV-Infektion als Kofaktor (3-fach erhöhtes Risiko bei Mononukleose in der Anamnese), immunsuppressive Therapien und toxische Substanzen (z.B. Holzschutzmittel)

Pat: Im Hodgkin-befallenen Lymphknoten machen die monoklonalen (CD-30- und CD15-positiven) Hodgkin-Reed-Sternberg- (HRS-)Zellen ca. 1,0 % aus. Den Rest bilden reaktive CD-4-positive Lymphozyten, Monozyten, Eosinophile, Fibroblasten („bunte" Zytologie durch die reaktiven „Bystander-Zellen"). Beim nodulären lymphozytenprädominanten Hodgkin-Lymphom finden sich L+H-Zellen (lymphocytic + histiocytic) = LP-Zellen = Popcorn-Zellen mit Expression von CD20 und CD79a.

Histologische Klassifikation (WHO):

I. Klassisches Hodgkin-Lymphom (ca. 93 %), davon:
1. Noduläre Sklerose (60 %)
2. Mischttyp (28 %)
3. Lymphozytenreicher Typ (5 %)
4. Lymphozytenarmer Typ (0,3 %)

II. Noduläres Lymphozyten-prädominantes Hodgkin-Lymphom = NLPHL (7 %) = noduläres Paragranulom

Anm.: Unter der Behandlung kann sich die Morphologie wandeln, dabei kommt es unter anderem zur Zellverarmung und Vernarbung. Daher ist die histologische Klassifizierung vor Therapiebeginn obligat.
Das Hodgkin-Lymphom beginnt in der Regel lokalisiert in einer Lymphknotengruppe, in 60 % d.F. im Kopf-Hals-Gebiet, in ca. 95 % oberhalb des Zwerchfells. Die Ausbreitung erfolgt anfangs lymphogen oder per continuitatem, später aber auch hämatogen.

Immunologische Funktionsstörung:
Abgeschwächte zelluläre Immunität mit Funktionsstörung der T-Zellen: Erhöhte Anfälligkeit für Tbc, Pilz- und Virusinfektionen (z.B. Zoster), negative Tuberkulinreaktion u.a.

Stadieneinteilung (Staging): Ann Arbor-Klassifikation (benannt nach Ann Arbor, Michigan, USA)
- Klinische Stadien (clinical staging: CS) - Verwendung bei Hodgkin- und Non Hodgkin-Lymphomen
- Pathologische Stadien nach invasiver Diagnostik (PS)

Merke: Von entscheidender prognostischer Bedeutung ist das Ausbreitungsstadium!

I.	Befall einer Lymphknotenregion (I/N) oder Vorliegen eines extranodalen Herdes (I/E)
II.	Befall von 2 oder mehr Lymphknotenregionen auf einer Seite des Zwerchfells (II/N) oder Vorliegen lokalisierter extranodaler Herde (E) mit Befall einer oder mehrerer Lymphknotenregionen auf einer Seite des Zwerchfells (II/E)
III.	Befall von 2 oder mehr Lymphknotenregionen beiderseits des Zwerchfells oder Befall lokalisierter extranodaler Herde und Lymphknoten beiderseits des Zwerchfells
IV.	Disseminierter Befall eines oder mehrerer extralymphatischer Organe mit oder ohne Lymphknotenbefall
Zusatz: A: Ohne Allgemeinsymptome: B: Mit Fieber (> 38 °C) u./o. Nachtschweiß u./o. Gewichtsverlust (> 10 % in den letzten 6 Monaten) ohne sonstige Erklärung (= B-Symptomatik)	

Während und nach Abschluss der Therapie werden die Untersuchungsbefunde kontrolliert (Restaging).

Risikofaktoren = RF (Deutsche Hodgkin-Lymphom-Studien-Gruppe - DHSG):
- Großer Mediastinaltumor (größer als 1/3 des Thoraxquerdurchmessers)
- Extranodaler Befall (E-Stadium)
- Befall von ≥ 3 Lymphknotenarealen
- Hohe BSG (mit B-Symptomen ≥ 30 mm/1 h, ohne B-Symptome ≥ 50 mm/1 h)

KL.: 1. Allgemeinsymptome:
Sog. B-Symptome:
- Fieber (> 38 °C); typisch, aber nicht häufig, ist ein wellenförmiger Fieberverlauf (Pel-Ebstein-Fieber); bei abdomineller Manifestation ist Fieber häufig!
- Nachtschweiß mit Wäschewechsel
- Gewichtsverlust von > 10 % des KG/6 Monaten

Andere Symptome:
- Leistungsminderung, evtl. Juckreiz
- Lokalisierte Lymphknotenschmerzen nach Alkoholgenuss (sehr selten)

2. Lymphknotenvergrößerungen (zum Zeitpunkt der Diagnose in 80 - 90 %):
   - Periphere, meist stammnahe Lymphknoten (70 %):
     Meist zervikale Lymphknoten, seltener axilläre oder inguinale Lymphknoten: Schmerzlose, zu Paketen verbackene Lymphknoten ("Kartoffelsack"): „Bulky-disease“ = Lymphknoten > 10 cm ∅
     DD: Lymphknotenvergrößerungen anderer Genese:
     - Non Hodgkin-Lymphome, Metastasen regionaler Tumoren
     - Lokalinfektionen
     - Infektionskrankheiten (Tbc, EBV, CMV, Toxoplasmose, Katzenkratzkrankheit, Röteln, HIV-Infektion u.a.)
   - Mediastinale Lymphknoten (30 %) mit evtl. Reizhusten:
     DD: - Hilus-Tbc
     - Sarkoidose (M. Boeck)
     - Non Hodgkin-Lymphome
     - Lungenkarzinom u.a.
   - Abdominale Lymphknoten (isoliert in 5 %):
     Häufig kombiniert mit Fieber!
     DD: Magen-Darm-Tumoren
3. Evtl. Hepato-, Splenomegalie (ca. 20 %)
4. Es kann zu neurologischen Symptomen, zu endokrinen Störungen, zu Skelett- und Lungenmanifestationen, zum Befall des Urogenitaltraktes kommen.
5. Labor: Oft BSG-Erhöhung, evtl. LDH-Erhöhung, evtl. Anämie:
   Typisch ist eine absolute Lymphozytopenie (< 1.000/µl bei 25 % zu Beginn, bei 60 % im weiteren Krankheitsverlauf), evtl. Eosinophilie (ca. 1/3 d.F.).

Di.: 1) Histologische Sicherung
durch evtl. wiederholte Biopsie vergrößerter oder verdächtiger Lymphknoten (wobei die Biopsie inguinaler Lnn. wegen unspezifischer Veränderungen am unergiebigsten ist)!

Merke: Aus prognostischen und therapeutischen Gründen ist eine histologische Sicherung der Diagnose vor Therapiebeginn unerlässlich!

2) Erfassung aller Manifestationen (Clinical Staging = CS):
- Anamnese (B-Symptome ?)
- Physikalische Untersuchung mit Lymphknotenstatus
- Labor
- Sonografie des Abdomens
- Röntgen-Thorax in 2 Ebenen
- CT Hals, Thorax, Abdomen
- Knochenmarkbiopsie mit Histologie + Zytologie
- Evtl. PET i.R. von Studien zur Remissionskontrolle mit Einfluss auf die Therapie
- Evtl. Leberbiopsie (nur ausnahmsweise, falls dies die Wahl der Therapie beeinflussen würde)

3. Toxizitätsuntersuchungen zur Therapieüberwachung:
Ekg, Echokardiografie, Lungenfunktion

4. Bei Kinderwunsch evtl. Spermakryokonservierung vor Therapiebeginn

Th.: Therapie in Zentren nach Therapieprotokollen z.B. der DHSG (Deutsche Hodgkin-Lymphom-Studiengruppe) (Internet-Infos: *www.ghsg.org*)
Kuratives Therapieziel: Komplette Remission = Verschwinden aller Krankheitsmanifestationen
Behandlung bei Erwachsenen entsprechend 3 Prognosegruppen:

Gruppe	Stadium	Standardtherapie
1) Lokalisiert (early stage)	IA - IIB ohne RF	2 x ABVD + 20 Gy IF-RT
2) Intermediär (intermediate stage)	IA - IIB mit RF 1)	2 x BEACOPP eskaliert + 2 x ABVD + 30 Gy IF-RT
3) Fortgeschritten (advanced disease)	IIB mit RF 2) III + IV	6 x BEACOPP eskaliert + RT von PET-positiven Restlymphomen ≥ 2,5 cm ∅ (Patienten > 60 J.: 6 - 8 x ABVD + RT von Restlymphomen ≥ 1,5 cm ∅
RF = Risikofaktoren; IF = involved field; RT = Radiotherapie 1) Hohe BSG u./o ≥ 3 LK-Areale; 2) Zusätzlich E-Befall u./o. großer Mediastinaltumor		

Therapiealternativen: In den Studien HD16 für das lokalisierte Stadium, HD17 für das intermediäre Stadium und HD18 für das fortgeschrittene Stadium wird nach den ersten beiden Therapiezyklen eine PET durchgeführt und bei negativem Ausfall auf Radiatio verzichtet (HD16 und HD17) oder die Chemotherapie vermindert (HD18), um die Spättoxizität zu vermindern.
Das noduläre Paragranulom (NLPHL) wird im St. IA nur bestrahlt.

ABVD-Schema:
Adriamycin
Bleomycin
Vinblastin
Dacarbazin
Wiederholung Tag 29

BEACOPP-Schema (eskaliert mit G-CSF ab Tag 8):
Bleomycin
Etoposid
Adriamycin
Cyclophosphamid
Oncovin = Vincristin
Procarbazin
Prednison
Wiederholung Tag 22

Nebenwirkungen der Bestrahlung [T66]:
- Akute Bestrahlungsreaktion: Übelkeit, Erbrechen, Schwächegefühl, Dermatitis, Mukositis; bei Bestrahlung des Abdomens evtl. Diarrhö, bei großem Bestrahlungsfeld Knochenmarkdepression mit Leuko-/Thrombozytopenie
- Posttherapeutische Strahlenfolge bei Mantelfeldtechnik:
  - Pneumonitis (20 % d.F.) mit Dyspnoe und Reizhusten, evtl. leichte radiogene Lungenfibrose; Th.: Kortikosteroide inhalativ oder bei schweren Fällen systemisch.
  - Perikarditis, evtl. mit Perikarderguss und Herzvergrößerung (3 - 10 % d.F.)
  - Neurologische Komplikationen: Lhermitte-Syndrom mit Parästhesien der oberen Extremitäten (15 % d.F.), A. spinalis-anterior-Syndrom (durch radiogene Endangiitis obliterans der A. spinalis anterior), evtl. mit Lähmungen und radikulären Beschwerden
  - Bestrahlung der Schilddrüse: Evtl. Hypothyreose
  - Bestrahlung der Ovarien: Radiokastration
    Bestrahlung der Hoden: Passagere Azoospermie
    Es gibt keine Hinweise auf ein erhöhtes Risiko für Missbildungen/Schädigung bei Kindern erfolgreich chemo- oder radiotherapierter Eltern.
  - Auftreten von Zweitneoplasien: Siehe unten

NW der Chemotherapie: Siehe Kap. Internistische Tumortherapie

Rezidivtherapie:

Patienten mit Rezidiv nach Chemotherapie: 3 Gruppen

1. Progress = Primäre Therapieversager (10 % aller Patienten): Fortschreiten der Erkrankung während der Therapie oder innerhalb der ersten 3 Monate danach
2. Frührezidiv (15 % aller Fälle): Dauer der kompletten Remission 3 - 12 Monate
3. Spätrezidiv (15 % aller Fälle): Dauer der kompletten Remission ≥ 12 Monate: Erneute Chemotherapie mit guter Chance für Langzeitremissionen

Die Prognose für Patienten der 1. und 2. Gruppe ist ungünstig und erfordert intensivierte Therapiestrategien (Rezidivprotokolle: Siehe Internetinfos: *www.ghsg.org*):

Reinduktionstherapie, anschließend Hochdosischemotherapie (HDCT) gefolgt von autologer Blutstammzelltransplantation

Mittel der Reserve: Brentuximab Vedotin (Fusionsprotein aus einem Anti-CD30-Ak mit dem Zellgift Monomethyl-Auristatin E; NW + KI beachten.

Ergebnisse: Heilungschance bei Spätrezidiv ca. 50 %, bei Frührezidiv ca. 30 %, bei Rezidiv innerhalb der ersten 3 Monate unter 20 %

Nachsorge:

Da 2/3 aller Rezidive in den ersten zwei Jahren und > 90 % innerhalb der ersten fünf Jahre nach Abschluss der Primärtherapie entstehen, sind in den ersten Jahren Verlaufskontrollen notwendig: In den ersten 2 Jahren alle 3 Monate; danach alle 6 Monate (bis 5 Jahre).

Untersuchungsumfang:

- Zwischenanamnese (B-Symptome?) + klinische Untersuchung + Laborscreening
- Röntgen Thorax, Sonografie des Abdomens

Ergibt sich ein konkreter Verdacht auf ein Rezidiv, werden die gleichen Untersuchungen wie bei der Erstdiagnose durchgeführt.

Prg: Abhängig von:

- Staging (am wichtigsten)
- B-Symptomen und Risikofaktoren (siehe unter Staging).

Krankheitsfreies 5-Jahres-Überleben:

- Limitierte Stadien: > 90 %
- Intermediäre Stadien: ca. 90 %
- Fortgeschrittene Stadien: bis 88 %

Der günstigen Prognose der Primärerkrankung steht die Langzeittoxizität der Radio- und Chemotherapie gegenüber:

- Erhöhtes Risiko für Zweitneoplasien (als Folge der Radio-/Chemotherapie – ca. 15 %/20 J.) = wichtigste Spätkomplikation: Solide Tumoren, insbes. Mammakarzinom und Schilddrüsenkarzinom, akute myeloische Leukämie (ca. 1 % pro Jahr innerhalb der ersten 10 Jahre nach Therapiebeginn), sekundäre Non-Hodgkin-Lymphome
- Kardiotoxizität durch Anthracykline (Adriamycin) und mediastinale Bestrahlung
- Pulmonale Toxizität durch Bestrahlung und Bleomycin
- Gonadentoxizität mit Infertilität und Amenorrhö
- Schilddrüsenfunktionsstörungen

Um die therapiebedingten Früh- und Spät-NW zu vermindern, müssen Low-Risk-Patienten frühzeitig identifiziert werden und mit weniger toxischen Regimen behandelt werden.

Häufigste Todesursache bei M. Hodgkin:

1. Nicht kontrollierte Erkrankung (therapierefraktäres Rezidiv): 50 %
2. Sekundärneoplasien (30 %)
3. Infektionen (10 %)
4. Kardiopulmonale Spätschäden, z.B. nach Bestrahlung

NON-HODGKIN-LYMPHOME (NHL) [C85.9]

Internet-Infos: *www.lymphome.de*

Def: Maligne klonale Neoplasien, die von den B- oder T-Lymphozyten des lymphatischen Gewebes ausgehen (Sonderformen: 1. Plasmozytom mit primärer Manifestation im Knochenmark; 2. chronische lymphatische Leukämie = leukämisches B-Zelllymphom). 30 % der NHL manifestieren sich auch leukämisch.

Ep.: Ca. 10 - 12/100.000 Einwohner jährlich; zunehmende Häufigkeit; m : w = 1,5 : 1
Häufigkeitsgipfel im höheren Lebensalter. AIDS-Patienten haben eine bis zu 1.000fach erhöhte Inzidenz von NHL. Ca. 85 % B-Zell- und 15 % T-Zell-Lymphome (geografische Unterschiede)

Klassifikation der NHL nach klinischen, morphologischen, immunphänotypischen und molekulargenetischen Kriterien:

▶ Klinische Gruppierung der NHL:
1. Indolente (niedrig maligne) NHL (z.B. follikuläre Lymphome): ca. 70 %
Diese werden i.d.R. erst bei raschem Fortschreiten oder ausgeprägten klinischen Symptomen therapiert. Durch Chemotherapie ist keine Heilung möglich.
2. Aggressive (hoch maligne) NHL: ca. 30 % (überwiegend B-Zelle-Lymphome)
Diese enden ohne Therapie rasch tödlich, durch Chemotherapie jedoch überwiegend kurativer Therapieansatz.

▶ WHO-Klassifikation (2001): Unterscheidet zwischen Lymphomen der B- und T-Zellreihe und Lymphomen der frühen und späteren Vorläuferzellen der Lymphopoese. Auf den zytologischen Malignitätsgrad als übergreifendes Einteilungsprinzip wird verzichtet.

NHL der B-Zell-Reihe	NHL der T-Zell-Reihe
Vorläuferzell-Lymphome Vorläuferzell-B-lymphoblastische Leukämie/Lymphome	**Vorläuferzell-Lymphome** Vorläuferzell-T-Zell-lymphoblastische Leukämie/Lymphom
Periphere Lymphome **B-CLL, kleinzelliges lymphozytisches Lymphom** B-Zell-prolymphozytische Leukämie B-CLL-Variante: Mit monoklonaler Gammopathie/plasmozytoider Differenzierung **Lymphozytisches Lymphom** **Mantelzell-Lymphom** Variante: Blastisches Mantelzell-Lymphom **Follikuläres Lymphom** Varianten: Grad1, 2 und 3 Kutanes follikuläres Keimzentrumslymphom **Marginalzonen-B-Zell-Lymphom (MZL)** MALT-Typ Nodales Marginalzonen-B-Zell-Lymphom Marginalzonen-B-Zell-Lymphom der Milz Haarzell-Leukämie **Plasmazellmyelom/Plasmozytom** **Diffuses großzelliges B-Zell-Lymphom** Varianten: Zentroblastisch, immunoblastisch, T-Zell- oder histiozytenreich, anaplastisch-großzelliges Lymphom **Mediastinales (thymisches) großzelliges B-Zell-Lymphom** Intravaskuläres großzelliges B-Zell-Lymphom Primäres Ergusslymphom **Burkitt-Lymphom** Atypisches (pleomorphes) Burkitt-Lymphom	**Periphere Lymphome** T-Zell-CLL, prolymphozytische Leukämie T-Zell-großzelliges granuliertes lymphozytisches Lymphom Aggressive NK-Zell-Leukämie **Mycosis fungoides**/Sézary-Syndrom **Peripheres T-Zell-Lymphom, nicht spezifiziert** Subkutanes Pannikulitis-ähnliches T-Zell-Lymphom Hepatosplenisches gamma-delta T-Zell-Lymphom **Angioimmunoblastisches T-Zell-Lymphom** **Extranodales NK/T-Zell-Lymphom, nasal und nasaler Typ** Enteropathie-typisches T-Zell-Lymphom Adulte T-Zell-Leukämie/Lymphom (HTLV1+) **Anaplastisches großzelliges Lymphom, primär systemisch** Primäre kutane CD30-positive T-Zell-proliferative Erkrankung (Kutane T-Zell-Lymphome → siehe dort)

Ät.: 1. Immundefekte:
- Angeboren, z.B. Wiskott-Aldrich-Syndrom
- Erworben: Spätkomplikation einer Therapie mit Immunsuppressiva, Zytostatika; HIV-Infektion, Autoimmunerkrankungen (z.B. Sjögren-Syndrom)

2. Spätkomplikation nach Bestrahlung solider Tumoren, Exposition gegenüber radioaktiven Stoffen
3. Infektionen:
▶ Viren:
- HTLV 1 (oder 2)-Viren werden bei T-Zell-Lymphomen in Südjapan gefunden.
- Epstein-Barr-Virus (EBV):
EBV findet sich regelmäßig bei 2 Typen des Burkitt-Lymphoms: Dem endemischen Typ in Afrika und dem HIV-assoziierten Typ mit Expression des viralen Membranantigens LMP-1. Beim sporadischen Typ des Burkitt-Lymphoms findet sich das EBV jedoch nur in 20 % d.F.
- HHV8, HIV (SV 40-Virus?)

▶ Helicobacter: Eine langjährige Infektion der Magenschleimhaut mit Helicobacter pylori (oder Helicobacter heilmannii) kann niedrig maligne MALT-Lymphome des Magens verursachen. Eine HP-Eradikationstherapie kann im frühen Stadium IE zur Ausheilung führen!

4. Toxische Stoffe: Lösungsmittel (Benzol, Toluol, Xylol, Phytansäure u.a.)

Pg.: Durch Translokation entstandene Hybrid-Gene spielen eine Rolle in der Pathogenese der Lymphomentstehung.

Lymphomentität	Translokation	Charakterisiertes Gen	Normale Funktion
Follikuläres Lymphom	t(14;18)(q32;q21)	bcl-2	Apoptoseinhibitor
Mantelzell-Lymphom	t(11;14)(q13;q32)	cyclin d1	Zellzyklusregulator
Anaplastisch-großzelliges Lymphom	t(2;5)(p23;q35)	npm-alk	Tyrosinkinase
Extranodales Marginalzonenlymphom	t(11;18)(q21;q21)	mlt-1	Apoptoseinhibitor
Burkitt-Lymphom	t(8;14)(q24;q32)	c-myc	Transkriptionsfaktor

Stadien (Staging): Die 4-Stadieneinteilung der NHL erfolgt ähnlich wie bei M. Hodgkin nach der Ann Arbor-Klassifikation, wobei unterschieden wird zwischen einem primär nodalen Befall und einem primär extranodalen Befall. Die selteneren extranodalen NHL manifestieren sich überwiegend im Gastrointestinaltrakt (meist B-Zell-Lymphome vom MALT-Typ) sowie an der Haut (kutane T-Zell-Lymphome); aber auch andere Organe können betroffen sein (z.B. ZNS).

I	Befall einer einzigen Lymphknotenregion (I/N) oder lokalisierter Befall eines einzigen extralymphatischen Organs (I/E)
II	Befall von zwei oder mehr Lymphknotenregionen auf einer Seite des Zwerchfells (II/N) oder Vorliegen lokalisierter extranodaler Herde (II/E) und Befall einer oder mehrerer Lymphknotenregionen auf einer Seite des Zwerchfells (II/N/E)
III	Befall von zwei oder mehr Lymphknotenregionen auf beiden Seiten des Zwerchfells (III/N) oder Befall von lokalisierten extranodalen Herden und Lymphknotenbefall auf beiden Seiten des Zwerchfells (III/E oder III/N/E)
III1	Subphrenischer Befall, beschränkt auf Milz, zöliakale und/oder portale Lymphknoten allein oder gemeinsam
III2	Subphrenischer Befall mit Beteiligung paraaortaler, mesenterialer, iliakaler und/oder inguinaler Lymphknoten allein oder gemeinsam
IV	Disseminierter Befall eines oder mehrerer extralymphatischer Organe mit oder ohne Befall von Lymphknoten

Zum lymphatischen Gewebe gehören: Lymphknoten, Milz, Thymus, Waldeyerscher Rachenring, Appendix.

Zervikale, axilläre und inguinale Lymphknotenvergrößerungen sowie Leber- und Milzvergrößerungen gelten als je eine Region.

Die Stadien erhalten den Zusatz "A" bei Fehlen, "B" bei Vorliegen von:
- Nicht erklärbarem Fieber > 38 °C und/oder
- Nicht erklärbarem Nachtschweiß mit Wäschewechsel und/oder
- Nicht erklärbarem Gewichtsverlust (> 10 % des Körpergewichts innerhalb von 6 Monaten)

Anm.: Für die CLL und das Plasmozytom gelten andere Stadien (siehe dort).

KL.:
- Persistierende und/oder progrediente, meist schmerzlose Lymphknotenvergrößerungen
- Splenomegalie, seltener Hepatomegalie
- Extralymphatische Raumforderungen (z.B. HNO-Bereich, Gastrointestinaltrakt, Haut, ZNS)
- Allgemeinsymptome (Fieber, Gewichtsverlust, Nachtschweiß = sog. „B-Symptome")
- Beeinträchtigung der Hämatopoese: Anämie - Abgeschlagenheit und Müdigkeit; Thrombozytopenie - vermehrte Blutungsneigung, Petechien, Granulozytopenie, Hypogammaglobulinämie - Infektneigung

Klinische Risikofaktoren bei aggressiven NHL nach dem Internationalen Prognostic Index (IPI):
Alter > 60 J., Stadium III oder IV, > 1 Extranodalbefall, LDH ↑, schlechter AZ

DD:
- Unspezifische, reaktive Lymphadenitis
- Metastasen solider Tumoren
- Kollagenosen; Sarkoidose
- Tuberkulose, Toxoplasmose, HIV-, EBV-Infektion

Di.:
- Anamnese, B-Symptome
- Körperliche Untersuchung, Labor
- Großes Blutbild mit Thrombozyten und Retikulozyten, Urinstatus
- GOT, GPT, AP, γ-GT, Bilirubin, Kreatinin, Harnsäure, Blutzucker

- LDH, β_2-Mikroglobulin
- BSG, CRP, Elektrophorese, Gesamteiweiß
- Immunglobuline quantitativ, Immunfixation
- Blutgerinnungswerte
- Hämolyseparameter (LDH, Haptoglobin, Bilirubin), Coombs-Test
- Molekulare Diagnostik (Genexpressionsanalyse)
- Lymphknotenexstirpation (keine Biopsie!) mit Histologie/Immunhistologie: Aus diagnostischen, therapeutischen und prognostischen Gründen unerlässlich!
- Bildgebende Diagnostik:
  - Röntgen-Thorax in 2 Ebenen
  - Sonografie des Abdomens
  - CT Hals/Thorax/Abdomen
- Ergänzende Diagnostik:
  - Knochenmarkzytologie/-histologie
  - In Abhängigkeit von der klinischen Symptomatik: HNO-ärztliche Untersuchung, Gastroskopie, Koloskopie; Röntgenuntersuchung und/oder Szintigrafie des Skeletts
  - PET nur bei fraglichen Befunden in der bildgebenden Diagnostik und therapeutischen Konsequenzen oder im Rahmen von Studien zum Therapieansprechen!

Th.: Therapie in Zentren nach Therapieprotokollen (siehe *www.lymphome.de*)
Während die niedrigmalignen NHL nur in einem frühen Stadium evtl. heilbar sind, in der Mehrzahl der übrigen Fälle aber nicht, ist das primäre Therapieziel bei den hochmalignen Lymphomen immer die vollkommene Heilung der Erkrankung. Während niedrigmaligne NHL nicht in allen Fällen sofort behandelt werden müssen, sollten hochmaligne NHL stets schnellstmöglich therapiert werden. So heterogen wie die einzelnen Untergruppen der NHL, so verschieden sind die entsprechenden Therapieprotokolle. Im Folgenden sind die wichtigsten Entitäten kurz beschrieben.

Kriterien einer kompletten Remission:
Komplette Rückbildung aller objektiven Krankheitsbefunde mit völliger Rückbildung vorbestehender Lymphknotenvergrößerungen sowie einer vorbestehenden Hepatomegalie und Splenomegalie. Ausschluss einer weiter bestehenden Lymphominfiltration des Knochenmarks durch Knochenmarkenbiopsie, Normalisierung des Blutbildes mit Granulozyten > 1.500/µl, Hb > 12 g/dl und Thrombozyten > 100.000/µl.
Auch wenn nach diesen Kriterien eine komplette Remission vorliegt, lassen sich mittels PCR bei einem Teil der Patienten noch residuale Lymphomzellen nachweisen: „Minimal residual disease" (MRD).

NHL DER B-ZELL-REIHE

Follikuläre Lymphome (FL) [C.82]

Def: Zytogenetisches Merkmal ist in bis zu 90 % d.F. die chromosomale Translokation t(14;18)(q32;q21), die zu einer Überexpression des anti-apoptotischen bcl-2 Onkogens führt. FL verlaufen meist indolent über mehrere Jahre.

Ep.: Ca. 30 % aller NHL sind FL (zweithäufigstes NHL nach der DLBCL- siehe unten). Die Inzidenz beträgt 4/100.000/Jahr, das mediane Erkrankungsalter liegt bei 55 - 60 Jahren.
m : w = 1 : 1; 80 % d.F. werden erst im St. III/IV diagnostiziert.

Th.:
1. Lokalisierte Stadien (I, II): bis 15 % aller Patienten
   Eine „extended field" Bestrahlung mit einer Gesamtdosis von mindestens 30 Gy, ggf. mit neoadjuvanter Immuntherapie mit Rituximab, ist in der Lage, sehr lang anhaltende Krankheitsfreiheit zu erzielen (85 %/10 J. im St. I; 35 %/10 J. im St. II).
2. Generalisierte Stadien (III, IV): bis 85 % aller Patienten
   Die Behandlung im fortgeschrittenem Stadium ist palliativ und wird beim Auftreten krankheitsassoziierter Symptome eingeleitet (B-Symptome, hämatopoetische Insuffizienz, Einschränkung der Lebensqualität durch Lymphomprogression, symptomatische LK-Vergrößerungen).
   Therapie i.R. klinischer Studien: Immunchemotherapie: z.B. R-CHOP (Rituximab + Cyclophosphamid, Doxorubicin, Vincristin, Prednisolon) oder BR (Bendamustin + Rituximab) 6 Zyklen der Immunchemotherapie. Anschließend Erhaltungstherapie mit Rituximab.

Alternativen bei älteren Patienten > 65 - 70 J.: z.B.
- R-Bendamustin (Rituximab + Bendamustin 4 - 6 Zyklen)
- Radioimmuntherapie (RIT): Yttrium-90-Ibritumomab-Tiuxetan ± Rituximab

Therapie im Rezidiv: Beratung in Zentren, Therapie i.R. von Studien, z.B.
- Induktionstherapie mit Immunchemotherapie (s.o.)
- Konsolidierungstherapie bei jüngeren Patienten mit myeloablativer Hochdosischemotherapie + nachfolgende autologe Stammzelltherapie
- Erhaltungstherapie mit Rituximab; Alternative: RIT (s.o.)
- Bei jüngeren Patienten evtl. allogene SZT mit dosisreduzierter Konditionierung (i.R. von Studien)

Prg: Mittlere Überlebenszeit nach Erstdiagnose ca. 10 Jahre (Spannweite 2 - 20 Jahre)
Können beim molekularen Monitoring t(14;18)-positive Zellen im Blut/Knochenmark nachgewiesen werden, besteht erhöhtes Rezidivrisiko (und umgekehrt).
Der FLIPI-Index unterscheidet 3 Prognosegruppen (→ *Internet*)

Marginalzonenlymphome (MZL)

Def: Die MZL umfassen 3 Entitäten:
- Extranodales MZL: Mucosa-/MALT (80 %), Bronchus-/BALT, Haut-(skin) assoziierter Typ/SALT
- Nodales MZL
- Splenisches MZL mit oder ohne villöse Lymphozyten

Das MZL entsteht aus transformierten Zellen der extranodalen/nodalen Marginalzone und zeigt Proliferationsfähigkeit in nichtlymphatischen Geweben. Die Zellen exprimieren zytoplasmatisch oder membranständig Immunglobuline und B-Zellmarker, aber nicht den T-Zellmarker CD5 oder den B-Zellvorläufermarker CD10. Oft Assoziation mit Autoimmunerkrankungen (Sjögren-Syndrom, Hashimoto-Thyreoiditis). Eine besondere Form sind MALT-Lymphome des Magens, verursacht durch eine chronische Infektion mit Helicobacter pylori. Andere potenzielle Erreger sind C. jejuni, Chlamydien, B. burgdorferi.

Th.: Die Mehrzahl der MZL tritt in den lokalisierten Stadien I und II auf: HP-Eradikation und involved field-Bestrahlung.
Die Behandlung der generalisierten Stadien III und IV ist wie bei follikulären Lymphomen (siehe dort).

Prg: Bei niedrigmalignen MALT-Lymphome des Magens kann eine Eradikationsbehandlung von Helicobacter pylori zu einer Rückbildung des Lymphoms führen.

Mantelzell-Lymphom (MCL)

Def: Das Mantelzell-Lymphom ist gekennzeichnet durch variable Morphologie und typische Translokation t(11;14)(q13;q32) mit Cyclin-D1-Überexpression (über bcl-1). Die Tumorzellen zeigen eine Koexpression von B-Zellmarkern und CD5, im Gegensatz zur CLL aber kein CD23.

Ep.: 5 % aller NHL. Die Inzidenz beträgt 2/100.000/Jahr, der Altersmedian liegt bei 60 J.; m : w = 3 : 1.

KL.: Das klinische Bild wird durch Lymphknotenvergrößerungen, B-Symptome und oft eine Splenomegalie bestimmt. Extranodale Manifestationen sind häufiger als bei den follikulären Lymphomen. In bis zu 90 % liegt eine Knochenmarkinfiltration vor und damit ein fortgeschrittenes Stadium. In 25 % der Fälle werden Lymphomzellen im Blut nachgewiesen.

Th.: i.R. von Studien
- ▶ Jüngere Patienten < 65 J.:
  Induktionstherapie mit Immunchemotherapie + anschließende Hochdosischemotherapie mit autologer Stammzelltransplantation
- ▶ Ältere Patienten > 65 J.: z.B.
  R-CHOP oder R-Bendamustin (siehe follikuläres Lymphom)
- Erhaltungstherapie: z.B. mit Rituximab (R)
- Rezidivtherapie:
  - Erneute Immunchemotherapie
  - Einsatz neuer Substanzen:
    - mTOR-Inhibitoren, z.B. Temsirolimus
    - Proteasom-Inhibitoren, z.B. Bortezomib
    - Thalidomid, Lenalidomid u.a.
  - Bei jüngeren Patienten evtl. allogene SZT mit dosisreduzierter Konditionierung (i.R. von Studien)

Prg: MCL haben die ungünstigste Langzeitprognose (mediane Überlebenszeit ca. 5 J.).
Der MIPI-Index unterscheidet 3 Prognosegruppen (→ *Internet*).

Diffuses großzelliges B-Zell-Lymphom (DLBCL) [C.83.3]

Def: DLBCL sind i.d.R. aggressive (hochmaligne) NHL. Das follikuläre Lymphom Grad 3b, das mediastinale großzellige B-Zell-Lymphom und das primäre Ergusslymphom werden wie das DLBCL behandelt.

Ep.: 30 % aller NHL, damit häufigstes NHL

Th.: Der primäre Therapieansatz mit Chemoimmuntherapie ist kurativ mit Heilungsraten von 50 - 90 %
Mittels IPI-Analyse (Internationaler prognostischer Index → *Internet*) unterscheidet man drei Therapiegruppen:
1. Ältere Patienten (> 60 Jahre)
2. Jüngere Niedrig-Risikopatienten
3. Jüngere Hoch-Risikopatienten.

Die Kombination von Polychemotherapie (CHOP) + Rituximab (R-CHOP) ist die Standardtherapie für jüngere Niedrig-Risikopatienten und ältere Patienten. Für jüngere Hochrisiko- und Intermediärrisiko-Patienten gibt es keine Standardtherapie. Diese Patienten sollten in klinischen Studien mit neuen Therapieansätzen behandelt werden. Dazu gehört auch die Hochdosischemotherapie (HDCT) mit nachfolgender autologer Stammzelltransplantation.

Prg: Folgende Parameter sind mit einer ungünstigen Prognose assoziiert: Alter > 60 Jahre, Stadium III und IV, > 1 extranodaler Befall, schlechter Allgemeinzustand, LDH-Erhöhung.
Durch Genexpressionsanalysen können Subgruppen mit unterschiedlicher Prognose identifiziert werden:

Diffuses großzelliges B-Zell-Lymphom (D L B C L)	GCB-DLBCL (**G**erminal **C**enter **B**-Cell-like DLBCL)	ABC-DLBCL (**A**ctivated **B**-**C**ell-like DLBCL)
Genetische Alterationen	t(14;18)(q32;21) Zugewinn / Amplifikation von 2p Zugewinn / Amplifikation von 12q	Aktivierung des NFκB-Signalweges Zugewinn / Amplifikation von 3q Zugewinn / Amplifikation von 18q
Prognose 5-Jahresüberlebensrate	Bis 90 %	Bis 60 %

Mediastinales großzelliges B-Zell-Lymphom

Def: Primär mediastinale großzellige B-Zell-Lymphome sind lokal invasive Tumoren des vorderen Mediastinums, die histologisch zentroblastenähnliche Zellen und eine Sklerosierungstendenz zeigen. Medianes Alter bei Diagnosestellung ca. 30 - 40 J.; w > m.

KL.: Symptome, die durch den Mediastinaltumor verursacht sind, z.B. Atemnot und/oder obere Einflussstauung.

DD: Andere Mediastinaltumoren, Thymome, Lungenkarzinom, Sarkoidose u.a.

Th.: Behandlung wie bei DLBCL. In den lokalisierten Fällen wird im Anschluss daran eine konsolidierende Strahlentherapie des Mediastinums (involved field) durchgeführt.

Burkitt-Lymphom und Präkursor B-lymphoblastisches Lymphom

Def: Burkitt-Lymphome zeigen Blasten mit sehr hoher Proliferationsrate. Das endemische afrikanische Burkitt-Lymphom ist zu 95 %, das sporadische Burkitt-Lymphom zu 20 % mit EBV assoziiert. In 80 % findet sich die Translokation t(8;14), in 15 % t(8;22) und in 5 % t(2;8). Am häufigsten sind Kinder und Jugendliche betroffen. Bei Erwachsenen ist das Burkitt-Lymphom häufig mit einer HIV-Infektion assoziiert.
Das B-lymphoblastische Lymphom ist die nodale Variante der B-Vorläufer-ALL. Die Abgrenzung zwischen ALL und lymphoblastischem Lymphom erfolgt bei > 25 % Knochenmarkbefall (= ALL).

Th.: Wegen der hohen Proliferationsrate werden Patienten mit diesen Erkrankungen wie akute lymphatische Leukämien vom B-ALL-Typ behandelt. Wegen des hohen Risikos eines ZNS-Befalls ist eine Meningeosisprophylaxe notwendig (intrathekale Gabe von MTX, Cytarabin und Dexamethason oder prophylaktische Schädelbestrahlung).

HIV-assoziierte Lymphome

Th.: Antiretrovirale Therapie, CHOP ± Rituximab

Primäres zerebrales Lymphom (primary central nervous system lymphoma, PCNSL)

Def: Malignes Lymphom ausschließlich des ZNS; AIDS-definierendes Malignom

Ep.: Inzidenz 0,5/100.000/J. (HIV/AIDS: 30/100.000/J.)

Ät.: unbekannt

Hi.: 90 % diffuses großzelliges B-Zell-Lymphom (DLBCL)

KL.:
- 50 % Persönlichkeitsveränderungen, kognitive Störungen, psychomotorische Verlangsamung
- 50 % fokale neurologische Symptome, 1/3 Kopfschmerzen, 1/3 erhöhter Hirndruck
- Selten epileptische Anfälle (15 %), selten B-Symptome (10 %)

Di.:
- Zerebrale MRT, Biopsie (Steroide vor Biopsie vermeiden), HIV-Test
- Ausschluss eines systemischen Lymphoms, augenärztliche Untersuchung

DD: Maligne Gliome, Metastasen, entzündliche oder demyelinisierende Erkrankungen, Toxoplasmose

Th.: Studienteilnahme; kein allgemein akzeptierter Standard, zusätzlich Therapieindividualisierung (Alter, AZ etc.). Erstlinientherapie meistens basierend auf (high-dose-)Methotrexat, häufig zusammen mit Cytarabin (AraC) (oder andere Kombinationen), ggf. (bei selektierten Patienten) anschließend Hochdosischemotherapie mit autologer Stammzelltransplantation (HDC/ASCT). Ganzhirn-Schädelbestrahlung (WBRT) ohne Verlängerung des Gesamtüberlebens, aber Neurotoxizität häufiger, daher oft verzögerter Einsatz erst im Rezidivfall.
In klinischer Erprobung sind neuere Substanzen (Temozolomid, Rituximab u.a.).
Bei AIDS antiretrovirale Therapie, ggf. medikamentöse Immunsuppression reduzieren.

Pro: Therapieassoziierte Mortalität 5 - 10 %; Problem: Neurotoxizität (Assoziation mit Bestrahlung)
5-Jahresüberlebensrate ca. 25 - 50 % (schlechtere Prognose bei älteren Patienten > 65 J.); Ergebnisse besser mit HDC (nota: selektierte Patienten)

MULTIPLES MYELOM (MM) [C90.00]

Syn: M. Kahler, Plasmozytom (Dieser Begriff sollte nur bei solitärem Plasmozytom verwandt werden.)

Def: Niedrig-malignes B-Zell-NHL (Systemerkrankung) mit diffuser oder multilokulärer Infiltration des Knochenmarks durch einen Klon maligne transformierter Plasmazellen (= Myelomzellen).

Vo.: Inzidenz: 5/100.000 jährlich; das mittlere Alter bei Diagnose liegt bei ca. 70. J.; Männer und Afroamerikaner gehäuft. Häufigster Tumor von Knochenmark und Knochen.

Ät.: Unbekannt; in einigen Fällen ionisierende Strahlen, möglicherweise auch Pestizide

PPh: Häufig findet man zytogenetische Veränderungen des Immunglobulin-Gens auf Chromosom 14. Weitere genetische Veränderungen folgen im Verlauf der Erkrankung. Nach klonaler Vermehrung einer entarteten Plasmazelle infiltrieren diese das Knochenmark und produzieren Immunglobuline einer einheitlichen Struktur (Idiotyp) = monoklonale Immunglobuline (IgG, IgA, IgD) = Paraprotein oder nur freie Leichtketten (kappa oder lambda). Myelomzellen haben keine eigene osteolytische Aktivität, sondern stimulieren Osteoklasten und hemmen die Osteoblastenfunktion. Es wird angenommen, dass multiple Klone von Beginn an vorhanden sind und zu unterschiedlichen Zeitpunkten dominieren.

MM-Typen:
- Typ IgG (53 %)
- Typ IgA (25 %)
- Typ IgD (1 %)
- Leichtketten (= Bence-Jones)-Myelom (20 %)
- Asekretorisches Myelom (1 %)

KL.:
- 20% bei Diagnosestellung asymptomatisch
- Allgemeinsymptome: Müdigkeit, Abgeschlagenheit, Gewichtsverlust
- Meist erstmalig symptomatisch durch Komplikationen

Ko.: - Knochenschmerzen und Spontanfrakturen (bei Wirbelsäulenfrakturen, Abnahme der Größe, evtl. Gibbusbildung, Gefahr der Querschnittslähmung → DD: Knochenmetastasen)
- Hyperkalzämische Krisen (oft durch Osteolysen bedingt); KL.: Polyurie, Erbrechen, Somnolenz. Folge: Verschlechterung der Nierenfunktion, ANV; selten Nephrokalzinose
- Myelomniere (30 %): Toxischer Effekt der Leichtketten auf die Nierentubuli (Cast-Nephropathie). Zusätzlich Ablagerung von Leichtketten in den Basalmembranen der Glomeruli oder in Form von AL-Amyloid (siehe auch Kap. Paraproteinämische Nierenerkrankungen).
KL.: Nephrotisches Syndrom - 50 % entwickeln eine Niereninsuffizienz, 10 % dialysepflichtig.
→ Regelmäßige Kontrolle des Gesamteiweiß im Urin und der Nierenfunktion!

Beachte: Die Durchführung einer Urografie oder einer anderen Untersuchung mit Kontrastmittel ist relativ kontraindiziert, da es bei ungenügend hydrierten Patienten nach Gabe von jodhaltigen Röntgenkontrastmitteln zu Nierenversagen kommen kann (auch bei M. Waldenström).

- Antikörpermangelsyndrom mit Infektanfälligkeit (90 %), Anämie
- Hyperviskositätssyndrom: Erhöhung der Blutviskosität mit evtl. zerebralen Durchblutungsstörungen infolge Polymerenbildung bes. von IgA. Erfolgt die Polymerenbildung bei niedriger Temperatur, spricht man von Kryoglobulinen (Raynaud-artige akrale Durchblutungsstörungen).
- In manchen Fällen binden die monoklonalen Immunglobuline Gerinnungsfaktoren, so dass es (bes. bei zusätzlicher Thrombozytopenie) zu Blutungsneigung kommen kann.
- AL-Amyloidose (bis 10 % d.F.) mit Herzinsuffizienz, Malabsorption, Karpaltunnelsyndrom
- Selten Übergang in Plasmazellenleukämie (> 2.000 Myelomzellen/µl Blut) mit ungünstiger Prognose
- Erhöhtes Risiko für Zweitneoplasien, bes. myeloische Hämoblastosen (7 % nach 5 Jahren)
- Polyneuropathien (durch Ablagerung von freien Leichtketten)

Di.: Die Diagnose gilt als gesichert, wenn alle drei folgenden Kriterien vorliegen (International Myeloma Working Group, 2003):

- > 10 % Plasmazellen im Knochenmark (Knochenmarkaspirationszytologie) und/oder Nachweis eines Plasmozytoms (Histologie aus Biopsie). Bei asekretorischer Erkrankung sind > 30 % Plasmazellen im Knochenmark gefordert.
- Im Serum und/oder Urin nachweisbares monoklonales Protein (Immunfixation)
- Vorliegen eines Endorganschadens (CRAB-Kriterien: calcemia, renal disease, anemia, bone disease):
  - Hyperkalzämie und/oder
  - Niereninsuffizienz (Kreatininwert > 2 mg/dl) und/oder
  - Anämie (Hb-Wert < 10 g/dl oder 2 g/dl unter der Norm) und/oder
  - Knochenläsionen (bei solitärer Osteolyse > 30 % Plasmazellen im Knochenmark, bei Osteoporose Nachweis von Wirbelkörperfrakturen)

Die Diagnosekriterien wurden bereits 1968 durch Ossermann beschrieben (Ossermann-Kriterien):

1. Auftreten monoklonaler Immunglobuline im Plasma und/oder Urin mit Niereninsuffizienz, Polyneuropathie durch Ablagerung, Hyperviskosität
2. Plasmazellnester im Knochenmark und/oder Plasmazellanteil im Knochenmark > 15 % mit Anämie (Müdigkeit, Dyspnoe), Thrombopenie (Blutung), Leukopenie (Infektion)
3. Osteolytische Herde im Knochen oder Osteoporose mit Schmerz, Hyperkalzämie und pathologischen Frakturen (ohne adäquates Trauma); Hauptlokalisation: Schädel (Schrottschussschädel), Rippen, Wirbel, Becken, Femur, Humerus

Bildgebende Diagnostik:

Merke: Die Low-dose-CT ohne Kontrastmittel als das sensitivste Verfahren für Osteolysen hat das Röntgen nach dem Pariser Schema abgelöst. Die Skelettszintigrafie versagt, da Myelomherde häufig nicht speichern. MRT ist sensitiver für extramedulläre Herde und Myelonkompression, MRT und PET können Tumoraktivität beurteilen.

Lab: • **EXTREM BESCHLEUNIGTE BSG !** (1-h-Wert: > 100 mm n.W.)
Aber: Eine nur leicht beschleunigte Senkung schließt ein MM nicht aus: Beim Bence-Jones-Myelom sind BSG und Serumelektrophorese kaum verändert!

• Proteinurie mit L-Ketten-Ausscheidung = "Bence-Jones-Proteine":
Nachweis mittels Immunfixation; BJ-Proteine fallen beim Erhitzen auf 50°C aus und gehen bei hoher Temperatur wieder in Lösung.
Beachte: Urinstreifenteste sind nicht geeignet zum Nachweis von Bence-Jones-Proteinen.
Bence-Jones-Proteine finden sich bei 60 % aller MM vom Typ IgG- bzw. IgA und immer beim Leichtketten-Myelom.

- Freie Leichtketten im Serum: Nachweis mittels Immunoassay gegen Epitop des konstanten Teils der leichten Ketten, das im kompletten Immungobulin verborgen ist. Es wird die Menge der Myelom-assoziierten und der unbeteiligten Kette sowie der Quotient bestimmt. Sensitiveres Verfahren als Immunfixation. Verwendung zur Remissionsbeurteilung, als Prognosefaktor für MGUS und smoldering myeloma (siehe unten).
- Serumeiweißveränderungen:
  Gesamteiweiß vermehrt
  Immunfixation: Nachweis des monoklonalen Immunglobulins
  Elektrophorese: Schmalbasiger M-Gradient (Myelom/monoklonal) meist im γ-Bereich („Paraproteine“)
  M-Gradient beim IgA-Myelom oft in den β-Bereich verschoben und daher leicht verkannt. Ein M-Gradient fehlt beim Bence-Jones-Myelom und beim seltenen asekretorischen Myelom. Quantifizierung des Paraproteins über M-Gradient und der gesunden Immunglobuline (IgG, IgA, IgD) mittels Immunnephelometrie. Die Paraproteine haben keine Abwehrfunktion, daher Antikörpermangel-Syndrom.

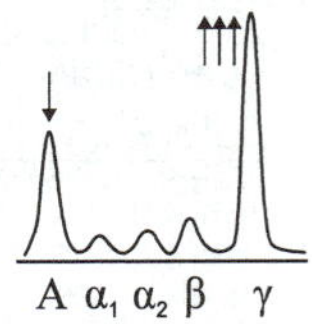

Monoklonale Gammopathie

- Hyperkalzämie (30 %)
- Anämie (oft makrozytär), seltener Neutropenie und Thrombozytopenie durch Verdrängung des blutbildenden Knochenmarks und direkten Einfluss der Tumorzellen auf die Hämatopoese
- Beta2-Mikroglobulin (β2-M) korreliert mit der Myelomzellmasse und dem Grad der Niereninsuffizienz und hat prognostische Bedeutung.

Stadieneinteilung (nach Durie und Salmon, 1975) - mit Angabe der Tumorzellmasse:
Zellen x $10^{12}/m^2$ Körperoberfläche:

Stadium I: (niedrige Tumorzellmasse: < 0,6)	Erfüllung aller 4 Kriterien: 1. Hb-Wert > 10 g/dl 2. Serum-Ca-Wert normal 3. Röntgenologisch normales Skelett oder nur eine solitäre Osteolyse 4. Geringe Konzentrationen monoklonaler Immunglobuline: a) IgG < 5 g/dl b) IgA < 3 g/dl c) Leichte Ketten im Urin: < 4 g/24 h
Stadium II:	Weder zu Stadium I noch zu Stadium III passend
Stadium III: (hohe Tumorzellmasse: > 1,2)	Eines oder mehrere der folgenden Zeichen: 1. Hb-Wert < 8,5 g/dl 2. Serum-Ca-Wert erhöht 3. Fortgeschrittene osteolytische Knochenveränderungen 4. Hohe Konzentrationen monoklonaler Immunglobuline: a) IgG > 7 g/dl b) IgA > 5 g/dl c) Leichte Ketten im Urin: > 12 g/24 h

Nach der Nierenfunktion werden die Stadien zusätzlich unterteilt in:
A) Serum-Kreatinin < 2 mg/dl - B) Serum-Kreatinin > 2 mg/dl

Stadieneinteilung (International Staging System [ISS-Stadien], 2005):

Stadium	Kriterien	Definition	Medianes Überleben (Monate)
I	Niedriges β2-M	β2-M < 3,5 mg/l Albumin ≥ 3,5 g/dl	62
II	Weder Stadium I noch III	β2-M < 3,5 mg/l Albumin < 3,5 g/dl oder β2-M = 3,5 mg/l bis < 5,5 mg/dl	44
III	Hohes β2-M	β2-M ≥ 5,5 mg/l	29

Verlauf: Progredientes Multiples Myelom (Mehrzahl der Fälle), durch Behandlung wird eine Plateauphase unterschiedlicher Dauer (= Remission) erreicht, bis die Erkrankung erneut aktiv wird (= Progress, Rezidiv) und wieder behandelt werden muss. Kann keine Remission erreicht werden, spricht man von einer refraktären Erkrankung.

DD: 1. Sekundäre monoklonale Gammopathie bei anderen malignen Erkrankungen des hämatopoetischen Systems (z.B. bei CLL, NHL), Autoimmunerkrankungen u.a.

2. Monoklonale Gammopathie unbestimmter Signifikanz (MGUS)[D47.2]
Vo.: Altersabhängig: Bis 5 % bei älteren Personen (> 70 J.), 0,3 % bei jüngeren Personen
Diagnosekriterien (Verlaufsbeobachtung entscheidend):
- Konstant niedrige Konzentration des monoklonalen Immunglobulins < 3 g/dl
- Infiltration des Knochenmarks mit klonalen Plasmazellen < 10 %
- Keine Endorganschäden (Hyperkalzämie, Niereninsuffizienz, Anämie, osteolytische oder diffuse Knochendestruktion)
- Ausschluss einer malignen Erkrankung des hämatopoetischen Systems
Prg: Risiko für die Entwicklung eines MM/anderen Plasmazellerkrankung: Ca. 1 %/Jahr (Risikofaktoren: Quotient freie Leichtketten abnormal, Paraprotein > 1,5 g/dl, kein IgG-Subtyp)

3. Smoldering Myeloma [C90.0]:
Plasmazellen > 10 % im Knochenmark oder Paraprotein > 3 g/dl und kein Endorganschaden
Prg: Übergang in ein MM in ca. 50 % innerhalb von 5 Jahren

Sonderformen:
- Solitäres Plasmozytom: Singuläre, medulläre oder extramedulläre monoklonale Plasmazellvermehrung ohne Systembeteiligung (Th.: Radiatio mit 50 % Heilungen)
- Plasmazell-Leukämie: Sehr aggressive Variante mit Plasmazellen im peripheren Blut
- Osteosklerotisches Myelom: POEMS-Syndrom = Polyneuropathie, Organomegalie, Endokrinopathie, M-Protein, Hautveränderungen (= skin)
- Schwer- bzw. Leichtkettenkrankheit oder AL-Amyloidose: Monoklonale Plasmazellen ohne Wachstumstendenz (MGUS with unlucky protein) aber mit Organschäden durch Ablagerung der leichten oder schweren Ketten bzw. Amyloid (Bildung einer Faltblattstruktur)

Differentialdiagnose monoklonale Gammopathie:

	Multiples Myelom	Smoldering Myeloma	MGUS
Klonale Plasmazellen im Knochenmark	≥ 10 %	≥ 10%	< 10%
Monoklonales Protein im Serum	Nachweisbar	≥ 30 g/l	< 30 g/l
Endorganschäden (CRAB-Kriterien	Nachweisbar	Nicht nachweisbar	Nicht nachweisbar
Andere Manifestationen			

Th.: Ind: Nur symptomatische Patienten mit Endorganschaden nach CRAB-Kriterien

A. **Erstlinientherapie:**

A1. Patienten < 75 J. in gutem AZ ohne Komorbiditäten: Hochdosiskonzept
Beginnend mit Induktion nach verschiedenen Protokollen (3er-Kombination mit neuen Substanzen, ca. 3 Zyklen, z.B. VDC = Bortezomib, Cyclophosphamid, Dexamethason oder PAD = Bortezomib, Doxorubicin, Dexamethason). Dann zytotoxische Mobilisation (z.B. Cyclophosphamid + G-CSF) mit autologer Stammzellapherese. Dann Hochdosistherapie (Melphalan 200 mg/m^2) mit nachfolgender autologer Stammzelltransplantation. Patienten < 65 Jahre, die nach der ersten Transplantation keine sehr gute partielle Remission (vgPR) erreichen, profitieren von einer 2. Transplantation (Tandemtransplantation). Patienten > 65 Jahre erhalten fest eine Tandemtransplantation mit jeweils 50 % Dosierung (Melphalan 100 mg/m^2). Im Anschluss Konsolidierungs- (wenige Zyklen) bzw. Erhaltungstherapie (2 Jahre oder Dauertherapie bis Progress) mit Lenalidomid oder Bortezomib in klinischen Studien.

A2. Patienten > 75 J. oder Komorbiditäten: Kombinationstherapie mit niedrigdosiertem Melphalan, Prednisolon und Thalidomid (MPT) oder Bortezomib (MPV) zeigt verlängertes Überleben im Vergleich zu Melphalan/Prednisolon ("Alexanian-Schema"). Erhaltungstherapie mit Lenalidomid oder Bortezomib/Thalidomid verbessert Langzeitergebnisse.

Allgemein:
- Thalidomid (ehem. Contergan), Lenalidomid (Revlimid®) und Pomalidomid sind immunomodulatorische Substanzen (Abk.: IMID). Sie haben zudem antiangiogenetische Wirkung und induzieren Apoptose. Kombination mit Dexamethason erhöht die Ansprechrate.

Beachtung von NW: Teratogen: Phokomelie! → Antikonzeption gewährleisten, Thromboserisiko → Prophylaxe mit ASS oder LMW-Heparin. Im Gegensatz zu Thalidomid verursacht Lenalidomid kaum Neuropathie und Müdigkeit, wirkt dafür aber myelosuppressiv.
Teratogenität, Antitumorwirkung und Immunmodulation der IMIDs werden über Cereblon-Bindung vermittelt (ggf. Biomarker und Angriffspunkt für eine „targeted therapy").

- Bortezomib (Velcade®), Carfilzomib, MLN9708 sind Proteasom-Inhibitoren; Beachtung von NW: Polyneuropathie (PNP), Diarrhö, Myelosuppression. PNP bei Boretzomib geringer bei 1 x wöchentlicher und subkutaner Gabe. PNP kaum bei neueren Proteasomen-Inhibitoren.
- Experimentelle Therapien mit Antikörpern: Elotuzumab (CS1), Daratumumab (CD38)

B. **Rezidivtherapie:**
- Erneute Hochdosistherapie mit nachfolgender autologer Stammzelltransplantation
- Therapieprotokolle: Bortezomib ± Dexamethason, Lenalidomid + Dexamethason, Bortezomib + Doxorubicin, Bendamustin (nicht-kreuzreagierendes Alkylanz) ± Steroide, Kombination Proteasomeninhibitor + IMID + Dexamethason
- Experimentelle Studienprotokolle unter Verwendung neuerer Substanzen, z.B. Vorinostat (Histondeacetylase-Inhibitor), Ibrutinib (Bruton-Tyrosinkinase-Inhibitor) u.a.
  - Allogene Stammzelltransplantation (SZT) nach myeloablativer oder nicht-myeloablativer (dosisreduzierter) Konditionierungstherapie = reduced intensity conditioning (RIC). Wenn vor der allogenen SZT eine autologe SZT erfolgt: Auto-/allo-Konzept.
  Ind: Junge Patienten mit Hochrisikoerkrankung, z.B. Frührezidiv nach Hochdosistherapie

C. **Ergänzende Therapiemaßnahmen:**
- Alle Patienten profitieren von einer frühzeitigen Gabe von Bisphosphonaten, die die Osteoklastenfunktion hemmen, z.B. Pamidronat (Aredia®) oder Zoledronat (Zometa®) → Reduktion von Frakturen der Wirbelsäule und von Schmerzen. Eine Rekalzifizierung erfolgt jedoch selten, da die Osteoblasten durch die Myelomzellen unverändert gehemmt werden. Beachte NW: Kieferosteonekrosen, bes. nach zahnärztlichen Interventionen → Konsil vor Therapie, Mundhygiene, antibiotische Prophylaxe vor großen Eingriffen. (Einzelheiten zu den Präparaten → siehe Kapitel Osteoporose)
- Bei Knochenherden Prophylaxe einer Spontanfraktur oder Schmerztherapie durch lokale Bestrahlung (10 - 20 Gy in 1 - 2 Wochen)
- Operative Fixation bei Fraktur, Vertebroplastie oder Kyphoplastie bei WK-Brüchen
- Intravenöse Substitution von IgG bei Antikörpermangelsyndrom und gehäuften Infekten
- Impfungen gegen Pneumokokken, Influenza
- Gabe von Erythropoetin bei Anämie und Gabe von G-CSF bei Granulozytopenie
- Plasmaseparation bei Hyperviskositätssyndrom

Partielle Remission:
Abfall Serum-Paraprotein ≥ 50 % und Urin-M-Protein ≥ 90 % oder ≤ 200mg/24h
Komplette Remission (CR) - alle Kriterien:
- Kein monoklonales Protein mehr in Serum und Urin nachweisbar (Immunfixation negativ)
- ≤ 5 % Plasmazellen im Knochenmark und Verschwinden von Weichteilplasmozytomen

Nachsorge:
Monatliche Überwachung von Immunglobulinkonzentration (monoklonal/polyklonal), Blutbild, Serumkalzium, Nierenfunktion

Prg:
- Ungünstige Prognosefaktoren:
  - ISS-Stadium, Komplikationen (Niereninsuffizienz), refraktärer klinischer Verlauf (Frührezidiv)
  - Zytogenetik (abnormaler Karyotyp) oder FISH-Analyse mit del17p-, t(4;14), t(14;16), +1q
  - Genexpressionsprofil (GEP): Unterschiedliche Definitionen
- Überlebenszeit: Jüngere Patienten mit optimaler Therapie (inklusive Hochdosistherapie und autologer Stammzelltransplantation sowie neuen Substanzen): 10-Jahresüberleben bis 50 %

IMMUNOZYTOM (M. WALDENSTRÖM) [C88.00]

Syn: Makroglobulinämie

Def: B-Zell-Immunozytom (lymphoplasmozytisches Lymphom = LPL) mit Bildung monoklonaler IgM-Globuline.

Vo.: 4 x seltener als Plasmozytom, höheres Lebensalter

KL.: Osteolysen und Hyperkalzämie werden nicht beobachtet, sondern nur eine Osteoporose. Auch die Nieren werden sekundär bedeutend weniger geschädigt. Allerdings beeinträchtigen die Makroglobuline die Aggregation der Thrombozyten und binden auch Gerinnungsfaktoren, wodurch es nicht selten zu hämorrhagischer Diathese kommt. Durch Kälteagglutinine vom Typ IgM kann es zu Coombs-positiver autoimmunhämolytischer Anämie kommen. Die monoklonalen IgM-Globuline können zum Hyperviskositätssyndrom mit Raynaud-artigen akralen Durchblutungsstörungen an den Händen und Sehstörungen führen. Bei Gabe jodhaltiger Kontrastmittel kann es zum akuten Nierenversagen kommen (KI!). Fakultativ sind Lymphknotenschwellung und Hepatosplenomegalie, evtl. kommt es zu peripheren Neuropathien. Die BSG ist sehr hoch.

DD: Monoklonale Gammopathie unbestimmter Signifikanz (MGUS → siehe Kap. MM); CLL, Multiples Myelom u.a.

Di.: Nachweis monoklonaler IgM-Globuline (Immunfixation) + LPL-Zellinfiltration des Knochenmarks. Untersuchung auf evtl. Kryoglobuline und Kälteagglutinine; häufig MYD88L265P-Mutation

Th.: Die Therapie ist palliativ in Abhängigkeit vom Beschwerdebild. Es existiert keine Standardtherapie. Gängige Ersttherapie sind Fludarabin/Cyclophosphamid/Rituximab oder Bendamustin/Rituximab.
Bei Hyperviskositäts-Syndrom: Plasmapherese (= Aderlässe mit Entfernung des Plasmas und Retransfusion der Erythrozyten).

Prg: Internationaler prognostischer Index (ISSWM)

Risikogruppe	Niedrig	Intermediär	Hoch
Alter > 65 J.	−	+ / −	+
4 weitere Risikofaktoren (jeder zählt als 1 Punkt):			
Hb < 11,5 g/dl Thrombozyten < 100.000/µl β2-Mikroglobulin > 3 mg/l IgM > 70 g/l	0 -1	0 - 2	> 2
5-J.-Überleben (%)	87	68	36

HAARZELLLEUKÄMIE [C91.40]

Def: Niedrigmalignes lymphozytisches NHL vom B-Zell-Typ (Transformation früher Stammzellen der B-Zellreihe); Kennzeichen: Haarzellen (hairy cells) mit fransenartigen Zytoplasmaausläufern, zytochemischem Nachweis der tartratresistenten sauren Phosphatasereaktion und Expression von B-Zellmarkern (CD11c und CD103 positiv), Vermehrung retikulärer Fasern im Knochenmark. Sehr selten Haarzellleukämie-Variante mit Leukozytose.

Vo.: Selten, Inzidenz: 0,3/100.000/J., medianes Erkrankungsalter 55 - 60 J., m : w = 4 : 1

KL.: Im Frühstadium leichte, später schwere Panzytopenie durch diffuse Markinfiltration und Markfibrose (Punctio sicca!) sowie erhöhte Zellsequestration in der Milz bei Splenomegalie (Hyperspleniesyndrom), erhöhte Infektneigung- und Blutungsneigung, Schwäche

DD: Panzytopenien anderer Genese; Osteomyelosklerose, myelodysplastisches Syndrom, aplastische Anämie

Di.: Klinik - Sono (Splenomegalie) - Blutbild/Knochenmarkbefund mit Zytochemie/Immuntypisierung - Genetik: Oft BRAF V600E-Mutation

Th.: Chemotherapie ist erst bei Auftreten von Symptomen indiziert:

1. Therapie der Wahl: Purinanaloga: Cladribin (2-CDA = 2-Chlorodeoxyadenosin) i.v. oder s.c. Nach 1 - 2 Kursen Dauerremissionen in ca. 85 % (8-Jahres-Überlebensrate ca. 70 %) oder Pentostatin.

   Cave: Langandauernde Suppression der T-Zellen, daher Risiko infektiöser Komplikationen.
2. Interferon-α: ca. 70 % gutes Ansprechen, aber langjährige Therapie nötig, selten komplette Remissionen, erhebliche Nebenwirkungen.
3. Beim Rezidiv kann Rituximab wirksam sein.
4. Splenektomie ist nur selten erforderlich bei sehr großer Milz oder Versagen der übrigen Therapie.

Symptomatische Behandlung von Infektionen u.a. Komplikationen.

Prg: Oft langsamer Verlauf, häufigste Todesursache: Infekte

CHRONISCHE LYMPHATISCHE LEUKÄMIE (CLL) [C91.10]

Internet-Infos: *www.dcllsg.de; www.cll.de*

Def: Leukämisch verlaufendes B-Zell-Lymphom von niedrigem Malignitätsgrad (indolentes lymphozytisches Lymphom). Klonale Proliferation und Akkumulation immuninkompetenter B-Lymphozyten im peripheren Blut, in Lymphknoten, Milz und Knochenmark. Die neoplastischen B-Lymphozyten haben eine verlängerte Überlebenszeit.
Der CLL geht meist ein nicht diagnostiziertes, klinisch asymptomatisches Vorstadium mit Vermehrung klonaler B-Zellen voraus. Diese haben die biologischen Merkmale leukämischer Zellen und werden als monoklonale B-Zell-Lymphozytose (MBL) bezeichnet. Bei > 5 % der über 60-jährigen ist eine MBL nachweisbar. Das Risiko der Transformation in eine behandlungsbedürftige CLL beträgt etwa 1 %/J.

Anm.: Die früher als T-CLL bezeichnete Leukämie ist keine CLL, sondern eine T-Prolymphozytenleukämie (T-PLL).

Ep.: Häufigste Leukämieform; durchschnittliche Inzidenz 4/100.000/Jahr; zunehmende Inzidenz im höheren Lebensalter: Im 5. Lebensjahrzehnt ca. 5/100.000 pro Jahr, im 8. Lebensjahrzehnt ca. 30/100.000 pro Jahr; m : w = 2 : 1, in Japan sehr selten.

Ät.: Unbekannt; genetische Faktoren (3fach erhöhtes Erkrankungsrisiko bei Kindern von CLL-Patienten); im Verdacht stehen organische Lösungsmittel als erworbener Risikofaktor.

KL.:
- Erkrankung zum Zeitpunkt der Diagnose in ca. 50 % d.F. symptomloser Zufallsbefund aufgrund erhöhter Lymphozytenzahlen, gel. Leistungsminderung, Nachtschweiß.
- Lymphknotenvergrößerungen (derb, indolent): initial 50 %, später die meisten Patienten
  - Mediastinale Lymphknotenvergrößerungen (Rö. Thorax, CT): ca. 25 %
  - Abdominale Lymphknotenvergrößerungen (Sonografie, CT) : ca. 10 %

  Merke: Lymphknotenvergrößerungen sind im Verlauf einer CLL oft vorhanden (bei CML selten, bei akuter Leukämie in 30 % vorhanden).
- Evtl. Splenomegalie, geringe Lebervergrößerung
- Hauterscheinungen: Pruritus, chronische Urtikaria, mukokutane Purpura, Herpes zoster (generalisatus), Herpes simplex (exulcerans et persistens), Mykosen, Erythrodermien, knotige Hautinfiltrate

  Merke: Bei den genannten Hautaffektionen im höheren Alter auch an CLL denken!
- Selten Parotisschwellung und Tränendrüsenbefall (Mikulicz-Syndrom [K11.8])

Ko.:
1. Infekte infolge Antikörpermangelsyndrom, Granulozytopenie und Chemotherapie (häufigste Komplikation und häufigste Todesursache)
2. Coombs-positive autoimmunhämolytische Anämie (AIHA) durch Wärmeautoantikörper vom Typ IgG in 10 % d.F. und evtl. Autoimmunthrombozytopenie
   Evans-Syndrom = AIHA + Autoimmunthrombozytopenie [D69.3]
3. Hypersplenismus
4. Selten zelluläres Hyperviskositätssyndrom (Leukostase-Syndrom) bei Lymphozytose > 500.000/µl (→ neurologische oder kardiovaskuläre Störungen)
5. Richter-Syndrom (5 %): Transformation in sekundär hoch malignes NHL mit ungünstiger Prognose
6. Auftreten von Zweitmalignomen (9 %/15 Jahren)

Lab:
- Hämatologie:
  - Peripheres Blut:
    Permanente Leukozytose mit einem hohen Lymphozytenanteil (meist 70 - 95 %). Permanente Erhöhung der absoluten Lymphozytenzahl über 5.000/µl. Typisch, aber nicht obligat sind Gumprecht-Kernschatten (gequetschte Kerne von Lymphozyten) im Blutausstrich.
  - Knochenmarkzytologie/-histologie ist in der Regel nicht erforderlich:
    Anteil reifer Lymphozyten ≥ 30 % aller kernhaltigen Zellen bei normalem oder erhöhtem Zellgehalt.
- Durchflusszytometrische Immunphänotypisierung der Lymphozyten:
  - Nachweis des B-CLL-Immunphänotyps (CD19, CD20, CD23)
  - Nachweis einer Leichtkettenrestriktion (Kappa oder Lambda)
- Serumeiweißveränderungen (sehr häufig)
  - Antikörper-Mangelsyndrom (B-Zelldefekt!) in 50 % d.F.
  - Auftreten monoklonaler Immunglobuline (oft IgM)
  - Auftreten inkompletter Wärme-Auto-Antikörper (s.o.)
- Zytogenetik: > 80 % haben chromosomale Veränderungen:
  Günstige Prognose: Deletion 13q14 (relative Häufigkeit 55 %)

Intermediäre Prognose: Trisomie 12q (15 %)
Ungünstige Prognose: Deletion 17p13 (5 %), Deletion 11q22 (20 %), p53-Mutation

Stadieneinteilung der CLL nach Binet (1981): (am gebräuchlichsten)

Stadium	Merkmale	Mediane Überlebenszeit (Jahre)
A	< 3 vergrößerte Lymphknotenregionen } *	> 10
B	≥ 3 vergrößerte Lymphknotenregionen } *	5
C	Hb < 10,0 g/dl und/oder Thrombozytopenie < 100.000/µl Lymphknotenstatus irrelevant	< 3

*) Hb > 10,0 g/dl und Thrombozyten > 100.000/µl
Die RAI-Klassifikation unterscheidet die Stadien 0 bis IV → siehe *Internet*.

DD:
- Reaktive Lymphozytosen (Klinik, meist polyklonale T-Zellmarker)
- Monoklonale B-Lymphozytose (MBL) mit < 5.000 monoklonalen B-Lymphozyten/µl, wobei in 80 % d.F. ein CLL-Phänotyp vorliegt.
- Leukämisch verlaufende Lymphome (z.B. Mantelzell-Lymphom)
- Chronische myeloische Leukämie (typisches Blutbild, Philadelphia-Chromosom)
- Lymphknotenvergrößerungen anderer Genese (Lymphknotenhistologie)
- DD eines Pruritus ohne initial sichtbare Hautveränderungen:
  - Allergien
  - Darmparasiten
  - CLL und andere maligne Lymphome
  - Polycythaemia vera
  - Eisenmangel
  - Diabetes mellitus
  - Niereninsuffizienz
  - Seniler Pruritus, psychogener Pruritus
  - Cholestase, primär biliäre Zirrhose
  - Primär sklerosierende Cholangitis

Di.: Nach den Kriterien des International Workshop on CLL (IWCLL) 2008 wird die Diagnose durch den Nachweis folgender Kriterien gesichert:
- Nachweis von ≥ 5.000 klonalen B-Lymphozyten/µl im peripheren Blut, wobei die Klonalität der zirkulierenden B-Lymphozyten durchflusszytometrisch gesichert sein muss. Unterhalb dieses Wertes kann die „Diagnose" monoklonale B-Zell-Lymphozytose (ungewisser Signifikanz) (MBL) gestellt werden, wenn keine Krankheitszeichen vorliegen (B-Symptome: Fieber, Nachtschweiß, Gewichtsverlust; Lymphadenopathie, Hepatomegalie, Splenomegalie, Zytopenie etc.).
- Vorherrschen kleiner, morphologisch reif wirkender Lymphozyten in der zytologischen Untersuchung
- Koexpression von B-Zellantigen CD19, CD20 und CD23 und dem T-Zellantigen CD5 in der Durchflusszytometrie bei relativ schwacher Expression von CD20
- Durch die Leichtkettenrestriktion (κ oder λ) kann die Monoklonalität der Zellen bewiesen werden.

Eine Knochenmarkpunktion ist bei erfüllten Diagnosekriterien nicht notwendig. Eine Lymhknotenbiopsie ist nur bei fehlender leukämischer Ausschwemmung oder Verdacht auf eine Transformation in ein aggressives Lymphom angezeigt (Richter-Syndrom).

Th.: Die Deutsche CLL-Studiengruppe (DCLLSG) hat alters- und risikoadaptierte Therapieprotokolle vorgeschlagen (siehe *http://dcllsg.de/*).

Ind: Symptomatische Patienten im St. Binet A oder B sowie alle Patienten im St. Binet C. Grundsätzlich gilt die Regel, dass die Lymphozytenzahl allein kein Therapieindikator ist!

A. Erstlinientherapie:

A1. Patienten in gutem Allgemeinzustand / mit guten Organfunktionen:
FCR-Schema: Fludarabin (F) + Cyclophosphamid (C) + Rituximab (R). Die Zugabe von R zu FC verlängert das progressionsfreie Überleben um ca. 20 Monate (CLL8-Studie). Die CLL10-Studie vergleicht das FCR-Schema mit dem BR-Schema (Bendamustin + Rituximab) als Therapiealternative.

A2. Patienten in reduziertem Allgemeinzustand / Organdysfunktionen - 2 Alternativen:
- Chlorambucil (Leukeran®): Dieses Mittel hat eine starke Wirkung auf das lymphatische System, es führt aber kaum zu einer Depression der Granulozyten und Thrombozyten. Beendigung der Chemotherapie bei Leukozytenzahlen < 20.000/µl.
- Bendamustin (Levact®): Zeigt in einer Studie bessere Ergebnisse als Chlorambucil. Durch Hinzufügen von Rituximab kann die Wirksamkeit verbessert werden.

B. Rezidivtherapie:
- Erneuter Therapieversuch mit der Erstlinientherapie, falls die Remission ≥ 2 J. anhielt.
- Fludarabin (als Mono- oder Kombinationstherapie)

- Anti-CD52-AK: Alemtuzumab (in der EU nicht mehr zugelassen) → NW: Stärkere Immunsuppression und opportunistische Infektionen; evtl. Kombination mit Fludarabin
- Anti-CD20-Ak: Ofatumumab; PI3kdelta-Inhibitor CAL-101 (in Prüfung)
- Allogene Stammzelltransplantation nach dosisreduzierter Konditionierung
  Therapieprinzip: Graft-versus-Leukämie-Effekt
  Ind: Hochrisikopatienten in gutem AZ mit ungünstiger Zytogenetik
  Durch Halbierung der therapieassoziierten Mortalität im Vergleich zur myoablativen Konditionierung ist die dosisreduzierte allo-SCT auch noch bei Patienten bis ca. 65 J. durchführbar. Überlebensrate ca. 65 %/4 J.

C. Ergänzende Therapiemaßnahmen:
- Strahlentherapie: Ind.: Lokale niedrig dosierte Bestrahlung großer Lymphome oder einer großen Milz
- Bei AIHA oder Autoimmunthrombozytopenie: Glukokortikosteroide
  Bei kritischen Thrombozytopenien vor Operationen Thrombozytensubstitution und hoch dosiert Immunglobuline i.v.
- Impfung gegen Influenza und Pneumokokken
- Bei Infekten durch Ak-Mangelsyndrom (IgG < 0,5 g/l) Substitution von Immunglobulinen + gezielte Antibiotikatherapie.

Prg: Überlebenszeiten sehr variabel und abhängig von Stadium, Zytogenetik und Laborparametern (s.o.). Die CLL ist durch Chemotherapie und Antikörper-basierte Therapie nicht heilbar. Die einzige kurative Option besteht in der allogenen Stammzelltransplantation.

Primär extranodale Lymphome des Gastrointestinaltraktes

Syn: Primäre gastrointestinale Lymphome

Def: Unter den primär extranodalen Lymphomen stellen die des Gastrointestinaltraktes mit etwa 35 % aller Fälle die häufigste Form dar. Sie haben ihren Ursprung im schleimhautassoziiertem Lymphgewebe (mucosa associated lymphatic tissue, MALT-Lymphome = Maltome).
Die bei MALT-Lymphomen zu beobachtende Translokation t(11;18)(q21;q21) bewirkt eine Fusion des Apoptoseinhibitors API2 und des 18q-Gens MLT. Diese API2-MLT-Fusion findet sich bei 50 % der MALT-Lymphome. In 10 % findet sich die Translokation t(1;14)(p22;q32).

Ep.: Inzidenz: 0,7/100.000/Jahr
2 % aller Malignome des Gastrointestinaltraktes sind maligne Lymphome.
40 % sind niedrig maligne, 60 % sind Hochmaligne. Der in Europa und Nordamerika beobachtete „Western type" betrifft meist ältere Menschen. (6. - 7. Lebensjahrzehnt), der „mediterrane Typ", der überwiegend im Dünndarm lokalisiert ist, betrifft vorzugsweise jüngere Patienten (2. - 3. Lebensjahrzehnt).

Ät.:
- 90 % der niedrig malignen MALT-Lymphome des Magens sind Folge einer chronischen Infektion mit Helicobacter pylori; gel. Ursache ist eine Infektion mit Helicobacter heilmannii. Auch beim IPSID (s.u.) wurde vereinzelt eine HP-Infektion beobachtet und erfolgreich behandelt.
- Das Enteropathie-assoziierte T-Zell-Lymphom beobachtet man als Komplikation einer glutensensitiven Enteropathie (Zöliakie des Kindes, Sprue des Erwachsenen).

Lok:
- Magen (ca. 70 %, meist MALT-Lymphome)
- Dünndarm mit Ileozökalregion (ca. 20 %)
- Selten Dickdarm

Histologische Klassifikation primär gastrointestinaler Lymphome (nach Isaacson 1994)

Primäre B-Zell-Lymphome des Gastrointestinaltraktes
- MALT-Typ
  - Niedrigmaligne MALT-Lymphome
  - Hochmaligne MALT-Lymphome mit oder ohne niedrigmalignen Anteilen
- Immunoproliferatives Syndrom des Dünndarms (Syn.: Mediterranes Lymphom; immunoproliferative small intestinal disease = IPSID)
  - Niedrigmaligne Lymphome
  - Hochmaligne Lymphome mit oder ohne niedrigmalignen Anteilen
  Das mediterrane Lymphom sezerniert ein atypisches IgA mit defekter schwerer Kette: α-Ketten-Erkrankung
- Mantelzell-Lymphom (Synonym: Lymphomatöse Polypose des Jejunums)
- Burkitt- oder Burkitt-ähnliche Lymphome
- Andere Formen

Primäre T-Zell-Lymphome des Gastrointestinaltraktes
- Enteropathie-assoziierte T-Zell-Lymphome (EATL)
- Nicht-Enteropathie-assoziierte T-Zell-Lymphome
- Andere Formen

Stadieneinteilung primärer gastrointestinaler Lymphome: Ähnlich der Ann Arbor-Klassifikation

KL.: Im Frühstadium oft symptomlos, später evtl. Schmerzen, Inappetenz, evtl. B-Symptome (Fieber, Gewichtsverlust, Nachtschweiß)

Ko.: Blutung, Ileus, Perforation, Malabsorptionssyndrom, enterales Eiweißverlust-Syndrom

Di.:
- Endoskopie mit Biopsien + Histologie
- Röntgendiagnostik des Dünndarms (Enteroklysma), Sono, CT, MRT
- Evtl. explorative Laparotomie
- Knochenmarkbiopsie und -zytologie

Lab: Bei IPSID evtl. Nachweis von monoklonalem IgA ohne Leichtketten (Serum, Urin)

Th.: Stadiengerechter Einsatz von Antibiotika, Chirurgie, Chemotherapie und Bestrahlung im Rahmen kontrollierter Studien.
HP-Eradikation führt bei niedrigmalignen MALT-Lymphomen des Magens im St. IE in bis zu 90 % zur Heilung.
t(11;18)(q21;21)-positive MALT-Lymphome sprechen nicht auf HP-Eradikation an.
Kommt eine antibiotische Behandlung nicht infrage, führt eine Strahlentherapie (bei indolenten Lymphomen) oder eine kombinierte Chemo-/Strahlentherapie (bei aggressiven Lymphomen) zu Heilungsraten von 90 % und mehr.

NHL DER T-ZELL-REIHE [C.84]

Wegen ihrer Seltenheit in Mittel- und Westeuropa (ca. 10 - 15 % aller NHL) werden nur die wichtigsten Krankheitsbilder aufgeführt.

Kutane T-Zell-Lymphome

Ep.: Inzidenz: 0,1 - 1/100.000 jährlich
2/3 der Hautlymphome sind kutane T-Zell-Lymphome (CTCL) und davon > 90 % T-Helferzell-Lymphome (positiver CD 4-Marker). Mycosis fungoides (kutane Form) und Sézary-Syndrom (generalisierte Form) sind kutane T-Helferzell-Lymphome mit gleicher Histologie, die vorzugsweise im höheren Lebensalter vorkommen. Sie machen knapp 50 % der kutanen NHL aus.

Klassifikation der kutanen T-Zell-Lymphome
1. Vorläufer-T-Zell-Neoplasie
   T-lymphoblastisches Lymphom/Leukämie
2. Periphere T-Zell-Lymphome
   T-CLL
   Mycosis fungoides } 45 %
   Sézary-Syndrom }
   Pagetoide Retikulose
   Pleomorphes klein-, mittel- und großzelliges Lymphom (HTLV-1)
   T-immunoblastisch
3. Andere Formen kutaner lymphoproliferativer Erkrankungen

Histologie:
- Sog. Lutzner-Zellen (Sézary-Zellen): Atypische T-Lymphozyten mit zerebriformen Einschnürungen der Zellkerne
- Pautrier-Mikroabszesse = intraepidermale Anhäufung von Lymphozyten
- Mycosiszellen = große basophile Zellen mit großen Nukleolen

Mycosis fungoides (MF) [C84.0]

Def: Chronisch verlaufendes, niedrig malignes peripheres T-Zell-Lymphom mit primär kutaner Manifestation, das in fortgeschrittenen Stadien Lymphknoten und innere Organe befällt und schließlich letal endet. 5 % der MF-Fälle verlaufen als Sézary-Syndrom.

Stad: 1. Prämykosides Stadium: Scharf begrenzte, infiltrierte Erytheme mit feiner Schuppung, dazwischen Inseln nicht-befallener Haut, ausgeprägter Juckreiz, oft persistierend über Jahrzehnte
2. Infiltratives Stadium: Infiltration der Herde mit Verdickung der Haut, größere Plaques, Befall des gesamten Integuments, oft starker Juckreiz
3. Mykosides Tumorstadium: Bildung von halbkugeligen Tumoren innerhalb der Infiltrate mit Neigung zu Erosionen und Ulzerationen
4. Systemische Ausbreitung: Meist im fortgeschrittenen Tumorstadium, Befall von Milz/Lymphknoten, Leber, Lunge, Gastrointestinaltrakt, ZNS, Nachweis von polymorphen lymphoiden Zellen (Mycosis-fungoides-Zellen) im Blut. 5 % treten als Sézary-Syndrom auf (s.u.)

TNM-Stadien - siehe: *www.derma.de/85.0.html*

Di.: Klinik + Histologie + Immunhistochemie + Molekularbiologie

Th.: Wegen relativ kleiner Fallzahlen fehlen randomisierte Therapiestudien.

Stadium 1 und 2:
- PUVA-Therapie: Psoralengabe + UVA Bestrahlung der Haut → 25 % Langzeitremissionen, evtl. Kombination mit Acitretin
- Extrakorporale Photopherese: Psoralengabe + extrakorporale UVA-Bestrahlung (PUVA-Therapie) der Leukozyten
- Interferon α
- Ganzkörper-Bestrahlung mit schnellen Elektronen in speziellen Zentren (gute Resultate)

Stadium 3 - 4: Zusätzlich palliative Chemotherapie

Prg: Die Mycosis fungoides im Stadium 1 zeigt einen langsamen Verlauf (unbehandelt bis zu 20 J.); im Tumorstadium rasche Progredienz und schlechte Prognose.

Sézary-Syndrom [C84.1]

Def: Kutanes T-Zell-Lymphom von niedrigem Malignitätsgrad, gekennzeichnet durch eine diffuse Erythrodermie mit Ausschwemmung von Sézary-Zellen ins periphere Blut.

KL.: Trias:
1. Generalisierter Hautbefall: Starker Juckreiz, Erythrodermie, palmoplantare Hyperkeratosen, zusätzlich Alopecie und Onychodystrophie
2. Lymphknotenschwellungen
3. Leukämisches Blutbild mit Sézary-Zellen (s.o.)

Di.: Klinik + Histologie + Immunhistochemie + Molekularbiologie + Labor

Th.:
- Wie Mycosis fungoides PUVA Therapie, Photopherese, Interferon α
- Chemotherapie in Spätstadien, z.B. nach dem Winkelmann-Schema: Chlorambucil + Prednisolon in niedriger Dosierung

Prg: Relativ günstiger Verlauf über mehrere Jahre, dann häufig rasche Dekompensierung mit Tumorbildung an der Haut und letalem Ausgang.

Periphere T-Zell-Lymphome (nicht anderweitig spezifiziert)

Angioimmunoblastisches T-Zell-Lymphom [C84.4]

Syn: Frühere Namen: „Angioimmunoblastische Lymphadenopathie" (AILD), „Lymphogranulomatosis X"

Def: Altersgipfel bei 60 Jahren. Die meisten Patienten befinden sich bei Diagnosestellung in einem fortgeschrittenen Stadium. Die Lymphomzellen stammen von follikulären T-Helferzellen (FTH) ab; Histologie: Hyperplasie von CD21+ follikulären dendritischen Zellen und Expression von FTH-Markern. 90 % der Patienten leiden an massiver B-Symptomatik (Fieber, Nachtschweiß, Gewichtsverlust). Rasch sich verändernde Lymphknotenvergrößerungen, ausgeprägte Entzündungszeichen (BSG und CRP sehr hoch), Anämie, Hypergammaglobulinämie, Hautexanthem und Autoimmunphänomene.

Extranodales NK / T-Zell-Lymphom vom nasalen Typ

Für Patienten in den lokalisierten Stadien wird eine Strahlentherapie empfohlen (komplette Remissionsrate ca. 65 %, von denen die Hälfte andauert). Wegen der hohen Rate systemischer Rezidive ist eine zusätzliche Chemotherapie mit anthracyclinhaltigen Polychemotherapieschemata (CHOP) indiziert.

Großzellig-anaplastisches Lymphom (T- und Null-Zell-Typ)

Ep.: Bis zu 30 % der NHL bei Kindern, 3 % der NHL bei Erwachsenen

Eine klinisch und histologisch heterogene Gruppe, deren Tumorzellen das CD30-Antigen exprimieren. Bei bis zu 80 % d.F. findet sich die Translokation t(2;5)(p23;q35) mit einer Positivität für das ALK-Antigen P80.
Diagnose und Therapie der nodalen Form entsprechen denen der aggressiven B-Zell-Lymphome. ALK+ -Fälle mit der Translokation t(2;5) haben eine bessere Prognose als ALK-Fälle.

Vorläufer-T-lymphoblastisches Lymphom

Das T-lymphoblastische Lymphom ist die nodale Variante der T-Vorläufer-ALL. Die Abgrenzung zwischen ALL und lymphoblastischem Lymphom erfolgt üblicherweise bei 25 % Blasteninfiltration.

Th.: Alle peripheren T-Zell-Lymphome werden mit anthracyclinhaltigen Polychemotherapieschemata (z.B. CHOP oder CHOEP) gefolgt von autologer SZT bei aggressiven Verläufen therapiert. In ca. 60 % wird eine komplette Remission erreicht, ca. 50 % dieser Patienten rezidivieren in den ersten 2 Jahren.
Die Prognose der peripheren T-Zell-Lymphome ist wesentlich schlechter als die der aggressiven B-Zell-Lymphome. Die mediane progressionsfreie Überlebenszeit beträgt 14 Monate, die mediane Überlebenszeit 3 Jahre.
In klinischen Studien werden Protokolle mit primärer Therapieintensivierung erprobt.

Anm: CHOP: Cyclophosphamid, Hydroxydaunorubicin (= Doxorubicin), Vincristin (Oncovin®), Prednisolon - CHOEP: zusätzlich zu CHOP Etoposid

Prg: Die Prognose entspricht der T-Vorläufer-ALL der entsprechenden Altersstufe.

LEUKÄMIEN [C95.90]

Internet-Infos: *www.kompetenznetz-leukaemie.de*

Historie: Leukämie bedeutet "weißes Blut" und bezieht sich auf die verbreiterte Leukozytenmanschette (buffy coat) auf der Erythrozytensäule nach Zentrifugieren des Blutes) bei Leukämiepatienten mit sehr hohen Leukozytenzahlen. Virchow prägte den Begriff bei einer chronischen myeloischen Leukämie.

Def: Systematisierte diffuse autonome Proliferation einer Leukozytenrasse. Die Expansion eines malignen Zellklons führt zur generalisierten Ausbreitung im blutbildenden Knochenmark, evtl. Infiltration extramedullärer Organe und Ausschwemmung leukämischer Zellen ins Blut.

3 Krankheitsgruppen:
1. Akute Leukämie (AL)[C95.00]: Akute lymphatische (ALL)[C91.00] und akute myeloische Leukämie (AML)[C92.00]
2. Chronische myeloische Leukämie (CML)[C92.10]
3. Chronische lymphatische Leukämie (CLL)[C91.10]

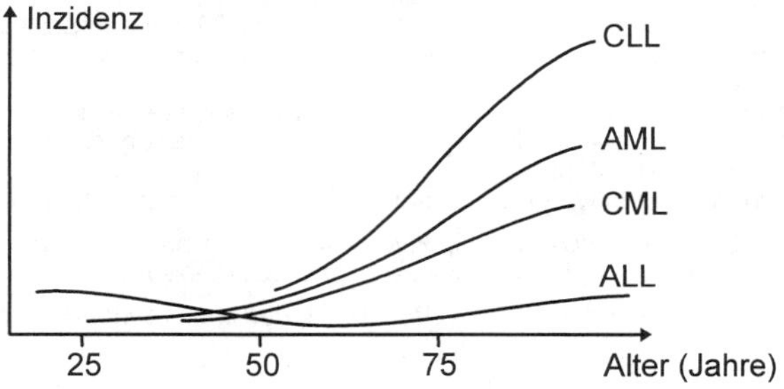

Ep.: ALL: 1,5 / 100.000 Einwohner/Jahr
AML: 2,5 / 100.000 Einwohner/Jahr
CLL: 3 / 100.000 Einwohner/Jahr
CML: 2 / 100.000 Einwohner/Jahr

Beachte: Häufigkeit der akuten Leukämie zweigipflig: Im Kindesalter überwiegend ALL, im höheren Alter überwiegend AML.

Taxonomische Zusammenhänge zwischen Leukämien und malignen Lymphomen:

M. Hodgkin	Non-Hodgkin-Lymphome		
	CLL	Chronische	CML
	ALL	Akute	AML
		L E U K Ä M I E N	

Folgen einer Leukämie:
1. Verdrängung der normalen Hämatopoese mit Anämie, Granulozytopenie, Thrombozytopenie → Folgen: Schwäche, bakterielle Infekte, Blutungsneigung
2. Schädigung des B- und T-Zellsystems der Lymphozytopoese mit Infektanfälligkeit
3. Evtl. Infiltration von Organen und dadurch bedingte Beschwerden

AKUTE LEUKÄMIE [C95.00]

Internet-Infos: *www.kompetenznetz-leukaemie.de; www.uni-duesseldorf.de/AWMF/II/025-014.htm*

Def: Maligne klonale Neoplasie der hämatopoetischen Zellen: Maligne Transformation der Knochenmarkstammzelle mit Differenzierungsblock der Vorläuferzellen und Ausschwemmung unreifzelliger Blasten ins Blut. Folge ist eine Trizytopenie im peripheren Blut mit entsprechenden Symptomen.
"Unreifzellig" ist ein zytologischer Begriff und bezieht sich auf die Morphologie der leukämischen Zellen. "Akut" ist ein klinischer Begriff und bezieht sich auf den Verlauf. In den meisten Fällen treffen beide Ausdrücke den Sachverhalt, da unreifzellige Leukosen meist akut verlaufen. Bei

den Leukosen, die mit einem myelodysplastischen Vorstadium beginnen, kann es jedoch Monate bis Jahre dauern, bis sich die akute Leukämie manifestiert.

Ep.: Inzidenz für ALL: 1,5/100.000/Jahr; für AML: 3,7/100.000/Jahr
80 % der akuten Leukämien im Kindesalter sind ALL (häufigste maligne Erkrankung im Kindesalter). 80 % der akuten Leukämien im Erwachsenenalter sind AML, Häufigkeit mit dem Alter ansteigend.

Ät.:
1. Viren: HTLV 1 (oder 2)-Viren verursachen eine endemische Sonderform der T-ALL [C91.5], die in Südjapan und der Karibik auftritt.
2. Knochenmarkschädigung durch:
   - Benzol (BK-Nr. 1303), Lost, Zytostatika (20 %): Alkylanzien, Topoisomerase II-Inhibitoren; vermutlich auch Pestizide, Chloramphenicol, Phenylbutazon u.a. Noxen
   - Ionisierende Strahlen (z.B. Hiroshima, ^{32}P-Therapie der Polycythaemia vera): Verdopplung des Leukämierisikos (akute Leukämie und chronische Myelose) bei einer Ganzkörperdosis von 1 Gy bei Erwachsenen (und 30 mGy bei Feten)
3. Genetische Faktoren: Erhöhtes Vorkommen der AML bei Trisomie 21 = Down-Syndrom, Klinefelter-Syndrom (XXY u.a. Varianten), Ataxia teleangiectasia u.a.
4. Entwicklung einer AML aus bestimmten Erkrankungen der Hämatopoese: Aus einem MDS, einer aplastischen Anämie, einer myeloproliferativen Erkrankung (Osteomyelofibrose, Polycythaemia vera) oder aus einer PNH.

Pg.: Kausale Noxe → genetische Schäden (z.B. Bildung von Hybrid-Genen durch Translokation) → neoplastische Transformation der hämatopoetischen Stammzellen und Expansion des malignen Zellklons auf Kosten der normalen Hämatopoese. Die klinische Symptomatik resultiert aus einer progredienten Knochenmarkinsuffizienz.

Pat: Im Blut und Knochenmark finden sich wenig differenzierte oder undifferenzierte Blasten mit großen atypischen Nukleolen, schmalem, basophilen Zytoplasmasaum. Bei der Myeloblasten-Leukämie finden sich in bis zu 25 % d.F. Auerstäbchen im Zytoplasma. Bei der AML-M3 (Promyelozytenleukämie) können die Auerstäbchen in Bündeln (= faggots) auftreten (Faggot-Zellen). Abhängig davon, ob die leukämischen Zellen ihr Muttergewebe noch erkennen lassen, belegt man die akuten Leukämien mit dem Attribut myeloisch (AML), lymphatisch (ALL), selten undifferenziert (AUL), selten biphänotypisch oder bilineär. Hingegen sind im Einzelnen Fall die leukämischen Zellen in sich uniform. Ein Fehlen der mittleren Entwicklungsstufen innerhalb der Granulopoese ist typisch (Hiatus leucaemicus).
Organmanifestationen:
Knochenmark, Milz, Leber, Lymphknoten, in fortgeschrittenen Fällen finden sich leukämische Infiltrate in zahlreichen Organen, z.B. Nieren, Lunge, Haut (Chlorom), Gehirn: Meningeosis leucaemica - vorzugsweise bei ALL = Komplikations- und Rezidivquelle.

▶ A M L:

FAB-Klassifikation der AML (French-American-British-Group) nach morphologischen Kriterien:

AML-Subtypen		Zytochemie positiv für
M0	Mimimal differenzierte AML	—
M1	AML ohne Ausreifung	POX
M2	AML mit Ausreifung	POX
M3	Akute Promyelozyten-L. (APL)	POX
M4	Akute myelomonozytäre L.	POX + Esterase
M5	Akute monozytäre Leukämie	Esterase
M6	Akute Erythroleukämie	—
M7	Akute megakaryoblastäre L.	—

POX = Myeloperoxidasereaktion; Esterase = α-Naphthylacetatesterasereaktion [α-NE)

Der M0-Subtyp ist nur durch immunozytologische Marker [CD13, CD33, CD65] der myeloischen Reihe zuzuordnen.

WHO-Klassifikation der AML von 2008 (verkürzt):
- AML mit definierten zytogenetischen Chromosomenbefunden: Siehe unten
- AML mit MDS (myelodysplastische Syndrome)
- AML therapiebedingt
- Andere Formen der AML (FAB-Subtypen u.a. seltenere Formen)

2 Hauptgruppen der AML:

1. AML ohne chromosomale Aberrationen (48 %): NPM-, FLT3-, CEBPA-Mutationen, MLL-PTD: Heilungsraten bis 30 %
2. AML mit chromosomalen Aberrationen (52 %) → 2 Untergruppen:
   2.1 AML mit balancierten Chromosomenveränderungen (ohne DNA-Verlust): t(8,21), t(15,17), inv(16): Langzeit-Heilungsraten > 60 %
   2.2 AML mit unbalancierten Chromosomenveränderungen in Form von Verlust oder Zugewinn von Chromosomenmaterial: Heilungsraten < 15 %

Einteilung der AML in Prognosegruppen nach Zytogenetik und molekularen Mutationen:

Prognosegruppe	Genetische Subgruppe
Günstige Prognosegruppe (Niedrigrisiko)	• t(15;17)/PML-RARA (= APL-RARα) • t(8;21)/AML-ETO (Core-binding-factor- [CBF] AML) • inv(16)/t(16;16) CBFB-MYH11 • Isolierte NPM1-Mutationen (normaler Karyotyp) • Isolierte CEBPA-Mutationen (normaler Karyotyp)
Mittlere Prognosegruppe (Intermediäres Risiko)	• Normaler Karyotyp • Trisomie 8
Ungünstige Prognosegruppe (Hochrisiko)	• Komplexe Aberrationen (≥ 3 chrom. Anomalien) • Monosomie 7 • Anomalien an Chromosom 3 • FLT3-Längenmutationen (FLT3-LM/FLT3-ITD) • MLL-PTD

Anm.: 3 Beispiele für die Möglichkeit von „targeted therapies" (s.u.) sind unterstrichen.

▶ ALL:

ALL-Subtypen	Morphologie
L1 = Kindlicher Typ	Vorwiegend kleine Blasten
L2 = Erwachsenen-Typ	Heterogene Zellpopulation
L3 = Burkitt-Typ	Vorwiegend Blasten

Zytochemie der ALL: PAS +; Peroxidase und Esterase —.

Immuntypisierung und Zyto-/Molekulargenetik der ALL

Subtyp	Marker	Erwachsenen-Inzidenz	Typische Aberrationen	
			Zytogenetik: z.B.	Molekulargenetik
B-Vorläufer-ALL		72 %, davon:		
- Pro-B-ALL	CD10-	11 %	t(4;11)	ALL1-AF4
- Common ALL	CD10+	49 %	t(9;22)	BCR-ABL
- Prä-B-ALL	cy-IgM+	12 %	t(9;22), t (1;19)	BCR-ABL, E2A-PBX1
Reife B-ALL	s-IgM+	4 %	t(8;14)	MYC-IgH
T-Linien-ALL		24 %, davon	t(10;14)	LMO-TCR; TAL1-TCR
- Frühe pro- und prä-T-ALL	CD2-,CD3-	6 %	t(1;14)	
- Intermediäre T-ALL	CD2+,CD1a+	12 %		
- Reife T-ALL	CD2+,CD1a-	6 %		

Anm.: Chromosomale Anomalien bei hämatologischen Neoplasien:
- Numerische Aberration: Zugewinn oder Verlust eines oder mehrerer ganzer Chromosomen
- Strukturelle Aberration: Zugewinn oder Verlust von Chromosomenabschnitten
- Inversion: Drehung eines Chromosomenstücks innerhalb eines Chromosoms um 180°
- Balancierte Translokation: Stückaustausch zwischen zwei Chromosomen ohne Materialverlust oder -zugewinn
- Reziproke Genfusion: Korrelat einer balancierten Translokation auf molekularer Ebene durch die Fusion normalerweise nicht benachbarter Genabschnitte.

Wichtige Translokationen bei der ALL: Eine ungünstige Prognose hat die Translokation t(9;22)(q34;q11) [BCR-ABL], die bei ca. 25 - 30 % der erwachsenen ALL-Patienten zu finden ist (bei Kindern nur ca. 5 %; bei CML 95 %), zytogenetisch kann ein Philadelphiachromosom (Ph) nachweisbar sein. Eine spezifische Therapie steht mit Imatinib zur Verfügung (s.d.). Ebenfalls ungünstig ist die t(4;11)(q21;q23) [MLL-AF4]. Die Translokation t(12;21)(p13;q22) tritt häufig bei der kindlichen ALL auf (20 - 30 %) und ist mit einer günstigen Prognose vergesellschaftet. Die t(8;14)(q24;q32) [IGH-MYC] ist typisch für die reife B-ALL.

Risikogruppen:

Ungünstige Prognosefaktoren bei ALL:
Leukozyten > 30.000/μl
Alter > 50 Jahre
Zytogenetik: t(9;22), t(4;11)
Subtyp: pro-B-ALL
Zeit bis zur Remission > 3 Wo.

Ungünstige Prognosefaktoren bei AML:
Leukozyten > 100.000/μl
Alter > 60 Jahre
Therapiezyklen bis Remission > 1
Zytogenetik: abn(3q), 5/5q, 7/7q, abn(12p), abn(17p), komplex veränderte Karyotypen

KL.: 1. Allgemeinsymptome mit kurzer Anamnese: Abgeschlagenheit, Fieber, Nachtschweiß
2. Symptome infolge Trizytopenie im peripheren Blut:
- Anfälligkeit für bakterielle Infekte infolge Granulozytopenie, Entzündungen an den Haut-Schleimhautübergängen, Pilzinfektionen (Soor durch Candida albicans)
- Beschwerden als Folge einer Anämie (Blässe, Dyspnoe, Müdigkeit)
- Blutungen infolge Thrombozytopenie u./o. Verbrauchskoagulopathie (bes. bei Promyelozytenleukämie)

3. Weitere Symptome:
- Evtl. Lymphknotenschwellungen (30 %), Splenomegalie, seltener Lebervergrößerung finden sich häufiger bei Kindern als bei Erwachsenen.
- Hypertrophische Gingivitis bei myelomonozytärer (M4) und monozytärer (M5) Leukämie
- Meningeosis leucaemica, bes. bei ALL mit leukämischen Infiltraten am Augenhintergrund und vielgestaltigen neurologischen Symptomen
- Leukämische Haut- und Organinfiltrationen, evtl. Knochenschmerzen bei kindlicher ALL
- Blutungen infolge disseminierter intravasaler Gerinnung (DIC) und sekundärer Hyperfibrinolyse bei akuter Promyelozytenleukämie (APL)
- Bei sehr hohen Leukozytenzahlen evtl. Komplikationen durch Mikrozirkulationsstörungen (Leukostase).

Lab:
- Blutbild, Knochenmarkzytologie und -histologie:
  - Die Leukozytenzahl per se ist nicht entscheidend, da diese bei allen Leukämien normal, erhöht oder erniedrigt sein kann (40 % der Erstpräsentationen sind subleukämisch = normale oder erniedrigte Leukozytenzahlen). - Allein die unreifzelligen Elemente im Blut und Knochenmark sichern die Diagnose (wenn die leukämischen Blasten nur im Knochenmark zu finden sind, spricht man von einer aleukämischem Präsentation). Definitionsgemäß muss der Anteil der Blasten im KM an den kernhaltigen Zellen bei der ALL > 25 % (darunter: lymphoblastisches oder Burkitt-Lymphom) und bei der AML > 20 % (darunter: myelodysplastisches Syndrom) sein.
  - Trizytopenie im Blut: Anämie, Thrombozytopenie und Granulozytopenie

  Merke: Sind Leukozyten, Erythrozyten und Thrombozyten zahlenmäßig normal, so ist eine akute lymphatische oder myeloische Leukämie mit großer Wahrscheinlichkeit ausgeschlossen.
- BSG ↑, evtl. Harnsäure ↑ und LDH ↑ (vermehrter Zellumsatz)
- Liquorzytologie bei ALL und M5-AML (KI bei thrombopenischer Blutungsneigung)
- Zytochemie, Zytogenetik, Immuntypisierung
- Molekulargenetik, Identifikation eines Marker zur Beurteilung der minimalen Resterkrankung (minimal residual disease = MRD); Nachweisgrenze sollte bei 1 Leukämiezelle/10.000 Zellen liegen. Die MRD-Diagnostik wird zunehmend zur Therapiesteuerung, Prognoseabschätzung und frühzeitige Rezidivdiagnostik („molekulares Rezidiv") eingesetzt.

DD: 1. Bei Lymphknotenschwellungen mit atypischen Lymphozyten im Blutbild: Mononukleose. (Bei Mononukleose: Buntes Blutbild mit Reizformen der Lymphozyten; Thrombozyten und Erythrozyten meist normal, positiver Paul-Bunnell-Test bzw. Ak-Titer gegen EBV)
2. Bei Panzytopenie: Aplastisches Syndrom und Myelodysplasiesyndrom

Di.: Klinik - Blutbild und Knochenmarkbefund mit Zytochemie, Zytogenetik, Immuntypisierung

Th.: **Risikoadaptierte Therapie in Zentren nach Therapieprotokollen innerhalb von Studiengruppen**. Eine Therapieverzögerung > 5 Tage verschlechtert die Prognose!

Ziel: Eradikation der leukämisch transformierten Stammzellen mit kompletter Remission (s.u.) und Heilung.

A) **Symptomatisch:** Unterstützende Behandlung (supportive care):
Sorgfältige Hygiene, keimarme Räume, Infektprophylaxe durch selektive Dekontamination von Oropharynx und Gastrointestinaltrakt mit lokal wirksamen Antimykotika und Antibiotika. Substitution von Erythrozyten und Thrombozyten nach Bedarf. Bei Fieber unter Granulozytopenie: Gabe von Breitbandantibiotika (siehe Kap. Fieber).

Prophylaxe eines Tumorlyse-Syndroms unter zytostatischer Therapie: Reichliche Flüssigkeitszufuhr und Gabe von Allopurinol und evtl. Rasburicase, Vorphase-Chemotherapie

B) Chemotherapie:

Ziel: Erreichen einer kompletten Remission (CR) = Normalisierung von Blutbild + Knochenmark (im Knochenmark weniger als 5 % blastäre Zellen) und Verschwinden evtl. extramedullärer Manifestationen. Hierzu muss durch eine ① Remissionsinduktionstherapie die Zahl maligner Zellen um mindestens drei Zehnerpotenzen vermindert werden. Durch anschließende ② Konsolidierungstherapie und ③ Reinduktionstherapie sollen weitere Leukämiezellen vernichtet werden. Danach folgt eine ④ remissionserhaltende Chemotherapie.

1. ALL im Kindesalter:

In Abhängigkeit davon, ob eine B-ALL oder Non-B-ALL vorliegt oder ob es sich um High-risk-Patienten handelt, z.B. mit t(9;22), variieren die Therapieschemata.

1. Vorphasetherapie mit Prednison + Vincristin bei hoher Leukämiezellzahl (>25.000/µl)
2. Remissions-Induktionstherapie mit Dexamethason, Vincristin, Daunorubicin, L-Asparaginase führt in ca. 95 % d.F. zur Vollremission. Je nach Protokoll kommen weitere Zytostatika zum Einsatz.
3. Extrakompartmenttherapie: Zur Prophylaxe einer ZNS-Beteiligung intrathekale und systemische Therapie mit Methotrexat. Zusätzlich wird bei Risikopatienten sowie bei manifestem ZNS-Befall eine Schädelbestrahlung durchgeführt (nicht jedoch im 1. Lj.).
4. Reinduktionstherapie: Wiederholungen der Induktionstherapie und
5. Erhaltungstherapie über mindestens 24 Monate, z.B. mit Methotrexat, 6-Mercaptopurin

Therapieergebnisse: Nach 5 Jahren leben noch ca. 80 % der Kinder, nach 10 Jahren noch bis 50 %. Unter den Langzeitüberlebenden finden sich nur solche Patienten, die bei Diagnosestellung normale bis gering erhöhte Leukozytenzahlen hatten und die nach der ersten Induktionstherapie rezidivfrei blieben.

2. ALL bei Erwachsenen und Adoleszenten ab 15 Jahre:

Alle Patienten sollen i.R. von Studien behandelt werden. Wenn dies nicht möglich ist, gelten in Deutschland die GMALL-Therapieempfehlungen (→ *Internet*). Eine international anerkannte Standardtherapie existiert nicht. Therapiephasen und Zytostatika ähneln der Therapie im Kindesalter.

Ergebnisse: Prognose schlechter als bei Kindern. Gesamtüberleben ca. 50 %, bei Patienten > 65 J. ca. 20 - 30 %. Prognostisch günstiger ist die reife B-ALL (3-Jahres-Überleben ca. 80 %), die mit Chemotherapie und dem anti-CD20-Ak Rituximab behandelt wird.

3. AML im Erwachsenenalter:

Risikoadaptierte Therapie nach Protokollen verschiedener AML-Gruppen

- Induktionstherapie: z.B. 2 Zyklen des 7 + 3-Schemas: Tag 1 - 7 Ara-C (Cytarabin); Tag 3 - 5 Daunorubicin oder Idarubicin: CR in 60 - 80 %
- Konsolidierungstherapie:
  - Empfehlungen im Alter bis ca. 60 J.:
    Bei niedrigem Risikoprofil der AML: 3 - 4 Zyklen Ara-C
    Bei intermediärem oder hohem Risiko allogene SZT in der 1. Remission
    Bei genetisch definierten Subgruppen der AML kann die Induktionstherapie durch zielgerichtete Substanzen („targeted therapies") ergänzt werden:
    - AML mit FLT3-ITD: Therapie mit dem FLT3-Inhibitor Midostaurin
    - Core-binding-factor [CBF]-AML: Therapie mit Gemtuzumab-Ozogamicin
  - Bei Patienten > 60 J. gibt es keine Standardempfehlungen (verschiedene Protokolle i.R. von Studien).
- Erhaltungstherapie: i.R. von Studien (verschiedene Protokolle)

Ergebnisse: Rate kompletter Remissionen 60 - 80 %. Durch intensive Chemotherapie können bis zu 99,9 % der Leukämiezellen zerstört werden; die verbleibenden leukämischen Zellen lassen sich aber bei der Mehrzahl der Patienten trotz intensivster Konsolidierungstherapie nicht vernichten. Die 5-Jahresrezidivfreiheit liegt bei ca. 30 – 40 %, abhängig vom Typ der akuten Leukämie, dem Lebensalter, der Zytogenetik, begleitenden Risikofaktoren, der Komorbidität und vom Therapieschema. Ein frühes Rezidiv ist prognostisch ungünstig. Die höchsten Heilungsraten sind durch allogene SZT möglich.

C1) Myeloablative allogene Transplantation von hämatopoetischen Stammzellen (SZT) aus:

- Peripherem Blut (PBSCT): Häufigstes Verfahren
- Knochenmark (KMT; englisch: BMT)
- Nabelschnurblut (UCBT)

Vorteile der PBSCT:

- Für den Spender relativ unbelastende Gewinnung von Stammzellen aus dem peripheren Blut durch Leukapherese.

- Die Regeneration der Blutbildung erfolgt schneller (ca. 10 Tage nach PBSCT versus ca. 20 Tage nach KMT).

Ind: . Die Indikationsstellung basiert auf einer individuellen Risikostratefizierung. Patienten sollten infektfrei, in Remission, unter 50 - 60 J. und ohne schwere Komorbidität sein. Die SZT erfolgt in der ersten Remission bei Hochrisiko-Patienten (z.B. ALL mit t(9;22) oder AML mit FLT3-ITD) oder bei Rezidiv (Standard- oder Niedrigrisiko). Voraussetzung: Vorhandensein eines histokompatiblen Spenders: Der Familienspender muss HLA-identisch sein (MRD: matched related donor; Chance bei Geschwistern: 25 %) und in der gemischten Lymphozytenkultur dürfen sich die Lymphozyten von Spender und Empfänger nicht stimulieren (MLC-Negativität). Bei Fremdspendern muss auch DR-Kompatibilität bestehen und der Spender sollte nur eine geringe Anzahl zytotoxischer Lymphozyten-Vorläuferzellen aufweisen.

Prinzip: "Konditionierung" durch intensive Zytostatikatherapie + anschließende Ganzkörperbestrahlung mit ca. 10 Gy (fraktioniert). Ziel: Auslöschen der Leukämie und Immunsuppression. Danach intravenöse Infusion der Spenderzellen → die hämopoetischen Stammzellen siedeln sich in den Knochenmarkräumen des Patienten an. Langzeitremission durch Graft-versus-Leukämie-(GVL-)Effekt möglich.

Ergebnisse: Erfolgt die Transplantation bei AML in der 1. Remission, leben nach 10 Jahren ca. 50 %. Bei späterer Transplantation leben nach 10 Jahren weniger als 30 % der Patienten. Bei Transplantation von nicht verwandten Spendern (MUD = matched unrelated donor) sind die Ergebnisse vergleichbar (keine signifikant höhere Therapieletalität).

Häufigste Komplikationen nach allogener SZT:

1. Toxische NW der Konditionierungstherapie:
   a) Frühtoxizität: Übelkeit/Erbrechen, Haarausfall, Mukositis, Diarrhö, hämorrhagische Zystitis, Kardiomyopathie, hepatische Venenverschlusskrankheit (= Veno-occlusive disease = VOD mit Hepatomegalie, Ikterus, Aszites); selten "capillary leak"-Syndrom (mit generalisierten Ödemen, Aszites, Kreislaufschock).
   b) Spättoxizität: Gonadeninsuffizienz, Wachstumsstörungen bei Kindern, sekundäre Malignome
2. Infektionen:
   - Septische Infektionen durch Bakterien (und evtl. Pilze) vor allem in der ca. 3 Wochen dauernden aplastischen Phase nach SZT
   - Interstitielle Pneumonie (20 %), bes. durch Cytomegalievirus (mit hoher Letalität) und andere opportunistische Infektionen während der längerfristigen immunsuppressiven Phase nach SZT (kritischste Phase die ersten 3 Monate - nach 1 Jahr hat sich das Immunsystem meist wieder stabilisiert).
3. Graft versus host disease (GvHD)[T86.09]:
   - Akute GvHD (bis 50 %) innerhalb der ersten 100 Tage nach SZT: Alloreaktive T-Lymphozyten des Spenders führen meist zu einer Schädigung der 3 Organe Haut (makulo-papulöses Exanthem, Erythrodermie), Darm (Enteritis mit Diarrhö/Stuhlfrequenz bis > 20/24 h, enormen Flüssigkeitsverlust von mehreren Litern/d und Tenesmen bis zur Peritonitis, Leber (Hepatitis); 4 Schweregrade
     Di.: Klinisch, evtl. Biopsie/Histologie
     Th.: In Ergänzung zur Standardimmunsuppression (z.B. Cyclosporin A oder Tacrolimus) hoch dosiert Kortikosteroide; bei fehlender Besserung TNF-α-Antikörper u.a.; supportive Therapie (Flüssigkeit, Elektrolyte, Blutprodukte, Frischplasma u.a.)
     Pro: Ciclosporin A und Methotrexat
     Erythrozyten- und Thrombozytenkonzentrate müssen vor Transfusion bestrahlt werden, um eine GvHD zu verhindern.
   - Chronische GvHD (Kinder 30 %, Erwachsene 50 %): Tritt später als 100 Tage nach SZT auf. Verläuft ähnlich wie eine Kollagenose: Sicca-Syndrom; Hautveränderungen: papulöses Exanthem (Lichen ruber planus-ähnlich), Schleimhaut: ähnlich wie ein erosiver Lichen ruber mucosae, cholestatische Hepatitis, Beteiligung von Darm, Lunge u.a.
     Th.: Prednisolon + evtl. Calcineurin-Inhibitor oder Mycophenolat
4. Leukämierezidiv: Ca. 20 % bei SZT in der 1. Remission (je nach Subtyp und Behandlungsgeschichte der Leukämie unterschiedliches Risiko), höhere Raten bei späterer SZT
   Therapieoption: Azacitidin + Spenderlymphozyten → komplette Remission in 20 % d.F.

C2) Nicht-myeloablative allogene SZT:

Hierbei verzichtet man auf die hoch dosierte Ganzkörperbestrahlung des Knochenmarks und rechnet in Ergänzung zur Chemotherapie mit dem GVL-Effekt der HLA-kompatiblen Stammzellen und Leukozyten des Spenders. Auch bei dieser Variante der allogenen SZT kommt es zu einem vollständigen Ersatz der Empfänger-Hämatopoese durch die Spenderzellen. Rezidive können erfolgreich mit „donor lymphocyte infusion“ (DLI) behandelt werden (= adoptive Immuntherapie).

Vorteil: Im Vergleich zur myeloablativen Konditionierung verminderte therapieassoziierte Mortalität (ca. 15 % versus 30 %) → daher auch bei älteren Patienten > 55 J. noch möglich.
Nachteil: Etwas erhöhtes Risiko für eine Abstoßung des Transplantates (bei myeloablativer Konditionierung wird dies kaum beobachtet).

C3) Allogene SZT + adoptive Immuntherapie (in klinischer Erprobung)
Dabei werden nach üblicher Konditionierung und SZT zusätzlich Subtypen von T-Lymphozyten des Spenders übertragen, GvH-Reaktionen und Reaktivierungen von Zytomegalieviren sollen deutlich reduziert sein.

D) Therapieoptionen bei speziellen Leukämieformen: z.B.

- Therapie der akuten Promyelozytenleukämie (APL) mit All-trans-Retinsäure (ATRA, Tretinoin [Vesanoid®]) ist bei Patienten wirksam, bei denen der Nachweis des PML/RAR-Alpha-Gens positiv ist. Retinsäure führt zu einer Differenzierung von Leukämiezellen zu reifen Granulozyten mit Verlust der mitotischen Aktivität. Tretinoin wird in Kombination mit Chemotherapie oder Arsentrioxid (Studien) eingesetzt (Heilungsraten 80 % und mehr, günstigste Unterform aller akuten Leukämien bei Erwachsenen). NW: ATRA-Syndrom durch Verstopfung der Lungenkapillaren mit Granulozyten, Blutungen. Bei Rezidiven unter ATRA/Chemotherapie wird Arsentrioxid (ATO) mit Erfolg eingesetzt (hepatotoxisch, kardiotoxisch).
- Therapie einer Ph-positiven ALL und der Eosinophilenleukämie mit dem Tyrosinkinaseinhibitor Imatinib (Glivec®) führt zu hohen Remissionen, die sich durch Kombination mit Chemotherapie noch steigern lassen.
- Therapie der AML mit Mutation im Gen FLT3-ITD mit Sorafenib
- Bei älteren AML/MDS-Patienten kommt als palliative Therapie auch Azacitidin zum Einsatz.

CHRONISCHE MYELOISCHE LEUKÄMIE (CML) [C92.10]

Syn: Chronische Myelose

Def: Der CML liegt eine maligne Entartung der pluripotenten Stammzelle des Knochenmarks zugrunde. Die CML benötigt von der bcr-abl-Translokation über die Entwicklung aus einer monoklonalen Stammzellentartung bis zur Diagnosestellung etwa 6 Jahre. Die exzessiv produzierten Granulozyten der CML sind funktionstüchtig (im Gegensatz zu den unreifzelligen Blasten der akuten Leukämie).

Klassische CML	(ca. 85 %)	Ph+	bcr-abl+
Klinisch wie Ph+	(ca. 10 %)	Ph−	bcr-abl+
Atypische CML	(ca. 5 %)	Ph−	bcr-abl−

Ep.: 2/100.000 Einwohner/Jahr; Altersgipfel: 50. – 60. Lebensjahr

Ät.: 1. Ionisierende Strahlen (Hiroshima, Nagasaki), Benzol
2. Unbekannte Faktoren (Mehrzahl der Fälle)

Pg.: Bei der klassischen CML findet sich die reziproke Translokation t(9;22)(q34;q11). Das verkürzte Chromosom Nr. 22 = Philadelphia-Chromosom (Ph) zeigt ein bcr-Gen-Rearrangement, verursacht durch Translokation des c-abl-Protoonkogens von Chromosom Nr. 9 zu Chromosom Nr. 22 in die Region des bcr-Gens (breakpoint cluster region). Dort fusioniert es zu einem bcr-abl-Fusionsgen. Es existieren zahlreiche Mutationen dieses Fusionsgens (was für die Therapie wichtig ist). Das Fusionsgen bcr-abl kodiert die Synthese eines Fusionsproteins mit Tyrosinkinase-Aktivität und proliferationsfördernder und Apoptose-hemmender Wirkung. Von den 3 Typen des Fusionsproteins (190, 210 und 230 kDa) ist das 210 kDa-Protein am häufigsten.

Anm.: Das Philadelphia-Chromosom findet sich auch bei 20 % der ALL Erwachsener und bei 5 % der ALL von Kindern.

Die Störung im Genom der leukämischen Stammzelle führt nach Jahren schließlich zu einem völligen Überwiegen des Ph-positiven Zellklons mit weitgehender Unterdrückung der Ph-negativen normalen Hämatopoese.

	t(9;22) ↓		Ph1-Duplikation Isochromosom 17 Trisomie 8 Trisomie 19 ↓		Mutation/Deletion p53/mdm-2 Rb-1 ras ↓	
Chromosomenschädigung	➔	**CML, chronische Phase**	➔	**CML, akzelerierte Phase**	➔	**Blastenkrise**

KL.: 3 Krankheitsphasen:

1. Chronische stabile Phase (CP): Schleichender Beginn, oft über Jahre (4 – 6 Jahre) stabil!
   Leitsymptome: Leukozytose + Splenomegalie - in der Frühphase asymptomatisch, nicht selten Zufallsbefunde bei Vorsorgeuntersuchungen

   Merke: Die CML führt regelmäßig und im fortgeschrittenen Stadium zu sehr ausgeprägter Splenomegalie, evtl. mit Druckgefühl im linken Oberbauch. Typisch ist auch ein Klopf- oder Kompressionsschmerz des Sternums.

   Allgemeinsymptome: Evtl. Müdigkeit, Leistungsminderung, Nachtschweiß
2. Akzelerationsphase (AP): Übergangsphase zwischen chronischer Phase und Blastenschub (Dauer: Ca. 1 Jahr)
   Befunde: 10 - 30 % Blasten im Blut u./o. Knochenmark, Basophilie im Blut ≥ 20 %. Zunehmende Leukozytose, Anämie, Thrombozytopenie, zunehmende Milzvergrößerung, evtl. Fieber
3. Blastenkrise (BC): In 2/3 d.F. kommt es zu einer myeloischen Blastenkrise mit Anstieg von Myeloblasten und Promyelozyten auf > 30 % im Blut u./o. Knochenmark. 1/3 d.F. entwickelt eine lymphatische Blastenkrise (bes. Patienten, die mit Interferon vorbehandelt sind). Der Verlauf gleicht einer akuten Leukämie, unbehandelt rasch letal endend. Alle Patienten, die nicht vorher an Komplikationen versterben, erleiden einen terminalen Blastenschub.

Ko.: Bei initialer Thrombozytose evtl. Thrombosen, bei Thrombozytopenie evtl. Blutungen, terminale Myelofibrose

Lab:
- Evtl. Harnsäure und LDH ↑ (vermehrter Zellumsatz)
- Hämatologische Diagnostik:
  - Peripheres Blut:
    - Leukozytose durch Vermehrung der neutrophilen Granulozyten
    - Linksverschiebung mit Auftreten von Vorstufen der Granulopoese bis zum Myeloblasten, typisch ist auch eine Basophilie.
    - Anämie (60 % d.F.)
    - Anfangs Thrombozytose (50 % d.F.), wobei die Thrombozyten oft eine Funktionsstörung zeigen.
    - Bei späterer Myelofibrose evtl. Auftreten kernhaltiger roter Vorstufen im Blut als Ausdruck extramedullärer Blutbildung.

    Merke: Die CML verursacht die höchsten Leukozytenzahlen aller Leukämien (bis > 500.000/µl). Daher kommt es gel. zu leukämischen Thromben (Milzinfarkte, Zentralvenenthrombosen der Retina, leukämischer Priapismus, Herzinfarkte u.a.). Die leukämischen Thromben muss man unterscheiden von normalen Plättchenthromben, welche bei gleichzeitig bestehender Thrombozytose ebenfalls vermehrt vorkommen.
    Hohe Leukozytenzahlen sind schon an den Senkungsröhrchen erkennbar (breite Leukozytenmanschette).
  - Knochenmark: Hyperplasie der Myelopoese, oft auch der Megakaryopoese. Schon im normalen Knochenmark liegt die Proliferationsreserve bei den mittleren Entwicklungsstufen (Promyelozyten, Myelozyten). Gerade diese Elemente sind aber bei der CML vermehrt, sodass die Diagnose im Knochenmark nur eine quantitative, die diagnostische Leistungsfähigkeit also gering ist! Das Verhältnis von Granulopoese zu Erythropoese (G/E-Index) ist zugunsten der Granulopoese verschoben (bei PV ist der G/E-Index normal oder erniedrigt).
    Dagegen finden sich im Blut auch qualitative Veränderungen: Es treten solche Vorstufen auf, die bei leukämoiden Reaktionen nie zu finden sind (Myeloblasten). Der Nachweis von Pseudo-Gaucher-Zellen (sprich: "gosche") im Knochenmark gilt als prognostisch günstiges Zeichen.
- Zytogenetische/molekularbiologische Diagnostik (s.u.)

DD:
1. Osteomyelosklerose:
   Zeigt ebenfalls Splenomegalie, Leukozytose mit Linksverschiebung, Thrombozytose
2. Leukämoide Reaktionen:
   a) Myeloische leukämoide Reaktion:
      z.B. bei chronischen eitrigen Infekten, Sepsis, Therapie mit G-CSF u.a.
      Hohe Leukozytenzahlen (meist < 100.000/µl), starke Linksverschiebung im Blut mit toxischer Granulation, keine Basophilie, nur sehr selten Myeloblasten; gel. Milzvergrößerung (geringen Ausmaßes)
   b) Lymphatische leukämoide Reaktion:
      Hohe Lymphozytenzahlen bei manchen viralen Infekten oder Keuchhusten
3. Chronische myelomonozytäre Leukämie (CMMoL)

   Merke: Bei CMMoL kein Philadelphia-Chromosom, alkalische Leukozytenphosphatase nicht erniedrigt (bei 1 und 2 erhöht). Bei leukämoider Reaktion Myeloblasten im Blut extrem selten!

Di.: 1. Klinik, Blutbild, Knochenmarkzytologie und -histologie
2. Zytogenetik/Molekularbiologie: Bei klassischer CML Nachweis des Philadelphia-Chromosoms (> 90 % d.F.) und des bcr-abl-Fusionsgens. Zum Monitoring der CML unter Therapie erfolgt Quantifizierung von bcr-abl in Blut und Knochenmark.
3. Zytochemie: Aktivität der alkalischen Leukozytenphosphatase stark vermindert (bei allen übrigen myeloproliferativen Erkrankungen ist die Aktivität erhöht!).

Th.: In hämatologischen Zentren unter Teilnahme an kontrollierten klinischen Studien:

1. **Erstlinientherapie der bcr-abl-positiven CML in der chronischen Phase mit Tyrosinkinase-Inhibitoren (TKI):**
Imatinib, Nilotinib oder Dasatinib

Komplette hämatologische Remission (CHR)	- Leukozyten < 10.000/µl - Thrombozyten < 450.000/µl - Differenzialblutbild ohne granulozytäre Vorläufer - < 5 % Basophile (alle Parameter gelten für peripheres Blut) - Milz nicht tastbar	ca. 95 %
Komplette zytogenetische Remission (CCyR)	- 0 % Ph+	ca. 75 %
Komplette molekulare Remission (CMR)	- bcr-abl nicht detektierbar	ca. 25 % (Imatinib) ca. 45 % (Nilotinib)
Progressionsfreies Überleben nach 6 Jahren > 90 %		

Auch bei CMR ist die CML durch TKI wahrscheinlich nicht komplett heilbar, weil die ganz frühe leukämische Stammzelle nicht ausgelöscht wird.

NW: Insgesamt sind die TKI rel. gut verträglich. Bei Therapiebeginn (meist temporär) Zytopenie: Evtl. Anämie, Leuko-/Thrombozytopenie; gel. (periorbitale) Ödeme, gastrointestinale NW; Transaminasenanstieg; selten Pleura-, Perikarderguss, Dermatitis u.a. Frauen im gebärfähigen Alter wird zu einer Kontrazeption während der Therapie mit TKI geraten.
KI: Siehe Herstellerangaben
Dos: Imatinib 400 mg/d, Nilotinib 2 x 300 mg/d, Dasatinib 100 mg/d - Dauertherapie
Wichtigste Maßnahme zur Verhinderung von Resistenzen ist die Vermeidung einer Unterdosierung und eine ununterbrochene Einnahme der TKI!

2. Zweitlinientherapie: Beim Auftreten von Resistenzen sollte eine bcr/abl-Mutationsanalyse erfolgen, um eine passende Zweitlinientherapie mit einem geeigneten TKI zu finden: Auswahl aus den 3 Erstlinien-TKI oder neue TKI (Bosutinib, Ponatinib).
Bei Vorliegen der Mutation T315I ist keiner der zugelassenen TKI wirksam. In dieser Situation bestehen folgende Optionen: Allogene SZT (s.u.) oder Einsatz von TKIs der dritten Generation.
Anm.: Interferon-α (IFN-α) zeigt schlechtere Ergebnisse im Vergleich zu TKI. Es laufen jedoch Studien, die TKI mit IFN kombinieren.

3. Allogene Stammzelltransplantation (SZT) nach myeloablativer oder nicht-myeloablativer Konditionierungstherapie:
Da dies die einzige Therapieform ist, die die CML zur definitiven Ausheilung bringen kann und eine späte SZT im Blastenschub mit sehr hoher Letalität verbunden ist, sollte die Indikation rechtzeitig geprüft werden, wenn die Erstlinientherapie mit TKI unwirksam wird.
Voraussetzungen: Alter < 55 J. (bei nicht-myeloablativer SZT höhere Altersgrenze) und HLA-kompatibler/MLC-negativer Spender (Familien- oder Fremdspender)
Frühmortalität bei myeloablativer Konditionierung ca. 30 %, bei nicht-myeloablativer Konditionierung ca. 15 % (SZT von Fremdspendern zeigen erhöhte therapiebedingte Mortalität).
Therapie eines Rezidivs nach SZT: IFN-α, TKI, Gabe von Spenderlymphozyten = adoptive Immuntherapie = donor lymphocyte infusion = DLI (→ Graft versus leukemia-Effekt) und evtl. Chemotherapie

4. Supportive Therapie:
Prophylaxe einer Hyperurikämie bei Zytoreduktion (Allopurinol, Harnalkalisierung, viel trinken). Substitution von Erythrozyten und Thrombozyten nach Bedarf. Bei Infekten Breitbandantibiotika; Leukozytapherese bei sehr hohen Leukozytenzahlen mit Gefahr leukämischer Thromben.

Prg: Hilfreich ist die Anwendung von Prognosescores, z.B. Hasford-Score (Internet-Infos: *www.pharmacoepi.de/cmlscore.html*) und die PCR-Analyse auf MRD (minimal residual disease). Unter TKI-Therapie leben nach 5 J. > 90 % der Behandelten. Nach allogener SZT leben ca. 55 % nach 10 J. Heilungen sind bisher nur durch allogene SZT möglich, in Zukunft vielleicht auch durch TKI bei einem Teil der Patienten.

CHRONISCHE MYELOPROLIFERATIVE ERKRANKUNGEN (CMPE)

Internet-Infos: *www.dgho.de*

Syn: Myeloproliferative Neoplasien (MPN); Myeloproliferatives Syndrom (MPS)

Def: Monoklonale Erkrankungen der myeloischen Stammzellen mit autonomer Proliferation einer oder mehrerer hämatopoetischer Zellreihen (Leuko-, Erythro-, Thrombozytose).

Dameshek hat 1951 vier Krankheiten zu den CMPE zusammengefasst:
- Polycythaemia vera (PV)
- Essenzielle Thrombozythämie (ET)
- Chronische idiopathische Myelofibrose (cIMF)
- Chronische myeloische Leukämie (s.o.)

Die folgenden 3 genetischen Merkmale (Genotyp) finden sich bei 90 % der Patienten mit PV und bei 50 % der Patienten mit ET oder cIMF:
1. Die Mutation V617F der intrazytoplasmatisch lokalisierten rezeptorassoziierten Januskinase 2 (JAK 2-Mutation) in den klonalen Zellen der Hämatopoese
2. Die Bildung erythropoetischer Kolonien im Erythropoetin (EPO)-freien Milieu
3. Die Expression des Polycythaemia vera rubra-Gens (PRV1) in reifen Neutrophilen

Gemeinsame Kennzeichen:
- Im Initialstadium können alle 3 Zellreihen vermehrt sein (Leuko-, Erythro-, Thrombozytose). Gemeinsam ist auch eine Vermehrung der basophilen Granulozyten. Durch vermehrten Zellumsatz kommt es zur Hyperurikämie.
- Eine Splenomegalie ist häufig und typisch (außer bei der ET).
- Es besteht eine Tendenz zur Fibrosierung und Sklerosierung des Knochenmarks.
- Es kann zu extramedullärer Blutbildung kommen (in Leber, Milz, Lymphknoten) - regelmäßig bei der Osteomyelosklerose.
- Bei identischem Genotyp kommen Übergänge vom Phänotyp der ET zur PV und zur cIMF vor.

POLYCYTHAEMIA VERA (PV) [D45]

Internet-Infos: *www.polyzythaemie.de*

Def: Am häufigsten ist die erworbene PV durch eine Mutation des JAK2-Gens. Angeborene PV sind selten. Die erworbene PV ist eine Erkrankung der hämatopoetischen Stammzelle, die zu einer von EPO unabhängigen, irreversiblen und progredienten Erhöhung der Erythrozytenproduktion führt. Zusätzlich findet sich eine gesteigerte Proliferation auch der Granulopoese und Megakaryopoese. Die Proliferation der Erythropoese steht jedoch im Vordergrund. Erhöhte Blutviskosität/Erythrozytenzahl und Thrombozyten können zu thromboembolischen Komplikationen führen (bis zu 40 % im Gesamtverlauf der Erkrankung).
2 Phasen: 1) Hyperproliferative Frühphase – 2) Panzytopenische Spätphase

Ep.: 0,7/100.000/Jahr, Häufigkeitsgipfel um das 60. Lebensjahr

Ät.: unbekannt

Genetik: JAK2/V617F-Mutation im Exon 14 (ca. 95 %) oder JAK2-Mutation im Exon 12 (ca. 5 %)

KL.:
- Rötung von Gesicht (Plethora) und Extremitäten (blühendes Aussehen), evtl. Lippenzyanose, aquagener Pruritus (durch Wasserexposition verstärkt), Erythromelalgie (plötzliche, schmerzhafte Rötung/Überwärmung bes. der Füße)
- Schwindel, Kopfschmerzen, Ohrensausen, Müdigkeit, Nasenbluten, Sehstörungen, Hypertonie, Fundus polycythaemicus mit gestauten Netzhautvenen

Lab: Erythrozyten, Hb und Hkt ↑ (BSG ↓), Leukozyten und Thrombozyten meist ↑, Harnsäure ↑; EPO meist ↓

Ko.: Vier Haupttodesursachen:
- Thromboembolische Komplikationen (40 % der Todesfälle)
- Hämorrhagische Diathese
- Entwicklung eines MDS oder einer akuten Leukämie (15 %/20 J.), wobei das Risiko unter myelosuppressiver Therapie ca. 5 x höher ist als unter Aderlasstherapie.)
- Entwicklung einer Osteomyelofibrose mit Knochenmarkinsuffizienz (10 %/20 J.)

Beachte: Bei der PV können sowohl Thrombosen (Urs.: Thrombozytose) als auch Blutungen auftreten (Funktionsstörung der Blutplättchen).

DD: I. **Sekundäre Erythrozytose** (alte Bezeichnung: Polyglobulie) mit Anstieg von Erys, Hb, Hkt:

1. Stresserythrozytose (bes. jüngere Männer) durch Verminderung des Plasmavolumens (Pseudo-Erythrozytose). O_2-Sättigung und EPO normal.
2. Hämokonzentration bei Exsikkose
3. Sekundäre Erythrozytosen infolge EPO-Vermehrung:
   A. Autonome EPO-Vermehrung (arterieller pO_2 normal)
   - Paraneoplastische Syndrome (Nierenzellkarzinom, Ovarialkarzinom, Kleinhirntumoren, Hepatome u.a.)
   - Manche Nierenerkrankungen (z.B. Zystennieren)

   B. Kompensatorische EPO-Vermehrung:
   1. Hypoxie (arterieller PO_2 ↓)
      - Exogen: Aufenthalt in großen Höhen
      - Endogen: Erkrankungen der Lunge, des Herzens (bes. Vitien mit Rechts → Links-Shunt); Schlafapnoe-Syndrom
   2. Hämoglobinstörungen:
      - Kongenitale Methämoglobinämie
      - CO-Hb (Raucher-Erythrozytose)

   C. Exogene EPO-Zufuhr (EPO-Doping)
4. Hormonale Stimulation der Erythropoese:
   M. Cushing, Therapie mit Kortikosteroiden, Androgenen

II. **Selten angeborene primäre Erythrozytosen**

Bei DD einer PV gegen sekundäre Erythrozytose helfen die WHO-Diagnosekriterien weiter. JAK2-Mutation oder erhöhte PRV1-Expression schließt eine sekundäre Erythrozytose aus.

Di.:

1. Ausschluss einer sekundären Erythrozytose:
   Herz-/Lungenbefund, Sono des Abdomens, pO_2 arteriell und EPO-Spiegel
   Molekulargenetische Untersuchung (JAK2-Mutation)
2. Modifizierte WHO-Diagnosekriterien der PV:
   A1 Erythrozytenzahl über 5,5 Mill./µl (5,0 Mill./µl) **oder** Hb über 18,5 g/dl (16,5 g/dl) **oder** Hkt über 52 % (49 %) bei Männern (Frauen)
   A2 Ausschluss einer sekundären Erythrozytose oder kongenitalen primären Erythrozytose
   A3 JAK2-Mutation in kernhaltigen Blut- oder Knochenmarkzellen oder PRV1-Expression in reifen Neutrophilen oder klonale zytogenetische Aberration in Knochenmarkzellen außer Ph-Chromosom
   A4 Bildung erythropoetischer Kolonien im EPO-freien Milieu
   A5 Splenomegalie
   B1 Thrombozytenzahl > 450.000/µl
   B2 Leukozytenzahl > 12.000/µl
   B3 Vermehrung der myelopoetischen Zellen im Knochenmark mit Prominenz der Erythroblasten und Megakaryozyten
   B4 Verminderte oder niedrig-normale EPO-Konzentration im Serum
   Die Diagnose gilt als gesichert, wenn A1 plus A2 oder A3, und eine der anderen Kategorien von A oder zwei der Kategorien von B vorliegen.
3. Aspirationszytologie + Beckenkammbiopsie: Proliferation aller 3 Blutzellreihen mit Überwiegen der Erythropoese, ausgeprägte Eisenverarmung des Knochenmarks. Zweitbeurteilung in einem Referenzzentrum.

Th.:

▶ Erstlinientherapie:
- Regelmäßige Aderlässe (500 ml) oder Erythrozytapheresen mittels Zellseparator.
  Ziel: Anstreben eines Hkt ≤ 45 %.
  Vorteil: Seltener Übergang in Leukämie
  Der induzierte Eisenmangel wird nicht substituiert, weil sonst die Erythropoese stimuliert wird.
  Nachteil: Ohne Einfluss auf die Thrombozytose (Gefahr der thromboembolischen Komplikationen!)
- Alpha-Interferon oder pegyliertes Interferon: Voraussetzung: Fehlen von Kontraindikationen → siehe Interferon. Dosierung so anpassen, dass Hkt ≤ 45 % bleibt.
- Bei Thrombozytose Gabe von ASS (100 mg/d). ASS vermindert kardiovaskuläre Komplikationen ohne wesentlich erhöhtes Blutungsrisiko.
- Reservemittel: Anagrelid (Xagrid®): Isolierte Thrombozytendepression, evtl. in Kombination mit Hydroxyurea

▶ Zweitlinientherapie:
Myelosuppressive Behandlung mit Zytostatika: z.B. Hydroxyharnstoff = Hydroxycarbamid = Hydroxyurea (z.B. Litalir®)

Ind: - Unkontrollierte Myeloproliferation mit Thrombozyten > 600.000/µl
- Abgelaufene thromboembolische Komplikationen
- Symptomatische Splenomegalie

Nachteil: Erhöhtes Risiko für die Induktion einer späteren akuten Leukämie, daher möglichst nur bei Patienten > 60 J. anwenden.
Zielwerte für Thrombozyten < 400.000/µl, für Leukozyten > 3.000/µl
Bei Thrombosegefährdung kann ASS 100 mg/d hinzugefügt werden.

▶ Symptomatische Maßnahmen: z.B.
- Bei Hyperurikämie: Gabe von Allopurinol
- Bei Juckreiz: Therapieversuch mit Antihistaminika oder H_2-Rezeptorblocker (z.B. Cimetidin), evtl. UV-Licht

Prg: Mittlere Überlebenszeit: Unter Behandlung ca. 10 - 20 Jahre (ohne Behandlung 2 Jahre). Das Risiko für einen Übergang der PV in eine akute Leukämie beträgt ca. 15 %/20 J. Das Risiko für einen Übergang in eine Osteomyelofibrose beträgt ca. 10 %/20 J.
Eine Heilung ist durch allogene SZT möglich, wird aber nur bei jüngeren Patienten als Reserveoption erwogen.

ESSENTIELLE THROMBOZYTHÄMIE (ET) [D47.3]

Def: Monoklonale autonome Proliferation der Thrombozytopoese mit progredientem langsamen Anstieg der Thrombozytenzahl bis > 1.000.000/µl; gehört zur Gruppe der myeloproliferativen Erkrankungen.

Ät.: Unbekannt

Ep.: Inzidenz 0,9/100.000 jährlich; medianes Alter bei Diagnose 55 - 60 Jahre, Frauen gel. jünger; m : w = 1,5 : 1

KL.:
- 1/3 der Patienten sind asymptomatisch.
- Mikrozirkulationsstörungen an Händen/Füßen; Erythromelalgie = schmerzhafte Rötung mit Brennen und Schwellung; Schwindel, Kopfschmerzen, Sehstörungen
- Thromboembolische Komplikationen im venösen und arteriellen System (häufigste Todesursache)
- Hämorrhagische Diathese (funktionsgestörte Thrombozyten durch verstärkte Bindung des von-Willebrand-Faktors an die Thrombozyten)
- Splenomegalie im späteren Verlauf der Erkrankung (anfangs meist normale Milzgröße)

Weitere Befunde:
- Hyperurikämie und LDH-Erhöhung (erhöhter Zellumsatz)
- Infolge Freisetzung von Kalium und saurer Phosphatase aus den Thrombozyten bei der Gerinnung sind diese beiden Parameter nur im Serum erhöht, nicht jedoch im Plasma!
- Evtl. neutrophile Leukozytose
- JAK2/V617F-Mutation findet sich nur in 50 % d.F.; gel. findet sich eine W515-MPL-Mutation
- Knochenmarkzytologie und -histologie: Proliferation der Megakaryozyten mit sehr großen Megakaryozyten, auch im peripheren Blut finden sich vergrößerte Thrombozyten.

DD:
1. Reaktive Thrombozytosen mit Werten meist < 1.000.000/µl nach Traumen, Operationen, Splenektomie, Blutverlust; bei chronischen Entzündungen, Malignomen, Eisenmangel u.a.
2. Andere myeloproliferative Erkrankungen (siehe dort)

Di.: **Modifizierte WHO-Diagnosekriterien der ET:**

Positive Kriterien:
A1 Plättchenzahl anhaltend ≥ 450.000/µl
A2 ET-typische Knochenmarkhistologie mit vergrößerten, reifen Megakaryozyten
A3 Nachweis der JAK2/V617F-Mutation oder der Überexpression von PRV1
und
Ausschlusskriterien:
B1 Ausschluss einer PV, CML, OMF, MDS, reaktiven Thrombozytose

Die Knochenmarkdiagnostik (Zytologie und Histologie) spielt eine zentrale Rolle (Kriterium A2). Sie erlaubt die Abgrenzung einer präfibrotischen OMF gegenüber einer klassischen ET.
Die Diagnose ET ist gesichert, wenn A1 plus A2 und B1 oder A2 plus A3 und B1 erfüllt sind. Allerdings gibt es Übergangsfälle zwischen ET und PV, welche sich erst im späteren Verlauf zu einer der beiden Entitäten eindeutig zuordnen lassen.

Th.: Da eine kausale Therapie nicht bekannt ist und der Verlauf der ET unterschiedlich ist, wird eine Risikostratifikation vorgenommen, um für den individuellen Patienten eine optimale Behandlungsstrategie zu finden:

- Hoch-Risiko-Patienten: Alter > 60 J. oder thromboembolische bzw. schwere Blutungskomplikationen im Zusammenhang mit der ET oder Plättchenzahl > 1,5 Mill./µl
  - Hydroxyurea (HU) + ASS (50 - 100 mg/d); KI + NW beachten
    ASS darf bei Thrombozyten > 1 Mill./µl nicht gegeben werden, da es zu Blutungen kommen kann infolge eines erworbenen von Willebrand-Syndroms
  - Anagrelid (Xagrid®):
    Wi.: Hemmung der Megakaryozyten + Thrombozytenaggregationshemmung
    NW: Palpitationen, Diarrhö, abdominelle Schmerzen, Kopfschmerzen, nicht-kardial bedingte Ödeme u.a.
    Ind: Reservemittel bei Unverträglichkeit / KI der Therapie mit Hydroxyurea + ASS
  - Alpha-Interferon oder pegyliertes IFN: Voraussetzung: Fehlen von KI. IFN kann bei der Mehrzahl der Patienten die Thrombozytenzahl normalisieren. NW + KI sind zu beachten.
- Intermediär-Risiko-Patienten:
  Keine Hochrisikokriterien erfüllt und Thrombophiliemarker oder Vorliegen eines kardiovaskulären Risikofaktors (arterielle Hypertonie, Diabetes mellitus, Hypercholesterinämie oder Nikotinabusus): ASS (50 - 100 mg/d)
- Niedrig-Risiko-Patienten:
  Keine Hochrisiko- oder Intermediärrisikokriterien erfüllt; asymptomatisch
  Nur regelmäßige Kontrollen, um den Übergang in eine höhere Risikogruppe zu erkennen.

Prg: Mediane Überlebenszeit 10 - 15 J. Rel. selten kann es zu Übergängen in folgende Erkrankungen kommen: PV, OMF (siehe unten), MDS/akute Leukämie (das Leukämierisiko wird vermutlich durch Hydroxyurea erhöht).

OSTEOMYELOFIBROSE (OMF) [D75.8]

Syn: Chronische idiopathische Myelofibrose (cIMF), Osteomyelosklerose (OMS), Primäre Myelofibrose

Def: Myeloproliferative Erkrankung unbekannter Ätiologie mit der klinischen Trias:
1. Hochgradige Markfibrose mit Verödung des blutbildenden Knochenmarkes
2. Extramedulläre Blutbildung in Milz und Leber mit Ausschwemmung von Vorstufen der Blutzellen ins Blut.
3. Milzvergrößerung

Ep.: Inzidenz: 0,3 Erkrankungen/100.000 jährlich; mittleres Erkrankungsalter: 60 - 65 J.

Ät.: Unbekannt

KL.: Schleichender Beginn!
- Regelmäßig Splenomegalie (→ evtl. Druck im linken Oberbauch), fakultativ leichte Lebervergrößerung
- Allgemeinsymptome: Gewichtsabnahme, Leistungsminderung, evtl. Fieber, Nachtschweiß
- Blutbild:
  A. Hyperproliferative Frühphase: Leukozytose, Thrombozytose, Erythrozyten meist normal
  B. Spätphase mit Osteomyelofibrose: Panzytopenie, leukoerythroblastisches Blutbild = Auftauchen roter + weißer Vorstufen im Blut als Folge einer extramedullären Blutbildung, Poikilozytose mit "Tränentropfenformen" der Erythrozyten (tear drops).

Ko.: In der Frühphase mit Thrombozytose thromboembolische Komplikationen. In der Spätphase thrombozytopenisch bedingte Blutungen, Infektionen bei Granulozytopenie
Entwicklung einer akuten Leukämie (bis 10 %)

DD:
- Sekundäre Myelofibrosen bei anderen myeloproliferativen Erkrankungen (CML, Polyzythämie)
- Sekundäre Markfibrose bei Karzinomen mit Knochenmarkmetastasen
- Haarzellenleukämie; myelodysplastisches Syndrom

Di.:
- Blutbild (s.o.)
- Nachweis der JAK2-/V617F-Mutation in ca. 50 % d.F.
- Fehlender Nachweis von Philadelphia-Chromosom und bcr-Rearrangement
- Knochenmarkzytologie: "Trockenes Mark" (Punctio sicca)
- Beckenkammbiopsie (diagnostisch entscheidend!): Myelofibrose

Th.:
- Alpha-Interferon kann in der frühen hyperproliferativen Phase zur Senkung der Thrombozyten/Leukozyten versucht werden.
- Thalidomid und Lenalidomid (Revlimid®) führen zu einer Abnahme des Transfusionsbedarfs, evtl. in Kombination mit niedrig dosiertem Prednisolon.
- Symptomatische Therapie:
  - Bei klinisch relevanter Anämie: Erythrozytensubstitution
  - Bei Thrombosegefährdung durch Thrombozytose ASS (100 mg/d); Reservemittel: Anagrelid
  - Ruxolitinib (Jakavi®): Tyrosinkinase-Inhibitor, der die Januskinasen (JAK) vom Typ 1 und 2 hemmt. Dadurch verkleinert sich eine vergrößerte Milz und subjektive Symptome wie Müdigkeit, Appetitlosigkeit, Schmerzen bessern sich. Evtl. NW (z.B. Zytopenie der Blutzellen) sind zu beachten.
- Da die Milz Ort der Ersatzblutbildung ist, Splenektomie (Letalität bis 30 %) nur bei mechanischen Verdrängungserscheinungen und "Hypersplenismus" (vermehrtes Pooling der Blutzellen in der vergrößerten Milz). Vorher durch Isotopenuntersuchung klären, ob die Milz der Hauptort der Erythrozytensequestration ist.
- Bei Vorliegen von ≥ 2 Risikofaktoren (Abschätzung mithilfe des Lille- und Cervantes-Score → siehe *Internet*) kann bei Patienten < 60 J. eine allogene Blutstammzelltransplantation in kurativer Intention als Ultima ratio erwogen werden; Voraussetzung: Jüngeres Alter, guter AZ, Fehlen einer signifikanten Komorbidität; transplantationsassoziierte Mortalität bis 20 %

Prg: Besser als bei der chronischen Myelose. Mittlere Überlebenszeit ca. 5 Jahre. Risikofaktoren für ungünstige Prognose: Alter > 65 J., Allgemeinsymptome, Hb < 10 g/dl, Leukozyten > 25.000/µl, Blasten im peripheren Blut
Bis 10 % der Patienten entwickeln ein MDS oder eine akute myeloische Leukämie.

MASTOZYTOSE

Internet-Infos: *www.mastozytose.com*

Def: Seltene Krankheitsgruppe mit Tyrosinkinasen Kit-Mutation, gekennzeichnet durch eine abnormale Akkumulation und gesteigerte Aktivität pathologisch veränderter Mastzellen mit Freisetzung von Mediatoren wie Histamin u.a.

WHO-Klassifikation der Mastozytose

Kategorie	Diagnostische Merkmale	Prognose
I. Kutane Mastozytose (CM) (Dermatologische Erkrankung)	Charakteristische Hautveränderungen, Fehlen einer systemischen Beteiligung, Beginn meist in der Kindheit	Günstig
II. Systemische Mastozytose (SM) mit oder ohne Hautbeteiligung		
Indolente systemische M.	Beginn der Erkrankung meist im Erwachsenenalter	Günstige Prognose
- Smoldering systemic mastocytosis	Häufigste Kategorie bei erwachsenen Patienten	
- Isolierte Knochenmarkmastozytose ohne Hautbeteiligung	Keine Hautbeteiligung, Mastzellinfiltrate nur im Knochenmark	
Systemische Mastozytose mit assoziierten hämatologischen Erkrankungen	Zusätzlich hämatologische Erkrankung, meist MDS oder myeloproliferative Syndrome, chronische Eosinophilenleukämie, akute myeloische Leukämie	Entspricht der assoziierten hämatologischen Erkrankung
Aggressive systemische Mastozytose	Organdysfunktion aufgrund der ausgeprägten Mastzellvermehrung; Myelofibrose, Zytopenie, Leberversagen, Osteolysen u.a.	Ungünstig
Mastzellleukämie	> 20 % Mastzellen im Knochenmarkaspirat, Mastzellen unreif, > 10 % Mastzellen im Blutausstrich	Ungünstig
Mastzellsarkom	Maligner und destruktiver Tumor	Ungünstig
Extrakutanes Mastozytom	Benigner Mastzelltumor	Günstig

KL. (SM): Hautveränderungen, Pruritus, Urtikaria, Flush, gastrointestinale Beschwerden, Gelenk-/Knochenschmerzen, Abgeschlagenheit, anaphylaktische Reaktionen (z.B. auf Insektenstiche), Asthmaanfälle. Verschiedene Triggermechanismen können Symptome auslösen.

DD: Hauterkrankungen, Karzinoid-Syndrom, Asthma bronchiale, gastrointestinale Erkrankungen u.a.

Di.: • Tryptase i.S., evtl. Methylhistamin oder 1,4-Methylimidazolessigsäure im 24 h-Urin ↑
• Knochenmarkstanze und -aspirat: Giemsa- oder Toluidinblau-Färbung, Immunhistologie
• Ultraschall des Abdomens (Leber-/Milzvergrößerung, Lymphknoten)
• Falls kutane Beteiligung: Hautbiopsie mit Histologie/Immunhistologie

Diagnose-Hauptkriterien (= HK) der WHO:
Mastzellinfiltrate im Knochenmark und/oder einem/mehreren extrakutanen Organen (> 15 zusammenliegende Mastzellen)
Nebenkriterien (= NK):
1. > 25 % der Mastzellen mit atypischer Form: Spindel- oder ovalförmig
2. KIT-Mutation im Codon 816 im Knochenmark, Blut oder einem anderen extrakutanen Organ
3. Koexpression von KIT und CD2 und/oder CD25
4. Serum-Tryptase > 20 ng/ml

Diagnosestellung: HK + 1 NK oder mindestens 3 NK müssen erfüllt sein.

Th.: Beratung in einem Zentrum!
• Indolente systemische und kutane Mastozytose: H_1-Antihistaminika, Cromoglycinsäure, Ketotifen, Leukotrienantagonisten, evtl. UV-Therapie
Bei gastrointestinalen Beschwerden: H_2-Antihistaminika, PPI
• Systemische Mastozytose mit assoziierter hämatologischer Erkrankung:
Therapie der hämatologischen Erkrankung
• Aggressive systemische Mastozytose und Mastzellleukämie: Onkologische Beratung in Zentren

Cave: Alkohol, alkoholhaltige Arzneimittel, β-Blocker, Opioide, ASS u.a. Trigger (→ *Internet*)
Bei operativen Eingriffen sowie endoskopischen und invasiven Untersuchungen werden 30 Min. vorher Gabe von Kortikosteroiden und H_1-/H_2-Antihistaminika parenteral empfohlen.

MYELODYSPLASTISCHE SYNDROME (MDS) [D46.9]

Internet-Infos: *www.mds-foundation.org*

Def: Heterogene erworbene klonale Stammzellerkrankungen mit qualitativen und quantitativen Veränderungen der Hämatopoese, peripherer Zytopenie, meist zellreichem dysplastischen Knochenmark und oft erhöhtem Blastenanteil.

Ep.: Inzidenz 4 - 5/100.000/Jahr, bei über 70jährigen 20 - 50/100.000/Jahr; medianes Erkrankungsalter ca. 70 Jahre,

Ät.: 1. > 90 % primäre MDS; unklare Ursache
2. < 10 % sekundäre MDS (> 80 % chromosomale Aberrationen) induziert durch
- vorangegangene Zytostatikatherapie (Alkylanzien, Topoisomerase II-Inhibitoren, Cisplatin, Fludarabin, Azathioprin)
- Radiatio oder kombinierte Radiochemotherapie oder Radiojodtherapie
- Benzol u.a. Lösungsmittel

WHO-Klassifikation der myelodysplastischen Syndrome
und myelodysplastisch/myeloproliferativen Neoplasien (2008):

Typ	Blut	Knochenmark
Refraktäre Zytopenie mit unilineärer Dysplasie (RCUD)	< 1 % Blasten	< 5 % Blasten, nur Dyserythropoiese (unilineäre Dysplasie) < 15 % Ringsideroblasten
Refraktäre Anämie mit Ringsideroblasten (RARS)	< 1 % Blasten	< 5 % Blasten, nur Dyserythropoiese ≥ 15 % Ringsideroblasten
Refraktäre Zytopenie mit multilineärer Dysplasie (RCMD) mit oder ohne Ringsideroblasten	≤ 1 % Blasten < 1.000/µl Monozyten	< 5 % Blasten, Dysplasien in > 10 % der anderen Zellreihen Evtl. Ringsideroblasten
MDS del(5q) (isolierte del(5q))	Wenige Blasten Anämie mit oder ohne weitere Zytopenie	< 5 % Blasten, keine Auer-Stäbchen, del(5q), meist vermehrte Megakaryozyten mit verminderter Lobulierung
Refraktäre Anämie mit Blastenvermehrung I (RAEB I)	Zytopenien < 5 % Blasten < 1.000/µl Monozyten	Unilineäre oder multilineäre Dysplasien 5 - 9 % Blasten, keine Auer-Stäbchen

Typ	Blut	Knochenmark
Refraktäre Anämie mit Blastenvermehrung II (RAEB II)	Zytopenien < 19 % Blasten < 1.000/µl Monozyten	Unilineäre oder multilineäre Dysplasien 10 - 19 % Blasten, evtl. Auer-Stäbchen
MDS unklassifiziert (MDSU)	≤ 1 % Blasten, Zytopenien	< 5 % Blasten, diverse Definitionen
Chronische myelomonozytäre Leukämie I (CMML I)	< 5 % Blasten > 1.000/µl Monozyten	< 10 % Blasten, Dysplasien in 1 - 2 Zellreihen, keine t(9;22), kein bcr-abl
Chronische myelomonozytäre Leukämie II (CMML II)	< 20 % Blasten > 1.000/µl Monozyten	< 20 % Blasten, Dysplasien in 1 - 2 Zellreihen, keine t(9;22), kein bcr/abl
Refraktäre Anämie mit Ringsideroblasten und Thrombozytose (RARS-T)	< 1 % Blasten > 450.000/µl Thrombozyten	< 5 % Blasten, Dysplasien in 1 - 3 Zellreihen; oft JAK-2-Mutation > 15 % Ringsideroblasten

KL.:
- In ca. 20 % d.F. Zufallsbefund, in 80 % Symptome infolge Zytopenie: Anämiesymptome (70 %), Infekte (35 %), Blutungsneigung (20 %)
- Splenomegalie (20 %, bei CMML 50 %), Hepatomegalie (30 %), Lymphome (10 %)

Lab: Blutbildveränderungen:
Mono-, Bi- oder Panzytopenie, meist hyperchrome oder normochrome Anämie, Retikulozytopenie, Leukozytose in ca. 10 % (CMML/RAEB-II), selten (< 4 %) isolierte Thrombozytopenie oder Leukozytopenie.
Dyshämatopoese im peripheren Blut (Makrozytose, Poikilozytose, Polychromasie, basophile Tüpfelung, Anisozytose, hypogranulierte Granulozyten, Pseudo-Pelger-Zellen, vereinzelt Blasten, hypersegmentierte Granulozyten, Plättchenanisometrie, Riesenplättchen etc.).

DD:

- Aplastische Anämie, Pure-Red-Cell-Aplasia (PRCA)	Histologie, Zytologie.
- Nutritiv-toxischer KM-Schaden (Alkohol, Blei, NSAR)	Anamnese
- Reaktive KM-Veränderungen (Sepsis, AIDS, chronische Infekte)	Zytologie, Anamnese
- Bei CMML Monozytose anderer Genese	Anamnese
- Paroxysmale nächtliche Hämoglobinurie (PNH)	Durchflusszytometrie
- Immunthrombozytopenie	Zytologie, klinischer Verlauf
- Megaloblastäre Anämien	Vitamin B_{12}-/Folsäurespiegel
- Hyperspleniesyndrom	Anamnese/Klinik/Splenomegalie
- Akute Leukämien (speziell Erythroleukämie, FAB-M6)	Blastenanteil in Blut/Knochenmark > 20 %
- Myeloproliferative Erkrankungen (speziell CML, OMF)	Histologie, Zytogenetik
- Haarzellenleukämie	Blutbild/Zytologie
- Kongenitale dyserythropoetische Anämien (selten)	Zytologie, Molekularbiologie

Di.:
- Anamnese/Klinik
- Ausschluss von Differenzialdiagnosen! (s.o.)
- Blutbild, Ferritin, LDH, Vitamin B_{12}, Folsäure, Erythropoetin
- Knochenmarkpunktion mit Zytologie und Biopsie (Jamshidi-Nadel):
  1. Zytologie mit Färbung nach Pappenheim und Eisenfärbung, POX, α-NE
     Dyshämatopoese im Knochenmark:
     - Dyserythropoese (Ringsideroblasten, megaloblastäre Transformation, Kernfragmentierungen, Mehrkernigkeit, Kernentrundungen, Sideroblastose, PAS-positive Erythroblasten)
     - Dysgranulopoese (Blastenvermehrung, hypogranulierte Myelozyten, selten Auerstäbchen, Pseudo-Pelger-Zellen, Myeloperoxidase-Defekt, hypersegmentierte Neutrophile)
     - Dysmegakaryopoese (Mikromegakaryozyten, mononukleäre Megakaryozyten)
  2. Chromosomenanalyse (in ca. 50 % Aberrationen, oft der Chromosomen 5, 7, 8, 20; in 10 % komplexe Aberrationen von ≥ 3 Chromosomen; in 15 % 1 - 2 Chromosomen betroffen)
  3. Histologie: Abschätzung der Zellularität, Nachweis von Fibrose und Nachweis von ALIP (abnorm lokalisierte unreife Vorstufen)
  4. Molekularzytogenetik: In ca. 20 % Mutationen von ASXL1, TET2, RUNX1, bei Ringsideroblasten meist Mutationen im Splicosome

Th.: A) **Therapie der Niedrigrisiko-MDS** (zugelassen nur Deferasirox)
- Supportive Therapie:
  - Transfusionen von leukozytendepletierten Erythrozytenkonzentraten
  - Gabe von Eisenchelatoren bei drohender oder schon manifester sekundärer Siderose: Deferasirox (Exjade®) oral, Deferoxamin (s.c., i.v.); Kontrollparameter: Ferritin i.S., in ca. 20 % Verbesserung des Blutbildes
  - Bei schweren Blutungen infolge Thrombozytopenie Transfusion von Thrombozytenkonzentraten

- Bei Infektionen frühzeitiger Einsatz von Breitbandantibiotika nach Abnahme von Blutkulturen u.a. Diagnostik (siehe Kap. Fieber)
- Keine Steroide und möglichst keine NSAR
- Impfung gegen Pneumokokken

- Einsatz von Wachstumsfaktoren der Hämatopoese: Möglichkeit einer EPO-Therapie bei EPO-Spiegel < 500 U/l, Ansprechen abhängig vom Subtyp und der klinischen Konstellation; in Kombination mit G-CSF evtl. in geeigneten Fällen besser.
- Immunmodulatorische Therapie mit Lenalidomid führt bei Niedrigrisiko-MDS mit 5q-Anomalie zu lang anhaltender Transfusionsfreiheit; keine Thalidomid-typischen NW, zu Beginn aber Zytopenien

B) **Therapie der Hochrisiko-MDS** (zugelassen nur Azacitidin):

- Einsatz von Azacitidin (Vidaza®)
  Wi.: Hemmt die Methyltransferasen und verhindert dadurch das Abschalten von Genen.
  Ind: Patienten, die nicht für eine Stammzelltransplantation infrage kommen bei intermediärem Risiko II oder Hochrisiko (nach IPSS → siehe unten) oder als Überbrückung bis zur allogenen Stammzelltransplantation.
  Ergebnisse: Signifikante Verlängerung der Gesamtüberlebensrate, auch im höheren Lebensalter.
- Intensive Polychemotherapie (AML-Induktionsprotokolle):
  Ind: Hochrisikopatienten < 70 J. ohne Begleiterkrankung. Ca. 60 % Vollremissionen, sinnvoll als Überbrückung bis zur Stammzelltransplantation, da über 85 % Rezidive, bei ungünstigem Karyotyp nicht geeignet.
- Allogene Stammzelltransplantation (SZT) (myeloablative oder nichtmyeloablative Konditionierung:
  Ind: - Bei Vorliegen eines HLA-identischen Familien- oder Fremdspenders einzige kurative Maßnahme
  - Therapieoption für Hochrisikopatienten < ca. 65 Jahre; Langzeitheilungen von ca. 40 % und transplantationsassoziierter Mortalität bis zu 30 %
  - Bei Rezidiv nach SZT: Therapie mit 5-Azacitidin + Spenderlymphozyten → komplette Remission in 20 % d.F.

Prg: Ungünstige Prognoseparameter sind Blastenanteil > 5 %, komplexe chromosomale Aberrationen, LDH ↑, Ausmaß der Zytopenie, höheres Alter, Vorerkrankungen und reduzierter Allgemeinzustand. Teilnahme an klinischen Studien ratsam (*www.MDS-register.de*).
> 70 % der Patienten sterben an krankheitsassoziierten Komplikationen (Infekte, Blutungen, AML).

Revised Internationaler Prognose-Score (IPSS-R):

Punktzahl	0	0,5	1	1,5	2	3	4
Zytogenetik[1)]	Sehr günstig		Günstig		Intermediär	Ungünstig	Sehr ungünstig
Medulläre Blasten %	≤ 2		<2-<5		5 - 10	> 10	
Hämoglobin g/dl	≥ 10		8 - < 10	< 8			
Thrombozyten x 10^9/l	≥ 100	50-100	< 50				
Granulozyten %	≥ 0,8	< 0,8					

1) Risiko: - Sehr niedrig = del(11q), -Y
- Niedrig: normal, del(5q), Doppelanomalien mit del(5q), del(12p), del(20q)
- Intermediär: del(7q), +8, i(17q), +19, alle anderen Anomalien, unabhängige Klone
- Hoch: inv(3)/t(3q)/del(3q), -7, -7/7q, Doppelanomalien mit -7/7q-, komplexe Karyotypen mit 3 Anomalien
- Sehr hoch: Komplexe Karyotypen > 3 Anomalien

Risikogruppe	Score	Mediane Überlebenszeit (Monate)
Sehr niedriges Risiko	< 1,5	106
Niedriges Risiko	> 1,5 - 3	64
Intermediäres Risiko	> 3 - 4,5	36
Hohes Risiko	> 4,5 - 6	19
Sehr hohes Risiko	> 6	10

Internistische Tumortherapie

Internet-Infos: Deutsche Krebsgesellschaft: *www.krebsgesellschaft.de/arzt* (Leitlinien etc.)
European Society for Medical Oncology: *http://www.esmo.org/education-research* (Leitlinien etc.)
National Cancer Institute, USA: *www.cancer.gov* (Information für Arzt und Patient)
National Comprehensive Cancer Network, USA: *www.nccn.org* (Leitlinien etc.)
Pubmed, USA: *www.pubmed.org* (Literaturrecherche)
Deutsches Krebsforschungszentrum: *www.dkfz.de*
Krebsinformationsdienst: *www.krebsinformation.de*
Deutsche Krebshilfe: *www.krebshilfe.de*
American Cancer Society: *www.cancer.org*
Krebswebweiser: *www.krebs-webweiser.de*
Infos zu Onkologie und Hämatologie: *www.onkodin.de*

Klinische Studien (siehe www.clinicaltrials.gov):
Um den Wert neuer Medikamente im Vergleich zu bekannten zu evaluieren, müssen kontrollierte klinische Studien in 3 Phasen durchgeführt werden:
- Phase I-Studie: Bestimmung der maximal tolerierten Dosis
- Phase II-Studie: Bestimmung der grundsätzlichen Wirksamkeit bei verschiedenen Tumoren
- Phase III-Studie: Vergleich der Wirksamkeit mit anderen Zytostatika

Voraussetzung für eine onkologische Therapie ist die Kenntnis von

1. Diagnose, meistens histologisch oder selten zytologisch (insb. Leukämien) gesichert
   Einige Diagnosen werden mittels molekularbiologischer Methoden gestellt bzw. erfordern diese (Leukämien, Sarkome etc.).
   Der histologische Differenzierungsgrad des Tumors (histologic grading) wird eingeteilt in:
   G1 gut differenziert - G2 mäßig differenziert - G3 schlecht differenziert - G4 undifferenziert
2. Stadium der Erkrankung („Staging") entsprechend der Ausbreitung der Erkrankung (ergibt sich aus der klinischen und der radiologischen Untersuchung bzw. aus Laborparametern oder Knochenmarkuntersuchungen). Hämatologische und lymphatische Neoplasien haben meist eigene Klassifikationssysteme (z.B. Ann-Arbor, Binet etc.). Solide Tumore werden fast immer nach dem **TNM-System klassifiziert:** UICC 2010 (Ausnahme z.B. kleinzelliges Lungenkarzinom). Im TNM-System gibt es **drei Komponenten**: T für den Primärtumor, N für den „nodalen" Lymphknotenbefall und M für den Metastasierungsstatus.
   TX, NX, MX bedeutet, dass die jeweilige Komponente nicht beurteilt werden kann.
   T0, N0, M0 zeigen jeweils das Fehlen eines Primärtumors, Lymphknotenbefalls oder Metastasen an.
   Die Zahl = Kategorie nimmt mit der Größe, Anzahl oder Ausbreitung zu (T_{1-4}; N_{1-3}; M_0 vs. M_1).
   Das Stadium der Erkrankung (Stadium I - IV) ergibt sich aus der Kombination der drei Komponenten T, N und M und den bis zu 4 Kategorien (z.B. T_{1-4}). Die Stadieneinteilung wurde so gewählt, dass die Patienten nach Ihrer Prognose (und der Therapie) aufgeteilt werden.

   Cave: Die T- und N-Kategorien sind für jeden Tumor anders definiert (siehe z.B. *www.cancer.gov*). Die Stadieneinteilung ist ebenfalls tumorspezifisch. M_1 entspricht bei fast allen Tumoren dem Stadium IV (Ausnahme: Hodenkarzinom). Die Metastasenlokalisation kann kodiert werden (z.B. PUL-Lunge, HEP-Leber, OSS-Knochen).

   Weitere Informationen geben vorangestellte Kleinbuchstaben: „c" bedeutet klinisch („clinical"), „p" pathologisch (meist postoperativ), „y" nach einer Behandlung, „r" Rezidiv.
   Nachgestellte Großbuchstaben klassifizieren den Tumor weiter: „G" Differenzierungsgrad (s.o.), „R" klassifiziert den Residualtumorstatus (R_0 mikroskopisch komplette Entfernung des Tumors, Schnittränder mikroskopisch tumorfrei; R_1 mikroskopischer Tumornachweis an den Schnitträndern; R_2 makroskopischer Residualtumor (diese Angabe erfolgt durch den Operateur), „LVI" Einbruch in Lymphgefässe und/oder venöse Infiltration (lymphovascular invasion), „S" Serumtumormarker. Einige weitere Kürzel: (mol) molekulare Methoden, (i) Nachweis isolierter Tumorzellen (meist) immunhistochemisch, (mi) Mikrometastasen und (sn) „sentinel" Lymphknoten.
3. Erkrankungsspezifische Faktoren, manchmal auch als Risikofaktoren bezeichnet, ergänzen sehr häufig die Diagnose. Diese Faktoren sind teilweise entscheidend für die Prognose, aber auch für die Therapiewahl (z.B. Hormonrezeptorenstatus beim Brustkrebs (ER, PR), Serummarker beim Hodenkarzinom). Wenige dieser Faktoren sind ins TNM-System aufgenommen worden, wie z.B. das PSA beim Prostatakarzinom oder die Serummarker beim Hodenkrebs.
4. Molekulare Merkmale (z.B. Translokationen, Mutationen etc.), die häufig therapierelevant sind.

Zielsetzungen der Chemotherapie:

1. Kurative Therapie: Potenzielle Heilungen, z.B. maligne Lymphome und M. Hodgkin, ALL im Kindesalter, Karzinome des Hodens, Chorionkarzinom u.a.

2. Palliative Therapie: Verminderung des Tumorleidens bzw. Verbesserung der Lebensqualität ohne Aussicht auf Heilung.
3. Neoadjuvante Therapie Präoperative Chemotherapie, um evtl. ein Downstaging (Erniedrigung des Stadiums) oder Downsizing (Größenreduktion) zu erreichen und damit die Operabilität und die Heilungschance zu verbessern.
4. Adjuvante Therapie: Nach Durchführung einer potenziell kurativen lokalen Tumortherapie (z.B. Resektion) und bei klinischer Tumorfreiheit soll eine adjuvante Chemotherapie Rezidive oder Metastasen verhindern.
5. Salvage-Therapie: Erneute Therapie bei Patienten mit Tumorrezidiv

Die o.g. Begriffe verlieren heutzutage an Trennschärfe: Palliative Therapien können Tumorkontrolle über mehrere Jahre erzielen (z.B. gastrointestinale Stromatumore), kurativ behandelte Tumore rasch rezidivieren (z.B. Leukämien). Was als palliative Therapien begann, kann letztlich neoadjuvant kurativ sein (z.B. Chemotherapie vor Lebermetastasenresektion beim Kolonkarzinom). Ggf. Begriffe wie präoperativ oder postoperativ nutzen.

Phasen der Chemotherapie (die folgenden Begriffe werden insbesondere bei hämatologischen Neoplasien angewendet):

1. Induktionstherapie: Intensive Zytostatikatherapie bis zum Erreichen einer kompletten Remission (= Verschwinden aller Tumorparameter)
2. Konsolidierungstherapie: Dient der Stabilisierung einer Remission.
3. Erhaltungstherapie: Soll die Dauer der Remission verlängern.
   a) In Form einer Dauertherapie
   b) In Form intermittierender Therapiezyklen (Reinduktion)

Häufig verwendete Begriffe bei onkologischen Therapien

- Konventionelle Chemotherapie
  Therapien, in denen keine monoklonalen Antikörper, Tyrosinkinase-Inhibitoren u.a. neuere Substanzen zur Anwendung kommen, keine Hochdosischemotherapie. Kann als Monotherapie oder häufiger als Polychemotherapie erfolgen.
- Polychemotherapie
  Regelhaft werden mehrere Zytostatika miteinander zu einem Behandlungsregime (= Protokoll) kombiniert. Ziel ist es die Wirksamkeit gegenüber der Monotherapie bei akzeptabler Toxizität zu steigern.
- Monotherapie
  Nur eine Substanz findet Anwendung. Sagt nichts über Wirksamkeit und Therapieziele aus.
- Hochdosischemotherapie mit autologer Stammzelltransplantation (HDC/ASZT)
  Bei dieser Form der Chemotherapie werden Zytostatika mit vorwiegender, sonst dosisbegrenzender Hämatotoxizität so hoch dosiert, dass eine längere Panzytopenie auftreten würde, wenn nicht nach Ende der Zytostatikainfusion(en) autologe Stammzellen transplantiert würden. Die Transplantation autologer Stammzellen verkürzt die Zytopeniephase deutlich und reduziert damit das Morbiditäts- und Mortalitätsrisiko. Die autologen Stammzellen wurden vorher nach Abschluss einer Chemotherapie in der hämatologischen Regeneration, bevorzugt nach Eintreten einer Remission der Erkrankung, gewonnen und bis zum Einsatz tiefgefroren.
- Allogene Stammzelltransplantation (SZT)
  Nach Konditionierung („Vorbereitung“) mittels Chemotherapie, Bestrahlung, Immunsuppression, bzw. meist Kombinationen hiervon werden fremde, d.h. „allogene“ Stammzellen transplantiert. Diese fremden Stammzellen können Tumorzellen zerstören (insb. bei hämatologischen Neoplasien, sogenannter graft-versus-leukemia Effekt). Problematisch sind die graft-versus-host Reaktionen (GvHD, immunologische Reaktionen der Spenderzellen gegen Zellen/Organe des Empfängers).
- Targeted therapies (zielgerichtete Ak-Therapie, molekulare Therapie)
  Eine molekular charakterisierte Tumorstruktur wird zum „Ziel“ der Therapie mit monoklonalen Ak (z.B. bei Rituximab das CD-20-Antigen; bei Bevacizumab der VEGF; bei Cetuximab der EGF-Rezeptor, Therapie der CML mit Tyrosinkinase-Inhibitoren).

Therapieformen

- Systemische Chemotherapie - Intravenöse oder orale Verabreichung der Chemotherapie führt zu Effekten im ganzen Körper (Anm.: Manche Zytostatika und Antikörper passieren die Bluthirnschranke nicht oder nur bei hoher Dosierung).
- Regionale Chemotherapie:
  - Intrathekale, intrapleurale, intraperitoneale Anwendung von Zytostatika
  - Selektive Perfusion von Organen (z.B. Leber) mittels Therapiekatheter
  - Sonderformen: Extrakorporale Perfusionstherapie; isolierte Extremitätenperfusion:
    Durch temporäre Einrichtung eines extrakorporalen Kreislaufs (z.B. bei Extremitätentumoren) können Zytostatika in ultrahohen Dosen an den Tumor gebracht werden unter drastischer Verringerung der systemischen Toxizität.
  - Intraperitoneale Therapien oder Extremitätenperfusion häufig unter Anwendung der Hyperthermie, d.h. der kontrollierten Aufheizung entweder der Zytostatikalösung und/oder des perfundierten Organs/Extremität, was zur Erhöhung der Wirksamkeit beitragen soll.

- Kontinuierliche Therapie
  Tägliche Einnahme der Therapie, keine Unterbrechung (z.B. Therapie mit Tyrosinkinase-Inhibitoren bei der CML)
- Zyklische Therapie
  Behandlung erfolgt an einem oder wenigen Therapietagen gefolgt von einer Behandlungspause. Nach einigen Behandlungszyklen ist die Therapie beendet (z.B. 6 Behandlungszyklen mit einer Polychemotherapie beim NHL).

Zur **Beurteilung des Therapieerfolges** werden folgende Begriffe verwendet:
- Komplette Remission (CR): Verschwinden aller Tumormanifestationen
- Partielle Remission (PR): Rückgang der Tumormanifestation
- Stable disease (SD): Keine PR, keine PD, stabile Erkrankung
- Progression = Progressive Disease (PD): Erscheinen neuer oder Zunahme bestehender Tumormanifestationen
- Rezidiv: Erneute Tumormanifestation nach Erreichen einer CR

Das obige Prinzip bei der Beurteilung des Tumoransprechens ist immer gleich, verschiedene Klassifikationssysteme erschweren die Anwendung im Detail. Bei soliden Tumoren werden häufig die Kriterien von RECIST (response evaluation criteria in solid tumors) verwendet. Der größte Tumordurchmesser mehrerer, ausgewählter (Ziel-)Tumorherde (primär oder metastatisch) wird addiert und Veränderungen dieser Summe verfolgt. PR = mindestens 30 %-ige Größenreduktion der Summe. PD = Größenzunahme der Summe um mindestens 20 %. Bei den älteren WHO-Kriterien wurde das Produkt zweier senkrecht aufeinander stehenden Durchmesser desselben Tumorherdes verwendet (A x B), eine 50 %ige Größenreduktion entsprach hier einer PR. Bei den Lymphomen finden die revidierten Kriterien der International Working Group Anwendung, die auch PET-Ergebnisse berücksichtigen. Insbesondere bei den hämatologischen Neoplasien werden weitere Methoden angewendet (Immunhistochemie, Durchflusszytometrie, molekulare Analysen, Immunfixationselektrophorese etc.). Größenbasierte Ansprechkriterien zeigen bei bestimmten Erkrankungen und Behandlungen nur die Progredienz sicher an (z.B. Sorafenib beim hepatozellulären Karzinom), aber unzuverlässig das Ansprechen. Hierbei helfen sollen die Beurteilung von Tumordichte, Kontrastierungsverhalten, Nekroseausmaß, und die sogenannte funktionelle Bildgebung, z.B. durch Messung von Perfusion, Metabolismus (FDG-PET) etc. („biologic/functional imaging").

Zellkinetische Grundlagen der Chemotherapie:

- Zellzyklus: Es werden 4 Zyklusphasen unterschieden:
  · 2 "sichtbare": M + S (Mitose/Synthese)
  · 2 "unsichtbare": G_1 + G_2 (Gap = Lücke)

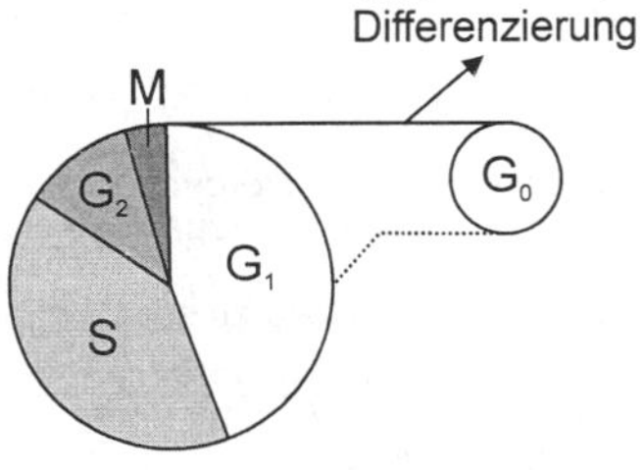

G_1 = Präsynthetische Phase; Dauer variabel (h - Tage - Jahre)
S = DNS-Synthesephase; Dauer konstant (< 10 h)
G_2 = Postsynthetische Phase; Dauer Stunden
M = Mitosephase; Dauer Minuten
G_0 = Ruhender Zellpool

- Generationszeit: Die Zeit, die die Zelle benötigt, um alle 4 Phasen zu durchlaufen. Sie beträgt bei den meisten menschlichen Zellen 24 - 48 h, bei Tumorzellen oft mehr (48 - 72 h).
- Kompartmentmodell des Tumorwachstums:
  Ein Tumor besteht aus 4 funktionellen Zellkompartimenten:
  A) Proliferationspool: = Wachstumsfraktion („growth fraction"): Der Zellanteil, der sich gerade aktiv im Zellzyklus befindet.
  B) Ruhender Zellpool: Zellen, die vorübergehend aus dem Zellzyklus ausgeschieden sind und sich in der G_0-Phase befinden.
  Da die meisten Zytostatika Proliferationsgifte sind und nur ein Teil der Tumorzellen dem Proliferationspool angehören, entgehen die in der G_0-Phase ruhenden Tumorzellen der Zytostatikabehandlung und können irgendwann wieder in den Proliferationspool eintreten (Recruitment), sodass man immer wieder zytostatisch behandeln muss (Reinduktionsbehandlung).
  C) Nicht mehr teilungsfähige Zellen
  D) Tote Zellen

- Zyklusspezifität der Zytostatika:
  Bestimmte Zytostatika schädigen Zellen nur in bestimmten Zyklusphasen: Antimetabolite wirken auf die S-Phase, Spindelgifte auf die M-Phase, alkylierende Substanzen wirken auf alle 4 Phasen, andere Substanzen sind phasenunspezifisch (z.B. Daunorubicin).

Stochastisches Tumormodell und Chemotherapie - Zelltodhypothese nach Skipper:
Zytostatika wirken nach der Kinetik erster Ordnung, d.h. es wird nicht eine absolute Zellzahl getötet, sondern stets ein konstanter Prozentsatz (fraktionierte Zellvernichtung). Beispiel: Werden durch eine Zytostatikadosis 90 % der Tumorzellen eliminiert, so verbleiben von einer Tumorzellmasse von 10^{12} Zellen noch 10^{11} Zellen. Um die Tumorzellzahl weiter zu verkleinern, müssen weitere Therapien folgen (siehe Abbildung).

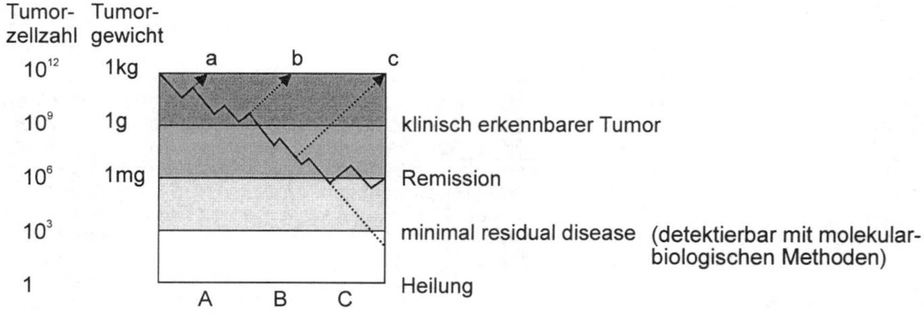

A = Induktionstherapie
B = Konsolidierungstherapie
C = Erhaltungstherapie

a = Therapieresistenz
b = Frühes Rezidiv
c = Spätes Rezidiv

Hierarchisches Tumormodell - Tumorstammzellmodell
Krebs entwickelt sich aus einer Tumorstammzelle. Der sichtbare Tumor besteht aus wenigen Tumorstammzellen, aber sehr vielen daraus abgeleiteten Tumorzellen. Eine Chemotherapie vernichtet alle Tumorzellen, was sich als Ansprechen zeigt, aber nicht die resistenten Tumorstammzellen. Es wird davon ausgegangen, dass sich im zeitlichen Abstand Rezidive aus diesen überlebenden Tumorstammzellen entwickeln können. Wahrscheinlich ergänzen sich hierarchisches und stochastisches Tumormodell.

Resistenz:
- Primäre Resistenz: Vorhandensein primär resistenter Zellklone: 1 Zelle von 10^5 - 10^7 Tumorzellen ist primär resistent.
- Sekundäre Resistenz: Tritt erst im Verlauf einer Zytostatikabehandlung auf; hierbei können verschiedene Faktoren eine Rolle spielen (z.B. Änderungen des Zellstoffwechsels, "repair"-Mechanismen, Auftreten weiterer Mutationen, „multi-drug-resistance“ (MDR-1 Gen) etc.).
  Tumorstammzellen scheinen resistent gegen die gängigen Chemotherapeutika zu sein.

Onkologische Therapiemodalitäten, die häufig kombiniert, d.h. multimodal eingesetzt werden:
1. Operation - häufig als kurative Resektion, aber auch palliative Eingriffe. Oft eingebunden in multimodale Therapiekonzepte, z.B. präoperative Radiochemotherapie, gefolgt von der chirurgischen Resektion eines Rektumkarzinoms.
2. Bestrahlung (synonym: Radiatio, Irradiation, Radiotherapie). Häufig als Radiochemotherapie (Gabe eines Zytostatikums zur Erhöhung der Strahlenempfindlichkeit des Tumors, auch als Immunoradiotherapie, d.h. zusammen mit einem monoklonalen Antikörper, siehe dort).
3. Hormontherapie
4. Chemotherapie, systemisch, selten regional
5. Targeted Therapies
6. Tumorvakzinierung
7. Gentherapie
8. Supportive Therapie
9. Palliative Therapie und Schmerztherapie

Hormontherapie

1. Additive Hormontherapie: Zufuhr von Hormonen (z.B. Östrogengabe beim Prostatakarzinom)
2. Ablative Hormontherapie: Entzug von Hormonen
   a) Operative Kastration: Entfernung des hormonbildenden Organs
      - z.B. Ovariektomie bei metastasierendem Mammakarzinom in der Prämenopause
      - z.B. Orchiektomie bei metastasierendem Prostatakarzinom

   b) Medikamentöse Kastration:
   Bei metastasierendem Prostatakarzinom Gabe von LH-RH-Agonisten oder -Analoga (Buserelin, Goserelin, Triptorelin, Leuprorelin, Histrelin)
3. Therapie mit Hormonantagonisten: z.B.
   - Therapie des metastasierenden Mammakarzinoms mit Antiöstrogenen (z.B. Tamoxifen, Raloxifen) oder Aromatasehemmern (Anastrozol, Letrozol, Exemestan) oder Östrogenrezeptorantagonisten (Fulvestrant)
   - Therapie des metastasierenden Prostatakarzinoms mit Antiandrogenen:
     - Nichtsteroidale Antiandrogene ohne zusätzliche endokrine Wirkungen (Flutamid, Bicalutamid)
     - Steroidale Antiandrogene
       - Androgenrezeptor-Antagonist mit zusätzlicher gestagener Wirkung (Cyproteron).
       - Hemmung der 17α-Hydroxylase und damit der Testosteronsynthese (Abirateron)

Voraussetzung einer rationellen Hormontherapie:
Einbindung der Hormonbehandlung in ein interdisziplinäres Gesamttherapiekonzept. Bestimmung der Hormonspiegel im Blut und der Hormonrezeptoren im Tumorgewebe

Nebenwirkungen:
1. Infolge Hormonzufuhr: Bei Östrogen- und Androgentherapie ist besonders auf Hyperkalzämie und Wasserretention zu achten.
2. Infolge Hormonentzug: Endokrine Ausfallerscheinungen, Osteoporose

Chemotherapie mit Zytostatika

I. Einteilung der Zytostatika

Die gängigen Einteilungsprinzipien berücksichtigen die
- Herkunft (pflanzliche Tumorhemmstoffe, Antibiotika, synthetische Zytostatika) und die
- Wirkungsweise (Alkylanzien, Antimetabolite, Metaphasengifte u.a.) der Substanzen. Einige Zytostatika sind zellzyklusspezifisch wirksam, d.h. können Zellen nur in bestimmten Zyklusphasen schädigen (Zyklusspezifität): Antimetabolite wirken auf die S-Phase, Spindelgifte auf die M-Phase, alkylierende Substanzen wirken unabhängig vom Zellzyklus. Neue galenische Formen können Pharmakokinetik, Wirksamkeit und Nebenwirkungen erheblich verändern, z.B. liposomale Zytostatika-Verabreichungsformen.

Hemmung der DNA-Replikation

1. Alkylanzien:
   Übertragen Alkylgruppen auf die DNS, was zu Vernetzungsreaktionen zwischen 2 DNS-Strängen führt und damit zum Abbruch der Replikation. Beispiele:
   - Oxazaphosphorine: Cyclophosphamid, Ifosfamid und Trofosfamid können eine hämorrhagische Zystitis verursachen, daher ausreichende Flüssigkeitszufuhr und Zystitisprophylaxe mit Mesna,
   - Thiotepa
   - Melphalan
   - Chlorambucil
   - Busulfan: Kann selten eine interstitielle Lungenfibrose verursachen.
   - Cisplatin, Carboplatin, Oxaliplatin u.a. Platinanaloga. Unter den Nebenwirkungen ist u.a. auf Nephrotoxizität, Ototoxizität und Polyneuropathie zu achten.
   - Carmustin (BCNU), Lomustin (CCNU), Estramustin , Bendamustin
   - Temozolomid (Therapie von Glioblastomen)
2. Als Zytostatika verwendete Antibiotika:
   - Actinomycin D (Dactinomycin)
   - Anthrazykline:
     Doxorubicin = Adriamycin, Daunorubicin, Epirubicin, Idarubicin
     Mitoxantron

     Beachte: Anthrazykline wirken kardiotoxisch: Gefahr der Kardiomyopathie mit irreversibler Herzinsuffizienz → Gesamtdosis Doxorubicin von 450 - 550 mg/m² KO nicht überschreiten (echokardiografische Kontrolle)!

- Bleomycin schädigt die DNS und kann ab einer kumulativen Dosis von 250 - 350 mg zu Lungenfibrose führen. Das Risiko einer Lungenfibrose erhöht sich nach vorangegangener Bestrahlung des Mediastinums!
- Mitomycin kann bei längerer Anwendung zu mikroangiopathischer hämolytischer Anämie (MAHA) und Niereninsuffizienz führen.

3. Alkaloide:
   - Metaphasengifte aus Vinca rosea (Vincristin, Vinblastin, Vinorelbin, Vindesin) führen durch Bindung an die mikrotubulären Proteine zu einem Stillstand der Mitose in der G2- und M-Phase.
   - Taxane: Paclitaxel und Docetaxel aus Eibe(Taxus-)Arten führen zur Verklumpung der Mikrotubuli und damit Störung der Mitose. Häufig sind allergische Reaktionen, periphere Neuropathien (50 % d.F.) und Sinusbradykardie (20 %).

   Beachte: Vincaalkaloide und Taxane stören die Funktion der Mikrotubuli. Medikamente dieser Gruppen können eine Polyneuropathie verursachen.

   - Topoisomerase-I-Inhibitoren: Topotecan, Irinotecan u.a. führen zu Einzelstrangbrüchen der DNA. Dosislimitierende NW ist die cholinerg bedingte Diarrhö (→ evtl. Atropingabe).
   - Topoisomerase-II-Inhibitoren aus Podophyllum peltatum: Etoposid,

4. Antimetabolite:
   Sie erweisen sich durch geringe Änderung der physiologischen Molekülstruktur als "falsche" Bausteine für den Stoffwechsel und können dadurch z.B. die Nukleinsäuresynthese hemmen.
   ▶ Pyrimidinanaloga:
   - Azacitidin (Therapie des MDS)
   - Capecitabin ist ein 5-FU-Prodrug, das oral angewandt wird.
   - Cytosinarabinosid (Ara-C): Ähnelt in seiner Struktur dem Cytidin. Ara-C wird im Körper durch Phosphorylierung in die zytozide Form Ara-CTP überführt und hemmt die DNS-Polymerase.
   - 5-Fluorouracil (5-FU): Hemmt durch Einbau in die DNS und RNS mehrere Enzyme, insbes. die Thymidilatsynthetase. Parenterale Anwendung.
   - Gemcitabin ein Pyrimidinanalogon (= Pyrimidin-Antimetabolit)

   ▶ Folsäureantagonisten:
   - Methotrexat (MTX) hemmt als Folsäureantagonist die Enzymaktivität von Dihydrofolatreduktase. Durch Gabe von Folinsäure (Leucovorin®) oder Folsäure (z.B. Folsan®) können die zytotoxischen NW von MTX reduziert werden, ohne dass die Wirksamkeit der MTX-Therapie wesentlich vermindert wird.
     NW: Knochenmarksuppression, Nephrotoxizität, Hepatotoxizität, Stomatitis, Diarrhö u.a.
   - Pemetrexed hemmt folatabhängige Enzyme (Pleuramesotheliom; nichtkleinzelliges Bronchial-Ca).

   ▶ Purinanaloga:
   - Azathioprin und 6-Mercaptopurin (6-MP): Hemmen als Purinanaloga die Purin-de-novo-Synthese. Im Abbauweg spielt das Enzym Xanthinoxidase eine Rolle. Allopurinol (welches die Xanthinoxidase hemmt) sollte vermieden werden, ansonsten muss die Dosis beider Substanzen auf 25 % reduziert werden.
     NW: Pankreatitis (3 %), Knochenmarksdepression (2 %), Hepatitis mit oder ohne Cholestase (0,3 %) u.a.
   - Fludarabin, Cladribin, Pentostatin: Sehr wirksame Purinanaloga (= Purin-Antimetabolite) zur Behandlung der chronisch lymphatischen Leukämie (CLL) und der Haarzellenleukämie (Pentostatin). Als NW werden u.a. persistierende Suppressionen der T-Helferlymphozyten beobachtet mit erhöhtem Risiko für opportunistische Infektionen.
   - Thioguanin (= 6-Thioguanin)

5. Andere Zytostatika:
   - Asparaginase
     Wi.: Hemmung der Proteinsynthese (Spaltung von Asparagin in Aspartat und Ammoniak)
   - Dacarbazin und Procarbazin
     Wi.: Depolymerisation der DNA
   - Hydroxyurea (Hydroxyharnstoff, Hydroxycarbamid)
     Wi.: Hemmung der Ribonukleotidreduktase
   - Trabectedin bindet an die DNA, verhindert DNA-Reparatur, Zellteilung (entdeckt in einer Seescheide) (Lipo/Leiomyosarkom; Ovarialkarzinom)
   - Eribulin hemmt die Mikrotubulus-Dynamik → Mitoseblockade + Apoptose

6. Targeted Therapies - siehe dort

II. Nebenwirkungen

Alle Zytostatika und Targeted Therapies schädigen neben den Tumorzellen stets auch die normalen Zellen! Im günstigsten Fall handelt es sich um eine relative Spezifität, d.h. Tumorzellen werden stärker geschädigt als normale Zellen. Nebenwirkungen sind daher obligat und können mit unterschiedlicher zeitlicher Verzögerung auftreten.

1. Perakut: z.B. allergische Reaktionen
2. Akut: z.B. Myelosuppression
3. Subchronisch: z.B. Schädigung von Herz, Lungen, Nieren, Leber u.a.
4. Chronisch: Mutagene und karzinogene Wirkung! → Spättoxizität mit Auftreten von sekundären Neoplasien.

Zytostatika schädigen Gewebe mit raschem Zellumsatz am stärksten. Dazu gehören blutbildendes Knochenmark (insbes. Granulopoese), lymphatisches Gewebe, Darmepithel und Mundschleimhaut sowie Samenepithel des Hodens.

Organspezifische Nebenwirkungen:

1. Myelosuppression: Gilt für fast alle Zytostatika. Am empfindlichsten reagiert die Granulozytopoese; danach folgen in abgestufter Reihenfolge: Thrombozytopoese, Lymphopoese und Erythrozytopoese. Tiefstwerte der Granulozyten und Thrombozyten treten 1 - 2 Wochen nach Zytostatikagabe in Erscheinung (evtl. Dosisanpassung der Zytostatika im Folgezyklus!). Granulozytopenie und Immunsuppression machen die Patienten anfällig für Infektionen und septische Komplikationen. Lebensbedrohliche Infekte werden häufig durch gramnegative Bakterien verursacht, die aus dem Darm der Patienten in das Blut wandern. Insofern schützen keimarme Räume, Isolation und sorgfältige Hygiene nur bedingt. Fieber bei Patienten in Neutropenie ist als absoluter Notfall zu betrachten und zu behandeln. Diagnostik und Gabe von Breitbandantibiotika, evtl. Antimykotika müssen unverzüglich erfolgen (siehe Kap. Fieber).
   Tumoranämie kann ein Cancer related fatigue-Syndrom verstärken.
   Die Regeneration des Knochenmarks nach hochdosierter Strahlen- oder Zytostatikatherapie kann therapeutisch beschleunigt werden durch die Gabe von Wachstumsfaktoren:
   - G-CSF (granulocyte colony stimulating factor) - Stimulation der Granulopoese
   - Erythropoetin = Epoetin = EPO - Stimulation der Erythropoese bei Tumoranämie (→ siehe dort).
   - Autologe Stammzelltransplantation (SZT)
   (Einzelheiten siehe Kap. Maligne Lymphome und Akute Leukämie)
2. Mukositis, Stomatitis, Enterokolitis: Gilt ebenfalls für etliche Zytostatika, insbesondere Methotrexat. Allgemein gilt, dass die mukokutane Toxizität durch Bestrahlung wesentlich erhöht wird!
   Pro: Tägliche Mundpflege, Benutzung weicher Zahnbürsten, Vermeidung scharf gewürzter Speisen, Rauchverbot, Lutschen von Eiswürfeln 30 Min. vor und während einer Chemotherapie-Infusion, evtl. prophylaktisch Antibiotika u.a.
3. Übelkeit, Erbrechen: Häufige allgemeine Nebenwirkung → Prophylaxe durch Antiemetika (siehe supportive Therapie)

   Allgemeine Ursachen für Übelkeit und Erbrechen bei Krebserkrankungen
   - Pharyngeale Ursachen: Mundsoor, Schleimhautulzerationen, zähes Sputum
   - Gastrointestinale Ursachen: Motilitätsstörungen (obstruktiv, paralytisch), Ulzera, Obstipation, Lebermetastasen, Aszites
   - ZNS-Veränderungen: Hirndruck, Meningeosis carcinomatosa
   - Metabolische Störungen: Hyperkalzämie, Urämie, Leberversagen u.a.
   - Unerwünschte Arzneimittelwirkungen: Opioide, Antibiotika, NSAR u.a.
   - Strahlentherapie
   - Psyche: Angst, Stress, Schmerzen
4. Kardiotoxizität: Anthrazykline, seltener auch 5-FU, Cyclophosphamid, einige Tyrosinkinaseinhibitoren (z.B. Sunitinib), Trastuzumab
   a) Akute (seltene) Kardiotoxizität, die unvorhersehbar und dosisunabhängig ist.
   b) Dosisabhängige Anthracyclin-induzierte Kardiomyopathie als chronischer Spätschaden: Die Gesamtdosis von 500 mg/m^2 KO Doxorubicin sollte nicht überschritten werden! Vorbestehende Herzerkrankungen, höheres Alter und Bestrahlung des Mediastinums reduzieren diesen Grenzwert! Langfristige echokardiografische Kontrollen!
5. Hypertonie bei Angiogenese-Inhibition, z.B. Bevacizumab, Tyrosinkinaseinhibitoren
6. Nephrotoxizität: z.B. Cisplatin kann tubuläre Nierenschäden verursachen. Behandlung mit anderen potenziell nephrotoxischen Substanzen (Aminoglykoside, Cephalosporine) erhöht das Risiko einer Nierenschädigung.
   Cyclophosphamid und Ifosfamid können eine hämorrhagische Zystitis [N30.9] bewirken durch den Metaboliten Acrolein: Prophylaxe durch Gabe von Mesna (Uromitexan®).
   Proteinurie bei Bevacizumab-Therapie
7. Pulmonale Toxizität: Bleomycin, Busulfan und Methotrexat können eine Lungenfibrose verursachen.
8. Hepatotoxizität: z.B. bei Therapie mit Antimetaboliten
9. Neurotoxizität:
   - Zentralnervöse Störungen nach intrathekaler Applikation von Methotrexat oder Cytosinarabinosid
   - Polyneuropathie (PNP) durch Platinanaloga, Alkaloide (bes. Vincristin) u.a.
     PNP peripher und autonom, z.B. auch paralytischer Ileus

- Ototoxische Wirkung von Cisplatin
- Nach Ganzhirnbestrahlung (Leukencephalopathie als Todesursache bei primären ZNS-Lymphomen)

10. Dermatologische Nebenwirkungen sind bei den „targeted therapies“ (s. u.) besonders häufig.
    - Haarausfall nach Gabe verschiedener Zytostatika
    - Hyperkeratosen an den Druckstellen von Händen und Füßen durch Bleomycin
    - Hand-Fuss-Syndrom (hand-foot syndrome) palmoplantare Erythrodysästhesie = Erythem bis Blasenbildung der Hand und Fussflächen mit Dys-/Parästhesien, teils schmerzhaft
    - Akneähnliches Exanthem bei EGFR-Inhibitoren
11. Reproduktive Toxizität: Azoospermie, Fibrosierung der Ovarien, mutagene und teratogene Wirkung.
12. Thrombembolische Ereignisse: Grundsätzlich ist das thromboembolische Risiko bei Karzinomerkrankung und Chemotherapie erhöht. Thromboembolieprophylaxe mit Heparin bei allen stationären Patienten sowie bei ambulanten Hochrisikopatienten.

Andere Nebenwirkungen: z.B.

- Tumorlysesyndrom mit gefährlicher Hyperurikämie, Hyperkaliämie und evtl. akutem Nierenversagen → Prophylaxe durch reichliche Flüssigkeitszufuhr, Gabe von Allopurinol, Harnalkalisierung. Bei bedrohlicher akuter Hyperurikämie evtl. Gabe von Rasburicase (rekombinante Uratoxidase, die die Bildung von wasserlöslichem Allantoin aus Harnsäure katalysiert; Problem: Hohe Kosten; AK-Induktion u.a.)
- Cytokine-release syndrome (rascher Zellzerfall führt zur Freisetzung von Zytokinen)
- Fieber (Bleomycin)
- Gewebsnekrosen bei paravenöser Injektion (z.B. Adriamycin, Daunorubicin, Vincaalkaloide)
- Tumor-assoziierte Fatigue (= Cancer related Fatigue): Müdigkeit, Kraftlosigkeit, Erschöpfung und verminderte Leistungsfähigkeit finden sich bei ca. 30 - 40 % aller Krebspatienten, evtl. noch verstärkt durch Tumoranämie. Die Inaktivität der Patienten kann das Syndrom weiter verstärken. Depressionen müssen ausgeschlossen werden. Therapie: Beratung, Verhaltenstherapie, körperliches Training, evtl. Ginseng u.a.

TARGETED THERAPIES

Zielgerichtete (Krebs-)Therapien ist der Oberbegriff einer Vielzahl unterschiedlichster Substanzen, die sich gegen ein meist molekular definiertes Ziel (= target) richten. Grob unterscheidet man therapeutische Antikörper von kleinmolekularen Substanzen („small molecules“). Letztere haben regelmäßig multiple Ziele (gewollt und ungewollt). Die ausgeschalteten Strukturen sind meist nicht nur für die Tumorzellen, sondern auch für die Funktion normaler Zellen von Bedeutung, weswegen diese Therapien nicht frei von Nebenwirkungen sind. Targeted therapies werden benannt nach der Zielstruktur, z.B. Rezeptorantagonist, Signaltransduktionshemmer (Tyrosinkinase-Inhibitor (TKI), mTOR-Hemmer etc.), dem molekularen Ziel (z.B. CD20-AK, EGFR-AK) oder entsprechend ihrem therapeutischen Effekt (z.B. Angiogenese-Hemmung) eingeordnet. Angiogenese-Hemmer z.B. sind sowohl VEGF-AK (Bevacizumab) als auch TKI (Sunitinib, Sorafenib etc.).

- Therapeutische monoklonale Antikörper (Synonym: Biologika, passive Immuntherapie)
  Nomenklatur: Endung -mab = monoclonal antibody
  Herkunft: chimär (Mensch/Maus) -XI-mab; humanisiert -ZU-mab, human -U-mab, Maus –O-mab.

  Funktionalisierte therapeutische Antikörper stellen eine Untergruppe dar, bei denen der Antikörper der Zielfindung dient, die therapeutische Funktion aber durch die funktionale Komponente, z.B. durch ein an den Antikörper gekoppeltes Radionuklid (Radioimmuntherapie), Toxin oder Zytostatikum etc. erfolgt.
  Immunchemotherapie - Antikörper plus Chemotherapie; Radioimmun(chemo)therapie – Radiotherapie kombiniert mit Antikörpern ± Chemotherapie
  Chimäre Antikörper erfordern fast immer eine Prämedikation mit Antihistaminika und Kortikosteroiden.
- Tyrosinkinase-Inhibitoren (TKI) hemmen die Tyrosinkinase-Aktivität und damit die onkogenen Effekte von Tyrosinkinase-Rezeptoren oder Molekülen mit Tyrosinkinase-Funktion (z.B. bcr-abl). Meistens hemmen TKI mehrere Ziele (multitarget), allerdings mit unterschiedlicher Spezifität.

Beachte: Medikamente dieser Gruppe sind relativ teuer. Daher Patientenselektion durch prädiktive Marker, deren Zahl stetig zunimmt, z.B.:
Kolon-Ca.: Cetuximab / Panitumumab nur bei K-ras Wildtyp
Lungen-Ca.: Erlotinib / Gefitinib nur bei mutiertem EGFR!

	Substanz (Handelsname)	Zielstruktur	Zugelassene Indikation(en)
Monoklonale Antikörper	Alemtuzumab	CD52	CLL
	Bevacizumab (Avastin®)	VEGF	Kolorektales Ca., Bronchial-Ca., Mamma-Ca., Nierenzell-Ca.
	Brentuximab Vedotin	CD30	Reservemittel bei M. Hodgkin
	Cetuximab (Erbitux®)	EGF-Rezeptor	KRK bei unmutiertem KRAS-Gen
	Ibritumomab-Tiuxetan (Zevalin®)*)	CD20	Lymphom
	Ofatumumab (Arzerra®)	CD20	CLL
	Panitumumab (Vectibix®)	EGF-Rezeptor	Kolorektales Ca.
	Rituximab (Mabthera®)	CD20	Lymphome, Rheumatoide Arthritis
	Trastuzumab, Pertuzumab	HER-2	HER-2 positives Mamma-/Magen-Ca.
Tyrosinkinase-Inhibitoren	Dasatinib (Sprycel®)	bcr-abl, src**), KIT	CML; Ph+ ALL
	Erlotinib (Tarceva®) Gefitinib (Iressa®)	EGFR	Pankreas-Ca. Nicht-kleinzelliges Lungen-Ca.
	Imatinib (Glivec®) Nilotinib (Tasigna®)	bcr-abl, KIT, PDGFR bcr-abl	CML, Ph+ ALL, GIST, Hypereosinophiles Syndrom, chronische eosinophile Leukämie, MDS/MPD, Dermatofibrosarcoma protuberans
	Pazopanib (Votrient®)	VEGFR, KIT, PDGFR	Nierenzell-Ca., Weichteilsarkome
	Lapatinib (Tyverb®)	EGFR, HER-2	Mamma-Ca.
	Sorafenib (Nexavar®)	VEGFR, PDGFR, KIT, raf***)	Leberzell-Ca., Nierenzell-Ca.
	Sunitinib (Sutent®)	VEGFR, KIT,PDGFR	GIST, Nierenzell-Ca.
	Vandetanib (Caprelsa®)	VEGFR, EGFR, RET	Medulläres-Schilddrüsen-Ca.
	Ipilimumab (Yervoy®)	CTLA-4	Malignes Melanom
mTOR Inhibitor	Everolimus (Afinitor®, Certican®)	mTOR	Nierenzell-Ca., Transplantationsmedizin, Pankreatische neuroendokrine Tumore
	Temsirolimus (Torisel®)	mTOR	Nierenzell-Ca.

BRAF-Inhibitoren: Vemurafenib, Dabrafenib → Ind: Patienten mit BRAF-V600-Mutation positivem metastasierendem Melanom

JAK1/2-Inhibitor: Ruxolitinib; Ind: Osteomyelofibrose

*) Ak gekoppelt an radioaktives 90-Yttrium
**) src ist eine Nicht-Rezeptor-Tyrosinkinase
***) raf ist eine Serin-Threonin-Kinase
Ca. = Karzinom
mTOR = mammalian target of rapamycin

EGFR = epidermal growth factor receptor
VEGFR = vascular endothelial growth factor receptor
PDGFR = platelet derived growth factor receptor
KIT = Rezeptor-Tyrosinkinase

TUMORVAKZINIERUNG

Syn: Aktive Immuntherapie

BCG-Instillationen (Bacillus Calmette-Guérin) in die Harnblase reduzieren Rückfälle bei Blasenkarzinom und stellen die erste beschriebene Krebs-Immuntherapie dar.

- Prophylaktisch: Impfung des Patienten gegen Krebs auslösende Viren. Beispiel: Impfung gegen Typ 16 und 18 des humanen Papillomvirus reduziert das Risiko für Zervixkarzinome (Gardasil®, Cervarix®).
- Therapeutisch: Nutzung des Immunsystems des Patienten. Zwei Strategien werden hierbei verfolgt:
  A) Aktivierung und Modifikation dendritischer Zellen um eine besonders gute Erkennung und Präsentation von Tumorantigenen und nachfolgende Aktivierung von Effektorzellen zu erreichen.
  B) T-Zell basierte Strategien nutzen T-Lymphozyten, die eine Aktivität gegen Tumorzellen haben. T-Zellen können mittels Leukapherese gesammelt und angereichert werden. Anschließend werden diese Zellen ex-vivo modifiziert (z.B. Stimulation mit Tumorantigenen oder genetische Modifikation in Bereichen des T-Zell Rezeptors) und vermehrt, bevor diese autologen T-Zellen dann reinfundiert werden. Die Wirksamkeit dieser Therapieform konnte erstmalig beim metastasierten Prostatakarzinom gezeigt werden (Sipuleucel-T).

HYPERTHERMIE (lokal oder systemisch)

Internetinfos: *www.hyperthermie.org*

Erhöht die Wirkung ionisierender Strahlen und einiger Zytostatika. Selektierte Patienten, nur in Zentren, bevorzugt in Studien oder Registern.

- Isolierte hypertherme Perfusion mit TNF-α + Melphalan bei Weichgewebssarkomen der Extremität (ILP = isolated limb perfusion) oder des Beckens
- Regionale (Tiefen-) oder Teilkörper-Hyperthermie: Elektromagnetische Wellen heizen den Tumor auf. Extremitäten und Stammtumore (Sarkome, HNO-Tumore, Brustkrebs etc.).
- Hypertherme intraperitoneale Chemotherapie (HIPEC)

Nach makroskopisch kompletter Resektion aller Metastasen der Peritonealhöhle und Peritonektomie wird die Bauchhöhle mit einer hyperthermen Zytostatikalösung gefüllt bzw. gespült (kein standardisiertes Regime/Verfahren; häufig 42°, 30 - 120 min, Mitomycin, Oxaliplatin, Irinotecan). Anwendung beim Pseudomyxom, peritonealem Mesotheliom, Appendix-, Ovarial- und Kolorektalkarzinom. Mortalität und Morbidität hoch, HIPEC aber oft einzige Option mit kurativem Ausblick.

KOMPLEMENTÄRE BEHANDLUNGSMETHODEN

Werden von Patienten angesprochen oder gewünscht, entweder in Ergänzung zur „Schulmedizin" oder bei austherapierten Erkrankungen. Ärzte sollen hierzu eine ausgewogene Information geben können bzw. seriöse Informationsquellen anbieten. Es mangelt an Studien bzw. Evidenz zur Wirksamkeit; einzelne Alternativtherapien können auch toxisch sein. Auf Wechselwirkungen achten. Informationen in Deutschland erteilt z.B. das Deutsche Krebsforschungszentrum (DKFZ) mit dem Krebsinformationsdienst (KID): Tel. 0800-4203040 oder *www.krebsinformationsdienst.de.*

Krebserkrankungen und Ernährung: Buchbeispiel: „Krebszellen mögen keine Himbeeren"; Internet: z.B. *www.dietandcancerreport.org*

Krebserkrankungen und Sport: Tumorpräventive und tumorrezidivsenkende Wirkung belegt.

Krebsprävention: Körpergewicht normal halten, mediterrane Kost, Meidung von rotem Fleisch; Alkoholkonsum sparsam halten, Nichtraucherstatus, regelmäßige körperliche Aktivität u.a.

SUPPORTIVE THERAPIE

- **Antiemetische Therapie**:
  - 5-HT3-Serotonin-Rezeptorantagonisten = Setrone: Ondansetron (Generika), Granisetron (Generika), Tropisetron (Navoban®), Palonosetron (Aloxi®)
  - Neurokinin-1-Rezeptorantagonisten: Aprepitant (Emend®) und Fosaprepitant (Ivemend®) vermindern auch die verzögerte Übelkeit

  Antiemetische Stufentherapie entsprechend der Emetogenität (minimal, leicht, mittel, hoch):
  1. Minimal: keine Routineprophylaxe
  2. Leicht: Dexamethason oder Setron oder Metoclopramid
  3. Mittel: Setron + Dexamethason, zusätzlich NK-1-Rezeptorantagonist bei Anthrazyklin-Cyclophosphamid-haltiger Chemotherapie
  4. Hoch: Setron + Dexamethason + NK-1-Rezeptorantagonist

  Anm.: Trotz einer Dreier-Kombination ist bei mindestens 10 % der Patienten der „Hoch"-Kategorie die Übelkeit nicht kontrolliert. Metoclopramid und die Kategorien „minimal" und „leicht" sind in kontrollierten Studien nur begrenzt untersucht worden.
  Bei der Radiotherapie beeinflusst die anatomische Zielregion das Emesisrisiko in 4 Kategorien, es kommen Setrone und Dexamethason zum Einsatz, wenig Studiendaten.
- Schmerztherapie: Siehe Kap. Palliativmedizin und Schmerztherapie
- Prophylaxe und Therapie einer Opioid-induzierten Obstipation (siehe Opioidanalgetika)
- Behandlung einer chemotherapieinduzierten Diarrhö: Gabe von Loperamid, Flüssigkeitssubstitution, Hospitalisation. Früh einsetzende cholinerge Diarrhö unter Irinotecan spricht auf Atropin s.c. an.
- Prophylaxe einer Harnsäurenephropathie: Viel Flüssigkeitszufuhr (mind. 3 l/d), Alkalisierung des Urins + Allopurinol (siehe Kap. Hyperurikämie)
- Prophylaxe einer hämorrhagischen Zystitis: Nach Gabe von Cyclophosphamid/Ifosfamid kann das Ausscheidungsprodukt Acrolein eine sterile hämorrhagische Zystitis verursachen (Potenzierung dieser Gefahr bei Vorbestrahlung des Beckens); Prophylaxe durch ausreichende Flüssigkeitszufuhr + Gabe von Mesna (Uromitexan®), bindet/inaktiviert Acrolein.

- Prophylaxe von Nierenschäden durch Cisplatin: Viel Flüssigkeitszufuhr, forcierte Diurese (Furosemid).
- Einsatz von Bisphosphonaten zur Behandlung von Tumorhyperkalzämie und Prävention von Skelettkomplikationen bei Knochenmetastasen, z.B. Pamidronsäure (Generika), Zoledronsäure (Zometa®), Ibandronsäure (Bondronat®) → weniger Knochenschmerzen und Frakturen!
- Denosumab (Prolia®): Monoklonaler RANKL-Ak zur Therapie der Osteoporose bei Männern mit PCA unter Hormonablation
- Einsatz von G-CSF zur Prävention (und bei der Behandlung) von Infektionen unter Granulozytopenie nach Chemotherapie → siehe Zytokine
- Prophylaxe und Therapie von Infektionen (siehe Kap. Granulozytopenie, Immundefekte, Fieber); 5 - 10 % Mortalität bei neutropenem Fieber, rasche, umfassende Diagnostik und Therapie wichtig
- Anämie bei Tumorpatienten (Tumoranämie):

  Ät.: 1. Knochenmarkinfiltration, tumorbedingte Hemmung der Erythropoese
  2. Therapiebedingt (Zytostatika, Bestrahlung); evtl. Zusatzfaktoren (z.B. Eisenmangel)

  Th.: Ausschluss eines Mangels an Eisen (Ferritin), Vit. B_{12}, Folsäure; bei symptomatischer Anämie Gabe von Erythrozytenkonzentraten oder Erythropoetinen erwägen. Präparate: z.B. Epoetin alfa (Erypo®), Epoetin beta (Neo Recormon®), Darbepoetin (Aranesp®). Epo und Transfusionen nicht nach Hb-Wert einsetzen, sondern symptomorientiert. Hb-Ziel bis 12 g/dl. Bei Überschreitung dieser Zielwerte wird eine Verkürzung der Überlebenszeiten mit dem Epo-Einsatz in Verbindung gebracht. Epo-Einsatz erhöht die Thromboserate.
- Bei Bedarf Thrombozytensubstitution (→ Kapitel Thrombozytopenie)
- Psychische Begleitung des Kranken und sterbenden Patienten. Nach Elisabeth Kübler-Ross kann man bei der Auseinandersetzung der Patienten mit einer tödlichen Erkrankung verschiedene Phasen beobachten, auf die sich der begleitende Arzt einfühlsam einstellen sollte: 1. Nichtwahrhabenwollen und Isolierung, 2. Zorn, 3. Verhandeln, 4. Depression, 5. Zustimmung.
- Ernährung / Körpergewicht:

  Spätestens bei einem Gewichtsverlust von ≥ 5 % vom gesunden Ausgangsgewicht sollte eine Ernährungsberatung erfolgen, um einem weiteren Gewichtsverlust entgegenzuwirken. Vorrang hat zunächst eine optimierte orale Ernährung (siehe dort).

  Tumorkachexie bei nicht kontrollierter Tumorerkrankung kann auch durch eine optimale Ernährung oft nicht verhindert werden. Eine Hyperalimentation ist in solchen Fällen oft wirkungslos und mit erhöhten Komplikationen verbunden.

  Allgemeine Probleme bei Nahrungseinkauf, -zubereitung und –aufnahme, insbesondere bei älteren Patienten, nicht unterschätzen.

  Überlebende einer Krebstherapie sollten Normalgewicht anstreben. Gewichtszunahme über Normalgewicht hinaus vermeiden (grundsätzlich negativ bzgl. Rate von Zweittumoren, Rezidiven und Gesamtüberleben).

  Keine Gabe von Vitamin, Mineralien, Spurenelementen oder Aminosäuren, außer bei nachgewiesenem Mangel.

  Internet: *www.dietandcancerreport.org*

Beurteilung des Allgemeinzustandes von Tumorpatienten

Karnofsky-Index:

Normale Aktivität, keine Beschwerden, kein Hinweis auf Tumorleiden	100 %
Geringfügig verminderte Aktivität und Belastbarkeit	90 %
Deutlich verminderte Aktivität und Belastbarkeit	80 %
Unfähig zu normaler Aktivität, Patient versorgt sich selbstständig	70 %
Gelegentliche Hilfe erforderlich	60 %
Ständige Pflege und häufige ärztliche Hilfe erforderlich	50 %
Überwiegend bettlägerig, spezielle Hilfe erforderlich	40 %
Dauernd bettlägerig, geschulte Pflegekraft notwendig	30 %
Schwer krank, Hospitalisierung, aktiv supportive Therapie	20 %
Moribund	10 %

ECOG-Skala:

Grad 0: Normal aktiv
Grad 1: Mäßig eingeschränkt, eingeschränkt arbeitsfähig
Grad 2: Arbeitsunfähig, > 50 % pflegebedürftig
Grad 3: > 50 % kontinuierliche Pflege
Grad 4: 100 % bettlägerig

Palliativmedizin und Schmerztherapie

Def: Palliativmedizin beinhaltet für Patienten mit einer nicht heilbaren, progredienten und weit fortgeschrittenen Erkrankung eine
1. Exzellente Schmerz- und Symptomkontrolle
2. Integration der psychischen, sozialen und seelsorgerischen Behandlungsbedürfnisse bei der Krankheit und beim Sterben
3. Akzeptanz des Todes als Teil des Lebens
4. Kompetenz in der Kommunikation und Ethik

Schmerzen stören Lebensqualität, Wohlbefinden Schlaf etc. und sind deswegen prioritär zu behandeln.

Gründe unzureichender Schmerztherapie: Betäubungsmittelrezepte sind nicht verfügbar, fehlende Schmerzdiagnose, Unterschätzung der Schmerzen, Morphinmythen wie Toleranz und Abhängigkeit, fehlende Begleitmedikamente, Verordnung nach Bedarf anstatt Schmerzvorbeugung

Grundregeln der Schmerztherapie:
1. Orale Gabe anstreben, bei über 90 % effektiv.
2. Regelmäßige Einnahme nach festem Zeitschema
3. Individuelle Dosierung herausfinden: Dosis wird solange erhöht, bis ausreichende Schmerzreduktion erreicht ist.
4. Kontrollierte Dosisanpassung
5. Medikation antizipiert Schmerzen, läuft Schmerz nicht hinterher.
6. Prophylaxe von Nebenwirkungen durch Begleitmedikamente
7. Transdermale, s.c.- oder i.v.-Anwendung, jedoch nur wenn orale Therapie nicht möglich ist
8. Indikation einer schmerzlindernden Radiotherapie, chirurgischen oder anderen Therapieoption prüfen.

Vermeidung von Standardfehlern:
1. Medikation nach Bedarf
2. Standarddosierung
3. Zu schwaches Analgetikum
4. Unterschätzung der Schmerzen
5. Angst vor Sucht und Toleranz
6. Unzureichender Einsatz von Komedikation

Messung der Schmerzstärke mit visueller Analogskala (VAS) oder anderen Skalen. Ziel ist das Erreichen von Dauerschmerzen der Stärke 3/10 oder besser.

Th.: **Stufenschema der Schmerztherapie (WHO):**

Stufe 1: Nicht-Opioidanalgetika: Im deutschsprachigen Raum auch „kleine Analgetika" genannt: Paracetamol 4 x 500 mg (ab 3 g tödliche Lebertoxizität beschrieben), Metamizol 4 x 500 mg; Ibuprofen ret., z.B. 2 x 800 mg (Akut- und Langzeittoxizität beachten)

Stufe 2: Schwaches Opioid ± Nicht-Opioidanalgetikum: z.B. Tramadol, Tilidin, (Dihydro)codein, Dosierung individuell auftitrieren. Retardtabletten bevorzugen.

Stufe 3: Starkes Opioid ± Nicht-Opioidanalgetikum: z.B. Morphin, Dosierung individuell auftitrieren. Retardtabletten bevorzugen.

Die höhere Stufe wird gewählt, wenn niedrigere Stufe nicht ausreichend ist. Die Basismedikation der Stufe 1 wird meist beibehalten. Jeder Pat. benötigt individuell angepassten Therapieplan. Bei initial starken Schmerzen können auch Stufen übersprungen werden.
Allen Patienten mit einer Opioid-Dauermedikation muss eine Bedarfsmedikation zur Dosistitrierung und Reservetherapie bei Durchbruchschmerzen bereitgestellt werden. Die Bedarfsmedikation beträgt 10 - 20 % der Gesamttagesdosis und kann alle 6 h wiederholt werden, im Ausnahmefall auch häufiger. Wird mehr als 10 - 20 % der Gesamttagesdosis benötigt, muss die Gesamttagesdosis erhöht werden.

Beginn der Opioidtherapie: Bei Opioid-naiven Patienten Therapie mit niedriger Morphinsulfat-Dosis beginnen (z.B. MST retard 2 x 10 mg – alternativ mit Morphin-Tropfen). Entsprechend Schmerzkontrolle rasch anpassen. Ziel ist ausreichende Schmerzreduktion. Es gibt keine allgemeine Dosisobergrenze. Selten verhindern NW eine ausreichende Dosis.

Schmerznotfall/Durchbruchschmerzen (BTCP = breakthrough cancer pain): Je nach Dringlichkeit und Stärke oral oder i.v. 10 - 20 % der Opiat-Gesamttagesdosis als Einzeldosis verabreichen. Bei Opioid-naiven Patienten mit 2 mg i.v. starten. Morphin i.v. fraktioniert im Abstand von 3 - 5 Minuten auftitrieren, bis Schmerzlinderung eintritt. Cave: Vigilanz, Atemfrequenz. Dann Umstellung auf orale Gabe. Dosisumrechnung 3 : 1 (oral : i.v.). Bei Angst oder Verzweiflung: Zusätzlich Midazolam 1 - 5 mg i.v.

Alternativen zur oralen Therapie: Transdermales Opioidpflaster (s.u.), sublinguale Gabe: Buprenorphin sublingual, Fentanyl-Lutschtablette (Actiq®). Rektale Gabe
Subkutane Opioidgabe im Ausnahmefall (s.o. Prinzipien), insb. bei Durchbruchschmerzen.

Applikation über PEG-Sonde: Einschwemmen von Morphinretardgranulat
Ind: Schluckstörung, stenosierende Erkrankungen, therapieresistente Nebenwirkungen oraler Opioide, Vereinfachung der Handhabung

Transdermales Opioidpflaster (Fentanyl®, Buprenorphin): Langsame Anflutung (bis 24 h), steady state erst 72 h nach Erstgabe. Langsame Abklingzeit bis 16 h nach Abnahme.
Ind: Stabiler Dauerschmerz

Peridurale und intrathekale Applikation (Reserveoption)

Vorbeugung von Nebenwirkungen der Opioidtherapie:
1. Übelkeit/Erbrechen initial häufig. Vorbeugung während Einstellung mit Metoclopramid 3 x 10 - 20 mg oder Haloperidol 3 x 0,5 mg (3 x 1 mg)
2. Obstipation: Wichtigste und hartnäckigste NW: Vorbeugung 2 - 3 Liter trinken, ballaststoffreiche Kost, Macrogol 1 - 3 Btl./die; Ultima ratio: Methylnaltrexon s.c. (Relistor®): Peripher wirkender Opioidantagonist
3. Sucht in der Schmerztherapie praktisch ohne Bedeutung
4. An andere NW denken: z.B. Serotonin-Syndrom unter Fentanyl

Koanalgetika in Abhängigkeit vom Schmerztyp:
1. Knochenschmerz: Bisphosphonate, Indikation zur Radiotherapie prüfen.
2. Kolik, inoperabler Ileus: Butylscopolamin, Metamizol, Kortikosteroide
3. Neuropathische Schmerzen: Amitriptylin, Carbamazepin, Pregabalin, Gabapentin
4. Spastik: Tetrazepam, Baclofen, Botulinum-Toxin

Spätestens dann einen Schmerztherapeuten hinzuziehen, wenn die orale oder transdermale Therapie nicht ausreicht bzw. höhere bis höchste Morphindosen oder rasche Dosissteigerung erforderlich werden (Opioid-induzierte Hyperalgesie).

Symptomkontrolle bei Sterbenden

Häufigste Symptome: Schmerz, Unruhe, Dyspnoe, präfinales Lungenödem („Rasseln"), Übelkeit, Erbrechen

Regelmäßige Mundpflege: Befeuchtung von Mund und Rachen. Angehörige einbeziehen.

Schmerz: Anpassung der Analgetikadosis

Dyspnoe: Anfangsdosis 10 mg Morphin oral alle 4 h geben, alternativ 5 mg s.c. 4stdl oder 2 mg i.v. im Abstand von 5 Minuten bis Erleichterung eintritt. Wenn bereits Morphin verabreicht wurde, ca. 10 % der Gesamttagesdosis verabreichen.

Angst, Unruhe Panik: Lorazepam (2 mg bukkal), Midazolam (10 mg i.v.)

Präfinales Lungenödem („Todesrasseln"): Patienten können in den letzten Stunden Schleim und Sekret durch Verlust des Hustenreflexes und Schwäche nicht mehr abhusten. Therapie: Butylscopolamin 0,5 mg alle 8 h s.c. (oder transdermal)

Delirante Syndrome, Erbrechen: Haloperidol 4 - 8 mg/die

Terminale Agitation: Lorazepam (2 mg bukkal), Wiederholung 6stdl.

Begleitung des Sterbenden und der Angehörigen: Offene und wahrhafte Kommunikation, Sinnerschließung des Sterbens. Kein Mensch soll allein sterben müssen.

Kopfschmerzen [R51]

Internet-Infos: *www.schmerzklinik.de, www.dmkg.de, www.headbook.me, www.ihs-klassifikation.de*

Def: 3 Hauptgruppen, 251 Einzeldiagnosen (International Headache Society 2004)

1. Primäre Kopfschmerzen (> 92 % aller Kopfschmerzen!): Kopfschmerzen sind eigenständige Erkrankungen, nicht Symptom einer mit klinischen oder apparativen Zusatzuntersuchungen erfassbaren Ursache. Diagnose basiert ausschließlich auf Phänotyp der Kopfschmerzen (Zeitverlauf, Schmerzintensität, -lokalisation, -charakter, -beeinflussbarkeit durch körperliche Aktivität, Begleitsymptome). Für die Diagnose entscheidend ist das vom Patienten erfragte Kopfschmerzbild, Ergebnisse apparativer Untersuchungen (CT, MRT, HWS-Röntgen) und Laboruntersuchungen erlauben nicht die Diagnosestellung. 4 Untergruppen: Migräne, Kopfschmerz vom Spannungstyp, Clusterkopfschmerz, andere primäre Kopfschmerzen.
2. Sekundäre Kopfschmerzen (< 7 % aller Kopfschmerzen): Kopfschmerzen sind Symptom einer mit klinischen oder apparativen Untersuchungen erfassbaren Erkrankung. Primäre und sekundäre Kopfschmerzen können nebeneinander gleichzeitig oder nachfolgend auftreten. 8 Untergruppen: Trauma, Gefäßerkrankung einschl. Bluthochdruck und Riesenzellarteriitis; nichtvaskuläre intrakraniale Störungen, Substanzeinnahme oder -entzug, Infektion, Homöostasestörung, Erkrankung von Gesichts- oder Schädelstrukturen, psychiatrische Störung.

3. Kraniale Neuralgien, zentrale und primäre Gesichtsschmerzen (< 1 % aller Kopfschmerzen): Schmerz unterhalb der Orbitomeatallinie, oberhalb des Halses und vor der Ohrmuschel. In dieser Gruppe sind primäre und sekundäre Gesichtsschmerzen zusammengefasst, z.B. primäre Trigeminusneuralgie, okuläre diabetische Neuropathie, Herpes zoster

Migräne [G43]

Def/: KL.: Migräne ohne Aura: Wiederkehrende Kopfschmerzerkrankung, Attacken von 4 - 72 Stunden Dauer. Typische Kopfschmerzcharakteristika sind einseitige Lokalisation, pulsierender Charakter, mäßige bis starke Intensität, Verstärkung durch körperliche Routineaktivitäten und das begleitende Auftreten von Übelkeit oder Erbrechen und/oder Licht- und Lärmüberempfindlichkeit. Migräne mit Aura: Bei 10 % der Patienten treten visuelle (Lichtblitze, Zickzack-Sehen, Skotome) und/oder sensible Störungen und/oder Sprachstörungen vor der Schmerzphase auf (Aura). Merkmale sind allmähliche Entwicklung, komplette Reversibilität innerhalb einer Stunde und sequentielles Auftreten der neurologischen Symptome. Selten treten Auren auch ohne anschließende Kopfschmerzen auf.

Ep.: Lebenszeitprävalenz Frauen 25 %, Männer 8 %; Einjahresprävalenz Frauen 15 %, Männer 6 %. Immense sozioökonomische und persönliche Auswirkungen. WHO führt Migräne an 19. Stelle unter allen Erkrankungen, die Behinderungen bedingen.

Pat: Genetische Prädisposition führt zur übermäßigen Freisetzung der Botenmoleküle Stickoxid (NO) und Calcitonin-Gene-Related Peptide (CGRP) bei plötzlicher oder starker Einwirkung von Triggerfaktoren (Stress, Veränderung des Tagesrhythmus, Auslassen von Mahlzeiten, Blutzuckerschwankungen). Folge ist eine schmerzhafte aseptische Entzündung duraler und meningealer Gefäße.

Ko.: Status migraenosus (Attackendauer > 3 Tage), migränöser Infarkt, Kopfschmerz bei Medikamentenübergebrauch (Einnahme von Migränemittel > 10 Tage/Monat führt zunächst zu Attackenfrequenzsteigerung, schließlich Dauerkopfschmerz, chronische Migräne > 15 Tage/Monat

DD: Kopfschmerzen anderer Genese (z.B. arterielle Hypertonie, HWS-Syndrom, Arteriitis temporalis, Glaukom, Tumoren u.a.), TIA u.a.

Di.: Typische Anamnese + normaler neurologischer Untersuchungsbefund, evtl. MRT

Th.: Verhalten: Regulierung des Tagesrhythmus, regelmäßige kohlenhydratreiche Mahlzeiten, regelmäßiger Schlafrhythmus, Stressreduktion, keine plötzlichen Änderungen

Attackenmedikation:

- **Leichte Attacken:** Antiemetikum (MCP 20 mg, Dimenhydrinat 50 mg) + Analgetikum (ASS 1 g oder Paracetamol 1 g oder Ibuprofen 800 mg oder Phenazon 1 g als Brauselösung)
- **Schwere Attacken: Triptane = 5-HT$_1$-Agonisten**

NW: Flush, pektanginöse Beschwerden, Parästhesien der Extremitäten und Kältegefühl; selten vasospastische Komplikationen, Herzinfarkt, Sehstörungen, allergische Reaktionen; Reboundkopfschmerzen

KI wegen vasokonstriktiver Wirkung: KHK, TIA, Schlaganfall, PAVK, M. Raynaud, schlecht eingestellter Blutdruck u.a. (Herstellerangaben beachten!)

Memo: Innerhalb von 24 h nach Triptangabe kommt es in ca. 30 % d.F. zu Wiederkehr-Kopfschmerz (Reboundkopfschmerz). War die erste Triptangabe nicht wirksam, hilft meist eine zweite Gabe. Wegen der Gefahr eines medikamentinduzierten Dauerkopfschmerzes sollte der Patient max. an 10 Tagen/Monat ein Triptan nehmen.

Schnelle Wirkung: Sumatriptan (Generika) 6 mg s.c., Rizatriptan = Maxalt® 10 mg oral, Zolmitriptan = AscoTop® 5 mg nasal

Potente Wirkung: Zolmitriptan = AscoTop® 5 mg, Sumatriptan (Generika) 6 mg s.c. oder 50 - 100 mg oral

Nachhaltige Wirkung: Eletriptan = Relpax® 40 mg, Naratriptan = Naramig® 2,5 mg, Frovatriptan = Allegro® 2,5 mg, Almotriptan = Almogran® 12,5 mg

Triptane wirken am besten, wenn sie frühzeitig mit Beginn des Migränekopfschmerzes eingenommen werden; sie sollten aber nicht während der Aura gegeben werden.

Pro: Indikation: Mehr als 7 Migränetage/Monat.

Auswahl nach Begleiterkrankung und individueller Patientensituation: Metoprolol, Propranolol (100 - 200 mg/d); Flunarizin (10 mg/d); Valproat (600 mg/d); Topiramat (100 mg/d); Amitriptylin 50 mg/d; Botulinumtoxin (Botox®) und Neuromodulation bei chronischer Migräne u.a.

Dauer der Behandlung: 6 - 9 Monate, dann Auslassversuch.

AMYLOIDOSEN [E85.9]

Internet-Infos: *www.amyloidoseinfo.com*

Def: Den Amyloidosen liegen Störungen der Proteinfaltung zugrunde, die dazu führen, dass sich lösliche Proteine als unlösliche fibrilläre Aggregate ablagern in Organen, Gefäßen und Nerven. Die Ablagerungen erfolgen bei den systemischen Amyloidosen extrazellulär, bei einigen lokalen Amyloidosen auch intrazellulär. Bis heute sind > 25 amyloidogene Proteine bekannt.

Amyloid ist gekennzeichnet durch:

- Blaufärbung nach Kontakt mit Jod und verdünnter Schwefelsäure ("Amyloid")
- Eosinophilie in der konventionellen HE-Färbung
- Grün-gelbliche bis rote Färbung und Doppelbrechung im polarisierten Licht nach Färbung mit Kongorot
- Erhöhung der Empfindlichkeit der Methode durch Kombination mit Immunhistochemie.
- Elektronenmikroskopisch durch ein Geflecht unverzweigter Fibrillen einheitlicher Sekundärstruktur und durch eine nichtfibrilläre Komponente (Serum-Amyloid-P-Komponente), die allen Arten von systemischem und lokalisiertem Amyloid gemeinsam ist.
- β-Faltblattstruktur, nachweisbar durch Röntgenbeugung
- Unterschiedliche Proteintypen (siehe unten)

Pat: Betroffene Organe vergrößert und verhärtet, "speckartig" (→ „Speckleber, Speckmilz"). Je nach Lokalisation der Amyloidablagerung in der Milz spricht man auch von Sagomilz (fokale Amyloidose der Follikel) oder von Schinkenmilz (diffuse Amyloidose der roten Milzpulpa).

Nomenklatur der Amyloidosen:

Amyloidose-Typ (Kurzbezeichnung)	Vorläufer Protein	Klinische Assoziation / Manifestationen
Erworben:		
AA	Serumamyloid A	Rheumatoide Arthritis, chronisch-entzündliche Darmerkrankungen, Bronchiektasen, Tuberkulose, Lepra, Lues, Mukoviszidose, angeborene periodische Fiebersyndrome
AL oder AH	Immunglobulin: Leichte (L) oder schwere (H) Kette	Monoklonale Gammopathie, multiples Myelom und M. Waldenström
Aβ2M	β2-Mikroglobulin	Dialyse
ATTR	Unmutiertes Transthyretin	Senile systemische Amyloidose (SSA)
Erblich:		
ATTR (Mehrzahl der Fälle)	Mutiertes Transthyretin	FAP (familiäre Amyloid-Polyneuropathie): Periphere Polyneuropathie und autonome Neuropathie, Kardio- und Nephropathie, Glaskörpertrübung FAC (familiäre Kardiomyopathie)
Seltene erbliche Formen:		
AFib	Fibrinogen Aα	Nephropathie, Petechien
AApo A1/2	Apolipoprotein A1/2 (-fragmente)	Nephro-, Polyneuro-, Hepatopathie,
ALys	Lysozym	Nephropathie
AGel	Gelsolin	Hornhauttrübungen, Polyneuropathie
Aβ	Amyloid-β-precursor-Protein	Hereditäre zerebrale Hämorrhagie mit Amyloidose, holländischer Typ
ACys	Cystatin C	Hereditäre zerebrale Hämorrhagie mit Amyloidose, isländischer Typ
ABri/ADan	Bri-Gen-Produkt	Hereditäre Demenz vom britischen/dänischen Typ

A) **Systemische = generalisierte Amyloidosen**

Die Einteilung erfolgt auf der Basis der biochemischen Struktur der Amyloidfibrillen. Die Amyloidfibrillen entstehen durch Polymerisation spezifischer Vorläuferproteine.

▶ **Nichterbliche systemische Amyloidosen (95 %):**

1. Amyloidosen vom Typ AA (häufigste Amyloidoseform):
   Fibrillen bestehen aus Amyloid A (AA), das Vorläuferprotein heißt Serum-Amyloid A (SAA) und ist ein Akutphase-Protein, das in der Leber synthetisiert wird. Ein N-termina-

les Fragment wird als AA abgelagert, vorzugsweise in Nieren (90 %), Leber, Milz, Nebennieren, Magen-Darm-Trakt.

Vo.: - Chronisch-infektiöse Erkrankungen (Osteomyelitis, Tuberkulose, Bronchiektasen, Lepra etc.)
- Chronisch-entzündliche Erkrankungen nicht-infektiöser Genese (Rheumatoide Arthritis, M. Bechterew, Psoriasisarthritis, Colitis ulcerosa, M. Crohn, etc.)
- Hereditäre Fiebersyndrome: Familiäres Mittelmeerfieber u.a autoinflammatorische Syndrome (→ siehe dort)
- Malignome

2. Immunglobulin-assoziierte Amyloidosen (AL-Amyloidosen):
Fibrillen bestehen aus Leichtketten von monoklonalen Immunglobulinen, das Amyloid heißt "AL". Bevorzugt betroffene Organe sind Nieren, Herz, peripheres Nervensystem, Zunge, Magen-Darm-Trakt.
Vo.: - Meist (90 %) monoklonale Gammopathien unbestimmter Signifikanz (MGUS): Ca. 3 %/10 J.
- Multiples Myelom (MM), selten M. Waldenström (Einzelheiten siehe dort)
KL.: Makroglossie, periorbitale Blutungen, „shoulder pad sign“ (Amyloidablagerung periartikulär wie „Schulterpolster“), nephrotisches Syndrom, restriktive Kardiomyopathie (30 %) u.a.

3. β_2-Mikroglobulin-assoziierte Amyloidose: [E85.3]
Fibrillen bestehen aus intaktem β_2-Mikroglobulin. Vorkommen bei Patienten mit jahrelanger Hämodialyse. Betroffen sind Sehnen (Karpaltunnelsyndrom), Knochen und Gelenkknorpel (Erosionen, Zysten, destruktive Arthropathie, Spondylarthropathie).

▶ **Erbliche systemische Amyloidosen = hereditäre = familiäre Amyloidosen (5 %):**
Heterogene Gruppe autosomal-dominant vererbter systemischer Amyloidosen mit verschiedenen Fibrillenproteinen, die unter "AH" oder "AF" zusammengefasst werden. Meist handelt es sich um eine mutierte Variante eines physiologischen Serumproteins, z.B.:
- ATTR-Amyloidose: Am häufigsten! TTR ist ein thyroxinbindendes Präalbumin. Über 100 verschiedene Punktmutationen mit singulären Aminosäuresubstitutionen sind bekannt; die Methionin-30-Variante ist am häufigsten. Mutiertes TTR führt zu Amyloidablagerungen in folgenden Organen: Peripheres somatisches und autonomes Nervensystem (familiäre Amyloid-Polyneuropathie = FAP), Magen-Darm-Trakt, Auge, Herz. Nieren und Leber sind selten und spät betroffen. Eine Szintigrafie mit ^{99m}Tc-DPD kann befallene Organe detektieren. Vorkommen besonders in Portugal, Japan, Schweden, USA.
- Seltenere erbliche Amyloidosen: Siehe Tabelle

B) Lokalisierte Amyloidosen:
Vo.: - Diabetes mellitus Typ 2: Ablagerung des islet amyloid polypeptide (IAPP) in den β-Zellen der Langerhans-Inseln
- Medulläres Schilddrüsenkarzinom: Ablagerung von Bestandteilen von Präcalcitonin als Amyloid in Tumor, Metastasen und Umgebung.
- Seniles kardiales Amyloid: Ablagerung von nativem TTR im Myokard bei alten Menschen
- M. Alzheimer: Alzheimer Plaques im Gehirn (= aggregiertes Aβ-Peptid, ein proteolytisches Spaltprodukt des Amyloid-precursor-Proteins = APP)

KL.: 1. Symptome einer evtl. Grundkrankheit
2. Symptome als Folge von Amyloidablagerungen in verschiedenen Organen. 3 klinisch wichtige Manifestationen: 1. Nieren, 2. Herz, 3. peripheres Nervensystem.
- Nieren: Proteinurie, nephrotisches Syndrom, Niereninsuffizienz (besonders bei den AA- und AL-Amyloidosen)
- Herz:
  - Bei AL-Amyloidose progrediente Herzinsuffizienz mit ungünstiger Prognose. Bestimmung von Troponin T und BNP, deren Höhe prognostische Bedeutung hat. Calciumantagonisten und Digitalis sind kontraindiziert. Therapie mit Diuretika und evtl. ACE-Hemmern. Nur bei tachykarden Herzrhythmusstörungen evtl. Gabe eines selektiven Betablockers.
  - Bei ATTR-Amyloidose oft kranker Sinusknoten und Überleitungsstörungen bis zum AV-Block → Bei Bedarf Schrittmacherimplantation
- Peripheres Nervensystem (ATTR- und AL-Amyloidosen):
  - Sensomotorische Polyneuropathie, neurogene Muskelatrophie, trophische Störungen (bei der ATTR-Amyloidose Erstmanifestation meist zwischen dem 20. und 40. Lj.)
  - Autonome Neuropathie: Gastroparese, Durchfälle, Obstipation, Impotenz, neurogene Blasenentleerungsstörung, Inkontinenz, orthostatische Hypotonie
- Evtl. Makroglossie bei 20 % der AL-Amyloidose
- Evtl. Hepatomegalie bei AL- und AA-Amyloidosen, evtl. Splenomegalie bei AA-Amyloidose

Di.: - Biopsie mit Histologie betroffener Organe, z.B. Rektum, Nieren, Haut, Myokard, N. suralis etc., Biopsie aus dem subkutanen abdominellen Fettgewebe. Amyloidspezifizierung und Genanalyse sind prognostisch und therapeutisch wichtig!
- Untersuchung von Serum/Urin auf monoklonale Immunglobuline und Leichtketten (Immunfixation sowie Kappa- und Lambdabestimmung mittels Immunnephelometrie)
- Untersuchung des Serums auf mutiertes TTR
- Bei ATTR-Amyloidose Familienanamnese; bei AA-Amyloidose Suche nach kausalen Erkrankungen

Th.: Kausal: Behandlung der entzündlichen Grunderkrankung bei der AA-Amyloidose
Symptomatisch:
- Colchicin-Dauertherapie bei FMF
- TTR-Amyloidosen: Tafamidis bei Amyloid-Polyneuropathie; Lebertransplantation
- AL-Amyloidose: Erreicht man durch Therapie des MM eine komplette hämatologische Remission, kann sich die AL-Amyloidose zurückbilden.
- Therapie von Organkomplikationen (Herzinsuffizienz, Niereninsuffizienz u.a.)

Prg: Abhängig von der Grunderkrankung und vom Organbefall. Patienten mit AL-Amyloidose haben die schlechteste Prognose (mediane Überlebenszeit 2 - 4 Jahre). Bei fortgeschrittenem Herzbefall ist die Prognose sehr schlecht. Die TTR-Amyloidosen haben eine mittlere Lebenserwartung von 10 - 15 Jahren nach Beginn der Manifestation.

LYSOSOMALE SPEICHERKRANKHEITEN

Lysosomen sind membranumhüllte Bläschenorganellen in nahezu allen eukaryontischen Zellen. Als eine Art „Müllschlucker der Zelle" enthalten die Lysosomen saure Hydrolasen, die biologische Makromoleküle abbauen, welche im Rahmen des An-, Auf- und Umbaus des Körpers anfallen.
Von den ca. 50 verschiedenen lysosomalen Speicherkrankheiten werden im Folgenden zwei beschrieben, die heute durch Enzymersatztherapie behandelt werden können.

1. M. Gaucher [E75.2] (sprich: gosche)

Internet-Infos: *www.ggd-ev.de*

Def.: Autosomal-rezessiv vererbter Mangel an Glukozerebrosidase

Ep.: - Viszerale Form: 1 : 57.000
- Neuronopathische Form: 1 : 100.000

Vermehrtes Vorkommen in der Aschkenazim-jüdischen und türkischen Bevölkerung

Pg.: Glukozerebrosidase findet sich vor allem in Zellen des Monozyten-Makrophagen-Systems (MMS). Fehlt das Enzym kommt es zur Akkumulation von Glukozerebrosid in den betroffenen Zellen und zum progredienten Funktionsverlust in unterschiedlichen Organen.

KL.: Die Klinik ist durch die Akkumulation in den unterschiedlichen Zellen des MMS zu erklären (Gaucher-Zellen).

Zellen	Organ	Symptom
Kupffer-Stern-Zellen	Leber	Hepatomegalie
Rote Pulpa	Milz	Splenomegalie, Anämie
Osteoklasten	Knochen	Krisenartige Knochenschmerzen, Osteolysen, Osteonekrosen, Störungen der Hämatopoese
Alveolarmakrophagen	Lunge	Rezidivierende Atemwegsinfekte, Restriktion/ Obstruktion
Gliazellen	Gehirn	Gliose

Formen:
1. Viszerale Form (früher Typ I) - Mehrzahl der Fälle: Knochenbeschwerden, Hepatosplenomegalie, gestörte Hämatopoese
2. Akut neuronopathische Form (früher Typ II): Frühzeitige neurologische Beteiligung (i.d.R. bis zum 2. Lebensjahr) mit Schluckstörungen und evtl. auch Anfallsleiden
3. Chronisch neuronopathische Form (früher Typ III): Spätere neurologische Beteiligung (i.d.R. nach dem 2. Lebensjahr) mit allgemeiner Entwicklungsverzögerung und typischer okulärer Symptomatik

Anm: Die neuronopathischen Formen sind initial schwer voneinander zu unterscheiden, eine Abgrenzung ist i.d.R. erst im klinischen Verlauf möglich.

DD: Fehldiagnose: M. Perthes, rheumatoide Arthritis, Osteoporose; hämolytische Anämie u.a.

Di.: - Klinik
- MRT des Skelettes
- Bestimmung der Glukozerebrosidase-Aktivität in Leukozyten
- Bestimmung von Chitotriosidase im Plasma (wird von Gaucher-Zellen produziert)
- Nachweis des Gendefektes: Keine sichere Genotyp-Phänotyp-Korrelation

Th.: Enzymersatztherapie (EET): Rekombinante humane Glukozerebrosidase wird gentechnisch hergestellt und in wöchentlichen Abständen infundiert (Imiglucerase = Cerezyme®).
- Viszerale Form: 60 U/kg Körpergewicht i.v.
- Chronisch neuronopathische Verlaufsform: 120 U/kg i.v.; durch die höhere Dosis soll ein ausreichendes Konzentrationsgefälle über die Blut-Hirn-Schranke entstehen, um die Penetration in das ZNS zu ermöglichen.

Parameter zur Beurteilung des Verlaufs: Chitotriosidase-Konzentration im Plasma.
In den USA ist auch Velaglucerase alfa (VPRIV®) zur EET zugelassen.

Prg.: Abhängig von der Verlaufsform
- Viszerale Verlaufsform: Bei kontinuierlicher EET gute Prognose
- Akut neuronopathische Verlaufsform: Auch unter EET schlechte Prognose; meist letal endend in den ersten beiden Lebensjahren
- Chronisch neuronopathische Verlaufsform: Seit Einführung der EET relativ gute Prognose, aber deutliche Verminderung des IQ

2. M. Fabry [E75.2]

Syn: M. Anderson-Fabry, Angiokeratoma corporis diffusum

Def: X-chromosomal vererbter Mangel an α-Galaktosidase A durch Mutation des α-Galaktosidase-A-Gens (GAL) auf dem langen Arm des X-Chromosoms (Xq22)

Ep.: Inzidenz zwischen 1:40 000 und 1:117 000

Merke: Frauen wurden früher lediglich als Überträgerinnen betrachtet. Inzwischen ist jedoch klar, dass sie ebenfalls Patientinnen sind, meist jedoch mit späterer oder milderer Manifestation.

Pg.: Enzymmangel führt zur Akkumulation von Globotriaosylceramid (Gb3) im Endothel kleiner Gefäße unterschiedlicher Organe und im Perineurium

KL.:
- Akroparästhesien: Beginn im Schulkindalter; krisenartige meist brennende Schmerzen sowie dumpfe Dauerschmerzen in den Händen und Füßen; Schmerzzunahme vor allem bei erhöhter Körper- und Außentemperatur sowie bei körperlicher Aktivität
- Angiokeratome: Vorwiegend im Badehosen-Bereich sowie an den Fingerspitzen zu finden; aber auch auf Schleimhäuten (z.B. Mund und Darm) sowie am Genitale
- Cornea verticillata: Radspeichenartige Trübung der Hornhaut (nur mit der Spaltlampe zu sehen)
- Tortuositas vasorum: Geschlängelte Gefäße am Augenhintergrund
- Gastrointestinale Beschwerden: Diarrhö und Obstipation, Nüchtern-Erbrechen, reduzierter BMI
- Kardiomyopathie: Vorwiegend linksventrikulär; verlängerte PQ- und QT-Zeit, Zunahme der QRS-Amplitude; Vergrößerung des Herzens (Echo, MRT): Histologie: Intramyokardiale Fibrose
- Progrediente Nierenbeteiligung: Häufig schon im Kindesalter asymptomatische Mikroproteinurie; häufig zunehmender Funktionsverlust der Nieren bis zum terminalen Nierenversagen
- Tinnitus und Hörverlust
- TIA und Apoplex durch gestörten NO-Metabolismus in den Gefäßen des ZNS

Anm.: Die durchschnittliche Zeit zwischen Auftreten der ersten Symptome und Diagnose beträgt ca. 13 Jahre!

DD: Häufigste Fehl- und Differentialdiagnosen sind:
- Erkrankungen des rheumatischen Formenkreises
- Psychosomatische Erkrankungen
- M. Wegener, systemischer Lupus erythematodes

Di.: - Klinik
- Familienanamnese (Stammbaumanalyse!)
- Gb3-Ausscheidung im Urin: Auch hilfreich in der Detektion betroffener Frauen
- Enzymaktivitätsmessung in Leukozyten ist bei männlichen Patienten angezeigt, bei Frauen aber nicht hilfreich: Nach der Lyon-Hypothese (randomisierte X-Inaktivierung) stellen Frauen ein genetisches Mosaik dar: In einem Teil der Zellen des Körpers ist das funktionstüchtige X-Chromosom „angeschaltet", in einem Teil der Zellen „abgeschaltet".
- Molekulargenetische Analyse

Beachte: Es gibt Polymorphismen, die keinen Krankheitswert haben, sondern asymptomatische Varianten darstellen!

Th.: Enzymersatztherapie (EET); zwei vergleichbar wirksame Präparate sind zugelassen:
1. Agalsidase alfa (Replagal®)
   - Aus humaner Zelllinie rekombinant hergestellt
   - Dosierung: 0,2 mg/kg Körpergewicht
   - i.v.-Gabe in 14-tägigem Abstand über ca. 40 Minuten
2. Agalsidase beta (Fabrazyme®)
   - Aus CHO-Zellen rekombinant hergestellt
   - Dosierung: 1,0 mg/kg Körpergewicht
   - i.v.-Gabe in 14-tägigem Abstand über ca. 3 Stunden

Prg:
- Unbehandelt: Letaler Verlauf meist durch Apoplex, Nieren- oder Herzversagen
- Unter Enzymersatztherapie: Langzeitergebnisse liegen noch nicht vor. Mit einer langfristigen Besserung der Prognose ist aber zu rechnen.

M I L Z

Normalgewicht beim Erwachsenen: 100 - 350 g; rel. häufig sind Nebenmilzen (10 %, meist im L. gastrolienale).
Normaler Längsdurchmesser: Bis 14 cm, Milzbreite bis 5 cm, Milzdicke bis 8 cm

Splenomegalie [R16.1] = vergrößerte Milz (Synonym "Milztumor"), Gewicht > 350 g

Nachweis einer vergrößerten Milz:
- Palpation und Perkussion
- Sonografie: Gutartige Zufallsbefunde sind Zysten, Milzinfarkte, Hämangiome, Verkalkungen (nach Infektionen, Abszessen, Blutungen). Die häufigsten malignen Veränderungen sind Lymphominfiltrate; Milzmetastasen sieht man fast nie (Rarität).
- CT, MRT
- Isotopenmethode (z.B. mit ^{51}Cr-markierten Erythrozyten)

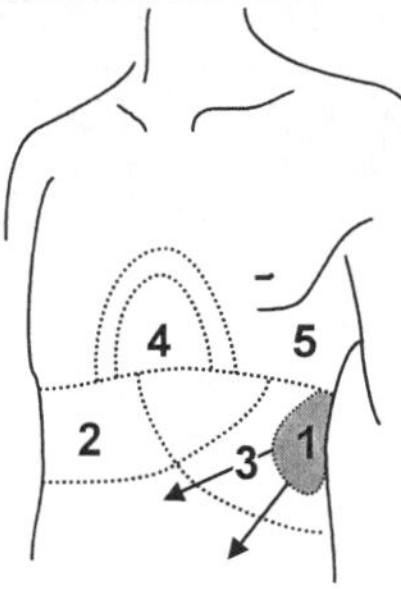

1) Milzdämpfung
2) Leberdämpfung
3) Traube-Raum
4) Herzdämpfung
5) Lungenschall → Tympanie des Bauchraumes

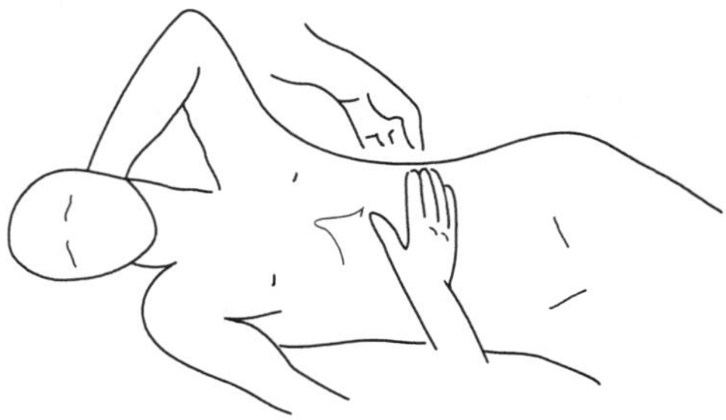

Rechte Halbseitenlage zur Milzpalpation (bei der Inspiration stößt die Milz gegen die Hand).
Um einen großen Milztumor nicht zu übersehen, stets mit der Palpation im Unterbauch beginnen!

DD: Tumor im linken Oberbauch:
1) Splenomegalie (Sonografie)
2) Nierenvergrößerung (Sonografie)
3) Kolontumor (Röntgen, Endoskopie)
4) Pankreastumor oder -schwanzzyste (Sonografie, CT, ERCP)
5) Vergrößerter linker Leberlappen (Sonografie)

DD: Splenomegalie und/oder Lymphknotenvergrößerung - Diagnostischer Wegweiser:

1. Pfortaderhochdruck	Inspektion, Quick-Wert, Nachweis von Ösophagusvarizen
2. Hämolytische Anämien	Indirektes Bilirubin i.S. ↑ + Retikulozyten ↑, HBDH ↑
3. Myeloproliferative Erkrankungen	Blutbild, Leukozyten, Erythrozyten, Thrombozyten, alkalische Leukozytenphosphatase
4. Speicherkrankheiten	Anamnese (angeborene Erkrankung), Probeexzision

↑

SPLENOMEGALIE →

LYMPHKNOTEN-VERGRÖßERUNG →

↓

1. Infektionskrankheiten: z.B. EBV-, HIV-Infektion, Röteln, Toxoplasmose, bakterielle Endokarditis	Fieber, Blutkultur, Erreger-/Ak-Nachweis
2. Juvenile rheumatoide Arthritis, Felty-Syndrom	Auto-Ak-Nachweis
3. Leukämien	Blutbild, Knochenmark-untersuchung
4. Maligne Lymphome	Probeexzision (PE)

1. Lokalinfektionen	Suche nach der Eintrittspforte
2. Metastasen	Probeexzision, Suche des Primärtumors

HYPERSPLENIESYNDROM [D73.1]

Syn: Hypersplenismus

Def: Mangel aller Blutzellen (Panzytopenie) oder einzelner Klassen (Granulozytopenie und/oder Thrombozytopenie) + hyperplastisches Knochenmark bei Splenomegalie verschiedener Genese.

Ät.: Erkrankungen, die mit Milzvergrößerung einhergehen (s.o.).

Pg.: "Pooling" der Blutzellen in einer vergrößerten Milz mit vermehrter Sequestration von Blutzellen

Anm.: Während beim Hypersplenismus die Panzytopenie durch verstärkte Sequestration in der Milz bedingt ist, handelt es sich beim "aplastischen Syndrom" um eine Nachschubstörung bei aplastischem Knochenmark.

Di.:
- Trias: 1. Splenomegalie, 2. Zytopenie, 3. Knochenmarkhyperplasie
- Ausschluss anderer Ursachen einer Zytopenie
- Isotopenuntersuchung: "Ery-Vita": Bestimmung der Überlebenszeit und Sequestration der Erythrozyten:
  Nach Gabe von ^{51}Cr-markierten Erythrozyten Aktivitätsmessung über Leber und Milz. Typisch für den Hypersplenismus ist eine erhöhte Clearance der Erythrozyten aus der Blutbahn und eine erhöhte Aufnahmekapazität (= vergrößerter Sequestrationsraum) der Erythrozyten in der Milz. Außerdem lässt sich klären, ob die Erythrozyten vorwiegend in der Milz oder in der Leber abgebaut werden oder ob ein Patient Nebenmilzen hat.

Th.:
1. des Grundleidens, das zur Milzvergrößerung geführt hat
2. Eine Splenektomie ist nur ausnahmsweise indiziert bei klinisch bedeutsamer Mono-, Bi- oder Panzytopenie, sofern die Milz nach der Isotopenuntersuchung tatsächlich Hauptabbauort der Blutzellen ist und sofern die Milz keine wesentliche Funktion einer evtl. extramedullären Blutbildung übernommen hat.

ASPLENIE [Q89.0]

Def: Funktionelle oder anatomische Asplenie (Fehlen der Milz)

Anm.: Die Milz ist das einzige Organ, das partikuläre Bestandteile (alternde Blutzellen, Kapselbakterien, etc.) aus dem Blut eliminieren kann.

Ät.: Häufigste Ursache (> 95 %) anatomische Asplenie nach Splenektomie. Bei notfallmäßiger Splenektomie Reimplantation von Milzgewebe erwägen, um Aspleniefolgen zu vermeiden!
Bei Sichelzellanämie, Autoimmunerkrankungen (SLE) und nach Radiatio der Milz kann funktionelle Asplenie auftreten. Extrem selten kongenitale Asplenie (evtl. mit Fehlbildung der großen thorakalen Gefäße)

Folgen der Asplenie:
1. Postoperativ passagere Thrombozytose, oft > 1 Mio/µl mit Thrombosegefährdung
2. Postoperative Lymphozytose (B-Lymphozyten)
3. Auftreten von intraerythrozytär gelegenen Howell-Jolly-Körperchen. Ihr Fehlen nach Splenektomie spricht für Nebenmilz(en).
4. Verminderte Bildung von IgG und IgM
5. Verminderte Funktion des MPS (Monozyten-Makrophagen-Systems)
6. Fehlende Filterfunktion für Bakterien, insbesondere kapseltragende Bakterien (Pneumokokken, Haemophilus influenzae B) mit lebenslang erhöhter Sepsisgefährdung.

Postsplenektomiesepsis (PSS) = OPSI-Syndrom (overwhelming postsplenectomy infection) - Prävalenz: Ca. 2 %. Akute (meist) Pneumokokkensepsis mit DIC und hoher Letalität (> 30 %).

Infektprophylaxe:
1. Präoperative Impfungen gegen Pneumokokken, Haemophilus influenzae Typ b (Hib) und Meningokokken. Auffrischimpfungen nach 5 Jahren. Jährliche Influenza-Impfung
2. Notfallausweis für asplenische Patienten
3. Antibiotikaprophylaxe bei Operationen/Zahnbehandlungen (z.B. Amoxicillin): Unsichere Datenlage
4. Frühzeitiger Einsatz von Antibiotika im Fall von Fieber und Schüttelfrost. Patienten Antibiotika verordnen für notfallmäßige Selbstbehandlung, falls kein Arzt erreichbar ist.
5. Vorsicht bei Tierkontakten, Meidung von Zecken- und Malariagebieten

MILZRUPTUR [D73.5]

Def: Einzeitige Milzruptur: Gleichzeitige Verletzung von Milzkapsel + Milzparenchym mit sofortiger Blutung in die Bauchhöhle.
Zweizeitige Milzruptur: Erst Parenchymverletzung, später nach einer Latenz von Stunden bis Wochen Kapselriss mit Blutung in die Bauchhöhle.

Ät.: Am häufigsten stumpfes Bauchtrauma. Bei Splenomegalie verschiedener Genese kann auch ein Bagatelltrauma eine Milzruptur verursachen; selten spontane Milzruptur (z.B. bei Mononukleose)

Di.:
- Traumaanamnese und evtl. Prellmarken am linken Oberbauch, evtl. Rippenfrakturen links (20 %)
- Entwicklung eines hämorrhagischen (hypovolämischen) Schocks: Puls ↑ / RR ↓ / Hb und Hkt ↓ (bei zweizeitiger Milzruptur erst nach einer Latenzzeit).
- Evtl. Druckschmerzen linker Oberbauch oder Flankenschmerz links, seltener Schulterschmerz links (Kehr-Zeichen)
- Sono/CT (Methoden der Wahl)

Th.:
- Volumen-/Blutsubstitution
- Versuch eines milzerhaltenden Eingriffes (bes. bei Kindern), ansonsten Milzteilresektion oder Splenektomie (Folgen + Empfehlungen: Siehe unter Asplenie).

HÄMORRHAGISCHE DIATHESEN [D69.9]

Def: Pathologische Blutungsneigungen
Die Blutungen sind entweder
- zu lang
- zu stark
- ohne adäquaten Anlass

Hämorrhagische Diathesen entstehen durch Störungen der
1. Thrombozytär (ca. 70 %): Thrombozytopenien, Thrombozytopathien
2. Plasmatisch (ca. 20 %): Koagulopathien
3. Vaskulär (ca. 10 %): Vaskuläre hämorrhagische Diathesen

Ep.: 90 % aller Patienten mit Blutungsneigung haben eine erworbene Form, am häufigsten medikamenteninduziert. Unter den angeborenen Blutungsneigungen steht an 1. Stelle das von Willebrand-Syndrom.

Klinik der hämorrhagischen Diathesen:

Bei Patienten mit primärer Hämostasestörung setzt die übermäßige Blutung sofort nach einer Verletzung ein. Patienten mit sekundärer Störung der Hämostase bluten dagegen erst nach einem gewissen Zeitintervall, das bis zu mehreren Stunden betragen kann. Außerdem gibt es Erkrankungen, bei denen beide Bereiche – die sekundäre und primäre Hämostase – gestört sind, z.B. das von Willebrand-Syndrom und die Verbrauchskoagulopathie.

Bevorzugte Blutungstypen bei verschiedenen hämorrhagischen Diathesen:
- Koagulopathie: Hämarthros (Gelenkblutung), Hämatome (lokalisierte Ansammlung von meist geronnenem Blut in einem Gewebe oder Organ), großflächige Blutungen mit scharfen Rändern, Muskelblutungen
- Thrombozytär oder vaskulär bedingte hämorrhagische Diathesen: Petechien = punktförmige Blutungen (nicht wegdrückbar); Purpura = Exanthem aus Petechien; Ekchymosen = kleinflächige Hautblutungen
- Kombinierte Hämostasestörungen: z.B.
  - Verbrauchskoagulopathie (DIC)
  - von-Willebrand-Jürgens-Syndrom

  Blutungstyp: petechiale + großflächige Blutungen mit unscharfen Rändern

Merke: Bei Blutungsneigung immer ganz genau Blutungstyp und Anamnese beachten!

Di.:
- Anamnese - Klinik (Blutungstyp!)
- Labor:
  - Thrombozytenzahl (→ Thrombozytopenie ?)
  - TPZ, aPTT, Fibrinogen (Koagulopathie ?)
  - Blutungszeit (→ vaskuläre/thrombozytäre Störung: Thrombozytenaggregationshemmer, von Willebrand-Syndrom)

- Rumpel-Leede-Test = Kapillarresistenz-Test (5 Min. Stauung mit der Blutdruckmanschette 10 mmHg über den diastolischen Druck; pathologisch (Auftreten von Petechien) bei vaskulären und thrombozytären Störungen)
- Eine verlängerte TPZ (INR ↑, Quick-Wert ↓) findet sich bei Störungen der Faktoren II, V, VII, X (z.B. Vitamin K-Mangel, Cumarin-Therapie, Leberzirrhose u.a.).
  Verlängerung der aPTT findet sich bei Mangel an Faktoren VIII, IX, XI, XII, jedoch auch bei zu langer Transportzeit zwischen Blutabnahme und Laboranalyse! Blutprobe muss innerhalb von 4 h untersucht werden.
- Bei Bedarf Faktorenanalyse und Spezialuntersuchungen

Th.: Wichtigste Substitutionen bei Hämostasedefekten:

	Plättchen	**Prothrombinkomplex (F. II, VII, IX, X)**	**Fibrinogen (F. I)**	**F. VIII**	**F. IX**
Biologische Halbwertzeit in Tagen ohne evtl. Antikörper	ca. 4 Tage	II = 24 - 48 h VII = 5 h IX = 12 - 20 h X = 24 h	4 - 5 Tage	8 - 12 h	12 - 20 h
Substitution	Plättchenkonzentrat	P P S B = F. II + VII + IX + X	Fibrinogen	F. VIII - Konzentrat	F. IX - Konzentrat

PATHOPHYSIOLOGIE DER BLUTSTILLUNG (HÄMOSTASE)

a) Primäre Blutstillung:
Vasokonstriktion + Bildung des ("weißen") Abscheidungs- oder Plättchenthrombus: Verletzung der Gefäßwand mit Kollagenfreilegung führt zur Freisetzung von ADP, welches eine Plättchenadhäsion bewirkt; hierbei ist der von-Willebrand-Faktor notwendig. Aus den Phospholipiden der Thrombozytenmembran wird Arachidonsäure abgespalten und über Endoperoxide bilden sich die beiden Gegenspieler:
- Thromboxan A2 (aus Thrombozyten): Führt zu Thrombozytenaggregation + Vasokonstriktion
- Prostazyklin (aus Endothelzellen) führt zu einer Hemmung überschießender Plättchenaggregation + Vasodilatation

Anm.: Acetylsalicylsäure verhindert die Bildung von Thromboxan A_2 (über eine Hemmung der hierbei mitwirkenden Cyclooxygenase).

b) Sekundäre Blutstillung:
Aktivierung der plasmatischen Gerinnungskaskade durch Gewebsthromboplastin (extrinsische Aktivierung). Das intrinsische System verstärkt die Gerinnungskaskade. Fixierung des primären Thrombozytenthrombus durch Fibrin (durch Einschluss von Erythrozyten "roter" Thrombus).
Durch Einwirken von F. XIII (= fibrinstabilisierender Faktor) resultiert ein irreversibler Thrombus.

Die Blutgerinnung läuft in drei Stufen ab:

1. Bildung des Prothrombinaktivators
2. Thrombinbildung
3. Fibrinbildung

Auch die Auflösung von Fibrin = Fibrinolyse verläuft in drei Stufen:

1. Bildung von Plasminogenaktivatoren
2. Plasminbildung
3. Fibrinauflösung

Innerhalb der intakten Gefäßbahn wird ständig Fibrin in kleinsten Mengen gebildet und durch das fibrinolytische System gleichzeitig wieder aufgelöst. Beide Systeme stehen normalerweise im Gleichgewicht.
Das Ausmaß der Gerinnung und Fibrinolyse wird seinerseits durch Aktivatoren und Inhibitoren innerhalb beider Systeme bestimmt.

Aktivatoren ↘ Inhibitoren ↙ Aktivatoren ↘ Inhibitoren ↙
Gerinnung ---------------------------- Fibrinolyse

Ein intaktes Hämostasesystem (Blutgefäße, Thrombozyten, Plasmafaktoren) schützt den Organismus vor Blutungen und Thrombosen.

AKTIVATOREN DES GERINNUNGSSYSTEMS

⟵ Intrinsic System ⟶	⟵ Extrinsic System ⟶	
XII -- XI -- IX -- VIII →	⟶ X ⟵ ↓ V	← VII ← III (tissue factor)
Langsame Gerinnung Prüfung durch partielle Thromboplastinzeit (aPTT), erfasst F. II, V, VIII bis XII und Fibrinogen Normal: 20 - 35 Sek.	↓ Prothrombin-aktivator | Prothrombin (II) | Thrombin | Fibrinogen (I) | Lösliches Fibrin ↓ Stabiles Fibrin	Schnelle Gerinnung Prüfung durch Thromboplastinzeit (= TPZ), erfasst F. II, V, VII, X und Fibrinogen Normal: > 70 % (Quick-Wert) bzw. INR ≤ 1,2
XIII = Fibrinstabilisierender Faktor ⟶		

Die aktivierten Faktoren werden durch Hinzufügen des Buchstabens a gekennzeichnet.

Extrinsic System: (exogenes S.) Schnell ablaufende Gerinnung, die bei Gewebsverletzungen durch Gewebsthromboplastin (= „tissue factor" = F. III) aktiviert wird.

Intrinsic System: (endogenes S.) Langsam ablaufende Gerinnungskaskade, die bei Endothelläsion mit der Kontaktaktivierung der Faktoren XII und XI beginnt. Das intrinsische System verstärkt die Gerinnungskaskade. Am Ende der Gerinnungskaskade steht die Aktivierung von Prothrombin zu Thrombin. Thrombin bewirkt die Umsetzung von Fibrinogen zu Fibrin unter Abspaltung der Fibrinopeptide A und B.

Die Thromboplastinzeit wird in Quick-Prozent ausgedrückt. Beim mit Cumarin antikoagulierten Patienten ist der Quick-Wert aufgrund fehlender Standardisierung von Labor zu Labor nicht vergleichbar und wird deswegen mit der standardisierten INR (international normalized ratio) ausgedrückt:

$$INR = \left[\frac{\text{Thromboplastinzeit des Patienten}}{\text{Thromboplastinzeit einer Kontrolle}}\right]^{ISI}$$

ISI = international sensitivity index des verwendeten Thromboplastinreagenz.

Die Bestimmung der aPTT ist nicht standardisiert. Daher muss man sich nach dem Referenzbereich des jeweiligen Labors erkundigen.

INHIBITOREN DES GERINNUNGSSYSTEMS

A. Physiologische Inhibitoren der Gerinnung:

- **Antithrombin** (Syn.: AT III): AT führt besonders zur Inhibition von Thrombin und F. Xa. AT komplexiert mit mehreren Gerinnungsfaktoren und verhindert durch Bildung eines Thrombin-Antithrombin-Komplexes (TAT) eine überschießende Thrombinaktivierung.
  Bei Antithrombin-Mangel besteht ein erhöhtes Thromboserisiko (Thrombophilie). Bei Thrombosegefährdung durch AT-Mangel sollte AT substituiert werden. AT alfa ist rekombinantes AT.

  Urs: eines AT-Mangels:

  1) Angeboren; 2 Typen: AT-Mangel oder abnormes AT-Molekül;
  Vo.: 0,5 ‰ der Bevölkerung; autosomal-dominanter Erbgang.

2) Erworben:
- Verminderte Synthese (Leberzirrhose)
- Erhöhter Verbrauch (Verbrauchskoagulopathie)
- Erhöhter Verlust (nephrotisches Syndrom, exsudative Enteropathie)

▸ **Protein C und S** sind Vitamin K-abhängige Inhibitoren des Gerinnungssystems.
Wi.: Protein C wird durch Thrombin zu aktiviertem Protein C (APC) umgewandelt. APC inaktiviert die Faktoren Va und VIIIa. Außerdem fördert APC die Freisetzung von Gewebe-Plasminogen-Aktivator (t-PA). Die Wirkungen von Protein C werden durch Komplexbildung mit Protein S verstärkt.
Ein Mangel an Protein C und/oder Protein S führt zu erhöhtem Thromboserisiko (→ Thrombophilie).
Urs. eines Protein C- oder S-Mangels:
1. Angeboren homozygot 1 : 600.000, heterozygot 1 : 250
2. Erworben: z.B. Therapie mit Vitamin K-Antagonisten (Cumarine); Leberzirrhose, autoimmunologisch (z.B. SLE), bei schweren Infektionen u.a.

Anm: Bezüglich weiterer Ursachen einer erhöhten Thromboseneigung: Siehe „Thrombophilie".

▸ Tissue factor pathway inhibitor (TFPI)

B. Pharmakologische Inhibitoren der Gerinnung: Siehe Kapitel Thromboembolieprophylaxe

AKTIVATOREN DES FIBRINOLYTISCHEN SYSTEMS (FIBRINOLYTIKA)

- Streptokinase (SK): Bildet mit Plasminogen einen Aktivatorkomplex, durch den Plasminogen zu Plasmin aktiviert wird (indirekter Plasminogenaktivator).
- rtPA = recombinant tissue-type plasminogen activator = rekombinanter Gewebe-Plasminogen-Aktivator = Alteplase: Aktiviert vorwiegend an Fibrin gebundenes Plasminogen und führt daher zu einer vorwiegend lokalen Fibrinolyse.
- Gentechnologisch veränderte tPA-Präparate mit längerer Halbwertzeit:
  - rPA = Reteplase
  - TNK-tPA = Tenekteplase

	SK	**rtPA Alteplase**	**Tenek-teplase**	**rPA Reteplase**
T_{50}	26 min.	6 min.	20 min.	15 min.
Antigenität	ja	--	--	--

Anm.: Urokinase wird nur noch relativ selten eingesetzt.

INHIBITOREN DES FIBRINOLYTISCHEN SYSTEMS (ANTIFIBRINOLYTIKA)

▸ Physiologische Substanzen: Alpha2-Antiplasmin und Plasminogen-Aktivator-Inhibitor (PAI)

▸ Therapeutische Substanzen: Tranexamsäure (AMCHA), p-Aminomethylbenzoesäure (PAMBA)

Ind: Primäre Hyperfibrinolysen, Antidot bei Blutungen unter Therapie mit Fibrinolytika

KI: Niereninsuffizienz, Schwangerschaft, Thromboseneigung, disseminierte intravasale Gerinnung (DIC)

EINTEILUNG DER KOAGULOPATHIEN

A) Defektkoagulopathien

- Angeboren: von-Willebrand-Syndrom (am häufigsten) und Hämophilie (seltener) machen 95 % aller angeborenen Koagulopathien aus.
  Sehr selten sind Mangelzustände anderer Gerinnungsfaktoren. Ein Faktor XII-Mangel verursacht keine hämorrhagische Diasthese.
- Erworben: Die Mehrzahl aller Faktoren des Gerinnungs- und Fibrinolysesystems werden in der Leber gebildet, wobei die Synthese folgender Faktoren Vitamin K-abhängig ist:
  - Faktor II, VII, IX und X (sog. Prothrombinkomplex)
  - Protein C und Protein S

  Vitamin K ist ein mit der Nahrung zugeführtes (K_1) oder von der Darmflora gebildetes (K_2) fettlösliches Vitamin.

Ursachen für eine Verminderung der Vitamin K-abhängigen Gerinnungsfaktoren:

1. Synthesestörung der Leber: Neugeborene, Leberschaden
2. Vitamin K-Mangel:
   - Malabsorptionssyndrom
   - Gestörte Darmflora durch Antibiotika
   - Verschlussikterus mit gestörter Fettresorption infolge Gallemangel
3. Therapie oder Intoxikation mit Vitamin K-Antagonisten (Cumarine, z.B. Phenprocoumon)
   Bei Vitamin K-Mangel bildet die Leber funktionsuntüchtige Vorstufen der Gerinnungsfaktoren, bei denen die γ-Karboxylierung der Glutamylseitenketten fehlt: PIVKA = Prothrombin induced in Vitamin K-absence.

B) Immunkoagulopathien

- Isoantikörperbildung gegen F. VIII oder IX als Folge einer Substitution dieser Faktoren (Hemmkörperhämophilie)
- Autoantikörper gegen Gerinnungsfaktoren bei immunologischen Erkrankungen (z.B. SLE)

C) Verbrauchskoagulopathien

D) Hyperfibrinolyse

a) Lokale Hyperfibrinolyse: bei Operationen an aktivatorreichen Organen, wie Uterus, Lunge, Prostata

b) Systemische Hyperfibrinolyse:
   - Durch genetischen α_2-Antiplasminmangel
   - Als Folge einer fibrinolytischen Therapie (Streptokinase, Urokinase)
   - Reaktive Hyperfibrinolyse bei disseminierter intravasaler Gerinnung (DIC)

HÄMOPHILIE (BLUTERKRANKHEIT) [D66]

Hämophilie A [D66]: 85 % d.F.
Hämophilie B [D67]: 15 % d.F.

Ep.: Prävalenz der Hämophilie A 1 : 10.000 Männer, der Hämophilie B 1 : 30.000

Ät.:
- ▶ Hämophilie A (schwerste Form): Mutationsvarianten in Xq28
  Pathophysiologisch können 2 Typen unterschieden werden:
  1. Hämophilie A^-: Fehlen von F. VIIIC (90 % d.F.)
  2. Hämophilie A^+: Inaktivität von F. VIIIC (10 % d.F.)
- ▶ Hämophilie B: Mutation in Xq27.1-q27.2
  Fehlen oder Inaktivität von F. IX = Christmas-Faktor

PPh: F. VIII besteht aus 2 funktionellen Untereinheiten:
VIIIC = antihämophiles Globulin (wird vom X-Chromosom kodiert)
vWF = von-Willebrand-Faktor (wird von einem autosomalen Chromosom kodiert)
F. VIIIC: Bildung in Endothelzellen der Leber und Megakaryozyten
F. VIIIC ist für die plasmatische Gerinnung notwendig (Aktivierung von F. X). Der vWF schützt den F. VIIIC vor proteolytischem Abbau und dient als Carrier-Protein, außerdem ist vWF an der primären Blutstillung beteiligt (Bindung von Thrombozyten an freiliegendes Kollagen).

Genetik der Hämophilie A: Keine einheitliche Mutationsvariante: > 600 unterschiedliche Mutationen, meist Punktmutationen. Bei Patienten mit schwerer Hämophilie A findet sich in 50 % eine Intron 22-Inversion.

50 % d.F. werden X-chromosomal geschlechtsgebunden-rezessiv vererbt (positive Familienanamnese), 50 % d.F. sind sporadische Erkrankungen infolge Spontanmutationen am X-Chromosom.

Da die Bildung des F. VIII von Genen im X-Chromosom gesteuert wird, müsste die Frau theoretisch die doppelte Aktivität an F. VIII haben (XX), man findet aber wie beim gesunden Mann nur ca. 100 %, da ein X-Chromosom (nach der Lyon-Hypothese) während der Embryonalentwicklung inaktiviert wird.

- Alle Töchter eines Bluters sind Konduktorinnen (denn sie erhalten vom Vater das kranke X-Chromosom).
- Alle Söhne eines Bluters mit einer genetisch gesunden Frau sind gesund (denn sie erhalten das gesunde X-Chromosom der Mutter).
- Eine Konduktorin gibt ihr krankes X-Chromosom mit 50 % Wahrscheinlichkeit an die Kinder weiter.

Ein männlicher Bluter ist genetisch krank; ein Mann, der kein Bluter ist, ist genetisch gesund. Eine Frau, die keine Bluterin ist, kann genetisch gesund oder krank sein: Heterozygote Konduktorin mit einem kranken X-Chromosom, wobei durchschnittlich 50 % Aktivität an F. VIII gefunden werden (mit starker Streuung nach oben und unten). Konduktorinnen sind meist beschwerdefrei, gel. können sie diskrete Blutungsneigung zeigen (verstärkte Blutungen während der Menstruation, nach Operationen, nach Entbindungen u.a.), wenn die Aktivität an F. VIII gering ist (starke Streuungsbreite bei Konduktorinnen).

Anm.: Wenn eine Konduktorin blutet, bestehen folgende sehr seltene Differenzialdiagnosen:
1. Homozygote Anlageträgerin (echte Bluterin): Mädchen aus der Verbindung einer Konduktorin mit einem Hämophiliekranken
2. Patientin mit einem chromosomal männlichen Geschlecht und weiblichen Phänotyp
3. Frau mit Hemmkörpern gegen Gerinnungsfaktoren, z.B. nach Schwangerschaft

KL.:
- Nabelschnurblutungen
- Großflächige Blutungen (keine Petechien)
- Muskelblutungen
- Gelenkblutungen mit Arthropathie (besonders der Kniegelenke)

Gefährlich sind Blutungen im Mundbodenbereich (Gefahr der Asphyxie). Bei Psoasblutungen wird oft das Bein der betroffenen Seite angezogen (DD Appendizitis!).

Bei leichten Hämophilien evtl. nur Nachblutungen nach operativen Eingriffen (z.B. Zahnextraktion), Nasenblutungen, uterine Blutungen. Größere Blutungen gehen einher mit Entzündungszeichen (BSG ↑, Leukozytose, Fieber).

Merke: Die primäre Blutstillung (Blutungszeit) ist normal, typisch ist die Nachblutung (verlängerte Gerinnungszeit)!

Schweregrade der Hämophilie A anhand der Restaktivität von F. VIII:

Bezeichnung	F VIII :C in %	Klinik
Normal	> 75	
Subhämophilie	16 - 50	Meist symptomfrei
Leichte Hämophilie	6 - 15	Hämatome nach deutlichem Trauma Nachbluten nach Operationen
Mittelschwere Hämophilie	1 - 5	Hämatome bereits nach leichtem Trauma
Schwere Hämophilie	< 1	Spontane Blutungen Immer Hämarthrosen

DD:
- von-Willebrand-Jürgens-Syndrom (Kombination von hämophilem + petechialem Blutungstyp)
- Blutungen durch hereditären Mangel anderer Faktoren, 20 x seltener

Di.:
1. Positive Familienanamnese (2/3 d.F.)
   (Erbliche Thrombopathien sind äußerst selten, erbliche vaskuläre Blutungsübel beschränken sich praktisch auf den M. Osler.)
2. Blutungstyp (siehe oben)
3. Lab: Normale Blutungszeit (i.Gs. zum Willebrand-Jürgens-Syndrom), aPTT verlängert, Quick-Wert normal.
   Zur Differenzierung zwischen Hämophilie A und B: Bestimmung der Faktoren VIII- und IX-Aktivität.

Th.: Behandlung in Hämophilie-Zentren! Ausstellung eines Patientenausweises

- Prophylaxe von Blutungen, bes. der Gelenke (Knie!) mit den Spätfolgen Arthrose und Ankylosierung. Vermeidung von Sportarten und Tätigkeiten mit erhöhter Verletzungsgefahr.
- Keine Gabe von ASS oder anderen Thrombozytenaggregationshemmern
- Keine i.m.-Injektionen
- Sorgfältige lokale Blutstillung (sorgfältige Nähte, Kompression, Fibrinkleber, Antifibrinolytika)
- Substitution von Gerinnungsfaktoren: (siehe Leitlinien, z.B. Bundesärztekammer)
  Zur Verfügung stehen hochgereinigte/virusinaktivierte sowie rekombinante Faktorenpräparate: (Präparate siehe Rote Liste und Deutsche Hämophiliegesellschaft *www.dhg.de*)
  1. Substitution bei Bedarf bei leichter Hämophilie
  2. Dauerbehandlung (prophylaktische Therapie) bei schwerer Hämophilie:

  Dos:
  - Bei lebensbedrohlichen Blutungen (Mundhöhle, intrakraniell, intrathorakal, gastrointestinal) sowie Frakturen, großen Operationen ist bei der Substitutionstherapie eine Faktorenspiegel von > 50 % erforderlich: Gabe von 50 - 80 E/kg KG Faktor VIII-Konzentrat. Das Ziel ist die Blutstillung und die Normalisierung der Faktor VIII-Aktivität. Als Erhaltungsdosis kann auch eine kontinuierliche Gabe mit ca. 5 E/kg KG pro Stunde erfolgen (Dosierungsanpassung entsprechend der Faktorenkonzentration).
  - Bei Gelenk- und Muskelblutungen ist bei der Substitutionstherapie ein Faktorenspiegel von ≥ 30 % erforderlich.
  - Eine blutungsvorbeugende Behandlung vor Operationen wird nach der Größe des operativen Eingriffs festgelegt und sollte mit dem Operateur besprochen werden.
  - Bei Dauerbehandlung ist die Dosierung mit dem verantwortlichen Therapeuten abzustimmen.

  Merkregel für die Dosierung eines Konzentrats von Gerinnungsfaktoren:
  1 IE Faktorenkonzentrat/kg KG entspricht dem Faktorengehalt von 1 ml Plasmapool und erhöht den Faktorenspiegel um 1 - 2 %.
  Faustformel: Dosis (IE) = KG (kg) x angestrebter F. VIII-Anstieg (IE/ml) x 0,5
  Der Substitutionserfolg ist durch Einzelfaktorenanalyse vor und nach Konzentratapplikation zu kontrollieren. Entsprechend der Halbwertzeit der Gerinnungsfaktoren hat die Faktor VIII-Substitution alle 8 - 12 Stunden zu erfolgen.

- Desmopressin = DDAVP: Nur bei leichter Hämophilie A genügt bei erhöhtem Blutungsrisiko oft die Gabe des Vasopressin(ADH-)analogons DDAVP; dies bewirkt die Freisetzung der im Endothel gespeicherten Faktoren VIIIC und vWF, deren Aktivität sich innerhalb von 1 - 2 h auf das 2 - 4fache des Ausgangswertes erhöht. DDAVP kann aber jeweils nur wenige Tage gegeben werden, weil es nach 3 - 5 Applikationen zur Erschöpfung der gespeicherten Faktoren kommt (Tachyphylaxie-Phänomen).
  NW: Wasserintoxikation mit evtl. Hirnödem und Krämpfen u.a. und KI beachten!
  Dos: Anwendung i.v. (Minirin®) oder als Nasenspray für die Heimbehandlung (Octostim®).

Therapieprobleme: Hemmkörperhämophilie

- Induktion von Allo-Ak vom Typ IgG gegen den substituierten allogenen F. VIII (selten F. IX)
  Vo.: Bei Hämophilie A bis 15 %, meist bei schwerer Hämophilie. Das Risiko ist beim Mutationstyp mit großen Deletionen mehrerer Domänen am höchsten.
  DD: Sehr selten (1 : 1 Mio. Personen/J.) ist eine erworbene Hemmkörperhämophilie mit Auto-Ak-Bildung gegen F. VIII bei Autoimmunerkrankungen oder nach Schwangerschaft ohne vorbestehende Hämophilie. Dabei kann es zu lebensbedrohlichen Blutungen kommen.
  Di.: 1. Klinik (verzögerte oder ausbleibende Blutstillung trotz Substitution von F. VIII)
  2. Bestimmung des Inhibitor-Titers in Bethesda-Einheiten. Eine Bethesda-Einheit ist definiert als diejenige Aktivität des Inhibitors, die zu einer 50 %igen Inaktivierung von F. VIII führt.
  Th.: Nur in Hämophilie-Zentren: In Abhängigkeit vom Antikörpertiter (in Bethesda-Einheiten) erfolgt ein abgestuftes Therapievorgehen:
  1. Low responder (< 5 Bethesda-Einheiten [BE]), spontane Rückbildung möglich
  2. High responder (> 5 BE), Therapie erforderlich

  Therapie der 1. Wahl: Immuntoleranztherapie durch hochdosierte F. VIII-Therapie über Wochen - Monate. Bei Bedarf immunsuppressive Therapie und evtl. Plasmapherese

  Therapieoptionen bei akuten Blutungen:
  - Gabe von Eptacog alfa (NovoSeven®) = rekombinantes aktiviertes F. VII-Präparat
  - Gabe von aktivierten Prothrombinkomplexkonzentraten = APTC (FEIBA®)
  - Schweine-AHG (F. VIII:C vom Schwein)

Infektionsrisiko:
Früher wurden viele Hämophiliepatienten durch F. VIII-Präparate und Bluttransfusionen infiziert mit HBV, HCV und HIV. Das Risiko einer Übertragung pathogener Viren (z.B. HIV, HSV, EBV, CMV, HBV, HCV) soll bei hochgereinigten und virusinaktivierten Faktorenkonzentraten nicht bestehen und ist bei Verwendung rekombinanter Faktorenpräparate ausgeschlossen. Alle Patienten gegen Hepatitis B impfen.

Genetische Beratung: Alle Patienten mit hereditärer hämorrhagischer Diathese werden genetisch beraten + Familienuntersuchung.

VON-WILLEBRAND-JÜRGENS-SYNDROM (vWS) [D68.0]

Internetinfos: *www.netzwerk-vws.de*

Ep.: Prävalenz asymptomatischer Fälle 1 %, symptomatischer Fälle 0,1 ‰ und damit häufigste angeborene Hämostasestörung. Die Patienten neigen weniger zu spontanen Blutungen als bei Hämophilie. Homozygote Patienten sind selten und zeigen einen schweren Verlauf; gehäufte Assoziation mit Aortenklappenstenose (Heyde-Syndrom).

Ät.: 1. Angeboren:
- vWS Typ 1 (80 %) quantitativer Defekt: vWF und F. VIIIC auf 25 - 50 % vermindert; Vererbung: AD
- vWS Typ 2 qualitative Defekte:
  - 2A (12 %): Große und mittlere Multimere fehlen; Vererbung: AD
  - 2B (5 %): Große Multimere fehlen; Vererbung: AD oder AR
    Im Gegensatz zum Typ 2A zeigt beim Typ 2B der defekte vWF eine erhöhte Affinität zum Plättchenglykoproteinrezeptor Ib (GPIb), was zur Thrombozytopenie führt.
  - 2M (1 %): Abnormale Multimeren-Struktur und Zusammensetzung - verminderte Interaktion mit Thrombozyten, kein Fehlen der großen Multimere; Vererbung: AD
  - 2N (1 %): vWF-Defekt mit verminderter Affinität zum Faktor VIII
- vWS Typ 3 (1 %): Schweres vWS: vWF fehlt, F. VIIIC ist stark vermindert; Vererbung AR

Anm.: AD = autosomal dominant; AR = autosomal rezessiv

2. Erworben: Im Rahmen anderer Grundkrankheiten, z.B. monoklonale Gammopathie, maligne Lymphome, myeloproliferative Erkrankungen, autoimmunologische Erkrankungen, Valproinsäure-Therapie u.a.

Pg.: 3 Funktionen des vWF:
- Bei der primären Hämostase (Blutstillung) verbindet der vWF über seine hochmolekularen Anteile die Plättchen mit dem Kollagen des Subendothels (Adhäsion).
- Er ist an der Plättchenaggregation beteiligt über die Anhaftung an Plättchenmembranrezeptoren. Diese Plättchenaggregation kann in vitro durch das Antibiotikum Ristocetin herbeigeführt werden. Die Aktivität des von Willebrand-Faktors wird daher als Ristocetin-Cofaktor bezeichnet und mittels Ristocetin-Zusatz zum plättchenreichen Plasma gemessen.
- Der vWF bildet mit dem Faktor VIII einen Komplex und verzögert so dessen Abbau im Plasma. In Abwesenheit des vWF ist die Halbwertzeit des Faktor VIII im Plasma drastisch verkürzt.

Das von Willebrand-Faktor-Antigen wird in den Endothelzellen der Gefäße und in den Megakaryozyten des Knochenmarks synthetisiert und nach einer Aktivierung des Gerinnungssystems aus Endothelzellen und Thrombozyten freigesetzt. Im Plasma liegt das Molekül als multimere Struktur (sog. „vWF-Multimere") vor. Diese langkettigen Proteine werden in den sog. „Weibel-Palade-Bodies" gespeichert. Nach Freisetzung ins Plasma werden die Multimere durch spezielle Proteasen in unterschiedlich große vWF-Multimere gespalten. Diese verschieden große Multimere können in der sog. „Multimeren-Analyse" nachgewiesen werden (Proteinblot).

KL.: Die Mehrzahl der Patienten hat keine oder nur diskrete Blutungssymptome
Kombination von hämophilem und petechialem Blutungstyp; typisch sind Schleimhaut-/Nasen-, gastrointestinale und postoperativer Blutungen (Hämophilie: Gelenk- und Muskelblutungen).

Di.: Positive Familienanamnese + Klinik
Nutzung eines Fragebogens zur Gerinnungsanamnese (*www.netzwerk-von-willebrand.de*): Da viele Betroffene von ihrer Erkrankung nichts wissen, resultieren bei Operationen unerwartete immer wieder gefährliche Blutungen. Um dies zu vermeiden, sollten vorher Fragebogen genutzt werden, die Risikopatienten erkennen!
Blutungszeit (z.B. gemessen als in-vitro-Blutungszeit: PFA-100) durch Thrombozytenfunktionsstörung verlängert (bei Hämophilie normal!).

Fakultativ verlängerte aPTT und erniedrigte F. VIII-Aktivität. Normale Werte schließen jedoch ein vWS nicht aus.
Von-Willebrand-Diagnostik mit Bestimmung von F. VIII, Ristocetin-Cofaktor, von Willebrand-Antigen, Multimeranalyse zur Subtypisierung des vWS
Verminderter oder funktionell defekter vWF
Sekundär auch F. VIIIC vermindert (bei Typ 1 und 3 stets, bei Typ 2 fakultativ).
Gendiagnostik/Mutationsanalyse (bei phänotypisch unklaren Befunden, zur Identifizierung heterozygoter Träger, Familienberatung)

Th.: Sorgfältige lokale Blutstillung; ASS u.a. Thrombozytenaggregationshemmer sind verboten! Bei leichten Blutungen genügt die Gabe von Desmopressin = DDAVP (z.B. Minirin® als Kurzinfusion oder s.c.; Octostim® als Nasenspray), welches die Freisetzung des vWF aus den Weibel-Palade-Bodies stimuliert. Durch Gabe von DDAVP erfolgt ein Anstieg von Faktor VIII und vWF auf das 2 - 4fache, 30 - 60 Minuten nach der Medikamentengabe. Für die Wiederholung der DDAVP-Gabe wird ein Zeitintervall von mindestens 12 Stunden empfohlen. Nachlassende Wirkung (Tachyphylaxie) nach 3 - 5 Applikationen. Desmopressin ist kontraindiziert bei Typ 2B und Typ 3.
Bei größeren Blutungen und zur Prophylaxe vor größeren Eingriffen Substitution mit virusinaktiviertem F. VIII/vWF-Konzentrat oder vWF-Konzentrat (vor Op. Beratung in Zentren).
Rekombinante vWF-Präparate sind in Entwicklung.

Anm.: Östrogenpräparate können bei Frauen mit vWS die Synthese des vWF in den Endothelzellen steigern.

DISSEMINIERTE INTRAVASALE GERINNUNG (COAGULATION) = DIC UND VERBRAUCHSKOAGULOPATHIE [D65.1]

Def: Ausgelöst durch verschiedene Grundkrankheiten kann es zu einer intravasalen Aktivierung des Gerinnungssystems kommen mit Bildung disseminierter Mikrothromben in der Endstrombahn (DIC). Durch den hierbei stattfindenden Verbrauch von Gerinnungsfaktoren und Thrombozyten kann es zu einer hämorrhagischen Diathese kommen (Verbrauchskoagulopathie).
In der Regel kommt es zu einer sekundären Hyperfibrinolyse (mit zusätzlicher Inaktivierung von Fibrinogen und anderen Gerinnungsfaktoren).

PPh:

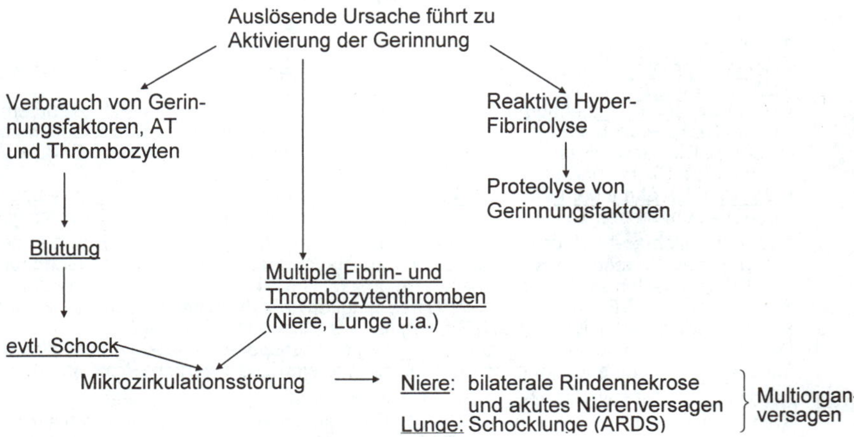

Ät.: 1. Einschwemmung von Prothrombinaktivatoren in die Blutbahn:
- Geburtshilfliche Komplikationen (Fruchtwasserembolie, vorzeitige Plazentalösung, verhaltener Abort, septischer Abort, NaCl-induzierter Abort u.a.)
- Operationen an thrombokinasereichen Organen (bes. Lunge, Pankreas, Prostata)
  Merke: 4-P-Regel der aktivatorreichen Organe: Pulmo, Pankreas, Prostata, Plazenta
- Manifeste Hämolysen (Fehltransfusionen, hämolytische Krisen)
- Schlangengifte
- Zerfallende Tumoren, akute Promyelozytenleukämie

2. Indirekte Aktivierung der Gerinnung über Mediatoren (z.B. Bakterientoxine):
   Tierexperimentell führt die zweimalige (bei blockiertem RHS oder graviden Tieren auch einmalige) i.v.-Injektion von Endotoxin gramnegativer Bakterien innerhalb 24 h zu einer Verbrauchskoagulopathie (generalisiertes Sanarelli-Shwartzman-Phänomen). Pathogenetisch ähnliche Krankheitsbilder sind:
   - ▶ Sepsis (bevorzugt durch gramnegative Bakterien); Sonderfall:
   - ▶ Waterhouse-Friderichsen-Syndrom = fulminante Meningokokkensepsis (Verbrauchskoagulopathie mit Haut-/Schleimhautpurpura und Blutungen, Schock, Nackensteifigkeit, NNR-Blutungen bei Meningokokkensepsis [A39.4] - unbehandelt rasch letal endend!
   - ▶ Purpura fulminans:
     Akut nach Infekten auftretende Mikrothrombosierung von Hautgefäßen: Symmetrische großflächige Hautblutungen mit zentraler Nekrose und DIC.
3. Kontaktaktivierung des endogenen Gerinnungssystems:
   - ▶ Durch körperfremde Oberflächen (extrakorporaler Kreislauf)
   - ▶ Durch Störung der Mikrozirkulation im Schock (beim Schock kommt noch hinzu, dass die "clearance function" des RES für gerinnungsaktive Substanzen vermindert ist).

     Beachte: Jeder schwere Schock kann zu einer DIC, jede akute DIC kann zum Schock führen!
   - ▶ Kasabach-Meritt-Syndrom: Riesenhämangiom, Thrombozytopenie und Blutungen

Verlauf der DIC:
A) Akute DIC
B) Chronische DIC (z.B. bei Malignomen)

Anm: Die bei Tumoren zu beobachtende chronische DIC kann sowohl zu Thrombosen (Stadium der Hyperkoagulabilität) wie auch zu Blutungen führen (dekompensierter Faktorenverbrauch).

KL.: 1. Anamnese/Klinik der zur DIC prädisponierenden Erkrankung
2. Hämorrhagische Diathese mit oder ohne Blutungssymptomen

Ko.: Multiorganversagen mit ARDS, akutem Nierenversagen, zerebraler Dysfunktion (Verwirrtheit bis Koma), Schock, hämorrhagische Hautnekrosen, Leberversagen u.a.

DD:

<table>
<tr><th></th><th>DIC</th><th>DIC plus sek. Fibrinolyse</th><th>Primäre Hyperfibrinolyse</th></tr>
<tr><td>Thrombozyten</td><td colspan="2">↓</td><td>Normal</td></tr>
<tr><td>aPTT-Zeit</td><td colspan="2">↑</td><td>↑</td></tr>
<tr><td>Quick-Wert</td><td colspan="2">↓</td><td>Normal / ↓</td></tr>
<tr><td>AT</td><td colspan="2">↓</td><td>Normal</td></tr>
<tr><td>Fibrinogen</td><td colspan="2">(anfangs normal) ↓</td><td>↓</td></tr>
<tr><td>Fibrinmonomere</td><td colspan="2">Positiv</td><td>Negativ</td></tr>
<tr><td>Fibrin(ogen)-Spaltprodukte: D-Dimer</td><td>Negativ</td><td>Positiv</td><td>Positiv</td></tr>
</table>

Merke: Unter dem Einfluss von Thrombin wird Fibrinogen durch Abspaltung der Fibrinopeptide A (FPA) in Fibrinmonomere überführt. Der Nachweis von Fibrinmonomeren bzw. FPA beweist die intravasale Gerinnung.
Der Nachweis von Fibrin-Fibrinogen-Spaltprodukten (D-Dimer) beweist die reaktive Hyperfibrinolyse.
Den Schweregrad einer DIC misst man am Ausmaß des Absinkens von Fibrinogen, AT und Thrombozyten ("Verbrauchs"koagulopathie).

Anm.: Bei einer primären Hyperfibrinolyse (selten, z.B. bei Prostatakarzinom) sind Thrombozytenzahl und AT-Spiegel normal, Fibrinmonomere sind nicht nachweisbar. Blutgerinnsel lösen sich nach einiger Zeit spontan auf.

Di.: 1. Bei entsprechenden Grundkrankheiten, die mit DIC einhergehen können, dran denken und kontrollierende gerinnungsanalytische Untersuchungen durchführen.
2. Lab: bei akuter manifester DIC:
   - Thrombozytopenie (empfindlichster Parameter!)
   - Fibrinogen und AT ↓

     Beachte: Fibrinogen ist normalerweise in der Schwangerschaft, bei Infektionen und Tumoren erhöht (→ hohe BSG), sodass bereits Normalwerte pathologisch sein können!
   - Nachweis von Fibrinmonomeren
   - Nachweis von Fibrin-Fibrinogen-Spaltprodukten: D-Dimer, bei sekundärer Hyperfibrinolyse
   - Quick-Wert ↓, aPTT ↑

Th.: British Guidelines 2009

A) Kausale Behandlung der auslösenden Grundkrankheit (am wichtigsten!)

B) Symptomatische Behandlung: Da es an Studien mangelt, fehlt es an Evidenz.
- Gabe von Thrombozyten bei Blutungen
- Bei Quickabfall und Blutungszeichen Gabe von FFP (auch Einzelfaktoren sind möglich, allerdings FFP vorteilhafter, da es unterschiedliche Faktoren beinhaltet, auch Fibrinogen)
- Heparingabe wird kontrovers diskutiert, da massive Blutungen unter Heparin beschrieben sind. Empfehlung: In der Anfangsphase möglich und aus pathophysiologischer Sicht sinnvoll, im Vollbild der DIC ist Heparin kontraindiziert, da Blutungsgefahr.

C) Behandlung von Komplikationen:
z.B. bei akutem Nierenversagen: Dialyse, Therapie eines ARDS (siehe dort)

Prg: Abhängig von
1. auslösender Grundkrankheit
2. Überwinden von Komplikationen (hämorrhagischer Schock, Nierenversagen)

Pro: Bei allen Erkrankungen, die das Risiko einer DIC beinhalten (s.o.), sollte eine prophylaktische Heparingabe erfolgen!

THROMBOZYTOPENIEN [D69.61]

Vo.: Thrombozytopenien sind die häufigste Ursache hämorrhagischer Diathesen.

PPh: Normale Lebensdauer der zirkulierenden Thrombozyten: 9 - 10 Tage, biologische Halbwertzeit bei Abwesenheit von Antikörpern: ca. 4 Tage. Die Thrombozytopoese kann bei Gesunden im Bedarfsfall bis zum 5fachen der Norm gesteigert werden. 2/3 der Thrombozyten zirkulieren im Blut, 1/3 wird reversibel in der Milz gespeichert und kann bei Bedarf dem Kreislauf zur Verfügung gestellt werden.

Ät.: **I. Thrombozytopenien durch Bildungsstörung im Knochenmark:**

1. Verminderte Thrombozytopoese = Aplastische Störung
   Knochenmark: Megakaryozytenzahl vermindert
   Urs: a) Kongenital: z.B. Fanconi-Anämie
   b) Erworben:
   - Knochenmarkschädigung
     - Medikamente (z.B. Zytostatika und Immunsuppressiva)[D69.5]
     - Chemikalien (z.B. Benzol)
     - Strahlen
     - Infektionen (z.B. HIV-Infektion)
     - Autoantikörper gegen Megakaryozyten (bei manchen Fällen von Immunthrombozytopenie)
   - Knochenmarkinfiltration: Leukämien, Karzinome, maligne Lymphome
   - Osteomyelosklerose
2. Reifungsstörung der Megakaryozyten
   Knochenmark: Megakaryozyten normal oder erhöht, ineffektive Thrombo-, Erythro- und Granulopoese mit Megaloblasten, Riesenstäben u.a.
   Urs: Mangel an Vitamin B_{12} oder Folsäure (Einzelheiten s. Kap. Megaloblastäre Anämien)

II. Thrombozytopenien durch gesteigerten peripheren Umsatz:

Knochenmark: Megakaryozytenzahl vermehrt
Eine Thrombozytopenie wird hierbei manifest, wenn der erhöhte periphere Plättchenverbrauch durch eine gesteigerte Thrombozytenbildung nicht mehr kompensiert werden kann. Die Thrombozytenhalbwertzeit kann dabei auf wenige Stunden vermindert sein und die Plättchenumsatzrate bis zum 5fachen der Norm ansteigen.

A) Immunthrombozytopenien (ITP): [D69.58]

1. Keine Grundkrankheit bekannt	Primäre ITP - „Akute ITP“: Siehe unten - „Chronische ITP“: Nach 6monatigem Verlauf, Spontanremissionen < 20 % in einem Jahr (siehe dort)
2. Grundkrankheit bekannt	Sekundäre „ITP“: - Bei malignen Lymphomen - Bei Autoimmunkrankheiten, z.B. SLE - Bei HIV-Erkrankung - Nach Knochenmarktransplantation - Bei DIC
3. Durch Medikamente ausgelöst	- Durch Autoantikörper (nach Fludarabin, selten bei Procainamid und nach Trimethoprim/Sulfamethoxazol) - Durch medikamentenassoziierte Antikörper: Haptentyp, Immunkomplextyp - HIT II durch Heparin (siehe dort)
4. Durch Alloantikörper	Siehe unten

Zu 1. Durch Autoantikörper gegen Thrombozyten: Akute ITP:
Akute postinfektiöse ITP
Bevorzugt Kinder, w : m = 1 : 1
Meist gehen der Erkrankung respiratorische oder gastrointestinale Virusinfekte voraus; gel. Vorkommen bei EBV-/CMV-/HIV-Infektion
Die akute ITP hat einen selbstlimitierenden Krankheitsverlauf und bedarf oft keiner Therapie. Verbot von ASS! Evtl. Gabe von 7S-Immunglobulinen.
Die Prognose der akuten ITP bei Kindern ist sehr gut: In ca. 80 % tritt nach einigen Wochen oder Monaten Spontanremission ein.

Zu 4. Durch Alloantikörper gegen Thrombozyten:
- Posttransfusionsthrombozytopenie [D69.58] = Posttransfusionspurpura (PTP):
  Vo.: Rel. selten, meist sind Frauen > 50 J. betroffen. In 85 % d.F. Folge einer vorausgegangen Sensibilisierung (Transfusionen, Schwangerschaft) gegen das Plättchen-Antigen 1 = Human Platelet Antigen 1 (HPA 1). In 15 % d.F. sind andere Antigene betroffen wie HPA-1b, -3a und –3b (sie liegen alle auf dem Glykoprotein IIb/IIIa). Das Besondere an der PTP ist, dass auch die eigenen Thrombozyten, die das relevante Antigen nicht tragen, in Mitleidenschaft gezogen werden. Auch transfundierte Fremdthrombozyten werden unabhängig vom HPA-Typ zerstört, es treten häufig febrile nicht-hämolytische Transfusionsreaktionen auf.
- Passive Alloimmunthrombozytopenie: Selten nach Transfusion von HPA-Ak-haltigem Plasma. Im Gegensatz zur PTP kommt es unmittelbar nach der Transfusion zur Ausbildung einer Thrombozytopenie, die sich im Laufe einer Woche zurückbildet. Donoren sind i.d.R. Frauen mit Schwangerschaften in der Anamnese. Die Ak-Spezifitäten sind identisch mit denen bei NAIT.
- Neonatale Alloimmunthrombozytopenie (NAIT): Bei feto-maternaler Inkompatibilität
  Urs: 0,2 % aller Neugeborenen; feto-maternale Inkompatibilität thrombozytärer Antigene
  In der kaukasischen Bevölkerung werden ca. 85 % der NAIT-Fälle durch HPA 1a-AK hervorgerufen (die Mutter ist HPA-1b homozygot), an zweiter Stelle folgen AK gegen HPA-5b, die anderen Antigene sind selten betroffen.
  Intrakranielle Blutungen treten in 20 – 30 % aller Fälle auf, dabei zur Hälfte bereits intrauterin.
  Di.: Nachweis thrombozytärer IgG-Ak im Serum der Mutter (Einzelheiten siehe Pädiatriebücher)

B) Thrombozytopenien anderer Genese:
- Hypersplenismus (Pooling der Blutzellen in einer vergrößerten Milz)
- Künstliche Herzklappen (mechanische Schädigung)
- Extrakorporale Zirkulation (Oberflächenkontakt)
- Thrombotische Mikroangiopathie (TMA): Siehe dort

III. Kombinierte Bildungs- und Abbaustörungen:
z.B. bei alkoholtoxischer Leberzirrhose mit gesteigerter lienaler Plättchensequestration + verminderter Plättchenbildung im Knochenmark

KL.: Reine thrombozytopenisch (oder vaskulär) bedingte Hämostasestörungen zeigen einen petechialen Blutungstyp.

Lab: Thrombozytenzahl < 140.000/µl.
Die Blutungszeit (normal bis 6 Minuten) ist verlängert bei thrombozytär und manchen vaskulär bedingten hämorrhagischen Diathesen.

Merke: In der Regel besteht keine Blutungsgefahr, solange die Zahl funktionstüchtiger Thrombozyten > 30.000/µl liegt und die plasmatische Gerinnung und Gefäßfunktion intakt sind.

DD: Pseudothrombozytopenien:

1. Aggregat- bzw. Agglutinatbildung
   a) Bedingt durch die Technik der Blutentnahme
   b) Durch EDTA-abhängige Agglutinine
   c) Durch Kälteagglutinine
2. Satelliten- (Rosetten-)Bildung zwischen Leukozyten und Thrombozyten
3. Vorhandensein von Riesenplättchen
   a) Auf hereditärer Basis
   b) Erworben bei Immunthrombozytopenien, Kortisonbehandlung, myeloproliferativen oder myelodysplastischen Syndromen

Merke: Sind die Thrombozytenzahlen bei der routinemäßigen Bestimmung in EDTA-Blut extrem niedrig, ohne dass Symptome einer hämorrhagischen Diathese vorliegen, kann eine EDTA-induzierte Pseudothrombozytopenie vorliegen. Diagnose: Normale Thrombozytenzahl im Zitratblut. Im Blutausstrich: Thrombozytenverklumpung. Außerdem normale Blutungszeit.

Diagnostisches Vorgehen bei Thrombozytopenien:

1. Anamnese:
   - Akuter oder chronisch rezidivierender Verlauf?
   - Familienanamnese
   - Vorausgegangene Infekte?
   - Medikamentenanamnese
2. Suche nach kausalen Erkrankungen:
   - Für Bildungsstörungen: Karzinome, Leukämien, Osteomyelosklerose, maligne Lymphome u.a.
   - Für Reifungsstörungen: Vitamin B12- oder Folsäuremangel
   - Für gesteigerten Thrombozytenumsatz, z.B. Verbrauchskoagulopathie (DIC), Medikamentenanamnese, SLE, HIV-Infektion, maligne Lymphome u.a.
3. Suche nach Auto- bzw. Allo-Ak gegen Thrombozyten bei Verdacht auf Immunthrombozytopenie
4. Knochenmarkuntersuchung:
   - Megakaryozytenzahl vermindert: Bildungsstörung
   - Megakaryozytenzahl vermehrt:
     - Umsatzstörung (vermehrter Abbau) oder
     - Reifungsstörung (Vitamin B12- oder Folsäuremangel)

Th.: a) Kausal:
- Weglassen verdächtiger Medikamente bei medikamentös induzierter Thrombozytopenie
- Therapie einer HIT II (siehe dort)
- Therapie einer ITP (siehe dort)

b) Symptomatisch:
- ▶ Keine Thrombozytenaggregationshemmer!
- ▶ Thrombozytensubstitution: 2 Arten von Thrombozytenkonzentraten:
  - Mehrspenderkonzentrat: Gepooltes Thrombozytenkonzentrat: Hergestellt aus frischen Vollblutkonserven mehrerer Spender mit gleicher Blutgruppe und Rhesusfaktor.
  - Einzelspenderkonzentrat: Hergestellt durch Thrombozytapherese (mittels Zellseparator) von einem Spender.

  Vorteil: Kleinstes Infektionsrisiko, Beschränkung auf HLA-Antigene nur eines Spenders, Möglichkeit der Auswahl eines HLA-kompatiblen Spenders bei Alloimmunisierung des Empfängers nach mehreren Transfusionen.

  Ind: - Therapeutische Substitution: Unabhängig von der Höhe der Thrombozyten bei thrombozytopenisch bedingten Blutungen. Bei Majorblutungen (= klinisch bedrohliche Blutungen) sowie vor nicht aufschiebbaren chirurgischen Eingriffen wird eine Thrombozytenzahl > 50.000/µl angestrebt, bei Minorblutungen > 20.000/µl.
  - Prophylaktische Substitution: Bei intermittierender Bildungsstörung (z.B. durch Zytostatikatherapie). Eine Substitution wird empfohlen bei Absinken der Thrombozyten < 10.000/µl. Bei chronischen Bildungsstörungen (z.B. myelodysplastisches Syndrom) und gesteigertem Umsatz (z.B. M. Werlhof) wird im Regelfall auf prophylaktische Substitution verzichtet.

KI: HIT II

NW:
- Infektionsrisiko (Hepatitisviren, HIV, Herpesviren u.a.)
- Alloimmunisierung durch Kontaminierung mit Leukozyten (→ Verwendung von Leukozytenfiltern!)
- Immunisierung gegen Rhesusantigen D (→ evtl. Anti-D-Prophylaxe)
- Bei Patienten nach allogener Knochenmarktransplantation Risiko der Graft-versus-host-Krankheit durch übertragene Spenderlymphozyten (→ vorherige Bestrahlung aller Blutprodukte mit 15 - 30 Gy).
- Allergische Transfusionsreaktionen: Von Urtikaria bis Anaphylaxie
- Posttransfusionspurpura
  Th.: Hochdosiert Immunglobuline i.v. (Blockierung der Fc-Rezeptoren der Thrombozyten)

Ursachen für einen ausbleibenden Thrombozytenanstieg nach Thrombozytensubstitution:
a) Klinische Faktoren:
Splenomegalie, Fieber, Infektionen, Sepsis, akute Blutungen, Verbrauchskoagulopathie, Knochenmarktransplantation, Amphotericin B-Gabe
b) Immunologische Faktoren:
Ungefähr ein Drittel aller Patienten ist refraktär aufgrund immunologischer Faktoren:
- An erster Stelle sind hier Allo-AK gegen HLA-Merkmale der Klasse I zu nennen, seltener Allo-AK gegen plättchenspezifische Antigene (HPA-Merkmale)
- Sehr selten AB0-Inkompatibilität

▶ Thrombozytopoese-stimulierende Arzneimittel (TSA):
Stimulation der Thrombozytenbildung über Aktivierung des Thrombopoetin-Rezeptors. Erhöht die Thrombozytenzahl bei ca. 80 % der Patienten. Wirkung hält nur so lange an, wie das Mittel gegeben wird.
Präparate: Romiplostim (Nplate®) s.c.; Eltrombopag (Revolade®) oral (NW: s. Hersteller)
Ind: Zweitlinientherapie der ITP (siehe dort)

THROMBOTISCHE MIKROANGIOPATHIE (TMA) [M31.1]

Syn: Mikroangiopathische hämolytische Anämien

Def: Hämolytisch-urämisches Syndrom (HUS; Synonym: Gasser-Syndrom) und Thrombotisch thrombozytopenische Purpura (TTP; Synonym: Moschcowitz-Syndrom) haben folgende Kennzeichen:
Intravasale Hämolyse mit Fragmentozyten und Thrombozytopenie, thrombotische Mikroangiopathie, die hauptsächlich die Nieren und das Gehirn involvieren.
- HUS: Milde Thrombozytopenie und Serum-Kreatinin > 200 µmol/l (> 2,2 mg/dl)
- TTP: Schwere Thrombozytopenie und Serum-Kreatinin < 120 µmol/l (< 1,3 mg/dl)

PPh: Der von-Willebrand-Faktor (vWF) wird als ultralange Multimere im Endothel gebildet, die durch die vWF-cleaving Protease (ADAMTS13) gespalten wird. Bei der TTP kommt es durch einen angeborenen Defekt oder eine erworbene Verminderung von ADAMTS13 zur Anhäufung ultralanger vWF-Multimere. Dies führt zu Endothelschäden in den Kapillaren und zu einer extrakorpuskulären hämolytischen Anämie mit Minderperfusion der betroffenen Organe (bes. Nieren und Gehirn).

Ät.: TTP:
- Angeborene (familiäre) Form: Angeborener Mangel an vWF-cleaving (spaltender) Protease = Metalloprotease = ADAMTS 13
  Proteaseaktivität bei Erkrankung nicht nachweisbar
- Erworbene (sporadische) Form: Antikörperbildung gegen ADAMTS13
  Proteaseaktivität während akuter TTP nicht nachweisbar bzw. < 10 %.
  Proteaseaktivität in Remission > 50 %
  - In der Schwangerschaft (***Cave:*** Abzugrenzen von HELLP)
  - Medikamenteninduziert (Östrogene, Sulfonamide, Mitomycin, CsA, Pentostatin, Gemcitabin, Tacrolimus, Chinin, Thienopyridine, z.B. Clopidogrel u.a.)
  - Nach Organ- und KM-Transplantation
  - Bei Kollagenosen oder Vaskulitiden
  - Nach Ganzkörperbestrahlung

HUS:
Typisches HUS = Shiga-Toxin-assoziiertes HUS = STEC-HUS: Bei Kindern in bis zu 10 % nach EHEC-Infekt mit E. coli O157:H7; bei der Epidemie 2011 in Deutschland: E. coli O104:H4
Di.: Anamnese/Klinik (evtl. blutige Diarrhö), Erregernachweis + Nachweis von Shigatoxin oder des Shigatoxin-Gens
Atypisches HUS (selten):
- Angeborene (familiäre) Form
- Erworbene (sporadische) Form } siehe TTP

Bei ca. 10 % der Patienten mit atypischem HUS finden sich CFH-Ak (gegen Complementfaktor H). In ca. 10 % finden sich Mutationen des MCP-Gens (Membran Cofaktor Protein), selten andere Mutationen.

Pat.: Verdickte Arteriolen, Kapillaren, Endothelschwellung und -ablösung, subendotheliale Proteine; thrombotische Verlegung von Gefäßlumina, intravasale Hämolyse mit fragmentierten Erys

KL.: Oft Fieber und schwere Allgemeinsymptomatik
ZNS-Symptomatik (Verwirrtheit, evtl. Krampfanfälle u.a.); Niereninsuffizienz

Di.:
- Akute Thrombozytopenie (sehr häufig ein rascher Abfall der Thrombozyten < 30.000/µl)
- Mikroangiopathische hämolytische Anämie (Hb-Abfall, > 2 % Fragmentozyten)
- Coombs-negative Hämolyse (LDH mind. 2 - 3 fach erhöht, Haptoglobin nicht nachweisbar)
- Extrinsische und intrinsische Gerinnungstest sind unauffällig (INR, aPTT)
- Bestimmung der Plasmaaktivität von ADAMTS13 (↓), der Anti-ADAMTS13-Antikörper sowie der Faktoren H + I

Th.: A) Kausal: z.B. Absetzen auslösender Medikamente
B) Symptomatisch/Therapie von Komplikationen (z.B. Nierenversagen u.a.)
Alle Patienten mit TMA sollten bei Diagnosestellung mit Frischplasma und möglichst frühzeitig Plasmaaustausch (Plasmapherese) behandelt werden (bei TPP Entfernung ultralanger vWF-Multimere und Antikörper, Zufuhr von ADAMTS13), bis der pathogenetische Mechanismus der TMA feststeht. Keine Thrombozytentransfusion! Bei fehlender Enzymaktivität oder Nachweis von Antikörpern gegen ADAMTS13 muss von einem schweren Krankheitsverlauf ausgegangen werden. In diesen Fällen besteht eine Indikation zur immunsuppressiven Therapie (z.B. Rituximab) zusätzlich zum Frischplasma bzw. Plasmaaustausch. Bei thrombotischer Mikroangiopathie aufgrund einer Komplement-Dysregulation besteht keine Indikation für eine immunsuppressive Therapie, jedoch für Frischplasma um die Faktoren H und I zu substituieren.
Bei HUS im Rahmen der EHEC-Epidemie 2011 wurde auch Eculizumab sowie Immunadsorption der IgG-Ak wirksam eingesetzt.
Die schlechte Prognose des atypischen HUS kann durch die Anwendung von Eculizumab, Immunsuppressiva (Dexamethason, Azathioprin, MMF, Rituximab), evtl. auch gereinigten Faktor H verbessert werden.

Anm: Bei EHEC-Infektion keine Motilitätshemmer anwenden. Für eine Ablehnung von Antibiotika gibt es keine sichere Evidenz.

Prg: Die Letalität des HUS nach EHEC-Infektion liegt bei 2 %. Bis zu 70 % der Pat. mit atypischem HUS entwickeln eine terminale Niereninsuffizienz. Die Letalität des atypischen HUS ist hoch und lässt sich durch rechtzeitige Plasmapherese + medikamentöse Therapie auf ca. 10 % senken. Nach Nierentransplantation ist das Rezidivrisiko bei atypischem HUS hoch (bis 50 %).

CHRONISCHE IMMUNTHROMBOZYTOPENISCHE PURPURA (ITP) [D.69.3]

Syn: M. Werlhof; chronische Immunthrombozytopenie; chronische idiopathische thrombozytopenische Purpura; chronische ITP

Def:
1. Isolierte Thrombozytopenie ohne erkennbare Ursache (Ausschlussdiagnose)
2. Plättchenüberlebenszeit verkürzt, oft auf Stunden (^{51}Cr- oder ^{111}In-markierte Thrombozyten).
3. Autoimmunpathogenese: Nachweis von freien und plättchenassoziierten IgG-Antikörpern (PA IgG) in über 80 % d.F. Diese Autoantikörper richten sich gegen Adhäsionsmoleküle der Thrombozytenmembran (Gp IIb / IIIa u.a.).
4. Reaktiv gesteigerte Megakaryozytopoese im Knochenmark
5. Die nicht wesentlich vergrößerte Milz ist Hauptbildungsort der Autoantikörper und Hauptabbauort der Thrombozyten (RHS).
6. Erkrankung > 6 Monate; bevorzugt Erwachsene, w : m = 3 : 1

Anm.: Eine Helicobacter pylori-Gastritis scheint bei einem Teil der Patienten pathogenetisch eine Rolle zu spielen.

Ep.: Inzidenz: Ca. 2/100.000/J.

KL.: Zu Blutungserscheinungen (z.B. Petechien, Epistaxis, Menorrhagien) kommt es bei funktionstüchtigen Thrombozyten meist erst bei Werten < 30.000/µl. Lymphknotenschwellungen oder Splenomegalie gehören nicht zu den Symptomen einer ITP, sondern sprechen gegen diese Diagnose!

DD:
- •• EDTA-induzierte Pseudothrombozytopenie u.a.
- •• Andere Immunthrombozytopenien (siehe dort)
- •• Evans-Syndrom = Autoimmunhämolytische Anämie + Immunthrombozytopenie

Di.:
1. Ausschluss einer Thrombozytopenie anderer Ursache (Ausschlussdiagnose!)
2. Plättchenüberlebenszeit stark verkürzt
3. Riesenthrombozyten im Blutausstrich, im Knochenmark gesteigerte Megakaryozytopoese
4. - Nachweis von Thrombozyten-IgG (hochsensitiv, aber unspezifisch).
   - Nachweis GP-spezifischer AK gegen die einzelnen Glykoproteine (GP), z.B. GP IIb/IIIa = Fibrinogenrezeptor CD41, GP Ib/IX = vWF-Rezeptor CD42b, GP Ia/IIa
   - GP-spezifische AK sind nicht ITP-spezifisch, sondern kommen auch bei sekundären Autoimmunthrombozytopenien vor (z.B. bei SLE oder malignen Lymphomen).

Th.:
- Bei positivem HP-Befund probatorische HP-Eradikation (siehe Kap. HP-Gastritis); führt bei 1/3 der Patienten zu einem Anstieg der Thrombozyten.
- Abwarten, solange Thrombozyten > 30.000/µl und keine Blutungen bestehen.
- Erstlinientherapie:
  Kortikosteroide
  Ind.: Erstlinientherapie der ITP mit Thrombozyten < 30.000/µl u./o. Blutungen.
  Dos.: z.B. Prednison; Initial 2 mg/kg KG (oder Dexamethason 40 mg/d über 4 Tage); nach Eintritt einer Remission ausschleichende Dosierung über 2 - 3 Monate. Bei Erfolglosigkeit evtl. hochdosierte i.v.-Stoßtherapie.
- Zweilinientherapie - Ind:
  1. Wenn die Thrombozytopenie auf Steroide nicht anspricht, d.h. nur kurzzeitiger oder gar kein Anstieg über 30.000/µl.
  2. Wenn die Steroiddosis, die die Thrombozyten über 30.000/µ/l hält, über der Cushing-Schwelle liegt.
  3. Bei mehr als einem Rezidiv nach zunächst erfolgreicher Primärtherapie

Therapieoptionen:
- Thrombozytopoese-stimulierende Arzneimittel (TSA): Stimulation der Thrombozytenbildung über Aktivierung des Thrombopoetin-Rezeptors. Erhöht die Thrombozytenzahl bei ca. 80 % der Patienten. Wirkung hält nur so lange an, wie das Mittel gegeben wird.
  Präparate: Romiplostim (Nplate®) s.c.; Eltrombopag (Revolade®) oral (NW: s. Hersteller)
  Ind: Zweitlinientherapie der ITP
- Immunglobuline: Mittel der Wahl bei Patienten mit erhöhtem Blutungsrisiko präoperativ und präpartal
  Wi.: Vorübergehende RHS-Blockade mit kurzfristiger Erhöhung der Thrombozytenzahl
  Dos: 0,8 - 1,0 g/kg KG als Infusion über 6 h an 2 Tagen (d.h. 2 Dosen)
- Bei schwerer Blutung: Glukokortikosteroide hochdosiert i.v. + 7 S-Immunglobuline + Thrombozytensubstitution
- Immunsuppressiva: Reservemittel bei Unwirksamkeit von Kortikosteroiden.
  CD-20-Antikörper (Rituximab) führt bei 30 - 50 % d.F. zur Besserung (off-label use).
- Splenektomie: Ind: Zweitlinientherapie der ITP, die mindestens 6 Monate unter Behandlung ist; fehlendes Ansprechen auf Kortikosteroide nach 4 - 6 Wochen und Blutungen
  In 80 % d.F. Besserung des Krankheitsbildes.
  Vorher durch ^{51}Cr-markierte Thrombozyten den Ort des Thrombozytenabbaus ermitteln: Bei vorwiegendem Milzabbau der Thrombozyten ist der Erfolg der Splenektomie hoch (90 %).
  Präoperativ müssen die Thrombozytenzahlen angehoben werden durch Kortikosteroide und intravenöse Hochdosis-Immunglobulingabe.
  Ko. nach Splenektomie: Siehe Kap. Milz
- Antifibrinolytika: Das Antifibrinolytikum Tranexamsäure (Cyclokapron®) kann bei leichten Blutungen eine ausreichende Blutstillung bewirken.
  Dos: 20 - 25 mg/kg alle 8 h p.o., 0,5 - 1 g alle 8 - 12 h langsam i.v.

Symptomatisch:
Plättchentransfusionen werden - außer bei schweren Blutungen - meist nicht gegeben aus 2 Gründen: - Die Auto-Ak verkürzen auch die Überlebenszeit übertragener Plättchen.
- Wiederholte Transfusionen führen zur Bildung von Iso-Ak gegen Thrombozyten.

Prg: Unter optimaler Therapie ist die Prognose der chronischen ITP rel. günstig. Letalität 4 %, häufigste Todesursache: Intrazerebrale Blutungen.

Anm.: Neugeborene von Müttern mit chronischer ITP haben kein wesentlich erhöhtes Risiko hinsichtlich Morbidität und Mortalität; es kann jedoch infolge diaplazentarer Übertragung der IgG-Ak zu temporärer Thrombozytopenie kommen.

FUNKTIONSSTÖRUNGEN DER THROMBOZYTEN (THROMBOZYTOPATHIEN) [D69.1]

A) Angeborene Thrombozytopathien (seltene autosomal vererbbare Erkrankungen)

Diagnose	Beispiele	Plättchendefekt
Aggregationsstörung	Thrombasthenie Glanzmann-Naegeli, ADP-Rezeptordefekt	Rezeptordefekt von GP IIb/IIIa (Riesenplättchen) mit fehlender Bindung zu Fibrinogen bzw. Defekt des ADP-Rezeptors
Adhäsionsdefekt	Bernard-Soulier-Syndrom	Rezeptordefekt von GP Ib-IX-V (Riesenplättchen) mit fehlender Adhäsion zum vWF
Sekretionsdefekt (storage-pool disease)	α-Granula: gray-platelet syndrome; δ-Granula: Hermansky-Pudlak-Syndrom mit okulokutanem Albinismus, Wiskott-Aldrich-Syndrom, Chediak-Higashi-Syndrom	Mangelnde oder fehlende Freisetzung verschiedener Speichergranula
Störung der Freisetzungsreaktion	Aspirin-like defect, Cyclooxygenasedefekt, Thromboxan-Synthetase-Defekt	Defekt des Eicosanoidstoffwechsels (Prostaglandine, Prostacycline, Thromboxane, Leukotriene)

May-Hegglin-Syndrom: Unklare Ursache
KL.: Thrombozytopenie, Riesenplättchen, Leukozyteneinschlusskörperchen

B) Erworbene Thrombozytopathien:

- Medikamente (85 %): Thrombozytenaggregationshemmer: Acetylsalicylsäure (ASS), Thienopyridine (Clopidogrel, Prasugrel), GP-IIb/IIIa-Antagonisten; gel. auch NSAR u.a.
- Durch Überzug der Plättchenoberfläche mit monoklonalem IgA oder IgM (Plasmozytom, M. Waldenström).
- Funktionell gestörte Thrombozyten durch Urämiegifte
- Funktionell minderwertige Thrombozyten bei essenzieller Thrombozythämie und Polycythaemia vera

KL.: Spontanblutungen werden meist nicht beobachtet, Blutstillungsprobleme treten nach Verletzungen oder Operationen auf.

Di.: Verlängerte Blutungszeit bei normaler Thrombozytenzahl (bei reiner Thrombozytopathie) Thrombozytenfunktionsteste sind Spezialdiagnostik. Die Testergebnisse dürfen nur im Zusammenhang mit Anamnese und Klinik bewertet werden.

Th.: erworbener Thrombozytopathien:

a) Kausal: Therapie einer kausalen Erkrankung, Weglassen von Thrombozytenaggregationshemmern! Nach Weglassen von ASS besteht die Blutungsneigung noch 4 - 5 Tage (= T_{50} der Thrombozyten). In Notsituationen können ASS-bedingte Thrombozytopathien mit Desmopressin (Minirin® parenteral) behandelt werden, wodurch sich die Blutungszeit normalisieren kann.

b) Symptomatisch: Sorgfältige Blutstillung, bei Bedarf (z.B. bei Blutungen, vor Op. u.a.) Thrombozytentransfusion
Therapie der seltenen angeborenen Thrombozytenfunktionsstörungen: Beratung in hämatologischen/pädiatrischen Zentren

VASKULÄRE HÄMORRHAGISCHE DIATHESEN

Bei vaskulär bedingten hämorrhagischen Diathesen (die relativ selten zu ernsten Blutungen führen), sind die Thrombozyten und Plasmafaktoren der Gerinnung normal. Die Blutungszeit kann fakultativ verlängert sein und die verminderte Kapillarresistenz zeigt sich im positiven Kapillarresistenztest = Rumpel-Leede-Test: Nach 5 Min. venöser Stauung mit der Blutdruckmanschette (20 mmHg unter systolischem Blutdruck) treten im positiven Fall punktförmige Blutungen am Unterarm auf. Der Kapillarresistenztest (Rumpel-Leede-Test) fällt pathologisch aus bei Angiopathien, Thrombozytopenien und Thrombozytopathien.

Hautblutungen: Typisch sind Petechien und hämorrhagische Maculae an distalen Unterschenkelstreckseiten + Gesäß

A) Hereditäre Vaskulopathien:

- Hereditäre hämorrhagische Teleangiektasie = HHT (Morbus Rendu-Osler-Weber): [I78.0]
  Autosomal-dominant erblich, variable Penetranz, Häufigkeit 1 : 2.000 bis 1 : 40.000
  Mutationen von Endoglin (HHT1) oder Aktivin-Rezeptor-ähnlicher Kinase 1 = ALK1 (HHT2).
  KL.: Punktförmige Teleangiektasien am Übergang der Arteriolen und Venolen, bes. an Lippen, Zunge, Nasenschleimhaut. Rezidivierende Nasen- und Magen-/Darmblutungen, evtl. arterio-venöse Malformationen in Lunge (evtl. Hämoptoe), Gehirn oder Leber (mit evtl. hohem Shuntvolumen). Im Gegensatz zu Petechien verschwindet die rote Farbe der Teleangiektasien unter dem Druck eines durchsichtigen Spatels.
- Ehlers-Danlos-Syndrom [Q79.6]:
  Autosomal dominant vererbte Kollagenstörung mit übermäßiger Dehnbarkeit der Haut.
- Purpura simplex hereditaria [D69.2]:
  Teils erbliche, bevorzugt Frauen betreffende, relativ harmlose Purpura; prämenstruell können schmerzhafte Suffusionen auftreten ("Teufelsflecke")

B) Erworbene Vaskulopathien: z.B.

- Vaskuläre Purpura [D69.0]bei Langzeitbehandlung mit Kortikosteroiden und Cushing-Syndrom
- Vitamin C-Mangel [E54]: Bei Säuglingen Möller-Barlow-Erkrankung, bei Erwachsenen Skorbut (Vitamin C-Mangel → Kollagensynthesestörung → erhöhte Kapillarfragilität)
- Paroxysmales Hand- und Fingerhämatom [I87.8]: Spontan auftretende, schmerzhafte subkutane Fingerhämatome infolge Ruptur kleiner Venen, meist junge Frauen; Ursache unbekannt, Spontanheilung.
- Purpura senilis [D69.2]: Auf atrophischer Altershaut auftretende kleinflächige Hautblutungen (Ekchymosen) im Gesicht, an Handrücken, Unterarmen und Beinen; als Residuen können braun pigmentierte Hautareale verbleiben.
- Purpura Schoenlein-Henoch: [D69.0] Siehe Kap. Vaskulitiden

II. KARDIOLOGIE

Internet-Infos: Deutsche Gesellschaft für Kardiologie: *www.dgkardio.de*

Gang einer kardiologischen Untersuchung

I. Anamnese

II. Ärztliche Untersuchung

1. Inspektion

DD Zyanose [R23.0]:
Def: Bläuliche Verfärbung von Haut oder Schleimhäuten

I. Echte Zyanose

A) Hämoglobinzyanose
Eine Hämoglobinzyanose tritt auf, wenn die Konzentration an desoxygeniertem Hb in den Hautkapillaren > 5 g/dl beträgt. Bei Erythrozytose tritt eine Zyanose früher in Erscheinung als bei Anämie; bei schwerer Anämie mit Hb-Werten um 5 g/dl kann eine Zyanose nicht mehr in Erscheinung treten.
Chronische Hypoxie führt zu Erythrozytose und ev. hypertropher Osteoarthropathie (Pierre-Marie-Bamberger-Syndrom) mit Trommelschlegelfinger und -zehen sowie Uhrglasnägel. (Anm.: Selten kann das Marie-Bamberger-Syndrom auch paraneoplastisch bei Tumoren auftreten.)

Merke: Das Vorhandensein oder Fehlen einer Zyanose erlaubt keinen zuverlässigen Rückschluss auf die O_2-Versorgung der Gewebe: Bei CO-Vergiftung mit Bildung von funktionslosem HbCO ist die Haut rosig gefärbt (normale O_2-Sättigung in der Pulsoxymetrie) und die Patienten sterben an O_2-Mangel. Auch bei ausgeprägter Anämie fehlt eine Zyanose trotz O_2-Mangel der Gewebe. Umgekehrt kann bei ausgeprägter Erythrozytose eine Zyanose auftreten bei noch ausreichendem pO_2arteriell.

1. Zentrale Zyanose:
   Verminderte O_2-Sättigung des arteriellen Blutes (Pulsoxymetrie)
   Kennzeichen:
   - Haut + Zunge/Mundschleimhaut zyanotisch (bei peripherer Zyanose sind Zunge/Mundschleimhaut nicht zyanotisch)
   - Lewis-Test: Nach Massage des Ohrläppchens (bis zum Auftreten des Kapillarpulses) bleibt das Ohrläppchen bei zentraler Zyanose zyanotisch gefärbt (bei peripherer Zyanose verschwindet die Blaufärbung).
   - Pulmonal bedingte Zyanose: Ungenügende Oxygenierung des Blutes in der Lunge bei Lungenerkrankungen.
     Kennzeichen: Nach Einatmung von reinem O_2 über einige Minuten vermindert sich eine pulmonale Zyanose (nicht dagegen eine kardiale Zyanose bei Rechts-Links-Shunt).
   - Kardiale Zyanose: Beimischung von venösem zum arterialisierten Blut bei Rechts-Links-Shunt-Vitien.
2. Periphere Zyanose:
   Ursache ist eine vermehrte O_2-Ausschöpfung des Blutes in der Kapillarperipherie durch verminderten Blutfluss und Vasokonstriktion (Schock, Herzinsuffizienz, Kälteexposition, lokale Zyanose bei venöser oder arterieller Durchblutungsstörung)
   Kennzeichen: Zyanose der Akren (nicht von Zunge/Mundschleimhaut)
3. Kombination von zentraler und peripherer Zyanose
   z.B. bei chronischen Lungenerkrankungen + dekompensiertem Cor pulmonale

B) Hämiglobinzyanose (= Methämoglobinzyanose) [D74.9] mit schiefergrauer Hautfarbe
Das Met-Hb enthält Eisen in III-wertiger Form (Hämiglobin) und kann daher O_2 nicht übertragen.
Der physiologische Met-Hb-Gehalt des Blutes liegt < 1,5 % des Gesamthämoglobins. Eine Hämiglobinzyanose wird klinisch sichtbar bei einer Methämoglobinämie > 10 % des Gesamt-Hb. Klinische Symptome treten meist erst bei Met-Hb-Werten > 35 % des Gesamt-Hb auf.
Urs:
- Selten angeboren: Hb-M; Mangel an Met-Hb-Reduktase; Glukose-6-Phosphat-Dehydrogenase-Mangel.
  Neugeborene sind infolge verminderter Aktivität der Met-Hb-Reduktase kaum in der Lage, entstehendes Methämoglobin zu normalem Hämoglobin zu reduzieren. Trinkwasser mit erhöhtem Nitratgehalt kann bei Säuglingen bereits eine Met-Hb-Vergiftung verursachen.
- Meist erworben:
  - Medikamente, z.B. Intoxikation mit Sulfonamiden, Phenacetin
  - Gewerbliche Gifte (Nitro- und Aminoverbindungen, Nitrosegase)

Di.: • Medikamentenanamnese (dran denken!)
• Dunkelbraune Blutfarbe, die durch Luftbeimischung (Schütteln) nicht verschwindet. (Schnelltest: 1 Tropfen Blut auf einen Tupfer geben und Farbe mit einem anderen Tropfen Blut (das Met-Hb-frei ist) nach 1 Minute vergleichen: Braunfärbung bei Met-Hb-Gehalt > 20 %.)
• Heinz-Innenkörper in den Erythrozyten
• Spektroskopische Met-Hb-Bestimmung
Antidot: Methylenblau und Ascorbinsäure i.v.

C) Sulfhämoglobinämie
Sehr selten; irreversible Oxidation des Hb durch Intoxikation mit Sulfonamiden oder Phenacetin; das Blut ist grünlich gefärbt; Nachweis spektroskopisch.

II. Pseudozyanose
Durch Pigmentanomalien oder Ablagerung körperfremder Stoffe, z.B. Silber (Argyrose).

2. Palpation der präkordialen Thoraxregion und der Pulse
Fünf Pulsqualitäten:
- Frequenz: frequens - rarus
- Regelmäßigkeit: regularis - irregularis: respiratorische Arrhythmie, Extrasystolie, absolute Arrhythmie
- Härte: durus (hoher systolischer Druck), mollis (niedriger systolischer Druck)
- Druckamplitude: magnus (altus) - parvus
- Celerität (Geschwindigkeit eines Pulsablaufes): celer - tardus

Bei hoher Pulsfrequenz und normalem Blutdruck ist der Puls normalerweise celer + altus, bei Volumenmangel nur celer, aber nicht altus. Bei Aorteninsuffizienz ist der Puls bei normaler Herzfrequenz celer + altus (durch die große Blutdruckamplitude).

3. Herzperkussion:
Bestimmung der Lungen-Leber-Grenze; diese kann in etwa auf die linke Seite übertragen werden.
- Bestimmung der relativen Herzdämpfung durch Perkussion von außen nach innen.
- Bestimmung der absoluten Herzdämpfung durch Perkussion von innen (Sternalgebiet) nach außen.

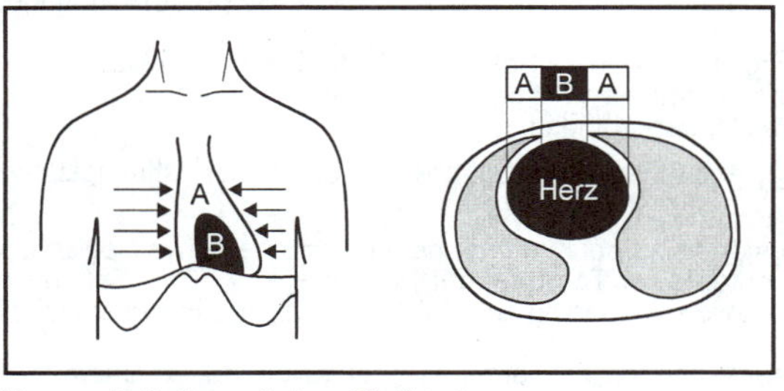

Starke Adipositas und Emphysem können die Perkussion unmöglich werden lassen.
Grundsätzlich ist die Herzperkussion ungenau.

4. Herzauskultation mit dem Stethoskop:
Hohe Frequenzen werden mit der Membran besser gehört, tiefe Frequenzen mit der Glocke ohne Membran.

Nachteil des Ohres gegenüber der Phonokardiografie:
- Das Ohr nimmt tiefe Frequenzen schlecht wahr (bes. nachteilig bei den niederfrequenten Mitralisgeräuschen).
- Das Ohr ermöglicht keine Zeitbestimmung (z.B. keine sichere Feststellung eines Mitralöffnungstones).

Vorteil des Ohres:
- Zuwendung auf das Wesentliche ("Fehlermelodie")
- Gleichzeitige Registrierung aller Frequenzen

Außer bei Pulmonalisfehlern hört man alle Fehler am besten bei maximaler Exspiration des Patienten.

Einteilung der Herztöne (HT):

A) Klappenschlusstöne:
Der 1. Herzton entspricht dem Schluss der Mitral- und Trikuspidalklappe und der Ventrikelanspannung (Anspannungston) und erscheint 0,02 - 0,04 Sek. nach Beginn des QRS-Komplexes.

Der 2. Herzton, der kürzer und heller ist als der 1. HT, entsteht durch den Schluss der Aorten- und Pulmonalklappe (arterielle Klappen). Der 2. HT liegt zeitlich am Ende der T-Welle; man hört ihn am besten im 2. ICR parasternal rechts (Aortenklappe) und links (Pulmonalklappe). Bei Drucksteigerung im Lungenkreislauf ist er über der Pulmonalis lauter, bei Drucksteigerung im großen Kreislauf über der Aorta.

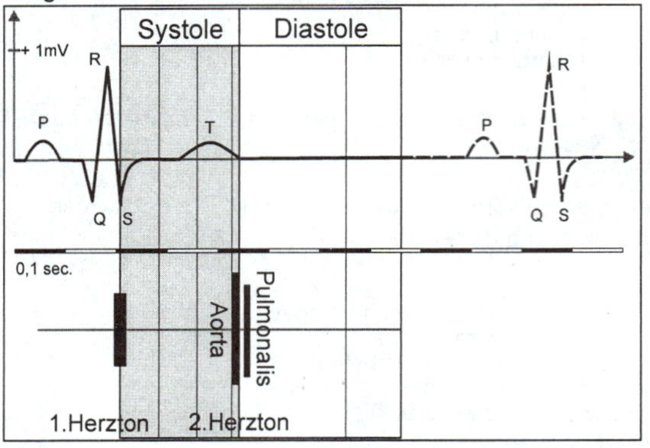

- Physiologische Spaltung des 2. HT entsteht durch ungleichzeitigen Schluss von Aorten- und Pulmonalklappe, wobei normalerweise der Aortenton vor dem Pulmonaliston liegt. Bei tiefer Inspiration ist eine Spaltung bis 0,08 Sek. physiologisch und meist nur dann auch hörbar (durch negativen Druck´im Thorax während des Inspiriums vorübergehende stärkere diastolische Füllung des rechten Ventrikels).
- Verstärkte (pathologische) Spaltung des 2. HT findet sich bei Rechtsschenkelblock.
- Atemunabhängige (fixierte) Spaltung des 2. HT bei
  - Vorhofseptumdefekt
  - Pulmonalstenose
- Paradoxe (umgekehrte) Spaltung des 2. HT (erst Pulmonal-, dann Aortensegment) bei
  - Schwerer Aorten- und Aortenisthmusstenose
  - Linksschenkelblock, Herzschrittmacher mit rechtsventrikulärer Stimulation

  Di.: Simultane Karotispulskurvenschreibung + Phonokardiogramm: Das Aortensegment des 2. Tones liegt immer 0,04 Sek. vor der Inzisur der Pulskurve.

B) Klappenöffnungstöne: Werden hervorgerufen durch den plötzlichen Stopp der Öffnungsbewegung verklebter AV-Klappen:
- Mitralöffnungston bei Mitralstenose (0,04 - 0,12 Sek. nach Aortenklappenschlusston)
- Trikuspidalöffnungston bei der sehr seltenen Trikuspidalstenose
- Prothesenöffnungston bei Mitralklappenprothese

C) Dehnungstöne ("ejection clicks") entstehen durch plötzlichen Stopp der Öffnungsbewegung verklebter Semilunarklappen.

D) Diastolische ventrikuläre Füllungstöne sind bei Kindern und Jugendlichen physiologisch.
- 3. Herzton = different tieffrequenter leiser Ton über der Mitralisregion ~ 0,15 Sek. nach dem 2. HT als Ausdruck eines "diastolic overloading" bei Mitralinsuffizienz, Herzinsuffizienz und Hyperthyreose.
- 4. Herzton = tieffrequenter leiser Vorhofton vor dem 1. HT, rel. selten bei erhöhtem Ventrikeldruck

E) Systolischer Klick: z.B. bei Mitralklappenprolaps

Einteilung der Herzgeräusche:

Geräusche entstehen durch Wirbelbildung: a) nach vorwärts (Stenose)
b) nach rückwärts (Insuffizienz)

Charakterisierung:
- Lautstärke der Herzgeräusche:
  - 1/6: Nur mit Mühe auskultierbar
  - 2/6: Leise, aber sofort hörbar
  - 3/6: Laut, kein Schwirren
  - 4/6: Geräusch mit Schwirren
  - 5/6: Hörbar, wenn nur der Stethoskoprand die Haut berührt.
  - 6/6: Hörbar auf Distanz ohne Stethoskop
- Punctum maximum, Fortleitung
- Frequenz
- Lage zu den Herztönen (Palpation des Karotispulses)

- Geräuschart:

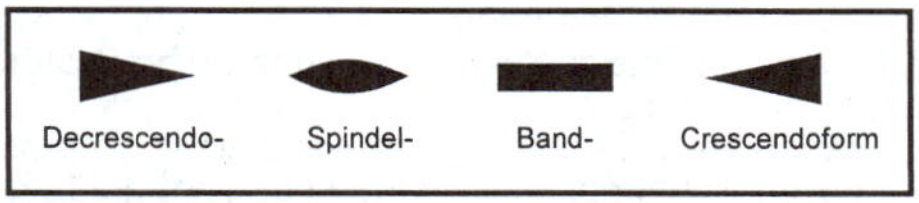

A) **Systolische Geräusche**

1. Insuffizienz der AV-Klappen (decrescendo oder bandförmig, unmittelbar nach dem 1. Ton):
   a) Meist organisch bedingte Mitralinsuffizienz
   b) Seltener Trikuspidalinsuffizienz (relative Trikuspidalinsuffizienz durch Überdehnung des Klappenringes bei rechtsventrikulärer Dilatation).
2. Stenose der Semilunarklappen oder der ventrikulären Ausflussbahn: (spindelförmig, vom 1. HT abgesetzt)
   a) Aortenstenose (mit Fortleitung des Geräusches in die Karotiden)
   b) Pulmonalstenose
   c) Hypertrophische obstruktive Cardiomyopathie (HOCM)
3. Aortenisthmusstenose (Auskultation zwischen den Schulterblättern)
4. Septumdefekte (spindel- oder bandförmig)
5. Akzidentelle und funktionelle systolische Herzgeräusche (HG)
   Def.: Anorganische Geräusche am klinisch gesunden Herzen ohne Krankheitswert
   - Akzidentelles HG: Ohne strukturelle oder hämodynamische Veränderungen, v.a. bei Kindern und Jugendlichen (Prävalenz > 50 %).
   - Funktionelles HG: Infolge Hyperzirkulation, erhöhtem Herzzeitvolumen oder veränderter Blutviskosität (z.B. bei hyperkinetischem Herzsyndrom, Hyperthyreose, Fieber, Anämie, Bradykardie, Schwangerschaft).

   Di.: Niederfrequentes, spindelförmiges Systolikum

   Merke: Diastolische Geräusche sind immer organisch.

   - Vorwiegend proto- bis mesosystolisch, enden immer vor dem 2. HT (nie holosystolisch)
   - Leise: Meistens $\leq 2/6$, d.h. kein Schwirren
   - p.m. meist über Pulmonalis, seltener über dem linksventrikulären Ausflusstrakt oder über dem Apex
   - Fehlende Fortleitung („sie vergehen, wo sie entstehen")
   - Typischerweise Abnahme der Lautstärke im Sitzen/Stehen bzw. bei Inspiration und Zunahme bei Belastung.
   - Änderung des Geräusches: • bei Lagewechsel • bei Belastung • zu verschiedenen Zeiten der Atemexkursion
   - Unauffällige Echokardiografie

B) **Diastolische Geräusche**

1. Stenose der AV-Klappen (fast immer Mitralstenose)
2. Funktionelles AV-Klappengeräusch bei erhöhtem Blutfluss (z.B. bei AV-Klappeninsuffizienz)
3. Insuffizienz der Semilunarklappen
   a) Aortenklappeninsuffizienz (durch organische Klappenfehler)
   b) Relative Pulmonalisinsuffizienz (durch Überdehnung des Klappenringes bei pulmonaler Hypertonie)

C) **Kontinuierliche systolisch-diastolische ("Maschinen")Geräusche:**

bei Shuntverbindung zwischen Hoch- und Niederdrucksystem:
- Offener Ductus Botalli
- Aortopulmonales Fenster, rupturiertes Sinus-Valsalva-Aneurysma
- Arteriovenöse Fisteln (Lungenangiom, posttraumatisch)
- Koronarfisteln

III. Nichtinvasive apparative Untersuchungen

1. Blutdruckmessung, Langzeitblutdruckmessung
2. Elektrokardiografie
   a) Ruhe-Ekg
   b) Belastungs-Ekg (Ergometrie), Hauptindikationen:
      · Koronare Herzkrankheit (Diagnostik + Bestimmung der Belastungsbreite)
      · Herzrhythmusstörungen (Verhalten unter Belastung)
      · Kontrolle des Blutdruckverhaltens
      · Beurteilung der Leistungsfähigkeit

c) Langzeit-Ekg: Kontinuierliche Ekg-Speicherung über 24 h bis zu 1 Woche
Hauptindikationen: Erfassung von (intermittierenden) Herzrhythmusstörungen

d) Event-Recorder → 2 Aufzeichnungsarten:
- Realtime-Modus: Der Patient legt beim Auftreten kardialer Symptome das Gerät auf den Thorax und betätigt eine Aufzeichnungstaste; danach beginnt die Ekg-Aufzeichnung.
- Loop Modus: Kontinuierliche Ekg-Aufzeichnung mit Zwischenspeicher für eine Zeitspanne. Betätigt der Patient die Aufzeichnungstaste, wird das Ekg vor und nach Betätigen der Taste gespeichert. In Verbindung mit einem Handy ist auch telemedizinische Übertragung von „events" = Rhythmusstörungen an ein Servicezentrum möglich. Von dort Weiterleitung an Kardiologen.

e) Impedanzkardiografie: Nichtinvasive Messung von Schlagvolumen und HMV

3. Bildgebende Diagnostik:
- Echokardiografie
  ▶ Eindimensionales "time motion"-Verfahren
  ▶ Zweidimensionale Sektorechokardiografie } Anatomie + Funktion des Herzens
  ▶ Farbkodierte Duplexsonografie:
    - Morphologische Beurteilung von Herz und Klappen
    - Abschätzung von Druckgradienten bei Stenosen (CW-Doppler)
    - Beurteilung von Refluxströmen bei Klappeninsuffizienzen
    - Beurteilung von Shuntströmen bei Scheidewanddefekten
  ▶ Transösophageale Echokardiografie (TEE): Optimale Darstellung des Herzens (z.B. zur Erfassung von Thromben oder zur Beurteilung von Vitien)
  ▶ 3-D-Echokardiografie
- Röntgendiagnostik

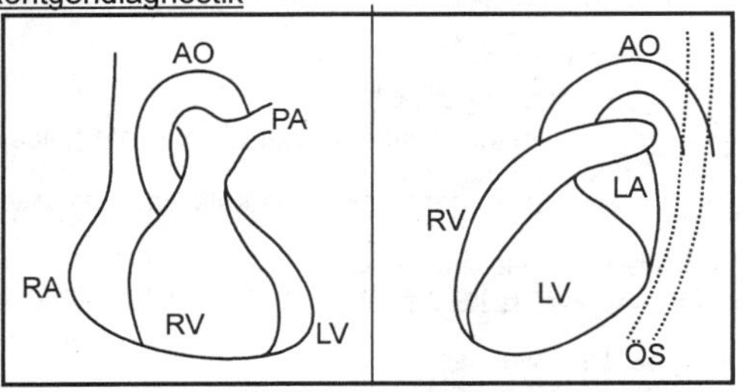

▶ Herzfernaufnahme (2 m) in 2 Ebenen: Posterior – anterior + linksanliegend seitlich, zur Abgrenzung des Ösophagus vom linken Vorhof Kombination der Seitenaufnahme mit Ösophagusbreischluck.

  ▶ Cardio-CT und DSCT
  ▶ Cardio-MRT } Beurteilung Klappenstenosen und -insuffizienzen Koronargefäßen (CT), Myokardperfusion (MRT)
- Nuklearmedizinische Untersuchungsverfahren:
  ▶ Myokardperfusionsszintigrafie mit ^{201}Thallium oder ^{99m}Technetium-markierten Perfusionsmarkern (SPECT)
    · Aktivitätsanreicherung in funktionsfähigem Myokard
    · Reversible Aktivitätsminderung in ischämischen Myokardbezirken (z.B. im Rahmen ergometrischer Belastung)
    · Irreversibler Aktivitätsverlust in nekrotischen und narbigen Myokardbezirken
  ▶ Herzbinnenraumszintigrafie (Radionuklidventrikulografie) mit ^{99m}Technetium-Albumin: Diagnostische Aussage ähnlich der Echokardiografie.
  ▶ Positronenemissionstomografie (PET)
  Beurteilung des Myokardstoffwechsels durch geeignete Tracersubstanzen → Differenzierung von normalem, ischämischem und Narbengewebe.

IV. Invasive Untersuchungsmethoden

Das geringe Risiko invasiver Diagnostik sollte stets abgewogen werden gegen den Informationsgewinn und die therapeutischen Konsequenzen.

▶ Rechtsherzkatheter: Durch die hohe Aussagekraft der Farbduplexsonografie wird der Rechtsherzkatheter nur noch bei speziellen Fragestellungen eingesetzt. Druckmessung im rechten Vorhof/Ventrikel + Lungenkreislauf + indirekte Messung des Drucks im linken Vorhof (pulmonary capillary wedge pressure = PCWP), wobei die Katheterspitze in einen kleinen Ast der A. pulmonalis eingeschwemmt wird und diesen verschließt.
Druckwerte: Dabei korreliert der pulmonale Kapillarverschlussdruck (PCP) meist zum linksventrikulären enddiastolischen Druck (LVEDP). 2 Ausnahmen: Mitralstenose (PCP > LVEDP) und akute Aorteninsuffizienz (PCP < LVEDP). Der zentralvenöse Druck (ZVD) korreliert zum rechtsventrikulären enddiastolischen Druck (RVEDP).

Normalwerte in Ruhe:
LVEDP: 5 - 12 mmHg - PCWP: < 15 mmHg
RVEDP: 2 - 7 mmHg - ZVD: 4 - 10 cm H_2O (= 3 - 8 mmHg)
Herzminutenvolumen (HMV) - bezogen auf die Körperoberfläche = Herzindex (HI) oder cardiac index (CI) - untere Normgrenze in Ruhe > 2,5 l/min/m^2

- Linksherzkatheter mit Sondierung des Herzens und herznaher Gefäße, intra- und extrakardialer Druckmessung, Erfassung von Herzzeitvolumen und Ejektionsfraktion, Shuntvolumina, Klappenöffnungsflächen u.a. Parametern, Angiokardio- und Koronarangiografie. Hauptindikation ist die Klärung der Frage, ob invasiv-therapeutische oder operative Eingriffe erforderlich sind (z.B. bei koronarer Herzkrankheit oder Vitien)
- Elektrophysiologische Untersuchungen mit intrakardialem Mapping und programmierter Stimulation bei Herzrhythmusstörungen.
- Myokardbiopsie zur Abklärung von Kardiomyopathien
- Intrakoronare Angioskopie, Doppler- und Ultraschalluntersuchung für spezielle Fragestellungen bei koronarer Herzkrankheit

ERKRANKUNGEN DES ENDOKARDS

Def: Chronische oder akute Entzündung der Herzinnenhaut (Endokard); meist als Endokarditis (E.) der Herzklappen (E. valvularis), und zwar am Schließungsrand einer Klappe (und häufig als Ursache eines Herzklappenfehlers), aber auch im Bereich der Vorhof- und Kammerwände (E. parietalis), Sehnenfäden und Papillarmuskeln.

Ät.:
1. Infektiöse E.: Bakterielle E. und E. mycotica
2. Abakterielle E.: Auf Antigen-Antikörper-Reaktionen und Immunkomplexe zurückzuführende Formen; z.B. E. rheumatica, E. Libman-Sacks bei systemischem Lupus erythematodes, E. parietalis fibroplastica (Löffler-E.); Endokardfibrose des rechten Herzens bei Karzinoid-Syndrom (Hedinger-Syndrom)
3. Mischform (z.B. bakterielle E. auf dem Boden einer abakteriellen E.)
4. Endokard-myokardiale Fibrosen: Selten, in den Tropen vorkommend; führen ähnlich wie die konstriktive Perikarditis zu einer Behinderung der Ventrikelfüllung. Oft AV-Klappen betroffen (Trikuspidal- und Mitralinsuffizienz).
5. Pharmaka-induzierte Herzklappenveränderungen: Pergolid und Cabergolin (Parkinsonmittel mit dopaminagonistischer Wirkung) können fibrotische Herzklappenschäden machen mit evtl. Klappeninsuffizienz. Auch Ecstasy (MDMA) kann Herzklappenveränderungen verursachen.

INFEKTIÖSE (BAKTERIELLE) ENDOKARDITIS (IE) [I33.0]

Internet-Infos: *www.endocarditis.org; www.dgk.org; www.p-e-g.de*

Def: Durch einen infektiösen Streuherd im Bereich des Endokards bzw. der Herzklappen verursachte septische Erkrankung mit den Leitsymptomen: Fieber, Herzgeräusch, Bakteriämie, Splenomegalie, Embolien. Unbehandelt i.d.R. schlechte Prognose.

Ep.: Inzidenz ca. 3/100.000/Jahr in Westeuropa; m : w = 2 : 1

Pat: Mit Nekrosen (E. ulcerosa) und thrombotischen Auflagerungen (E. polyposa) einhergehende bakterielle (selten mykotische) Entzündung der Herzklappen. Am häufigsten befallen sind Mitralklappe und/oder Aortenklappe. Bei Einschwemmung sehr virulenter Erreger ins venöse System (venöse Verweilkatheter, "Fixer") kann es auch zum Befall der Klappen des rechten Herzens kommen. Meist kommt es zu Klappeninsuffizienz, sodass später oft ein Klappenersatz notwendig wird.

Ät.:
1. Staphylokokken: ca. 45 - 65 %
2. Streptokokken: ca. 30 %
3. Enterokokken, gramnegative Bakterien: < 10 %
4. Seltene Erreger: z.B. Coxiella burneti, Chlamydien, Mykoplasmen, Legionellen und Erreger der HACEK-Gruppe (Aggregatibacter aphrophilus [früher Haemophilus aphrophilus und H. paraphrophilus, daher das „H" in HACEK], Aggregatibacter actinomycetemcomitans [früher Actinobacillus actinomycetemcomitans], Cardiobacterium hominis, Eikenella corrodens, Kingella kingae)
5. Pilze: ca. 1%
6. Bei 10 % der Pat. gelingt es nicht, den Erreger zu isolieren (Blutkultur negativ).

Während die Häufigkeit der Streptokokkenendokarditis rückläufig ist, nehmen Endokarditiden durch Staphylokokken und seltenere Erreger (einschl. Pilze) zu, insbesondere durch Verwendung prothetischer Materialien (Venenkatheter, Schrittmacher, Herzklappen, Endoprothesen: PVIE = prosthetic valve IE = Klappenprothesen-IE) sowie durch Ausweitung intensivmedizinischer Maßnahmen. Drogenabhängige (Fixer) sind eine weitere Risikogruppe.

Bei der Nativklappenendokarditis sowie der späten Endokarditis nach Klappensprengung sind vor allem methicillinsensible Staphylococcus-aureus-Stämme, verschiedene Streptokokken-Spezies und Enterococcus faecalis zu erwarten.

Bei der frühen Endokarditis nach Klappenersatz finden sich oft methicillinresistente Staphylococcus-aureus-Stämme, koagulase-negative Staphylokokken und gram-negative Erreger.

Anm.: 60 % aller Patienten mit Streptococcus bovis-/gallolyticus-Endokarditis haben Kolontumore (Polypen, Karzinome) → im freien Intervall koloskopieren!

Pg.: Vorschädigung des Herzens (Endothelschaden), Virulenz der Erreger und Abwehrlage bestimmen das Krankheitsbild: Fast immer befällt die infektiöse Endokarditis einen bereits defekten Klappenapparat, sei es auf kongenitaler oder erworbener Basis. Mitralklappenprolaps mit Insuffizienz und arteriosklerotische Veränderungen der Aortenklappe (bei älteren Menschen) spielen eine zunehmende Rolle.

Merke: Ein vorbestehender Defekt des Herzens prädisponiert immer zu einer Endokarditis.

Wie kommt es zu einer Absiedlung der Bakterien auf die Herzklappen?

Transitorische Bakteriämien sind ein häufiges Geschehen (bei Infektionskrankheiten, nach kleinen Eingriffen wie Tonsillektomie, ja sogar während des Zahnreinigens). Die meist nur für Minuten im Blut zirkulierenden Bakterien werden durch die normale Bakterizidie des Serums rasch unschädlich gemacht. Im Bereich von Läsionen des Endokards (Endothelalteration) kommt es zu thrombotischen Auflagerungen (Plättchen-Fibrin-Thromben) (nichtbakterielle thrombotische E.), die einen idealen Absiedlungsort für Erreger darstellen (Übergang in infektiöse E.).

Neben allgemeinentzündlichen Symptomen (Zytokine!) wird die klinische Manifestation ausgelöst durch:

1. Lokale Destruktion der Klappen und Myokardschädigung
2. Embolisation von Vegetationen in die Peripherie (Gewebeinfarkt, septische Absiedlungen)
3. Immunkomplexablagerungen und Gewebedestruktion (Glomerulonephritis, Osler-Knötchen)

KL.:

1. Fieber (90 %) und Tachykardie, evtl. Schüttelfrost
2. Allgemein-Symptome: Schwäche, Appetitlosigkeit, Gewichtsverlust, Schweißneigung, Arthralgien
3. Kardiale Symptome:
   - Herzgeräusche: Meist besteht schon ein rheumatischer Klappenfehler mit entsprechendem Herzgeräusch, welches seinen Charakter ändern kann (täglich auskultieren).
   - Zunehmende Zeichen einer Herzinsuffizienz
   - Evtl. Klappenperforation oder -abriss (akute Herzinsuffizienz mit Lungenstauung oder -ödem!)
   - Myokardabszess, Gefahr der Perforation.
   - Ekg: Unspezifisch, Blockbilder: AV-Block, Linksschenkelblock (bei Myokardabszess), T-Negativierungen (Begleitmyokarditis), Infarkt-Ekg (Koronarembolie, Perimyokarditis)
   - Echo (transösophageal!): Nachweis von Klappenvegetationen und Klappendefekten, myokardialer Abszess, Perikarderguss
4. Kutane Symptome:
   - Petechien (30 %), Splinter-Blutungen unter den Nägeln
   - Osler-Knötchen: Linsengroße schmerzhafte rötliche Knötchen, bes. an Fingern und Zehen (= immunkomplexbedingte Vaskulitis)
   - Trommelschlegelfinger, Uhrglasnägel (selten und unspezifisch)
   - Janeway-Läsionen: Hämorrhagische Läsionen im Bereich von Handfläche/Fußsohlen (nicht schmerzhaft)
5. Bakterielle Mikroembolien: Embolische Herdenzephalitis, evtl. mit passageren Hemiparesen, evtl. Mikroembolien an der Retina
6. Nierenbeteiligung mit Hämaturie, Proteinurie:
   - Fast regelmäßig glomeruläre Herdnephritis (Löhlein)
   - Niereninfarkte im Rahmen embolischer Ereignisse
   - Selten akute diffuse Glomerulonephritis (Immunkomplexablagerungen), Proteinurie
7. Splenomegalie (***Cave:*** septische Milzruptur)
8. Augen: Roth's spots = Roth-Flecke: Retinablutungen

Lab: ▶ Unspezifische Entzündungszeichen:
BSG und CRP ↑ (eine normale BSG spricht gegen Endokarditis!)
Anämie (80 %), evtl. Leukozytose, Thrombozytopenie

▶ Immunologische Begleitbefunde:
Bei subakutem Verlauf finden sich regelmäßig antiendotheliale oder antisarkolemmale Antikörper und andere Immunphänomene.

▶ Kultureller Erregernachweis im Blut: Für Diagnose und Therapie entscheidender Befund

Regeln zur Blutabnahme:
- Blutkulturdiagnostik grundsätzlich vor Beginn der antimikrobiellen Therapie
- 3 - 5 separat entnommene Blutkulturen; bei akut septischem Verlauf möglichst innerhalb 1 - 2 h; bei antimikrobieller Vorbehandlung evtl. auch eine größere Anzahl
- Entnahme unabhängig vom Verlauf der Körpertemperatur (kontinuierliche Bakteriämie)
- Entnahme durch Kubitalvene, nicht aus Venenverweilkathetern
- Adäquate Desinfektion von Haut und Verschlussstopfen des Kulturmediums (alkoholisches Desinfektionsmittel, Einwirkungszeit beachten, keine Nachpalpation)
- Abnahme von 5 - 10 ml Blut je aerober und anaerober Blutkulturflasche
- Aufbewahrung bei Raumtemperatur oder besser Vorerwärmung der zu beimpfenden Kulturmedien auf Körpertemperatur
- Vor Beimpfung des Kulturmediums: Wechsel der Injektionskanüle; keine Belüftung der aeroben Flaschen (Belüftung nur, sofern vom Hersteller vorgeschrieben, unter sterilen Bedingungen im Labor)
- Hinweis zur Verdachtsdiagnose „Infektiöse Endokarditis“ an das Untersuchungslabor
- Transport der Blutkulturflaschen ins Untersuchungslabor innerhalb von 2 h

Verlauf: 1. Akute Endokarditis (Häufigkeit zunehmend)
Hochvirulente Erreger: Staphylokokken und/oder verminderte Resistenz der Patienten
Rasch fortschreitender Verlauf mit Fieber, Schüttelfrost, Tachykardie, Arthralgien, Bewusstseinstrübung, kardialer und renaler Insuffizienz. Multiorganversagen.
Ohne sofortige Therapie infauste Prognose.

2. Subakute Endokarditis = Endocarditis lenta (Häufigkeit abnehmend)
Typischer Erreger: Streptococcus viridans
Schleichender Krankheitsbeginn!
Langsamer, weniger eindrucksvoller Verlauf
Leitsymptom: Unklares Fieber mit oder ohne Schüttelfrost, zunehmende Herzinsuffizienz.

DD: Oligosymptomatische Fälle können leicht verkannt werden, besonders wenn "Routine-Blutkulturen" negativ ausfallen. Die bakterielle Endokarditis ist eine wichtige Ursache bei der Differenzialdiagnose "unklarer Fieberzustände". Die Kombination Herzgeräusch + Fieber muss stets an die Möglichkeit einer bakteriellen Endokarditis denken lassen!

Di.: ▶ Anamnese (diagnostische oder therapeutische Eingriffe bei Patienten mit Vitien, i.v.-Drogengebrauch u.a.)

▶ Klinik (Fieber, Herzgeräusch, BSG ↑, Anämie, transösophageale Echokardiografie (TEE): Klappenvegetationen ab 2 – 3 mm nachweisbar; evtl. Klappenschäden)

▶ Wiederholte Blutkulturen (mindestens 3 Paare aerob + anaerob) vor Therapiebeginn (Goldstandard)

Merke: Da der Erregernachweis oft schwierig ist, ist man auch bei klinischer Verdachtsdiagnose ohne positive Blutkultur zur Therapie verpflichtet, denn davon hängt das Leben des Patienten ab!

Duke-Kriterien zur Diagnose der bakteriellen Endokarditis:
Eine infektiöse Endokarditis ist wahrscheinlich/sicher bei Vorliegen von 2 Hauptkriterien *oder* 1 Hauptkriterium und 3 Nebenkriterien oder 5 Nebenkriterien;

Hauptkriterien (Majorkriterien):
a) Positive Blutkulturen mit typischen Mikroorganismen für infektiöse Endokarditis aus zwei separaten Blutkulturen
b) Positive Echokardiografie: Nachweis der Endokardbeteiligung: Oszillierende intrakardiale Masse, Abszess, neue teilweise Dehiszenz einer Klappenprothese oder neue Klappeninsuffizienz

Nebenkriterien (Minorkriterien):
a) Prädisponierende Herzerkrankung oder i.v.-Drogengebrauch
b) Fieber >38,0°C
c) Vaskuläre Befunde: Arterielle Embolien, septische pulmonale Infarkte, mykotische Aneurysmen, intrakranielle Hämorrhagie, konjunktivale Hämorrhagien, Janeway-Läsionen

d) Immunologische Befunde: Glomerulonephritis, Osler Knötchen, Roth's Spots, Rheumafaktoren
e) Echokardiografie auf infektiöse Endokarditis hinweisend, jedoch nicht ein Hauptkriterium treffend (z.B. Perikarderguss)
f) Mikrobiologie: Positive Blutkulturen, die nicht die Hauptkriterien treffen, oder serologischer Hinweis auf aktive Infektion mit einem Erreger, der konsistent mit einer infektiösen Endokarditis ist.

Th.: Interdisziplinäre Abstimmung zwischen Kardiologen, Herzchirurgen und Mikrobiologen
Kalkulierte Initialtherapie mit Breitband-Antibiotika nach Abnahme wiederholter Blutproben für aerobe und anaerobe Kultur (in handelsfertigen Kulturmedien). Therapie auch bei rein klinischer Diagnose ohne positives Ergebnis einer Blutkultur! Evtl. Therapiekorrektur nach Vorliegen des Antibiogramms.(Internet-Infos: *www.p-e-g.de*)

Kalkulierte Initialtherapie bei unbekanntem Erreger (siehe auch ESC-Leitlinie 2009)

Bedingung	Antibiotikum für Erwachsene / Dosis	Therapiedauer
Nativklappen[1)] und Klappenprothesen (> 12 Mon. postop.)	Ampicillin-Sulbactam 12 g/d i.v. in 4 ED (= Einzeldosis) oder Amoxicillin-Clavulansäure 12 g/d i.v. in 4 ED + Gentamicin 3 mg/kg KG/d i.v. oder i.m. in 2 oder 3 ED	4 - 6 Wochen
Klappenprothese (< 12 Mon. postop.)	Vancomycin 30 mg/kg KG/d i.v. in 2 ED	≥ 6 Wochen
	+ Gentamicin 3 mg/kg KG/d i.v. oder i.m. in 2 oder 3 ED	2 Wochen
	+ Rifampicin 1.200 mg/d oral in 2 ED	≥ 6 Wochen

Grundsätzlich empfiehlt sich die Mitbetreuung durch einen Infektiologen/klinischen Mikrobiologen. Alle Dosen gelten für Erwachsene mit normaler Leber- und Nierenfunktion.

1) Für Patienten, die β-Laktame nicht vertragen, wird folgende Therapie empfohlen: Vancomycin + Gentamycin + Ciprofloxacin

Frühzeitiges Konsil mit Kardiochirurgen, damit ein evtl. notwendiger Klappenersatz zur Infektsanierung nicht verzögert wird. Bei Vegetationen > 10 mm steigt das Embolierisiko erheblich (bis 60 %), deshalb schnelle operative Sanierung notwendig. Dringliche Op.-Indikationen sind: Persistierende Infektion, AV-Blockierungen, paravalvulärer Abszess, Herzinsuffizienz, hämodynamisch relevantes Klappenvitium, Embolien, Vegetationen > 10 mm

Erfolgskontrolle: Klinik, Labor (BSG, CRP u.a.), TEE (Klappenzustand, Vegetationen)

Prg: Unbehandelt infaust, unter Antibiotikatherapie hängt die Prognose ab von:
- Vorschädigung des Herzens
- Abwehrlage, Lebensalter
- Virulenz und Empfindlichkeit der Erreger gegen Antibiotika
- Zeitpunkt des Behandlungsbeginns

Bei optimaler Behandlung überleben > 75 % der Patienten, wobei die Prognose ungünstig ist bei Patienten mit Herzklappenprothesen, Linksherz-Endokarditis, Infektion mit gramnegativen Erregern und Pilzen, zyanotische kongenitale Herzerkrankung, akutem Krankheitsverlauf und zusätzlicher Herzinsuffizienz. Kardiale Dekompensation ist die häufigste Todesursache (infolge Klappendestruktion u./o. Myokardschädigung).

Pro: Endokarditisausweis ausstellen!

Empfehlungen zur Prophylaxe der bakteriellen Endokarditis

(Positionspapier der Deutschen Gesellschaft für Kardiologie und der Paul-Ehrlich-Gesellschaft 2007)

Ind: **Patienten mit der höchsten Wahrscheinlichkeit eines schweren oder letalen Verlaufs einer infektiösen Endokarditis:**
- Patienten mit Klappenersatz (mechanische und biologische Prothesen)
- Patienten mit rekonstruierten Klappen unter Verwendung von alloprothetischem Material in den ersten 6 Monaten nach OP
- Patienten mit überstandener Endokarditis
- Patienten mit angeborenen Herzfehlern haben ein höheres Risiko für IE als bei erworbenen Herzfehlern:
  - Zyanotische Herzfehler, die nicht oder palliativ mit systemisch-pulmonalem Shunt operiert sind.

- Operierte Herzfehler mit Implantation von Conduits (künstliche gefäßartige Verbindungen) mit oder ohne Klappe oder residuellen Defekten
- Alle operativ oder interventionell unter Verwendung von prothetischem Material behandelten Herzfehler in den ersten 6 Monaten nach Operation
- Herztransplantierte Patienten, die eine kardiale Valvulopathie entwickeln.

Situationen zur Endokarditisprophylaxe:
Patienten ohne manifeste Infektionen

1. Zahnbehandlungen, z.B.
   - Zahnextraktion
   - Parodontale Eingriffe
   - Zahnsteinentfernung
   - Kürettage, Sondierung usw.
   - Implantationsverfahren und Replantation von luxierten Zähnen
   - Prophylaktische Säuberung der Zähne/Implantate, wenn Blutungen nicht ausgeschlossen werden können.

   Anm: Trotz nicht gesicherter Effektivität werden prophylaktische Mundhygienemaßnahmen empfohlen (günstiges Nebenwirkungsprofil).
2. Eingriffe am Respirationstrakt
   - Adenotomie, Tonsillektomie
   - Andere Operationen, welche die Schleimhaut einbeziehen.
   - Endoskopien mit starrem Bronchoskop

   Prophylaxe entsprechend unten aufgeführtem Regime für zahnärztliche Eingriffe

Eine Endokarditisprophylaxe im Rahmen von Eingriffen am Gastrointestinal-, Respirations- oder Urogenitaltrakt (auch bei Biopsieentnahme) wird nur noch bei bestehenden Infekten empfohlen.

Anm: Hintergrund für die Einschränkung der Indikation für eine medikamentöse Endokarditisprophylaxe bei den neuen Empfehlungen ist vor allem, dass keine prospektiven, randomisierten und placebokontrollierte Studien vorliegen, die den Nutzen der bisherigen Endokarditisprophylaxe belegen. Diese Änderungen der neuen Empfehlungen/Leitlinien sind national und international NICHT auf allgemeine Zustimmung gestoßen. Es wird allerdings dem behandelnden Arzt freigestellt, nach Abwägung der Vor- und Nachteile und in Absprache mit dem Patienten das früher bestehende Prophylaxeschema fortzuführen.

Patienten mit manifesten Infektionen
Sollte bei Patienten mit Risikokonditionen (s.o.) ein Eingriff durchgeführt werden, ist darauf zu achten, dass die antibiotische Therapie mögliche Endokarditiserreger erfasst.

1. Eingriffe am Respirationstrakt:
   Wirksamkeit gegen Streptokokken und S. aureus (z.B. Aminopenicillin + Betalaktamaseinhibitor, Cefazolin oder Clindamycin, bei MRSA Vancomycin)
2. Eingriffe am Gastrointestinal- oder Urogenitaltrakt
   Wirksamkeit gegen Enterokokken (z. B. Ampicillin, Piperacillin oder Vancomycin)
3. Eingriffe an Haut, Hautanhangsgebilden oder muskulosklelettalem Gewebe
   Wirksamkeit gegen Staphylokokken und β-hämolysierende Streptokokken (staphylokokkenwirksames Penicillin oder Cephalosporin, bei Allergie Clindamycin, bei MRSA Vancomycin)

Herzchirurgische Eingriffe
Bei Herzklappenprothesenoperation oder Eingriffen mit Implantation von Fremdmaterial (auch Schrittmacherkabel) Prophylaxe unmittelbar vor Operation indiziert, Beendigung spätestens nach 48 h, bei längerer OP-Dauer ggf. Wiederholung der Gabe.

Empfohlene Prophylaxe vor zahnärztlichen Eingriffen
Antibiotikaprophylaxe generell 30 - 60 Min. vor Prozedur (Einzeldosis)
Erwachsene:

Orale Einnahme:	Amoxicillin 2 g p.o.
Orale Einnahme nicht möglich:	Ampicillin 2 g i.v.
Penicillin- oder Ampicillin-Allergie	
- orale Einnahme:	Clindamycin 600 mg p.o.
- orale Einnahme nicht möglich:	Clindamycin 600 mg i.v.

Bei Kindern: 50 mg/kg KG Amoxicillin p.o. oder 50 mg/kg KG Ampicillin bzw. 20 mg/kg KG Clindamycin p.o./i.v.

Besonderheiten:
Penicillin G oder V weiterhin Alternative zu Amoxicillin/Ampicillin
Alternativ zu Ampicillin: Cefazolin, Ceftriaxon 1g i. v. (Erwachsene; Kinder 50 mg/kg KG)
Alternativ zu Clindamycin: Cefalexin 2 g p.o. (Erwachsene; Kinder 50 mg/kg KG) oder Clarithromycin 500 mg p. o. (Erwachsene; Kinder 15 mg/kg KG p.o.)
Keine Cephalosporingabe nach Anaphylaxie/Angioödem oder Urtikaria auf Penicillin/Ampicillin!

Nicht infektiöse (abakterielle) Endokarditis

E. rheumatica (verrucosa):
Die häufigste Form der E., bei der meist 1 - 3 Wochen nach einer Infektion mit β-hämolysierenden A-Streptokokken warzenähnliche Auflagerungen (Fibrin, Thrombozyten) v.a. an den Schließungsrändern der Mitral- und Aortenklappe auftreten; die E. rheumatica ist Teilerscheinung einer Pankarditis des rheumatischen Fiebers.

E. Libman-Sacks bei systemischem Lupus erythematodes:
Abakterielle E. mit größeren Fibrinthromben auf der Mitral-, aber auch an der Aorten- und Pulmonalklappe und mit starker Neigung zu örtlicher entzündlicher Infiltration; häufig begleitet von Perikarditis und Pleuritis. Eine Manifestation des systemischen Lupus erythematodes (= SLE).

Löffler-Syndrom (Endomyocarditis eosinophilica): Akute und subakute Verlaufsform. Vorwiegend betroffen ist das Endokard der rechten Herzkammer; es kommt zu Verdickung und zellulärer Infiltration (überwiegend eosinophile Granulozyten) des Wandendokards mit Beteiligung des Myokards. Kommt bei verschiedenen Krankheiten vor, wobei aber eine Vermehrung der eosinophilen Granulozyten gemeinsames Merkmal ist; z.B. als allergisch hyperergische E. (z.B. bei Asthma bronchiale, Periarteriitis nodosa), als paraneoplastische E. (z.B. bei Hodgkin- und Non-Hodgkin-Lymphomen), Lungenkarzinom; ferner bei eosinophiler Leukämie oder idiopathischer Hypereosinophilie.

Th.: Therapie der Grunderkrankung. Glukokortikosteroide bei SLE oder bei Hypereosinophilie. Tyrosinkinasehemmer Imatinib (Glivec®) bei Hypereosinophilie und Myokardbeteiligung.

RHEUMATISCHES FIEBER (RF) [I00]

Def: Spezifische Entzündungsreaktion auf Toxine von Streptokokken der Gruppe A; Manifestation an Gelenken (Polyarthritis), Herz (Endo-, Myo-, Perikarditis), seltener in (Sub-)Kutis (Erythema marginatum, Rheumaknötchen) und ZNS (Chorea minor). Beginnt ca. 2 Wochen nach einer akuten Tonsillopharyngitis durch β-hämolysierende Streptokokken der Gruppe A (GABS) mit Allgemeinreaktionen und hohem Fieber.

Ep.: Erkrankung heute in den Industrieländern selten (durch Penicillintherapie der oropharyngealen Streptokokkeninfektionen), unverändert häufig in den armen Entwicklungsländern. Erkrankungsgipfel: Zwischen 5 - 15 Jahren

Ät.: Angina tonsillaris und Pharyngitis durch A-Streptokokken verursachen das RF. Das RF ist nicht direkt infektionsbedingt, sondern Folge einer infektinduzierten Autoimmunreaktion (streptokokkenallergische Zweiterkrankung).

Einteilung der Streptokokken:

- ▶ Nach dem Hämolyseverhalten auf Blutagar (Schottmüller):
  α-hämolysierende Streptokokken: Inkomplette Hämolyse mit Vergrünung der Kolonien durch Reduktion von Hämoglobin zu biliverdinähnlichen Verbindungen.
  β-hämolysierende Streptokokken: Hämolysehof um Kolonien
  γ-hämolysierende Streptokokken: Keine Hämolyse
- ▶ Lancefield-Typisierung:
  β-hämolysierende Streptokokken werden aufgrund unterschiedlicher Antigene des C-Polysaccharids in die Serogruppen A - T eingeteilt (Schema nach Rebecca Lancefield). Streptokokken der Serogruppe A = A-Streptokokken = Streptococcus pyogenes kommen aufgrund unterschiedlicher Antigene des M-Proteins in > 80 Typen vor, mittels der Gene des M-Proteines (emm-Gene) lassen sich > 150 verschiedene emm-Typen unterscheiden.

Erkrankungen durch Streptokokken der Gruppe A (Streptococcus pyogenes):

- Tonsillitis/Pharyngitis (Ko.: Sinusitis, Otitis media, Pneumonie, Peritonsillarabszess)
- Scharlach
- Haut- und Weichteilinfektionen: Erysipel, Impetigo contagiosa, nekrotisierende Fasciitis
- S. pyogenes-Sepsis, toxisches Schock-Syndrom (TSS) durch Superantigene (siehe dort)
- Streptokokkenallergische Nacherkrankungen:
  1. Rheumatisches Fieber (nur nach Streptokokken-Pharyngitis/Tonsillitis)
  2. Akute Poststreptokokken-Glomerulonephritis (nach Streptokokkeninfektionen des Pharynx, der Tonsillen und der Haut)

  Anm: Eine asymptomatische Besiedlung des Rachens mit S. pyogenes findet sich in bis zu 20 % der Bevölkerung (bes. in den Wintermonaten).

Pg.: Streptococcus pyogenes bindet an Typ IV-Kollagen der Basalmembran und kann so eine Autoimmunreaktion induzieren. Das typenspezifische M-Protein der β-hämolysierenden A-Streptokokken zeigt eine Kreuzreaktivität mit den sarkolemmalen Antigenen Tropomyosin und Myosin. Dieses molekulare Mimikry erklärt folgende Befunde bei Patienten mit rheumatischem Fieber:

1. Nachweis kreuzreagierender antisarkolemmaler Antikörper im Serum
2. Nachweis von Antikörpern, die am Myo- und Endokard gebunden sind.
3. Immunkomplexbedingte Kapillarschädigung (Immunkomplexreaktion Typ III) mit Nachweis von Immunkomplexen im Myokard (im Bereich der Aschoff-Knötchen = rheumatische Granulome mit fibrinoiden Nekrosen) und auf den entzündlich veränderten Herzklappen (Endocarditis verrucosa).
4. Bei Patienten mit Chorea minor beobachtet man kreuzreagierende Antikörper gegen Antigene des Nucleus caudatus und subthalamicus.

KL.: Nach einem Intervall von 10 - 20 Tagen tritt das RF als Zweiterkrankung auf im Anschluss an eine Infektion des oberen Respirationstraktes (Pharyngitis, Tonsillitis) durch β-hämolysierende Streptokokken der Gruppe A.

- Allgemeinerscheinungen: Fieber ("rheumatische" Gelenkbeschwerden ohne gleichzeitiges Fieber sind anamnestisch nicht zu verwerten), Kopfschmerzen, Schwitzen
- Akute "wandernde" Polyarthritis (bis 70 %): Bevorzugt die großen Gelenke und springt von Gelenk zu Gelenk. Die betroffenen Gelenke sind oft überwärmt, geschwollen und stark schmerzhaft.
- Herzbeteiligung (60 %): Das rheumatische Fieber befällt das ganze Herz: Endo-, Myo-, Perikarditis, also Pankarditis. Die Prognose wird aber vom Verlauf der rheumatischen Endokarditis [I09.1] bestimmt (Klappenfehler), während die Myokarditis rel. selten Symptome macht.
  Hi.: Histiozyten mit eulenartigen Nukleoli (Anitschkow-Zellen) + Aschoff-Knötchen (= Ansammlung von Rundzellen + Riesenzellen um fibrinoide Nekrose).
  Kardiale Symptome können fehlen oder uncharakteristisch in Erscheinung treten:
  - Leises systolisches und/oder diastolisches Geräusch
  - Evtl. Perikarditis mit Perikardreiben und Präkordialschmerz
  - Evtl. Myokarditis mit Extrasystolen, bei schwerer Myokarditis kardiale Insuffizienzzeichen
  - Ekg: Evtl. Extrasystolen, verlängertes PQ-Intervall, ST-T-Veränderungen (siehe auch Ekg-Zeichen bei Perikarditis)
  - Echo: Nachweis evtl. Klappenveränderungen, eines Perikardergusses, einer myogenen Dilatation des Herzens
- Chorea minor (Sydenham)[I02.9](20 %): Eine rheumatische Spätmanifestation, die gel. nach längerer Latenz (bis Monate!) zum Streptokokkeninfekt auftreten kann und dann stets an die drohende Pankarditis denken lassen muss. Typisch sind unkontrollierte Bewegungen der Hände mit Ungeschicklichkeit der Kinder: Sie verschütten Suppe, zerbrechen Geschirr u.a. Die Erkrankung kann rezidivieren, heilt aber unter Therapie aus.
- Hauterscheinungen:
  - Rheumatische subkutane Knötchen (30 %)
  - Erythema anulare rheumaticum (marginatum): Stammbetone, rosarote, z.T. anuläre polyzyklische Erytheme (10 %)
  - Erythema nodosum (Einzelheiten: Siehe M. Boeck)
- Labor:
  - Unspezifische Entzündungszeichen: BSG/CRP ↑, evtl. Infektanämie

    Merke: Eine normale BSG schließt ein rheumatisches Fieber und eine Endokarditis weitgehend aus.

  - Nachweis eines Streptokokkeninfektes der Gruppe A:
    1. Positiver Rachenabstrich (Goldstandard ist die Kultur; der Streptokokken-Antigen-Schnelltest hat eine Spezifität von > 90 % und eine Sensitivität von ca. 85 %.)
    2. Ak-Nachweis:
       - Antistreptolysin O (ASO oder ASL): Wegen der Durchseuchung der Bevölkerung mit Streptokokken gelten erst Titer über 300 IE und/oder Titerbewegungen als Ausdruck eines akuten Infektes. Im Gegensatz zur unkomplizierten Streptokokkenangina fällt bei rheumatischem Fieber der Titer nach Abklingen der Angina tonsillaris nicht ab.
       - Anti-Desoxyribonuklease B (anti-DNAse B oder ADB)

    Merke: Der ASL-Titer steigt vorzugsweise an bei oropharyngealen Streptokokkeninfektionen des Respirationstraktes und hat daher für die Diagnose des rheumatischen Fiebers Bedeutung. - Der ADB-Titer steigt vorzugsweise an bei Streptokokkeninfektionen der Haut; da diese eine akute Glomerulonephritis induzieren können, hat hier der ADB-Titer eine besondere Bedeutung.

Verlauf des rheumatischen Fiebers:

Streptokokken-infekt	Latenz	Rheumatisches Fieber - Exsudative Phase ↓ - Proliferative Phase	Klappenfehler Narbe ↑
	1 - 3 Wo.	6 - 12 Wochen	1 - 3 Jahre

Klappenbefall: Mitralklappe (80 %) und Aortenklappe (20 %), gel. auch beide Klappen

DD: Siehe Kapitel "Rheumatoide Arthritis"

Di.: Jones Kriterien der American Heart Association (1992):

Hauptkriterien	**Nebenkriterien**
1. Karditis 2. Wandernde Polyarthritis 3. Chorea minor 4. Subkutane Knötchen 5. Erythema anulare rheumaticum	1. Fieber 2. Arthralgie 3. BSG u./o. CRP ↑ 4. Verlängerte PQ- oder PR-Zeit

Die Diagnose rheumatisches Fieber ist wahrscheinlich, wenn folgende Befunde vorhanden sind:
1. Nachweis eines vorangegangenen Streptokokkeninfektes (positive Rachenkultur oder positiver Antigen-Schnelltest und/oder Nachweis von Streptokokken-Ak)
2. Zwei Hauptkriterien oder 1 Haupt- und 2 Nebenkriterien

Th.: 1. Therapie des Streptokokkeninfektes:

Merke: Bei allen A-Streptokokkeninfektionen ist Penicillin das Mittel der Wahl, denn alle A-Streptokokken sind durchweg penicillinempfindlich! - Gegen alle anderen Antibiotika kommen Resistenzen vor.

Dos: Penicillin V: Kinder 100.000 IE/kg KG täglich, Erwachsene 3 - 4 Mio IE täglich; Dauer: 10 Tage

NW: Allergische Reaktionen: Eine Sensibilisierung kann durch frühere Penicillintherapie, aber auch durch penicillinhaltige Nahrungsmittel erfolgen, ferner beobachtet man paraallergische Reaktionen bei Dermatomykosen.

Bei Penicillinallergie: Wechsel auf Makrolide (Resistenzen bis 15 %)

Bei Sepsis, TSS, Fasciitis necroticans: Penicillin + Clindamycin

2. Antiinflammatorische Behandlung:
   - Acetylsalicylsäure: 2 g/d beim Erwachsenen
     NW + KI: Siehe Antiphlogistika
   - Kortikosteroide:
     Ind: Rheumatische Karditis
     Dos: Initial 80 mg Prednisolon/d; stufenweise Dosisreduktion
     NW + KI: Siehe Kortikosteroide

   Therapiedauer einer antiinflammatorischen Behandlung: Ca. 4 - 6 Wochen
3. Tonsillektomie im freien Intervall unter Penicillinschutz, evtl. Sanierung der Zähne ("Fokalsanierung")
4. Rezidivprophylaxe mit Penicillin über mindestens 5 Jahre, maximal bis zum 21. Lebensjahr, danach nur noch gezielte Penicillinprophylaxe bei diagnostischen oder operativen Eingriffen (inklusive Zahnheilkunde). Bei Penicillinallergie Makrolid.
   Dos. bei Dauerprophylaxe: z.B. Benzathin-Penicillin 1,2 Mio IE i.m. alle 4 Wochen oder Penicillin V 1 Mio. IE/d oral

Prg: Sie wird durch den Verlauf der Endokarditis bestimmt: "Das rheumatische Fieber beleckt die Gelenke und beißt das Herz". Mit jedem Rezidiv wird die Wahrscheinlichkeit eines späteren Klappenfehlers größer. Daher kommt alles auf eine frühzeitig einsetzende Penicillintherapie an, die den Krankheitsprozess noch im Stadium der Exsudation erfassen muss. Narbige Klappenschrumpfungen sind nicht mehr reversibel!

ERWORBENE HERZKLAPPENFEHLER (ERWORBENE VITIEN)

Internet-Infos: *www.acc.org/clinical/guidelines/valvular*

Prinzipiell kann sich eine Herzklappenerkrankung als Stenose und/oder Insuffizienz manifestieren. Findet sich an einer Klappe sowohl eine Stenose, als auch eine Insuffizienz, so handelt es sich um ein kombiniertes Klappenvitium. Es können bei ein und demselben Patienten eine, mehrere oder alle Herzklappen befallen sein. Man spricht in diesem Falle von einem Mehrklappenvitium.

Klappenstenose:
- Def: Verengung im Klappenbereich, die die normale Schwingungsfähigkeit der Klappe herabsetzt und so eine Behinderung des vorwärts gerichteten Blutflusses bewirkt.
- Urs: Degenerative Prozesse oder narbige Adhäsionen und Schrumpfungen nach vorausgegangenen Entzündungen, z.B. nach rheumatischem Fieber.
- Über die stenosierte Region lässt sich echokardiografisch oder manometrisch ein Gradient bestimmen: Der doppler-echokardiografisch bestimmte maximale Gradient liegt höher als der manometrisch gemessene peak-to-peak Gradient, während die mittleren Gradienten bei beiden Verfahren weitgehend übereinstimmen.
- In Abhängigkeit von der Klappenöffnungsfläche und dem Gradienten über die Klappe werden Stenosen als gering-, mittel- oder hochgradig eingestuft.

Klappeninsuffizienz:
- Def: Schlussunfähigkeit, die sowohl im akuten, als auch im chronischen Verlauf einer Erkrankung entstehen kann.
- Urs: Entzündliche oder degenerative Prozesse, im Rahmen einer koronaren Herzerkrankung, einer primären oder sekundären Kardiomyopathie sowie bei angeborenen Anomalien.
- Im Farbduplex kann man den Reflux direkt darstellen und quantifizieren. Entsprechend dem Ausmaß des Kontrastmittelrefluxes kann man im Lävokardiogramm 3 Schweregrade unterscheiden.

In der Mehrzahl der Fälle sind die Klappen des linken Ventrikels betroffen, bedingt durch stärkere mechanische Beanspruchung der Klappen des linken Herzens (absoluter Druck und Druckgradient links > rechts).
Erworbene organische Klappenfehler des rechten Herzens sind relativ selten, z.B. Folge einer bakteriellen Endokarditis bei (i.v.-)Drogenabhängigen. In der Mehrzahl d.F. sind die Klappenfehler des rechten Herzens relative Klappeninsuffizienzen:
- Relative Pulmonalisinsuffizienz durch Überdehnung des Klappenansatzringes bei schwerer pulmonaler Hypertonie unterschiedlicher Genese; Auskultation: Graham Steell-Geräusch: Hochfrequentes Decrescendogeräusch im Anschluss an das Pulmonalsegment des 2. Herztones, p.m. über der Pulmonalklappe.
- Relative Trikuspidalinsuffizienz durch Überdehnung des Klappenansatzringes bei rechtsventrikulärer Dilatation (i.R. einer Rechtsherzinsuffizienz unterschiedlicher Genese). Auskultation: "Blasendes" holosystolisches Geräusch, p.m. 4. ICR rechts parasternal.

Entscheidend für die Leistungsfähigkeit des Herzens ist die Art der kardialen Belastung, welche aus dem Klappenfehler resultiert:
- Volumenbelastung bei Klappeninsuffizienz mit Pendelblutvolumen: Günstigere Prognose
- Druckbelastung bei Klappenstenose: Ungünstigere Prognose

Entsprechend dem Ausmaß der subjektiven Beschwerden unterscheidet man 4 Schweregrade der Vitien (New York Heart Association - NYHA):
St. I: Keine Beschwerden
St. II: Beschwerden bei stärkerer körperlicher Belastung
St. III: Beschwerden bereits bei leichten körperlichen Belastungen
St. IV: Beschwerden in Ruhe (kardiale Dekompensation und Bettlägerigkeit)

Voraussetzung vor Treffen von Therapieentscheidungen ist die Kenntnis folgender Fakten:
- Akute oder chronische Entwicklung des Vitiums?
- Ätiologie?
- Symptomatik des Patienten?
- Klinische und technische Untersuchungsbefunde?
- Schweregrad der Klappenveränderung?
- Schweregrad der Ventrikelfunktionsstörung?
- Wie ist der spontane Verlauf der Erkrankung (ohne operative Therapie)?
- Dem zu erwartende Nutzen einer Therapie muss einerseits der Spontanverlauf, andererseits das Risiko der jeweiligen Behandlung gegenübergestellt werden.
- Möglichst immer der ursächlichen Behandlung den Vorzug vor einer symptomatischen Therapie geben.

A) Internistische Therapie:
- Behandlung einer Herzinsuffizienz (siehe dort)
- Endokarditisprophylaxe (Indikationsliste: Siehe Kap. "Infektiöse Endokarditis")
- Thromboembolieprophylaxe mit Antikoagulanzien bei allen mechanischen Klappenprothesen

B) Operative Therapie: Siehe Kap. „Der klappenoperierte Patient“

Merke: Vor jeder geplanten Herz-Op. KHK ausschließen (Koronarangiografie), damit eine evtl. KHK mitbehandelt werden kann.

DER KLAPPENOPERIERTE PATIENT

Indikation zum Klappenersatz:
- Wenn das Beschwerdebild eine konservative Behandlung nicht mehr zulässt oder Gefahr besteht, dass sich durch ein längeres Herausschieben des Operationszeitpunktes irreversible Myokardschäden einstellen.
- Primäres Ziel ist eine klappenerhaltende Korrektur. Erst wenn dies nicht möglich ist → prothetischer Klappenersatz.
- Bis heute stehen keine Kunstklappen zur Verfügung, die mit den natürlichen Klappen in Haltbarkeit und Funktion vergleichbar sind.

Anforderungen an künstliche Herzklappen:
Lebenslange Haltbarkeit, optimales Strömungsprofil, gute Gewebeverträglichkeit, keine Hämolyse, keine Thrombogenität, geringer Raumbedarf, einfache Implantationstechnik, keine belästigenden Schallphänomene, günstiger Preis.

Prothetischer Klappenersatz:

1. Mechanische Klappenprothesen:
   - Vorteile: Lange Haltbarkeit.
   - Nachteile: Hohes Thromboembolierisiko → Antikoagulation erforderlich; transvalvulärer Gradient, Hämolyse.
   - Ind: 1. Längere Lebenserwartung (wenn Reoperation bei jüngeren Patienten wahrscheinlich)
     2. Niereninsuffizienz
     3. Nach vorausgegangener Fehlfunktion einer Bioprothese
     4. Wenn Antikoagulation aus anderen Gründen erforderlich ist.
   - Kugelventile: Die ersten verfügbaren Klappen arbeiteten nach diesem Prinzip (z.B. Starr-Edwards) → relativ groß, viel Raum zur Implantation erforderlich.
   - Scheibenventile: „Hubscheibenprinzip“ → geringerer Raumbedarf, jedoch Behinderung des zentralen Blutstromes. Bessere Hämodynamik bei „Kippscheibenprinzip“ (z.B. Björk-Shiley)
   - Doppelflügelklappen: Derzeit bevorzugt (z.B. St. Jude) → bei geringer Größe günstige hämodynamische Eigenschaften und relativ niedrige Thrombogenität.
2. Biologische Klappenprothesen:
   Aus tierischem Gewebe (Xenograft: Rinder-Perikard oder Herzklappen vom Schwein) oder Leichenmaterial (Allograft: Fascia lata, Dura mater), das auf ein Metall- oder Plastik-Gerüst aufgezogen wird. Zur Gewebesterilisation und Elimination von Immunreaktionen vorbehandelt.
   - Vorteile: Niedrige Thrombogenität
   - Nachteile: Begrenzte Haltbarkeit: Progrediente Verkalkung → Einschränkung der Klappenbeweglichkeit und Öffnungsfläche, Einrisse der Klappenstrukturen. Betroffen sind vorzugsweise Patienten mit eingeschränkter Nierenfunktion, Kalziumstoffwechselstörungen, Patienten nach Endokarditis, große Prothesen, Prothesen in Mitralposition.
   - Ind: 1. Höheres Lebensalter (> 75 J.), Lebenserwartung < 10 J.
     2. Kontraindikation für Antikoagulanzien
     3. Reoperation wegen Thromboembolie-Komplikationen einer mechanischen Klappe
3. Allograft/Homograft-Klappenprothesen:
   Menschliche Leichenklappen. Verwendet werden frische, antibiotika-behandelte, kryokonservierte oder chemisch konservierte Grafts. Verfügbarkeit eingeschränkt.
   - Vorteile: Niedrige Thrombogenität
   - Nachteile: schwierigerer zu implantieren, Degenerationserscheinungen
   - Ind: z.B. Frauen mit Kinderwunsch, nach abgelaufener Endokarditis, jüngere Patienten
4. Ross-Operation:
   Ersatz der Aortenklappe durch die eigene Pulmonalklappe (Autograft), während die Pulmonalklappe durch pulmonalen oder aortalen Allograft ersetzt wird.

Komplikationen nach Klappenersatz: (50 % aller Patienten/10 Jahren)

- Frühkomplikationen: Blutungen, Infektionen, Prothesenendokarditis, Rhythmusstörungen, Herzinsuffizienz, perioperatives Nieren-, Lungen-, Leber- oder Multiorganversagen.
- Spätkomplikationen: Thromboembolien, Blutungen unter Antikoagulanzien, Prothesenendokarditis Herzinsuffizienz im Spätverlauf → 3 Ursachen:
  - Klappendysfunktion
  - Begleitende Hypertonie und/oder koronare Herzkrankheit
  - Präoperative Herzmuskelschädigung infolge zu später Indikation zum Klappenersatz!

  Merke: Der präoperative Funktionszustand des linken Ventrikels bestimmt wesentlich die Langzeitprognose, insbesondere bei Klappeninsuffizienzen!

  - Prothesenkomplikationen: Disproportion von Klappe und Gefäßen oder Ventrikel, Einrisse in der Ummantelung von Klappenkäfigen, Embolisation von Prothesenflügeln oder Defekte in alten Kugelprothesen.
  - Prothesenfehlfunktion: Störungen des Bewegungsablaufes → Stenosen oder Insuffizienzen durch Degenerationsprozesse, Materialfehler oder fehlerhafte Implantationstechniken

Spezifische Probleme:

Klappenthrombosen:

- Vo.: Unter Antikoagulation selten, häufiger bei Mitralklappen- als bei Aortenklappenprothesen, am häufigsten bei Trikuspidalklappenprothesen. Inzidenz vom Klappentyp beeinflusst (selten bei St. Jude Medical).
- KL.: Verschlechterung des klinischen Zustandsbildes, akute Herzinsuffizienz, Embolien (Gehirn!) oder Rhythmusstörungen
- Th.: Lysebehandlung, evtl. Reoperation

Thromboembolien:

- Vo.: Vorzugsweise bei mechanischen Klappenprothesen, häufiger nach Mitral-, als nach Aortenklappenersatz, selten bei Homograftklappen. Inzidenz ca. 2 - 3 % pro Patientenjahr.
- KL.: Ischämie in Abhängigkeit vom betroffenen Gefäßgebiet (Gehirn-, Extremitäten- und Intestinalgefäße).
- Th.: Siehe Kap. Embolien
- Pro.: Antikoagulation obligatorisch bei allen mechanischen Klappen. Orale Antikoagulanzien nach Implantation einer Bioprothese in den ersten 3 postoperativen Monaten obligatorisch, Dauerantikoagulation bei chronischem Vorhofflimmern, nach Thromboembolien, bei großem linken Vorhof oder bei deutlich eingeschränktem HZV. Der INR-Wert richtet sich nach Klappentyp und -position (siehe Kapitel Thromboembolieprophylaxe).

Prothesenendokarditis:

- Vo.: Bei mechanischen und Bioprothesen, weniger bei Homograftklappen.
  Frühendokarditis: Innerhalb der ersten zwei postoperativen Monate; Erreger meist Staphylokokken und gramnegative Erreger, seltener Pilze. Die Prognose ist sehr ernst.
  Spätendokarditis: Nach den ersten beiden postoperativen Monaten; Erreger identisch mit denen, die eine Endokarditis bei Nativklappen auslösen (Strept. viridans, Staph. aureus, Staph. epidermidis, Enterokokken u.a.).
- Di.: Fieber, neu aufgetretene Klappengeräusche u./o. geänderte Öffnungs-/Schlusstöne, transösophageale Echokardiografie, positive Blutkultur (vor Beginn einer Antibiotikatherapie Blutkulturen sicherstellen!).
- Th.: Siehe Kap. „Bakterielle Endokarditis“
- Pro: Lebenslange antibiotische Endokarditisprophylaxe bei allen Risikopatienten (siehe Kap. „Bakterielle Endokarditis“).

Paravalvuläre Lecks:

- Vo.: Besonders an Prothesen, die in stark kalzifizierte Klappenringe eingenäht werden, aber auch durch Endokarditiden hervorgerufen.
- Di.: Refluxgeräusche an der betroffenen Klappe, Hämolyse, Echokardiografie

Mechanisch bedingte Hämolyse:

Vorkommen bes. bei älteren Klappenmodellen. Bei gut funktionierenden intakten Klappenprothesen ist die mechanische Hämolyse unbedeutend und äußert sich nur durch geringe LDH-Erhöhung. Bei Klappenfunktionsstörungen nimmt die Hämolyse zu.

Di.:
- LDH und α-HBDH ↑
- Haptoglobin ↓
- Evtl. Hämopexin ↓ (nur bei starker Hämolyse, wenn Haptoglobin nicht mehr messbar)
- Retikulozyten ↑
- Indirektes Bilirubin ↑
- Fragmentozytose

Hb normal = kompensierte Hämolyse
Hb vermindert = Dekompensierte Hämolyse = Hämolytische Anämie

Echokardiografischer Ausschluss einer Prothesenfehlfunktion
Behandlung ist abhängig von der zugrunde liegenden Ursache; bei starker Hämolyse evtl. operative Revision erforderlich.
Die postoperative Frühmortalität kann man abschätzen z.B. mit dem Euroscore-Rechner (siehe *Internet*).

Regelmäßige Nachsorgeuntersuchungen:
- Anamnese: Neues Auftreten von Fieber, Müdigkeit, Abgeschlagenheit, Leistungsknick, (nächtliche) Dyspnoe, Schwitzen, Stenokardien, Ödeme, Palpitationen, Schwindel, Synkopen?
- Klinische Untersuchung: Achten auf pleuroperikardiales Reiben (frühpostoperativ beim Postperikardiotomiesyndrom), Tachykardien (z.B. bei Fieber, Anämie, Endokarditis, Volumenmangel, Herzinsuffizienz), Vorhofflimmern, Lungenstauung, Halsvenenstauung, Hepatomegalie, Aszites, periphere Ödeme, Pleura- oder Perikardergüsse (frühpostoperativ beim Postperikardiotomiesyndrom; spätpostoperativ bei Herzinsuffizienz).
- Auskultation: Bioprothesen und Homografts haben normalerweise keine spezifischen Geräuschphänomene, mechanische Prothesen meist Öffnungs- und Schließungs-Klicks. Prothesenschließungs-Klick lauter als Öffnungs-Klick. Leiserwerden von Prothesentönen kann Hinweis auf Kunstklappenthrombose sein! Neuauftreten systolischer oder diastolischer Geräusche kann auf eine Fehlfunktion hinweisen.
- Echokardiografie: Bewegungsmuster der Klappenteile, Flussprofile, Gradienten und Öffnungsflächen, Ventrikelfunktion und -größe, Nachweis valvulärer oder paravalvulärer Lecks; Vegetationen bei bakterieller Endokarditis
- Röntgen, CT, MRT: Klappentyp, Insuffizienz- oder Stenosenachweis, Ventrikelfunktion und -morphologie, Lungenperfusion
- Ekg: Belastung der Vorhöfe und Ventrikel, Erregungsrückbildungsstörungen sowie Blockbilder oder Rhythmusstörungen.
- Labor: Entzündungsparameter (Leukozytenzahl, BSG, CRP), Blutkulturen bei Verdacht auf bakterielle Endokarditis, Nachweis einer Anämie (Blutbild, Eisen, Ferritin), einer Hämolyse (LDH, α-HBDH, Haptoglobin, Bilirubin, Fragmentozyten); Gerinnungskontrollen bei Antikoagulanzientherapie (INR)
- „Home Monitoring" nach alloprothetischem Herzklappenersatz:
  - INR-Selbstbestimmung (CoaguCheck) → dadurch Senkung der Häufigkeit schwerer Blutungskomplikationen
  - Selbstkontrolle der Klappenfunktion durch vollautomatische Frequenzanalyse des Klappengeräusches → Früherkennung von Klappenfunktionsstörungen

MITRALKLAPPENSTENOSE (MS) [I05.0]

Ät.: Abgesehen von seltenen angeborenen Formen ist eine MS meist Folge eines rheumatischen Fiebers. Dies lässt sich allerdings anamnestisch nicht immer zurückverfolgen.

PPh: Die normale Mitralklappe hat bei Erwachsenen einen Öffnungsfläche von 4 - 5 cm^2. Bei der MS kommt es zu einer schleichenden Stenosierung der Mitralklappe (Jahre bis Jahrzehnte). Hämodynamik und Klinik sind abhängig von:
- Schweregrad der Obstruktion
- Transmitralem Blutfluss
- Herzrhythmus und -frequenz
- Ausmaß der sekundären Lungenstrombahnveränderungen

▸ Einengung der Mitralklappe → Behinderung der diastolischen linksventrikulären Füllung
Der Gradient zwischen linkem Vorhof (LA) und enddiastolischem Druck im linken Ventrikel (LV) ist abhängig vom Schweregrad der Stenose sowie vom aktuellen Herzminutenvolumen. Zunächst verhindert eine Vergrößerung des LA eine Erhöhung des Pulmonalisdruckes und der Patient ist weitgehend asymptomatisch.

▸ Zunehmende Obstruktion des Mitralostiums → verminderte Füllung des LV. Durch Anstieg des LA-Druckes wird der LV zunächst noch ausreichend gefüllt und das Herzzeitvolumen aufrechterhalten. Bei Abnahme des Herzzeitvolumens kommt es zu Müdigkeit und Einschränkung der Leistungsbreite. Der erhöhte LA-Druck wird passiv auf die Lungenvenen fortgeleitet (reaktive bzw. passive pulmonalvenöse Hypertonie) → pulmonale Umstellungsreaktionen (Steigerung des Lymphflusses, Senkung der Permeabilität der alveolären Kapillarmembranen). Reaktive Konstriktion der pulmonalarteriellen Gefäße → verminderter Blutstrom zum Lungenkapillarsystem und Senkung des hydrostatischen Druckes. Durch diese gegenregulatorischen Vorgänge wird ein Lungenödem verhindert.

- ▶ Wird die Kapazität der Gegenregulation überschritten, entwickeln sich Symptome der Lungenstauung: Dyspnoe, Orthopnoe, (nächtlicher) Husten.
  Bei einem linksatrialen oder mittleren Pulmonalkapillardruck > 25 - 30 mmHg in Ruhe besteht das Risiko eines Lungenödems, insbes. bei körperlichen Belastungen, Fieber, Anämie, Tachykardie, Schwangerschaft.
- ▶ Über die Phase der passiven pulmonalvenösen Hypertonie entwickelt sich (infolge reaktiver pulmonalarterieller Vasokonstriktion, interstitieller Fibrose sowie Umbau der Lungenarteriolen) sekundär eine aktive pulmonalarterielle Hypertonie. Dabei kann der Pulmonalisdruck auf/über systemische Druckwerte ansteigen.
  Folgen: Pulmonalarterielle Hypertonie → Rechtsherzhypertrophie → Dilatation des rechten Ventrikels → Rechtsherzinsuffizienz.

Schweregrade:

Schweregrad	Mittlerer Druckgradient (mmHg) *)	Mitralöffnungsfläche = MÖF (cm²)	mPCP (mmHg) unter Belastung **)
Leicht	≤ 7	> 1,5 - 2,5	≤ 20
Mittelschwer	8 - 15	1,0 - 1,5	21 - 25
Schwer	> 15	< 1,0	> 25

*) Bei normaler Herzfrequenz und mittlerem Herzzeitvolumen (HZV)
**) mPCP= mittlerer Pulmonalkapillardruck

KL.: Symptomatik abhängig vom Schweregrad der Erkrankung:

1. Folgen der Drucksteigerung im linken Vorhof:
   - Evtl. Vorhofflimmern mit absoluter Arrhythmie (Leistungsminderung des Herzens um ca. 20 %)
   - Thrombenbildung im linken Vorhof (40 %) mit Gefahr arterieller Embolien (20 % d.F.) in Gehirn, Extremitäten, Nieren u.a.
2. Folgen der Lungenstauung/pulmonalen Hypertonie:
   - (Belastungs-)Dyspnoe
   - Nächtlicher Husten ("Asthma cardiale")
   - Evtl. Hämoptoe mit "Herzfehlerzellen" im Sputum (= hämosiderinhaltige Lungenmakrophagen)
3. Folgen bei Rechtsherzinsuffizienz:
   - Erhöhter Venendruck mit sichtbarer Venenstauung am Hals und unter der Zunge
   - Stauungsleber, Stauungsniere (evtl. Proteinurie), Ödeme der abhängigen Körperpartien
4. Folgen des verminderten Herzzeitvolumens:
   - Leistungsminderung
   - Periphere Zyanose mit rötlich-zyanotischen Wangen (Facies mitralis)

Ko.:
- Arterielle Embolien (siehe oben)
- Bakterielle Endokarditis
- Lungenödem

Ausk.: (optimal in Linksseitenlage; p.m. über der Herzspitze) 4 Schallphänomene:
- Paukender 1. Herzton
- Mitralöffnungston (MÖT)
- Diastolisches Decrescendogeräusch (im Anschluss an den MÖT), das übergeht in ein
- Präsystolisches Crescendogeräusch

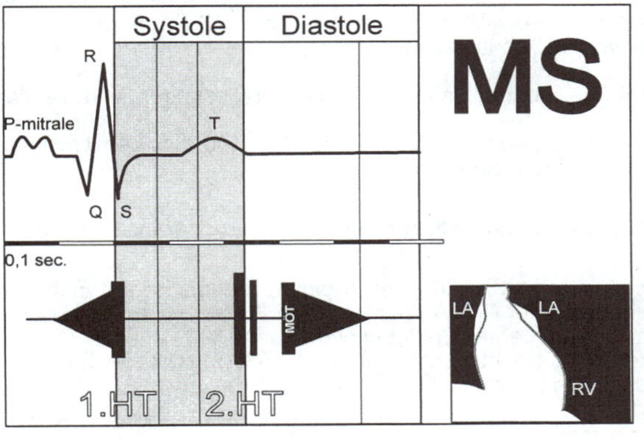

- Paukender 1. Herzton und MÖT entstehen durch lautes Umschlagen der Mitralsegel, wenn der Kammerdruck den Druck im linken Vorhof über- bzw. unterschreitet.
  Bei erstarrten Mitralsegeln können beide Töne verschwinden.
  Das präsystolische Crescendo findet sich nur bei Sinusrhythmus!
- Kombiniertes Mitralvitium: Zusätzlich Geräusch der MI.

- Schwere MS mit pulmonaler Hypertonie: Unmittelbar nach dem verstärkten Pulmonalsegment des 2. HT diastolisches Graham-Steell-Geräusch einer relativen Pulmonalklappeninsuffizienz.

Ekg: - Belastung des linken Vorhofs: P-mitrale (doppelgipfliges P in Abl. II > 0,11 s), evtl. Vorhofflimmern mit absoluter Arrhythmie
- Bei pulmonaler Hypertonie Zeichen der Rechtshypertrophie; Entwicklung des Lagetyps zum Steil- bis Rechtstyp, Sokolow-Lyon-Index für Rechtsherzhypertrophie: $R_{V1} + S_{V5 \text{ oder } 6} \geq 1{,}05$ mV.

Rö.: 1. Vergrößerung des linken Vorhofs:
- Im p.a.-Bild evtl. Doppelkontur am rechten Herzrand, verstrichene Herztaille durch prominentes linkes Herzohr, Aufspreizung der Trachealbifurkation
- Im (links anliegendem) Seitenbild bogenförmige Impression der Speiseröhre (nach Kontrastbreischluck) als Ausdruck einer Einengung des Herzhinterraumes in Vorhofhöhe.

2. Mitralkonfiguration des Herzens ("stehende Eiform") durch:
- Vergrößerung des linken Vorhofs (siehe oben)
- Erweiterung der A. pulmonalis bei pulmonaler Hypertonie
- Rechtsventrikuläre Hypertrophie

3. Evtl. Zeichen der Lungenstauung:
- Verbreiterte Lungenvenen im Hilusbereich
- Bei interstitiellem Lungenödem Kerley B-Linien in den Unterfeldern
- Bei alveolärem Lungenödem Milchglaszeichnung u.a.

4. Evtl. Zeichen der rechtsventrikulären Hypertrophie mit Einengung des retrosternalen Herzvorderraumes im Seitenbild.
Anm.: Bei rechtsventrikulärer Hypertrophie kann der rechte Ventrikel (im p.a.-Bild) den linken Herzrand bilden; daher sollte man bei der Beurteilung eines Thoraxröntgenbildes den linken Herzrand nicht mit der Begrenzung des linken Ventrikels gleichsetzen.

5. Evtl. Klappenverkalkung

Echo: Transthorakal, optimal transösophageal (TEE):
Beurteilung der Klappenanatomie/-pathologie; M-Mode: EF-Slope abgeflacht mit Mehrfachechos bei Klappenkalk; Quantifizierung des Stenosegrades; Messung des vergrößerten linken Vorhofs (> 40 mm); verkleinerter linker Ventrikel; Funktionsbeurteilung beider Ventrikel; Beteiligung anderer Klappen; Abschätzung der Druckverhältnisse im kleinen Kreislauf und im rechten Ventrikel; Nachweis von Vorhofthromben (TEE).
Maximaler und mittlerer Gradient über die stenosierte Klappe sowie die Klappenöffnungsfläche können quantifiziert werden. Evtl. Refluxnachweis bei gleichzeitiger Klappeninsuffizienz (Farbduplex).

MRT: Druckgradient über der Klappenstenose, Planimetrie der MÖF

Invasive Diagnostik (Links- und Rechtsherzkatheter):
Ind: Beurteilung der Klappenfunktion, des Stenosegrades und der Ventrikelfunktion. Erfassung der Druckverhältnisse im großen und kleinen Kreislauf. Ausschluss einer therapiebedürftigen Koronarstenose

Manometrie:
Messung der PC-Druckkurve und des Pulmonalarteriendruckes, des Gradienten über die Klappe und Berechnung der Klappenöffnungsfläche.
Bei der MS steigt der Mitteldruck im LA deutlich an (> 20 mmHg). Es besteht ein Gradient über die Mitralklappe (gemessen zwischen a-Welle in der LA- oder PC-Druckkurve und dem enddiastolischen LV-Druck), der vom HZV mitbestimmt wird.
Pulmonale Hypertonie:
- Der diastolische PAP liegt über dem mittleren PCP (bei Herzgesunden sind die Werte ungefähr gleich).
- Berechnung des Lungenarteriolenwiderstandes (normal 45 - 100 dyn · s · cm^{-5}), der bei der MS bis auf > 1500 dyn · s · cm^{-5} ansteigen kann.

Lävokardiogramm:
LV nicht vergrößert und gut kontrahierend, evtl. segmentale Störung der LV-Funktion

Natürlicher Verlauf:
Symptome einer MS treten meist erst 10 - 20 J. nach einem rheumatischen Fieber auf. Spontanverlauf: 10-Jahresüberlebensrate für NYHA-Klassen I und II etwa 85 %, für NYHA-Klasse III ca. 40 %. Für NYHA IV beträgt die 5-Jahresüberlebensrate nur 15 %.
Todesursachen: Lungenödem und Rechtsherzinsuffizienz (65 %), arterielle Embolien (20 %), Lungenembolien (10 %), bakterielle Endokarditis

Regelmäßige Kontrolluntersuchungen: Klinische Untersuchung, Echokardiografie, Röntgen, Ergometrie. Kontrollintervalle abhängig vom Schweregrad.

Th.: A) Konservativ:
- Die konservativen Therapiemöglichkeiten bei Herzinsuffizienz sind begrenzt auf den Einsatz von Diuretika (Thiazid + Spironolacton). ACE-Hemmer und ATII-Blocker sind kontraindiziert. Digitalis ist nur bei Vorhofflimmern indiziert.
- Patienten mit hämodynamisch wirksamer MS benötigen für eine ausreichende Ventrikelfüllung eine lange Diastole → so lange wie möglich normofrequenten Sinusrhythmus erhalten. Bei Vorhofflimmern Frequenz reduzieren → Digitalisglykoside in Kombination mit Verapamil- oder β-Rezeptorenblocker.
- Thromboembolieprophylaxe mit Antikoagulanzien bei Vorhofflimmern oder instabilem Sinusrhythmus, ab mittelschwerer MS auch bei Sinusrhythmus
- Endokarditisprophylaxe (Indikationsliste: Siehe Kap. "Infektiöse Endokarditis")
- Dauerprophylaxe eines rheumatischen Fiebers: bis etwa 25 Jahre, bei infektgefährdeten Patienten (z.B. Lehrer) länger

B) Katheterverfahren: Mitralklappenvalvuloplastie (MVP): = perkutane Mitralklappen-Kommissurotomie (PMC) mithilfe eines Ballonkatheters
Die PMC zeigt bei geeigneten Patienten ähnliche Resultate wie die operative Mitralklappenkommissurotomie (10-J.-Überlebensrate 80 - 90 %).
Vorteil: Großer operativer Eingriff wird vermieden oder herausgeschoben. Die MÖF wird normalerweise durch den Eingriff verdoppelt und der Gradient etwa halbiert.
Entscheidung über MVP nach klinischen Daten und Echo-Score. Beste Resultate bei jungen Patienten mit niedrigen Score-Werten, Sinusrhythmus, minimalen Verkalkungen und ohne begleitende Mitralklappeninsuffizienz.
Ko.: Zunahme einer Mitralklappeninsuffizienz, Vorhofseptumdefekt durch transatriale Punktion, Perforationen des Vorhofs oder Ventrikels, Thromboembolien oder AV-Blockierungen.
KI: Höhergradige Mitralklappeninsuffizienz, Vorhofthromben, Thromboembolien in der Vorgeschichte, verdicktes Vorhofseptum

C) Chirurgische Therapie: Meist Mitralklappenersatz

A) Indikationen für PMC bei mindestens mittelschwerer Mitralstenose (Mitralöffnungsfläche < 1,5 cm²)
1. Symptomatischer Patient: Geeignete Klappenmorphologie, keine linksatrialen Thromben, höchstens leichte Mitralinsuffizienz, keine zusätzliche Operationsindikation (weiterer schwerer Klappenfehler, revaskularisierungsbedürftige KHK)
2. Asymptomatischer Patient: Zu erwägen bei pulmonalem Hypertonus in Ruhe (systolischer Pulmonaldruck > 50 mmHg) oder unter Belastung (systolischer Pulmonaldruck > 60 mmHg) oder mittlerem Gradienten in Ruhe > 15 mmHg, geeigneter Klappenmorphologie, Ausschluss linksatrialer Thromben, höchstens leichter Mitralinsuffizienz und keiner zusätzlichen kardialen Operationsindikation (weiterer schwerer Herzklappenfehler, revaskularisierungsbedürftige KHK)
B) Indikationen zum Mitralklappenersatz, wenn eine PMC aus o.g. Gründen nicht infrage kommt.
1. Erheblich symptomatischer Patient (NYHA III-IV) und Mitralöffnungsfläche < 1,5 cm²
2. Gering oder nicht symptomatischer (NYHA I - II) Patient und Mitralöffnungsfläche < 1 cm²

Anm.: Diese Indikationen haben einen Evidenzgrad IB.
(*Einzelheiten siehe Internet ESC/EACTS-Guidelines und www.dgthg.de*)

MITRALKLAPPENINSUFFIZIENZ (MI) [I34.0]

Def: Akut oder chronisch auftretende Schlussunfähigkeit der Mitralklappe zwischen dem linken Vorhof und linken Ventrikel durch Veränderungen im Bereich des Klappenanulus, der beiden Segel, der Chordae tendineae oder der Papillarmuskeln.

Ep.: Inzidenz 2 %/J. (zweithäufigstes Klappenvitium bei Erwachsenen)

Ät.:
- Relative MI: Dilatation des Mitralklappenannulus bei dilatativer Kardiomyopathie sowie Linksherzinsuffizienz unterschiedlicher Genese
- Mitralklappenringverkalkung bei älteren Patienten
- Nach perkutaner Mitralklappen-Kommissurotomie (PMC)
- Seltener bei rheumatischer und/oder bakterieller Endokarditis

- Im Rahmen degenerativer, myxomatöser Veränderungen der Klappensegel (Mitralklappenprolapssyndrom, Ehlers-Danlos-Syndrom, Marfan-Syndrom)
- Elongation oder Ruptur von Chordae tendineae: Bei Mitralklappenprolaps, akutem Myokardinfarkt (akute ischämische MI), nach Thoraxtrauma oder idiopathisch
- Dysfunktionen eines Papillarmuskels bei Myokardischämie (KHK): Chronische ischämische MI

Verlaufsformen:
- Akute MI bei bakterieller Endokarditis oder nach akutem Myokardinfarkt
- Chronische MI

PPh: Mitralklappensegel schließen in der frühen Systole, wenn der Druck im linken Ventrikel (LV) den Druck im linken Vorhof (LA) erreicht. Papillarmuskeln und Chordae tendineae bewirken, dass Segel geschlossen und unter Spannung gehalten werden, wenn sich der Ventrikel während der Systole verkleinert.
Schlussunfähigkeit der Mitralklappe → Entleerung des LV in zwei Richtungen: Ein Teil des HZV in die Systemzirkulation, der andere Teil als Regurgitationsvolumen in den LA. Da Lungenvenen keine Klappen enthalten und weit offen stehen, gelangt das in den LA regurgitierte Blut bis in die Lungengefäße → Lungenstauung und reaktive pulmonale Hypertonie → Rechtsherzbelastung → Rechtsherzinsuffizienz. Um das Herzzeitvolumen aufrechtzuerhalten, muss das Schlagvolumen gesteigert werden. Volumenbelastung → Hypertrophie und Dilatation des LV.

Klinische Zeichen der MI resultieren aus dem kleinen Minutenvolumen im großen Kreislauf und dem Blutrückstau in die Lungenzirkulation.

KL.:
- Eine chronische MI, die langsam entsteht, kann der Organismus durch Adaptationsmechanismen längere Zeit tolerieren. Infolge der günstigeren Volumenbelastung kann die Lebenserwartung bei leichter Mitralinsuffizienz fast normal sein. Symptome können auch bei erheblicher Mitralinsuffizienz längere Zeit fehlen oder gering sein. Erst bei Versagen des linken Ventrikels entwickeln sich rasch stärkere Beschwerden wie Dyspnoe, Herzklopfen, nächtliche Hustenanfälle u.a. Die Klinik ist dann ähnlich wie bei Mitralstenose (siehe dort).
- Bei akuter MI (z.B. infolge Papillarmuskelnekrose bei Infarkt) fehlt die Zeit zur kardialen Anpassung → rasche linksventrikuläre Dekompensation mit Lungenödem und evtl. kardiogenem Schock!

Ko.: Kardiale Dekompensation mit Lungenödem; Vorhofflimmern kann Dekompensation auslösen! Thromboembolien bei Vorhofflimmern, bakterielle Endokarditis

Inspektion und Palpation:
Selten periphere Zyanose. Puls normal oder absolute Arrhythmie bei Vorhofflimmern. Systolischer Venenpuls bei Trikuspidalinsuffizienz. Spitzenstoß bei exzentrischer Linkshypertrophie, verbreitert und nach unten/außen verlagert. Hebende Pulsationen über dem rechten Ventrikel.

Auskultation (günstig in Linksseitenlage):
Sofort nach dem 1. HT, der leise ist, hochfrequentes, bandförmiges (Holo-) Systolikum, p.m. über der Herzspitze, Fortleitung in die Axilla. Bei höher gradiger MI kurzes Intervall-Diastolikum zur Zeit der raschen Ventrikelfüllung, evtl. 3. HT.

Ekg: P-sinistroatriale = P-mitrale
(P > 0,11 sec., doppelgipflig und betonter zweiter Anteil), erst später P-pulmonale (dextroatriale); evtl. Vorhofflimmern. Linkstyp, bei pulmonaler Hypertonie Rechtstyp. Bei schwerer Mitralinsuffizienz: Linkshypertrophie (Volumenbelastung), später auch Rechtsherzbelastung (bei pulmonaler Hypertonie). Links-, evtl. auch rechtspräkordiale Erregungsrückbildungsstörungen.

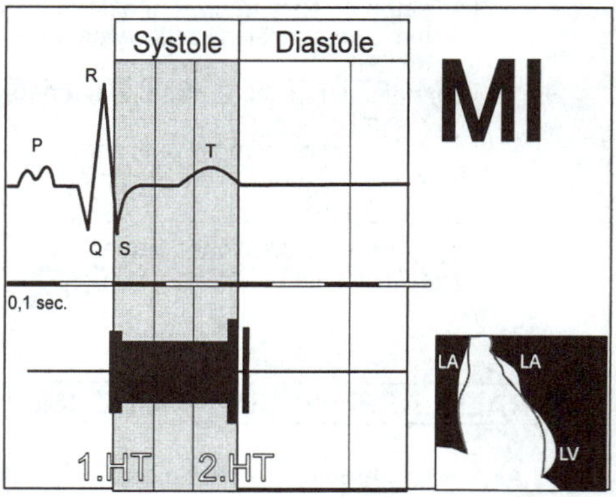

Echo: Semiquantifizierung des Insuffizienzgrades (Refluxnachweis im Farbduplex), Messung der Vorhofgröße, Größen- und Funktionsbeurteilung beider Ventrikel, Beteiligung anderer Klappen sowie Abschätzung der Druckverhältnisse im kleinen Kreislauf und im rechten Ventrikel. Nachweis von Thromben im linken Vorhof (TEE). Hinweise auf Ursache: Mitralklappenprolaps, Segelabriss, Verkalkungen, Vegetationen bei bakterieller Endokarditis.

MRT: Berechnung des Refluxes (Insuffizienzgrad), Anatomie + Funktion des Herzens

Rö.: - Vergrößerung des linken Vorhofs und (im Gegensatz zur Mitralstenose) auch des linken Ventrikels. Im p.a.-Bild: Mitralkonfiguriertes vergrößertes Herz mit verstrichener Herztaille. Seitliches Bild: Einengung des Retrokardialraumes in Vorhof- und Ventrikelhöhe (nach Ösophagusbreischluck).
- Bei Lungenstauung verbreiterte Lungenvenen im Hilusbereich
- Bei interstitiellem Lungenödem Kerley B-Linien in den Unterfeldern
- Bei alveolärem Lungenödem Milchglaszeichnung u.a.

Invasive Diagnostik (Linksherzkatheter):

Ind: Abschätzung des Insuffizienzgrades, Erfassung der Druckverhältnisse im großen und kleinen Kreislauf, Abschätzung der Ventrikelfunktion und Ausschluss einer therapiebedürftigen KHK.

Manometrie: LA und PC-Drücke

Lävokardiogramm:
Ausmaß des Kontrastmittelrefluxes in den LA sowie Regurgitationsfraktion erlauben eine Graduierung der MI:

Graduierung	Kontrastmittelreflux	Regurgitationsfraktion
Grad I	• Minimaler Reflux • Keine komplette Anfärbung des LA	< 20 %
Grad II	• Komplette Anfärbung des LA nach mehreren Schlägen • KM-Dichte im LA < LV	20 - 39 %
Grad III	• Komplette und dichte Anfärbung des LA • KM-Dichte im LA = LV	40 - 60 %
Grad IV	• Sofort (nach 1-2 Schlägen) komplette Anfärbung des LA • KM-Dichte im LA > LV • KM-Reflux in Lungenvenen	> 60 %

Bestimmung der Regurgitationsfraktion (RF):

Totales Schlagvolumen = Enddiastolisches minus endsystolisches Volumen
Effektives Schlagvolumen = HZV / Herzfrequenz
Regurgitationsvolumen = Totales Schlagvolumen minus effektives Schlagvolumen
Regurgitationsfraktion = Regurgitationsvolumen / totales Schlagvolumen

Natürlicher Verlauf:

Überlebensrate abhängig von der Ursache der MI. Bei rheumatischer MI 5-Jahresüberlebensrate bei 80 %, 10-Jahresüberlebensrate bei 60 %.
Die Ejektionsfraktion bleibt längere Zeit normal. Verminderung der Kontraktilität gilt als Hinweis auf fortgeschrittenes Krankheitsstadium mit der Gefahr, dass auch eine Operation die Ventrikelfunktion nicht mehr normalisieren kann.

Verlaufskontrolle:

Klinische Untersuchung, Ekg, Echokardiografie, Röntgen-Thorax. Kontrollintervalle richten sich nach dem Schweregrad (z.B. alle 6 - 12 Monate), um die Indikation zur Operation rechtzeitig stellen zu können, bevor eine irreversible Ventrikeldysfunktion eintritt.

Th.: A) Konservativ:
- Eine medikamentöse Therapie der Herzinsuffizienz sollte bei symptomatischen Patienten die operative Therapie nicht verzögern. Prognostischer Nutzen der medikamentösen Therapie nicht gesichert.
- Körperliche Schonung
- Thromboembolieprophylaxe mit Antikoagulanzien bei Vorhofflimmern (siehe dort)

B) **Chirurgische Therapiemöglichkeiten bei MI:**
(Leitlinien der Deutschen Gesellschaft für Thorax-, Herz- und Gefäßchirurgie: *www.dgthg.de*, und ESC-Guidelines 2012)
- Mitralklappenrekonstruktion mit/ohne Ring oder Teilring; minimal-invasiv oder operativ
- Mitralklappenersatz mit mechanischer Prothese oder mit biologischer Prothese

Soweit möglich, ist stets der Rekonstruktion der Vorzug vor dem Klappenersatz zu geben.

Ind: 1. Akute Mitralinsuffizienz: Rasche operative Therapie!
2. Chronische Mitralinsuffizienz:

Indikation zur Mitralklappenchirurgie		EG
Symptomatische Patienten	LVEF ≥ 30 %	I
	LVEF < 30 %, wenn rekonstruktionsfähig	IIa
Asymptomatische Patienten	LVEF < 60 % und/oder LVESD > 45 mm	I
	Paroxysmales oder neu aufgetretenes persistierendes Vorhofflimmern	IIa
	Systolischer pulmonalarterieller Druck in Ruhe > 50 mmHg	
	LVEF > 60 % und LVESD > 45 mm, aber fehlende kontraktile Reserve unter Belastung	

LVEF = Linksventrikuläre Ejektionsfraktion
LVESD = Linksventrikulärer enddiastolischer Durchmesser
EG = Empfehlungsgrad

KI (relative): z.B. LVEF < 20 %, Operationsrisiko > als erwarteter Nutzen

- Krankenhausletalität: Mitralklappenrekonstruktion ca. 2 %; Mitralklappenersatz ca. 6 %
- Orale Antikoagulation bei mechanischen Herzklappenprothesen lebenslang; bei biologischen Prothesen mindestens 3 Monate
- Endokarditisprophylaxe nach Op. (Siehe Indikationsliste im Kap. Infektiöse Endokarditis)

C) Perkutane interventionelle Kathetertherapie: Mitralsegel-Clipping (Mitra-Clip-Verfahren)
Ind: Patienten mit KI oder erhöhtem Risiko für eine Operation (höheres Alter, Komorbiditäten). Die Ergebnisse sind rel. gut (EVEREST II-Studie).

MITRALKLAPPENPROLAPS (MKP) und MITRALKLAPPENPROLAPSSYNDROM

[I34.1]

Synonym: Barlow-Syndrom, Klick-Syndrom, klick-murmur-syndrome, floppy-valve-syndrome

Def: Mitralklappenprolaps: Mitralklappendysfunktion, bei der sich überdimensionierte Anteile der Mitralklappensegel während der Ventrikelsystole in den linken Vorhof wölben und z.T. zu einer Mitralinsuffizienz führen.
Erst beim Auftreten von Symptomen, insbesondere Rhythmusstörungen oder neurozirkulatorischen Störungen, spricht man vom MKP-Syndrom.
In ca. 90 % handelt es sich um einen harmlosen Befund, bei einer kleineren Gruppe aber kann es zu schwerwiegenden Komplikationen kommen.

Ep.: Häufigste Klappenanomalie in der westlichen Welt. Auftreten bei etwa 3 - 4 % der erwachsenen Bevölkerung (abhängig von Diagnosekriterien); familiäre Häufungen (autosomal dominanter Erbgang mit inkompletter Penetranz wird vermutet). w > m

Ät.:
- Primärer, idiopathischer MKP: Myxomatöse Degeneration im Bereich der Mitralklappe, wobei MK-Anulus und Chordae tendineae mit einbezogen sein können. Chordae oftmals verlängert und dünn, z.T. aber auch deutlich verdickt. Missverhältnis zwischen Größe des Mitralklappenapparates und linkem Ventrikel. Betroffen sind das posteriore, beide oder seltener nur das anteriore Mitralsegel.
- Sekundärer MKP: Bei Vorhofseptumdefekt, KHK, dilatativer oder hypertropher Kardiomyopathie, nach Myokarditis oder bei Systemerkrankungen (u.a. Marfan-Syndrom, Ehlers-Danlos-Syndrom, Osteogenesis imperfecta)

KL.: Ca. 90 % der Patienten mit MKP sind asymptomatisch. Frauen sind 5 x häufiger symptomatisch als Männer.
Typische Beschwerden: Rhythmusstörungen (supraventrikuläre und ventrikuläre Extrasystolen und Tachykardien, WPW-Syndrom), Palpitationen, (Prä-)Synkopen, Luftnot, Leistungsminderung, schlechte Belastbarkeit, Müdigkeit, Angstzustände, thorakale Missempfindungen, pektanginöse Beschwerden

Ko.:
- Bei ca. 10 % der Patienten: Progression der Mitralklappeninsuffizienz, Ruptur von Chordae tendineae, Endokarditis, höher gradige Rhythmusstörungen, arterielle Embolien (Emboliequelle: Mitralklappe oder Winkel zwischen posteriorem Mitralsegel und linksatrialer Wand („left atrial angle lesions"))

- Plötzlicher Herztod:
  - Inzidenz: Nicht genau bekannt (ca. 1 %)
  - Potentielle Risikofaktoren: Höher gradige Mitralinsuffizienz, hochgradig deformierte Klappe, vermehrtes Herzgewicht, ventrikuläre Arrhythmien, schwere autonome Dysfunktionen mit Vagotonie, Bradykardie; QT-Verlängerungen, evtl. auch Adipositas und Hypertonie

Klinische Untersuchung:
Häufig asthenischer Körperbau, z.T. verbunden mit Skelett-Anomalien (z.B. Skoliose, straight-back-syndrome, Trichterbrust). Neigung zu niedrigem Körpergewicht und Hypotonie

Ausk:
- Klicks: Ein oder mehrere hochfrequente systolische Klicks am linken unteren Sternalrand oder über der Herzspitze infolge Anspannen elongierter Sehnenfäden
- Mitralinsuffizienz-Systolikum
  Auskultationsbefund abhängig vom Füllungsvolumen des linken Ventrikels und der Körperlage. Lautstärke und Charakteristik können sich beim gleichen Patienten innerhalb kurzer Zeit ändern. In ca. 25 % ist ein MKP bei der Auskultation „stumm".

Dynamische Auskultation (nach Devereux et al., 1989):

	Verlagerung von Klick und Geräusch in die frühere Systole	Verlagerung von Klick und Geräusch in die spätere Systole
Patho-physiologie	• Maßnahmen, die das linksventrikuläre Volumen vermindern • Senkung der linksventrikulären Nachlast • Verminderung des venösen Blutrückstroms zum Herzen • Steigerung der Kontraktilität	• Maßnahmen, die das linksventrikuläre Volumen vergrößern • Steigerung der linksventrikulären Nachlast • Erhöhung des venösen Blutrückstroms zum Herzen • Senkung der Kontraktilität
Manöver	• Aufstehen aus liegender Position • Gabe von Nitroglycerin • Pressphase des Valsalva-Manövers	• Autotransfusionen (Anheben der Beine im Liegen) • Einnehmen einer Hockstellung • Isometrische Übungen (z.B. Händedrücken)

Ekg: Meist unauffällig. Bei 20 % (variable) Abflachung oder Inversion von T (insbes. in II, III, aVF). Bei Patienten mit ST-T-Alterationen gehäuft supraventrikuläre oder ventrikuläre Arrhythmien. Auch Reizleitungsstörungen (AV-Blockierungen jeden Grades, Links- bzw. Rechtsschenkelblockbilder). QT-Dauer kann verlängert sein.

Belastungs-Ekg:
Nicht selten falsch positive Befunden im Sinne einer KHK (auch Myokardszintigrafie kann falsch positiv ausfallen).

Echo:
- M-mode: Bei senkrechter Anlotung während der mittleren bis späten Systole in der C-D-Strecke abrupte, mindestens 2 mm weite, nach posterior gerichtete Bewegung des posterioren und/oder anterioren Mitralklappensegels („Hängematten-Phänomen"), durch Vorwölben eines oder beider Mitralklappensegel in den linken Vorhof.
  Diagnose eines MKP allein aus dem M-mode ist nicht möglich, da durch unkorrekte Schallkopfpositionierung falsch positive Diagnose resultieren kann.
- 2D-Echo: In mindestens 2 Ebenen (parasternaler und apikaler Längsachsenschnitt oder apikaler 4-Kammerblick) bogenförmige Verlagerung von Klappenanteilen über die AV-Klappenebene hinaus in den linken Vorhof (≥ 3 mm Prolaps in den linken Vorhof). Evtl. zusätzlich Veränderungen des Mitralklappenannulus, verdickte Mitralklappensegel, Prolabieren von Trikuspidalklappenanteilen.
- Farbduplex: Nachweis eines Refluxes bei Mitralklappeninsuffizienz

MRT: Quantifizierung einer evtl. Mitralinsuffizienz, Anatomie + Funktion des Herzens

Invasive Diagnostik:
Wenn eine koronare Herzerkrankung differenzialdiagnostisch ausgeschlossen werden muss, evtl. präoperativ bei höher gradiger Mitralklappeninsuffizienz.

Th.: Abhängig von der Risikobeurteilung:
- Niedriges Risiko: Asymptomatische Patienten ohne höher gradige Arrhythmien und ohne signifikante Mitralinsuffizienz: Patienten über die gute Prognose des Herzbefundes informieren, alle sportlichen Aktivitäten erlaubt. Keine medikamentöse Therapie, keine Endokarditisprophylaxe. Verlaufskontrollen in 5-Jahresintervallen.
- Mäßiges Risiko bei leichter Mitralinsuffizienz, höheres Risiko bei höher gradiger Mitralinsuffizienz: Gewicht normal halten; Koffein, Nikotin und Alkohol meiden; kein Sport, keine körperlichen Belastungen. Arterielle Hypertonie behandeln. Kardiologische Kontrollen alle 2 - 3 Jahre, in der Hochrisikogruppe zumindest jährlich.

Prophylaxe von Komplikationen:

- Arterielle Embolien: Bei Thrombusnachweis oder Embolien in der Anamnese: Orale Antikoagulanzien
- Endokarditisprophylaxe nur bei erhöhtem Risiko (Indikationsliste: Siehe Kap. Infektiöse Endokarditis)
- Supraventrikuläre und ventrikuläre Arrhythmien:
  Bei symptomatischen Pat. Gabe von Betarezeptorenblockern, bei malignen Arrhythmien sowie Patienten, die einen plötzlichen Herzstillstand überlebt haben: Implantation eines ICD.
- Chirurgische Therapie:
  Bei symptomatischen Patienten mit höher gradiger Mitralklappeninsuffizienz: Klappenrekonstruktion oder Klappenersatz.

AORTENSTENOSE (AS) [I35.0]

Ep.: In Europa und Nordamerika heute der häufigste Klappenfehler, im Alter > 65 J. Prävalenz ≥ 3 %.

Ät.:
- Kalzifizierende AS ist mit Abstand die häufigste Ätiologie. Aktiver Prozess mit Ähnlichkeiten zu Atherosklerose. Bikuspide Klappen entwickeln AS früher (operationsbedürftig meist zwischen 50. und 70. Lebensjahr), trikuspide Klappen später (70. bis 90. Lebensjahr).
- Bei jüngeren Erwachsenen liegt meist eine angeborene (kongenitale) AS vor, teilweise nach palliativer Therapie im Kindesalter mit Ballonvalvuloplastie oder chirurgischer Valvulotomie, dann häufig kombiniert mit Insuffizienz.
  Sonderformen: Selten subvalvuläre sowie supravalvuläre Aortenstenose (angeboren)
- Rheumatische AS: Dank konsequenter antibiotischer Behandlung der zugrunde liegenden Streptokokkeninfektion in Ländern mit modernem Gesundheitssystem sehr selten geworden. Taschenklappen sind verdickt, die Kommissuren verklebt und später dann auch kalzifiziert. Kombiniert mit mehr oder weniger Insuffizienz und in der Regel zusätzlicher postrheumatischer Mitralklappenveränderung.

PPh: Die Öffnungsfläche der Aortenklappe (bei Erwachsenen normal 2,6 - 3,5 cm^2) muss stark abnehmen (unter 1.5 cm^2), bevor es zu einer hämodynamischen Auswirkung kommt (höhergradige AS < 1.0 cm^2): Selbst schwere AS kann noch mit Symptomfreiheit verbunden sein.
- Druckbelastung des linken Ventrikels → konzentrische Hypertrophie (nicht immer vorhanden!) → hierdurch ist der LV zunächst in der Lage, den Gradienten an der Klappe zu überwinden und das HZV aufrechtzuerhalten. Bei meist lange erhaltener systolischer Ventrikelfunktion kommt es primär aber zu einer diastolischen Dysfunktion und dadurch schließlich Lungenstauung → zunehmende Leistungsminderung und Luftnot.
- Linkshypertrophie → erhöhter myokardialer Sauerstoffbedarf, erhöhte Wandspannung mit Beeinträchtigung von subendokardialem Blutfluss → Angina pectoris (auch ohne Koronarstenosen).
- Synkopen und Schwindel bzw. Kopfleere bei Belastung durch zerebrale Minderperfusion. Ursache dürfte v.a. eine Fehlantwort linksventrikulärer Barorezeptoren sein, die periphere Vasodilatation bewirkt. Andere Ursachen: Rhythmusstörungen, reduziertes HMV.
- Plötzlicher Herztod (bei körperlicher Belastung) fast nur bei symptomatischen Patienten

KL.: Das Spektrum der Klinik bzw. der Verlauf reicht von der häufigen Aortenklappen-Sklerose (> 65. Lj. ca. 30 % Prävalenz), einer ausgeprägten Aortenklappen-Verkalkung ohne hämodynamische Einschränkung bis zur hämodynamisch wirksamen Aortenstenose.
Symptomatisch werden Patienten in der Regel erst bei einer AÖF < 1,0 cm^2, einem mittleren systolischen Gradienten > 40 bis 50 mmHg.
Leichte AS: Viele Patienten bleiben über Jahre beschwerdefrei (gel. auch bei mittelgradiger Stenose!).
Höher gradige AS: Eingeschränkte Belastbarkeit, rasche Ermüdung, Atemnot, Angina pectoris, Schwindel und Synkope jeweils bei Belastung.

Inspektion und Palpation:
Pulsus tardus et parvus ist selten beim älteren Patienten. Spitzenstoß bei konzentrischer Linkshypertrophie hebend, verbreitert und nicht verlagert. Schwirren über Aorta und Karotiden.

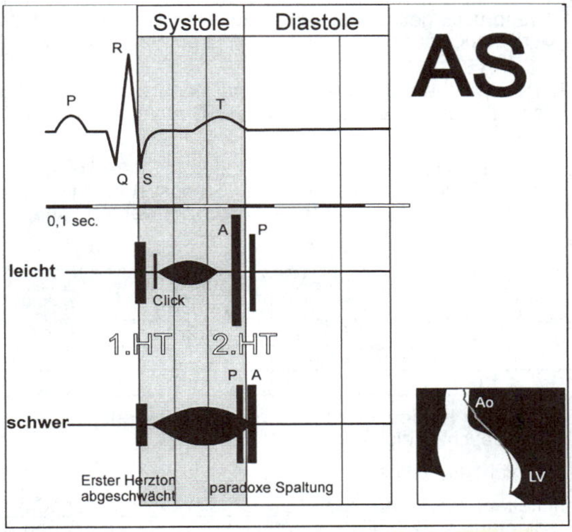

Ausk.:

- Leitbefund: Spindelförmiges raues Systolikum:
  - Punctum maximum: 2. ICR rechts parasternal
  - Vom 1. HT abgesetzt
  - Fortleitung des Geräusches in die Karotiden
  - Je stärker die Stenose, umso weiter verlagert sich das Geräuschmaximum in die Spätsystole
- Frühsystolischer Ejektion-Klick, der bei unbeweglicher Klappe fehlt.
- Bei hochgradiger Stenose Abschwächung des Aortenanteils des 2. HT
- 2. HT atemvariabel gespalten, bei hochgradiger Stenose evtl. paradoxe Spaltung des 2. HT
- Bei begleitender Aorteninsuffizienz: Diastolikum

Ekg: Veränderungen finden sich bei höher gradiger Stenose: Linkstyp, Linkshypertrophiezeichen (Sokolow-Lyon-Index für Linkshypertrophie: S_{V1} + $R_{V5 \text{ oder } 6}$ > 3,5 mV); als Ausdruck der Druckhypertrophie T-Negativierung linkspräkordial (V_{4-6}).
Hypertrophiezeichen können aber selbst bei schwerer AS auch fehlen!

Ko.: Rhythmusstörungen und plötzlicher Herztod (20 %), Linksherzversagen

Rö.: Im kompensierten Stadium normal großes Herz (erst bei Dekompensation → Linksverbreiterung), poststenotische Dilatation der Aorta ascendens bei valvulärer AS, evtl. Klappenkalk, Lungenstauung bei Dekompensation

Echo / Doppler (transthorakal / transösophageal):

- Entdeckung und Quantifizierung der Stenose mittels maximal instantanem und mittleren Druckgradienten (CW Doppler) über die Klappe sowie Berechnung der Klappenöffnungsfläche, Messung der Vorhof- und Kammergrößen, Funktionsbeurteilung beider Ventrikel, Beteiligung anderer Klappen sowie Abschätzung der Druckverhältnisse im kleinen Kreislauf
- Fibrotisch verdickte oder verkalkte Aortenklappentaschen. Nachweis einer Taschenanomalie (uni-, bi-, trikuspide Anlage).
- Verminderte Klappenseparation mit relativ starr wirkenden Taschen bei kalzifizierender AS, bzw. kuppelförmiger "Domstellung" der Taschen während der Systole bei wenig verkalkter Klappe (kongenital oder postrheumatisch).
- Konzentrische linksventrikuläre Hypertrophie
- Nachweis einer gleichzeitigen Aorteninsuffizienz (Reflux im Farbdoppler)
- Evtl. Dilatation der Aorta ascendens, v.a. bei biskuspider Klappe (unabhängig vom Stenosegrad bedingt durch intrinsische Wandveränderungen)

MRT/ICT: Berechnung von Druckgradient über der Klappenstenose, Klappenöffnungsfläche, Beurteilung von Anatomie + Funktion des Herzens

Invasive Diagnostik (Linksherzkatheter):

Ind: zur Quantifizierung der Stenose nur, wenn nichtinvasive Diagnostik nicht mit ausreichender Qualität möglich oder wenn Befunddiskrepanz gegeben (selten). Präoperative Koronarangiografie bei Männern über 40 J. und Frauen in der Menopause oder bei vaskulären Risikofaktoren.

Manometrie:
Messung des systolischen (peak-to-peak) und mittleren Gradienten über die Klappe (gemessen zwischen LV und Aorta) und Berechnung der Klappenöffnungsfläche

- Peak-to-peak-Gradient = Druckdifferenz zwischen maximalem systolischen LV-Druck und maximalem systolischen Aortendruck (dopplersonografisch nicht messbar, da Gipfel nicht zur selben Zeit besteht und damit die Druckdifferenz zu keinem Augenblick tatsächlich messbar ist).

- Maximaler instantaner Gradient = momentane maximale Druckdifferenz zwischen systolischem LV-Druck und systolischem Aortendruck, gemessen bei simultaner Registrierung (wird im Herzkatheter nicht gemessen, würde aber der dopplersonografischen Spitzengeschwindigkeit über der Klappe entsprechen).
- Mittlerer Gradient = Flächenintegral zwischen der LV-Druckkurve und der Aorten-Druckkurve bei simultaner Registrierung (entspricht dem Mittel der instantanen Dopplergradienten über der gesamten Systole)

Gradient abhängig von Stenosegrad, Blutfluss über die Klappe und somit dem HZV (bei eingeschränkter Ventrikelfunktion → niedriger Gradient, trotz relevanter Stenose!) Wichtig ist die Aortenklappenöffnungsfläche (AÖF), die mithilfe der Gorlin-Formel berechnet werden kann.

Klassifikation (Graduierung) des Schweregrades der AS:

	KÖF (cm^2)	KÖF/BSA (cm^2/m^2)	Mittlere Δp (mmHg)	V_{max} (m/s)
Leichte Aortenstenose	> 1, 5	> 1,0	< 25	< 3,0
Mittelgradige Aortenstenose	1,0 - 1,5	0,6 - 1,0	25 - 50	3,0 - 4,0
Schwere Aortenstenose	< 1,0	< 0,6	> 50	> 4,0

KÖF = Klappenöffnungsfläche; KÖF/BSA = Klappenöffnungsfläche/Körperoberfläche
Vmax = maximale transvalvuläre Flussgeschwindigkeit

Anm.: Klassifizierung in der Literatur nicht einheitlich.

Differentialdiagnostische Schwierigkeiten bereitet die sog. „Low-Gradient-Aortenklappenstenose" mit niedrigem transvalvulären Gradienten (< 30 mmHg), verminderter EF (< 40 %) und berechneter KÖF < 1 cm^2. Die verminderte EF kann Folge einer schweren AS oder einer linksventrikulären Pumpschwäche sein. Zur Differenzierung der Ursache hilft die Dobutamin-Stressechokardiografie weiter.

Natürlicher Verlauf:

Patienten mit Aortenklappenstenose können trotz höhergradiger Stenose über viele Jahre asymptomatisch bleiben.

Memo: Patienten mit höhergradiger Stenose sind manchmal nur „asymptomatisch", weil sie sich (unbewusst) körperlich schonen, um keine Beschwerden zu entwickeln!

Asymptomatische Patienten: Gute Prognose (plötzlicher Herztod deutlich unter 1 %/Jahr)
Symptomatische Patienten: Prognose sehr schlecht mit 2-Jahresüberlebensrate < 50 %

In älteren Studien durchschnittliche Lebenserwartung bei Herzinsuffizienz 1 - 2 Jahre, nach Synkopen 2 - 3 Jahre, bei Angina pectoris 4 - 5 Jahre.

Kontrolluntersuchungen:

Anamnese (Angina pectoris, Schwindel, Synkopen, Zeichen der Herzinsuffizienz?)
Echokardiografie
Leichte, asymptomatische Stenose: Intervalle von 3 Jahren
Höher gradige, asymptomatische Stenosen: 6 - 12monatige Intervalle

Th.: Operationsindikation bei Aortenstenose (in Klammern Evidenzgrad)

1) Symptomatische Patienten mit schwerer Aortenstenose (IB)
2) Asymptomatische Patienten mit schwerer Aortenstenose und
   - Reduzierte systolische Linksventrikelfunktion (EF < 50 %) (IC)
   - Entwicklung von Beschwerden beim Belastungstest (IC)
   - Mittel- bis höhergradig verkalkte Aortenklappe und rasche hämodynamische Progression (Zunahme der Aortenklappen-Vmax > 0,3 m/s/Jahr) (IIaC)
   - Pathologischer Belastungstest im Sinne des Auftretens eines Blutdruckabfalls unter den Ausgangswert (IIaC)
   - Schwere linksventrikuläre Hypertrophie ohne bestehende Hypertonie (IIbC)

(Indikation und Evidenzgrad entsprechend den ESC Guidelines 2012)

A) Chirurgischer Klappenersatz (Internetinfos: *www.dgthg.de*)
Op.-Letalität ca. 3 %; bei gleichzeitiger CABG ca. 6 %

B) Katheterintervention:
- Transkatheter-Aortenklappenimplantation (TAVI), wobei eine biologische Klappe in einen Stent eingenäht ist, der über die Femoralarterie eingebracht wird. 30-Tage-Mortalität < 4 %.
  Ind: Patienten mit hohem Operationsrisiko (ältere Patienten mit Komorbidität)
  NW: Valvuläre oder paravalvuläre Insuffizienz häufig (aber meist geringgradig); postinterventioneller Schrittmacherbedarf (bis 40 %); Apoplex 3 % u.a.

- Die Ballonvalvuloplastie kommt nur bei Kindern mit unverkalkten Klappen als evtl. Überbrückungsmaßnahme zum Einsatz.

C) Medikamentös:
- Patienten mit AS, die Beschwerden entwickeln, müssen einem Klappenersatz zugeführt werden.

Merke: Eine medikamentöse Therapie der Herzinsuffizienz infolge AS ist nicht möglich. Die Ausflussstenose muss beseitigt werden!

- Nach neuen Richtlinien AS keine Indikation mehr für Endokarditisprophylaxe.

Pro: Prophylaxe der Arteriosklerose (siehe Kap. KHK)

AORTENKLAPPENINSUFFIZIENZ (AI) [I35.1]

Def: Akut oder chronisch auftretende Schlussunfähigkeit der Semilunarklappe zwischen Aorta und linkem Ventrikel infolge Deformierung der Semilunarklappe, Dilatation der Aortenwurzel, Prolaps einer Aortenklappentasche oder Zerstörung der Klappe.

Ät.: Akute AI: Häufig bei Aortenklappenbefall im Rahmen einer bakteriellen Endokarditis, seltener nach Trauma oder bei Aortendissektion Typ A.
Chronische AI: Häufig kongenital (bikuspid angelegte Aortenklappe), Dilatationen der Aortenwurzel und des Klappenringes: Atherosklerotisch bedingte Dilatation (jenseits des 60. Lj.); Marfan-, Ehlers-Danlos-Syndrom, Lues
Prolaps einer Aortenklappentasche, Taschenrisse; selten postrheumatisch

PPh: AI → diastolischer Rückfluss von Blut über die schlussunfähige Aortenklappe in den linken Ventrikel (LV) → großes Schlagvolumen, das um das Pendelblutvolumen vermehrt ist → Volumenbelastung des LV, der bei chronischer AI dilatiert, und es kann sich eine exzentrische Linkshypertrophie entwickeln. Durch erhöhte Dehnbarkeit des Ventrikels steigt der enddiastolische Druck anfangs nur gering. Initial kann das HZV erhalten bleiben → Patienten weitgehend asymptomatisch. Eine leicht- bis mittelgradige chronische AI kann z.T. über Jahrzehnte toleriert werden.
Wenn das Herz eine gewisse Größe erreicht hat, kann das Schlagvolumen jedoch nicht mehr aufrechterhalten werden → Ventrikelcompliance nimmt ab → enddiastolischer Ventrikeldruck sowie endsystolisches Ventrikelvolumen steigen.

Memo: Besteht eine höhergradige AI längere Zeit, drohen irreversible Myokardschäden, die selbst nach erfolgreichem Klappenersatz persistieren und zu progredienter Herzinsuffizienz führen können. Diese können auch schon in einem Krankheitsstadium eintreten, in dem noch keine gravierenden Beschwerden bestehen. Die Erkennung des richtigen (ausreichend frühen) Operationszeitpunktes ist daher entscheidend und richtet sich neben der Entwicklung von Beschwerden nach dem Erreichen von Grenzwerten für Ventrikelgröße und -funktion (s.u.)

KL.:
- Chronische AI:
  Die Diagnose einer AI wird klinisch gestellt und die Befunde der körperlichen Untersuchung erlauben teilweise eine semiquantitative Schweregradeinschätzung.
  Anfangs erhaltene Leistungsfähigkeit, jedoch Palpitationen. Im weiteren Verlauf Abnahme der Leistungsbreite und Linksherzinsuffizienz.
  Synkopen, Rhythmusstörungen, Angina pectoris oder ein plötzlicher Herztod sind im Vergleich zur Aortenstenose seltener.
- Akute AI:
  Führt rasch zu Linksherzdekompensation und Lungenödem, weil die Zeit zur kardialen Anpassung fehlt.

Inspektion und Palpation:

▶ Leitsymptom: Große Blutdruckamplitude mit Pulsus celer et altus ("Wasserhammer"-Puls):
- RR systolisch ↑ (großes Schlagvolumen)
- RR diastolisch ↓ (Windkesseleffekt durch Blutreflux)

Die große Blutdruckamplitude ist relativ spezifisch aber nicht sensitiv (bei erhöhtem peripheren Gefäßwiderstand, vor allem bei älteren Patienten, kann die große Blutdruckamplitude trotz schwerer AI fehlen).

▶ Pulsatorische Phänomene als Folge der großen Blutdruckamplitude, z.B.
- Pulssynchrones Dröhnen im Kopf
- Sichtbare Pulsationen der Karotiden (Corrigan)
- Sichtbarer Kapillarpuls (Quincke) nach leichtem Druck auf einen Fingernagel

- Pulssynchrones Kopfnicken (de Musset → sprich: "müsä")
- Pulssynchrone Pulsationen der Uvula (Müller-Zeichen)
- Systolischer Druck der A. poplitea > 60 mmHg über A. brachialis (Hill-Phänomen)

▶ Blasse Haut

▶ Spitzenstoß bei exzentrischer Linkshypertrophie hyperdynam, verbreitert und nach unten und außen verlagert.

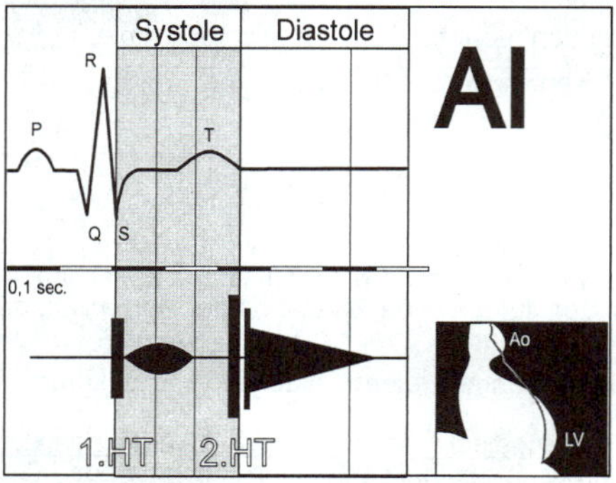

▶ Auskultation:
1. Diastolisches Decrescendogeräusch unmittelbar nach dem 2. Herzton.
   Das Geräusch ist "hauchend oder gießend" von hoher Frequenz; man hört es am besten über der Aorta oder dem Erb-Punkt (3. ICR links-parasternal) sowie bei vornüber gebeugtem Patienten.
2. Zwei weitere Geräuschphänomene sind funktioneller Art:
   - Regelmäßig hört man ein spindelförmiges Systolikum infolge relativer Aortenstenose (Volumengeräusch): Ursache ist ein Missverhältnis zwischen normal großer Klappenöffnung, aber abnorm großem Schlagvolumen.
   - Austin-Flint-Geräusch: Gel. auftretendes rumpelndes spätdiastolisches Geräusch infolge Behinderung der Öffnung des vorderen Mitralsegels durch den diastolischen Blutreflux.

▶ Über den Femoralarterien: Pistolenschussphänomen, Traubescher Doppelton, Duroziezsches Doppelgeräusch

Ekg: Linkshypertrophiezeichen (Sokolow-Lyon-Index: S_{V1} + $R_{V5 \text{ oder } 6}$ > 3,5 mV). Typisch für Volumenhypertrophie sind betonte Q-Zacken; im Gegensatz zur Aortenstenose (= Druckhypertrophie) kommt es aber erst spät zu T-Negativierungen.

Rö.:

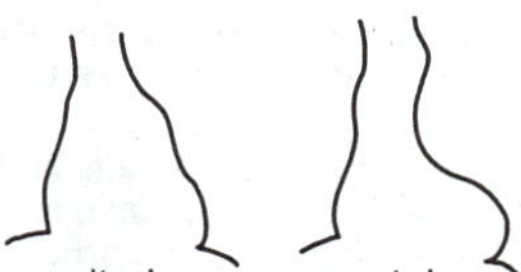

mitrale aortale Herzkonfiguration

Aortale Konfiguration: Großer nach links ausladender linker Ventrikel, Dilatation und Elongation der Aorta ascendens, prominenter Aortenknopf (im ausgeprägten Zustand sog. "Schuhform" des Herzens). Pulsationen der Aorta und des linken Ventrikels (Durchleuchtung).

Echo (transthorakal / transösophageal):
Erster Hinweis ist meist der rasch mit Farbdoppler erkennbare Rückfluss durch die Klappe (AI-Jet); 2D-Echo erlaubt Bestimmung der Ätiologie (bikuspide Klappe, Endokarditis, sekundäre AI bei Aortenaneurysma etc.) Semiquantifizierung über proximale Jetbreite („Vena contracta", diastolischer Druckgradientverlauf zwischen Aorta und Ventrikel dargestellt durch CW-Dopplerspektrum, retrograder Fluss in der Aorta, Volumenbelastung des Ventrikels), Funktions- und Größenbeurteilung des linken Ventrikels ist von entscheidender Bedeutung für Management (s.u.), Beteiligung anderer Klappen sowie Abschätzung der Druckverhältnisse im kleinen Kreislauf.

MRT: Linksventrikelvolumina und Auswurffraktion, Aortengröße, Quantifizierung des Refluxes

Invasive Diagnostik (Linksherzkatheter):
Ind: Abschätzung des Insuffizienzgrades, wenn nichtinvasiv nicht ausreichend möglich, Erfassung der Druckverhältnisse im großen und kleinen Kreislauf, Abschätzung der Ventrikelfunktion, Ausschluss einer therapiebedürftigen KHK und Größenbestimmung der Aorta ascendens.

Manometrie:
- Diastolischer Aortendruck ↓, hohe Blutdruckamplitude (bei chronischer AI)
- LVEDP: Bei akuter AI erhöht; bei chronischer AI LVEDP anfangs normal, später erhöht.

Lävokardiogramm und Aortogramm:
- Ausmaß des Kontrastmittelrefluxes (KM) in den LV
- Linksventrikelgröße und -funktion
- Relative Mitralinsuffizienz

Schweregradeinteilung:

Graduierung	Kontrastmittelreflux	Regurgitationsfraktion
Grad I	• Geringe KM-Menge erreicht diastolisch den LV-Ausflusstrakt und wird systolisch wieder vollständig ausgeworfen.	< 20 %
Grad II	• Gesamtes Cavum füllt sich schwach mit KM	20 - 39 %
Grad III	• Gesamtes Cavum füllt sich deutlich mit KM • KM-Dichte wie in der Aorta ascendens	40 - 60 %
Grad IV	• Gesamtes Cavum füllt sich schon während des ersten Herzzyklus komplett mit KM. • KM-Dichte im LV übersteigt die der Aorta ascendens.	> 60 %

Bestimmung der Regurgitationsfraktion (RF): Siehe Kapitel Mitralinsuffizienz

Natürlicher Verlauf:

Pat. mit AI können lange Zeit asymptomatisch bleiben. Die 10-Jahresüberlebensrate nach Diagnosestellung einer leicht- bis mittelgradigen AI beträgt 90 %, einer höher gradiger AI 50 %. Symptomatische Patienten haben eine ungünstigere Prognose.
Mittlere Überlebensdauer bei Angina pectoris ca. 5 Jahre, bei Herzinsuffizienz ca. 2 Jahre.

Verlaufskontrolle (mit Echokardiografie und Ergometrie):

- Asymptomatische Patienten mit erhaltener systolischer Ventrikelfunktion und endsystolischem Durchmesser des linken Ventrikels (LVESD) < 50 mm und wiederholter Messung von stabilen Werten: Intervalle von 12 Monaten
- Bei höhergradigen Veränderungen bzw. signifikanter Befunddynamik: 3- bis 6-monatige Intervalle

Th.: A) **Konservative Behandlung:**

- Asymptomatische Patienten mit hämodynamisch signifikanter AI: Körperlich aktiv bleiben, jedoch schwere Anstrengungen bzw. Wettkampfsport vermeiden.
- Symptomatische Patienten: Operation
- Therapie einer Linksherzinsuffizienz bei Patienten, die keine OP-Kandidaten sind: Siehe dort
- Endokarditisprophylaxe nach neuen Leitlinien nicht mehr empfohlen

B) **Chirurgische Therapie** (in Klammern Evidenzgrad):

In der Regel Klappenersatz, selten Klappenrekonstruktion (z.B. wenn Aortenektasie/Aneurysma Ursache der AI)

Operationsindikation bei schwerer Aorteninsuffizienz:
(Indikation und Evidenzgrad nach ESC Guidelines 2012)

Ind:	1. Symptomatische Patienten	Belastungsdyspnoe ab NYHA II oder Angina pectoris (IB)
	2. Asymptomatische Patienten	EF < 50 % (IB)
	3. Asymptomatische Patienten	EF > 50 % aber enddiastolischer LV-Durchmesser > 70 mm oder endsystolischer Durchmesser > 50 mm (> 25 mm/m2 KOF) (IIaC)

Operationsindikation unabhängig vom Schweregrad bei Aortendilatation:
- Bei Marfan-Patienten mit Aorta ascendens ≥ 45 mm (IC)
- Bikuspider Aortenklappe und Aorta ascendens ≥ 50 mm (IIaC)
- Sonstigen Patienten und Aorta ascendens ≥ 55 mm (IIaC)

Operationsletalität ca. 3 % bei Klappenersatz, bei gleichzeitiger CABG ca. 6 %.

ERWACHSENE PATIENTEN MIT ANGEBORENEN HERZFEHLERN

Internet-Infos: *www.escardio.org/guidelines-surveys/esc-guidelines/Pages/grown-up-congenital-heart-disease.aspx*

Ep.: Ca. 1 % der Lebendgeborenen leiden an einer Fehlbildung des Herzens oder der großen Gefäße. Unbehandelt starben früher bis zu 25 % im Säuglingsalter und weitere 60 % innerhalb der ersten beiden Lebensjahre. Maximal 15 % gelangten unbehandelt ins Erwachsenenalter.
Die primär hohe Letalität angeborener Herzfehler ließ sich in den letzten Jahrzehnten aufgrund medizinischer Fortschritte auf < 15 % senken. Aktuell rechnet man in Deutschland mit mehr als 180.000 Patienten, die mit einem angeborenen Herzfehler das Erwachsenenalter erreicht haben. Diese Zahl steigt kontinuierlich an.

Ät.: Angeborene Herzfehler entstehen meist in einer frühen Phase der Organbildung zwischen der 5. und 8. Schwangerschaftswoche. Es wird eine multifaktorielle Ursache (z.B. Umwelteinflüsse, Infektionen, Genetik) angenommen.
Zu den bekannten Ursachen gehören Infektionen (z.B. Röteln oder andere virale Infekte), Strahlenexposition, Drogen, Alkohol und zahlreiche Medikamente (*www.embryotox.de*).
Chromosomale Störungen des Kindes (wie Trisomie 21 = Down-Syndrom) oder das Turner-, Noonan- oder Marfan-Syndrom sind häufig mit angeborenen Herzfehlern assoziiert.

Einleitung: Fast alle Patienten mit angeborenen Herzfehlern bedürfen während ihres gesamten Lebens wegen sog. Rest- und Folgezustände spezieller kardiologischer Betreuung.
Restzustand: Postoperativ bestehende anatomische oder hämodynamische Normabweichungen, die als Teil der angeborenen Fehlbildung vorbestanden oder die sich als Folge des Herzfehlers entwickelt haben sowie Abnormitäten, die nicht korrigiert werden konnten oder bei denen eine Korrektur (wegen eines überhöhten Risikos) nicht gerechtfertigt war.
Folgezustand: Anatomische oder hämodynamische Nachwirkungen der Operation, die zum Zeitpunkt des Eingriffes nicht vermeidbar waren.
Die Nachsorge bei Erwachsenen mit angeborenen Herzfehlern (EMAH) sollte, insbes. bei komplexeren Herzfehlern, durch Kardiologen oder Kinderkardiologen erfolgen, die auf dem Gebiet speziell ausgebildet wurden (Zusatzqualifikation EMAH).

In der Chirurgie angeborener Vitien unterscheidet man zwischen palliativen und korrigierenden Eingriffen.
"Korrektur", heute zunehmend häufig als „Reparatur" bezeichnet, beinhaltet im engeren Sinne, dass durch die Operation eine normale Funktion hergestellt und aufrechterhalten wird, dass sich die Lebenserwartung normalisiert und, dass zu einem späteren Zeitpunkt keine weiteren medizinischen oder chirurgischen Maßnahmen erforderlich werden (fast nur bei ASD oder PDA erzielbar).
Palliativoperation: Anlage aortopulmonaler Shunts, Implantation von Conduits, Eingriffe bei Pulmonalatresie mit Ventrikelseptumdefekt und aortopulmonalen Kollateralen, aber auch die Herz-, Herz-Lungen- oder Lungentransplantation.

Einteilung der angeborenen Herzfehler

AZYANOTISCHE VITIEN		ZYANOTISCHE VITIEN
Obstruktion an Klappen/ Gefäßen	**Primärer Links-Rechts-Shunt**	**Rechts-Links-Shunt**
• Pulmonalstenose • Aortenklappenstenose • Aortenisthmusstenose	• Vorhofseptumdefekt • Partielle Lungenvenenfehlmündung • Ventrikelseptumdefekt • Atrioventrikulärer Septumdefekt • Aortopulmonales Fenster • Persistierender Ductus Arteriosus Botalli	• Fallot´ Tetralogie • Pulmonalatresie • Double outlet ventricle • Trikuspidalatresie • Komplette Transposition • Truncus arteriosus • Univentrikuläres Herz • Totale Lungenvenenfehlmündung u.a.

DIE PULMONALSTENOSE (PS) IM ERWACHSENENALTER - OBSTRUKTIONEN DES RECHTSVENTRIKULÄREN AUSFLUSSTRAKTES [I37.0]

Def: Formen: Subvalvulär, valvulär, supravalvulär, peripher
- Valvuläre Stenose: Die Klappe selbst ist akommissural, unikommissural, bikuspid, trikuspid oder dysplastisch (myxomatös verdickt und eingeschränkt beweglich).
- Subvalvuläre Stenose: Im Bereich des Infundibulums oder subinfundibulär. Subinfundibuläre Stenosen (double-chambered-right-ventricle) durch hypertrophierte Muskelbündel im RV, häufig mit VSD assoziiert.
- Supravalvuläre Stenosen: Im PA-Stamm, an der Pulmonalisbifurkation oder den PA-Seitenästen
- Periphere Stenosen: Einzelne oder multiple Stenosen, auch uni- oder bilateral, in den peripheren Lungenarterien

Ep.:
- Valvulär: Ca. 10 % aller angeborenen Herzfehler
- Subvalvulär/supravalvulär: Ca. 3 % aller angeborenen Herzfehler

PPh: Stenose des rechtsventrikulären Ausflusstraktes → prästenotisch (im rechten Ventrikel) Druckanstieg; poststenotisch (A. pulmonalis) Druckabfall. Druckbelastung des rechten Ventrikels → konzentrische Hypertrophie → Rechtherzdekompensation (im Langzeitverlauf). Turbulenter Blutfluss hinter der Stenose → Erweiterung der A. pulmonalis (poststenotische Dilatation).

Schweregradeinteilung (gemäß echokardiografischem Druckgradienten zwischen rechtem Ventrikel und Pulmonalarterie):

Definition	Peak velocity	Peak-Gradient
Leichtgradig	< 3,0 m/sec	Δ p < 36 mmHg
Mittelgradig	3,0 - 4,0 m/sec	Δ p 36 - 64 mmHg
Hochgradig	> 4,0 m/sec	Δ p > 64 mmHg

Da die Gradientenbestimmung unzuverlässig sein kann, immer auch den RV-Druck über einer Trikuspidalinsuffizienz mitbestimmen!

Natürlicher Verlauf (Spontanverlauf ohne operative Therapie):
- Fast alle erreichen das Erwachsenenalter (Ausnahme: Kinder mit kritischer valvulärer PS).
- Mittleres Todesalter: 26 Jahre (in älteren Studien)
- Spontanverlauf abhängig von
  - Schweregrad der Stenose initial (leichte Stenosen zeigen meist wenig Progression!)
  - Progress im Verlauf
  - Adaptionsfähigkeit des rechten Ventrikels
- Mit zunehmendem Alter Progress des Schweregrades einer zuvor höhergradigen valvulären Stenose durch Fibrosierungsvorgänge möglich, insgesamt aber im Erwachsenenalter selten. Subvalvuläre/infundibuläre Stenosen neigen zur Progression.
- Ab 4. Lebensdekade Klappenkalzifizierungen
- Mit Gradientenanstieg Zunahme der rechtsventrikulären Hypertrophie und Entwicklung einer infundibulären Stenose möglich
- Bei schweren Stenosen: Konsekutive Rechtsherzinsuffizienz
- Todesursachen im Spontanverlauf: Rechtsherzinsuffizienz, belastungsinduzierter plötzlicher Herztod
- Rechts-Links-Shunt, wenn ein persistierendes Foramen ovale bei volumenüberlastetem rechtem Vorhof gedehnt wird.
- Infektiöse Endokarditis eher selten

KL.: Leitsymptome:
- Bild des fixierten kleinen Herzminutenvolumens
- Direkte Beziehung zwischen Beschwerden (körperliche Ermüdbarkeit, Belastungs-Dyspnoe, Herzinsuffizienz, Stenokardien, Schwindel, Synkopen) und Schweregrad der Stenose

Inspektion/Palpation:
- Primär azyanotischer Patient
- Periphere Zyanose bei niedrigem Minutenvolumen
- Zentrale Zyanose bei Rechts-Links-Shunt auf Vorhofebene
- Hebende Pulsationen über dem linken unteren Sternalrand
- Systolisches Schwirren links parasternal
- Evtl. Zeichen der Rechtsherzinsuffizienz

Auskultation:

Stenose	Valvulär	Subvalvulär	Supravalvulär	Peripher
Frühsystolischer pulmonaler Ejektion-Click	• Bei leichter bis mittelgradiger valvulärer Stenose • Nicht bei dysplastischer Klappe	Fehlt	Fehlt	Fehlt
2. Herzton	Weit gespalten mit leisem Pulmonalklappenanteil			
Geräusch	• Systolisches Austreibungsgeräusch • Punctum maximum: 2./3. ICR links parasternal mit Fortleitung zum Rücken	• Systolisches Austreibungsgeräusch • Punctum maximum: Tiefer	• Systolisches Austreibungsgeräusch • Punctum maximum: Höher	• Systolisches Gefäßgeräusche in der Lungenperipherie • z.T. kontinuierliches Geräusch

Ekg: Bei leichter Stenose kann das Ekg normal sein.
Bei höhergradiger Stenose:
- P-dextroatriale und/oder rechtsventrikuläre Hypertrophiezeichen, insbes. bei Peak-Gradient > 60 mmHg
- (In-)kompletter Rechtsschenkelblock

Echo:
- 2-D-Echo: Beurteilung von Pulmonalklappenanatomie und -funktion, Weite des Pulmonalklappenringes und der A. pulmonalis, Größe und Funktion des rechten Herzens.
- Doppler: Gradientenquantifizierung; Abschätzung des rechtsventrikulären und pulmonalarteriellen Druckes; Graduierung einer begleitenden Pulmonalklappeninsuffizienz

MRT: Druckgradient, Planimetrie der Pulmonalklappe, Stenoselokalisierung, PA-Ektasie, gute Quantifizierung der RV-Funktion und -volumina, Lungenperfusion

Herzkatheter → Indikationen:
- Bei schlechter Schallgängigkeit
- Wenn gleichzeitig Katheterintervention vorgesehen
- Bei assoziierten Anomalien
- Bei begleitender koronarer Herzerkrankung

Th.: Behandlungsindikationen:
- Symptomatische Patienten (Belastungsdyspnoe, Angina pectoris, Präsynkope oder Synkope
- Maximaler invasiver Gradient über 50 mmHg
- Mehr als halbsystemischer Druck im rechten Ventrikel (***Cave:*** Niedriger RV-Druck bei Herzinsuffizienz!)
- Relevante Arrhythmien (meist Vorhofflattern)
- Assoziierter ASD oder VSD, insbes. mit Re-Li-Shunt
- Evtl. auch bei Wunsch, Leistungssport zu betreiben oder vor geplanter Schwangerschaft

1. Ballonvalvuloplastie / Stentimplantation:
   - Inzwischen Therapieverfahren der Wahl bei valvulären, supravalvulären und peripheren Stenosen
   - Langzeitergebnisse hervorragend
   - Restenoserate < 5 %
   - Weniger gute Erfolge bei dysplastischen oder verkalkten Klappen
   - Bei zentralen oder peripheren Pulmonalarterienstenosen Kombination mit Stentimplantation möglich
2. Operation:
   Insbes. bei infundibulärer/subvalvulärer Stenose, bei hypoplastischem Klappenring, bei dysplastischen Klappen, bei Op-bedürftigen Begleitanomalien
   Behandlungsindikationen:
   - Rechtsobstruktionen mit einem Doppler Peak-Gradient > 64 mmHg (peak velocity > 4 m/s): Unabhängig von Symptomen, falls die RV-Funktion normal ist und kein Klappenersatz erforderlich ist.

- Asymptomatische Patienten nach ineffektiver Ballonvalvuloplastie: Operative Korrektur bei einem systolischen RV-Druck > 80 mmHg (V_{max} über die Trikuspidalis > 4,3 m/s).
- Peak-Gradienten < 64 mmHg: Falls Patienten symptomatisch oder bei eingeschränkter RV-Funktion, bei relevanten Arrhythmien oder bei Rechts-Links-Shunt über ASD oder VSD.
- Periphere Pulmonalstenosen - unabhängig von Symptomen - mit > 50 % Lumeneinengung und einem systolischen RV-Druck > 50 mmHg und/oder relevanten Veränderungen der Lungenperfusion

Rest- und Folgezustände:
- Bei frühzeitiger Valvuloplastie oder Operation meist sehr gute funktionelle Ergebnisse
- Postoperative Lebenserwartung nahezu normal
- Allmähliche Rückbildung der Rechtshypertrophie
- Rest-Stenose (3 - 5 %, sowohl nach Valvuloplastie als auch nach Operation)
- Pulmonalklappeninsuffizienz, besonders nach rechtsventrikulärer Ausflussbahnerweiterung
- Endokarditisrisiko insgesamt gering, persistiert jedoch auch postoperativ
- Re-Operationen: Ca. 3 % nach 20 - 30 Jahren

DIE AORTENISTHMUSSTENOSE (COARCTATIO AORTAE) IM ADOLESZENTEN- UND ERWACHSENENALTER [Q25.1]

Def:
- Organische Stenose an der physiologischen Enge zwischen Abgang der A. subclavia sinistra und der aortalen Mündung des Ductus Botalli. Grundsätzlich ist zu unterscheiden zwischen diskreter bzw. umschriebener Aortenisthmusstenose und tubulärer Hypoplasie des distalen Aortenbogens.
- Pathogenetisch liegt der CoA Duktusgewebe zugrunde, das die Aortenwand zangenartig umgibt und durch postnatale Schrumpfung eine Stenose verursacht. Somit liegt jede CoA „juxta-ductal". Die Bezeichnung „prä-" oder „post-duktal" ist veraltet!
- Selten sind ektope Formen in der aszendierenden (Arcusstenose) oder deszendierenden Aorta.
- CoA ist Teil einer generalisierten Arteriopathie und nicht nur eine zirkumskripte Einengung der Aorta!

Assoziierte Anomalien:
- Bikuspide Aortenklappe (bis zu 85 %), Ventrikelseptumdefekt, Mitralklappenanomalie
- Intrakranielle Aneurysmata im Bereich des Circulus Willisii
- Turner-, Williams-Beuren-Syndrom, Neurofibromatose
- Sog. „zystische Medianekrose" im Bereich der Aorta ascendens und descendens

Ep.:
- Ca. 8 % aller angeborenen Herzfehler
- Geschlechtsverhältnis: m : w = 2 : 1

PPh:
- Perfusion der unteren Körperhälfte über Kollateralgefäße, deren Ausprägung vom Stenosegrad abhängt.
  Kollateralen: Gefäßäste aus A. subclavia, A. thoracica interna, Truncus thyreocervicalis, A. subscapularis oder A. spinalis anterior → Blut zu den Aa. intercostales → unterhalb der Isthmusstenose in die Aorta → Blutversorgung der unterhalb der Stenose gelegenen Körperteile
- Stenose → brachiocephale Hypertonie und abdomino-femorale Hypotonie

Spontanverlauf:
- Von den Patienten, die die ersten 2 Jahre überleben, starben früher 25 % bis zum 20. Lebensjahr, 50 % bis zum 32. Lebensjahr, 75 % bis zum 46. Lebensjahr.
- Einzelne Patienten erreichen spontan die 9. oder 10. Lebensdekade.
- Patienten, die unbehandelt das Erwachsenenalter erreichen, haben meist eine milde Aortenisthmusstenose und können beschwerdefrei sein.
- Probleme im Spontanverlauf: Linksherzversagen, intrakranielle Blutungen nach Gefäßruptur präformierter zerebraler Aneurysmen, bakterielle Endokarditiden, Aortenrupturen, frühzeitig auftretende koronare Herzerkrankung, Probleme durch assoziierte Fehlbildungen des Herzens.

KL.: 3 klinische Leitsymptome:
- Hoher Blutdruck an der oberen Körperhälfte mit großer Blutdruckamplitude, warme Hände
- Symptome des Hypertonus: Kopfschmerzen, Nasenbluten, Schwindel, Tinnitus
- Niedriger Blutdruck an der unteren Körperhälfte (kalte Füße, Gradient zwischen oberer und unterer Extremität > 20 mmHg)
- Femoralarterien- und Fußpulse abgeschwächt; evtl. Claudicatio intermittens

- Evtl. tastbarer Kollateralkreislauf: Interkostal, am Rücken oder an der seitlichen Thoraxwand
- Herzspitzenstoß: Hebend und verbreitert, aber nicht verlagert (konzentrische Linkshypertrophie)

Ausk:
- Zweiter Herzton regelrecht gespalten, mit lautem A_2
- Aortaler Auswurfton (Klick) bei bikuspider Aortenklappe, Aortenektasie oder Hypertonie
- Gefäßgeräusch im Rücken, interskapulär
- Intervallsystolisches Spindelgeräusch im Aortenareal (bei bikuspider Aortenklappe oder infolge der Hypertonie)
- Diastolisches Decrescendogeräusch im Anschluss an den Aortenklappenschluss (bei Aorteninsuffizienz infolge bikuspider Aortenklappe)
- Kontinuierliche Geräusche im Bereich der Kollateralgefäße

Ekg: Linksatriale und linksventrikuläre Belastung (Sokolow-Lyon-Index, Lewis-Index)

Rö.:
- Normale Herzgröße
- Erweiterungen der Aorta ascendens
- Knickbildungen oder Doppelkonturen im Bereich der Aorta descendens (3er-Zeichen, Epsilonzeichen beim Bariumbreischluck)
- Verbreiterung der Arteria subclavia sinistra
- Rippenusuren am Unterrand der 3. - 4. (- 8.) Rippe (meist erst nach dem 5. Lebensjahr)

Echo:
- Die Aortenisthmusregion ist bei Kindern relativ gut, bei Erwachsenen nur bedingt durch suprasternale Anlotung zu erkennen.
- Morphe, Ausmaß und Lokalisation der Stenose
- Linksventrikuläre Diameter (Hypertrophie), Ventrikelfunktion
- Assoziierte kardiale Anomalien (bikuspidale Aortenklappe!, Ektasie der Aorta ascendens)
- Doppler-Untersuchung: Turbulentes Flussmuster peripher von der Stenose mit erhöhter Flussgeschwindigkeit und diastolischem „run-off" (Gradientenschätzung über die erweiterte Bernoulli-Gleichung; ***Cave:*** Doppler-Gradient unzuverlässig!); bei höhergradiger Stenose Fluss auch in der Diastole über die Stenose sowie diastolischer Vorwärtsfluss in der Aorta abdominalis.

MRT/CT: Darstellung der Aorta im MRT und CT, Fluss- und Gradientenbestimmung im MRT; Beurteilung des Kollateralkreislaufes

Herzkatheter:
- Darstellung der Anatomie im Bereich der Aorta und der supraaortalen Gefäße
- Bestimmung des Druckgradienten über die Isthmusregion.
  Eine CoA gilt als signifikant bei invasiven Peak-to-Peak-Gradienten > 20 mmHg, falls keine größeren Kollateralen vorliegen. Ein direkter Vergleich des Kathetergradienten mit Dopplerechokardiografisch gemessenen maximalen und mittleren Flussgeschwindigkeit ist problematisch. Bei ausgeprägter Kollateralisation haben auch höhergradige Stenosen keinen nennenswerten Gradienten.
- Nachweis assoziierter kardialer Anomalien
- Beurteilung der linksventrikulären Funktion
- Beurteilung des Koronarstatus (gehäuft KHK!)
- Gleichzeitige Ballonangioplastie und/oder Stentimplantation

DD: Arterielle Hypertonie anderer Genese

Merke: Eine juvenile Hypertonie ist bis zum Beweis des Gegenteils keine "essenzielle" Hypertonie! (D.h. alle sekundären Hypertonieformen müssen ausgeschlossen werden!)

Th.: Behandlungsindikationen:
- Alle Patienten (unabhängig von klinischer Symptomatik) mit nichtinvasivem Gradienten > 20 mmHg zwischen oberer und unterer Extremität und arterieller Hypertonie (> 140/90 mmHg bei Erwachsenen), pathologischem Belastungsblutdruck oder signifikanter Linkshypertrophie
- Unabhängig vom Druckgradienten: Patienten mit arterieller Hypertonie und einem Stenosediameter, der < 50 % der Aortenweite auf Zwerchfellhöhe (in MRT, CT oder Aortografie) liegt.
- Assoziierte signifikante Aortenklappenstenose oder -insuffizienz
- Aneurysma der Aorta ascendens mit einem Diameter > 50 mm (27,5 mm/m^2 BSA) oder raschem Größenwachstum
- Aneurysmen im ehemaligen Isthmusbereich
- Symptomatische oder große Aneurysmen des Circulus Willisii
- Behandlung sollte nur in Zentren mit Erfahrung in der Behandlung angeborener Herzfehler erfolgen.

Operation bei Erwachsenen:
- Möglichst früh nach Diagnosestellung
- Bei Eingriffen nach Vorschulalter persistiert häufig eine arterielle Hypertonie.

- Bei Eingriffen nach dem 30. oder 40. Lebensjahr steigt die Operationsletalität wegen degenerativer Aortenwandveränderungen.
- In dieser Altersgruppe sind koexistente bikuspide Aortenklappen, Mitralklappenanomalien, eine koronare Herzerkrankung sowie Organschäden durch die arterielle Hypertonie zu beachten.

Operationsverfahren:
- Resektion und End-zu-End-Anastomose
- Resektion und Überbrückung durch Protheseninterposition
- Direkte Isthmusplastik nach Vossschulte
- Indirekte Isthmusplastik nach Vossschulte (Patchplastik)
- Anlage eines Prothesenbypasses
- Subklaviaplastik nach Waldhausen.

Ballonangioplastie ± Stentimplantation → Indikationen:
- Bei nativer Aortenisthmusstenose ist bei geeigneter Anatomie die Angioplastie ± Stentimplantation - Therapie der Wahl, insbes. wenn die Operation mit einem hohen Risiko behaftet oder aus anderen Gründen kontraindiziert ist.
- Re- oder Reststenosen nach vorausgegangener Operation

Rest- und Folgezustände nach Operation einer CoA:
- Langzeitverlauf: Letalität infolge Hypertonie und kardiovaskulärer Komplikationen höher als in der Normalbevölkerung
- Langzeitüberlebensraten nach operativer Korrektur: Ca. 90 % nach 10 Jahren, ca. 85 % nach 20 Jahren und ca. 70 % nach 30 Jahren. Das mittlere Todesalter von Spättodesfällen lag in älteren Untersuchungen bei 38 Jahren.
- Persistierender oder erneut auftretender arterieller Hypertonus in Ruhe und/oder unter Belastung (!)
- Aneurysmen der Aorta ascendens und/oder descendens (bis 30 % nach Implantation eines Kunststoffpatches)
- Re-/Reststenosen im Isthmusbereich
- Koronare Herzerkrankung
- Aortensklerose und -stenose / Aorteninsuffizienz (bei bikuspider Aortenklappe)
- Mitralklappenfehlfunktion (Mitralprolaps)
- Infektiöse Endokarditis
- Ruptur von Aorten- oder zerebralen Aneurysmen

ANGEBORENE HERZFEHLER MIT LINKS- → RECHTS-SHUNT

DER VORHOFSEPTUMDEFEKT (ASD) IM ERWACHSENENALTER [Q21.1]

Ep.:
- Bei Erwachsenen ca. 25 % der angeborenen Vitien; m : w ~ 1 : 2
- ASD II ca. 80 %, ASD I ca. 15 %; Rest seltene Defekte

Hauptformen und Lokalisation:
- Ostium-secundum-Defekt (ASD II): Im Bereich der Fossa ovalis
- Ostium-primum-Defekt (ASD I; partieller AV-Septumdefekt): Unmittelbar kranial der Atrioventrikularebene. Atrioventrikuläre Septumanteile fehlen und es besteht eine abnorme AV-Klappen-Anatomie.
- Sinus-venosus-Defekt: Außerhalb der Fossa ovalis, jeweils an der Einmündung der oberen oder unteren Hohlvene in den Vorhof (beim superioren Typ kranial, beim inferioren Typ kaudal)
- Seltene Defekte: Atrium commune, Sinus coronarius-Defekt
- Persistierendes Foramen ovale (PFO) ist eine Normvariante, kein Septumdefekt im engeren Sinne! In Abhängigkeit von den Untersuchungsbedingungen (Echo, Katheter, Autopsie) finden sich in der Literatur unterschiedliche Angaben zur Prävalenz bis ca. 30 %.

PPh: Lungen- und Systemkreislauf stehen über eine interatriale Öffnung miteinander in Verbindung. Beim unkomplizierten ASD ist die Dehnbarkeit des rechten Ventrikels größer als die des linken Ventrikels → vorzugsweise Links-Rechts-Shunt mit konsekutiver Überdurchblutung des Lungenkreislaufes.

Die Shuntmenge ist abhängig von Defektgröße (relevante Shunts meist > 10 mm Durchmesser), Compliance beider Ventrikel und den Widerstandsverhältnissen beider Kreisläufe.

Jede Reduktion der LV-Compliance oder ein Anstieg des LA-Druckes (Hypertonus, KHK, Kardiomyopathie, Aorten- oder Mitralklappenerkrankungen) bedingen eine Zunahme des LR-Shunts.

Konsequenz: Großes Minutenvolumen im kleinen Kreislauf, kleines Minutenvolumen im großen Kreislauf!

Blutfluss: Oxygeniertes Lungenvenenblut → linker Vorhof → rechter Vorhof → Trikuspidalklappe → rechter Ventrikel → Pulmonalklappe → Lungenkreislauf.
Belastung: Volumenbelastung von rechtem Vorhof, Trikuspidalklappe, rechtem Ventrikel, Pulmonalklappe und Lungenkreislauf. Durch das erhöhte rechtsseitige Flussvolumen relative Stenose der Trikuspidal- und Pulmonalklappe.
Eine mäßige Erhöhung des Lungendurchflusses führt nicht zwingend zu einer wesentlichen Erhöhung des Pulmonalarteriendruckes.
Sekundäre Widerstandserhöhungen im Lungenkreislauf meist erst im späten Spontanverlauf (nach der 4. Lebensdekade) → Druckbelastung des rechten Herzens mit Abnahme des Links-Rechts-Shunt und Auftreten eines Rechts-Links-Shunts (Shuntumkehr) = Eisenmenger-Reaktion (siehe Sonderkapitel).
Sonderform: „ASD-Eisenmenger-Syndrom". Selten! Hier entsteht schon in früherem Lebensalter eine pulmonalvaskuläre Erkrankung. Diskutiert wird, ob es sich um die Koinzidenz eines ASD und einer idiopathischen pulmonalarteriellen Hypertonie handelt.

Spontanverlauf:

- Spontanverschluss: Beim kleinen ASD (< 5 mm) in 80 % in den ersten 4 Lebensjahren
- Spontane Lebenserwartung: Bei kleinem Links-Rechts-Shunt können Patienten mehr als 5 Jahrzehnte asymptomatisch bleiben. Symptome vielfach erst nach dem 40. Lebensjahr. Im 6. Lebensjahrzehnt sind nahezu alle Patienten symptomatisch.
- Vorhofarrhythmien, bes. Vorhofflattern und -flimmern
- Erhöhter Lungenarteriolenwiderstand: Selten bei isoliertem Vorhofseptumdefekt, dann vorzugsweise erst im höheren Lebensalter.
- Todesursachen: Hirnembolien bei Vorhofflimmern oder Thrombenpassage über den ASD = paradoxe Embolie, Lungenembolien; Rechtsherzversagen im Spätverlauf; Hirnabszesse und Endokarditiden (bei assoziiertem Mitralklappenprolaps).
- Endokarditisgefahr: Bei isoliertem ASD gering.•

KL.:

- Befunde variabel und vom Schweregrad des Vitiums abhängig.
- Beschwerden und Symptome: Leistungseinschränkung, rasche Ermüdbarkeit, Belastungsdyspnoe, Palpitationen, rezidivierende pulmonale Infekte, Brustschmerzen, zerebrale Insulte, Rechtsherzinsuffizienz
- Inspektion/Palpation: Graziler Körperbau, blasse Hautfarbe
- Hebende Pulsationen im 3. Interkostalraum links (rechtsventrikulärer Ausflusstrakt)

Auskultation:

- Fixierte (= atemunabhängige) Spaltung des 2. HT im 2. ICR links (verspäteter Schluss der Pulmonalklappe durch erhöhtes rechtsventrikuläres Schlagvolumen sowie durch Rechtsschenkelblock).
- Systolisches Intervallgeräusch im 2. ICR links (relative Pulmonalklappenstenose durch vermehrten Blutdurchfluss)
- Frühdiastolisches Intervallgeräusch im 4. ICR links (relative Trikuspidalklappenstenose)
- Bei pulmonaler Hypertonie: Im 2. ICR. links frühsystolischer pulmonaler Ejection-Klick, systolisches Intervallgeräusch, paukender 2. Herzton, frühdiastolisches Decrescendo-Geräusch (relative Pulmonalklappeninsuffizienz = Graham-Steell-Geräusch)

Ekg:

- Rechtslagetyp, Steiltyp, überdrehter Linkstyp bei assoziiertem Mitralklappenprolaps oder (typischerweise!) beim ASD I.
- AV-Block 1°
- P-dextroatriale
- Inkompletter oder kompletter Rechtsschenkelblock
- Rechtshypertrophie (Sokolow-Lyon-Index)
- Ektoper Vorhofrhythmus, Vorhofarrhythmien

Rö.:

- Vergrößerter rechter Vorhof und rechter Ventrikel
- Prominenter Truncus pulmonalis
- Vermehrte zentrale und periphere Lungengefäßzeichnung
- Schmale Aorta

Merke: Typisches Röntgenzeichen aller angeborenen Herzfehler mit Links → Rechts-Shunt ist eine verstärkte Lungenperfusion mit prominentem Pulmonalisbogen und verstärkter Lungengefäßzeichnung.

Echo:

- Konturdefekt im Vorhofseptum (gute Darstellung mittels transösophagealem Echo!)
- Erweiterung des rechten Vorhofs, des rechten Ventrikels und des Truncus pulmonalis
- Paradoxe Bewegung des interventrikulären Septums (Volumenbelastung des RV)
- Erfassung der Shuntrichtung sowie Schätzung des rechtsventrikulären und pulmonalarteriellen Druckes mit Doppler-Verfahren
- Kontrastmittel-Echo: Shunt-Nachweis

MRT: ASD und Shunt quantifizierbar

Herzkatheter → Indikationen:
Wenn nichtinvasive Verfahren unzureichend sind sowie bei Verdacht auf pulmonale Hypertonie, assoziierte Anomalien oder koronare Herzerkrankung
Defektnachweis durch direkte Sondierung; Bestimmung der Defektgröße (balloon-sizing); Berechnung von Shuntgröße und Lungengefäßwiderstand

Th.: Patienten aller Altersgruppen profitieren vom ASD-Verschluss hinsichtlich ihrer Morbidität (Belastungskapazität, Atemnot, Rechtsherzinsuffizienz)

Ind: - Alle symptomatischen Kinder und jungen Erwachsenen
- Zeichen der Rechtsherzvergrößerung im Echokardiogramm
- Lungenzeitvolumen/Körperzeitvolumen (Q_P/Q_S) ≥ 1,5 - 2,0 : 1
- Prophylaxe eines zerebralen Insultes (paradoxe Embolie)
- Evtl. Frauen vor Schwangerschaft

Ziel: Prophylaxe irreversibler kardialer Schäden einer chronischen Volumenbelastung

KI:
- Wenn der pulmonale Widerstand oder PAP 2/3 des Systemwiderstands bzw. Systemdrucks übersteigt und ein Q_P/Q_S-Verhältnis <1,5 vorliegt oder eine Vasoreagibilität nicht mehr besteht (Canadian Consensus Conference, 2001).
- Pulmonale Hypertonie mit einem Lungenarteriolenwiderstand (RP) > 10 WE x m^2 bzw. RP > 7 WE x m^2 nach Gabe eines Vasodilatators
- Bei linksventrikulärer systolischer und/oder diastolischer Funktionsstörung, wenn sich bei Testokklusion im Katheterlabor über eine linksatriale Drucksteigerung ein Lungenödem entwickelt.

1. **Interventioneller Katheterverschluss:**
   - Seit mehreren Jahren sind Verschlusssysteme für einen interventionellen ASD-Verschluss verfügbar (u.a. Amplatzer-Septal-Occluder®).
   - Bei entsprechender Indikationsstellung hohe primäre Verschlussrate (> 90 %) und wenig schwerwiegende Komplikationen.
   - Langzeitergebnisse liegen noch nicht vor!

   Nach interventionellem Verschluss Thrombozytenaggregationshemmer und Endokarditisprophylaxe für 6 Monate.
2. **Chirurgische Therapie** (falls interventionelle Therapie nicht möglich ist):
   - Zeitpunkt: - Beim unkomplizierten ASD II im 3. - 5. Lebensjahr, vor der Einschulung
     - Bei älteren Patienten elektiv nach Diagnosestellung
   - Technik: Direktnaht oder Patchverschluss
   - Bei Eisenmenger-Reaktion: Lungentransplantation + operativer ASD-Verschluss oder Herz-Lungentransplantation
   - Operationsletalität: Beim unkomplizierten ASD II in den ersten beiden Dekaden < 1 %

Rest- und Folgezustände nach operativem ASD-Verschluss:
- Operierte Sekundumdefekte haben eine der Normalbevölkerung vergleichbare Prognose, wenn Verschluss vor dem 24. Lebensjahr oder bei präoperativem systolischem Pulmonalisdruck < 40 mmHg.
- Frühpostoperativ: Postperikardiotomie-Syndrom (häufig!)
- Die Dilatation des rechten Herzens und ein abnormales Bewegungsmuster des Kammerseptums persistieren bei vielen, die erst im Erwachsenenalter operiert werden.
- Gestörte Compliance und verminderte Pumpfunktion der rechten Kammer
- Störungen der linksventrikulären Funktion
- Rhythmusstörungen (bes. Vorhofflimmern oder -flattern, supraventrikuläre Reentry-Tachykardien → Ablationsverfahren!)
- Hirnembolien
- Erhöhung des Pulmonalarteriendruckes kann bestehen bleiben, fortschreiten oder neu auftreten
- Re-/Rest-Shunt auf Vorhofebene
- Obstruktion der oberen Hohlvene nach Verschluss eines Sinus venosus-Defektes

DER VENTRIKELSEPTUMDEFEKT (VSD) IM ERWACHSENENALTER [Q21.0]

Ep.: VSD ist in isolierter Form der häufigste angeborene Herzfehler (ca. 35 %); m : w = 1 : 1

Anatomie des Ventrikelseptums:

1. Einlass-Septum (inlet-Septum), das die beiden AV-Klappen voneinander trennt.
2. Trabekel-Septum, von Insertion der Chordae bis zum Apex und nach kranial bis zur Crista supraventricularis
3. Auslass-Septum (outlet-Septum), von der Crista supraventricularis bis zur Pulmonalklappe
4. Membranöses Septum

VSD-Klassifizierungsmöglichkeiten:

(Es existieren diverse Einteilungsformen, die leider das Verständnis erschweren!)

1. Gemäß Defektlokalisation:
   - Typ 1: Outlet suprakristal, konal, subarteriell, subpulmonal, infundibulär, doubly committed juxta-arteriell
   - Typ 2: Perimembranös, paramembranös, konoventrikulär
   - Typ 3: Inlet, AV-Kanal-Typ
   - Typ 4: Muskulär, trabekulär
2. Gemäß hämodynamischer Wirkung
   - Restriktiver VSD: RV-Druck liegt unterhalb des LV-Druckes
   - Nicht-restriktiver VSD: Druckangleich auf Ventrikelebene

PPh: Die Shuntmenge hängt von der Defektgröße und den Widerstandsverhältnissen der beiden Kreisläufe ab. Kleine bis mittelgroße VSD wirken drucktrennend, während es bei großen Defekten zum Druckangleich kommt. In diesen Fällen ist für den Shuntfluss das Verhältnis von Lungen- zu Systemwiderstand ausschlaggebend.
Durch den VSD sind Lungengefäße, linker Vorhof und linker Ventrikel volumenbelastet. Der rechte Ventrikel ist bei kleinen oder mittelgroßen VSD primär weder volumenbelastet noch vergrößert.

Q_P/Q_S = Verhältnis von pulmonalem (Q_P) zu systemischem Fluß (Q_S):

- Kleiner VSD = M. Roger (sprich: roscheh) (Q_P/Q_S < 1,5 : 1):
  - Durchmesser < 25 % des Aortenanulusdiameters - keine wesentliche Vergrößerung der Herzhöhlen
  - Zunächst normaler Druck in rechtem Ventrikel und Pulmonalarterie (PAP). Anstieg bis auf 1/4 - 1/3 des Systemdrucks (SP) möglich.
  - Links-Rechts-Shunt während des gesamten Herzzyklus
- Mittelgroßer VSD (Q_P/Q_S = 1,5 - 2 : 1):
  - Durchmesser 25 - 75 % des Aortenanulusdiameters.
  - Deutlichere Lungenüberperfusion
  - Linker Vorhof und linker Ventrikel deutlich vergrößert, während der rechte Ventrikel seine Größe annähernd beibehält.
  - Der Druck im rechten Ventrikel steigt auf 1/3 - 1/2 des Systemdrucks (PAP/SP ≤ 0,5).
- Großer VSD (Q_P/Q_S = > 2 : 1):
  Durchmesser > 75 % des Aortenanulusdiameters. Der Defekt wirkt nicht mehr restriktiv und Shuntblut wird mit Systemdruck in den rechten Ventrikel und in die Pulmonalarterie geleitet (PAP/SP > 0,5) → Rechtsherzbelastung

Bei größerem VSD im Laufe von Jahren → obstruktive Lungengefäßerkrankung (Eisenmenger-Reaktion) mit weitgehend irreversiblem Umbau der Lungengefäße und Anstieg des Lungengefäßwiderstandes auf Niveau des Systemwiderstandes → Shuntumkehr (Rechts-Links-Shunt) → sekundäre Zyanose (siehe Sonderkapitel „Eisenmenger-Reaktion").

Spontanverlauf:

- Spontanverschluss, insbes. bei muskulärem oder perimembranösem VSD, nicht beim outlet-VSD. Verschlussrate bis etwa zum 7. Lebensjahr hoch
- Aorteninsuffizienz durch Prolaps der rechten oder akoronaren Klappentasche tritt häufig beim Outlet (suprakristal), aber auch beim perimembranösen VSD auf. Progression häufig. Assoziation mit einem Sinus Valsalva-Aneurysma ist möglich → Rupturgefahr)
- Endokarditis: 6 x höher als in Normalbevölkerung
- Die Shuntgröße kann im Verlauf der Jahre zunehmen und bei entsprechenden Belastungszeichen zur OP-Indikation werden.
- Im Verlauf Entwicklung eines "double chambered right ventricle", einer diskreten Subaortenstenose und (selten) einer Subpulmonalstenose möglich
- Arrhythmien und Blockbilder können auftreten.

KL.: Klinische Befunde von Defektgröße, Defektlokalisation, Shuntvolumen und den pulmonalen Widerstandsverhältnissen abhängig.

- Kleiner VSD: Kinder und Jugendliche sind häufig asymptomatisch
- Mittelgroßer/großer VSD: Wachstums- und Entwicklungsverzögerung, eingeschränkte Belastbarkeit, Belastungsdyspnoe, rezidivierende bronchopulmonale Infekte, Palpitationen (supraventrikuläre oder ventrikuläre Arrhythmien), Herzinsuffizienz
- Eisenmenger-VSD: Zyanose, Leistungseinschränkung, Belastungs- bis Ruhedyspnoe, Hämoptoe, Rechtsherzinsuffizienz, Rhythmusstörungen, Synkopen, Hirnabszesse

Inspektion:

- Azyanotischer Patient, normaler Jugularvenenpuls; Herzbuckel
- Eisenmenger-VSD: Zyanose mit Uhrglasnägel/Trommelschlegeln

Palpation:

- Niedriger Blutdruck mit kleiner Amplitude; systolisches Schwirren am linken unteren Sternumrand; hyperaktiver, verbreiterter, nach unten und außen verlagerter Herzspitzenstoß (exzentrische Linkshypertrophie)
- Eisenmenger-VSD: Fehlender oder abgeschwächter linksventrikulärer Impuls; tastbarer Pulmonalklappenschluss, hebende Pulsationen über rechtem Ventrikel und dessen Ausflusstrakt

Auskultation:

- Kleiner VSD: Regelrecht gespaltener 2. HT im 2. Interkostalraum links; hochfrequentes, frühsystolisches Pressstrahlgeräusch im 3./4. ICR links parasternal
- Mittelgroßer / großer VSD: 2. HT häufig vom Geräusch überdeckt, regelrechte, atemvariable Spaltung. Lauter Pulmonalklappenanteil bei pulmonaler Hypertonie. 3. HT. Systolisches Strömungsgeräusch im 3./4. ICR links parasternal (Lautstärkegrad: Ohne Korrelation zur Defektgröße). Frühdiastolikum über der Herzspitze (relative Mitralstenose).
- Eisenmenger-VSD: Singulärer paukender 2. Herzton im 2. ICR links. Pulmonaler Auswurfton. Rechtsatrialer 4. Herzton. Kein typisches VSD-Geräusch mehr. Kurzes mesosystolisches Intervallgeräusch im 2./3. ICR links parasternal. Decrescendoförmiges diastolisches Intervallgeräusch (Pulmonalklappeninsuffizienz = Graham-Steell-Geräusch).

Ekg:

- Kleiner VSD: Normal
- Mittelgroßer - großer VSD: Steil- bis Linkstyp, p-sinistroatriale, Linkshypertrophie oder biventrikuläre Hypertrophie
- Eisenmenger-VSD: Steil- bis Rechtstyp, Rechtshypertrophie

Rö:

- Kleiner VSD: Normalbefund
- Mittelgroßer - großer VSD: Vergrößerter Transversaldurchmesser. Erweiterung des linken Vorhofs und Ventrikels. Prominenter Truncus pulmonalis. Vermehrte zentrale und periphere Lungengefäßzeichnung. Schmale Aorta.
- Eisenmenger-VSD: Herzgröße meist normal. Betonter rechter Ventrikel. Weiter Pulmonalisstamm und weite zentrale Lungengefäße. Periphere Lungengefäßzeichnung vermindert (Kalibersprung zur Peripherie).

Echo:

- Nachweis von Lokalisation, Größe und Anzahl der VSD´s
- Erweiterung des linken Vorhofs, des linken Ventrikels und des Truncus pulmonalis
- Dopplerverfahren: Schätzung des rechtsventrikulären und pulmonalarteriellen Druckes, des interventrikulären Druckgradienten, der Shuntrichtung. Schätzung von QP/QS (Lungenzeitvolumen/Körperzeitvolumen).

MRT: Nur selten erforderlich. VSD-Lokalisation erkennbar. QP/QS und Shunt quantifizierbar.

Herzkatheter:
Bestimmung der intraventrikulären Druckverhältnisse, des PAP, der Shuntgröße, des Lungengefäßwiderstandes; der Lungengefäßmorphologie (***Cave***: Bei Eisenmenger-Reaktion Pulmonalisangiografie vermeiden wegen hoher Komplikationsrate!); Nachweis assoziierter kardialer Anomalien; Beurteilung des Koronarstatus (bes. bei Männern > 40 J.)

Th.: 1. Chirurgische Therapie - Indikationen zur Operation:

- VSD mit shuntbedingten Symptomen und ohne höhergradige pulmonalvaskuläre Erkrankung
- Asymptomatische Patienten mit linksventikulärer Volumenbelastung
- Patienten nach einer infektiösen Endokarditis
- VSD mit assoziiertem (!) Aortenklappenprolaps und progredienter Aortenklappeninsuffizienz
- VSD mit pulmonaler arterieller Hypertonie (= PAH), falls noch ein Links-Rechts-Shunt vorherrscht und der PAP bzw. PVR < 2/3 des Systemdrucks bzw. Systemwiderstands
- Kein Verschluss bei VSD mit schwerer, irreversibler PAH und bei belastungsbedingter Zyanose

- Kein Verschluss bei kleinem VSD ohne Volumenbelastung, ohne PAH und ohne infektiöse Endokarditis

Technik:
- Verschluss transtrikuspidal vom rechten Vorhof aus zur Vermeidung einer Ventrikulotomie; seltener (je nach Defektlokalisation) vom rechten oder linken Ventrikel oder durch die Pulmonalarterie
- Direktnaht oder Patchverschluss
- Eisenmenger-Reaktion: Herz-Lungentransplantation oder Lungentransplantation mit gleichzeitigem Verschluss des VSD

2. Interventionelle Therapie
Perimembranöse oder muskuläre VSDs werden immer häufiger katheterinterventionell verschlossen.
Letalitätsrate: Abhängig von Lebensalter, Pulmonalarteriendruck, Lungengefäßwiderstand, Anzahl der Defekte, assoziierten Anomalien. Beim unkomplizierten VSD < 2 %, bei Re-Operationen ca. 6 %.

Residualbefunde nach operativem VSD-Verschluss:
- Rhythmusstörungen (Rechtsschenkelblock, bifaszikulärer Block vom anterioren Typ, progrediente Überleitungsstörungen bis zum totalen AV-Block, ventrikuläre Arrhythmien)
- Plötzlicher Herztod
- Fortschreitende obstruktive Lungengefäßerkrankung
- Störungen der rechts- und linksventrikulären Funktion
- Re-/Rest-Shunts
- Persistierendes Endokarditisrisiko

DER ATRIOVENTRIKULÄRE SEPTUMDEFEKT (AVSD) IM ERWACHSENENALTER

Def.: Partieller (inkompletter) AVSD: Tiefsitzender Vorhofseptumdefekt vom Primumtyp (ASD I) sowie Spaltbildung in der Mitralklappe. Beide AV-Klappen sind voneinander getrennt. Ein gemeinsames anteriores sowie ein posteriores Segel (bridging leaflet) der beiden AV-Klappen sind bindegewebig miteinander verbunden.

AVSD vom Intermediärtyp: ASD I sowie ein Inlet-Ventrikelseptumdefekt. Für beide AV-Klappen separate Klappenringe.

Kompletter AVSD: Tiefsitzender ASD I, Inlet-Ventrikelseptumdefekt sowie Spaltbildung im anterioren Mitral- und septalen Trikuspidalklappensegel.
Alle vier Herzhöhlen stehen miteinander in Verbindung. Mitral- und Trikuspidalklappe liegen auf gleicher Höhe und bilden aus vier bis sieben Segeln eine gemeinsame AV-Klappenöffnung.
Die anatomische Einteilung des kompletten AVSD erfolgt nach Rastelli (siehe Spezialliteratur).

Unbalacierter AVSD: „Links- oder Rechts-Dominanz", wenn die gemeinsame Klappe überwiegend einem Ventrikel zugeordnet ist, ansonsten ausgewogener (balancierter) Typ.

Ep.: Ca. 3 % aller angeborenen Herzfehler; 35 % der Patienten haben eine Trisomie 21.

PPh: Partieller (inkompletter) AVSD: Links-Rechts-Shunt → Volumenbelastung des rechten Vorhofes, des rechten Ventrikels und der Lungengefäße. Spalt im Mitralklappensegel → Mitralklappeninsuffizienz (hämodynamisch meist nur geringgradig)

Kompletter AVSD: Durch ASD + VSD Volumenbelastung des rechten Herzens und des Lungenkreislaufes. Volumenbelastung des linken Herzens infolge VSD und Mitralklappeninsuffizienz.

Shuntgröße abhängig von Defektgröße und Widerstandsverhältnissen der beiden Kreisläufe.

Spontanverlauf: Unbehandelt sterben die meisten Patienten mit kompletten AVSD bis zum 3. Lebensjahr

KL.: Hämodynamik und klinische Befunde werden vorwiegend vom Vorhandensein und Relevanz/Größe des ASD, des VSD sowie dem Insuffizienzgrad der linksseitigen AV-Klappe bestimmt. Rezidivierende bronchopulmonale Infekte; Herzinsuffizienz; Wachstums- und Entwicklungsverzögerung; eingeschränkte Belastbarkeit

Inspektion:
- Primär azyanotischer Patient; mit zunehmendem Lungengefäßwiderstand → Zyanose
- Voussure (Herzbuckel)
- Eisenmenger-AVSD: Zyanose mit Trommelschlegelfingern und -zehen, Uhrglasnägel

Palpation:
Niedriger Blutdruck, kleine Blutdruckamplitude; systolisches Schwirren am linken unteren Sternumrand; hebende Pulsationen über rechtem Ventrikel und rechtsventrikulärem Ausflusstrakt; tastbarer Pulmonalklappenschluss; Herzspitzenstoß: Hyperaktiv, verbreitert, nach unten und außen verlagert.

Auskultation:
- Herztöne: Fixiert gespaltener 2. Herzton mit betontem Pulmonalklappenanteil bei pulmonaler Hypertonie
- Herzgeräusche:
  - Systolisches Sofortgeräusch im 2./3. Interkostalraum links parasternal (ASD mit relativer Pulmonalstenose)
  - Systolisches Geräusch im 4./5. Interkostalraum links parasternal (VSD oder Trikuspidalklappeninsuffizienz)
  - Systolisches Sofortgeräusch über der Herzspitze (Mitralklappeninsuffizienz)
  - Kurzes, frühdiastolisches Geräusch am linken unteren Sternumrand oder über der Herzspitze (Mitral- oder Trikuspidalklappenströmungsgeräusch)

Ekg: Überdrehter Linkstyp, AV-Block 1°, Rechtsschenkelblock, rechts-, links- oder biventrikuläre (Volumen-)Hypertrophie

Rö.: Vergrößerter Transversaldurchmesser. Erweiterung aller vier Herzhöhlen. Prominenter Truncus pulmonalis. Vermehrte zentrale und periphere Lungengefäßzeichnung.

Echo:
- Lokalisation und Größe des ASD und VSD
- AV-Klappen-Anatomie und -funktion: Mitralklappeninsuffizienz
- Nachweis der „Gänsehals-Deformität" (goose neck deformity) des verschmälerten und verlängerten linksventrikulären Ausflusstraktes
- Größe der Vorhöfe, der Ventrikel, des Truncus pulmonalis und der Aorta. Funktion der Ventrikel
- Dopplerverfahren: Shuntrichtung, Schätzung des rechtsventrikulären und pulmonalarteriellen Druckes sowie des interventrikulären Druckgradienten. Abschätzung von Q_P/Q_S

MRT: Shunt-Quantifizierung, Anatomie + Funktion des Herzens

Herzkatheterdiagnostik und Angiokardiografie:
Bestimmung der intraventrikulären Druckverhältnisse, der Shuntgröße, des Lungengefäßwiderstandes, der Lungengefäßmorphologie; Nachweis assoziierter kardialer Anomalien und einer stenosierenden KHK

Operationsindikationen:
Bei Kindern z.T. schon in den ersten sechs Lebensmonaten als Elektiveingriff, um einer pulmonalvaskulären Erkrankung vorzubeugen.

Kompletter AVSD:
- Kein operativer Verschluss bei Eisenmenger-Reaktion
- Ansonsten: Siehe VSD-Kapitel

Partieller AVSD:
- Operativer Verschluss bei signifikanter Volumenbelastung des rechten Herzens
- Ansonsten s. ASD-Kapitel

AV-Klappeninsuffizienz:
- Symptomatische Patienten mit mittel- bis hochgradiger linksseitiger AV-Klappeninsuffizienz sollten chirurgisch korrigiert werden, wenn möglich klappenerhaltend.
- Chirurgische Korrektur bei asymptomatischen Patienten mittel- bis hochgradiger linksseitiger AV-Klappeninsuffizienz und Volumenbelastung des linken Ventrikels und einer AV-Klappeninsuffizienz, die voraussichtlich klappenerhaltend korrigierbar ist.
- Asymptomatische Patienten mit LVESD > 45 mm und/oder eingeschränkter LV-Funktion (LVEF < 60 %) sollten operativ korrigiert werden.

Subaortenstenose:
Peak-to-peak-Kathetergradient oder mittlerer Echogradient > 50 mmHg plus linksventrikuläre Hypertrophie
Wichtige Indikationen zur Behandlung oder auch zur Re-Operation im postoperativen Verlauf sind persistierende oder neu aufgetretene hämodynamisch und/oder klinisch relevante Septumdefekte, Insuffizienzen oder Stenosen der linksseitigen AV-Klappe, subaortale Obstruktionen, Vorhofarrhythmien oder Verschlechterung der Ventrikelfunktion.

Th.: Palliativoperation: Pulmonalarterienbanding (wenn Begleitanomalien eine primäre Korrekturoperation nicht zulassen)

Korrektur beim balancierten AVSD:
Korrektur mit Single-Patch-Technik oder Double-Patch-Technik: Erst Patchverschluss des VSD, dann Rekonstruktion der AV-Klappe (evtl. auch Klappenersatz), dann Patchverschluss des ASD (Perikard)

Korrektur beim unbalancierten AVSD:
Kreislauftrennung im Sinne einer partiellen cavopulmonalen Anastomose (PCPC) mit nachfolgender totaler cavopulmonaler Anastomose (TCPC)

Bei Eisenmenger-Reaktion:
Herz-Lungentransplantation

Operationsletalität: Frühpostoperative Letalität heute in erfahrenen Zentren bei Primärkorrektur im Kindesalter < 5 %. Sowohl in sehr jungen als auch in höherem Alter sind Komplikations- und Letalitätsrate erhöht.

Residualbefund nach operativem VSD-Verschluss:

- Schlussunfähigkeit der rekonstruierten Mitralklappe, seltener der Trikuspidalklappe
- Mitralklappenstenose
- Fortschreiten der pulmovaskulären Erkrankung (Eisenmenger-Reaktion)
- Kompletter AV-Block (bes. nach Mitralklappenersatz)
- Supraventrikuläre Arrhythmien (z. B. AV- Dissoziationen, Vorhofflattern, AV-Knotentachykardien)
- Restdefekte auf Vorhof- oder Kammerebene
- Zweiteingriffe mit höherer Letalität behaftet
- Persistierendes Endokarditisrisiko
- Entwicklung einer Subaortenstenose
- Kinder von Müttern mit AVSD haben häufig angeborene Herzfehler.

DER PERSISTIERENDE DUCTUS ARTERIOSUS (BOTALLI) (PDA) IM ERWACHSENENALTER [Q25.0]

Def: Ductus arteriosus Botalli: Gefäßverbindung zwischen Aorta und Pulmonalarterien-Konfluens oder linker Pulmonalarterie.
Persistierender Ductus arteriosus Botalli (PDA), wenn nach der Geburt die Verbindung zwischen Pulmonalarterie und Aorta länger als 3 Monate unverschlossen bleibt.

Ep.:
- Bis zu 10 % aller angeborenen Herzfehler
- Ca. 2 % aller angeborenen Herzfehler im Erwachsenenalter
- Geschlechtsverhältnis: m : w ~ 1 : 2 bis 1 : 3

PPh: Shuntmenge bei kleinem PDA abhängig von Duktusdurchmesser, -länge und -verlauf, bei großem PDA von Widerstandsverhältnissen der beiden Kreisläufe. Links-Rechts-Shunt auf Duktusebene → Volumenbelastung der Lungengefäße, des linken Vorhofs, des linken Ventrikels sowie des Anfangsteils der Aorta (bis in Duktushöhe).

- Kleiner PDA (Lungenzeitvolumen/Körperzeitvolumen = Q_P/Q_S < 1,5 : 1): Keine wesentliche Vergrößerung des linken Herzens. Das Verhältnis von Pulmonalarteriendruck zu Systemdruck (PAP/SP) normal. Links-Rechts-Shunt während des gesamten Herzzyklus.
- Mittelgroßer PDA (Q_P/Q_S = 1,5 - 2 : 1): Volumenbelastung von linkem Vorhof, linkem Ventrikel und Pulmonalgefäßen. Drucktrennung zwischen den beiden Kreisläufen (PAP/SP ≤ 0,5); Lungengefäßwiderstand nicht wesentlich erhöht.
- Großer PDA (Q_P/Q_S > 2 : 1): Nahezu keine Drucktrennung mehr → pulmonalvaskuläre Erkrankung (= Eisenmenger-Reaktion) mit weitgehend irreversiblem Anstieg des Lungengefäßwiderstandes auf Systemwiderstand und Shuntumkehr (rechts → links). Der rechte Ventrikel wird zunehmend druckbelastet (siehe Sonderkapitel „Eisenmenger-Reaktion").

Spontanverlauf:

- Spontanverschluss möglich
- Besonders bei kleinem PDA besteht die Gefahr einer Endarteriitis (Duktitis, Aortitis), evtl. mit septischen Embolien und Lungenabszessen. Das Risiko steigt mit zunehmendem Alter.
- Bei mittelgroßem PDA Beschwerden meist erst ab der 3. Dekade
- Herzinsuffizienz bei sehr großem PDA schon im Säuglingsalter. In vielen Fällen kann der linke Ventrikel die Volumenbelastung aber über Jahrzehnte kompensieren.
- Eisenmenger-Reaktion bei großem PDA meist nach dem 3. Lebensjahr, bei mittelgroßem Shunt z.T. erst im zweiten bis vierten Lebensjahrzehnt.
- Komplikationen: Bei älteren Patienten: Duktusverkalkungen und Aneurysmata

- Todesursachen bei nicht behandeltem PDA: Komplikationen der Endarteriitis, Herzinsuffizienz, pulmonalvaskuläre Erkrankung (= Eisenmenger-Reaktion), Todesfälle oft erst im dritten bis vierten Lebensjahrzehnt.

Th.: **Interventioneller Katheterverschluss**
Verfahren der Wahl: z.B. mittels diverser Occluder-Systeme (z.B. Amplatzer) oder Coils

Chirurgische Therapie:
Ind: PDA, die wegen ihrer Größe oder aus technischen Gründen nicht interventionell zu verschließen sind.

ANGEBORENE HERZFEHLER MIT RECHTS- → LINKS-SHUNT

Leitsymptom: Zentrale Zyanose
Klinische Folgen der Hypoxämie:
- Erythrozytose
- Leistungsverminderung, Entwicklungsverzögerung
- Synkopen
- Trommelschlegelfinger und -zehen, Uhrglasnägel

EBSTEIN-ANOMALIE [Q22.5]

Def: Ein oder mehrere Segel der Trikuspidalklappe (TK) fehlgebildet. Die Verlagerung des septalen und muralen TK-Segels spitzenwärts bestimmt wesentlich den Schweregrad. Die Apikalverlagerung der TK-Segel unterteilt das rechte Herz in rechten Vorhof, atrialisierten rechten Ventrikel sowie einen Restventrikel. Häufig gleichzeitig TK-Insuffizienz, Funktionsstörung des linken Ventrikels, Mitralklappenanomalien, eine interatriale Verbindung (offenes Foramen ovale oder Vorhofseptumdefekt), akzessorische Leitungsbahnen (WPW-Syndrom).

Ep.: Seltener Herzfehler (< 1 % der angeborenen Herzfehler)

PPh: Volumenbelastung des rechten Vorhofes bzw. des atrialisierten Ventrikels infolge der systolischen Blutregurgitation aus dem rechten Restventrikel über die insuffiziente Trikuspidalklappe in den atrialisierten Ventrikel bzw. in den rechten Vorhof. Bei kleiner rechter Kammer nur kleines Schlagvolumen → geringer pulmonaler Blutfluss. Über interatriale Verbindungen Links-Rechts-, häufiger aber Rechts-Links-Shunt.

KL.: Leitsymptome: Von leichten Symptomen bis zum Vollbild eines hochgradig zyanotischen Herzfehlers. Häufige Beschwerden: Dyspnoe, Müdigkeit, Belastungseinschränkung, Herzschmerzen und Palpitationen.
Inspektion/Palpation: Zyanose bei Rechts-Links-Shunt und/oder low cardiac output. Halsvenenpulsationen häufig unauffällig (trotz rechtsatrialer Vergrößerung und TI!), nur gelegentlich rechtsventrikuläre Einflussstauung. Praecordium oft normal ("stiller Thorax"). Hepatomegalie.
Auskultation: S_I weit gespalten, mit lauter 2. Komponente (Trikuspidalklappenschluss). S_{II} weit gespalten bei verspätetem PK-Schluss, oftmals leise. Serielle Klicks. Häufig S_{III} und S_{IV} (triple or quadriple rhythm). Systolisches Sofortgeräusch der TI am linken unteren Sternalrand. Kurzes mitteldiastolisches Geräusch.

Ekg: Rechtsatriale Hypertrophie. Verlängertes PR-Intervall. Rechtsschenkelblock, manchmal darin 2. QRS-Komplex. Tiefes Q in II, III, F, V_1-V_4. WPW-Konfiguration möglich. Gehäuft supraventrikuläre Arrhythmien. Gelegentlich Niedervoltage.

Rö.: Herz-Transversaldurchmesser variabel (normal bis extreme Kardiomegalie - Bocksbeutel-Form). Die Vergrößerung des rechten Vorhofes ist für die typische Silhouette der Ebstein-Anomalie verantwortlich. Rechtsventrikuläre Ausflusstrakt und linker Ventrikel nach links verlagert. Die V. cava sup. ist trotz der Vergrößerung des rechten Vorhofes meist nicht erweitert. Lungengefäße normal oder zierlich. Aorta schmalkalibrig.

Echo (TTE und TEE): Beantwortet alle relevanten Fragen: Anatomie und Funktion der Trikuspidalklappe, Distalverlagerung des septalen bzw. posterolateralen (muralen) Segels (bei Erwachsenen mindestens 2,0 cm bzw. 0,8 cm/m^2 Körperoberfläche), Größe des anterioren Segels, Ausmaß der Anheftung („tethering") des septalen oder posterioren Trikuspidalklappensegels an Septum bzw. Ventrikelwand, Größe und Funktion vom rechten Vorhof, atrialisierten Ventrikel, rechtsseitigen Restventrikel, linken Ventrikel, rechtsventrikuläre Ausflusstraktobstruktion, Begleitanomalien (z.B. ASD/PFO).

MRT: Evtl. ergänzend zum Echo für überlagerungsfreie Darstellung der kardiovaskulären Strukturen.

Herzkatheter: Katheteruntersuchung meist verzichtbar. Bedeutung zum Ausschluss einer begleitenden KHK.

Th.: **A) Konservativ**
Behandlung symptomorientiert. Rhythmusstörungen werden medikamentös oder durch Katheterablationsverfahren behandelt. Bei Thrombemboliegefahr und bei Rechts-links-Shunt kann eine Antikoagulation erforderlich werden.

B) Operativ
Therapieoptionen: Operative Korrektur vorzugsweise durch Trikuspidalklappenrekonstruktion mit Bildung einer „Monocusp valve" oder Klappenersatz. Im Rahmen des Primäreingriffes ggf. ASD-Verschluss, Resektion redundanter Vorhofanteile, evtl. Plikatur des atrialisierten rechten Ventrikels oder Trikuspidalklappenanuloplastie.
Indikation für Operation: Symptomatische Patienten mit abnehmender Leistungsbreite und NYHA-Klasse > II, progrediente Herzgrößenzunahme und abnehmende Funktion des rechten Ventrikels, mehr als mäßiggradige symptomatische Trikuspidalklappeninsuffizienz, höhergradige oder progrediente Zyanose (arterielle Ruhe-Sättigung < 90 %), paradoxe Embolien, relevante rechtsventrikuläre Ausflusstraktobstruktion.
Typische postoperative Residualbefunde: Persistierende oder neu auftretende Trikuspidalklappeninsuffizienz, die üblichen Komplikationen nach Klappenersatz, Versagen des rechten oder linken Ventrikels, Rest-Shunts auf Vorhofebene, supraventrikuläre und ventrikuläre Arrhythmien, höhergradige Blockbilder.

DIE FALLOTSCHE TETRALOGIE IM ERWACHSENENALTER [Q21.3]

Syn: TOF (Tetralogy of Fallot)

Def: Die Fallot´sche Tetralogie ist durch eine Verlagerung des Infundibulumseptums nach rechts, antero-cephal gekennzeichnet. Hieraus resultieren:
- Obstruktion des rechtsventrikulären Ausflusstraktes (RVOTO)
- Großer, subaortaler, sog. malalignment Ventrikelseptumdefekt (VSD)
- Über dem VSD reitende Aorta (> 50 %)
- (Konsekutive) Rechtshypertrophie

Ep.:
- Häufigster zyanotischer angeborener Herzfehler: 10 % aller angeborenen Herzfehler; 65 % aller angeborenen zyanotischen Herzfehler
- Geschlechtsverhältnis: m : w = 1,4 : 1
- Etwa 15 % der Patienten weisen eine Mikrodeletion an Chromosoms 22q11 auf.

PPh: Im Vordergrund steht der große Ventrikelseptumdefekt (VSD) in Verbindung mit einer Stenose des rechtsventrikulären Ausflusstraktes (RVOTO).
- VSD: Subaortaler malalignment-VSD mit Ausdehnung in den rechtsventrikulären Ausflusstrakt. Größe so, dass Druckausgleich zwischen rechtem Ventrikel, linkem Ventrikel und Aorta entsteht.
- RVOTO: Im Infundibulum (50 %), auf Klappenebene (10 %), an beiden Orten (30 %). Pulmonalklappe und Pulmonalarterienstamm oft hypoplastisch; häufig periphere Pulmonalarterienstenosen. Bei 10 % Pulmonalatresie.

  Wegen der RVOTO fließt das venöse Blut nicht durch die Lunge, sondern gelangt über den großen VSD direkt in den Systemkreislauf → zentrale Zyanose.
  Schwere des Krankheitsbildes abhängig vom Grad der RVOTO:
  - Leichtgradige RVOTO: Azyanotische Form (pink Fallot)
  - Hochgradige RVOTO: Zyanotische Form
- Rechtshypertrophie: Folge der Rechtsherzbelastung.

Spontanverlauf:
- Prognose abhängig vom Ausmaß der Lungendurchblutung
- Kinder mit azyanotischer Form infolge geringer RVOTO: Bei großem Links-Rechts-Shunt Herzinsuffizienz möglich. Zyanose häufig erst im 2. Lebensjahr.
- Kinder mit zyanotischer Form: Werden die ersten Jahre spontan überlebt → zunehmende Zyanose und Belastungsdyspnoe
- Mittlere Lebenserwartung 12 Jahre; 95 % sterben vor dem 40. Lebensjahr.

KL.:
- Atemnot, schon im 1. Lebensjahr, bes. bei Belastung.
- Hockstellung: Häufig bei Kindern → Anstieg des Systemwiderstandes → Erhöhung der Lungenperfusion und Anstieg der Sauerstoffsättigung
- Hypoxische Anfälle: Engstellung des hypertrophierten Infundibulums → Blockade des Blutflusses zum Lungenkreislauf. Vorkommen bei Säuglingen und Kleinkindern, kaum bei Erwachsenen.
- Leistungseinschränkung
- Entwicklungsverzögerung meist nur gering
- Meist keine Herzinsuffizienz. Rechtsherzinsuffizienz eher im Spontanverlauf älterer Patienten.

Inspektion / Palpation:
- Zentrale Zyanose mit Trommelschlegelfingern/-zehen und Uhrglasnägeln (selten vor dem 2. Lebensjahr)
- Systolisches Schwirren über dem RVOT

Auskultation:
- Singulärer lauter 2. Herzton durch Aortenklappenschluss; Pulmonalklappenschluss leise
- Aortaler Ejection-Klick (bes. nach dem 20. Lj.)
- Systolisches Austreibungsgeräusch über dem RVOT. Lautstärke und Dauer des Geräusches vom Lungendurchfluss abhängig: Je stärker die RVOT-Obstruktion, desto leiser das Geräusch!
- Diastolisches Refluxgeräusch über der Herzbasis bei Erwachsenen meist infolge Aortenklappeninsuffizienz, seltener bei verkalkter Pulmonalklappe

Ekg: Rechtslagetyp; rechtsatriale und -ventrikuläre Hypertrophie

Rö.:
- Herzgröße meist normal
- Herzspitze bei hypertrophiertem RV angehoben („Holzschuhherz")
- Herztaille infolge Hypoplasie der A. pulmonalis eingezogen.
- Minderperfusion der Lunge

Echo:
- VSD: Groß, subaortal, Malalignment-Typ (parasternale lange Achse)
- RVOT: Infundibuläre und/oder valvuläre Pulmonalstenose, Pulmonalklappenhypoplasie, Pulmonalisstamm und -aufzweigung schmal (parasternale kurze Achse)
- Große, überreitende Aorta (parasternale lange Achse)
- Rechtsherzhypertrophie
- Nachweis assoziierter Anomalien
- Doppler: Bestimmung des RVOT-Gradienten und der Shuntrichtung

MRT: Druckgradient, Shuntgröße, Anatomie + Funktion des Herzens

Herzkatheter:
- Darstellung der Anatomie des Herzens und der Pulmonalarterien
- Quantifizierung der Druck- und Flussverhältnisse, insbes. des intrakardialen Shuntes und der RVOTO
- Bei älteren Erwachsenen oder entsprechender Risikokonstellation Beurteilung des Koronarstatus
- Nachweis assoziierter Anomalien

Diagnostische Zielsetzung
- Unoperierter Patient: Nachweis und Lokalisation des VSD und der rechtsventrikulären Ausflusstraktobstruktion; Abschätzung der hämodynamischen Auswirkungen, insbesondere auf Lungenkreislauf und Ventrikelfunktion; Bestimmung des rechtsventrikulären Druckes; Begleitfehlbildungen.
- Nach Palliativ-Eingriff: Anatomie der Pulmonalarterien, pulmonalarterieller Druck; Funktion des linken (Volumenbelastung durch VSD) und rechten Ventrikels (Druckbelastung durch Pulmonalstenose). Nachweis bzw. Ausschluss von Begleitfehlbildungen.
- Nach chirurgischer Korrektur: Quantifizierung der Pulmonalinsuffizienz, Volumen und Funktion des rechten Ventrikels; Nachweis peripherer Pulmonalarterienstenosen; Restshunts (ASD, VSD); residuelle rechtsventrikuläre Ausflusstraktobstruktion; Diameter der Aortenwurzel; Aorteninsuffizienz.

Th.: Operative Behandlung:
- Meist Primärkorrektur im Alter von 6 - 18 Monaten
- In den meisten Fällen ist bei erwachsenen Patienten schon eine Korrekturoperation vorausgegangen, um die Zyanose zu verringern und die Belastbarkeit des Patienten zu verbessern.
- Die Zahl der Erwachsenen, bei denen lediglich eine Palliativ-Operation durchgeführt wurde, ist heute gering.

1. Palliativ-Operationen (Waterston- oder Pott-Shunts) werden heute kaum noch durchgeführt.
   Ziel: Verbesserung der Lungenperfusion, falls eine primäre Korrektur nicht möglich ist (z.B. bei hypoplastischen Pulmonalarterien, hypoplastischem Klappenring, Koronaranomalien, multiplen VSDs).

- Original Blalock-Taussig-Shunt: End-zu-Seit-Anastomose zwischen A. subclavia und Pulmonalarterie
- Modifizierter Blalock-Taussig-Shunt: Seit-zu-Seit-Interponat eines wenige Millimeter dicken Schlauches aus PTFE (Polytetrafluorethylen = Teflon®) zwischen A. subclavia und der Pulmonalarterie
- Zentraler-aorto-pulmonaler Shunt: Seit-zu-Seit-Interponat eines PTFE Schlauches zwischen Aorta ascendens und Pulmonalarterienstamm
- Waterston-Shunt oder Waterston-Cooley-Shunt: Direktanastomose zwischen Aorta ascendens und rechter Pulmonalarterie
- Pott-Shunt: Direktanastomose zwischen Aorta descendens und linker Pulmonalarterie

2. Korrektur-Operation:
   - Beseitigung der rechtsventrikulären Ausflusstraktobstruktion: Pulmonalklappenvalvulotomie; Resektion infundibulärer Muskulatur; häufig Patch-Erweiterung durch Perikard- oder PTFE-Flicken
   - Transatrialer oder transventrikulärer Patchverschluss des VSD
   - Operationsletalität: < 1 %; im Erwachsenenalter bis 9 %
   - Langzeitprognose: Überlebensrate nach 30 Jahren ca. 90 %, nach 40 Jahren ca. 75 %

Rest- und Folgezustände nach operativer Behandlung:

1. Nach Palliativ-Operation:

   Probleme nach Blalock-Taussig-Shunt:
   - "Herauswachsen" aus dem Shunt
   - Shuntverschluss
   - Stenosen/Obstruktion der ipsilateralen Pulmonalarterie
   - Subclavian steal (Original-BT-Shunt)
   - Serombildung (modifizierter BT-Shunt)
   - Endokarditisrisiko
   - Herzinsuffizienz selten

   Residuen nach Waterston-Cooley- oder Pott-Shunt:
   - Großes Shuntvolumen → Herzinsuffizienz oder obstruktive Lungengefäßerkrankung
   - Aneurysma der rechten Pulmonalarterie (Waterston-Cooley-Shunt)
   - Kinking oder Stenosierung der rechten (Waterston-Cooley-Shunt) bzw. linken Pulmonalarterie (Pott-Shunt)
   - Pulmonalvaskuläre Erkrankung bei zu großem Shuntfluss
   - Schwierige Rückführung der Shunts zum Zeitpunkt der Korrektur-Operation
   - Endokarditisrisiko

2. Nach Korrektur-Operation:
   - Pulmonalklappeninsuffizienz:
     - Bei fast allen postoperativen Fallot-Patienten, bes. nach transanulärem Patch. Die PI wird teilweise über Jahre gut toleriert. Folge:
       · Enddiastolische Vergrößerung des rechten Ventrikels, konsekutives Rechtsherzversagen
       · Verminderte Belastbarkeit
       · Rhythmusstörungen
     - Th.: Indikation und optimaler Zeitpunkt zum Pulmonalklappenersatz sind umstritten. Wichtige Parameter für Indikationsstellung: RV-Größe und -Funktion, objektivierte Belastungsfähigkeit, Rhythmusstörung und Symptome. Heute wird ein Pulmonalklappenersatz früher angestrebt als noch vor wenigen Jahren, bevor die RV-Funktionsstörung irreversibel ist.

     Implantation eines Homograft oder einer Kunstklappe. In Einzelfällen: Interventionelle Implantation einer Klappe
   - Obstruktionen des rechtsventrikulären Ausflusstraktes (RVOTO):
     An allen Orten zwischen rechtem Ventrikel und peripheren Pulmonalarterien möglich.
     Th.: Bei hohen Druckwerten im rechten Ventrikel (systolischer rechtsventrikulärer Druck > 2/3 des systolischen Systemdrucks) → operative Revision.
   - Periphere Pulmonalarterienstenosen:
     Angioplastie und/oder Stentimplantation
   - Aneurysmata im RVOT:
     - Bedeutung: Evtl. Substrat für ventrikuläre Arrhythmie
     - Ruptur sehr selten.
     - Th.: Verlaufskontrolle. Bei Größenzunahme → Op.
   - Re-/Rest-Ventrikelseptumdefekt:
     - Bedeutung: Volumenbelastung des linken Ventrikels.
     - Th.: Re-Op bei LR-Shunt ≥ 1,5 : 1 oder bei OP wegen anderer Indikation
   - Störung der linksventrikulären Funktion

- Aortenklappeninsuffizienz:
  - Bedeutung: Volumenbelastung des linken Ventrikels.
  - Th.: Ggf. Klappenersatz
- Aneurysma der Aorta ascendens: Auftreten bei etwa 15 % der Pat. infolge einer Aortenwanderkrankung (sog. "zystische Medianekrose") und des vitientypisch erhöhten Flusses über die Aortenklappe vor der Korrektur . Die Aorta ascendens ist bei TOF (und bes. bei Pulmonalatresie, der Extremform einer Fallotschen Tetralogie), immer erweitert!
  - Bedeutung: Unklar; das Rupturrisiko erscheint relativ gering.
  - Th.: Ascendensersatz bei überproportional großer Aorta oder bei Progression der Aortenweite. (Die Grenzwerte für die Indikation zum Ascendensersatz bei Aortenaneurysmata anderer Genese sind nicht direkt übertragbar!)
- Ventrikuläre Arrhythmien (50 %) mit Gefahr des plötzlichen Herztodes (bis 1 - 6 %)
  - Verantwortlich für 30 - 50 % der Todesfälle
  - Problem: Identifizierung von Risikopatienten
  - Potentielle Risiko-Marker: QRS-Dauer > 180 msec; inhomogene De- und Repolarisation, heart-rate-turbulence
  - Th.: Evtl. Radiofrequenz-Ablation, bei erhöhtem Risiko für plötzlichen Herztod ICD erwägen.
- Supraventrikuläre Arrhythmien (atriale Arrhythmien, Sinusknotendysfunktion; Vorhofflimmern/-flattern)
- Postoperativer AV-Block III°
- Endokarditis-Risiko relativ gering nach Korrektur
- Schwangerschaft:
  Wenn keine wesentlichen Residualbefunde vorliegen, wird eine Schwangerschaft meist gut toleriert. - Wiederholungsrisiko für angeborenen Herzfehler: Ca. 3 %

Diagnostik nach operativer Behandlung

Ekg: Rechtslagetyp; rechtsatriale und -ventrikuläre Hypertrophie. QRS-Breite korreliert mit der Volumenbelastung des rechten Ventrikels. QRS-Breite > 180 msec gilt insbesondere, wenn sie progredient ist, als Risikomarker für VT und plötzlichen Herztod.

LZ-Ekg: Zum Nachweis maligner Arrhythmien und/oder klinischen Symptomen, die Arrhythmien wahrscheinlich machen.

Ergospirometrie: Zur Objektivierung der Leistungsfähigkeit (wichtig für Verlaufsbeobachtungen)

Echo:
- Quantifizierung der Ventrikelfunktion (rechts und links), Rechtsherzhypertrophie
- Nachweis und grobquantitative Abschätzung einer Pulmonal- und Trikuspidalinsuffizienz
- RVOT: Infundibuläre und/oder valvuläre Re-/Reststenose, Stenosen im Bereich von Pulmonalisstamm und -aufzweigung
- Re-/Rest-VSD
- Große, überreitende Aorta (parasternale lange Achse), Aortenklappeninsuffizienz
- Nachweis assoziierter Anomalien

MRT: Darstellung der postoperativen Anatomie und Quantifizierung der recht- und linksventrikulären Funktion. Fibrosenachweis im Bereich der Ventrikel (late enhancement) → Risikostratifizierung. Besonders wichtig ist die Quantifizierung der Ventrikelvolumina sowie der Regurgitationsfraktion bei PI. Aortendiameter.

Evtl. Herzkatheter: z.B. bei Verdacht auf KHK

Indikationen zur Re-Intervention nach Fallot-Korrektur

- Pulmonalklappenersatz bei symptomatischen Patienten mit schwerer PI und/oder Pulmonalstenose mit Peak-Gradienten ≥ 60 mmHg oder einer V_{max} über die Trikuspidalklappe > 3,5 m/s
- Pulmonalklappenersatz bei asymptomatischen Patienten mit schwerer PI und/oder Pulmonalstenose, bei
  - Objektivierter Leistungsabnahme
  - Progredienter RV-Dilatation
  - Progredienter Abnahme der systolischen RV-Funktion
  - Progredienter Trikuspidalinsuffizienz
  - RVOTO mit einem systolischen RV-Druck > 80 mmHg (TR velocity > 4 m/s)
  - Anhaltende atriale/ventrikuläre Arrhythmien
- Aortenklappenersatz bei höhergradiger AI mit Symptomen oder Hinweisen auf eine LV-Funktionsstörung bzw. abnehmender LV-Funktion
- VSD-Verschluss bei signifikanter LV-Volumenbelastung

Indikation für EPU (elektrophysiolgische Untersuchung) **und ICD-Implantation:**
EPU bei symptomatischen Patienten mit Verdacht oder Dokumentation relevanter atrialer oder ventrikulärer Arrhythmien
ICD-Indikation zur Sekundärprophylaxe eines plötzlichen Herztodes. ICD zur Primärprophylaxe wird kontrovers diskutiert.

DIE KOMPLETTE TRANSPOSITION DER GROSSEN ARTERIEN (TGA) IM ERWACHSENENALTER [Q20.3]

Def: Bei der Transposition der großen Arterien (TGA) entspringt die Aorta aus dem morphologisch rechten Ventrikel, die Pulmonalarterie aus dem morphologisch linken Ventrikel (ventrikulo-arterielle Diskordanz). Die Aorta aszendiert ventral und/oder rechts neben der A. pulmonalis. Beide großen Gefäße verlaufen parallel, ohne sich zu überkreuzen ("D-TGA").

Ep.: Ca. 5 % aller angeborenen Herzfehler; m : w = 2 : 1

PPh:
- Lungen- und Systemkreislauf nicht nacheinander, sondern parallel geschaltet.
- Untersättigtes Blut aus dem Systemkreislauf → rechter Vorhof → rechter Ventrikel → Aorta (sauerstoffarmes Blut)
- Sauerstoffreiches Blut aus der Lunge → linker Vorhof → morphologisch linker Ventrikel → Pulmonalarterie → Lunge
- Überleben nur möglich bei Durchmischung beider Kreisläufe über eine Kurzschlussverbindung auf Vorhof-, Kammer- oder Gefäßebene. Am häufigsten besteht ein kleiner Defekt auf Vorhofebene.

Assoziierte Anomalien: Häufig Vorhofseptumdefekt (ASD), Ventrikelseptumdefekt (VSD), linksventrikuläre Ausflusstraktobstruktion (LVOTO).
- Großer ASD: Gute Durchmischung beider Kreisläufe und relativ hohe arterielle Sauerstoffsättigung
- Großer VSD: Gute Oxygenierung, sodass eine Zyanose fehlen kann. Bei überhöhter Lungendurchblutung Gefahr einer Herzinsuffizienz. Bei nicht-restriktivem VSD hoher Druck im Lungenkreislauf → frühzeitige obstruktive Lungengefäßerkrankung (Eisenmenger-Reaktion)
- VSD plus linksventrikuläre Ausflussbahnobstruktion (LVOTO) → zunächst Durchmischung beider Kreisläufe auf Kammerebene. Da die Menge des vollständig gesättigten Blutes, das aus der Lungenstrombahn rezirkuliert, bei relevanter LVOTO inadäquat ist, steigt die systemarterielle Sauerstoffsättigung nicht wesentlich. LVOTO wirkt jedoch als Schutzfaktor gegen eine pulmonale Hypertonie.

Spontanverlauf bei TGA:
Abhängig von Art und Schweregrad der begleitenden Herzfehlbildungen.
- Fasst man alle Formen der kompletten TGA zusammen, liegt die Gesamtletalität im Spontanverlauf bei 95 % innerhalb der ersten 2 Jahre.
- 3 Gruppen von Patienten mit TGA erreichen das Erwachsenenalter:
  - Echter Spontanverlauf, ohne spezielle Behandlung
    Meist Patienten mit großem VSD und mäßiger Subpulmonalstenose oder ein mäßig überhöhter Lungengefäßwiderstand. Sie erreichen in seltenen Fällen sogar das 5. Lebensjahrzehnt.
  - Z.n. Palliativmaßnahmen wie Atrioseptostomie, Pulmonalisbändelung, Shuntanlage oder anderen palliativchirurgischen Eingriffen.
  - Z.n. operativ-korrigierender Therapie wie Vorhofumkehroperation, arterieller Switch-Operation oder Rastelli-Operation.

KL.: Leitbefunde: Zyanose, Dyspnoe, Herzinsuffizienz

Auskultation: Unterschiedlich in Abhängigkeit von assoziierten Anomalien

Ekg: Rechtstyp, p-dextroatriale, Rechtshypertrophie, oft (in)kompletter Rechtsschenkelblock

Rö.:
- Beidseitige Herzverbreiterung (liegende Ei-Form)
- Vermehrte Lungengefäßfüllung (nicht bei LVOTO)

Echo:
- Aorta (verzweigt sich nicht) aus dem ventral gelegenen rechten Ventrikel; Pulmonalarterie (verzweigt sich) aus dem dorsal gelegenen linken Ventrikel
- Die großen Gefäße verlaufen parallel und überkreuzen sich nicht
- Nachweis assoziierter Anomalien

MRT: Shuntgröße, Anatomie von Herz + Gefäßen, Herzfunktion

Herzkatheter:
- Darstellung der anatomischen Veränderungen und Nachweis assoziierter Anomalien
- Bei ASD, VSD, PDA: Berechnung der Shuntgröße, Kalkulation des Lungengefäßwiderstandes, Beurteilung der Lungengefäßmorphologie
- Bei PS: Bestimmung des trans-/subvalvulären Gradienten
- Beurteilung des Koronarstatus (in Hinblick auf eine arterielle Switch-Operation)
- Durchführung der Atrioseptostomie beim jungen Säugling (Palliativmaßnahme)

Th.:
- Atrioseptostomie nach Rashkind und Miller:
  Ballonkatheter durch Vorhofseptumdefekt in den linken Vorhof → Inflation → Ballon ruckartig in den rechten Vorhof zurückgezogen → Lücke mit Durchmesser von 1,0 bis 1,5 cm → oxygeniertes Blut wird dem Systemkreislauf zugeführt.

Der in den ersten Lebenstagen vorgenommene Eingriff führt zu einem besseren Austausch von arteriellem und venösem Blut auf Vorhofebene und damit zu einem Anstieg der arteriellen Sauerstoff-Sättigung auf > 70 %.

- Vorhofumkehroperation nach Mustard oder nach Senning (als physiologische, aber nicht als anatomische Korrektur):
  Mustard-Technik: Eröffnung des rechten Vorhofes → Exzision des Vorhofseptums bis auf eine schmale Leiste → Fixierung eines Umkehrflickens (Baffle) aus Perikard, Dacron oder Gore-Tex. Zusätzlich häufig Patch-Erweiterung des Lungenvenenvorhofes.

  Ergebnis: Systemvenöses Blut → neu geschaffener systemvenöser Vorhof → Mitralklappe → morphologisch linker Ventrikel → Pulmonalarterie. Pulmonalvenöses Blut dorsal und lateral des systemvenösen Tunnels → Trikuspidalklappe → morphologisch rechter Ventrikel → Aorta

  Bei begleitendem VSD: Defektverschluss

  Bei LVOTO: Bei valvulärer Stenose → Kommissurotomie; bei subvalvulärer fibromuskulärer Stenose → Resektion oder Implantation eines extrakardialen klappentragenden Konduits zwischen linkem Ventrikel und Pulmonalarterie

  Senning-Technik: Ähnlich wie Mustard-OP, aber unter Verwendung von autologem Material (Gewebe des Septums und der Seitenwände der Vorhöfe)
- Arterielle Switch-Operation:
  Diese anatomische Korrektur wird in den ersten Lebenswochen durchgeführt, da der linke Ventrikel nach erfolgtem Switch in der Lage sein muss, den Druck im Körperkreislauf aufrechtzuerhalten.
  Technik: Die ventral liegende Aorta wird peripher der Koronararterienostien und die dorsal liegende Pulmonalarterie auf gleicher Höhe durchtrennt. Implantation der Koronararterien mit einem kleinen Stück umgebenden Aortengewebes in den Stumpf der durchtrennten Pulmonalarterie. Anschließend Verlagerung der aszendierenden Aorta hinter die Pulmonalarterie und Verbindung mit dem Stumpf der koronarostientragenden Pulmonalarterie. Rekonstruktion des ehemaligen Aortenstumpfes und Verbindung mit der Pulmonalarterie ventral der „Neoaorta".
- Rastelli-Operation:
  Pulmonalarterie vom linken Ventrikel abgetrennt. VSD-Patchverschluss, sodass ein intraventrikulärer Tunnel entsteht, der den linken Ventrikel mit der Aorta verbindet. Der rechte Ventrikel wird über Homograft oder klappentragenden Conduit mit der Pulmonalarterie verbunden.

Postoperative Rest- und Folgezustände:

- **Vorhofumkehr-Operation:**
  Hierfür liegen bislang die meisten Langzeitergebnisse vor: Gesamtüberlebensrate 25 Jahre nach Op.: Alle Formen der TGA 65 %, simple-TGA 80 %, komplexe TGA 45 %.
  - Hauptprobleme im Langzeit-Verlauf: Die progrediente Insuffizienz des morphologisch rechten Systemventrikels, Herzrhythmusstörungen und plötzlicher Herztod (supraventrikuläre Rhythmusstörungen) bestimmen vorrangig Morbidität und Letalität im Langzeitverlauf!
  - Dysfunktion der als Systemventrikel arbeitenden rechten Herzkammer
  - Trikuspidalklappeninsuffizienzen
  - Systemvenöse Obstruktionen am Übergang der Vena cava superior oder inferior zum systemvenösen Vorhof
  - Pulmonalvenöse Obstruktionen am Übergang der Lungenvenen zum pulmonalvenösen Vorhof
  - Baffle-Lecks
  - Subpulmonalstenosen (kann durchaus protektiv sein für die Funktion des Systemventrikels!)
  - Inadäquate chronotrope Antwort auf Belastung
  - Plötzlicher Herztod (wahrscheinlich rhythmogen bedingt)

  Therapieoptionen nach VH-Umkehroperation (in Absprache mit erfahrenem Zentrum):
  - Ventrikel-Dysfunktion/Herzinsuffizienz: Kontrovers gehandhabt. Übliche Herzinsuffizienztherapie mit Diuretika, Digitalis, ACE-Hemmern/ATB/β-Blockern werden kontrovers diskutiert (u.a. wegen fixierter Vorlast, Baffle-Obstruktion!). Herztransplantation bei schwerer Herzinsuffizienz mit deutlich eingeschränkter Lebensqualität.
  - Trikuspidalinsuffizienz: Die Ursache der Trikuspidalinsuffizienz ist entscheidend: Ausdruck eines Versagens des Systemventrikels oder morphologische Veränderung der Trikuspidalklappe. Ein dosiertes Pulmonalis-Banding kann Geometrie und Funktion beider Ventrikel günstig beeinflussen. Ggf. Trikuspidalklappenersatz. Bei schwerer Trikuspidalinsuffizienz infolge Versagen des rechten Ventrikels Herztransplantation erwägen.
  - Signifikante Stenose im Systemvenenfach: Meistens Ballondilatation und Stenting möglich, sonst Operation
  - Signifikante Stenose im Lungenvenenfach: Meist Re-Operation erforderlich.

- LVOTO: Wenn symptomatisch (d.h. nicht selten erst bei suprasystemischem Druck im subpulmonalen Ventrikel) oder bei abnehmender Funktion des subpulmonalen Ventrikels: Operative Korrektur mittels LV-PA-Conduit
- Baffle-Lecks: Verschluss interventionell oder operativ bei substantiellem Shuntvolumen oder bei signifikanter arterieller Sauerstoffuntersättigung
- Re-/Rest-VSD: Verschluss bei substantiellem Shuntvolumen
- Symptomatischen Bradykardien, Sinusknotendysfunktion, chronotrope Insuffizienz: Schrittmacherimplantation (transvenös oder epikardial)
- Symptomatische Tachyarrhythmien: Ablationstechniken bei intraatrialen Re-Entry-Tachykardien/Vorhofflattern. Medikamentös vorzugsweise mit β-Blockern oder Amiodaron.

• **Arterielle Switch-Operation:**
Hauptprobleme im Langzeit-Verlauf:
- Störungen der LV-Funktion
- Stenosen der reimplantierten Koronarien (Ischämie, Infarkte)
- Supravalvuläre Pulmonalarterienstenosen
- Supravalvuläre Aortenstenosen
- Ektasie der Aorta asendens
- Pulmonalklappeninsuffizienz; Aortenklappeninsuffizienz
- Herzrhythmusstörungen

Therapieoptionen nach arterieller Switch-Operation (in Absprache mit erfahrenem Zentrum):
- Dysfunktion der Ventrikel/Herzinsuffizienz: Nach Ausschluss struktureller Ursachen medikamentöse Herzinsuffizienztherapie
- Stenose der reimplantierten Koronarien: Bypass-Operation; bei geeigneter Morphologie perkutane Koronarintervention
- RVOTO: Operative Korrektur bei symptomatischen Patienten mit Peak-Gradienten > 60 mmHg (TR-velocity > 3,5 m/s); evtl. bei asymptomatischen Patienten mit Peak-Gradienten > 80 mmHg (TR-velocity > 4,3 m/s); unabhängig von Symptomen - bei Auftreten einer RV-Dysfunktion.
- Aortenektasie (> 55 mm): Rekonstruktive Aorten-Chirurgie
- Aortenklappeninsuffizienz, höhergradige: Aortenklappenersatz
- Periphere PS: Stenting oder OP bei > 50 % Lumeneinengung und einem systolischen RV-Druck > 50 mmHg oder abnormem Lungenperfusionsszintigramm.

• **Rastelli-Operation:**
Hauptprobleme im Langzeit-Verlauf:
- Herzinsuffizienz
- Conduit-Degeneration
- Subaortenstenose; Aorteninsuffizienz
- AV-Klappendysfunktion
- Re-/Rest-VSD
- Herzrhythmusstörungen: Insbes. ventrikuläre Tachyarrhythmien
- Plötzlicher Herztod

Therapieoptionen nach Rastelli-Operation (in Absprache mit erfahrenem Zentrum):
- Herzinsuffizienz: Nach Ausschluss struktureller Ursachen etablierte Herzinsuffizienztherapie
- Bei Stenose im „Tunnel" vom linken Ventrikel zur Aorta: Revision des ventrikulo-arteriellen Tunnels bei einem mittleren Gradienten > 50 mmHg.
- Conduit-Stenose/-insuffizienz → Re-Operation:
  · Bei symptomatischen Patienten mit systolischem RV-Druck > 60 mmHg oder einer V_{max} über der Trikuspidalklappe > 3.5 m/s und/oder mindestens mittelgradiger Pulmonalinsuffizienz;
  · Bei asymptomatischen Patienten mit systolischem RV-Druck > 70 mmHg oder einer V_{max} über der Trikuspidalklappe > 4,0 m/s und/oder mindestens mittelgradiger Pulmonalinsuffizienz **und** objektivierter Leistungsabnahme oder progredienter RV-Dilatation oder progredienter Abnahme der systolischen RV-Funktion oder progredienter Trikuspidalinsuffizienz oder anhaltende atriale/ventrikuläre Arrhythmien
- Neue Option in ausgewählten Zentren: Perkutaner Ersatz der Pulmonalklappe
- Re-/Rest-VSD: Verschluss bei substantiellem Shuntvolumen
- Symptomatische supraventrikuläre oder ventrikuläre Arrhythmien: Behandlung nach den internationalen Richtlinien

Prg: Gesamtüberlebensrate nach 25 J.: Alle Formen der TGA 65 %, simple-TGA 80 %, komplexe TGA 45 %

Kongenital korrigierte Transposition der großen Arterien [Q25.3]

Def: Bei normalem Vorhofsitus sind die beiden Ventrikel invertiert: Der rechte Vorhof ist mit einem morphologisch linken Ventrikel, der linke Vorhof mit einem morphologisch rechten Ventrikel verbunden (atrio-ventrikuläre Diskordanz). Zusätzlich Transpositionsstellung der großen Gefäße (ventrikulo-arterielle Diskordanz), d.h. aus dem rechtsseitig gelegenen, morphologisch linken Ventrikel entspringt die A. pulmonalis, aus dem links gelegenen, morphologisch rechten Ventrikel, die Aorta. Zusätzlich sind AV-Klappen, Koronararterien und Reizleitungssystem invertiert. Koronarversorgung des Systemventrikel über die "rechte" Koronararterie, die aus dem linken Sinus Valsalvae entspringt. Der morphologisch linke, subpulmonale Ventrikel wird über die "linke" Koronararterie versorgt, die aus dem rechten Sinus Valsalvae entspringt.
Zusätzlich zu einem hypoplastischen, posterioren AV-Knoten besteht im rechten Vorhof ein akzessorischer superior/anteriorer AV-Knoten, der mit dem His-Bündel in Verbindung steht. Das His-Bündel ist abnorm lang, zieht vorne um den Pulmonalklappenring. Der rechte Tawara-Schenkel deszendiert auf der linken, der linke Tawara-Schenkel auf der rechten Seite des Ventrikelseptums. Bei zusätzlichem VSD deszendiert das His-Bündel antero-superior vom Defekt.

Ep.: Seltener Herzfehler

PPh: Blutfluss: Systemvenöses Blut vom rechten Vorhof → morphologische Mitralklappe → morphologisch linker, subpulmonaler Ventrikel → Lungenkreislauf. Pulmonalvenöses Blut → linker Vorhof → morphologische Trikuspidalklappe → morphologisch rechter, systemarterieller Ventrikel → Systemkreislauf
Funktionell somit Korrektur der Kreislaufverhältnisse, wobei der Begriff "korrigiert" die pathologisch-anatomischen Gegebenheiten unberücksichtigt lässt.
Natürlicher Verlauf: Wesentlich durch Begleitanomalien, höhergradige AV-Blockierungen, WPW-Syndrom oder infektiöse Endokarditis bestimmt. Viele Patienten kommen symptomlos ins Erwachsenenalter.

KL.: Beschwerden und klinischen Befunde variieren in Abhängigkeit von Art und Ausmaß der Begleitanomalien!
Untersuchungsbefunde: Entsprechen weitgehend denjenigen, welche die jeweilige Begleitanomalie bei Patienten ohne Ventrikelinversion zeigen:
- Insuffizienz der linksseitigen, systemischen AV-Klappen („Trikuspidalklappen"-Insuffizienz): Klinisches Bild einer „Mitralklappen"-Insuffizienz. Manifestation häufig erst zwischen dem 3. und 6. Lebensjahrzehnt.
- Isolierte Pulmonalstenose (PS) bzw. Obstruktion des subpulmonalen Ausflusstraktes: Klinisches Bild einer Pulmonalklappenstenose
- Isolierter Ventrikelseptumdefekt: Klinisches Bild eines isolierten Ventrikelseptumdefektes
- Ventrikelseptumdefekt plus Pulmonalstenose: Klinisches Bild einer Fallot´schen Tetralogie

Ekg: Initiale Depolarisation im Ventrikelseptum infolge der Inversion des Reizleitungssystems von rechts nach links: Tiefe Q-Zacken in II, III, aVF und den rechtspräkordialen Ableitungen (V_{4r}, V_1, V_2) und fehlenden Q-Zacken lateral (V_5, V_6). Linkshypertrophie bei „TI", VSD. Rechtshypertrophie bei VSD, VSD + PS. Biventrikuläre Hypertrophie bei VSD mit PH. AV-Blockierungen. AV-Blockierungen 3° werden mit zunehmendem Alter häufig, auch das WPW-Syndrom.

Rö.: Herzkontur, Herzgröße und Lungengefäßfüllung hängen von Art und Schweregrad begleitender Herzfehler ab! Lungenvenenstauung und vergrößerter linker Vorhof bei linksseitiger AV-Klappeninsuffizienz („TI") oder Insuffizienz des Systemventrikels. Vermehrte Lungengefäßfüllung bei VSD, verminderte Lungengefäßfüllung bei PS. Verlagerung der Herzspitze bei Dextroversio cordis.
AP-Projektion mit „geradem linkem Herzrand" durch die links randbildende Aorta ascendens. Die normalerweise am rechten Herzrand gelegene Konvexität der Aorta ascendens fehlt. Das zentrale Pulmonalsegment wird nicht randbildend, da der Pulmonalarterienstamm zentral liegt. Bei VSD vermehrte Lungenperfusion. Vergrößerung, Anhebung und Verlagerung der rechten Pulmonalis.

	Morphologisch linker Ventrikel	Morphologisch rechter Ventrikel
Trabekel	Fein	Grob, Moderatorband
Form	Ellipsoid	Dreieckig
AV-Klappen	Basisnah gelegen 2 Segel (Fischmaul)	Apexnah gelegen 3 Segel Reflux
Papillarmuskel	Zwei	Multiple
Chordae	Zur freien Wand des LV	Zum IVS
Relation AV/Semilunarklappe	Fibröse Kontinuität mMK/PV	Keine Kontinuität mTK/AoV
Große Gefäße	Paralleler Verlauf der großen Arterien; PA rechts-posterior entspringend und im Verlauf mit Aufzweigung	Ao links-anterior entspringend und im Verlauf ohne Aufzweigung
Sonstiges		
(Sub-)Pulmonalstenose	Subvalvuläre fibromuskuläre Pulmonal-/Pulmonalklappenstenose, Ausflusstraktobstruktion durch Ventrikelseptumaneurysma	
VSD	Malalignment-Typ, selten muskuläre oder infundibuläre VSDs	

Anm: IVS = interventrikuläres Septum
mMK/PV = morphologische Mitral-/Pulmonalklappe
mTK/AoV = morphologische Trikuspidal-/Aortenklappe

MRT: Ergänzend zum Echo für überlagerungsfreie Darstellung der kardiovaskulären Strukturen und Funktion. Quantifizierung des Volumens und der systolischen Funktion der Ventrikel und Darstellung der großen Gefäße.

Herzkatheter: Aussagen über Druck- und Flussverhältnisse sowie die zugrunde liegende Anatomie. Bei VSD Berechnung der Shuntgröße, Kalkulation des Lungengefäßwiderstandes und Beurteilung der Lungengefäßmorphologie und bei PS Bestimmung der trans- bzw. subvalvulären Gradienten. Beurteilung des abnormen Koronarstatus.

Th.: Indikation zur Behandlung individuell in Abhängigkeit von der Beschwerdesymptomatik und Hämodynamik und unter Berücksichtigung der Spontanprognose.
Bei symptomatischen Patienten symptomorientierte medikamentöse Behandlung nach den üblichen Prinzipien.

Chirurgische Therapieoptionen: Prinzipiell ist das operative Vorgehen vergleichbar mit der Technik bei gleichartigen Defekten ohne Ventrikelinversion. Morphologische Besonderheiten, abnorme Koronarversorgung, Lage des Reizleitungssystems sowie Lage der anterioren Papillarmuskeln der rechtsseitigen AV-Klappe machen technische Modifikationen erforderlich.
Bei hämodynamisch relevantem VSD: VSD-Patchverschluss. Zur Vermeidung eines Blockes müssen die Fixierungsnähte für den Patch wegen der Lage des Reizleitungssystems auf der linken Septumseite liegen.
Valvuläre Pulmonalstenosen: Kommissurotomie. Bedeutsame Subpulmonalstenosen erfordern meist die Insertion eines Conduits zwischen morphologisch linkem Ventrikel und der Pulmonalarterie.
„Trikuspidalklappen"-Insuffizienz: Klappenersatz muss erfolgen. Eine Rekonstruktion der Trikuspidalklappe ist nur in Ausnahmefällen möglich.
„Double-switch-Operation": Kombination einer Vorhofumkehr-Operation mit einer arteriellen Switch-Operation. Im Erwachsenenalter kaum angewendet.
Herztransplantation bei Versagen des Systemventrikels.

Typische postoperative Residualbefunde nach operativer Behandlung: Tachykarde supraventrikuläre und ventrikuläre Rhythmusstörungen, Herzblock, Re-Rest-Shunts auf Ventrikelebene, persistierende oder neu auftretende Insuffizienz der Trikuspidal- und/oder Mitralklappe, sämtliche bekannten Komplikationen nach Klappenersatz, Stenosierungen und Degeneration von Conduits sowie Schrittmacherfehlfunktionen. Versagen des morphologisch rechten Systemventrikels.

Der erwachsene Patient mit Eisenmenger-Syndrom [Q21.0]

Def: "Pulmonary hypertension at the systemic level due to a high pulmonary vascular resistance, with reversed or bidirectional shunting through a large ventricular septal defect." (Paul Wood)
Jeder große Defekt, bei dem eine freie Verbindung zwischen dem System- und dem Lungen-Kreislauf besteht, kann zu einer fixierten Erhöhung des Lungengefäßwiderstandes führen. Somit entsteht aus einem primären Links-Rechts-Shunt über das Stadium des balancierten Shunts ein Rechts-Links-Shunt.
Entsprechend der WHO-Definition und den drei Weltkonferenzen über pulmonale Hypertonie (Evian 1998, Venedig 2003, Dana Point 2008) wird die PH bei angeborenen Herzfehlern (AHF) der Gruppe 1, pulmonalarterielle PH, zugeordnet.
Pat. mit Eisenmenger-Reaktion haben eine komplexe Multi-Organ-Beteiligung!

Ep.: Prävalenz: 8 % aller unbehandelten kongenitalen Herzfehler bzw. 11 % aller unbehandelten Vitien mit primärem Links-Rechts-Shunt.

Ät.: Kardiale Defekte, die häufig eine Eisenmenger-Reaktion verursachen: Ventrikelseptumdefekt, atrioventrikulärer Septumdefekt, Ductus arteriosus persistens, komplexe Form der kompletten Transposition der großen Gefäße, Truncus arteriosus, chirurgisch angelegte aorto-pulmonale Shunts, weitere Vorhofseptumdefekte
Je nach Lokalisation des Shunts prä-trikuspidal, d.h. proximal der Trikuspidalklappe (z.B. ASD, common atrium) oder post-trikuspidal, d.h. distal der Trikuspidalklappe (z.B. VSD, singulärer Ventrikel, aorto-pulmonale Kommunikationen, große, chirurgisch angelegte Shunts).

PPh: Der Pathomechanismus ist nicht vollständig bekannt. Endotheliale Dysfunktion oder Plättchenaktivierung spielen wohl eine wichtige kausale Rolle.

Pat: Lungenbiopsie mit Histologie: Klassifizierung nach morphologischen Veränderungen (n. Heath und Edwards - siehe Spezialliteratur):
Grad 1: Media-Hypertrophie - Grad 2: Zusätzlich Intima-Proliferation - Grad 3: Zusätzlich erste Gefäßverschlüsse - Grad 4: Zusätzlich angiomatöse Veränderungen und Dilatationen - Grad 5: Gefäßwandatrophie - Grad 6: Zusätzlich nekrotisierende Arteriitis

Folgen der Lungengefäßobstruktion: Pulmonalarterien-Dilatation, konzentrische rechtsventrikuläre Hypertrophie, Dilatation des Pulmonal-/Trikuspidalklappenringes, Fibrose der rechtsseitigen Klappen, Kalzifizierung der Pulmonalarterien

KL.: Zyanose und reaktive Erythrozytose; Belastungsdyspnoe, Müdigkeit, Synkopen (infolge niedrigem HZV); Herzinsuffizienz; Arrhythmien; Hämoptyse (infolge Lungeninfarkte, Ruptur von Lungengefäßen); Kopfschmerz, Schwindel, Sehstörungen; zerebrovaskuläre Ereignisse (Hyperviskosität, Hirnabszess, paradoxe Embolien).

Th.: A) **Konservativ:**

- Allgemeine Empfehlungen: Symptomlimitierte leichte Belastung (Leistungsbeschränkung). Vermeiden von Discobesuchen, Alkohol, heißen Bädern, Sauna! Vorsicht bei: Dehydratation, Fieber, Blutverlusten, Vasodilatation!
  Wichtig ist, bei allen Eisenmenger-Patienten eine (relative) Anämie und einen Eisenmangel auszuschließen (dabei stets den ***gesamten*** Eisenstatus kontrollieren!) und ggf. zu substituieren.
  Cave: Überproportionaler Anstieg von Hb und HKT bei Eisensubstitution!
- Medikamentöse Behandlung:
  - Vermeidung von Medikamenten, die zur Senkung des Widerstands im großen Kreislauf (Rs) führen (z.B. ACE-Hemmer, AT-Blocker), die das Blutungsrisiko erhöhen (Aggregationshemmer, Antikoagulanzien) oder zu Thromboembolien führen können (Östrogene, Diuretika).
  - Pharmakotherapie der pulmonalvaskulären Erkrankung (siehe Kapitel „Pulmonale Hypertonie“) - Therapie und Überwachung nur in Anbindung an ein entsprechend erfahrenes Zentrum!
  - Aderlasstherapie:
    Ind: NUR die symptomatische Hyperviskosität (Kopfschmerz, Müdigkeit, Schwindel, Sehstörungen, Eintrübung)
    Keine (!) Ind.: Asymptomatische Pat. mit erhöhtem Hkt (selbst bei sehr hohen Werten!); hoher, aber stabiler Hkt, der nicht progredient ist.
    Technik: Max. 500 ml + isovolämische Volumensubstitution - möglichst nicht > 4 x/J. - Gefahren: Schock bei zu starkem und/oder zu schnellem Volumenentzug. Häufiger Aderlass → Eisenmangel → Eisensubstitution → ***Cave:*** Überschießender Anstieg von Hb und Hkt
  - Evtl. Sauerstoffgabe bei Erwachsenen, die subjektiv profitieren (Datenlage unzureichend)

B) <u>Operativ:</u>

Transplantation:

Optionen: Einzel-Lungen-TX oder bilaterale Lungen-TX plus intrakardiale Korrektur; kombinierte Herz-Lungen-TX

Ind: Beim Vorliegen ungünstiger prognostischer Faktoren (rezidivierende Synkopen (?), refraktäre Rechtsherzinsuffizienz, schlechte Belastungstoleranz, hochgradige Hypoxämie)

Überlebensraten: Lungen-TX/Herz-Lungen TX: 1 Jahr ca. 80 %, 5 Jahre 70 %, 10 Jahre 50 %

C) **Spezielle Probleme:**

- Hämostatische Probleme: Funktionsgestörte Thrombozyten, Mangel an Prothrombin, Faktor V, VII, IX, verlängerte Prothrombinzeit (PTT), abnorme Fibrinolyse, erworbene Thrombozytopenie, Störung des von-Willebrand-Faktors.
  Blutungen meist mild und selbstlimitierend; symptomatische Behandlung oft ausreichend; Substitution von Blut, Gerinnungsfaktoren; Thrombozyten nur selten erforderlich; evtl. auch Desmopressin günstig. Thrombozytenaggregationshemmer und Antikoagulanzien möglichst vermeiden!
  Ausnahme: Mechanischer Klappenersatz, Vorhofflimmern, Thrombembolien!
  Cave: Koagulationsparameter im Gerinnungsstatus sind nur verwendbar, wenn bei überhöhtem HKT eine entsprechende Anpassung der Citratmenge im Probenröhrchen erfolgt (→ Rücksprache mit dem Labor!).
- Zerebrovaskuläre Ereignisse: Erhöhte Blutviskosität mit Gefahr zerebrovaskulärer Thrombosen mit ischämischem Insult. Begleitende Risikofaktoren: Hypertonus, Vorhofflimmern, Phlebotomie
  Bei symptomatischer Hyperviskosität → Phlebotomie
  Bei paradoxer Embolie: Antikoagulanzien
- Endokarditisprophylaxe: In allen Fällen erforderlich!
- Arthralgien (5 %) → Urs:
  - Hypertrophische Osteoarthropathie Pierre-Marie-Bamberger infolge Hypoxämie
  - Hyperurikämie

  Th.: Colchicin, orale Kortikosteroide. ***Cave:*** Nichtsteroidale Antiphlogistika (Gefahr des Nierenversagens!)
- Neigung zu Gallensteinbildung
- Nierenfunktionsstörungen
- Skoliose
- Schwangerschaft:
  - Mütterliche Letalität bis > 30 %. Todesfälle treten auf während der Entbindung sowie in den ersten Wochen post partum (Thromboembolien, Hypovolämie, Präeklampsie). Häufig Indikation zum Schwangerschaftsabbruch
  - Risiko für das Kind: Spontane Aborte bei ca. 30 %; Frühgeburten bei 50 %; perinatale Mortalität bis > 20 %; intrauterine Wachstumsretardierung bei 30 %.

Prg: Überlebensraten (in älteren Studien) nach Diagnosestellung: 10 Jahre 80 %; 25 Jahre 40 %, d.h. deutlich besser als bei idiopathischen Formen der PAH.

Ungünstige Prognosefaktoren: Fortgeschrittene Lungengefäßerkrankung, hochgradig eingeschränkte rechtsventrikuläre Funktion, niedriges Herz-Zeit-Volumen, rezidivierende Synkopen, hochgradige Hypoxämie (SaO_2 < 85 %).

Todesursachen: Ventrikuläre Arrhythmien; Herzversagen, Thromboembolien , Hämoptysen bzw. intrapulmonale Blutungen, Hirnabszess, Schwangerschaft, nichtkardiale chirurgische Eingriffe.

Kontrollen:
Verlaufskontrollen nur in Kooperation mit Ärzten, die über Erfahrung auf diesem Gebiet verfügen. Bei Komplikationen Vorstellung in spezialisiertem Zentrum.

Fontan-Operation

Def: Die Fontan-Operation ist ein Meilenstein in der chirurgischen Behandlung von Patienten mit univentrikulärem Herzen (1968 erste "Fontan-Operation"), die sich nicht für eine biventrikuläre Korrektur eignen. Hierbei wird das zentralvenöse Blut direkt, d.h. ohne Zwischenschaltung eines Pumpventrikels, in den Lungenkreislauf geleitet.

Grundkonzept: Ein erhöhter Venendruck reicht als treibende Kraft aus, um eine ausreichende Lungenperfusion und Füllung des Systemventrikels zu erzielen. Ein rechter Ventrikel ist als „Pumpe“ nicht zwingend erforderlich. Eine einzelne Kammer arbeitet als Druck-Saug-Pumpe für den Systemkreislauf.
Benefit: Abnahme oder Fehlen einer Zyanose, Volumenentlastung des Systemventrikels.

Mittlerweile wird die Fontan-Operation in modifizierter Form bei einer Vielzahl von Herzfehlern angewendet, bei denen eine Kreislauftrennung (biventricular repair) nicht möglich ist. Operationsrisiko (Op.-Letalität < 5 % bei selektierten und geeigneten Patienten) und Morbidität sind gesunken, während Überlebensraten und Lebensqualität der operierten Patienten gestiegen sind. Dennoch handelt es sich immer noch um eine Palliativ-Operation.
Gegenwärtig hat die sog. totale cavopulmonale Anastomose (TCPC = total cavo-pulmonary connection) die älteren Modifikationen (Fontan-Kreutzer, Fontan-Björk usw.) ersetzt. Hierbei handelt es sich um eine intra- oder extrakardiale Verbindung zwischen der unteren Hohlvene und der Pulmonalarterie sowie die Verbindung der oberen Hohlvene mit der Pulmonalarterie (bidirektionale Glenn-Anastomose).

OP-Ergebnisse:
Die Überlebensraten liegen unter idealen Umständen nach 10 Jahren bei ca. 90 %. Ca. 80 % der Operierten sind postoperativ in ihrer Leistungsfähigkeit verbessert und fühlen sich unter Alltagsbedingungen wohl. Häufige Todesursachen sind chronische Herzinsuffizienz und plötzliche Todesfälle.
Bei neu auftretenden Problemen immer nach Störungen der Hämodynamik fahnden!

Rest- und Folgezustände nach Fontan-Operation:
Hauptprobleme:
- „Late-Fontan-Failure" mit progredienter Verschlechterung der Ventrikelfunktion, progredienter AV-Klappeninsuffizienz, Anstieg des Lungengefäßwiderstandes, Vorhofvergrößerung (insbes. rechts), PV-Obstruktion und den Folgen eines chronisch erhöhten Venendruckes (Leberstauung). Generelle Empfehlungen können nicht gegeben werden. Die Therapie hängt von der jeweiligen Ursache ab, ist aber problematisch und sollte nur in Absprache mit einem erfahrenen Zentrum durchgeführt werden.
- Stenosierungen im Anastomosenbereich, Stenosen im Bereich der Pulmonalarterien oder Behinderung des Lungenvenenabstromes. Auch geringe Stenosegradienten haben große hämodynamische Relevanz! Häufig interventionelle Behandlung möglich.

Weitere Probleme:
- Thrombenbildung im rechten Vorhof und der Pulmonalis. Paradoxe arterielle Embolien (zerebral, koronar, peripher) bei persistierendem Rechts-Links-Shunt möglich.
  Di.: Transösophageales Echo
  Th.: Dauer-Antikoagulation wird zumindest bei Erwachsenen (trotz fehlender Evidenz) in vielen Zentren empfohlen. Eine definitive Indikation wird gesehen bei Vorhofthromben, Vorhofarrhythmien oder thrombembolischen Ereignissen.
- Ausbildung pulmonaler AV-Malformationen, Bildung von intrapulmonalen Fisteln und Kollateralen
- Zyanose nach Fontan-Operation:
  Urs: Pulmonalarterienstenosen, erhöhter Lungengefäßwiderstand oder intrapulmonale Fisteln
  Th.: In Abhängigkeit von der Ursache (z.B. interventioneller Verschluss von intrapulmonalen Fisteln)
- Enterales Eiweißverlustsyndrom (PLE = protein losing enteropathy):
  PLE ist eine lebensbedrohliche Komplikation im postoperativen Verlauf, gekennzeichnet durch Pleuraergüsse, Aszites, generalisierte Ödeme und niedriges Serum-Eiweiß.
  Urs: Erhöhter ZVD und unbekannte Faktoren
  Vo.: Etwa 10 % aller Pat. nach Fontan-Operation, beginnend im Mittel 4 Jahre postoperativ.
  Th.:
  A) Konservativ: Verschiedenste Regime: Salzrestriktion, eiweißreiche Diät, Diuretika, ACE-Hemmer (teilweise schlecht toleriert!), Steroide, Albuminsubstitution, chronische Gabe von subkutanem Heparin. Interventionelle Anlage einer interatrialen Verbindung (baffle-Fensterung)
  B) Operativ: Konversion eines atriopulmonalen Fontan zur extrakardialen TCPC, Herztransplantation (auch hier eine hohe Rezidivrate)
  Prg: Ungünstige Langzeitprognose; unabhängig von der gewählten Therapie: 5-Jahresüberlebensrate nach Diagnosestellung ca. 45 %
- Rhythmusstörungen:
  Supraventrikuläre Arrhythmien - insbes. Vorhofflattern, atriale Reentry-Tachykardien. Vorkommen bei etwa 20 % aller Pat. 10 Jahre nach Fontan-Operation. Der Erhalt eines Sinusrhythmus hat große Bedeutung für die Hämodynamik. Rhythmusstörungen werden hämodynamisch schlecht toleriert!
  Th.: In Kooperation mit erfahrenen Zentren. Optionen sind: Pharmakotherapie mit Betablockern oder Amiodaron. Wenn möglich: Katheterablation. Evtl. Umwandlungsoperation zu extrakardialem Fontan, Maze-Operation.
  Bradykarde Arrhythmien: Schrittmacherversorgung, häufig epikardial
- Schwangerschaft nach Fontan-Operation: Möglich, aber risikobehaftet für Mutter und Fetus. Hohe Abortrate; Betreuung zusammen mit einem Spezialzentrum!

Marfan-Syndrom [Q87.4]

Internet-Infos: *www.marfan.de; www.marfan.org*

Def:
- Marfan-Syndrom (MFS) ist eine der häufigsten Bindegewebserkrankungen. Die klinische Variabilität der Erkrankung ist sehr groß.
- Kardiovaskuläre Probleme bestimmen Krankheitsverlauf, Prognose und Lebenserwartung.
- Das klassische MFS Typ 1 wird durch eine Mutationen im Fibrillin-Gen (FBN1) auf Chromosom 15q21.1 hervorgerufen. Das Marfan-Syndrom Typ 2 wird verursacht durch Mutationen im Gen TGFBR1 oder 2.
- Das MFS wird autosomal dominant vererbt. Etwa 25% der Patienten haben jedoch eine Neumutation bei unauffälliger Familienanamnese.

Vo.: Prävalenz: Ca. 1 : 3.000 - 1 : 10.000. Eine Geschlechtsdominanz besteht nicht.

KL.: Die Diagnose basiert auf der "Ghenter-Nosologie", die 2010 revidiert wurde. Die Diagnose eines MFS kann bei folgender Konstellation gestellt werden:

I. Patient ohne Familienanamnese für Marfan-Syndrom und folgenden Merkmalen
- Aortenwurzelektasie (Z ≥ 2) oder -Dissektion und Linsenluxation
- Aortenwurzelektasie (Z ≥ 2) oder -Dissektion und FBN1-Mutation
- Aortenwurzelektasie (Z ≥ 2) oder -Dissektion und systemische Beteiligung (≥ 7 Punkte [s.u.])
- Linsenluxation und FBN1-Mutation mit Aortenwurzelektasie oder -Dissektion

Anm.: Der Z-Score gibt an, um wie viele Standardabweichungen ein Wert (hier der Aortendurchmesser) vom Mittelwert abweicht. Der Mittelwert ist abhängig von Geschlecht, Alter und Körperoberfläche (Z-Score-Rechner: *www.marfan.org*).

II. Patient mit positiver Familienanamnese für Marfan-Syndrom und folgenden Merkmalen
- Linsenluxation
- Systemische Beteiligung (≥ 7 Punkte, s. Liste)
- Aortenwurzelektasie (Z ≥ 2 über 20 Jahre, Z ≥ 3 unter 20 Jahre)

Merkmal und Punktbewertung (System-Beteiligung bei ≥ 7 Punkten):

• Positives Handgelenk- und Daumenzeichen	3
• Positives Handgelenk- oder Daumenzeichen	1
• Kielbrust	2
• Trichterbrust oder Thoraxasymmetrie	1
• Knickfuß	2
• Senkfuß	1
• Pneumothorax	2
• Duraektasie (radiologisch nachgewiesen)	2
• Protrusio acetabuli (radiologisch nachgewiesen)	2
• Reduzierte Oberlänge zu Unterlänge und Armspanne zu Körpergröße > 1,05 (ohne schwere Skoliose)	1
• Skoliose oder thorakolumbale Kyphose	1
• Reduzierte Ellbogenextension (≤ 170°)	1
• Mindestens 3 faziale Symptome: - Dolichozephalie (Langschädel) - Enophthalmus - Lateral abfallende / antimongoloide Lidachsen - Molarhypoplasie - Retrognathie	1
• Striae der Haut	1
• Myopie > 3 dpt	1
• Mitralklappenprolaps	1

Die klinische Symptomatik ist variabel. Viele Symptome sind im Kindesalter noch nicht vorhanden und entwickeln sich zum Teil erst im Verlauf des Lebens.

Ausgewählte kardiovaskuläre Aspekte:
- Das kardiovaskuläre System ist bei 90 % der Patienten mit MFS beteiligt: Ektasie der Aortenwurzel, Aortendissektion oder Ruptur, Ektasie der Pulmonalarterie, Aorten- und AV-Klappen-Regurgitation.
- Prinzipiell kann die gesamte Aorta betroffen sein. Besonders in der aszendierenden Aorta entwickelt sich häufig eine progrediente Mediadegeneration mit dem konsekutiven Risiko eines Aortenaneurysmas und einer Aortendissektion oder -ruptur (Prävalenz ca. 75 %).
- Das Risiko einer Aortendissektion steigt mit zunehmender Lumenweite, kann aber auch bei normal weiter Aorta auftreten. Zur genaueren Größenzuordnung existieren spezielle alters- und körperoberflächenadjustierte Nomogramme.

- Dissektionen treten typischerweise nach der 2. Lebensdekade auf, selten in der Kindheit oder Adoleszenz.
- Akute Aortendissektionen verlaufen beim MFS nicht selten atypisch und ohne den typischen "Vernichtungsschmerz".
- Mit zunehmendem Alter entwickelt sich eine Aortenklappeninsuffizienz bei bis zu 40 % der Patienten.
- Mitral- und Trikuspidalklappe sind oft „floppy" und zeigen häufig einen Prolaps mit progredienter Regurgitation.
- Eine systolische oder diastolische Herzinsuffizienz korreliert möglicherweise u.a. mit dem Ausmaß von Bindegewebsveränderungen im Myokard und Klappenveränderungen.
- Über unerwartete Todesfälle bei MFS wird besonders im Zusammenhang mit Aortenrupturen oder ventrikulären Arrhythmien berichtet.

Di.: Entsprechend den Marfan-Diagnosekriterien

Th.:
- Aufklärung des Patienten über seine Erkrankung und Beratung hinsichtlich der körperlichen Belastung. Lebenslange Kontrollen.
- Medikation: Möglicherweise können Betablocker, evtl. auch AT1-Blocker (Losartan) das Auftreten oder die Progression einer Aortenektasie vermindern, das Ruptur- oder Dissektionsrisiko senken und die Überlebensrate steigern.
- Alle (!) Patienten mit MFS und Klappeninsuffizienzen sollten eine Endokarditisprophylaxe bei gegebener Indikation erhalten. (Anm.: Die amerikanische Marfan-Liga hat sich den Revisionen der Endokarditis-Leitlinien nicht angeschlossen.)
- Kardiovaskuläre Chirurgie:
  - Die Indikation zur Aortenchirurgie orientiert sich u.a. am Aortendiameter, der Dilatationstendenz der Aorta und einer Familienanamnese mit Aortendissektion.
  - Ein prophylaktischer Ersatz der Aorta ascendens wird bei einem Diameter ab 45 mm empfohlen, bei Risikofaktoren (Familienanamnese mit Aortendissektion, Zunahme des Aortendiameters < 5 mm/J.) ab 45 mm ∅
  - Ein Ersatz der Aorta descendens wird bei einem Diameter > 55 mm empfohlen oder wenn Beschwerden, Schmerzen oder Ischämiezeichen auftreten, der Aortendiameter um mehr als 0,5 bis 1,0 cm/J. zunimmt oder der Aortendiameter mehr als doppelt so weit, wie die normale Aorta wird.
  - Bei kleinwüchsigen Patienten Ascendensersatz bei einem Diameter von 2.75 cm/m^2 KOF erwägen.
- Marfan-Patienten gehören nicht nur in kardiologische, sondern auch regelmäßige ophthalmologische, orthopädische und organspezifische Nachsorge.
- Eine Schwangerschaft stellt, besonders bei weiter Aortenwurzel, ein erhöhtes Risiko dar und bedarf einer speziellen präkonzeptionellen genetischen Beratung.
- Angehörige (1. Grades) sollten auf das Vorliegen eines MFS geprüft werden.

Prg:
- Aortenektasie, Aortendissektion und chronische Aortenklappeninsuffizienz sind hauptverantwortlich für die Mortalität und Morbidität bei Erwachsenen → regelmäßige Kontrolluntersuchungen!
- Rechtzeitig durchgeführte chirurgische Eingriffe an Aortenwurzel, Aorten- und Mitralklappe, der prophylaktische Einsatz von Betablockern sowie sorgfältige Patientennachsorge haben die Lebenserwartung auf > 70 Jahre ansteigen lassen.

HERZINSUFFIZIENZ (HI) [I50.9]

Def: Unfähigkeit des Herzens, das vom Organismus benötigte Herzzeitvolumen bei normalem enddiastolischen Ventrikeldruck zu fördern. - WHO: Verminderte körperliche Belastbarkeit aufgrund einer ventrikulären Funktionsstörung.
Herzinsuffizienz ist ein klinisches Syndrom unterschiedlicher Ätiologie.

Ep.: Prävalenz altersabhängig: 5. Dekade 1 %, 6. Dekade 3 %, 8. Dekade 10 % (m : w = 1,5 : 1)
In 50 % d.F. ist die primäre Ursache eine Hypertonie (Framingham-Offspring-Studie). Dabei besteht oft die pathogenetische Sequenz: Hypertonie → koronare Herzkrankheit → Herzinfarkt → Herzinsuffizienz! Hypertonie und KHK sind damit die häufigsten Ursachen!

Verschiedene Begriffe und Einteilungsversuche sind geprägt worden, um die Herzinsuffizienz zu verstehen:

1. Nach dem HZV:
   - Low-output-failure: Vorwärtsversagen mit Verminderung des Herzzeitvolumens. Dabei ist die Peripherie kühl.
   - High-output-failure: Mangelhafte Blut-(O_2-)Versorgung der Peripherie bei erhöhtem Herzzeitvolumen: z.B. bei Anämie, Hyperthyreose, AV-Fistel. Dabei ist die Peripherie warm.

   Die arteriovenöse O_2-Differenz (normal 3,5 - 5,0 ml/dl) ist bei low-output vergrößert und bei high-output failure normal oder vermindert.

2. Nach der bevorzugt betroffenen Kammer:
   - Links-, • Rechts- und • Globalherzinsuffizienz

   Eine isolierte Rechtsherzinsuffizienz ist eher selten (Cor pulmonale, Rechtsherzinfarkt, arrhythmogene Kardiomyopathie u.a.). Häufiger kommt es im Verlauf einer Linksherzinsuffizienz zu Symptomen einer Rechtsherzinsuffizienz (durch Rückstau des Blutes in das rechte Herz).

3. Nach dem zeitlichen Verlauf bei der Entwicklung einer Herzinsuffizienz:
   - Akute dekompensierte Herzinsuffizienz (ADHF): 3 Subgruppen:
     - Normotensive ADHF (ca. 47 %) mit linksventrikulärer Dysfunktion
     - Hypertensive ADHF (ca. 50 %) mit erhaltener linksventrikulärer Funktion; meist bei hypertoner Krise
     - Hypotensive ADHF (ca. 3 %) mit schwerer linksventrikulärer Dysfunktion bzw. „low cardiac output syndrome"; fließender Übergang zum kardiogenen Schock; ungünstige Prognose

     Ät.:
     - Myokardiales Pumpversagen: z.B. akutes Koronarsyndrom durch kritische Hauptstammstenose, Herzinfarkt, hypertone Krise, Myokarditis
     - Akut auftretende Insuffizienz- oder Shuntvitien:
       z.B. Ventrikelseptumdefekt bei Infarkt, Papillarmuskelabriss mit Mitralinsuffizienz bei Infarkt; akute Klappenzerstörung bei bakterieller Endokarditis (Aorten- oder Mitralinsuffizienz)
     - Mechanische Behinderung der Ventrikelfüllung: z.B. Perikardtamponade
     - Tachykarde oder bradykarde Herzrhythmusstörungen
   - Chronische Herzinsuffizienz: Entwickelt sich im Verlauf von Monaten/Jahren.
     a) kompensiert - b) dekompensiert

4. Nach der PPh, ob bevorzugt die Systole, Diastole oder beide Pumpphasen betroffen sind:
   - Systolische Herzinsuffizienz = HFREF (heart failure with reduced ejection fraction) ist die Folge einer Kontraktionsstörung des Myokards.
   - Diastolische Herzinsuffizienz = HFNEF = HFPEF (heart failure with normal (preserved) ejection fraction) ist die Folge einer verminderten diastolischen Dehnbarkeit (Compliance) und Relaxation des linken Ventrikels bei erhaltener systolischer Pumpfunktion. Dadurch resultiert ein zu schneller Druckanstieg in der Füllungsphase und ein vermindertes Schlagvolumen. Die prozentuale EF ist jedoch normal.
   - Kombinierte systolische und diastolische Ventrikelfunktionsstörungen

5. Nach der Ätiologie (zugeordnet zur PPh):

Pathophysiologie	Ätiologie
I. SYSTOLISCHE VENTRIKELFUNKTIONSSTÖRUNG	
1. Durch Kontraktionsschwäche	Koronare Herzkrankheit (ca. 70 %) Kardiomyopathien (15 %) Myokarditis
2. Durch erhöhte Ventrikelwandspannung: a) Bei Volumenbelastung = Erhöhung des Preloads b) Bei Druckbelastung = Erhöhung des Afterloads	Vitien Arterielle Hypertonie Pulmonale Hypertonie
II. DIASTOLISCHE VENTRIKELFUNKTIONSSTÖRUNG	
1. durch Herzhypertrophie	Arterielle Hypertonie
2. durch Behinderung der Ventrikelfüllung	Konstriktive Perikarditis Restriktive Kardiomyopathie Herzbeuteltamponade
III. HERZRHYTHMUSSTÖRUNGEN	Bradykardien/Tachykardien unterschiedlicher Ätiologie

Erhöhte Vorlast Volumenbelastung → HERZ: Kontraktionsschwäche, Rhythmusstörung, Füllungsbehinderung → Erhöhte Nachlast Druckbelastung

PPh: Parameter der kardialen Pumpleistung:

1. Kontraktilität (Inotropie):
   Kraft und Geschwindigkeit der Muskelfaserverkürzung, messbar als maximale Druckanstiegsgeschwindigkeit (dp/dt) in der isovolumetrischen Anspannungsphase.
   Am gesunden Herzen kann die Kontraktionskraft durch 3 Mechanismen gesteigert werden:
   Sympatho-adrenerge Aktivierung:
   Noradrenalin bewirkt durch Stimulation des Betarezeptoren-Adenylatcyclase-Systems eine Kontraktionszunahme. - Bei Herzinsuffizienz lässt dieser Effekt aber nach infolge Down-Regulation (= Abnahme der Dichte) der Betarezeptoren.

   Kraft-Spannungs-Beziehung = Frank-Starling-Mechanismus → **Zunahme der Kontraktionskraft**
   Kraft-Frequenz-Beziehung = Bowditch-Effekt → **Zunahme der Kontraktionskraft**
   Sympatho-adrenerge Aktivierung = Stimulation der Adenylatcyclase → **Zunahme der Kontraktionskraft**

2. Vorlast (preload): Frank-Starling-Mechanismus (Kraft-Spannungs-Beziehung):
   Mit zunehmender Vorlast (preload) = enddiastolisches Ventrikelvolumen (messbar am enddiastolischen Ventrikeldruck) erhöhen sich Ventrikelspannung und diastolische Vordehnung des Herzmuskels, wodurch das Schlagvolumen zunimmt (innerhalb physiologischer Grenzen). Ursache des Frank-Starling-Mechanismus ist eine Empfindlichkeitserhöhung der kontraktilen Proteine für Kalzium. Mit zunehmender Herzinsuffizienz lässt die Wirksamkeit des Frank-Starling-Mechanismus nach!
3. Nachlast (afterload):
   Maximale endsystolische Wandspannung des Ventrikels, abhängig vom Auswurfwiderstand, gegen den der Ventrikel arbeitet. Die Nachlast des linken Ventrikels repräsentiert im Wesentlichen der systolische Blutdruck, der u.a. vom peripheren Widerstand abhängt. Erhöhung der Nachlast führt zu einem Absinken des Schlagvolumens.
4. Herzfrequenz:
   Bowditch-Effekt (Kraft-Frequenz-Beziehung)
   Am gesunden Herzen kommt es mit zunehmender Herzfrequenz auch zu einem Anstieg der Kontraktionskraft. - Am insuffizienten Herzen ist dieser Effekt aber nicht wirksam; bei hoher Herzfrequenz beobachtet man sogar eine Kontraktionsabnahme des insuffizienten Herzens.

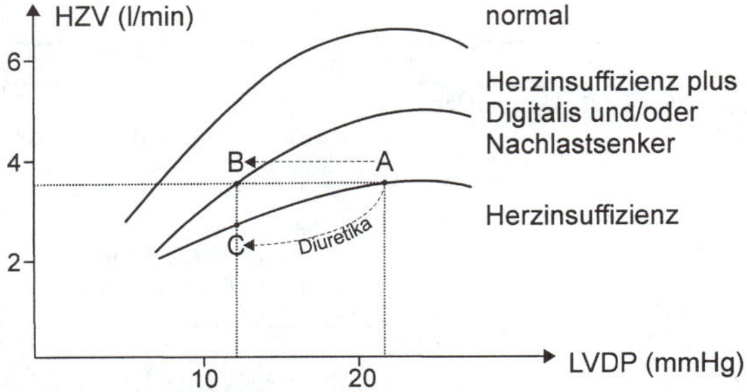

Durch positiv inotrope Substanzen (z.B. Herzglykoside) und Nachlastsenker (z.B. ACE-Hemmer) wird das Arbeitsdiagramm des insuffizienten Herzens angehoben, sodass das gleiche Schlagvolumen wieder bei erniedrigtem enddiastolischen Druck (B) gefördert werden kann.

Preloadsenker (z.B. Diuretika) senken zwar den enddiastolischen Druck (C), verändern aber nicht das Arbeitsdiagramm.

Bei Herzinsuffizienz flacht sich das Arbeitsdiagramm (Frank-Starling-Kurve) des Herzens ab, das bedeutet:

- Das maximal erreichbare Herzzeitvolumen sinkt ab, anfangs nur unter Belastung (Belastungsinsuffizienz), später auch schon in Ruhe (Ruheinsuffizienz).
  Herzminutenvolumen (HMV) - bezogen auf die Körperoberfläche = Herzindex (HI) oder cardiac index (CI)- untere Normgrenze in Ruhe > 2,5 l/min/m2
- Im Vergleich zum Gesunden kann der insuffiziente Herzmuskel ein bestimmtes Schlagvolumen nur noch bei erhöhtem linksventrikulären enddiastolischen Druck = LVEDP fördern (siehe A in der Abbildung) (normaler LVEDP in Ruhe: 5 - 12 mmHg).
- Bei systolischer Herzinsuffizienz ist die linksventrikuläre Auswurffraktion (Ejektionsfraktion) vermindert, während das enddiastolische Volumen erhöht ist. Bei diastolischer Ventrikelfunktionsstörung durch Behinderung der Ventrikelfüllung ist die Auswurffraktion nicht vermindert, wohl aber das Schlag- und Herzzeitvolumen.

$$\text{Auswurffraktion (\%)} = \text{Ejektionsfraktion (EF)} = \frac{\text{Schlagvolumen (SV)}}{\text{enddiastolisches Ventrikelvolumen (EDV)}} \times 100$$

Schweregrade der systolischen Dysfunktion (in % EF):

Normal	> 55 %
Leichtgradig	45 - 54 %
Mittelgradig	30 - 44 %
Hochgradig	< 30 %

- Die Diagnose einer diastolischen Herzinsuffizienz kann gestellt werden, wenn klinische Zeichen der HI vorliegen bei normaler Ejektionsfraktion, aber verminderter linksventrikulärer Relaxation u./o. Dehnbarkeit = Compliance (Echo, Herzkatheter). Dadurch kommt es zu einem zu schnellen Druckanstieg in der Diastole mit vermindertem Schlagvolumen. LVEDP (linksventrikulärer enddiastolischer Druck) > 16 mmHg bei normaler EF.

Folgen der Pumpschwäche des insuffizienten Herzens sind:

a) Vorwärtsversagen (forward failure) = Verminderung des Herzzeitvolumens mit inadäquatem Blutdruck und peripherer Minderperfusion: Muskelschwäche, gesteigerte Ermüdbarkeit
b) Rückwärtsversagen (backward failure) = Stauung des venösen Blutes:
   - Vor dem linken Herzen: Lungenstauung bis Lungenödem
   - Vor dem rechten Herzen: Ödeme, vergrößerte Stauungsleber, evtl. kleiner Aszites (Sono)

Pg.: der kardialen Ödeme

Forward failure:
Herzminutenvolumen ↓

↙ Verminderung des Glomerulumfiltrats
↘ Verminderung des zirkulierenden Blutvolumens → RAAS- und ADH-Aktivierung

Verminderung des Glomerulumfiltrats ↘ / RAAS- und ADH-Aktivierung ↙
Na^+- und Wasserretention
↓
Ödeme
↑
Backward failure mit gesteigertem hydrostatischem Druck

Kompensationsmechanismen bei Herzinsuffizienz:

1. Neuroendokrine Aktivierung:

1.1. Sympathikusaktivierung + Katecholaminausschüttung führen anfangs zu Steigerung der Herzfrequenz und Kontraktionskraft. Mit zunehmender Herzinsuffizienz steigt der Plasma-Noradrenalinspiegel und korreliert mit einer Prognoseverschlechterung. Gleichzeitig vermindert sich die Zahl der kardialen Betarezeptoren (Downregulation). Die Katecholamine wirken dadurch am Herzen immer weniger inotrop, erhöhen aber über eine Steigerung des Arteriolentonus den peripheren Widerstand und damit das Afterload!

Durch Steigerung des Venentonus mit vermehrtem Blutangebot an das Herz erhöhen sich Preload und Kontraktionskraft. Die Wirksamkeit dieses Frank-Starling-Mechanismus vermindert sich mit zunehmender Herzinsuffizienz

1.2. Aktivierung des Renin-Angiotensin-Aldosteron-Systems (RAAS):
Angiotensin II → Vasokonstriktion → Nachlast ↑
Aldosteron → Na^+ und Wasserretention → Vorlast ↑

1.3. Vasopressin (ADH)-Aktivierung → Wasserretention → Vorlast ↑

Merke: Die anfangs hilfreichen neuroendokrinen Kompensationsmechanismen verschlechtern im weiteren Verlauf der Herzinsuffizienz die hämodynamische Situation und führen so zu einem Circulus vitiosus, der therapeutisch unterbrochen werden muss!

Sympathikusaktivierung	RAAS-Aktivierung	Vasopressin-Aktivierung
↓ Downregulation der β-Rezeptoren	Zunahme der Nachlast	Salz-/Wasserretention

↘ ↓ ↙
Verstärkung der Herzinsuffizienz!

1.4. Freisetzung der natriuretischen Peptide: Typ A = ANP (= atrial natriuretic peptide), Typ B = BNP (brain natriuretic peptide) und Typ C = CNP. Auslösender Reiz ist eine Dehnung der Vorhöfe (ANP) oder Kammern (BNP). BNP und das N-terminale pro brain natriuretic peptide (NT-pro BNP) sind gute Parameter zum raschen Ausschluss einer kardialen Genese einer Dyspnoe (hoher negativer prädiktiver Wert). BNP wirkt vasodilatatorisch und natriuretisch-diuretisch (durch hemmende Wirkung auf das Renin-Angiotensin-Aldosteron-System). Mit zunehmender Herzinsuffizienz steigt der BNP-Spiegel:

Da der BNP-Spiegel mit dem Alter auch leicht steigt und von verschiedenen Faktoren beeinflusst wird (z.B. Adipositas mit BMI > 30 kg/m² : BNP ↓; Niereninsuffizienz, COPD, Myokarditis: BNP ↑), sollten BNP-Werte nur im Zusammenhang mit Anamnese, Klinik + Echobefund interpretiert werden.

- Akuter Beginn:
  BNP < 100 pg/ml oder NT-proBNP < 300 pg/ml: HI wenig wahrscheinlich
  BNP ≥ 100 pg/ml oder NT-proBNP ≥ 300 pg/ml → Herzecho
- Nichtakuter Beginn:
  BNP < 35 pg/ml oder NT-proBNP < 125 pg/ml: HI wenig wahrscheinlich
  BNP ≥ 35 pg/ml oder NT-proBNP ≥ 125 pg/ml → Herzecho

Aufgrund verschiedener Einflussfaktoren auf den BNP-Wert ist der positive prädiktive Wert nicht hoch.

Bei Herzinsuffizienz mit ansteigenden BNP-Werten ist die Mortalitätsrate erhöht (prognostische Bedeutung von BNP).

2. Remodeling, d.h. molekulare, proteinbiochemische und zelluläre Veränderungen, welche sich auf die Struktur und die Funktion des Herzens nach einer Schädigung manifestieren.
3. Herzhypertrophie:
   Die akute Herzinsuffizienz führt zu einer Dilatation des Herzens.
   Bei chronischer Herzinsuffizienz spielt die Art der Belastung eine Rolle:
   - Volumenbelastung (z.B. Klappeninsuffizienz) führt zu exzentrischer Hypertrophie (= Hypertrophie mit Dilatation)
   - Druckbelastung (z.B. Klappenstenosen, Hypertonie) führt zu konzentrischer Hypertrophie (= Hypertrophie ohne Dilatation)

Merke: Überschreitet die kompensatorische Myokardhypertrophie eine kritische Grenze, so kommt es zu einer Verschlechterung der Herzinsuffizienz.
Jenseits des kritischen Herzgewichtes von ca. 500 g entwickelt sich eine relative Koronarinsuffizienz mit Abnahme der Leistungsfähigkeit des Herzens und es kommt zur Gefügedilatation des Herzens. Die ventrikuläre Dilatation führt über einen dehnungsinduzierten programmierten Zelltod (Apoptose) zur weiteren Dilatation.

Versagen die physiologischen/therapeutischen Kompensationsmöglichkeiten zur Aufrechterhaltung einer ausreichenden Pumpleistung des Herzens, spricht man von dekompensierter Herzinsuffizienz.

Beachte: Eine kompensierte Herzinsuffizienz kann auch dekompensieren, wenn extrakardiale Erkrankungen auftreten, die sich ungünstig auf die Herzfunktion auswirken, z.B. Pneumonie, Anämie, Polyglobulie, Überwässerung bei Niereninsuffizienz u.a.

KL.: A) Linksherzinsuffizienz [I50.19]
1. Mit Rückwärtsversagen und Lungenstauung:
   - Dyspnoe (anfangs Belastungs-, später Ruhedyspnoe), Tachypnoe
   - Orthopnoe (Einsatz der Atemhilfsmuskulatur durch Aufsitzen hilft dem Patienten)
   - Asthma cardiale: Nächtlicher Husten + anfallsweise Orthopnoe ("Herzfehlerzellen" im Sputum = hämosiderinhaltige Alveolarmakrophagen).
     Ausk.: Basale RGs; Pulsoxymetrie: O_2-Sättigung ↓
   - Lungenödem mit Orthopnoe, Rasseln über der Brust, schaumigem Auswurf
   - Zyanose (pulmonale Funktionsstörung + vermehrte O_2-Ausschöpfung in der Peripherie)
2. Mit Vorwärtsversagen (low output):
   - Leistungsminderung, Schwächegefühl
   - Zerebrale Funktionsstörungen, bes. bei älteren Patienten

B) Rechtsherzinsuffizienz [I50.01] mit Rückstauung in den großen Kreislauf:
- Sichtbare Venenstauung (Halsvenen, Venen am Zungengrund)
- Gewichtszunahme und Ödeme der abhängigen Körperpartien: Fußrücken, prätibial - bei liegenden Patienten präsakral; anfangs nur abends, später permanent; in schweren Fällen Anasarka = Ödeme auch des Körperstammes.
- Stauungsleber: Vergrößerte, evtl. schmerzhafte Leber (bes. bei akuter kardialer Dekompensation), evtl. Ikterus, Bilirubin- und Transaminasenerhöhung. V. cava und Lebervenen sonografisch erweitert. Bei chronischer Rechtsherzinsuffizienz evtl. Entwicklung einer kardialen "Zirrhose" (= indurierte, atrophische Stauungsleber), Aszites (Stauungstranssudat)
- Stauungsgastritis: Appetitlosigkeit, Meteorismus, selten Malabsorption und kardiale Kachexie
- Stauungsnieren mit Proteinurie

C) Gemeinsame Symptome bei Links- und Rechtsherzinsuffizienz:
- Nykturie (durch nächtliche Rückresorption von Ödemen)
- Sympathikotone Überaktivität: Tachykardie, evtl. Rhythmusstörungen, feucht-kalte Haut
- Evtl. 3. Herzton (Galopprhythmus), evtl. Pulsus alternans (durch unterschiedlich große Herzschlagvolumina)
- Herzvergrößerung, evtl. mit relativer AV-Klappeninsuffizienz
- Pleuraergüsse (Stauungstranssudate) sind häufiger rechts als links, weil der negative intrapleurale Druck rechts größer ist.

Ko.:
- Rhythmusstörungen:
  Rhythmusstörungen können Ursache, aber auch Komplikation einer Herzinsuffizienz sein. Das Risiko eines plötzlichen Herztodes korreliert eng mit dem Schweregrad der Herzinsuffizienz: Patienten mit Herzinsuffizienz im NYHA-Stadium III-IV versterben zu 80 % an tachykarden Rhythmusstörungen!
- Schlafapnoe-Syndrom: Bis zu 50 % der Herzinsuffizienz - Patienten im NYHA-Stadium II haben ein (vorwiegend zentrales) Schlafapnoe-Syndrom → Diagnostik und evtl. Therapie!
- Lungenödem (Rückwärtsversagen)

- Kardiogener Schock (Vorwärtsversagen)
- Venöse Thrombosen (Strömungsverlangsamung, Immobilisation) → Gefahr von Lungenembolien
- Kardiale Thrombenbildung mit der Gefahr von arteriellen Embolien (insbes. Hirnembolien)

ABCD-Gruppen der Herzinsuffizienz der American Heart Association (AHA), 2001:

- Gruppe A: Patienten ohne Symptome einer Herzinsuffizienz, aber mit Risikofaktoren für eine Herzinsuffizienz:
  Hypertonie, KHK, Einnahme potenziell kardiotoxischer Medikamente, Alkoholabusus, rheumatisches Fieber in der Eigenanamnese, Kardiomyopathie in der Familienanamnese u.a.
- Gruppe B: Keine Symptome der Herzinsuffizienz, aber Zeichen einer strukturellen Herzschädigung: Linksventrikuläre Hypertrophie u./o. Dilatation, Hypokontraktilität, Infarktnarben u.a.
- Gruppe C: Strukturelle Herzschäden in Verbindung mit Symptomen einer Herzinsuffizienz
- Gruppe D: Terminale Herzinsuffizienz

Stadieneinteilung der Herzinsuffizienz (HI) nach subjektiven Beschwerden
(NYHA-Stadien der New York Heart Association) und Beziehung zu den ABCD-Gruppen:

NYHA-Stadium	Subjektive Beschwerden bei HI	ABCD-Gruppen
I	Beschwerdefreiheit, normale körperliche Belastbarkeit	B
II	Beschwerden bei stärkerer körperlicher Belastung	C
III	Beschwerden schon bei leichter körperlicher Belastung	C
IV	Beschwerden in Ruhe	D

NYHA-Stadieneinteilung der Herzinsuffizienz in Korrelation mit objektiven Kriterien:

NYHA-Stadium	Belastbarkeit	Herzminutenvolumen	Spiroergometrie: Max. O_2-Aufnahme (max. $\dot{V}O_2$ in ml/kg/min)
I	bis 150 W und mehr (> 1,5 - 2 W/kg)	HMV in Ruhe und unter Belastung normal	> 25
II	bis 100 W (> 1 - 1,5 W/kg)	HMV in Ruhe und unter leichter Belastung ausreichend	15 - 25
III	bis 50 W (1 W/kg)	HMV unter Belastung eingeschränkt	5 - 15
IV	Belastungsuntersuchung nicht möglich	HMV in Ruhe eingeschränkt	< 5

Anm.: Die Symptome der Herzinsuffizienz sind unspezifisch und korrelieren nur bedingt mit dem Schweregrad kardialer Funktionseinschränkungen.

Diagnostik:

1. Klinik (NYHA-Stadium)
2. Bildgebende nichtinvasive Diagnostik:

2.1 Echo:

- Nachweis einer systolischen Dysfunktion
  - Die prozentuale systolische Verkürzungsfraktion (percent fractional shortening = FS, normal ≥ 25 %) korreliert ungefähr mit der Größe der Ejektionsfraktion.

$$FS\ (\%) = \frac{(EDD - ESD) \times 100}{EDD}$$

EDD = Enddiastol. Durchmesser des linken Ventrikels
ESD = Endsystol. Durchmesser des linken Ventrikels

Normalwert: > 30 %

  - Genauer ist die planimetrisch ermittelte Ejektionsfraktion (EF)

- Nachweis einer diastolischen Dysfunktion (Dopplertechnik) → 4 Stadien: 1.abnormale Relaxation, 2. Pseudonormalisierung, 3. reversible Restriktion, 4. irreversible Restriktion
  Messung des transmitralen Flusses mittels PW-Doppler (E- und A-Welle) sowie Messung der Gewebegeschwindigkeit im Mitralanulus mittels Gewebedoppler (E'- und A'-Welle). Daraus lässt sich der Quotient E/E' berechnen. Werte von > 15 für E/E' sprechen für diastolische Dysfunktion, Werte von < 8 schließen sie praktisch aus.

Ferner:
- Nachweis einer Herzvergrößerung, einer Myokardhypertrophie
- Beurteilung des Herzminutenvolumens und der Blutströmung (Farbduplex)
- Erfassung kausaler Faktoren für eine Herzinsuffizienz, z.B. Vitien, Störungen der Ventrikelwandbewegung nach Infarkt, Perikarderguss u.a.

2.2 Röntgen Thorax in 2 Ebenen:
- Bei Linksherzinsuffizienz Zeichen der Lungenstauung:
  Zeichen einer Lungenstauung, z.B.
  - Kerley B-Linien: Waagerechte bis 1 cm lange Streifen in den Unterlappen = verdickte Interlobärsepten bei interstitiellem Ödem
  - Dichte gestaute Hilusgefäße, verbreiterte, gestaute Lungenvenen (im Hilusbereich)
  - Milchglaszeichnung bei alveolärem Lungenödem
  - Evtl. Pleuraerguss
- Bei Rechtsherzinsuffizienz:
  - Verbreiterung der V. azygos (früheste Veränderung)
  - Verbreiterung der V. cava superior und des rechten Vorhofs
- Nachweis einer evtl. Vergrößerung des Herzens:
  Eine konzentrische Hypertrophie der Ventrikel infolge Druckbelastung kann anfangs im Röntgenbild nicht erkannt werden. Dagegen kann man eine exzentrische Hypertrophie bei Volumenbelastung frühzeitig sehen.
  a) Global vergrößertes Herz mit Herz-Thorax-Quotient (HTQ) > 0,5: Quotient aus maximalem Herzdurchmesser (im p.a.-Bild) und Thoraxweite in gleicher Höhe wird > 0,5.
  b) Vergrößerung einzelner Ventrikel:
  - Linker Ventrikel:
    Bei einer Vergrößerung des linken Ventrikels wird die Herzspitze weiter nach links verlagert und taucht mit einem stumpfen Winkel (> 90°) schräg in das linke Zwerchfell ein. Im Seitenbild Einengung des zwerchfellnahen Herzhinterraumes.
  - Rechter Ventrikel:
    Eine Vergrößerung des rechten Ventrikels verlagert das Herz durch Rotation ebenfalls nach links. Dabei kommt es aber zu einer Anhebung der Herzspitze, wodurch der Winkel zwischen linkem Herzrand und Zwerchfell spitz wird (< 90°)
    Im Seitenbild Einengung des retrosternalen Herzvorderraumes.

Merke: Bei Vergrößerung des rechten Ventrikels kann dieser im p.a.-Bild den linken Herzrand bilden → daher sollte man aus einer Verbreiterung des Herzens nach links nicht automatisch auf eine Vergrößerung des linken Ventrikels schließen → Seitenbild hinzuziehen!
Aus der Größe des Herzens kann man keine Rückschlüsse auf die Pumpleistung ziehen! (z.B. großes Sportlerherz).

2.3 Kardio-MRT:
Bestimmung der kardialen Volumina, Wanddicken, ventrikulären Muskelmasse, Klappenstrukturen, Perikard, evtl. Hinweise auf Myokarditis oder Minderperfusion des Myokards (KHK), Störungen der Ventrikelwandbewegung (KHK und Herzinfarkt) u.a.

3. BNP: Normale Werte machen eine klinisch relevante Herzinsuffizienz unwahrscheinlich; leicht erhöhte Werte sind nicht beweisend; stark erhöhte Werte sprechen für eine Herzinsuffizienz. Hoher negativer prädiktiver Wert von BNP (Ausschluss einer Herzinsuffizienz), relativ niedriger positiver prädiktiver Wert, insbesondere bei nur leicht erhöhten Werten (Nachweis einer Herzinsuffizienz).

4. Invasive Diagnostik:
Durch die hohe Aussagekraft der Echokardiografie und anderer nicht-invasiver Diagnostik beschränkt sich die Herzkatheteruntersuchung auf spezielle Fragestellungen, z.B. Beurteilung der Koronararterien zum Ausschluss/Nachweis einer KHK, präoperative Vitiendiagnostik

DD: z.B.
- Dyspnoe nichtkardialer Genese (→ DD Dyspnoe → BNP bestimmen!)
- Zyanose nichtkardialer Genese (→ DD Zyanose)
- Ödeme nichtkardialer Genese (→ DD Ödeme)
- Nykturie nichtkardialer Genese (z.B. Blasen-/Prostataerkrankungen)
- Halsvenenstauung nichtkardialer Genese (z.B. tumorös bedingte obere Einflussstauung)
- Pleuraergüsse nichtkardialer Genese (→ DD Pleuraerguss)
- Aszites nichtkardialer Genese (→ DD Aszites)
- Lungenödem nichtkardialer Genese (→ Kapitel Lungenödem)
- Kreislaufschock nichtkardialer Genese (→ Kapitel Schock)

Di.: 1. Symptome und klinische Zeichen einer Herzinsuffizienz und Zuordnung zu einem NYHA-Stadium
2. Echo: Nachweis einer systolischen (EF vermindert) oder diastolischen (Echokriterien) Ventrikelfunktionsstörung
3. Erhöhung von BNP bzw. NT-pro BNP ohne anderweitige Erklärung als Herzinsuffizienz
4. Ätiologische Klärung

Th.: der chronischen Herzinsuffizienz nach Leitlinien (z.B. *www.dgk.org*; *www.escardio.org*)

A) Kausal: z.B.
- Therapie einer arteriellen Hypertonie, einer pulmonalen Hypertonie
- Revaskularisation bei koronarer Herzkrankheit und Reduktion ihrer Risikofaktoren
- Therapie einer Myokarditis, einer Kardiomyopathie
- Therapie einer Herzrhythmusstörung
- Operative Therapie eines Vitiums, einer konstriktiven Perikarditis u.a.

B) Symptomatisch (kompensatorisch):

1. Allgemeinmaßnahmen:
- Reduktion kardiovaskulärer Risikofaktoren (siehe Kapitel KHK!)
- Stabile HI: Ärztlich kontrolliertes sporttherapeutisches Trainingsprogramm
- Dekompensierte Herzinsuffizienz: Körperliche + seelische Entlastung, Bettruhe
- Leicht verdauliche Kost, kleine Mahlzeiten, keine Mahlzeiten am späten Abend; kaliumreiche, kochsalzarme Diät (max. 3 g NaCl/d), Kontrolle und evtl. Korrektur des Elektrolythaushaltes (bes. K^+ und Mg^{++}), Vermeidung von Übergewicht
- Bei Ödemneigung Begrenzung der Flüssigkeitszufuhr unter Berücksichtigung von Verlusten (Bilanzierung) - keine übermäßige Volumenersatztherapie
- Vermeidung einer Hypokaliämie (die die Mortalität der Herzinsuffizienz erhöhen kann)
- Vermeidung einer Hyponatriämie < 135 mmol/l (die die Mortalität an Herzinsuffizienz auch erhöhen kann (OPTIME-HF-Studie).
- Bei bettlägerigen Patienten Thromboseprophylaxe, Atemgymnastik, Stuhlregulierung
- Bei Dekompensation temporär O_2-Gabe per Nasensonde (Pulsoxymeter-Kontrolle)
- Weglassen von Medikamenten, die eine Herzinsuffizienz verschlechtern können: z.B. NSAR, Glukokortikosteroide, Glitazone, Kalziumantagonisten mit negativ inotroper Wirkung (Verapamil, Diltiazem), α-Blocker, Interferon, einige Zytostatika (Anthrazykline, Carboplatin, Cyclophosphamid, Ifosfamid, Trastuzumab), trizyklische Antidepressiva, Lithium, Clozapin (ein Neuroleptikum), Klasse I-Antiarrhythmika, Beta-Sympathomimetika (auch β_2-Agonisten in höherer Dosierung), Propofol (ein Kurzhypnotikum) u.a.
- Therapie von Begleiterkrankungen, die eine Herzinsuffizienz verschlechtern: Hypertonie, Herzrhythmusstörungen, Herzklappenfehler, Myokardischämie (KHK), Eisenmangel, Anämie, Schilddrüsenfunktionsstörungen, Pneumonie, Lungenembolie, Schlafapnoe-Syndrom u.a.
- Nutzung vernetzter Versorgungsprogramme evtl. mit Telemedizin zur Therapieoptimierung der Herzinsuffizienz und zur Patientenschulung und -kontrollen

2. Medikamentöse Therapie der chronischen Herzinsuffizienz
- Prognoseverbessernd wirken: ACE-Hemmer, AT1-Rezeptorblocker, Betablocker (soweit diese Substanzen für die Therapie der Herzinsuffizienz zugelassen sind), Aldosteronantagonisten und Ivabradin. Funny-Channel-Blocker → HF↓
- Symptomatisch unterstützend ohne Einfluss auf Prognose wirken: Diuretika und Herzglykoside

NYHA-Stadium	I	II	III	IV
ACE-Hemmer[1]	x	x	x	x
Betablocker[2]	(x)	x	x	x
Diuretika[3]		x	x	x
Aldosteronantagonisten		x	x	x
Ivabradin[4]		x	x	(x)
Digitalis			x	x

1) Bei Unverträglichkeit von ACE-Hemmern Wechsel auf AT_1-Blocker
2) Bei Hypertonie sowie nach Herzinfarkt Gabe von Betablockern auch im St. I
3) Bei Flüssigkeitsretention Einsatz von Diuretika auch schon ab St. II
4) Bei unzureichender Wirkung von 1 + 2 + 3 und Sinusrhythmus ≥ 75/Min.

Indikation:
- ▶ ACE-Hemmer sind ab NYHA-Stadium I bzw. ABCD-Gruppe B indiziert.
- ▶ AT1-Rezeptorblocker (ARB, Sartane) sind ab St. I indiziert bei KI gegen ACE-Hemmer oder NW (z.B. Husten) (Losartan, Candesartan, Valsartan).

- ▶ Betablocker ohne ISA (Metoprolol, Bisoprolol, Carvedilol, Nebivolol) sind ab St. II indiziert, jedoch nur bei stabilen Patienten, langsam einschleichend und unter engmaschiger ärztlicher Kontrolle. Bei Patienten mit Hypertonie oder Zustand nach Herzinfarkt werden Betablocker stadienunabhängig eingesetzt (also auch schon ab St. I).
- ▶ Aldosteronantagonisten = Mineralkortikoid-Rezeptorantagonisten (MRA) (Spironolacton/Eplerenon) wirken auch bei diastolischer Herzinsuffizienz und sind wegen prognostisch günstiger Wirkung zusätzlich ab St. II indiziert (EMPHASIS-HF-Studie); Kontrolle des Serumkaliums und der Nierenfunktion!
- ▶ Diuretika (Thiazide, Schleifendiuretika) sind bei Flüssigkeitsretention indiziert. Bei Hypertonie werden Thiazide stadienunabhängig eingesetzt.
- ▶ Ivabradin (I_f-Kanalblocker) verbessert bei systolischer Herzinsuffizienz und Sinusrhythmus ≥ 70/Min. die Prognose (SHIFT-Studie).
  Ind: Ergänzung der medikamentösen Therapie, wenn die genannten Medikamente unzureichend wirken.
- ▶ Herzglykoside (Digitalis) werden ab St. III eingesetzt sowie stadienunabhängig bei Tachyarrhythmie bei Vorhofflimmern. Niedrig-normale Glykosidspiegel einhalten.
  Ein Einfluss auf die Mortalität konnte für Digitalisglykoside nicht nachgewiesen werden (DIG-Studie). Dennoch hat sich der ergänzende Einsatz von Digitalis bewährt (RADIANCE-Studie): Weglassen von Digitalis erhöht das Risiko einer Dekompensation und Hospitalisation!

  Merke: Nichtbeachten einer leitliniengerechten Therapie oder Absetzen benötigter Medikamente (z.B. Diuretika) sind oft Ursache einer Verschlechterung bzw. Dekompensation einer Herzinsuffizienz!

  Anm.: Zur Zeit wird untersucht, ob das Coenzym Q10 (Ubichinon) einen günstigen Einfluss auf die Herzinsuffizienz hat. Bisherige Daten sprechen dafür.

3. Kardiale Resynchronisationstherapie (CRT): Durch Optimierung der myokardialen Kontraktionsabläufe mittels vorhofgesteuerter biventrikulärer Elektrostimulation lässt sich bei komplettem Linksschenkelblock die Pumpleistung bis 20 % verbessern und die Letalität sinkt!
   Ind.: Nach der SCD-Heft-Studie: EF ≤ 35 % und NYHA ≥ II trotz optimaler medikamentöser Therapie
4. Implantierbarer Kardioverter-Defibrillator (ICD):
   - Sekundärprophylaxe bei Zustand nach Reanimation wegen Kammerflattern/-flimmern
   - Primärprophylaxe:
   Ind: Nach Myokardinfarkt (> 4 Wochen) bei EF ≤ 35 %, nach ≥ 1 Monat optimaler medikamentöser Therapie; Lebenserwartung > 1 Jahr. Reduktion der Gesamtletalität um bis zu 30 %.
5. Kombination von ICD + CRT hat bei systolischer Herzinsuffizienz und EF < 35 % einen Überlebensvorteil (RAFT-Studie).

Geräte mit Bioimpedanzmessung können vor Lungenödem warnen.

C) **Herztransplantation** (siehe weiter unten)

Therapie der akuten Herzinsuffizienz:

1. Kausale Therapie: z.B.
   - Hypertone Krise: Blutdrucksenkung
   - Herzinfarkt: Rekanalisationstherapie (Fibrinolyse, Akut-PTCA)
   - Akute Insuffizienz- oder Shuntvitien: Kardiochirurgie
   - Perikardtamponade: Perikarddrainage
   - Bradykarde Rhythmusstörung: Evtl. Atropin, Schrittmachertherapie
   - Tachykarde Rhythmusstörung: Evtl. Antiarrhythmika, Frequenznormalisierung, Elektrokardioversion
2. Symptomatische Therapie der akuten Linksherzinsuffizienz:
   - Sitzende Lagerung, Sedierung, O_2-Gabe
   - Vorlastsenkung: Nitroglyzerin + rasch wirksames Schleifendiuretikum (z.B. Furosemid)
   - Evtl. positiv inotrop wirksame Betarezeptoragonisten: Dobutamin u.a. (siehe Kap. Herzinfarkt)
   - Optimale Steuerung von RR, ZVD, linksventrikulärem Füllungsdruck und HZV
   - Evtl. apparative Unterstützung (Hämofiltration, mechanische Unterstützungssysteme, Beatmung)

ENTLASTUNGSTHERAPIE DES HERZENS

1. ACE-HEMMER

Ind.: Mittel der Wahl ab NYHA-Stadium I

ACE-Hemmer sind die Mittel der Wahl, da sie die Prognose der chronischen Herzinsuffizienz verbessern (z.B. CONSENSUS-, SOLVD-Studie u.a.). Die Gesamtmortalität sinkt um ca. 25 %. Bei Postinfarktpatienten bremsen sie die ungünstigen Umbau- und Anpassungsvorgänge des Herzens ("Remodeling") und verhindern dadurch bei einem Teil der Patienten die Progression einer Linksherzinsuffizienz (z.B. SOLVD-, SAVE-Studie mit ACE-Hemmern).

Im Beginn der Therapie kann es zu einem starken Blutdruckabfall kommen → mit niedrigster Dosis beginnen und sehr langsam Dosis steigern bis zur optimal verträglichen + wirksamen Dosis. Die ATLAS-Studie mit Lisinopril zeigte, dass relativ hohe Dosen das Herz am besten entlasten. Der primäre Endpunkt Letalität wird hingegen von einer hohen Dosis nicht günstiger beeinflusst als mit einer normalen Dosis. Die Besserung der Herzinsuffizienz setzt langsam ein und ist oft erst nach 1 - 2 Monaten ganz zu beurteilen.

Beachte: Die ACE-Hemmerdosis darf nicht weiter gesteigert werden: 1. Bei Auftreten einer Hyperkaliämie, 2. bei Kreatininanstieg über den Referenzbereich (bei ausgeglichenem Wasserhaushalt), 3. bei symptomatischer Hypotonie!

ACE-Hemmer-Dosierung in Letalitätsstudien bei chronischer Herzinsuffizienz

Substanz	Erstdosis (mg/Tag)	Zieldosis (mg/Tag)	Studie
Captopril	2 x 6,25	3 x 50	SAVE
Enalapril	1 x 2,5	2 x 10	SOLVD, CONSENSUS
Lisinopril	1 x 2,5	1 x 20	ATLAS
Ramipril	1 x 1,25	1 x 10	AIREX
Trandolapril	1 x 1	1 x 4	TRACE

(Weitere ACE-Hemmer und Einzelheiten bezüglich Wi., NW und KI: Siehe Kap. Hypertonie)

2. ANGIOTENSIN II-REZEPTORANTAGONISTEN = AT II-BLOCKER = SARTANE = AT1-ANTAGONISTEN

Zurzeit sind Losartan, Candesartan und Valsartan zugelassen zur Therapie der Herzinsuffizienz. Sie reduzieren die Mortalität bei Herzinsuffizienz in ähnlicher Größenordnung wie ACE-Hemmer.

Ind.: Therapiealternative bei KI oder Unverträglichkeit von ACE-Hemmern

Dosierung von AT_1-Antagonisten bei chronischer Herzinsuffizienz

AT_1-Antagonist	Initiale Dosis (mg/d)	Zieldosis (mg/d)	Studie
Candesartan	1 x 4	32	CHARM
Losartan	1 x 12,5	50 - 100	ELITE II
Valsartan	2 x 40	2 x 160	Val-HeFT

(Einzelheiten zu den Präparaten: Siehe Kap. Hypertonie)

3. BETAREZEPTORENBLOCKER

Wi: Schutz des Herzens vor toxischer Katecholaminwirkung, Verhinderung der Downregulation der Betarezeptoren, Frequenzsenkung (optimal: 60 - 70/min), antiischämische Wirkung, Reduktion des Risikos für plötzlichen Herztod u.a. In mehreren Studien hat sich gezeigt, dass Herzinsuffizienz-Patienten von einer zusätzlichen Behandlung mit bestimmten Betablockern (ohne ISA) profitieren: Carvedilol, Metoprolol, Bisoprolol. Gegenüber der 3er-Basistherapie kann die Mortalität um ca. 35 % gesenkt werden (z.B. COPERNICUS-Studie, MERIT-HF-Studie). Bei Patienten > 70 J. ist auch Nebivolol zugelassen zur Therapie der Herzinsuffizienz (SENIORS-Studie).

Ind: Ergänzende Behandlung einer Herzinsuffizienz ab St. II. Bei Patienten mit Hypertonie oder Zustand nach Herzinfarkt werden Betablocker stadienunabhängig eingesetzt.
Voraussetzung: Stabile chronische Herzinsuffizienz und vollständige Basistherapie.
NW + KI: Siehe Kap. Betablocker

Dos: Der Betablocker (ohne ISA) muss bei chronischer Herzinsuffizienz sehr vorsichtig eingesetzt werden, da es zu Dekompensationen kommen kann! Stets mit der geringsten Dosis beginnen und Patienten gut überwachen, möglichst stationär!

β-Rezeptorenblocker-Dosierung bei stabiler chronischer systolischer Herzinsuffizienz

β-Rezeptorenblocker	Startdosis (mg/Tag)	Zieldosis (mg/Tag)
Bisoprolol	1 x 1,25	1 x 10
Carvedilol	1 x 3,125	2 x 25
Metoprolol(-succinat)	1 x 10	1 x 200
Nebivolol	1 x 1,25	1 x 10

Einstellphase: Verdopplung der Dosis etwa alle 14 Tage, wenn toleriert. Dosiserhöhung nur unter ärztlicher Kontrolle (Gewichtskontrollen!)

Komplikationen:
- Verschlechterung der Herzinsuffizienz: Verlangsamung der Dosiserhöhung, Optimierung der Therapie mit Diuretika und Herzglykosiden, Fahndung nach anderen Ursachen
- Blutdruckabfall: Verlangsamung der Dosiserhöhung, Fahndung nach anderen Ursachen (Übertherapie mit Diuretika, Hyponatriämie)
- Bradykardie: Therapieabbruch nur bei hämodynamisch wirksamer Bradykardie
- Verschlimmerung eines Asthma bronchiale = Kontraindikation für Betablocker

4. IVABRADIN

Wi.: I_f-Kanalblocker verbessert in der SHIFT-Studie die Prognose
Ind: Patienten mit systolischer Herzinsuffizienz und Sinusrhythmus ≥ 75/Min. bei unzureichender Wirkung oder KI von Betablockern und ACE-Hemmern.
KI: Herzfrequenz < 60/min.; instabile oder akute Herzinsuffizienz; akutes Koronarsyndrom/Herzinfarkt, Schwangerschaft, Stillzeit u.a.
WW: Mit CYP3A4-Inhibitoren (= KI) u.a.
NW: Phosphene = lichtbedingte visuelle Symptome, Bradykardie u.a.
Dos: Procoralan® einschleichend niedrig dosieren (z.B. 1 bis 2 x 5 mg/d)

5. NITRATE

Wi.: Venös > arteriell wirksame Vasodilatatoren (Vorlastsenkung > Nachlastsenkung)

Nitroglyzerin ist bei akuter Linksinsuffizienz mit Lungenstauung Mittel der Wahl (+ Furosemid), besonders auch bei gleichzeitiger Hypertonie.
(Einzelheiten hinsichtlich Präparate, NW + KI: Siehe Kap. KHK)

6. DIURETIKA

Wirkprinzip: Thiazide und Schleifendiuretika bewirken eine Steigerung der renalen NaCl- und Wasserausscheidung („Saluretika"). Eine diätetische NaCl-Restriktion sollte als unverzichtbare Basisbehandlung angestrebt werden.

Wirkung bei Herzinsuffizienz:
- Vorzugsweise Verminderung der Vorlast mit Rückbildung von Lungenstauung und Ödemen
- Zusätzlich Verminderung des peripheren Widerstandes und damit der Nachlast

1. Thiazide und Analoga:
   Wi.: Blockierung des Na^+Cl^--Cotransportes am frühdistalen Tubulus, wodurch bis zu 15 % des glomerulär filtrierten Natriums ausgeschieden werden; auch Kalium geht dabei verloren. Die Einzelsubstanzen unterscheiden sich hauptsächlich in ihrer Wirkungsdauer, die beim Hydrochlorothiazid bei 12 - 24 h und beim Chlortalidon bei 48 h oder mehr liegt. Thiazide wirken auch noch bei einem Glomerulumfiltrat < 30 ml/min, wenn auch weniger gut.

Freiname (Beispiele)	Handelspräparat (z.B.)	Mittlere orale Tagesdosis in mg
a) Mittellangwirkende Saluretika (< 24 h)		
- Hydrochlorothiazid (HCT)	Generika	12,5 - 25
- Indapamid	Generika	1,5 - 2,5
- Xipamid	Generika	10 - 40
b) Langwirkende Saluretika (48 h oder mehr)		
- Chlortalidon	Hygroton®	25 - 50 (intermittierend jeden 2. Tag)

2. Stark wirksame "Schleifendiuretika":
   Wi.: Blockierung des Na^+/K^+2Cl^--Carriers im aufsteigenden Teil der Henleschen Schleife, wodurch bis 40 % des filtrierten Natriums ausgeschieden werden.
   Im Verlauf einer Behandlung mit Schleifendiuretika kann sich durch kompensatorische Resorptionssteigerung im distalen Tubulus die Wirkung abschwächen. Man spricht dann von Diuretikaresistenz. Andere Ursachen einer Diuretikaresistenz sind Hyponatriämie oder Behandlung mit NSAR.
   Merke: Bei Diuretikaresistenz unter Schleifendiuretika nicht ständig höher dosieren, sondern Schleifendiuretikum mit Thiazid kombinieren. Dadurch bewirkt man eine sequenzielle Nephronblockade, wodurch die Diurese wieder zunimmt. Allerdings muss auf Kalium- und Magnesiumverlust geachtet werden und bei Bedarf substituiert werden!
   Furosemid ist auch bei einem Glomerulumfiltrat < 5 ml/min diuretisch wirksam. Nach i.v.-Gabe setzt die Diurese nach 10 - 20 Minuten ein. Alle Schleifendiuretika haben eine rel. kurze Wirkungsdauer (< 6 h).

Freiname (Beispiele)	Handelspräparat (z.B.)	mittlere orale Tagesdosis in mg
Furosemid	Generika	20 - 80
Piretanid	Generika	3 - 6
Torasemid	Generika	5 - 10

   Furosemid, mit dem die längsten Erfahrungen vorliegen, hat die größte therapeutische Breite. Es führt auch zu einer direkten Venodilatation (Vorlastsenkung), wodurch eine Lungenstauung noch vor Eintritt der diuretischen Wirkung entlastet wird (Einzeldosis 20 - 40 mg i.v.).

3. Kaliumsparende Diuretika:
   Wi.: Hemmung der Na^+-Absorption und K^+-Sekretion im Sammelrohr.
   Aufgrund einer nur mäßigen diuretischen Wirkung spielen sie als Monotherapeutika keine Rolle. Kaliumsparende Diuretika werden in Kombination mit Thiaziden eingesetzt und sind bei Niereninsuffizienz kontraindiziert. Wenn bei schwerer Herzinsuffizienz (NYHA III oder IV) Aldosteronantagonisten mit ACE-Hemmern oder AT1-Blockern kombiniert werden müssen, sollte die Kreatinin-Clearance normal oder nur gering vermindert sein und die Kalium-Werte müssen kontrolliert werden.

   ▶ Aldosteronantagonisten = Mineralkortikoid-Rezeptorantagonisten (MRA):
   Spironolacton, Eplerenon
   Ind: 1. Primärer Hyperaldosteronismus (Conn-Syndrom) und sekundärer Hyperaldosteronismus (z.B. bei dekompensierter Leberzirrhose)
   2. Herzinsuffizienz ab NYHA St. II. Spironolacton ist auch bei diastolischer Herzinsuffizienz wirksam (Aldo-DHF-Studie).
   Spironolacton kann bei Patienten mit Herzinsuffizienz St. III - IV die Mortalität um ca. 30 % senken (RALES-Studie). Dabei reicht oft eine Tagesdosis von 12,5 - 25 mg. Wegen Gefahr der Hyperkaliämie regelmäßige Kontrollen von Serumkalium und Kreatinin.
   Ähnlich wirkt der selektive Aldosteronantagonist Eplerenon (Inspra®) (EPHESUS-Studie), der nur die Mineralokortikosteroidrezeptoren hemmt, nicht aber die Glukokortikoidrezeptoren. Hormonelle NW (wie Gynäkomastie) sind seltener als unter Spironolacton, Hyperkaliämien sind aber häufiger. Hoher Preis! Dos.: 25 mg/d

   ▶ (Aldosteronunabhängige) kaliumsparende Diuretika:
   Amilorid, Triamteren, die als Monotherapeutika zu schwach wirken, werden in Kombination mit Thiaziden eingesetzt: z.B. Hydrochlorothiazid + Amilorid (oder Triamteren). Bei Gabe von Medikamenten, die zu Hyperkaliämie führen können (ACE-Hemmer, Aldosteronantagonisten) sind kaliumsparende Diuretika kontraindiziert!
   Dos.: z.B. HCT 12,5 - 25 mg/d + 25 - 50 mg Triamteren/d
   oder HCT 12,5 – 25 mg/d + 1,25 – 2,5 mg Amilorid/d

Diuretika bei Herzinsuffizienz:
Bei akuter Linksherzinsuffizienz mit (drohendem) Lungenödem ist die rasche i.v.-Gabe eines Schleifendiuretikums (z.B. 40 mg Furosemid) indiziert. Bei chronischer Herzinsuffizienz mit Lungenstauung und/oder Ödemen werden Diuretika oral möglichst in niedriger Dosis gegeben und mit anderen Mitteln gegen Herzinsuffizienz kombiniert.
Für die Dauertherapie genügt es oft, wenn man ein Thiazid intermittierend jeden 2. oder 3. Tag gibt, und zwar in einer Dosis morgens, um die Nachtruhe durch die einsetzende Diurese nicht zu stören. Eine Monotherapie mit Thiaziden muss durch K^+-Substitution ergänzt werden (kaliumreiche Diät oder orale Kaliumgaben). Kaliumsparende Diuretika - die bei Niereninsuffizienz wegen der Gefahr einer Hyperkaliämie kontraindiziert sind - eignen sich gut zur Kombination mit Thiaziden, um deren kaliuretische Wirkung auszugleichen. Wenn Thiazide nicht ausreichend wirksam sind, empfiehlt sich die Kombination mit Schleifendiuretika.

Beachte: Auch durch Apfel-Reis-Tage oder grünen Hafertee kann auf diätetischem Weg eine leichte Diurese herbeigeführt werden.
In der Ausschwemmphase von Ödemen langsame Gewichtsabnahme anstreben (maximal 1 kg pro die), täglich wiegen, regelmäßige Kontrolle von Elektrolyten + Retentionswerten und begleitende Thromboembolieprophylaxe (Low-dose-heparin), da das Thromboembolierisiko groß ist!
Bei fehlender Kochsalzrestriktion sowie bei Gabe nichtsteroidaler Antirheumatika (NSAR) ist die Wirkung der Diuretika vermindert!

Empfehlungen bei therapierefraktären kardial bedingten Ödemen:

- Diagnose überprüfen (Ödeme anderer Genese ?)
- Diuretika-Einnahmetreue überprüfen (Compliance)
- Begleitmedikation überprüfen (z.B. nichtsteroidale Antiphlogistika ?)
- Kochsalzzufuhr überprüfen (Bestimmung von Natrium im 24-Stunden-Sammelurin)
- Dosis der distal-tubulären Diuretika anpassen oder Schleifendiuretika verordnen
- Dosis der Schleifendiuretika erhöhen und/oder intravenöse Gabe versuchen
- Diuretika kombinieren ("sequenzielle Nephronblockade")

NEBENWIRKUNGEN	KONTRAINDIKATIONEN
▶ **Thiazide:** 1. Serumelektrolytstörungen: Natrium, Kalium (20 %), Magnesium ↓, evtl. Kalzium ↑, 2. Hypovolämie (evtl. mit Harnstoff-, Kreatininanstieg), Blutdrucksenkung, erhöhte Thromboseneigung, bes. in der Phase der Ödemausschwemmung 3. Stoffwechselstörungen: Glukose, Harnsäure, LDL-Cholesterin und Triglyzeride ↑ 4. Aktivierung des Renin-Angiotensin-Aldosteron-Systems (infolge Hypovolämie) → verstärkte Wirkung von ACE-Hemmern! 5. Andere NW: Gastrointestinale Beschwerden, selten allergische Reaktion und Blutbildveränderungen (Anämie, Leukozytopenie, Thrombozytopenie), Pankreatitis u.a.	1. Schwere Nieren-/Leberfunktionsstörung 2. Schwere Elektrolytstörungen: - Hypokaliämie - Hyponatriämie - Hyperkalzämie 3. Digitalisintoxikationen Erhöhtes Risiko besteht auch bei Herzrhythmusstörungen! 4. Sulfonamidallergie 5. Schwangerschaft und Stillzeit Anm.: Wegen der Stoffwechselstörungen werden Thiazide bei Patienten mit Diabetes mellitus und/oder Fettstoffwechselstörungen ungünstig beurteilt.
▶ **Schleifendiuretika:** - Wie Thiazide, jedoch Hypokalzämie - Reversibler Hörverlust (Furosemid) Anm.: Hörverlust tritt bes. bei rascher i.v.-Gabe in höheren Dosen auf.	Wie Thiazide (außer Hyperkalzämie)
▶ **Aldosteronantagonisten:** 1. Hyperkaliämie und Hyponatriämie 2. Gynäkomastie (10 %), Impotenz Amenorrhoe, Zwischenblutungen, Brustspannungen Stimmveränderungen, Hirsutismus 3. Gastrointestinale NW/Blutungen 4. Hautveränderungen 5. Passagere Verwirrtheit Anm.: Nichtsteroidale Antiphlogistika schwächen die Wirkung ab und verstärken die Tendenz zur Hyperkaliämie.	1. Niereninsuffizienz, 2. Hyperkaliämie, 3. Hyponatriämie 4. Schwangerschaft und Stillzeit 5. Kombination mit ACE-Hemmern oder AT1-Blockern gilt als rel. KI, sofern nicht mit Thiaziden oder Schleifendiuretika kombiniert wird (Hyperkaliämiegefahr → Kaliumkontrollen!) Vorsicht mit Antikaliuretika bei älteren Patienten mit evtl. eingeschränkter Nierenfunktion (Hyperkaliämiegefahr!)
▶ **Amilorid und Triamteren:** 1. Hyperkaliämie und Hyponatriämie 2. Allergische Reaktionen 3. Blutbildveränderungen (megaloblastäre Anämie durch Triamteren) 4. Gastrointestinale Störungen	Wie Aldosteronantagonisten

Merke: Bei Diuretikatherapie regelmäßige Laborkontrollen: Natrium, Kalium, Kalzium, Kreatinin, Harnsäure, Cholesterin, Glukose!

Anm.: DD Hyponatriämie bei Herzinsuffizienz:

Hyponatriämie bei Herzinsuffizienz	Verdünnungshyponatriämie	Verlusthyponatriämie
Serum-Natrium < 135 mmol/l	Sy.: Ödeme, Hämatokrit ↓ Th.: H_2O-Restriktion, „Wasserdiurese“ (z.B. Furosemid)	Sy.: Keine Ödeme, Hämatokrit ↑ Th.: Absetzen der Saluretika, NaCl (3 – 4 g/d)

7. HERZGLYKOSIDE

Wi.: **Ein Einfluss auf die Mortalität konnte für Digitalisglykoside bisher nicht nachgewiesen werden, die Hospitalisierungsrate wird aber signifikant gesenkt (DIG-Studie).**

Herzglykoside bewirken über eine Hemmung der Na^+/K^+-ATPase einen Anstieg der intrazellulären Na^+-Konzentration. Der dadurch verminderte transmembranäre Na^+-Gradient führt zu einer Hemmung des Na^+/Ca^{2+}-Exchangers und damit konsekutiv zu einer Anreicherung von Ca^{2+} im Zellinneren. Es resultiert eine effektivere elektromechanische Kopplung = positiv inotroper Effekt.

Im therapeutischen Wirkungsbereich wird die Ionenpumpe (Membran-Na-K-ATPase) nur partiell gehemmt (Besetzung von 10 - 30 % der ATPase-Moleküle durch Herzglykoside), sodass der intrazelluläre K^+-/Na^+-Quotient konstant bleibt.

Im toxischen Bereich wird die Ionenpumpe so stark gehemmt (> 30 % der ATPase-Moleküle durch Herzglykoside besetzt), dass die intrazelluläre Na^+-Konzentration steigt und die K^+-Konzentration fällt. Dadurch sinkt das Membranpotential und die Neigung zu Spontanaktivitäten steigt.

Herzglykoside haben eine geringe therapeutische Breite (= Verhältnis toxischer Bereich zu therapeutischer Bereich) von 1,5 - 2,0.

Die Höhe der toxischen Grenze hängt auch vom Elektrolythaushalt ab:

Ca^{2+} steigert
K^+ und Mg^{++} vermindern } die Digitaliswirkung (bzw. -empfindlichkeit)

Merke: 1. ***Einem digitalisierten Patienten niemals Kalzium i.v. geben!*** (Gefahr von Tachyarrhythmien bis zum Kammerflimmern!).
2. Durch Anhebung des Serumspiegels von Kalium und Magnesium auf hochnormale Werte kann man die Digitalisverträglichkeit verbessern.

Vier Grundwirkungen der Herzglykoside:

1. Positiv inotrop = Erhöhung der Kontraktilität des Herzens
2. Positiv bathmotrop = Erhöhung der Erregbarkeit des Herzens
3. Negativ chronotrop = Verlangsamung der Herzfrequenz (Vaguswirkung)
4. Negativ dromotrop = Verlangsamung der Leitungsgeschwindigkeit

Anm.: Herzglykoside senken die Ruhefrequenz. Die Frequenz unter Belastung wird jedoch unzureichend reduziert. Dies wird optimal durch Betablocker erreicht.

▶ Metabolisierung und Ausscheidung/Auswahl von Herzglykosiden bei Niereninsuffizienz:
- Digoxin wird überwiegend renal ausgeschieden und muss daher entsprechend der Nierenfunktionseinschränkung in der Dosis reduziert werden. Dies ist ein Nachteil gegenüber Digitoxin.
- Digitoxin, das teilweise zu Digoxin metabolisiert wird, wird zu 60 % renal und zu 40 % via Leber über den Darm ausgeschieden. Bei Niereninsuffizienz vermindert sich zwar die renale Ausscheidung von Digitoxin, dafür wird aber kompensatorisch mehr über den Darm ausgeschieden. Daher kann Digitoxin bei Niereninsuffizienz normal dosiert werden (0,07 mg/d; evtl. an einem Tag in der Woche Pause).

▶ Halbwertzeit und Abklingquote: Beim leber- und nierengesunden Menschen beträgt die Halbwertzeit für Digoxin ca. 40 h und für Digitoxin 6 - 8 Tage. Nach ca. 5 Halbwertzeiten ist das Glykosid aus dem Organismus eliminiert. Abklingquote = täglicher Wirkungsverlust des Glykosids in %.

NW: Symptome einer Digitalisintoxikation (siehe dort) können auch bei „therapeutischem“ Plasmaspiegel des Digitalisglykosids auftreten, wenn durch bestimmte Erkrankungen/Zustände eine herabgesetzte Glykosidtoleranz besteht (siehe weiter unten).

WW:
- Verminderung der Digoxin-Clearance (mit evtl. Notwendigkeit einer Dosisreduktion) durch: Kalziumantagonisten, Levodopa, Amiodaron, Tetrazykline, Clarithromycin u.a.
- Erhöhtes Risiko von Herzrhythmusstörungen:
  - Bei gleichzeitiger Therapie mit Sympathomimetika, Theophyllin, Schilddrüsenhormonen, Kalzium
  - Bei gleichzeitiger Therapie mit Pharmaka, die zu Hypokaliämie führen können (z.B. Diuretika, Laxantien, Kortikosteroide u.a.)

- Erhöhtes Risiko von Bradykardie und AV-(SA-)Blockierungen bei gleichzeitiger Therapie mit Betablockern

Ind: 1. Chronische systolische Linksherzinsuffizienz ab NYHA-Stadium III', falls die übrigen Medikamente (siehe oben) nicht ausreichen.
2. Tachyarrhythmie bei Vorhofflimmern

Anm.: Herzglykoside sind nicht indiziert bei Cor pulmonale, diastolischer Ventrikelfunktionsstörung, Herzinsuffizienz durch Hyperthyreose, Amyloidose

Dos:

Glykosid	PEB (%)	Enterale Resorption	Abklingquote in 24 h	Tägliche orale Erhaltungsdosis	EHWZ
Digoxin	20 - 30	70 %	mittel 20 % (1/5)	0,25 mg	40 h
Digitoxin	> 95	90 - 100 %	langsam 7 % (1/14)	0,07 mg*)	6 - 8 d

PEB = Plasmaeiweißbindung
EHWZ = Eliminationshalbwertzeit

*) Evtl. 1 Tag Pause pro Woche

Therapeutischer Serum-Glykosidspiegel (ng/ml)
Digoxin: Optimal 0,5 - 0,8 ng/ml *)
Digitoxin: 10 - 20 ng/ml

*) Ergebnis der „Digitalis Investigation Group"

Langsame Sättigung: Hierbei wird von Beginn an mit der Erhaltungsdosis therapiert, wobei der therapeutisch wirksame Serum-Glykosidspiegel erst nach ca. 5 Halbwertzeiten erreicht wird: Bei Digoxin nach 8 Tagen, bei Digitoxin nach 1 Monat.

Da die therapeutische Breite gering ist, muss die optimale Dosierung durch sorgfältige klinische Beobachtung ermittelt werden unter Beachtung von Unverträglichkeitserscheinungen und Kontrolle der Serumglykosidkonzentration. Bei hohem Lebensalter und/oder unterdurchschnittlichem Körpergewicht muss die Dosis reduziert werden (z.B. 1 x/Woche Digitalispause einlegen).

KI:
- Digitalisintoxikation
- Bradykarde Herzrhythmusstörungen, Sick-Sinus-Syndrom, Karotis-Sinus-Syndrom, SA-/AV-Block > 1° (Digitalistherapie erst nach Legen eines Herzschrittmachers möglich)
- Kammertachykardie
- WPW-Syndrom
- Hyperkalzämie
- Hypokaliämie
- Frischer Herzinfarkt
- Thorakales Aortenaneurysma
- Hypertrophische obstruktive Kardiomyopathie
- Chronisch konstriktive Perikarditis ("Panzerherz")
- Unmittelbar vor und nach Kardioversion
- Nichtokklusive Ischämie der Mesenterialarterien

DIGITALIS-NW UND -INTOXIKATION [T46.0]

Urs: einer Digitalisintoxikation:
1. Vorliegen von Kontraindikationen für Digitalis oder Zustände herabgesetzter Glykosidtoleranz (am häufigsten Einschränkung der Nierenfunktion sowie Pharmakainteraktionen)
2. Dosierungsfehler
3. Suizidale oder kriminelle Absicht

KL.: 1. Gastrointestinale Störungen, wie Brechreiz (Vaguswirkung), Durchfälle
2. Zentralnervöse und visuelle Störungen (Farbensehen, z. B. Gelbstich)
3. Rhythmusstörungen: Sinusbradykardie, paroxysmale Vorhoftachykardie, oft mit 2 : 1 AV-Block, AV-Knotentachykardie, Extrasystolie, Bigeminus, AV-Blockierungen (bes. Typ Wenckebach)

Ekg-Veränderungen können bereits im therapeutischen Dosisbereich auftreten: Muldenförmige ST-Senkung $V_{5/6}$, T-Abflachung/Negativierung, Verkürzung der QT-Dauer (frequenzkorrigiert), PQ-Verlängerung

Di.: Anamnese + Klinik + Serumglykosidbestimmung

Th.: 1. Digitaliszufuhr stoppen
2. Digitaliselimination fördern:
- Entgiftungsmaßnahmen: Magenspülung, Darmentleerung. Bei Digitoxinintoxikation zusätzliche Gabe von Austauscherharzen (Colestyramin oder Colestipol). Bei schwerer Digitoxin-Vergiftung zusätzlich Hämoperfusion (wirkt nicht bei Digoxin).
- Antidotbehandlung: Digitalisantitoxin (Fab-Antikörperfragmente), z.B. DigiFab®
3. Serumkaliumspiegel auf hochnormale Werte anheben.
Bei AV-Block oder Niereninsuffizienz ist Kaliumzufuhr kontraindiziert (Verstärkung des AV-Blocks). Keine Kaliumgabe bei schwerer Digitalisvergiftung (Gefahr der Hyperkaliämie!)
4. Symptomatische Behandlung
Bei bradykarden Rhythmusstörungen Atropin, temporärer Schrittmacher

ANDERE SUBSTANZEN

Ind: Nur in der intensivmedizinischen Therapie der akuten Herzinsuffizienz.

- Betarezeptoragonisten (Sympathomimetika): Dobutamin
  Wi.: Aktivierung der Adenylatcyclase → Erhöhung der intrazellulären Konzentration an c-AMP und Kalzium.
  In der Frühphase des Herzversagens stellt die erhöhte Sympathikusaktivität einen wichtigen Kompensationsmechanismus dar. Mit zunehmender Schwere der Herzinsuffizienz führt der erhöhte Katecholaminspiegel jedoch zu einer progredienten Abnahme der myokardialen Betarezeptorendichte (Down-Regulation). Die zusätzliche Gabe exogener Katecholamine führt deshalb nur zu einer temporären Verbesserung der Hämodynamik (Einzelheiten siehe Kap. Herzinfarkt).
- Serelaxin (human relaxin-2): In klinischer Erprobung

THERAPIEMASSNAHMEN, DIE DIE WARTEZEIT BIS ZUR TRANSPLANTATION ÜBERBRÜCKEN KÖNNEN

- Hämofiltration (z.B. venovenös): Effektive Verminderung der Vorlast (Wasserentzug), falls Diuretika nicht ausreichen.
- Mechanische Unterstützungssysteme (assist devices):
  1. Komplett implantierbare Linksventrikelpumpe: Left ventricular assist system (LVAS) oder -device (LVAD). 1-Jahresüberlebensrate mit ca. 80 % rel. hoch; nach 2 J. leben noch 65 %.
  2. Extrakorporale Blutpumpen sind nur für den Einsatz auf Intensivstationen geeignet.
  Bei reversiblem Linksherzversagen (z.B. Myokarditis) können „assist devices" nach kardialer Rekompensation explantiert werden.
  Ko.: Infektionen, Blutungen, hämolytische Anämie, Thromboembolien
- Operative Beseitigung einer relativen Mitralinsuffizienz des dilatierten linken Ventrikels (Anuloplastie) zur Verbesserung von Pumpfunktion
- Ventrikelaneurysmektomie (Dor-Plastik) bei herzinsuffizienten Patienten mit einem Ventrikelaneurysma

HERZTRANSPLANTATION

Syn: HTX

Häu: Ca. 400 HTX/a (Deutschland); ca. 2.200 HTX/a (USA)

Ind: Grundlage sind die Transplantationsgesetze der einzelnen Länder der EG.
Terminale Herzinsuffizienz, die konservativ nicht mehr zu beeinflussen ist: Herzinsuffizienz im NYHA-Stadium IV mit einer Ejektionsfraktion < 20 %. Bei der Beurteilung der Dringlichkeit einer HTX ist die Ergospirometrie hilfreich: Patienten mit einer maximalen O_2-Aufnahme < 10 ml/kg/Min haben eine 1-Jahresletalität von 77 %.
Die meisten Transplantationspatienten leiden an Kardiomyopathien, KHK oder Herzklappenkrankheiten.

KI:
- Schwere pulmonale Hypertonie (pulmonalarterieller Widerstand > 48 Pa · ml^{-1} · sec) → evtl. simultane Herz-/Lungentransplantation (HLTX)
- Aktive Infektionskrankheiten, Malignome, aktuelles Ulkusleiden

- Leber-/Niereninsuffzienz → evtl. kombinierte Herz-Nieren- bzw. Herz-Leber-Transplantation
- Signifikante periphere/zerebrovaskuläre AVK.
- Prognostisch ungünstige Systemerkrankungen
- Alkohol- oder Drogenabhängigkeit, psychische Akuterkrankungen, mangelnde Kooperation, Lebensaltersgrenze ca. 70 J. (evtl. höher)

Verfahren: Verpflanzung des Herzens eines Hirntoten + immunsuppressive Dreifachtherapie (Ciclosporin A, Mycophenolat-Mofetil, Kortikosteroide). Längerfristig kommen auch andere Immunsuppressiva zum Einsatz (z.B. Imurek, Tacrolimus). Unter Berücksichtigung von Kompatibilitätskriterien (siehe unten) und Priorität wird der geeignetste Spender ermittelt.
- Orthotope Herztransplantation: Standardmethode, Austausch von Patienten- gegen Spenderherz
- Heterotope Herztransplantation: Ausnahmeverfahren; Parallelschaltung von Patienten- und Spenderherz

Voraussetzungen:
1. Dokumentation des Hirntodes des Spenders durch 2 vom Transplantationsteam unabhängige Neurologen oder autorisierte Ärzte: Koma, Verlust der Hirnnervenreflexe und der spontanen Atmung, Nulllinie im EEG über 30 Minuten, fehlende Perfusion des Gehirns (transkranieller Doppler, zerebrale Angiografie u.a.), Ausfall akustisch evozierter Hirnstammpotentiale.
2. AB0-Blutgruppengleichheit zwischen Spender und Empfänger (siehe Kap. Nierentransplantation), Fehlen von zytotoxischen Antikörpern im Empfängerserum gegen Spenderlymphozyten (negativer Lymphozyten-Crossmatch-Test).
3. Ähnlichkeit von Körpergröße (± 10 %) und Gewicht (± 25 %) zwischen Spender und Empfänger.
4. Fehlen von Kontraindikationen: s.o.

Ko.: A) Operative Komplikationen

B) Nichtoperative Komplikationen:

1. Abstoßungsreaktionen:

a) Akute Abstoßung

Nichtinvasive Diagnostik:
- Ekg:
  - 12-Kanal-Oberflächen-Ekg: Verminderung der QRS-Amplitude (Voltage) ≥ 25 %, Änderung der QRS-Achse, Tachykardie, Arrhythmien, Auftreten von Blockbildern
  - Hochverstärktes Ekg: Typische Änderung des Frequenzspektrums der QRS-Komplexe
  - Intramyokardiales Ekg (= IMEKG): Mit regelmäßiger telemetrischer Kontrolle per Telefonmodem. Eine Verminderung der Voltage des QRS-Komplexes und ein Anstieg der Herzfrequenz sind Hinweise auf eine Abstoßungsreaktion.
- Echokardiografie: Schnelle Dickenzunahme der linksventrikulären Hinterwand und des Septums, verminderte systolische und diastolische Beweglichkeit der Hinterwand (diastolische Relaxationszeit ↓) und des Septums, evtl. AV-Klappeninsuffizienz mit Reflux im Farbdoppler, Verminderung der fractional shortening u.a.
- MRT
- Immunszintigrafie mit markierten Antimyosin-Antikörpern
- Labor:
  - Zytoimmunologisches Screening: Auftreten aktivierter Lymphozyten und Lymphoblasten im Blut bei Abstoßungsreaktion
  - Gene expression profiling (GEP)-Test
  - Anstieg von CK-MB und Troponin I/T

Invasive Diagnostik:

Myokardbiopsie mit Histologie: Grading von 0 bis 4
- Leichte Abstoßungsreaktion: Lymphozytäre Zellinfiltration ohne Nekrose der Herzmuskelzellen
- Mittelschwere Abstoßungsreaktion: Zusätzlich beginnende Nekrosen der Herzmuskelzellen
- Schwere Abstoßungsreaktion: Sehr starke lymphozytäre Zellinfiltration, ausgeprägte Nekrosen der Herzmuskelzellen, Ödembildung

Th.: Glukokortikosteroid-Pulstherapie, bei unzureichender Wirkung Antithymozytenglobulin oder monoklonale Ak gegen T-Lymphozyten

b) Chronische Abstoßung

Manifestation besonders an den Koronargefäßen als Transplantat-Vaskulopathie (TVP). Diese betrifft primär die koronare Endstrecke (während die Koronararteriosklerose hauptsächlich die epikardialen Hauptäste befällt). Häufigkeit bis 10 % pro Jahr und damit Haupttodesursache im Langzeitverlauf nach HTX. Infolge operativer Denervation fehlt der Angina pectoris-Schmerz! Sensitivste Diagnostik: Intravaskulärer Ultraschall!

2. NW durch die immunsuppressive Therapie:
   a) Infektionen: Sepsis, Pneumonien - häufigster Erreger: Zytomegalievirus (Th.: Ganciclovir + CMV-Immunglobuline); ferner HSV, VZV und Pilze (Aspergillus, Candida)
   b) Medikamenten-NW: z.B. arterielle Hypertonie durch Ciclosporin A, Osteoporose durch Kortikosteroide
   c) Auftreten von späteren Malignomen (ca. 6 %): Hauttumore (Plattenepithelkarzinome, Basaliome), Karzinome der Cervix uteri, Posttransplantationslymphoproliferative Erkrankungen = PTLD (siehe dort) u.a.

Prg: Die Prognose einer unbehandelten manifesten Herzinsuffizienz ist ungünstig: 1-Jahresletalität in Abhängigkeit vom NYHA-Stadium: I: < 10 %; II ca. 15 %, III: ca. 25 %, IV: ca. 50 %. Unter leitliniengerechter konservativer Behandlung lässt sich die Prognose um ca. 50 % verbessern!
10-Jahresüberlebensrate nach Herztransplantation bis 70 % bei einer Absterberate von ca. 3 %/J.
Bei chronischer Herzinsuffizienz sterben ca. 50 % der Patienten an plötzlichem Herztod durch Kammerflimmern.

KARDIOMYOPATHIEN

Def: WHO/ISFC - 1995, Revisionsvorschläge 2006 - 2011 in Diskussion zwischen amerikanischen und europäischen Arbeitsgruppen, im Wesentlichen den Stellenwert genetischer Untersuchungen betreffend.
Es wird hier der Definition von 1995/2008 bzw. der europäischen Linie gefolgt. Als Kardiomyopathien (CM) werden danach Erkrankungen des Herzmuskels bezeichnet, die mit einer kardialen Funktionsstörung einhergehen, eingeteilt nach morphologischer/klinischer Präsentation. Misch- und Übergangsformen kommen vor (wie z. B. Phänotyp einer HCM, DCM oder RCM innerhalb einer Familie mit der gleichen Mutation, Entwicklung eines DCM-Phänotyps aus einer HCM, zunehmende Dilatation/Dysfunktion des LV bei ARCM etc.). Erkrankungen, die ohne strukturelle kardiale Veränderungen z.B. Arrhythmien hervorrufen können (z.B. Ionenkanal-Erkrankungen wie das Long-QT-Syndrom, „Channelopathies“, siehe dort) werden nicht den Kardiomyopathien zugerechnet.

5 Hauptformen:

Bezeichnung	Abkürzung	Führendes Charakteristikum
1. Dilatative Kardiomyopathie	DCM	Systolische Pumpstörung des dilatierten Ventrikels
2. Hypertrophische Kardiomyopathie mit und ohne Obstruktion	HCM	Diastolische Dehnbarkeitsstörung des verdickten Herzmuskels
3. Restriktive Kardiomyopathie	RCM	Diastolische Dehnbarkeitsstörung auch bei normaler Myokarddicke
4. Arrhythmogene rechtsventrikuläre Kardiomyopathie	AR(V)CM	Überwiegend rechtsventrikulärer kombinierter Pumpfehler mit ventrikulären Tachykardien
5. Nichtklassifizierbare Kardiomyopathie	NKCM	Sammlung verschiedener Störungen, z. B. "isolierte ventrikuläre Non-Compaction-CM“

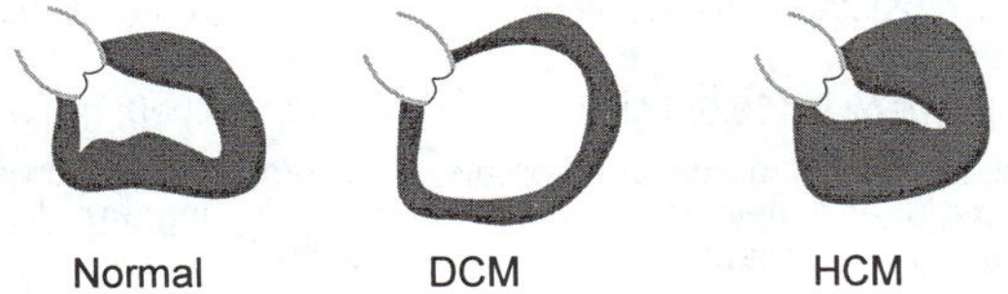

WHO-Klassifikation spezifischer (sekundärer) Kardiomyopathien nach der Ätiologie:

1. Inflammatorische CM [I42.0]:
   Auf dem Boden einer Auto-Immunreaktion (ohne Erregerpersistenz) oder einer "chronischen Myokarditis" mit Erreger-/Viruspersistenz beruhende CM
   Immunhistologische Diagnosekriterien: > 14 Lymphozyten oder Makrophagen/mm³ Myokardgewebe; evtl. Nachweis von Virus-DNA/RNA; evtl. Nachweis von Autoimmunphänomenen
   Ät.: - Mikrobielle Infektion: Viren (z.B. Coxsackie B, u.a. Enteroviren, Adenoviren, Parvovirus B19, Herpesviren, EBV, CMV, HCV, HIV u.a.), Bakterien (z.B. Borrelia burgdorferi), Protozoen (z.B. Trypanosoma cruzi = Chagas-Krankheit, siehe dort)

- Autoimmunreaktiv (evtl. durch eine Virusinfektion induziert): In einem Teil der Fälle kann sich die virusinduzierte Immunantwort über ein molekulares Mimikry gegen körpereigene Herzmuskelproteine richten.
  Weitere Einzelheiten: Siehe Kap. Myokarditis

2. Ischämische CM bei KHK / Herzinfarkt(en), Funktionseinschränkung infolge Narbe/Ischämie
3. Hypertensive CM bei langjährigem Bluthochdruck
4. Valvuläre CM bei Vitien infolge chronischer Druck- und/oder Volumenbelastung
5. Metabolische CM
   - Erkrankungen des endokrinen Systems, z.B. Diabetes mellitus (Diabetische CM), Hyper- oder Hypothyreose, Phäochromozytom, Akromegalie
   - Speichererkrankungen, z.B. Glykogenspeicherkrankheit, Hämochromatose, M. Fabry
   - Mangelerkrankungen, z.B. Selen, Thiamin-, Carnitinmangel (Kwashiorkor, Beri-Beri)
   - Kardiomyopathien bei Systemerkrankungen (Rheumatoide Arthritis, Kollagenosen, Vaskulitiden u.a.)
   - Kardiomyopathien bei neuromuskulären Erkrankungen
6. Toxische CM werden in erster Linie durch Alkohol und kardiotoxische Medikamente verursacht, z.B. Phenothiazine, trizyklische Antidepressiva, Clozapin, Lithiumcarbonat, Zytostatika (Anthrazykline: Daunorubicin, Doxorubicin, Idarubicin, Epirubicin, Mitoxantron; seltener auch Cylcophosphamid, Trastuzumab = Herceptin® u.a.), Cocain-Konsum u.a. Auch eine antineoplastische Strahlentherapie im Thoraxbereich kann nach langer Latenz in einem DCM-Phänotyp resultieren.
   Die alkoholtoxische CM ist relativ häufig. Treten Rhythmusstörungen nach Alkoholexzess auf (z.B. Vorhofflimmern) spricht man auch von „Holiday-Heart-Syndrom“.
7. Peripartale = postpartale CM (PPCM) manifestieren sich als plötzlich einsetzende und rasch progrediente Herzinsuffizienz in der peripartalen Phase 1 Monat vor bis 6 Monate nach der Geburt. Häufigkeit in Europa und USA bis 1 : 1.400 Geburten
   Pg.: Auslösung durch Spaltprodukte des Prolaktins. Präexistente Herzerkrankungen müssen ausgeschlossen werden. Symptomatische Therapie der Herzinsuffizienz + Therapieversuch mit Bromocriptin. Bei erneuter Schwangerschaft droht Rezidiv → von weiteren Schwangerschaften abraten!
8. Tachykardie-CM:
   Syn: Tachymyopathie, Tachykardiomyopathie: Auf dem Boden einer tachykarden Rhythmusstörung kann sich eine progrediente Einschränkung der linksventrikulären Funktion/Herzinsuffizienz entwickeln, insbes. bei vorgeschädigtem Herzen.

Die 5 Hauptformen der Kardiomyopathien

1. DILATATIVE KARDIOMYOPATHIEN (DCM) [I42.0]

Def: Die dilatativen Kardiomyopathien (DCM) sind hämodynamisch definiert als systolische Pumpfehler mit Kardiomegalie und eingeschränkter Ejektionsfraktion; zusätzlich bestehen Störungen der diastolischen Funktion (verzögerte, inkomplette Relaxation des Myokards sowie vermehrte Steifigkeit). Bei einem Teil der Fälle (ca. 50 %) ist die Ursache unbekannt bzw. lässt sich auch bei umfangreicher Diagnostik nicht ermitteln (primäre oder idiopathische DCM).
Die übrigen Fälle sind Folge/Endzustand unterschiedlicher Erkrankungen oder Noxen (sekundäre oder spezifische DCM).

Ep.: Häufigste idiopathische CM, Inzidenz 6/100.000/J.; Prävalenz ca. 40/100.000; m : w = 2 : 1

Ät.: Die DCM wird multifaktoriell verursacht durch autosomale, X-chromosomale sowie auch mitochondriale Genmutationen und/oder Umweltfaktoren (z.B. virale, autoimmune, toxische Schäden). Der Anteil genetisch bedingter familiärer Formen beträgt ca. 30 %.

1. Genetische Faktoren:
   - X-chromosomal-rezessiv erbliche DCM durch Mutationen des Dystrophin-Gens (Duchenne-progressive Muskeldystrophie)
   - Autosomal dominant erbliche DCM mit Erregungsleitungsstörung und Sick-Sinus-Syndrom (15 verschiedene Genorte sind bekannt, 6 Gendefekte sind identifiziert)
   - Primär oder sekundär dilatierender Verlauf bei Mutationen, die auch bei HCM gefunden werden (z. B. beta-Myosin-Schwerkette).
   - Autosomal-rezessiv erbliche DCM durch Mutation der Gene der Fettsäureoxidation

- DCM durch Mutationen der mitochondrialen DNA
- Spätes Stadium der sog. "non-compaction-CM" als Fehlbildung des LV-Myokards mit Persistenz des embryonalen Maschenwerks oder dilatative Form der HCM (s.u.)

2. Umweltfaktoren: s.o.

KL.: • Progressive Linksherzinsuffizienz mit Belastungsdyspnoe, später Globalherzinsuffizienz
• Rhythmusstörungen (bes. ventrikulärer Art)

Ko.: Arterielle und pulmonale Embolien (infolge kardialer Thrombenbildung), ventrikuläre Tachykardien, Nieren u.a. Organinsuffizienzen, kardiale Kachexie, schlafbezogene Atemstörungen („Cheyne-Stokes-Atmung"), plötzlicher Herztod

Lab: Evtl. Nachweis von Auto-Ak gegen den Beta1-Adrenorezeptor (ca. 75 % d.F.). Bestimmung des BNP-Spiegels ("brain natriuretic peptide") als Herzinsuffizienzparameter sinnvoll.

Rö.: Kardiomegalie, später Lungenstauung

Echo: Dilatation primär des linken, später beider Ventrikel (bei relativer Mitralinsuffizienz auch des linken Vorhofs), verminderte Bewegungsamplitude (Hypokinesie) der Ventrikelwand bei Einschränkung der systolischen Einwärtsbewegung (bei ischämischer DCM regionäre Wandbewegungsstörungen).
In fortgeschrittenen Fällen Nachweis von spontanem Echokontrast oder manifesten Thromben im Ventrikel u./o. Vorhof (letzteres per TEE)

MRT: Anatomie + Funktion von Herz + Klappen, evtl. intravitaler Fibrosenachweis (Gadolinium-verstärktes MRT: Sog. „late enhancement", im Gegensatz zur subendokardial betonten, ischämisch bedingten Narbenbildung oft in Wandmitte oder subepikardial lokalisiert!)

DD: Ausschluss einer spezifischen (sekundären) CM (siehe oben)

Invasive Diagnostik: Ausschluss einer ischämischen CM zwingend, evtl. Myokardbiopsie + Histologie (oft bei sehr kurzer Anamnese und Infekt („Grippe") im Vorfeld: Immunhistologie / Virusdiagnostik / Auto-Ak-Nachweis)
Hämodynamische Parameter: PA- und PC-Druck, LVEDP

Di.: Klinik - Echokardiografie - Myokardbiopsie - Ausschluss bekannter Ursachen

Th.:
1. Allgemeinmaßnahmen:
   Weglassen kardiotoxischer Noxen (Alkohol u.a. Drogen, kardiotoxische Medikamente)
   Körperliche Schonung bzw. angepasste Belastung. Es hat sich gezeigt, dass dosiertes Training positive Effekte hat. Globale „Ruhigstellung" wird nicht mehr empfohlen.
2. Versuch einer kausalen Therapie möglichst im Rahmen kontrollierter Studien:
   - Bei nachgewiesener Virusgenese Versuch einer Viruselimination mit Interferon (siehe auch Kap. Myokarditis)
   - Bei Autoimmungenese mit nachgewiesenen Auto-Ak gegen den beta1-adrenergen Rezeptor im Herzmuskel: Entfernung der Auto-Ak durch Immunadsorption oder Neutralisierung der Auto-Ak durch Aptamere (= Bindungsmoleküle, die spezifisch die Auto-Ak neutralisieren); evtl. auch Versuch einer immunsuppressiven Therapie
   - Bei peripartaler DCM Therapieversuch mit Bromocriptin (in Studien)
3. Leitliniengerechte Therapie der Herzinsuffizienz (siehe dort)
4. Thromboembolieprophylaxe mit Antikoagulanzien bei Vorhofflimmern oder Gefahr oder Nachweis von intrakavitären Thromben
5. ICD-Implantation bei erhöhter Gefährdung durch Kammerflimmern, diese scheint bei einer EF < 35 % zuzunehmen (siehe MADIT II- und SCDHeFT-Studien)
6. Bei terminaler Herzinsuffizienz Versuch einer Entlastung des Herzens durch temporären mechanischen Herzersatz (left ventricular assist device = LVAD).
7. Ultima ratio: Herztransplantation

Prg: Abhängig vom Grad der Herzinsuffizienz (NYHA-Klasse: ≥ III = schlecht), der Auswurfrate (Ejektionsfraktion < 20 % = schlecht), der diastolischen Füllungscharakteristik (restriktiv = schlecht) des linken Ventrikels und dem Nachweis einer Myokardfibrose (MRT)
10-Jahresüberlebensrate ca. 10 - 20 % bei einer Sterberate bis zu 10 %/J.

2. HYPERTROPHISCHE KARDIOMYOPATHIE (HCM) [I42.2]

Def: Idiopathische oder das Ausmaß einer evtl. gleichzeitig vorhandenen Nachlasterhöhung übersteigende Hypertrophie des linken, gel. auch des rechten Ventrikels, bes. im Septumbereich (asymmetrische Septumhypertrophie) mit oder ohne Obstruktion der linksventrikulären Ausflussbahn:

- Hypertrophische nichtobstruktive Kardiomyopathie (HNCM) [I42.2]: 1/3 d.F.
- Hypertrophische obstruktive Kardiomyopathie (HOCM [I42.1]): 2/3 d.F.
  Syn: Idiopathische hypertrophische Subaortenstenose (IHSS)

Ep.: Inzidenz: 19/100.000/J; Prävalenz: ca. 200/100.000. Die HCM (meist in der nichtobstruktiven, auskultatorisch stummen Form) ist eine der häufigsten Ursachen für einen plötzlichen Herztod bei jungen Sportlern!
Während in früheren Jahren die HNCM als die weitaus häufigere Form galt, hat die routinemäßige Anwendung von Provokationstests gezeigt, dass nur etwa 1/3 der Pat. mit HCM tatsächlich „nicht-obstruktiv" ist. Neben den bekannten 20 - 30 % mit manifester, bereits in Ruhe nachweisbarer Obstruktion entwickeln weitere 30 - 40 % der Betroffenen eine Obstruktion unter Belastung. Provokationstests sind somit als obligat anzusehen für die Unterscheidung der Subtypen (HNCM vs. HOCM)!

Ät.: Die HCM ist die häufigste hereditäre Herzerkrankung, die in ca. 90 % familiär auftritt und autosomal-dominant mit inkompletter Penetranz vererbt wird. > 1.400 Mutationen in > 27 Genloci sind inzwischen bekannt, die überwiegend Proteine des Sarkomers bzw. Proteine des „Energiehandlings" kodieren („disease of the sarcomere"). Etwa 2/3 der analysierten Krankheitsfälle verteilen sich auf die 3 häufigsten Gene für MYH7, MYBPC3 und TNNT2 (siehe unten). Eine schlüssige Genotyp-Phänotyp-Korrelation steht bisher aus.

Genprodukt (Aufzählung nicht vollständig)	Symbol	Chromosom	ca. %-Fälle
beta-Myosin-Schwerkette	MYH7	14q12	bis 35 %
Myosin-bindendes Protein C	MYBPC3	11p11.2	bis 30 %
Troponin T	TNNT2	1q32	bis 15 %
alpha-Tropomyosin	TPM1	15q22.1	< 5 %
Troponin I	TNNI3	19q13.4	< 5 %
Myosin-Leichtkette (essenzielle Kette)	MYL3	3p21	< 1 %
" " (regulatorische Kette)	MYL2	12q24.3	< 1 %
Actin	ACTC	15q14	< 0,5 %
Titin	TTN	2q24.3	< 0,5 %
alpha-Myosin-Schwerkette	MYH6	14q12	< 0,5 %

Pg. :
1. Endsystolische Einengung der linksventrikulären Ausflussbahn (durch asymmetrische Septumhypertrophie und nach anterior verlagerte Mitralklappe) mit intraventrikulärem Druckgradienten und Mitralinsuffizienz bei HOCM.
2. Diastolische Funktionsstörung mit verminderter diastolischer Dehnbarkeit des Ventrikels (diastolic stiffness). Hierbei spielen intrazelluläre Kalziumvermehrung sowie interstitielle Fibrose eine Rolle.

Die systolische (dynamische) Obstruktion der linksventrikulären Ausflussbahn wird verstärkt durch:
- Zunahme der Kontraktilität (pharmakologisch durch positiv inotrope Substanzen wie Digitalis oder Sympathomimetika)
- Verminderung von Preload und Afterload (pharmakologisch z.B. durch Nitrate, ACE-Hemmer, Dehydratation, Valsalva-Manöver)

KL.: Die Patienten sind oft über eine lange Zeit des Krankheitsprozesses beschwerdefrei (V.a. bei der auskultatorisch stummen HNCM ist die Diagnose oft ein Zufallsbefund).
Fakultative Symptome sind: Dyspnoe, Angina pectoris-Anfälle, höhergradige ventrikuläre Arrhythmien bis hin zu ventrikulären Tachykardien mit Schwindel, Synkopen und plötzlichen Todesfällen.

Ausk: Bei HOCM spätsystolisches spindelförmiges Geräusch (p.m. linker Sternalrand), verstärkt durch körperliche Belastung oder Valsalva-Manöver, oft 4. Herzton (infolge Vorhofüberlastung).

Ekg: Linkshypertrophiezeichen, Pseudoinfarktbilder mit tiefen Q-Zacken und negativem T linkspräkordial (infolge Septumhypertrophie), evtl. linksanteriorer Hemiblock (25 %), ventrikuläre Arrhythmien, evtl. QT-Zeitverlängerung (40 %).

Echokardiografie: Asymmetrische Septumhypertrophie oder Hypertrophie des gesamten Myokards des linken Ventrikels mit Einengung des linksventrikulären Ausflusstraktes (LVOT); Verhältnis zwischen Septumdicke und linksventrikulärer Hinterwanddicke enddiastolisch > 1,3 : 1. Dicke des Septums > 13 mm. Bei der HOCM wölbt sich systolisch das vordere Mitralsegel gegen das Septum vor (SAM = systolic anterior motion), systolisch verstärkte Einengung der linksventrikulären Ausflussbahn mit mesosystolischem vorzeitigen Aortenklappenschluss. Spätsystolisches "säbelscheidenartiges" Flussprofil (Doppler) bei Einengung des LVOT. Bestimmung des spätsystolischen Druckgradienten (zusätzlich verstärkt nach einer Extrasystole). Bei in Ruhe nicht-obstruktiven Patienten ist ein Provokationstest (Valsalva-Manöver, Kniebeugen, Stress-Echo) obligat.

MRT: Druckgradient, Anatomie + Funktion des Herzens, Fibrosenachweis (Gadolinium-Kontrast, sog. „late enhancement"), korrelierend zur maximalen Ausprägung der Wandverdickung

Evtl. Invasive Diagnostik (Linksherzkatheter), falls die Echobefunde nicht ausreichen, zur Diagnosefindung (Gradienten-Messung). Bei HOCM: Septalast-Anatomie für evtl. Ablation geeignet? Koexistente KHK? LVEDP als Marker der diastolischen Funktionsstörung.

Myokardbiopsie: Hypertrophie und Strukturverlust ("disarray") der Myozyten und Myofibrillen, interstitielle Fibrose, Vermehrung der Mitochondrien + Verbreiterung der Z-Streifen, Intimaverdickung intramuraler Koronararterien. In der Regel verzichtbar bei HOCM, bei HNCM großzügiger indiziert, da 2 - 5 % der Pat. eine infiltrative CM/Speichererkrankung aufweisen (s. u.).

DD:
1. Sekundäre Hypertrophie des linken Ventrikels infolge Druckbelastung (z.B. arterielle Hypertonie, Aortenstenose)
2. Membranöse bzw. fibromuskuläre subvalvuläre Aortenstenose (häufig mit begleitender Aortenklappen-Insuffizienz)
3. Speichererkrankungen (z. B. kardialer M. Fabry, Amyloidose, Glykogenosen - siehe dort). Suspekte Befundkonstellation hierfür: Wandhypertrophie im Echo + Niedervoltage im Ekg!
4. Im Rahmen von neuromuskulären. Erkrankungen (z.B. Friedreich-Ataxie) und komplexen kongenitalen Syndromen (z.B. Noonan-Syndrom: Minderwuchs, faciale Dysmorphie, Pulmonalstenose, HCM)

Di.: (Familien-)Anamnese, Klinik, Ekg, Echokardiografie, invasive Diagnostik - Familiendiagnostik

Th.:
- Konservativ:
  - Meiden schwerer körperlicher Belastungen (Gefahr plötzlicher Todesfälle!)
  - Kontraindiziert bei HOCM sind positiv inotrope Substanzen (Digitalis, Sympathomimetika), starke Nachlastsenker und Nitrate, die zu einer Verstärkung der systolischen Stenose führen.
  - Gabe von Kalziumantagonisten vom Non-Dihydropyridin-Typ (Verapamil) oder Betablocker (aber nicht beides → Gefahr des AV-Blocks!)
  - Beim Auftreten von Vorhofflimmern: Antikoagulanzientherapie
- ICD:
  Der ICD ist die einzige Therapiemaßnahme bei HCM mit nachgewiesener lebensverlängernder Wirkung. Risikofaktoren, die für eine primär prophylaktische Indikation sprechen:
  - Maximale LV-Wanddicke > 30 mm,
  - VTs (ventrikuläre Tachykardien) im Langzeit-Ekg,
  - Rezidivierende Synkopen,
  - Unzureichender Blutdruckanstieg bei Ergometrie (Abfall oder Anstieg < 20 mmHg)
  - Plötzliche Herztodesfällen in der Familie

  Ob das Vorliegen bereits eines dieser Faktoren einen ICD rechtfertigt, wird kontrovers diskutiert. Es mehren sich zudem Beobachtungen, dass der Nachweis ausgedehnter Fibrosebezirke im Gadolinium-verstärkten MRT einen prognostisch negativen Effekt hat.
- Interventionelle Therapie:
  Perkutane transluminale septale Myokard-Ablation (PTSMA) = Transkoronare Ablation der Septumhypertrophie (TASH): Okklusion eines Septalastes der LCA und Auslösung einer lokalisierten septalen Myokardnekrose durch möglichst treffgenaue Alkoholinjektion; NW: Trifaszikulärer Block in ca. < 10 (- 25) % mit der Notwendigkeit einer Schrittmachertherapie; Erfolgsrate > 90 %; Letalität < 2 %.
- Transaortale subvalvuläre Myektomie (TSM): Ind: Versagen der medizinischen Therapie oder nach ineffektiver DDD-Schrittmacherversorgung bzw. Ablation: Erfolgsrate > 90 %; Letalität < 2 %. Gut dokumentierte Langzeitwirkung mit wahrscheinlicher Prognoseverbesserung.
- Herztransplantation bei Patienten mit dilatativem Verlauf (NYHA-Stadium III und IV)

Prg: Jährliche Sterberate bei unselektierten erwachsenen Patienten durchschnittlich ca. 1 %, in Kollektiven mit Risikomarkern (s.o.) bis 5 %, bei Kindern/Jugendlichen bis 6 %. Die meisten Todesfälle sind Folge ventrikulärer Arrhythmien. Die Gefahr plötzlicher Todesfälle korreliert nicht zur Schwere der Symptomatik. Gefährdet sind bes. junge, männliche Patienten mit plötzlichem Herztod in der Familienanamnese sowie Troponin T-Mutationen, im übrigen sollten die o.g. Risikomarker regelmäßig überprüft werden.

3. RESTRIKTIVE KARDIOMYOPATHIE (RCM)

Def: + KL.: Sehr seltene Erkrankung unbekannter Ursache mit Verminderung der diastolischen Dehnbarkeit meistens des linken Ventrikels, auch der RV kann betroffen sein. Familiäre Häufungen kommen vor. In frühen Stadien oft "unerklärliche" Herzinsuffizienz-Symptomatik mit großen Vorhöfen und (weitgehend) erhaltener systolischer Ventrikelfunktion (Abgrenzung zur DCM) und normalen oder nur gering verdickten Wänden (Abgrenzung zur HCM). Endokard im fortgeschrittenen Stadium verdickt und mit Thromben belegt (→ Embolien), zunehmende diastolische Ventrikelfunktionsstörung und Entwicklung einer therapieresistenten Rechtsherzinsuffizienz mit Einflussstauung vor dem rechten Herzen.

1. Myokardiale RCM-Formen
   - Nichtinfiltrative RCM:
     - Idiopathische RCM
     - Familiäre RCM
     - RCM bei Sklerodermie
   - Infiltrative RCM: z.B. Amyloidose, Sarkoidose
   - RCM bei Speichererkrankungen: z.B. Hämochromatose, M. Fabry
2. Endomyokardiale RCM-Formen: z.B.
   - Endomyokardfibrose (Afrika)
   - Hypereosinophilie (Löffler-Endokarditis)
   - Karzinoid (Endokardfibrose bes. des rechten Herzens (Hedinger-Syndrom)

DD:
- Konstriktive Perikarditis (CP): Bei beiden Erkrankungen ist das Herz im Röntgenbild oft normal groß. Wichtig ist beim Echo die Analyse des transmitralen Einstromprofils (E/A-Welle, Dezelerationszeit) in Kombination mit der Gewebedoppler-Analyse zur Beurteilung der diastolischen Funktion:
  RCM: Frühdiastolische Geschwindigkeit am Mitralring E' mittels Gewebe-Dopplerechokardiografie bestimmt): < 8 cm/s
  CP: Frühdiastolische Geschwindigkeit am Mitralring E' > 8 cm/s
  Für eine RCM sprechen ein Perikarderguss, apikale Thrombusmassen und eine vermehrte Echogenität („granular sparkling").
  Für eine CP sprechen perikardiale Verkalkungen und eine abnorme Septumbewegung („septal notch, septal bouncing").
  Bei CP finden sich oft Verkalkungen und Perikardverdickungen (MRT, CT), außerdem zeigt sich ein typischer diastolischer Druckangleich in allen Herzhöhlen sowie eine auffällige Atemvarianz der Druckwerte; beide Zeichen fehlen bei RCM.
- Speicherkrankheiten (Amyloidose, Hämochromatose)

Di.: Echo mit Doppler (vergrößerte Vorhöfe bei normal großen Ventrikeln und nahezu normaler systolischer Kontraktion) - Röntgen/CT/MRT - Invasive Diagnostik mit simultaner RV/LV-Druckmessung mit Endomyokardbiopsie

Th.:
- Therapie einer evtl. Grunderkrankung
- Therapie der Herzinsuffizienz frühzeitig mit Diuretika (kein Digitalis)
  Herzfrequenzkontrolle mit dem Ziel einer möglichst langen Diastolendauer
- Thromboemboliephrophylaxe
- Bei terminaler Herzinsuffizienz: Herztransplantation

Prg: Ohne Herztransplantation schlecht

4. ARRHYTHMOGENE RECHTSVENTRIKULÄRE KARDIOMYOPATHIE [I42.80]

Syn: Arrhythmogene rechtsventrikuläre Dysplasie-Kardiomyopathie (ARVD, ARVCM oder ARVC); right ventricular dysplasia

Def: Primär durch ventrikuläre Arrhythmien auffällige Kardiomyopathie mit fibrolipomatöser Degeneration des rechtsventrikulären Myokards und konsekutiver Dysfunktion/Dilatation

Ep.: 10 - 20 % aller plötzlichen Herztodesfälle junger Männer (auch Sportler) sind Folge einer ARVCM. Neben der HCM (s.o.) gilt die ARVC ebenfalls als häufige Ursache der plötzlichen Todesfälle bei Sportlern, wobei die Erkrankung rel. selten ist (1: 1.000-2.000); m : w = 2 : 1

Ät.: Unbekannt; in 40 % positive Familienanamnese, dabei sowohl autosomal rezessive wie auch autosomal dominante Erbgänge; diverse Genmutationen in verschiedenen Strukturen der interzellulären Kommunikation („disease of the desmosome") wurden nachgewiesen, z.B. von Plakophilin-2, Desmoplakin, Desmoglein, Desmocollin, Plakoglobin (Naxos disease), Ryanodin-2-Rezeptor.

KL.: Manifestation meist um das 30. Lebensjahr. Synkopen, Kammertachykardien mit LSB-Morphologie im EKG oder plötzlicher Herztod, oft ausgelöst durch körperliche Anstrengung (Sportler!); seltener Herzinsuffizienz

Ekg: In 10 % d.F. Nachweis einer Epsilonwelle am Ende des verbreiterten QRS-Komplexes (V_{1-3}); diese entspricht im Signalmittlungs-Ekg einem Spätpotential. Quotient der QRS-Breiten in $V_{1-3}/V_{4-6} \geq 1{,}2$, evtl. T-Negativierung, evtl. Rechtsschenkelblock

Echo: Gezielte Suche nach lokalen oder globalen Bewegungsstörungen des RV, RV-Dilatation (Ø der rechtsventrikulären Ausflussbahn (RVOT) > 30 mm. Ein Normalbefund schließt die Erkrankung nicht aus! In späten Stadien kann auch der LV mitbetroffen sein, phänotypisch imponiert dann eine biventrikuläre DCM.

MRT: Fetteinlagerungen rechtsventrikulär und Informationen wie beim Echo; Nachweis von Aneurysmen des RV

Evtl. rechtsventrikuläre Angiografie: Gezielte Suche nach lokalen Bewegungsstörungen und Hypokinesie des RV im sog. „triangle of dysplasia“: Subtrikuspidal, apikal, im RVOT; in späteren Stadien globale RV-Dilatation

Evtl. Myokardbiopsie: Vermehrung intramyokardialer Fettzellen = Fibrolipomatose → 2 histologische Varianten:
- Fibrolipomatose 1 mit überwiegender intramyokardialer Lipomatose
- Fibrolipomatose 2 mit überwiegender intramyokardialer Fibrose. Der Typ 2 kann auch den linken Ventrikel beteiligen.

DD:
- M. Uhl [Q24.8]: Aplasie des rechtsventrikulären Myokards mit ungünstiger Prognose (Variante der ARVD ?)
- Brugada-Syndrom, Long-QT-Syndrom und andere "primäre elektrische Herzerkrankungen“ mit malignen Arrhythmien (siehe dort)
- Myokarditis

Di.: Anamnese / Klinik (Synkopen, VT bei jungen Patienten, plötzliche Herztodesfälle in der Familie), Ekg + bildgebende Diagnostik

Th.: Nur symptomatisch: Körperliche Schonung (kein Sport), Arrhythmiebehandlung und -prophylaxe: Betablocker, Implantation eines ICD; bei Rechtsherzversagen evtl. Herztransplantation.

Prg: Ohne Therapie beträgt die 10-Jahres-Letalität 30 %.

5. NICHTKLASSIFIZIERBARE KARDIOMYOPATHIEN

Isolierte (ventrikuläre) Non-Compaction-Kardiomyopathie (NCCM)

Def: Angeborene Erkrankung des linksventrikulären Myokards, die sporadisch oder familiär auftritt und mit anderen kardialen Anomalitäten assoziiert sein kann. Verschiedene Genmutationen sind bekannt, z.B. im Tafazzin-Gen (Xq28). Typisch ist eine prominente Trabekularisierung der apikalen Hälfte des linken Ventrikels mit tiefen intertrabekulären Recessus, interpretiert als Persistenz des embryonalen Maschenwerks ins Erwachsenenalter.

Ep.: Bei Kindern 9 % aller primären Kardiomyopathien

KL.: Herzinsuffizienz, ventrikuläre Arrhythmien und Risiko thromboembolischer Ereignisse

DD: Im fortgeschrittenen Stadium imponiert die Erkrankung phänotypisch wie eine DCM, in der frühen Phase ist auch eine Verwechslung mit der HCM möglich, wenn das apikale Maschenwerk mit kompaktem Myokard verwechselt wird.

Di.:
- Echokriterien (nach Jenni und Stöllberg):
  - Nachweis von mindestens vier prominenten Trabekeln und Rezessus
  - Nachweis von Blutfluss zwischen Ventrikelkavum und den Rezessus
  - Typische zweilagige Struktur des betroffenen linksventrikulären Myokards
  - Systolisches Verhältnis von nichtkompakter subendokardialer Schicht zu kompakter subepikardialer Schicht > 2
- MRT: Alternative bei unzureichender Echodiagnostik

Th.: der Herzinsuffizienz, Thromboembolieprophylaxe mit Antikoagulanzien; evtl. ICD, evtl. Herztransplantation

STRESS-KARDIOMYOPATHIE [I42.8]

<u>Syn:</u> Tako-Tsubo-CM, transient left ventricular apical ballooning, "broken-heart" syndrome

<u>Def:</u> Akute, durch emotionalen oder physischen Stress hervorgerufene reversible linksventrikuläre Dysfunktion mit vorwiegend apikaler, lokalisierter Bewegungsstörung („apical ballooning") bei unauffälligen Koronararterien

<u>Ep.:</u> Rel. selten. Ca. 2 % aller akuten Koronarsyndrome, 90 % aller Patienten sind weiblich, das mittlere Alter liegt > 60 J.

<u>Ät.:</u> Unbekannt; diskutiert werden u.a. Koronarspasmen und katecholaminassoziierte mikrovaskuläre Dysfunktion. Meist vorausgehende psychische Belastungssituation.

<u>KL.:</u> Wie ACS: Brustschmerzen, evtl. Dyspnoe, gel. Synkope, evtl. dritter Herzton

<u>Ekg:</u> Infarktähnliche ST-Hebungen oder T-Wellen-Veränderungen

<u>Echo (MRT):</u> Apikale Akinesie („Ballooning"), kompensatorisch basale Normo- bis Hyperkinesie, gelegentlich konsekutiv Ausbildung eines SAM-Phänomens (s. HOCM) bzw. einer subaortalen Obstruktion, reduzierte Gesamt-EF

<u>Koronarangiografie:</u> Unauffällige Koronararterien, „Ballooning" in der Lävokardiografie, EF ↓

<u>Lab:</u> Meist leichter Anstieg von Troponin und CK(-MB)

<u>DD:</u> Akutes Koronarsyndrom infolge KHK/kritischer Koronarstenose; Phäochromozytom, HOCM u.a.

<u>Di.:</u> Anamnese, Ekg, Echo (MRT), Labor, unauffällige Koronarangiografie

<u>Th.:</u> Betablocker, symptomatische Therapie der Herzinsuffizienz; ***<u>Cave</u>*** Katecholamine!

<u>Prg:</u> Gut - wenn die akute Krankheitsphase (~ 1 Woche) überstanden wird, Normalisierung der EF. Mortalität < 3 %. Rezidivrisiko ca. 10 %.

MYOKARDITIS [I51.4]

<u>Def:</u> Die Myokarditis ist eine entzündliche Herzmuskelerkrankung, die die Herzmuskelzellen, das Interstitium und die Herzgefäße betreffen kann.

<u>Ep.:</u> Bei kardiotropen Viren rechnet man in 1 % d.F. mit kardialer Mitbeteiligung (bei Coxsackie B-Virusinfektion bis 4 %). Rel. hohe Dunkelziffer, da die Mehrzahl der Fälle leicht oder asymptomatisch verläuft. Bei Autopsien plötzlicher Todesfälle junger Erwachsener findet sich in ca. 10 % d.F. eine Myokarditis.

<u>Ät.:</u>
1. <u>Infektiöse Myokarditis</u>
   - <u>Viren (50 % d.F.):</u> Parvovirus B 19, <u>Coxsackie B1 - B5</u>, Coxsackie A, humanes Herpesvirus 6 (HHV6), EBV, Influenza-, Adeno-, Echoviren, HIV, HCV u.a. In Einzelfällen können zahlreiche andere Viren eine Myokarditis auslösen.
   - <u>Bakterien:</u>
     - Bei septischen Erkrankungen, insbes. bakterieller Endokarditis (Staphylokokken, Enterokokken u.a.)
     - Betahämolysierende Streptokokken der Gruppe A (Angina tonsillaris, Scharlach, Erysipel)
     - Borrelia burgdorferi (Lyme-Erkrankung)
     - Diphtherie
     - Seltenere Ursachen: Typhus, Tuberkulose, Lues u.a.
   - <u>Pilze</u> bei Abwehrschwäche
   - <u>Protozoen:</u> Toxoplasmose, Chagas-Krankheit (Trypanosoma cruzi/Südamerika)
   - <u>Parasiten:</u> Trichinen, Echinokokken u.a.
2. <u>Nichtinfektiöse Myokarditis:</u>
   - Rheumatoide Arthritis, Kollagenosen, Vaskulitiden
   - Myokarditis nach Bestrahlung des Mediastinums
   - Hypersensitivitätsmyokarditis (eosinophile Myokarditis): Medikamentös induziert
   - Idiopathische Fiedler-Myokarditis = Riesenzellmyokarditis

<u>Pg.:</u> Virusmyokarditiden können infolge <u>Kreuzantigenität von viralen und myokardialen Strukturen</u> zu Immunphänomenen führen:
- <u>Bei akuter Myokarditis</u> finden sich in ca. 75 % d.F. passagere Antikörper, die nach klinischer Besserung meist wieder verschwinden und diagnostisch ohne Bedeutung sind:

- Antimyolemmale Antikörper (AMLA) vom Typ IgM
- Antisarkolemmale Antikörper (ASA) vom Typ IgM
- IgM-Antikörper und Komplementfaktor C3 in der Myokardbiopsie

• Bei chronischem Verlauf kann es zur Ausbildung von Auto-Ak gegen beta1-adrenerge Rezeptoren im Herzen kommen.

Hi.: Histologische und immunhistologische Klassifikation der Myokarditis und inflammatorischen dilatativen Kardiomyopathie (DCMi):

Diagnose	Konventionelle Histologie (Dallas-Kriterien 1987)	Histologische und immunhistologische Kriterien (ISFC-Klassifikation 1998)
1. Aktive/akute Myokarditis	Infiltrat, Myozytolyse Ödem	1. bis 3. identisch: Infiltrat, charakterisiert mit monoklonalen Antikörpern, Immunglobulin- und Komplementfixation. Inobligat: De-novo-Expression von HLA-Antigen der Klasse I + II und Adhäsionsmolekülen *)
2. Fortbestehende Myokarditis	Wie 1., aber in Folgebiopsie bei Verlaufsbeobachtung	
3. Abheilende Myokarditis	Rückläufiges Infiltrat, fakultative Myozytolyse, reparative Fibrose	
4. Borderline Myokarditis	Eingestreute, seltene Lymphozyten ohne Myozytolyse	Grenzbefund zur Myokarditis bei 1-13 Lymphozyten/mm²
5. Chronische Myokarditis, dilatative Kardiomyopathie mit Inflammation	Nicht definiert	≥14 Lymphozyten (+ Makrophagen)/mm², fakultativer immunhistologischer Nachweis von viraler RNA oder DNA

*) Durch die Verwendung monoklonaler Ak können die Leukozytensubpopulationen exakt differenziert werden. Eine vermehrte Expression von HLA-Antigen der Klasse I und II auf Myozyten und Gefäßendothel sowie der Nachweis endothelialer CAMs (Cellular Adhesion Molecules) sprechen für Entzündung auch bei Fehlen einer zellulären Infiltration.

Histologische Sonderformen der Myokarditis (M.):

• Rheumatische M.: Aschoff-Knötchen, Anitschkow-Zellen (= histiozytäre Zellen), Aschoff-Riesenzellen
• Idiopathische Fiedler M. (= Riesenzell-M.): Lympho-/plasmazelluläre Infiltrate + Riesenzellen
• Eosinophile M.: 1. Durch Medikamente induziert; 2. Bei hypereosinophilem Syndrom
• Granulomatös-nekrotisierende M.

KL.: Der klinische Verlauf der Myokarditis ist sehr variabel und reicht von asymptomatischem oder mildem Verlauf (Mehrzahl der Fälle) bis zu fulminantem Verlauf mit tödlichem Ausgang (selten). Chronische Verläufe mit Übergang in dilatative Kardiomyopathie sind möglich.
Die Beschwerden stehen bei der infektiösen Myokarditis mit einem Infekt in Zusammenhang (Anamnese!):

• Müdigkeit, Schwächegefühl (Leistungsknick), Herzklopfen
• Tachykardie
• Rhythmusstörungen, insbes. Extrasystolie (Patient verspürt Herzstolpern), ventrikuläre Tachyarrhythmien, AV-Blockierungen
• Klinische Zeichen einer Herzinsuffizienz

Ausk: Uncharakteristisch, evtl. flüchtige systolische Geräusche, bei Herzinsuffizienz evtl. 3. Herzton; bei Perimyokarditis evtl. Perikardreiben

Lab:
• CK/CK-MB, Troponin T/I evtl. ↑
• Evtl. Entzündungszeichen (BSG, Blutbild)
• Bakteriologische/virologische Diagnostik (Stuhluntersuchung auf Enteroviren, Ak-Titer u.a.)
• Evtl. Nachweis von Auto-Ak gegen den beta1-adrenergen Rezeptor im Herzen bei Autoimmungenese
• BNP: Steigt an bei beginnender Herzinsuffizienz, kann aber auch infolge der Entzündung des Herzmuskels ansteigen (das gilt auch für die inflammatorische Kardiomyopathie).

(Langzeit-) Ekg: Ekg-Veränderungen sind rel. häufig und meist passager:

• Sinustachykardie
• Arrhythmien, bes. Extrasystolen

- Bei Diphtherie und Lyme-Karditis oft Erregungsleitungsstörungen (z.B. AV-Block)
- Bild des Innenschichtschadens: ST-Senkung (DD: Digitaliswirkung, Koronarinsuffizienz), T-Abflachung, T-Negativierung (DD: Rückbildungsstadium nach Infarkt oder Perikarditis)
- Bei gleichzeitiger Perikarditis ("Myoperikarditis") evtl. monophasische Anhebung der ST-Strecke im Sinne des Außenschichtschadens (DD: Herzinfarkt - bei Myokarditis kein R-Verlust und keine Q-Zacken)
- Evtl. Niedervoltage → DD: Myokardschädigung oder Perikarderguss (Echokardiografie!)

Bildgebende Verfahren:

Echo: Oft normale Befunde; evtl. regionale Kinetikstörungen, evtl. Perikarderguss bei Myo-/Perikarditis; bei Ausbildung einer Herzinsuffizienz evtl. verminderte Auswurffraktion und Herzdilatation

Rö. Thorax: Bei Herzinsuffizienz Herzvergrößerung, evtl. Zeichen der Lungenstauung

MRT: Als Zeichen der Entzündung im Myokard zeigt sich ein mittmyokardiales bis subepikardiales fleckförmiges diffuses „late enhancement" (späte Kontrastmittelanreicherung) sowie eine Signalanhebung in den T2-gewichteten Sequenzen als Ausdruck eines Ödems. Darüber hinaus bietet die MRT die Möglichkeit für eine gezielte Endomyokardbiopsie aus Arealen, in denen sich das late enhancement zeigt.

Evtl. invasive Diagnostik: Linksherzkatheter mit MRT-gesteuerten Endomyokardbiopsien

DD der entzündlichen Herzmuskelerkrankungen:

Histologie	Myokarditis / entzündliche dilatative Kardiomyopathie (DCM)			
Immunhistologie	Keine Entzündung	Keine Entzündung	Aktive Entzündung	Aktiver immunologischer Prozess im Myokard
Molekularbiologie	Kein Hinweis auf Viruspersistenz	Viruspersistenz im Myokard	Viruspersistenz im Myokard	Kein Virusnachweis
Diagnose	Postmyokarditische Herzmuskelerkrankung	Virale Herzmuskelerkrankung	Viruspositive Myokarditis	Autoimmunreaktive Myokarditis / DCM

Di.: Anamnese + Klinik, evtl. Myokardbiopsien mit Histologie/Immunhistologie/Virusdiagnostik

Th.: A) Kausal: z.B. Penicillinbehandlung einer rheumatischen Karditis, Therapie einer Diphtherie einer Lyme-Karditis, einer Chagas-Krankheit (siehe dort)

- Antivirale Therapie i.R. von Studien → Ind: Progrediente Virusmyokarditis mit Nachweis von Virus-DNA/RNA in der Myokardbiopsie
- Immunsuppressive Therapie i.R. von Studien → Ind: Virusnegative chronisch-lymphozytäre M.; Riesenzell-M.; eosinophile M.; autoimmune M. mit Auto-Ak-Nachweis. Verschiedene Protokolle → Beratung in Zentren

B) Symptomatisch:

- Körperliche Schonung: Solange Zeichen der Herzinsuffizienz bestehen (arbeitsunfähig).
- Thromboembolieprophylaxe mit Antikoagulanzien bei Entwicklung einer dilatativen Kardiomyopathie
- Behandlung von Komplikationen (Herzinsuffizienz, Herzrhythmusstörungen → siehe dort)
- Bei terminaler Herzinsuffizienz Versuch einer Entlastung des Herzens durch temporären mechanischen Herzersatz („assist devices") und Prüfung der Indikation zur

C) Herztransplantation

Prg:
1. Ausheilung der Mehrzahl der Fälle einer Virusmyokarditis } > 80 %
2. Persistenz harmloser Rhythmusstörungen (z.B. Extrasystolie) } > 80 %
3. Rel. selten Tod an akuten Komplikationen (Rhythmus-/Überleitungsstörungen, Herzversagen). Hohe Komplikationsraten finden sich u.a. bei Coxsackie B-Infektion (bes. bei Säuglingen), Diphtherie und Chagaskrankheit
4. Chronischer Verlauf (ca. 15 %) mit Entwicklung einer dilatativen Kardiomyopathie mit Herzinsuffizienz. Die granulomatös-nekrotisierende M. endet meist letal.

ANHANG:

CHAGAS-KRANKHEIT [B57.2]

Ep.: Häufigste Ursache einer inflammatorischen dilatativen Kardiomyopathie (DCM) in Südamerika.

Err: Trypanosoma cruzi; Übertragung durch Kot von Raubwanzen

Ink: 1 - 4 Wochen

KL.: Akut: Nur ein Teil der Infizierten zeigt akute Symptome.
- Lokale (schmerzlose) Schwellung/Ulkus an der Eintrittsstelle, oft periorbital (Chagom)
- Akut-entzündliches Krankheitsbild mit Fieber, Abgeschlagenheit, Lymphknoten-/Leber-/Milzvergrößerung, gel. Myokarditis

Chronisch: Nach einer Latenzphase bis zu 20 Jahren
- Kardiale Manifestation als DCM, Herzrhythmusstörungen, evtl. plötzlicher Herztod
- Gastrointestinale Manifestation mit Ösophagus- oder Kolondilatation

Di.: Klinik (Trias: Kardiomegalie, Megaösophagus und -kolon), Herkunftsland, Erregernachweis (Blutausstrich, dicker Tropfen, Blutkultur, PCR), Ak-Nachweis

Th.: Im Akutstadium: Nifurtimox, Benznidazol
Im chronischen Stadium: Symptomatische Therapie der Herzinsuffizienz. Bei Nachweis von Auto-Ak gegen beta1-adrenerge Rezeptoren Elimination dieser Ak (siehe Kap. DCM).

PERIKARDITIS UND PERIMYOKARDITIS [I31.9]

Die klinische Trennung zwischen Myokarditis (mit Sinustachykardie, Rhythmusstörungen, Herzvergrößerung u.a.) und Perikarditis (mit retrosternalen Schmerzen, Perikardreiben u.a.) ist nicht immer möglich und sinnvoll; der gleichzeitige Befall subepikardialer Myokardschichten (verantwortlich für die Ekg-Stadien!) im Rahmen einer Perikarditis hat in diesen Fällen zur Bezeichnung Perimyokarditis geführt.

AKUTE PERIKARDITIS [I30.9]

Ät.:
1. Infektiöse Perikarditis:
   - Am häufigsten Viren: Erregerspektrum wie bei Myokarditis: Coxsackie A und B, CMV, Parvovirus B19, Adeno-, Echoviren, HIV u.a.
     Die Mehrzahl "idiopathischer" Perikarditisfälle sind durch Viren verursacht!
   - Seltener Bakterien: Mykobakterien (Tbc), Perikarditis bei septischen Erkrankungen u.a.
2. Immunologisch bedingte Perikarditis:
   - Systemischer Lupus erythematodes
   - Rheumatisches Fieber! (im Rahmen der rheumatischen Pankarditis, pathologisch-anatomisch 100 % Perikardbeteiligung, klinisch aber nur 10 %).
   - Allergische Perikarditis (Serumkrankheit, Arzneimittel)
   - Postmyokardinfarktsyndrom (= Dressler-Syndrom)[I24.1], Labor: anti-SMA
     Postkardiotomiesyndrom [I97.0]:
     1 - 6 Wochen nach Herzinfarkt bzw. herzchirurgischen Eingriffen kann es zu einer fiebrigen Perikarditis/Pleuritis kommen (BSG-Erhöhung, Leukozytose, temporärer Nachweis zirkulierender Antikörper gegen Herzmuskel).
3. Perikarditis epistenocardica über größeren epikardnahen Infarkten [I30.8.] tritt innerhalb der 1. Woche nach Infarkt auf.
4. Perikarditis bei Urämie
5. Posttraumatische Perikarditis
6. Tumorperikarditis (infiltratives Wachstum oder Metastasierung): Bronchial-, Mamma-, Ösophaguskarzinom; Leukämien, maligne Lymphome u.a.)
7. Perikarditis nach Strahlentherapie

KL.: a) Trockene Perikarditis (fibrinöse Perikarditis): Findet sich zu Beginn oder am Ende einer akuten Perikarditis; am häufigsten bei Urämie, ferner beim Herzinfarkt (keine Antikoagulanzien → Hämoperikardgefahr)
Sy.: Stechender Schmerz hinter dem Sternum (DD: Myokardinfarkt), verstärkt im Liegen, bei tiefer Inspiration und beim Husten
Ausk.: Systolisches oder systolisch-diastolisches "schabendes", ohrnahes Reibegeräusch, am deutlichsten hörbar über dem Lingulabereich in Sternalnähe sowie nach Exspiration.

Unterscheide drei Arten von Reibegeräuschen:

- Pleurales Reiben: Fehlt, wenn der Patient den Atem anhält
- Pleuroperikardiales Reiben (bei Kombination von Perikarditis mit linksseitiger Pleuritis): Neben dem perikardialen Reiben zusätzliches Geräuschphänomen beim Atmen.
- Perikardiales Reiben: Keine Geräuschänderung bei Atempause

b) Feuchte (exsudative) Perikarditis

Am häufigsten bei Tbc, Virusinfekten, rheumatischem Fieber, Urämie

Beim Übergang von trockener zu feuchter Perikarditis werden die Herztöne leiser, oft verschwinden auch die Schmerzen und das Reibegeräusch.

Ko.: HERZBEUTELTAMPONADE (Perikardtamponade) [I31.9]

Durch große Exsudatmengen kann es durch Behinderung der diastolischen Ventrikelfüllung zu einer Einflussstauung mit der Gefahr eines kardiogenen Schocks kommen (durch kritische Exsudatmenge bei rascher Ergussbildung: 300 - 400 ml).

PPh: 1. Rückstau des Blutes vor dem rechten Herzen:
KL.:
- Erhöhter Venendruck mit prall gefüllten Venen (Zungengrund-/Jugularvenen)
  DD zum Volumenmangelschock: Kollabierte Venen.
- Kussmaul-Zeichen: Paradoxer inspiratorischer Druckanstieg in der Jugularvene
- Leberkapselspannung mit Oberbauchschmerzen
- Evtl. kleiner Aszites (Sonografie!)

2. Low cardiac output-Syndrom
- Körperliche Schwäche, Belastungsdyspnoe
- Blutdruckabfall, der sich inspiratorisch verstärkt
- Pulsus paradoxus: Inspiratorische Abnahme der Blutdruckamplitude > 10 mmHg
  Anm.: Ein Pulsus paradoxus findet sich auch bei Panzerherz, Spannungspneumothorax und bei schwerem Asthmaanfall.
- Tachykardie

3. Leise Herztöne (Auskultation)

Lab: Bei infektiöser Genese fakultativ CRP, BSG ↑, Virusserologie, Kultur auf Bakterien und Mykobakterien

Ekg: Das Ekg ist nicht durch die Perikarditis per se verändert, sondern dadurch, dass die angrenzende Myokardschicht in die Entzündung mit einbegriffen ist: Daher Typ des Außenschichtschadens in allen Ableitungen: Im Gegensatz zum Infarkt (der nur regional zugeordnete Ableitungen betrifft) verläuft die ST-Streckenhebung konkavbogig aus dem aufsteigenden Schenkel der S-Zacke. In der 2. Woche Ausbildung eines terminal negativen T (aber niemals R-Verlust wie beim Herzinfarkt). Bei starkem Perikarderguss findet sich oft im Ekg eine Niedervoltage, gel. auch ein elektrischer Alternans (dieser erklärt sich echokardiografisch durch eine von Schlag zu Schlag wechselnde anatomische Position des Herzens).

Echo: Schneller und empfindlicher Ergussnachweis (ab 50 ml): Echofreier Raum hinter dem Herzen, bei großem Erguss auch vor dem Herzen. Kleiner Erguss < 100 ml, mittelgroßer Erguss 100 – 400 ml, großer Erguss > 400 ml („swinging heart"). Bei Perikardtamponade Kompression des rechten Ventrikels und Kollaps des rechten Vorhofs.

Um die Entwicklung eines Perikardergusses genau beurteilen zu können, engmaschige Kontrollen von RR (abfallend), ZVD (ansteigend) + Echokardiografie.

Rö.: Vergrößerung des Herzschattens (ohne Zeichen einer pulmonalen Stauung); in typischen Fällen schlaffe Dreieckform oder "Bocksbeutelform" (breit ausladende Mittelpartien wie bei einer Flasche Frankenwein). Die DD zur myogenen Herzdilatation wird durch Echokardiografie geklärt.

MRT/CT: Anatomische und funktionelle Diagnostik

DD: 1. Myogene Herzdilatation (keine Niedervoltage im Ekg, sonografisch kein Ergussnachweis, oft Zeichen der Lungenstauung)

2. Herzinfarkt:
Bei Perimyokarditis fehlen Q-Zacken bzw. R-Verlust. Beim Infarkt finden sich reziproke ST-Senkungen in anderen Ableitungen (nicht jedoch bei Perikarditis). Die CK kann auch bei Perimyokarditis leicht ansteigen.

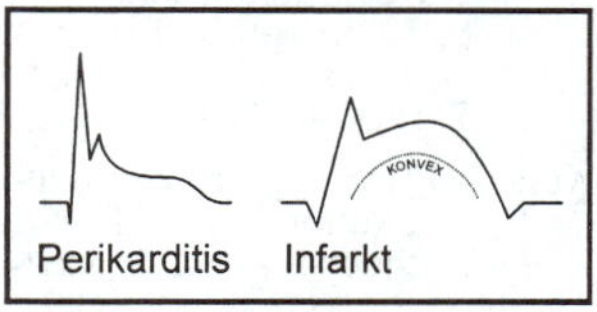

Di.: Klinik, Auskultation, Ekg, Echokardiografie, evtl. Perikardpunktion und -biopsie (mit Bakteriologie, Zytologie, Histologie)

Th.: a) des Grundleidens: z.B.
- Bei bakterieller Genese: Antibiotika
- Bei Verdacht auf tuberkulöse Genese Versuch des Erregernachweises im Perikardpunktat. Da ein negatives Ergebnis die tuberkulöse Genese nicht ausschließt, soll man auch bei klinischem Verdacht eine antituberkulotische Therapie beginnen (siehe Kapitel Lungentuberkulose).
- Bei rheumatischem Fieber Penicillin + ASS oder evtl. Kortikosteroide
- Bei allergischer Perikarditis, Postmyokardinfarkt- und Postkardiotomiesyndrom: Nichtsteroidale Antiphlogistika, evtl. Kortikosteroide
- Bei urämischer Perikarditis: Dialyse u.a.

b) Symptomatische Behandlung:
Antiphlogistische Therapie (NSAR, evtl. Steroide)
Bei rezidivierender idiopathischer Perikarditis Therapieversuch mit Colchicin
Bei drohender Herzbeuteltamponade Entlastungspunktion (Intensivstation): Vom Proc. xiphoideus ausgehend, Nadel retrosternal vorsichtig in Richtung Perikarderguss unter Aspiration und Ultraschallkontrolle vorschieben. Einführen eines Drainagekatheters. In 5 % ist mit schweren Komplikationen zu rechnen (z.B. Blutungen, Fehlpunktionen u.a.).
Bei rezidivierendem Erguss evtl. Perikarddrainage mittels Katheter. Bei chronisch-rezidivierendem Erguss (z.B. bei Urämie) Perikardfensterung zur Pleura oder zum Peritoneum.

CHRONISCH KONSTRIKTIVE PERIKARDITIS [I31.1]

Def: Narbige Folgezustände der akuten Perikarditis.
Die Einengung des Herzens durch den narbig geschrumpften, z.T. mit Kalkspangen durchsetzten Herzbeutel führt zur Behinderung der diastolischen Ventrikelfüllung mit den Zeichen der Einflussstauung und bei längerem Bestehen zu einer Herzmuskelatrophie.

Nomenklatur:
- Accretio: Adhäsionen des Perikards an Nachbarorgane
- Concretio: Verklebung beider Perikardblätter
- Constrictio: "Panzerherz" mit schwielig schrumpfendem Perikardbeutel, oft mit Kalkeinlagerungen

Ät.: Wie bei akuter Perikarditis, wobei die tuberkulöse Genese am häufigsten sein soll

KL.: 1. Symptome durch den Rückstau des Blutes vor dem rechten Herzen:
- Erhöhter Venendruck (mehr als 12 cm H_2O)
- Kussmaul-Zeichen: Paradoxer Druckanstieg des Jugularvenenpulses bei tiefer Inspiration
- Lebervergrößerung, evtl. mit Aszites (Fehldiagnose: Leberzirrhose)
- Ödeme, Stauungsproteinurie, Hyponatriämie (Fehldiagnose: nephrotisches Syndrom), evtl. kongestiver Hypersplenismus

2. Low cardiac output-Syndrom mit körperlicher Schwäche, Belastungsdyspnoe
evtl. Pulsus paradoxus: Inspiratorisch Abnahme der Blutdruckamplitude > 10 mmHg

Auskultation: Evtl. leise Herztöne, evtl. 3. Herzton (Fehldiagnose: Mitralvitium)

Ekg: T-Negativierung, Low voltage, evtl. Vorhofflimmern

Echokardiografie: Verstärkte Echos an verkalkten Perikardschwielen, verminderte Bewegungsamplitude der Hinterwand des linken Ventrikels mit plötzlichem Stopp der Ventrikelfüllung in der mittleren Diastole (Dip-Plateau-Phänomen bei invasivem Druckmonitoring)

Röntgen, MRT, CT: Meist normal großes Herz, oft Verkalkungen

Merke: Das Missverhältnis zwischen klinischen Zeichen der Rechtsherzinsuffizienz und normal großem Herz muss an eine konstriktive Perikarditis denken lassen, bes. auch jede therapierefraktäre Herzinsuffizienz!

DD: Restriktive Kardiomyopathie (RCM): Siehe dort

Di.: Klinik + Echokardiografie + CT oder MRT

Th.: Operative Entschwielung (Dekortikation) des Herzens, Perikardektomie
Indikation nicht zu spät stellen, weil es sonst infolge Myokardatrophie postoperativ zu akuter Herzdilatation kommen kann.

KORONARE HERZERKRANKUNG (KHK) [I25.9]

Internet-Infos: *www.athero.org; www.khk.versorgungsleitlinien.de*

Syn: Ischämische Herzkrankheit = IHK, „ischemic heart disease" = IHD, „coronary artery disease" = CAD, „coronary heart disease" = CHD

Def: KHK ist die Manifestation der Arteriosklerose (= Atherosklerose) in den Herzkranzarterien. Bedingt durch flusslimitierende Koronarstenosen kommt es zur Koronarinsuffizienz = Missverhältnis zwischen Sauerstoffbedarf und -angebot im Herzmuskel. Die dadurch hervorgerufene Myokardischämie hat verschiedene Manifestationsformen:

- Asymptomatische KHK (stumme Ischämie)
- Symptomatische KHK:
  1. Stabile Angina pectoris: Thoraxschmerzen infolge reversibler Myokardischämie
  2. Akutes Koronarsyndrom (ACS) umfasst 3 Entitäten:
     - Instabile Angina pectoris (AP) ohne Anstieg von Troponin
     - NSTEMI = non ST-segment-elevation myocardial infarction = Nicht-ST-Streckenhebungsinfarkt mit Anstieg von Troponin
     - STEMI = ST-segment-elevation myocardial infarction = ST-Streckenhebungsinfarkt mit Anstieg von Troponin und persistierender ST-Hebung (> 20 Min.)
  3. Ischämische Herzmuskelschädigung
  4. Herzrhythmusstörungen (ventrikuläre Extrasystolen bis Kammerflimmern)
  5. Plötzlicher Herztod

Ep.: Die KHK ist in den Industrieländern die häufigste Todesursache. In Deutschland sind 20 % der Todesfälle durch KHK verursacht. Lebenszeitprävalenz in Deutschland für Männer 30 %, für Frauen 15 % (m : w = 2 : 1). Inzidenzzunahme im Alter.

Häufigkeit verschiedener Formen der KHK als Erstmanifestation:

- Angina pectoris: 40 %
- ACS: 50 %
- Plötzlicher Herztod: 10 %

Ät.: Kardiovaskuläre Risikofaktoren für vorzeitige Arteriosklerose
(In Anlehnung an die Leitlinien der International Atherosclerosis Society; *www.athero.org*):

Risikofaktoren:

1. Hauptrisikofaktoren (major risk factors):
   1.1 LDL-Cholesterin-Erhöhung (≥ 160 mg/dl [> 4,1 mmol/l]), HDL-Cholesterin-Erniedrigung (≤ 40 mg/dl [≤ 1,0 mmol/l] für Männer, ≤ 50 mg/dl [≤ 1,3 mmol/l] für Frauen)
   1.2 Arterielle Hypertonie (≥ 140/90 mmHg)
   1.3 Diabetes mellitus: HbA_{1c} ≥ 6,5% (≥ 48 mmol/mol Hb)
   1.4 Nikotinabusus
   1.5 KHK/Herzinfarkte bei erstgradigen Familienangehörigen vor dem 55 Lj. (m) bzw. 65 Lj. (w)
   1.6 Lebensalter (m ≥ 45 J. ; w ≥ 55 J.)

   Anm.: > 80 % der Patienten, die an einer KHK sterben, sind älter als 65 Jahre.
2. Andere Risikofaktoren:
   2.1 Atherogene Diät (protektiv ist die mediterrane Diät)
   2.2 Adipositas, mit Betonung der abdominellen Fettspeicherung (Hinweis: Taillenumfang bei Männern > 94 cm, bei Frauen > 80 cm)
   2.3 Körperliche Inaktivität
   2.4 Lipidstoffwechselstörungen: Andere als unter 1.1, z.B. Hypertriglyzeridämie (≥ 150 mg/dl), Lp(a)-Erhöhung (> 60 mg/dl)
   2.5 Glukosetoleranzstörung: Nüchternblutzucker ≥ 100 mg/dl (≥ 5,6 mmol/l)
   2.6 Entzündungszustände bei KHK-Patienten (vermutlich auch Parodontitis) → CRP als möglicher Indikator
   2.7 Thromboseneigung (siehe Thrombophilie)
   2.8 Hyperfibrinogenämie
   2.9 Genetik: Ca. 20 identifizierte Genregionen, die mit einem erhöhten Herzinfarktrisiko assoziiert sind (z.B. 9p21.3). Die wenigsten Gene weisen einen Zusammenhang mit den klassischen Risikofaktoren auf. Die Risikoallele sind häufig, führen aber nur zu einer mäßigen Erhöhung des Herzinfarktrisikos (10 - 30 % pro Allel).

Das 10-Jahres-Risiko kann mit Risikokalkulatoren (Algorithmen, Scores) errechnet werden:

- PROCAM-Risikokalkulator auf der Basis der Prospektiven Cardiovaskulären Münster-Studie (tödliche und nicht-tödliche kardiovaskuläre Ereignisse, *www.chd-taskforce.com*); Einzelheiten: Siehe unten
- ESC-Risikokalkulator-Score für tödliche kardiovaskuläre Ereignisse (*www.escardio.org*)

- Framingham-Risikokalkulator für USA (*www.nhlbi.nih.gov*)
- CARRISMA-Risikokalkulator (*www.carrisma-pocket-ll.de*). Das CARRISMA-System berücksichtigt die prognostische Bedeutung des BMI, die Anzahl der gerauchten Zigaretten (statt Rauchen „ja") und die körperliche Aktivität (kcal/Woche: 0 - 3.000).

In der Hochrisikogruppe überschreitet das Risiko für kardiovaskuläre Ereignisse in 10 J. 20 % (PROCAM) oder das kardiovaskuläre Letalitätsrisiko 5 % (ESC).

Bei Infarktpersonen unter 30 Jahren fahnde man nach:
- Familiäre Lipidstoffwechselstörungen
- Antiphospholipid-Syndrom und andere Ursachen einer Thrombophilie
- Hypothyreose (mit Hypercholesterinämie)
- Vaskulitiden (z.B. Panarteriitis nodosa, Kawasaki-Syndrom, Takayasu-Arteriitis)
- Koronaranomalien
- Drogenanamnese (z.B. Kokain, Marihuana)
- Hyperviskositätssyndrom (z.B. multiples Myelom, Polycythaemia vera, essenzielle Thrombozythämie)

Pg.: der Koronarinsuffizienz:

I. Erhöhter Koronarwiderstand

1. Vasale Hauptfaktoren:
- Makroangiopathie (> 90 %): Stenosierende Arteriosklerose der großen epikardialen Koronararterien (KHK im engeren Sinne). Zum Infarkt kommt es meist durch das Aufbrechen eines arteriosklerotischen Atheroms (Plaque-Ruptur) und die Bildung eines gefäßverschließenden Thrombus.
- Mikroangiopathie (small vessel disease) [I.99] der intramuralen kleinen Koronargefäße (< 10 %): Angina pectoris ohne Stenosen der großen epikardialen Koronararterien.
  Ät.: Arterielle Hypertonie (hypertensive Mikroangiopathie), Diabetes mellitus, Vaskulitiden
- Koronarspasmen können isoliert (z. B. bei Kokain) oder zusätzlich bei vorhandener Makroangiopathie auftreten.
- Koronaranomalien: z.B. primäre Fehlbildungen mit Ursprung einer Koronararterie aus der Pulmonalarterie (Bland-White-Garland-Syndrom) oder der LCA aus dem rechten Sinus valsalvae und Verlauf zwischen Aorta und Arteria pulmonalis
- Arteriovenöse Koronarfistel
- Angeborene Myokardbrücken (Muskelbrücken) können in seltenen Fällen auch eine belastungsabhängige Angina pectoris verursachen (→ Graduierung der Stenose mittels quantitativer Koronarangiografie, intrakoronarem Ultraschall oder Doppler).

2. Myokardiale Zusatzfaktoren:
- Herzhypertrophie
- Erhöhter enddiastolischer Ventrikeldruck
- Hypertonie und Tachykardie/Tachyarrhythmie bei Vorhofflimmern: Überschreiten Hypertonie und Tachykardie eine kritische Grenze (Anstieg der Herzarbeit), kommt es zur Manifestation eines Angina pectoris-Anfalles.

II. Extrakoronare Zusatzfaktoren:

1. Kardial: z.B. Aortenklappenfehler, hypertrophe Kardiomyopathie, Rhythmusstörungen u.a.
2. Extrakardial:
   - Erhöhter O_2-Bedarf (z.B. Fieber, Hyperthyreose, körperliche Arbeit u.a.)
   - Erniedrigtes O_2-Angebot (Anämie, Lungenerkrankung, Schlafapnoe-Syndrom, Aufenthalt in großen Höhen, CO-Vergiftung)
   - Erhöhte Blutviskosität (Erythropoetin-Doping, multiples Myelom, Polycythaemia vera, Hyperfibrinogenämie)

Pat: Koronare Versorgungstypen:

Am häufigsten ist der ausgeglichene (normale) Versorgungstyp (60 - 80 %), hierbei versorgt die linke Koronararterie (LCA) die Vorderwand des linken Ventrikels und den größeren Teil des Kammerseptums. Die rechte Koronararterie (RCA) versorgt den rechten Ventrikel und die diaphragmale Hinterwand.

Davon abweichend findet man in je 10 - 20 % einen Rechtsversorgungstyp (Dominanz der RCA)oder einen Linksversorgungstyp (Dominanz der LCA).

Der Hauptstamm der LCA verzweigt sich in den Ramus interventricularis anterior (RIVA) = left anterior descending artery (LAD) und den Ramus circumflexus (RCX). In Abhängigkeit von der Zahl der stenosierten Gefäße (LAD, RCX, RCA) wird in 1-, 2- oder 3-Gefäßerkrankung differenziert.

PPh: Entsprechend der Verminderung des Durchmessers (in %) unterscheidet man verschiedene Schweregrade der Koronarstenosen:

Grad I: 25 - 49 %
Grad II: 50 - 74 % (signifikante Stenose)

Grad III: 75 - 99 % (kritische Stenose)

Die Perfusion der Koronararterien ist abhängig vom Perfusionsdruck während der Diastole, der Dauer der Diastole und dem Koronarwiderstand.

Der Koronarwiderstand setzt sich zusammen aus 3 Komponenten:
1. Proximale Komponente (abhängig von der Lumenweite der epikardialen Koronararterie)
2. Distale Komponente (Widerstand der intramyokardialen Arteriolen)
3. Extravasale Komponente (systolische Gefäßkompression infolge intramyokardialer Drucksteigerung)

Der O_2-Bedarf ist in den Innenschichten des Myokards infolge der größeren Druckbelastung höher als in den Außenschichten. Daher manifestiert sich eine Myokardischämie zuerst im subendothelialen Myokard.

Regionale Perfusionsstörungen des Myokards sind erst zu erwarten, wenn eine Koronarstenose > 50 % des Gefäßquerschnitts einengt, wobei das Ausmaß von Kollateralgefäßen eine Rolle spielt. Sind > 75 % des Gefäßquerschnitts eingeengt (kritische Stenose), so ist bei Fehlen von kompensatorisch wirkenden Kollateralen die Koronarreserve erschöpft und es resultiert eine belastungsabhängige Angina pectoris.
Koronarreserve: Differenz zwischen Koronardurchblutung (O_2-Angebot) in Ruhe und maximal möglicher Koronardurchblutung. Distal einer Koronarstenose nimmt die Koronarreserve kontinuierlich ab, wenn die Verminderung des Durchmessers 40 % überschreitet.

KL.: Leitsymptom der Koronarinsuffizienz ist die Angina pectoris (Stenokardie): Vorwiegend retrosternal lokalisierte Schmerzen, die durch körperliche und psychische Belastungen ausgelöst werden und i.d.R. durch Ruhe innerhalb von 5 - 15 Minuten bzw. nach Nitro-Einnahme innerhalb von 1 - 2 Min. abklingen.
Die Schmerzen können ausstrahlen zum Hals, Unterkiefer/Zähne, Schultergegend, linken (rechten) Arm bis in die ulnaren Fingerspitzen.
Kalte Außentemperatur und Nahrungsaufnahme (postprandiale AP) können die Schmerzen auslösen und verstärken. Manche Patienten klagen nur über retrosternales Druck- oder Engegefühl bzw. Brennen im Brustkorb.
Anm.: Im Angina pectoris-Anfall nimmt der Perfusionsdruck im poststenotischen Bereich der Koronararterie ab, während der enddiastolische Ventrikeldruck steigt; dadurch kommt es zu einer kritischen Durchblutungsstörung in der Innenschicht des Myokards und einer Verschlechterung der ventrikulären Pumpfunktion.

Beachte: Der akute Brustschmerz als Leitsymptom kann bei Patienten mit Diabetes, Niereninsuffizienz, bei Frauen, alten Patienten über 75 J. und Herzoperierten fehlen! Hier wird eventuell nur über unspezifische Symptome wie Übelkeit, Schwindel und Atemnot oder eine Ausstrahlung ins Epigastrium geklagt!

Verlaufsformen und Kriterien der Angina pectoris (AP):
- Typische Angina pectoris
  Alle Kriterien müssen erfüllt sein:
  1. Retrosternale Beschwerden charakteristischer Ausprägung
  2. Ausgelöst durch körperliche oder psychische Belastung
  3. Rückgang der Beschwerden durch körperliche Ruhe und/oder nach Einnahme eines kurz wirksamen Nitrats
- Atypische Angina pectoris
  Zwei der Kriterien sind erfüllt.
- Nichtkardialer Schmerz
  Nur eines oder keins der oben genannten Kriterien wird erfüllt.

1. Stabile AP:
   Regelmäßig durch bestimmte Mechanismen (z.B. körperliche Anstrengung) auslösbare AP, die gut auf Nitrate anspricht.
   CCS-Klassifikation der AP (Canadian Cardiovascular Society):
   0: Stumme Ischämie
   I: Keine AP bei normaler körperlicher Belastung, AP bei schwerer körperlicher Anstrengung
   II: Geringe Beeinträchtigung der normalen körperlichen Aktivität durch AP
   III: Erhebliche Beeinträchtigung der normalen körperlichen Aktivität durch AP
   IV: AP bei geringster körperlicher Belastung oder Ruheschmerzen
2. Instabile AP [I20.0]:
   - Primär instabile AP: Jede Erstangina
   - Sekundär instabile AP: Zunehmende Schwere, Dauer, Häufigkeit der Schmerzanfälle (Crescendo-Angina), Ruhe-Angina, Postinfarkt-Angina, zunehmender Bedarf an antianginösen Medikamenten

Die instabile AP gehört zum akuten Koronarsyndrom (ACS → siehe dort). Durch Troponin-Bestimmung und Ekg-Analyse weitere Differenzierung. Der Übergang zum Infarkt wird meist eingeleitet durch einen Riss im atheromatösen Plaque mit nachfolgender Koronarthrombose. Bei kritischer Koronarstenose eines größeren Gefäßes Gefahr der akuten Linksherzinsuffizienz und ihrer Komplikationen.

3. Sonderformen:
   - Prinzmetal-Angina [I20.1] = Variant Angina: AP mit reversibler ST-Anhebung (!) ohne Anstieg von Troponin I oder T. Die Patienten zeigen koronarangiografisch oft Koronarstenosen, in deren Bereich es zu passageren Koronarspasmen kommen kann. Es besteht erhöhtes Risiko für akutes koronares Syndrom!
   - "Walking through-Angina": AP zu Beginn einer Belastung, die bei weiterer Belastung verschwindet (Freisetzung vasodilatierender Metabolite)
   - "Angina nocturna": Nachts aus dem Schlaf heraus auftretende AP und/oder Dyspnoe

DD: Brustschmerzen:

A) Kardiale Brustschmerzen:
- Angina pectoris und akutes Koronarsyndrom
- Postmyokardinfarkt-Syndrom (= Dressler-Syndrom, siehe unten)
- Hämodynamisch wirksame Tachykardien
- Hypertone Krise
- Aortenvitien (Auskultation/Echokardiografie)
- Mitralklappenprolaps (Echokardiografie)
- Hypertrophische Kardiomyopathie (Ekg, Echokardiografie), Verstärkung der Angina durch Nitroglyzerin bei HOCM (siehe dort)
- Perimyokarditis (Auskultation, Ekg, Echokardiografie)
- Takotsubo- (Stress-)Kardiomyopathie (siehe dort)
- Koronaranomalien

B) Nichtkardiale Brustschmerzen:
1. Pleurale/pulmonale Ursachen
   - Lungenembolie; chronisches Cor pulmonale
   - Pleuritis (atemabhängige Schmerzen, Auskultation)
   - Lungenkarzinom, Pancoast-Tumor
   - Pleurodynie (Coxsackie B-Virusinfektion, Bornholm-Krankheit)
   - (Spannungs-)Pneumothorax (Auskultation!, Röntgen)
2. Erkrankungen des Mediastinums und der Aorta:
   - Mediastinitis, Mediastinaltumor
   - Aortendissektion und/oder intramurale Hämatome der Aorta (CT, MRT, TEE)
3. Ösophaguserkrankungen:
   - Refluxkrankheit (retrosternales Brennen, Sodbrennen → Endoskopie der Speiseröhre)
   - Motilitätsstörungen: Diffuser Ösophagusspasmus, Nussknackerösophagus, Achalasie
   - Mallory-Weiss-Syndrom
   - Boerhaave-Syndrom = spontane Ösophagusruptur durch Erbrechen (thorakaler Vernichtungsschmerz, Rö. Thorax + Ösophagus mit wasserlöslichen Kontrastmitteln)
4. Erkrankungen der Rippen, Wirbelsäule, Nerven:
   - Vertebragene Thoraxschmerzen: HWS-/BWS-Osteochondrose, M. Bechterew
   - Tietze-Syndrom [M94.0] (schmerzhafte Schwellung an der Knorpel-Knochengrenze der oberen Rippen)
   - Thoraxtrauma, Rippenfraktur
   - Herpes zoster
5. Abdominalerkrankungen mit thorakaler Schmerzausstrahlung:
   - Akute Pankreatitis (Amylase, Lipase)
   - Gallenkolik (Sonografie)
   - Roemheld-Syndrom (ein voller oder geblähter Magen kann Angina pectoris auslösen oder KHK-unabhängige Thoraxschmerzen verursachen)
6. Schmerzhafte Krisen bei Sichelzellanämie
7. Funktionelle Thoraxschmerzen (Da Costa-Syndrom [F45.37])
   Anamnese + Ausschluss anderer Ursachen!

Merke: 5 dramatische Ursachen des Thoraxschmerzes („big five"): ACS, Lungenembolie, Aortendissektion, Spannungspneumothorax und Boerhaave-Syndrom

Di.: 1. **Ermittlung des kardiovaskulären Risikos** für eine KHK („Vortestwahrscheinlichkeit"), z.B. mittels PROCAM- oder ESC-Score

2. **Anamnese:** Das Vorhandensein typischer Angina pectoris-Anfälle macht die Diagnose einer KHK wahrscheinlich. Das Fehlen von typischen Angina pectoris-Anfällen schließt jedoch eine KHK (bes. bei Diabetes mellitus) nicht aus, da > 50 % aller ischämischen Attacken ohne Schmerzen einhergehen (= stumme Ischämien) und Frauen vielfach ein differentes Beschwerdebild wiedergeben (atypische Angina pectoris)!

3. **Ruhe-Ekg**
Solange kein Infarkt abgelaufen ist, ist das Ruhe-Ekg auch bei schwerer KHK in 50 % d.F. unauffällig. Typische Infarkt-Veränderungen bei STEMI. Vergleich mit Vor-Ekg!

4. **Ischämie-Diagnostik**

4.1. **Belastungs-Ekg (Ergometrie)**

Durch dynamische Belastung wird unter kontrollierten Bedingungen eine Steigerung des Herzminutenvolumens (SV x HF) und des O_2-Bedarfs induziert. Bei signifikanter KHK wird durch verminderte O_2-Versorgung eine Ischämie ausgelöst, die sich in Form einer ST-Veränderung manifestiert.

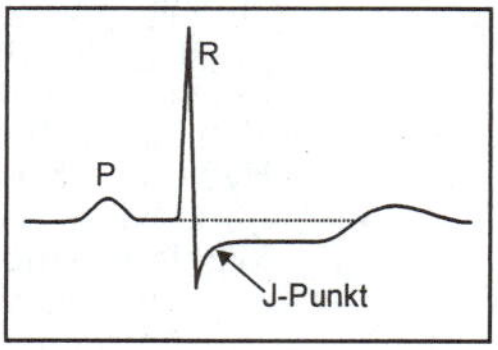

Typisch für Myokardischämie sind folgende ST-Veränderungen:
- Horizontale oder deszendierende reversible ST-Senkung von mindestens 0,1 mV in den Extremitätenableitungen oder mindestens 0,2 mV in den Brustwandableitungen
- Weniger spezifisch für eine Ischämiereaktion ist eine träge aszendierende ST-Strecke, die 80 msek nach dem J-Punkt (junction-Punkt = Übergangspunkt zwischen S-Zacke und ST-Strecke) noch 0,1 mV unter der Nulllinie verläuft (rasch aszendierende ST-Verläufe sind tachykardiebedingte harmlose Befunde).
- ST-Hebung > 0,1 mV in Ableitungen ohne Q

Beachte: Diverse Medikamente (Digitalis, Chinidin, Antidepressiva) bewirken eine ST-Senkung und sollten, soweit klinisch vertretbar, vor dem Belastungs-Ekg abgesetzt werden (1 Woche Pause bei Digoxin, 3 Wochen Pause bei Digitoxin). Die Sensitivität des Belastungs-Ekgs (= prozentualer Anteil von KHK-Patienten mit positivem Testergebnis) ist umso größer, je höher die ergometrische Belastung und die damit erreichte Herzfrequenz ist und je ausgeprägter und zahlreicher die Koronarstenosen sind. Maximale HF = 220 - Lebensalter; submaximale HF = 200 - Lebensalter. Ein unauffälliges Belastungs-Ekg hat daher keinen großen diagnostischen Wert, wenn nicht wenigstens die submaximale Herzfrequenz erreicht wurde. Bei submaximaler Belastung rechnet man mit ca. 20 % falsch negativen Testergebnissen (= unauffälliges Belastungs-Ekg trotz Vorliegen einer kritischen Koronarstenose → Sensitivität bei Eingefäßerkrankung (1-GE) 60 %, bei 2-GE 70 %, bei 3-GE 80 %.
Sensitivität + Spezifität sind bei Frauen niedriger als bei Männern.
Falsch positive Befunde (verdächtige ST-Senkung unter Belastung ohne Vorliegen einer kritischen Koronarstenose) finden sich bei Frauen in ca. 50 % - bei Männern in ca. 25 %, am häufigsten verursacht durch Hypertonieherzen (hypertensive Herzkrankheit).
Findet sich bei Patienten mit Angina pectoris und pathologischem Ergometriebefund ein normales Koronarangiogramm, spricht man auch vom Syndrom X (eine ätiologisch heterogene Gruppe von Patienten).
Die Aussagekraft der Ergometrie ist stark eingeschränkt unter folgenden Bedingungen (alternativ Belastungsechokardiographie):
- Unter antianginöser und/oder bradykardisierender Therapie oder unter Digitalistherapie
- Bei vorbestehenden ST-Veränderungen (z.B. LSB und Schrittmacher-Stimulationen)
- Wenn eine Ausbelastung durch orthopädische Probleme nicht möglich ist.

Das Risiko einer ergometrischen Belastung liegt in der Größenordnung von 1 - 2 schweren Zwischenfällen auf 10.000 Teste (Risiko für Kammerflimmern ca. 1 : 15.000, Todesfall 1 : 42.000). Daher muss Reanimationsbereitschaft gewährleistet sein (Defibrillator!).

Ind: 1. Nachweis einer Myokardischämie als Folge einer KHK
2. Erfassung belastungsabhängiger Rhythmusstörungen
3. Analyse des Blutdruck- und Herzfrequenzverhaltens unter Belastung
4. Beurteilung der Leistungsfähigkeit

Bei Hochrisikopatienten empfiehlt sich die Durchführung eines Belastungs-Ekgs auch bei beschwerdefreien Patienten etwa ab dem 40. Lebensjahr (Erfassung stummer Myokardischämien!).
Bei bradykardisierender Medikation (z.B. Betablocker) Zielfrequenz um 10 - 15 % absenken.

Absolute Kontraindikationen:
- Hochgradige Hauptstammstenose der linken Koronararterie
- Instabile Angina pectoris und frischer Herzinfarkt

- Akute Endo-/Myo-/Perikarditis
- Schwere Herzinsuffizienz (NYHA III und IV)
- Klinisch manifeste Herzfehler (insbes. schwere Aortenklappenstenose und HOCM)
- Bedeutendes Aneurysma des Herzens oder der Aorta
- Akute Aortendissektion
- Schwere pulmonale Hypertonie
- Schwere unkontrollierte Herzrhythmusstörungen
- Schwere Allgemeinerkrankungen, fieberhafte Infekte, Phlebothrombose, Lungenembolie u.a.

Relative Kontraindikationen:
- Nicht hochgradige Hauptstammstenose der linken Koronararterie
- Arterielle Hypertonie (syst. > 200 mmHg, diast. > 110 mmHg)
- Bekannte Elektrolytstörungen
- Tachy- oder Bradyarrhythmie
- Höhergradige AV-Blockierungen
- QT-Verlängerungen! (Erhöhte Gefahr von Kammerflimmern)

Absolute Abbruchkriterien:
- Subjektive Symptome: Angina pectoris (→ Nitroglyzeringabe), Luftnot, Schwindel, muskuläre Erschöpfung
- ST-Senkung ≥ 0,3 mV
- ST-Hebung ≥ 0,1 mV
- Anhaltende ventrikuläre Tachykardien (> 30 Sek.)
- Blutdruckabfall > 10 mmHg mit Zeichen einer myokardialen Ischämie (Angina pectoris, ST-Senkung) oder fehlender systolischer Blutdruckanstieg (Hinweis auf linksventrikuläre Insuffizienz)
- Fehlender Frequenzanstieg (möglicher Hinweis auf "sick sinus")

Relative Abbruchkriterien:
- Hypertensive Fehlregulation (syst. > 230 mmHg, diastolisch ≥ 115 mmHg)
- Polymorphe Extrasystolen, Couplets, Salven
- Supraventrikuläre Tachykardien
- Bradyarrhythmien
- Leitungsstörungen (höhergradiger AV-Block, Schenkelblock)

4.2. Langzeit-Ekg:
Erfassung ischämiebedingter ST-Senkungen (und Rhythmusstörungen) unter den Bedingungen der täglichen Belastung (Arbeit - Freizeit - Nachtruhe); wichtig auch zur Diagnostik nächtlicher Angina pectoris-Anfälle (Angina nocturna) und stummer Ischämien.

4.3. Belastungstests zum Ischämienachweis in Kombination mit bildgebenden Verfahren:
Vorteile: Höhere Sensitivität, Quantifizierung + Lokalisierung ischämischer Areale; bei eingeschränkter Aussagekraft der Ergometrie (s.o.); bei negativem Ausfall beträgt das kardiovaskuläre Risiko für Herzinfarkt oder Herztod < 1 %/J.

▶ **Belastungsechokardiografie (Stressechokardiografie):**
a) Belastung mittels Ergometrie
b) Belastung mittels Pharmaka: z.B.
  - Infusion eines Vasodilatators (z.B. Dipyridamol oder Adenosin), der über Steal-Phänome Ischämie in Stenosegebieten auslöst (Antidot: Theophyllin).
  - Infusion eines kurz wirksamen Sympathomimetikums (Dobutamin oder Arbutamin), das den myokardialen O_2-Verbrauch erhöht (Antidot: Betablocker).

Nachweis systolischer Wandbewegungsstörungen (WBS) als Folge einer belastungsinduzierten Myokardischämie. Sensitivität und Spezifität bis 90 % (abhängig von der Beschallbarkeit (Anatomie) und der Erfahrung des Untersuchers). Bei WBS bereits unter Ruhebedingungen (z.B. nach Infarkt) ist die Beurteilbarkeit der Stress-Echokardiografie eingeschränkt.

▶ **Stress-MRT mit Dobutamin:** Wenn bei KHK im Stress-MRT keine Durchblutungsstörung im Myokard nachweisbar ist: Günstige Prognose für die nächsten 3 J., auch bei alleiniger konservativer Therapie.

▶ **Nuklearmedizinische Diagnostik in Kombination mit Belastungstests:**
• Myokardperfusionsszintigrafie (MPS) und Single-Photonen-Emissionscomputertomografie (SPECT) mit dem Kaliumanalogon ^{201}Thallium oder ^{99m}Technetium-markierten Perfusionsmarker Sestamibi oder Tetrofosmin. Sensitivität 90 % und Spezifität ca. 75 %.
  - Irreversibler Aktivitätsverlust in narbigen Myokardbezirken
  - Reversible Aktivitätsminderung in ischämischen Myokardarealen unter Ergometerbelastung.

- Positronen-Emissionstomografie (PET):
  PET ist eine nicht-invasive Methode zur Beurteilung der myokardialen Perfusion und Vitalität. Sie erfordert die Verwendung Positronen-emittierender Isotope. Im dysfunktionellen Myokard belegt die Aufnahme von ^{18}Fluor-Desoxyglukose (FDG) in Myozyten metabolische Aktivität und damit Vitalität. Durch ^{13}N-Ammoniak kann die regionale Perfusion bestimmt werden. Somit besteht mittels PET die Möglichkeit zwischen normalem, hibernating-, stunned- und nekrotischem Myokard zu differenzieren. Das hibernating-Myokard (Myokard im „Winterschlaf") ist definiert durch die verstärkte Aufnahme von FDG in Regionen mit vermindertem Blutfluss (PET mismatch). Eine regionale Dysfunktion bei normalem Blutfluss kennzeichnet ein stunned-Myokard. Eine gleichförmige Reduktion von Blutfluss und Metabolismus kennzeichnet eine Nekrose.

5. **Bildgebende Diagnostik zur Beurteilung der Koronararterien:**

5.1 **Mehrschicht-Spiral-CT (MSCT), Dual-Source-CT (DSCT):**
Fachgesellschaften für Kardiologie und Radiologie in den USA haben die CTCA (CT-Coronarangiografie) zum Ausschluss einer koronaren Herzerkrankung für Patienten mit niedriger bis mittlerer Vortestwahrscheinlichkeit 2010 in ihre Guidelines aufgenommen. Gleichwertige Sensitivität und Spezifität wie bei der invasiven Koronarangiografie sowie ein negativer Vorhersagewert von nahezu 100 % lassen das Verfahren zu einer Alternative werden. Auch Koronaranomalien, koronare Bypässe sowie Stents ab einer Größe von 3 mm können beurteilt werden. Darüber hinaus bietet das Verfahren im Gegensatz zum herkömmlichen invasiven Herzkatheter die Möglichkeit, die Gefäßwand und damit nichtverkalkte („weiche"), gemischte und verkalkte Plaques darzustellen. Somit frühestmögliche Darstellung einer beginnenden Koronarklerose/KHK und frühzeitige Therapieansätze möglich. Die Strahlenbelastung einer CTCA mit der aktuellen Gerätegeneration liegt mit 1 - 3 mSV deutlich unter dem invasiven Herzkatheter (5 - 12 mSv). Limitationen: Calcium-Score von > 1.000 sowie ausgeprägte Herzrhythmusstörungen. Patienten mit einer hohen Vortestwahrscheinlichkeit bezüglich einer KHK sollten weiterhin direkt einer invasiven Koronarangiografie unterzogen werden.

5.2 **MR-Angiografie:** Spielt bei der Darstellung der Koronarmorphologie aufgrund ihrer wesentlich schlechteren räumlichen Auflösung gegenwärtig keine Rolle. Eine wichtige Aufgabe übernimmt die MRT bei der funktionellen Untersuchung des Herzens. Bezüglich einer koronaren Herzerkrankung können mittels Stress-MRT mit Adenosin oder Dobutamin verlässlich Perfusionsstörungen und Wandbewegungsstörungen des Myokards in Ruhe und unter Stress nachgewiesen werden.

5.3 **Koronarangiografie (Goldstandard) einschließlich Lävokardiografie - Indikation :**

Hoher Evidenzgrad bei Patienten:
- Mit AP der CCS-Klasse III und IV (siehe dort) oder mit akutem Koronarsyndrom
- Mit Hochrisikomerkmalen (s.u.*)) und AP, unabhängig von der Schwere der AP
- Mit Hochrisikomerkmalen (s.u.*)) und typischen Beschwerden trotz einer antianginösen Therapie
- Mit Hochrisikomerkmalen (s.u.*)) und positivem Ischämienachweis trotz einer antianginösen Therapie (CCS II), auch bei fehlenden Beschwerden
- Nach einem überlebten Kreislaufstillstand oder einem Herzinfarkt mit malignen ventrikulären Herzrhythmusstörungen
- Mit einer ungeklärten Herzinsuffizienz
- Mit Hochrisikomerkmalen (s.u.*)), bei denen die nichtinvasive Diagnostik keinen zuverlässigen Ausschluss ergeben hat.

Mittlerer Evidenzgrad bei Patienten:
- Mit Hochrisikomerkmalen (s.u.*)), bei denen eine nichtinvasive Testung aufgrund von Behinderung oder Erkrankungen nicht möglich ist.
- Bei denen berufsbedingt ein sicherer Ausschluss einer koronaren Herzkrankheit bei entsprechendem Verdacht unabdingbar ist (z.B. Piloten, Feuerwehr).

Keine Indikation:
- Bei fehlender Bereitschaft des Patienten zu einer revaskularisierenden Therapie
- Bei fehlender therapeutischer Konsequenz
- Bei Patienten mit einer hohen Komorbidität, bei denen das Risiko der Koronarangiografie größer ist als der Nutzen durch die Sicherung der Diagnose

Zugang:
- Punktion der A. femoralis (Judkins-Technik)
- Punktion der A. brachialis oder A. radialis (modifizierte Sones-Technik)

Aussagen: Definitiver Nachweis + Lokalisation von Stenosen der Koronararterien, Funktionsdiagnostik des linken Ventrikels

Ko.: Herzinfarkt, Kammerflimmern, zerebrale Embolie, Hämatome, Aneurysma spurium und AV-Fisteln an der Punktionsstelle; akutes Nierenversagen bei vorbestehender Niereninsuffizienz (bes. erhöhtes Risiko bei gleichzeitigem Diabetes mellitus) → Prävention durch vorherige ausreichende Hydrierung
Letalitätsrate: < 0,1 % (bei notfallmäßiger Indikation höher als bei elektiver Indikation)

Evtl. ergänzende Diagnostik im Rahmen einer Koronarangiografie:
- Koronarangioskopie
- Intravaskulärer Ultraschall (IVUS)

} Beurteilung von Gefäßmorphologie, Plaques
- Intrakoronare Dopplerflussmessung mit Bestimmung der fraktionellen Flussreserve = FFR: Hämodynamisch wirksame Koronarstenose: FFR < 0,75

Nachweisbarkeitsgrenze diagnostischer Verfahren zur Erkennung einer KHK:

Methode	Stenosegrad
1. Nichtinvasiv:	
– Ergometrie	75 %
– Szintigrafie	70 %
– Stress-Echo	70 %
– Stress-MRT	70 %
– PET	60 %
– Kardio-CT	50 %
2. Invasiv:	
– Angiografie	40 %
– IVUS	20 %

Risikostratifizierung mittels Scores

1. PROCAM (letale und nicht letale Ereignisse):
- Hohes Risiko:
  Multiple Risikofaktoren: 10-Jahresrisiko > 20 %
- Mittleres Risiko:
  2 Risikofaktoren: 10-Jahresrisiko 10 - 20 %
- Niedriges bis moderates Risiko:
  1 Risikofaktor: 10-Jahresrisiko von < 10 %

2. ESC-Score (letale Ereignisse):
- Sehr hohes Risiko (≥ 10 %)
  - Dokumentierte kardiovaskuläre Erkrankung (Z.n. Myokardinfarkt, ACS, CABG, zerebraler Insult), PAVK
  - Diabetes mellitus mit ≥1 Risikofaktor und/oder Endorganschädigung
  - Schwere chronische Nierenerkrankung (eGFR: < 30 ml/min/1,73 m^2)
- Hohes Risiko (5 - 10 %)
  - Diabetes mellitus ohne zusätzlichem Risikofaktor und ohne Endorganschädigung
  - Moderate chronische Nierenerkrankung (eGFR: 30 - 59 ml/min/1,73 m^2)
- Moderates Risiko (1 - 5 %)
- Niedriges Risiko (≤ 1 %)

Th.: **I. Kausal (inkl. Folgeschäden und Rezidive):**
- Ausschalten von Risikofaktoren einer Arteriosklerose:
  - Primärprävention (vor Auftreten einer Gefäßerkrankung)
  - Sekundärprävention (Vermeidung einer Progression der Gefäßerkrankung)
  - Tertiärprävention (Vermeidung von Folgeschäden und Rezidiven nach Manifestation)

  Behandlung der Risikofaktoren:
  - Lebensstiländerung: Gewichtsnormalisierung, Beendigung des Rauchens: Raucherentwöhnungskurse anbieten - Nikotinabstinenz vermindert das kardiovaskuläre 10-Jahresrisiko um bis zu 50 %!
  - Ernährung: Fettarme, ballaststoffreiche Kost, angereichert mit mehrfach ungesättigten Omega-3-Fettsäuren (z.B. Kaltwasserfische). Eine „mediterrane" Kost (mit regelmäßigem Verzehr von Obst, Salat, Gemüse, Olivenöl, Fisch, mäßiger Weinkonsum) vermindert das kardiovaskuläre 10-Jahresrisiko um 50 % (Lyon-Studie).
  - Kontrolliertes körperliches Training (z.B. in Koronarsportgruppen): 3 bis 7 x/Woche für 15 bis 60 Min. bei 40 - 60 % der maximalen Leistungsfähigkeit. In der Primärprävention vermindert sich das kardiovaskuläre 10-Jahresrisiko um bis zu 50 %. Leichte körperliche Belastungen erhöht die Lebenserwartung um 3 Jahre.
  - Erlernen von Stressbewältigung und Entspannungstraining
  - Zielwert für den Blutdruck: Generell < 140/90 mmHg

- Zielwerte für LDL-Cholesterin:
  Bei vorhandener KHK (Sekundärprävention): < 70 mg/dl (1,8 mmol/l)
  Zielwerte bei der Primärprävention: Siehe Kap. Hypercholesterinämie
- Bei niedrigem HDL-Cholesterin Triglyzeride und LDL-Cholesterin optimal einstellen.
- Nüchtern-Triglyzeride ≤ 150 mg/dl (1,7 mmol/l)
- Optimale Einstellung eines Diabetes mellitus (siehe dort) (*www.deutsche-diabetes-gesellschaft.de*)

• Bei Mikroangiopathie optimale Einstellung einer arteriellen Hypertonie, eines Diabetes mellitus, Ausschluss einer Vaskulitis u.a.

II: Symptomatisch:
Die stabile Angina pectoris wird ambulant behandelt, das akute Koronarsyndrom ist eine absolute Indikation zur Klinikeinweisung mit Arztbegleitung (NAW), da erhöhtes Infarktrisiko mit evtl. rhythmologischen und/oder hämodynamischen Komplikationen besteht.

▪ **Therapie der stabilen Angina pectoris:**

A) Medikamentös:

• Basistherapie (zur Verhinderung eines Myokardinfarktes und Senkung der Letalität):
- Acetylsalicylsäure (ASS) 100 mg/d
  (NW + KI: Siehe Kapitel Thrombosetherapie)
  Alternative bei ASS-Unverträglichkeit; z.B. Clopidogrel (75 mg/d)
- Betablocker (siehe unten)
- Statine

• Antianginöse Therapie

1. Betarezeptorenblocker
   Wi.: Senkung des myokardialen O_2-Bedarfes durch Verminderung von Herzfrequenz und Blutdruck unter Belastung. Prognostischer Nutzen (Senkung der Letalität) beim akuten Herzinfarkt, in den ersten 12 Monaten nach Infarkt und bei eingeschränkter linksventrikulärer Funktion
   NW: Dosisabhängiger negativ inotroper Effekt, Bradykardie, AV-Block
   KI: Asthma bronchiale, AV-Block ≥ II°
   (Weitere Einzelheiten und Präparate: Siehe Kap. Antiarrhythmika)

2. Nitrate
   Wi.: - Vasodilatation mit vorzugsweiser Vorlastsenkung → Abnahme des venösen Rückflusses → Abnahme von HZV, Herzarbeit, O_2-Verbrauch des Herzens.
   - Kein Einfluss auf Prognose/Letalität (rein symptomatische Wirkung)
   Um einer Toleranzentwicklung entgegenzuwirken - wie sie bei regelmäßiger Zufuhr langwirksamer Nitrate beobachtet wird - empfiehlt sich eine Intervalltherapie (mit stark schwankenden Nitratspiegeln). Außerdem soll Vitamin C die Nitrattoleranz vermindern.
   NW: Kopfschmerzen, Blutdruckabfall, reflektorische Tachykardie
   KI: Hypotonie, Schock, hypertrophische obstruktive Kardiomyopathie (HOCM) und Aortenstenose; gleichzeitige Verordnung von PDE-5-Hemmern (z.B. Sildenafil, Vardenafil, Tadalafil) → erhöhtes Risiko für Herzinfarkt!

   ▸ Glyceroltrinitrat (Nitroglyzerin):
   Ind: Mittel der Wahl zur Therapie des Angina pectoris-Anfalles
   Dos: 1 - 2 (- 3) Kapseln zu 0,8 mg sublingual zur Anfallsbehandlung (1 Sprühstoß = 0,4 mg), Wirkungseintritt innerhalb weniger Minuten, Abbau nach 20 - 30 min; bei instabiler Angina pectoris intravenös (Intensivstation) 1 - 5 mg/h unter RR-Kontrolle!

   ▸ Isosorbiddinitrat (ISDN):
   Dos: Im Anfall 5 - 10 mg sublingual, zur Prophylaxe 1 x täglich 1 Retardpräparat mit 20 - 120 mg oral.

   ▸ Isosorbid-5-Mononitrat (ISMN):
   Unterliegt keinem first-pass-Effekt in der Leber, hat eine relativ lange biologische Halbwertzeit von 4 - 5 h.
   Dos: Zur Prophylaxe 1 x täglich 1 Retardpräparat mit 40 - 60 mg oral

   ▸ Pentaerithrityltetranitrat (PETN):
   Dos: Zur Prophylaxe 2 x 50 mg/d oral

3. Molsidomin: Wi., NW + KI ähnlich wie Nitrate , jedoch geringe Toleranzentwicklung
   Dos: 2 - 3 x 2 mg/d oral oder 8 mg/d als Retardpräparat

4. Kalziumantagonisten (KA):
   Die im Handel befindlichen L-Kanal-Antagonisten blockieren die L- (long lasting) Kalziumkanäle → Senkung des peripheren Gefäßwiderstandes (Nachlast)

- Benzothiazepin-(Diltiazem-)Typ
- Phenylalkylamin-(Verapamil-)Typ } Non-Dihydropyridin-Typ

  Beide Gruppen zählen zu den Klasse IV-Antiarrhythmika und dürfen nicht mit Betablockern kombiniert werden (Gefahr von AV-Block u./o. Bradykardie)
- Dihydropyridin- (Nifedipin-)Typ: Präparate siehe Kap. Hypertonie

Ind: Langwirksame KA gelten als Reservemittel, falls Betablocker allein nicht ausreichend wirken oder kontraindiziert sind. Dihydropiridin-KA sind im Zeitraum von 4 Wochen nach Herzinfarkt und bei akutem Koronarsyndrom kontraindiziert.

Wirkung	Nitrate	Kalziumantagonisten	Betablocker
Sauerstoffverbrauch	↓	↓	↓
	Vorlastsenkung > Nachlastsenkung	Vorwiegend Nachlastsenkung (peripherer Widerstand ↓)	Verminderung von Nachlast und Herzfrequenz

5. Ivabradin (Procoralan®):
   Wi.: If-Ionenkanalblocker des Sinusknotens. Die antiischämische Wirkung beruht wie bei Betablockern auf der Absenkung der Herzfrequenz. Kein Einfluss auf intraatriale, atrioventrikuläre und intraventrikuläre Überleitungszeiten.
   Ind: Therapie der stabilen AP mit Sinusrhythmus bei KI oder Unverträglichkeit von Betablockern oder bei unzureichender Herzfrequenzeinstellung unter Betablockertherapie
   NW: Lichtbedingte visuelle Symptome (Phosphene), Bradykardien u.a.
   KI: Herzfrequenz < 60/min; akutes Koronarsyndrom, SA-Block, AV-Block III°u.a.
   Dos: 2 x 5 mg/d
6. Ranolazin (Ranexa®), selektiver Hemmer des späten Na^+-Einstroms und der Kalziumüberlastung
   Ind: Reservemittel bei unzureichender Wirkung der anderen Medikamente
   Dos: 2 x 375 mg (initial), 2 x 500 mg (nach 2 Wochen)

B) Revaskularisation

Prognostische Indikation: Bei dokumentierter Ischämie und optimaler medikamentöser Therapie (OMT): Linker Hauptstamm > 50 %, proximaler LAD > 50 % und 2- oder 3-Gefäßerkrankung mit eingeschränkter linksventrikulärer Funktion
Bei Diabetikern mit Mehrgefäßerkrankung zeigt die Bypass-Operation bessere Langzeitdaten als die Stenttherapie.
Symptomatische Indikation: Jede Stenose > 50 % mit limitierender Angina unter OMT

Ziele:
- Myokardiale Perfusionsverbesserung
- Besserung der Angina pectoris-Symptomatik
- Senkung des (Re-)Infarktrisikos
- Verbesserung von Belastbarkeit und Prognose bei KHK

Revaskularisationsart: PCI versus CABG - Entscheidungsfindung entsprechend der Koronarmorphologie (z. B. Syntax Score, *http://leitlinien.dgk.org*)

▶ **Perkutane transluminare coronare Angioplastie = PTCA oder perkutane coronare Intervention = PCI:**

1. Standardmethode: Ballonkatheterdilatation, meist mit nachfolgender Stentimplantation
2. Stentimplantation → 3 Ziele:
   - Beseitigung von (drohenden) Akutverschlüssen nach PTCA
   - Verbesserung der Gefäßdurchgängigkeit nach unzureichendem PTCA-Ergebnis
   - Verminderung der Restenoserate im Vergleich zur PTCA

   Stenttypen:
   - Unbeschichtete Metallstents (bare metal stents)
   - Drug eluting stents (DES):
     Diese sind zur Vermeidung einer überschießenden Intimahyperplasie mit Gefahr der Restenosierung mit antiproliferativen Substanzen beschichtet sind (z.B. Sirolimus, Everolimus, Biolimus A9 (Immunsuppressiva), Paclitaxel (Chemotherapeutikum) u.a.). Aufgrund der verzögerten Endothelialisierung bedarf es einer längeren dualen Plättchenhemmung.
   - Resorbierbare koronare Gefäßgerüste (Scaffold): Polymere Milchsäure, degradable Magnesiumlegierungen werden nach einer Stützphase von Monaten umgebaut und erlauben eine Wiederherstellung der Gefäßfunktion und -beweglichkeit. Eine Medikamentenbeschichtung erfolgt mit Everolimus.

   Prophylaxe von Restenosen durch duale Plättchenhemmung: ASS: 100 mg/d **plus** Clopidogrel: 75mg/d

Dauer der dualen Plättchenhemmung: Nach elektiver Implantation unbeschichteter Koronarstents sollte Clopidogrel (Clopidogrel-Hydrogensulfat) für 1 Monat und nach medikamentenfreisetzenden Stents für mindestens 6 Monate und in Abhängigkeit vom individuellen Risikoprofil für optimal 12 Monate verabreicht werden (DGK 2012).

3. Andere Kathetermethoden haben nur bei speziellen Indikationen begrenzte Bedeutung:
   - Rotationsangioplastie (Rotablation): Stark verkalkte Stenosen, Abgangsstenosen
   - Direktionale coronare Atherektomie (DCA) bei ostialen Stenosen
   - Ultraschallangioplastie/Ultraschallthrombolyse
   - Intrakoronare Aspirationsthrombektomie (ICAT): Absaugen eines Thrombus bei frischem Herzinfarkt
   - Cutting balloon: Behandlung komplexer Stenosen
   - Laser-PTCA (z.B. bei verkalkten Stenosen)

Erfolgsquote der PTCA: Unmittelbare Erfolgsquote (verbleibender Stenosegrad: < 50 % = Grad 1): bis 95 %

Letalität der PTCA: Bei stabiler Angina pectoris < 0,5 %, bei instabiler Angina pectoris bis 2 %

Komplikationen:

- Dissektion der Koronararterie mit akutem Koronarverschluss (7 % bei PTCA) und evtl. Infarkt (2 %) → 3 Therapiemöglichkeiten:
  1. Einbringen eines Stents = Methode der 1. Wahl (Erfolgsrate 85 %)
  2. Notfallmäßige Bypassoperation
  3. Konservative intensivmedizinische Infarkttherapie.
- Subakute Stentthrombose (je nach Risikosituation 0,5 - 5 %)
  Cave: NSAR nicht in Kombination mit ASS/Thienopyridine!
- Restenosierungen: Nach Ballondilatation bis 40 %, nach Stentimplantation < 30 %, nach DES < 10 %, wobei sich 95 % der Restenosen innerhalb von 6 Monaten bilden. Die meisten Patienten mit Restenose können ohne erhöhtes Risiko einer erneuten PTCA/Stentimplantation zugeführt werden.
- Intravasale Embolisierung (Einsatz von Protektionssystemen vor allem in Bypässen und stark verkalkten Stenosen)
- Hirnembolien bei älteren Patienten mit generalisierter Arteriosklerose (0,4 %)

▶ **Operative Koronarrevaskularisation = Aortokoronare Bypass-Op. = ACB-Op. (CABG = coronary artery bypass graft)**

Voraussetzung:

- Nachweis vitalen Myokards im Revaskularisationsbereich
- Anastomosierbare periphere Koronararterie

Ind: siehe oben

KI (relativ):
- Generalisierte (proximal + distal lokalisierte) Koronarsklerose
- Erheblich eingeschränkte Pumpfunktion des Herzens (Auswurffraktion des linken Ventrikels < 20 - 30 %)
- Bedeutsame Komorbiditäten mit zu großem Op.-Risiko

Operationsverfahren

- Klassisch:
  Sternotomiezugang, Stilllegen des Herzens unter Verwendung einer Herz-Lungen-Maschine
  - Überbrückung der Koronarstenose mittels der rechten oder linken A. thoracica (mammaria) interna (RIMA- bzw. LIMA- oder ITA-Bypass)
  - A. radialis-Bypass; seltener A. gastroepiploica-Bypass
  - Aortokoronarer Venenbypass (ACVB)
- Minimal invasiv:
  - MIDCAB (minimally invasive direct coronary artery bypass): Revaskularisation des Ramus interventricularis anterior (RIVA) mit linksseitigem Arteria-mammaria-interna-Bypass (LIMA-Bypass) am schlagenden Herzen nach linker anterolateraler Minithorakotomie
  - TECAB (totally endoscopic coronary artery bypass)
  - OPCAB („off-pump coronary artery bypass"): Operative Revaskularisation einer Mehrgefäßerkrankung am schlagenden Herzen (ohne Herz-Lungen-Maschine) über eine partielle oder komplette Sternotomie
  - Hybrid-Verfahren (Kombination von MIDCAB und PCI, z.B. bei fehlendem Bypassmaterial)

Ergebnisse:
- Klinikletalität bei stabiler Angina pectoris, normaler linksventrikulärer Funktion und elektiver Operation: Ca. 1 - 3 % (bei instabiler Angina pectoris u./o. Herzinsuffizienz 3 - 6 %). Perioperativ treten bei ca. 5 % der Patienten (meist kleine) Herzinfarkte auf.
- 80 % der Patienten sind postoperativ beschwerdefrei
- Innerhalb der ersten 5 Jahre ist die Sterberate bei Dreigefäßerkrankung und linker Hauptstammstenose 30 % niedriger als bei konservativer Behandlung. Auch der Vergleich von CABG und PCI zeigt bei Patienten mit 3-GE und/oder Hauptstammstenose in den ersten 3 Jahren etwas bessere Ergebnisse bei der Kardiochirurgie (SYNTAX-Studie).
  Jährliche Sterberate 1 - 2 % → 10-Jahresüberlebensrate ca. 80 % (bei Patienten mit eingeschränkter linksventrikulärer Funktion sind die Ergebnisse ungünstiger).
- Offenheitsrate:
  Venenbypass: Bis 50 % nach 10 Jahren
  IMA-Bypass: 90 - 95 % nach 10 Jahren! Nach IMA-Bypass sterben innerhalb von 15 Jahren 27 % weniger Patienten als nach Venenbypass!
  A. radialis-Bypass: 80 - 85 % nach 10 Jahren
  A. gastroepiploica: 65 % nach 10 Jahren

Nachbehandlung nach Bypass-Op.:
Als Dauertherapie werden Thrombozytenaggregationshemmer eingesetzt (ASS 100 mg/d). Bei Unverträglichkeit von ASS Wechsel auf Thienopyridine

C) Herztransplantation:
Ind: KHK mit terminaler Herzinsuffizienz

Anm.: Autologe Stammzelltransplantation: Nutzen nicht sicher belegt.

Prg: Folgende Faktoren bestimmen den Verlauf der KHK:
1. Lokalisation der Stenosen und Zahl der betroffenen Koronararterien:
   Jährliche Letalitätsraten (ohne Revaskularisation):
   1-Gefäßerkrankung: 3 - 4 %
   2-Gefäßerkrankung: 6 - 8 %
   3-Gefäßerkrankung: 10 - 13 %
   Hauptstammstenose der LCA: > 30 %
2. Ausmaß der Myokardischämie: Mit dem Nachweis einer Ischämie, der Häufigkeit und Schwere der Angina pectoris-Anfälle steigt das Infarktrisiko.
3. Funktionszustand des linken Ventrikels: Mit zunehmender Linksherzinsuffizienz und Auftreten höhergradiger ventrikulärer Rhythmusstörungen verschlechtert sich die Prognose (siehe Herzinsuffizienz). Eine Ruhe-EF < 35 % geht mit einer jährlichen Mortalitätsrate von > 3 % einher.
4. Progression der koronaren Herzkrankheit, abhängig vom Ausmaß der Gefäßrisikofaktoren: siehe Risikostratifizierung (s.o.)!

Anm.: Nach den Ergebnissen der Courage-Studie verbessert PCI-Therapie bei stabiler KHK, die optimal medikamentös behandelt wird, nicht signifikant die Prognose (Beobachtungszeitraum 4,6 J.).

AKUTES KORONARSYNDROM (ACS)

Internet-Infos: *www.dgk.org/leitlinien*

Def:
1. Nicht-ST-Streckenhebungsinfarkt (NSTEMI): Anstieg von Troponin, aber keine persistierende ST-Hebung (evtl. ST/T-Alterationen)
2. ST-Streckenhebungsinfarkt (STEMI): Anstieg von Troponin plus persistierende ST-Hebung (> 20 Min.)
3. Instabile Angina pectoris ohne Troponin-Anstieg

Das führende Symptom ist der Brustschmerz unter Berücksichtigung von Schmerzcharakter, Alter, Begleiterkrankungen und kardiovaskulären Risikofaktoren. Die Klassifikation der Patienten basiert auf den aktuellen Ekg-Veränderungen (ST-Verlauf) und den Troponinwerten.

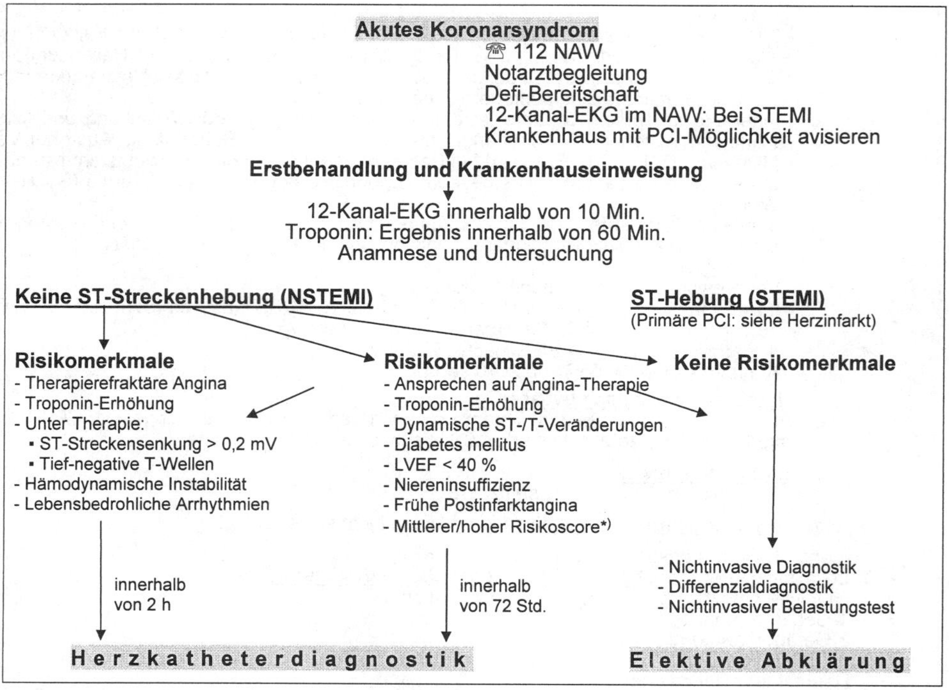

*) GRACE-Risk-Score: Mithilfe von mehreren Risikoparametern wie Alter, Herzfrequenz, ST-Veränderungen u.a. kann man bei ACS einen Punktwert ermitteln. Liegt das Ergebnis unter 108 Punkten, ist das Risiko der Patienten, im Krankenhaus zu sterben < 1 %. Ein mittleres Risiko (1 - 3 %) haben Patienten mit 109 bis 140 Punkten. > 140 Punkte sind mit einer Sterberate im Krankenhaus von > 3 % assoziiert. Kranke mit hohem Sterberisiko benötigen dringend eine invasive Rekanalisation (PCI).
(GRACE-Risk Score Calculator → siehe *Internet*)

Th.: ▪ **Erstbehandlung:**

- Sauerstoffgabe über Nasensonde (4 - 8 l/min) bei Sauerstoffsättigung < 94 % (Pulsoxymetrie-Kontrolle); Oberkörperhochlagerung
- Nitroglycerin 1 Kapsel (= 0,8 mg) sublingual oder 2 Sprühstöße (= 0,8 mg), in der Klinik über Perfusor (1 - 5 mg/h i.v.).
  KI: RR < 90 mmHg, Einnahme von PDE-5-Inhibitoren u.a.
- Bei starken Schmerzen Morphin 3 - 5 mg i.v., wiederholen bis zur Schmerzfreiheit 2 mg alle 5 - 10 Min.
- Bei Übelkeit / Erbrechen Antiemetika (z.B. Metoclopramid)
- Bei vagaler Reaktion Atropin 0,5 mg i.v.
- Thrombozytenaggregationshemmer: Alle Patienten mit ACS erhalten ASS, bei STEMI und NSTEMI duale Plättchenhemmung und Heparin (siehe Kap. Herzinfarkt)

▪ **Weitere Behandlung in Abhängigkeit von Diagnosesicherung und Risikovalidierung**

1. STEMI: Siehe Kap. Herzinfarkt
   Eine Revaskularisierungstherapie sollte unverzüglich erfolgen.
2. NSTEMI: Siehe Kapitel Herzinfarkt
   Die Dringlichkeit für eine Herzkatheteruntersuchung ergibt sich aus dem individuellen Risiko des Patienten (siehe Abbildung).
3. Instabile AP ohne Anstieg von Troponin (bei Aufnahme und 6 - 12 Stunden später): Stabilisierung des Patienten und Durchführung eines Ischämietestes (Belastungs-Ekg, Myokardszintigrafie oder Stressechokardiografie) - bei positivem Resultat: Indikation zur Herzkatheteruntersuchung mit der Möglichkeit zur Revaskularisationstherapie

HERZINFARKT [I21.9]

Syn: Myokardinfarkt (MI)

Def: Ischämische Myokardnekrose, meist auf dem Boden einer koronaren Herzkrankheit (KHK) mit hochgradiger Stenose bzw. Verschluss einer Koronararterie. Nach WHO-Definition liegt ein MI vor, wenn bei instabiler Angina pectoris Marker einer Myokardschädigung nachweisbar sind (Troponin T- oder I-Anstieg), wenn zusätzliche ischämische Symptome bestehen (Ausnahme: stumme Infarkte), Ekg-Veränderungen auftreten oder ein entsprechender angiografischer Befund erhoben wird.

Nach den initialen Ekg-Veränderungen unterscheidet man MI mit und ohne ST-Streckenhebung:

- NSTEMI = non ST-segment elevation myocardial infarction = Nicht-ST-Streckenhebungsinfarkt mit Anstieg von Troponin, aber ohne persistierende ST-Hebung
- STEMI = ST-segment elevation myocardial infarction = ST-Streckenhebungsinfarkt mit Anstieg von Troponin und persistierender ST-Hebung (> 20 Min.)

Klinische Klassifikation verschiedener Infarkttypen: (*www.escardio.org*)

Typ 1:	Spontaner Myokardinfarkt aufgrund einer Ischämie, die auf ein primär koronares Ereignis wie Plaqueruptur, Einreißungen oder Dissektion zurückzuführen ist.
Typ 2:	Ischämiebedingter Myokardinfarkt, z.B. bei Koronarspasmen, Koronarembolien, Arrhythmien, Anämie, Hypertonie oder Hypotonie
Typ 3:	Plötzlicher Herztod evtl. mit vorausgegangenen Symptomen, die auf eine Myokardischämie hinweisen (autoptischer Nachweis)
Typ 4a:	Myokardinfarkt im Zusammenhang mit perkutaner kardialer Intervention
Typ 4b:	Myokardinfarkt durch Stentthrombose, dokumentiert durch Angiografie oder Autopsie
Typ 5:	Myokardinfarkt im Rahmen einer koronaren Bypassoperation (CABG)

Ep.: Inzidenz (Infarkte/100.000/J) zeigt große geographische Unterschiede: < 100: Japan; 100 - 200: Mittelmeerländer, Schweiz, Frankreich; um 300: Deutschland, Nordamerika, Österreich, Niederlande, Polen; 300 - 400: Dänemark, Skandinavien; 400 - 500: Irland, England, Ungarn; > 500: Nord-Irland, Schottland, Finnland. Die Prävalenz beträgt in Deutschland für Männer ca. 30 %, für Frauen 15 % (m : w = 2 : 1).

Ät.: Arteriosklerose mit Risikofaktoren (siehe Kap. KHK); selten Koronarembolie

Pg.: Arteriosklerose → stabiler → instabiler = vulnerabler Plaque → Plaque-Ruptur → thrombotischer Verschluss → Herzinfarkt

Auslösende Faktoren:
- Plötzliche Kraftanstrengung, Stress-Situationen mit stärkeren Blutdruckschwankungen
- Bei instabiler Angina pectoris besteht ein akutes Infarktrisiko (20 %)!
- In den Morgenstunden (6 - 12 Uhr) ereignen sich 40 % aller Infarkte. Zirkadiane Rhythmik der Infarkthäufung durch Zunahme der Gerinnungsaktivität in dieser Zeit.

KL.: Eine typische Infarktsymptomatik zeigte sich in der MONICA-Studie nur in ca. 40 % der Infarktpatienten:

- ▶ Intensive, anhaltende Angina pectoris-Schmerzen (Präkordialschmerzen), die durch Ruhe oder Nitroglyzerin kaum beeinflussbar sind. Schmerzausstrahlung: Siehe Klinik der Angina pectoris. Evtl. nur retrosternales Druckgefühl.

  Aber: Bis zu 20 % der Herzinfarkte gehen ohne Schmerzen einher ("stumme" Infarkte), insbesondere bei Diabetes mellitus (infolge autonomer diabetischer Neuropathie) und bei älteren Patienten. 40 % aller Infarktpatienten haben keine Angina pectoris-Anamnese (Infarkt = Erstmanifestation der KHK!).

  Diagnostische Schwierigkeiten ergeben sich bei atypischer Schmerzsymptomatik, bes. bei Diabetikern, Frauen und älteren Patienten: Evtl. keine thorakalen Schmerzen, sondern nur Oberbauchschmerzen, insbes. bei Hinterwandinfarkten (Fehldiagnose: Oberbaucherkrankungen).
- ▶ Schwächegefühl, Angst und vegetative Begleitsymptomatik (Schwitzen, Übelkeit, Erbrechen u.a.), evtl. subfebrile Temperaturen
- ▶ Herzrhythmusstörungen (95 % d.F.): Ventrikuläre Rhythmusstörungen (ventrikuläre Tachykardien, Kammerflimmern), AV-Blockierungen
- ▶ Oft Blutdruckabfall, evtl. mit zerebralen Funktionsstörungen
- ▶ Symptome einer Linksherzinsuffizienz (1/3 der Patienten): Luftnot u.a. - siehe Kapitel Herzinsuffizienz
- ▶ Rechtsventrikulärer Infarkt: Fehlende Lungenstauung, aber Halsvenenstauung; oft Bradykardie

Ausk.: Bei kardialen Komplikationen kann es zu auffälligen Geräuschbefunden kommen, z.B.

- Perikardreiben bei Pericarditis epistenocardica
- Systolikum bei nekrotisch bedingter Ventrikelseptumperforation, bei Mitralinsuffizienz infolge Papillarmuskeldysfunktion oder Dilatation des Herzens mit relativer AV-Klappeninsuffizienz → täglich auskultieren!
- Feuchte Rasselgeräusche bei Lungenstauung/Lungenödem (Killip s.o.)

Lab:

- Unspezifische begleitende Parameter: Leukozyten, BZ, BSG ↑, CRP ↑
- Troponin I und T (hsTn = hochsensitives Troponin) sind herzmuskelspezifisch und die entscheidenden Biomarker zum Nachweis eines Herzinfarktes, haben eine hohe Sensitivität von 80 % nach 6 h und 100 % im Zeitfenster von 10 h - 5 Tagen nach Herzinfarkt. Anstiegsbeginn 3 h nach Infarktbeginn, Maximum nach ca. 20 h, Normalisierung nach 1 - 2 Wochen. Troponin T 4 Tage nach Herzinfarkt korreliert mit der Infarktgröße.

  Andere Ursachen einer Troponinerhöhung: Lungenembolie, Myokarditis, kardiale Dekompensation, Herz-Op., PTCA, hypertensive Krise, Tako-Tsubo-Kardiomyopathie, tachykarde Rhythmusstörungen u.a.
- Enzymdiagnostik kann die Infarktdiagnose unterstützen, der positive Troponintest definiert jedoch den Herzinfarkt:
  - Creatinkinase (Gesamt-CK): Leitenzym für die Diagnose von Schädigungen der Herz- und Skelettmuskulatur. Höhe des CK-Anstieges und Infarktgröße korrelieren miteinander.
    Die Gesamt-CK ist die Summe der 4 Isoenzyme:
    - CK-MM (Skelettmuskeltyp) - CK-MB (Myokardtyp)
    - CK-BB (Hirntyp) - CK-MiMi (Mitochondrientyp)

    Ursachen für eine Erhöhung der Gesamt-CK, z.B.
    - Herzinfarkt und Myokarditis
    - I.m.-Injektionen, Operationen, Traumen, körperliche Anstrengung, epileptische Anfälle, arterielle Embolien/Verschlüsse, Reanimation, Entbindung
    - Muskelerkrankungen (Muskeldystrophie, Polymyositis, Rhabdomyolyse, Muskelverletzung)
    - Intoxikationen, Alkoholismus und Delirium tremens
    - Nekrotisierende Pankreatitis, akute Leberzellnekrose, Malignome
    - Endokrine Myopathien: Hypothyreose, Hypoparathyreoidismus, M. Addison
    - Trichinose, Coxsackie B-Virusinfektion
    - Medikamente: CSE-Hemmer u.a. lipidsenkende Medikamente, trizyklische Antidepressiva u.a. Psychopharmaka; Vincristin, Ciclosporin u.a.
    - Alkoholabusus, Heroinkonsum

    CK-MB-Anteile zwischen 6 - 20 % der Gesamt-CK - gemessen innerhalb eines Zeitraums von 6 - 36 h nach einem infarktverdächtigen Ereignis - sprechen für eine Enzymfreisetzung aus Herzmuskulatur (DD: Infarkt, Myokarditis, Herzoperation, Herzkontusion).
    CK-MB-Anteil < 6 % der Gesamt-CK spricht für Enzymfreisetzung aus Skelettmuskulatur.
    CK-MB-Anteil > 20 % der Gesamt-CK findet sich bei Störungen durch die Isoenzyme CK-BB oder Vorliegen einer Makro-CK.

    CK-MB-Erhöhungen können selten vorgetäuscht werden durch Aktivitätsanstiege von:
    - CK-BB (z.B. bei Tumoren, neurologischen Erkrankungen)
    - Makro-CK: 2 Varianten:
      - Makro-CK-1 = Immunkomplex aus CK-BB und IgG: Vorkommen bei 1 % der älteren Menschen (insbes. Frauen); kein Krankheitswert
      - Makro-CK-2 = Assoziation mehrerer CK-MiMi-Moleküle; Vorkommen z.B. bei malignen Tumoren, nekrotisierenden Lebererkrankungen

    CK-MB-Masse (CK-MB-Proteinkonzentration)
    Wird mittels Enzymimmunoassay-Technik (ELISA) bestimmt und ist sensitiver als die CK-MB-Aktivitätsbestimmung. Die Spezifität der CK-MB-Massenbestimmung ist durch den Wegfall der analytischen Interferenzen mit CK-MM, CK-BB, Makro-CK Typ 1 und Typ 2 deutlich verbessert. Darüber hinaus zeigt ein relativer Anstieg der CK-MB-Proteinkonzentration von > 4fach 90 min. nach Thrombolysetherapie eine erfolgreiche Reperfusion an.

    Diagnostische Sensitivität (%) der Parameter in der Frühphase des akuten Myokardinfarktes:

Parameter	Stunden nach Schmerzbeginn		
	0 - 2	3 - 4	5 - 6
Troponin I oder T	25	60	80
CK-MB-Masse	30	70	90
CK-MB-Aktivität	10	25	55

- AST = GOT:
  Da Leber, Herz und Skelettmuskel rel. hohe GOT (AST) -Aktivitäten besitzen, ist sie ein unspezifischer Parameter. Anstieg ca. 4 h nach Infarktbeginn, Normalisierung nach 3 - 6 Tagen.
- LDH:
  Als zytoplasmatisches Enzym aller Gewebe unspezifischer Parameter, wichtig aber für die Spätdiagnose eines Herzinfarktes, da sich die LDH erst nach 1 - 2 Wochen normalisiert.

EKG

Der Ekg-Befund kann innerhalb der ersten 24 h negativ sein, daher schließen erst zwei Ekg-Registrierungen im Abstand von 24 h einen Infarkt aus, sofern Troponin I/T und CK-MB normal bleiben. Falls vorhanden ältere Ekgs zum Vergleich heranziehen.

Aussagemöglichkeiten des Ekg:
1. Infarktausmaß und -lokalisation (Größe des R-Verlustes, vorwiegend betroffene Ableitungen)
2. Alter des Infarktes (siehe unten)

Bei einem transmuralen Infarkt kommt es durch Ausfall der zur Infarktregion gehörenden Potenziale zu einer Auslenkung der Vektorschleife entgegengesetzt zur Infarktregion.

Ekg-Zeichen, die durch einen Abgriff direkt über dem Infarktareal entstehen, werden als direkte Infarktzeichen bezeichnet, spiegelverkehrte Veränderungen in den gegenüberliegenden Ableitung als indirekte Infarktzeichen.

▶ **ST-Streckenhebungsinfarkt (STEMI) mit direkten Infarktzeichen im Ekg → 3 Stadien:**

- St. 1: Frischer Infarkt (akutes Stadium):
  Die früheste Ekg-Veränderung in Form einer kurzfristigen T-Überhöhung (sog. "Erstickungs-T" = „T-en-dôme") entgeht gewöhnlich dem Nachweis. An der Grenze zwischen gesundem und geschädigtem Myokard kommt es zur Ausbildung eines Verletzungspotentials mit ST-Überhöhung über 20 Min. (monophasische Deformierung des Kammerkomplexes). Die ST-Strecke geht unmittelbar vom absteigenden R ab und verschmilzt mit der T-Zacke zu einer Plateau- oder Kuppelform.

  Ekg-Kriterien:
  - ST-Streckenhebung: ≥ 0,1 mV in mindestens zwei zusammenhängenden Extremitätenableitungen oder ≥ 0,2 mV in mindestens zwei zusammenhängenden Brustwandableitungen
  - Neu aufgetretener Linksschenkelblock
- St. 2: Zwischenstadium:
  Abnahme der ST-Überhöhung, R-Reduktion bzw. R-Verlust , Ausbildung eines QS-Komplexes oder einer breiten, tiefen Q-Zacke = pathologisches Q oder Pardee-Q (Breite ≥ 0,04 sek; Tiefe > ¼ R) sowie Ausbildung einer terminal negativen T-Zacke = gleichschenklige, spitznegative T-Inversion

  DD ST-Elevation: 1) Herzwandaneurysma, 2) Perikarditis, 3) Prinzmetal-Angina

  DD tiefes Q: 1) hypertrophische Kardiomyopathie, 2) Lungenembolie (S_I/Q_{III}-Typ), 3) WPW-Syndrom (sternal-positiver Typ)

  DD terminal negatives T:
  1. Transmuraler Infarkt, St. 2 oder 3
  2. Nicht-ST-Hebungsinfarkt (NSTEMI)
  3. Perikarditis (Folgestadium)
  4. Myokarditis
  5. HOCM
- St. 3: Alter Infarkt (chronisches Stadium):
  Fortbestehen des terminal negativen T oder T-Normalisierung. Während sich eine kleine R-Zacke wieder aufbauen kann, bleibt das tiefe Q meist lebenslang bestehen.

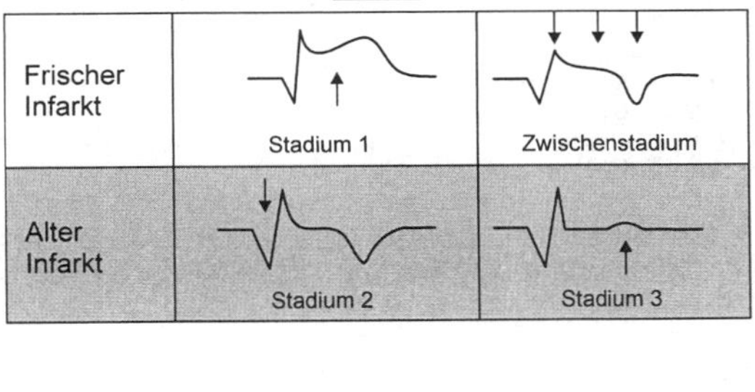

Direkte Infarktzeichen

Beachte: Bei Linksschenkelblock (vorbestehend oder als Infarktkomplikation) können die Infarktzeichen überdeckt sein, sodass hierbei das Ekg keine sichere Infarktdiagnose erlaubt.

▶ **Nicht-ST-Streckenhebungsinfarkt (NSTEMI):**
Relevante ST-Streckensenkungen ≥ 1,0 mm (0,1 mV) evtl. in Kombination mit passageren ST-Hebungen und/oder symmetrischer T-Negativierung

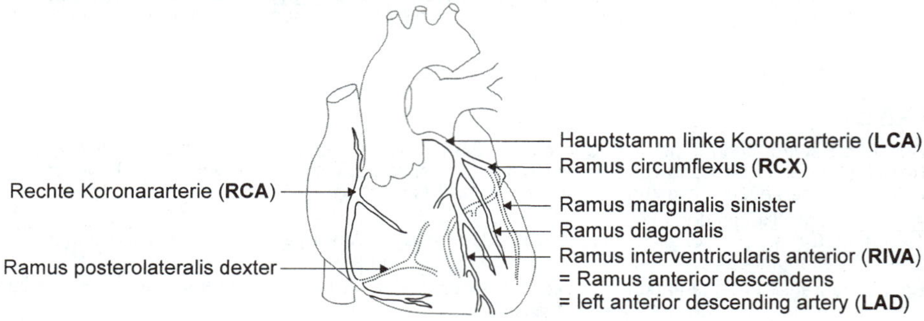

Infarkte betreffen in den meisten Fällen die Muskulatur der linken Kammer. Die Lokalisation entspricht dem Versorgungsgebiet der verschlossenen Koronararterien (siehe Abbildung). Je nach Infarktlokalisation treten die typischen Ekg-Veränderungen in bestimmten Ableitungen in Erscheinung. Die Variabilität der koronaren Arterien sowie die Unkenntnis darüber, welcher koronare Versorgungstyp vorliegt, machen es fast unmöglich, aus den infarkttypischen EKG-Ableitungen exakt den Verschluss des Koronargefäßes zu ermitteln. Dies ist nur angiografisch möglich. Als Anhalt zur Infarktlokalisation kann jedoch folgende Zuordnung gelten:

Koronararterie	Infarktlokalisation	Direkte Infarktzeichen	Indirekte Zeichen
RIVA proximal	Großer Vorderwandinfarkt	V_1-V_6, aVL, I	(II), III, aVF
RIVA nach Abgang der Diagonaläste	Anteroseptaler Infarkt	V_1-V_4, aVL, I	(II), III, aVF
Diagonalast	Lateralinfarkt	aVL, I, V_5-V_7	
Posterolateralast	Posterolateralinfarkt	II, III, aVF, $V_{5\text{-}6}$	I, aVL, $V_{1\text{-}3}$
RCX	Striktposteriorer Hinterwandinfarkt	V_7-V_9, aVF, III	$V_{1\text{-}2}$
RCA	Inferiorer Hinterwandinfarkt Rechtsventrikulärer Infarkt	II, III, aVF V_{3r}-V_{6r}, V_1	$V_{1\text{-}3}$

Isolierte rechtsventrikuläre Infarkte sind selten. Im Rahmen inferiorer Hinterwandinfarkte kann es zu einer Infarktausdehnung auf den rechten Ventrikel kommen → Ekg bei Verdacht auch rechtsthorakal schreiben (V_{3r} - V_{6r}).

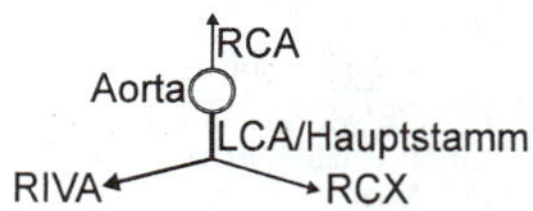

Bildgebende Verfahren

1. (Farbdoppler-)Echokardiografie:
   - Morphologische Herzdiagnostik (Herzvergrößerung, Klappenstatus, Nachweis von Thromben (am empfindlichsten mittels TEE) und Komplikationen: Perikarderguss, Papillarmuskeldysfunktion oder -abriss mit akuter Mitralinsuffizienz, Ventrikelseptumruptur)
   - Funktionsdiagnostik: Beurteilung der Ventrikelwandbewegung, der Pumpleistung, der Vorhof- und Ventrikelfüllung, der Klappenfunktion.
     - Regionale Wandbewegungsstörungen (rWbSt):
       · Hypokinesie (verminderte Wandbewegung)
       · Akinesie (fehlende Wandbewegung)
       · Dyskinesie (systolische Auswärtsbewegung)
       · Aneurysma (Ausbuchtung der verdünnten Herzwand)
     - Verminderte/fehlende Dickenzunahme der Infarktzone

Merke: Beim frischen HI treten rWbSt zeitlich sehr früh auf (noch vor Enzym- und Ekg-Veränderungen). Fehlende rWbSt sprechen mit 95 %igem Vorhersagewert gegen einen Herzinfarkt. Das Infarktalter ist aus dem Echo nicht bestimmbar.

2. Linksherzkatheteruntersuchung (Goldstandard):
- Koronarangiografie: Identifikation von Stenosen oder Verschlüssen der Koronararterien als Voraussetzung für PTCA/Bypass-Operation
- Lävokardiogramm: Identifikation hypo-/a-/dyskinetischer Ventrikelwandareale (Infarktgröße)
- Druckmessung (Aortendruck, LV-Druck) und Bestimmung von Herzzeitvolumen und Ejektionsfraktion

3. MRT: Morphologische Veränderungen, Vitalitätsdiagnostik, Perfusionsanalyse

Komplikationen nach Herzinfarkt:

▶ Frühkomplikationen (< 48 h): **Gefährlichster Zeitraum: Die ersten 48 Stunden! 40 % der Patienten überleben nicht den ersten Postinfarkttag!**

1. Herzrhythmusstörungen (95 - 100 %) z.B.
   - Ventrikuläre Extrasystolie (95 - 100 %): Häufige polymorphe VES, R-auf-T-Phänomen und Couplets gelten als Warnarrhythmien mit erhöhtem Risiko für Kammerflimmern. Kammerflimmern tritt aber auch ohne Warnarrhythmien auf!
   - Ventrikuläre Tachykardien und Kammerflimmern:
     Kammerflimmern tritt am häufigsten innerhalb der ersten 4 h nach Infarkt auf, in 80 % aller Fälle in den ersten 24 h. 80 % der Pat., die beim Infarkt plötzlich versterben, erliegen einem Kammerflimmern.
   - Vorhofflimmern mit absoluter Tachyarrhythmie (prognostisch ungünstig)
   - Bradykarde Herzrhythmusstörungen: Sinusbradykardie, AV-Blockierung (bes. beim inferioren Infarkt)

2.1 **Linksherzinsuffizienz** [I.50.19] **und kardiogener Schock** [R57.0]:

Urs: 1. Myokardialer Funktionsausfall: Wenn der Infarkt 20 % des linken Ventrikels betrifft, sind regelmäßig Zeichen der Linksherzinsuffizienz nachweisbar; sind mehr als 40 % des linken Ventrikels infarziert, resultiert meist ein kardiogener Schock mit einer Letalität von über 90 %.
2. Herzrhythmusstörungen
3. Therapie mit negativ inotropen Substanzen, z.B. Antiarrhythmika, Betablocker u.a.
4. Volumenmangel (ZVD!)
5. Seltene Ursachen eines kardiogenen Schocks bei Myokardnekrose:
   - Ventrikelseptumperforation mit akutem Links-Rechts-Shunt und Lungenüberflutung (neu aufgetretenes Systolikum, Farbdoppler)
   - Papillarmuskelabriss mit akuter Mitralinsuffizienz (neu aufgetretenes Systolikum)
   - Ventrikelwandruptur mit Herzbeuteltamponade (häufig gedeckte Perforation)
   - Perikarderguss (Antikoagulantien relativ kontraindiziert!)

Diagnose der Linksherzinsuffizienz:
- Klinik: Feuchte Rasselgeräusche über den basalen Lungenabschnitten, 3. Herzton, Dyspnoe
- Rö. Thorax: Zeichen der Lungenstauung
- (Farbdoppler-)Echokardiografie: Nachweis von hypo-/akinetischen Infarktarealen, Ventrikelseptumperforation, Papillarmuskeldysfunktion oder -abriss, Perikarderguss, Abschätzung der Ejektionsfraktion u.a.

Definition des kardiogenen Schocks:
- Arterielle Hypotonie mit RR systolisch < 90 mmHg
- Herzindex < 2,2 l/min/m² (normal: > 2,5 l/min/m²)
- PCW-Druck > 15 mmHg

Pulmonary capillary wedge Pressure r. Verschlussdruck

Anm.: Normaler PCW-Druck (PCWP) 8 - 12 mmHg

Merke: Kammerflimmern ist die häufigste, Pumpversagen ist die zweithäufigste Todesursache nach Infarkt!

2.2 Rechtsherzinsuffizienz bei rechtsventrikulärem Infarkt
KL: Hypotonie, erhöhter zentralvenöser Druck, keine Lungenstauung

▶ Spätkomplikationen (> 48 h):
- Herzwandaneurysma [I25.3]: Bis 20 % aller Infarktpatienten
  Di.: Echo: Systolische + diastolische Auswölbung der verdünnten linksventrikulären Wand mit systolischer paradoxer Wandbewegung nach außen; meist im Bereich der Vorderwandspitze, seltener der basalen Hinterwand; Thrombenbildung in ca. 50 %.
  Ekg: Evtl. persistierende ST-Überhöhung
  Komplikationen eines Aneurysmas: Embolie, Linksherzinsuffizienz, Rhythmusstörungen, Ruptur mit Herzbeuteltamponade
- Arterielle Embolien; Risiko für eine Thromboembolie bei Nachweis eines muralen LV-Thrombus 5 %
- Frühperikarditis bei Herzinfarkt (Pericarditis epistenocardica) einige Tage nach Infarkt

- Postmyokardinfarktsyndrom = "Dressler-Syndrom" [I24.1]: 1 - 6 Wochen nach Infarkt in ca. 3 % auftretende Spätperikarditis/Pleuritis - Th.: NSAR, evtl. Kortikosteroide
- Arrhythmien
- Herzinsuffizienz
- Persistierende oder rezidivierende Angina pectoris und Infarktrezidiv

DD:
- Instabile Angina pectoris ohne Troponin-Anstieg
- Besonders bei Hinterwandinfarkt kann sich der Infarktschmerz infradiaphragmal projizieren → DD des akuten Abdomens (Gallenkolik, akute Leberschwellung, Ulkusperforation, akute Pankreatitis u.a.)
- Lungenembolie mit Pleuraschmerz (D-Dimer-Erhöhung) (evtl. ebenfalls infradiaphragmale Projektion), Kollaps und infarktähnlichen Ekg-Bildern.
  Di.: Typische Enzymkonstellation beim Herzinfarkt.
- Aneurysma dissecans bzw. Aortendissektion: Starke, evtl. wandernde Thoraxschmerzen; bei proximaler Typ Stanford A-Dissektion möglicherweise abgeschwächte oder fehlende Pulse und Blutdruckdifferenz zwischen beiden Armen, bei Aortenklappeninsuffizienz diastolisches Geräusch.
  Di.: MRT oder CT-Thorax, Rö. Thorax (doppelte Aortenkontur), transösophageale Farbduplexechokardiografie! (Einzelheiten: Siehe Kap. Hypertonie)
- Tako-Tsubo-Kardiomyopathie (siehe dort)
- Weitere DD: Siehe Kap. KHK!

Di.:
1. Anamnese / Klinik
2. Ekg
3. Troponin
4. Bildgebende Verfahren (Echo u.a.)

Th.:
1. Allgemeinmaßnahmen
2. Reperfusionstherapie
3. Prophylaxe einer koronaren Rethrombose
4. Therapie von Komplikationen
5. Rehabilitation
6. Langzeitstrategie zur Prävention eines Reinfarktes und zur Prognoseverbesserung

Zu 1. Allgemeinmaßnahmen

1.1 In der Prähospitalphase:
- **Notarzt rufen (Deutschland Tel. 112)**
- Bereits im Notarztwagen unter Berücksichtigung der Klinik (Schmerzbeginn) und des 12-Kanal-Ekg (STEMI ?) die Zuweisung in Zentren mit PCI-Möglichkeit planen.
- Bei Linksherzinsuffizienz Lagerung mit erhöhtem Oberkörper (30°)
- Venenzugang, keine i.m.-Injektionen, Monitorüberwachung + Defibrillationsbereitschaft
- O_2-Zufuhr per Nasensonde (4 - 8 ℓ O_2/Min, Pulsoxymetrie-Kontrolle) bei Sauerstoffsättigung < 94 %
- Gabe von Nitraten: z.B. Nitroglycerin (1 Kapsel = 0,8 mg) sublingual oder 2 Sprühstöße (= 0,8 mg) unter Blutdruckkontrolle, evtl. Nitroinfusion per Dosierpumpe
  KI: RR < 90 mmHg, Einnahme von PDE-5-Inhibitoren u.a.

Merke: Keine Nitrogabe, falls der Patient PDE-5-Hemmer (z.B. Sildenafil) in den letzten 24 h eingenommen hat!

- Sedierung und Analgesie nach Bedarf - bei starken Schmerzen Morphin: 4 - 8 mg langsam i.v., danach 2 mg alle 5 - 15 Min. bis zur Schmerzfreiheit. NW: Atemdepression, Hypotonie, Übelkeit
- Antithrombin- und antithrombozytäre Therapie (Initialdosen):
  - Heparin: UFH (70 IE/kg KG, max. 5.000 IE i.v.) oder NMH (z.B. Enoxaparin: 1 mg/kg s.c.) oder Fondaparinux (2,5 mg s.c.) - in der Klinik möglichst mit dem gleichen Präparat weiter behandeln)
  - Duale Plättchenhemmung: (ID = Initialdosis; ED = Erhaltungsdosis)
    - Acetylsalicylsäure (ASS): ID 150 - 300 mg p.o.- ED 75 - 100 mg/d
      plus P2Y12-Inhibitoren:
    - Ticagrelor: ID 180 mg, ED 2 x 90 mg/d oder
    - Prasugrel: ID 60 mg, ED 10 mg/d oder
    - Clopidogrel: ID 600 mg, ED 75 mg/d

    Anm.: Die ESC-Leitlinie empfiehlt bevorzugt Ticagrelor, weil es in der PLATO-Studie die kardiovaskuläre Mortalität besser gesenkt hat als Clopidogrel.
- Betablocker: Bei Fehlen von KI vorsichtige Gabe von Betablockern, die das Risiko von Kammerflimmern senken und die Gesamtletalität günstig beeinflussen.
- Erstbehandlung von Komplikationen (wie unten beschrieben)

Merke: Die sofortige Gabe von ASS (schon bei Verdacht auf Herzinfarkt) zeigte in der ISIS-2-Studie eine Letalitätssenkung von über 20 %!

1.2 In der Hospitalphase:

- **Intensivstation** in den ersten Tagen mit Kreislaufüberwachung (rhythmologisches und hämodynamisches Monitoring) und Reanimationsbereitschaft
- Bettruhe, bei Zeichen der Linksherzinsuffizienz mit erhöhtem Oberkörper
- Psychische Abschirmung, medikamentöse Sedierung, z.B. Diazepam, initial 5 mg langsam i.v.
- O_2-Gabe per Nasensonde (4 - 8 ℓ/min) bei Sauerstoffsättigung < 94 % (Pulsoxymetrie-Kontrolle)
- Behandlung der Infarktschmerzen:
  - Nitrate entlasten das Herz und haben auch auf Infarktschmerzen einen günstigen Einfluss.
    NW: Kopfschmerzen, Blutdruckabfall, reflektorische Tachykardie
    KI: Systolischer Blutdruck < 90 mmHg
    Dos: Glyceroltrinitrat (Nitroglycerin): 1 - 2 Kapsel zu 0,8 mg sublingual, anschließend 1 - 5 mg/h i.v. unter RR-Monitoring
    oder: Isosorbiddinitrat (ISDN): 2 - 10 mg/h i.v. unter RR-Monitoring
  - Bei starken Schmerzen Morphin: 4 - 8 mg langsam i.v., danach 2 mg alle 5 - 15 Min.
    NW: Atemdepression, Hypotonie, Übelkeit
- Antithrombin und antithrombozytäre Therapie: s.o.
- Betablocker: Bei Fehlen von Kontraindikationen (Herzinsuffizienzzeichen - Gefahr des kardiogenen Schocks -, Alter > 70 J., systolischer Blutdruck < 120 mmHg, Herzfrequenz < 60/min u.a.), unabhängig von begleitender Fibrinolyse oder PCI. Bei KI innerhalb der ersten 24 h Reevaluation einer möglichen späteren Betablockertherapie.
- ACE-Hemmer: Beginn innerhalb von 24 h bei Vorderwandinfarkt, Lungenstauung, LVEF < 40 % bei Fehlen von KI. Bei ACE-Hemmer-Unverträglichkeit: AT_1-Blocker
- CSE-Hemmer: Frühe Gabe unter Berücksichtigung von KI + NW
  Zielbereich: LDL-Cholesterin < 70 mg/dl (1,8 mmol/l)

Cave i.m.-Injektionen wegen unspezifischer CK-Erhöhung und Fibrinolyse/Antikoagulanzientherapie. Keine Gabe von NSAR bei Therapie mit Thrombozytenaggregationshemmern.

Zu 2. Reperfusionstherapie: Diese sollte so schnell wie möglich erfolgen ("time is muscle")!

2.1 Primäre PCI: Therapie der Wahl: Innerhalb von 120 min nach Erstkontakt

2.2 Konservative Therapie mit Aktivatoren der Fibrinolyse (Fibrinolytika, Thrombolytika):
Erfolgskriterium: Durchgängigkeits-(Reperfusions-)Rate innerhalb 90 Minuten nach Lysebeginn.

Voraussetzungen:
- Keine Kontraindikationen (siehe Kap. Tiefe Venenthrombose)
- Frischer Infarkt mit ST-Hebung (STEMI) bis zu 2 h nach Schmerzbeginn ohne Möglichkeit einer Akut-PTCA (evtl. Benefit auch bis zu 12 h)
- Vor geplanter PTCA keine Fibrinolysetherapie

Substanzen (Einzelheiten: Siehe Kap. TVT):
- Streptokinase (Streptase®) wirkt indirekt fibrinolytisch (alle übrigen Fibrinolytika wirken direkt); wegen Antigenität Vorinjektion mit Kortikosteroiden.
- Alteplase (Actilyse®)
- Reteplase (Rapilysin®)
- Tenecteplase (Metalyse®)

	Dosierung	**Heparin- Begleittherapie**
Streptokinase (SK)	1,5 Mio U über 30 - 60 Min.	Keine Initialgabe Heparin 24 bis 48 h
Alteplase (rtPA)	15 mg i.v.-Bolus 0,75 mg/kg über 30 Min., dann 0,5 mg/kg über 60 Min. i.v. Gesamtdosis ≤ 100 mg	i.v.-Bolus: 60 U/kg, max. 4.000 U i.v.-Infusion: 12 U/kg/h über 48 h max. 1000 U/h Ziel aPTT: 50 - 75 Sek.
Reteplase (rPA)	10 U und 10 U i.v.-Bolus im Abstand von 30 Min.	i.v.-Bolus: 60 U/kg, max. 5.000 U i.v. Infusion: 12 U/kg/h über 48 h max. 1000 U/h Ziel aPTT: 50 - 75 Sek.
Tenecteplase (TNK-tPA)	i.v.-Bolus 30 mg bei KG von < 60 kg 35 mg bei KG von 60 bis < 70 kg 40 mg bei KG von 70 bis < 80 kg 45 mg bei KG von 80 bis < 90 kg	i.v.-Bolus: 60 U/kg, max. 5.000 U i.v.-Infusion: 12 U/kg/h über 48 h max. 1000 U/h Ziel aPTT: 50 - 75 Sek.

Antithrombotische Begleittherapie (Alternativen):
- Fondaparinux: 2,5 mg i.v. als Bolus, gefolgt von 2,5 mg s.c./d für 8 Tage.
  KI: Kreatinin > 3,0 mg/dl oder
- Enoxaparin: Bei Patienten unter 75 J. i.v.-Bolus von 30 mg, gefolgt von s.c. Dosis von 1 mg/kg alle 12 h bis Tag 8 oder Entlassung.
  Bei Patienten über 75 J.: Verzicht auf eine Bolus-Gabe. 0,75 mg/kg s.c. alle 12 h; Gesamthöchstdosis der ersten 2 Dosen: 75 mg.
  Bei Kreatinin-Clearance < 30 ml/min s.c. Dosis im Abstand von 24 h
- Heparin: i.v.-Bolus: 60 U/kg, max. 4.000 U, gefolgt von einer i.v.-Infusion von 12 U/kg/h über 24 - 48 h, max. 1000 U/h. Ziel aPTT: 50 - 75 Sek.

Indirekte Kriterien einer erfolgreichen Reperfusion nach Lyse:
- Verschwinden der Infarktschmerzen
- Verschwinden der ST-Streckenanhebung im Ekg

Anm.: Evtl. kann es zum Auftreten von Reperfusionsarrhythmien kommen.
Direkter Nachweis einer Rekanalisation durch Koronarangiografie.

Erfolgsrate: Eine Rekanalisation wird in 70 - 80 % d.F. beobachtet (Durchgängigkeitsrate nach 90 Minuten). Innerhalb von 35 Tagen nach Infarkteintritt kann durch frühzeitige Lyse die Letalität um ca. 50 % gesenkt werden.

Merke: Da es auch nach erfolgreicher i.v.-Lyse in 20 - 25 % zu Reokklusionen kommt, sollten alle Patienten nach Abschluss der Akutbehandlung eine Koronarangiografie erhalten zur Entscheidung über evtl. weitere Reperfusionsmaßnahmen (PTCA, Bypass-Operation).

Zu 3. Prophylaxe einer koronaren Rethrombose
- Durch eine **duale Thrombozytenaggregationshemmung** (s.o.) lässt sich die Mortalität innerhalb des ersten Jahres nach Infarkt um ca. 15 % senken; das Reinfarktrisiko sinkt um ca. 30 %.
  ASS wird lebenslang genommen.
  Ticagrelor (oder Prasugrel oder Clopidogrel) werden 12 Monate nach MI genommen (Dosis s.o.; Einzelheiten: Siehe Stichwortverzeichnis)
- Indikation für eine temporäre Antikoagulanzientherapie mit Cumarinen: Echokardiografischer Nachweis linksventrikulärer Thromben
  Bis zu 50 % der größeren Vorderwandinfarkte mit Apexbeteiligung führen zu wandständigen linksventrikulären Thromben (dagegen nur ca. 5 % der Hinterwandinfarkte). Um das Risiko für Hirnembolien zu vermindern, wird daher eine temporäre Antikoagulanzientherapie für mindestens 3 Monate empfohlen (INR-Zielbereich: 2,0 - 3,0).

Zu 4. Therapie von Komplikationen
Rhythmusstörungen und Linksherzinsuffizienz sind die häufigsten Komplikationen nach Herzinfarkt.

4.1 Rhythmusstörungen
Durch frühzeitige Gabe von Betablockern kann das Risiko von Kammerflimmern vermindert und die Gesamtletalität gesenkt werden.

▶ Ventrikuläre Tachyarrhythmien:
- Anhaltende poly- und monomorphe ventrikuläre Tachykardie: Bei stabilem Kreislauf z.B. Amiodaron 150 mg i.v.
  Bei Erfolglosigkeit oder drohendem Linksherzversagen Ekg-gesteuerte Elektrokardioversion (beginnend mit 100 J) in Kurznarkose
- Kammerflattern/-flimmern: Defibrillation (200 - 300 Joule)
- Rezidivprophylaxe tachykarder ventrikulärer Rhythmusstörungen: Kontrolle und evtl. Korrektur des Elektrolythaushaltes; Gabe von Betablockern, evtl. Amiodaron (unter Beachtung von NW + KI)

▶ Tachykarde supraventrikuläre Rhythmusstörungen:
- Gabe von Betablockern oder Isoptin (aber nicht beides) i.v. unter Monitorüberwachung bei Fehlen von Kontraindikationen
- Therapie bei Vorhofflimmern: Siehe dort
- Bei hämodynamisch bedrohlicher supraventrikulärer Tachykardie Elektrokardioversion

(Weitere Einzelheiten siehe Kapitel Rhythmusstörungen)

▶ Sinusbradykardie, AV Block-II° (Mobitz 2) oder AV-Block III°:
- Atropin 0,5 - 1,0 mg i.v. (keine Betablocker!)
- Implantation eines passageren Schrittmachers bei Bradykardie mit hämodynamischer Instabilität und/oder Synkope

  Anm.: AV-Leitungsstörungen bei Hinterwandinfarkt (Ischämie des AV-Knotens) haben eine bessere Prognose als bei Vorderwandinfarkt mit Septumbeteiligung.

Beachte: Vor jeder antiarrhythmischen Behandlung möglichst Kontrolle des Serumkaliumspiegels und ggf. Anhebung auf hochnormale Werte (ca. 5,0 mmol/l)!

4.2. Akute Linksherzinsuffizienz und kardiogener Schock:

Ziele: Symptomverbesserung, Oxygenierung normalisieren, Organperfusion und Hämodynamik sichern, kardiale und renale Schäden begrenzen.

▶ Kausale Therapie:
- Frühzeitige Myokardrevaskularisation und Beseitigung korrigierbarer Ursachen (Rhythmusstörungen, Absetzen negativ inotroper Pharmaka u.a.)
- Klappenersatz bei akuter Mitralinsuffizienz

Merke: Bei Patienten im kardiogenen Schock kann die Prognose nur durch eine rasche Reperfusionstherapie entscheidend gebessert werden (Notfall-PTCA oder Notfall-Bypass-Operation).

Bei hämodynamisch relevanter Ventrikelseptumperforation: Operation

▶ Symptomatische Therapie:
- Sitzende Lagerung + O_2-Gabe per Nasensonde
- Optimale Steuerung der Vorlast unter Kontrolle von RR, ZVD, linksventrikulärem Füllungsdruck und Herzzeitvolumen

a) Stadium NYHA II (Killip Grad 2):
- Intravenöse Diuretika-Gabe; frühzeitiger Beginn = besseres Überleben, z.B. Furosemid: Initial 20 - 40 mg i.v., Wiederholung nach 1 - 4 h oder Dauerinfusion
- ACE-Hemmer bei fehlender Hypotonie, Hypovolämie und Niereninsuffizienz
- Aldosteronantagonist bei fehlender Niereninsuffizienz und/oder Hyperkaliämie

b) Stadium NYHA III (Killip Grad 3):
- Entsprechend der Blutgasanalyse bei Bedarf nichtinvasive Beatmung mit positivem endexspiratorischen Druck (PEEP), bei unzureichender Oxygenierung evtl. Intubation
- Dobutamin
- Ev. Hämofiltration

c) Stadium NYHA IV (Killip Grad 4): Low-output-Syndrom mit Organminderperfusion:
- Dobutamin: Stimuliert $\beta 1$-Rezeptoren und wirkt dadurch positiv inotrop, wirkt kaum vasokonstriktorisch und hat auch nur eine geringe positiv chronotrope Wirkung.
  Dos: 2 - 20 µg/kg/min i.v.
  NW: Tachykardie, proarrhythmische Wirkungen, Zunahme des myokardialen O_2-Verbrauches u.a.
- Noradrenalin: Positiv inotrop und vasopressorisch; im kardialen Schock nur dann indiziert, wenn sich der Blutdruck allein durch Dobutamin und Ausgleich eines ev. Volumenmangels nicht stabilisieren lässt.
  Dos: 0,1 - 1,0 µg/kg/min i.v.
- Levosimendan: Erhöht die Kalziumsensitivität der kontraktilen Proteine und eröffnet ATP-sensitive Kalium-Kanäle (positiv-inotrope und vasodilatierende Wirkung)

- Bei Volumenmangel: Kontrollierte Volumengabe; das Herzminutenvolumen lässt sich meist bis zu einem kritischen Wert des linksventrikulären Füllungsdruckes (bzw. Pulmonalkapillardruck) von 18 mmHg steigern, danach sinkt das Herzminutenvolumen wieder ab und es droht ein Lungenödem. Bei Rechtsherzinfarkt oftmals hohe Vorlast erforderlich.
- Bei weiter bestehender Lungenstauung (nach Ausschluss einer schweren Aortenstenose oder HOCM): I.v.-Gabe von Vasodilatatoren (Nitroglycerin), bes. bei erhöhtem Blutdruck
- Mechanische Kreislaufunterstützungssysteme:
  - Veno-arterielle ECMO (siehe dort)
  - Intraaortale Ballon-Gegenpulsation (IABP): Nutzen nicht gesichert.
    KI: Bedeutsame Aorteninsuffizienz und Aneurysma der Aorta thoracalis und abdominalis)
  - Links- oder biventrikuläre Unterstützungssysteme (Assist devices)

Therapiesynopsis für PCI bei STEMI (ESC-Leitlinien / 2010):

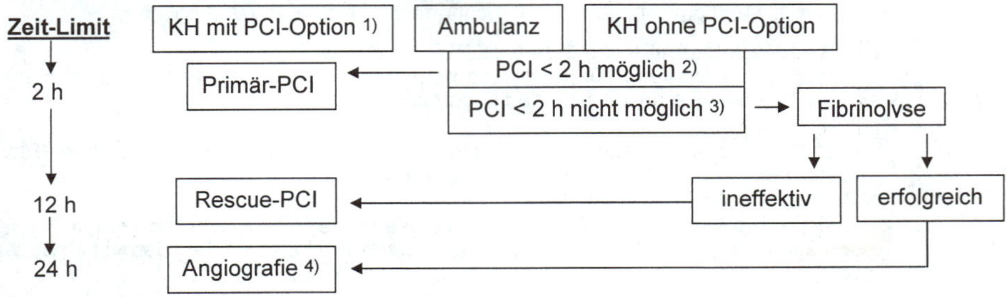

1) 24 Stunden-Bereitschaft
2) Zeit vom Erstkontakt des Patienten bis zur Ballondilatation sollte < 90 min betragen.
3) Wenn PCI nicht möglich: Schnelle Einleitung einer Fibrinolyse
4) Nicht früher als 3 h nach Fibrinolysebeginn

Memo: 20 % aller erfolgreich lysierten Infarktpatienten erleiden ohne weitergehende invasive Diagnostik/Therapie einen Reinfarkt innerhalb von 4 - 8 Wochen nach Infarkt!

5. Rehabilitation nach Herzinfarkt in 3 Phasen:

5.1. Akutkrankenhaus
- Intensivstation mit Dauerüberwachung, (Verlegung zur Koronarangiografie)
- Frühmobilisation

Bei unkompliziertem Verlauf Krankenhausaufenthalt ca. 7 Tage

5.2. Anschlussheilbehandlung (AHB): Rehabilitationsklinik oder ambulantes Therapiezentrum: Beseitigung/Therapie von kardiovaskulären Risikofaktoren (insbes. Rauchen, Hypertonie, Diabetes u.a.), Bewegungstherapie, Abbau von Ängsten, Gesundheits-Coaching, Vorbereitung zur Wiedereingliederung in den Beruf, Belastungserprobung

5.3. Stufenweise Wiedereingliederung ins Alltags- und Berufsleben, Teilnahme an ambulanter Herzgruppe

6. Medikamente und Therapiemaßnahmen, die bei Postinfarktpatienten die Prognose verbessern:

6.1. Betablocker ohne intrinsische Aktivität (ISA):
Senken die Häufigkeit arrhythmiebedingter plötzlicher Todesfälle und das Reinfarktrisiko bei Postinfarktpatienten.

6.2. Thrombozytenaggregationshemmer: Acetylsalicylsäure (ASS) 100 mg/d und ein P2Y12-Antagonist (Ticagrelor oder Prasugrel oder Clopidogrel) 12 Monate nach akutem MI = duale Plättchenhemmung, anschl. ASS 100 mg/d lebenslang

6.3. Medikamentöse Cholesterinsenkung (CSE-Hemmer, Statine): Alle Patienten!

Merke:
- Die GRIPS-Studie (Göttinger Risiko-, Inzidenz- und Prävalenz-Studie) hat gezeigt, dass bei persistierender Hypercholesterinämie das Reinfarktrisiko sehr hoch ist:
  - Bei LDL-Cholesterinwerten > 160 mg/dl: Reinfarktrate 50 % in 5 Jahren
  - Bei LDL-Cholesterinwerten > 190 mg/dl: Reinfarktrate fast 100 % in 5 Jahren
- Die Überlebensrate ist bei Diabetikern schlechter als bei Nichtdiabetikern.

Die große Bedeutung einer aggressiven Cholesterinsenkung bei Postinfarkt-Patienten zeigten mehrere Studien (z.B. 4S-, CARE-, LIPID-, LCAS-Studie). Dabei konnten die Infarkthäufigkeit und Gesamtmortalität um ca. 30 % abgesenkt werden. Das LDL-Cholesterin sollte auf < 70 mg/dl gesenkt werden. Auch Patienten mit normalen LDL-Werten profitieren von Statinen (Heart Protection Study)!

6.4. ACE-Hemmer:
Nach einem Herzinfarkt kommt es zu strukturellen Umbau- und Anpassungsvorgängen des Herzens ("remodeling"), die im ungünstigen Fall zu einer Expansion der *Infarktnarbe, zu Hypertrophie und Dilatation des linken Ventrikels mit Verschlechterung der Prognose führen. ACE-Hemmer können diesen negativen Prozess aufhalten und senken bei Patienten unabhängig von der LV-Funktion die Gesamtmortalität (SAVE-, AIRE-, TRACE-Studien u.a.) Bei Unverträglichkeit (z.B. Husten) oder KI von ACE-Hemmern kommen AT_1-Blocker (Sartane) in Betracht.

6.5. Orale Antikoagulation:
Ind: Vorhofflimmern, mechanische Herzklappe, LV-Thrombus

6.6. Kardiale Resynchronisationstherapie bei einer LV-EF ≤ 35 % und einer QRS-Dauer > 120 ms und fortbestehender Herzinsuffizenz (NYHA > II) trotz optimaler medikamentöser Therapie. Evtl. Kombination mit ICD.

7. Allgemeinmaßnahmen

7.1. Nikotinkarenz

7.2. Mediterrane Ernährung: Tierfett-, kochsalzarme, ballaststoffreiche Ernährung inklusive Obst und Gemüse, Seefisch; Gewichtsnormalisierung bei Übergewicht

7.3. Körperliche Aktivität: Aerobe Belastung ≥ 3 x/Woche über 30 - 45 min (Koronarsportgruppe)

7.4. Optimale Blutdruckeinstellung bei Hypertonie (siehe dort)

7.5. Optimale Einstellung eines Diabetes mellitus (siehe dort)

7.6. Grippeimpfung bei allen Patienten (ESC-Leitlinien 2010)

Prg: 40 % der Patienten versterben schon am 1. Postinfarkttag, davon über die Hälfte in den ersten Stunden nach Symptombeginn (häufigste Todesursache Kammerflimmern). Ohne Revaskularisationstherapie versterben ca. 15 % im Krankenhaus (= Klinikletalität). Durch systemische Thrombolyse sinkt die Klinikletalität auf knapp 10 %, durch Primär-PCI auf ca. 5 %. In den ersten 4 Wochen versterben damit ca. 50 % aller Infarktpatienten = Ergebnisse des MONICA-Projektes (monitoring trends and determinants in cardiovascular disease). Das Risiko für tödliche Arrhythmien ist unmittelbar nach Infarkteintritt am größten. Daher hängt die Überlebenschance vom Zeitintervall bis zur Verfügbarkeit einer effektiven Therapie ab.

Mit zunehmender Linksherzinsuffizienz steigt die Letalität beim akuten Herzinfarkt
→ Killip-Klassifikation der Herzinsuffizienz:

I	Keine Linksherzinsuffizienz:	Letalität < 5 %
II	Mäßige Linksherzinsuffizienz mit basalen RG:	Letalität bis 20 %
III	Schwere Linksherzinsuffizienz/Lungenödem:	Letalität bis 40 %
IV	Kardiogener Schock:	Letalität bis 90 %

Innerhalb von 2 Jahren nach Krankenhausentlassung versterben weitere 5 - 10 % aller Infarktpatienten an plötzlichem Herztod.

Die Langzeitprognose des Koronarkranken ist abhängig von:

1. Grad der linksventrikulären Funktionseinschränkung: Größe des akinetischen/dyskinetischen Myokardareales. Eine Ejektionsfraktion < 35 % gilt als prognostisch ungünstig.
   Primärprävention des plötzlichen Herztodes durch ICD bei fortgeschrittener Herzinsuffizienz mit EF ≤ 35 % und NYHA > II - Zeitpunkt: ab 40 Tage nach Infarkt,
2. Ischämiezeichen (Angina pectoris oder Ischämiezeichen im Belastungs-Ekg bzw. in der Myokardperfusionsszintigrafie),
3. Höhergradigen ventrikulären Rhythmusstörungen u.a. Risikofaktoren für plötzlichen Herztod (siehe dort),
4. Zahl der betroffenen Gefäße: Die jährliche Mortalitätsrate nimmt von der Ein- bis zur Dreigefäßerkrankung zu und ist am ungünstigsten bei unbehandelter Stammstenose,
5. Fortbestehen von Risikofaktoren = Progression der koronaren Herzkrankheit
   Obwohl die Beendigung des Rauchens die 10-Jahressterblichkeit um ca. 50 % reduzieren kann, sind bei Erstinfarkt 30 % aller Patienten Raucher, beim Zweitinfarkt immer noch 20 %.

Primäre Herztumoren

(Die Ausführungen zu diesem Kapitel verdanke ich Dr. Stephan Wüsten aus Düsseldorf)

Ep.: Häufigkeit kardialer Tumoren in verschiedenen Autopsieserien bis zu 0,3 %; w : m = 3 : 1; Altersgipfel 40. bis 60. Lj.

Ät.: - Familiär: In ca. 5% sog. „Myxom-Syndrom": Herzmyxom, pigmentierte Naevi, subkutane Myxome
- Unbekannt

Lok: Linker Vorhof: 85% (meist gestielter Ansatz am Septum)
Übrige Lokalisationen: 15%

Hi.: 90% benigne: Meist Myxome (70 %); seltener Fibrome, Lipome; in 20 % Rhabdomyome (bes. bei Kindern), MICE-Tumoren (mesothelial incidental cardiac excrescences), vermutlich verursacht durch Herzkatheteruntersuchungen
10% maligne: Sarkome u.a.

KL.: Palpitationen, evtl. Herzrasen, rasch progrediente Dyspnoe, evtl. lageabhängige Thoraxschmerzen
Weitere mögliche Symptome: Schwindel, Synkopen, Übelkeit, Fieber, Gewichtsverlust

Ausk: Uncharakteristisches Herzgeräusch

Lab.: - In fast allen Fällen BSG-Erhöhung
- Seltener Leukozytose, Hb-Abfall, Thrombozytenzahlveränderungen

Ko.: Häufige Erstsymptome:
- Herzrhythmusstörungen (> 50%)
- Thrombembolische Ereignisse (25%): Hirnembolien, arterielle Embolien
- Akutes Lungenödem infolge Linksherzversagen
- Plötzlicher Herztod
- Metastasierung bei malignen Herztumoren

DD: - Vitien
- Thoraxschmerzen anderer Genese
- Schlaganfall anderer Genese
- Intrakardiale Thromben (im linken Vorhof durch Mitralvitien, Vorhofflimmern; im linken Ventrikel meist durch Infarkt); endokarditische Klappenvegetationen
- Sekundäre Herztumoren (Metastasen, maligne Lymphome) sind wesentlich häufiger als Myxome

Di.: - Transösophageale Echokardiografie, CT, MRT, evtl. Herzkatheter

Th.: - Körperliche Schonung, Antikoagulation
- Aufgrund der hohen Komplikationsrate und der sehr guten Prognose bei den meist gutartigen Herztumoren sollte eine möglichst rasche Operation nach Diagnosestellung erfolgen: Exstirpation in toto, ggf. Patchimplantation am Septum
- Maligne Herztumoren: Meist nur palliative Therapie möglich

Prg: Bei benignen Herztumoren gut: Rezidivrate 0 - 3 %, höher beim Myxom-Syndrom
Bei malignen Herztumoren schlecht: Mittlere Überlebenszeit 9 Monate

Funktionelle Herzbeschwerden [F45.30]

Syn: Herzneurose, Herzphobie, Herzangstsyndrom, Da Costa-Syndrom

Def: Chronisch-rezidivierende thorakale Beschwerden ohne Nachweis einer somatischen Herzerkrankung. Die Patienten fühlen sich herzkrank, es liegt aber kein objektivierbarer organischer Befund vor, der die Herzbeschwerden erklärt.

Ep.: Häufig, ca. 15 % der Patienten, die den Arzt wegen vermeintlicher Herzbeschwerden aufsuchen, die Mehrzahl der Patienten sind < 40 J.

Ät.: Psychogen/psychosomatisch: Erhöhte Angstbereitschaft und gestörte Angstverarbeitung, übervorsichtige Persönlichkeit, vegetative Labilität.

KL.: - Belastungsunabhängige thorakale Schmerzen, die gelegentlich auch in die Arme ausstrahlen können.
- Evtl. Symptome eines Hyperventilationssyndroms
- „Herzanfälle“ mit Tachykardie, Panikgefühl, Angstattacken, Furcht, zu sterben, Globusgefühl, Ohnmachtsgefühl, Schwitzen, Zittern
- Dauernde Beschäftigung mit der Möglichkeit einer kardialen Erkrankung; Schonungstendenz, übermäßiges Kontrollbedürfnis mit Angst, dass etwas übersehen wird. Enge Arzt-Patienten-Beziehung, pedantisches Beachten ärztlicher Vorschriften.

DD: Organische Erkrankungen (Herzrhythmusstörungen, KHK, Herzinfarkt, rezidivierende Lungenembolien, Hyperthyreose, HWS-/BWS-Syndrom u.a.); siehe auch DD der Angina pectoris

DI.: - Anamnese (jüngere Patienten mit ähnlichen Beschwerden seit Jahren und wiederholten kardiologischen Untersuchungen ohne Krankheitsbefund)
- Ausschluss einer organischen Erkrankung (körperliche Untersuchung, Blutdruck, Ekg, Ergometrie, Röntgen-Thorax, Laborscreening mit TSH basal), evtl. zusätzliche kardiologische Untersuchung mit Echokardiografie und eventuell Langzeit-Ekg u.a.

Th.: - Aufklärung des Patienten über die Harmlosigkeit der Beschwerden (kleine Psychotherapie i.R. des ärztlichen Gespräches).
- Entspannungstechniken, körperliches Training

- Bei Tachykardie oder Extrasystolie evtl. Betablocker
- Psychosomatische Therapie
- Bei stark ausgeprägter Symptomatik evtl. temporär Tranquilizer (keine Dauertherapie! ***Cave*** Abhängigkeit!)

Prg: Quoad vitam gut; in > 50 % der Fälle Chronifizierung mit häufigen Arztkonsultationen, unnötige Einnahme verschiedener Medikamente, unnötige Hospitalisierungen

HERZRHYTHMUSSTÖRUNGEN (HRS) [I49.9]

Herzrhythmusstörungen kommen bei organisch Gesunden vor oder können Folge einer kardialen oder extrakardialen Krankheit bzw. Störung sein. Das Ekg liefert zusammen mit der Historie der HRS und der Erfassung von kardialen und extrakardialen Erkrankungen die Grundlage für die Erkennung der Ursache. Diese wiederum ist die Voraussetzung für symptomatische und kausale Behandlung sowie Einschätzung der individuellen Prognose.

Ät.:
1. Myokardiale Ursachen:
   - Koronare Herzkrankheit und Herzinfarkt
   - Myokarditis und Kardiomyopathien
2. Hämodynamische Ursachen:
   - Volumenbelastung des Herzens: Vitien mit Klappeninsuffizienz oder Shunt
   - Druckbelastung des Herzens, arterielle oder pulmonale Hypertonie, Klappenstenose, Ausflusstraktstenose, HOCM
3. Extrakardiale Ursachen, z.B.
   - Psychovegetative Faktoren
   - Elektrolytstörungen (Kalium, Kalzium, bes. Hypokaliämie)
   - Hyperthyreose
   - Hypoxie
   - Medikamente (z.B. Herzglykoside, Antiarrhythmika, trizyklische Antidepressiva u.a.)
   - Alkohol, Coffein, Drogen, Toxine
   - Hyperreaktiver Karotissinus
   - Meteorismus mit Zwerchfellhochstand (Roemheld-Syndrom)

KL.:
1. Subjektive Beschwerden:
   Leichte und/oder gelegentliche HRS werden von vielen Patienten überhaupt nicht wahrgenommen, andere Patienten klagen über:
   - Herzstolpern (Palpitationen), Aussetzen des Herzens (z.B. bei Extrasystolie)
   - Herzrasen bei Tachykardie/Tachyarrhythmie
2. Objektive Symptome durch Verminderung des Herzzeitvolumens:
   Während gesunde Menschen Schwankungen der Herzfrequenz zwischen 40/min und 160/min (und mehr) problemlos tolerieren, kann es bei Patienten mit vorbestehender Herzinsuffizienz oder Stenosen der Herzkranz- und Hirnarterien bereits bei Frequenzen > 130/Min. zu klinischen Beschwerden kommen:
   - Zerebral: Benommenheit, Schwindel, Synkopen, Verwirrtheitszustände, epileptiforme Krämpfe, passagere Seh- oder Sprachstörungen, Hirninfarkt
   - Kardial: Angina pectoris, Verschlechterung einer vorbestehenden Herzinsuffizienz, Herzinfarkt
   - Generalisiert: Kardiogener Schock, plötzlicher Herztod (> 60 % aller kardialen Todesfälle)
3. Arterielle Embolien bei Ablösung kardialer Thromben, insbes. bei Vorhofflimmern: Ca. 20 % aller Schlaganfälle sind verursacht durch Vorhofflimmern!

Di.:
- Anamnese und klinische Untersuchung (Puls- und Herzfrequenz mindestens 1 Minute lang auszählen → Vergleich von simultan palpierter Puls- und im Ekg aufgezeichneter Herzfrequenz zur Bestimmung eines Pulsdefizites)
- Ruhe-Ekg (25 mm/sek) mit langem Streifen (10 mm/sek)
- Langzeit-Ekg (Erfassung intermittierender HRS, Quantifizierung von HRS)
- Eventrekorder: Erfassung sporadischer HRS; Zuordnung subjektiver Beschwerden des Patienten (Herzrasen, Herzstolpern, Schwindel u.a.) zu eventuellen Rhythmusstörungen. Telemedizinische Weiterleitung möglich.
- Ergometrie (Erfassung belastungsabhängiger HRS, Prüfung des Frequenzverhaltens unter Belastung: Ungenügender Frequenzanstieg bei krankem Sinusknoten)
- Pharmakologische Tests (z.B. Ajmalin-Test bei Verdacht auf Brugada-Syndrom)
- Invasive Diagnostik (Elektrophysiologie):
  Programmierte Stimulation (mit verschiedenen Basiszykluslängen und vorzeitiger Einzelstimulation = simulierte Extrasystole)
  a) Atriale Stimulation:
     - Erfassung einer akzessorischen Leitungsbahn (WPW-Syndrom, Mahaim-Faser)
     - Refraktärzeitbestimmung von Vorhof, AV-Knoten und ggf. akzessorischen Bündeln
     - Diagnostik supraventrikulärer Tachykardien
  b) Ventrikuläre Stimulation:
     - Erfassung einer verborgenen akzessorischen Leitungsbahn
     - Refraktärzeitbestimmung von Ventrikel, AV-Knoten und ggf. akzessorischen Bündeln
     - Induktion von ventrikulären Reentrytachykardien

- Überprüfung/Induzierbarkeit hämodynamisch intolerabler Kammertachykardien/Kammerflimmern (Risikostratifikation für selektive Patientengruppen zur Bestimmung der Wahrscheinlichkeit, einen plötzlichen Herztod zu erleiden)
- Passive intrakardiale Ableitung: His-Bündel-Ekg: Bestimmung der A-H-Zeit (AV-Knoten) und der H-V-Zeit (distales spezifisches Reizleitungssystem)

Th.: Antiarrhythmische Therapie:
1. Kausale Behandlung
2. Symptomatische Behandlung:
   a) Allgemeinmaßnahmen (Beruhigung, ggf. Sedierung, evtl. Vagusreiz, evtl. Bettruhe und O_2-Gabe u.a.)
   b) Antiarrhythmische Behandlung:
   - Antiarrhythmika - Elektrotherapie - Katheterablation
   - Antiarrhythmische Kardiochirurgie

Einige Regeln:

- Arrhythmieverdächtige Beschwerden durch Langzeit-Ekg objektivieren.
- Herzrhythmusstörungen haben bei Herzgesunden in der Regel eine günstige Prognose, die Behandlungsindikation richtet sich wesentlich nach der Symptomatik. Sie können jedoch bei längerer Dauer (Stunden, Tage) subjektiv belastend/unangenehm sein und bei Vorliegen von Begleiterkrankungen zu schweren Symptomen führen.
- Keine "Ekg-Kosmetik" betreiben!

Behandlungsindikationen:

1. Ausgeprägte Symptomatik, beeinträchtigte Hämodynamik (Tachykardien und Bradykardien mit absinkendem HZV)
2. Gefahr/Vorliegen einer tachykardieinduzierten Kardiomyopathie
3. Erhöhtes Risiko eines plötzlichen Herztodes bei
   - Zustand nach Reanimation bei Kammerflimmern; schnelle ventrikuläre Tachykardien
   - Ventrikuläre Herzrhythmusstörungen bei Patienten mit schweren myokardialen Grunderkrankungen und Einschränkung der linksventrikulären Pumpfunktion

- Wichtigste Maßnahme bei Herzrhythmusstörungen ist die kausale Behandlung, z.B. einer KHK, einer Myokarditis, einer Herzinsuffizienz.
- Sind Herzrhythmusstörungen Folge einer extrakardialen Störung, so muss diese primär beseitigt werden (z.B. Elektrolytstörungen, Hyperthyreose, Digitalisintoxikation).
- Nebenwirkungen der Antiarrhythmika gegen Nutzen abwägen! Die CAST-Studie (Cardiac Arrhythmia Suppression Trial) hat gezeigt, dass Antiarrhythmika der Klasse IC (z.B. Flecainid) die Prognose von Patienten mit Zustand nach Herzinfarkt verschlechtern, dadurch dass die Antiarrhythmika selber Herzrhythmusstörungen verursachen = proarrhythmische Effekte. Auch andere Antiarrhythmika der Klasse I können proarrhythmische Effekte entfalten, insbesondere bei Patienten mit strukturellen Herzerkrankungen. Proarrhythmische NW können auch bei Klasse III-Antiarrhythmika auftreten bei fortgeschrittener Herzinsuffizienz (NYHA III, IV). Deshalb bieten auch diese Medikamente (Sotalol, Amiodaron) keinen prognostischen Vorteil. Es wurde bei fortgeschrittener Herzinsuffizienz sogar Prognoseverschlechterung beobachtet.
  Da hinsichtlich der Mortalitätsrate ein Nutzen einer Antiarrhythmikatherapie nicht besteht und die CAST- und SWORD-Studie sogar Prognoseverschlechterung bei Postinfarktpatienten zeigte, besteht aus prognostischer Sicht grundsätzlich keine Indikation für eine Langzeittherapie mit Antiarrhythmika mit Ausnahme der Betablocker. Bei erhöhtem Risiko eines Kammerflimmerns sollten nichtmedikamentöse Therapiealternativen eingesetzt werden (implantierbarer Cardioverter/Defibrillator = ICD, Katheterablation, Rhythmuschirurgie).
- Nebenwirkungen der Antiarrhythmika beachten! Ältere Patienten sind bes. empfindlich gegenüber Nebenwirkungen. Bei manifester Herzinsuffizienz negativ inotrope Wirkung der Antiarrhythmika berücksichtigen! Sick-sinus-Syndrom und AV-Block > I° sind ohne prophylaktischen Schrittmachereinsatz meist Kontraindikationen für Antiarrhythmika. Antiarrhythmika müssen abgesetzt oder ausgetauscht werden, wenn unter der Behandlung eine Zunahme von Rhythmusstörungen erkennbar ist oder wenn die QT-Dauer (> 120 %) oder die QRS-Dauer (> 125 %) zunehmen.
- Neueinstellung mit Antiarrhythmika möglichst nur stationär unter Monitorüberwachung: Kalium, Magnesium und QT_c-Zeit (= frequenzkorrigierte QT-Zeit) müssen normal sein!
  Hypokaliämie /-magnesiämie sowie verlängerte QT_c-Zeit sind Kontraindikationen (hohes Risiko für Proarrhythmien bis zum Kammerflimmern!).
- Grundsätzlich nur ein Antiarrhythmikum einsetzen; bei Kombination von 2 Antiarrhythmika kann es zu gefährlichen Summationseffekten kommen!
- I.v.-Anwendung von Antiarrhythmika sehr langsam (5 - 10 Minuten) unter Ekg-Kontrolle.

ANTIARRHYTHMIKA

Die folgenden 3 Substanzgruppen rechnen im weiteren Sinne zu den antiarrhythmisch wirksamen Medikamenten:

Digitalis

<u>Ind:</u> Reduktion der Kammerfrequenz: Vorhofflimmern, Vorhofflattern oder Vorhoftachykardien (meist nur in Verbindung mit β-Blockern wirksam) durch Bremsung der AV-Knotenüberleitung

Beachte: Eine Herzrhythmusstörung kann infolge Digitalisüberdosierung oder -unverträglichkeit ausgelöst werden!

(Einzelheiten: Siehe Kapitel Herzinsuffizienz)

Parasympatholytika (Vagolytika)

Atropin, Ipratropiumbromid

Ind: Temporäre Behandlung einer bedrohlichen Bradykardie

NW: Mundtrockenheit, Akkomodationsstörungen, Erhöhung des intraokulären Drucks, Stuhl- und Harnverhaltung, Verwirrung

KI: Engwinkelglaukom, Blasenentleerungsstörungen (z.B. bei Prostataadenom) u.a.

Dos: 0,5 mg Atropin i.v., evtl. nach 10 Minuten wiederholen

Sympathomimetika

Ind: Temporäre Behandlung einer bedrohlichen Bradykardie, sofern Vagolytika kontraindiziert sind oder nicht genügend wirken. In diesen Fällen ist der Einsatz von Orciprenalin nur als überbrückende Maßnahme bis zum Einsatz eines Schrittmachers zu verstehen.

NW: Ventrikuläre Extrasystolen mit Gefahr von Kammertachykardie und Kammerflimmern

KI: Hyperthyreose, hypertrophe obstruktive Kardiomyopathie (HOCM), frischer Herzinfarkt

Dos: Orciprenalin (Alupent®) 1/2 - 1 Ampulle zu 0,5 mg langsam über 5 Minuten i.v. unter Ekg-Kontrolle

Antiarrhythmika im engeren Sinne

Klassifikation der Antiarrhythmika nach Vaughan Williams (sprich: "wo:n wiljems"):

Klasse mit Beispielen	Wirkungsmechanismus	Indikation
I. Natriumkanalblocker A) Chinidin, Ajmalin B) Lidocain*) C) Propafenon, Flecainid	Hemmung des raschen Na^+-Einstroms → Membranstabilisierung IA: Dauer des Aktionspotentials ↑ IB: Dauer des Aktionspotentials ↓ IC: Dauer des Aktionspotentials ↔	Akute ventrikuläre Arrythmien; Substanzen der Gruppe IC auch bei Vorhofflimmern
II. Betarezeptorenblocker	Sympathikolyse	Tachykardien, Zustand nach Herzinfarkt
III. Kaliumkanalblocker Amiodaron, Sotalol	Hemmung des Kaliumausstroms Repolarisationshemmung	Ventrikuläre Arrhythmien, Vorhofflimmern
IV. Kalziumantagonisten	Hemmung des langsamen Ca^{++}-Einstromes	Supraventrikuläre Tachyarrhythmien

*) Einsatz nur noch als Lokalanästhetikum

Nicht klassifizierte Antiarrhythmika: Herzglykoside, Adenosin, Magnesium, Dronedaron, Vernakalant

Klasse I-Antiarrhythmika: Natriumkanalblocker

Die CAST-Studie (Cardiac Arrhythmia Suppression Trial) hat gezeigt, dass Ic-Antiarrhythmika (z.B. Flecainid) die Prognose von Patienten nach Herzinfarkt durch proarrhythmische Effekte verschlechtern. Auch die übrigen Klasse I-Antiarrhythmika können proarrhythmische Effekte zeigen, insbesondere bei Patienten mit Herzinsuffizienz. Bei Disopyramid kann es durch WW mit anderen Medikamenten (z.B. Makroliden) zu Kammerflimmern kommen. Daher ist eine sorgfältige Risiko-Nutzen-Abwägung geboten! Aus prognostischer Sicht besteht keine Therapieindikation. Klasse I-Antiarrhythmika sind kontraindiziert bei Herzinsuffizienz sowie nach Herzinfarkt.

Klasse IA Antiarrhythmika vom Chinidintyp: z.B.

▶ **Chinidin:** Resorptionsquote ca. 80 %; HWZ: ca. 6 - 7 h (bei Leberzirrhose bis 50 h!); Ausscheidung: Überwiegend hepatisch

Ind: Regularisierung von Vorhofflimmern bei Patienten ohne organische Herzerkrankung (siehe Kap. Vorhofflimmern)

KI: Zustand nach Herzinfarkt, Herzinsuffizienz, Sick-sinus-Syndrom, AV-Block > I°, QT(U)-Verlängerung (Gefahr des Kammerflimmerns unter Chinidintherapie), Digitalisintoxikation, Chinidinallergie u.a.

NW:
- Gastrointestinal: Diarrhö, Übelkeit, Erbrechen, Leberschädigung
- Allergische Hautreaktionen mit Fieber, Thrombozytopenien, Agranulozytose, hämolytische Anämie. Es empfiehlt sich eine initiale Testdosis zur Erfassung evtl. allergischer Reaktionen.
- Kardial: Herzinsuffizienz, AV-Blockierung, Schenkelblock, ventrikuläre Tachyarrhythmie bis Kammerflimmern (bes. bei QT(U)-Verlängerung!); kardiotoxische NW zeigen sich in QRS-Verbreiterung und QT-Verlängerung. Bei einer Verlängerung der relativen QT-Dauer > 120 % muss das Antiarrhythmikum abgesetzt werden!
- Zentralnervös: Doppelbilder, Ohrensausen, Kopfschmerzen

WW: Chinidin verringert die renale Clearance von Digoxin → Digoxindosis halbieren und evtl. Digoxinspiegel bestimmen!

▶ **Ajmalin und Prajmaliumbitartrat**

Resorptionsquote für Prajmalium gut (80 %), für Ajmalin gering (daher nur parenterale Anwendung)
HWZ: Ajmalin 15 - 20 Minuten, Prajmalium 5 h; Ausscheidung: Vorwiegend hepatisch

Ind: Mittel der Wahl zur Akuttherapie von Tachykardien mit schmalem und breitem QRS-Komplex (supraventrikuläre und ventrikuläre Tachykardien).

KI: Herzinfarkt, Herzinsuffizienz; keine Kombination mit anderen Antiarrhythmika

NW: Kopfschmerzen, Sehstörungen, gastrointestinale NW, intrahepatische Cholestase (Mittel absetzen!), kardiale NW ähnlich wie bei Chinidin

Dos: Ajmalin (Gilurytmal®) 25 - 50 mg über 5 Min. i.v. (Ekg-Kontrolle)

Klasse IB-Antiarrhythmika vom Lidocaintyp: Sind in Deutschland nicht mehr im Handel

Klasse IC-Antiarrhythmika, z.B.

▶ **Propafenon**

Resorptionsquote: 50 %; HWZ: 3,6 h. Bei hohen Dosen auch Betarezeptoren-blockierende Wirkung
Ausscheidung: Vorwiegend hepatisch → Kumulationsgefahr bei Leberinsuffizienz

Ind: z.B. WPW-Syndrom, supraventrikuläre Tachykardien, fokale atriale Tachykardien, Regularisierung von Vorhofflimmern bei Patienten ohne organische Herzerkrankung

KI: Herzinsuffizienz, Zustand nach Herzinfarkt, insbes. bei eingeschränkter Herzleistung, Sinusknotensyndrom, AV-Block > I°, bifaszikulärer Block, obstruktive Ventilationsstörung, Propafenonallergie, Schwangerschaft u.a.

NW: Kardial: Wie bei allen Klasse I-Antiarrhythmika proarrhythmische NW.
Bei Verbreiterung des QRS-Komplexes Therapieabbruch.
Gastrointestinal: Übelkeit, Erbrechen, selten intrahepatische Cholestase
Zentralnervös: Kopfschmerzen, Schwindel, Sehstörungen, Geschmacksstörungen, Parästhesien, Beeinträchtigung des Reaktionsvermögens
Selten allergische Hauterscheinungen, Potenzstörungen, Verstärkung obstruktiver Ventilationsstörungen durch betablockierende Eigenschaft

WW: Wirkungsverstärkung durch Lokalanästhetika.

Dos: 2 - 3 x 150 mg oral

▶ **Flecainid**

Ind: wie Propafenon, jedoch ohne β-Blockerwirkung
Zahlreiche NW, Wechselwirkungen und KI sind zu beachten.

Klasse II-Antiarrhythmika: Betarezeptorenblocker

Wi.: Betablocker verdrängen die Katecholamine an ihren Rezeptoren und vermindern dadurch die sympathikoadrenerge Stimulation des Herzens:
- Negativ bathmotrop = Verminderung der Erregbarkeit des Herzens
- Negativ chronotrop = Verlangsamung der Herzfrequenz
- Negativ dromotrop = Verlangsamung der Leitungsgeschwindigkeit
- Negativ inotrop = initiale Verminderung der Kontraktilität des Herzens (aber: Verbesserung einer Herzinsuffizienz bei Dauertherapie mit Betablockern!)
- Prognoseverbesserung bei KHK, Herzinsuffizienz, weniger auch bei arterieller Hypertonie
- Blutdrucksenkung
- Antiischämische Wirkung bei KHK (Senkung des O_2-Verbrauches)

Kardioselektive Betablocker zeigen eine relative Bevorzugung kardialer $Beta_1$-Rezeptoren. Einige Betablocker zeigen eine intrinsische sympathomimetische Aktivität (ISA) = sympathomimetische Eigenwirkung.

3 Betablocker wirken vasodilatatorisch: Carvedilol durch α_1-Rezeptorblockade, Celiprolol durch β_2-Rezeptorstimulation, Nebivolol durch Stimulation der NO-Synthese im Gefäßendothel.

Die Wirkdauer von Propranolol beträgt nur 10 h, von den meisten übrigen Präparaten 12 - 24 h, von Bisoprolol 24 h.

Lipophile Betablocker (z.B. Metoprolol, Carvedilol) werden hauptsächlich über die Leber ausgeschieden. Hydrophile Betablocker (z.B. Atenolol) werden renal ausgeschieden. Bisoprolol wird dual über die Leber und Nieren eliminiert. Bei der Therapie kardiovaskulärer Erkrankungen werden $Beta_1$-selektive Betablocker ohne ISA empfohlen.

Ind:
1. Supraventrikuläre Extrasystolie und Tachykardie, Sinustachykardie bei Hyperthyreose, hyperkinetisches Herzsyndrom.
2. Bei Patienten mit akutem Herzinfarkt, Postinfarktpatienten und KHK können Betablocker ohne ISA das Risiko eines plötzlichen Herztodes vermindern und verbessern die Prognose.
3. Arterielle Hypertonie (Kommentar: Siehe Kap. Arterielle Hypertonie)
4. Angina pectoris
5. Therapie einer Herzinsuffizienz in Kombination mit ACE-Hemmern u.a. Mitteln (für Carvedilol, Metoprolol, Bisoprolol und Nebivolol wurde in Studien Prognoseverbesserung nachgewiesen → siehe Kap. Herzinsuffizienz)
6. Migräneprophylaxe (siehe dort)

KI: Dekompensierte Herzinsuffizienz (vorsichtiger kontrollierter Einsatz von Betablockern erst nach Rekompensation), starke Hypotonie, starke Bradykardie, kranker Sinusknoten, AV-Block > I° (bei fehlendem Schrittmacherschutz), Asthma bronchiale, fortgeschrittene PAVK; COPD ist keine KI (→ vorsichtiger Einsatz von β_1-selektiven Betablockern unter Kontrolle, z.B. Peak-Flow-Meter)

NW: Häufig (bis 20 %): Besonders zu Beginn der Behandlung Müdigkeit, Hypotonie, Leistungsminderung; gelegentlich (< 10 %): Kältegefühl an den Extremitäten, Schwindelgefühl, Kopfschmerzen, gastrointestinale Beschwerden, verminderte Potenz; selten (< 1 %): Bradykardie, Verschlechterung einer Herzinsuffizienz bei zu hohen Dosen am Anfang; Schlafstörungen, Depressionen, Alpträume; Bronchospastik bei vorbestehendem Asthma bronchiale; verminderter Tränenfluss; allergische Hautreaktionen; Verstärkung einer Hypoglykämie bei Diabetes mellitus sowie Maskierung der Hypoglykämiesymptome (durch Abschwächung der adrenergen Gegenregulation), Verschlechterung einer fortgeschrittenen PAVK, in Einzelfällen Aktivierung einer Psoriasis u.a.

WW: Vorsicht bei Kombination mit anderen Antiarrhythmika: Verstärkte Hemmung der Sinusknotenfunktion und der Erregungsleitung. Betablocker und Kalziumantagonisten vom Verapamiltyp daher nicht kombinieren (Gefahr des AV-Blocks)! Betablocker nicht abrupt absetzen wegen Rebound-Effekt auf den Sympathikus. Perioperativ Dosis vermindert weiter führen.

Vorsichtige Dosierung und Beachtung von KI, besonders bei älteren Menschen und im Beginn einer Therapie der Herzinsuffizienz!

Bis zu 10 % der Menschen (die den Genpolymorphismus CYP2D6 haben) metabolisieren Metoprolol und Carvedilol verzögert, was zu erhöhten Plasmakonzentrationen führen kann.

Dos: Über 20 Betablocker sind im Handel, daher sind im folgenden nur einige Beispiele genannt.

Substanz	Handelsname z.B.	Mittlere orale Tagesdosis (mg)
1. Generation: Nichtkardioselektive Betablocker		
1.1. ohne ISA:		
Propranolol	Generika	2 - 3 x 40 - 80
1.2. mit ISA:		
Carteolol	Endak®	1 x 5 - 20
Oxprenolol	Trasicor®	2 - 3 x 40 - 80
Penbutolol	Betapressin®	1 x 20 - 80
Pindolol	Visken®	1 - 3 x 5
2. Generation: Beta1-selektive Betablocker		
2.1. ohne ISA:		
Atenolol	Generika	1 x 50 - 100
Betaxolol	Kerlone®	1 x 10 - 20
Bisoprolol	Generika	1 x 5 - 10
Metoprolol	Generika	2 x 50 - 100
2.2. mit ISA:		
Acebutolol	Prent®	1 x 400 - 800
Celiprolol	Generika	1 - 2 x 200
3. Generation: Betablocker mit vasodilatatierender Wirkung		
3.1. ohne ISA:		
Nebivolol (höchste β1-Selektivität)	Generika	1 x 5
Carvedilol (α- u. β-Blockade)	Generika	1 x 12,5 – 25
3.2. mit ISA:		
Celiprolol (β1-selektiv)	Generika	1 x 200

Klasse III-Antiarrhythmika: Kaliumkanalblocker

▶ **Amiodaron**

Amiodaron stammt aus einem Pflanzenextrakt des Khellins (Ammi visnaga)
Resorptionsquote: 50 %; $T_{1/2}$ = 50 bis 100 Tage! → Kumulationsgefahr! Klasse I – IV-Wirkmechanismen, Metabolisierung zu 90 % über die Leber, zu 10 % Ausscheidung über die Nieren. Keine negativ inotrope Wirkung.

Ind: Stark symptomatisches Vorhofflimmern mit dem Ziel der dauerhaften Rhythmisierung. Wenn diese bei permanentem Vorhofflimmern auch mittels externer elektrischer Kardioversion nicht erreicht werden kann, darf Amiodaron nicht lediglich zur Frequenzbremsung eingesetzt werden (zu hohe Nebenwirkungsquote → Indikation für Betablocker).
Akute, dringend behandlungsbedürftige supraventrikuläre und ventrikuläre Tachykardien bei Patienten mit Herzinsuffizienz.
Bei Patienten, die durch Kammerflimmern (plötzlicher Herztod) gefährdet sind, konnte eine Senkung der Gesamtmortalität durch Amiodaron-Therapie nicht gesichert werden, in einer Studie erhöhte sich sogar die Mortalität.

KI: Jodallergie, Schilddrüsenerkrankungen, Leber-, Lungenerkrankungen u.a.

NW: Korneaeinlagerungen mit evtl. Visusverschlechterung, Fotosensibilisierung, Hepatitis, Pneumonie, Lungenfibrose, periphere Neuropathie, proarrhythmische Wirkungen (z.B. Torsades de pointes-Tachykardien), Jodallergie, Schilddrüsenfunktionsstörungen (Hyperthyreosen und Hypothyreosen). Wegen Jodgehalt ist Amiodaron bei Schilddrüsenautonomie oder Hyperthyreose kontraindiziert (Auslösung/Verstärkung einer Hyperthyreose). Weitere KI beachten! Ca. 25 % der Patienten brechen die Therapie wegen NW ab. Vor Einsatz von Amiodaron Schilddrüsenfunktion prüfen!

Dos.: Siehe Herstellerangaben (Generika)

▶ **Sotalol**

Ind: Regularisierung von Vorhofflimmern bei Patienten ohne organische Herzerkrankung

NW + KI: Siehe Betablocker; mit proarrhythmischen NW muss in ca. 5 % gerechnet werden (z.B. Torsades de pointes-Kammerflattern); auf QT-Verlängerung achten (= KI!).
In der SWORD-Studie wurde für D-Sotalol bei Postinfarktpatienten eine erhöhte Mortalität im Vergleich zu Placebo beobachtet. Auch d/l-Sotalol hat keinen Prognosevorteil gezeigt und führt in bis zu 4 % zu Torsade-de-pointes-Tachykardien.

▶ **Dronedaron:** HWZ = 24 h (Multaq®)
Ind: Regularisierung und Rezidivprophylaxe von Vorhofflimmern. Im Vergleich zu Amiodaron jedoch keine Jod-NW.
NW: Gastrointestinale Beschwerden, Leberschäden (GPT-Kontrolle), Hautreaktionen, Bradykardie, QT-Verlängerung, ev. Kreatininanstieg, Verschlechterung einer Herzinsuffizienz, Verdacht auf erhöhtes kardiovaskuläres Risiko (PALLAS-Studie) u.a.
WW: Mit Medikamenten, die das Cytochrom-P-450-3A4 hemmen (= KI für Dronedaron)
KI: Herzinsuffizienz NYHA-St. III/IV, Leberschäden, verlängerte QT-Zeit u.a.
Dos: 2 x 400 mg/d

Klasse IV-Antiarrhythmika:
Kalziumantagonisten vom Non-Dihydropyridin-Typ: Verapamil, Diltiazem, Gallopamil

Ind: Bei chronischem Vorhofflimmern zur Verlangsamung der AV-Überleitung; Anfallstherapie der AV-Knoten-Reentrytachykardie

NW: Kardial: Leitungsverzögerung, Bradykardie, Blutdrucksenkung, negative Inotropie
Gastrointestinal: Obstipation, Übelkeit
Zentralnervös: Schwindel, Kopfschmerzen
Ferner: Allergische Exantheme, Anstieg der Leberenzyme, Flush, Knöchelödeme

WW: Keine Kombination mit Betablockern → Gefahr höhergradiger Leitungsblockierung!
Verapamil und Gallopamil können die Plasmaspiegel einiger Medikamente erhöhen: z.B. Digoxin, Cyclosporin A, Theophyllin, Carbamazepin → Dosis dieser Medikamente reduzieren und evtl. Bestimmung der Plasmaspiegel.
Bioverfügbarkeit von Verapamil < 20 % (infolge First-pass-Effekt in der Leber)

KI: Präexzitationssyndrom, manifeste Herzinsuffizienz (NYHA III und IV), kranker Sinusknoten, AV-Block > I°, starke Hypotonie u.a.

Dos:

Substanz	Handelsname	Mittlere orale Tagesdosis (mg)
Verapamil	Generika	3 x 80 - 120
Gallopamil	Generika	3 x 25 - 50
Diltiazem	Generika	3 x 60 - 90

Parenterale Gabe von Verapamil: 5 mg langsam (über 5 Minuten) i.v. möglichst unter Ekg-Kontrolle, Dosis evtl. nach 30 Minuten wiederholen.

Andere Antiarrhythmika

▶ **Adenosin (z.B. Adrekar®)**
Ind: Tachykardie mit schmalem QRS-Komplex
Wi.: Kurzfristige Blockierung der AV-Knotenleitung
NW: Flush, Dyspnoe, Druckgefühl in der Brust, Bronchospasmus, Blutdruckabfall
KI: Präexzitationssyndrom mit Vorhofflimmern (unregelmäßige Tachykardie mit unterschiedlich stark verbreitertem QRS-Komplex), hier Gefahr der Beschleunigung der antegraden Überleitung des Vorhofflimmerns über die akzessorische Leitungsbahn mit Induktion von Kammerflimmern!
Asthma bronchiale, AV-Block > 1°, Sick-sinus-Syndrom, QT-Verlängerung, Vorbehandlung mit Verapamil u.a.
Dos: Wegen sehr rascher Halbwertzeit (10 Sekunden) 3 - 6 mg rasch im Bolus i.v.; bei Erfolglosigkeit doppelte Dosis (6 - 12 mg) nach 3 Min. wiederholen. (Antidot: Theophyllin)

Merke: Adenosin nur unter laufender Ekg-Aufzeichnung verabreichen (späte Analyse der Terminierung führt oft zur Diagnose), Behandlung eines möglichen Asthmaanfalles muss vorbereitet sein.

▶ **Vernakalant (Brinavess®)**
Ind: Regularisierung von kürzlich aufgetretenem Vorhofflimmern (Erfolgsquote ca. 50 %)
Wi.: Ionen-Kanal-Blocker
NW: Geschmacksstörungen (Dysgeusie), Niesen, Parästhesien, Schwindel, Kopfschmerzen, Bradykardie u.a.
KI: Herzinsuffizienz NYHA III und IV, QT-Verlängerung, Sick-Sinusknoten-Syndrom, Schwangerschaft u.a.
Dos: Parenterale Anwendung (→ siehe Herstellerangaben)

ELEKTROTHERAPIE DER HERZRHYTHMUSSTÖRUNGEN

I. Schrittmachertherapie

A) Antibradykarde Schrittmacher (NASPE/BPEG-Codierung):

1. Buchstabe: Stimulationsort: A = Atrium, V = Ventrikel, D = dual = A + V
2. Buchstabe: Wahrnehmungsort (Detektionsort): Wie unter 1.
3. Buchstabe: Betriebsart (Reaktionsart): I = Inhibition, T = Triggerung, D = doppelt = I + T
4. Buchstabe: Frequenzadaptation: R = rate modulation
5. Buchstabe: Multifokale Stimulation: Wie unter 1.

- Betriebsart:
  Bedarfsschrittmacher (Demandschrittmacher) treten in Aktion, wenn eine eingestellte Minimalfrequenz unterschritten wird; zur Anwendung kommen 2 Typen:
  I = Inhibition: Impulsabgabe wird bei Spontanerregung des Herzens inhibiert
  T = Triggerung: Impulsabgabe fällt bei Spontanerregung des Herzens in die Refraktärphase der R-Zacke
  D = dual = getriggert + inhibiert (häufigste Betriebsart)
- Programmierbarkeit:
  Wichtig ist u.a. die Variationsmöglichkeit der Stimulationsfrequenz und der Impulsenergie (Amplitude und Dauer des Reizimpulses). Nach Bestimmung der Reizschwelle (die innerhalb der ersten 3 Monate nach Sondenlegung ansteigen kann) wird eine energiesparende Einstellung gewählt. Bei Detektionsstörungen kann die Verstärkerempfindlichkeit angehoben werden.

  Hysterese = Programmierte Verzögerung bis zum 1. Einsetzen des SM-Impulses, um eine Interferenz mit der Eigenaktion zu vermeiden (z.B. 60 zu 70-Hysterese bedeutet, dass ein auf 70/min eingestellter SM einspringt, wenn der Sinusrhythmus < 60/min fällt und dass der Sinusrhythmus bei Wiederanstieg auf > 70/min den SM-Impuls löscht).

a) Einkammerschrittmacher:

1. Ventrikel-Demandschrittmacher (VVI):
   Ind: Bradyarrhythmie bei Vorhofflimmern.
   Nachteil: Unphysiologische Stimulationsart:
   Die Kammerstimulation führt bei erhaltenem Sinusrhythmus zu retrograder Vorhoferregung und Vorhofkontraktion gegen die geschlossene AV-Klappe → Verlust der Vorhofsystole und plötzlicher Druckanstieg im Vorhof → dadurch kann es zu reflektorischem Blutdruckabfall mit Schwindelerscheinungen kommen = sog. Schrittmachersyndrom bei 20 % aller VVI-Schrittmacherpatienten. Der Verlust der Vorhofsystole wirkt sich ungünstig aus bei vorbestehender Herzinsuffizienz.

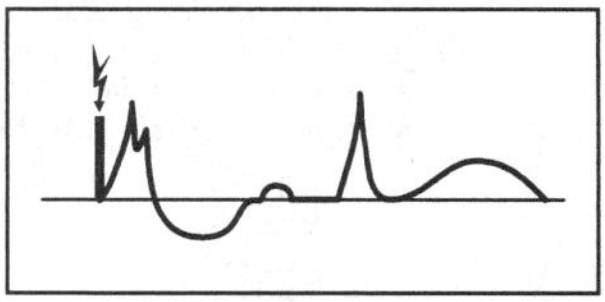

2. Vorhof-Demandschrittmacher (AAI):
   AAI-Stimulation kommt zum Einsatz bei isolierten intermittierenden Sinusknotenfunktionsstörungen (Sinusbradykardie, Sinusknotenstillstand) bei intakter AV-Überleitung. Die Patienten sollten kein intermittierendes Vorhofflimmern haben. Bei AAI-Stimulation wird der Vorhof bei Unterschreiten der Interventionsfrequenz stimuliert. Vorhofeigenaktionen inhibieren den Schrittmacher.
   Vorteil: Erhaltene Vorhof-/Kammerkontraktionsfolge → Verbesserung des Herzzeitvolumens um ca. 20 % im Vergleich zum VVI-System.

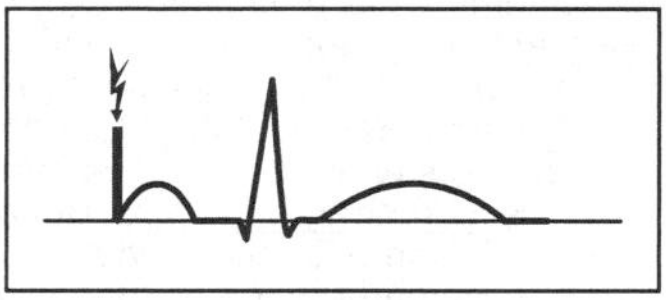

b) Zweikammerschrittmacher:
AV-sequenzieller Schrittmacher (DDD):
Bei Patienten mit AV-Blockierung kommt der Zweikammerschrittmacher zum Einsatz, der bei Unterschreiten einer eingestellten Minimalfrequenz bedarfsweise Vorhof und Kammer in physiologischer Folge stimuliert. Der DDD-Schrittmacher substituiert also bedarfsweise die AV-Leitung und die Reizbildung im Sinusknoten. Die Vorhof-Kammer-Synchronisation verbessert (wie beim AAI-System) die Auswurfleistung des Herzens.

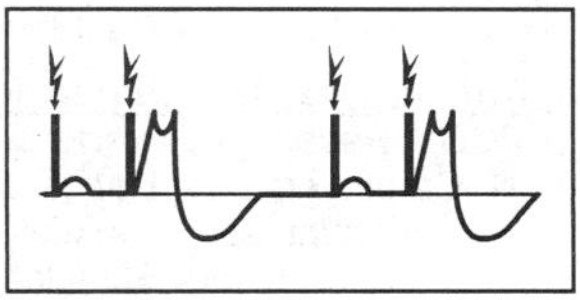

c) Frequenzadaptive Schrittmacher:
- Frequenzadaptive Einkammersysteme (VVI-R) → Ind.: z.B. Bradyarrhythmie bei Vorhofflimmern
- Frequenzadaptive Zweikammersysteme (DDD-R) → Ind.: Binodale Erkrankung der Reizbildung und Erregungsleitung

Frequenzadaptive Schrittmacher können belastungsabhängig die Stimulationsfrequenz erhöhen. Über einen Sensor wird ein Biosignal detektiert, das anzeigt, ob und mit welcher Intensität der Patient körperlich aktiv ist. Der Sensor steuert belastungsproportional die Stimulationsfrequenz des Schrittmachers.
Die am häufigsten verwendeten Sensortypen sind der „Aktivitätssensor" und der „Atemminutenvolumen-Sensor". Der Aktivitätssensor nutzt die bei körperlicher Aktivität auftretenden Beschleunigungskräfte, die auf einen Piezo-Kristall übertragen werden. Hauptnachteil ist die unzureichende Korrelation des Sensorsignals mit dem tatsächlichen metabolischen Bedarf.
Im Unterschied zum Aktivitätssensor gilt der Atemminutenvolumensensor als ein physiologisches Sensorprinzip, weil er mit dem Atemminutenvolumen eine Steuergröße benutzt, die zumindest bis zur anaeroben Schwelle linear mit dem metabolischen Bedarf korreliert. Nachteil des Atemminutenvolumensensors ist das verzögerte Ansprechverhalten bei Beginn der Belastung, was jedoch durch Kombination mit einem Aktivitätssensor korrigiert werden kann. Körperlich aktive Schrittmacherpatienten mit chronotroper Inkompetenz (= unzureichender Frequenzanstieg unter körperlicher Belastung) sollten nach Möglichkeit einen frequenzadaptiven Schrittmacher erhalten.

Für die klinische Bewertung der chronotropen Inkompetenz gilt folgende Faustregel: Eine relevante Einschränkung der körperlichen Leistungsfähigkeit ist dann zu erwarten, wenn die Herzfrequenz an der anaeroben Schwelle (die ungefähr der halbmaximalen Ergometerleistung entspricht) bei weniger als 90 bis 95 Schlägen/min liegt.

d) Weitere SM-Funktionen, die für geeignete Patienten optional zur Verfügung stehen:
- Frequenzglättung (rate-smoothing, z.B. bei Sinuspausen unter Belastung)
- Mode-Switching (automatischer Wechsel der Stimulationsart, z.B. von DDD(R) auf DDI(R)) oder automatische Begrenzung der Maximalfrequenz bei atrialer Tachyarrhythmie
- Tele-Monitoring mit Weiterleitung der SM-Daten an den Kardiologen

Ind:
- ▶ Symptomatische Bradykardie: Schwindel, Synkopen oder Adams-Stokes-Anfälle infolge intermittierender oder permanenter bradykarder Rhythmusstörungen oder Asystolien > 3 sek (Sinusknotensyndrom, Karotissinussyndrom, Bradyarrhythmia absoluta).
- ▶ Höhergradige SA- oder AV-Blockierungen: AV-Block 2.°/Typ II (Mobitz), SA- oder AV-Block 3.°, trifaszikulärer Block
- ▶ Bradykardiebedingte Herzinsuffizienz und Leistungsminderung
- ▶ Kritische Bradykardie unter einer notwendigen Behandlung mit Medikamenten, die eine Bradykardie verstärken (z.B. Betablocker, Digitalis, Antiarrhythmika)

B) Antitachykarde Systeme

Bei ventrikulären Tachykardien und Kammerflimmern:
- Implantierbarer Cardioverter Defibrillator (ICD): Bei Detektion von Kammertachykardien wird in der Regel eine vorprogrammierte Kaskade von Überstimulationen versucht. Bei fehlendem Erfolg schließen sich automatisch interne Defibrillationen bis Terminierung der Tachykardie an. Bei Kammerflattern/-flimmern wird primär defibrilliert.
- Tragbarer (wearable) Cardioverter-Defibrillator (WCD):
  Ind: Überbrückung eines begrenzten Zeitraumes mit hohem Risiko für plötzlichen Herztod, wenn ICD temporär nicht zum Einsatz kommt (z.B. Katheterinfektionen) oder bei Postinfarktpatienten in den 3 ersten Monaten nach Infarkt, wenn die ICD-Indikation noch nicht klar ist.

Ind:
- ▸ Sekundärprävention: Bekanntes Risiko für plötzlichen Herztod durch überlebtes Ereignis mit Kammerflimmern oder schneller hämodynamisch intolerabler Kammertachykardie
- ▸ Primärprävention: Identifiziertes erhöhtes Risiko für plötzlichen Herztod: z.B. Herzinsuffizienz NYHA > II mit EF ≤ 35 %.; ungeklärte Synkope bei EF ≤ 40 %
  Positive Familienanamnese bei Symptomträgern einer genetisch fixierten Repolarisationsstörung mit Todesfällen in der Familie (Brugada-Syndrom, long- oder short-QT-Syndrom, arrhythmogene rechtsventrikuläre Kardiomyopathie u.a.)

C) Antitachykarde/Antibradykarde Schrittmacher:

PCD = Pacer Cardioverter Defibrillator mit
1) Cardioversions-/Defibrillationsfunktion
2) Überstimulationsfunktion und
3) antibradykarder Stimulationsfunktion

Ind: Wie ICD mit zusätzlicher bradykarder Rhythmusstörung

Ko.:
- Hämatom, (Taschen-)Infektion, Thrombose, Pneumothorax, Ventrikelperforation mit Herzbeuteltamponade u.a.
- Pektoralis-/Zwerchfellzucken
- Sondendysfunktion (Dislokation, Isolationsdefekt, Sondenbruch u.a.)
- Oversensing (Wahrnehmung von Störimpulsen, z.B. Muskelpotentialen)
- Undersensing mit Detektionsstörungen (Nichtwahrnehmen von elektrischen Impulsen)

- Erhöhung der Stimulationsreizschwelle
- Fehlinterpretation von Vorhofarrhythmien oder supraventrikulären Tachykardien
- Technische Komplikationen (Schrittmacher-/Batteriedefekt)
- Phantomprogrammierung durch externe Störfrequenzen, z.B. elektrochirurgische Geräte

D) CRT= Cardiale Resynchronisationstherapie

In Verbindung mit antibradykarder Stimulation (CRT-P), optional auch mit ICD (CRT-D). Prinzip: Eine transvenöse atriale und zwei ventrikuläre Sonden werden jeweils rechtsventrikulär septal und via koronarvenöses Gefäßsystem linksventrikulär epikardial lateral platziert. (Im Bereich komplexer angeborener Herzfehler auch epikardiale Aufnähung der Sonden im Rahmen einer Herz-Op.)

Ind: Siehe Kapitel Herzinsuffizienz

Nachsorge: Regelmäßige Kontrollen der Schrittmacherfunktion bei ermächtigten Internisten/Kardiologen: 1. Kontrolle innerhalb der ersten 3 Monate (Bestimmung der chronischen Reizschwelle und evtl. Nachprogrammierung). Danach Kontrollen nach 6 - 12 Monaten (in Abhängigkeit vom SM-Typ und Einzelfall). SM-Ausweis

Grundaufgaben jeder Kontrolle sind die Prüfung der Reizbeantwortung und Wahrnehmungsfunktion sowie die Beurteilung des Batteriezustandes. Es muss geprüft werden, ob die programmierte Schrittmacherfunktionsweise den aktuellen Erfordernissen des Patienten noch angepasst ist.

Ergänzende Untersuchungen: Reizschwellenmessungen, telemetrische Abfrage von gespeicherten Aufzeichnungen u.a.

II. Externe Elektrokardioversion und Defibrillation

Ind:
- Absolut: Supraventrikuläre und ventrikuläre Tachykardien mit drohendem kardiogenen Schock, Kammerflattern, Kammerflimmern
- Relativ: Versagen einer medikamentösen Regularisierung eines Vorhofflattern, Vorhofflimmerns

KI: Nicht lebensbedrohliche Tachykardien bei Digitalisintoxikationen

Prinzip: Durch einen massiven Gleichstromstoß, den man über den Brustkorb auf das Herz abgibt, werden vorübergehend alle kardialen Zellen, die zur Reizbildung und Reizleitung fähig sind, gleichzeitig depolarisiert und dadurch in Folge synchron in ihre Refraktärphase überführt. Dieser "elektrischen Stille" im Myokard folgt die erste spontane Depolarisation in den Zellen, welche die geringste Ruhemembranstabilität aufweisen, typischerweise Zellen der Sinusknotenregion. Es können jedoch auch potenziell arrhythmieinduzierende ektope Foci (autonome automatische Zentren) das Rhythmusgeschehen weiterhin dominieren.

Die Stromabgabe erfolgt bei Tachykardien synchronisiert, d.h. herzphasengesteuert, damit diese nicht in die vulnerable Phase von T (aufsteigender T-Schenkel) einfällt: Triggerung der Stromabgabe durch den QRS-Komplex: Stromabgabe 0,02 sek nach der R-Zacke. Bei Kammerflimmern erfolgt die Defibrillation nicht R-Zacken getriggert.

Energiewahl bei monophasisch arbeitenden Geräten:
- Kammerflattern/-flimmern, polymorphe Kammertachykardie: 1. Stromstoß mit 360 J. Bei Erfolglosigkeit weitere Stromstöße mit 360 J.
- Monomorphe Kammertachykardie, Vorhofflimmern/-flattern: 200 J

Energiewahl bei biphasisch arbeitenden Geräten: 1. Stromstoß mit 150 - 360 J (geräteabhängig), bei Unsicherheit 200 J. Bei Erfolglosigkeit weitere Stromstöße mit höherer Energie.

Ist der Patient bei Bewusstsein, wird vorher eine intravenöse Kurznarkose eingeleitet (z.B. mit Etomidat). Es ist darauf zu achten, dass Helfer während der Defibrillation nicht mit dem Patienten oder dem Bett in Berührung kommen! Bei Kardioversion eines länger als 48 h dauernden Vorhofflimmerns mit Gefahr von Thrombenbildung in den Vorhöfen muss der Patient mit Antikoagulanzien mindestens 4 Wochen vorbehandelt werden oder ein sicherer Thrombenausschluss durch TEE erfolgen. Nach erfolgreicher Regularisierung von Vorhofflimmern mindestens 4 Wochen Antikoagulanzientherapie.

Automatisierte externe Defibrillatoren (AED) eignen sich zur Frühdefibrillation durch Laienhelfer. Nur durch den flächendeckenden Einsatz dieser Geräte wird man die Überlebensrate bei Kammerflimmern außerhalb der Klinik erhöhen können!

III. Hochfrequenzstromablation (HF-Ablation)

HF-Ablation von arrhythmogenen Substraten mittels Elektrodenkatheter nach vorheriger Identifikation durch intrakardiales Mapping.

- **AV-Knotenablation:**
  Ind: Wird heute nur noch selten eingesetzt als Ultima ratio bei therapierefraktärem Vorhoftachykardien/Vorhofflimmern mit hämodynamisch bedrohlicher Tachyarrhythmie. Nach der AV-Ablation benötigen die Patienten eine permanente Schrittmacherversorgung (VVI mit Frequenzadaptation).
- **AV-Knoten-Modulation:**
  Ind: AV-Knoten-Reentrytachykardien
  Die "slow-fast-Form" der AV-Knoten-Reentrytachykardie basiert auf einer funktionellen Längsdissoziation des AV-Knotens, typischerweise mit einer langsamen AV-nodalen Leitungsbahn für die antegrade Leitung und einer schnellen Bahn für die retrograde Leitung.
  Prozedur: Selektive Modulation/Ablation der langsamen Leitungsbahn
  Erfolgsrate: > 95 %
  Komplikationsrisiko: Selten totaler AV-Block (bis 1 %)
- **Ablation akzessorischer Leitungsbahnen:**
  Ind: Atrioventrikuläre-Reentrytachykardien bei WPW-Syndrom (bidirektional leitende akzessorische Leitungsbahn), verborgenen akzessorischen Leitungsbahnen, Mahaim-Fasern
  Prozedur: Selektive Ablation
  Erfolgsrate: > 95 %.
- **Ablation bei atrialen Tachykardien fokalen Ursprungs (Fokale atriale Tachykardie = FAT)**
  Ind: Häufige bis permanente FAT (unifokal oder definierbare Anzahl), symptomatisch oder bei eingeschränkter LV-Funktion (evtl. tachykardieinduzierte Kardiomyopathie)
  Prozedur: Fokusablation
  Erfolgsrate: > 90 % (sinkt mit Anzahl der Foci)
- **Ablation bei atrialer Reentrytachykardie (ART):** Kreisende Erregung um Myokardnarben
  Ind: Häufige oder permanente ART, symptomatisch oder bei Einschränkung der LV-Funktion
  Erfolgsrate: > 80 % (deutlich höher bei 3-D-elektroanatomischer Rekonstruktion)
- **Ablation bei Vorhofflattern vom gewöhnlichen Typ (atrial flutter):** Kreisende Erregung um die Trikuspidalklappe durch den sog. cavo-trikuspidalen Isthmus
  Ind: Rezidivierende Ereignisse (Gefahr der schnellen AV-Überleitung mit konsekutiver akuter Herzinsuffizienz)
  Prozedur: Lineare HF-Ablation zur elektrischen Dissektion des cavo-trikuspidalen Isthmus
  Erfolgsrate: > 95 %
- **Ablation bei paroxysmalem Vorhofflimmern:** Triggerung durch fokale automatische Zentren, typischerweise in den Pulmonalvenenostien
  Prozedur: Pulmonalvenenisolation (PVI): Elektrische Isolation der Pulmonalvenenmündungen vom übrigen linken Vorhof mittels linearer Hochfrequenzstromläsionen oder mittels Kryo-Ballon
  Ind.: Ausgewählte jüngere Patienten mit paroxysmalem Vorhofflimmern
  Erfolgsrate: ca. 80 %
  Komplikationsrisiko: Pulmonalvenenstenose, Läsion mit möglicher Perforation umliegender Organe (Ösophagus, Bronchien)
- **Ablation bei ventrikulärer Reentrytachykardie:** Kreisende Erregung um Myokardnarben
  Ind: Reduktion der Anzahl von Tachykardieereignissen bei Patienten, die mit ICD abgesichert sind.
  Prozedur: Meist lineares Ablationskonzept
  Erfolgsrate: ca. 60 %
- **Ablation bei idiopathischer linksventrikulärer Tachykardie (ILVT):** Kreisende Erregung unter Einbeziehung der linksventrikulären, meist posterioren Purkinje-Fasern
  Ind: Rezidivierende symptomatische Ereignisse
  Erfolgsrate: > 80 %
- **Ablation bei fokaler Ausflusstrakttachykardie:** Fokale automatische Zentren, meist im rechtsventrikulären Ausflusstrakt, selten auch linksventrikulärer und epikardialer Ursprung
  Prozedur: Fokale Ablation (bei linksventrikulärer epikardialer Fokuslokalisation teilweise auch transaortal)
  Erfolgsrate: > 75 %

Chirurgische Therapie

Durch die Entwicklung der Katheterablation ist die Rhythmuschirurgie etwas in den Hintergrund getreten.

Verfahren:
- Pulmonalvenenisolation bei fokal getriggertem paroxysmalen Vorhofflimmern
- Pulmonalvenenisolation mit zusätzlichen linearen Läsionen (modifizierte Maze-Operation) bei zusätzlichen atrialen Makroreentrytachykardien
- Operative Exzision eines ventrikulären Tachykardieherdes bei therapierefraktären monomorphen Kammertachykardien, deren Ursprungsort sich durch intraoperatives oder Katheter-Mapping lokalisieren lässt.

EINTEILUNG DER HERZRHYTHMUSSTÖRUNGEN [I49.9]

I. Reizbildungsstörungen (RBS)

1. Nomotope RBS (vom Sinusknoten ausgehend)
   - Sinusarrhythmie
   - Sinusbradykardie (< 60/min)
   - Sinustachykardie (> 100/min)
2. Heterotope RBS (entstehen außerhalb des Sinusknotens)
   Lokalisation:
   - Supraventrikulär (Vorhof, AV-Knoten)
   - Ventrikulär (Kammer)

   ▶ Passive Heterotopie:
   Ersatzweises Einspringen eines sekundären oder tertiären Erregungsbildungszentrums bei Ausfall oder Verlangsamung der Sinusknotenaktivität und bei Leitungsblockierungen
   - Ersatzsystolen
   - Ersatzrhythmen: Sekundäre Automatie (Vorhof, AV-Knoten), tertiäre Automatie (Kammer)
   - Wandernder Schrittmacher

   ▶ Aktive Heterotopie:
   - Extrasystolen
   - Extrarhythmen (heterotoper Rhythmus ist schneller als der Sinusrhythmus):
   - Akzelerierter junktionaler Rhythmus
   - Akzelerierter idioventrikulärer Rhythmus

II. Reizleitungsstörungen

- Sinuatrialer Block (SA-Block)
- Atrioventrikulärer Block (AV-Block)
  - · intranodaler Block (A-H-Zeit)
  - · Infra-His-Block (H-V-Zeit)
- Intraventrikuläre Erregungsausbreitungsverzögerung/Schenkelblock

III. Sonderformen

- Sick-sinus-Syndrom
- Hypersensitiver Karotissinus

IV. Tachykardien

▶ Mechanismen allgemein:
- Getriggerte Aktivität
- Gesteigerte Automatie
- Kreisende Erregung (Reentry)

▶ Tachykardieformen:
1. AV-Knoten-Reentrytachykardie
2. Atrioventrikuläre Reentrytachykardie
   - WPW-Syndrom
   - Mahaim-Tachykardie
   - Verborgene akzessorische Leitungsbahn
   - Permanente Junktionale Reentrytachykardie
3. Fokale atriale Tachykardie (FAT)
4. Junktional ektope Tachykardie (JET)
5. Vorhofflattern
6. Atriale Reentrytachykardie (ART)

7. Vorhofflimmern
   - Paroxysmal
   - Permanent
8. Kammertachykardie
9. Kammerflattern / Kammerflimmern

V. **Plötzlicher Herztod (Herz-Kreislaufstillstand)**

I. REIZBILDUNGSSTÖRUNGEN

Nomotope Reizbildungsstörungen

Sinusarrhythmie [I49.8]

• Respiratorische Sinusarrhythmie:
Physiologische Zunahme der Herzfrequenz während der Inspiration (Bainbridge-Reflex durch erhöhten venösen Rückfluss) und Abnahme während der Exspiration (vagusbedingt); am ausgeprägtesten bei Kindern und Jugendlichen.

• Nichtrespiratorische Sinusarrhythmie: Seltener, Ausdruck einer Sinusknotenschädigung

Sinusbradykardie [R00.1] (Herzfrequenz < 60/min)

• Physiologisch: Junge und alte Menschen, Sportler, erhöhter Vagustonus

• Pathologisch:
  - Extrakardiale Genese: z.B. Hypothyreose, Hypothermie, Erbrechen, intrakranielle Drucksteigerung, Typhus und hyperreaktiver Karotissinus
  - Kardiale Genese: Kranker Sinusknoten (Sick-Sinus-Syndrom)

• Pharmakologisch: Therapie mit Betablockern, Antiarrhythmika, Digitalis u.a.
Die kritische Grenze der Bradykardie hängt vom Leistungsvermögen des Herzens ab: Sportler haben vereinzelt nächtliche Bradykardien bis < 40/min ohne Beschwerden, während Herzkranke und ältere Menschen dann bereits Symptome zerebraler Mangeldurchblutung zeigen können (Schwindel, Synkopen). Die pathologische Sinusbradykardie zeigt unter Belastung keine adäquate Frequenzzunahme.

Sinustachykardie [R00.0] (Herzfrequenz > 100/min)

• Physiologisch: Säuglinge, Kleinkinder, körperliche und seelische Belastung, emotionale Reaktionen, Schmerzen, erhöhter Sympathikotonus

• Pathologisch:
  - Extrakardiale Genese: z.B. Fieber (pro 1 °C Frequenzanstieg um ca. 10 Schläge/min), Hyperthyreose, Anämie, Hypoxie, Hypotonie, Blutung, Volumenmangel, Schock
  - Kardiale Genese: z.B. Herzinsuffizienz, Herzinfarkt, Lungenembolie, hyperkinetisches Herzsyndrom = inadäquate Sinustachykardie (inappropriate sinus tachycardia) ohne fassbare organische oder medikamentöse Ursache: Vegetative Regulationsstörung in Form vermehrter adrenerger Stimulation der Betarezeptoren mit leichter Ruhetachykardie, überschießender (inadäquater) Sinustachykardie bei Belastung und systolischer Hypertonie

• Pharmakologisch: Genussmittel (Alkohol, Nikotin, Koffein), Adrenalinderivate, Atropin u.a.
Die kritische Grenze der Tachykardie hängt vom Leistungsvermögen des Herzens und dem Lebensalter ab (maximale Herzfrequenz bei der Ergometrie = 220 - Lebensalter). Mit zunehmender Tachykardie wird die Diastole so kurz, dass das HMV absinkt (hierbei kann das Ekg eine tachykardiebedingte ST-Senkung zeigen als Zeichen einer gestörten Erregungsrückbildung).

Th.: • Behandlung der auslösenden Ursache! (am wichtigsten)
• Symptomatische Therapie:
  - Bei vagal vermittelter Sinusbradykardie: Passagere Gabe von Parasympatholytika (z.B. Atropin - siehe Antiarrhythmika); bei krankem Sinusknoten und hyperreaktivem Karotissinus evtl. Schrittmachertherapie.
  - Bei Sinustachykardie: Nur bei hyperkinetischem Herzsyndrom und bei Hyperthyreose (in Ergänzung zur thyreostatischen Behandlung) evtl. Betarezeptorenblocker (siehe Antiarrhythmika).

Heterotope Reizbildungsstörungen

▶ **Passive Heterotopie**

Ersatzweises Einspringen langsamer (als Sinusknoten) heterotoper Erregungszentren, wenn Impulsfrequenz des Sinusknotens (durch Sinusbradykardie oder Sinusarrest) eine kritische Grenze unterschreitet oder die Weiterleitung gestört ist (SA-, AV-Block). Wird nur ein ausfallender Sinusimpuls ersetzt, spricht man von Ersatzsystole, fallen Sinusimpulse längere Zeit aus, bilden heterotope Erregungszentren Ersatzrhythmen [I49.8]:

- Sekundäre Schrittmacherzentren im unteren Bereich der Vorhöfe und des AV-Knotens: Junktionaler (Knoten-) Rhythmus mit einer Ersatzfrequenz von ca. 30 - 50/min.
  Anm.: Der AV-Knoten selbst besitzt keine Schrittmacherzellen, sondern nur der angrenzende Vorhofbereich einschl. Koronarsinus.
  Am häufigsten sind Ersatzrhythmen aus sekundären Schrittmacherzentren, da deren Frequenz höher ist als die der tertiären Zentren.
- Tertiäre Schrittmacherzentren der Kammern mit einer kritischen Bradykardie von 20 - 30/min setzen dann ein, wenn der Knotenrhythmus versagt oder die AV-Leitung blockiert ist.
  Wandernder Schrittmacher [I49.8]:
  Vorübergehender Wechsel zwischen Sinusrhythmus und einem oder mehreren ektopen sekundären Reizbildungsorten (entspr. atrialer oder junktionaler Ersatzrhythmus).
  Ekg: Wechselnde Veränderung der P-Wellen-Morphologie, PQ-Zeit und Frequenz
  Urs: Passageres Absinken der Sinusknotenfrequenz unter die Eigenfrequenz sekundärer Schrittmacherzentren.
  Vo.: Gesunde (Vagotonus), gel. bei Digitalistherapie und Herzerkrankungen.
  Th.: Keine

▶ **Aktive Heterotopien**
Sie liegen vor, wenn eine ektope Erregungsbildung zur vorzeitigen Herzerregung führt, entweder in Form einzelner heterotoper Erregungen (Extrasystolen) oder in Form eines heterotopen Rhythmus, dessen Frequenz schneller ist als die des Sinusrhythmus (akzelerierter AV-Knoten-Rhythmus und akzelerierter idioventrikulärer Rhythmus).

Akzelerierter junktionaler (AV-Knoten-) Rhythmus [I49.8] und akzelerierter idioventrikulärer Rhythmus [I44.3]

Normalerweise treten die sekundären (AV-Knoten-Bereich) und tertiären Schrittmacherzentren (Kammer) nur passiv mit ihrer niedrigeren Eigenfrequenz in Aktion, wenn der Sinusrhythmus versagt oder eine Leitungsblockierung vorliegt.
In vereinzelten Fällen können sie jedoch als aktive Heterotopiezentren mit pathologisch gesteigerten Frequenzen > 100/min die Schrittmacherfunktion zeitweise übernehmen.

Vo.: Organische Herzerkrankungen (z.B. frischer Infarkt), Digitalisintoxikation, selten auch bei herzgesunden Kindern/Jugendlichen

DD:
- Bei akzeleriertem idioventrikulären Rhythmus: Ventrikuläre Tachykardie (Frequenz > 100/min)
- Intraventrikuläre Blockierungen (oft permanent → Vor-Ekg; idioventrikulärer Rhythmus ist passager)

Th.: des Grundleidens, Digitalismedikation überprüfen!

EXTRASYSTOLEN (ES) [49.4]

Vo.: Sehr häufig, auch bei gesunden Menschen. Die Mehrzahl aller Menschen hat irgendwann im Leben Extrasystolen, 30 % bemerken die Extrasystolen als "Herzstolpern oder Aussetzer" und nur ein Teil der Betroffenen fühlt sich dadurch krank. Nach dem Ursprungsort der Extrasystolen unterscheidet man supraventrikuläre (SVES) und ventrikuläre Extrasystolen (VES).

Ät.:
1. Physiologisch: Einfache VES kommen oft auch bei Gesunden vor, auslösende Faktoren: Vegetative Labilität, emotionale Erregung, erhöhter Vagustonus (mit bradykardiebedingten VES), Übermüdung, Genussmittel (Alkohol, Koffein, Nikotin)
2. Organische Herzerkrankungen, z.B. koronare Herzkrankheit, Kardiomyopathien, Myokarditis u.a.
3. Extrakardiale Ursachen: Kaliummangel (z.B. durch Diuretikatherapie), Medikamente (Digitalis, Sympathomimetika, Antiarrhythmika, trizyklische Antidepressiva u.a.); Roemheld-Syndrom (geblähtes Abdomen mit Druck auf das Zwerchfell als Ursache kardialer Beschwerden), Hyperthyreose

Supraventrikuläre Extrasystolen (SVES) [I49.4]

1. Vorhofextrasystolen [I49.1]: P-Zacke deformiert, PQ verkürzt, Kammerkomplex (QRS) normal
2. Junktionale (AV-Knoten)-Extrasystolen [I49.2]: Negative P-Zacken vor, im oder nach dem QRS-Komplex. Die daher abgeleitete Terminologie in obere, mittlere und untere AV-Knoten-ES ist zwar noch gebräuchlich, aber nicht zutreffend, weil ihr die morphologische Grundlage fehlt! Besser spricht man von AV-Knoten-ES mit oder ohne verzögerter retrograder Vorhoferregung.

Ät.: 1. Oft bei Gesunden; auslösende Faktoren: Emotionale Erregung, Übermüdung, Genussmittel (Alkohol, Koffein, Nikotin)
2. Gel. bei Herzerkrankungen, Hypokaliämie

Ekg: SVES zeigen meist einen normal breiten, nicht deformierten QRS-Komplex → Ausnahme: Bei frühzeitigem Einfall einer SVES kann es zu aberrierender ventrikulärer Leitung kommen mit Deformierung des Kammerkomplexes wie bei einer ventrikulären Extrasystole; die SVES kann man in diesen Fällen an der vorangehenden P-Welle erkennen.
Fällt eine SVES noch frühzeitiger ein, kann das Leitsystem noch refraktär sein; bei antegrader Leitungsstörung einer Vorhofextrasystole fehlt dann der QRS-Komplex, bei retrograder Leitungsstörung einer AV-Knoten-ES die P-Welle; man spricht von blockierten SVES [I49.9]. In der Regel depolarisiert die SVES die Sinuserregung mit Versetzung des Grundrhythmus, wodurch der Abstand zwischen prä- und postextrasystolischer Herzaktion kleiner als ein doppeltes Normalintervall ist (nichtkompensierte Pause).
Wenn bei einer AV-Knoten-Extrasystole Vorhof- und Kammerkontraktion gleichzeitig gegen die geschlossene AV-Klappe erfolgen, zeigt sich im Venenpuls eine Pfropfungswelle (wird vom Patienten meist als sehr unangenehm empfunden).

Di.: Ruhe-Ekg, Langzeit-Ekg, Ergometrie, Echokardiografie
Aus der interventionellen Elektrophysiologie sind heute die häufigsten Prädilektionsstellen für die zugrunde liegende gesteigerte Automatie auf Vorhofebene bekannt: Crista terminalis, Mündungsbereich der oberen und unteren Hohlvene, Koronarvenensinus-Ostium und die Mündungen der Pulmonalvenen. Letztere Erkenntnis ist auch für interventionelle wie chirurgische Behandlung von fokal getriggertem paroxysmalem Vorhofflimmern von Bedeutung.

Th.:
- SVES bei Gesunden bedürfen keiner Behandlung
- Bei Vorhandensein einer Herzerkrankung wird diese behandelt.
- Überprüfen des Kaliumhaushaltes und einer evtl. Digitalistherapie
- Wenn SVES paroxysmale supraventrikuläre Tachykardien oder intermittierendes Vorhofflimmern auslösen (Langzeit-Ekg) ist eine Behandlung erforderlich, z.B. mit Verapamil oder Betablockern.

Ventrikuläre Extrasystolen (VES) [I49.3]

Ursprungsort unterhalb der Bifurkation des His-Bündels. Der Sinusknoten wird häufig nicht retrograd erregt, dann bleibt der Sinusrhythmus ungestört (RR-Intervall zwischen prä- und postextrasystolischer Herzaktion entspricht dem doppelten RR-Intervall von 2 Normalaktionen); es resultiert die kompensierende postextrasystolische Pause (welche der Patient als „Herzstolpern" oder „Aussetzer" empfindet), weil der fällige Sinusimpuls auf ein refraktäres Kammermyokard trifft. Nur bei Sinusbradykardie kann die Kammer schon wieder erregbar sein, sodass dann keine Normalaktion ausfällt (interpolierte oder interponierte ES).

Einteilung:
1. Rechtsventrikuläre ES: Bild des kompletten Linksschenkelblockes (QRS > 0,11 sek)
2. Linksventrikuläre ES: Bild des kompletten Rechtsschenkelblockes (QRS > 0,11 sek)
3. Bündelstamm-ES: Zeigen keine QRS-Verbreiterung wie die übrigen VES, erfüllen aber sonst die Kennzeichen der VES: Sie stören den Sinusrhythmus nicht, es folgt eine kompensatorische Pause.

- Monomorphe (monotope) ES: Gleichartig deformierte Kammerkomplexe, z.T. bei Gesunden, z.T. organischer Genese
- Polymorphe ES: Unterschiedlich deformierte Kammerkomplexe infolge unterschiedlichen Reizursprungs: Stets organischer Genese (Herzmuskelschaden).

Polymorphe VES sind meist auch polytop (verschiedenen Ursprungs), manchmal können aber frühzeitig einfallende ES gleichen Ursprungs ein polymorphes Bild zeigen infolge unterschiedlicher Erregungsausbreitung (auch supraventrikuläre ES können infolge einer solchen "aberrierenden Konduktion" einen verbreiterten Kammerkomplex wie VES zeigen, man erkennt sie dann an der vorangehenden P-Welle).

Gehäufte ES stehen evtl. in regelmäßiger Beziehung zum Normalrhythmus: Folgt jeder Normalaktion eine bzw. zwei ES, so spricht man von Bigeminus bzw. Trigeminus (oft bei Digitalisintoxikation). - Treten regelmäßig ES nach 2 (oder 3) Normalschlägen auf, so hat man eine 2 : 1- (3 : 1-) Extrasystolie. Folgen 3 oder mehr VES hintereinander, ohne dass ein Normalschlag dazwischen liegt, spricht man von Salven.

N	N	N	N	Normalaktion (N)
NE		N	N	VES (E) mit kompensierender postextrasystolischer Pause
N E	N	N	N	Interponierte (= interpolierte) ES
NE		NE		Bigeminus
NEE		NEE		Trigeminus (Couplets = 2 aufeinander folgende Extrasystolen)
N	NE	N	NE	2 : 1 - Extrasystolie
NEEE		N	N	Salve (3 aufeinander folgende Extrasystolen)

Anm.: Die Definition des Trigeminus ist verschieden: Deutschland: NEE - NEE; USA: NNE - NNE.

Bei frühzeitig einfallenden Extrasystolen ist das Schlagvolumen der Extrasystole aufgrund der kurzen Diastole vermindert. So kann ein Bigeminus zu einem Pulsdefizit führen und beim Tasten des Pulses als Bradykardie in Erscheinung treten. Das Schlagvolumen der postextrasystolischen Herzaktion ist aufgrund der längeren Diastole erhöht.

Bei organischen Herzerkrankungen (insbes. Herzinfarkt) und linksventrikulärer Insuffizienz kann das Auftreten komplexer VES Vorbote gefährlicher ventrikulärer Tachyarrhythmien bis zum Kammerflimmern sein. Solche Warnarrhythmien sind:

- Gehäufte polytope (polymorphe) VES
- Bigeminus
- Couplets und Salven
- R-auf-T-Phänomen: Bei sehr frühzeitigem Einfall einer VES besteht die Gefahr, dass die VES in die vulnerable Phase von T (aufsteigender Schenkel von T) fällt ("R-auf-T-Phänomen") und damit ein Kammerflimmern auslöst. Um solch eine Gefahr zu erkennen, errechnet man den sog. Vorzeitigkeitsindex (VI):

$$VI = \frac{Q_N \text{ bis } Q_{ES}}{Q_N \text{ bis } T_{Ende}} = \frac{II}{I}$$

VI < 1,0 = R auf T-Phänomen

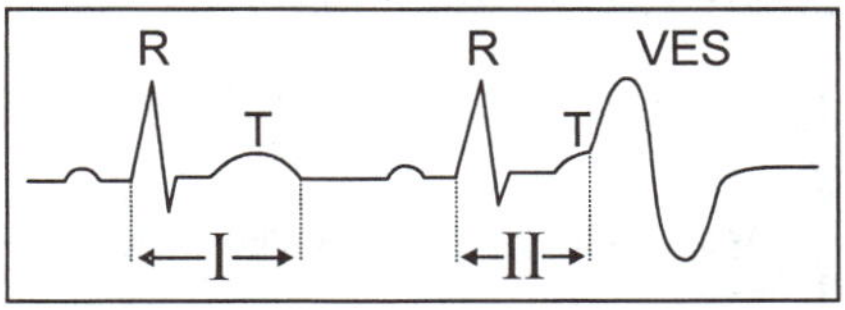

Klassifikation der VES nach Lown im 24 h-Langzeit-Ekg

	Grad	
Einfache VES	0	Keine VES
	I	Monomorphe VES (< 30/h)
	II	Monomorphe VES (> 30/h)
Komplexe VES	IIIa	Polymorphe VES
	IIIb	Ventrikulärer Bigeminus
	IVa	Couplets (2 VES hintereinander)
	IVb	Salven (≥ 3 VES hintereinander)
	V	Früh einfallende R/T-VES (R-auf-T-Phänomen)

Die Lown-Klassifikation hat keinen großen prognostischen Wert. Wichtiger ist die Unterscheidung zwischen Fehlen und Präsenz nicht anhaltender ventrikulärer Tachykardien (nsVT). Diese sind definiert als eine Folge ventrikulärer Extrasystolen (VES) mit einer Frequenz von mehr als 120/min und einer Mindestanzahl von 6 konsekutiven VES.

Di.: Ruhe-Ekg, Langzeit-Ekg, Ergometrie, Echokardiografie

Th.:
- VES bei Gesunden, insbesondere solche, die unter Belastung verschwinden („overdrive Suppression") bedürfen keiner Behandlung; Ausnahmen: Zunehmende Einschränkung der kardialen Funktion (selten tachykardieinduzierte Kardiomyopathie) oder bei subjektiven Beschwerden.
- VES bei organischen Herzerkrankungen:
  1. Kausale Therapie: Am wichtigsten und entscheidend für die Prognose, z.B. Revaskularisierungsmaßnahmen bei KHK u.a.!

2. Symptomatische Therapie:
- Überprüfung des Kalium- und Magnesiumhaushaltes und einer Digitalistherapie: Behandlung einer Digitalisintoxikation (siehe dort), Digitalisdosis evtl. reduzieren (je geschädigter ein Herz ist, umso weniger verträgt es Digitalis!), Kalium und Magnesium auf hochnormale Serumwerte einstellen.
- Antiarrhythmische Therapie:
Indikation bei erhöhtem Risiko eines plötzlichen Herztodes infolge Kammerflimmern: Komplexe VES bei Patienten mit schweren myokardialen Grunderkrankungen und Einschränkung der linksventrikulären Pumpfunktion.
Klasse I-Antiarrhythmika sind bei Patienten mit strukturellen Herzerkrankungen (insbes. KHK und Herzinsuffizienz) kontraindiziert, da sie zu Prognoseverschlechterung führen. Auch Sotalol und Amiodaron haben keinen Prognosevorteil; bei fortgeschrittener Herzinsuffizienz (NYHA III) sogar eine Prognoseverschlechterung. Daher sollte bei erhöhtem Risiko für Kammerflimmern bzw. plötzlichen Herztod der ICD zum Einsatz kommen.
Betablocker ohne intrinsische Aktivität vermindern das Risiko, dass VES Kammerflimmern auslösen und sind daher Antiarrhythmika der Wahl bei Patienten mit Zustand nach Herzinfarkt sowie bei Patienten mit eingeschränkter Pumpleistung.

Prg: VES bei Gesunden: Harmlos, gute Prognose (unabhängig von der Lown-Klassifizierung)
VES bei Herzkranken:
Bei frischem Infarkt bedeutet das gehäufte Auftreten von VES ein Alarmsignal mit erhöhter Gefahr für Kammerflimmern; allerdings kann es auch ohne vorausgegangene Warnarrhythmien zu Kammerflimmern kommen.
Risikofaktoren für einen plötzlichen Herztod (sudden cardiac death): Siehe dort

II. REIZLEITUNGSSTÖRUNGEN

Sinuatrialer (SA-) Block [I45.5]

3 Schweregrade:

- SA-Block 1. Grades: Verzögerte Leitung der Erregung vom Sinusknoten zur Vorhofmuskulatur. Im Ekg nicht erkennbar.
- SA-Block 2. Grades: Intermittierende Leitungsunterbrechung:
  Typ 1 (Wenckebach-Periodik):
  Ekg: Bei gleich bleibender PQ-Zeit werden die PP-Intervalle kürzer bis eine längere Pause eintritt, welche aber kürzer ist als das Doppelte des vorangehenden PP-Intervalles (DD: Sinusarrhythmie).
  Typ 2 (Mobitz):
  Ekg: Es treten Herzpausen auf, deren Dauer dem doppelten oder mehrfachen des normalen PP-Intervalles entsprechen.
- SA-Block 3. Grades: Totale Leitungsunterbrechung mit fehlender Impulsübertragung zum Vorhofmyokard.
  Wenn dabei die Latenz bis zum Einsetzen eines AV- oder Kammerersatzrhythmus zu lang ist, treten wie beim totalen AV-Block Adams-Stokes-Anfälle auf. Im üblichen Ekg kann man den SA-Block 3. Grades vom Sinus-arrest (= Sinusknotenstillstand) nicht unterscheiden.

Ät.: Sick-Sinus-Syndrom, Überdosierung mit Digitalis oder Antiarrhythmika, Myokarditis, koronare Herzkrankheit und Herzinfarkt

KL.: Bei höhergradiger Blockierung mit längeren asystolischen Pausen oder starker Bradykardie Symptome von Schwindel bis Bewusstlosigkeit/Synkope (Morgagni-Adams-Stokes-Anfall).

Di.: (Langzeit-)Ekg

Th.: Bei toxischer Wirkung von Digitalis oder Antiarrhythmika Absetzen dieser Medikamente. Notfallmäßig Versuch mit Atropin. Bei Schwindel/Synkopen (Adams-Stokes-Anfall) Schrittmachertherapie.

Atrioventrikulärer (AV-) Block [I44.3]

3 Schweregrade:

- AV-Block 1. Grades: Verzögerte Erregungsleitung
  Keine Symptome, nur im Ekg erkennbar: PQ-Zeit > 0,20 sek. Im His-Bündel-Ekg (HBE) ist die AH-Zeit verlängert. Bei stark verlängerter PQ-Zeit kann die P-Welle in die Repolarisationsphase des vorausgegangenen Schlages fallen.
- AV-Block 2. Grades: Intermittierende Leitungsunterbrechung:
  - Typ 1 Wenckebach-Periodik (Syn.: Mobitz I):
    Lokalisation der Blockierung meist (ca. 70 %) oberhalb des His-Bündels
    Ekg: Bei gleich bleibender PP-Zeit werden die PQ-Intervalle länger bis eine Überleitung (Herzaktion) ausfällt; die entstehende Pause ist kürzer als ein doppeltes PP-Intervall.
    Im His-Bündel-Ekg (HBE) zeigt sich eine Supra-His-Leitungsverzögerung bzw. -blockierung mit zunehmender Verlängerung der AH-Zeit, bis ein His-Potential ausfällt; dieser Ablauf kann sich periodisch wiederholen.
  - Typ 2 Mobitz (Syn.: Mobitz II):
    Lokalisation der Blockierung innerhalb oder unterhalb des His-Bündels.
    Ekg: Plötzlicher Ausfall eines QRS-Komplexes nach einer vorangegangenen P-Welle bei normaler oder konstant verlängerter PQ-Zeit. Die Pause entspricht einem doppelten PP-Intervall.
    · Vereinzelte AV-Blockierungen oder
    · Regelmäßige AV-Blockierungen:
    Werden von 2 Sinusknotenerregungen 1 übergeleitet, spricht man von einem 2 : 1-Block, werden von 3 Erregungen nur 1 übergeleitet, liegt ein 3 : 1-Block vor.
    Ursächlich liegen stets organische Herzerkrankungen vor. Es besteht die Gefahr der Progredienz zum AV-Block III. Grades mit Adams-Stokes-Anfällen, daher absolute Schrittmacher-Indikation.
    Im HBE zeigt sich eine Infra-His-Leitungsverzögerung bzw. -blockierung mit Verlängerung des HV-Intervalls bzw. periodischem Ausfall einzelner Ventrikelpotentiale (bei normalem AH-Intervall).

    DD: Der AV-Block 2. Grades/Typ 2 mit 2 : 1-Überleitung kann aus dem Oberflächen-Ekg nicht sicher abgegrenzt werden vom AV-Block 2. Grades/Typ 1 mit Ausfall jeder 2. Überleitung → Atropin-Test (0,5 - 1,0 mg Atropin i.v.) oder Belastungs-Ekg: Bei AV-Block 2°/Typ 1 bessert sich die AV-Überleitung mit Verlängerung der Wenckebach-Periodik (oder Übergang in AV-Block 1.°). Bei AV-Block 2°/Typ 2 Verschlechterung der AV-Überleitung: Aus einem 2 : 1-Block wird ein 3 : 1- oder 4 : 1-Block.
- AV-Block 3. Grades: Totale Leitungsunterbrechung mit kompletter Dissoziation von Vorhof- und Kammeraktion: Normalfrequente P-Zacken ohne Beziehung zu den langsamen QRS-Komplexen.
  Die Schrittmacherfunktion übernehmen entweder sekundäre Reizbildungszentren im Bereich des AV-Knotens oder des His-Bündels (mit schmalen Kammerkomplexen und einer Frequenz > 40/min) oder tertiäre Reizbildungszentren im Kammermyokard (mit schenkelblockartig deformierten Kammerkomplexen und Frequenz < 40/min). Die Latenzzeit bis zum Anspringen des Ersatzzentrums bezeichnet man als präautomatische Pause.

Ät.:
- Erhöhter Vagotonus, z.B. Sportler: AV-Block 1° (verschwindet unter Belastung)
- Koronare Herzkrankheit und Herzinfarkt, Kardiomyopathien, angeborene Herzfehler (z.B. L-Transposition der großen Arterien), Myokarditis (einschl. Borreliose)
- Als Komplikation bei/nach kardiochirurgischem Eingriff
- Posttraumatisch
- Medikamentös-toxisch (Digitalis, Antiarrhythmika), Hyperkaliämie
- Idiopathische Degeneration des Reizleitungssystems (M. Lenègre) und idiopathische Sklerose/Kalzinose des bindegewebigen Herzgerüstes (M. Lev)

Anm.: AV-Leitungsstörungen bei Hinterwandinfarkt (passagere Ischämie des AV-Knotens) haben eine günstigere Prognose als bei Vorderwandinfarkt mit Septumbeteiligung (Tawara-Schenkel blockiert).

KL.: Es drohen 2 Gefahren beim totalen AV-Block:

1. Länger dauernde Asystolie zwischen Beginn des totalen Blockes und Einsetzen eines Kammerersatzrhythmus (= präautomatische Pause) führt zur hypodynamen Form des Morgagni-Adams-Stokes-(MAS-)Anfalles [I45.9]:

Asystoliedauer:	3 - 5 sek:	Blässe, Schwindel
	10 - 15 sek:	Bewusstseinsverlust
	20 - 30 sek:	Krampfanfall (Fehldiagnose: Epilepsie)
	30 - 60 sek:	Atemstillstand
	> 3 Min. :	Irreversible Hirnschäden bzw. Exitus letalis

   Im Anfall sind die Pupillen weit, die Reflexe abgeschwächt oder nicht auslösbar. Jeder Anfall kann tödlich enden!
2. Bei starker Bradykardie (< 40/min) entwickelt sich eine Herzinsuffizienz.

DD: 1. Tachykarde Herzrhythmusstörungen einschl. Kammerflattern/-flimmern
2. Andere Ursachen einer Synkope (siehe dort)

Di.: - Anamnese + Klinik (Schwindel, Synkopen?)
- (Langzeit-) Ekg
- His-Bündel-Ekg (HBE):

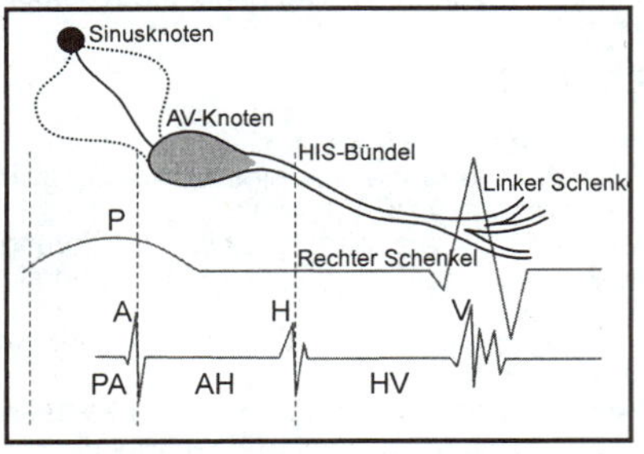

A = Vorhoferregung
H = His-Bündel-Erregung
V = Ventrikelerregung

Normalzeiten:
PA = 25 - 50 msek
AH = 60 - 125 msek
HV = 35 - 55

msek

Konventionelles Ekg

His-Bündel-Ekg

Durch das His-Bündel-Ekg kann man die in der PQ-Zeit des konventionellen Ekg erfasste globale Überleitung unterteilen in eine solche vor und nach dem His-Bündel. Danach unterscheidet man:

- ▶ Supra-His-Block (intranodaler Block):
  → Verlängertes AH-Intervall bzw. Ausfall des H-Potentials
- ▶ Intra- und Infra-His-Block (= infranodaler Block):
  → Verlängertes HV-Intervall bzw. Ausfall des V-Potentials

Die proximal lokalisierten junktionalen Blockierungen haben eine bessere Prognose als die distal lokalisierten subjunktionalen Blockierungen: Supra-His-Blöcke sind oft reversibel, führen seltener zu Adams-Stokes-Anfällen und zeigen oft einen Ersatzrhythmus aus dem His-Bündel mit noch tolerablen Frequenzen um 40/min. Bei einem Infra-His-Block springt der sehr langsame Kammerersatzrhythmus (mit einer Frequenz zwischen 20 - 30/min) oft erst nach längerer präautomatischer Pause ein → hohes Risiko von Adams-Stokes-Anfällen!

Th.: a) Kausale Behandlung: z.B. Absetzen von Digitalis bzw. Antiarrhythmika bei medikamentös-toxischer Ursache, Behandlung einer Myokarditis, eines Herzinfarktes.

b) Symptomatische Behandlung:
- AV-Block 1. und 2. Grades (Wenckebach): Außer kausalen Maßnahmen (z.B. Digitalistherapie überprüfen bzw. absetzen) meist keine symptomatische Therapie erforderlich. Bei starker Bradykardie evtl. Atropin. Orciprenalin kann ventrikuläre Extrasystolie provozieren und ist deshalb bei digitalisinduzierter Bradykardie kontraindiziert!
- AV-Block 2. Grades (Mobitz): Da es sich meist um einen Infra-His-Block mit Gefahr des totalen Blocks handelt, müssen leitungsverzögernde Medikamente (Digitalis, Antiarrhythmika) abgesetzt werden. Relative Schrittmacherindikation. Atropin sollte nicht gegeben werden, da es zu einer Verschlechterung führt mit Gefahr des totalen AV-Blocks.
  Schrittmachertherapie ist indiziert bei Beschwerden in der Anamnese (Schwindel, Synkopen) oder drohendem totalen AV-Block.
- AV-Block 3. Grades: Bei Adams-Stokes-Anfall Reanimation wie bei Kreislaufstillstand (→ s.u.) und Schrittmachertherapie

Intraventrikuläre Blockierungen [I45.4]

Synonyme: Schenkelblockierungen, faszikuläre Blockierungen, Schenkelblöcke

Lok: Unterhalb des His-Bündels (Infra-His-Blockierungen)
Unter Berücksichtigung der trifaszikulären Struktur des ventrikulären Reizleitungssystems unterscheidet man:
1. unifaszikuläre - 2. bifaszikuläre - 3. trifaszikuläre Blockierungen
Wie bei den übrigen Reizleitungsstörungen wird zwischen 3 Schweregraden differenziert:
I.: inkompletter - II.: intermittierender - III.: permanenter Block
Mit Ausnahme des trifaszikulären Blockes, der im Oberflächen-Ekg dem Bild des totalen AV-Blockes gleicht, resultiert aus Schenkelblöcken keine klinisch fassbare Rhythmusstörung (Diagnose nur durch Ekg).

1. Kompletter Rechtsschenkelblock (RSB) (Blockierung im rechten Tawara-Schenkel):
   QRS-Zeit ≥ 0,12 sek, verspäteter Beginn der endgültigen Negativitätsbewegung, Diskordanz des Kammerendteils (ST/T) zum Kammerkomplex (QRS), S-Zacke in I, R in V_1, M-förmig aufgesplitterter Kammerkomplex
   Inkompletter Rechtsschenkelblock: QRS-Zeit 0,10 - 0,11 sek., rSr' oder RSr' in V_{1-2}, S-Zacke in I
2. Linksanteriorer Hemiblock (LAHB): Häufigste Form der intraventrikulären Blockierungen; Ekg: Überdrehter Linkstyp = $R_I/S_{II}/S_{III}$-Typ; R/S-Umschlag nach V_6 verschoben, tiefes S in $V_{5/6}$.
3. Linksposteriorer Hemiblock (LPHB): Ekg: Rechtstyp oder überdrehter Rechtstyp bei normaler QRS-Zeit. Diagnose kann nur gestellt werden, sofern der Rechtstyp nicht durch Rechtsherzbelastung erklärbar ist.
4. Kompletter Linksschenkelblock (LSB): Dieser kann entstehen durch einen unifaszikulären Block (linker Tawara-Schenkel vor der Aufzweigung blockiert) oder durch einen bifaszikulären Block (2 + 3).

   Ekg: QRS-Zeit ≥ 0,12 sek, verspäteter Beginn der endgültigen Negativitätsbewegung, breite und tiefe S-Zacke in $V_{1,2}$, aufgesplitterter Kammerkomplex ("abgebrochener Zuckerhut") in $V_{5/6}$, Diskordanz (= gegensinniger Verlauf) des Kammerendteils (ST/T) zum Kammerkomplex (QRS), dadurch ist eine Ischämiediagnostik durch das Ekg nicht verwertbar. Der plumpen, aufgesplitterten R-Zacke in I/aVL geht kein Q voraus.
5. Inkompletter Linksschenkelblock: QRS-Zeit 0,10 - 0,11 sek

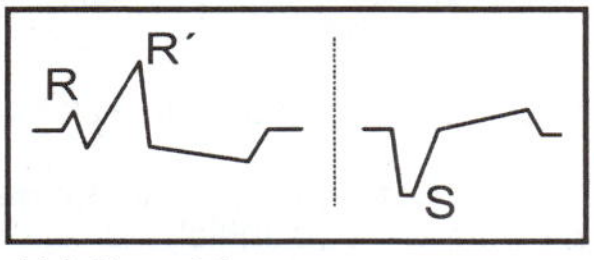

Ableitung V_1
Rechtsschenkel- / Linksschenkelblock
(M-Form) (Zuckerhut-Form)

Durch Kombination unifaszikulärer Blockbilder entstehen bifaszikuläre Blöcke, diese können Vorboten eines trifaszikulären Schenkelblockes sein (mit Gefahr des Adams-Stokes-Anfalles wie beim totalen AV-Block).

Ät.: Koronare Herzkrankheit und Herzinfarkt, Myokarditis und Kardiomyopathien, Linkshypertrophie (häufigste Ursache eines LSB), Rechtsherzbelastung (z.B. durch kongenitale Vitien oder Lungenembolie → inkompletter oder kompletter Rechtsschenkelblock), idiopathische fibrotische Degeneration des Erregungsleitungssystems (M. Lenègre und M. Lev)

Di.: 1. Bei Gefahr eines trifaszikulären Blockes genaue Blocklokalisierung durch His-Bündel-Ekg
2. Kausale Diagnostik

Th.: - des Grundleidens
- Bei bifaszikulärem Block (z.B. Rechtsschenkelblock + linksanteriorer Hemiblock) sollte die Schrittmacherindikation überprüft werden, wenn anamnestisch über Schwindel oder Synkopen geklagt wird oder wenn zusätzlich ein AV-Block I.° vorliegt (PQ-Verlängerung) → zeigt sich im His-Bündel-Ekg ein verlängertes HV-Intervall, empfiehlt sich prophylaktisch eine Schrittmachertherapie.
- Therapie des trifaszikulären Blockes wie bei totalem AV-Block (s.o.)

III. SONDERFORMEN

Sick-Sinus-Syndrom (SSS) [I49.5] (Syndrom des kranken Sinusknotens)

Hierunter fallen folgende Rhythmusstörungen:
1. Persistierende Sinusbradykardie mit Beschwerden
2. Intermittierender Sinusarrest oder SA-Block
3. Tachykardie-Bradykardie-Syndrom: Paroxysmale supraventrikuläre Tachykardie oder Vorhofflattern/ Vorhofflimmern. Nach Beendigung der Tachykardie folgt eine verlängerte asystolische Pause, bevor der evtl. bradykarde Sinusrhythmus wieder einsetzt, wodurch es zu zerebraler Ischämie mit Schwindel und Synkopen kommen kann.
   Anm.: Gel. kann auch ein Karotis-Sinus-Syndrom hinweisen auf einen kranken Sinusknoten (s.u.).

Ät.: 1. Koronare Herzkrankheit
2. Kardiomyopathien und Myokarditis (evtl. mit Autoantikörpern gegen den Sinusknoten)
3. Idiopathische Degeneration des Leitungssystems (M. Lenègre und M. Lev)
4. Angeboren: Mutationen von Natrium- (SCN5A) und funny-(HCN4)-Ionenkanälen

KL.: Bei tachykarden Phasen Herzklopfen, Dyspnoe, Angina pectoris.
Bei bradykarden Phasen Schwindel und Synkopen (Adams-Stokes-Anfälle), Herzinsuffizienz

Di.: 1. Langzeit-Ekg: Erfassung und Quantifizierung der bradykarden Rhythmusstörungen
2. Belastungs-Ekg: Unfähigkeit unter Ergometerbelastung mindestens 70 % des max. altersabhängigen Frequenzanstieges zu bringen (chronotrope Inkompetenz)
3. Atropintest: Nach Injektion von 1 mg Atropin i.v. fehlt ein adäquater Frequenzanstieg: Herzfrequenz bleibt < 80/min
KI: Glaukom, Prostataadenom
4. Sinusknotenerholungszeit verlängert (> 1.500 msek) = Zeit bis zum Wiedereinsetzen des Sinusrhythmus nach vorausgegangener schneller Vorhofstimulation (mittels Schrittmacher).

Th.: - Bei symptomatischer Bradykardie (Schwindel, Herzinsuffizienz oder Synkopen): Schrittmachertherapie
- Bei Tachykardie-Bradykardie mit klinischen Beschwerden: Schrittmacher + antiarrhythmische Behandlung

Karotis-Sinus-Syndrom [G90.00]

Def: Überempfindlichkeit der Barorezeptoren im Bereich der Karotisgabel mit klinischen Beschwerden nach Karotisreizung → 3 Typen:
- Kardioinhibitorischer Typ (90 % d.F.): Vagusreizung führt zu Asystolie oder Bradykardie
- Vasodepressorischer Typ (10 % d.F.): RR-Abfall > 50 mmHg ohne wesentliche Bradykardie
- Mischform

Ep.: Bei älteren Menschen häufig (bis 25 %), 90 % der Patienten sind beschwerdefrei.

Ät.: Meist arteriosklerotisch (bei älteren Männern)

KL.: Schwindel, Synkopen bei spontanen Kopfdrehbewegungen, einengenden Kragen oder nach Massage der Karotisgabel

Di.: Anamnese + Karotisdruckversuch: Asystolie > 3 Sekunden und/oder Blutdruckabfall > 50 mmHg nach einseitiger Karotissinusmassage (***Cave*** bei Patienten mit Stenose der A. carotis!)
Da der Karotisdruckversuch bei 25 % der Patienten > 65 J. positiv ausfällt, sollte er nur zusammen mit Anamnese/Klinik bewertet werden.

Th.: Nur bei Beschwerden in der Anamnese (Schwindel, Synkopen), die bei spontanen Bewegungen im Kopf-/Halsbereich auftreten, ist eine Schrittmachertherapie indiziert.

IV. TACHYKARDIEN

AV-KNOTEN-REENTRYTACHYKARDIE (AVNRT)

Def: AV-Knoten-Reentrytachykardie und atrioventrikuläre Reentrytachykardie wurden früher unter dem Oberbegriff „paroxysmale supraventrikuläre Tachykardien" (PSVT) zusammengefasst.

Ep.: Häufigste Form der PSVT, meist jüngere Patienten, w > m

Ät.: Angeborene Störung im Bereich des AV-Knotens: Funktionell duale Leitungskapazität sowohl der ante- als auch teilweise der retrograden AV-Knotenleitung. Vorhandensein einer relativ langsam und einer schneller leitenden AV-Knoten-Leitungsbahn („slow und fast pathway").

Pg.: Die AV-Knoten-Reentrytachykardie wird typischerweise durch eine atriale Extrasystolie getriggert. Die funktionell getrennten Leitungsbahnen mit unterschiedlicher Leitungsgeschwindigkeit und Refraktärverhalten ermöglichen eine Minuten bis Stunden anhaltende kreisende Erregung (Reentry). In 90 % handelt es sich um eine Tachykardie vom „slow-fast" Typ, die antegrad die langsame, retrograd die schnelle Bahn benutzt. Seltener tritt die atypische Form mit Benutzung einer schnellen Bahn in ante- und einer langsamen Bahn in retrograder Richtung (fast-slow-type) oder einer langsamen Bahn in ante- und retrograder Richtung (slow-slow-type) auf.

Ekg: Während normofrequentem Sinusrhythmus keine Auffälligkeiten im Ekg
Während Tachykardie normal konfigurierter und schmaler QRS-Komplex, meist ohne sichtbare P-Welle. Seltener kann die P-Welle je nach Leitungsgeschwindigkeit auch kurz vor oder nach dem QRS-Komplex erscheinen. Tachykardiefrequenz zwischen 150 bis 220/Min.
Im Fall einer aberrierenden Überleitung zeigt sich ein schenkelblockartig verbreiterter QRS-Komplex, dann DD zu Kammertachykardie schwierig (siehe unten).

KL.: Plötzlich auftretender Anfall von Herzjagen. Dauer: Minuten, Stunden und länger, oft ebenso schlagartige Rückkehr zum normalen Sinusrhythmus. Bei Herzgesunden außer schnellem Herzschlag oft keine Symptome. Bei Patienten mit Herzinsuffizienz und/oder koronarer Herzkrankheit evtl. kritische Reduktion des Herzzeitvolumens mit Hypotonie, Angina pectoris, evtl. Schwindel, Synkopen; selten kardiogener Schock. Während und nach der Tachykardie kann eine Harnflut einsetzen (Wirkung über das atriale natriuretische Peptid - ANP). Bei simultaner Kontraktion von Vorhof und Kammern kann man an den Halsvenen sog. Pfropfungen beobachten ("Froschzeichen").

DD:
- Atrioventrikuläre Reentrytachykardie (bei verborgener akzessorischer Leitungsbahn)
- Atriale- oder Sinustachykardie mit konstanter 1:1-AV-Überleitung und rel. langem PQ-Intervall, sodass die P-Welle von dem vorherigen QRS-Komplex überdeckt wird.
- Bei breitem QRS-Komplex: Kammertachykardie, antidrome atrioventrikuläre Reentrytachykardie.

Merke: Jede Tachykardie mit breitem QRS-Komplex wird bis zum Beweis des Gegenteils wie eine Kammertachykardie behandelt („treat the worst case").

Di.: Klinik: Schlagartig einsetzende regelmäßige Tachykardie (Sinustachykardie nicht schlagartig) + Ekg (regelmäßige Tachykardie mit schmalen QRS-Komplexen)
Oft junge, herzgesunde Menschen

Th.: A) Symptomatische Behandlung:

▶ Bei kreislaufstabilen Patienten (Mehrzahl):

1. Vagusreizung: Valsalva-Pressversuch (nach tiefer Einatmung möglichst lange Pressen), Massage eines Karotissinus (nicht länger als 5 Sek.; vorher Auskultation der Aa. carotes), schnell ein großes Glas kaltes, kohlensäurehaltiges Wasser trinken, Gesicht in kaltes Wasser eintauchen, Eiskrawatte u.a.
2. Medikamentös:
   - Adenosin: Mittel der 1. Wahl
     Wi.: Kurzfristige Blockierung der AV-Leitung im AV-Knoten (max. 8 Sekunden dauernd). Mittel der Wahl bei allen regelmäßigen Tachykardien mit schmalem Kammerkomplex.
     NW: Evtl. kurzfristige Asystolie, Blutdruckabfall, Flush, Dyspnoe, Druckgefühl in der Brust, Bronchospasmus
     KI: Atriale Tachykardie / Vorhofflimmern bei WPW-Syndrom (stark verbreiterter QRS-Komplex, oft mit irregulärer Abfolge), Asthma bronchiale, AV-Block > 1°, Sick-sinus-Syndrom, QT-Verlängerung, Vorhofflimmern oder -flattern
     Dos: Wegen sehr kurzer Halbwertzeit (von ca. 20 Sekunden) 6 mg rasch im Bolus i.v.; bei Erfolglosigkeit 12 mg nach 3 Min. wiederholen. (Wegen der kurzen Wirkdauer ist Theophyllin als Antidot i.d.R. entbehrlich.)
   - Verapamil:
     Ind: Therapiealternative zu Adenosin
     NW: Negativ inotrope Wirkung, Blutdruckabfall, Asystolie u.a.
     KI: Atriale Tachykardie / Vorhofflimmern bei WPW-Syndrom (stark verbreiterter QRS-Komplex, oft mit irregulärer Abfolge), Kammertachykardie, Hypotonie, manifeste Herzinsuffizienz (wegen negativ inotroper Wirkung), Sick-Sinus-Syndrom mit Bradykardieepisoden in der Anamnese, Vorbehandlung mit Betablockern
     Dos: 5 mg langsam über 10 Min. i.v. unter Ekg-Kontrolle (evtl. Wiederholung nach 15 - 30 Min.)
   - Ajmalin (Gilurytmal®): Mittel der Wahl bei Tachykardie mit breitem Kammerkomplex (siehe WPW-Syndrom)

     Merke: Ajmalin ist auch Mittel der Wahl, falls eine exakte Differenzierung zwischen supraventrikulärer und ventrikulärer Tachykardie nicht möglich ist, da es in beiden Fällen wirksam ist (Tachykardie mit breitem Kammerkomplex).

▶ Elektrotherapie:

- Overdrive-Pacing zur Terminierung einer kreisenden Erregung
- Elektrokardioversion
  Ind: 1. Versagen der medikamentösen Therapie
  2. Kreislaufinstabile Patienten mit drohendem kardiogenen Schock und bei bewusstseinsklaren Patienten ohne Hypotonie → intravenöse Kurznarkose (z.B. mit Etomidat)

Erste Energiedosis: 100 J, bei Erfolglosigkeit Wiederholung mit höheren Energiedosen
KI: Digitalisintoxikation, Rezidiv einer PSVT nach vorangegangener Kardioversion

B) Intervallbehandlung:
Bei rezidivierender AV-Knoten-Reentrytachykardie Hochfrequenz (HF)-Katheterablation: „Slow-pathway-Ablation".
Erfolgsrate > 95 % - Rezidivrate bis 5 % - AV-Block III° bis 1 %

ATRIOVENTRIKULÄRE REENTRYTACHYKARDIE (AVRT) [I47.1]

Syn: AV-Reentrytachykardie

Ep.: Zweithäufigste Form der paroxysmalen supraventrikulären Tachykardie (PSVT). Die Mehrzahl der Patienten ist herzgesund.

Def: Zugrunde liegendes Substrat ist immer eine akzessorische atrioventrikuläre Leitungsstruktur, die mit unterschiedlichen Leitungseigenschaften Vorhof- und Kammermuskulatur im Bereich des Atrioventrikularapparates verbindet. Unter Einbeziehung des spezifischen Reizleitungssystems des AV-Knotens als ein Schenkel des Reentrykreises sowie Kammer- und Vorhofmyokard können diese Leitungsbahnen bei Aktivierung des retrograden Schenkels zu rezidivierenden Tachykardien führen.
Erfolgt die antegrade (Vorhof-Kammer-)Leitung über das spezifische Reizleitungssystem und die retrograde (Kammer-Vorhof) über die akzessorische Bahn, resultiert typischerweise ein normal konfigurierter schmaler QRS-Komplex während der Tachykardie - orthodrome AVRT.
Bei umgekehrt kreisender Erregung, also in antegrader Richtung über die akzessorische Bahn resultiert ein maximal breiter QRS-Komplex - antidrome AVRT.

4 Varianten:

- **WPW-Syndrom (Wolff-Parkinson-White)[I45.6]:** (am häufigsten)
Ursache ist eine akzessorische Leitungsbahn (AL) = Leitungsbahn zwischen Vorhof und Kammer. Während Sinusrhythmus wird die atriale Aktivierung sowohl über den AV-Knoten als auch im Nebenschluss über die akzessorische atrioventrikuläre Leitungsbahn (Kent-Bündel) in Richtung Kammer geleitet. Aufgrund der geringeren Leitungsverzögerung über die AL im Vergleich zum AV-Knoten kommt es zu einer rel. verfrühten Kammeraktivierung im Bereich der ventrikulären Insertion der AL (Präexzitationssyndrom). Diese findet ihren Niederschlag als vorzeitiger Beginn des QRS-Komplex (Δ-Welle).
Die Polarität und Konfiguration der Δ-Welle hängt von der ventrikulären Insertionsstelle ab:
- Rechtsseitige AL: Negative Δ-Welle in V_1 und positiv in I, aVL
- Linksseitige AL: Positive Δ-Welle in V_1 und negativ in I, aVL

Das Ausmaß der Δ-Welle richtet sich nach dem rel. Anteil vorzeitig erregter Kammermuskulatur (Lage der AL, Leitungsgeschwindigkeit des AV-Knotens).
Typischerweise weist die AL auch retrograde Leitungseigenschaften auf, welche dann die orthodrome atrioventrikuläre Reentrytachykardie vermitteln (schmaler QRS-Komplex!).
Leitet die akzessorische Leitungsbahn ausschließlich retrograd (Ventrikel → Vorhof), so findet sich ein normales Oberflächen-Ekg ohne Δ-Welle und man spricht von verborgener akzessorischer Leitungsbahn s.u.

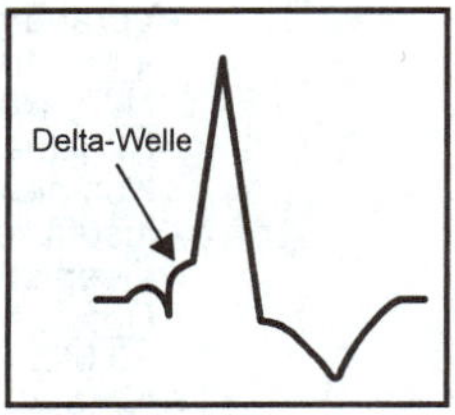

Ekg: PQ-Zeit < 0,12 sek + Δ-Welle (Verbreiterung des QRS-Komplexes durch Präexzitation mit trägem R-Anstieg)
Die Präexzitation kann permanent oder intermittierend auftreten.

KL.: Die paroxysmalen Tachykardien können bereits im (Klein-)Kindesalter auftreten oder erst im Erwachsenenalter.
3 Gruppen von Patienten:
1. Asymptomatischer Ekg-Befund ohne Auftreten paroxysmaler Tachykardien (PSVT)
2. Gel. Auftreten einer PSVT
   - Orthodrome Form der AVRT (am häufigsten): Kreisende Erregung antegrad über den AV-Knoten, retrograd über die akzessorische Bahn. QRS-Komplexe schmal ohne Δ-Welle während der Tachykardie. Die PSVT beginnt und endet abrupt (Frequenz 150 - 220/min).
   - Antidrome Form der AVRT (seltener): Antegrad über akzessorische Bahn, retrograd über den AV-Knoten: breite QRS-Komplexe
3. Patienten mit potenziell lebensbedrohlichen Tachyarrhythmien. Diese Gruppe hat eine kurze Refraktärzeit der akzessorischen Bahn. Vorhofflimmern kann bei diesen Fällen zu Kammertachykardie bis Kammerflimmern führen (plötzlicher Herztod).

Di.: - Anamnese, Klinik, Ekg, Langzeit-Ekg, Event-Recorder
- Intrakardiales Ekg mit Lokalisation der akzessorischen Bahn:
Wichtig ist es, Patienten mit kurzer Refraktärzeit der akzessorischen Bahn zu identifizieren (kürzestes R-R-Intervall bei Vorhofflimmern < 250 ms), denn diese sind durch plötzlichen Herztod bedroht.
Patienten, die im (Langzeit-) Ekg oder unter Ergometerbelastung einen Verlust der Δ-Welle zeigen, haben eine lange Refraktärzeit der akzessorischen Bahn und sind in der Regel nicht gefährdet.

Th.: - Versuch einer Vagusreizung (siehe AVNRT)
- Bei AVRT im Rahmen eines Präexzitationssyndroms hat sich Ajmalin bewährt: 50 mg Gilurytmal® langsam i.v. unter Ekg-Kontrolle.
Mittel der Reserve: Propafenon

Merke: Bei Präexzitationssyndrom mit Vorhofflimmern sind Verapamil, Digitalis und Adenosin kontraindiziert, weil sie zu einer Verkürzung der Refraktärzeit des akzessorischen Bündels führen → Gefahr des Kammerflimmerns!

- Bei drohendem kardiogenen Schock infolge Tachykardie: Elektrokardioversion.
- Bei rezidivierenden AVRT: Selektive Hochfrequenz(HF)katheterablation der akzessorischen Leitungsbahn Erfolgsrate: > 95 %.

• **Mahaim-Faser (Selten)**
Als arrhythmogenes Substrat liegt eine dem AV-Knoten ähnliche Struktur zugrunde, welche aus embryonal versprengtem Gewebe des spezifischen Reizleitungssystems besteht und immer entlang des Trikuspidalklappenanulus gefunden wird. Typischerweise nur antegrade, langsame und verzögernde Leitungseigenschaften - resultierende Tachykardie ist antidrom - (maximale Präexzitation!).
Ekg bei Sinusrhythmus: Normale PQ-Zeit, manchmal kleine Δ-Welle

• **Verborgene akzessorische Leitungsbahn**
In etwa 50 % d.F. leiten akzessorischen Leitungsbahnen die elektrische Erregung nur von der Herzkammer zum Vorhof zurück (ausschließlich retrograd leitende akzessorische Leitungsbahn). Klinisch treten die typischen paroxysmalen orthodromen atrioventrikulären Reentrytachykardien auf, die im Ekg immer als schmalkomplexige regelmäßige Tachykardien (Frequenz: 180 - 200/Min) ohne erkennbare P-Welle imponieren (schnelle retrograde Leitung). Bei fehlender antegrader Überleitung über die akzessorische Leitungsbahn besteht kein erhöhtes Risiko für Kammerflimmern oder den plötzlichen Herztod.

• **Permanente junktionale Reentrytachykardie (PJRT) - Selten**
Akzessorische Leitungsbahn mit ausschließlich retrograden, langsamen und verzögernden Leitungseigenschaften. Tachykardiefrequenz ist niedriger als bei der normalen verborgenen Leitungsbahn, wird häufig vom Patienten auch wegen deren Permanenz nicht wahrgenommen. Kann zu tachykardieinduzierter Kardiomyopathie führen.
Ekg: Schmaler QRS-Komplex mit langem R-P-Intervall (typisch R-P > P-R), P-Wellen-Polarität in II, III, aVF meist negativ, da diese Leitungsbahnen meist inferoseptal am Trikuspidal- oder Mitralklappenanulus liegen.

Anm.: Das Lown-Ganong-Levine-Syndrom (LGL-Syndrom: PQ-Zeit < 0,12 sek ohne Δ-Welle) ist eine Ekg-Variante ohne Krankheitswert.

FOKALE ATRIALE TACHYKARDIE (FAT)

• Unifokale atriale Tachykardie
Vo.: Oft bei Gesunden, auch nach Herzoperationen
Ekg: Bei unifokaler Vorhoftachykardie regelmäßige Tachykardie auf Vorhofebene mit monomorpher und veränderter P-Wellen-Konfiguration. Abhängig von der Frequenz der Vorhoftachykardie und der antegraden Leitungskapazität des AV-Knotens ist eine stabile 1 : 1- oder eine stabile (Mobitz-Typ-) oder wechselnde (Wenckebach-Typ-) AV-Überleitung möglich. Die QRS-Komplexe sind typischerweise schmal, können aber bei höherer Frequenz oder bei kardialer Fehlbelastung auch schenkelblockartig deformiert sein.
Beginn und Ende der fokalen atrialen Tachykardie sind oft schleichend (warming-up / cooling-down).

• Multifokale atriale Tachykardie
Vo.: Kardiale Fehlbelastung (nach Herz-Op., angeborene Herzfehler), Cor pulmonale, schwere Herzinsuffizienz, Theophyllin-Intoxikation u.a.
Ekg: Mindestens 3 unterschiedliche P-Konfigurationen, häufig mit wechselnden PP- und PQ-Intervallen

Th.: 1. Kausal: z.B. Therapie einer Digitalisintoxikation (siehe dort)
2. Symptomatisch (z.B. β-Blocker)

Merke: Eine Vorhoftachykardie mit AV-Block spricht bis zum Beweis des Gegenteils für eine Digitalisintoxikation → Glykosidspiegel bestimmen, Digitalisgabe kontraindiziert!

3. Bei dauerhafter Abhängigkeit von medikamentöser Therapie oder bei Gefahr einer tachykardieinduzierten Kardiomyopathie ist die HF-Ablation Therapie der Wahl (Erfolgsquote > 80 %).

Beachte: Auch bei geringer oder fehlender klinischer Symptomatik kann eine häufig auftretende fokale atriale Tachykardie unabhängig von deren Frequenz und unabhängig vom Vorhandensein eines strukturellen Herzfehlers bereits bei jungen Patienten zu einer tachykardieinduzierten Kardiomyopathie führen. Diese ist in der Regel nach definitiver Behandlung der Herzrhythmusstörung reversibel.

JUNKTIONALE EKTOPE TACHYKARDIE (JET)

Ät.: Oft organische Herzerkrankungen oder unmittelbar nach Herz-Op. (häufig Kleinkinder)

Pg.: Verstärkte Automatie mit Fokuslokalisation im Bereich des AV-Knotens

Ekg: Normale QRS-Konfiguration entweder mit dissoziierten P-Wellen (normale Konfiguration wie bei Sinusrhythmus, wenn die Tachykardie retrograd keinen Anschluss aus dem AV-Knoten in den Vorhof findet) oder mit nicht sicher erkennbaren P-Wellen im zeitlichen Verlauf des QRS-Komplexes (bei retrogradem Anschluss an den Vorhof).
Die Tachykardiefrequenz ist oft sehr schnell mit Frequenzen bis zu 250/Min.

Th.: 1. Kausal (sofern möglich)
2. Symptomatisch:
- Klasse I C Antiarrhythmika, Amiodaron
- Kühlung der Körperkerntemperatur (nur passager in der postoperativen Phase bei anästhesiertem Patienten möglich).
- HF-Ablation (Ultima ratio) mit dem Risiko der akzidentellen kompletten Blockierung des AV-Knotens (→ Schrittmacher-Indikation)

VORHOFFLATTERN

Ät.: Häufigste Ursache sind organische Herzerkrankungen, insbes. KHK, gel. aber auch bei älteren Herzgesunden.

Pg.: Makro-Reentry mit kreisender intraatrialer Erregungsausbreitung im rechten Vorhof entlang der Zirkumferenz der Trikuspidalklappe. Für die Aufrechterhaltung des Makro-Reentry verantwortliche anatomische Strukturen sind der cavo-trikuspidale Isthmus und die Crista terminalis.

Ekg: Flatterwellen („Sägezahnmuster"), zwischen den einzelnen Flatterwellen ist typischerweise keine isolelektrische Linie erkennbar; 2 Typen:

Typ I (common type): Flatterwellen in Abl. II, III, aVF negativ bei einer Flatterfrequenz von 250 - 350/min. Makro-Reentry läuft gegen den Uhrzeigersinn um den Trikuspidalklappenanulus (mit Blick von ventrikulär auf den Anulus)

Typ II (reverse common type): Flatterwellen in Abl. II, III, aVF positiv bei einer Flatterfrequenz von 250 - 450/min. Makro-Reentry läuft umgekehrt zu common type Flattern

Meist wird durch einen schützenden AV-Block II° (oft 2 : 1 oder 3 : 1) die Kammerfrequenz entsprechend dem Blockierungsverhältnis reduziert. Es besteht jedoch die Gefahr der 1 : 1-Überleitung mit bedrohlicher Kammertachykardie. Bei der häufigen 2 : 1-Blockierung schlagen die Kammern meist um 150/min. (DD: Paroxysmale supraventrikuläre Tachykardie: 160 - 200/min.). Bei konstanter AV-Überleitung regelmäßige Tachykardie, bei inkonstanter AV-Überleitung unregelmäßige Tachykardie; Kammerkomplexe schmal (Ausnahme bei Leitungsaberranz → hier sind einzelne Kammerkomplexe verbreitert).

Transösophageale Echokardiografie (TEE): Zum Ausschluss von linksatrialen Thromben

Th.: 1. Kausal (sofern möglich)
2. Symptomatisch:
- Thromboemboliepropylaxe mit Heparin
- Atriale Überstimulation („overdrive stimulation") ist i.d.R erfolgreich.

- Elektrokardioversion: Initial mit 200 J (Ws)
  Falls Elektrotherapie nicht verfügbar ist, kann ein Therapieversuch z.B. mit Amiodaron erfolgen (Dos./NW/KI: Siehe Kap. Vorhofflimmern).
- HF-Ablation: Durch elektrische Dissektion des cavo-trikuspidalen Isthmus mittels Hochfrequenz(HF)-Ablation ist eine kurative Behandlung möglich und bei rezidivierenden Ereignissen Therapie der Wahl (Erfolgsrate: > 95 %).

ATRIALE REENTRY-TACHYKARDIE (ART)

Ät.: Oft organische Herzerkrankungen, insbesondere nach kardiochirurgischen Eingriffen im Langzeitverlauf

Pg.: Makro-Reentry mit kreisender intraatrialer Erregungsausbreitung im rechten oder linken Vorhof entlang chirurgisch oder degenerativ erworbener Myokardnarben, häufig unter Einbeziehung natürlich vorhandener Barrieren elektrischer Erregungsausbreitung (z.B. AV-Klappen-Anuli, Mündungen von Venen).

Ekg: Monomorphe P-Wellen, zwischen den einzelnen Flatterwellen ist typischerweise eine isoelektrische Linie erkennbar; atrioventrikuläres Überleitungsverhältnis wie bei Vorhofflattern

Th.: Grundsätzlich wie bei Vorhofflattern, die HF-Ablation erfordert ein individualisiertes lineares Ablationskonzept, heute i.d.R. abgeleitet aus 3-D-Rekonstruktion der elektroanatomischen Situation (Erfolgsquote: ca. 80 %).

VORHOFFLIMMERN (VHF) [I48]

Englisch: atrial fibrillation (AF)

Vo.: Häufigste Form der supraventrikulären Tachyarrhythmie
Inzidenz altersabhängig: 5. Dezennium bis 1 %, 6. Dez. ca. 5 %, 7. Dez. und älter bis 10 %

Anm.: Bei Ausdauersportlern im mittleren/höheren Lebensalter ist VHF doppelt so häufig wie bei Nichtsportlern.

Ät.:
1. Primär oder idiopathisch bei Herzgesunden ("lone atrial fibrillation" - ca. 15 % d.F.), gel. familiäre Disposition
2. Sekundär:
   a) Kardial: Mitralvitien (häufigste Ursache bei jüngeren Patienten), koronare Herzkrankheit/ Herzinfarkt, Herzinsuffizienz (bei NYHA I in ca. 5 %, bei NYHA IV in > 50 %), Kardiomyopathien, Myo-/Perikarditis, Herzoperationen, Sick-Sinus-Syndrom, Präexzitationssyndrom
   b) Extrakardial: Arterielle Hypertonie, Lungenembolie, Hyperthyreose, Herztrauma, alkoholtoxisch ("holiday-heart-syndrome"), medikamentös-toxisch (z.B. Thyroxin, Betasympathomimetika, Sumatriptan, Theophyllin, Fluoxetin, Clozapin, Sildenafil, Gemcitabin, Cisplatin u.a.)

Pg.: Die Mikro-Reentry-Störung liegt primär nicht im Sinusknoten, sondern im Vorhof und im Mündungsbereich der Pulmonalvenen: Eine ungeordnete Erregungsfront kreist so langsam im Vorhof, dass sie immer wieder auf erregbares Gewebe trifft. Durch die hohe Vorhofflimmerfrequenz von 350 - 600/min. kommt es nicht mehr zu einer hämodynamisch wirksamen Vorhofkontraktion. Der Wegfall der Vorhofpumpfunktion vermindert das Herzzeitvolumen bei Gesunden um ca. 15 %, bei Patienten mit Linksherzinsuffizienz bis zu 40 %! Dank der Filterfunktion des AV-Knotens wird nur ein kleiner Teil der Vorhoferregungen auf die Kammern übergeleitet. Durch die unregelmäßige Folge der Kammeraktionen mit unterschiedlicher diastolischer Füllungsdauer kommt es zu stark wechselnden Schlagvolumina mit Schwankungen des systolischen Blutdrucks und Pulsdefizit. Mit zunehmender Tachyarrhythmie sinkt das Herzzeitvolumen.

Ekg: Durch unregelmäßige Überleitung im AV-Knoten kommt es zu absoluter Kammerarrhythmie mit Frequenzen zwischen 100 - 150/min und höher = Tachyarrhythmia absoluta . Bei Frequenz < 60 /min spricht man von Bradyarrhythmia absoluta . Fehlende P-Wellen, unregelmäßige RR-Intervalle, Flimmerwellen (flimmerförmige Bewegung der isoelektrischen Linie, am deutlichsten in Abl. V_1). Die Kammerkomplexe sind i.d.R. schmal. Einzeln oder (seltener) salvenförmig auftretende verbreiterte Kammerkomplexe können die Folge aberrierender ventrikulärer Leitung sein, typischerweise im Gefolge eines langen und danach kurzen Schlagintervalls (Ashman-Phänomen). - DD: Ventrikuläre Extrasystolie/Salven

Verlauf: • Erste (evtl. einmalige) Episode
• Paroxysmal: Spontane Terminierung < 7 Tage, meist nach < 48 h (Selbstlimitierung)
• Persistierend: Konvertiert nicht spontan, wohl aber durch therapeutische Intervention
• Permanent: Therapeutisch nicht konvertierbares Dauervorhofflimmern (kein Kardioversionserfolg)

Beim paroxysmalen Vorhofflimmern (PV), das nach Jahren in chronisches Vorhofflimmern übergehen kann, unterscheidet man mitunter 2 Typen:
- Vagotoner Typ: Vor Auftreten des PV zeigt sich ein Absinken der Herzfrequenz; tritt meist nachts oder in Ruhe auf.
- Sympathikotoner Typ: Vor Auftreten des PV zeigt sich eine Zunahme der Herzfrequenz; tritt oft morgens oder am Tag nach Stress oder körperlicher Belastung auf.

KL.: Symptome treten besonders bei paroxysmaler Form in Erscheinung: Herzklopfen, evtl. Schwindelgefühl, Synkopen und Dyspnoe bei Tachyarrhythmie mit sinkendem HMV, Angstgefühl, Polyurie (ANP-Wirkung), unregelmäßiger Puls mit Pulsdefizit (= Differenz zwischen auskultatorisch bestimmter Herzfrequenz und Radialispuls bei Tachyarrhythmie). Vorhofflimmerrezidive werden von den Patienten teilweise nicht bemerkt!

Ko.: 1. Akute Linksherzinsuffizienz bei Tachyarrhythmie oder Bradyarrhythmie (kritisches Absinken des Herzzeitvolumens)
2. Bildung von Vorhofthromben mit der Gefahr arterieller Embolien, vorwiegend im großen Kreislauf (Hirnembolien!). 20 % aller Schlaganfälle werden durch VF ausgelöst!
Geringes Embolierisiko bei idiopathischem paroxysmalen Vorhofflimmern Herzgesunder, sofern das Vorhofflimmern < 24 h dauert.
Großes Embolierisiko bei permanentem Vorhofflimmern, insbes. beim Vorhandensein von zusätzlichen Risikofaktoren
Thromboembolie-Risikofaktoren sind:
- Alter > 75 Jahre
- Früherer Hirninfarkt oder TIA
- Systemische Thrombembolie in der Anamnese
- Herzinsuffizienz mit schlechter Ejektionsfraktion
- Herzklappenersatz
- Mitralstenose
- Arterieller Hypertonus, Diabetes mellitus
- Im TEE: Vergrößerter Vorhof, Vorhofthromben, spontaner Echokontrast (SEC), Vorhofohr-Flussgeschwindigkeit < 20 cm/s

CHA_2DS_2-VASc-Score-Risikoklassifikation für Hirnembolien unter Berücksichtigung von 7 Risikofaktoren (Euro Heart Survey on AF):
- Herzinsuffizienz (linksventrikuläre Dysfunktion) = Congestive heart failure (C)
- Hypertonie (H)
- Alter (A) ≥ 75 J. (A_2 bedeutet 2 Punkte)
- Diabetes mellitus (D)
- TIA oder Schlaganfall = stroke (S) (S_2 bedeutet 2 Punkte)
- Vascular disease (V): Z.n. Myokardinfarkt, KHK, pAVK, venöse Thrombose
- Alter 65 - 74 (A)
- Weibliches Geschlecht = sex category (Sc)

Jeder Risikofaktor wird mit einem Punkt bewertet, Alter ≥ 75 J. und TIA oder Schlaganfall in der Anamnese mit 2 Punkten:

CHA_2DS_2-VASc-Score	Nach der Literatur zu erwartende jährliche Thromboembolie (%)
0	0
1	1,3
2	2,2
3	3,2
4	4,0
5	6,7
6	9,8

Das Risiko intrakranieller Blutungen unter Marcumartherapie (INR 2,0 - 3,0) beträgt ca. 0,3 %/J. Der Nutzen (Schlaganfallverhinderung) ist deutlich größer als das intrakranielle Blutungsrisiko!
Das Risiko für schwere Blutungen kann mit dem HAS-BLED-Score kalkuliert werden (→ *Internet*).

Di.: Anamnese, Klinik (unregelmäßiger schneller Puls mit Pulsdefizit) + Ekg, Langzeit-Ekg bis zu 1 Woche (Erfassung kurzer VF-Episoden)

Th. (ESC 2012):
• Kausal (sofern möglich)
• Symptomatisch: 2 Therapiestrategien, die prognostisch gleichwertig sind:

1. Frequenzkontrolle (FK):

1.1. Tachyarrhythmia absoluta: Medikamentöse Normalisierung der Kammerfrequenz

- Betarezeptorenblocker: Ind.: Bes. Tachyarrhythmie durch Hyperthyreose sowie Tachyarrhythmie bei Herzinsuffizienz. Betarezeptorenblocker und Verapamil nicht kombinieren (Gefahr des AV-Blockes).
  NW, KI, Dosis siehe Stichwort „Betablocker"
- Non-Dihydropyridin-Kalziumantagonisten: z.B. Verapamil, Diltiazem
  Bei Patienten ohne Herzinsuffizienz sehr wirksame Substanz zur Normalisierung der Kammerfrequenz bei Tachyarrhythmie
  NW, KI, Dosis: Siehe Kap. Antiarrhythmika
- Digitalis (Digitoxin, Digoxin): Ind: Herzinsuffizienz (in Kombination mit Betablockern)
  Digitalis senkt die Kammerfrequenz in Ruhe, nicht jedoch bei körperlicher Belastung.
  NW, KI, Dosierung: Siehe dort!

  Beachte: In der AFFIRM-Studie fand sich bei den mit Digoxin behandelten Patienten mit VHF eine erhöhte Gesamtmortalität. Digitalis daher zurückhaltend einsetzen, niedrig dosieren, Blutspiegelkontrollen machen und WW mit anderen Medikamenten beachten!
- Wenn in seltenen Fällen eine ausreichende Reduktion der tachyarrhythmischen Kammerfrequenz medikamentös nicht erreichbar ist, besteht die Möglichkeit einer AV-Knotenablation + VVI-Schrittmacherimplantation.

1.2. Bradyarrhythmia absoluta ist meist durch eine AV-Leitungsstörung verursacht. Bei symptomatischer Bradykardie Indikation zur Schrittmachimplantation: VVI(R)-Schrittmachertyp mit frequenzadaptiver Stimulation wegen der oft vorhandenen chronotropen Inkompetenz bei Belastung.

2. Rhythmuskontrolle (RK) = Regularisierung von Vorhofflimmern = Überführen in einen Sinusrhythmus:

Trotz verbessertem HZV (um bis zu 20 %) trat in der RACE-Studie unter RK häufiger eine Herzinsuffizienz auf. Da in der PAFAC-Studie 70 % der VF-Rezidive asymptomatisch waren (nicht bemerkt wurden), wird auch bei RK eine Antikoagulation empfohlen.

Nachteil: Hohe Rezidivrate, Proarrhythmien durch die verwendeten Antiarrhythmika; andere NW durch die Antiarrhythmika, häufigere Notwendigkeit einer Schrittmachertherapie

Voraussetzungen für einen Regularisierungsversuch:

- Vorhofflimmern besteht nicht länger als ca. 12 Monate (Orientierungswert)
- Kein Vorliegen einer fortgeschrittenen kardialen Grunderkrankung
- Linker Vorhof < 50 mm ∅
- Therapierbare Ursachen beseitigt (z.B. Hyperthyreose)
- Kein Vorliegen eines Sick-Sinus-Syndroms (vorher Schrittmacher legen!)
- Mitralfehler nur im Stadium I oder II.
- Patienten mit kardialen Grunderkrankungen, insbes. Herzinsuffizienz, sollten stationär unter Monitorkontrolle regularisiert werden (Gefahr von proarrhythmischen NW bei medikamentöser Regularisierung!). Serum-Kalium und QT-Zeit müssen normal sein.
- Begleitende Gabe von Kalium-Magnesiumpräparaten kann möglicherweise proarrhythmische NW von Antiarrhythmika vermindern.
  Die Erfolgsaussichten eines Regularisierungsversuches verschlechtern sich:
  - Wenn der Durchmesser des linken Vorhofs > 4,5 cm beträgt
  - Bei reduzierter Pumpleistung des Herzens
  - Bei längerer Dauer des Vorhofflimmerns
- Wenn das Vorhofflimmern länger als 48 h besteht, erfolgt eine Thromboembolieprophylaxe mit Antikoagulanzien mindestens 3 Wochen vor der Regularisierung oder sicherer Ausschluss von Thromben im linken Vorhof (TEE). Fortsetzen der Antikoagulanzientherapie nach erfolgter Regularisierung für mindestens 4 Wochen, da durch atriale Dysfunktion nach Kardioversion (atrial stunning) erhöhtes Thromboembolierisiko besteht. Dauerantikoagulation bei Vorliegen von Risikofaktoren (s.o.).

  Anm.: Falls durch TEE Thromben im Herzen sicher ausgeschlossen werden konnten, kann auf die 3wöchige Antikoagulation vor Kardioversion verzichtet werden. In jedem Fall erfolgt Antikoagulation nach Kardioversion.

2 Alternativen zur Regularisierung (Kardioversion):

A) Medikamentöse Kardioversion:

- Patienten ***ohne*** kardiale Grunderkrankung: Gabe eines Klasse I-Antiarrhythmikums (z.B. Flecainid oder Propafenon). Auch Vernakalant und Dronedaron sind geeignet, jedoch teurer als Generika (NW + KI beachten).

- Patienten ***mit*** kardialer Grunderkrankung und Herzinsuffizienz (> NYHA I): Gabe von Amiodaron, welches die wirksamste Substanz zur Regularisierung ist (aber auch NW-reich). Rhythmisierungsversuch dieser Patienten unter stationärer Kontrolle (wegen des Risikos plötzlicher Todesfälle).
- Patienten mit paroxysmalem Vorhofflimmern können evtl. mit einer Einzeldosis eines der genannten Antiarrhythmika regularisiert werden. Bei Herzgesunden kann dies ambulant erfolgen (evtl. auch durch den geschulten Patienten: „pill in the pocket"-Konzept).

B) Ekg-getriggerte Elektrokardioversion (Elektrodenposition anterior-posterior) mit einer initialen externen Energiedosis von 200 J bei Vorhofflimmern (bei intraatrialer Elektrokardioversion niedrigere Energiedosen)
Ist der Patient bei Bewusstsein, wird vorher eine intravenöse Kurznarkose eingeleitet (z.B. mit 10 mg Diazepam, anschließend 20 mg Etomidat langsam i.v.).
Absolute Ind.: Drohender kardiogener Schock
Relative Ind.: Versagen einer medikamentösen Regularisierung
Serumkaliumspiegel muss normal sein! Eine vorbestehende Digitalistherapie ist keine Kontraindikation, sofern Digitalisspiegel nicht toxisch erhöht ist.

Thrombembolieprophylaxe bei nicht-valvulärem Vorhofflimmern unter Berücksichtigung des CHA_2DS_2-VASc-Scores (ESC, 2012)

Score	Risiko	Embolieprophylaxe
0	Niedrig	Bei Alter < 65 J. keine Embolieprophylaxe
1 ≥ 2	Moderat Hoch	Orale Antikoagulanzien (Phenprocoumon, Warfarin): INR 2,0 - 3,0 oder neue orale Antikoagulanzien*)

Bei valvulärem Vorhofflimmern orale Antikoagulanzien vom Cumarintyp

Bei Vorhofflimmern plus KHK: Wenn orale Antikoagulanzien gegeben werden, kein zusätzliches ASS geben!

*) Neue orale Antikoagulanzien: Dabigatran, Rivaroxaban, Apixaban (Einzelheiten siehe Kap. Thromboembolieprophylaxe)

Bei KI oder Ablehnung von Antikoagulanzien besteht die Möglichkeit, das Vorhofohr als Emboliequelle zu verschließen (Katheter-Verfahren) und/oder Thrombozytenfunktionshemmer zu geben (deren Schutzwirkung jedoch geringer ist als bei Antikoagulanzien).

Rezidivprophylaxe:
Die Rezidivrate nach elektrischer Kardioversion von Vorhofflimmern beträgt 30 % nach einer Woche und bis zu 75 % nach 1 Jahr. Daher werden zur Rezidivprophylaxe Antiarrhythmika eingesetzt, deren Auswahl oben dargestellt ist. Amiodaron ist am wirkungsvollsten, aber der Einsatz durch NW und KI begrenzt. Auch ACE-Hemmer und AT1-Blocker (zur Therapie einer Hypertonie und/oder einer Herzinsuffizienz) können das Rezidivrisiko senken.

Kurative Verfahren: In ausgewählten Fällen von VF:
- Katheterablationsverfahren: Die Pulmonalvenenablation = Pulmonalvenenisolation mit Hochfrequenzstrom hat in geübten Händen eine Erfolgsrate von ca. 80 %. NW werden in bis zu 3 % berichtet: z.B. Thromboembolien, Perikarderguss/-tamponade, Pulmonalvenenstenose, ösophagoatriale Fistel u.a.
  Ind: Hochsymptomatische jüngere Patienten mit paroxysmalem oder permanentem VF mit kurzer Anamnese - Voraussetzung: Keine strukturelle Herzerkrankung, keine wesentliche Vergrößerung des linken Vorhofs und NW oder KI für Antiarrhythmika
- Maze-Operation (engl. maze = Irrgarten): Durchführung multipler Inzisionen im Vorhofendokard mit nachfolgenden Vernarbungen zur Blockierung des Reentry-Mechanismus.
  Ind: Evtl. im Rahmen anderer geplanter Herzoperationen

Prg: Abhängig von der kardialen bzw. extrakardialen Grundkrankheit, dem damit verbundenen Embolierisiko und einer guten Thromboembolieprophylaxe. Es besteht kein Prognoseunterschied zwischen Patienten, die eine Sinusrhythmus-erhaltende Therapie bekommen und Patienten, die eine medikamentöse Frequenzkontrolle erfahren bei Fortbestehen des Vorhofflimmerns (AF-FIRM-Studie). Ausnahme: Patienten mit Herzinsuffizienz und Vorhofflimmern haben eine doppelt so hohe Sterblichkeit als solche mit erhaltenem Sinusrhythmus.
Antikoagulanzien reduzieren das Schlaganfallsrisiko durch Hirnembolien bei Primärprävention um ca. 60 %, bei der Sekundärprävention um fast 70 %. ASS reduziert das Schlaganfallrisiko nur um ca. 20 %.

Ventrikuläre Tachykardie (VT) = Kammertachykardie

Ät.:
- Meist schwere organische Herzerkrankungen, insbes. koronare Herzkrankheit und Herzinfarkt
- Überdosierung/Intoxikation mit Digitalis oder Antiarrhythmika
- Primäre elektrische Erkrankungen des Herzens (jüngere Patienten!): LQTS, SQTS, Brugada-Syndrom, CPVT (siehe Kap. Kammerflattern/-flimmern)
- Arrhythmogene rechtsventrikuläre Dysplasie (ARVD)
- Idiopathisch: Ventrikuläre Tachykardie bei jugendlichen, gesunden Patienten
  - Idiopathische linksventrikuläre Tachykardie (ILVT)
  - Idiopathische rechtsventrikuläre Tachykardie (IRVT) als Ausflusstrakttachykardie (RVOT-Tachykardie)

Pg.: Mechanismen: • Gesteigerte Automatie
• Reentry

Im Falle gesteigerter Automatie nach Herzinfarkt findet sich der Fokus typischerweise in der Übergangszone zwischen Infarktnarbe und vitalem Myokard.
Bei einem Reentry kreist die Erregung um Myokardnarben, auch unter Einbeziehung natürlich vorhandener elektrischer Barrieren, häufig auch durch grenzwertig vitale Myokardkanäle innerhalb von vernarbten Myokardarealen (Reentry-Mechanismus).

KL.: Je nach Schwere und Dauer der VT sowie Funktionszustand des Herzens variieren die Symptome von Herzrasen, Dyspnoe, Angina pectoris bis zu Lungenödem und kardiogenem Schock.

Ekg:
- Regelmäßige Tachykardie (100 - 200/min.) mit schenkelblockartig deformierten, breiten Kammerkomplexen (QRS ≥ 0,12 sek):
  - Monomorphe VT mit uniformen Kammerkomplexen
  - Polymorphe VT mit polymorphen Kammerkomplexen
  - Salve: 3 - 5 hintereinander folgende Kammerkomplexe
  - Nichtanhaltende VT: > 5 hintereinander folgende Kammerkomplexe, Dauer bis 29 Sek.
  - Anhaltende VT: Dauer ≥ 30 Sek.
- AV-Dissoziation = Unkoordinierte Aktion von Vorhöfen und Kammern: P-Zacken schlagen in langsamer Frequenz unabhängig von den QRS-Komplexen.
- Sonderform: Torsade-de-Pointes (TdP)-Tachykardie bei long-QT-Syndrom = LQTS : Paroxysmales Kammerflattern vom Spitzenumkehrtyp, wobei die Kammerkomplexe mit wechselnder Ausschlagrichtung um die Null-Linie „tanzen".

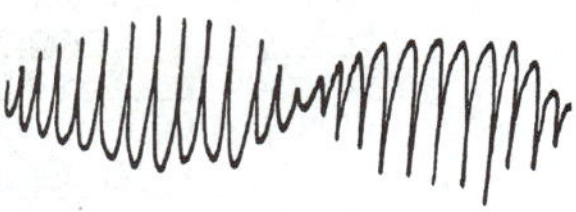

Langzeit-Ekg, Event-Recorder

DD: Bei Tachykardien mit breiten schenkelblockartig konfigurierten QRS-Komplexen:
1. SVT mit vorbestehendem Schenkelblock
2. SVT mit aberrierender Leitung (funktionell)
3. SVT bei Präexzitationssyndrom (selten)
   - Antidrome WPW-Tachykardie
   - Vorhofflimmern mit schneller Überleitung

Beweisend für die VT ist eine AV-Dissoziation, d.h. Vorhöfe und Kammern schlagen nicht synchronisiert. Dies ist nur in 50 % der Fälle vorhanden und im Oberflächen-Ekg nicht immer sicher zu erkennen. Bei inkompletter AV-Dissoziation kann eine Sinuserregung auf die Kammer übergeleitet werden und einen „Capture-beat" mit normaler QRS-Morphologie oder ein Mischbild zwischen normalem QRS und Schenkelblockbild („Fusionssystole") auslösen.

Bei hämodynamisch stabilen Patienten sollte für den Nachweis von Capture-beats oder Fusionsschlägen ein langer Ekg-Streifen sowie für die Anwendung des unten dargestellten Algorithmus (Modifikation nach Brugada/Wellens) ein 12-Kanal-Ekg dokumentiert werden. Hiermit ist eine korrekte Diagnose oft möglich!

Kriterien V1/V6 zur DD VT versus SVT mit Block

LSB-Morphologie		RSB-Morphologie		
VT	**SVT**	**VT**	**SVT**	
Kerbung in S	Steiler Abfall des S	„rabbit-ear"		V1
Q-Zacke	kein Q	R/S<1	R/S>1	V6

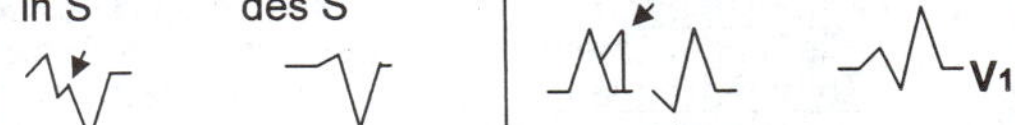

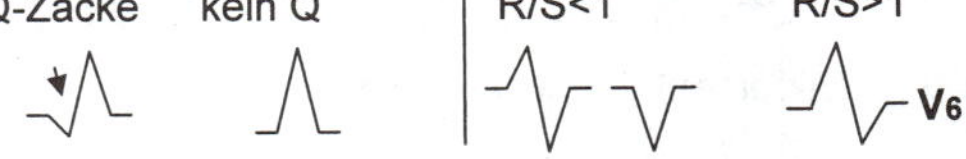

Flussdiagramm zur DD der Tachykardie mit breiten QRS-Komplexen:

Fehlen eines RS-Komplexes in V_1-V_6?	*Nein* →	RS-Dauer ≥ 120 ms in einer BWA?	*Nein* →	AV-Dissoziation ?	*Nein* →	Fusionsschläge, Capture-beats?	*Nein* →	Kriterien V_1, V_6 positiv? (s.o.)	*Nein* →	**SVT mit Block**
Ja ↓		*Ja* ↓		*Ja* ↓		*Ja* ↓		*Ja* ↓		
V E N T R I K U L Ä R E T A C H Y K A R D I E										

Merke: Bei Tachykardie mit Schenkelblockbild stets nach capture beats und Fusionssystolen suchen (langer Ekg-Streifen), denn diese sprechen für ventrikuläre Tachykardie! Vagusstimulation kann eine supraventrikuläre Tachykardie beenden, hat aber keinen Einfluss auf VT. Bis zum Beweis des Gegenteils wird jede Tachykardie mit breitem QRS-Komplex wie eine Kammertachykardie behandelt („treat the worst case").

Th.: VT ist eine lebensbedrohliche Rhythmusstörung, unverzügliches Handeln ist geboten! (drohendes Kammerflimmern, drohender kardiogener Schock)

1. Akuttherapie:
   - Überprüfen einer evtl. Digitalistherapie und der Elektrolyte, bes. Kaliumspiegel i.S.; O_2-Gabe per Nasensonde
   - Antiarrhythmika:
     - Ajmalin: Mittel der 1. Wahl bei Patienten ohne Herzinsuffizienz. Im Gegensatz zu Lidocain ist es sowohl bei ventrikulärer als auch bei supraventrikulärer Tachykardie wirksam. Die Erfolgsrate ist mit > 60 % auch wesentlich höher als die von Lidocain.
       Dos: Erwachsene erhalten 50 mg langsam i.v. über 5 Min. (unter Ekg-Kontrolle)
     - Amiodaron: Mittel der 1. Wahl bei Patienten mit Herzinsuffizienz
       Dos: 300 mg langsam i.v. über 5 Min. (NW + KI: Siehe Antiarrhythmika)
   - Elektrokardioversion in Kurznarkose; initiale Energiedosis: 200 J (hoch beginnen, da sonst viele Abgaben notwendig)
     Ind: Drohender kardiogener Schock, drohendes Lungenödem, Versagen der medikamentösen Therapie. Zur Sicherung des Kardioversionserfolges empfiehlt sich anschließend die Gabe von Amiodaron.
   - Bei Torsade-de-pointes-Tachykardie oder polymorpher Kammertachykardie mit verlängerter QT-Zeit: Magnesiuminfusion Mittel der Wahl. Dos: 2 g langsam i.v. über 5 Min.; evtl. Overdrive-pacing
2. Behandlung der Grundkrankheit: Am wichtigsten, z.B. Revaskularisationsmaßnahmen bei KHK u.a.
3. Rezidivprophylaxe: Bei Postinfarktpatienten und bei Patienten mit eingeschränkter Herzleistung können Betablocker (ohne intrinsische Aktivität) die Inzidenz eines plötzlichen Herztodes um ca. 40 % vermindern. Eine Langzeitbehandlung mit Klasse IC-Antiarrhythmika (CAST-Studie) zeigte bei Postinfarktpatienten eine Prognoseverschlechterung. Auch Amiodaron und Sotalol können die Mortalität von Risikogruppen nicht senken. Durch Kammerflimmern gefährdete Patienten können nur durch einen ICD geschützt werden = implantierbarer Kardioverter-Defibrillator. Wenn ICD-versorgte Patienten häufige VT haben, kann durch Katheterablation versucht werden, die Interventionsrate des ICD zu vermindern, evtl. auch durch adjuvante Gabe von Amiodaron und Betablockern.
   Bei idiopathischer VT Herzgesunder erfolgt Rezidivprophylaxe mit Betablockern oder Katheterablation. Die Prognose ist gut.

Prg: Abhängig von der kardialen Grundkrankheit und der Rezidivprophylaxe.

KAMMERFLATTERN / KAMMERFLIMMERN [I49.0]

Def:
- Kammerflattern: Ekg: Hochamplitudige Haarnadelkurven mit einer Frequenz von 250 - 320/min. Fließender Übergang von der Kammertachykardie zum Kammerflattern und -flimmern.
- Kammerflimmern: Hyperdyname (hypersystolische) Form des Kreislaufstillstandes durch unkoordinierte ineffektive Zuckungen des Ventrikelmyokards und fehlendes Herzzeitvolumen.
  Ekg: Arrhythmische hochfrequente Flimmerwellen (anfangs grob, später fein) mit einer Frequenz > 320/min.

Pg.: Mikroreentry-Mechanismus

Ät.: Erniedrigung der Flimmerschwelle durch:

1. Herzerkrankungen: Myokardischämie (koronare Herzerkrankung, Herzinfarkt), Kardiomyopathien, Myokarditis, schwere Herzinsuffizienz
2. Elektrolytstörung (Hypokaliämie, Hypomagnesiämie)
3. Elektrounfall, Herztraumen
4. Selten bei Schlaganfall und Enzephalitis
5. Kongenitale sympathische Dysinnervation des Myokards (autosomal-dominant erblich)
6. **Primäre elektrische Erkrankungen des Herzens:**

Def.: Ionenkanalerkrankungen des Herzens mit erhöhtem Risiko für Synkopen und plötzlichen Herztod (für ca. 5 - 10 % der jährlichen plötzlichen Herztodesfälle verantwortlich). Oft familiäre Häufung und Nachweis spezifischer Ionenkanalmutationen.

6.1 Long QT-Syndrom (langes QT-Syndrom) = LQTS [I45.8]:

Vo.: Prävalenz 1:5.000 – 1:15.000

Ät.: Mutation von Ionenkanälen (v.a. Kalium-/Natriumkanal) mit verzögerter Repolarisation (verminderter K^+-Auswärtsstrom bzw. anhaltender Na^+-Einwärtsstrom). Erbgang meist autosomal-dominant, seltener autosomal-rezessiv. Auch spontanes Auftreten möglich.

LQT-Syndrom	Gen	Chromosom	Genprodukt	Mutationshäufigkeit
LQTS1	KCNQ1	11p15.5	K_vLQT1 ($I_{Ks-\alpha}$)	ca. 45 %
LQTS2	KCNH2	7q35-36	HERG ($I_{Kr-\alpha}$)	ca. 45 %
LQTS3	SCN5A	3p21-23	$Na_v1.5$(I_{Na})	ca. 6 %
LQTS4	ANK2	4q25-27	Ankyrin B	Selten
LQTS5	KCNE1	21q22.1	MinK ($I_{Ks-\beta}$)	ca. 2 %
LQTS6	KCNE2	21q22.1	MiRP1 ($I_{Kr-\beta}$)	< 1 %
LQTS7	KCNJ2	17q23.1	Kir2.1 (I_{K1})	Selten
LQTS8	CACNA1C	12p13.3	$Ca_v1.2$ (I_{CaL})	Selten

- ▶ Romano-Ward-Syndrom: LQTS1-6, Erbgang autosomal dominant
- ▶ Jervell- und Lange-Nielsen-Syndrom: LQTS1 oder 5 + hochgradige angeborene Innenohrschwerhörigkeit durch Ionenkanalstörung in den Marginalzellen der Stria vascularis in der Cochlea. 3 - 5 % aller Patienten mit LQTS. Erbgang autosomal-rezessiv.
- ▶ Andersen-Syndrom: LQTS7 + periodische Paralysen u. skeletale Deformitäten
- ▶ Timothy-Syndrom: LQTS8 + Syndaktylie der Finger und Zehen, Gesichtsdysmorphien, Zahnanomalien, Autismus

KL.: Bereits im Kindesalter Synkopen durch polymorphe VT vom Typ Torsade de pointes (Tdp). Ein Tdp-Anfall wird meist durch körperliche oder psychische Belastung ausgelöst (bei LQTS3 durch Ruhe/Schlaf!) und dauert gewöhnlich 20 - 60 Sekunden. Bei Übergang in Kammerflimmern → Kreislaufstillstand, plötzlicher Herztod.

Ekg: Pathologisch verlängerte QT-Zeit. Die am häufigsten verwendete Formel zur Berechnung der frequenzkorrigierten QT-Zeit (QTc) ist die Bazett-Formel: QTc (ms) = QT (ms)/√RR (sec)(im Internet: *Bezett-Calculator*). Diese Formel sollte nur im Frequenzbereich von 60 - 80/Min. angewendet werden. Für höhere Frequenzen eignet sich die Fridericia-Formel (QTc = QT/$RR^{0,33}$). Erhöhtes Risiko für TdP oder Kammerflattern/Kammerflimmern bei QTc > 500 ms.

Beachte: QT-Zeit je nach Tageszeit variabel → ggfs. Ekg mehrmals wiederholen.

Di.: Anamnese, Ekg, Herzecho, Langzeit-Ekg mit QT-Zeitvermessung über 24 h, Belastungs-Ekg (→ QT-Verlängerung), Gentest (in 70 - 80 % d.F. Mutation identifizierbar)

DD: Erworbene QT-Zeit-Verlängerung durch

1. Elektrolytstörung (Hypokaliämie, Hypokalzämie, Hypomagnesiämie)
2. Medikamente, die die transmembranösen Kaliumströme hemmen (Antiarrhythmika Klasse IA (seltener IC) und III, Psychopharmaka, Azol-Antimykotika, Antibiotika u.a.; siehe *www.qtdrugs.org*).

   Merke: Bei Verordnung von Medikamenten, die die QT-Zeit verlängern können, Ekg + Serum-Kalium kontrollieren!

3. Fortgeschrittene Herzerkrankungen: Myokardinfarkt
4. Hypothyreose u.a.

Th.: Mittel der Wahl bei Tdp ist Magnesiumsulfat 2 g i.v. (z.B. Cormagnesin®), anschließend 2 - 20 mg/min (bei zu schneller Injektion Gefahr des AV-Blockes!), evtl. Versuch mit „Overdrive Pacing“, bei Kreislaufstillstand Reanimation

Pro.: 1. Betablocker (weniger effektiv bei LQTS3), evtl. Implantation eines ICD (wenn Betablocker ineffektiv oder QTc > 500 ms)
2. Bei LQTS1 und 2 kein Wettkampfsport, insbes. kein Schwimmen, kein Tauchen
3. Keine Medikamente, die die QT-Zeit verlängern oder die zu Hypokaliämie führen.

Prg: Plötzlicher Herztod unbehandelt > 50 % d.F.

6.2 Short QT-Syndrom (kurzes QT-Syndrom) = SQTS

Vo.: Inzidenz unklar, jedoch seltener als LQTS

Ät.: Kaliumkanalmutationen mit beschleunigter Repolarisation, autosomal dominanter Erbgang

KL.: Primär elektrische Erkrankung des Herzens mit Risiko für Vorhofflimmern, Synkopen und plötzlichen Herztod, auch plötzlicher Kindstod. Familienanamnese! Bei jungen Patienten mit Vorhofflimmern, Synkopen muss eine QT-Zeitverkürzung ausgeschlossen werden.

Ekg: Verkürzung der QTc Zeit < 320 ms, oft hohe T-Wellen, keine ST-Strecke, deutlich eingeschränkte Frequenzadaption der QT-Zeit unter Belastung, sehr kurze Refraktärzeiten

SQTS	Gen	Genprodukte	Funktion
SQTS1	KCNH2 (HERG)	Kalium-Kanal α-Untereinheit	Repolarisation (I_{kr})
SQTS2	KCNQ1 (K_vLQT1)	Kalium-Kanal α-Untereinheit	Repolarisation (I_{ks})
SQTS3	KCNJ2	Kalium-Kanal	Erhalt Ruhepotential (I_{K1})

Di.: Ekg, Ausschluss anderer Ursachen einer QT-Zeit Verkürzung (Hyperkaliämie, Hyperkalzämie, Digitalisüberdosierung), Familienanamnese, elektrophysiologische Untersuchung

Th.: ICD-Implantation

6.3 Brugada Syndrom

Vo.: Inzidenz unklar, vermehrtes Vorkommen in Südostasien; m : w = 8 : 1; Manifestation meist vor dem 40. Lj.

Ät.: In ca. 25 % d.F. Mutationen des SCN5a-Gens des Natriumkanals. Familiäre Häufung, autosomal dominanter Erbgang

KL.: - Tachykarde ventrikuläre Rhythmusstörungen (Schwindel, Synkopen)
- Plötzlicher (evtl. nächtlicher) Herztod (aufgrund der familiären Häufung auch bei Verwandten!)

Ekg: Blickdiagnose!!

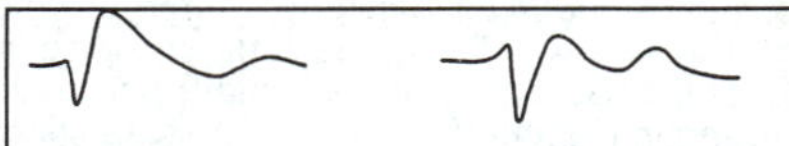

coved type *saddleback-type*

Ableitungen V1-3

- Atypische „dachförmige" Hebung der ST-Strecke ≥ 0,2 mV in mehr als einer präkordialen Ableitung V1-3 mit Übergang in negative T-Welle (sog. „coved-type") (linkes Ekg-Beispiel)
- Ekg-Veränderungen können im Verlauf sehr variabel sein vom sog. saddleback-type (rechtes Ekg-Beispiel) bis zum völlig unauffälligen Ekg → mehrere Ekg-Ableitungen schreiben und vergleichen!
- Diagnose nur bei Nachweis eines coved-type-Ekg (spontan sichtbar oder durch Ajmalin-Test demaskiert)
- Bei unklaren Synkopen, positiver Familienanamnese, Nachweis eines saddleback-type-Ekg oder unauffälligem Ekg Durchführung eines Ajmalin-Testes (1 mg Ajmalin/kg KG unter kontinuierlicher Ekg-Kontrolle) zur Demaskierung eines coved-type-Ekg.

DD: Andere Ursachen einer rechtspräkordialen ST-Hebung (Myokardischämie, Herzinfarkt, akute Myokarditis, Schenkelblockbilder, arrhythmogene rechtsventrikuläre Kardiomyopathie u.a.)

Di.: Anamnese, Ekg, Ajmalin-Test
Ausschluss anderer Herzerkrankungen (KHK, Kardiomyopathien) und anderer Synkopen-Ursachen

Th.: ICD-Implantation

6.4 Katecholaminerge polymorphe Kammertachykardie (CPVT)

Polymorphe Kammertachykardie unter körperlicher oder emotionaler Belastung bei Kindern und jungen Erwachsenen. Synkopen und plötzlicher Herztod. Mutationen des Ryanodin-Rezeptorgenes (RyR2) und des Calsequestrins (CASQ2) mit Störung der elektromechanischen Kopplung am sarkoplasmatischen Retikulum.

Th.: des Kammerflatterns/Kammerflimmerns: Wie bei Kreislaufstillstand (siehe dort)
Therapie der Grundkrankheit (z.B. KHK)

Pro: Abhängig von der Grunderkrankung und einer effektiven Prophylaxe (ICD)

V. HERZ-KREISLAUFSTILLSTAND und KARDIOPULMONALE REANIMATION

Def: Zwei Formen:

1. Tachysystolischer (hyperdynamer) Herzstillstand (80 %): Kammerflimmern oder -flattern (VF) und pulslose ventrikuläre Tachykardie (VT)
2. Asystolischer (hypodynamer) Herzstillstand (20 %): Non-VF/VT: Asystolie und pulslose elektromechanische Dissoziation (EMD = "weak action" = Hyposystolie) = pulslose elektrische Aktivität (PEA) = Herzaktionen im Ekg ohne Pumpleistung

Ep.: Plötzlicher Herztod ist die häufigste Todesursache in der westlichen Welt. In ca. 55 % ist plötzlicher Herztod die Erstmanifestation einer bisher nicht bekannten Herzerkrankung (d.h. nicht vorhersehbar).

Ät.:

1. Kardial (> 90 % aller Fälle): KHK/Herzinfarkt (70 %), Kardiomyopathien (10 %); hypertensive Herzkrankheit (5 %), Myokarditis, Vitien, primäre elektrische Erkrankungen des Herzens = Ionenkanalerkrankungen (jüngere Patienten!), Elektrounfall, Hypo- oder Hyperkaliämie, schwere Azidose, medikamentös-toxisch, Perikardtamponade, Hypothermie
   Wichtigster klinischer Risikofaktor ist der Schweregrad einer Herzinsuffizienz.
2. Zirkulatorisch: Kreislaufschock unterschiedlicher Genese, Lungenembolie
3. Respiratorisch (Hypoxie): Verlegung der Atemwege, Aspiration, zentrale Atemstörung, Vergiftungen, neuromuskuläre Ursachen, O_2-Mangel der Atemluft (Ertrinken, Ersticken), Spannungspneu
4. Terminalstadium verschiedener Erkrankungen

Pg.:

- Ventrikuläre Tachykardien (mit Degeneration in Kammerflimmern): 60 %
- Primäres Kammerflimmern: 10 %
- Bradykardien, einschließlich Asystolie: 20 %
- Torsade de pointes: 10 %

Di.:

• Bewusstlosigkeit:	Keine Antwort bei Ansprechen
(nach 10-15 sek)	Keine Reaktion auf Schulterschütteln
• Atemstillstand:	Keine Atembewegung sichtbar
(nach 30-60 sek)	Keine Atemgeräusche hörbar
	Keine Atmung fühlbar
• Kreislaufstillstand:	Keine Karotispulsation tastbar

- Weite reaktionslose Pupillen (nach 2 Minuten): Störfaktoren beachten (z.B. weite Pupillen nach Gabe von Adrenalin oder Atropin).

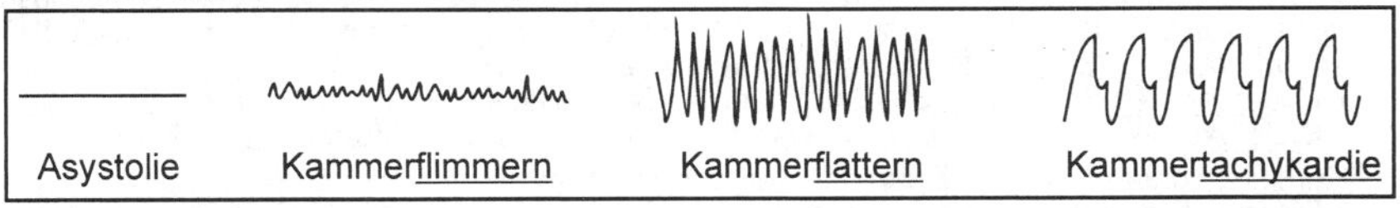

Th.: Cardiopulmonale Reanimation (CPR) = Herz-Lungen-Wiederbelebung (HLW) bei Erwachsenen:
ERC-Guidelines für Erwachsene, 2010

Merke: Sofort Rettungsdienst/Notarzt informieren (Tel. 112 D; 144 A/CH)! Keine Zeit verlieren durch Auskultation, Puls tasten, Blutdruckmessung, Ekg-Registrierung u.a., sondern sofort die nachstehenden Maßnahmen, Blick auf die Uhr! (Ein Kreislaufstillstand von 3 Minuten kann irreversible Hirnschäden nach sich ziehen.)

A) **Basismaßnahmen (Basic Life Support = BLS):**

C - A - B (chest compressions - airway - breathing)

1. Diagnose des Kreislaufstillstandes und Alarmierung von Rettungsdienst/Notarzt. Präkordialer Faustschlag in den ersten Sekunden nach beobachtetem Kreislaufstillstand kann manchmal nützlich sein.
2. Zuerst Herzdruckmassage (HDM); HDM-Kompressionstiefe 5 cm, Frequenz: mindestens 100/Min.
3. Danach Herzdruckmassage: Beatmung = 30 : 2

Wichtig: Wenn aus psychologischen oder infektionspräventiven Gründen Mund-zu-Mund-Beatmung abgelehnt wird, ist Nur-Kompressions-HLW erlaubt! Schutzhandschuhe tragen!

B) **Erweiterte Maßnahmen nach Ekg-Analyse (Advanced Life Support = ALS)**

B1) Kammerflattern, Kammerflimmern, pulslose Kammertachykardie

- Tritt Kammerflimmern unter den Augen von medizinischem Personal auf, ist eine sofortige Defibrillation meist erfolgreich. In allen übrigen Fällen wird erst die CPR durchgeführt.
- 1 Defibrillation (D): 360 J bei monophasischer D. / 120 - 200 J (geräteabhängig) bei biphasischer D. Direkt danach 2 Min. CPR und anschließend Kontrolle.
- Bei Erfolglosigkeit den Zyklus immer wiederholen: CPR 2 Minuten - 1 Defibrillation (höchste Energiestufe).
- Legen eines Venenzuganges möglichst ohne Unterbrechung der HDM. Falls i.v.-Zugang nicht möglich, intraossären Zugang schaffen.
- Nach 3 erfolglosen Defibrillationen Einsatz von Adrenalin (= Epinephrin): 1 mg + 9 ml NaCl 0,9 % alle 3 - 5 Minuten i.v. (bei fehlendem Venenzugang intraossäre Injektion + Nachspülen mit 20 ml isotonischer/isoionischer Lösung)
  Ist Adrenalin erfolglos, wird Amiodaron empfohlen (300 mg i.v.). Bei Erfolglosigkeit der nächsten Defibrillation evtl. 150 mg Amiodaron nachinjizieren (nur 1 x).
- Intubation und Beatmung: Die frühe endotracheale Intubation wird nur empfohlen, wenn die Unterbrechung der HDM nicht länger als 10 Sek. dauert! Als Alternative zur Intubation kann eine supraglottische Atemhilfe (Larynxmaske/-tubus) verwandt werden. Die Verwendung der Kapnografie (Messung von CO_2 in der Ausatemluft) wird empfohlen, um die Platzierung des Endotrachealtubus zu kontrollieren (kein CO_2-Nachweis = Fehlintubation) und die Qualität der Reanimation kontinuierlich zu überwachen. Unter HDM soll ein CO_2-Partialdruck von > 10 mmHg (> 1,4 kPa) erreicht werden.
  Die Reanimation wird mit hohem Sauerstoffanteil durchgeführt. Nach erfolgreicher Reanimation SpO_2 auf Normalwerte begrenzen (94 - 98 %).
  Nach Rückkehr der spontanen Zirkulation (= ROSC = return on spontaneous circulation) Hyperoxämie vermeiden.

B2) Asystolie und elektromechanische Dissoziation:

- CPR (2 Min.) - 1 mg Adrenalin alle 3 - 5 Min. i.v. (wie bei Kammerflimmern)
- Bei Erfolglosigkeit Schrittmachertherapie (transthorakale Elektrostimulation)
- Natriumbikarbonat (50 mmol) wird nur bei Kreislaufstillstand durch Hyperkaliämie oder Überdosierung von trizyklischen Antidepressiva gegeben.
- Bei dringendem Verdacht auf Lungenembolie als Ursache des Kreislaufstillstandes und erfolgloser Reanimation Einsatz von Thrombolytika erwägen und CPR danach fortsetzen.
- Bei Herzinfarkt/ACS als Ursache des Kreislaufstillstandes rasche PCI

Erfolgskontrolle in der Postreanimationsphase (ROSC = return of spontaneous circulation = Wiedereinsetzen der Spontanzirkulation): Engerwerden der Pupillen, tastbarer Karotispuls, verbesserte Hautfarbe, Spontanatmung, Pulsoxymetrie, Kapnometrie. Bei Erfolglosigkeit Reanimation mindestens 30 Min. fortsetzen (bei Hypothermieunfällen > 1 h).

- Hypothermiebehandlung (32 - 34°C für 12 - 24 h): Beginn schon im RTW!
- Blutglukose kontrollieren und im Normbereich halten, Hypoglykämie vermeiden.

Komplikationen durch die Reanimationsmaßnahmen:

- Rippen-/Sternumfrakturen mit evtl. Verletzungen von Herz/Lunge (z.B. Pneumothorax)
- Leber-/Milzverletzung, Magenüberblähung, Aorten-/Herzruptur, Perikarderguss u.a.

⇒ Sofortige Untersuchung nach erfolgreicher Reanimation! (Klinik, Röntgen Thorax, Sonografie des Abdomens u.a.). Sehr wichtig ist auch eine Kontrolle und evtl. Korrektur des Elektrolythaushaltes!

Komplikationen durch den Kreislaufstillstand:

Zerebrale Schäden bis zum Hirntod, akutes Nierenversagen u.a.

Prg: Die Erfolgsrate der Defibrillation ist zeitabhängig: Defibrillation unmittelbar nach Beginn des Kammerflimmerns (z.B. Intensivstation) führt in 95 % zum Erfolg. Jede Minute, die sich die Defibrillation verzögert, verringert die Überlebenschance um ca. 10 %. Die langfristige Prognose nach Herz-Kreislaufstillstand wird durch die Grundkrankheit bestimmt, z.B. KHK.

Merke: 1. Der implantierbare Kardioverter/Defibrillator (ICD) ist die wirksamste Maßnahme zur Rezidivprophylaxe eines Kammerflimmerns und zur Prävention des plötzlichen Herztodes (CASH-Studie, AVID-Studie)!
2. Nur durch flächendeckenden Einsatz von automatisierten externen Defibrillatoren (AED), die durch trainierte Laienhelfer bedient werden können, lässt sich die Erfolgsquote der Reanimation durch Frühdefibrillation steigern! (MADIT-Studie u.a.)

Risikofaktoren für plötzlichen Herztod (sudden cardiac death = SCD):

- Schwere myokardiale Grundkrankheiten:
  - KHK/Herzinfarkt (70 %)
  - Kardiomyopathien (10 %)
  - Hypertensive Herzkrankheit, Myokarditis, Vitien
- Primäre elektrische Erkrankungen des Herzens (jüngere Patienten)
- Herzinsuffizienz mit linksventrikulärer Funktionseinschränkung (Ejektionsfraktion < 35 %) und/oder höhergradigen ventrikulären Rhythmusstörungen
- Zustand nach Reanimation wegen Kammerflimmern/-flattern
- Verschiedene Teste lassen ein erhöhtes Risiko erkennen:
  - Ventrikuläre Spätpotentiale im hochverstärkten Ekg[1)]
  - Verminderte Baroreflexsensitivität
  - Pathologisch verlängerte QTc-Zeit
  - Verminderte Herzfrequenzvariabilität
  - Pathologische Herzfrequenzturbulenz (Analyse der RR-Intervalle nach VES)
  - T-Wellen-Alternans (variierende T-Wellenamplitude)
  - Erhöhte QT-Intervalldispersion (die Differenz zwischen der maximalen und minimalen QT-Intervalldauer in verschiedenen Standard-Ekg-Ableitungen)
  - Erhöhte BNP-Werte bei Herzinsuffizienz

1) Ventrikuläre Spätpotentiale werden beobachtet bei pathologischer Leitungsverzögerung im Randbezirk von Herzinfarkten und können Hinweis sein für ein erhöhtes Risiko ventrikulärer Tachyarrhythmien infolge Reentry-Mechanismus. Das Fehlen ventrikulärer Spätpotentiale ist ein guter prognostischer Indikator (geringes Risiko ventrikulärer Tachyarrhythmien). Das Risiko für tachyarrhythmische Komplikationen bei Postinfarktpatienten mit Spätpotentialen liegt bei ca. 25 %.

Pro: 1. Behandlung der kausalen Krankheit / Beseitigung bzw. Therapie von Risikofaktoren
2. Prophylaxe eines SCD bei Risikopatienten durch ICD (siehe dort)
3. Medizinische Untersuchung von Sportlern und anderen Risikogruppen

Pararhythmien (Doppelrhythmen)

Def: Auftreten von 2 (oder mehreren) selbstständigen Schrittmachern, die entweder nebeneinander auftreten (Parasystolie) oder sich in ihrer Schrittmacherfunktion abwechseln (frequenzbedingte AV-Dissoziation).
DD: Beim AV-Block III. Grades schlagen Vorhof- und Kammerrhythmus völlig unabhängig voneinander.

1. Frequenzbedingte AV-Dissoziation: [I45.8]
   a) Ohne Rhythmusverknüpfung: Einfache AV-Dissoziation:
   Vorhöfe und Kammern schlagen vorübergehend unabhängig voneinander, wobei die Kammerfrequenz durch ein heterotopes Automatiezentrum im AV-Knoten oder in den Ventrikeln bestimmt wird.
   Ekg: P-Wellen und QRS-Komplexe zeigen ähnliche Frequenz, aber keine Beziehung zueinander; die P-Wellen durchwandern den QRS-Komplex.
   Urs: Flüchtige, oft harmlose Erscheinung bei vegetativer Dystonie, gel. bei Herzinfarkt oder toxischer Digitaliswirkung
   b) Mit Rhythmusverknüpfung: Interferenzdissoziation:
   Vorhöfe und Kammern schlagen wie bei der einfachen AV-Dissoziation unabhängig voneinander, obwohl die Frequenz des AV-Knotenrhythmus schneller als die des Sinusrhythmus ist (retrograder Schutzblock des Sinusknotens).

Urs: Vegetative Labilität, toxische Ursachen (Digitalis, Chinidin u.a.), Herzinfarkt u.a. Herzerkrankungen

2. Parasystolie [I49.8] (selten)
Die Kammerkontraktionen werden von 2 Schrittmacherzentren gesteuert, die unabhängig voneinander arbeiten. Neben dem Sinusrhythmus sieht man einen langsameren Kammerrhythmus (der infolge eines Schutzblockes nicht vom schnelleren Sinusrhythmus gelöscht wird).

ARTERIELLE HYPERTONIE [I10.90]

Internet-Infos: *www.hochdruckliga.de*

Def: Nach den Leitlinien der European Society of Hypertension (ESH), der European Society of Cardiology (ESC) 2007 und der Deutschen Hochdruckliga (DHL) 2008: "Als Hypertonie sollte jene Blutdruckerhöhung gelten, ab welcher Diagnostik und Behandlung für den Patienten von Vorteil sind."

Kategorie	Systolisch (mmHg)	Diastolisch (mmHg)
Optimal	< 120 und	< 80
Normal	120 - 129 und/oder	80 - 84
Hoch-normal	130 - 139 und/oder	85 - 89
Hypertonie Grad 1	140 - 159 und/oder	90 - 99
Hypertonie Grad 2	160 - 179 und/oder	100 -109
Hypertonie Grad 3	≥ 180 und/oder	> 110
Isolierte syst. Hypertonie	≥ 140 und	< 90

Das kardiovaskuläre Risiko ist direkt proportional zum systolischen Blutdruck mit einem deutlichen prädiktiven Wert des Pulsdrucks (systolischer - diastolischer Blutdruck).

Ep.: In Europa liegt die Prävalenz der arteriellen Hypertonie bei ca. 50 % und ist am häufigsten in Nordjapan. In den Industrienationen steigt der systolische Blutdruck und die Prävalenz des Hypertonus mit dem Lebensalter, während der diastolische Blutdruck ab dem 60. Lebensjahr absinkt. Die Häufigkeit des arteriellen Hypertonus ist auch abhängig vom Körpergewicht, sozioökonomischen Status und Geschlecht (häufiger bei Männern, aber zunehmend bei Frauen nach der Menopause). Auch Vitamin D-Mangel ist mit gehäufter Hypertonie assoziiert.
Bis zu 50 % der Hypertoniker wissen nichts von ihrer Erkrankung (Vorsorgeuntersuchung mit RR-Messung!). Von den bekannten Hypertonikern sind > 50 % unzureichend oder nicht therapiert!

PPh: Eine Hypertonie ist die Folge eines erhöhten Herzzeitvolumens („Volumenhochdruck"), eines erhöhten peripheren Widerstandes („Widerstandshochdruck") oder beider Faktoren.
In Ableitung vom Ohm-Gesetz gilt: Blutdruck = Herzzeitvolumen x Gefäßwiderstand

Erhöhung des Herzzeitvolumens und Erhöhung des peripheren Widerstandes, welche sowohl über eine funktionelle Vasokonstriktion mit gesteigerter Sympathikusaktivität als auch über strukturelle Gefäßwandveränderungen (Gefäßremodeling) vermittelt wird, begünstigen sich wechselseitig. In akzelerierten Phasen (hypertensive Krisen) kann es zu fibrinoiden Arteriolonekrosen kommen, die zu Verschluss und Ischämie des nachgeschalteten Gefäßgebietes führt.

Ät.: 1. **Primäre Hypertonie** (ca. 90 % aller Hypertoniker):
Die primäre, essenzielle oder idiopathische Hypertonie ist definiert als hoher Blutdruck, bei dem sekundäre Ursachen nicht vorhanden sind (Ausschlussdiagnose!). Ein primärer Hypertonus wird in der Regel erst jenseits des 30. Lebensjahres apparent und stellt eine multifaktorielle, polygene Erkrankung dar. Ernährungsfaktoren (Übergewicht, Insulinresistenz, erhöhter Alkoholkonsum, vermehrte Kochsalzaufnahme), Stressfaktoren, Rauchen, zunehmendes Alter, Immobilität, niedriger sozioökonomischer Status sowie erniedrigte Kalium- und Kalziumaufnahme sind begünstigende Faktoren.

2. **Sekundäre Hypertonieformen** (ca. 10 % aller Hypertoniepatienten):
- Schlafapnoe-Syndrom
- Renale Hypertonie:
  - Renoparenchymatöse Erkrankungen (z.B. Glomerulonephritis, diabetische Glomerulosklerose, autosomal dominante polyzystische Nephropathie etc.)
  - Renovaskuläre Hypertonie (Nierenarterienstenose)
- Endokrine Hypertonie:
  - Primärer Hyperaldosteronismus (Conn-Syndrom); sekundärer Hyperaldosteronismus
  - Phäochromozytom
  - M. Cushing und Cushing-Syndrom
  - AGS, Akromegalie
  - Hyperthyreose
- Andere sekundäre Hypertonieformen:
  - Aortenisthmusstenose, Aortensklerose
  - Neurogen (z.B. bei Enzephalitis)
  - Psychogen (z.B. bei Schmerzen)

- SLE, Vaskulitiden
- Iatrogen (Ovulationshemmer, Steroide, Erythropoetin, NSAR, Cyclosporin, Bevacizumab, Sunitinib, Sorefenib u.a.)
- Lakritz
- Toxisch/Drogen

• Monogenetische Hypertonieformen sind sehr selten: Liddle-Syndrom, Syndrom des apparenten Mineralokortikoidexzesses (AME), Glukokortikoid-supprimierbarer Hyperaldosteronismus, Gordon-Syndrom

Hypertensive Schwangerschaftserkrankungen (HES): [O13]
Vo.: Ca. 15. % aller Schwangerschaften
Risikofaktoren: Mütterliches Alter > 40 J., Mehrlingsschwangerschaft u.a.
Häufige Ursache für perinatale Sterblichkeit von Mutter und Kind

- Gestationshypertonie ohne Proteinurie:
  Vo.: Bis 10 % aller Schwangeren
  Nach der abgeschlossenen 20. SSW auftretende Blutdruckwerte ≥ 140/90 mmHg ohne Proteinurie bei vorheriger Normotension. 12 Wochen nach der Geburt sind die RR-Werte wieder normal. Die Gestationshypertonie kann in ca. 25 % in eine Präeklampsie übergehen.
- Gestationshypertonie mit Proteinurie > 300 mg/24 h = Präeklampsie
  Vo.: Bis 5 % aller Schwangerschaften nach der 20. SSW
- Eklampsie (bis 0,1 % aller Schwangeren): Im Rahmen der Präeklampsie auftretende tonisch-klonische Krampfanfälle, die keiner anderen Ursache zugeordnet werden können.
- HELLP-Syndrom:
  Vo.: Bis 0,5 %
  Trias aus Hämolyse, erhöhten Leberenzymen und Thrombozytopenie als schwere Komplikation bei Präeklampsie.
- Chronische Hypertonie, die bereits vor der Schwangerschaft besteht:
  Vo.: Bis 5 % aller Schwangeren
  Präkonzeptionell diagnostizierte Hypertonie, die postpartal persistiert. Sie kann in ca. 25 % der Fälle in eine Pfropfgestose übergehen.
- Pfropfpräeklampsie: Chronische Hypertonie, bei der sich nach der 20. SSW eine Proteinurie entwickelt.

Sonderformen der Blutdruckerhöhung:

1. Isolierter Praxishochdruck („Weißkittelhochdruck"):
   Praxisblutdruckwerte andauernd ≥ 140/90 mmHg, aber normale Werte im ambulanten Blutdruckmonitoring (ABDM) oder bei häuslichen Messungen.
   Beim Weißkittelhochdruck ist das kardiovaskuläre Risiko etwas kleiner, als wenn eine Hypertonie in der Praxis und im häuslichen Bereich gemessen wird.
2. Isolierter ambulanter Hypertonus (maskierter Hypertonus):
   Praxisblutdruckwerte normal (< 140/90 mmHg), aber erhöhte Blutdruckwerte bei den häuslichen Messungen oder bei ABDM.

Beurteilung des kardiovaskulären (CV) Gesamtrisikos (RF = Risikofaktor)
Das 10-Jahres-Risiko für kardiovaskuläre Erkrankungen kann mit Hilfe von Kalkulatoren berechnet werden (siehe Kap. KHK). Der PROCAM-Risikokalkulator bezieht sich auf tödliche + nichttödliche Ereignisse (Herzinfarkte, Schlaganfälle); der ESC-Risikokalkulator bezieht sich nur auf tödliche Ereignisse. Patienten mit hohem CV-Risiko haben ein 10-Jahresrisiko von > 5 % (ESC-Score) bzw. 20 % (PROCAM-Score).

Kardiovaskuläres Gesamtrisiko in Abhängigkeit von Blutdruck (mmHg) und RF:

Andere RF u. Erkrankungen	**Normal Syst. 120-129 Diast. 80-84**	**Hochnormal Syst. 130-139 Diast. 85-89**	**Grad 1 Syst. 140-159 Diast. 90-99**	**Grad 2 Syst. 160-179 Diast. 100-109**	**Grad 3 Syst. ≥ 180 o. Diast. ≥ 110**
Keine anderen RF	Durchschnittliches Risiko	Durchschnittliches Risiko	Leicht erhöhtes Risiko	Mäßig erhöhtes Risiko	Hohes Risiko
1 - 2 RF	Leicht erhöhtes Risiko	Leicht erhöhtes Risiko	Mäßig erhöhtes Risiko	Mäßig erhöhtes Risiko	Sehr hohes Risiko
≥ 3 RF oder Diabetes oder Endorganschäden	Mäßig erhöhtes Risiko	Hohes Risiko	Hohes Risiko	Hohes Risiko	Sehr hohes Risiko
Klinisch manifeste kardiovaskuläre oder renale Erkrankung	Sehr hohes Risiko	Sehr hohes Risiko	Sehr hohes Risiko	Sehr hohes Risiko	Sehr hohes Risiko

Faktoren, die das kardiovaskuläre Risiko und die Prognose bestimmen:

Risikofaktoren für kardiovaskuläre Erkrankung	Endorganschaden	Diabetes mellitus	Klinisch manifeste kardiovaskuläre Erkrankung
• Arterielle Hypertonie • Lebensalter: Männer > 55 Jahre Frauen > 65 Jahre • Rauchen • Dyslipidämie: Gesamtcholesterin ↑ LDL-Cholesterin ↑ HDL-Cholesterin ↓ (siehe dort) • Familienanamnese für frühzeitige kardiovaskulären Erkrankungen - im Alter von < 55 Jahre (m) < 65 Jahre (w) • Bauchfettleibigkeit (Bauchumfang m ≥ 102 cm, w ≥ 88 cm) • CRP ↑	• Linksventrikuläre Hypertrophie (Echo) • Sonografische Karotisveränderungen (Carotis-IMT ≥ 0,9 mm*) oder atherosklerotische Plaques) • Serum-Kreatinin ↑ bzw. Kreatinin-Clearance ↓ • GFR ↓ (MDRD-Formel) • Mikroalbuminurie (30-300 mg/24h) • Erhöhte Pulswellengeschwindigkeit (als Maß für die arterielle Steifigkeit > 12 m/s)	Eigenständiger Risikofaktor: Erhöht das Risiko allein um über 100 %!	• Zerebrovaskuläre Erkrankungen: - Ischämischer Schlaganfall - Zerebrale Blutung - Transiente ischämische Attacke • Herzerkrankungen: - KHK, Myokardinfarkt, ACS - Herzinsuffizienz - Hypertrophe Kardiomyopathie • Nierenerkrankung: - Diabetische Nephropathie - Chronische Niereninsuffizienz - Proteinurie (> 300 mg/24h) • PAVK • Fortgeschrittene Retinopathie: Hämorrhagie oder Exsudate, Papillenödem

*) IMT = intima media thickness = Intima-Media-Dicke

KL.: Beschwerden können längere Zeit fehlen, typisch ist der frühmorgendlich auftretende Kopfschmerz (bes. im Bereich des Hinterkopfes), der sich durch Höherstellen des Bettkopfendes oft bessert. Bei nächtlicher Hypertonie Schlafstörungen.
Schwindel, Ohrensausen, Nervosität, Präkordialschmerz, Herzklopfen, vasomotorische Labilität, Nasenbluten, Belastungsdyspnoe. Häufig wird eine arterielle Hypertonie erst durch Komplikationen klinisch auffällig.

Ko.: ▶ Hypertensive Krise und hypertensiver Notfall (siehe weiter unten)

▶ Gefäßsystem: Eine frühzeitige Arteriosklerose entwickeln die Mehrzahl aller Hypertoniker.

- Hypertoniebedingte Gefäßveränderungen am Augenhintergrund:
  4 Stadien der hypertensiven Retinopathie (Fundus hypertonicus) nach Keith & Wagner
  St. I: Funktionelle Gefäßveränderungen: Arterioläre Vasokonstriktion
  St. II: Zusätzlich strukturell veränderte Gefäße: Kupferdrahtarterien mit Kaliberunregelmäßigkeiten, Salus-Gunn-Kreuzungszeichen (an den arteriovenösen Kreuzungen)
  St. III: Zusätzlich Schäden der Netzhaut: Streifenhämorrhagien, weiche Exsudate ("cotton-wool"-Herde), makuläre Sternfigur (kalkspritzerartige Herde um die Makula herum)
  St. IV: Zusätzlich bilaterales Papillenödem
- Sonografischer Nachweis einer Verdickung der Wand der A. carotis (Intima-/Mediadicke ≥ 0,9 mm) oder Nachweis arteriosklerotischer Plaques

▶ Herz: Linksherzinsuffizienz und koronare Herzkrankheit sind Todesursache bei 2/3 aller Hypertoniker. Unter hypertensiver Herzkrankheit versteht man alle krankhaften Hypertoniefolgen am Herzen:

- Druckhypertrophie des linken Ventrikels: Anfangs konzentrische Hypertrophie, jenseits des kritischen Herzgewichtes von 500 g Übergang in exzentrische Hypertrophie mit Vermehrung der Herzmuskelfasern (Hyperplasie)
  Hypertensive Kardiomyopathie (I11.90]: Diastolische Dysfunktion (Frühsymptom) und später auch systolische Funktionsstörung des Hypertonieherzens und Ausbildung einer Insuffizienz des linken Ventrikels.
  Anm.: Wenn bei dekompensierter Linksherzinsuffizienz der Blutdruck fällt, spricht man von "geköpfter" Hypertonie.
  Echokardiografie: Goldstandard zum Nachweis einer Linksherzhypertrophie: Septumdicke enddiastolisch > 11 mm (Messpunkt in Höhe der geöffneten Mitralklappe).
  MRT hat die höchste Sensitivität und Spezifität
  Röntgen: Bei leichter Linkshypertrophie keine Röntgenveränderungen im p.a.-Bild, später Verlängerung des Herzens nach links unten und Aortenelongation. Bei dekompensierter Insuffizienz des linken Ventrikels Verbreiterung des Herzens nach links.

Ekg: Rel. niedrige Sensitivität bei der Erfassung einer Linksherzhypertrophie (Sokolow-Lyon-Index: S_{V1} + $R_{V5 \text{ oder } V6}$ > 3,5 mV), später Erregungsrückbildungsstörungen links präkordial

- Koronare Herzkrankheit (Makroangiopathie) mit ihren 5 Manifestationsformen: Angina pectoris, Herzinfarkt, Linksherzinsuffizienz, Herzrhythmusstörungen, plötzlicher Herztod
- Koronare Mikroangiopathie
- Endotheldysfunktion mit verminderter Bildung von vasodilatierendem NO (Stickstoffmonoxid) und vermehrter Bildung von vasokonstriktorisch wirkendem Angiotensin II und Endothelin

▶ Gehirn: Todesursache bei ca. 15 % der Hypertoniker

- Zerebrale Ischämie und Hirninfarkt meist auf dem Boden einer Arteriosklerose extra- und intrakranieller Gefäße.
- Hypertonische Massenblutung: Häufigkeitsrelation ischämischer Infarkt zu Massenblutung 85 : 15
- Akute Hochdruckenzephalopathie [I67.4]: Siehe oben

▶ Hypertensive Nephropathie [I12.90]- 3 Stadien:

- Mikroalbuminurie (30 - 300 mg/d oder 20 - 200 mg/l)
- Benigne hypertensive Nephrosklerose mit Albuminurie > 300 mg/d
- Arterio-arteriolosklerotische Schrumpfnieren mit Niereninsuffizienz

Über den Mechanismus einer verminderten Nierendurchblutung mit Aktivierung des Renin-Angiotensin-Aldosteron-(RAA-)Systems kann jede Hypertonie (sowohl die essenzielle wie auch die sekundäre renale Hypertonie) zu einer renalen Fixierung des Bluthochdrucks führen (sodass beispielsweise auch nach Beseitigung einer Nierenarterienstenose der Blutdruck erhöht bleibt).

▶ Bauchaortenaneurysma: 10 % der männlichen Hypertoniker > 65 J. (siehe dort)

▶ Aortendissektion: Ca. 80 % der Patienten sind Hypertoniker (siehe dort)

▶ Maligne Hypertonie:

- Diastolischer Blutdruck > 120 - 130 mmHg
- Aufgehobener Tag-Nacht-Rhythmus des Blutdrucks bei Langzeitmessung
- Vaskuläre Schäden, insbes. Augenhintergrundveränderungen St. III - IV
- Entwicklung einer Niereninsuffizienz

Maligne Hypertonien können sich auf dem Boden jeder Hochdruckform entwickeln.
Bei maligner Hypertonie kommt es zu einer sekundären malignen Nephrosklerose.

Hi.: Im Bereich der Vasa afferentia kommt es zu fibrinoiden Arteriolonekrosen. An den Interlobulärarterien findet sich eine proliferative Endarteriitis mit zwiebelschalenartiger Anordnung verdickter Intimazellen um das Gefäßlumen ("onion-skin"-Läsion) und Gefäßverschlüssen mit ischämischer Verödung der Glomeruli.

Therapieziel: Diastolischer Blutdruck 100 bis 110 mmHg innerhalb 24 h
Unbehandelt versterben 50 % der Betroffenen innerhalb eines Jahres!

Diagnostik der arteriellen Hypertonie:

1. Bestimmung des Schweregrades der Hypertonie
2. Differenzierung zwischen primärer und sekundärer Hypertonie
3. Erkennen von:
   - Weiteren kardiovaskulären Risikofaktoren
   - Klinischen Organschäden
   - Folge- und Begleiterkrankungen

Blutdruckmessung:

- Messung des Blutdrucks durch den Arzt („Gelegenheitsmessung“ oder „Praxismessung“)
- Selbstmessung unter häuslichen Bedingungen durch den Patienten
- Ambulante 24-Std. -Blutdruckmessung
- Blutdruckmessung unter definierter Belastung

Messmethoden:

1. Direkte (blutige) Methode mit Statham-Druckwandler: Intensivstation, Op., Herzkatheter
2. Indirekte, sphygmomanometrische Methode nach Riva-Rocci (RR)

Blutdruckmessgeräte:

- Mechanische Geräte mit Auskultation der Korotkoff-Geräusche
- Oszillometrisch messende Vollautomaten (werten meist Pulswellenform des arteriellen Blutflusses aus)
- Automatische Handgelenkmessgeräte

Blutdruckmessungen am Handgelenk sind ungenauer als Oberarm-Messgeräte. Blutdruckmessgeräte für den Finger sind ungeeignet.

Die mit dem Prüfsiegel der Deutschen Hochdruckliga e.V. ausgezeichneten Geräte finden sich unter: *www.hochdruckliga.info/gstext.htm*

Regeln zur Blutdruckmessung:

- Blutdruckmessung im Liegen oder Sitzen (möglichst 3 - 5 Min. vorher Ruhe): Den zur Messung benutzten Arm in Herzhöhe lagern bei leichter Beugung im Ellbogen (bei durchgestrecktem Arm sind die Messwerte um ca. 10 % höher).
- Blutdruckmanschette anlegen, Unterrand 2,5 cm über der Ellenbeuge
- Mikrofon an der Innenseite des Oberarms über der Schlagader platzieren
- Manschette bis 30 mmHg über den systolischen Blutdruck aufpumpen
- Manschettendruck langsam um 2 mmHg pro Sekunde ablassen
- Der systolische Druck wird beim ersten hörbaren Korotkoff-Geräusch abgelesen, der diastolische Druck beim Verschwinden des Geräusches. Bei sofort hörbaren Geräuschen wird die Luft ganz abgelassen und nach 1 - 2 Minuten neu aufgepumpt auf höhere Druckwerte (nicht sofort nachpumpen!).
- Mindestens einmal an beiden Armen messen; Messung mindestens 1 x wiederholen
- Bei erhöhten Blutdruckwerten stets auch den Femoralispuls kontrollieren und bei abgeschwächten Pulsen den Blutdruck am Oberschenkel messen, wo die Werte höher sein müssen als am Arm (30 - 40 mmHg Unterschied). Hypotonie an den Beinen bei Hypertonie an den Armen findet sich bei Aortenisthmusstenose.
- Zur Erfassung einer orthostatischen Hypotonie, z.B. im Rahmen einer autonomen Neuropathie oder unter medikamentöser Therapie, erfolgt eine Messung des Blutdrucks nach dem Aufstehen aus liegender Position (sofort und nach zwei Minuten).
- Wenn man mit der üblichen Blutdruckmanschette misst, stimmt der Messwert nur bei normalen Oberarmumfängen (ca. 24 - 32 cm). Bei wesentlich dickeren Oberarmen ist der Wert ca. 10 mmHg zu hoch und bei sehr dünnen Oberarmen ist der Wert zu niedrig, sofern man keine angepasste Manschette benutzt: Oberarmumfang 24 - 32 cm → Manschette 13 x 24 cm; Oberarmumfang 33 - 41 cm → Manschette 15 x 30 cm.
- Bei erhöhtem HZV bzw. Hyperzirkulation können die Korotkoff-Töne bis 0 mmHg hörbar sein (z.B. Schwangerschaft, Fieber, Anämie). In diesen Fällen liest man den diastolischen Wert ab beim Leiserwerden der Korotkoff-Geräusche.

Beachte: Bei Hypertonie Gefahr der Fehlmessung durch sog. auskultatorische Lücke: Verschwinden der Korotkoff-Töne unterhalb des systolischen Blutdruckwertes: Ursache von fälschlich zu niedrig gemessenen RR-Werten! Daher Blutdruckmanschette immer hoch genug aufblasen und Kontrolle des Auskultationsbefundes durch gleichzeitige Radialispalpation!

Falsch erhöhte Werte misst man bei der Mönckeberg-Mediasklerose = M. Mönckeberg:
Ablagerung von Hydroxyapatit-Kristallen in der Media von Arterien vom muskulären Typ; Folge: Verminderte Kompressibilität der Arterien, besonders der Beine → Knöchel-Arm-Index bei der Diagnostik einer PAVK nicht verwertbar.
1. Primär - 2. Sekundär bei Diabetes mellitus
Di.: Röntgen: Skelettartige feingranulierte Gefäßverschattung, spangenartige Verkalkungen im CT, echogene Stufen in der Duplexsonografie

Blutdruckdifferenzen zwischen beiden Armen > 20/15 mmHg (syst./diast.) liegen außerhalb des Referenzbereiches und müssen abgeklärt werden. Patienten haben ein erhöhtes kardiovaskuläres Risiko.

Vorkommen:
1. Aortenbogensyndrom durch Arteriosklerose, selten Vaskulitis (Takayasu-Arteriitis, siehe dort)
2. Stenose/Verschluss der A. subclavia (z.B. durch Halsrippe oder Schlüsselbeinexostose)
3. Aortenisthmusstenose mit Abgang der A. subclavia sinistra distal der Stenose
4. Aortendissektion
5. In der Mehrzahl d.F. findet sich jedoch keine Ursache.

Di.: Voraussetzung für die Diagnose und Beurteilung des Schweregrades der Hypertonie sind mindestens 3 Blutdruckmessungen an zwei verschiedenen Tagen. In den meisten Fällen muss auch die Selbstmessung durch den Patienten und in speziellen Fällen die ambulante Blutdrucklangzeitmessung (ABDM) für die Diagnostik verwendet werden.

Praxismessung	Selbstmessung	24 h-Messung (Mittelwert)
≥ 140 / 90 mmHg	≥ 135/85 mmHg	Tagesprofil ≥ 135/85 mmHg

Vorteile bei häuslicher Blutdruckselbstmessung:
- Aufdeckung einer Praxishypertonie
- Bessere Reproduzierbarkeit der Messwerte
- Bessere Therapieüberwachung und Therapietreue
- Erfassung von Therapieeffekten bei der Einstellung und der Langzeittherapie

Eine Blutdruckselbstmessung durch den Patienten sollte vermieden werden, wenn sie zu Angstgefühlen führt oder zu „Bedarfs"behandlung des Patienten führt, abweichend von ärztlichen Empfehlungen.

Vorteile bei 24-Stunden-Blutdruckmessung (ABDM = ambulante Blutdruckmessung):
- Aufdeckung einer Praxishypertonie („Weißkittel"-Effekt)
- Aufdeckung eines gestörten Tag-/Nachtrhythmus
- Screening auf sekundäre Hypertonie (Verdacht auf sekundäre Hypertonie bei Non-Dippern)
- Bessere Einschätzung des kardiovaskulären Risikos
- Optimierung der Therapieüberwachung (Vermeidung von Über- und Untertherapie)
- Aufdeckung einer Schwangerschafts-induzierten Hypertonie bei erhöhten Praxismessungen.

Normalwerte bei ABDM:
- Tagesmittelwert: < 135/85 mmHg
- Nachtmittelwert: < 120/70 mmHg
- 24-Stundenmittel: < 130/80 mmHg
- Normale Nachtabsenkung („Normal Dipper")
  Nächtliche Blutdrucksenkung > 10 % und < 20 % des Tagesmittelwertes der ABDM
- Verminderte nächtliche Blutdruckabsenkung ("Non-Dipper"):
  Nächtliche Blutdruckabsenkung > 0 % und < 10 % des Tagesmittelwertes der ABDM
- Inversion des Tag/Nacht-Rhythmus ("Inverted Dipper" oder "Reversed Dipper"):
  Nächtliche Blutdruckabsenkung < 0 % des Tagesmittelwertes bzw. nächtlicher Blutdruckanstieg mit einer Inversion des Tag/Nacht-Rhythmus.
  Die wichtigsten Ursachen für fehlende Nachtabsenkung des Blutdruckes sind:
  - Linksventrikuläre Hypertrophie
  - Sekundäre Hypertonie
  - Obstruktives Schlaf-Apnoe-Syndrom
  - Diabetes mellitus (Nephropathie)
  - Schwangerschaftsinduzierte Hypertonie
  - Schlaflose Patienten können auch eine fehlende Nachtabsenkung zeigen.

Merke: Die kardiovaskuläre Morbidität und Mortalität korreliert am besten mit den nächtlichen Blutdruckwerten und mit dem mittleren Blutdruck im ambulanten Blutdruckmonitoring. Für die Einschätzung des kardiovaskulären Risikos ist die Praxis-Messung am wenigsten geeignet.

Basisprogramm zur Hypertoniediagnostik:

1. Anamnese:
   - Dauer und Maxima bekannt erhöhter Blutdruckwerte, bisherige Diagnostik
   - Hypertoniebeschwerden/-komplikationen: Kopfschmerzen, Ohrensausen, Herzklopfen, Belastungsdyspnoe u.a.
   - Medikamentenanamnese: Antihypertonika (NW ?), blutdrucksteigernde Medikamente (z.B. NSAR, Kortikosteroide, Ovulationshemmer, Erythropoetin u.a.)
   - Nikotinkonsum, Alkoholkonsum, Kaffeekonsum, Drogen
   - Frühere Erkrankungen, Begleiterkrankungen, Schlafapnoe-Syndrom
   - Familienanamnese: Hypertonie, Herzinfarkt, Schlaganfall, Nierenerkrankungen
2. Untersuchung und Diagnostik:
   - Blutdruck an beiden Armen (!), Pulsstatus (an Armen + Beinen → Aortenisthmusstenose ?), abdominelle Auskultation (evtl. paraumbilikales Geräusch bei Nierenarterienstenose), Augenhintergrund
   - Blutdruck-Selbstmessung protokollieren lassen
   - ABDM (24 h-Messung)
   - Lab: Harnstatus mit Test auf Mikroalbuminurie, Kreatinin i.S., Serumelektrolyte (Kalium ?)
     Screening auf weitere Risikofaktoren für eine vorzeitige Arteriosklerose (Blutzucker, Cholesterin, HDL-/LDL-Cholesterin, Triglyzeride u.a., siehe Kap. KHK)
3. Diagnostik auf sekundäre Hypertonie:
   Ind: Junge Patienten, schwere Hypertonie, die mit einer 3er-Kombination nicht zu normalisieren ist, Non-Dipper/reversed Dipper, Endorganschäden u.a.
   · Bei Verdacht auf Nierenerkrankung Nierendiagnostik
   · Bei Verdacht auf Phäochromozytom: Katecholaminmetabolite (Meta-/Normetanephrin) im Plasma
   · Bei Verdacht auf Cushing-Syndrom Dexamethason-Kurztest (siehe dort)
   · Bei Hypokaliämie (die nicht therapiebedingt ist) Ausschluss eines Conn-Syndroms (siehe dort)
   · Bei Verdacht auf Nierenarterienstenose: Farbduplexsonografie
   · Bei Verdacht auf Schlafapnoe-Syndrom Polysomnografie
4. Diagnostik subklinischer Organschäden: z.B.
   - Herz → Ekg, Echo (linksventrikuläre Hypertrophie, diastolische Dysfunktion ?)
   - Extrakranielle Arterien → Doppler/Sono (Arteriosklerose? Stenosen?)
   - Bauchaorta, Beinarterien → Pulse, Sono, Knöchel-Arm-Index
   - Nieren → Ausscheidung von Albumin im Urin, Kreatinin(-Clearance)
5. Kardiovaskuläres 10-Jahresrisiko ermitteln (Siehe Kap. KHK)

Th.: Bei der Indikationsstellung zur Hochdruckbehandlung spielen 3 Aspekte eine Rolle:
- Blutdruckhöhe (systolisch, diastolisch, Blutdruckamplitude, nächtliches Blutdruckverhalten)
- Individuelles KHK-Risiko, z.B. nach PROCAM-Score ermittelt (siehe dort)
- Hypertensive Organschäden

Wichtigstes Ziel ist die Verminderung des kardiovaskulären Risikos. Entscheidend ist die dauerhafte Blutdrucknormalisierung, unabhängig davon, wie sie erreicht wird!

Zielblutdruckwerte (European Society of Hypertension - ESH)	
< 140/90 mmHg	Generelles Therapieziel
Zielblutdruck bei chronischen Nierenerkrankungen (KDIGO 2012)	
- ohne Albuminurie ≤ 140/90 mmHg - mit Albuminurie ≤ 130/80 mmHg	

A. Kausale Therapie einer sekundären Hypertonie (z.B. Beseitigung einer Aortenisthmus- oder Nierenarterienstenose, Behandlung einer endokrinen Hypertonie).

B. Symptomatische Therapie

▶ **Allgemeinmaßnahmen = Basistherapie jeder Hypertonie!**

- Gewichtsnormalisierung
- Salzarme Diät (< 6,0 g NaCl/d): Keine kochsalzreichen Speisen, Speisen nicht zusätzlich salzen. Keine Salzstreuer benutzen. Bis zu 50 % aller Hypertoniker sind salzempfindlich und profitieren mit Blutdrucksenkung von einer salzarmen Diät. Salzarme Diät vermindert auch die Hypokaliämiegefahr durch Diuretika. Verwendung von Diätsalz auf der Basis von KCl: Kalium wirkt blutdrucksenkend.
- Mediterrane Kost (viel Obst, Gemüse, Salat; wenig tierisches Fett, fischreiche Ernährung, Verwendung von Olivenöl) vermindert das Herzinfarktrisiko um 50 % und senkt den Blutdruck!
- Weglassen hypertoniebegünstigender Medikamente (NSAR, Kortikosteroide, Ovulationshemmer, Erythropoetin u.a.) - sofern möglich
- Regulierung der Lebensweise: Rauchen einstellen, Kaffeekonsum sparsam, Alkoholkonsum reduzieren (≤ 30 g Alkohol/d für Männer und ≤ 20 g/d für Frauen), Antistress-Training und Entspannungsübungen
- Dynamisches Ausdauertraining, z.B. Walken, Laufen, Schwimmen (3 - 4 x/Woche über 30 - 45 Min.) vermindert das Herzinfarktrisiko um 50 % und senkt den Blutdruck um 13/8 mmHg.
- Warme Bäder, milde Saunaanwendung (ohne anschließende Kaltwasser- oder Eisanwendung, die den Blutdruck erhöht).
- Beseitigung bzw. Behandlung anderer kardiovaskulärer Risikofaktoren (z.B. Hypercholesterinämie, Diabetes mellitus).

Merke: Allein durch Ausschöpfung der genannten Allgemeinmaßnahmen lassen sich 25 % der leichten Hypertonien (Schweregrad 1) normalisieren!

▶ **Medikamentöse Therapie:**

Folgende Therapiestrategien können primär eingesetzt werden in Abhängigkeit von der Situation des Patienten:

- Stufentherapie: Beginn mit Monotherapie und Zugabe eines weiteren Antihypertensivums bei unzureichender Effektivität
- Primäre Kombinationstherapie in niedriger Dosierung: z.B.
  Diuretikum + ein weiteres Antihypertonikum der 1. Wahl: Für eine primäre Kombinationstherapie sprechen ein erheblich über den Zielwerten liegender Blutdruck (> 20/10 mmHg) sowie Begleiterkrankungen, die ohnehin eine Kombinationstherapie erforderlich machen (z.B. KHK, Herzinsuffizienz).
  Eine fixe Kombination von 2 Antihypertonika erhöht die Therapietreue. Die Mehrzahl der Hypertoniker benötigen zum Erreichen der Zielblutdruckwerte eine Kombinationstherapie aus 2 oder mehr Antihypertensiva.

Merke: Die 5 Medikamente der 1. Wahl sind Thiazide, ACE-Hemmer, Angiotensin-Rezeptorblocker (ARB), langwirksame Kalziumantagonisten und Betablocker. Für die Medikamente der 1. Wahl ist ein prognostischer Vorteil (Senkung der kardiovaskulären Morbidität und Mortalität von Hypertonikern) bewiesen.
Hinsichtlich der Betablocker gibt es Leitlinien (z.B. England), die diese Mittel nicht mehr als Antihypertonika der ersten Wahl empfehlen, da Studien (LIFE, ASCOT) eine geringere Senkung zerebrovaskulärer Folgeerkrankungen zeigten. Diese Daten beziehen sich aber nur auf Atenolol. Bei Postinfarktpatienten oder Herzinsuffizienz sind Betablocker aus prognostischer Sicht unverzichtbar.

ACE-Hemmer und Angiotensin-Rezeptorblocker können das Fortschreiten einer diabetischen Nephropathie und nicht-diabetischer Nierenerkrankungen verzögern. Eine Kombination von beiden wird aber nicht empfohlen. Eine Kombination von Betablockern und Diuretika kann zu einer Verschlechterung der diabetischen Stoffwechsellage führen.

Auswahl des Antihypertonikums nach Begleiterkrankungen:

Begleiterkrankung (Beispiele)	Günstige (+) /ungünstige (-) Antihypertonika	Erklärung
Herzinsuffizienz	(+) ACE-Hemmer, ARB (+) Metoprolol, Bisoprolol, Carvedilol (+) Diuretika (–) Verapamil	Vor- und Nachlastsenkung, Prognoseverbesserung Vorlastsenkung Negativ inotrope Wirkung
Bradykardie	(–) Betablocker (–) Verapamil (–) Clonidin	Negativ chronotrope Wirkung
Koronare Herzkrankheit	(+) Kardioselektive Betablocker	Antianginöse Wirkung Prognoseverbesserung
Zustand nach Herzinfarkt	(+) Betablocker (+) ACE-Hemmer, ARB	Prognoseverbesserung
Arterielle Verschlusskrankheit	(–) Betablocker	Verschlechterung der AVK (KI!)
Lipidstoffwechsel	(-) Betablocker (-) Thiazide	} Trigylzeride + VLDL ↑
Metabol. Syndrom Diabetes mellitus	(+) ACE-Hemmer, ARB (-) Betablocker, Diuretika	Nephroprotektiv; stoffwechselneutral Erhöhtes Diabetesrisiko
Gicht	(–) Diuretika	Harnsäureanstieg
Asthma bronchiale	(–) Betablocker	Bronchospastische Nebenwirkung
Niereninsuffizienz	(–) Kaliumsparende Diuretika (+) Schleifendiuretika	Gefahr der Hyperkaliämie (KI!)

Die medikamentöse Therapie ist i.d.R. eine Dauertherapie über Jahre, meist über das gesamte weitere Leben des Patienten. Gute Kooperation zwischen Arzt und Patient sind Voraussetzung zum Erfolg. Man sollte die Patienten vor Beginn der Behandlung informieren, dass im Anfang Nebenwirkungen (Müdigkeit, Abgeschlagenheit, Antriebsarmut u.a.) - präparateunabhängig - auftreten können, diese aber nach Blutdrucknormalisierung i.d.R. wieder verschwinden. Zur Verlaufskontrolle eignen sich Blutdruckselbstkontrollen sowie ABDM.
Der Blutdruck soll nicht zu rasch/zu stark gesenkt werden (→ Sturzgefahr durch Orthostase), Antihypertonika nicht abrupt absetzen (Rebound-Gefahr mit Blutdruckanstieg).

Merke: Ziel ist es, den Blutdruck zu normalisieren mit dem nebenwirkungsärmsten Mittel. Die Auswahl richtet sich nach individueller Verträglichkeit, Begleiterkrankungen und evtl. Interaktionen mit anderen Medikamenten, die der Patient einnimmt. Aufgrund des zirkadianen Blutdruckverhaltens mit Höchstwerten am Morgen und Tiefstwerten im Schlaf sollten Antihypertensiva morgens nach dem Wachwerden genommen werden; evtl. weitere Dosen in Abhängigkeit vom RR-Tages- und Nachtprofil.

ABDM-Messungen lassen erkennen, ob eine abendliche Dosis eines Antihypertensivums erforderlich ist oder nicht (z.B. bei normalen Druckwerten in der Nacht). Nächtliche Hypotonien müssen vermieden werden, insbesondere bei älteren Patienten! (Gefahr der zerebralen Ischämie und des orthostatischen Kollapses beim Aufstehen mit evtl. Frakturfolgen!)

- **Empfohlene Zweifach-Kombinationen:**

Diuretikum

Plus

Betablocker [2] | Kalziumantagonist [1] | ACE-Hemmer oder ARB [3]

Oder

Kalziumantagonist [1]

Plus

Betablocker [2] | ACE-Hemmer oder ARB [3]

1) Nur lang wirkende Kalziumantagonisten
2) Betablocker nicht kombinieren mit Kalziumantagonisten vom Non-Dihydropyridin-Typ wie Diltiazem und Verapamil
3) ARB = Angiotensin-Rezeptorblocker = Angiotensin II-Antagonisten = AT1-Blocker = Sartane

Eine Kombination von ACE-Hemmern und ARB wird wegen ungünstiger Ergebnisse in der ONTARGET-Studie nicht empfohlen.
Die Kombination Betablocker + Diuretikum zeigt ein erhöhtes Diabetesrisiko.

- **Dreifach-Kombinationen:**
  Kommt es nach Austestung verschiedener Zweierkombinationen nicht zu einer Blutdrucknormalisierung, fügt man ein geeignetes 3. Antihypertonikum hinzu. Die beste Kombination scheint hierbei Diuretikum + Kalziumantagonist + ACE-Hemmer (oder ARB) zu sein.

- **Therapieresistenz:**
  Def.: Eine arterielle Hypertonie gilt als therapieresistent (therapierefraktär), wenn sie sich durch eine tatsächlich durchgeführte 3fach-Therapie nicht leitliniengerecht einstellen lässt.
  Vo.: 2 % aller Hypertoniker mit echter Therapieresistenz haben ein um 50 % erhöhtes kardiovaskuläres Risiko.

  Diagnosefehler:
  - Unerkannte sekundäre Hypertonie (Diagnostik einleiten)
  - Unerkannter Weißkittelhypertonie oder maskierter Hypertonus
  - Messfehler (falsche Manschettenbreite, Gerät defekt oder nicht geeignet)
  - Unerkannte Veränderung des Hypertonus (engmaschige Kontrolle, Reevaluation)
  - Selten maligne Hypertonie (siehe oben)

  Therapiefehler:
  - Mangelnde Compliance (lange Verschreibungsintervalle, NW, zu viele Tabletten)
  - Missachtung von Allgemeinmaßnahmen (s.o.)
  - Medikamenteninteraktionen: Einnahme von Medikamenten, die eine Hypertonie begünstigen (Östrogene, Glukokortikosteroide, NSAID u.a.)
  - Substanzmissbrauch (Drogen, andere Medikamente)

  Maßnahmen bei echter Resistenz (nach Ausschluss therapierbarer Ursachen):
  - Modifikation des Therapieschemas; bei Bedarf Vierfach-Kombination und Einsatz von Reserveantihypertonika
  - Renale Sympathikusdenervierung (RSD): Verödung sympathischer Nervenfasern in der Adventitia der Nierenarterien mittels intravasaler Radiofrequenzablation → Blutdrucksenkung (in ca. 85 % d.F.) um -32/12 mmHg (Simplicity-HTN-2-Studie); Voraussetzung: Erfahrenes Team mit ≥ 25 RSD/J.

    Anm.: Die Barorezeptorstimulation des Karotissinusknotens ist eine experimentelle Therapie zur Blutdrucksenkung mit rel. hoher Komplikationsrate.

Antihypertonika der 1. Wahl (mit gesichertem prognostischen Nutzen):

- **Diuretika** werden als Antihypertonika niedrig dosiert (z.B. Chlortalidon oder HCT 12,5 - 25 mg/d). Durch Dosissteigerung wird keine weitere Blutdrucksenkung erzielt. Diuretika werden oft als Kombinationspartner mit anderen Antihypertonika eingesetzt. Diuretika wirken ungünstig bei Diabetes mellitus. (Einzelheiten: Siehe Kap. Herzinsuffizienz)

  Beachte: Vorsicht bei der Kombination von HCT und Schleifendiuretikum. Hierbei kommt es durch eine sequenzielle Nephronblockade zu einer starken Natriurese!

- **Betablocker:** Die ESC-Leitlinien zählen Betablocker weiterhin zu den 5 Antihypertonika der ersten Wahl. Bei Postinfarktpatienten oder Herzinsuffizienz sind Betablocker aus prognostischer Sicht unverzichtbar.
  Bevorzugt für die antihypertensive Therapie werden $Beta_1$-selektive Betablocker ohne sympathomimetische Eigenwirkung (Einzelheiten: Siehe Kap. Antiarrhythmika).

- **Antagonisten des Renin-Angiotensin-Aldosteron-Systems (RAAS):**

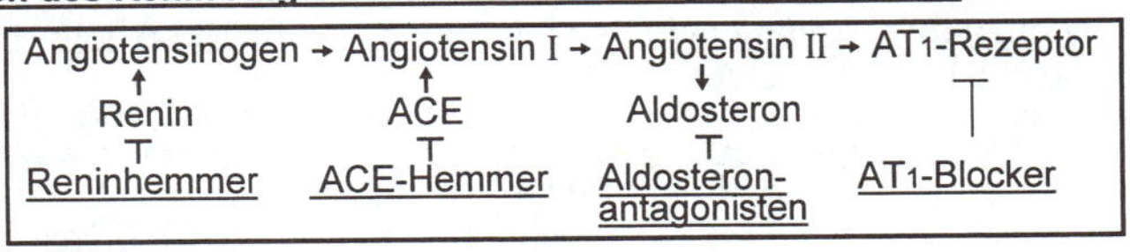

- **ACE-Hemmer (Prilate):**
  Wi.: Blockierung des Angiotensin-Converting-Enzyme, das Angiotensin I in das vasokonstringierende Angiotensin II umwandelt → Folgen:
  - Senkung des peripheren Gefäßwiderstandes durch verminderte Angiotensin-II-Produktion
  - Verminderung der durch Angiotensin II induzierten Stimulation des sympathikoadrenergen Systems bzw. der Katecholaminfreisetzung
  - Drosselung der Aldosteron- und ADH-Sekretion und damit Verminderung der Natrium- und Wasserretention mit nachfolgender Volumenabnahme
  - Hemmung des Abbaus des Vasodilatators Bradykinin (→ synergistische Wirkung)

- Hemmung der aldosteroninduzierten Myokardfibrose, Hemmung des Gefäßremodellings (über Bradykinin)
- Prognoseverbesserung bei Patienten mit Herzinsuffizienz
- Senkung der kardiovaskulären Mortalität bei kardiovaskulären Risikopatienten
- Verzögerung des Fortschreitens einer diabetischen Nephropathie

Die kardioprotektive Wirkung wird durch gewebsständige Wirkungen der ACE-Hemmer u.a. im Herz und in den Blutgefäßen erklärt (Gewebe-Renin-Angiotensin-System). Die Mehrzahl der ACE-Hemmer sind Prodrugs, die erst in der Leber zu biologisch aktiven "Prilaten" hydrolysiert werden. Captopril und Lisinopril sind aktive Wirksubstanzen. ACE-Hemmer verursachen keine negativen Veränderungen des Lipid- und Glukosestoffwechsels.

WW: Hyperkaliämie bei Kombination von ACE-Hemmern mit kaliumsparenden Diuretika u./o. Kaliumpräparaten oder Ciclosporin. Evtl. Wirkungsverminderung der ACE-Hemmer durch NSAR. Bei gleichzeitiger Lithiumtherapie kann der Serumlithiumspiegel steigen. Bei gleichzeitiger Gabe von Allopurinol ist das Leukopenierisiko erhöht. Bei Diabetikern und gleichzeitiger Therapie mit Insulin oder oralen Antidiabetika wurden Hypoglykämien beobachtet (→ evtl. Dosis reduzieren).

NW: Reizhusten ist rel. häufig (5 -10 %), wird durch Bradykinin vermittelt und verursacht Therapieabbrüche; Kopfschmerzen, Schwindel, gastrointestinale Störungen; Hyperkaliämie (nicht mit kaliumretinierenden Diuretika kombinieren). Andere NW sind selten: Störungen des Geschmacksinns, Proteinurie, Nieren-/Leberfunktionsstörungen, Cholestase, Exantheme, Leukopenien, Agranulozytose, angioneurotisches Ödem, Vaskulitis, allergische Lungenveränderungen, Myalgien, erhöhtes Hypoglykämierisiko bei Diabetikern u.a.
Bei Patienten mit stimuliertem Renin-Angiotensin-System (z.B. Herzinsuffizienz, Nierenarterienstenose, Diuretikabehandlung) kann es zu Beginn der Therapie zu bedrohlichem Blutdruckabfall kommen → daher mit kleinster Dosis beginnen! Bei Niereninsuffizienz müssen die Dosen reduziert werden. Urin-, Kreatinin- und Blutbildkontrollen sind angezeigt.

Ind: Arterielle Hypertonie, Zustand nach Herzinfarkt, Herzinsuffizienz

KI: Schwangerschaft (Risiko der ACE-Hemmer-Fetopathie), Stillzeit, beidseitige Nierenarterienstenose oder Nierenarterienstenose bei Einzelniere, Transplantatniere, gleichzeitige Therapie mit kaliumsparenden Diuretika, Hyperkaliämie, gleichzeitige immunsuppressive Therapie, Unverträglichkeitsreaktionen (Husten, angioneurotisches Ödem), Leberinsuffizienz, schwere Niereninsuffizienz (Kreatininclearance < 30 ml/min), Aorten- und Mitralstenose, obstruktive hypertrophische Kardiomyopathie, Hyposensibilisierungsbehandlung u.a.

Freiname	Handelsnamen z.B.	Wirkungsdauer bei einmaliger Gabe (h)	mittlere Tagesdosis (mg)
Captopril	**Generika**	bis 12	12,5 - 50
Cilazapril	Dynorm®	bis 18	2,5 - 5
Enalapril	**Generika**	bis 18	5 - 20
Benazepril	**Generika**	bis 24	5 - 20
Fosinopril	**Generika**	bis 24	5 - 20
Lisinopril	**Generika**	bis 24	5 - 20
Moexipril	Fempress®	bis 24	3,75 - 15,0
Perindopril	**Generika**	bis 24	4 - 8
Quinapril	**Generika**	bis 24	5 - 20
Spirapril	Quadropril®	bis 24	3 - 6
Trandolapril	Udrik®, Tarka®	bis 24	1 - 2
Ramipril	**Generika**	bis 48	2,5 - 5
Zofenopril	Zofenil®	bis 24	7,5 - 30

- **Angiotensin II-Antagonisten = Angiotensin-Rezeptorblocker (ARB) = AT_1-(Rezeptor)Antagonisten = AT_1-Rezeptorblocker = AT_1-Blocker = Sartane:**

Wi: AT_1-Rezeptorblocker hemmen die Wirkung von Angiotensin II am AT_1-Rezeptor → Blutdrucksenkung und Hemmung des Gefäßremodellings. Studien, die eine Verbesserung der klinischen Endpunkte belegen, liegen vor (z.B. ONTARGET-Studie für Telmisartan u.a.)

NW: Selten Kopfschmerzen, Müdigkeit, gastrointestinale NW, Hyperkaliämie, Kreatininerhöhung, Leberfunktionsstörungen. Husten und Angioödem werden i.Gs. zu ACE-Hemmern nur sehr selten beobachtet (wegen fehlender Wirkung auf den Bradykininabbau); Einzelfälle von Stomatitis, Geschmacksverlust, Parästhesien u.a.

KI: Schwangerschaft (Risiko der Sartan-Fetopathie), Stillzeit, beidseitige Nierenarterienstenose, primärer Hyperaldosteronismus, Aorten- und Mitralklappenstenose, Hyperkaliämie, Leberinsuffizienz, Cholestase u.a.

Ind: 1. Arterielle Hypertonie
2. Herzinsuffizienz (Losartan, Valsartan, Candesartan) bei Unverträglichkeit oder KI von ACE-Hemmern
3. Nach Herzinfarkt bei Unverträglichkeit /KI von ACE-Hemmern

Freiname	Handelsname z.B.	Mittlere Tagesdosis (mg)
Azilsartan	Edarbi®	40 - 80
Candesartan	**Generika**	4 - 32
Eprosartan	**Generika**	600
Irbesartan	Generika	75 - 300
Losartan	Generika	50 - 100
Olmesartan	Votum®; Olmetec®	10 - 40
Telmisartan	Micardis®	40 - 80
Valsartan	**Generika**	80 - 320

Bei der Therapie der Herzinsuffizienz oder nach Herzinfarkt wird mit der kleinsten Dosis begonnen und in Abhängigkeit von der Verträglichkeit langsam höher dosiert; das gilt auch für ACE-Hemmer und Betablocker.

- **Kalziumantagonisten (KA):**

Wi.: Die im Handel befindlichen L-Kanal-Antagonisten blockieren die L-(long lasting)Kalziumkanäle → an den Gefäßen: Arterielle Vasodilatation (Nachlastsenkung)

1. KA vom Non-Dihydropyridin-Typ (Verapamil, Diltiazem, Gallopamil)
Sie wirken an Gefäßen und Herz! Am Herzen wirken sie negativ ino-, chrono-, dromo- und bathmotrop. Sie zählen zu den Klasse IV-Antiarrhythmika (siehe dort) und dürfen nicht mit Betablockern kombiniert werden (Gefahr von AV-Block u./o. Bradykardie)
2. KA vom Dihydropyridin-(DHP-) = Nifedipin-Typ:
Dihydropiridine sind gefäßselektiv; die Senkung des peripheren Widerstands kann zu einer Reflextachykardie führen und pektanginöse Beschwerden provozieren! Sie dürfen mit Betablockern kombiniert werden, wodurch die Reflextachykardie vermieden werden kann.

Freiname	Handelsname, z. B.	Mittlere Tagesdosis (mg)
Amlodipin	**Generika**	1 x 5
Felodipin	**Generika**	1 x 5
Isradipin	Vascal®	1 x 5
Lercanidipin	**Generika**	1 x 10
Manidipin	Manyper®	1 x 10
Nifedipin	**Generika**	2 x 20
Nilvadipin	Nivadil®	1 x 8
Nisoldipin	Baymycard®	1 x 10
Nitrendipin	**Generika**	1 x 20

Beachte: Kurzwirksame KA zeigen in einigen Studien ungünstige prognostische Wirkung und sind daher zur Therapie der KHK und Hypertonie nicht indiziert; bei instabiler Angina pectoris und akutem Herzinfarkt sind sie sogar kontraindiziert. Indikationen für kurzwirksame KA sind supraventrikuläre Tachykardie (Verapamil) und Prinzmetalangina (Koronarspasmus). - Für die antihypertensive Therapie sollten nur lang wirksame Kalziumantagonisten eingesetzt werden.

NW: Flush, Kopfschmerzen, Schwindel, Müdigkeit, allergische Reaktionen, Parästhesien, Knöchelödeme, selten Blutbildveränderungen u.a.

KI: Herzinsuffizienz (NYHA III und IV), instabile Angina pectoris und akuter Herzinfarkt, Schwangerschaft, Stillzeit u.a.

Zusätzliche KI für KA vom Non-Dihydropyridin-Typ: Kranker Sinusknoten, AV-Block > I°, Bradykardie; gleichzeitige Therapie mit Betablockern, Vorhofflimmern bei WPW-Syndrom u.a.

WW: Erhöhung des Digoxin-Plasmaspiegels → evtl. Dosisreduktion von Digoxin und Konzentrationsbestimmung im Plasma.
Eine Kombination von Betablockern und Verapamil/Diltiazem ist rel. kontraindiziert wegen Summation der negativ chronotropen und dromotropen Wirkung (Gefahr des AV-Blockes, insbesondere bei vorgeschädigtem Reizleitungssystem und der Bradykardie).

- **Antihypertonika der Reserve (ohne gesicherten prognostischen Nutzen):**

1. Alpha$_1$-(Rezeptoren)Blocker: Doxazosin, Bunazosin, Prazosin, Terazosin, Urapidil
   Nachdem Doxazosin in der ALLHAT-Studie hinsichtlich der Entwicklung einer Herzinsuffizienz ungünstiger abgeschnitten hat als das Diuretikum Chlortalidon, sollten Alpha$_1$-Blocker nicht zur Monotherapie der Hypertonie verwendet werden.

2. Zentral wirkende Sympathikolytika (Antisympathotonika):
   - Alpha$_2$-(Rezeptor-)Agonisten: Clonidin
     Wi.: Stimulation der Alpha2-Adrenorezeptoren (und evtl. Imidazol-Rezeptoren des Hirnstamms) → Zentral postsynaptisch: Sympathikussenkung; peripher präsynaptisch: Verminderte Noradrenalin-Freisetzung über gesteigertes, negatives Feedback. RR ↓, HF ↓, HZV ↓
     NW: Sedierung, Mundtrockenheit, Orthostasereaktion, Obstipation, Bradykardie, Schlafstörungen, evtl. Albträume, Potenzstörungen, depressive Verstimmung.

     Merke: Plötzliches Absetzen kann Blutdruckkrisen auslösen! Zu hohe Dosierungen können über periphere Alpha$_1$-Rezeptoren den Blutdruck steigern!

     Ind: Clonidin bei hypertensiver Krise/Notfall

     KI: Sick-Sinus-Syndrom, Bradykardie, AV-Block > I°, Depressionen, Leber- oder Niereninsuffizienz, Schwangerschaft u.a.
     Dos: 0,15 – 0,9 mg/d
   - Moxonidin: Soll eine erhöhte Affinität zu Imidazolinrezeptoren der Medulla oblongata besitzen. Da es keinen Einfluss auf das RAAS hat, kann bei stationärer Hypertonieabklärung eine passagere Moxonidin-Einstellung sinnvoll sein.
   - Methyldopa
     Wi.: α-Methyldopa wird metabolisiert zu α-Methylnoradrenalin; dieser "falsche Neurotransmitter" stimuliert im ZNS zentrale α2-Rezeptoren und dadurch die Empfindlichkeit des Barorezeptorenreflexes → reflektorische Sympathikolyse.
     NW: Allergien, Coombs-positive autoimmunhämolytische Anämie, medikamentös induzierter Lupus, Sedierung, Mundtrockenheit, Natrium- und Wasserretention, Orthostasereaktion, Leberschäden, Potenzstörungen, Gynäkomastie, psychische Störungen u.a.
     Unter Einnahme von Methyldopa kommt es zu falsch positiven Werten der Katecholamine im Urin!
     Ind: Nur noch Schwangerschaftshypertonie
     KI: Lebererkrankungen, Niereninsuffizienz, Depressionen
     Dos: Mittlere Dosis 1 - 3 x 125 mg/d oral; Methyldopa nicht abrupt absetzen (Gefahr der Blutdruckkrise); Dosisreduktion bei Niereninsuffizienz, Kontrolle von Blutbild, Coombs-Test, evtl. Anti-Histon-Ak

3. Arterioläre Vasodilatatoren:
   Wi.: Arterioläre Vasodilatation durch direkte Wirkung an der glatten Gefäßmuskulatur.
   Ind: Therapierefraktäre Hypertonien, Dihydralazin auch bei Schwangerschaftshypertonie
   - Dihydralazin (Nepresol®)
     NW: Reflektorische Tachykardie mit evtl. Auslösung einer Angina pectoris → mit Betablockern kombinieren; Orthostase, Kopfschmerzen, gastrointestinale NW; die Häufigkeit eines medikamentös induzierten Lupus ist dosisabhängig (keine Tagesdosen > 100 mg!). Langsamazetylierer sind besonders gefährdet. Gesteigerte Na^+ und H_2O Retention: Kombination mit Diuretikum.
     KI: z.B. koronare Herzkrankheit u.a.
   - Minoxidil (Lonolox®): Stärkster peripherer Vasodilatator
     NW: Reflektorische Tachykardie, Natrium- und Wasserretention → daher immer Kombination mit Diuretikum und Betablocker, häufig Hypertrichose (störende NW bei Frauen) u.a.
     KI: z.B. koronare Herzkrankheit, Herzinsuffizienz, rel. kontraindiziert bei Frauen wegen Hypertrichose

4. Reninhemmer (Renininhibitoren): Aliskiren (Rasilez®)
   Wi.: Durch Hemmung des Enzyms Renin wird die Umwandlung von Angiotensinogen in Angiotensin I gehemmt. Die Spiegel von Angiotensin II und Aldosteron sinken. Wirkdauer bis 24 h. Prognostischer Nutzen nicht bewiesen.
   NW: Oft Diarrhö, gel. Hautausschlag, selten Angioödem, periphere Ödeme, Kaliumanstieg u.a.
   KI: Gleichzeitige Therapie mit ACE-Hemmern oder ARB zeigte ungünstige Resultate (ALTITUDE-Studie bei Typ 2-Diabetikern)
   Dos: Mittlere Tagesdosis 150 - 300 mg

Regeln für die antihypertensive Therapie älterer Patienten (> 65 Jahren):
- Auch bei Patienten > 80 J. ist eine Hypertonietherapie indiziert und führt zu einer Reduktion der Gesamtmortalität sowie der Komplikationen durch Herzinsuffizienz und Schlaganfall.
- Vorsichtige langsame Blutdrucksenkung. Zielwert wie bei jüngeren Patienten 140/80 mmHg

- Verzicht auf Normalisierung des Blutdrucks, wenn anhaltende Störungen des Allgemeinbefindens oder Nebenwirkungen der medikamentösen Therapie, insbesondere Orthostase, auftreten (sofern keine zusätzlichen Risikoerkrankungen vorliegen).
- Bei Gefährdung durch orthostatische Beschwerden (Sturzrisiko) ist ein Blutdruck bis 150/90 mmHg akzeptabel.
- Wahl des Antihypertensivums unter Berücksichtigung von Begleiterkrankungen.
- Behandlungsbeginn mit niedrigen Dosen und einfachem Therapieschema (Compliance!)
- Auch eine isolierte systolische Hypertonie sollte medikamentös behandelt werden.
- Regelmäßige Blutdruckkontrollen, auch im Stehen. Ein orthostatischer Blutdruckabfall mit Symptomen ist zu vermeiden (Gefahr von orthostatischem Kollaps, Sturz und Fraktur).
- Regelmäßige Kontrolluntersuchungen mit Frage nach subjektiven Nebenwirkungen und Kontrolle wichtiger Laborparameter (z.B. Kalium, Kreatinin, Blutzucker u.a.)
- Nutzung von Blutdruck-Selbstmessungen (mit Protokollen) und ABDM

Therapie der Schwangerschaftshypertonie:

- Zusammenarbeit zwischen Gynäkologen und Internisten/Nephrologen
- Bei leichter Gestationshypertonie ambulante Therapie, Schonung, Alkohol- und Nikotinkarenz
- Bei Präeklampsie stationäre Therapie
- Tägliche Selbstmessung des Blutdrucks morgens + abends (oft auch nächtliche Hypertonie!) + Kontrollen von Körpergewicht, Urinbefund, Nierenfunktion, Leberenzymen, Thrombozyten
- Die Indikation für eine medikamentöse Therapie asymptomatischer Schwangerer wird bei RR-Werten ≥ 160/100 mmHg gesehen.
- Geeignete orale Antihypertensiva in der Schwangerschaft:
  - Mittel der 1. Wahl: Methyldopa
  - Mittel der 2. Wahl: $Beta_1$-selektive Betablocker (Metoprolol), Kalziumantagonisten (retardiertes Nifedipin). HCT zeigte in Studien keine Nachteile, ist also nicht kontraindiziert (wie früher gesagt wurde).
  - ACE-Hemmer und AT_1-Blocker sind kontraindiziert!
  - In der Stillzeit sind Dihydralazin und Methyldopa am geeignetsten.
- Notfalltherapie der Eklampsie mit generalisierten Krämpfen:
  - Magnesiumsulfat: 2 - 5 g langsam i.v. oder Diazepam: 5 - 10 mg langsam i.v.
  - Dihydralazin: 6,25 mg oder Urapidil 12,5 mg i.v.

Merke: Die einzige mögliche kausale Therapie der Präeklampsie ist die frühestmögliche Beendigung der Schwangerschaft; bei HELLP-Syndrom sofortige Schwangerschaftsabbruch! Die konservative stationäre Therapie bis zur Entbindung besteht in parenteraler antihypertensiver + antikonvulsiver Therapie (s.o.).

Kochsalzrestriktion ist bei Schwangerschaftshypertonie nicht indiziert, da hierdurch (wie auch durch Diuretika) das Plasmavolumen abnimmt und die Uterusdurchblutung ungünstig beeinflusst wird. - Die prophylaktische Behandlung der schwangerschaftsinduzierten Hypertonie mit ASS in niedriger Dosis + Ketanserin (ein Serotonin-2-Rezeptorblocker, in den Niederlanden im Handel) scheint das Risiko einer Präeklampsie und des perinatalen Fruchttodes zu vermindern.

Prg: Durch dauerhafte Absenkung des Blutdrucks auf Normalniveau lassen sich kardiovaskuläre Komplikationen vermindern: Linksherzinsuffizienz (- 50 %), Schlaganfälle (- 40 %), Herzinfarkte (- 25 %), Todesfälle an Herzinfarkt + Schlaganfall (- 20 %).

Hypertensive Krise und hypertensiver Notfall [I10.91]

Def: Hypertensive Krise: Kritischer Blutdruckanstieg (> 230/130 mmHg) ohne Symptome eines akuten Organschadens
Hypertensiver Notfall: Kritischer Blutdruckanstieg mit vitaler Gefährdung durch Organschäden: Hochdruckenzephalopathie, intrakranielle Blutungen, retinale Blutungen, Papillenödem, akute Linksherzinsuffizienz, Lungenödem, instabile Angina pectoris, Herzinfarkt, Aortendissektion.
Blutdruckmessung an beiden Armen, engmaschige Kontrolle!

Th.:
- Bei hypertensiver Krise reicht es, den Blutdruck nach 30 Min. Ruhe zu kontrollieren und innerhalb von 24 h durch orale Gabe von Antihypertensiva zu senken. Der Blutdruck darf nicht massiv und abrupt gesenkt werden, insbes. bei Patienten mit kardialen oder zerebrovaskulären Erkrankungen. Bei akutem Schlaganfall ist der Blutdruck in 50 % d.F. reaktiv erhöht und normalisiert sich bei 2/3 der Patienten innerhalb von 24 - 48 h. Eine Indikation zur vorsichtigen Blutdrucksenkung besteht nur bei wiederholten Blutdruckwerten > 200/110 mmHg oder bei hypertensivem Notfall mit vitaler Bedrohung durch hypertensive Enzephalopathie, Angina pectoris oder Lungenödem. Stets schonende RR-Senkung, nicht mehr als ca. 20 % gegenüber dem Ausgangswert!

- Bei einem hypertensiven Notfall muss die Therapie sofort beginnen, Einleitung durch den Notarzt und unverzügliche Klinikeinweisung mit Notarztbegleitung!
  Senkung des Blutdrucks um maximal 30 % innerhalb der ersten Stunde!
  Ausnahmen: Akute Linksherzinsuffizienz (dann innerhalb 15 Min. < 140/90 mmHg) oder Aortendissektion (< 120 mmHg systolisch anstreben)
  Oberstes Gebot: Primum nihil nocere! (Dem Patienten keinen Schaden zufügen!)

1. Ambulante Erstbehandlung (Therapiealternativen mit Wirkungseintritt nach ca. 10 Minuten):
   - Nitroglyzerin (Glyceroltrinitrat): z.B. Nitrolingual® als Spray oder Zerbeißkapsel
     Mittel der 1. Wahl bei Angina pectoris, Linksherzinsuffizienz, Lungenödem
     Dos: 1,2 mg sublingual als Zerbeißkapsel oder 2 - 3 Hübe je 0,4 mg
   - Kurz wirkende Kalziumantagonisten (z.B. Nifedipin oder Nitrendipin in schnell resorbierbarer Form) sind bei akutem Koronarsyndrom und Herzinfarkt kontraindiziert.
     Dos: 5 mg oral (Kapsel zerbeißen oder hinunter schlucken)
   - Urapidil: Dos: 25 mg langsam i.v.
   - Clonidin: Dos: 0,075 mg langsam i.v. oder s.c.
   - Zusätzlich: - Bei Zeichen der Überwässerung Gabe von Furosemid (20 - 40 mg i.v.).
     - Bei Linksherzinsuffizienz sitzende Lagerung des Patienten u.a.

   Eine Wiederholung der Medikation ist bei allen genannten Medikamenten möglich.
2. Stationäre Therapie auf Intensivstation:
   - Fortsetzung der ambulant begonnenen Therapie per infusionem (Nitroglyzerin, Urapidil, Clonidin oder Dihydralazin) unter engmaschiger Blutdruckkontrolle; dabei wird die Infusionsgeschwindigkeit auf hochnormale bis leicht erhöhte Blutdruckwerte titriert. Dos: z.B. Nitroglyzerin 1 - 5 mg/h und mehr.
   - Zusätzliche Gabe von 20 - 40 mg Furosemid i.v., sofern keine KI vorliegen (z.B. Dehydratation)
   - Bei hypertensiver Krise infolge terminaler Niereninsuffizienz: Höhere Furosemiddosen, Hämodialyse

RENOVASKULÄRE HYPERTONIE [I15.00]

Def: Hypertonie verursacht durch signifikante einseitige oder doppelseitige Nierenarterienstenose. Hämodynamisch relevant ist ein Stenosegrad > 70 %.

Vo.: 1 % aller Hypertonien. Bei Autopsien finden sich im Alter > 75 J. bis zu 40 % Nierenarterienstenosen (meist arteriosklerotisch)

Ät.:
1. Arteriosklerotische Nierenarterienstenose (ANAST) (75 %): m > w; höheres Alter
2. Fibromuskuläre Stenose (25 %): w > m; jüngeres Alter; in 60 % bilateral
3. Selten andere Ursachen: z.B. Aneurysma der A. renalis; Arteriitis (z.B. Panarteriitis nodosa, Takayasu-Arteriitis)

Pg.: Eine Nierenarterienstenose mit einer Lumeneinengung von 60 % und mehr führt zum Goldblatt-Effekt (= Aktivierung des Renin-Angiotensin-Aldosteron-Systems) mit renovaskulärer Hypertonie. Die ANAST entwickelt sich meist sekundär auf dem Boden einer primären Hypertonie und evtl. weiteren arteriosklerotischen Risikofaktoren.

KL.: Als klinische Kriterien, die auf eine Nierenarterienstenose hindeuten, gelten:
1. Schwer einzustellende Hypertonie trotz Einsatz von ≥ 3 verschiedener Antihypertensivaklassen; fehlende nächtliche Blutdrucksenkung
2. Hypertonie bei gesicherter Atherosklerose (KHK, AVK oder zerebrovaskuläre Erkrankung)
3. Hypertonie mit epigastrischem Strömungsgeräusch, paraumbilikal oder an den Flanken
4. Plötzlich auftretendes Lungenödem im Rahmen einer hypertensiven Krise („flash pulmonary edema") oder wiederholte Phasen von akuter Herzinsuffizienz
5. Plötzlicher Beginn einer Hypertonie insbesondere vor dem 25. oder nach dem 50. Lebensjahr
6. Verschlechterung der Nierenfunktion unter Therapie mit einem ACE-Hemmer oder einem Angiotensin II-Rezeptorblocker

Di.: Das diagnostische Programm umfasst:
1. Screeningverfahren, die nur bei Vorhandensein der o.g. klinischen Kriterien zur Anwendung kommen sollten:
   - Farbdopplersonografie (bestes Screeningverfahren, jedoch abhängig von der Erfahrung des Untersuchers). Stenosehinweise sind V_{max} A. renalis ≥ 2 m/s, intrarenaler Widerstandsindex (RI) < 0,5, Seitendifferenz des RI > 5 %.

- Spiral-CT (potenziell nephrotoxische Röntgenkontrastmittel)
- MRT-Angiografie (bei GFR < 30 ml/min ist die Gabe von Gadolinum als Kontrastmittel kontraindiziert → Gefahr der nephrogenen systemischen Fibrose).

2. Diagnosesicherung:
Intraarterielle digitale Subtraktionsangiografie (i.a.-DSA) ist Goldstandard: Ermöglicht die Abschätzung der hämodynamischen Relevanz der Stenose durch Druckmessung proximal und distal der Stenose, evtl. ergänzend intravaskuläre Sonografie. Die DSA sollte nur bei gleichzeitiger Möglichkeit zur Ballonkatheterdilatation erfolgen und wenn der Patient mit evtl. PTA einverstanden ist!

Th.:
- Perkutane transluminale Angioplastie (PTA) der stenosierten Nierenarterie mit oder ohne Stent
  Ind: 1. Fibromuskuläre Stenose
  2. Bei ANAST > 70% sollte die PTA-Stent-Therapie nur bei therapierefraktärer Hypertonie oder bei rasch progredienter Niereninsuffizienz oder nach hypertoniebedingtem Lungenödem zur Anwendung kommen. Bei einem intrarenalen Widerstandsindex = RI ≥ 0,8 profitieren die Patienten meist nicht mehr von einer Beseitigung der Stenose. (Einzelheiten sie auch Deutsche Hochdruckliga)
  Ko.: Intimadissektion, Cholesterinembolien, Restenosierung (> 30 % d.F. bei arteriosklerotischer Stenose), Nierenfunktionsverschlechterung durch Kontrastmittelanwendung
- Bei den übrigen Fällen mit hohem Alter, hoher Komorbidität, RI-Wert > 0,8 konservative Therapie mit mehreren Antihypertensiva
  Ergebnisse nach Angioplastie bzw. Operation: Blutdrucknormalisierung in ca. 75 % d.F. bei fibromuskulärer Stenose, jedoch nur in ca. 20 % bei arteriosklerotischer Stenose (oft fixierte nephrogene Hypertonie).

PHÄOCHROMOZYTOM [D35.0]

Vo.: Ca. 0,2 % aller Hypertonien; Inzidenz: 1/100.000/Jahr. Medianes Alter bei den sporadischen Formen 40 - 50 J., bei den hereditären Formen < 40 J.

Def: Phäochromozytome sind katecholaminproduzierende neuroendokrine Tumoren des chromaffinen Gewebes des Nebennierenmarks oder der extraadrenalen Paraganglien. 85 % sind gutartig, 15 % sind bösartig (bei extraadrenalen Tumoren ca. 30 %), - 90 % sind einseitig, 10 % sind doppelseitig. 2/3 der Phäochromozytome sezernieren Adrenalin + Noradrenalin. Extraadrenal gelegene Tumoren oberhalb des Zwerchfells bilden nur Noradrenalin, maligne Phäochromozytome bilden auch Dopamin.
85 % der Phäochromozytome sind im Nebennierenmark lokalisiert, der Rest extraadrenal im Bereich des abdominellen oder thorakalen Grenzstranges (Paragangliom). Bei Kindern sind 1/3 der Tumoren extraadrenal.
Phäochromozytome sind in bis zu 25 % d.F. hereditär:
1. Multiple endokrine Neoplasie (MEN), Typ 2 (Mutation des RET-Protoonkogens)
2. von-Hippel-Lindau-Syndrom Typ 2 (Mutation im VHL-Gen)
3. Neurofibromatose Typ 1 (M. Recklinghausen; Mutation des Neurofibromatose Typ 1-Gens)
4. Familiäres Paragangliom (Mutation der Gene für die mitochondrialen Enzyme SDHB, SDHC, SDHD)
5. Weitere Genmutationen: SDHA, SDHAF2, TMEM127, MAX

KL.:
- Paroxysmale Hypertonie mit Blutdruckkrisen (50 % bei Erwachsenen)
- Persistierende Hypertonie (50 % bei Erwachsenen - bei Kindern jedoch 90 %)

Bes. während einer Blutdruckkrise, die manchmal durch Palpation des Abdomens ausgelöst werden kann, klagt der Patient oft (75 %) über Kopfschmerzen, Schwitzen, Herzklopfen, Tremor, innere Unruhe, evtl. Abdominal- oder Flankenschmerzen. Evtl. paradoxer Blutdruckanstieg nach Gabe von Betablockern.

Weitere Befunde:
- Blasse Haut!
- Hyperglykämie und Glukosurie (1/3 d.F.)
- Leukozytose
- Gewichtsverlust (Hypermetabolismus)

Beachte: Gewichtszunahme und Gesichtsröte sprechen gegen ein Phäochromozytom. Bei den nicht paroxysmalen Fällen mit Dauerhypertonie ist die Diagnose schwieriger.

DD:
- Blutdruckkrisen anderer Genese, insbes. bei fortgeschrittener Niereninsuffizienz
- Bei Hyperglykämie Diabetes mellitus
- Hyperthyreose
- Kokain- oder Amphetaminmissbrauch

Di.:
▸ Verdächtige Klinik: Hypertonie (-krisen) mit Herzklopfen, Kopfschmerzen, Schweißausbruch, Gesichtsblässe, 24 h-Blutdruckmessung (fehlende Nachtabsenkung)

▸ Nachweis einer autonomen Katecholaminüberproduktion:
Eine biochemische Diagnostik sollte bei folgenden Patienten vorgenommen werden:
- Patienten mit neu aufgetretener therapieresistenter Hypertonie
- Patienten mit paradoxer Blutdruckreaktion während Anästhesie oder operativer Eingriffe
- Patienten mit einer hereditären Prädisposition bezüglich eines Phäochromozytoms
- Asymptomatische Patienten mit einem Inzidentalom der Nebennieren
- Patienten mit plötzlichen Panikattacken

Aufgrund der niedrigen Prävalenz des Phäochromozytoms wird ein biochemisches Screening bei asymptomatischen Patienten mit Hypertonie i.d.R. nicht durchgeführt.

Beachte: 2 Wochen vor Labordiagnostik interferierende Medikamente möglichst absetzen (z.B. Sympathomimetika, Alpha-Blocker, Antidepressiva, Clonidin). Diuretika, Kalziumantagonisten, ACE-Hemmer und Sartane brauchen nicht unbedingt abgesetzt zu werden.

1. Bestimmung der Katecholaminmetabolite Metanephrine und Normetanephrine im Plasma unter strengen Abnahmebedingungen (Legen einer Venüle, 30 Min. Ruhelagerung des Patienten vor Blutabnahme). Ein Phäochromozytom wird wahrscheinlich bei Werten > 3-fachen der Norm. Bestimmung von 3-Methoxytyramin (Abbauprodukt von Dopamin).
2. Alternativ können auch die Katecholamine (Adrenalin, Noradrenalin) oder Katecholaminmetabolite (Metanephrine, Normetanephrin) im angesäuerten 24 h-Urin bestimmt werden.
3. Bei Verdacht auf malignes Phäochromozytom zusätzliche Bestimmung von Dopamin und Homovanillinsäure.
4. Bestätigungstest:
   Ind: Bei klinischem Verdacht auf Phäochromozytom und nur mäßig erhöhten Katecholaminmetaboliten
   Clonidin-Hemmtest (Voraussetzung: systolische Blutdruckwerte > 120 mmHg): Nach Gabe von Clonidin sinkt durch zentrale Hemmung des sympathischen Nervensystems bei gesunden Probanden die Plasmakonzentration der Katecholaminmetaboliten, nicht dagegen bei autonomer Katecholaminsekretion infolge eines Phäochromozytoms.
5. Lokalisationsdiagnostik:
   - (Endo-)Sonografie
   - CT oder MRT des Abdomens (Sensitivität ca. 95 % und Spezifität ca. 75 %)
   - Szintigrafie oder SPECT (Single Photonen-Emissions-CT) mit ^{123}Jod-MIBG (Metajodbenzylguanidin) zum Ausschluss oder Nachweis extraadrenaler Phäochromozytome. Bei negativem MIBG-Befund kann bei fortbestehendem Tumorverdacht auch eine Somatostatin-Rezeptor-Szintigrafie durchgeführt werden.
   - Ein DOPA-PET kann zum Einsatz kommen, falls die genannten Verfahren negativ ausfallen, der Tumorverdacht aber weiter besteht, bes. bei ektopen Tumoren.
6. Genetische Beratung und Diagnostik auf MEN 2-Syndrom bei nachgewiesenem Phäochromozytom (siehe dort). Bei negativem Befund entfällt die Suche nach weiteren Tumoren anderer Organe sowie das Familienscreening.

Th.: Laparoskopische Tumorentfernung (falls das nicht geht: operativ).
Beim unilateralen Phäochromozytom unilaterale Adrenalektomie. Bei MEN-2-Syndrom und bilateralen Tumoren bilaterale subtotale (organerhaltende) Adrenalektomie (zur Vermeidung einer lebenslangen Substitution von Glukokortikoiden).

Folgende Punkte sind zu beachten:
- "No touch"-Technik (um Ausschüttung von Katecholaminen zu verhindern)
- Präoperative Alphablockade (Phenoxybenzamin); bei Tachyarrhythmie in Kombination mit Betablockern (aber nur nach suffizienter Alphablockade)
- Präoperative Volumenauffüllung (zur Prophylaxe eines postoperativen Blutdrucksturzes)
- Postoperativ auf Hypoglykämie achten!
- Nachuntersuchungen in den ersten 5 Jahren

Ansonsten konservative Therapie:
- Therapie einer hypertonen Krise: Siehe dort
- Bei Inoperabilität: Therapie mit Alphablockern (Phenoxybenzamin, Prazosin) oder α-Methyl-p-Tyrosin = MPT (Demser®, in Deutschland nicht zugelassen), das die Tyrosinhydroxylase und somit die Synthese von Katecholaminen hemmt.
- Bei metastasierendem Phäochromozytom: Bei ^{123}MIBG-positiven Metastasen ^{131}MIBG-Therapie (Ansprechrate ca. 25 %); ansonsten bestehen folgende Therapieoptionen: Chemoembolisation von Lebermetastasen, palliative Chemotherapie

Prg: > 50 % der Patienten mit benignem Phäochromozytom werden nach der Operation normotensiv, bei den übrigen Fällen liegt zusätzlich eine essenzielle Hypertonie vor. Im Langzeitverlauf zeigen ca. 15 % der Patienten ein Rezidiv; deshalb sind Kontrolluntersuchungen indiziert.

Conn-Syndrom als Ursache einer Hypertonie: Siehe Kap. Endokrinologie / Stichwortverzeichnis

CHRONISCHE ARTERIELLE HYPOTONIE [I95.9] UND ORTHOSTATISCHE HYPOTONIE [I95.1]

Def:
- Arterielle Hypotonie: RR < 100 mmHg systolisch.
  Eine regulative Hypotonie findet sich bei gut trainierten Menschen: Der Kreislauf befindet sich bei ihnen in Ruhe in einer parasympathikotonen Schonstellung.
- Orthostatische Hypotonie (OH):
  Gestörte Blutdruckregulation: Abfall des systolischen Blutdrucks um mindestens 20 mmHg oder des diastolischen Blutdrucks um mindestens 10 mmHg im Stehen innerhalb von 3 Min. nach dem Aufstehen im Vergleich zu den Ruhewerten nach 4 Minuten Liegen. Ursache ist ein Versacken des venösen Blutes in den Beinen und im Splanchnikusgebiet. Dabei kann es zu Symptomen zerebraler Minderperfusion kommen: Schwindel, Benommenheit, Sehstörungen, Kopfschmerzen, evtl. Synkope. Bei intaktem autonomen Nervensystem kommt es reaktiv zu Sympathikusaktivierung mit Tachykardie, Blässe, kalten Extremitäten, Schweißausbruch, evtl. Übelkeit. Bei Erkrankungen mit Störung des autonomen Nervensystems fehlen diese reaktiven Symptome. Die Ruheblutdruckwerte können dabei hypo-, normo- oder sogar hyperton sein, sodass der Ruheblutdruck für die Diagnose nicht entscheidend ist! Bis zu 50 % der Patienten haben im Liegen hypertone Werte.

Anm.: Die Autoregulation der Hirndurchblutung, die über Tonusveränderungen der kleinen Hirngefäße die Hirndurchblutung im Bereich von 70 - 180 mmHg konstant erhält (Bayliss-Effekt), funktioniert nicht mehr vollständig bei arteriosklerotisch erstarrten Hirngefäßen; hier kann es schon bei plötzlichem Abfall des systolischen Druckes < 120 mmHg zu neurologischen Ausfallerscheinungen mit Sturzgefahr kommen.

Ep.: Orthostatische Hypotonien werden bei älteren Menschen > 65 J. in 25 % beobachtet.

Einteilung und Ätiologie:

A) Arterielle Hypotonie
1. Primäre (essenzielle) Hypotonien (häufigste Form):
   Bevorzugt junge Frauen von leptosomalem Habitus, familiäre Häufung wird beobachtet. Harmloser Befund, keine Krankheit.
2. Sekundäre Hypotonien:
   - Medikamentös induziert: z.B. Psychopharmaka, Antiarrhythmika, Antihypertonika, Diuretika, Koronarmittel, Vasodilatanzien u.a.
   - Endokrin bedingt: Hypothyreose, Nebennierenrindeninsuffizienz, HVL-Insuffizienz, Hypoaldosteronismus
   - Kardiovaskulär bedingt: z.B. Aortenstenose, Herzinsuffizienz, Rhythmusstörungen, pulmonale Hypertonie, konstriktive Perikarditis u.a.
   - Immobilisation, lange Bettlägerigkeit, nach Infektionskrankheiten
   - Hypovolämie und Hyponatriämie unterschiedlicher Genese

B) Orthostatische Hypotonie
1. Im Rahmen einer Hypotonie, insbesondere sekundäre H.
2. Varikosis und postthrombotisches Syndrom
3. Störungen des autonomen Nervensystems mit asympathikotoner OH (fehlende reaktive Sympathikusaktivierung): z.B.
   - Diabetische autonome Neuropathie (häufig!)
   - Polyneuropathien verschiedener Genese, M. Parkinson

- Isolierte autonome Insuffizienz (Bradbury-Egglestone-Syndrom)
- Multisystematrophie (Shy-Drager-Syndrom u.a.)
- Baroreflexversagen
- Dopamin-β-Hydroxylase-Mangel, u.a.

} selten

Nach dem Verhalten von Puls und Blutdruck im Schellong-Stehversuch 3 Reaktionstypen:

- Sympathikotone OH = häufigster Typ (2/3 aller Fälle)
  Abnahme des systolischen Blutdrucks > 20 mmHg bei unterschiedlichem Verhalten des diastolischen Blutdrucks, Anstieg der Pulsfrequenz um mehr als 16/min.
- Asympathikotone OH:
  Absinken des systolischen (> 20 mmHg) und diastolischen Blutdruckes (> 10 mmHg), Pulsfrequenz gleich bleibend oder abfallend
- Orthostase-Intoleranz (Syn. Posturales orthostatisches Tachykardiesyndrom = POTS):
  Pulsanstieg > 30/Min oder HF-Anstieg > 130/Min ohne Hypotonie

Schellong-Test:
10 Minuten Liegen (L) + 10 Minuten Stehen (S), Messen von Blutdruck + Puls im Abstand von 1 Minute (oder als Schnelltest nach 1, 3 und 5 Minuten)
Normale Reaktion:
Blutdruckabfall systolisch < 20 mmHg/diastolisch < 10 mmHg. Da das Kreislaufverhalten eine Tagesrhythmik zeigt, sollte der Schellong-Test zu verschiedenen Tageszeiten wiederholt werden.

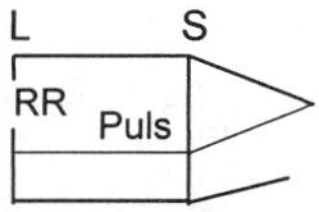

Sympathikotone Form der OH

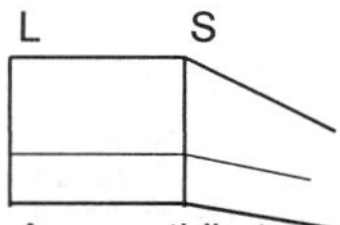

Asympathikotone Form der OH

KL.: 1. Art. Hypotonie: Eine arterielle Hypotonie hat meist keinen Krankheitswert. Ausnahme: Es treten Symptome der zerebralen Minderdurchblutung und Leistungsminderung auf:
- Nachlassen der Leistungsfähigkeit, rasche Ermüdbarkeit, lange morgendliche "Anlaufzeit", Störung der Konzentrationsfähigkeit
- Depressive Verstimmung, innere Unruhe, Schlafstörung
- Kalte Hände und Füße (DD: Vegetative Dystonie)

2. Orthostatische Hypotonie und Orthostase-Intoleranz:
Schwindelgefühl, Schwarzwerden oder Flimmern vor den Augen beim Aufstehen aus dem Bett oder beim Bücken, evtl. orthostatischer Kollaps (Synkope): Plötzlicher Blutdruckabfall infolge akuter Verminderung des venösen Rückstromes zum Herzen mit Bewusstseinstrübung oder kurzfristigem Bewusstseinsverlust. Ko.: Frakturen!
- Kopfschmerzen, Ohrensausen
- Kardiale Sensationen: Herzklopfen, Schmerzen in der Herzgegend, Beklemmungsgefühl

Di. der Hypotonie: Anamnese, Klinik, Schellong-Test, 24 h-Blutdruckmessung, kausale Diagnostik

Th.: a) Kausal: Bei den symptomatischen Hypotonien: z.B. Weglassen von Medikamenten, die eine Hypotonie oder Orthostasereaktion verursachen (z.B. Diuretika, Psychopharmaka u.a.)
b) Symptomatisch: Niedriger Blutdruck per se ist keine Behandlungsindikation. Bei Beschwerden infolge Hypotonie (hypotoner Symptomenkomplex) genügen meist Allgemeinmaßnahmen.

1. Allgemeinmaßnahmen:
- Vermehrte Kochsalzzufuhr (z.B. Salzbutterbrot zum Frühstück) + vermehrte Flüssigkeitszufuhr (2 - 3 ℓ/d); häufigere, kleine Mahlzeiten - KI: Herzinsuffizienz
- Kreislauftraining (Sport)
- Massagen, Hydrotherapie (Kneipp)
- Schlafen mit um 20 Grad angehobenem Oberkörper vermindert eine evtl. Hypertonie im Liegen, die nächtliche Diurese und Orthostasereaktion am Morgen
- Langsames Aufstehen nach Bettruhe
- Kompressionsstrumpf(hosen)
- Bei Neigung zu OH Überkreuzen der Beine im Stehen oder evtl. Hockstellung

2. Medikamente
- Sympathomimetika (Alpha-Adrenorezeptoragonisten):
  NW: Palpitationen, Herzrhythmusstörungen, innere Unruhe, Zittrigkeit, Piloerektion, Angina pectoris bei KHK, Miktionsstörung bei Prostatahypertrophie
  KI: KHK, Herzrhythmusstörungen, Prostatahypertrophie, Engwinkelglaukom, Hyperthyreose, Schwangerschaft und Stillzeit (Ausnahme: Etilefrin KI nur im 1. Trimenon der Schwangerschaft)
  z.B. Midodrin (Gutron®), Etilefrin
  Ind.: Hypo- und asympathikotone OH
  Dos: z.B. Etilefrin 5 - 10 mg 1 - 3 x/d
- Mineralokortikosteroide: Fludrocortison (Astonin H®)
  Wi.: Natriumretention mit Vermehrung des zirkulierenden Blutvolumens
  NW: Hypokaliämie, Natrium-/Wasserretention, evtl. mit Ödemen und Gewichtszunahme, Hypertonie, Depressionen, Akne
  KI: Herzinsuffizienz u.a.
  Ind: Asympathikotone OH (in Kombination mit Sympathomimetika)
  Dos: 0,1 mg/d (initial evtl. mehr)

SYNKOPE [R55]

Def: Plötzlich einsetzender, spontan reversibler Bewusstseins- und Tonusverlust infolge zerebraler Minderperfusion mit oder ohne Hinstürzen. In 20 % kommt es dabei zu Verletzungen.

Ep.: Ca. 40 % aller Menschen erleiden in ihrem Leben mindestens eine Synkope.

Einteilung (ESC und DGK):

1. Reflexvermittelte Synkopen:
   - Neurokardiogene Synkope (NCS): = Vasovagale Synkope (VVS): Häufigste Form der Synkope bei gesunden Personen.
     Prodromi einer NCS: Schwindel, Schwarzwerden vor den Augen, Herzklopfen, Schwitzen, Blässe, Übelkeit u.a.
     Pg.: Angst, Schmerz und Stress lösen eine Reflexkaskade aus mit Verminderung der Sympathikus- und Zunahme der Parasympathikusaktivität → Blutdruckabfall und Bradykardie → NCS (Emotionssynkope).
     Di.: Kipptischversuch.: Der auf einem Kipptisch fixierte Patient wird nach 15 Min. Liegen um 60 - 80° passiv aufgerichtet und bis zu 45 Minuten so positioniert. Tritt eine Synkope ein, ist der Test positiv und beweist die vasovagale Synkope.
   - Karotis-Sinus-Syndrom mit Synkopen
   - Hustensynkope
   - Miktionssynkope } pressorische Synkopen
   - Lachsynkope
2. Orthostatische Synkope: Auslösende Faktoren sind plötzliches Aufstehen aus liegender Position oder längeres Stehen
   Pg.: Versagen des vasokonstriktorischen Reflexes im Bereich der Kapazitätsgefäße (Venen) der Beine.
3. Kardiovaskuläre Synkope:
   - Arrhythmogene Synkope durch Bradyarrhythmien, Adams-Stokes-Anfall, Tachyarrhythmien
   - Synkopen durch Herz-/Lungenerkrankungen: z.B. Synkopen bei Aortenstenose, HOCM, Lungenembolie u.a.

DD: Andere Ursachen eines Bewusstseinsverlustes:
Hypoxie, Hyperventilation/Hypokapnie, epileptischen Anfällen, TIA (bei vertebrobasilärer Ischämie), dissoziativ-psychogenen Anfällen (ungewöhnliche Verrenkungen in der Attacke, Augenschluss, psychische Auffälligkeiten u.a.), nichtepileptischen Sturzanfällen (drop attacks).
Anamnese und Gesamtablauf des Anfalls sind dabei wichtig und zu erfragen!

Di.:
- (Fremd-)anamnese (am wichtigsten!): Genaue Umstände der Bewusstlosigkeit erfragen!
- Medikamentenanamnese
- Klinik / Labor / Blutdruck / 12-Kanal-Ekg

Anamnese / Befund	Diagnose
Schmerz oder andere emotionale Stresssituationen, langes Stehen mit prämonitorischen Symptomen wie „weiche Knie“ oder „flaues Gefühl im Bauch“	Vasovagale Synkope (NCS = neurocardiogenic syncope)
Synkope unmittelbar nach dem Aufstehen. Abfall des systolischen Blutdrucks im Stehen > 20 mmHg bzw. auf < 90 mmHg	Orthostatische Synkope
<u>Pathologisches EKG:</u> • Sinusbradykardie < 40/min • Sinusknotenstillstand > 3 Sekunden • AV-Block Grad II/III (Typ Mobitz) • Wechselnder Links- und Rechtsschenkelblock	Arrhythmogene Synkope (Adams-Stokes-Anfall)

Weitere Diagnostik:

Test	Vermutete Diagnose
Kipptisch-Untersuchung	NCS (vasovagale Synkope)
Schellong-Test	Orthostatische Synkope
Echokardiografie Ergometrie Langzeit-EKG Event-Loop-Rekorder	Rhythmogene Synkope (Adams-Stokes-Anfall)

- Ergänzende Diagnostik: Ausschluss eines Karotis-Sinus-Syndroms (siehe dort); evtl. neurologisches Konsil, evtl. elektrophysiologische Untersuchung (EPU) bei V.a. arrhythmogene Synkope

Th.:
- der orthostatischen Synkope:
  Flachlagerung mit angehobenen Beinen; weitere Einzelheiten: Siehe Kap. „Orthostatische Hypotonie“
- Optionen zur Prophylaxe einer NCS:
  - Erlernen Prodromi zu erkennen und durch rechtzeitiges Setzen/Hinlegen eine NCS zu vermeiden. Isometrische Übungen: Kreuzen der Beine, Anspannen der Gesäßmuskulatur (physikalische Gegendruckmanöver). Jendrassik-Handgriff (Finger ineinander haken und mit beiden Armen kräftig nach außen ziehen). Salz- und Flüssigkeitszufuhr; Absetzen von Medikamenten mit blutdrucksenkender NW. Meiden von Dehydratation, Stress, Alkoholkonsum, heiße Räume u.a. Auslösern
  - Verordnung von Kompressionsstrümpfen/-hosen
  - Kipptisch-Training in spezialisierten Kliniken oder Stehtraining
- Arrhythmogene Synkopen: Therapie der kardialen Grundkrankheit, Indikation zur Herzschrittmacher-/ICD-Therapie prüfen.

Prg: Reflexvermittelte Synkopen und orthostatische Synkopen haben eine gute Prognose (sofern kein Unfall passiert).
Arrhythmogene Synkopen bei strukturellen Herzerkrankungen haben ein erhöhtes Sterberisiko durch plötzlichen Herztod in Abhängigkeit von der kausalen Erkrankung.

ANHANG:

SCHWINDEL (VERTIGO)

Vo.: Zweithäufigste Ursache für ärztliche Konsultationen, Prävalenz im Alter zunehmend (bis zu 40 % der über 80-jährigen - Lebenszeitprävalenz mittelschweren und schweren Schwindels bis zu 30 %)

Def: Unangenehm empfundene verzerrte Wahrnehmung (Scheinwahrnehmung) des umgebenden Raumes oder von Bewegungen, häufig mit vegetativen Symptomen (insb. Übelkeit und Brechreiz) vergesellschaftet. Schwindel entsteht durch gestörtes Zusammenspiel von visueller, vestibulärer und somatosensorischer Wahrnehmung.

Schwindelformen (allgemein): Bewegungsschwindel (Dreh-, Schwank-, Liftschwindel) und unsystematischer Schwindel (Benommenheitsgefühl ohne Bewegungskomponente); Attacken- oder Dauerschwindel

Formen vestibulären Schwindels:

1. Benigner paroxysmaler Lagerungsschwindel
   Ep.: Im höheren Alter zunehmend: Bis zu 10 % bei 80-jährigen; w : m = 2 : 1
   PPh: Kanalolithiasis/Kupulolithiasis der Bogengänge
   KL.: Drehschwindelattacken (< 30 Sek. andauernd) mit oder ohne Übelkeit und Oszillopsien (Scheinbewegungen der Umwelt), ausgelöst durch Kopfwendung (insb. morgens)
   Di.: Körperliche Untersuchung mit Lagerungsmanövern nach Dix-Hallpike und Supine-Roll-Test (Auslösung des Nystagmus bei Störung im posteriorem Bogengang nach einigen Sekunden, für 15 - 30 Sekunden anhaltend, crescendo-decrescendoartiger Verlauf, rasches Abklingen von Nystagmus und Schwindel in Ruhe; bei gestörtem horizontalen Bogengang kaum ermüdbarer Nystagmus, Auftreten ohne Latenz, linear-horizontaler Nystagmus)
   Th.: Lagerungsmanöver nach Epley und Semont (sog. Befreiungsmanöver) für posterioren Bogengang, „Barbecue"-Rotation für horizontalen Bogengang
2. Neuritis vestibularis
   Syn: Neuropathia vestibularis, Neuronitis vestibularis
   Ep.: 3,5/100.000 Einwohner, Krankheitsgipfel 30. - 60. Lj.
   PPh: Akuter einseitiger teilweiser oder vollständiger Vestibularisausfall unklarer Genese
   KL.: Akut einsetzend Tage bis Wochen anhaltend, starker Dauerdrehschwindel mit Verstärkung bei Kopfwendung, Oszillopsien, ipsiversive Fallneigung, Übelkeit und Erbrechen, keine Hörstörung, horizontaler Spontannystagmus zur gesunden Seite (verstärkt beim Blick zum Nystagmus); pathologischer Halmagyi-Kopfimpulstest (rasche Kopfdrehung und Fixation eines stationären Punktes); im Verlauf ggf. benigner paroxysmaler Lagerungsschwindel ipsilateral oder phobischer Schwankschwindel
   Th.: Antivertiginosa (z.B. Dimenhydrinat) nur innerhalb der ersten 48 h, sonst Verzögerung der zentralen Kompensation; Methylprednisolon initial 100 mg/d, Reduktion alle 4 Tage um 20 mg; physikalische Therapie und Physiotherapie
3. Bilaterale Vestibulopathie
   Ät.: • Idiopathisch (50 %): Bei einem erheblichen Teil der idiopathischen bilateralen V. findet sich eine klinische Trias mit zerebellärer Funktionsstörung, Downbeatnystagmus und PNP.
   • Sekundär: Ototoxische Aminoglykoside, M. Ménière, Meningitis u.a. Ursachen
   KL.: Bewegungsabhängiger Schwankschwindel und Gangunsicherheit; Oszillopsien; Störung des Raumgedächtnisses
   Di.: Nach rascher horizontaler Kopfdrehung Refixationssakkaden; Sturzgefahr bei Romberg-Versuch und Tandemstand; evozierte Potenziale, beidseits pathologischer Halmagyi-Kopfimpulstest
   Th.: Vermeidung ototoxischer Medikamente; physikalische Therapie, evtl. Therapieversuch mit Kortikosteroiden
4. Vestibularisparoxysmie
   PPh: Hirnstammnahe Kompression des VIII. Hirnnerven
   KL.: Kurze Dreh-/Schwankschwindelattacken, akutes spontanes Auftreten
   Di.: Nachweis eines Gefäß-Nerven Kontaktes des N. vestibulocochlearis (cMRT)
   Pro: Prophylaktische Behandlung mit Carbamazepin oder Oxcarbazepin
5. M. Ménière
   Ep.: Lebenszeitprävalenz 0,5%, Häufigkeitsgipfel: 40. - 60. Lj., m > w
   PPh: Endolymphhydrops des Labyrinths
   KL.: Drehschwindelattacken mit Übelkeit/Erbrechen, einseitige Hörminderung (Tieftonbereich), Tinnitus, Ohrdruck, im Verlauf bis 50 % beidseits
   Di.: Audiometrie, AEP
   Th.: Evidenzlage zur Therapie unsicher
6. Zentral vestibuläre Störungen (zerebrovaskulär, Hirnstammläsionen, zerebelläre Läsionen, Multiple Sklerose, Morbus Parkinson etc.)

Formen nicht-vestibulären Schwindels:

1. Internistische Ursachen, z.B.:
   - Nichtkardial: Orthostatischer Schwindel (häufig bei ca. 20 % der > 65jährigen), Hyperventilation, Panikattacken, Anämie, Hypoglykämie, postinfektiös, Hypoxie, medikamentös (blutdrucksenkende Mittel, Sedativa, Antidepressiva, Antiepileptika u.a.)
   - Kardial: Synkopen (siehe dort), Herzrhythmusstörungen (Tachy-/Bradykardien), strukturelle Herzerkrankungen mit vermindertem Herzminutenvolumen (z.B. Myokardinfarkt, Klappenvitien, Kardiomyopathien u.a.)
2. Somatoformer Schwindel/phobischer Schwankschwindel (siehe auch Post-fall-Syndrom):
   KL.: Schwank- oder Drehschwindel, oft diffuse Symptomatik (Benommenheit, Leere im Kopf), häufig im Verlauf Kombination mit anderen somatoformen Störungen
   Th.: Psychotherapie, anfangs ggf. SSRI (ggf. kurzfristig Anxiolytika, z.B. Lorazepam), Gangschulung

3. Okulärer Schwindel (Störungen der Okulomotorik, Visusstörungen)

4. Zervikogener Schwindel:
Eher seltene Ursache und auch nicht allgemein akzeptierte Entität, Ausschlussdiagnose, Besserung unter Schmerzmedikation, physikalischen Maßnahmen und Krankengymnastik

SCHOCK

Def: Kritische Verminderung der Mikrozirkulation mit Hypoxie der Gewebe und metabolischen Störungen

Ät.: 1. Verminderung der zirkulierenden Blutmenge = Hypovolämischer Schock [R57.1]:
Urs: Blut-, Plasmaverluste, Erbrechen, Durchfall u.a.

2. Pumpversagen des Herzens: Kardiogener Schock [R57.0]
Def:
- Arterielle Hypotonie mit RR systolisch < 90 mmHg
- Herzindex < 2,2 l/min/m^2
- PCWP = pulmonal-kapillärer Verschlussdruck > 15 mmHg

Urs:
- Kontraktionsschwäche: Herzinfarkt (75 %), Myokarditis, Kardiomyopathien
- Volumenbelastung mit Erhöhung des preloads: Klappeninsuffizienzen, Shuntvitien
- Druckbelastung mit Erhöhung des afterloads: Klappenstenosen, Lungenembolie
- Füllungsbehinderung des Herzens: Herzbeuteltamponade, konstriktive Perikarditis
- Herzrhythmusstörungen

3. Versagen der peripheren Kreislaufregulation:
- Septischer Schock: Siehe dort
- Anaphylaktischer Schock [T78.2]
  Def: Anaphylaxie = schwerwiegende allergische Reaktion, die schlagartig beginnt und zum Tode führen kann.
  Ät.: Nahrungsmittel, Medikamente, Röntgenkontrastmittel, Latex, Insektenstiche (bes. Bienen, Wespen)
  Pg.: IgE-vermittelte Typ I-Reaktion (nach Coombs und Gsell). Tritt nach vorausgegangener Sensibilisierung bei erneutem Allergenkontakt auf. Anaphylaxie entsteht durch unkontrollierte Mediatorenfreisetzung aus Mastzellen und basophilen Granulozyten (Histamin, Bradykinin, Chemokine u.a.)
  - IgE-vermittelte Typ I-Reaktion nach Coombs und Gell. Tritt nach Sensibilisierung bei erneutem Kontakt mit dem Allergen auf.
  - Pseudoallergische Reaktion durch direkte Mediatorfreisetzung. Keine vorhergehende Exposition notwendig.

  DD: Pseudoallergische Reaktion durch direkte Mediatorfreisetzung. Keine vorhergehende Exposition notwendig.
- Neurogener Schock: Seltenes Vorkommen, Vasodilatation mit relativer Hypovolämie, z.B. bei Rückenmarks- oder Hirnstammtraumen oder -Erkrankungen

Pg.: Durch den Blutdruckabfall im Schock kommt es zur Ausschüttung von Katecholaminen mit Herzfrequenzanstieg und Engerstellung von Arteriolen und venösen Kapazitätsgefäßen. Durch diese Regulationsmechanismen kann anfangs der arterielle Blutdruck noch normal sein. Entsprechend der unterschiedlichen Verteilung von α- und β-Rezeptoren erfolgt eine Umverteilung der zirkulierenden Restblutmenge (Zentralisation), um die Durchblutung von Herz und Gehirn zu gewährleisten. - Während anfangs ein kompensatorischer Einstrom von interstitieller Flüssigkeit in die Strombahn besteht, kommt es mit zunehmender Gewebshypoxie und Ansammlung saurer Metabolite (s.u.) zu transkapillären Verlusten an intravasaler Flüssigkeit und somit zur Verstärkung des Volumenmangels. Die präkapillaren Gefäßabschnitte reagieren auf die Azidose empfindlicher als die postkapillären; deshalb resultiert eine Atonie der präkapillaren Gefäßabschnitte bei noch bestehender Konstriktion der postkapillären Abschnitte: Dadurch kommt es zu lokaler Abschließung von Blut und Verstärkung des Sludge-Phänomens der Erythrozyten sowie Ausbildung von Mikrothromben (im Extremfall führt die multiple Mikrothrombenbildung zu einer Verbrauchskoagulopathie).

VOLUMEN-MANGEL → Hypovolämie → Vermindertes HZV ← **HERZ-INSUFFIZIENZ**
Vermindertes HZV ↓ Hypoxämie + Azidose → Atonie der Gefäße ↑ Hypovolämie
SEPSIS ANAPHYLAXIE → Atonie der Gefäße, Kapillarschaden ← Hypoxämie + Azidose

Die "Schockspirale" kann an verschiedenen Stellen beginnen; hat sich der Circulus vitiosus einmal geschlossen, schreitet das Geschehen auch unabhängig von der auslösenden Ursache kontinuierlich weiter.

Stoffwechsel im Schock:
Wegen O_2-Mangel ist der aerobe Kohlenhydratabbau erschwert, es häufen sich die Endprodukte des anaeroben Kohlenhydratabbaus an (Laktat). Dies führt zur metabolischen Azidose.

Auswirkung des Schocks auf einige Organe:
- Niere: Oligurie/Anurie
- Herz: Verminderte koronare Perfusion mit Herzinsuffizienz
- Lunge: Adult (Acute) Respiratory Distress Syndrome = ARDS (Schocklunge: Thrombozytenaggregation, Mikroembolien, interstitielles Ödem, Verminderung des Surfactant Faktors mit Mikroatelektasen, Ausbildung hyaliner Membranen.)
  Das ARDS geht einher mit intrapulmonalen Shunts, verminderter Compliance und gestörter O_2-Diffusion: Gefahr der respiratorischen Insuffizienz (hohe Letalität!). Weitere Einzelheiten: Siehe ARDS.
- RHS: Stark gestörte Funktion mit Infektanfälligkeit
- Gerinnungssystem: Evtl. disseminierte intravasale Gerinnung (DIC)

KL.: A) **Hypovolämischer Schock:** [R57.1]

3 Stadien des hypovolämischen Schocks:
I. Feucht-kühle, blasse Haut, Blutdruck (fast) normal
II. Puls > 100/min., RR < 100 mmHg, Halsvenen kollabiert (im Liegen), Durst, Oligurie
III. RR < 60 mmHg, Puls kaum fühlbar, flache, schnelle Atmung, Bewusstseinsstörung mit weiten, kaum reagierenden Pupillen, Anurie

„Schockindex" = $\frac{\text{Puls}}{RR_{syst.}}$ (Index > 1 = Schockgefahr !)

Beachte: Im St. I ist der Index < 1 trotz Hypovolämie! Bei jüngeren Patienten versagt der Schockindex oft. Auch bei Vorbehandlung mit Betablockern kann die Tachykardie fehlen!

Akute Blutverluste < 1.000 ml werden meist gut kompensiert, bei höheren Verlusten besteht Schockgefahr!

Anm.: Während der arterielle Druck meist erst nach Volumenverlusten von 20 % (1.000 ml) und mehr auf pathologische Werte absinkt, vermindert sich der zentrale Venendruck (ZVD) schon bei etwa 10 % Verlust an Blutvolumen (normaler ZVD: 4 - 10 cm H_2O). - Ferner ist bei Blutdruckwerten < 70 mmHg systolisch die indirekte Blutdruckmessung nach Riva-Rocci ungenau, sodass im Schock die direkte (blutige) Methode der arteriellen Blutdruckmessung zu bevorzugen ist. Ein guter Schock-Laborparameter ist der arterielle Laktatspiegel.

B) **Kardiogener Schock infolge Linksherzversagen:** [R57.0]

KL./Di.:
- KL.: Feuchte Rasselgeräusche über den basalen Lungenabschnitten, Dyspnoe
- Rö. Thorax: Zeichen der Lungenstauung
- Echo: Nachweis einer evtl. Herzbeuteltamponade, Beurteilung von Klappen- und Pumpfunktion, Ventrikelkinetik u.a.
- Invasive Diagnostik: Pulmonaliskatheter, Pulskontur-Analyse (z.B. mittels PiCCO-System)

Den Insuffizienzgrad des Herzens misst man am enddiastolischen Füllungsdruck der Ventrikel. Dabei korreliert der linksventrikuläre enddiastolische Druck zum Pulmonalkapillardruck sowie zum enddiastolischen Pulmonalisdruck, der rechtsventrikuläre enddiastolische Druck zum ZVD. Die Höhe des ZVD gestattet keine Rückschlüsse auf die Funktion des linken Ventrikels!

C) **Allergischer bzw. anaphylaktischer Schock:** [T78.2]

4 Schweregrade der anaphylaktischen Reaktion:
0: Lokal begrenzte kutane Reaktion ohne klinische Bedeutung
I: Allgemeinsymptome (Schwindel, Kopfschmerz, Angst u.a.) + Hautreaktionen (Flush, Juckreiz, Urtikaria u.a.)
II: Zusätzlich: Blutdruckabfall + Tachykardie sowie gastrointestinale Symptome (Übelkeit, Erbrechen u.a.), leichte Dyspnoe
III: Zusätzlich: Bronchospasmus (Asthmaanfall) und Schock, selten auch Larynxödem mit inspiratorischem Stridor
IV: Atem-, Kreislaufstillstand

Ko.: Multiorganversagen (= failure)-Syndrom (MOFS) = Multiorgandysfunktionssyndrom (MODS)

DD: Hypovolämischer und kardiogener Schock: Während beim hypovolämischen Schock der ZVD erniedrigt ist, ist er beim Herzversagen meist erhöht! Eines der wichtigsten Kriterien ist die Venenfüllung: beim Volumenmangel kollabierte Venen, beim kardiogenen Schock gestaute Venen. Gut zu beurteilen sind die Venen am Zungengrund und am Hals.

Di.: Anamnese + Klinik + Zusatzdiagnostik (apparative Diagnostik / Labor)

Th.: Auf Intensivstation:

A) Kausale Therapie: Beseitigung/Therapie der Ursache des Schocks

B) Symptomatische Therapie:

- Basisüberwachung:
  - Anlage eines großlumigen zentralen Venenkatheters (ZVK) zur Volumentherapie, Bestimmung der zentralvenösen O_2-Sättigung und des ZVD
  - Puls, Blutdruck, ZVD, Hautfarbe/-temperatur
  - Ekg (Monitor), Atemfrequenz, Diurese
  - Blutbild, Hb, Hkt, Gerinnungsanalyse, Harnstoff, Kreatinin, Elektrolyte u.a.
  - Arterielle Blutgasanalyse und Laktatbestimmung; Pulsoxymetrie (= transkutane Messung der O_2-Sättigung des kapillären Blutes)
  - PiCCO: Gering invasives Monitoring von hämodynamischen Parametern, wie HZV, Vor-, Nachlast, pulmonales Ödem. $ScvO_2$ = zentralvenöse O_2-Sättigung
  - Evtl. Pulmonaliskatheter (Bestimmung der Pulmonalisdrucke und des Herzzeitvolumens = HZV)
- Allgemeinmaßnahmen: Atemwege freihalten, Schutz vor Wärmeverlust, O_2-Gabe per Nasensonde
- Lagerung: Flachlagerung, evtl. mit angehobenen Beinen bei hypovolämischem Schock
  Sitzende Lagerung bei kardiogenem Schock

▶ **Therapie des hypovolämischen Schocks:**

A) Volumensubstitution durch möglichst 2 großlumige Venülen

Außer bei kardiogenem Schock ist bei allen Schockformen Volumensubstitution indiziert. Beim hypovolämischen Schock ist dies die einzig lebensrettende Maßnahme. Initial gibt man 1.000 ml einer isotonischen Salzlösung, der weitere Volumenbedarf richtet sich nach Klinik und Kreislaufparametern. Bei größeren Blutverlusten ist nach initialer Volumensubstitution eine rasche Gabe von Erythrozytenkonzentraten erforderlich. Bei Massentransfusion von Erythrozyten auch Gabe von Frischplasma (fresh frozen plasma = FFP; lyophilisiertes Frischplasma) und Thrombozytenkonzentraten.

Der zentrale Venendruck (ZVD) soll 14 cm H_2O nicht übersteigen. Orientierend beobachtet man die Venenfüllung (Vv. an der Unterseite der Zunge, V. jugularis ext.).

Anm.: 1) Vasokonstriktorisch wirkende Pharmaka sind beim Volumenmangelschock kontraindiziert; normaler ZVD 4 - 10 cm H_2O (3 - 8 mmHg).
2) Volumensubstitution bei Verbrennungen: Siehe entsprechende Leitlinien

1. Isotone kristalloide Salzlösungen (z.B. Ringerlösung) haben eine kurze intravasale Verweilzeit von 30 - 40 Minuten. Keine Ringer-Laktat-Lösung bei Laktatazidose!
2. Kolloidale Plasmaersatzmittel:
   Plasmaexpander sind kolloidale Plasmaersatzmittel mit höherem onkotischen Druck als der des Plasmas → initialer Volumeneffekt > 100 % durch Einstrom von extravasaler Flüssigkeit in den Intravasalraum. Heute ist nur noch HES (Hydroxyäthylstärke) im Handel, im Wert aber nicht belegt (z.B. CHEST-Studie). Daher wird geraten, bei internistischen Intensivpatienten HES nicht mehr einzusetzen.
3. Erythrozytenkonzentrate (EK):
   Nur Verwendung von leukozytendepletierten Erykonserven → dadurch Verminderung von HLA-Alloimmunisierung, nicht-hämolytischen Transfusionsreaktionen und der Übertragung von CMV

   Transfusionsindikation bei Patienten mit normaler kardiopulmonaler Funktion: Richtwerte: Hkt < 30 %, Hb < 6 - 7 g/dl (individuell entscheiden)

   NW: - Infektionsrisiko in Deutschland (die folgenden Zahlen gelten nur bei NAT-Testung auf Virus-RNA/DNA): HBV = 1 : 260.000; HCV = 1 : 4,4 Mio.; HIV = 1 : 5,5 Mio.; ferner Infektionsrisiko durch Herpesviren, Parvovirus B 19, HTLV-1/2, Bakterien und Protozoen. Risiko einer bakteriellen Sepsis 1 : 500.000.
   - Febrile nicht-hämolytische Transfusionsreaktionen
   - Selten bakterielle Kontamination

- Urtikarielle Hautreaktionen
- Hämolytische Transfusionsreaktionen (meist bei ABO-Inkompatibilität → siehe dort)
- Sehr selten Posttransfusionspurpura (siehe dort)
- Bei Massivtransfusionen Hypothermie, Zitratintoxikation sowie Hyperkaliämie
- Transfusionsassoziierte akute Lungeninsuffizienz (TRALI) mit akuter Dyspnoe, bilateralen Lungeninfiltraten
  Urs: HNA-3a-Ak im Plasma des Blutspenders; tritt innerhalb von 6 h nach Bluttransfusion auf.

4. Gerinnungsaktive Präparate: fresh frozen plasma (FFP)
   NW: Infektionsrisiko (siehe EK)
   Ind: Faustregel: Nach 4 EKs eine Einheit FFP. Bei anhaltenden Blutungen kann diese Relation bis auf 1 : 1 gesteigert werden.

B) Korrektur einer metabolischen Azidose mit Bikarbonatpuffer
   - Laktatpuffer sind kontraindiziert! -
C) Erkennung (Blasenkatheter) und Prophylaxe einer drohenden Schockniere (siehe unter Nierenversagen).
D) Therapie eines ARDS: Siehe dort
E) Therapie einer DIC (siehe dort)
F) Stressulkusprophylaxe; frühzeitig enterale Ernährung

▶ Therapie bei anaphylaktischem Schock (Schweregrad III der anaphylaktischen Reaktion):

- Lagerung flach, Beine evtl. angehoben, O_2-Gabe
- Weitere Antigenzufuhr stoppen, i.v.-Nadel nach Kontrastmittelapplikation liegen lassen! Großlumiger venöser Zugang.
- Epinephrin (Adrenalin):
  Dos: Suprarenin®): 1 ml = 1 mg Epinephrin → 1 ml der Lösung mit 9 ml NaCl 0,9 % auf das 10fache verdünnen. Davon 1 ml (= 0,1 mg Epinephrin) i.v.; Gabe kann nach einigen Minuten wiederholt werden.
- Rasche Volumensubstitution in ausreichender Menge (bei kardial suffizienten Erwachsenen 2.000 - 3.000 ml in 30 Minuten)
- Prednisolon: 500 - 1.000 mg i.v. (Wirkung erst nach 10 - 30 Minuten!)
- Histaminantagonisten:
  - H_1-Antagonisten: z.B. Clemastin (Tavegil®) 2 mg i.v.
  - H_2-Antagonisten: z.B. Ranitidin 50 mg i.v.

Ergänzende Maßnahmen:
- Bei Bronchospasmus: Rasch wirksame $Beta_2$-Sympathomimetika als Spray u.a. (siehe Kapitel Asthma)
- Bei Anschwellen der oberen Atemwege ggf. Intubation, bei Atemwegsverlegung durch Larynxödem Koniotomie als Ultima ratio
- Bei Kreislaufstillstand (Grad IV der anaphylaktischen Reaktion): Kardiopulmonale Reanimation
- Patienten mindestens 24 h stationär überwachen, da bis zu 20 % aller anaphylaktischen Reaktionen zweiphasig verlaufen mit einem Intervall von 1 - 24 h (selten länger).
- Pro: Beratung, Schulung, Notfallausweis und Notfallset; spezifische Immuntherapie bei Bienen- oder Wespenallergie; Meidung von ACE-Hemmern und Betablockern (die den Verlauf der allergischen Reaktion verschlimmern können) u.a.

▶ Therapie des kardiogenen Schocks (siehe auch S3-Leitlinie):

a) Kausale Behandlung, z.B.
   - Herzinfarkt: Reperfusionstherapie: Optimal ist eine schnellstmögliche Akut-PTCA
   - Ventrikelseptumperforation, Papillarmuskelabriss: Operative Korrektur
   - Perikardtamponade: Entlastungspunktion
   - Lungenembolie: Fibrinolyse, evtl. Embolektomie
   - Herzrhythmusstörung: Antiarrhythmische Therapie

b) Symptomatische (kompensatorische) Behandlung:
   Siehe Kapitel Herzinfarkt

SEPSIS [A41.9]

Internet-Links: *www.sepsis-gesellschaft.de* → 1. Revision der S2-Leitlinie (Prävention, Diagnose, Therapie und Nachsorge der Sepsis); *www.survingsepsis.org*

Ep.: Inzidenz einer schweren Sepsis sowie eines septischen Schocks ca. 100/100.000/J.

Ät.: Sepsis ist eine systemische inflammatorische Wirtsantwort auf eine ambulant oder nosokomial erworbene Infektion (pulmonale ~ 40 %, abdominelle ~ 30 %, urogenitale ~ 10 % Infektionen, intravasale infizierte Katheter ~ 5 %, andere Ursachen, wie Endokarditis, Fremdkörper/Implantate, Osteomyelitis usw. ~ 15 %).
Die 3 häufigsten Erreger sind E. coli, S. aureus und Pneumokokken.

Fulminante Verlaufsformen der Sepsis:
- Meningokokkensepsis (petechialen Hautblutungen und Verbrauchskoagulopathie, evtl. mit bilateraler Nebennierennekrose „Waterhouse-Friedrichsen-Syndrom")
- Sepsis nach Splenektomie (siehe OPSI-Syndrom)
- Landouzy-Sepsis: septische Verlaufsform der Tuberkulose bei Immunsuppression
- Toxic shock syndrome (TSS)
  - Staphylokokken-assoziiertes TSS durch TSS-Toxin 1 bei vaginalen Infektionen, z.B. durch Tampons: „tamponassoziiertes Schocksyndrom" (Bildung von Exotoxin C und Enterotoxin F); gynäkologisches Konsil
  - Streptokokken-assoziiertes TSS durch Enterotoxine von Bakterien der Gruppe A-Streptokokken (GAS) bei nekrotisierender Fasziitis oder Myositis; chirurgisches Konsil

Diagnosekriterien für SIRS, Sepsis, schwere Sepsis und septischen Schock
entsprechend den ACCP/SCCM Konsensus-Konferenz- Kriterien:

1. Nachweis der Infektion
   Diagnose einer Infektion über den mikrobiologischen Nachweis oder durch klinische Kriterien
2. Systemic inflammatory response syndrome (SIRS) (mind. 2 Kriterien)
   - Fieber (≥ 38°C) oder Hypothermie (≤ 36°C): Rektale, intravasale oder intravesikale Messung
   - Tachykardie: Herzfrequenz ≥ 90/min
   - Tachypnoe (Frequenz ≥ 20/min.) oder Hyperventilation ($PaCO_2$ ≤ 4,3 kPa/≤ 33 mmHg)
   - Leukozytose (≥ 12.000/mm^3) oder Leukopenie (≤ 4.000/mm^3) oder ≥ 10 % unreife Neutrophile im Differenzialblutbild
3. Akute Organdysfunktion (mind. 1 Kriterium)
   - Akute Enzephalopathie: Eingeschränkte Vigilanz, Desorientiertheit, Unruhe, Delirium
   - Relative oder absolute Thrombozytopenie: Abfall der Thrombozyten um mehr als 30 % innerhalb von 24 Stunden oder Thrombozytenzahl ≤ 100.000/mm^3. Eine Thrombozytopenie durch akute Blutung oder immunologische Ursachen muss ausgeschlossen sein.
   - Arterielle Hypoxämie: PaO_2 ≤ 10 kPa (≤ 75 mmHg) unter Raumluft oder ein PaO_2/FiO_2-Verhältnis von ≤ 33 kPa (≤ 250 mmHg) unter Sauerstoffapplikation. Eine manifeste Herz- oder Lungenerkrankung muss als Ursache der Hypoxämie ausgeschlossen sein.
   - Renale Dysfunktion: Eine Diurese von ≤ 0.5 ml/kg/h für wenigstens 2 Stunden trotz ausreichender Volumensubstitution und/oder ein Anstieg des Serumkreatinins > 2 x oberhalb des Referenzbereiches
   - Metabolische Azidose: Base Excess ≤ -5 mmol/l oder eine Laktatkonzentration > 1,5 x oberhalb des lokal üblichen Referenzbereiches

Sepsis: Kriterien 1 und 2

Schwere Sepsis: Kriterien 1, 2 und 3

Septischer Schock: Kriterien 1 und 2 sowie für wenigstens 1 Stunde ein systolischer arterieller Blutdruck ≤ 90 mmHg bzw. ein mittlerer arterieller Blutdruck ≤ 65 mmHg oder notwendiger Vasopressoreinsatz, um den systolischen arteriellen Blutdruck ≥ 90 mmHg oder den arteriellen Mitteldruck ≥ 65 mmHg zu halten. Die Hypotonie besteht trotz adäquater Volumengabe und ist nicht durch andere Ursachen zu erklären.

Di.: ▶ Nachweis einer bakteriellen Infektion:
- Gewinnung von geeigneten Material zur mikrobiologischen Untersuchung (keine wesentliche Verzögerung der Antibiotikagabe)
- Abnahme von zwei oder mehr Blutkulturen (am besten perkutane Punktion): Aerobe + anaerobe Flasche verwenden.
- Eine Blutkultur aus jedem Gefäßzugang, der länger als 48 h liegt
- Schnellstmögliche Abnahme vor Start der antimikrobiellen Therapie
- Bildgebende Diagnostik ohne wesentliche Verzögerung des Therapiebeginns

- ▶ Entzündungsparameter: - Leukozytose oder Linksverschiebung oder Leukopenie
  - CRP/Procalcitonin ↑ (> 2 x über Normwert)
- ▶ Hämodynamische Parameter: - RR < 90 oder MAP < 70 mmHg
  - SvO_2 < 70%
  - HI (= Herzindex) < 3,5 l/min/m^2
- ▶ Organdysfunktion: - Hypoxämie paO_2/FiO_2 < 300 mmHg
  - Oligurie < 0,5 ml/kg/h
  - Kreatininanstieg > 0,5 mg/dl
  - Gerinnungsstörung INR > 1,5
  - Thrombozyten < 105.000/µl
  - Paralytischer Ileus, Bilirubin > 4 mg/dl
- ▶ Perfusionsparameter: - Metabolische Azidose
  - Kapillarreperfusion oder marmorierte Haut

2 hämodynamische Formen des septischen Schocks:

- Hyperdyname Form (Frühphase):
  - Peripherer Widerstand ↓
  - Arteriovenöse Differenz des O_2-Gehaltes ↓
  - Warme, trockene Haut, rosiges Aussehen
  - Blutdruck und ZVD normal oder leicht erniedrigt
- Hypodyname Form:
  - Peripherer Gefäßwiderstand ↑
  - Arteriovenöse Differenz des O_2-Gehaltes ↑
  - Blutdruck, ZVD, Diurese ↓, Tachykardie
  - Blasse, feucht-kühle Haut wie bei hypovolämischem Schock

Th.: Auf Intensivstation; Basisüberwachung (siehe Kap. Schock)

1) Kausale Therapie:

- Antimikrobielle Therapie nach Leitlinien:
  - Frühzeitige i.v.-kalkulierte Therapie, am besten innerhalb 1 h nach Diagnosestellung einer schweren Sepsis bzw. septischen Schockes (pro Stunde Verzögerung steigt die Letalität um 7 %)
  - Breitspektrum-Antibiotikum (hochdosiert und Pseudomonas-wirksam)
  - Evaluierung des Antibiotikaregimes
  - Erwägung einer Kombination bei Pseudomonas, bei neutropenischen Patienten
  - Kombinationstherapie für max. 3 - 5 Tage, dann Deeskalation nach Empfindlichkeit
  - Dauer nach klinischer Reaktion, aber im Allgemeinen nicht länger als 7 - 10 Tage
- Infektfokussanierung (frühzeitig!)
  Infektfokus: Atemwege (Pneumonie, Lungenabszess u.a.), intraabdominal (Pankreatitis, Cholezystitis, Divertikulitis u.a.), Weichteilgewebe (nekrotisierende Fasziitis), Fremdmaterial (Endoprothesen, Osteosynthesematerial, IUP), Urogenitaltrakt (Harnblasenkatheter), Meningitis, Hirnabszess, Endokarditis, Gefäßzugänge, Zahninfektionen.
  Entfernung von Gefäßzugängen bei potenzieller katheterassoziierter Infektion, Sono- oder CT-gesteuerte Punktion und Drainage von Abszessen (ubi pus ibi evacua!), Wunderöffnung und Nekrosektomie, Entfernung von infizierten Implantaten, Amputation, bei akutem Abdomen Laparotomie/Laparoskopie u.a.

2. Supportive Therapie:

- Hämodynamische Stabilisierung (innerhalb ersten 6h)
  - Volumen-/Flüssigkeitsgabe bei Hypotension (Salzlösungen, kein HAES), Substitution von Ery-Konzentraten bei schwerer Anämie
  - Ziele der Flüssigkeitsgabe: ZVD 8 - 12 mmHg, MAP > 65 mmHg, Urinausscheidung > 0,5 ml/kg/h, zentralvenöse O_2-Sättigung > 70 % oder gemischtvenöse O_2-Sättigung > 65 %; Laktat < 1,5 mmol/l bzw. fallende Laktatwerte
  - Falls keine Kreislaufstabilisierung durch Flüssigkeitsgabe möglich, zusätzlicher Einsatz von Vasopressoren (z.B. Noradrenalin zur ↑ des MAP, Dobutamin bei eingeschränktem HZV)
- Nierenersatztherapie frühzeitig bei Nierenversagen
- Beatmung bei sepsisinduziertem ARDS (siehe dort)
- Nicht-intensivierte Kontrolle des Blutzuckers und Säure-Basen-Status
- Sedierung/Analgesie nach Bedarf, ev. Ulkusprophylaxe
- Erytrozyten-Konzentratgabe bei Hb < 7g/dl
- Thromboseprophylaxe UH oder LMWH unter Beachtung von NW + KI
- Ernährung: Enterale Ernährung bevorzugt.
  Parenterale Ernährung bei KI oder Unverträglichkeit einer enteralen Ernährung

Prg.: Letalität der schweren Sepsis bis 55 %; des septischen Schocks bis 60 %
Jeder Zeitverlust vor Beginn einer effektiven Therapie verschlechtert die Prognose!

III. PNEUMOLOGIE

Internet-Infos: *www.pneumologie.de*; *www.atemwegsliga.de*

Ep.: Ca. 10 % der Menschen in den Industrieländern sterben an einer Lungenkrankheit; die 3 häufigsten Ursachen sind:
1. Lungenkarzinom (ca. 40 %)
2. COPD (ca. 25 %)
3. Pneumonien (ca. 20 %)

Aufbau einer Lungendiagnostik

- Anamnese und klinische Untersuchung mit Perkussion und Auskultation
- Labor: Klinische Chemie, Serologie
- Lungenfunktionsprüfungen, Blutgasanalyse
- Bildgebende Verfahren:
  Transthorakaler Ultraschall (TTUS): Empfindliche Diagnose von Pleuraergüssen
  Endobronchialer Ultraschall (EBUS): Nachweis zentraler, extrabronchialer Tumoren und Lymphknoten
  Röntgenaufnahmen des Thorax in 2 Ebenen
  CT, Spiral-CT mit 3D-Bildern und virtueller Bronchoskopie, hochauflösendes CT (HRCT)
  MRT, PET-CT
  Bronchografie
  Perfusions- und Ventilationsszintigrafie
  Angiografie
- Mikrobiologische Untersuchungen
- Allergiediagnostik: Gesamt IgE, spezifisches IgE (RAST), Hautteste, Provokationsteste
- Endoskopisch-bioptische Verfahren:
  Bronchoskopie mit bronchoalveolärer Lavage (BAL), Bakteriologie, Zytologie und Biopsie, EBUS-gesteuerte Lymphknotenbiopsie, elektromagnetische Navigationsbronchoskopie zur Biopsie peripherer Herde
  Pleurapunktion und -biopsie
  Videoassistierte Thorakoskopie (VATS)
  Transthorakale Lungenpunktion mit Biopsie
  Mediastinoskopie
  Thorakotomie
- Ergänzende Rechtsherzdiagnostik (Echokardiografie, Rechtsherzkatheter u.a.)

Die Lungenerkrankungen sind charakterisiert durch:

a) Allgemeinsymptome:
- Appetitlosigkeit/Gewichtsverlust
- Fieber
- Nachtschweiß
- BSG-Beschleunigung
- Leukozytose
- Dysproteinämie

b) Vier spezifische Lungensymptome:
- Husten ohne Auswurf = unproduktiver Husten, mit Auswurf = produktiver Husten
- Bluthusten (siehe Lungenblutung)
- Dyspnoe
- Brustschmerz

Chronischer Husten (Definition uneinheitlich: > 3 – 8 Wochen Dauer)
Urs: Häufig: Postnasal drip (PND)-Syndrom, Asthma bronchiale, Refluxkrankheit, COPD
Ferner: ACE-Hemmer, Aspiration, Herzinsuffizienz, Lungenkarzinom, postinfektiöser Husten u.a.

Lungen:

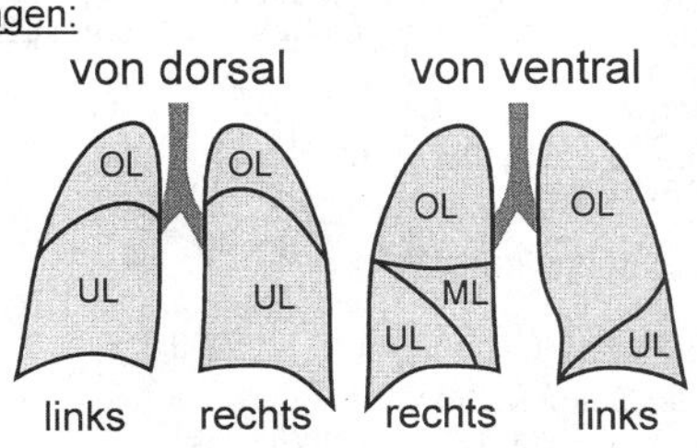

Rechts: 10 Lungensegmente:
3 Ober-/2 Mittel- und 5 Unterlappensegmente

Links: 9 Lungensegmente:
5 Oberlappensegmente (4 + 5 = Lingula)
4 Unterlappensegmente (Segment 7 fehlt oft)

Die Lokalisation eines physikalischen Befundes sollte den einzelnen Lungenlappen zugeordnet werden. Hierbei vermeide man die Begriffe "Ober-, Mittel- oder Unterfeld". Dies ist röntgenologische Sprache bei alleiniger Röntgenaufnahme im sagittalen Strahlengang, wobei sich die einzelnen Lungenlappen auf der Röntgenplatte überschneiden und man aus diesem Grunde keine sichere Lappenangabe machen kann.

STÖRUNGEN DER ATEMFUNKTION

Entsprechend den 3 Teilfunktionen der Lunge (Ventilation, Diffusion, Perfusion) unterscheidet man:

1. Ventilationsstörungen
2. Diffusionsstörungen
3. Perfusionsstörungen

Diese Teilfunktionen müssen in sämtlichen Lungenabschnitten gleichmäßig ablaufen und aufeinander abgestimmt sein; ist dies nicht der Fall, kommt es zu Verteilungsstörungen (4).

Bei Störungen des Atemzentrums kommt es zu Atemregulationsstörungen.

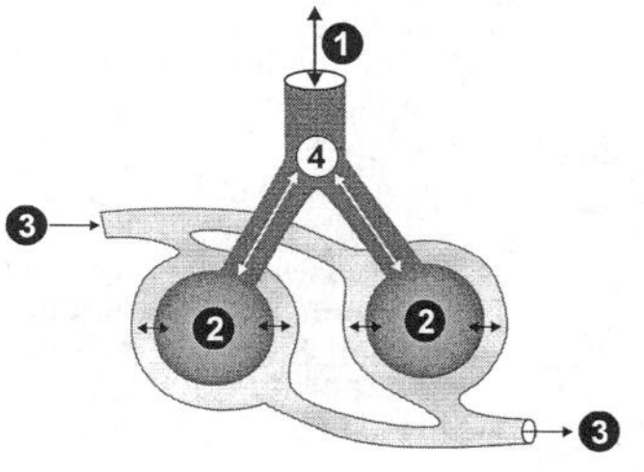

Ventilationsstörungen

Störung der Fähigkeit, Luft in und aus den Atemwegen zu bewegen.
Ventilationsstörungen führen zu einer vermehrten Atemarbeit, was in ausgeprägtem Zustand vom Patienten als Dyspnoe empfunden wird.

DD: Dyspnoe:

- ▶ Atmungssystem:
  1. Atemantrieb
     - Encephalitis und andere ZNS-Störungen
     - Medikamentös, toxisch
     - Hyperventilationssyndrom
  2. Muskuloskeletal:
     - Rückenmarkschädigung, Schädigung der peripheren Nerven (N. phrenicus)
     - Thoraxdeformierungen, Rippenfrakturen
     - Muskelerkrankungen, Zwerchfellerkrankung
  3. Pleural:
     - Pneumothorax
     - Pleuraerguss
  4. Atemwege:
     - Pharyngotracheal (Glottisödem, Trachealstenose, Vocal cord dysfunction)
     - Obstruktive Atemwegserkrankung
  5. Gasaustausch:
     - Lungenerkrankungen (Pneumonie etc.)
     - Erkrankungen des Lungenkreislaufs (Lungenembolie)
- ▶ Kardiovaskulär: Linksherzinsuffizienz mit Stauung/Ödem (Echo, BNP-Bestimmung)
- ▶ Hämatologisch: Anämie
- ▶ Sonstiges: Erhöhter O_2-Bedarf: Anstrengung, Fieber
  Vermindertes O_2-Angebot: Große Höhe, Anämie, Rauchgasintoxikation

Diagnostische Hinweise bei akuter Dyspnoe

Stridor:	• Inspiratorisch: Trachealstenose, Glottisödem, Laryngospasmus • Exspiratorisch: Asthma bronchiale, COPD
Fehlendes Atemgeräusch einseitig:	+ Dämpfung: Atelektase oder großer Pleuraerguss + hypersonorer Klopfschall: Pneumothorax
Basale Dämpfung:	+ fehlender Stimmfremitus: Pleuraerguss, Zwerchfellhochstand

Feuchte Rasselgeräusche: • Klingende RG + Fieber: Pneumonie
• Nicht klingende RG: Linksherzinsuffizienz, Lungenödem

Hyperventilation, Parästhesie, Tetanie: Hyperventilationssyndrom

Normaler Lungenbefund: Fluid lung ? (nur im Thorax-Röntgenbild erkennbar) Lungenembolie? u.a.

EINTEILUNG DER VENTILATIONSSTÖRUNGEN:

1. **Obstruktive Ventilationsstörungen:**
   Def: Obstruktion = Verengung oder Verlegung der Atemwege
   Ep.: 90 % aller Lungenfunktionsstörungen. Jeder 3. Raucher > 40 Jahre hat eine obstruktive Ventilationsstörung
   A) Obstruktion der oberen (extrathorakalen) Atemwege von Mund/Nase bis Larynx
   Leitsymptom: bes. inspiratorische Atembehinderung; inspiratorischer Stridor = pfeifendes Geräusch bei der Inspiration
   Ät.: Zurückgefallene Zunge, Glottis-/Larynxödem, Epiglottitis, Pseudokrupp, Aspiration, Tumoren, obstruktives Schlafapnoesyndrom, Rekurrensparese, Vocal cord dysfunction (siehe dort)
   B) Obstruktion der unteren (intrathorakalen) Atemwege von Larynx bis zu den Bronchioli terminales:
   Leitsymptom: Exspiratorische Atembehinderung mit verlängertem Exspirium
   Pg.: • Endobronchiale Obstruktion: z.B. durch
   - Muskelspasmus, Schleimhautödem } Asthma bronchiale
   - Hyper- und Dyskrinie, Mukostase } COPD
   • Exobronchiale Obstruktion: z.B. durch exspiratorischen Bronchiolenkollaps infolge Wandinstabilität bei Emphysem
   Ät.: • Erkrankungen der Trachea: Tumoren, Narbenstrikturen und -stenosen, Aspiration, Struma u.a.
   • Chronisch-obstruktive Lungenerkrankungen (90 %)
   COPD, obstruktives Lungenemphysem
   • Asthma bronchiale
   • Andere Lungenerkrankungen, bei denen komplizierend eine obstruktive Ventilationsstörung auftreten kann

2. **Restriktive Ventilationsstörungen:**
   Verminderung der mobilisierbaren und nicht-mobilisierbaren Lungenvolumina durch verminderte Ausdehnungsfähigkeit des Lungen-Thorax-Zwerchfellsystems.
   Ät.: • Pulmonale Restriktion: z.B. Lungenresektion, Lungenfibrosen, Lungenstauung
   • Pleurale Restriktion: z.B. Pleuraschwarte, Pleuraerguss
   • Thorakale Restriktion: z.B. Kyphoskoliose, Zwerchfellhochstand, neuromuskuläre Störungen der Atemmuskulatur
   • Extrathorakale Restriktion: z.B. Adipositas

3. **Kombinierte restriktiv-obstruktive Ventilationsstörungen**

LUNGENFUNKTIONSDIAGNOSTIK

Lungenfunktionsprüfungen umfassen Ventilations-, Diffusions- und Perfusionsmessungen, ergänzt durch die Blutgasanalyse. Während Ventilationsmessungen mit preiswerten Geräten zur Routinediagnostik gehören, werden Diffusions- und Perfusionsmessungen nur in spezialisierten Lungenfunktionsabteilungen durchgeführt.

Die Lungenfunktionsdiagnostik soll in der Praxis insbesondere die folgenden 6 Fragen beantworten:
1. Besteht eine klinisch relevante Ventilationsstörung der Lungen?
2. Wenn ja, handelt es sich um eine obstruktive oder restriktive Ventilationsstörung?
3. Ist eine Obstruktion reversibel?
4. Wie verhalten sich die Lungenfunktionswerte unter einer Therapie?
5. Wie ist die pulmonale Leistungsbreite (z.B. hinsichtlich der Frage der Belastbarkeit oder Operabilität)?
6. Gibt es andere pulmonale Ursachen für Luftnot, z.B. im Gasaustausch

Die Lungenfunktionsprüfung erlaubt keine Diagnose einer speziellen Lungenerkrankung, sie trägt beispielsweise nichts bei zur Klärung der Differenzialdiagnose: Pneumonie - Tuberkulose - Lungenkarzinom.

Messmethoden und Lungenfunktionsparameter

I. Spirometrie:

Klassische Methode zur Beurteilung der Ventilation ist die Spirometrie.

Methoden: a) Geschlossenes System mit Glockenspirometer,
b) Offenes System mit Atemrohr (Pneumotachograf) und elektronischer Integration der Strömungsgeschwindigkeit

Bestimmung von:
a) Statischen Größen (z.B. Vitalkapazität) und
b) Dynamischen Größen (z.B. Einsekundenkapazität)

Messung der dynamischen Lungenvolumina im Normalzustand (rechts) und bei Atemwegsobstruktion (links):

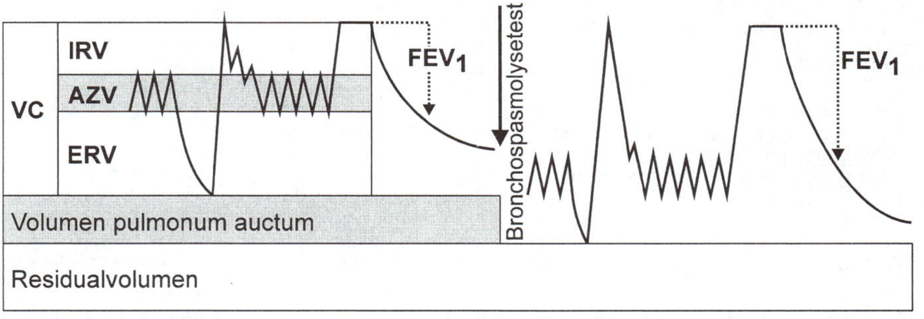

AZV	= Atemzugvolumen	IRV	= Inspiratorisches Reservevolumen
FEV$_1$	= Atemstoßwert, Tiffeneau-Wert	ERV	= Exspiratorisches Reservevolumen
VC	= Vitalkapazität	RV	= Residualvolumen
VC	= AZV + ERV + IRV	TLC	= Totale Lungenkapazität = VC + RV

IC = Inspirationskapazität) AZV + IRV
Volumen pulmonum auctum = Erhöhtes RV bei reversibler Obstruktion
Das RV kann spirometrisch nicht bestimmt werden (aber z.B. durch Bodyplethysmografie).

- **Vitalkapazität (VC):**
Maximal mobilisierbares Lungenvolumen, gemessen bei langsamer Inspiration nach vorausgegangener maximaler langsamer Ausatmung. Die forcierte Vitalkapazität (FVC), gemessen bei schneller Exspiration ist stets kleiner als die langsam ausgeführte inspiratorische VC. Die Sollwerte sind abhängig von Geschlecht, Körpergröße und Alter (z.B. Sollwerte der Europäischen Gemeinschaft für Kohle und Stahl = EGKS-Werte) und sind in der Software moderner Spirometriegeräte enthalten. Die Sollwerte sind auf Körperbedingungen bezogen (BTPS-Bedingungen = body temperature, pressure, saturated).

  Interpretation einer verminderten VC:
  Restriktive Ventilationsstörungen gehen mit Verminderung der VC einher. Aber auch stärkere obstruktive Störungen können infolge Zunahme des Residualvolumens eine Verkleinerung der VC bewirken. Deskriptiv spricht man deshalb von Verkleinerung der ventilatorischen Volumenreserve. Zur exakten Interpretation sind weitere Untersuchungen erforderlich.

- **Atemstoßtest nach Tiffeneau (Einsekundenkapazität, FEV$_1$):**
Nach langsamer tiefstmöglicher Einatmung, die in der ersten Sekunde mit maximaler Anstrengung schnellstmöglichst ausgeatmete Luftmenge = forciertes exspiratorisches Volumen in der 1. Sekunde (FEV$_1$). Beurteilt werden der gemessene Absolutwert sowie der auf die Ist-VC (= Messwert) bezogene relative Wert (FEV$_1$%VC) = Tiffeneau-Index. Dieser ist wichtig zur Unterscheidung von Obstruktion und Restriktion.

  Interpretation eines verminderten FEV$_1$:
  Deskriptiv spricht man von einer Einschränkung der ventilatorischen Flussreserve.
  Urs.: • Endobronchiale und exobronchiale Obstruktion
  • Herabsetzung der Lungenretraktionskraft, Schwäche der Atemmuskulatur
  • Auch bei ausgeprägter Restriktion ist die FEV$_1$ vermindert, nicht aber der Tiffeneau-Index (FEV$_1$%VC)!

Nachteil des FEV_1-Wertes:
Die Werte sind von der Mitarbeit des Patienten abhängig, was bei Begutachtung eine Rolle spielen kann. ("Viel blasen: Wenig Geld; wenig blasen: Viel Geld".)
Normbereich des relativen FEV1: ≥ 75 % (bei älteren Menschen ≥ 70 %) der IST-VC

Unter "check valve"-Phänomen versteht man einen exspiratorischen Bronchiolenkollaps bei instabilen Atemwegen (z.B. bei Emphysem). Man erkennt das check-valve-Phänomen beim Tiffeneau-Test an einem frühexspiratorischen Knick mit anschließendem flacheren Kurvenverlauf in der Spirogrammkurve bzw. im Fluss-Volumen-Diagramm.

Ein exspiratorischer Bronchiolenkollaps führt auch zum "air trapping" (= eingefangene Luft) - Phänomen = Bildung alveolärer Luftkissen im Anschluss an tiefe Inspirationen. Im Spirogramm erkennt man dies an einem treppenförmigen Ansteigen der Atemmittellage zur Inspiration hin.

Fluss-Volumen-Diagramm

Aus der exspiratorischen Fluss-Volumen-Kurve lassen sich folgende Kenngrößen ableiten, die bei Obstruktion vermindert sind:

- PEF: Peak expiratory flow = Exspiratorischer Spitzenfluss in l/sec oder l/min. Referenzwerte abhängig von Geschlecht, Alter, Körpergröße (→ Tabellen).
  Peak-Flow-Meter haben sich bei der zirkadianen Patientenselbstmessung bewährt.
- $MEF_{25,50,75}$: Maximaler exspiratorischer Flow bei 25, 50 und 75 % der FVC. MEF_{25} und MEF_{50} sollen unabhängig von der Ausatmungskraft sein. Eine isolierte Verminderung der MEF_{25} spricht für einen Elastizitätsverlust der kleinen Atemwege (small airways), ein typischer Befund bei Rauchern.

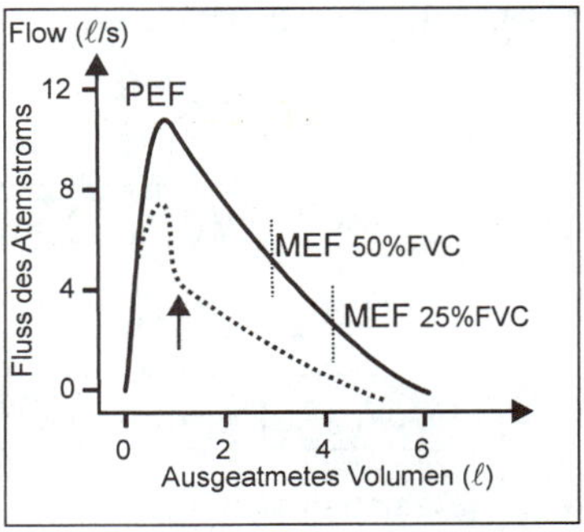

Die Abbildung zeigt ein normales Fluss-Volumen-Diagramm und ein solches bei Obstruktion mit frühexspiratorischem Knick bei instabilen Atemwegen (↑).

II. Messung des Atem(wegs)widerstandes (Resistance = R)

Zum Nachweis oder Ausschluss einer endobronchialen Obstruktion
Die Resistance erfasst vorwiegend eine Obstruktion in den größeren Atemwegen. Obstruktionen der kleineren Atemwege können durch andere Untersuchungsverfahren erfasst werden (z.B. dynamische Compliance, s.u.).

Methoden:
a) Offene Praxisgeräte: Oszillationsmethode und Unterbrechermethode
b) Kabinenmethode: Bodyplethysmografie

Die Resistance ist ein Maß für denjenigen intrabronchialen Druck (in kPa), der aufgewendet werden muss, um im Mund (bei zugeklemmter Nase) eine Atemströmung von 1 l Luft pro Sekunde zu bewirken. Obere Normgrenze der totalen Resistance (R_t): 0,35 kPa/l/s
Graduierung der Obstruktion mittels Resistance-Werten (in kPa/l/s):
• 0,35 - 0,6 leichte • 0,6 - 1,2 mittlere • > 1,2 schwere Obstruktion
Die mit den drei genannten Methoden gemessenen Atemwiderstände sind nicht ganz vergleichbar, korrelieren aber im Bereich leicht- bis mittelgradiger Obstruktion. Bei hochgradiger Obstruktion liefert nur die Bodyplethysmografie exakte Werte.

Die Resistance zeigt einen zirkadianen Rhythmus: Höchstwerte der Resistance am frühen Nachmittag und in den frühen Morgenstunden (5 Uhr) - Asthmatiker haben oft in den frühen Morgenstunden Asthmaanfälle → Objektivierung durch Peak-Flow-Patientenselbstmessung.

Interpretation einer verminderten FEV_1 durch Messung der Resistance:
a) FEV_1 erniedrigt und Resistance erhöht = endobronchiale Obstruktion (z.B. Asthma bronchiale)
b) FEV_1 trotz guter Mitarbeit des Patienten erniedrigt, aber Resistance normal:
- Periphere Obstruktion (da FEV_1 die gesamten Atemwege, die Resistance aber nur die zentralen erfasst)
- Verminderte Retraktionskraft von Lunge/Thorax (Emphysem) und/oder Schwäche der exspiratorischen Atemmuskulatur
- Wandinstabilität der Luftwege, die bei forcierter Exspiration kollabieren = funktionelle exobronchiale Obstruktion bei Emphysem.
- Restriktive Ventilationsstörung (relative FEV_1%VC=Tiffeneau-Index ist dabei normal)

- **Bronchospasmolysetest:**
Reversible Obstruktionen (Bronchospasmus) müssen von irreversiblen Atemwegsobstruktionen (z.B. bei Emphysem) abgegrenzt werden durch Bestimmung von FEV_1 und Atemwiderstand (AW) vor und ca. 10 Minuten nach Inhalation von Bronchospasmolytika ($Beta_2$-Sympathikomimetika, z.B. 400 µg Salbutamol). Ein positiver Bronchospasmolysetest bei reversibler Obstruktion liegt vor, wenn sich die FEV_1 um mindestens 15 % und mindestens 200 ml verbessert. Der Reversibilitätstest kann auch mit inhalativen Glukokortikoiden durchgeführt werden, die man 4 Wochen lang anwendet. FEV_1 und AW vor und nachher bestimmen.

- **Atemwiderstands-Volumen-Diagramm:**
Bei gleichzeitiger Registrierung von Atemwiderstand (AW) und Atemvolumen (V) kann man die Atemwiderstandsänderungen verfolgen in Abhängigkeit vom Atemzyklus. Der Gesunde zeigt bei normaler Atmung nur geringe Änderungen des AW während Ein- und Ausatmung, erkennbar an einer fast horizontal verlaufenden Kurve. Jugendliche können ca. 90 % ihrer VC mit normalem AW ausatmen, 70jährige nur noch 65 %. Mit zunehmender Obstruktion wird der Anteil der VC immer kleiner, der ohne erhöhten AW bzw. Atemarbeit genutzt werden kann! Aus der Atemwiderstands-Volumenkurve lässt sich direkt ablesen, welchen Teil der VC der Patient noch für die Ventilation einsetzen kann, ohne dass der AW und damit die Atemarbeit kritisch ansteigen. Außerdem erkennt man, ob der Proband optimal mitarbeitet bei der Spirometrie (AW-Anstieg endexspiratorisch - AW-Abfall endinspiratorisch).

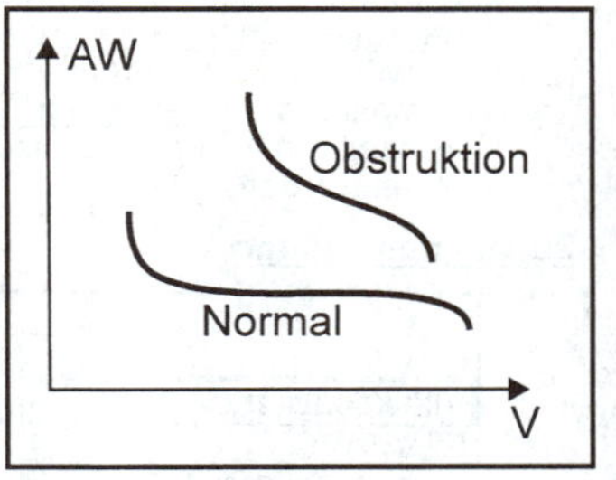

III. Messparameter der Ganzkörper-(body-)plethysmografie:

1. Resistance:
Die Bodyplethysmografie ermöglicht die Aufzeichnung einer Druck-Strömungskurve.
Da nach dem Ohmschen Gesetz gilt R = U/I, kann man "R", die Resistance, errechnen.
Durch Aufzeichnung der Messwerte mittels eines x-y-Schreibers erhält man eine Schleife, die mit zunehmender Obstruktion flacher verläuft. Eine Differenz zwischen Ein- und Ausatmungsdruck-Schleife geht nicht mehr durch den Nullpunkt - weist auf gefesselte Luft hin.

Bodyplethysmografische Atemschleifen:

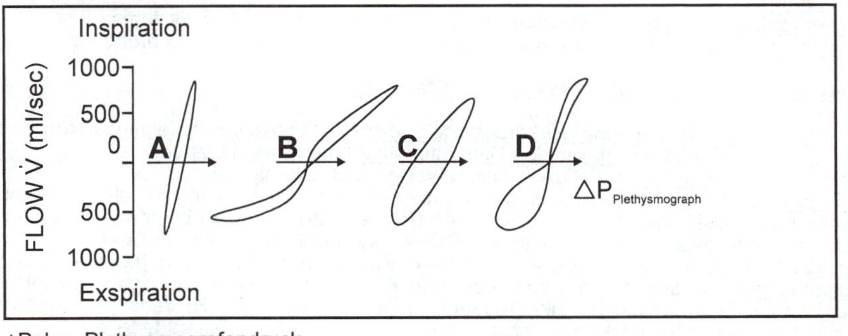

ΔPpl = Plethysmografendruck
a = Normales Druckströmungsdiagramm
b = Atemschleife bei homogener Obstruktion
c = Inhomogene Atemwegsobstruktion mit Null-Punktdurchgang bei unterschiedlichen Drucken
d = Keulenförmiger Verlauf der Resistanceschleife bei starker Obstruktion und Verlust elastischer Rückstellkräfte, exspiratorischer Atemwegskollaps

2. Intrathorakales Gasvolumen = IGV (Syn: thorakales Gasvolumen = TGV):
Intrathorakales Volumen am Ende einer normalen Ausatmung.
Erhöhte Werte finden sich oft bei obstruktiver Ventilationsstörung und stets bei Emphysem.

IV. Messung der Dehnbarkeit des Lungen-Thorax-Systems durch Bestimmung der statischen Compliance (C):

Sie dient als Maß für die Steifigkeit der Gewebe. Gemessen wird die Volumenänderung der Lunge pro Einheit der transpulmonalen Druckdifferenz (Messung als Ösophagusdruck zu Beginn und am

Ende einer Inspiration): Mit anderen Worten: Wieviel Druck muss ich aufwenden, um ein bestimmtes Luftvolumen zu bewegen? Je niedriger der Wert (die Compliance), desto steifer ist die Lunge.

$C = \Delta V / \Delta p$; Normbereich 0,03 - 0,05 l/kPa

Beachte: Die Messung der statischen Compliance bedeutet: Messung der Druck- und Volumenänderung erfolgt bei Atemstillstand bzw. äußerst langsamer Atmung, weil im Falle erhöhter Strömungswiderstände - und die sollen ja mit der statischen Compliance nicht gemessen werden - die Lunge mehr Zeit braucht, um sich zu füllen.

Anm.: Bestimmt man die Compliance nicht bei Atemstillstand, sondern unter "dynamischen" Bedingungen (Patient atmet nach einer durch Metronom vorgegebenen Frequenz), so erhält man die dynamische Compliance, durch die erhöhte Atemwegswiderstände in den kleinen Bronchien erfasst werden. Eine Verringerung der dynamischen Compliance mit Zunahme der Atemfrequenz gilt als empfindlicher Parameter für eine periphere Atemwegsobstruktion.
Gleichzeitig mit der dynamischen Compliance kann auch die Atemarbeit (Druck x Volumen) gemessen werden.

Zusammenfassung

	Restriktion	Obstruktion	Obstruktives Emphysem
Vitalkapazität (VC)	↓	(↓)	↓
FEV_1%VC	normal	↓	↓
TLC, TGV, RV	↓	(↑)	↑
Resistance	normal	↑	↑
Statische Compliance	↓	normal	normal

TLC = totale Lungenkapazität — RV = Residualvolumen
TGV = thorakales Gasvolumen — FEF_1%VC = Tiffeneau-Index

Obstruktive Ventilationsstörungen führen mit der Zeit zu einer Lungenüberblähung (obstruktives Emphysem) und relativ früh zu Hypoxämie und dann auch Hyperkapnie (= CO_2-Retention). Restriktive Störungen hingegen führen erst relativ spät zu Blutgasalterationen. Somit ergibt sich, dass obstruktive Störungen der Ventilation schwerwiegendere Folgen haben und frühzeitiger Beschwerden machen als restriktive Störungen!

Provokationsteste:
- Unspezifischer Met(h)acholintest zur Diagnose eines hyperreagiblen Bronchialsystems
- Spezifische Inhalationsteste zur Identifikation von Allergenen (siehe Kap. Asthma bronchiale)

Ergospirometrie (CPX = cardiopulmonary exercise testing):
Syn: Spiroergometrie
Methode zur quantitativen Bestimmung der körperlichen Leistungsfähigkeit. Bei steigender körperlicher Belastung erfolgt die Messung der maximalen Sauerstoffaufnahme (max. $\dot{V}O_2$) und der Sauerstoffaufnahme an der anaeroben Schwelle ($\dot{V}O_2AT$) nicht invasiv durch Atemanalyse. Max. $\dot{V}O_2$ steht nach Fick'schem Prinzip in linearem Verhältnis zum maximalen Herzzeitvolumen und gilt als Goldstandard der körperlichen Leistungsfähigkeit. An der anaeroben Schwelle, dem Bereich beginnender anaerober Energiegewinnung und Laktatproduktion steigt die CO_2-Abgabe stärker an als die O_2-Aufnahme: Respiratorischer Quotient (RQ) = $\dot{V}CO_2/\dot{V}O_2 > 1$. Die max. $\dot{V}O_2$ ist motivationsabhängig. Die $\dot{V}O_2AT$ ist motivationsunabhängig und deshalb bei gutachterlichen Fragen interessant. Die Spiroergometrie erfasst eine kardiale Limitation (maximale Herzfrequenz vorzeitig erreicht; VO_2/HF reduziert), eine ventilatorische Limitation (Atemmechanik) und eine pulmonale Limitation (alveolararterielle O_2-Differenz $AaDO_2$). Die Methode erlaubt keine sichere Differenzierung, jedoch eine wichtige Orientierung in der DD der Dyspnoe.

DIFFUSIONSSTÖRUNGEN

Ät.:
- Lungenfibrosen mit Veränderungen der alveolokapillären Membran = Alveolarepithel (Pneumozyten 1 + 2), Basalmembran, Interstitium, Kapillarendothel
- Rarefizierung der Alveolen (Emphysem)
- Lungenstauung bei Linksherzinsuffizienz, Lungenödem
- Pneumonie
- Rezidivierende Lungenembolien
- Eine Verminderung der Diffusionskapazität findet sich auch bei ausgeprägter Anämie.

Da die Löslichkeit von CO_2 20 x größer als die von O_2 ist, führen Diffusionsstörungen zunächst nur zu einer Hypoxämie ohne Anstieg des pCO_2. Im Gegenteil: In den frühen Stadien kommt es durch kompensatorische Hyperventilation meist zu einer Hypokapnie.

Diffusionskapazität = Transferfaktor der Lunge (DL) = Gasmenge, die pro Zeiteinheit und alveolokapillärer Druckdifferenz ins Kapillarblut diffundiert (Einheit: ml/min · kPa).
Transferkoeffizient = Diffusionskapazität bezogen auf das ventilierte Lungenvolumen.
Aus methodischen Gründen bestimmt man nicht die Diffusionskapazität für O_2, sondern für CO (DLCO). Raucher haben aufgrund des erhöhten COHb -Gehaltes ihres Blutes erniedrigte DLCO-Werte.

Beachte: Diffusionskapazität ↓ und Transferkoeffizient ↓ = Diffusionsstörung (z.B. Lungenfibrose)
Diffusionskapazität ↓ und Transferkoeffizient normal = Verminderung der Diffusionsfläche ohne Diffusionsstörung (z.B. Z.n. Pneumektomie)

Normalwerte (DLCO)	≥ 75 % des Sollwertes
Leichte Einschränkung	74 - 60 % "
Mittelgradige Einschränkung	59 - 50 % "
Schwere Einschränkung	< 50 "

Ein empfindlicher Parameter für Diffusionsstörungen ist auch der Abfall des arteriellen pO_2 unter Ergometerbelastung.

PERFUSIONSSTÖRUNGEN

Pg.: 1. Störungen der arteriellen Blutzufuhr:
z.B. Lungenembolien
2. Beeinträchtigung des Kapillarbettes:
a) Schwund der Kapillaren bei destruktiven Lungenerkrankungen
b) Regionärer alveolokapillärer Reflex (Euler-Liljestrand) und regionale alveoläre Hypoventilation:
Regionale alveoläre Hypoventilation führt zu Konstriktion der kleinen Lungenarterien im unterbelüfteten Lungenbereich → Blutumleitung in belüftete Bereiche + pulmonale Hypertonie
3. Störungen des venösen Abflusses:
z.B. bei Linksherzinsuffizienz oder Mitralstenose

Spezialdiagnostik: Angio-MRT, Angio-CT, Perfusionsszintigrafie der Lunge (mit ^{99m}Tc-markiertem Albumin), Digitale Subtraktionsangiografie (DSA), Pulmonalisangiografie

VERTEILUNGSSTÖRUNGEN

a) Der Ventilation (unterschiedlich belüftete Lungenbezirke)
- Bes. bei obstruktiven Ventilationsstörungen -
b) Der Relation: Ventilation/Perfusion
(Normalerweise werden die Alveolen in Ruhe von 4 l Luft/min. ventiliert und von 5 l Blut/min. perfundiert: V/P = 4 : 5 oder 0,8).
- Durch Shunteffekt: Durchblutete, aber nicht genügend belüftete Alveolen (V/P < 0,8)
- Durch Totraumeffekt: Belüftete, aber mangeldurchblutete Alveolen (V/P > 0,8)

Durch O_2-Beatmung kann man einen funktionellen Shunt bei Verteilungsstörungen abgrenzen von einem anatomischen Shunt (z.B. bei Vitien mit Rechts-Links-Shunt): Nur bei funktionellem Shunt wird durch O_2-Beatmung die arterielle O_2-Sättigung wesentlich verbessert.

BLUTGASANALYSE (BGA)

Wesentliche Aufgaben der Lunge sind:
1. Oxygenierung des Blutes durch Aufnahme von O_2
2. Abgabe von CO_2 und damit Regulierung des Säuren-Basen-Haushaltes

Messparameter, die den Erfolg (Wirkungsgrad) der Atmung beurteilen, sind:

- Arterieller pO_2 und arterielle O_2-Sättigung:
  Da aufgrund der S-förmigen O_2-Sättigungskurve im Bereich hoher Sättigungsgrade kleine Veränderungen der O_2-Sättigung mit großen pO_2-Veränderungen einhergehen, ist in diesem Bereich die pO_2-Bestimmung genauer. Dagegen ist im Bereich deutlich erniedrigter pO_2-Werte die O_2-Sättigung der empfindlichere Parameter.
  Methode: Kapillarblutentnahme aus dem hyperämisierten Ohrläppchen, Platinelektrode; Messung der O_2-Sättigung durch Fingerpulsoxymeter
  Die pO_2-Werte nehmen physiologischerweise mit zunehmendem Alter ab:
  Normbereich des arteriellen pO_2: 70 - 100 mmHg (je nach Alter)
  O_2-Sättigung (%): • ≥ 95 normal • 90 - 94 mäßige
  • 85 - 89 mittelgradige • < 85 hochgradige Hypoxämie

- Arterieller pCO_2:
  Normbereich altersunabhängig:
  m: 35 - 46 mmHg
  w: 32 - 43 mmHg

- pH-Wert: Normbereich: 7,35 - 7,45 (Standardbikarbonat und weitere Einzelheiten siehe Kap. Säure-Basen-Haushalt)
  Will man bei respiratorischer Insuffizienz zwischen manifester und latenter Störung unterscheiden, erfolgt die Blutgasanalyse unter Ruhebedingungen sowie unter Ergometriebedingungen.

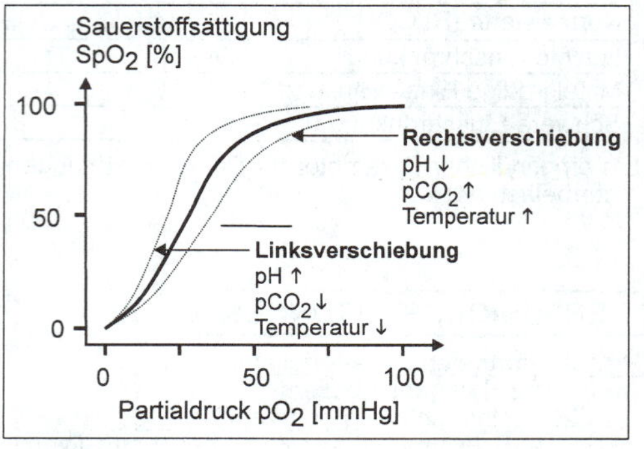

- Sauerstoffgehalt:
  Für die Sauerstoffversorgung der Organe ist nicht nur der arterielle pO_2 und die arterielle Sauerstoffsättigung verantwortlich, sondern von noch größerer Bedeutung ist der Sauerstoffgehalt, also das Produkt aus Sauerstoffsättigung und Hämoglobingehalt des Blutes. O_2-Gehalt des arteriellen Blutes: CaO_2 (ml/dl) = SaO_2 [%]/100 x Hb [g/dl] x 1,34 + paO_2 [mmHg] x 0,0031. Normal bei Männern: 20,4, bei Frauen 18,4 ml O_2/dl. Der O_2-Gehalt berücksichtigt damit die Bedeutung der Sauerstoffträger für die Sauerstoffversorgung der Zellen. (Abb.: O_2-Bindungskurve)

Kapnometrie

Def: Die K. ist eine nichtinvasive Methode zur kontinuierlichen Überwachung des CO_2-Anteils in der Ausatemluft (mittels Infrarotspektrometrie) und dient der Überwachung von Beatmungspatienten in der Anästhesie und Intensivmedizin, der Erkennung von Fehlintubation (aus dem Magen kommt kein CO_2) u.a.
Der Normbereich des endexspiratorischen CO_2-Partialdruckes liegt bei 33 - 43 mmHg bzw. bei 4,3 - 5,7 Vol%.

Transkutane Messung des CO_2-Partialdrucks

Gute Korrelation mit dem kapillären pCO_2. Die absoluten Werte sind jedoch nicht gleich, da u.a. der Stoffwechsel der Haut in die Messung mit eingeht.

CO-Messung in der Ausatemluft

Referenzwerte: Nichtraucher: ≤ 5 ppm
Raucher: CO-Werte steigen proportional an (bis 50 ppm) entsprechend dem Zigarettenkonsum.

RESPIRATORISCHE INSUFFIZIENZ [J96.9]

Def: Das respiratorische System besteht aus:
1. Lunge mit Bronchien und Alveolen zum Gasaustausch
2. Atempumpe, bestehend aus Brustkorb, Atemmuskulatur + Atemzentrum im Gehirn mit Nervenverbindung via Rückenmark zur Atemmuskulatur

Gasaustauschstörungen: Atempumpstörungen:

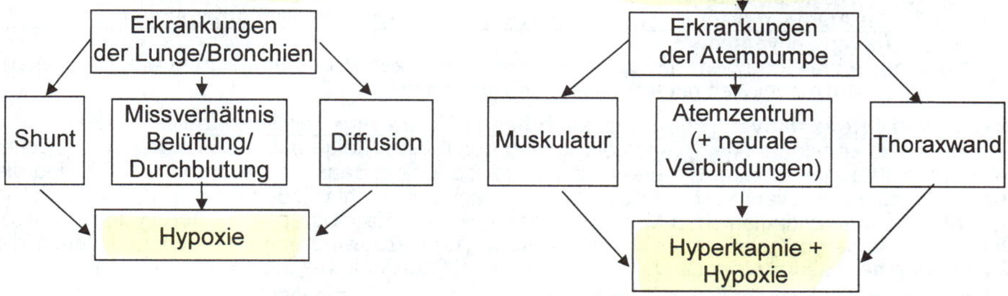

Hypoxämische respiratorische Insuffizienz (Typ I) (Lungenparenchymversagen)

Hyperkapnische respiratorische Insuffizienz (Typ II) (Atempumpversagen)

Danach unterscheidet man zwei Formen der respiratorischen Insuffizienz:

Ät.: A) Lungenerkrankungen unterschiedlicher Genese

B) Erkrankungen der Atempumpe:
1. Atemregulationsstörungen: z.B. Apoplexie, Intoxikationen, Schädel-Hirn-Trauma
2. Störungen des Rückenmarks: z.B. Poliomyelitis, traumatische Schäden
3. Neuromuskuläre Störungen: z.B. Myasthenia gravis, Tetanus, Botulismus, Intoxikationen (Cholinesterasehemmer, Curare u.a.)
4. Erkrankungen von Thoraxwand oder Pleura: z.B. Rippenserienfrakturen, Spannungspneumothorax, großer Pleuraerguss
5. Obstruktion der oberen Luftwege: z.B. Glottisödem, Laryngospasmus, Fremdkörperaspiration

C) Kardiale Ursachen: Lungenödem

Pg.: Entsprechend den beiden Kompartimenten des respiratorischen Systems (Lunge und Atempumpe) unterscheidet man pathophysiologisch 2 verschiedene Formen der respiratorischen Insuffizienz:
1. Gasaustauschstörungen mit primärem Sauerstoffmangel (Hypoxämie) aufgrund von Lungenerkrankungen
2. Verminderte Belüftung der Lunge (Hypoventilation) durch Erkrankungen der Atempumpe. Hierbei kommt es primär zu erhöhtem arteriellen Kohlensäurepartialdruck (Hyperkapnie) und sekundär zu Hypoxämie.

Lungenerkrankungen führen zuerst zu respiratorischer Partialinsuffizienz (Hypoxämie). Solange die Ventilation ausreichend gesteigert werden kann, bleibt die CO_2-Spannung normal oder fällt durch Hyperventilation ab.

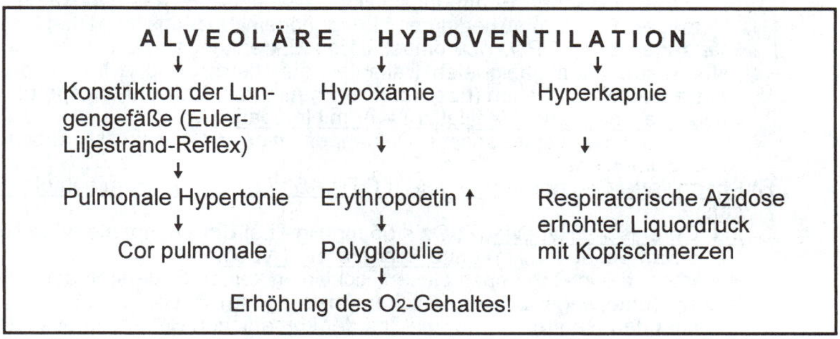

KL.: 1. Akute respiratorische Insuffizienz (z.B. Obstruktion der oberen Atemwege):
Schwerste Dyspnoe, Zyanose, Todesangst, Bewusstseinsstörung
2. Chronische respiratorische Insuffizienz:
- Typ I: Bei Lungenerkrankungen mit respiratorischer Partialinsuffizienz (Hypoxämische respiratorische Insuffizienz = Lungenparenchymversagen):
Dyspnoe, Zyanose, motorische Unruhe, Verwirrtheit, Bewusstseinsstörungen, Tachykardie, evtl. Rhythmusstörungen. Bei länger bestehender Hypoxämie zusätzlich: Polyglobulie, Uhrglasnägel, Trommelschlegelfinger
- Typ II: Bei Atempumpstörungen mit Hypoventilation (Hyperkapnische respiratorische Insuffizienz = Atempumpversagen):
Atemnot, Schlafstörungen, morgendliche Kopfschmerzen, Einschlafneigung am Tage, mangelnde Leistungsfähigkeit mit Konzentrationsstörungen

Di.: **Arterielle Blutgasanalyse (BGA) und nächtliches Monitoring der Blutgase:**
Bei noch kompensierter Atempumpstörung wird durch eine Steigerung der Atmung der pCO_2 im Normbereich gehalten, eine Hyperkapnie tritt erst bei dekompensierter Störung auf. Oft sind die Werte tagsüber im Wachzustand noch normal, nachts im Schlaf jedoch schon deutlich erhöht. Zur nächtlichen kontinuierlichen Messung eignen sich die Kapnografie (Monitoring des CO_2-Gehaltes der Ausatmungsluft) oder die transkutane pCO_2-Registrierung, eingeschränkt auch die Pulsoxymetrie, da die Hyperkapnie immer von einer Hypoxämie begleitet wird.
- Hypoxämisches Versagen (Typ I): pO_2 ↓ (Respiratorische Partialinsuffizienz)
- Hyperkapnisches Versagen (Typ II): Erst pCO_2 ↑, sekundär pO_2 ↓ (Respiratorische Globalinsuffizienz)
- Latent: Blutgasveränderung nur unter körperlicher Belastung
- Manifest: Blutgasveränderung bereits in Ruhe

BGA unter O_2-Gabe:
Eine Zyanose (Hypoxämie) infolge pulmonaler Erkrankungen bessert sich unter O_2-Gabe, eine Zyanose (Hypoxämie) infolge Rechts-Links-Shunt-Vitien bessert sich unter O_2-Gabe nicht wesentlich.

BGA vor und nach dosierter Ergometriebelastung:
Bei respiratorischer Partialinsuffizienz infolge Ventilations-Perfusions-Verteilungsstörung zeigt sich unter Belastung ein Anstieg des arteriellen pO_2, bei Diffusionsstörungen ein Abfall.

Th.: 1. Kausale Therapie: Behandlung der Grundkrankheit
2. Symptomatische Therapie der chronischen respiratorischen Insuffizienz:
- Langzeitsauerstofftherapie (LOT) bei hypoxämischer respiratorischer Insuffizienz
- Nichtinvasive Beatmungstherapie bei hyperkapnischer respiratorischer Insuffizienz
- Kombination von beiden bei hypoxischer und hyperkapnischer respiratorischer Insuffizienz

Die Indikation zur Beatmung stellt sich aufgrund subjektiver Beschwerden und klinischem Bild, objektiver Messparameter und des Verlaufs der Erkrankung.

A) Beatmungstherapie bei Atempumpenstörungen
- Intermittierende nichtinvasive Beatmung (Ventilation) = NIV = ISB (intermittierende Selbstbeatmung): Die Beatmung mit dem Respiratorgerät erfolgt über eine Nasenmaske oder eine Mund-Nasenmaske. NIV kann mit Druck- oder Volumengabe erfolgen. Die Beatmung mit Druckvorgabe wird am häufigsten mittels „pressure controlled ventilation“ (PCV) oder „pressure support ventilation“ (PSV) durchgeführt. PSV wird allein vom Patienten getriggert.
Ind: NIV ist sowohl als Kurzzeitmaßnahme bei akuter Verschlechterung einer vorbestehenden Lungenerkrankung als auch für die langfristige, intermittierende Selbstbeatmung zu Hause geeignet. Beatmungsindikationen sind z.B. das hypoxämische respiratorische Versagen bei kardial bedingtem Lungenödem und das hyperkapnische ventilatorische Versagen bei COPD, neuromuskulären Erkrankungen oder schweren Kyphoskoliosen. NIV erspart den geeigneten Patienten die Risiken und evtl. Komplikationen einer endotrachealen Intubation (nosokomiale Pneumonie, Entwöhnungsprobleme).
- Invasive Beatmung (Ventilation) = IV mit Intubation
Ind: Schwere respiratorische Dekompensation mit muskulärer Erschöpfung, Hyperkapnie, Somnolenz

B) Kontrollierte O_2-Langzeittherapie (LOT > 16 h/d) bei Hypoxämie infolge Lungenerkrankungen:
Ind: Chronische Hypoxie (PaO_2 < 55 mmHg - bei Cor pulmonale oder Polyglobulie liegt der Grenzwert bei 60 mmHg) ohne Tendenz zur Hyperkapnie
Patienten, die in Ruhe nach diesen Richtlinien keinen Sauerstoff benötigen, aber unter Belastung (unterwegs, bei körperlicher Anstrengung) Sauerstoff brauchen, können mit entsprechenden Geräten nur für die Zeit der körperlichen Belastung ausgestattet werden, falls hierdurch die Leistungsfähigkeit gesteigert werden kann.

Der Patient wird in Ruhe und unter Belastung ohne und mit Sauerstoff getestet. Die Literzahl pro Minute wird verordnet, die zu einem Anstieg des Sauerstoffdruckes in Ruhe bzw. unter Belastung auf mindestens 60 mmHg führt. Im fortgeschrittenen Krankheitsstadium genügt auch ein Anstieg des pO_2 um mindestens 10 mmHg. Alle Angaben kommen in einen Sauerstoffpass. Als O_2-Quellen dienen O_2-Konzentratoren für den stationären/Heimbetrieb. Flüssigsauerstoffsysteme (LOX = liquid oxygen) sind für den mobilen Einsatz geeignet (Internet-Infos: *www.sauerstoffliga.de*).
Die O_2-Langzeittherapie kann die Überlebenszeit hypoxämischer Patienten verlängern!

Merke: Atemdepressive Mittel (z.B. Morphin, Diazepam, Barbiturate) sind bei respiratorischer Insuffizienz kontraindiziert! Bei Patienten mit terminalen pulmonalen Erkrankungen kann die Gabe von Morphin aus palliativen Gründen sinnvoll sein, wenn sie unter therapieresistenter Dyspnoe leiden. Engmaschige Kontrolle und Bereitschaft zur nicht-invasiven Beatmung ist notwendig.

Hinweise zur Behandlung mit O_2:

- Hypoxische respiratorische Insuffizienz (pO_2 ↓)
  Zyanotischer Patient mit Hypoxämie, pCO_2 nicht erhöht: O_2-Gabe ohne Gefahr
- Hyperkapnische respiratorische Globalinsuffizienz (pO_2 ↓, pCO_2 ↑)

Merke: Der Atemantrieb durch O_2-Mangel ist noch wirksam, wenn der CO_2-Antrieb durch Hyperkapnie (> 60 mmHg) schon ausgefallen ist. Daher bringt man solche Patienten durch unkontrollierte O_2-Gabe in Lebensgefahr, weil ihnen damit der letzte Atemantrieb weggenommen wird! Hier muss unter BGA-Kontrolle O_2 zugeführt werden und - falls sich dabei die Hyperkapnie verschlechtert - kontrollierte Beatmung (NIV, IV) zum Einsatz kommen. Dabei wird CO_2 abgeraucht und kann nach Erholung des Patienten wieder den Atemantrieb übernehmen.

3. **Lungentransplantation (LTX):**

Vo.: Deutschland: 300 - 400 LTX/J., häufigste Diagnosen: COPD; Lungenfibrose, Mukoviszidose u.a.

Verfahren:

- Bilaterale Lungentransplantation (BLTX): Ca. 80 % d.F. z.B. bei Lungenemphysem, Mukoviszidose
- Einseitige (single lung) Lungentransplantation (SLTX): z.B. bei Lungenfibrose
- Herz-Lungen-Transplantation (HLTX): Bei irreversibler Schädigung von Herz + Lungen, z.B. bei schwerer pulmonaler Hypertonie
  Organvergabe nach Dringlichkeit und Erfolgsaussicht. Der Lung Allocation Score (LAS) von 0 - 100 Punkte bewertet nicht die Wartezeit.

Ind: Terminale Lungenerkrankungen, Fehlen oder Insuffizienz einer medikamentösen Therapie, Lebenserwartung < 2 J., Rehabilitationspotenzial, Ernährungszustand zwischen 80 und 120 % des Idealgewichtes, befriedigende psychosoziale Situation und Umfeld, um die Nachbetreuung durchzuführen.

KI: Siehe Kap. Herztransplantation

Immunsuppressive Nachbehandlung mit Kortikoiden, Ciclosporin A, Azathioprin

Ko.:
1. Primäres Graftversagen (primary graft dysfunction = PGD)
2. Infektionen: Wichtigste virale Infektion: CMV
3. Akute Transplantatabstoßung
4. Chronische Transplantatabstoßung (chronic lung allograft dysfunction = CLAD) in Form des Bronchiolitis obliterans Syndroms (BOS), das prognosebestimmend ist (Frühsymptom ist ein Absinken des FEV_1; Th.: Optimierung der immunsuppressiven Therapie)

Andere Komplikationen: Heilungsstörung der bronchialen Anastomose (Nahtdehiszenz, narbige Strikturen), NW durch die Immunsuppressiva, posttransplantationslymphoproliferative Erkrankungen (PTLD; siehe dort) und Malignome als Spätkomplikation.

Ergebnisse: 1-Jahresüberlebensrate: ca. 75 %, 10-Jahresüberlebensrate: ca. 40 %

Heroinintoxikation [T40.1]

Di.: Junger bewusstloser Patient mit Atemstörung und Miosis, Injektionsspuren an Armen oder anderen Körperteilen, Spritzenreste, Fremd-/Umgebungsanamnese

DD: Alkylphosphatvergiftung [T60.0]: Miosis, Hypersalivation, Lungenödem (→ Soforttherapie mit Atropin in hoher Dosis; Atemhilfe nur mit Atembeutel/Respirator, aber keine Mund-zu-Mund-/Nase-Beatmung → Vergiftungsgefahr des Helfers! Weitere Therapie auf Intensivstation)

Th.: **Helfer sollte sich vor HBV / HCV / HIV schützen!**
Evtl. Atemhilfe + Morphinantagonist Naloxon: Initial 1 Amp. = 0,4 mg (in 10 ml NaCl 0,9 %) i.v. (NW: Übelkeit, Erbrechen, Auslösen eines Opiatentzugssyndroms). Bei rechtzeitiger Injektion setzt die Atmung rasch wieder ein. Der Anstieg der O_2-Sättigung lässt sich am Pulsoxymeter ablesen! Da Naloxon nur 30 - 45 Min. wirkt, muss Patient weiter überwacht werden und die Naloxongabe muss bei erneuter Atemdepression wiederholt werden (Hospitalisierung); Vermittlung einer Drogenberatungsstelle, Entgiftung + Entwöhnungsbehandlung.

ADULT (ACUTE) RESPIRATORY DISTRESS SYNDROME (ARDS) = AKUTES LUNGENVERSAGEN

[J80.0]

Def: Akute respiratorische Insuffizienz bei vorher lungengesunden Patienten durch pulmonale Schädigungen unterschiedlicher Genese.
- Akuter Beginn (innerhalb 1 Woche)
- Bilaterale diffuse Infiltrate im Röntgen-/CT-Thorax
- Ausschluss eines kardialen Lungenödems (Echo) oder einer Überwässerung
  PCWP < 18 mmHg/Echo

3 Schweregrade (American-European-Consensus Conference on ARDS 2012, Berlin):
- Schweres ARDS bei $PaO_2/FiO_2 \leq 100$ mmHg und PEEP ≥ 5 cm H_2O
- Moderates ARDS bei PaO_2/FiO_2 = 101 - 200 mmHg und bei PEEP ≥ 5 cm H_2O
- Mildes ARDS bei PaO_2/FiO_2 = 201 - 300 mmHg und bei PEEP ≥ 5 cm H_2O

Erklärungen:
PCWP = Lungenkapillarverschlussdruck
PaO_2 = Arterieller Sauerstoffpartialdruck
FiO_2 = Fraktion des inhalierten Sauerstoffs
PaO_2/FiO_2= Oxygenierungsindex oder Horowitz-Index → Berechnungsbeispiel:
Gesunder: PaO_2 = 100 mmHg, FiO_2 = 0,2 (Raumluft 20 % O_2): PaO_2/FiO_2 = 100 / 0,2 = 500
PEEP = Positiver endexspiratorischer Druck

Ep.: Inzidenz: Unterschiedliche Angaben (5 - 50/100.000/J)

Ät.:
1. Direkte pulmonale Schädigung durch z.B.
   - Pneumonien (häufigste Ursache): Zusätzliche Lungenschädigung, die über das Ausmaß der eigentlichen Pneumonie hinausgeht.
   - Lungentransplantation
   - Aspiration von Mageninhalt
   - Aspiration von Süßwasser/Salzwasser (Beinaheertrinken)
   - Inhalation toxischer Gase (z.B. NO_2, Rauchgase u.a.)
   - Inhalation von hyperbarem Sauerstoff
   - Intoxikation mit Paraquat, Narkotika, Drogen
2. Indirekte pulmonale Schädigung durch z.B.
   - Sepsis
   - Polytrauma und Fettembolie, Verbrennung
   - Massentransfusion (TRALI = transfusions-related acute lung insufficiency)
   - Schock, Verbrauchskoagulopathie u.a.
   - Akute Pankreatitis u.a.

Pg.: 3 Stadien:
I. Exsudative Phase mit gesteigerter Kapillarpermeabilität und interstitiellem Lungenödem (Niederdruck-Lungenödem)
II. Untergang von Pneumozyten vom Typ II → dadurch verminderte Bildung des Surfactant factors (= oberflächenaktiver Stoff) → Flüssigkeitsübertritt in die Alveolen (alveoläres Lungenödem), Bildung hyaliner Membranen, Mikroatelektasen, Ausbildung intrapulmonaler Shunts → Hypoxie
III. Proliferative Phase mit Ausbildung einer Lungenfibrose und Endothelproliferation der Alveolarkapillaren → Perfusions- und Diffusionsverschlechterung; irreversibles Stadium.

KL.: 3 Stadien:
I. Hypoxämie + Hyperventilation mit respiratorischer Alkalose
II. Zunehmende Atemnot, beginnende Röntgenveränderungen der Lunge (beidseitige fleckige, streifige Verdichtungen)
III. Respiratorische Globalinsuffizienz (Hypoxämie + Hyperkapnie), respiratorische Azidose, zunehmende Röntgenveränderungen der Lunge (beidseitige Verschattungen)

Rö./CT-Thorax: Verlaufskontrollen! Beidseitige diffuse Infiltrate, bes. der abhängigen Partien (DD: Pneumonie: Oft einseitig)

Echo: Ausschluss einer Linksherzinsuffizienz (als evtl. Ursache eines kardialen Lungenödems)

Lufu: Compliance und Diffusionskapazität (Transferfaktor) sind frühzeitig vermindert, Blutgasanalyse: Anfangs nur Hypoxämie, später auch Hyperkapnie.

BAL: Erhöhte Granulozytenzahl

DD:
- Linksherzinsuffizienz mit Lungenödem (erhöhter pulmonaler Kapillarverschlussdruck (= PC) - beim ARDS normaler Druck < 18 mmHg).
- Pneumonie (meist einseitige Lungenverschattung)
- Fluid lung bei Niereninsuffizienz (Kreatinin ↑)
- Lungenembolien (Phlebothrombose, Rechtsherzbelastung, Lungenperfusionsszintigrafie)

Di.: 3 Diagnosekriterien:
1. Vorhandensein eines Auslösefaktors
2. Therapierefraktäre arterielle Hypoxämie
3. Röntgen: Diffuse beidseitige Lungenverschattungen ohne Hinweis auf kardiales Lungenödem (Echo, normaler PC < 18 mmHg)

Th.:
1. Kausal: Beseitigung der auslösenden Ursache (s.o.) (z.B. Pneumonie, Sepsis, Pankreatitis)
2. Symptomatisch: (Siehe auch Kapitel „Respiratorische Insuffizienz")
   - Lagerung mit erhöhtem Oberkörper (45°) und lungenprotektive Beatmung mit niedrigem Spitzendruck (< 30 mbar), ausreichend hohem PEEP (9 -12 mbar) und niedrigen Tidalvolumina (5 - 8 ml/kg KG). Intermittierende Bauchlagerung zur Prophylaxe dorsaler Atelektasenbildung (PROSEVA-Studie).
     Eine leichte Hyperkapnie wird akzeptiert (permissive Hyperkapnie), solange der pO_2 > 60 mmHg bzw. SaO_2 > 92 % ist. Sobald die Spontanatmung es erlaubt, assistierte Spontanatmungsverfahren.
     Ind: Hypoxie trotz O_2-Zufuhr über Nasensonde
     Ko.: Bei längerer Anwendung droht eine weitere Lungenschädigung durch erhöhten Beatmungsdruck (Barotrauma) und toxische O_2-Konzentration der Beatmungsluft → O_2-Anteil in der Inspirationsluft (FiO_2) möglichst niedrig halten und bei Bedarf ECMO einsetzen.
   - Frühzeitige Spontanatmung unter BIPAP (siehe Kap. SAS)
   - Behandlung von Komplikationen: Infektionen, ANV u.a.
   - Extrakorporale Membranoxygenierung (ECMO):
     Eine ECMO ermöglicht die Oxygenierung des Blutes und CO_2-Elimination über eine künstliche Membran außerhalb des Körpers. Die ECMO wird als temporärer Lungenersatz (< 4 Wochen) eingesetzt. (Nutzen belegt durch die CAESAR-Studie.)
     Vorteile sind ein niedriger Hämolysegrad gegenüber anderen Verfahren (z.B. Herz-Lungen-Maschine), eine mögliche hämodynamische Unterstützung und rasche Verfügbarkeit (in Zentren).
     Verfahren:
     - Venovenöse ECMO (VV-ECMO): Pumpengetriebenes Verfahren
     - Venoarterielle ECMO (VA-ECMO): Pumpengetriebenes Verfahren: Der Herz-Lungen-Kreislauf wird umgangen. Das Herz wird entlastet, zugleich sinken auch PAP und ZVD.
     - Pumpless extracorporal lung assist (PECLA) = iLA (interventional lung assist): Das Blut fließt passiv entlang eines arteriovenösen Druckgradienten. Voraussetzung ist ein stabiles und ausreichendes Herzzeitvolumen (HZV).

     Ind: Akutes Lungenversagen (ARDS), Pneumonie, Sepsis, Schock, unterstützend vor bzw. nach Lungentransplantation, nach Reanimation, nach Herz-Op.
     Ko.: Blutung, Infektion, Thromboembolie, Hämolyse, Luftembolie, Nierenfunktionsstörungen
   - Ultima ratio: Lungentransplantation

Prg: Abhängig vom Überwinden der Grundkrankheit und einer frühzeitigen Therapie des ARDS. Alkoholanamnese und vorbestehende extrapulmonale Erkrankungen verschlechtern die Prognose.
Letalität: Mildes ARDS: ca. 25 %; moderates ARDS : ca. 30 %; schweres ARDS: 45 %
Kommen Sepsis und Multiorganversagen hinzu, verdoppelt sich die Letalität.

SCHLAFBEZOGENE ATMUNGSSTÖRUNGEN [G47.39]

Internet-Infos: *www.charite.de/dgsm/dgsm*

Syn: Schlafapnoe-Syndrom (SAS)

Def: Schlafbezogene Atmungsstörungen (SBAS):
1. SBAS mit Obstruktion der oberen Atemwege:
   1.1. Obstruktives Schnarchen, schweres Schnarchen (heavy snorer)
   1.2. Obstruktives Schlafapnoesyndrom (OSAS)
2. SBAS ohne Obstruktion der oberen Atemwege (zentrales SAS, Hypoventilationssyndrom); Sonderformen:
   - Overlap-Syndrom (OSAS + COPD)
   - Upper airway resistance syndrome (UARS)
     Def: Verengung der oberen Atemwege im Tiefschlaf ohne Apnoen mit massiver Erhöhung des Atemwegswiderstandes beim Einatmen und Zerstörung der Schlafarchitektur durch Weckreaktionen. Dadurch Tagesschläfrigkeit mit Gefahr des Sekundenschlafes.

Schlafapnoe = Atempause während des Schlafens mit einer Dauer ≥ 10 Sek. > 5 x/h

Hypopnoe: Verringerung des Atemflusses um ≥ 30 % mit O_2-Entsättigung ≥ 4 % oder Arousal

Apnoe-Hypopnoe-Index (AHI) = Anzahl der Apnoen und Hypopnoen pro Stunde Schlafzeit. - Apnoephasen während des Einschlafens, die auch bei Gesunden beobachtet werden, zählt man nicht mit.
Bewertung des AHI: < 5/h normal, 5 - 14/h leichtes, 15 - 29/h mittelgradiges, ≥ 30/h schweres SAS

Da Apnoen/Hypopnoen mit einem Abfall der O_2-Sättigung ≥ 4 % einhergehen, bestimmt man mittels Pulsoximetrie den O_2-Entsättigungsindex = O_2-Desaturierungsindex = ODI (= Anzahl der O_2-Abfälle pro Stunde Schlafzeit). Dieser korreliert zum AHI.

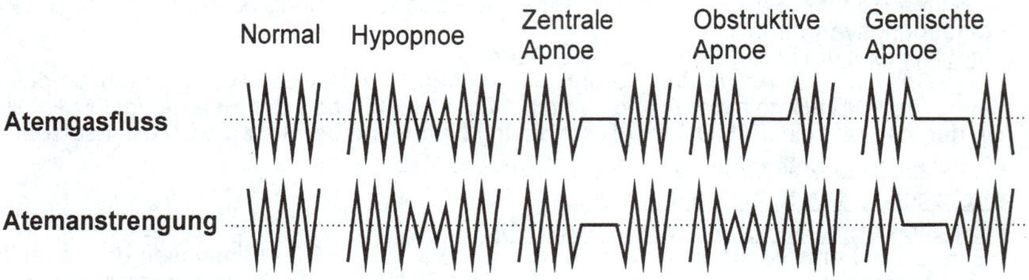

Ep.: Primäres Schnarchen: Ca. 25 % der Erwachsenen und ca. 50 % der Menschen > 65 J.
OSAS: 4 % der Männer und 2 % der Frauen > 40 J.; gehäuft bei Adipositas (80 % der SAS-Patienten sind adipös); zunehmende Häufigkeit nach dem 40 Lebensjahr (hohe Dunkelziffer)

PPh: der Schlafstadien:
Anhand von Elektroenzephalogramm (EEG), Elektrookulogramm (EOG) und Elektromyogramm am M. submentalis (EMG) wird der Schlaf in die Schlafstadien Non-REM N1 – N3 sowie den REM-Schlaf ("rapid eye movement": schnelle Augenbewegungen) eingeteilt.
Die 3 Non-REM-Schlafstadien zeichnen sich durch Frequenzabnahme der EEG-Wellen und Zunahme der Amplitude (δ-Wellen) aus. Tiefschlaf (Non-REM 3) dient der physischen Erholung des Körpers und nimmt mit zunehmendem Alter an der Gesamtschlafzeit ab, während der Leichtschlafanteil (Non-REM 1 und 2) zunimmt.
Im REM-Schlaf ähnelt der Verlauf der EEG-Kurven denen beim wachen Menschen (hohe Frequenzen mit niedriger Amplitude). Gleichzeitig werden im EOG schnelle Augenbewegungen gefunden und der Muskeltonus sinkt auf ein Minimum. Der REM-Schlaf soll der psychischen Erholung dienen. Besonders lebhaftes Träumen findet überwiegend im REM-Schlaf statt.
Im Laufe einer Nacht zeigt sich beim Gesunden eine charakteristische Abfolge der Schlafstadien. Es werden 4 - 6 Schlafzyklen von etwa 70 - 90 min Dauer durchlaufen, die aus einer initialen Leichtschlaf-, dann Tiefschlaf- und zuletzt REM-Schlafphase bestehen. Zu Beginn der Nacht sind die Tiefschlafphasen überproportional lang, während gegen Morgen der REM-Schlafanteil zunimmt. Bei normalem Schlaf verbringt man je etwa 20 – 25 % der Schlafzeit im Tiefschlaf und im REM-Schlaf und ca. 50 % im Leichtschlaf.

Ät.: 1. SAS mit Obstruktion der oberen Atemwege = obstruktives Schlafapnoesyndrom = OSAS (> 90 %):
Kollaps der Schlundmuskulatur (Oro-/Nasopharynx) durch nachlassenden Tonus der Pharynxmuskulatur im Schlaf, häufig im REM-Schlaf. Aktivität der Atemmuskulatur und damit Atembewegungen bleiben jedoch erhalten.

Begünstigende Faktoren sind Erkrankungen im Bereich des Oro-/Nasopharynx, z.B. Tonsillenhyperplasie, Nasenpolypen, Nasenseptumdeviation, Makroglossie, Retrognathie u.a.

2. SAS ohne Obstruktion der oberen Atemwege (< 10 %):
   - Zentrale Schlafapnoe: Infolge verminderter Stimulierbarkeit der Chemorezeptoren kommt es zu intermittierender Innervationsstörung der Atemmuskulatur. Thorakale und abdominale Atembewegungen bleiben vollständig aus (bei reduzierter LV-EF, Insult, Therapie mit Opiaten). Ca. 50 % der Patienten mit Herzinsuffizienz im NYHA-Stadium II haben ein überwiegend zentrales SAS, evtl. mit periodischer Atmung (spindelförmiger Wechsel zwischen Hypopnoe, Apnoe und reaktiver Hyperventilation). Tritt diese bei einer Herzinsuffizienz auf, spricht man auch von Cheyne-Stokes-Atmung.
     Sonderformen: Overlap-Syndrom (COPD + OSAS/Hypoventilationssyndrome)
     Komplexe Schlafapnoe: Zentrale Apnoen/Cheyne-Stokes-Atmung unter CPAP-Therapie
   - BIOT-Atmung und ataxic breathing: Chaotisches Bild von Atemzügen unterschiedlicher Tiefe und unterschiedlicher Frequenz unter Opiattherapie oder bei Schädigungen des Atemzentrums
   - Sekundäre alveoläre Hypoventilation bei chronischen Lungenerkrankungen, neuromuskulären und skelettalen Erkrankungen, Obesitas-assoziierte Hypoventilation

Pg.: der obstruktiven Schlafapnoe: Anatomische Prädisposition (z.B. Unterkieferrückverlagerung) + nervale Schädigung (durch Vibrationstrauma vom Schnarchen) + funktionelle und strukturelle Veränderung der oberen Atemwegsmuskulatur (bes. M. genioglossus) → Kollaps der oberen Atemwege → verstärkte Atemarbeit → Aufweckreaktion (Arousal) → Hypopnoe/Apnoe → pO_2 ↓/ pCO_2 ↑, Bradykardie → Ausschüttung von Stresshormonen → RR-Steigerung
Bei der Weckreaktion kommt es zur Tonisierung der erschlafften Muskulatur → Wiedereröffnung der Atemwege → Schnarchgeräusch → Hyperventilation und Tachykardie

KL.: ▶ des OSAS:
- 2 Leitsymptome:
  - Lautes und unregelmäßiges Schnarchen mit Atemstillständen (Fremdanamnese) - Ausnahme: Beim zentralen SAS fehlt Schnarchen
  - Gesteigerte Tagesmüdigkeit/-schläfrigkeit mit Einschlafneigung (Sekundenschlaf) bei monotonen Tätigkeiten (z.B. Autofahren)

  Memo: Es gibt auch Patienten mit ausgeprägtem AHI und nur wenigen Beschwerden.
- Weitere Symptome:
  - Intellektuelle Leistungsminderung (Konzentrations- und Gedächtnisstörungen)
  - Depressive Verstimmung
  - Morgendliche Kopfschmerzen, morgendliche Mundtrockenheit
  - Potenzstörungen (erektile Dysfunktion)

▶ des zentralen SAS:
Meist geringe Tagesschläfrigkeit, oft Symptome der kardialen oder neurologischen Grundkrankheit im Vordergrund (Herzinsuffizienz, Insult)

Ko.:
- Nächtliche hypoxieinduzierte, teils bradykarde Herzrhythmusstörungen bis zum AV-Block 3°. Typisch ist eine apnoeassoziierte Sinusarrhythmie; während der Apnoe: Herzfrequenz ↓, mit Beginn der Weckreaktion: Herzfrequenz ↑
- Gehäuftes Auftreten/Verschlechterung einer vorbestehenden arteriellen Hypertonie (oft ohne nächtliche Blutdrucksenkung bei der 24 h-Blutdruckmessung). Bis 50 % der SAS-Patienten haben eine arterielle Hypertonie.

  Merke: Eine arterielle Hypertonie nur dann als essenziell bezeichnen, wenn ein SAS ausgeschlossen wurde! SAS ist eine der häufigsten Ursachen einer sekundären Hypertonie!
- Verschlechterung einer vorbestehenden Herzinsuffizienz
- Respiratorische Globalinsuffizienz, pulmonale Hypertonie, Cor pulmonale, Polyglobulie
- Erhöhtes Risiko für Herzinfarkt und Schlaganfall
- Bis zu 7-fach erhöhtes Unfallrisiko durch Sekundenschlaf (25 % aller tödlichen Autounfälle!)

DD: DD der Tagesschläfrigkeit/Einschlafneigung:
- SBAS mit Obstruktion der oberen Atemwege: Sehr häufig
  - Obstruktives Schnarchen (50 % der Männer > 50 J.).
  - Schwerer Schnarcher (heavy snorer) UARS = Upper-airway-resistance syndrome
  - Obstruktives Schlafapnoe-Syndrom
- SBAS ohne Obstruktion der oberen Atemwege: Seltener
  - Periodische Beinbewegungen/Restless legs-Syndrom
  - Insomnien mit Schlafdefiziten
  - Psychiatrische Erkrankungen
  - Obesitas-assoziierte Hypoventilation

- Narkolepsie [G47.4], Primäre Hypersomnie: 4 Hauptsymptome:
  - Imperative Schlafattacken (plötzliches unkontrolliertes/zwanghaftes Einschlafen am Tag für kurze Zeit)
  - Kataplexien (plötzlicher kurzzeitiger Tonusverlust der Muskulatur, evtl. mit Hinstürzen ohne Bewusstlosigkeit, oft ausgelöst durch emotionelle Anlässe)
  - Halluzinationen beim Einschlafen oder Erwachen
  - Schlaflähmungen beim Übergang vom Schlaf- zum Wachzustand

  Vo.: Idiopathisch (Assoziation mit HLA DR15) und symptomatisch bei Hirnerkrankungen mit Zerstörung orexinhaltiger Neurone (evtl. Liquordiagnostik), Diagnose im Schlaflabor mit multiplem Schlaflatenz-Test: Narkoleptiker schlafen schon nach < 8 Min. ein (verkürzte Einschlaflatenz) und fallen sofort in den REM-Schlaf (Sleep-onset-REM = SOREM).

Di.: 1. (Fremd-)Anamnese und Verwendung standardisierter Fragebögen (Schnarchen? Nächtliche Atemstillstände, Tagesschläfrigkeit, Sekundenschlaf u.a.) → z.B. Berlin-Fragebogen (→ *Internet*)
2. Klinik, HNO-ärztlicher Befund
3. Schlafuntersuchung mit Registrierung verschiedener Parameter: Atemfluss, Schnarchen, Pulsfrequenz, Pulsoximetrie, Thoraxbewegungen, EEG und AHI u.a.
   a) Mit ambulant anwendbaren Screeninggeräten (Polygrafie)
   b) Im Schlaflabor mit umfangreicher Polysomnografie

Th.: A) Konservativ:
1. Behandlung präexistenter Risikofaktoren:
   - Adipositas: Gewichtsabnahme von 20 % reduziert den Apnoeindex um 50 %!
   - HNO-Konsil: Identifikation und Beseitigung evtl. Atemhindernisse, z.B. Nasenseptumdeviation, Polypen, Tonsillenhypertrophie u.a.
   - Schlafhygiene: Meidung schwerer Mahlzeiten und anstrengender Tätigkeiten vor dem Schlafen, regelmäßiger Schlafrhythmus, ausreichende Schlafphasen, Seitenlage im Schlaf (keine Rückenlage, evtl. Nutzung einer Rückenlageverhinderungsweste)
   - Verzicht auf Alkohol, Nikotin und apnoeverstärkende Medikamente (z.B. Sedativa, Schlafmittel, Betablocker sind nur bei bradykarden Herzrhythmusstörungen im Schlaf kontraindiziert)
2. nCPAP-Atmung (= nasale continuous positive airway pressure) = Positivdruck-Atmung: Mittel der Wahl bei symptomatischen OSAS-Patienten: Kontinuierliche, nächtliche Überdruckatmung mittels Nasen- oder Vollgesichtsmaske. Bei einem individuell zu ermittelnden positiven Druck von 5 – 13 mbar in In- und Exspiration kann eine pneumatische Schienung des hypotonen Pharynx erreicht werden.
   Ca. 80 % der Patienten, die eine Überdruckatmung benötigen, können mit CPAP gut eingestellt werden. Für Problempatienten stehen folgende Varianten zur Verfügung:
   - BPAP ("bilevel positive airway pressure") appliziert während der Inspiration einen höheren und während der Exspiration einen niedrigeren Druck. Dadurch kann bei Hypoventilation das Therapiegerät die Atemtätigkeit unterstützen. Bei Herzinsuffizienz-Patienten ist die Druckbelastung vermindert. Bei Hypoventilationssyndrom kann das Gerät mit einer festen Grundfrequenz (ST- oder T-Modus) arbeiten und so den Patienten bei fehlendem Atemantrieb beatmen.
   - Automatische nCPAP- oder BPAP-Geräte passen den Behandlungsdruck selbsttätig den jeweiligen Erfordernissen an (Indikation z.B. bei lageabhängigem OSAS).
   - Adaptive Servoventilation: Für Patienten mit periodischer Atmung/Cheyne-Stokes-Atmung Dabei wird den Patienten in Phasen der Hypoventilation eine stärkere Druckunterstützung, in Hyperventilationsphasen eine geringe Druckunterstützung angeboten. Die Variationen beziehen sich auf den Inspirationsdruck, der sich somit antizyklisch zum Atemantrieb des Patienten verhält.

   NW der Beatmungstherapie: Maskenpassprobleme (Druckstellen, Undichtigkeit), Rhinitis (bis 25 %), Austrocknung der Nasen- und Rachenschleimhaut (→ Einsatz eines Luftbefeuchters), überschießende Gegenregulation am Morgen mit Ausbildung eines wässrigen Fließschnupfens, Reizung der Konjunktiven → Abhilfe durch Gerät mit Warmbefeuchtung.

   Ko. der Beatmungseinstellung: Hypoventilation bei nicht ausreichender Druckeinstellung, insbes. in REM-Phasen. Zentrale Atemregulationsstörung bei hohen Drücken.
   Therapieakzeptanz bei exakter Indikationsstellung und sorgfältiger Anleitung in ca. 80 % d.F.
   Regelmäßige Therapiekontrollen (mittels ambulanter Geräte, Polysomnografie im Schlaflabor bei Bedarf

3. Mandibular Advanced Devices (MAD): Progenierende (den Unterkiefer vorverlagernde) Unterkiefer-Protrusionsschienen (UPS) aus Kunststoff, die ein Zurücksinken des Unterkiefers verhindern, können bei leichtem SAS versucht werden, falls die nCPAP-Therapie nicht toleriert wird. Therapieerfolg polysomnografisch überprüfen.
4. Behandlungsverfahren im Versuchsstadium:
   1. Orokavitäres Unterdrucksystem
   2. Stimulation des N. hypoglossus mittels Zungenschrittmacher (→ *Internet*)

B) Chirurgische Therapie:
Aufgrund der hohen Erfolgsrate der nCPAP-Therapie von > 90 % stellt sich die Frage nach chirurgischen Maßnahmen nur selten, wenn die nCPAP-Therapie nicht vertragen wird:
- Bei nasaler Obstruktion (z.B. durch Septumdeviation): Rhinochirurgische Korrektur
- Eine Uvulaplastik zur Verminderung des Schnarchens beeinflusst das SAS meist nicht.

Prg: Apnoe-Hypopnoe-Index > 5/h: Erhöhtes Risiko für Hypertonie und kardiovaskuläre Erkrankungen
Apnoe-Hypopnoe-Index > 30/h: 8-Jahresmortalitätsrate unbehandelt bis 40 % (Unfälle, Herzinfarkt, Schlaganfall)
Bei konsequenter nCPAP-Therapie sinkt der arterielle Blutdruck am Tage um ca. 10 mmHg. Das Unfallrisiko nimmt ab und das insgesamt erhöhte Mortalitätsrisiko der unbehandelten Patienten mit SAS wird durch nCPAP auf die Altersnorm gesenkt.
Cheyne-Stokes-Atmung bei Herzinsuffizienz: Unter adaptiver Servoventilation Besserung der Herzinsuffizienz (Gegenstand aktueller Studien)

HYPERVENTILATIONSSYNDROM [F45.33]

Vo.: 5 - 10 % der Erwachsenen; vorzugsweise im 2. und 3. Lebensjahrzehnt; w > m; meist psychogene Ursachen

Ät.:
1. Psychogen: Angst, Aufregung, Stress, Panik, Aggression, Depression u.a.
2. Somatogen: Lungenerkrankungen, Hypoxie, metabolische Azidose, Kalzium-, Magnesiummangel, hohes Fieber, hepatisches Koma, Salicylatintoxikation, Schädelhirntrauma, Enzephalitis u.a.

KL.:
1. Akuter Hyperventilationsanfall:
   Hyperventilation mit Symptomen einer normokalzämischen Tetanie (Parästhesien, Pfötchenstellung u.a.)
2. Chronische Hyperventilation:
   - Neuromuskuläre Symptome: Parästhesien (Ameisenlaufen, Kribbeln), Hypästhesien an den Akren, evtl. auch perioral; Zittern
   - Zerebrale Symptome: Müdigkeit, Konzentrationsstörungen, Vergesslichkeit, Benommenheit, Kopfschmerzen, Schwindel (kein Dreh- oder Schwankschwindel), Sehstörungen
   - Vegetative Symptome: Schwitzen, kalte Hände/Füße, häufiger Harndrang
   - Funktionelle Herzbeschwerden (siehe dort)
   - Respiratorische Symptome: Seufzen, Gähnen, Hüsteln, unregelmäßige Atmung, Luftnot, Gefühl „nicht durchatmen zu können"
   - Psychische Symptome: Nervosität, Aufregung, Angst, Weinen, Depression, Schlafstörungen
   - Gastrointestinale Symptome: Luftschlucken (Aerophagie) mit Meteorismus, Flatulenz

DD:
- Ausschluss somatogener Ursachen einer Hyperventilation
- Hypokalzämische Tetanie
- KHK, Asthma bronchiale

Di.:
1. Anamnese + Klinik!
2. Provokation von Beschwerden durch Hyperventilation über 3 Minuten
3. Blutgasanalyse: Respiratorische Alkalose → pCO_2 und Bikarbonat ↓, pH n / ↑. Bei der chronischen Hyperventilation metabolisch kompensierte Alkalose, bei der akuten Hyperventilation nicht-kompensierte Alkalose.

Th.: der psychogenen Hyperventilation:
1. Aufklärung + Beruhigung des Patienten
2. Bei Hyperventilationstetanie evtl. kurzfristig Tütenatmung (CO_2-Anreicherung der Atemluft)
3. Atemschulung (Zwerchfellatmung üben), Entspannungstraining, autogenes Training, Yoga, evtl. psychosomatische Therapie

LUNGENBLUTUNG [R04.8]

Leitsymptom: - Hämoptoe = Massives Aushusten von hellrotem (schaumigen) Blut
- Hämoptyse = Leichte Blutbeimischung im Auswurf

Ät: einer Hämoptoe/Hämoptyse:

1. - Lungen-Tbc (in den ärmeren Regionen der Erde häufigste Ursache } ca. 50 %
   - Lungenkarzinom
2. - Bronchiektasen } ca. 40 %
   - Bronchitis, Pneumonie, Lungenabszess
   - Lungeninfarkt
   - Thorax-/Bronchustraumen; nach Lungenbiopsie
3. Andere Ursachen: Hämorrhagische Diathese, Blutungen unter Antikoagulanzien, M. Osler, Goodpasture-Syndrom, Wegener-Granulomatose, Lungenegel (Tropenanamnese)

Merke: Bei männlichen Rauchern > 45 J. ist das Lungenkarzinom die wichtigste Ursache.

DD: Blutung aus Nasen-Rachenraum, Ösophagus, Magen

Di.:
- Anamnese + Klinik
- Ausschluss einer Blutung aus Nase, Oropharynx, oberem Verdauungstrakt
- Labor (Blutbild, Quickwert, PTT, Thrombozyten, Blutgruppe, Blutgase)
- Röntgen/CT des Thorax + Bronchoskopie

Th.:
- Allgemeinmaßnahmen:
  - Schrägsitzende Lagerung mit blutendem Lungenflügel nach unten, O_2-Zufuhr (wichtigste Erstmaßnahme)
  - Vorsichtige Sedierung (Hustenreflexe nicht unterdrücken!)
  - Volumensubstitution, Blut bereithalten, Nulldiät
- Versuch einer bronchoskopischen Blutstillung: Spülung mit eiskalter NaCl-Lösung 0,9 %, lokale Gabe von Noradrenalin, Elektro- oder Laserkoagulation; Fibrinklebung; Verschließen des betroffenen Lappens durch Bronchusblocker, der Verlegung der übrigen Atemwege durch Blut verhindern soll.
- Bei fortbestehender Blutung interdisziplinäres Konsil mit Thoraxchirurgie und interventioneller Radiologie, evtl. Bronchialarterienembolisation, evtl. endotracheale Intubation und Schutz der kontralateralen Lunge vor Aspiration durch doppellumigen Tubus, Beatmung mit erhöhtem endexspiratorischen Druck

BRONCHIEKTASEN [J47]

Def: Sackförmige oder zylindrische irreversible Ausweitungen der mittleren und distalen Bronchien als Folge einer Zerstörung der Muskulatur und des elastischen Bindegewebes; ein- oder beidseitig, diffus oder lokalisiert, überwiegend basal in den Unterlappen

Vo.: Inzidenz (Datenmangel): Ca. 10/100.000 Einwohner/Jahr

Ät.:
- Angeboren: Primär ciliäre Dyskinesie (PCD), zystische Fibrose (CF), Immundefektsyndrome
- Erworben: Chronisch-rezidivierende bronchopulmonale Infekte, COPD, Bronchusstenosen (Fremdkörper, Tumor), Lungentuberkulose, allergische bronchopulmonale Aspergillose (zentrale Bronchiektasen) u.a.

KL.: Mukostase und rezidivierende bakterielle Infekte führen zu produktivem Husten: Sputum oft dreischichtig (Schaum, Schleim, Eiter), süßlich-fade riechend
"Maulvolle" Expektoration, bes. morgens und nach Lagewechsel

Ko.:
- Rezidivierende bronchopulmonale Infekte: Erreger: H. influenzae, Pneumokokken, Pseudomonas u.a.
- Lungenabszess
- Allergisch bronchopulmonale Aspergillose
- Obstruktive Ventilationsstörung
- Lungenblutung (bes. bei Ausbildung von Links-Rechts-Shunts zwischen bronchialen und pulmonalen Gefäßen)
- Bakteriell-metastatische Herde (z.B. Hirnabszess)
- Amyloidose
- Respiratorische Insuffizienz (Uhrglasnägel, Trommelschlegelfinger), Cor pulmonale
- Wachstumsretardierung bei Kindern

Symptome einer Exazerbation:
- Zunahme des Sputums mit Husten
- Vermehrte Dyspnoe
- Fieber über 38 °C
- Verstärktes Giemen
- Verschlechterung der Belastbarkeit
- Müdigkeit
- Verschlechterung der Lungenfunktion
- Radiologische Infektzeichen

Di.:
- Anamnese + Klinik; Auskultation: Feuchte RGs
- Röntgen Thorax in 2 Ebenen
- HR-CT stellt Bronchiektasen gut dar (Methode der Wahl)
- Sputumdiagnostik mit Antibiogramm
- Evtl. Bronchoskopie
- Ausschluss eines Immundefektsyndroms, einer Mukoviszidose, einer Ziliendyskinesie (evtl. Nasenschleimhautbiopsie)

Th.:
▶ Chirurgisch: Mittel der Wahl bei einseitiger Lokalisation der Bronchiektasen (Segmentresektion oder Lobektomie)
▶ Konservativ:
- Sekretdrainage ("Bronchialtoilette"): Morgendliche Expektoration in Knie-Ellenbogenlage (Quincke-Lagerung), Lagerungs-/Vibrationsmassage, Nutzung von Vibrations-Hilfsmitteln (VRP1-Flutter, RC-Cornet u.a.), ausreichende Flüssigkeitszufuhr (zur Verflüssigung des Bronchialsekretes), Inhalationstherapie mit Kochsalzlösung, Atemgymnastik
- Bei Atemwegsobstruktion bronchospasmolytische Therapie (siehe COPD)
- Gezielte Antibiotikatherapie nach Antibiogramm. Wenn kein mikrobiologisches Ergebnis vorliegt, ist eine breite antibiotische Initialtherapie zu wählen. Dabei sollten Pseudomonaden miterfasst werden. Bei einer Besiedlung der Bronchien mit Pseudomonas aeruginosa haben sich auch inhalative Antibiotika bewährt (z.B. Gentamycin u.a.).
- Aktive Immunisierung gegen Influenza und Pneumokokken
- Bei Hypogammaglobulinämie Substitution mit Immunglobulinen
- Körperliches Trainingsprogramm für Lungenkranke („Lungensport") und Meidung inhalativer Noxen (Rauchen!)

Prg: Wird bestimmt von der kausalen Erkrankung und einer optimalen Therapie (Sekretdrainage, Infektprophylaxe und -therapie)

ATELEKTASEN [J98.1]

Def: Luftleeres Lungengewebe ohne entzündliche Veränderungen

Ät.:
1. Primäre Atelektasen bei Früh-/Neugeborenen
2. Sekundäre Atelektasen bei bereits belüfteten Lungen
   a) Obstruktionsatelektasen (= Resorptionsatelektasen) = Folge eines Bronchialverschlusses durch Lungenkarzinom, Fremdkörper, Schleimpfropf
   b) Kompressionsatelektasen: = Folge einer Kompression des Lungengewebes von außen, meist in Form basaler Plattenatelektasen: Pleuraerguss, verminderte/aufgehobene Zwerchfellatmung, Zwerchfellhochstand, postoperativ nach abdominellen Operationen, aber auch nach Lungenembolie (DD!); Mittellappensyndrom: Atelektase des Mittellappens durch einen tuberkulös entzündeten Lymphknoten bei Kindern
   c) Entspannungsatelektase bei Pneumothorax

Verlauf: akut - chronisch

Ko.: Infektion, Abszess, respiratorische Insuffizienz

DD: Pneumonie (Anamnese, Klinik, Röntgen)

Di.:
1. Anamnese + physikalische Untersuchung:
   Abgeschwächter Stimmfremitus, Klopfschalldämpfung, abgeschwächtes Atemgeräusch mit Bronchophonie

2. Röntgen des Thorax in 2 Ebenen:
   - Direkte Atelektasezeichen: Lokale Transparenzminderung mit bikonkaver Begrenzung oder basale Streifen-/Plattenatelektase; Verlagerung des Interlobärseptums
   - Indirekte Atelektasezeichen: Zwerchfellhochstand, Hilus-/Mediastinalverlagerung, fehlendes Bronchopneumogramm
3. CT
4. Bronchoskopie mit evtl. Biopsien

Th.: 1. Kausale Therapie: z.B. Fremdkörperentfernung, Absaugen eines Schleimpfropfes, Beseitigung einer Tumorstenose u.a.
2. Evtl. antibiotische Behandlung bei Pneumonie/Abszess
3. Bei chronischer Atelektase evtl. Segment- oder Lappenresektion

Pro: postoperativer Kompressionsatelektasen: Postoperative Mobilisierung, Atemgymnastik und -therapie

AKUTE BRONCHITIS [J20.9]

Ät.: 1. Viren (90 %): Bei Kindern am häufigsten RS-, Adeno-, Coxsackie-, ECHO-Viren. Bei Erwachsenen am häufigsten Rhinoviren, Coronaviren, Influenza- und Parainfluenzaviren, SARS-Coronavirus
2. Mykoplasmen und Chlamydien
3. Andere Bakterien spielen meist nur eine Rolle bei Patienten mit vorbestehenden Lungenerkrankungen (z.B. COPD), bei Krankenhauspatienten (nosokomiale Infektionen) sowie bei sekundärer bakterieller Infektion: Pneumokokken, Haemophilus influenzae, Moraxella catarrhalis, Staphylococcus aureus.
   Bei nosokomialen Infektionen, z.B. bei Beatmungs-assoziierter Bronchitis, finden sich am häufigsten 5 Keime: S. aureus (ca. 25 %), P. aeruginosa (ca. 20 %), Klebsiellen, Enterobacter und E. coli.
4. Im Rahmen einer anderen Erkrankung (Keuchhusten, Masern, Brucellose, Typhus)
5. Pilze (z.B. Soorbronchitis)
6. Reizstoffe (Gase, Staub)

Inf: Aerosol- und Schmierinfektion

Ink: Bei Viren ca. 2 – 6 Tage (Rhinoviren 1 – 4 Tage)

KL.: Akute respiratorische Erkrankungen (ARE) = Erkältungskrankheiten = „common cold" [J00]
ARE verlaufen bei jungen Menschen meist mild. Bei älteren Menschen und vorbestehenden chronischen Erkrankungen (Herz, Lunge, Immunsystem) ist der Verlauf schwerer mit evtl. Komplikationen (z.B. Bronchopneumonie).
1. Symptome der akuten Bronchitis:
   - Hustenreiz, retrosternale Schmerzen beim Husten
   - Zäher, spärlicher Auswurf (eitriger Auswurf bei bakterieller Superinfektion)
   - Fieber, Kopfschmerzen, evtl. Muskel-/Gliederschmerzen

   Ausk.: Evtl. trockene RGs bei obstruktiver Bronchitis (Giemen, Brummen), bei peribronchitischen Infiltrationen evtl. feinblasige klingende RGs
   Lab.: Bei unkomplizierter Virus-Bronchitis Leukozyten n/↓, CRP meist normal!
2. Evtl. andere Symptome einer ARE: Schnupfen, Niesen, Halsbrennen, Schluckbeschwerden
3. Myalgien und Arthralgien sind typisch für Virusinfektionen.

Ko.: der viralen Bronchitis
- Bronchopneumonie
- Sekundäre bakterielle Infektion (siehe oben; CRP ↑, Leukozytose)
- Verschlechterung einer vorbestehenden Herzinsuffizienz oder einer respiratorischen Insuffizienz

Hyperreagibles Bronchialsystem mit hartnäckigem Hustenreiz und evtl. spastischer Bronchitis

DD:
- Akute Exazerbation einer COPD
- Bronchiolitis (bei Säuglingen) (Bronchiolen < 1 mm ø) mit der Gefahr eines Verschlusses der Bronchiolen = Bronchiolitis obliterans:
  Vo.: Bes. RS-Virusinfektionen bei Säuglingen
  KL.: Hohes Fieber, Tachypnoe, Dyspnoe u.a.
  Anm.: Toxische Bronchiolitis auch nach Reizgasinhalation (z.B. Phosgen)
- Pertussis

Di.: Anamnese / Klinik / Erregernachweis (Kultur, PCR, Antigennachweis), Ak-Nachweis

Th.: ▸ der viralen Bronchitis:
- Expektoranzien: Reichlich Flüssigkeit bei zähem Schleim
  Weder für Sekretolytika noch für Mukolytika gibt es einen ausreichend belegten Effekt.
- Evtl. Antitussiva: Nur bei quälendem Husten, der die Nachtruhe stört, z.B. Codein
  NW/KI: Atemdepression, Obstipation, Suchtpotential

  Merke: Antitussiva nur bei quälendem trockenen (nichtproduktiven) Husten einsetzen, weil der Hustenreflex für eine Expektoration wichtig ist! Ausreichend viel trinken/ausgeglichener Flüssigkeitshaushalt ist das Wichtigste zur Förderung der Sekretolyse.

- Brustumschläge, Schwitzkuren
- Bei anhaltendem trockenen Reizhusten infolge hyperreagiblem Bronchialsystem bzw. spastischer Bronchitis temporäre Anwendung inhalativer Glukokortikosteroide und bronchospasmolytische Therapie (siehe Kap. Asthma bronchiale).
- Bei lebensbedrohlicher viraler Infektion und Abwehrschwäche evtl. Gabe von Immunglobulinen i.v.

▸ der bakteriellen Bronchitis:
- Indikationen für Antibiotika: Vorbestehende Lungenerkrankungen, Krankenhauspatienten, Verdacht auf bakterielle Superinfektion (CRP und Procalcitonin ↑), Gefahr einer Bronchopneumonie (insbes. bei alten Patienten oder Abwehrschwäche)
- Antibiotikaalternativen: Makrolide (z.B. Clarithromycin), Cephalosporine, Aminopenicillin + Betalaktamase-Inhibitor (z.B. Amoxicillin + Clavulansäure oder Ampicillin + Sulbactam); Reservemittel: Neue Fluorochinolone (siehe Kap. Pneumonie)

▸ der Bronchiolitis:
Abschwellende Nasentropfen, O_2-Zufuhr bei Hypoxie, evtl. bronchospasmolytische Therapie; bei schwerer Symptomatik stationäre Therapie

▸ Nach Reizgasinhalation:
Auch bei geringen Reizerscheinungen muss der Patient 24 h stationär beobachtet werden, da nach symptomfreiem Intervall ein Lungenödem eintreten kann.
Prophylaktische Gabe von inhalativen Kortikosteroiden ist im Wert umstritten; z.B. Beclometason (Junik®), initial alle 10 Minuten mehre Hübe, evtl. zusätzlich Kortikosteroide i.v.

Therapie + Klinik von Pilzinfektionen: Siehe Kap. Systemische Pilzinfektionen

CHRONISCH OBSTRUKTIVE LUNGENKRANKHEIT (COPD) [J44.99] UND CHRONISCHE BRONCHITIS

Internet-Infos: *www.goldcopd.com; www.atemwegsliga.de; www.pneumologie.de; www.versorgungsleitlinien.de/themen/copd*

Def:
- COPD = chronic obstructive pulmonary disease: Verhinderbare Erkrankung mit extrapulmonalen Auswirkungen, die den Schweregrad maßgeblich mit beeinflussen können. Die pulmonale Komponente ist charakterisiert durch eine Atemflussbehinderung, die nicht vollständig reversibel ist. Die Atemflussbehinderung verläuft meist progredient und ist assoziiert mit einer pathologischen Entzündungsreaktion der Lunge auf schädliche Gase oder Partikel.
- Chronische Bronchitis: WHO: Eine chronische Bronchitis ist dann anzunehmen, wenn bei einem Patienten in 2 aufeinanderfolgenden Jahren während mindestens 3 aufeinander folgenden Monaten pro Jahr H u s t e n + A u s w u r f (= produktiver Husten) bestanden.

Ep.: Prävalenz der COPD in Deutschland: Ca. 13 % (Bevölkerung > 40 J., BOLD-Study), sehr hohe Dunkelziffer. m > w (der Frauenanteil steigt).
COPD belegt weltweit den 4. Platz der Todesursachenstatistik. COPD ist die häufigste Erkrankung der Atmungsorgane und häufigste Ursache des Cor pulmonale und der respiratorischen Insuffizienz!

Ät.: Multifaktoriell:
- Exogene Faktoren:
  1. Rauchen (Zigarette, Pfeife, Zigarre, Passivrauchen) ist mit fast 90% die häufigste Ursache für die Entstehung einer COPD . Aufgrund einer polygenetischen Prädisposition entwickeln nur etwa 20 % der Raucher eine COPD.
  2. Luftverschmutzung (z.B. SO_2, Staub): Industrie und Straßenverkehr, Bergbau:
     Nach einer kumulativen Feinstaubdosis von 100 Kohlegruben-Feinstaubjahren [(mg/m^3) x Jahre] verdoppelt sich das Risiko, an COPD zu erkranken (Berufskrankheit Nr. 4111 der

Bergleute im Steinkohlenbergbau: Bergmannsbronchitis. In Deutschland werden Erkrankungen entschädigt, wenn sie nach dem 31.12.1992 aufgetreten sind).
In Drittweltländern ist neben dem Rauchen das innerhäusliche Heizen und Kochen mit offenem Feuer eine häufige Ursache.

3. Rezidivierende bronchopulmonale Infekte führen oft zu akuten Exazerbationen der COPD (AECOPD) und beschleunigen die Progression der COPD.
4. Alle Faktoren, die die Lungenentwicklung in Schwangerschaft und Kindheit hemmen (niedriges Geburtsgewicht, rezidivierende Infekte u.a.), erhöhten das Risiko für eine spätere COPD.

- Endogene Faktoren: Antikörpermangelsyndrome (z.B. IgA-Mangel), α_1-Proteaseninhibitormangel (= α_1-Antitrypsinmangel), primäre ziliare Dyskinesie u.a.

Merke: COPD-Patienten < 50 J. auf α_1-Antitrypsinmangel untersuchen!

Pg.: Die COPD ist eine multifaktorielle Erkrankung. Von zentraler Bedeutung ist eine chronische Entzündung im Bereich der kleinen Atemwege, die durch inhalative Noxen ausgelöst wird. Umbauprozesse der Atemwege und Mukushypersekretion führen zu einer strukturellen und funktionellen Obstruktion. Die Störung des physiologischen Gleichgewichts zwischen Proteasen und Proteaseinhibitoren mit Destruktion des Lungenparenchyms und Entwicklung eines Emphysems spielt eine wichtige Rolle in der Pathogenese. Im Verlauf der Erkrankung kommt es zudem über eine systemische Inflammation zur Entwicklung und Progression systemischer Auswirkungen mit hoher klinischer Relevanz (z.B. verminderte Belastbarkeit bei Myopathie).
Die Obstruktion beruht auf verschiedenen Mechanismen: Remodeling (Fibrosierung durch aktivierte Fibroblasten), Parenchymverlust und bronchiale Instabilität (verstärkte Proteaseaktivität), mukoziliäre Dysfunktion (Hypersekretion, ziliäre Dysfunktion), unspezifische bronchiale Hyperreaktivität.
Typisch ist eine im Verlauf zunehmende Fixierung der Obstruktion (durch Bronchospasmolyse kaum beeinflussbar) mit Bronchialkollaps bei forcierter Exspiration. Dies führt zu Überblähung mit zunehmender Einschränkung der körperlichen Leistungsfähigkeit sowie zu ventilatorischer Verteilungsstörung mit Entwicklung einer pulmonalen Hypertonie und eines Cor pulmonale.

KL.:
- Der COPD geht meist eine mehrjährige chronische (nichtobstruktive) Bronchitis voraus (= "simple chronic bronchitis") = einfache chronische Bronchitis mit Husten + Auswurf (reversibel).
  Meist morgendliches Abhusten von Sputum, das bei bakterieller Infektion eitrig aussieht (bei großen Sputummengen an Bronchiektasen denken).
- Kardinalsymptome der COPD:
  1. Husten und Auswurf
  2. Belastungsdyspnoe (mit zunehmender Einschränkung der körperlichen Leistungsfähigkeit)
- COPD-Assessment-Test (CAT) zur Erfassung und Verlaufsbeurteilung der Symptomatik der Patienten (Download unter *www.catestonline.org*).
  Er enthält 8 Fragen nach Husten, Auswurf, Engegefühl in der Brust, Luftnot bei körperlicher Belastung, Einschränkung in der häuslichen Aktivität, Angst das Haus zu verlassen, Schlaf und Energie. Die Antwortskala umfasst 6 Möglichkeiten und informiert den Arzt rasch über Beschwerden und Befinden der Patienten.
- Modified Medical Research Council Scale (MMRC):
  0 = Dyspnoe nur bei außergewöhnlicher Belastung
  1 = Dyspnoe beim Treppensteigen
  2 = Dyspnoe beim Gehen in der Ebene
  3 = Dyspnoe beim Gehen in der Ebene - Gehstrecke 100 m
  4 = Dyspnoe beim An- und Ausziehen

Ko.:
- Im Verlauf der Erkrankung (COPD-Stadium III und IV) kommt es häufig zu Spätkomplikationen: Respiratorische Insuffizienz und Cor pulmonale (mit weiterer Leistungseinschränkung).
- Komorbiditäten: Kardiovaskuläre Erkrankungen, metabolisches Syndrom, Osteoporose, Depression, Muskelschwäche, Bronchialkarzinom
- Rezidivierende akute Exazerbationen (AECOPD): Über normales Maß der Tagesschwankung hinausgehende (und >24 h anhaltende) Verschlechterung, die der Intensivierung der Therapie bedarf.

Leitsymptome der AECOPD:
- Zunehmende Atemnot (die kaum auf initiale Notfalltherapie anspricht)
- Vermehrt Husten
- Zunahme von Sputummenge
- und/oder gelb-grüne Verfärbung des Auswurfs
- Brustenge (DD: KHK)

Zeichen der schweren AECOPD:
- Tachypnoe
- Zentrale Zyanose
- Einsatz der Atemhilfsmuskulatur
- Periphere Ödeme
- Bewusstseinstrübung bis Koma

Die Beschwerden sind im Herbst und Winter verstärkt. Jede akute Exazerbation der COPD (= AECOPD) bedeutet für den Patienten eine potenzielle Lebensgefahr, weil die eingeschränkte Lungenfunktion (mit zunehmender Hypoxämie und Erschöpfung der muskulären Atempumpe) innerhalb kurzer Zeit versagen kann!

Chronische nichtobstruktive Bronchitis
↓
Chronisch-obstruktive Bronchitis (= COPD) ← Rauchen / Rezidivierende Infekte / Endogene Faktoren
↓
+/- Obstruktives Lungenemphysem
↓
zunehmende Atemflussbehinderung (Obstruktion)
↙ ↘
Pulmonale Hypertonie + Cor pulmonale | Respiratorische Insuffizienz

Di.: Anamnese (Rauchen/Passivrauchen) + Klinik (Husten/Auswurf, Belastungsdyspnoe) + LuFu

Ausk.: Häufig abgeschwächtes Atemgeräusch (silent lung) bei Überblähung. Exspiratorisches Giemen (Spastik) und ggf. feuchte Rasselgeräusche (Verschleimung, Infiltrationen bei Pneumonie).

COPD-Schweregrade (Deutsche Gesellschaft für Pneumologie und Global Initiative for Chronic Obstructive Lung Disease (GOLD)):

Zur Definition einer Obstruktion wird international vereinfachend die fixe Ratio $FEV_1/FVC < 0{,}7$ (bzw. 70 %) genutzt, obwohl der Wert alters- und geschlechtsabhängig ist und mit zunehmendem Alter (> 40 J.) das Kriterium gehäuft falsch positiv ist.

In der GOLD-Klassifikation von 2011 werden 3 Parameter berücksichtigt:
- Atemflussbehinderung (FEV_1 vom Soll)
- Symptomatik (CAT-Score oder MMRC)
- Exazerbationen pro Jahr

Dadurch entsteht eine dreidimensionale Klassifikation der COPD mit 4 Patientengruppen (A bis D):

Patienten-gruppe	Charakteristik	Spirometrie-Klasse	Exazerbationen/Jahr*)	MMRC	CAT
A	Niedriges Risiko wenig symptomatisch	GOLD 1 - 2	≤ 1	0 – 1	< 10
B	Niedriges Risiko stärker symptomatisch	GOLD 1 - 2	≤ 1	≥ 2	≥ 10
C	Hohes Risiko wenig symptomatisch	GOLD 3 - 4	≥ 2	0 - 1	< 10
D	Hohes Risiko stärker symptomatisch	GOLD 3 - 4	≥ 2	≥ 2	≥ 10

*) Eine oder mehrere Exazerbationen mit Hospitalisation sind als hohes Risiko zu werten (C oder D)

(Aus „Pocket Guide to COPD 2011“ mit freundlicher Genehmigung der Global Initiative for Chronic Obstructive Lung Disease (GOLD); *www.goldcopd.org*)

Schweregrad der Atemflussbehinderung	GOLD-Klasse	FEV_1 % v. Soll
Leicht	GOLD 1	≥ 80
Mittel	GOLD 2	50 - 79
Schwer	GOLD 3	30 - 49
Sehr schwer	GOLD 4	< 30

- Geringe Reversibilität im Bronchospasmolysetest, d.h. Anstieg der FEV1 (nach Inhalation von z.B. Salbutamol 4 x 0,1 mg) um < 200 ml bzw. um < 15 %.
- Verminderung der MEF_{25-75} als Zeichen einer beginnenden Obstruktion der peripheren, kleinen Atemwege (small airway disease): Frühzeitiger Befund bei Rauchern
- CO-Bestimmung in der Ausatemluft bei Rauchern: Nichtraucher haben Werte < 5 ppm Raucher haben in Abhängigkeit vom Zigarettenkonsum Werte bis > 50 ppm.

- Diffusionstestung: Ein verminderter Transferkoeffizient (DLCO/VA ↓) spricht für einen Emphysemanteil und korreliert häufig mit dem Ausmaß des Emphysems.
- Arterielle/kapilläre Blutgasanalyse:
  Bei respiratorischer Partialinsuffizienz pO_2 ↓
  Bei respiratorischer Globalinsuffizienz pO_2 ↓ und pCO_2 ↑
  Mit der Pulsoxymetrie hat man eine schnelle, nichtinvasive Einschätzung über die Sauerstoffsättigung und ein Instrument zur unmittelbaren Therapiekontrolle in der Akutsituation.

Sputumkultur + Antibiogramm:
Ind: Schwere AECOPD, Therapieversager
Materialentnahme vor Antibiotikatherapie: Tiefer Morgenauswurf nach gründlicher Mundspülung mit Wasser, günstiger ist eine endobronchiale Sekretgewinnung (blinde Absaugung oder im Rahmen einer Bronchoskopie). Schnelle Aufarbeitung oder Versand im Kühlgefäß.
Erreger der AECOPD:
- Bakterien: Haemophilus influenzae (40 %), Streptococcus pneumoniae = Pneumokokken (15 %); Moraxella catarrhalis (15 %); seltener Mykoplasmen, Staphylococcus aureus, Klebsiella pneumoniae u.a. Bei fortgeschrittenen, schweren Fällen Wandel im Erregerspektrum (Enterobakterien, Proteus, Klebsiellen, Pseudomonas u.a.).
- Viren: (z.B. Rhinovirus, Influenzaviren, RS-Viren, Coronaviren, Adenoviren)

Beachte: Nur ca. 80 % der Exazerbationen sind infektbedingt. Viren spielen oft eine Rolle als Schrittmacher für bakterielle Superinfektionen.

Lab: Ausschluss eines Antikörpermangelsyndroms (Immunglobuline quantitativ), eines α_1-Antitrypsinmangels; Entzündungsparameter bei AECOPD (CRP, Blutbild); ggf. D-Dimere bei Exazerbationen und fehlendem Hinweis auf Infekt (Thromboembolie ?)

Rö.: Thorax (p.a. + seitlich) bei unkomplizierter Bronchitis unauffällig, kleinere Fleck- oder Streifenschatten sind Ausdruck entzündlicher Infiltrationen oder von Minderbelüftungen (Dystelektasen); evtl. Emphysemzeichen/Bullae; Ausschluss einer Pneumonie, einer pulmonalvenösen Stauung, eines Pneumothorax, eines Tumors.

Evtl. Bronchoskopie mit Bakteriologie, Zytologie und Histologie (Biopsie)

DD: 1. Asthma bronchiale: Anamnese: Anfallsartige Luftnot +/- Husten (ggf. bei Exposition mit Allergenen). Der Bronchitiker hustet sich aus seinem Anfall heraus, der Asthmatiker hustet sich hinein! Zwar kann eine Reversibilität der Obstruktion auch bei der COPD vorkommen, die Schwankungen der Obstruktion innerhalb eines Tages, zwischen den Tagen und auf Gabe von Medikamenten sind beim Asthma jedoch meist deutlich stärker ausgeprägt (hohe Variabilität). Asthma zeigt symptomfreie Intervalle, der COPD-Verlauf ist kontinuierlich mit Verschlechterungsphasen bei akuten Exazerbationen.

Merkmal	COPD	Asthma
Alter bei Erstdiagnose	Meist > 40 J.	Meist Kindheit, Jugend
Tabakrauchen	Meist Raucher	Untergeordnete Rolle
Atemnot	Bei Belastung	Anfallsartig auftretend
Allergie	Selten	Häufig
Reversibilität der Obstruktion	Nicht voll reversibel	Voll reversibel
Verlauf	Meist progredient	Variabel, episodisch
Ansprechen auf Kortikosteroide	Gelegentlich/partiell	Regelmäßig/gut

2. Andere Lungenerkrankungen:
   - Tuberkulose (kultureller Erregernachweis)
   - Bronchiektasen (dreischichtiges Sputum, CT)
   - Sinubronchiales Syndrom [J42] = Chronische Sinusitis als Ursache einer rezidivierenden Bronchitis → HNO-Arzt (Sonografie, Endoskopie, Röntgen/CT)
   - Fremdkörperaspiration → Bronchoskopie
3. Bronchialkarzinom

   Merke: Die chronische Bronchitis ist eine Ausschlussdiagnose!, d.h. es muss sichergestellt werden, dass sich hinter der Symptomatik von Husten und Auswurf nicht eine ganz andere Erkrankung verbirgt! Dies gilt insbes. für das Lungenkarzinom, bei dem die chronische Bronchitis eine der häufigsten Fehldiagnosen ist! Daher keine Diagnose ohne vorheriges Röntgen der Lunge; bei unklarer Diagnose ggf. CT und Bronchoskopie!
4. Lungenembolien (insb. bei Exazerbationen ohne Atemwegsinfekt)
5. Linksherzinsuffizienz mit „Asthma cardiale“
6. Gastroösophageale Refluxerkrankung (bei unklarem persistierenden Husten)

Th.: Konsequente und langfristige! Basistherapie der stabilen COPD:

- Noxen ausschalten: Rauchen aufgeben = wichtigste Maßnahme → siehe Kapitel Rauchen! Inhalative Belastung am Arbeitsplatz prüfen und ggf. ausschalten.
- Aktive Immunisierung gegen Pneumokokken (z.B. Pneumovax 23®) und Influenzavirus (jährlich und auch des Partners)
- Patientenschulung/rehabilitative Maßnahmen
- Atemgymnastik, Training der Atemmuskulatur + körperliches Training, der kardiopulmonalen Leistung angepasster „Lungensport" (*www.lungensport.org*)
- Osteoporoseprophylaxe (Calcium + Vitamin D_3)
- Sanierung vorhandener Infektquellen (chronische Sinusitis)
- Suche und konsequente Behandlung von Komorbiditäten, da sie Mortalität und Hospitalisation beeinflussen
- Medikamentöse Therapie der stabilen COPD kann Häufigkeit und Schweregrad von Exazerbation reduzieren, Lebensqualität und Leistungsfähigkeit verbessern (GOLD-Empfehlungen 2011):

Pat.-Gr.	1. Wahl	2. Wahl	Alternativen*)
A	SA Anticholinergikum bB *oder* SA Beta2-Agonist bB	LA Anticholinergikum *oder* LA Beta2-Agonist *oder* SA Beta2-Agonist + SA Anticholinergikum	Theophyllin
B	LA Anticholinergikum *oder* LA Beta2-Agonist	LA Anticholinergikum + LA Beta2-Agonist	SA Beta2-Agonist *und/oder* SA Anticholinergikum Theophyllin
C	ICS + LA Beta2-Agonist *oder* LA Anticholinergikum	LA Anticholinergikum + LA Beta2-Agonist oder LA-Anticholinergikum + PDE-4-Inhibitor oder LA-Beta2-Agonist + PDE-4-Inhibitor	SA Beta2-Agonist *und/oder* SA Anticholinergikum Theophyllin
D	ICS + LA Beta2-Agonist *oder* LA Anticholinergikum	ICS + LA Anticholinergikum *oder* ICS + LA Beta2-Agonist + LA Anticholinergikum *oder* ICS + LA Beta2-Agonist + PDE-4-Inhibitor *oder* LA Anticholinergikum + LA Beta2-Agonist *oder* LA Anticholinergikum + PDE-4-Inhibitor	Carbocistein**) SA Beta2-Agonist *und/oder* SA Anticholinergikum Theophyllin

*) Die Alternativen können alleine oder oder in Kombination mit Optionen der 1. und 2. Wahl genutzt werden.

**) Carbocistein ist ein Mukolytikum

LA: long-acting (lang wirksam)
SA: short-acting (kurz wirksam)
ICS: inhalative Glucocorticosteroide
PDE-4-Inhibitor
bB: bei Bedarf

- **Bronchodilatatoren:** Zentrale Rolle in der Basis- und Bedarfstherapie
  - Beta-2-Sympathikomimetika: Inhalativ, mit kurz- oder langwirksamer Wirkdauer und schnellem oder langsamem Wirkeintritt. z.B. Salbutamol (schnell- und kurzwirksam), Formoterol und Indacaterol (schnell- und langwirksam), Salmeterol (langsam- und langwirksam). Einzelheiten: Siehe Kap. Asthma bronchiale

- Parasympatholytika (Anticholinergika)
  - SAMA (short acting muscarinic antagonist): Kurz wirksam:
    Ipratropiumbromid (Atrovent®): 3 x 1 - 2 Hübe/d
  - LAMA (long acting muscarinic antagonist): Lang wirksam:
    - Tiotropiumbromid (Spiriva®): 2 Hübe/d oder 1 Inhalationskapsel/d
    - Glycopyrroniumbromid (Seebri Breezhaler®): 1 x/d
    - Aclidiniumbromid (Bretaris Genvair®): 2 x/d

    Ind: Anticholinergika sind beim Asthma deutlich schwächer wirksam und finden sich daher in der Stufentherapie des Asthma nicht. Bei COPD sind sie dagegen gut wirksam.
    NW: Mundtrockenheit, selten Harnverhaltung, Verschlechterung des Augeninnendrucks bei Glaukom u.a.
- Theophyllin (oral) hat bei geringer Wirksamkeit, kleiner therapeutischer Breite und relevanten medikamentösen Interaktionen nur noch eine Bedeutung als Mittel der Reserve.

(Einzelheiten zu den Präparaten siehe Kap. Asthma bronchiale)
Kombinationen der Bronchodilatatoren haben gegenüber den Einzelsubstanzen einen günstigen additiven bronchodilatatorischen Effekt (verstärken sich also gegenseitig).

- **Roflumilast** (Daxas®)
  Wi: Selektiver PDE-4-Hemmer mit antiinflammatorischer Wirkung
  Ind: Schwere COPD St. III/IV mit ausgeprägter bronchitischer Komponente und gehäuften Exazerbationen → Senkung der Exazerbationsfrequenz und sekundäre Besserung der Lungenfunktion
  NW: Gastrointestinale Beschwerden sind rel. häufig, Schlafstörungen, selten neurologische/psychische Beschwerden u.a.
  Dos: 500 µg/d (= 1 Tabl.)

Therapie von Komplikationen
AECOPD:
- Indikationen für stationäre Therapie:
  Starke Dyspnoe/Tachypnoe, rasche Verschlechterung, höheres Alter, Komorbidität, vorbekannte FEV_1 < 30 % vom Soll, keine Besserung bei ambulanter Therapie u.a.
- Empfehlungen zur ungezielten Antibiotikatherapie (AB) bei akuter (infektbedingter) Exazerbation der COPD (AECOPD) (Paul-Ehrlich Gesellschaft für Chemotherapie, S3-Leitlinie, 2009):
  Leichte AECOPD (ambulant): AB nur bei purulentem Sputum, keine AB bei Procalcitonin < 0,1 ng/ml. Aminopenicillin; Alternative: Doxycyclin, Makrolide.
  Mittlere/schwere AECOPD (stationär): Aminopenicillin mit Betalaktamase-Inhibitor, oder parenterales Cephalosporin Gr. II oder III, Alternative: pneumokokkenwirksame Fluorchinolone.
- Empfehlungen zur ungezielten Initialtherapie bei Risikofaktoren für das Vorliegen einer Infektion durch P. aeruginosa oder für Patienten auf Intensivstation:
  - Acylureidopenicillin + Betalaktamaseinhibitor (Piperacillin/Tazobactam)
  - Pseudomonaswirksames Carbapenem (Imipenem, Meropenem)
  - Pseudomonaswirksames Cephalosporin (Ceftazidim*), Cefepim)
  - Pseudomonaswirksames Fluorchinolon (Ciprofloxacin*), Levofloxacin)

  *) In Kombination mit einer pneumokokkenwirksamen Substanz
- Vorübergehende Intensivierung der inhalativen bronchodilatatorischen Therapie, zusätzlich systemische Glukokortikoide i.v. oder oral (30 - 40 mg Prednisolon/d über 1 - 2 Wochen). Innerhalb von 2 Wochen kann ohne Ausschleichen abgesetzt werden, sofern der klinische Befund das erlaubt.
- Bei zähem Schleim ausreichend trinken, Aerosolbehandlung (siehe Therapie des Asthma bronchiale). Antitussiva sind bei produktivem Husten kontraindiziert. Ein Nutzen von Sekretolytika ist nicht belegt. In den GOLD-Empfehlungen wird dennoch Carbocystein erwähnt.
- Apparative Inhalationstherapie mit 0,9 %iger NaCl-Lösung; evtl. Zugabe von Beta-2-Sympathomimetika (z.B. Salbutamol als Fertiginhalat).
- Klopfmassage zur Förderung der Expektoration, evtl. Oszillationsgeräte zur Lockerung von zähem Schleim (z.B. RC-Cornet® oder Vibrationspfeife, GeloMuc®), dadurch leichteres Abhusten möglich.
- Bei Patienten mit schwerer AECOPD und stationärer Behandlungstherapie:
  - Sauerstoffbehandlung: Der pO_2 soll ≥ 60 mmHg betragen und wird über Blutgasanalysen eingestellt. Ein leichter Anstieg des pCO_2 ohne Bewusstseinstrübung ist in der Regel nicht gefährlich. Regelmäßige BGA-Kontrollen!
  - Beatmung: Die Indikation zur Beatmung besteht unter Beachtung des klinischen Bildes bei schwerer Exazerbationen mit respiratorischer Globalinsuffizienz (pO_2 < 60 mmHg + pCO_2 > 45 mmHg) und einem pH < 7,35. Unter Beachtung der Kontraindikationen sollte im pH-Bereich von 7,30 - 7,35 meist eine nichtinvasive Beatmung (NIV) eingeleitet werden. Dies sollte frühzeitig geschehen. Der Erfolg der Maßnahme ist engmaschig zu kontrollieren. NIV

kann bei dieser Indikation die Intubationsfrequenz, die Krankenhausaufenthaltsdauer und die Letalität reduzieren. Bei Therapieversagen und/oder einem pH von < 7,30 ist meist eine Intubation und invasive Beatmung notwendig. Eine suffiziente Behandlung darf nicht verzögert werden!

Vorteil von NIV im Vergleich zur invasiven Beatmung mit Intubation:

- Verkürzte Entwöhnungszeit
- Reduzierter Aufenthalt auf der Intensivstation
- Reduktion der Häufigkeit nosokomialer Pneumonien
- Verbesserte Prognose während eines Beobachtungszeitraumes von 60 Tagen

- Invasive Beatmung bei respiratorischem Versagen trotz konservativer Therapie
  Ko.: Ventilatorassoziierte Pneumonie, Barotrauma, Entwöhnungsprobleme (Letalität ca. 25 %)
- Behandlung von Spätkomplikationen (siehe Kap. Emphysem und Kap. Cor pulmonale)

• Kontrollierte O_2-Langzeittherapie (LOT) bei chronischer Hypoxie (siehe Kap. Respiratorische Insuffizienz und Kap. Cor pulmonale)

Prg: Die nichtobstruktive chronische Bronchitis ist nach Ausschaltung der Noxe (Rauchen, Staubexposition) oft noch reversibel; mit Auftreten einer obstruktiven Ventilationsstörung (COPD) verschlechtert sich die Prognose und die Lebenserwartung ist vermindert. Durch Rauchverzicht und O_2-Langzeittherapie (bei respiratorischer Insuffizienz) ist Lebensverlängerung nachgewiesen. Krankenhausletalität der schweren AECOPD ca. 10 %, bei intensivpflichtigen Patienten ca. 25 %.

Risikofaktoren für einen ungünstigen Verlauf:

- Häufige Exazerbationen
- Höheres Alter
- Hyperkapnie
- Vorbestehende Dauertherapie mit oralen Steroiden
- Vorliegen anderer schwerwiegender Begleiterkrankungen wie Herzinsuffizienz oder Diabetes mellitus

BODE-Index: Unter Berücksichtigung von 4 Parametern lässt sich die Prognose mit einem Punktwertsystem von 0 (niedriges) bis 10 (hohes Mortalitätsrisiko) abschätzen:

Parameter	**Punkte**			
	0	1	2	3
BMI (kg/m^2)	> 21	< 21		
Obstruction, FEV_1 (% vom Soll)	> 65	50 - 64	36 - 49	< 35
Dyspnea, MMRC [modified Medical Research Council scale] (Punkte)	0-1	2	3	4
Exercise, 6 Min. Gehtest (m)	> 350	250 - 349	150 - 249	< 149

Pro: Verzicht auf Rauchen, Raucherentwöhnungsprogramme; Staubbekämpfung (z.B. im Bergbau)

LUNGENEMPHYSEM [J43.9]

Internet-Infos: *www.emphysem-info.de; www.alpha-1-center.de; www.alpha-1-info.com*

Def: Irreversible Erweiterung der Lufträume distal der Bronchioli terminales infolge Destruktion ihrer Wand bei fehlender Fibrose.

Ep.: Bei 10 % aller Obduktionen aus Kliniken lässt sich ein Lungenemphysem nachweisen. In ca. 2 - 5 % stellt es eine wesentliche Todesursache dar.

Ät.: 1. Alpha-1-Antitrypsin-(AAT-)Mangel
2. COPD

Pat: des generalisierten Lungenemphysems:

1. Zentroazinäres (= zentrilobuläres) Lungenemphysem (am häufigsten):
   Meist COPD-Patienten
   Lok.: Bevorzugt Oberlappen
2. Panazinäres (= panlobuläres) Emphysem (seltener)
   Patienten mit α1-Antitrypsinmangel
   Lok.: Bevorzugt Unterlappen

Andere Emphysemtypen sind meist lokalisierte Lungenemphyseme und spielen eine untergeordnete Rolle (→ Pathologie-Bücher)

Pg.: Beim AAT-Mangel: Proteasen-/Antiproteasen-Konzept:
Auch physiologischerweise kommt es in der Lunge zur Freisetzung von Proteasen (bes. Elastase) aus neutrophilen Granulozyten. Diese Proteasen werden durch Proteaseninhibitoren (Pi) neutralisiert. Alpha1-Antitrypsin (AAT) ist der Pi mit der höchsten Plasmakonzentration. Bei einem Ungleichgewicht zwischen Proteasen und Antiproteasen mit einem Überwiegen der Proteasen kommt es zu einer enzymatischen Zerstörung des Lungengerüstes und damit zum Emphysem.

Vermehrung durch bronchopulmonale Infekte → [Proteasen] —Δ— [Proteaseninhibitoren] ← Angeborener AAT-Mangel
← Inaktivierung durch Zigarettenrauchen

- Ursachen einer verstärkten Proteasenaktivität (aus Granulozyten):
  Bronchopulmonale Infekte, Pneumonien, COPD, Asthma bronchiale
- Ursache eines AAT-Mangels:
  Das AAT-Gen liegt auf Chromosom 14. Gesunde Menschen haben den Phänotyp PiMM (2 normale M-Allele). Mutationen im genetischen Code für AAT bewirken eine verminderte oder fehlende Synthese und Freisetzung aus der Leber.
  1. Angeborener AAT-Mangel: [E88.0] mit autosomal-kodominantem Erbgang, hetero- und homozygoten Merkmalsträger
     a) Homozygote schwere Form: Phänotyp PiZZ (oder Pi00, sehr selten, dann ohne AAT-Bildung).
     Starke Erniedrigung von AAT im Plasma < 0,30 g/l
     > 25 % entwickeln (ab Kindesalter) eine Hepatitis und später Leberzirrhose (AAT-Akkumulation in den Leberzellen) mit dem erhöhten Risiko der Entwicklung eines hepatozellulären Karzinoms. Fast alle entwickeln ein (ab dem Erwachsenenalter manifestes) Emphysem. Häufigkeit des schweren AAT-Mangels: 1 - 2 % aller Patienten mit Lungenemphysem bzw. 0,1 - 0,2 ‰ in der Bevölkerung. Von dieser zu erwartenden Zahl sind in Deutschland nur ca. 35 % bekannt (identifiziert).

     Anm.: Einen schweren AAT-Mangel erkennt man eventuell in der Serumelektrophorese am Fehlen der α_1-Globulinfraktion (dies ist aber keine sichere Diagnostik)! Da AAT ein Akut-Phaseprotein ist, kann der AAT-Spiegel bei Infekten pseudonormal sein (Kontrolle durch gleichzeitige CRP-Bestimmung).

     b) Heterozygote leichte Form: Häufigkeit ca. 7 % in der Bevölkerung.
     Phänotyp PiMZ, PiMS (geringes Risiko) oder PiSZ (mittleres Risiko).
     AAT-Spiegel < 70 g/l. Als Schwellenwert für ein Erkrankungsrisiko gilt eine Serumkonzentration von < 80 g/l.
     Entscheidend für den Beginn des Lungenemphysems sind auslösende pulmonale Noxen (Infekte, Rauchen, Staub). Fehlen solche Noxen, können die betroffenen Merkmalsträger ein normales Lebensalter erreichen. Bei Einwirkung dieser Noxen sterben die Betroffenen 1 - 2 Jahrzehnte früher an den Folgen eines vorzeitigen Lungenemphysems.

	Phänotyp	AAT (g/l)
Gesunde	PiMM	0,9 - 1,8
Heterozygote Patienten	PiMZ/PiMS/PiSZ	< 0,7
Homozygote Patienten	PiZZ	< 0,3

2. Inaktivierung des AAT durch Oxydanzien des Zigarettenrauchens (häufigste Ursache)
   Während man beim angeborenen AAT-Mangel ein panlobuläres Emphysem beobachtet, entwickelt sich beim Raucher mit normalem AAT-Serumspiegel ein zentrilobuläres Emphysem.
   Ein Raucher mit gleichzeitig homozygotem schweren AAT-Mangel erleidet frühzeitig (zwischen 30 und 40 J.) schwere emphysematöse Veränderungen mit schwerer Einschränkung der Lungenfunktion und körperlichen Leistungsfähigkeit (jährlicher FEV1-Abfall ca. 100 ml, normal ca. 20 ml).

KL.: Bei COPD-Patienten liegen Emphysem und Obstruktion zu unterschiedlichen Anteilen und Schweregraden vor. Die unterschiedliche Gewichtung der Komponenten beschrieb man früher mit dem Bild des Pink Puffers (dyspnoisch-hagerer Typ ohne Zyanose) und des Blue Bloaters (brochitischer adipöser Typ mit Zyanose).
Da es sich jedoch in der Mehrzahl der Fälle um Mischbilder handelt, hat diese Terminologie historische Bedeutung.
Hauptsymptome sind Husten, Auswurf und Dyspnoe.

Ko.:
- Respiratorische Insuffizienz:
  Die genannten Lungenfunktionsstörungen führen zu einer verminderten Gasaustauschfläche (rarefizierte Lungen- und Gefäßstruktur). Ab einer kritischen Grenze kommt es zur respiratorischen Partialinsuffizienz (Hypoxämie) und bei zusätzlicher alveolärer Hypoventilation (Atemmuskelermüdung, Adipositas u.a.) schließlich zu einer Globalinsuffizienz (Hypoxämie + Hyperkapnie).
- Evtl. leichte pulmonale Hypertonie und Cor pulmonale
- Pneumothorax bei bullösem Emphysem
- Eine Lebererkrankung (siehe dort) wird nur bei einer kleinen Zahl von Patienten mit homozygotem AAT-Mangel (PiZZ) beobachtet (Leberhistologie/Immunhistochemie: AAT-Ablagerung in den Hepatozyten).

Insp.:
- Fassförmiger Thorax
- Horizontal verlaufende Rippen
- Geblähte Schlüsselbeingruben
- Verminderte Differenz zwischen in- und exspiratorischem Brustumfang
- Exspiratorische Atembehinderung, Presslippenatmung
- Verstärkter Einsatz der Atemhilfsmuskulatur
- Paradoxe Bewegung der unteren Thoraxapertur
- "Sahlischer Venenkranz": Kleine Hautvenen im Bereich des Rippenbogens, die auch bei Gesunden vorkommen
- Evtl. Zyanose, Trommelschlegelfinger/Uhrglasnägel, periphere Ödeme

Perk.:
- Tiefstehende, wenig verschiebliche Atemgrenzen
- Hypersonorer Klopfschall (Schachtelton)
- Verkleinerte oder aufgehobene absolute Herzdämpfung
- Infolge Zwerchfelltiefstand ist auch der Leberrand weiter unterhalb des Rippenbogens tastbar (Fehldiagnose: Lebervergrößerung)

Ausk.:
- Leises abgeschwächtes Atemgeräusch, leise Herztöne
- Evtl. verlängertes Exspirium mit exspiratorischem Giemen

Rö.:
- Lungen vermehrt strahlentransparent mit Rarefizierung der peripheren Gefäßzeichnung
- Zwerchfell tiefstehend/abgeflacht
- Weite ICR und horizontaler Rippenverlauf
- Evtl. größere Emphysem-Bullae

Bei AAT-Mangel betrifft das Emphysem insb. die basalen Lungenbereiche

Röntgen bei Cor pulmonale:	• Prominenter Pulmonalisbogen • Erweiterung der hilusnahen Lungenarterien • Kaliberverengung in der Peripherie • Rechtsherzvergrößerung mit Ausfüllung des Retrosternalraumes im Seitenbild

Hochauflösende CT (HRCT): Sensitivste Methode zum Nachweis eines Lungenemphysems!

Lufu: 1. Obstruktive Ventilationsstörung:

Exobronchiale Obstruktion:

- Exspiratorische Abnahme der Lungenspannung (Elastizitätsverlust) mit exspiratorischer Einengung der Bronchien → exspiratorische Zunahme des Atemwiderstandes und Verminderung des exspiratorischen Reservevolumens. Bei Ruheatmung können die Strömungswiderstände noch normal sein, steigen aber bei körperlicher Anstrengung (erhöhte Atemfrequenz und forcierte Exspiration) mit Vertiefung der Atmung an, sodass (bei zunehmender Überblähung) dann schnell Dyspnoe auftritt.
- Evtl. exspiratorischer Kollaps der Bronchien infolge Wandinstabilität bei fortgeschrittenem Emphysem.

Endobronchiale Obstruktion:

Schwellung der Bronchialschleimhaut - Schleimsekretion - Bronchospasmus im Rahmen der begleitenden chronisch obstruktiven Bronchitis.

Die obstruktive Ventilationsstörung fördert die Emphysementwicklung durch Überblähung und weitere Destruktion der Alveolen. Durch den Elastizitätsverlust kommt es zu einer zunehmenden exspiratorischen Instabilität der distalen Atemwege mit exspiratorischem Kollaps der Bronchiolen. Diese verschließen sich, ehe die Alveolen entlüftet sind (air trapping-Phänomen = eingefangene Luft).

- ▶ Abnahme der (absoluten und relativen) Einsekundenkapazität (FEV_1 bzw. $FEV_1\%$)
  Die Einsekundenkapazität ist in der Praxis der einfachste Parameter zur Verlaufsbeobachtung eines Emphysems.
  Als Ausdruck des physiologischen Alterungsprozesses der Lunge vermindert sich die Einsekundenkapazität (etwa ab dem 30 Lj.) jährlich um folgende Durchschnittswerte:
  - Nichtraucher: 20 ml - Schwerer AAT-Mangel: 100 - 120 ml
  - Raucher: 40 - 60 ml - COPD: 60 - 80 ml
- ▶ Deformierung der exspiratorischen Fluss-Volumen-Kurve mit vermindertem Spitzenfluss (PEF) und raschem Abfall des Flusses zu Beginn der Exspiration als Zeichen der Obstruktion bzw. bronchialen Instabilität ("Emphysemknick")
- ▶ Erhöhung des Atemwiderstandes (Resistance) und sog. Keulenform der Atemschleife als Hinweis auf Instabilität der peripheren Atemwege.
- ▶ Im Bronchospasmolysetest Unterscheidung zwischen irreversiblen und reversiblen Anteilen der obstruktiven Ventilationsstörung.

2. Überblähung - Zunahme von thorakalem Gasvolumen (TGV), Residualvolumen (RV) und totaler Lungenkapazität (TLC).

Überblähung	TLC in % vom Soll	RV/TLC in % vom Soll	RV in % vom Soll
leicht	< 130	< 140	< 140
mittel	130-150	140 - 170	140 - 170
schwer	> 150	> 170	> 170

Normwert für RV in %TLC altersabhängig:
Jugendliche 20 - 25, mittleres Alter 30, höheres Alter bis 35 %

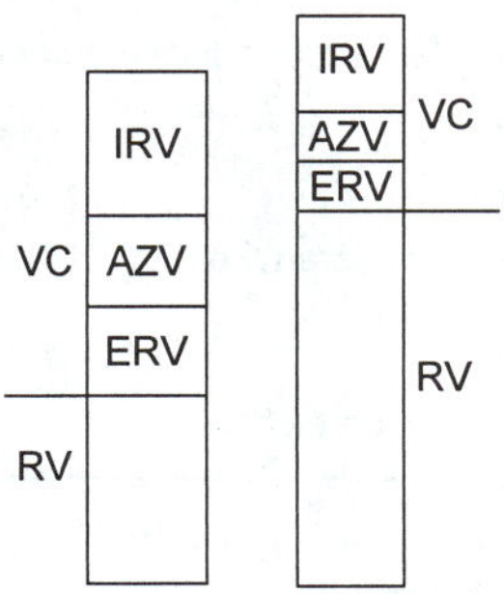

Normal Obstruktives Emphysem mit Überblähung

AZV = Atemzugvolumen
ERV = Exspiratorisches Reservevolumen
IRV = Inspiratorisches Reservevolumen
RV = Residualvolumen
TLC = Totale Lungenkapazität = VC + RV
VC = Vitalkapazität

3. Die Diffusionskapazität (= Transferfaktor) ist bei Lungenemphysem vermindert (bei Asthma bronchiale und chronischer Bronchitis ohne komplizierendes Emphysem i.d.R. normal). Transferfaktor und -koeffizient (DLCo/VA) korrelieren gut mit dem Ausmaß der Destruktion (Verminderung der Gasaustauschfläche).

4. Arterielle Blutgasanalyse (mmHg):

Stadium	pO_2	pCO_2	pH
I Hyperventilation	n	↓	↑ resp. Alkalose
II Hypoxische respiratorische Insuffizienz	↓	n	n
III Hyperkapnische respiratorische Insuffizienz	< 60	> 45	↓ resp. Azidose

Der Normwert des Sauerstoffpartialdrucks (pO_2) ist altersabhängig und liegt zwischen 70 - 100 mmHg. Die Pulsoxymetrie erfasst mit der O_2-Sättigung eine Hypoxämie erst in fortgeschrittenem Stadium.

Di.: 1. Anamnese (chronische Bronchitis? Asthma bronchiale? Raucher?)
2. Klinik / Lungenfunktion / Röntgenbild des Thorax, HRCT
3. Ausschluss eines angeborenen α_1-PI-Mangels bei folgenden Patienten:
- Alle Patienten mit Lungenemphysem
- Alle COPD-Patienten (bes. < 50 J.)
- Asthma-Patienten mit inkompletter Reversibilität im Bronchospasmolysetest
- Patienten mit Bronchiektasen und unklaren Lungenerkrankungen

Merke: Klinik und Rö. Thorax ermöglichen keine Frühdiagnose; diese ist nur durch HRCT, CO-Diffusionstest und Bodyplethysmografie möglich. Alle Patienten mit chronisch obstruktiver Atemwegserkrankung sollten einmal im Leben auf α_1-AT-Mangel getestet werden.

DD: 1. reversibler Überblähung im Rahmen akuter Atemwegsobstruktion (volumen pulmonum auctum bei Asthma Anfall)
2. Fibrosebedingten Alveolarerweiterungen (Honigwabenlunge bei Fibrose).

Th.: 1. Verhinderung einer Progression der Emphysementwicklung:
- Meidung exogener Noxen (Zigarettenrauchen!), staubfreier Arbeitsplatz
- Konsequente Behandlung bronchopulmonaler Infekte (siehe Kap. COPD)
- Impfung gegen Influenzavirus und Pneumokokken
- Bei schwerem homozygoten AAT-Mangel Substitutionsbehandlung mit AAT-Konzentraten (Prolastin®) und Raucherabstinenz
  Ind: AAT < 0,8 g/l und FEV_1 im Bereich von 30 - 60 %
  In Erprobung: Inhalative AAT-Applikation
  Zukunftsaussicht: Somatische Gentherapie bei schwerem AAT-Mangel

2. Symptomatische Behandlung:
- Bronchospasmolytische Behandlung des obstruktiven Lungenemphysems nach dem Stufenschema (siehe Kapitel COPD).
- Atemgymnastik/Atemtherapie: Vermeidung von Pressatmung mit Gefahr des Bronchialkollapses: Der Emphysematiker muss lernen, durch Atmen mit gespitzten Lippen ("Lippenbremse") einen exspiratorischen Kollaps der Atemwege zu vermeiden. Ohne diesen "vorgeschalteten" Atemwiderstand, der den Innendruck der Bronchien so hoch hält, dass ein Kollaps der Luftwege vermieden wird, gerät der Emphysematiker bei unkontrolliertem Drauflosatmen rasch in dyspnoische Krisen.
- Behandlung eines Cor pulmonale (siehe dort)
- Die Erythrozytose (älterer Begriff Polyglobulie) ist Folge des O_2-Mangels. Indikation zur O_2-Langzeittherapie prüfen. Aderlässe sind i.d.R. nicht indiziert, weil durch den erhöhten Hb-Wert auch der Sauerstoffgehalt im Blut ansteigt.
- Behandlung der Hypoxie: Die Langzeit-O_2-Therapie ist die wichtigste Maßnahme. Die O_2-Gabe sollte jedoch unter BGA-Kontrolle titriert werden. Da die arterielle Hypoxie beim COPD-Patienten mit hyperkapnischer respiratorischer Insuffizienz der wichtigste Atemantrieb ist, ist eine unkontrollierte O_2-Gabe kontraindiziert!

  Bei drohender respiratorischer Insuffizienz stationäre Beatmung unter Kontrolle der Blutgase:
  • Nichtinvasive intermittierende Beatmung (Ventilation) = NIV = ISB (intermittierende Selbstbeatmung) mit positivem endexspiratorischen Druck = NIPPV (nasal intermittent positive pressure ventilation). Kontrollierte meist nächtliche Beatmung durch einen druckgesteuerten Respirator mit Nasenmaske oder Nase-Mund-Maske. Ind: Erschöpfung der Atemmuskulatur mit respiratorischer Globalinsuffizienz → Reduktion der Mortalität in der Akutsituation

- Invasive Beatmung mit Intubation
  Ind: Schwere respiratorische Dekompensation mit muskulärer Erschöpfung, Hyperkapnie, Somnolenz bzw. KI für eine NIV oder ein Versagen eines NIV-Versuches.
- Kontrollierte O_2-Langzeittherapie (LOT) → Ind: Chronische Hypoxie ($paO_2 \leq 55$ mmHg) ohne Tendenz zur Hyperkapnie (Einzelheiten siehe Kap. Respiratorische Insuffizienz und Kap. Cor pulmonale)
  Die O_2-Langzeittherapie kann die Überlebenszeit hypoxämischer Patienten verlängern!

Merke: Atemdepressive Mittel ((z.B. Morphin, Diazepam) sind bei respiratorischer Insuffizienz kontraindiziert! (Ausnahme: Palliative Therapie einer Dyspnoe, wenn andere Maßnahmen versagt haben.)

3. Lungenvolumenreduktionsoperation: Reduktion des emphysematösen Lungengewebes um ca. 20 % führt bei ausgewählten Patienten mit Oberlappen-betontem Emphysem zur Verbesserung der Lungenfunktion (Evidenzgrad B). Bullektomie: Entfernung einzelner großer Emphysemblasen.
4. Endoskopische Lungenvolumenreduktion mittels bronchoskopischer Ventilimplantation:
   Bei Patienten mit schwerer Obstruktion, schwerer Überblähung, möglichst heterogenem Emphysem und ohne Kollateralventilation konnte ein Nutzen für die Lungenfunktion gezeigt werden. Neben einer CT-Diagnostik scheint eine bronchoskopische Messung des Luftstrom-/Atemwiderstandes bei simuliertem Verschluss einzelner Lappenbronchien erfolgversprechend die profitierende Subgruppe zu identifizieren.
5. Lungentransplantation (siehe Kap. Respiratorische Insuffizienz)
   Im Gegensatz zur Lungentransplantation ist die Lebertransplantation eine kausale Therapie bei schwerem AAT-Mangel (→ Normalisierung des AAT-Spiegels nach Lebertransplantation).

Prg: Wesentlich abhängig von einer frühzeitig einsetzenden optimalen Therapie. Ohne Einstellung des Rauchens, ist eine Progression der Erkrankung nicht zu beeinflussen: Mittlere Lebenserwartung bei Rauchern 48 Jahre, bei Nichtrauchern 67 Jahre! Bei einem FEV_1-Wert < 1 ℓ ist die Lebenserwartung erheblich reduziert und es besteht i.d.R. volle Minderung der Erwerbsfähigkeit (MdE). Häufigste Todesursachen sind respiratorische Insuffizienz und Cor pulmonale.

ASTHMA BRONCHIALE [J45.9]

Internet-Infos: *www.atemwegsliga.de; www.ginasthma.com; www.asthma.versorgungsleitlinie.de*

Def: Internationaler Konsensus Report zur Diagnose und Therapie des Asthmas:
Asthma bronchiale ist eine chronische, entzündliche Erkrankung der Atemwege. Bei prädisponierten Personen führt die Entzündung zu anfallsweiser Atemnot infolge Atemwegsverengung (Bronchialobstruktion). Die Atemwegsobstruktion ist spontan oder durch Behandlung reversibel. Die Entzündung verursacht eine Zunahme der Empfindlichkeit der Atemwege (bronchiale Hyperreaktivität) auf eine Vielzahl von Reizen.
Deutsche Atemwegsliga: Asthma bronchiale ist eine chronische entzündliche Erkrankung der Atemwege, charakterisiert durch bronchiale Hyperreaktivität und variable Atemwegsobstruktion, die (teil)reversibel ist.

Ep.: Prävalenz ca. 5 % der Erwachsenen und bis zu 10 % der Kinder; m : w = 2 : 1. Höchste Prävalenz in Schottland und Neuseeland; niedrigere Prävalenz in Osteuropa und Asien. Das allergische Asthma beginnt überwiegend im Kindesalter, das nichtallergische Asthma tritt erst im mittleren Alter auf (> 40 J.).

Häufigkeitsverteilung der einzelnen Asthmaformen:
Je 30 % der erwachsenen Asthmatiker leiden an reinem extrinsic bzw. intrinsic asthma, die übrigen an Mischformen aus beiden. Im Alter > 45 Jahre ist das Infektasthma am häufigsten, bei Kindern und im jugendlichen Alter überwiegt das rein allergische Asthma.

Ät.: A) Allergisches Asthma (extrinsic asthma) [J45.0]
1. durch allergisierende Stoffe in der Umwelt: Pollen, Hausstaubmilben, Insektenallergene, Tierhaare u.a.
2. durch allergisierende Stoffe in der Arbeitswelt (z.B. Mehlstaub beim Bäckerasthma): Berufsasthma (5 %, Berufskrankheit Nr. 4301; bei Isozyanaten BK-Nr. 1315)

B) Nichtallergisches Asthma (intrinsic asthma) [J45.1]
1. Asthma durch respiratorische Infekte
2. Analgetika-Asthma = ASS- und NSAR-induziertes Asthma: Pseudoallergische Reaktion (PAR) durch ASS und NSAR
   Sulfid-Asthma: Pseudoallergische Reaktion durch Sulfide in der Nahrung

3. Asthma durch chemisch-irritativ oder toxisch wirkende Stoffe (sofern berufsbedingt: BK-Nr. 4302)
4. Asthma-/Hustenbeschwerden infolge gastroösophagealen Refluxes

C) Mischformen aus A und B [J45.8]

Genetische Faktoren:

Atopische Krankheiten (Asthma bronchiale, allergische Rhinitis und Neurodermitis) haben eine Prävalenz von > 30 % und sind gekennzeichnet durch eine polygen vererbte Anlage zur überschießenden IgE-Bildung (Typ I-Reaktion). Nur ein Teil der Anlageträger erkrankt.
Leiden beide Elternteile an allergischem Asthma, so haben deren Kinder ein Erkrankungsrisiko für allergisches Asthma von 60 - 80 % (bei einem kranken Elternteil halbiert sich diese Zahl). Fast 1/4 der Patienten mit Pollenrhinitis entwickelt nach > 10 Jahren ein Pollenasthma ("Etagenwechsel"). - Menschen mit dem Gen ORMDL3 haben ein erhöhtes Risiko für Asthma.
50 % der Bevölkerung der Insel Tristan da Cunha leiden an Asthma infolge familiärer Vererbung. Das mutierte Gen CC16 Mutationsvariante 38A scheint bei der Disposition zu Asthma bedeutsam zu sein.

Pg.: Genetische Anlage + exogene Auslöser (Allergene, Infekte), führen zu Entzündungen der Bronchien. Im Gefolge kommt es zu bronchialer Hyperreaktivität und evtl. Asthma bronchiale. Somit ergeben sich 3 Charakteristika der Erkrankung:

1. **Bronchiale Entzündung:** Zentrale Bedeutung bei der Pathogenese des Asthma hat eine Entzündungsreaktion der Bronchialschleimhaut, ausgelöst durch Allergene oder Infekte. Dabei spielen Mastzellen, T-Lymphozyten, eosinophile Granulozyten und Entzündungsmediatoren eine Rolle.
2. **Bronchiale Hyperreaktivität:** Bei allen Asthmatikern findet sich im Beginn und weiteren Verlauf der Erkrankung eine unspezifische bronchiale Hyperreaktivität = hyperreaktives Bronchialsystem. Bei 15 % der erwachsenen Bevölkerung lässt sich im Methacholin-Provokationstest eine Überempfindlichkeit der Atemwege nachweisen. Aber nur 5 % leiden an manifestem Asthma bronchiale.
3. **Endobronchiale Obstruktion** mit Limitierung des Atemflusses, verursacht durch:
   - Bronchospasmus
   - Schleimhautödem und entzündliche Schleimhautinfiltration
   - Hypersekretion eines zähen Schleims (Dyskrinie)
   - Umbauvorgänge der Atemwegswände (Remodeling)

- Pathogenese des allergischen Asthmas:
  Die entscheidende Rolle spielt hier die IgE-vermittelte Soforttyp-Reaktion (Typ I). IgE löst in Wechselwirkung mit spezifischen Allergenen die Degranulation von Mastzellen aus mit Freisetzung von Mediatorstoffen wie Histamin, ECF-A (eosinophil chemotactic factor of anaphylaxis), Leukotriene und Bradykinin. Diese Mediatorstoffe bewirken eine **endobronchiale Obstruktion** (s.o.).

  Neben der IgE-vermittelten asthmatischen Sofortreaktion nach Allergeninhalation kann es auch zu IgG-vermittelten Spätreaktionen nach 6 - 12 Stunden kommen. Manche Patienten zeigen beide Reaktionsformen (dual reactions).
  Im Beginn eines rein allergischen Asthmas steht meist ein einzelnes Allergen, im Laufe der Jahre kommt es jedoch oft zu einer Ausweitung im Spektrum der anfallsauslösenden Allergene, wodurch eine Prophylaxe durch Allergenausschaltung immer schwieriger wird.

- Pseudoallergischen Reaktion (PAR) bei ASS-/NSAR-Intoleranz (Salicylatintoleranz):
  Patienten mit ASS-/NSAR-induziertem Asthma zeigen eine erhöhte Aktivität der Leukotrien-C4-Synthase in eosinophilen Granulozyten und Mastzellen, was die Wirksamkeit von Leukotrienantagonisten erklären könnte.
  Die PAR aktiviert die gleichen Mediatorsysteme wie allergische Reaktionen, unterscheidet sich aber von allergischen Reaktionen in folgenden Punkten:
  - PAR sind nicht spezifisch für das auslösende Agens.
  - Sie treten bereits bei der ersten Gabe auf (keine Sensibilisierung, nicht IgE-vermittelt).
  - Sie sind nicht erworben, sondern genetisch determiniert.

  Eine Intoleranz gegenüber ASS und NSAR findet sich bei ca. 10 % der erwachsenen Patienten mit nichtallergischem Asthma. Bei Kindern sowie bei allergischem Asthma ist eine ASS-/NSAR-Intoleranz selten. Oft besteht auch eine Kreuzintoleranz gegenüber Sulfiden (E 220 - 227; Sulfide in alkoholischen Getränken), Salicylate in Zitrusfrüchten, Nüssen, Weintrauben u.a. Das Analgetika-Asthma-Syndrom kann assoziiert sein mit vasomotorischer Rhinitis, Sinusitis und nasaler Polyposis (Samter-Syndrom).

Auslösende Ursachen eines akuten Asthmaanfalles:

- Antigenexposition, inhalative Reizstoffe
- Respiratorische Virusinfekte
- Asthmaauslösende Medikamente (ASS, Betablocker, Parasympathomimetika)

• Körperliche Anstrengung („Anstrengungsasthma“ = Folge der bronchialen Hyperreagibilität)
• Kalte Luft
• Inadäquate Therapie

KL.: Asthmatische Beschwerden können auf bestimmte Jahreszeiten beschränkt sein (saisonales Asthma bei saisonaler Allergenexposition, z.B. gegen Pollen), ohne Zuordnung zu bestimmten Jahreszeiten oder ganzjährig auftreten (perenniales Asthma).

- Leitsymptom ist die anfallsweise auftretende Atemnot unter dem Bild des exspiratorischen Stridors (DD: Inspiratorischer Stridor bei Obstruktion der oberen Luftwege!).
- Chronischer Husten als Asthmaäquivalent (cough-variant asthma)
- Patient im Anfall aufrecht sitzend dyspnoisch mit Inanspruchnahme der Atemhilfsmuskulatur: verlängertes Exspirium.
- Bei Erschöpfung des Patienten evtl. respiratorischer Alternans = Wechsel zwischen thorakaler und abdomineller Atmung.
- Tachykardie; evtl. Pulsus paradoxus durch inspiratorischen Blutdruckabfall > 10 mmHg.
- Ausk.: Trockene Rasselgeräusche: Giemen bzw. pfeifendes Atemgeräusch, Brummen, Schnurren.
  Bei hochgradiger Spastik mit Lungenüberblähung (Volumen pulmonum auctum) oder ausgeprägtem Emphysem kann man evtl. kaum etwas hören ("silent chest").
- Perk.: Hypersonorer Klopfschall, Zwerchfelltiefstand
- Lab.: • Evtl. Eosinophilie und ECP (= eosinophilic cationic protein) im Blut und Sputum ↑
  • Bei allergischem Asthma evtl. Gesamt- und spezifisches IgE ↑
  • Bei nichtallergischem Infektasthma evtl. Leukozytose und BSG/CRP ↑
- Sputum: Spärlich, zäh, glasig (bei Infektasthma evtl. grünlich-gelblich verfärbt)
- Ekg: Sinustachykardie, evtl. Zeichen der Rechtsherzbelastung: P pulmonale, Rechtsdrehung der Herzachse beim Vergleich mit einem Vor-Ekg, evtl. Rechtsschenkelblock, evtl. S_I/Q_{III}-Typ oder $S_I/S_{II}/S_{III}$-Typ
- Rö. Thorax: Überblähte (vermehrt strahlentransparente) Lunge mit tiefstehendem Zwerchfell und schmaler Herzsilhouette
- Lufu:
  - FEV_1, FEV_1/FVC, PEF = peak expiratory flow rate und MEF_{50} vermindert
  - Peak flow-(PEF-)Messung (in l/Min) wichtig für die Patientenselbstmessung. Zirkadiane PEF-Variabilität mit Schwankungen > 20 % sind typisch für behandlungsbedürftiges Asthma bronchiale. Zunahme der Atemwegsobstruktion in den frühen Morgenstunden.
  - Bronchospasmolysetest (= Reversibilitätstest) mit:
    • Inhalativen Bronchodilatatoren (z.B. 400 µg Salbutamol)
    • Inhalativen Glukokortikoiden über 4 Wochen
    Ein Anstieg der FEV_1 > 200 ml bzw. um > 15 % gegenüber dem Ausgangswert ist typisch für behandlungsbedürftiges Asthma bronchiale.
  - Bei ausgeprägter Obstruktion Verminderung der Vitalkapazität bei erhöhtem Residualvolumen infolge intrathorakal gefesselter Luft ("trapped air") und Verschiebung der respiratorischen Mittellage zur Inspiration hin.
  - Erhöhter Atemwiderstand (R_{aw}); ab einer Resistance von 0,45 kPa/l/s verspürt der Patient sein Asthma als Luftnot. Abfall des R_{aw} ≥ 1 kPa/l/s im Reversibilitätstest.
  - Bei Anstrengungsasthma Abfall von FEV_1 (≥ 15 %) und Anstieg von R_{aw} unter Ergometerbelastung

Merke: Da das Asthma bronchiale eine episodische Krankheit ist, kann die Lungenfunktion im anfallsfreien Intervall normal sein. In diesem Fall kann das hyperreagible Bronchialsystem durch den positiven Provokationstest nachgewiesen werden (s.u.).

Messung von Stickstoffmonoxid in der Ausatemluft (eNO-Messung):
Die eosinophile allergische Entzündung korreliert gut mit den Werten der eNO-Messung. Werte > 35 ppb sind hinweisend auf eine eosinophile Atemwegsentzündung. Die Messwerte können durch verschiedene Störfaktoren beeinflusst werden (erhöhte eNO-Werte durch akute Atemwegsinfekte, Ozon, nitrithaltige Nahrungsmittel, allergischen Heuschnupfen - erniedrigte Werte durch Rauchen, verengte Bronchien u.a.)

Ko.:
1. Status asthmaticus = β_2-Adrenergika-resistenter Asthmaanfall mit vitaler Bedrohung
2. Obstruktives Lungenemphysem
3. Pulmonale Hypertonie mit Cor pulmonale
4. Respiratorische Insuffizienz

Schweregrade des akuten Asthma-Anfalls beim Erwachsenen:
1. Leichter und mittelschwerer Anfall mit Indikation zur umgehenden Arztkonsultation und Therapieintensivierung:
   - PEF > 50 % Soll- oder Bestwert
   - Sprechen normal

- Atemfrequenz < 25/min
- Herzfrequenz < 110/min

2. Schwerer Anfall mit Indikation zur umgehenden Krankenhauseinweisung mit Notarztbegleitung:
   - PEF < 50 % Soll- oder Bestwert
   - Sprech-Dyspnoe
   - Atemfrequenz ≥ 25/min
   - Herzfrequenz ≥ 110/min
3. Lebensbedrohlicher Asthmaanfall mit Indikation zur intensivmedizinischen Überwachung und Behandlung:
   - PEF < 33 % des Soll- bzw. Bestwertes oder PEF < 100 l/min
   - Patient spricht nur noch einzelne Worte
   - SaO_2 < 92 % (PaO_2 < 8 kPa bzw. < 60 mmHg)
   - $PaCO_2$ normal oder erhöht (> 6 kPa bzw. > 45 mmHg)
   - Atemfrequenz > 35/min
   - Herzfrequenz > 140/min
   - Kein Atemgeräusch („stille Lunge")
   - Frustrane Atemarbeit / flache Atmung
   - Zyanose
   - Bradykardie oder arterielle Hypotension, Rhythmusstörungen
   - Erschöpfung, Konfusion, Somnolenz oder Koma

Arterielle Blutgasanalyse (mmHg) im Asthmaanfall: 3 Stadien

Stadium	pO_2	pCO_2	pH
I Hyperventilation	n	↓	↑ respiratorische Alkalose
II Hypoxische respiratorische Insuffizienz	↓	n	n
III Hyperkapnische respiratorische Insuffizienz	< 60	> 45	↓ respiratorische Azidose (+ metabolische Azidose)

DD: A) zu anderen Erkrankungen:

- COPD: Keine oder nur teilweise Reversibilität der Obstruktion (LuFu)
- Asthma cardiale = Atemnot bei Patienten mit Linksherzinsuffizienz und Lungenstauung (drohendes Lungenödem): Feuchte RG, Rö.-Thorax: Pulmonale Stauung
- Atemnot bei Lungenembolie!

  Beachte: Bei beiden Erkrankungen kann eine Reflexbronchokonstriktion hinzutreten, sodass auch eine antiasthmatische Therapie zu teilweiser Beschwerdebesserung führen kann; dies darf aber nicht zur Fehldiagnose Asthma bronchiale führen!
- Inspiratorischer Stridor bei Obstruktion der extrathorakalen Luftwege:
  z.B. Fremdkörperaspiration, Glottisödem
- Vocal cord dysfunction (VCD): = Paradoxer, intermittierender Stimmbandschluss mit perakuter, oft bedrohlicher Atemnot. Häufig in Kombination mit vorbestehendem Asthma bronchiale (Asthma reagiert plötzlich nicht mehr auf Therapie und wird „unbehandelbar").
  Vo.: Bis 5 % aller Patienten mit der Diagnose Asthma, überwiegend Frauen
  Genese: Gastroösophagealer Reflux und bes. laryngo-pharyngealer Reflux, Irritation durch Sekret aus Nase bzw. NNH-Bereich (post nasal drip), psychosomatische Faktoren
  KL.: Plötzliche Atemnot von einem Atemzug zum anderen, Behinderung im Hals-/oberen Trachealbereich, oft mit pfeifendem Atemgeräusch inspiratorisch, kurze Dauer (30 Sek. bis 3 Minuten), fehlende Medikationseffekte. Häufig Notfallbehandlungen bei „schon wieder normalisierten Befunden". Exakte Atemnotanamnese leitet meist zur Diagnose hin! Oft konsekutiv hohes Angst-Panikniveau.
  LuFu im Intervall normal oder asthmatypisch, im Anfall meist inspiratorische Flusslimitation. Laryngoskopie (Gold-Standard): Paradoxe, meist inspiratorische Stimmbandadduktion mit kleiner Restlücke = „chinking", oft nur durch Provokation auslösbar; iatrogenen Laryngospasmus abgrenzen!
  Th.: Aufklärung und Angstabbau, spezielle Atemtechniken (throat relaxed breathing = Zwerchfellatmung), Versuch schrittweiser Reduktion der Asthmamedikation (bis typisches Asthma erkennbar wird).
  Prg: Nach Aufklärung/Schulung des Patienten günstige Prognose
- Spannungspneumothorax (Seitendifferenz bei der Auskultation!)
- Hyperventilationssyndrom
- Asthma bronchiale bei Karzinoid-Syndrom, bei Churg-Strauss-Syndrom
- Eosinophile Bronchitis: Chronischer Husten mit Sputumeosinophilie ohne bronchiale Hyperreagibilität, Genese unklar, spricht gut auf inhalative Kortikosteroide an.

B) DD extrinsic (allergisches) - intrinsic (nichtallergisches) Asthma:

	Extrinsic Asthma	Intrinsic Asthma
Atopiker in der Familie	Sehr häufig	
Allergische Rhinitis u./o. Konjunktivitis	Sehr häufig	
Überempfindlichkeit gegenüber Analgetika	–	10 %
Spezifisches IgE i.S. erhöht	Ja	–
Positiver Haut- u./o. Provokationstest	Ja	–
Krankheitsbeginn	Vorwiegend Kindesalter	Vorwiegend Erwachsenenalter

Di.: A) Diagnose eines hyperreagiblen Bronchialsystems:

- Peak Flow-Protokoll über 4 Wochen mit morgendlichen und abendlichen Messungen: Schwankungen des Peak Flow-Wertes > 20 %
- Methacholin (MCH)-Provokationstest:
  Zeigt ein Patient mit Verdacht auf Asthma normale Werte für FEV_1 und Resistance, empfiehlt sich die Durchführung eines Provokationstestes zum Nachweis eines hyperreagiblen Bronchialsystems:
  Nach Inhalation von bronchospastisch wirkenden Testsubstanzen (z.B. Methacholin) kommt es im positiven Fall zu Verdopplung der Resistance und Abfall der FEV_1 um mindestens 20 %.
  PC 20 = Provokationskonzentration (PD 20 = Provokationsdosis), die einen mindestens 20 %igen Abfall der FEV_1 bewirkt. Für Methacholin gilt eine PC 20 ≤ 8 mg/ml (bzw. eine PD < 0,30 mg MCH) als beweisend für ein hyperreagibles Bronchialsystem.

B) Diagnose eines manifesten Asthma bronchiale: Anamnese + Klinik + Lungenfunktion mit Bronchospasmolysetest (= Reversibilitätstest)

C) Allergiediagnostik:

1. Allergieanamnese (Berufs-/Freizeitanamnese)
2. Karenzversuch (z.B. Beschwerdefreiheit im Urlaub) und Reexpositionstest (z.B. erneute Beschwerden am Arbeitsplatz)
3. Hautteste:
   Pricktest, Intrakutantest zum Nachweis einer IgE-vermittelten Soforttyp-Reaktion (Typ I)
   - Suchteste (Screening) auf häufige ubiquitäre Allergene:
     - Bei Verdacht auf Pollenallergie Identifikation der Leitpollen:
       - Bei Frühjahrspollinose Baumpollen von Hasel, Erle, Esche, Birke
       - Bei Frühsommerpollinose Gräser- und Getreidepollen
       - Bei Spätsommerpollinose Pollen von Beifuß und Sellerie (Sellerie-Beifuß-Gewürzsyndrom [J45.0])
     - Hausstaubmilben, Schimmelpilze, Tierhaare und -epithelien
     - Berufliche Allergene: Häufige Allergene sind Mehl- und Backprodukte, Staub von Nahrungs- oder Futtermitteln, Pflanzenallergene, Holz- und Korkstaub, Latexallergene, Antigene von Tieren, Friseurmittel, Kosmetika. Asthma durch Isocyanate = Berufskrankheit Nr. 1315
   - Bestätigungsteste mit verdächtigten Allergenen
     Hautteste werden nur im beschwerdefreien Intervall durchgeführt. Orale Kortikosteroide, Antihistaminika und Mastzellstabilisatoren müssen je nach Wirkungsdauer 1 - 4 Wochen vorher abgesetzt werden. Die Testbewertung (Quaddeldurchmesser) erfolgt nach 15 - 20 Minuten. Als Negativkontrolle (0) dient Lösungsmittel, als Positivkontrolle (+++) Histamin. Wegen evtl. seltener anaphylaktischer Reaktionsmöglichkeit Notfallmedikamente bereithalten!

     Beachte: Ein positiver Hauttest beweist noch nicht die pathogenetische Bedeutung des Allergens, beweisend ist nur der positive Provokationstest mit dem verdächtigen Allergen (s.u.).
4. Immunologische Diagnostik:
   - Bestimmung von Gesamt-IgE: Gesamt-IgE-Wert sind erhöht bei Polysensibilisierungen, bei Monosensibilisierungen sind die Werte oft normal. Da auch 1/3 der Pat. mit nichtallergischem Asthma erhöhte Werte zeigt, hat das Gesamt-IgE keine große diagnostische Bedeutung.
   - Bestimmung spezifischer IgE-Antikörper: Beweis dafür, dass ein verdächtiges Allergen zu einer IgE-Antikörperbildung geführt hat (Methode: z.B. RAST = Radio-Allergo-Sorbent-Test)

- Evtl. Histaminfreisetzungstest aus basophilen Granulozyten (kein Routinetest): In vitro werden verdächtige Allergene einer Leukozytensuspension zugegeben und die Histaminfreisetzung gemessen.

5. Inhalativer Allergenprovokationstest:
   Testung des verdächtigen Allergens bei unklaren Fällen an den Schleimhäuten des Zielorgans, ob ein abgeschwächtes allergisches Krankheitsbild ausgelöst werden kann bzw. ob eine Obstruktion messbar ist (= positives, beweisendes Ergebnis).
   Der Test ist nicht ungefährlich (Notfallmedikamente und Reanimationsbereitschaft!) und es muss mit Spätreaktionen nach 6 - 8 h gerechnet werden (solange ärztliche Kontrolle). 2 Tage vorher Medikamente absetzen, die Einfluss auf das Bronchialsystem haben.
6. Diagnose eines Berufsasthmas:
   - Zunahme der Bronchialobstruktion unter Exposition (Peak-Flow-Protokoll während Freizeit und Arbeit)
   - Identifikation des verdächtigen Allergens durch Arbeitsanamnese (Kontaktaufnahme mit Betriebsarzt), Hauttestung und Bestimmung spezifischer IgE-Ak
   - Provokationstest positiv

Th.: ▶ **Kausal:**
Nur teilweise in begrenztem Maße möglich
- Allergisches Asthma: Versuch einer Allergenkarenz oder Hyposensibilisierung (s.u.)
- Nichtallergisches Asthma: Vermeidung und konsequente Therapie respiratorischer Infekte; Sanierung oft vorhandener Sinusitiden; Behandlung eines gastroösophagealen Refluxes
- Bei Analgetika-Intoleranz keine Anwendung von ASS und NSAR
  Adaptive Desaktivierung in spezialisierten Zentren zur Behandlung einer oft gleichzeitig bestehenden Polyposis nasi (orale Applikation von ASS repetitiv in aufsteigender Dosierung mit einer Enddosis von meist 500 mg ASS/d)

▶ **Medikamentöse Therapie:**
- Antiinflammatorische Dauermedikation zur Langzeitkontrolle **(„Controller“)**
- Bronchodilatatoren = Bedarfsmedikation **(„Reliever“)**

Die inhalative Therapie wird, wenn immer möglich, bevorzugt.

Therapie des Asthma bronchiale in 5 Stufen

Basis: Schulung und Kontrolle auslösender Faktoren

Stufe 1	Stufe 2	Stufe 3	Stufe 4	Stufe 5
RABA bei Bedarf	ICS niedrigdosiert Alternative in begründeten Fällen: LTRA	ICS niedrigdosiert plus LABA Alternative in begründeten Fällen: ICS mittel- bis hochdosiert ICS niedrigdosiert plus LTRA	ICS mittel- bis hochdosiert plus LABA Ggf. plus: LTRA und/oder Theophyllin Alternative in begründeten Fällen: Statt LABA: LTRA und/oder Theophyllin	Zusätzlich zu Stufe 4: Orale Kortikosteroide (niedrigste wirksame Dosis) Omalizumab bei allergischem Asthma
R A B A bei Bedarf				

ICS = Inhalatives Kortikosteroid; LABA = „long acting beta-2 agonist“; LTRA = Leukotrienrezeptorantagonist; RABA = rapid acting beta-2 agonist

Anm.: RABA und ICS können auch Schwangere anwenden.

Vorgehensweise nach Asthmakontrolle:
Kontrolliert: Verminderung bis zur minimal nötigen Stufe.
Teilkontrolliert: Höherstufung erwägen.
Nicht kontrolliert: Höherstufen bis Kontrolle erreicht.

Nach der aktuellen „GINA“-Leitlinie 2012 wird die Krankheit nach der aktuellen Asthmakontrolle eingeteilt. (GINA = Global Initivative for Asthma)

Definition der Asthmakontrolle:

Kriterium	Kontrolliert (alle Kriterien erfüllt)	Asthma teilweise kontrolliert (ein Kriterium in einer Woche erfüllt)	Nicht kontrolliert
Symptome tagsüber	Keine (≤ 2 x/Woche)	> 2 x/Woche	3 oder mehr Kriterien des „teilweise kontrollierten" Asthmas in einer Woche erfüllt
Einschränkung von Aktivitäten	Keine	Ja	
Nächtliche Symptome/ nächtliches Erwachen	Keine	Ja	
Bedarf an Reliever/ Notfallbehandlung	Keine (≤ 2 x/Woche)	> 2 x/Woche	
Lungenfunktion (PEF oder FEV_1)	Normal	< 80 % des Sollwertes (FEV_1) oder des persönlichen Bestwertes (PEF)	
Exazerbation	Keine	1 x oder mehr/Jahr	

Jeder Patient sollte einen schriftlichen Therapieplan und eine Asthmaschulung erhalten!

Ziel der Behandlung ist nicht eine Maximierung der Monotherapie, sondern eine Optimierung durch die Kombinationstherapie! Das Stufenschema kann nur eine therapeutische Orientierungshilfe sein. Bei akuter Verschlechterung muss man im Stufenschema rasch treppauf gehen; nach Befundbesserung sollte eine Therapiereduktion jedoch langsam und vorsichtig erfolgen!

Zur Optimierung der Therapie gehört die Patientenschulung und die Patientenselbstmessung mit einem einfachen Peak-Flow-Messgerät.

Als Zielgröße ermittelt der Patient seinen persönlichen Bestwert = höchster Peak-Flow-Wert bei Beschwerdefreiheit. Alle Messwerte werden auf den persönlichen Bestwert bezogen → Ampelschema:

Grün: Peak-Flow-Wert 80 - 100 % des persönlichen Bestwertes: Beschwerdefreiheit

Gelb: Peak-Flow-Wert 60 - 80 % des persönlichen Bestwertes: Zunehmende Beschwerden → dringender Handlungsbedarf entsprechend dem Stufenschema, Einsatz von kurzwirksamen Betamimetika

Rot: Peak-Flow-Wert < 60 %: Notfallmedikamente anwenden und sofort Arztkonsultation (lebensgefährliche Situation)

4 Fragen bei „steroidresistentem" Asthma:

1. Nimmt der Patient die Medikamente (Compliance)?
2. Bestehen unerkannte Triggermechanismen (Allergene, Betablocker, ASS-Intoleranz u.a.)?
3. Stimmt die Diagnose Asthma bronchiale?
4. Liegt ein Steroid-Nonresponder vor?

A. Glukokortikosteroide (CS): Wirken am stärksten antiinflammatorisch! Evidenzgrad A

Wi.:
- Antiphlogistisch, antiallergisch, immunsuppressiv
- Betapermissiver Effekt an den Bronchien: Im Status asthmaticus wirken Bronchodilatatoren vorübergehend vermindert infolge schlechter Ansprechbarkeit der Betarezeptoren. CS stellen die Empfindlichkeit der Betarezeptoren wieder her.

- Topische Anwendung als inhalative Glucocorticosteroide (ICS) als Dosieraerosol oder inspirationsgetriggertes System: Evidenzgrad A

ICS sind sehr gut verträglich und wirken am stärksten entzündungshemmend. Daher sind sie die entscheidende Säule der antiasthmatischen Therapie.

ICS zeigen ihre Wirkung erst nach 1 Woche und sind daher keine Medikamente zur Behandlung akuter Asthmaanfälle. Im akuten Asthmaanfall werden CS stets parenteral angewandt (in Kombination mit Bronchodilatatoren).

Bei der Mehrzahl der Patienten, die temporär orale CS benötigen, gelingt der Ersatz durch ICS.

Äquivalenzdosen der ICS in µg/d (1 mg = 1000 µg) für Erwachsene (Tagesdosen):

Medikament	Niedrige Dosis	Mittlere Dosis	Hohe Dosis
Beclometason	≤ 500	Bis zum 2-fachen der niedrigen Dosis	Bis zum 4-fachen der niedrigen Dosis (Ausnahme: Ciclesonid: max. 160 µg)
Budesonid	≤ 400		
Ciclesonid (Alvesco®)	≤ 80		
Fluticason (Flutide®)	≤ 250		
Mometason (Asmanex®)	≤ 200		

Budesonid und Fluticason liegen bereits bei Applikation in biologisch aktiver Form vor und werden im Körperkreislauf rasch inaktiviert.

Beclometason und Ciclesonid sind Prodrugs, die zur vollen Wirkung enzymatisch aktiviert werden.

NW: Candidabefall der Mundhöhle, selten Heiserkeit. Systemische NW sind bei Tagesdosen < 1 mg unwahrscheinlich. Bei längerfristigen Dosen > 1 mg/d bei Erwachsenen muss mit systemischen NW gerechnet werden: Suppression der Nebennierenrinde, Osteoporose, Kataraktbildung; bei Kindern Wachstumsverzögerung schon bei Dosen > 0,5 mg/d.

Merke: Die Folgen eines unzureichend behandelten Asthmas sind wesentlich ernster als die Nebenwirkungen inhalativer Steroide (z.B. ist dann auch die Wachstumsverspätung stärker als unter ICS). Das gilt auch für Schwangere.

KI: Lungen-Tbc, Mykosen, bakterielle Atemwegsinfekte

Regeln zur inhalativen Anwendung:

- Bei gleicher Gesamtdosis ist die 2 x tägliche Gabe genauso wirksam wie die 4 x tägliche Inhalation.
- Die Verwendung von Inhalationshilfen (Spacern) verbessert die intrabronchiale Deposition von Medikamenten aus Dosieraerosolen.
- Nur maximal 30 % der Wirkstoffmenge des Dosieraerosols gelangen in die Atemwege, der Rest lagert sich im Oropharynx ab. Pilzbesiedlung des Oropharynx kann durch Applikation des Sprays vor den Mahlzeiten und durch anschließende Mundspülung meist vermieden werden.
- Die Therapie mit ICS ist keine intermittierende, sondern stets eine konsequente längerfristige Basistherapie.
- Bei vorhandener Spastik zeitlich gestaffelt zuerst $Beta_2$-Adrenergika anwenden und nach einsetzender Bronchospasmolyse ICS anwenden.
- Kombinationspräparate aus ICS und lang wirkenden $Beta_2$-Agonisten können die Compliance verbessern (indiziert im Stadium III oder IV).

■ Systemische Anwendung: Evidenzgrad A

NW: Bei systemischer Therapie sind NW auch bereits unterhalb der Cushing-Schwelle von 7,5 mg Prednisolon (-äquivalent) täglich zu beachten (siehe Kap. Glukokortikosteroide)

Indikationen für eine befristete orale Steroidtherapie:

- Zunahme der Asthmabeschwerden trotz optimaler Dosierung von Bronchodilatatoren und inhalativen Steroiden.
- Steigende Anwendung von Bronchodilatatoren durch den Patienten.
- Abfall der Peak Flow-Werte < 60 % des individuellen Bestwertes
- Nächtliche Asthmaanfälle trotz optimaler Therapie

Dos: Initial je nach Schwere 25 - 50 mg/d Prednisolon. Nach klinischer Besserung langsame stufenweise Reduktion bei Therapiedauer > 14 Tage, bei ≤ 14 Tage sofortiges Absetzen sinnvoll.

Indikation für eine intravenöse CS-Therapie:
Beim Status asthmaticus sind CS i.v. unverzichtbar!

Dos: Initial ca. 100 mg Prednisolon i.v., bei nachlassender Obstruktion 50 mg alle 4 h. Bei klinischer Besserung weitere Dosisreduktion und Übergang auf orale Behandlung. Unter Berücksichtigung der Klinik des Patienten tägliche Dosisreduktion um 5 mg. In der Regel gibt man die Gesamttagesdosis morgens. Bei nächtlichen Asthmaanfällen gibt man 1/3 der Tagesdosis gegen 15 Uhr. Bei Bedarf kann man das CS auf 3 Tagesdosen aufteilen (z.B. 7, 15 und 23 Uhr). Bei Unterschreiten von 20 mg Prednisolon/d werden inhalative CS hinzugefügt, bei Unterschreiten von 10 mg Prednisolon/d versucht man den Wechsel von oralen auf inhalative CS.

B) Bronchodilatatoren:

Die Bronchialmuskulatur besitzt 4 Arten von Rezeptoren: Nur eine Stimulation der $Beta_2$-Rezeptoren kann zu einer Bronchodilatation führen, während eine Stimulation der übrigen Rezeptoren (Alpharezeptoren - histaminerge Rezeptoren - cholinerge Rezeptoren) eine Bronchokonstriktion bewirkt. Bronchodilatation auch durch Blockade der cholinergen M_1- und M_3-Rezeptoren.

Der Kontraktionszustand der Bronchialmuskulatur hängt ab vom Verhältnis cAMP/cGMP (zyklisches Adenosinmonophosphat/zyklisches Guanosinmonophosphat). Je größer der Quotient, umso schlaffer die Bronchialmuskulatur. β_2-Sympathikomimetika (Stimulantien der Adenylzyklase) vergrößern diesen Quotienten.

Methode der Wahl ist die inhalative Anwendung (respirable Teilchengröße 1 - 6 µm), da die Wirkung innerhalb einer Minute eintritt. Volumenansatzstücke (Spacer) sorgen bei Dosieraerosol-Geräten für eine optimale Substanzverteilung. Trockenpulver-Geräte mit einatmungsgesteuerten Ventilen erleichtern die Synchronisation von Dosisfreigabe und Einatmung.

Bei inhalativer Anwendung benötigt man nur 10 % der Dosis der Oralpräparate!

1. **Beta2-Sympathomimetika (Beta2-Adrenergika, Beta2-Agonisten):** Evidenzgrad A
   Wi.: Vorwiegend an den mit β2-Rezeptoren ausgestatteten Bronchien; kardiale Wirkungen treten in den Hintergrund (der Herzmuskel besitzt vorwiegend β1-Rezeptoren). Beta2-Sympathomimetika sind die am stärksten wirksamen Bronchodilatatoren!

   - SABA (short acting beta2-agonists) sind auch rasch wirksame Beta2-Sympathomimetika (rapid acting beta2-agonists = RABA):
     Wirkdauer 4 - 6 h
     Ind: Soforttherapie des Asthmaanfalles
     - Fenoterol (Berotec®)
     - Reproterol (Aarane®, Allergospasmin = Kombinationspräparat mit Cromoglicinsäure, ein lokal wirksames schwaches Antiallergikum)
     - Salbutamol (Generika)
     - Terbutalin (Bricanyl®, Aerodur®)

   - LABA (long acting beta agonists) = Lang wirksame Beta2-Sympathomimetika:
     Ind: Einsatz ab Stufe 3 des 4-Stufenschemas; auch Prophylaxe nächtlicher Asthmaanfälle. Salmeterol ist nicht geeignet zur Soforttherapie des Asthmaanfalles! Die Wirkung von Formoterol setzt rascher ein.
     Keine Monotherapeutika! Nur Anwendung in Kombination mit ICS ab Stufe 3 der Asthmatherapie!
     Salmeterol hat einen langsamen Wirkungseintritt und eignet sich daher nicht für die Soforttherapie. Formoterol hat einen schnelleren Wirkungseintritt und kann daher auch zur raschen Symptomkontrolle eingesetzt werden.
     - Formoterol (z.B. Foradil®, Oxis®) } Wirkdauer bis 12 h
     - Salmeterol (z.B. Serevent®, Aeromax®) } Wirkdauer bis 12 h
     - Indacaterol (z.B. Onbrez Breezhaler®) ist nur für COPD zugelassen. Wirkdauer bis 24 h

   Kombinationspräparate erleichtern die Anwendung von ICS + LABA, z.B. Salmeterol + Fluticason (z.B. Viani®), Formoterol + Budesonid (z.B. Symbicort®); Formoterol + Beclometason (z.B. Foster®, Inuvair®), Formoterol + Fluticason (Flutiform®)

   NW:
   - Kardial: Tachykardie und Herzklopfen, ventrikuläre Rhythmusstörungen, Blutdrucksteigerung, Auslösung einer Angina pectoris bei KHK.
   - Tremor, Unruhe, Schlafstörungen
   - Evtl. Hypokaliämie bei höheren Dosen

   In der SMART-Studie fanden sich unter lang wirksamen Betamimetika mehr Todesfälle als bei alleiniger Therapie mit inhalativen Steroiden. LABA sind erst ab Stufe III indiziert. Bei leichtem Asthma (St. I, II) wird nur eine symptomorientierte Gabe kurz wirkender Beta2-Adrenergika empfohlen

   KI: KHK, hypertrophische obstruktive Kardiomyopathie, Tachyarrhythmie, Hyperthyreose u.a.

   Dos:
   - Rasch wirksame Beta2-Adrenergika werden zur Initialtherapie des Asthmaanfalls auf allen Therapiestufen eingesetzt. Dabei werden 2 - 4 Hübe eines rasch wirksamen Beta2-Adrenergikums gegeben, bei Bedarf nach 10 - 15 Minuten wiederholen. Tageshöchstdosen beachten.
   - Lang wirksame Beta2-Adrenergika: 2 x 1 - 2 Hübe/d
     Lang wirkende Beta2-Adrenergika wirken auch gut bei nächtlichen Asthmabeschwerden.

   Merke: Warnsymptome einer Verschlechterung sind: Absinken des Peak-Flow-Wertes > 20 % vom individuellen Bestwert, schlechtere Belastbarkeit, Auftreten nächtlicher Asthmabeschwerden, fehlende Besserung auf 2 Hübe eines kurz wirkenden Betamimetikums → Therapieplan überprüfen und höher stufen!

2. **Theophyllin/-derivate (Methylxanthine):**
   Wi.: Bronchospasmolyse, Mastzellprotektion, zentrale Atemstimulation und Stimulation der Atemmuskulatur, positiv inotroper und chronotroper Effekt auf das Herz. Bei mäßiggradiger Obstruktion wirkt Theophyllin weniger bronchodilatatorisch als Beta2-Adrenergika. Bei schwerer Obstruktion addiert sich seine Wirkung aber zu der der Beta2-Adrenergika.

   Ind: Reserveoption auf Stufe 3 im Therapieschema. Da unter Theophyllin das kardiovaskuläre Mortalitätsrisiko erhöht ist, ist es nur Mittel letzter Wahl.

   WW: Die Theophyllin-Clearance bzw. die Plasmahalbwertszeiten zeigen starke individuelle Schwankungen. 90 % des verabreichten Theophyllins werden primär durch die Leber verstoffwechselt. Das arzneimittelabbauende Enzymsystem Cytochrom P 450 wird durch verschiedene Faktoren beeinflusst → verlängerte Eliminationshalbwertzeit bei Patienten

> 60 J., fieberhaften Infekten, Leberschädigung, Rechtsherzinsuffizienz (Cor pulmonale!) sowie nach Einnahme bestimmter Medikamente (z.B. Cimetidin, Makrolid-Antibiotika, Chinolone, Allopurinol). In diesen Situationen ist eine Dosisreduktion angezeigt. Auch Koffein wirkt bronchodilatatorisch und verstärkt Wirkung und NW von Theophyllin.
Konsequenz: Wegen sehr unterschiedlicher individueller Clearance, die außerdem durch Einnahme anderer Medikamente verändert werden kann, sollte die Therapie durch Plasmaspiegelbestimmungen kontrolliert werden, insbesondere bei den genannten Situationen (z.B. Drugmonitoring mittels Teststreifen)!

NW:
- Zentralnervös: Unruhe, Schlafstörungen, Kopfschmerzen, Muskeltremor, Hyperventilation
- Gastrointestinal: Sodbrennen, Übelkeit, Erbrechen, Durchfall
- Kardial: Tachykardie, Extrasystolie, tachykarde Rhythmusstörungen
- Andere NW: Hypokaliämie, allergische Reaktionen bei i.v.-Applikation von Ethylendiaminhaltigen Präparaten

KI: Frischer Herzinfarkt, Tachyarrhythmie, hypertrophische obstruktive Kardiomyopathie u.a.

Theophylline haben eine geringe therapeutische Breite. Der therapeutische Bereich liegt zwischen 5 - 15 mg/l (Plasmaspiegel). Bei höheren Spiegeln nehmen Häufigkeit und Schwere von NW zu (tachykarde Herzrhythmusstörungen, evtl. Krampfanfälle, Todesfälle).

Anw:
- Oral werden in der Regel Retardtabletten gegeben.
  Dos: Dosierung einschleichend, Tagesdosis 400 - 800 mg in 2 Dosen, möglichst unter Kontrolle des Plasmaspiegels. Aufteilung der Tagesdosis auf 1/3 morgens und 2/3 abends oder (bei nächtlichem Asthma) einmalige abendliche Dosis.
- Intravenös (nur im Krankenhaus, nicht im ambulanten Notfalldienst): Dosis s.u.

C) Leukotrien-Rezeptor-Antagonisten (= LTRA) = Antileukotriene:

LTRA sind nach den ICS die zweitbesten Entzündungshemmer. Nicht alle Patienten profitieren von Leukotrienantagonisten. Die MONICA-Studie hat auch langfristig noch Verbesserung unter LTRA gezeigt.
Montelukast (Singulair®)
Ind: Nur prophylaktische Anwendung als begründete Alternative ab Stufe 2; ferner beim Analgetikaasthma; nicht geeignet zur Therapie des akuten Asthmaanfalles.
KI: Schwangerschaft, Stillzeit, allergische Reaktion u.a.
Dos: 10 mg/d oral zur Nacht
Wi.: Blockierung von Entzündungsmediatoren
NW: Kopfschmerzen, Abdominalbeschwerden, sehr selten andere NW (→ Herstellerangaben)

D) Omalizumab (Xolair®)

Wi.: Monoklonaler IgE-Ak, der s.c. angewendet wird.
NW: z.B. Überempfindlichkeitsreaktionen bis Anaphylaxie; Kopfschmerzen u.a.; KI sind zu beachten
Ind: Ultima ratio bei therapieresistentem allergischem Asthma; hohe Therapiekosten
Dos: Alle 2 - 4 Wochen eine Dosis s.c. (Dosis errechnet sich aus dem prätherapeutischen IgE-Wert und dem KG.)

E) Weitere Therapiemaßnahmen:

- Antibiotikagabe bei Atemwegsinfekten:
  Auswahl des Antibiotikums: Siehe Kap. COPD
  Durch eine erfolgreiche Infektbehandlung werden die Betarezeptoren der Bronchien wieder ansprechbar auf die Gabe von Bronchodilatatoren!
- Ein Nutzen von Sekretolytika ist nicht belegt.

  Merke:
  - Das beste Sekretolytikum ist die reichliche Flüssigkeitszufuhr unter Vermeidung einer Überwässerung.
  - Anfeuchten der Atemluft erleichtert das Abhusten, dazu genügt Wasser, evtl. mit einem Zusatz von Kochsalz.

- Antitussiva, z.B. Codein, sind nicht indiziert (außer bei nächtlichem Reizhusten mit Schlafstörung).
- Evtl. Unterstützung des Abhustens von Schleim durch eine Vibrationspfeife (z.B. VRP1-Desitin®)
- Atemschulung: Vermeiden von Pressatmen und Hyperventilation, Atmung mit gespitzten Lippen (= vorgeschalteter Atemwiderstand = "Lippenbremse") → Verhinderung eines exspiratorischen Kollapses der Bronchien; Erlernen eines produktiven Abhustens, Förderung der Expektoration durch Klopfmassage u.a.
- Therapie eines evtl. gastroösophagealen Refluxes; Rauchverbot
- Psychosomatische Therapie und geeignete Klimabehandlung können hilfreich sein.

Therapie des schweren Asthmaanfalls:

- Intensivstation: Überwachung von Herz-/Kreislauf und Lungenfunktion, Wasser- und Elektrolythaushalt
- Sitzende Lagerung!
- Sedierung: Beruhigende Einflussnahme auf den Patienten durch Arzt bzw. Pflegeperson. Tranquilizer (z.B. Diazepam) sollten wegen atemdepressiver Wirkung nicht gegeben werden. Bei beginnender CO_2-Retention sowie unter ambulanten Bedingungen sind sie absolut kontraindiziert.
- Sauerstoffgabe: Unter Berücksichtigung von Pulsoxymetrie/Blutgasanalyse bedarfsgerechte O_2-Zufuhr per Nasensonde (entsprechend dem Ausmaß der Hypoxie 2 - 4 l/min). Dabei auf Zeichen der Atemdepression achten und bei Bedarf assistierte/kontrollierte Beatmung einleiten.
- Glukokortikosteroide i.v. sind unverzichtbar!
  Dos: 50 - 100 mg Prednisolon (-äquivalent) alle 4 - 6 h i.v.
- Bronchospasmolytika unter Berücksichtigung der vorangegangenen Therapie:
  - Rasch wirksame $Beta_2$-Sympathomimetika sind die wirksamsten Bronchodilatatoren. Da sie 3 x wirksamer sind als Theophyllin, wird Theophyllin beim akuten Asthmaanfall nur als Ultima ratio eingesetzt. Initiale Dosierung: 3 Hübe alle 30 Minuten, danach Dosisintervall verlängern auf 2 - 4 h.

    Beachte: Bei vorausgegangener Überdosierung von Betaadrenergika durch den Patienten ist die weitere Anwendung von Betaadrenergika nicht ungefährlich (tachykarde Rhythmusstörungen, Hypokaliämie u.a.).
    Parenterale Therapie mit Betaadrenergika nur bei herzgesunden Patienten und bei Herzfrequenz < 130/min, Reproterol (z.B. Bronchospasmin®) 1 Amp. = 1 ml = 90 µg langsam i.v., weitere Zufuhr per infusionem (siehe Herstellerangaben).
  - Theophyllin: Im ambulanten Notfalldienst wird es von der Deutschen Atemwegsliga wegen potenzieller NW nicht empfohlen. In der Klinik wird Theophyllin als Reservemittel evtl. eingesetzt, wenn Beta2-Sympathikomimetika nicht vertragen werden.
    Dos. (wenn Patient mit Theophyllin nicht vorbehandelt ist): Initial 3 - 5 mg/kg KG als Kurzinfusion i.v., Erhaltungsdosis 0,5 - 0,7 mg/kg KG/h. Bei vorausgegangener Theophyllintherapie erst Serumkonzentration bestimmen, dann Dosisanpassung (***Cave:*** Intoxikation).
  - Evtl. Magnesiumsulfat (2.000 mg in 50 ml NaCl 0,9 % langsam per infusionem)
- Ausreichende parenterale Flüssigkeitszufuhr
- Bei Verdacht auf Infektasthma Gabe eines Antibiotikums (siehe Kap. COPD)
- Falls unter den genannten Therapiemaßnahmen keine Verbesserung eintreten sollte, ist vor Indikationsstellung zur invasiven Beatmung unbedingt ein Versuch mit nicht-invasiver Beatmung durchzuführen, da darunter die Komplikationsrate und auch die Mortalität deutlich niedriger sind als unter invasiver Beatmung. Muskuläre Erschöpfung des Zwerchfells mit paradoxer inspiratorischer Einziehung der Bauchwand sowie zunehmende Bewusstseinstrübungen sind Indikationen zur invasiven Beatmung.
- Prophylaxe eines Stressulkus (mit Säureblockern)

***Cave* im Asthmaanfall:**
Antitussiva, Betablocker (auch als Augentropfen!), ASS/NSAR (PAR!), Sedativa (Atemdepression!), Parasympathomimetika (Pilokarpin, Carbachol u.a.), Subklaviakatheter (erhöhte Pneumothoraxgefahr!). Digitalis möglichst vermeiden und Blutspiegelkontrolle (Gefahr von Rhythmusstörungen durch Hypoxämie und Katecholamine). Im schweren akuten Asthmaanfall keine Pulverinhalatoren einsetzen.

Merke: Jeden Asthmaanfall ernst nehmen und im Notfalldienst in die Klinik bringen (mit Notarztbegleitung)! Patienten intensivmedizinisch überwachen! Keine voreiligen aggressiven Therapiemaßnahmen (Intubation und Beatmung) vor Ausschöpfung aller sonstigen Möglichkeiten.

Bei Nichtansprechen auf die Therapie müssen folgende mögliche Ursachen ausgeschlossen werden:
- Mangelhafte Therapietreue
- Falsche Inhalationstechnik
- Andere Erkrankungen: COPD? Zentrale Atemwegsstenose? Churg-Strauss-Syndrom? Vocal cord dysfunction? Angstzustände? Rezidivierende Lungenembolien? u.a.
- Anhaltende Exposition gegenüber Schadstoffen und Allergenen
- Gabe von ASS/NSAR bei ASS-/NSAR-Intoleranz
- Behandlung mit Betablockern u.a. Medikamenten, die ein Asthma verschlimmern/auslösen können.

Prophylaxe des Asthma bronchiale

1. Reizabschirmung des hyperreaktiven Bronchialsystems:
   - Allergenkarenz (bei saisonaler Pollenallergie Urlaubswahl nach Pollensaison)
   - Rauchen einstellen
   - Meiden von Kaltluft, Nebel, Staub, (beruflichen) inhalativen Schadstoffen
   - Infektprophylaxe
   - Aktive Immunisierung gegen Pneumokokken und Influenzavirus
   - Vermeiden übertriebener körperlicher Anstrengungen (Gefahr eines Anstrengungsasthmas)
   - Therapie eines evtl. gastroösophagealen Refluxes

   Karenzmaßnahmen bei Allergie gegen Hausstaubmilben:
   - Keine Haustiere, Zimmerpflanzen, Teppiche, Polstermöbel u.a. Staubfänger
   - Kunstfaserfüllung der Betten und Zwischenbezüge (Covers), die milbendicht sind, aber Wasserdampf durchlassen für Matratzen, Deckbetten und Kopfkissen
   - Nachts Schlafanzug tragen (Vermeidung von Epithelabschilferung ins Bett)
   - Relative Luftfeuchtigkeit und Raumtemperatur niedrig halten
   - Tägliches Staubsaugen mit Feinstaubfilter, häufiger Wechsel der Bettwäsche
   - Staubuntersuchung auf Milbenexkremente (Acarex®-Test) und evtl. Wohnungssanierung mit Akariziden (z.B. Acarosan®-Schaum und -Puder)
   - Urlaub im Hochgebirge oder Wüstenklima
2. Ca. 50 % aller kindlichen Asthmaerkrankungen sind vermeidbar durch Atopieprävention bei Säuglingen: Möglichst langes Stillen, Verzicht auf Haustiere und Passivrauchexposition (siehe auch Kap. Nahrungsmittelallergie)
3. Bei Pollenallergie Beachtung einer häufigen Kreuzallergie, z.B. zwischen Birkenpollen und rohem Kernobst (bes. Äpfel) und Karotten; zwischen Beifuß und Sellerie/Gewürzen (Sellerie-Beifuß-Gewürzsyndrom)
4. Keine Anwendung potenziell anfallsauslösender Medikamente, z.B.
   - Acetylsalicylsäure oder NSAR bei PAR
   - Betarezeptorenblocker
5. Bei lebensgefährlichen Allergien (z.B. Insektengift-Allergikern) Notfallset verschreiben + Schulung zur Erstbehandlung durch Patienten/Angehörige.
6. Spezifische Immuntherapie (SIT) = allergenspezifische Immuntherapie

   Syn: Hyposensibilisierung, Desensibilisierung

   Ind.: Patienten < 55 J., Beschwerdedauer nicht > 5 J. Möglichst monovalente Allergie.

   Prinzip: Hyposensibilisierung im asthmafreien Intervall. Durch subkutane Zufuhr (allergenspezifische subkutane Immuntherapie = SCIT) eines Inhalationsallergens in subklinisch kleinen Dosen, die im Verlaufe der Therapie gesteigert werden, soll eine Toleranz gegenüber dem betreffenden Allergen erreicht werden.

   Dauer der Hyposensibilisierung: Mindestens 3 Jahre.

   NW: In 5 - 15 % leichte Lokalsymptome an der Injektionsstelle, Bronchospasmus, selten anaphylaktische Reaktionen; Spätreaktionen nach 4 - 8 h sind möglich → Patient sollte mindestens ½ Stunde (besser 2 Stunden) in der Praxis des Arztes bleiben und auf mögliche Spätreaktionen (Bronchospasmus) und ihre Selbstbehandlung hingewiesen werden.

   KI: Infektionen, asthmatische Beschwerden, konsumierende Erkrankungen, Therapie mit Betablockern (Verminderung der Wirksamkeit einer Adrenalintherapie bei anaphylaktischen Reaktionen); Erkrankungen, bei denen eine evtl. notwendige Schocktherapie mit Adrenalin den Patienten zusätzlich gefährdet (z.B. KHK), Immunerkrankungen, Gravidität u.a.

   Erfolgsrate: Altersabhängig bis 70 % (jüngere Patienten günstiger als ältere, monovalente Allergie günstiger als polyvalente Allergie)

   Anm.: Die Erfolgsraten der allergenspezifischen sublingualen Immuntherapie (SLIT) werden unterschiedlich beurteilt.

Prg: Asthma bei Kindern: Beschwerdefreiheit im späteren Lebensverlauf in > 50 % d.F.
Asthma bei Erwachsenen: Beschwerdefreiheit in ca. 20 %, Besserung in ca. 40 % d.F.
Eine konsequente, längerfristige Therapie mit inhalativen Glukokortikoiden kann die Prognose entscheidend verbessern! Deutschland zählt z.Zt. noch zu den Ländern mit der höchsten Mortalitätsrate bei Asthma bronchiale (nach England, Australien und Neuseeland).

PNEUMONIEN [J18.9]

Internet-Infos: *www.capnetz.de*

Def: Akute oder chronische Entzündung der Lunge, die den Alveolarraum und/oder das Interstitium betrifft.

Ep.: Häufigste zum Tode führende Infektionskrankheit in den Industrieländern. Pneumonien stehen weltweit in der Todesursachenstatistik an 3. Stelle. CAP in Deutschland bis 10/1.000/J.

Einteilungsprinzipien

A. Pathologisch-anatomisch: Geringer Aussagewert für Diagnostik und Therapie
- Nach der Lokalisation der Pneumonie:
  - Alveoläre Pneumonien (oft bakterielle Infektionen)
  - Interstitielle Pneumonien (oft Virusinfektionen)
- Nach der Ausdehnung der Pneumonie:
  - Lobäre (Lappen-) Pneumonien
  - Lobuläre (Herd-) Pneumonien

B. Ätiologische Einteilung:
- Infektionen: Viren, Bakterien, Pilze, Parasiten
- Physikalische Noxen (Strahlen, Fremdkörper in den Bronchien)
- Chemische Noxen (z.B. Reizgase, Aspiration von Magensaft oder Öl → Lipidpneumonie)
- Kreislaufstörungen (z.B. Infarktpneumonie, Stauungspneumonie)

C. Klinische Einteilungen:

1. Unter Berücksichtigung von Vorerkrankungen:
   - Primäre Pneumonien: Auftreten einer Pneumonie ohne kardiopulmonale Vorerkrankung
   - Sekundäre Pneumonien: Folge einer anderen pulmonalen oder kardialen Erkrankung, z.B.
     - Zirkulationsstörungen (Stauungspneumonie bei Linksherzinsuffizienz, Infarktpneumonie nach Lungenembolie, hypostatische Pneumonie bei bettlägerigen Patienten)
     - Bronchusveränderungen (Lungenkarzinom, Bronchusstenosen, z.B. durch Fremdkörper, Bronchiektasen)
     - Nach Aspiration (Aspirationspneumonie)
     - Bakterielle Superinfektion, z.B. bei Influenzainfektion
2. Nach dem Verlauf: Akut oder chronisch (DD: Tbc, Pilzinfektionen)

D. Einteilung nach Entstehungsort der Pneumonie (siehe unter Ätiologie)
Diese Einteilung bestimmt ganz wesentlich die Therapie!

Ät.: Pneumonien infektiöser Genese: Meist erfolgt die Infektion aerogen.
Die Häufigkeit der einzelnen Erreger hängt ab von:

1. Entstehungsort der Infektion:

▶ Ambulant (zu Hause) erworbene Pneumonien (community-acquired pneumonias = CAP):
- Bei Neugeborenen/Säuglingen:
  - Pneumokokken (Streptococcus pneumoniae) und Haemophilus influenzae, Staphylococcus aureus
  - Chlamydien, Pneumocystis jiroveci, Mykoplasmen
  - Respiratory Syncytial Viren (RSV): Nosokomiale RSV-Infektionen sind die häufigsten nosokomialen Infektionen in Kinderkliniken
- Bei jungen Patienten:
  - Pneumokokken = S. pneumoniae (30 - 50 %) und Haemophilus influenzae (bis 10 %)
  - Chlamydia pneumoniae (bis 10 %)
  - Legionellen, Mykoplasma pneumoniae
  - Pneumotrope Viren: Können wegbahnend sein für bakterielle Superinfektionen, Influenza A und B, Adenovirus, Parainfluenza, humanes Metapneumovirus (hMPV), Coronaviren (siehe SARS und MERS)
- Bei Patienten > 65 J.:
  - Erreger wie bei jungen Patienten
  - Zusätzlich gramnegative Bakterien (z.B. Klebsiellen, Enterobacter, E. coli)

▶ Health care associated pneumonia (HCAP): Pneumonie von Patienten mit regelmäßigem Kontakt zum Gesundheitssystem (Patienten in Pflegeheimen, Hämodialyse, onkologische Patienten u.a.): Oft durch gramnegative Bakterien

▶ Nosokomial (in der Klinik) erworbene Pneumonien (hospital-acquired pneumonias = HAP):
Ausgangsherd nosokomialer Pneumonien ist meist die oropharyngeale Flora (Mikroaspiration). Ab dem 4./5. Tag der Hospitalisierung erfolgt oft eine Besiedlung des Oropharynx mit gramnegativen Darmbakterien.

- Frühe HAP (> 24 h bis 5 Tage nach Hospitalisierung) Verursacht durch Erreger wie bei CAP
- Späte HAP (nach dem 5. Tag der Hospitalisierung): Am häufigsten verursacht durch gramnegative Bakterien: Pseudomonas, Enterobacter, E. coli, Proteus, Serratia, Klebsiella pneumoniae (Friedländer-Pneumonie).
- HAP mit Risikofaktoren (any onset)
  Bei „Ventilator associated" Pneumonie (VAP) finden sich am häufigsten 5 Keime: S. aureus, P. aeruginosa, Klebsiellen, Enterobacter und E. coli.
  Bei Aspirationspneumonie und Lungenabszess evtl. zusätzlich Anaerobier

Merke: Bei Aspirationspneumonie, Lungenabszess, Pleuraempyem, stinkendem Auswurf stets an Anaerobierinfektion denken und danach suchen!

Begünstigende Faktoren:
- Vorerkrankungen und Immunstatus (s.u.)
- Mechanische Beatmung ≥ 48 h, Aufenthalt auf Intensivstation, antibiotische Vorbehandlung, ARDS

Problem: Multiresistente Bakterien:
- Pencillin-resistente Pneumokokken
- Methicillin-resistente Staphylococcus aureus (MRSA) sind meist multiresistent gegen alle Penicilline, Cephalosporine und Fluorchinolone. Vo.: Niederlande, Skandinavien < 2 %, Deutschland 20 %, USA 40 %; 3 Gruppen:
  a) Hospital acquired MRSA (Sonderform: hospital associated community onset MRSA, erst nach Klinikentlassung auftretend)
  b) Community acquired MRSA
  c) Livestock (Tiermast) associated MRSA
- Vancomycin-resistente Enterokokken (VRE) = Glykopeptid-resistente E. (GRE)
- Extended Spectrum Beta-Lactamase-Bildner (ESBL) bei Enterobacteriaceae, bes. E. coli und Klebsiellen
- Carbapenem-resistente Enterobakterien (CRE) = Carbapenemase-produzierende E.
- Chinolon-resistente Enterobakterien
- Stenotrophomonas maltophilia (multiresistenter Umweltkeim bei immundefizienten Patienten)
- Multiresistente gramnegative Bakterien (MRGN): 3MRGN und 4MRGN = Resistenz gegen 3 bzw. 4 Antibiotika

Urs: Nichtsachgerechte zu häufige Antibiotikatherapie; mangelnde Hygiene in Krankenhäusern; Beimischung von Glykopeptidantibiotika zum Tierfutter u.a.

Merke: 4 Maßnahmen zur Reduktion von MRSA-Infektionen (*www.rki.de*):
1. Screening-Programm auf MRSA-Kolonisation (Nasen-/Rachenabstrich) und Sanierung von MRSA-Trägern
   Memo: 15 - 40 % der Menschen sind gesunde Träger von S. aureus, bes. im Nasen-Rachenraum.
2. Strenge Isolation von MRSA-Infektionen oder -Kolonisationen
3. Restriktiver Einsatz von Antibiotika (strenge Indikationsstellung nach Leitlinien)
4. Strenge Anwendung von Hygieneregeln (insbes. Händedesinfektion)

MRSA-Subtypen	HA-MRSA	CA-MRSA	LA-MRSA
Klinische Manifestationen	Postoperative Wundinfektionen, Osteomyelitis, Pneumonie	Eitrige Hautinfektionen, Abszesse, Pneumonie, Fasziitis	Wundinfektionen, beatmungsassoziierte Pneumonie
Infektionshäufigkeit in Deutschland	< 5 % aller nosokomialen Infektionen	Inzidenz unbekannt	< 1 % der nosokomialen MRSA-Infektionen
Risikofaktoren	Krankenhausaufenthalte, Alten-/Pflegeheimbewohner, Katheter, chronische Wunden, Antibiotikatherapie	Reisen in Risikogebiete, Kontakt zu Personen mit CA-MRSA-Infektion	Direkter Kontakt zu landwirtschaftlichen Nutztieren (z.B. bei Landwirten, Veterinären, Schlachthofmitarbeitern)
Prävention	Screening bei oder vor Krankenhausaufnahme, Dekolonisationsmaßnahmen, Hygienemaßnahmen in Einrichtungen des Gesundheitswesens (RKI-Empfehlungen beachten!)	Waschen von Kleidung, Bettwäsche, Handtüchern möglichst > 60° C; ggf. Dekolonisationsmaßnahmen	Sorgfältige Stallhygiene, Dekolonisationsmaßnahmen
HA-MRSA: health care-/hospital-associated MRSA; CA-MRSA: community-associated MRSA; LA-MRSA: livestock-associated MRSA.			

2. Immunstatus des Patienten:
Bei Patienten mit herabgesetztem Immunstatus (z.B. Therapie mit Immunsuppressiva, Zytostatika, maligne Lymphome, Leukämien, AIDS, Alkoholismus, Diabetes mellitus u.a.) erweitert sich das mögliche Erregerspektrum um eine Reihe opportunistischer Erreger (die bei normaler Abwehrlage keine wesentliche Rolle spielen):
- Pneumocystis jiroveci (früher: P. carinii)
- Pilze
- Viren (z.B. Zytomegalie-, Herpes simplex-, Varizella-/Zostervirus)
- Atypische Mykobakterien u.a. seltene Erreger

3. Reise-/Arbeitsanamnese: Bei Verdacht auf Legionellose

Pat: ▶ Lobärpneumonie [J18.1] (z.B. Pneumokokkenpneumonie) - 4 Stadien:
1. Anschoppung (1. Tag): Dunkelrote, blutreiche Lunge; Auskultation: Crepitatio indux (einzelne Alveolen enthalten noch Luft)
2. Rote Hepatisation (2./3. Tag): Fibrinreiches Exsudat führt zu leberartiger Konsistenz der grauroten Lunge
3. Graugelbe Hepatisation (4. - 8. Tag): Leukozyteninfiltration
4. Lösung (Lysis) (nach dem 8. Tag): enzymatische Verflüssigung des Fibrins, Leukozytenzerfall, Abhusten des eitrigen Auswurfes; Auskultation: Crepitatio redux (Alveolen wieder lufthaltig)

Die vollständige Resorption des fibrinösen Exsudates dauert ca. 4 Wochen. Tritt in seltenen Fällen keine Auflösung des Fibrins ein, so wird es durch ein Granulationsgewebe resorbiert, wodurch es zu irreversibler Induration kommt: "chronische karnifizierende Pneumonie".

▶ Lobuläre (Herd-) Pneumonie [J18.0](z.B. durch Pneumo-, Strepto-, Staphylokokken): Häufigste Form ist die Bronchopneumonie = deszendierende Infektion von Bronchien und Lunge. Anfangs kommt es zu einzelnen alveolär-pneumonischen Herden, die später konfluieren können.

▶ Akute interstitielle Pneumonien (verursacht durch Viren, Mykoplasmen, Rickettsien, Chlamydien) - 3 Formen: Septale, peribronchioläre, fibrosierende Form

Anm: Chronische interstitielle Pneumonie: Siehe Lungenfibrosen

▶ Miliarpneumonie: Viele kleine Infiltrate durch hämatogene Erregerausbreitung und Abwehrschwäche (Miliartuberkulose, Histoplasmose, Coccidioidomykose)

KL.: Die Unterscheidung zwischen typischer Lobärpneumonie und atypischer Bronchopneumonie ist historisch und wird hier aus Gründen der Vollständigkeit aufgeführt. Für Diagnostik und Therapie hat diese Einteilung heute weniger Bedeutung.

A) Klinik typischer bakterieller Lobärpneumonien (z.B. Pneumokokken):
- ▶ Plötzlicher Beginn mit Schüttelfrost und hohem Fieber (Kontinua über etwa 1 Woche mit schwerem Krankheitsgefühl)
- ▶ Husten, Atemnot mit "Nasenflügeln", oft begleitender Herpes labialis
- ▶ Evtl. Thoraxschmerzen beim Atmen durch Begleitpleuritis, bei diaphragmaler Beteiligung Fortleitung des Schmerzes in den rechten Oberbauch, bei Kindern sogar bis in den Unterbauch (DD: akutes Abdomen, Appendizitis)
- ▶ Rotbraunes Sputum ab 2. Tag mit reichlich Granulozyten
- ▶ Physikalische Untersuchung: Infiltrationszeichen (Bronchialatmen, positive Bronchophonie, klingende Rasselgeräusche, positiver Stimmfremitus)
- ▶ Röntgen: dichte, relativ scharf begrenzte, großflächige Verschattung (DD: tuberkulöse Pneumonie - Lungenkarzinom mit Atelektase)
- ▶ Labor:
  - Zuerst CRP ↑, später auch BSG ↑
  - Procalcitonin (↑) bei bakterieller Pneumonie
  - Blutbild: Leukozytose, Linksverschiebung, toxische Granulation, Eosino- und Lymphopenie. Bei septisch verlaufender Pneumonie evtl. Leukozytopenie!

Am 7. - 9. Krankheitstag kritische Entfieberung mit evtl. lebensbedrohlicher Herz-Kreislauf-Belastung!
Seit Beginn der Antibiotikaära findet sich dieser klassische Ablauf der Lobärpneumonie kaum noch. Aber: Trotz rascher Entfieberung unter Antibiotika werden die morphologischen Lungenveränderungen in ihrem zeitlichen Ablauf nicht abgekürzt. Daher auch bei subjektivem Wohlbefinden des Patienten nicht zu früh belasten, sonst kommt es zu Rezidiven oder anderen Komplikationen.

B) Klinik atypischer Pneumonien:
Pneumonien, deren klinisches Bild von dem der typischen Pneumokokkenpneumonie abweicht. Überwiegende Erreger: Chlamydien, Mykoplasmen, Legionellen, Viren.

Eine Erregerzuordnung lässt sich aber aus dem Röntgenbild nicht ableiten, da Pneumokokkenpneumonien auch atypisch verlaufen können. Umgekehrt können Erreger atypischer Pneumonien einen "typischen" Verlauf zeigen. Alte Menschen haben oft eine atypische monosymptomatische Klinik!

- ▶ Die atypische Pneumonie beginnt meist langsam, evtl. verbunden mit Cephalgien, Myalgien, nur leichtem Fieber (ohne Schüttelfrost).
- ▶ Trockener Reizhusten mit spärlichem oder fehlendem Auswurf
- ▶ Missverhältnis zwischen geringem Auskultationsbefund und positivem Röntgenbefund! Ursache:
  a) Sog. "zentrale Pneumonie", wobei der Lungenmantel frei ist; Perkussion und Auskultation dringen aber nur 5 cm in die Tiefe und erfassen eine zentrale Pneumonie nicht!
  b) Zwischen den einzelnen Pneumonieherden ist immer noch lufthaltiges Gewebe.

  Merke: Ein negativer physikalischer Untersuchungsbefund schließt eine atypische Pneumonie nicht aus! Daher im Zweifelsfall immer röntgen!
- ▶ Normale (oder erniedrigte) Leukozytenzahl, evtl. relative Lymphozytose.

Merke: Leukozyten und CRP helfen jedoch nicht, zwischen viraler und bakterieller Infektion zu unterscheiden.

Ko.:
- Septische Streuung der Erreger bei bakterieller Pneumonie mit: Otitis media, Meningitis, Hirnabszess, Endokarditis, septischer Schock
- Pleuritis
- Parapneumonische Pleuraergüsse (PPE) in bis zu 50 % d.F. und in ca. 10 % komplizierte PPE und Empyeme (siehe Kap. Pleuraerguss)
- Rezidivierende Pneumonie, "wandernde" Pneumonie (bei Abwehrschwäche), Lungenabszess (Anaerobierinfektion!)
- Fehlende Lösung des pneumonischen Exsudates → chronische Pneumonie
- Toxisches Herz-/Kreislaufversagen; Verschlechterung einer vorbestehenden Herzinsuffizienz
- Respiratorische Insuffizienz (Pulsoxymetrie, Blutgasanalyse)
- Thromboembolische Komplikationen (infolge Bettruhe)
- Evtl. reaktive Beteiligung der Leber und/oder der Nieren (Leberenzymveränderung/pathologisches Harnsediment), akutes Nierenversagen bei Exsikkose

DD:
1. Das Spektrum pneumonieverursachender Erreger
2. Andere Ursachen einer pulmonalen Infiltration, z.B.
   - Lungentuberkulose (Erregernachweis)
   - Lungenmykose (Erreger-, Antigen-, Ak-Nachweis, Lungenbiopsie)
   - Lungenkarzinom und Fremdkörperaspiration (Bronchoskopie + Biopsie)
   - Infarktpneumonie nach Lungenembolie (Lungenperfusionsszintigrafie, Nachweis einer TVT)
   - Sarkoidose (bihiläre Lymphadenopathie, BAL, transbronchiale Biopsie)
   - Exogen-allergische Alveolitis (Berufsanamnese, Nachweis präzipitierender Ak gegen das verdächtige Allergen)
   - Akute idiopathische eosinophile Pneumonie (akut auftretend mit Fieber, diffuse Lungeninfiltrate im Röntgenbild, Eosinophilie > 25 % in der BAL, evtl. auch Blut-Eosinophilie, oft respiratorische Insuffizienz; Th.: Kortikosteroide!)
   - Allergische bronchopulmonale Aspergillose (wechselnde Infiltrate, zentrale Bronchiektasen, Eosinophilie, hohes Gesamt-IgE > 1.000 U/l, Nachweis von IgE- und IgG-Ak gegen Aspergillus fumigatus)
   - Bronchiolitis obliterans mit organisierender Pneumonie (BOOP)
     BAL: massenhaft Lymphozyten, Th.: Kortikosteroide!

Di.: Hauptkriterium + 2 Nebenkriterien

- ▸ **Hauptkriterium:**
  Neu aufgetretenes Infiltrat im Thorax-Röntgenbild in 2 Ebenen, evtl. CT: Empfindlichste Diagnostik (= Hauptkriterium zur Diagnose einer Pneumonie)
  - Lobärpneumonie: Großflächige Transparenzminderung im Bereich von Lungenlappen mit positivem Bronchopneumogramm ("air bronchogram") = Darstellung der luftgefüllten Bronchien
  - Bronchopneumonie: Segmentale Transparenzminderung ohne "air bronchogram"
  - Interstitielle Pneumonie: Fleckig-netzartige (retikuläre) Transparenzminderung
- ▸ **Nebenkriterien:**
  - Fieber (≥ 38,5 °C) oder Hypothermie (< 36,5 °C)
  - Purulenter Auswurf
  - Leukozytose (> 10.000/µl) oder Leukopenie (< 4.000/µl)

- Physikalische Zeichen einer Infiltration (Pneumonie): Sensitivität + Spezifität rel. gering!
  - Bronchialatmen
  - Positive Bronchophonie ("66" flüstern lassen)
  - Feinblasige Rasselgeräusche (RG), die klingend sind, wenn die Infiltration bis zur Thoraxwand reicht
  - Positiver Stimmfremitus ("99" sprechen lassen)
- Nachweis einer infektiösen Genese der Pneumonie:
  Materialgewinnung möglichst vor Antibiotikatherapie (die sich aber deshalb nicht verzögern sollte); Ind: Hospitalisierte Patienten
  - Erregernachweis (Kultur, Nukleinsäure-/Antigennachweis) aus:
    - Eitrigem Sputum (Problem der Kontamination mit oropharyngealer Bakterienflora)
    - Bronchoskopische Materialgewinnung: Optimal ist die Gewinnung einer Bronchiallavage. Die blinde endotracheale Aspiration ist mit Kontaminationsproblemen behaftet.
    - Lungengewebe (Eine transbronchiale Lungenbiopsie ist seltener indiziert.)
    - Blut: Bei allen hospitalisierten Patienten Blutkultur durchführen.
    - Evtl. Pleuraflüssigkeit

    Ein Erregernachweis gelingt unter üblicher klinischer Diagnostik in 1/3 d.F., unter Ausschöpfung aller Möglichkeiten (inkl. Lungenbiopsie) in max. 2/3 d.F.
  - Serologische Diagnostik (Ak-Nachweis):
    Einschränkungen:
    - Bei immunsupprimierten Patienten versagt der Ak-Nachweis
    - Ak-Bildung benötigt mindestens 1 Woche Zeit

Weitere Diagnostik:
- Blutgasanalyse, Pulsoxymetrie
- CRB-65-Score steht für:
  - **C**onfusion (= Verwirrtheit)
  - **R**espiratory rate (= Atemfrequenz) ≥ 30/min.
  - **B**lood pressure (= Blutdruck) < 90 mmHg systolisch oder < 60 mmHg diastolisch
  - Alter von **65** Jahren und mehr.

  Der Score wurde entwickelt, um das Sterblichkeitsrisiko bei der CAP vorherzusagen. Er dient auch dazu, die Notwendigkeit einer intensivierten antibiotischen Behandlung sowie einer Hospitalisierung abzuschätzen.

THERAPIE DER PNEUMONIEN

Jüngere Patienten < 65 Jahre mit CAP und klinisch gutem AZ, fehlenden Begleiterkrankungen und ohne Komplikationen können ambulant behandelt werden. In den übrigen Fällen sollte zumindest initial stationär behandelt werden; dies gilt auch bei unsicherer häuslicher Versorgung. Auch bei einem CRB-65-Index von 0 kann i.d.R. ambulant behandelt werden, ab 1 - 2 Punkten ist stationäre Therapie notwendig.

1. Allgemeinmaßnahmen:
   - Körperliche Schonung; bei Fieber evtl. Bettruhe und Thromboembolieprophylaxe (Kompressionsstrümpfe, Heparin in niedriger Dosierung). Nach klinischer Besserung möglichst frühe Mobilisierung
   - Atemgymnastik, Inhalationsbehandlung (NaCl-Lösung)
   - Behandlung einer evtl. Herzinsuffizienz
   - Bei Hypoxie Sauerstoff per Nasensonde; bei unzureichender Oxygenierung NIV mit positivem exspiratorischem Druck; bei Entwicklung eines akuten Lungenversagens (ARDS) Beatmung
   - Ausreichende Flüssigkeitszufuhr (unter Berücksichtigung erhöhter Verluste bei Fieber)

   Merke: Ausreichende Flüssigkeitszufuhr ist die Voraussetzung für Sekretolyse!

2. Antibiotika:
   - Ungezielte Sofortbehandlung nach Abnahme von Bronchialsekret zur bakteriologischen Untersuchung. Auch Blutkultur abnehmen, die bei bakteriellen Pneumonien in 30 - 50 % d.F. positiv ausfällt. Diagnostische Maßnahmen dürfen Therapiebeginn nicht wesentlich verzögern!
   - Gezielte Behandlung unter Berücksichtigung des Antibiogramms

Umgebung des Kranken (ambulant, nosokomial), klinischer Zustand, Vorerkrankungen und Vorbehandlung, Reiseanamnese sind für die Auswahl des Antibiotikums entscheidend:

► **Ambulant (zu Hause) erworbene Pneumonien (CAP):**
Risiko-adaptierte Auswahl des Antibiotikums (in Anlehnung an die S3-Leitlinie zur CAP)
Patienten ohne Risikofaktoren haben keine schweren Begleiterkrankungen. Sie sind nicht mit Antibiotika vorbehandelt in den letzten 3 Monaten. Sie sind in einem stabilen klinischen Zustand.

Patienten mit Risikofaktoren:
- Antibiotikavortherapie (in den letzten 3 Monaten) und/oder
- Bewohner von Pflegeheimen und/oder
- chronische internistische oder neurologische Begleiterkrankungen

Therapiedauer: In Abhängigkeit von Risiko und Klinik 7 - 10 Tage. Wenn nach 48 h kein Fieberrückgang und klinische Besserung (Atemfrequenz ↓, O_2-Sättigung ↑) eintreten, müssen Diagnose und Therapie erneut überprüft werden.

Nicht hospitalisierte Patienten	
CAP-Patienten ohne Risikofaktoren	**CAP-Patienten mit Risikofaktoren**
Mittel der Wahl Aminopenicillin: Amoxicillin Alternativen • Makrolid: - Azithromycin - Clarithromycin - Roxithromycin Beachte: Pneumokokken sind in ca. 10 % resistent gegenüber Makroliden, dennoch können Makrolide eingesetzt werden. • Tetracyclin: Doxycyclin	Mittel der Wahl Betalaktam: • Amoxicillin/Clavulansäure • Sultamicillin Alternativen • Fluorchinolon Gr. 3/4: - Levofloxacin - Moxifloxacin • Bei V.a. Mykoplasmen, Chlamydien, Legionellen, kombiniert Betalaktam-Makrolid möglich

Hospitalisierte Patienten	
CAP-Patienten ohne Risiko einer Infektion durch P. aeruginosa	**CAP-Patienten mit Risikofaktoren einer Infektion durch P. aeruginosa*** In der Klinik erfolgt die Antibiotikatherapie i.d.R. parenteral (Ausnahme: Fluorchinolone)
Mittel der Wahl - Amoxicillin/Clavulansäure - Ampicillin/Sulbactam - Cefuroxim oder Ceftriaxon oder Cefotaxim } ± Makrolid** Alternative: Fluorchinolon Gr. 3/4: Levofloxacin oder Moxifloxacin	Therapiealternativen: • Pseudomonaswirksames Penizillin + β-Laktamasehemmer(Piperacillin/Tazobactam) • Pseudomonaswirksames Cephalosporin (Cefepim) • Pseudomonaswirksames Carbapenem (Imipenem, Meropenem) } + Fluorchinolon (Levofloxacin, Ciprofloxacin)*** • Pseudomonaswirksames Betalaktam + Aminoglykosid und Makrolid

* Risikofaktoren für das Auftreten von CAP durch P. aeruginosa: Pulmonale Komorbidität, Kortikosteroidtherapie ≥ 4 Wochen, vorausgegangener Krankenhausaufenthalt in den letzten 30 Tagen, Antibiotika-Vorbehandlung u.a.

** Bei schwerer CAP immer mit Makrolid kombinieren.

*** Alternative für Fluorchinolon: Makrolid + Aminoglykosid (für 3 Tage)

Ergänzungen zu einigen Antibiotika:

- Aminopenicilline

  Wi.: Im Vergleich zu Benzylpenicillin auch penicillinaselabil; doch zusätzlich gute Aktivität gegen Enterococcus faecalis (nicht E. faecium!), Listerien und die meisten Haemophilus influenzae-Stämme (z.Zt. bei uns ca. 5 % penicillinasebildende Stämme); Salmonellen können bei intrazellulärer Lagerung unter Umständen nicht erreicht werden.

  NW: Penicillinallergie; nicht-allergische Ampicillin/Amoxicillin-Exantheme bei manchen Virusinfektionen (z.B. bei einem nicht-indiziertem Einsatz bei Mononukleose = EBV-Infektion). Bei Kombination von Aminopenicillinen mit Betalaktamasehemmern sind Leberfunktionsstörungen möglich u.a.

  Ind: Unkomplizierte Harnwegsinfektionen; Meningitis (in Kombination mit Cephalosporin der 3. Generation); Listeriose; CAP und Organinfektionen durch ampicillinsensible Enterobacteriaceae.

  KI.: Bekannte Penicillinallergie u.a.

  Dos: Ampicillin, Amoxicillin: Mindestens 1 g alle 8 Std. p.o., i.m. oder i.v. Ampicillin zur oralen Einnahme wird zugunsten besser resorbierbarer Präparate (z.B. Amoxicillin) nicht empfohlen.

- Makrolid-Antibiotika:

  Erythromycin oder neuere Präparate mit höherer Bioverfügbarkeit: Clarithromycin, Azithromycin, Roxithromycin, Telithromycin

  Wi: Wirksam gegen die meisten Stämme von Haemophilus, Mykoplasmen, Chlamydien, Legionellen. Pneumokokken sind bis zu 20 % resistent.

NW: Gastrointestinale Störungen (10%), allergische Reaktionen, Leberfunktionsstörungen, Cholestase; QT-Verlängerung mit evtl. ventrikulären Arrhythmien, sehr selten Torsade de pointes-Tachykardie, Störungen von Geschmack, Geruch, Gehör, Psychosen u.a.
WW: Hemmung des Zytochrom P450-Systems CYP3A4 der Leber → Erhöhung der Serumspiegel von Theophyllin, Carbamazepin, Digoxin; Verstärkung der Wirkung von Cumarinen und Dihydroergotamin u.a.
KI: Bekannte QT-Verlängerung, gleichzeitige Einnahme von Medikamenten, die zu QT-Verlängerung führen können. Keine gleichzeitige Einnahme von Terfenadin (Gefahr ventrikulärer Arrhythmien!); Stillzeit, bekannte Allergie u.a.
Dos: Clarithromycin: 2 x 500 mg/d
Azithromycin: 1 x 500 mg/d
Roxithromycin: 1 x 300 mg/d

- Fluorchinolone (Gyrasehemmer) Gruppe 3/4:
  Wirksam gegen Pneumokokken, Haemophilus influenzae, Legionellen, Mykoplasmen, Chlamydien u.a., z.B.:
  - Moxifloxacin (Avalox®) - Dos: 400 mg/d. Wegen Fällen von tödlicher Hepatitis sollte Moxifloxacin nur eingesetzt werden, wenn andere Antibiotika ungeeignet sind oder versagt haben.
  - Levofloxacin (Tavanic®) - Dos: 500 mg/d

  WW: Hemmung von Cytochrom P450 1A2 durch Chinolone; bei Kombination von Chinolonen mit Makroliden evtl. gefährliche Verlängerung der QT-Zeit
  NW: Tendinitis und Ruptur der Achillessehne, insbes. bei älteren Patienten; selten neurotoxische NW (Depressionen, Suizidalität); hepatotoxische, phototoxische, selten bullöse Hautreaktionen, ventrikuläre Arrhythmien u.a.
  KI: Epilepsie, Kinder/Jugendliche < 18 J., Lebererkrankungen, Schwangerschaft, Stillzeit u.a.
  Beachte: Da bereits 2 Chinolone der neueren Generation wegen schwerer kardialer Arrhythmien vom Markt genommen wurden, empfiehlt es sich, die Indikation zu dieser Antibiotikagruppe zurückhaltend zu stellen (Mittel der Reserve).
- Doxycyclin/Tetracycline: Gut wirksam bei Mykoplasmen, Chlamydien, Coxiella burnetii u.a. Resistenz gegenüber Pneumokokken eher selten.
  WW: z.B. Wirkungssteigerung von Cumarinen
  NW: Gastrointestinale Störungen, Photodermatose, Einlagerung von Tetracyclin in Knochen und Zähne, sehr selten allergische Reaktionen und Blutbildveränderungen (Leukozytopenie, Thrombozytopenie), intrakranielle Drucksteigerung u.a.
  KI: Tetracyclinallergie, Schwangerschaft, Stillzeit, Kinder bis zum 8. Lebensjahr, Leber-/ Niereninsuffizienz
  Dos: 2 x 100 mg/d am 1. Tag, danach genügen i.d.R. 100 mg/d

▶ **Nosokomial (in der Klinik) erworbene Pneumonien:** Hierbei immer an die Möglichkeit einer MRSA-Infektion denken!

Kalkulierte Antibiotikatherapie der nosokomialen Pneumonie unter Berücksichtigung von Risikofaktoren Paul-Ehrlich-Gesellschaft für Chemotherapie e.V. (2003)			
I (bis 2 Punkte)	II (3 bis 5 Punkte)	III (6 Punkte und mehr)	
Aminopenicillin/BLI Cephalosporin 2/3a Fluorchinolon 3/4	Acylaminopenicillin/BLI Cephalosporin 3b Fluorchinolon 2/3 Carbapenem	Cephalosporin 3b Acylaminopenicillin/BLI + Carbapenem	Fluorchinolon 2/3 oder Aminoglykosid

Risikofaktoren	Punkte
Alter > 65 Jahre	1
Strukturelle Lungenerkrankung	2
Antibiotika-Vorbehandlung	2
Late Onset (Erkrankung ab 5. Tag Krankenhausaufenthalt)	3
Schwere resp. Insuffizienz mit oder ohne Beatmung	3
Extrapulmonales Organversagen (Schock, DIC, ANV, ALV)	4

(BLI = Beta-Lactamase-Inhibitor; DIC = Disseminierte intravasale Gerinnung; ANV = Akutes Nierenversagen; ALV = Akutes Leberversagen; Einzelheiten zu den Antibiotikagruppen: Siehe Tabelle im Anhang)
Diese Therapieempfehlungen gelten ausschließlich für kalkulierte Antibiotikatherapie vor oder ohne Erregernachweis. Bei Nachweis von Pseudomonas spp. oder Acinetobacter spp. sollte abweichend von diesem Schema immer eine geeignete Kombinationstherapie durchgeführt werden.

▶ **Antibiotika bei MRSA-Infektionen** (Antibiogramm !): Vancomycin, Linezolid (Zyvoxid® wirkt nicht bei gramnegativen Bakterien), Daptomycin, Tigecyclin, Ceftarolin u.a.

▶ **Pneumonien bei immungeschwächten Patienten:** Therapie immer durch Erregernachweis absichern!
- Pneumocystis jiroveci } Siehe dort
- Zytomegalievirus

▶ **Beim Lungenabszess überwiegen bakterielle Mischinfektionen mit Nachweis von Anaerobiern.** Die Bronchoskopie ist unerlässlich, um eine bronchiale Obstruktion auszuschließen und gegebenenfalls auch zu beseitigen. In gleicher Sitzung kann eine gründliche Bronchialtoilette durchgeführt werden. Eine Ableitung des Sekretes ist notwendig, wobei die Drainage spontan durch Abhusten, als interne bronchoskopische oder als transthorakale Drainage erfolgen kann.
Th.: Aminopenicillin plus Betalaktamasehemmer oder Clindamycin plus Cephalosporin (Cefuroxim, Ceftriaxon, Cefotaxim)

Prg: Folgende Faktoren beeinflussen die Prognose ungünstig:
- Alter: Die Sterblichkeit steigt mit dem Alter an, sie nimmt nach dem 30.Lj. pro Lebensdekade um 2 - 3 % zu.
- Vorbestehende Herz-/Lungenkrankheiten, Diabetes mellitus, Alkoholabhängigkeit
- Reduzierter Immunstatus, AIDS
- Klinik (Krankheitsschweregrad) und Komplikationen
- Nosokomiale Pneumonie: Letalität > 20 %; häufigste tödlich verlaufende Krankenhausinfektion

Die Prognose hängt außerdem vom Erregertyp und einer rechtzeitigen erregergerechten Therapie ab.
Bei ambulant erworbenen Pneumonien lässt sich die Prognose mit dem sog. **CRB-65-Score** abschätzen (siehe oben): Bei Score 0 liegt das Sterberisiko < 1 %. Bei einem Punkt steigt es auf etwa 2 %, bei vier Punkten auf über 25 %.

Pro:
- Aktive Immunisierung gegen Influenza und Pneumokokken (siehe dort)
- Erhöhte Lagerung (> 30 °) vermindert das Risiko einer Beatmungspneumonie
- Nosokomiale Pneumonien: Strenge Beachtung der Hygieneregeln im Krankenhausbereich (RKI-Empfehlungen), entsprechende Schulung und Überwachung des Personals. Einhaltung strenger Kontrollmaßnahmen bei MRSA-Infektionen (*www.rki.de*).

BEATMUNGSASSOZIIERTE PNEUMONIEN (BAP) [J18.9]

Syn: VAP = ventilator-associated pneumonia

Def: Die BAP ist eine nosokomiale Pneumonie (HAP), die bei beatmeten Patienten auftritt.

Ep.: Ca. 20 % aller beatmeten Patienten erkranken an einer BAP. Sie ist die häufigste nosokomiale Infektion auf Intensivstationen.
Mit je 30 % d.F. sind Pseudomonas aeruginosa und MRSA die häufigsten Verursacher. Besonders gefährdet sind langzeit-endotracheal beatmete Patienten nach Verbrennung, Trauma oder Aspiration.

Pg.: Mikroaspiration, verminderte Abwehrmechanismen, Besiedlung (Kolonisation) des Oropharynx mit pathogenen Keimen, Hygienefehler, Übersedierung, unnötige invasive Beatmung u.a.

KL: Beginn meist schleichend. Purulentes Trachealsekret und Fieber, oft Dyspnoe und ein pneumonieverdächtiger Auskultationsbefund

Di.:
- Klinik
- Lab: Leukozytose oder Leukopenie, CRP/BSG ↑
- Rö.-Thorax (neu aufgetretene oder persistierende Infiltrate)
- Mikrobiologie (bronchoalveoläre Lavage zur Keimgewinnung vor Beginn der Antibiotikatherapie)

DD: ARDS, Lungenödem u.a.

Th.: Antibiotische Therapie nach Sekretgewinnung sofort beginnen: Cephalosporin der Gruppe 3b, Fluorchinolon oder Piparacillin/Tazobactam. - Evtl. Korrektur nach Antibiogramm
Beachte: Schnelle Resistenzentwicklung von Pseudomonas aeruginosa!

Prg: Mortalität ca. 30 %. Dauer der Beatmung, Zeit bis zum Beginn der antibiotischen Therapie, Immunstatus und Begleiterkrankungen bestimmen die Prognose.

Pro:
- Strenge Hygienemaßnahmen und -kontrolle („Null-Toleranz-Programm"): Händehygiene, korrekte Desinfektion von Zubehör i.a.
- Nicht-invasive Beatmung besser als endonasale Intubation
- Möglichst kurze Intubations-/Beatmungszeit
- Oberkörper-/Kopfhochlagerung, falls keine Kontraindikation, Mundhygiene u.a.

SPEZIELLE PNEUMONIEERREGER

PNEUMOKOKKENINFEKTION [J13]

Ep.: Weltweit 2 Mio. Todesfälle/Jahr durch Pneumokokken-Erkrankungen; Pneumokokken verursachen lokale Infektionen (Otitis media, Sinusitis) und invasive Pneumokokken-Erkrankungen (diseases = IPD): Meningitis, Pneumonie, Sepsis. Pneumokokken sind weltweit die häufigsten Erreger bei ambulant erworbenen Pneumonien, ferner die häufigsten Erreger einer bakteriellen Meningitis bei Kindern, Jugendlichen und Erwachsenen und einer Otitis media oder Sinusitis bei Kindern.
Risikofaktoren: Lebensalter (Kinder bis 2 J., alte Menschen), onkologische Patienten, Abwehrschwäche einschl. AIDS, Alkoholiker, chronische Herz- und Lungenerkrankungen (insbes. chronischer Bronchitis), nephrotisches Syndrom, Patienten nach Splenektomie, Sichelzellanämie u.a. Diese Patienten sollten eine prophylaktische Impfung erhalten (bei geplanter Splenektomie vor dem Eingriff).

Err: Streptococcus pneumoniae, über 40 Serogruppen (gekennzeichnet durch eine Ziffer) mit insgesamt etwa 90 verschiedenen Kapsel-Polysaccharid-Typen (gekennzeichnet durch Ziffer + Buchstabe). Die Polysaccharidkapsel, ein Virulenzfaktor der Pneumokokken, hemmt die Phagozytose durch die Alveolar-Makrophagen.
Pneumokokken finden sich zu ca. 50 % in der Mundhöhle gesunder Erwachsener, wobei die Abwehrmechanismen des Respirationstraktes eine Erkrankung verhindern. Bei Stress oder starker Unterkühlung kommt es durch vorübergehende Minderung der unspezifischen Resistenz zu einem Ungleichgewicht zwischen Mikro- und Makroorganismus und so evtl. zur Pneumonie. Pneumokokkeninfektionen sind daher meist endogene Infektionen.

Inf: Tröpfcheninfektion; in 15 % hämatogene Streuung (→ evtl. Meningitis)

KL.:
- Pneumonie
- Meningitis
- Otitis media, Sinusitis
- Konjunktivitis und Ulcus serpens corneae
- OPSI (overwhelming postsplenectomy infection) bei Asplenie

Ko.: Invasive septische Verläufe mit septischer Arthritis, Osteomyelitis, Peritonitis, Empyem

Di.:
- Erregernachweis aus Blut, Sputum, Bronchialsekret
- Nachweis von Pneumokokkenantigenen aus Blut, Sputum, Urin

Th.: Aminopenicillin + Beta-Lactamase-Inhibitor (z.B. Amoxycillin + Clavulansäure). Die Raten Penicillin-resistenter Pneumokokken sind regional unterschiedlich (z.B. USA > 50 %, Spanien, Ungarn und Frankreich bis 50 %, Deutschland < 10 %). Resistenzen gegen Makrolide finden sich in ca. 10 %! Bei Verdacht auf Resistenzen Therapiekontrolle durch Antibiogramm anstreben.
Therapiealternativen bei Pneumokokkeninfektionen mit verminderter Penicillin-Empfindlichkeit: Cephalosporine der 3. Generation (z.B. Cefotaxim), Telithromycin.

Pro: Aktive Immunisierung - Ind:
1. Kinder ab vollendetem 2. Lebensmonat
2. Standardimpfung für Personen ≥ 60 J. (Schutzwirkung ca. 70 %)
3. Risikopatienten mit Immundefekten oder chronischen Krankheiten (s.o.)

Impfstoffe:
- 23-valenter Polysaccharidimpfstoff (Pneumovax® 23)
- 13-valenter Konjugat-Impfstoff (Prevenar13®)

Dos: 1 Impfdosis s.c. oder i.m., Auffrischungsimpfung nach 5 J. bei Pneumovax® 23 werden für Risikogruppen empfohlen, z.B. Immundefekte, nephrotisches Syndrom (→ siehe aktuelle STIKO-Empfehlung).
Polysaccharidimpfstoffe sind bei Kindern < 2 Jahren unzureichend immunogen. Vom vollendeten 2. Lebensmonat bis zum vollendeten 2. Lebensjahr werden Konjugatimpfstoffe eingesetzt, z.B. der 13-valente Konjugatimpfstoff Prevenar13® (Impfschema für Kinder: Siehe STIKO-Empfehlungen).
KI: Schwere Pneumokokkeninfektion oder Pneumokokkenimpfung in den letzten 5 Jahren

Memo: Durch Pneumokokken-Impfungen sinkt die Inzidenz von IPD durch die im Impfstoff enthaltenen Serotypen!

HAEMOPHILUS INFLUENZAE-INFEKTION

Ep.: Als Nasopharyngitis weit verbreitet; Epiglottitis bei Kleinkindern; Pneumonie bei Kleinkindern sowie bei Erwachsenen mit chronischen Lungenerkrankungen oder Abwehrschwäche; 30 % der Meningitiden im Kleinkindesalter

Err: Haemophilus influenzae sind gramnegative kokkoide Stäbchenbakterien, die den Nasopharynx besiedeln. Sechs Kapseltypen (Serotypen) sind bekannt (a - f), daneben gibt es auch Stämme ohne Kapsel (nicht typisierbar, NTHi). In Ländern ohne Vakzinierungsprogramm werden die meisten Infektionen (wie z.B. Meningitis, Pneumonie, Sepsis und Epiglottitis) durch H. influenzae Typ b (Hib) verursacht.

Übertragung: Tröpfcheninfektion

Ink: 2 - 5 Tage

Di.:
- Erregernachweis (z.B. aus Bronchialsekret, Blut, Liquor): mikroskopisch, kulturell, Antigennachweise
- Ak-Nachweis

Th.:
- Bei Erwachsenen: z.B. Chinolone
- Bei Kleinkindern: z.B. Cefotaxim

Pro: Aktive Immunisierung mit einem (Kombinations-)Impfstoff aus Haemophilus influenzae Typ b (Hib) bei allen Kindern ab dem 3. Lebensmonat (4 Impfungen: im 3., 4. und 5. Lebensmonat sowie nach 1 Jahr)

MYKOPLASMEN-INFEKTION [A49.3]

Ep.: Erkrankungshäufung in der kalten Jahreszeit; größere Epidemien im Abstand von 3 - 6 Jahren. In Epidemiezeiten sind ca. 20 % der ambulant erworbenen Pneumonien verursacht durch Mycoplasma pneumoniae.

Err: Mycoplasma pneumoniae = kleinste frei vermehrbare Lebewesen ohne feste Zellwand (pleomorph)

Ink: 10 - 20 Tage

KL.: In 10 - 20 % klinisch inapparent, in 80 % Tracheobronchitis, in 5 - 10 % interstitielle Pneumonie mit der Klinik einer atypischen Pneumonie.

Ko.: Bakterielle Superinfektion, autoimmunhämolytische Anämie durch Kälteagglutinine

Di.:
- Erregernachweis: Nachweis von M. pneumoniae-Antigen oder -DNA aus Rachensekret, Sputum, Nasopharyngealsekret, Bronchiallavage
- Antikörpernachweis (versagt bei immunsupprimierten/-geschwächten Patienten)

Th.: Makrolide oder Doxycyclin über mindestens 2 Wochen

LEGIONELLOSE [A48.1] Namentliche Meldung bei Labornachweis

Internet-Infos: *www.legiogrant.de, http://ewgli.org, www.rki.de*

Def: Erstmals 1976 bei einem Treffen von Kriegsveteranen/Legionären in Philadelphia/USA diagnostizierte, fieberhafte respiratorische Erkrankung, die epidemisch oder sporadisch auftreten kann. 1999 Epidemie in den Niederlanden mit über 20 Toten; 2001 größte Epidemie in Spanien mit > 800 Erkrankungen. Deutschland ca. 600 Erkrankungen/J. gemeldet. Hohe Dunkelziffer!

Ep.: Wichtige umweltbedingte Infektionskrankheit (siehe Übertragung). Legionellen gehören zu den häufigsten Pneumonieerregern. Erkrankungen treten fast nur bei Erwachsenen auf. Risikopatienten sind ältere Menschen, Raucher, Alkoholiker, Diabetiker, Patienten mit chronischen Erkrankungen, Abwehrschwäche unter Immunsuppression oder Chemotherapie, intubierte Patienten. Bis 5 % aller Pneumonien sind Legionellosen.
- Sporadische Erkrankungen (reiseassoziiert oder in Pflegeeinrichtungen)
- Epidemische Erkrankungen (z.B. durch Whirlpools, Springbrunnen, u.a. Wasseranlagen)

- Ambulant erworbene Erkrankungen
- Nosokomiale Legionellen-Pneumonie: Jede L.-Pneumonie, die nach einer Inkubationszeit von 2 - 10 Tagen in der Klinik oder nach Klinikentlassung auftritt.

Err: Legionellen sind gramnegative, intrazellulär wachsende aerobe Bakterien. Es gibt 57 Legionella-Spezies mit 79 Serogruppen, davon weniger als die Hälfte Erreger von Legionellosen. Legionella pneumophila, bes. die Serogruppe 1 ist für 90 % aller Erkrankungen verantwortlich. Genotypisierung zur Aufdeckung von Infektionswegen möglich. Legionellen kommen weltweit im Süßwasser vor und vermehren sich in Amöben und anderen Einzellern. Im Temperaturbereich von 20 - 55 °C vermehren sich Legionellen, bes. bei Stagnation des Wassers. Bei Temperaturen < 20 °C vermehren sich Legionellen nicht, bei Temperaturen ab 60 °C sterben sie ab.

Inf: Durch Inhalation infizierter Aerosole aus Wasseranlagen: Kühltürme, Befeuchtungsanlagen (Klimaanlagen), Pflanzen-Berieselungsanlagen, Duschköpfe, Warmwasseranlagen, Whirlpools, Inhalationsgeräte, Dentaleinheiten u.a. Keine Ansteckungsgefahr von Mensch zu Mensch.

Ink: 1 - 3 Tage bei Pontiac-Fieber; 2 - 10 Tage bei Legionellenpneumonie

KL.: Verlaufsformen:
1. Nur 1 % gesunder exponierter Personen erkrankt, meist ist der Verlauf asymptomatisch.
2. Symptomatischer Verlauf überwiegend bei Abwehrschwäche, älteren Menschen, Nikotin- und Alkoholabusus
   - Pontiac-Fieber (ca. 90 % der Erkrankten)[A48.2]: Leichter Krankheitsverlauf ohne Pneumonie; grippeähnliche Symptome
   - Legionella-Pneumonie = Legionärskrankheit (ca. 10 % der Erkrankten) [A48.1]: Fieber, Schüttelfrost, Kopf- und Muskelschmerzen, trockener Husten mit Thoraxschmerzen, atypische Pneumonie, oft auch gastrointestinale Beschwerden mit evtl. Diarrhö, oft Hyponatriämie (Schwartz-Bartter-Syndrom), evtl. Verwirrtheit; Ko.: Akutes Nierenversagen

Di.:
- ▶ Dran denken (Pneumonien nach Reisen mit Hotelaufenthalt, Aufenthalt in der Nähe von Wasseranlagen, evtl. Erkrankung mehrerer Personen)
- ▶ Infektionsnachweis:
  - Nachweis von Legionella-Antigen aus Urin schon in den ersten Krankheitstagen (Sensitivität 90 %)
  - Erregernachweis (Kultur, Fluoreszenzmikroskopie) aus respiratorischem Material
  - Nachweis von Legionella-DNA (PCR) aus Sekreten des Respirationstraktes, Lungengewebe oder Pleuraflüssigkeit
  - Serologischer Antikörpernachweis (4-facher Titeranstieg innerhalb 2 Wochen) → nur retrospektive Bedeutung. Bei bis zu 30 % aller Patienten bleibt die AK-Bildung aus!

Th.: Frühzeitig, schon bei Verdacht! Jede Pneumonie unbekannter Ursache antibiotisch so behandeln, dass auch Legionellen erfasst werden.
Makrolidantibiotika (z.B. Azithromycin) oder Fluorchinolone der Gruppe 3/4 (z.B. Levofloxacin). Ob in schweren Fällen eine zusätzliche Kombination mit Rifampicin Vorteile bringt, ist nicht sicher. Therapiedauer: 3 Wochen.

Prg: Letalität der Legionella-Pneumonie bei vorher gesunden Patienten bis 10 %, bei Patienten mit Immunschwäche oder vorbestehenden Herz-/Lungenerkrankungen bis 80 %.
Das Pontiac-Fieber hat eine gute Prognose, Todesfälle sind nicht bekannt. Legionella-Infektionen hinterlassen keine Immunität.

Pro: Infektionswege aufklären, um weitere Erkrankungen zu verhindern (Gesundheitsamt einschalten).
Regelmäßige Wartung von Warmwasseranlagen, Kontrollen auf Legionellen; längere Zeit ungebrauchte Duschen mit heißem Wasser (70 °C) durchspülen, Aerosol nicht einatmen.
Desinfektion kontaminierter Wassersysteme:
- Thermisch durch Erhitzen des Wassers auf 70 °C, Ausflussstellen mindestens 3 Minuten durchspülen
- Chlorierung des Wassers (2 - 6 ppm)

Empfehlungen des Umweltbundesamtes beachten.

CHLAMYDIA PNEUMONIAE-INFEKTION [J16.0]

Ep.: Bis 10 % aller ambulant erworbenen Pneumonien - 50 % aller Erwachsenen sind Ak-positiv

Err: Chlamydophila pneumoniae ist ein obligat intrazellulär lebender, den Bakterien verwandter Erreger. Weltweites Vorkommen, hoher Durchseuchungsgrad. Erregerreservoir ist der Mensch.

- 3 häufige humanpathogene Spezies der Chlamydien:
  C. trachomatis, C. pneumoniae, C. psittaci
  C. pneumoniae und C. psittaci können eine Pneumonie verursachen.
  Die Serotypen von C. trachomatis lösen 3 Erkrankungen aus:
  - Serotypen A - C verursachen das Trachom, eine in den Tropen verbreitete chronisch-rezidivierende Erkrankung der Bindehäute (Einschlusskörperchen-Konjunktivitis) und Hornhäute des Auges. Das Trachom ist die weltweit häufigste Augenerkrankung und nach dem Katarakt die zweithäufigste Ursache für Erblindung.
  - Serotypen D - K verursachen sexuell übertragbare urogenitale Infektionen → siehe Kap. Urethritis (und gelegentlich auch Infektionen der Augenbindehaut) sowie nach perinataler Übertragung Infektionen bei Neugeborenen.
  - Serotypen L_1, L_2 und L_3 verursachen das Lymphogranuloma venereum, eine sexuell übertragbare Infektion, die vorwiegend in den Tropen vorkommt.
- 2 seltene Chlamydien-Spezies:
  - C. abortus (pathogen für Schafe, selten Schwangerschaftskomplikationen bei Frauen, die Kontakt zu kranken Schafen haben)
  - Simkania negevensis (Erstbeschreibung bei Bewohnern der Negevwüste; kann respiratorische Infekte und Pneumonie verursachen.)

Ink: 1 - 4 Wochen

Inf: C. pneumoniae wird aerogen durch Tröpfcheninfektion von Mensch zu Mensch übertragen.

KL.: Die Mehrzahl der Infektionen durch C. pneumoniae verläuft rel. leicht mit Pharyngitis/Sinusitis/Bronchitis; schwere Verläufe mit Pneumonie bei älteren Menschen u./o. vorbestehenden Erkrankungen/Immunschwäche.

Di.: Erregernachweis (Kultur, PCR); serologisch (IgM-Ak ↑, IgG-Ak nach 4 - 8 Wochen ↑; bei Reinfektion IgA-Ak ↑).

Th.: Doxycyclin oder Makrolide über 3 Wochen geben wegen Rezidivneigung

ORNITHOSE [A70] Namentliche Meldung bei Labornachweis

Synonym: Psittakose, Papageienkrankheit

Err: Chlamydophila psittaci (Reservoir sind Vögel)

Ep.: Deutschland: < 100 Erkrankungen/J.

Inf: Aerogene Übertragung durch Kot- und Federstaub von Papageien, Wellensittichen u.a. Vogelarten (auch Enten und Tauben). Gefährdet sind bes. Personen, die (beruflich) häufig Kontakt mit Vögeln haben. Keine Mensch-zu-Mensch-Übertragung.

Ink: 1 - 4 Wochen

KL.: Grippeartig oder pneumonisch: schwerer Krankheitsverlauf, evtl. mit Schüttelfrost, hohem Fieber, Kontinua über 2 Wochen, Kopf-/Muskelschmerzen, Nasenbluten, trockener Husten, atypische Pneumonie; evtl. Exanthem, Splenomegalie

Ko.: Bakterielle Superinfektion; Endo-/Myo-/Perikarditis; selten enzephalitische Verlaufsform

Di.:
- Anamnese (Hausvögel, Geflügel), Klinik (Fieber, Husten)
- Erregernachweis (kulturell - nur in Laboratorien der Sicherheitsstufe 3), PCR
- Antikörpernachweis mittels C. psittaci-spezifischer MIF oder Immunoblot (Titeranstieg zwischen 2 Proben oder einmalig deutlich erhöhter Wert)

Th.: Doxycyclin oder Makrolide über 3 Wochen (bei zu kurzer Therapie Rückfallgefahr), Infektionsquelle sanieren! Untersuchung verdächtiger Vögel (Tierärzte)

Pro: Schutzmaßnahmen + Aufklärung im Vogelhandel sowie bei Vogelhaltern/-züchtern

Q-FIEBER [A78] Namentliche Meldung bei Labornachweis

Syn: Query fever

Ep.: Inf: Weltweite Zoonose (Deutschland ca. 300 gemeldete Fälle/J.), deren Erreger auch durch Schafzecken auf Rinder, Schafe, Ziegen u.a. Haustiere übertragen wird. Die Infektion verläuft bei Tieren asymptomatisch. Der Mensch infiziert sich insbes. durch aerogene Staubinfektion über infizierte Stalltiere oder infiziertes Material (z.B. Heu, Wolle). Infektionsgefährdet sind bes. Landwirte, Schäfer, Tierfellverarbeiter, Schlachthofarbeiter, Tierärzte, Geburtshelfer (bei infizierten Schwangeren) und Laborpersonal.

Err: Coxiella burnetii vermehrt sich obligat intrazellulär und kann in 2 Formen existieren: Small cell variants (SCV) mit langer Überlebensfähigkeit in der Umwelt. Aus den SCV entstehen im Wirt large cell variants (LCV).

Ink: 2 - 3 Wochen

KL.: Ca. 50 % der Infektionen verlaufen asymptomatisch (30 - 70 % der beruflich Exponierten haben Antikörper gegen C. burnetii ohne Erkrankung in der Anamnese). Die symptomatischen Fälle verlaufen entweder grippeähnlich oder als schweres Krankheitsbild mit der Trias:

- Plötzliches Auftreten von hohem Fieber, evtl. mit Schüttelfrost, Fieber kann 1 - 3 Wochen anhalten.
- Kopfschmerzen (oft retrobulbär), evtl. Arthralgien/Myalgien, evtl. Exanthem
- Atypische Pneumonie (bei ca. 50 % der symptomatischen Patienten) mit trockenem Husten und Brustschmerzen

Ko.:
- Neurologische Symptome (z.B. Desorientierung, Verwirrtheit)
- Granulomatöse Hepatitis (30 %), die oft asymptomatisch verläuft.
- Seltener Meningoenzephalitis, Myokarditis/Perikarditis
- Selten (1 %) persistierende Infektion mit Endokarditis und chronischer granulomatöser Hepatitis (Monate bis Jahre nach Infektion!). Risikopatienten: Patienten mit Herzfehlern, Herzklappenprothesen
- Bei Infektion Schwangerer (bes. 1. Trimenon) evtl. intrauteriner Fruchttod, Abort oder Frühgeburt.
- Chronisches Müdigkeitssyndrom (CFS = „chronic fatigue syndrome")

Lab:
- Meist keine Leukozytose, aber deutliche Linksverschiebung
- CRP + BSG ↑, evtl. Transaminasen ↑

DD: Andere Ursachen einer Pneumonie

Di.: Berufsanamnese - klinische Trias (s.o.)
Ak-Nachweis: Akute Infektion: Ak-Titer gegen Phase II-Antigen > Phase I-Antigen
Chronische Infektion: Ak-Titer gegen Phase I-Antigen > Phase II-Antigen
4facher Titeranstieg und IgM-Ak sprechen für frische Infektion.
Nachweis von C. burnetii-DNA; Erregerisolierung

Th.: Doxycyclin 2 x 100 mg/d über 2 - 3 Wochen (Leberwerte kontrollieren).
Bei Endokarditis Doxycyclin + Chinolon oder Rifampicin + Ciprofloxacin über mehrere Jahre (NW + KI beachten); Beratung in Zentren.

Prg: In den meisten Fällen Ausheilung. Letalität 1 - 2 %.

Pro:
- Ausschaltung der Infektionsquellen
- Arbeitsschutzmaßnahmen (Schutzkleidung, Staubmaske) bei beruflicher Gefährdung
- Evtl. aktive Immunisierung (Q-Vax®, australischer Impfstoff)

Bei Risikopatienten (Vitien, Herzklappenprothesen) schützt Doxycyclin in Kombination mit Hydroxychloroquin vor Endokarditis.

ANTHRAX-PNEUMONIE [A22.1] Verdacht, Erkrankung und Tod meldepflichtig!

Internet-Infos: *www.rki.de*, *www.m-ww.de/abc-waffen*

Ep.: Milzbrand ist eine weltweit verbreitete Zoonose; sehr seltene Erkrankung bei Menschen. Missbräuchlicher Einsatz als biologischer Terroristen-Kampfstoff (USA 2001)

Err: Bacillus anthracis, Toxin- und Sporenbildner, Sporen äußerst widerstandsfähig

Ink: Meist 2 – 7 Tage (selten bis 60 Tage, Rezidive sind möglich)

Inf/: • Lungenmilzbrand - nach Einatmung sporenhaltiger Stäube oder Aerosole. Keine Infektion von
KL.: Mensch zu Mensch. Innerhalb weniger Tage schwere Bronchopneumonie mit hohem Fieber; Schüttelfrost, blutigem Husten, Hypoxie; unbehandelt nach 2 - 3 Tagen tödlich.
- Hautmilzbrand - nach direktem Kontakt der Haut mit erregerhaltigen Materialien; Papel → Ulkus mit schwarzem Schorf. Ko.: Milzbrandsepsis
- Darmmilzbrand: Sehr selten; nach Verzehr von ungegartem Fleisch infizierter Tiere
- Selten „injectional anthrax" bei i.v.-Drogenkonsum

Di.: Schwierig, da keine spezifische Klinik. Bei Verdacht:
- Erregerisolierung (kulturell) aus Blut oder Gewebeproben; PCR
- Immunfluoreszenzmikroskopischer Kapselnachweis

Th. Sofortiger Therapiebeginn bei Verdacht, auch prophylaktische Therapie aller potenziell Exponierten mit Ciprofloxacin 2 x 500 mg/d oder Doxycyclin 2 x 100 mg/d
Bei Haut- und Injektionsmilzbrand Antibiotika + bei Bedarf chirurgisches Wunddebridement

Pro: Impfung (USA, GB)

Adenovirus-Infektion [B34.0]

Namentliche Meldepflicht bei Labornachweis im Konjunktivalbereich; bei Gastroenteritis siehe infektiöse Durchfallerkrankungen

Ep.: Weltweites Vorkommen; gel. kleinere Epidemien

Err: Humanpathogene Adenoviren umfassen 52 Typen

KL.:
- Keratokonjunctivitis epidemica (Typen 8, 19, 37) - hochinfektiöse Erkrankung!
- Akute respiratorische Erkrankungen, Pharyngitis
- Pharyngokonjunktivalfieber } Typen 3, 7, 14
- Follikuläre Konjunktivitis } Typen 3, 7, 14
- Gastroenteritiden mit oder ohne mesenterialer Lymphadenopathie
- Pneumonien (Typen 1 - 4, 7, 14)

Di.: Virusisolierung, Nukleinsäurenachweis (PCR), Antigen-Nachweis, Antikörpernachweis (4facher Titeranstieg innerhalb 2 Wochen)

Th.: Symptomatisch

Respiratorische Synzytial-Virus- (RSV-) Infektion

Err.: Das RSV ist ein RNA-Virus aus der Familie Paramyxoviren.

Ep.: Häufige Atemwegsinfektion bei Säuglingen und Kleinkindern; bis zum Ende des 2. Lj. haben die meisten Kinder eine Infektion durchgemacht; häufig in den Wintermonaten. Keine langfristige Immunität → Reinfektionen bei Erwachsenen möglich

Risikopatienten: Frühgeborene, chronisch kranke Kinder, Immundefekte, Immunsupprimierte

Inf: Tröpfcheninfektion von Mensch zu Mensch

Ink: 2 - 8 Tage

KL.: Breites Spektrum von asymptomatischer Infektion über Schnupfen, Pharyngitis, Tracheobronchitis mit keuchhustenähnlicher Symptomatik bis zur beatmungspflichtigen Pneumonie

Ko.: Akute Otitis media, Pneumonie, Bronchiolitis mit obstruktiver Ventilationsstörung, Apnoen bei Frühgeborenen

Di.: Erregernachweis (PCR, Antigennachweis, Viruskultur) aus Nasenrachenspülwasser, -aspirat, -abstrichen; Ak-Nachweis hat für die akute Erkrankung geringe Bedeutung

Th.: Bei schwerer Infektion Ribaverin-Inhalation (Virazole®); bei Bedarf O_2-Gabe, evtl. nicht-invasive Beatmung, Bronchodilatatoren; Antibiotika nur bei Verdacht auf bakterielle Superinfektion

Prg: Bis zu 2 % der RSV-Atemwegserkrankungen bei Kleinkindern enden letal.

Pro: Hygienemaßnahmen in Arztpraxen und Kliniken, Isolierung infizierter Kinder in den Kliniken (→ *www.rki.de*)

CORONAVIRUS-INFEKTIONEN

Internet-Infos: *www.rki.de ; www.who.int/CST/sars*

1. Schweres akutes respiratorisches Syndrom (SARS)

Namentliche Meldepflicht bei Verdacht, Erkrankung, Tod und bei Labornachweis!

Err: SARS-Coronavirus (SARS-CoV), natürliches Reservoir sind wahrscheinlich Flughunde.

Epidemie in China im Jahr 2003 (Ursprung: Guangdong-Provinz) mit > 8.000 Fällen und fast 10 % Toten.

2. Middle East respiratory syndrome (MERS)

Namentliche Meldepflicht bei Verdacht, Erkrankung, Tod und bei Labornachweis!

Err: MERS-Coronavirus (MERS-CoV)

Ep.: Seit Sommer 2012 Fälle auf der arabischen Halbinsel mit vereinzelten importierten Fällen in andere Länder. Mensch-zu-Mensch-Übertragung möglich.

KL.: Schwere Pneumonie und Atemnotsyndrom

DD: Pneumonien anderer Genese

Di.: Reiseanamnese (arabische Halbinsel) + Klinik + Erregernachweis

Th.: Symptomatisch / strenge Isolation + Hygienemaßnahmen

Prg: Hohe Letalität (ca. 50 %)

PNEUMONIEN BEI PATIENTEN MIT HERABGESETZTEM IMMUNSTATUS

- **PNEUMONIEN DURCH PRIMÄR NICHT PNEUMOTROPE VIREN:**
  - Zytomegalievirus (CMV)
  - Herpes simplex-Virus (HSV)
  - Varizella-Zoster-Virus (VZV)

  Einzelheiten siehe Kap. Infektionskrankheiten

  Internet-Infos: *www.dgho-infektionen.de*

Pneumocystis-Pneumonie (PCP) [B59]

Vo.: PCP ist mit 50 % die häufigste Erstmanifestation und mit 85 % die häufigste opportunistische Infektion bei AIDS-Patienten.

Err: Pneumocystis jiroveci (früher: P. carinii), ein Schlauchpilz, persistiert bei der Mehrzahl der Menschen latent in der Lunge.
Bei gestörter zellulärer Immunität kann es zur opportunistischen Infektion kommen unter dem Bild der plasmazellulären interstitiellen Pneumonie.

Pat: Alveolitis mit Ausfüllung der Alveolen durch schaumige PC-Kolonien

KL.: Dyspnoe, Tachypnoe, trockener Husten, Fieber - Die Auskultation ist meist unauffällig und anfangs oft auch das Thoraxröntgenbild, später symmetrische retikulo-noduläre Verdichtungen des Interstitiums und evtl. milchglasartige Trübung unter Aussparung von Lungenspitze und -basis. Labortypisch ist eine LDH-Erhöhung, bei AIDS-Patienten außerdem erniedrigte CD4-Zellen (meist < 200 /µl).

Lungenfunktion/Blutgasanalyse: Frühe Erniedrigung von Vitalkapazität, Diffusionskapazität und arteriellem pO_2.

Verlauf:
- Langsame Verlaufsform über Wochen und Monate
- Perakute Verlaufsform mit hoher Letalität

Ko.: ARDS, Rezidivneigung (bei der Mehrzahl der AIDS-Patienten kommt es zu Rezidiven innerhalb von 6 Monaten)

Di.: Anamnese - Klinik - Thorax-Röntgenbild in 2 Ebenen - Erregernachweis aus Sputum, bronchoalveolärer Lavage, transbronchialer Lungenbiopsie

Th.: Mittel der 1. Wahl: Cotrimoxazol in hoher Dosierung über 21 Tage, bei schweren Fällen i.v.
Mittel der Reserve: Atovaquon-Suspension oder Pentamidin-Infusion
NW: Nephro-, Hepato-, Myelotoxizität; auf Hypoglykämie und Hypotonie achten!

Prg: Abhängig von Immunstatus, Begleiterkrankungen, früher Therapie

Pro: Sekundär- (= Rezidiv-)prophylaxe bei AIDS-Patienten nach überstandener PCP: Cotrimoxazol in niedriger Dosierung (480 mg/d; schützt vor Pneumocystis + Toxoplasmose).
Mittel der 2. Wahl: Pentamidin-Inhalationen (300 mg alle 4 Wochen)
Primärprophylaxe bei AIDS-Patienten: Spätestens bei Absinken der T-Helferzahl ≤ 200/µl.

ASPIRATION VON MAGENSAFT = MENDELSON-SYNDROM [J95.4/T17.9]

Begünstigende Faktoren: Notfalloperationen, Bewusstlosigkeit, schwere Krankheitszustände mit Zwerchfellhochstand, Schluckstörungen, Ösophaguserkrankungen, Schwangerschaft und Geburt u.a.

KL.: Einsetzen der Symptomatik nach einer Latenzzeit von 2 - 12 h:
- Bronchospasmus
- Bronchiale Hypersekretion
- Evtl. Glottiskrampf mit inspiratorischem Stridor
- Dyspnoe, Zyanose
- Tachykardie, Blutdruckabfall
- Subfebrile Temperaturen

Ko.: Aspirationspneumonie (in 90 % durch Anaerobier; zusätzlich gramnegative Bakterien), bakterielle Superinfektion, Lungenödem, ARDS

Rö. Thorax: Anfangs evtl. unauffällig, später Infiltrationen und evtl. Atelektasen auf der betroffenen Seite.

Blutgasanalyse: Anfangs pO_2 ↓, pCO_2 ↓,
Später pO_2 ↓, pCO_2 ↑ und Azidose

Th.:
- Absaugung in Kopf-Tieflage, möglichst gezielt unter bronchoskopischer Sicht (keine Bronchialspülung)
- Broncholytika ($Beta_2$-Adrenergika, Theophyllin, evtl. Kortikosteroide)
- O_2 per Nasensonde
- Breitbandantibiotika gegen Anaerobier und gramnegative Bakterien: Clindamycin + Cephalosporine parenteral
- In schweren Fällen Intubation + Beatmung mit positivem endexspiratorischem Druck (PEEP)

Lipidpneumonie

Def: Seltene Pneumonieform, verursacht durch endogene Ursachen (z.B. Tumorzerfall, tumoröse Bronchialobstruktion) oder exogene Ursachen (Aspiration von Fetten, Ölen u.a.)

KL.: Leichte Fälle evtl. asymptomatisch, ansonsten Husten, Dyspnoe, subfebrile Temperaturen u.a.

Di: CT der Lunge (besser als Röntgen-Thoraxbild) + Bronchoskopie mit Zytologie/Histologie (lipidbeladene Makrophagen)

Th.: Kausal am wichtigsten; ansonsten symptomatisch

SYSTEMISCHE PILZINFEKTIONEN [B49]

In Europa kommen folgende systemische Pilzinfektionen vor:
- Hefepilze (Candida) - Schimmelpilze (Aspergillus, Non-Aspergillus [Mucormykosen, Fusarien, Scedosporien]) - Kryptokokkose

Außerhalb Europas muss mit 3 weiteren systemischen Mykosen gerechnet werden (Reiseanamnese): Histoplasmose - Kokzidioidomykose - Blastomykose

Ep.:
- ▶ Fakultativ pathogene Pilze (Hefe- und Schimmelpilze) verursachen sog. opportunistische Infektionen bei Patienten mit geschwächtem Immunstatus (z.B. AIDS, Leukämien, maligne Lymphome, längere Therapie mit Kortikosteroiden, Zytostatika, Immunsuppressiva u.a.).
- ▶ Obligat pathogene Pilze (Kryptokokkose, Blastomykose, Histoplasmose, Kokzidioidomykose) können auch bei immunkompetenten Patienten zu Erkrankungen führen.

CANDIDIASIS (CANDIDOSIS) [B37.9]

Err: Candida albicans (80 %) und Non-Albicans (C. krusei, C. glabrata, C. tropicalis, C. parapsilosis u.a.)

Ep.: Candida-Pilze finden sich in geringer Konzentration bei einem Teil der gesunden Bevölkerung im Stuhl (50 %), Oropharynx (30 %), Vaginalabstrich (25 %), seltener auf der Haut ohne Krankheitserscheinungen (Kolonisation). Bei Patienten mit Abwehrschwäche (s.o.) kann es zu einer klinisch relevanten Candidainfektion kommen.
1. Mukokutane Candidiasis
2. Invasive (systemische) Candidiasis

KL.: Candidiasis (Soor) der Mundschleimhaut (abwischbare weiße Beläge) oder der Speiseröhre (evtl. Dysphagie) ist oft die erste Manifestation von AIDS. Bei Patienten mit zusätzlichen Risikofaktoren (Granulozytopenie, längere Antibiotikatherapie) kann es zu Candidasepsis und disseminierter viszeraler Candidiasis kommen: Befall von Nieren, Augenhintergrund mit cotton-wool-Herden, Endokarditis, Candidapneumonie.

Di.:
- Mikroskopie
- Kultur
- Serologie
- Candida-/Antigennachweis aus Blut, Bronchialsekret (nicht Sputum), Urin und Lungengewebe (Lungenbiopsie)
- Antikörpernachweis (bei immunsupprimierten Patienten unzuverlässig): z.B. Hämagglutinationstest, Immunfluoreszenztest, Enzym-Immunoassay, Präzipitationstest
  Mindestens 4facher Anstieg der Ak-Titer innerhalb 2 Wochen sowie Nachweis von IgM-Ak spricht für aktuelle Candidainfektion, wobei zwischen mukokutaner und systemischer Infektion nicht unterschieden werden kann.
  Wenn trotz lokaler antimykotischer Schleimhautsanierung der IgM-Ak-Titer nach 4 - 6 Wochen nicht abfällt, so spricht dies für eine tiefe Schleimhautmykose oder systemische Mykose.
- Molekularbiologisch PCR

Th.: Bei stabilen Patienten ohne Azol-Vorexposition bzw. mit Fluconazol-sensiblem Erreger: Fluconazol 400 - 800 mg/d.
Bei instabilen Patienten oder mit Azol-Vorexposition bzw. mit Fluconazol-resistentem Erreger (C. krusei, C. glabrata): Echinocandine (siehe unten)

ASPERGILLOSE [B44.9]

Err: Meist Aspergillus fumigatus (A.f.) (septierte Hyphen, 2 - 4 µm), Infektion durch Inhalation der Sporen. Hauptreservoir sind gelagerte pflanzliche Materialien (z.B. Heu, Korn, Kompost). Aspergillus kommt überall vor, z.B. auch in Blumenerde (→ keine Blumentöpfe in Krankenzimmern abwehrgeschwächter Patienten belassen!)

Ep.: 15 % der Mukoviszidosepatienten (= Risikopatienten !)

Manifestationen:
1. Allergische bronchopulmonale Aspergillose (ABPA)
   - Frühe Form: Fieber, Expektoration von Schleim(pfropfen), Bluteosinophilie, pulmonale eosinophile Infiltrate oder Atelektasen
   - Chronische Form: Asthma bronchiale, Bluteosinophilie, pulmonale Infiltrate und Ausbildung von Bronchiektasen

Di.: Asthma bronchiale, pulmonale Infiltrate; IgE ↑, A.f.-Ak-Titer (IgG oder IgE) ↑; positiver Hauttest auf A.f., Eosinophilie

2. Aspergillom (Myzetom: Rundherd, der sich in einer Kaverne bildet, gel. mit Luftsichel)
   Di.: Röntgen, Spiral-CT, Ak-Nachweis, Bronchoskopie (Nachweis von Aspergillen im Bronchialsekret)
3. Invasive pulmonale Aspergillose und Aspergillus-Pneumonie
   Vo.: Immundefiziente Patienten (z.B. AIDS, Neutropenie unter Zytostatika, Organtransplantation)
   Di.: Lungenbiopsie mit mykologischer + histologischer Untersuchung
4. Extrapulmonale Aspergillose:
   Keratitis, Otomykose, Sinusitis, Endokarditis (Patienten mit Herzklappenersatz)
5. Allergisches Asthma auf A. f.: Kann unabhängig von der ABPA auftreten und ist IgE-vermittelt. Klinik wie Asthma bronchiale.

DD: Eosinophile Pneumonie (Parasiten, Medikamentenallergie), Churg-Strauss-Syndrom u.a.

Di.:
- Aspergillus-/Antigennachweis aus Blut, Sputum, Bronchialsekret, Biopsiematerial, evtl. Liquor
- Histologischer Erregernachweis aus Biopsiematerial
- Antikörpernachweis (bei immunsupprimierten Patienten unzuverlässig)

Th.:
- Invasive Aspergillose: First-Line-Therapie: Voriconazol oder Itraconazol
  Alternativ: Amphotericin B-Präparate, Echinocandine
  Cave: Aspergillus terreus primär resistent gegenüber Amphotericin B!
- Akute Exazerbation einer ABPA: Systemische Kortikosteroidtherapie, Bronchodilatatoren wie bei Asthma bronchiale und Itraconazol-Dauertherapie zur Rezidivprophylaxe
- Aspergillose: Operative Entfernung

Pro: Bei stark gefährdeten Patienten (z.B. Leukämie-Patienten) prophylaktische Gabe von Posaconazol

KRYPTOKOKKOSE [B45.9]

Err: Cryptococcus neoformans, ein Hefepilz in Erde und Vogelmist; seltener C. gattii (bes. in Vancouver Island)

Vo.: 4 % der AIDS-Patienten in Afrika (in Deutschland seltener), AIDS-definierende Erkrankung

Inf: Inhalation der Pilzsporen (Erdstaub)

Ink: Bis zu mehreren Monaten

KL.: Lungenbefall: Pneumonie oder tumorartiger Lungenbefall (Kryptokokkome)
ZNS-Befall: Meningitis, Enzephalitis (ohne Therapie stets letal endend), evtl. Kryptokokkome des Gehirns

Di.: Erregernachweis (Kultur, Kapselantigen) aus Blut, Bronchialsekret, Urin, evtl. Liquor und Biopsiematerial

Th.: Antimykotika (s.u.)

SONSTIGE SYSTEMISCHE MYKOSEN

MUCORMYKOSEN (ZYGOMYKOSEN)

Err: Schimmelpilze; humanpathogen v.a. Mucor, Rhizomucor, Rhizopus (R. oryzae, R. rhizopodiformis), Absidia (A. corymbifera)

Ep.: Ubiquitär, weltweit in Erde, faulendem Material, aerogene Verbreitung durch Staub

Inf: durch Inhalation, Ingestion, Hautkontakt, Wundkontamination

Inzidenz: Ca. 2 % bei Patienten mit Risikofaktoren mit steigender Inzidenz (möglicher Zusammenhang mit steigendem Voriconazol-Einsatz)

Risikofaktoren: Diabetes mellitus (DM), Malignome, Immunsuppression (Stammzelltransplantation, Organtransplantation, AIDS), Neutropenie, längere Steroidtherapie, i.v.-Drogenabusus, Malnutrition u.a.

KL.: Manifestationsformen:

- Rhino-orbito-zerebral: Häufigste Form bei DM, auch bei Neutropenie gehäuft; Sinusitis mit Gesichts- und Kopfschmerzen, Fieber, Rötung, Ulzeration, Schwellung; periorbitale Schwellung, Endophthalmitis, Visusverschlechterung; bei Hirnnervenbeteiligung: Ptose, Mydriasis, Sinus cavernosus-Thrombose, zerebrale Abszesse
- Pulmonal: Bei schwer immunsupprimierten Patienten mit Malignomen, Leukämien, DM, Nierentransplantierten; rasch progrediente Pneumonie mit Fieber, Dyspnoe, Husten, Lungengewebsnekrosen, Hämoptysen
- Kutan: durch Inokulation; Rötung, Schmerzen, Nekrosen
- Gastrointestinal: durch Ingestion; Bauchschmerzen, Übelkeit, Erbrechen, Fieber, Hämatochezie, nekrotische Ulzeration mit Perforation und Peritonitis möglich
- ZNS: Meist sekundär durch septische Ausbreitung oder per continuitatem (von Nase/Sinus); neurologische Ausfälle, Bewusstseinsverlust

Ko: Blutungen bei Angioinvasion mit hämorrhagischem Schock, Dissemination mit septischem Verlauf, rapide Progression

DD: Andere systemische Mykosen

Di.: Rascher Nachweis entscheidend für die Prognose

- Histologie und Mikroskopie (breite, unseptierte Hyphen, 6-50 µm Größe)
- Kultur (oft steril)
- PCR
- HRCT der Lunge (Rundherde, Halo-Zeichen, Pleuraerguss)
- CT-gezielte perkutane Lungenbiopsie, endoskopische Biopsie

Th.: ***Cave***: Primärresistenz gegenüber Voriconazol!
- Rasche Therapie mit Amphotericin B
  Alternativ: Posaconazol
- Radikale chirurgische Sanierung!
- Behandlung/Elimination von prädisponierenden Faktoren

Anm.: Möglicher Benefit von Deferasirox (z.Zt. in Erprobung)

Prg: Schlechte Prognose mit hoher Letalität, bei rhino-orbitaler Infektion bis 60 %, isoliert pulmonal bis 80 %, zerebral und disseminiert über 90%

FUSARIOSE, SCEDOSPORIUM-INFEKTION

Err: Ubiquitär; Schimmelpilzinfektionen bei immunsupprimierten Patienten mit der Tendenz zur Angioinvasion mit hämorrhagischer Infarzierung, Ischämie und Gewebsnekrosen, v.a. bei Fusarien; hochresistent auf viele Antimykotika!

KL.:
- Lokalisierte Manifestation: Haut, Auge, Gelenk, Osteomyelitis, Respirationstrakt, ZNS
- Generalisierte Manifestation: Fieber, Myalgien, Haut- und Lungenbeteiligung, Fungämie

Di.: Kultureller Nachweis aus Biopsie oder Blutkultur mit Resistenztestung

Th:
- Fusariose: Amphotericin B (konventionell oder lipidformulierte Variante)
  Alternative: Voriconazol oder Posaconazol
  Kombinationstherapie bei Kritisch-Kranken; Echinocandine nicht wirksam!
- Scedosporium: Rascher Therapiebeginn mit Voriconazol (Mindesttherapiedauer 12 Wochen !)
  Chirurgische Sanierung
- Therapie der Grundkrankheit/prädisponierender Faktoren

THERAPIE DER SYSTEMISCHEN MYKOSEN

A) Der Grunderkrankung (z.B. AIDS), Anhebung der Resistenzlage

B) Antimykotische Therapie:

- Polyene: Porenbildung in der Pilzmembran durch Bindung an Ergosterol; keine Metaboliten
  Amphotericin B-konventionelles oder Lipidformulierungen: Liposomales Amphotericin B (AmBisome®), Amphotericin B Lipidkomplex (Abelcet®) - alle mit gleichem Wirkspektrum (breit), aber unterschiedlicher Pharmakokinetik; nur i.v.
  Ind: Mittel der Wahl bei lebensbedrohlichen Pilzinfektionen

NW bei i.v.-Gabe allergische Reaktionen (mit Testdosis beginnen), Nephrotoxizität (bes. konventionelles Amphotericin B), Hypokaliämie, Blutdruckabfall, Leukozytopenie, gastrointestinale Blutungen u.a. (Dos.: Siehe Herstellerangaben)

- Flucytosin (Ancotil®)
  Wi: Antimetabolit, hemmt die DNA-Synthese
  Zur Kombinationstherapie mit Amphotericin B bei Kryptokokkenmeningitis (first-line-Therapie), Endokarditis und Endophthalmitis (mit chirurgischer Sanierung!); ***Cave:*** Keine Monotherapie wegen rascher Resistenzentwicklung; oral und i.v.
- Triazol-Antimykotika: Hemmung der Ergosterolsynthese der Pilzmembran; CYP450-Metabolimus, z.B.
  - Fluconazol: Zur Therapie von unkomplizierten Candidaiinfektionen; oral und i.v.
  - Itraconazol (Sporanox®, Sempera®): v.a. bei Lokalinfektionen (Onychomykose, Vulvovaginitis), außereuropäischen Mykosen (z.B. Blastomykose, Histoplasmose) sowie als Alternative bei Candidiasis und Aspergillose; ***Cave:*** Bei variabler Bioverfügbarkeit Wirkspiegelmonitorisierung empfohlen; oral und i.v.
  - Voriconazol (VFend®): First-line-Therapie bei invasiver Aspergillose; oral und i.v.
  - Posaconazol (Noxafil®): Breitestes Wirkspektrum der Azole; nur oral; auch zur Prophylaxe bei Hochrisikopatienten (Neutropenie bei Leukämie-Therapie, GvHD);
    NW.: Gastrointestinale Beschwerden, Blutbildstörungen (Leukozytopenie, Thrombozytopenie, Anämie); ZNS-Störungen, Herzinsuffizienz durch Itraconazol u.a.
    WW aller Azol-Antimykotika mit verschiedenen Medikamenten beachten (Interferenz mit Cytochrom P450)!

  Weitere Infos zu Dosierung/NW/KI: Siehe Herstellerangaben
- Echinocandine: Synthesehemmung der Pilzzellwand
  - Caspofungin (Cancidas®), Micafungin (Mycamine®), Anidulafungin (Ecalta®) - alle mit gleichem Wirkspektrum, aber unterschiedlicher Pharmakokinetik; nur i.v.; für Candidainfektionen bei instabilen Patienten und alternativ bei invasiver Aspergillose. Bei Caspofungin: Reduktion bei Leberinsuffizienz
  - Anidulafungin: Vorteil: Keine Dosisanpassung bei eingeschränkter Nieren- oder Leberfunktion
  - Micafungin: Auch zur Prophylaxe (z.B. bei SZT oder Neutropenie); Reservemittel

  Weitere Infos zu Dosierung/NW/KI: Siehe Herstellerangaben

INTERSTITIELLE LUNGENERKRANKUNGEN UND LUNGENFIBROSEN [J84.9]

Syn: Diffuse Lungenparenchymerkrankungen (DPLD)

Def: Interstitielle Lungenerkrankungen sind chronisch verlaufende Entzündungen des Lungeninterstitiums mit Einbeziehung der alveolo-kapillären Membranen. Durch Zunahme des Bindegewebes kommt es zu einer Lungenfibrose z.T. mit Honigwabenstruktur.

Ät.: A) Bekannte Ursachen (50 % d.F.)

1. Infektionen (z.B. Pneumocystis jirovecii, Viren)
2. Inhalative Noxen:
   - Anorganische Stäube: Pneumokoniosen
   - Organische Stäube: Exogen-allergische Alveolitis, Byssinose durch Inhalation von Baumwollstaub
   - Gase, Dämpfe, Rauche, Aerosole verschiedener Gefahrstoffe, Haarspray
3. Nichtinhalative Noxen, z.B.:
   - Pharmaka (z.B. Bleomycin, Busulfan, Amiodaron → Internet: *www.pneumotox.com*)
   - Herbizide (z.B. Paraquat)
   - Ionisierende Strahlen (Strahlenpneumonitis)
4. Kreislaufbedingte Lungenschäden, z.B.:
   - Chronische Stauungslunge bei Linksherzinsuffizienz
   - Fluid lung (bei chronischer Niereninsuffizienz)
   - Akutes Lungenversagen (ARDS)
5. Systemerkrankungen, z.B.:
   - Sarkoidose (M. Boeck)
   - Rheumatoide Arthritis
   - Kollagenosen
   - Vaskulitiden
   - Speicherkrankheiten

B) Unbekannte Ursachen (50 % d.F.)

Idiopathische interstitielle Pneumonie (IIP)

Prävalenz: ca. 70 (w) bzw. 80 (m)/100.000, häufigste Form UIP (60 %)

Klassifikation der 5 Formen der IIP:

(ATS = American Thoracic Society und ERS = European Respiratory Society, 2002):

Klinik der IIP					
Klinische Diagnose	IPF	DIP	RB-ILD	AIP	NSIP
Pathologisches Muster	UIP	DIP	RB-ILD	DAD	NSIP
Nikotin von Bedeutung	Ja	Ja	**Ja**	Nein	Nein
Mittleres Alter (Jahre)	60	40	35	50	50
Beginn	Schleichend	Schleichend	Schleichend	Akut	Schleichend bis akut
Durchschnittliche Mortalität	70 %	30 %	0 %	70 %	> 10 %
Mittlere Überlebenszeit	3 J.	12 Jahre	normal	2 Monate	bis 15 Jahre
Ansprechen auf Steroide	Gering	Gut	Gut	Gering	Gut
Kompl. Remission möglich	Nein	Ja	Ja	Ja	Ja
BAL (Bronchoalveoläre Lavage)					
Gesamtzellzahl	↑	↑	↑	↑	
Neutrophile	↑	Unverändert bis ↑	Unverändert bis ↑	↑	↑ (50 %)
Lymphozyten	Unverändert	Unverändert bis ↑		↑	↑ (50 %)
Eosinophile	Unverändert bis ↑	Unverändert bis ↑			↑
Alveolarmakrophagen	↓	Unverändert gold/gelbe Pigmentierung	Unverändert gold/gelbe Pigmentierung	↓	↓
HRCT - Befunde					
Lokalisation	Peripher basal subpleural	Peripher basal	Diffus	Diffus	Peripher basal subpleural
Retikuläre Zeichnung	Ja	Ja (Linien)	Nein	Nein	Evtl.
Noduläre Zeichnung	Nein	Nein	Zentrilobulär	Nein	Nein
Milchglastrübungen	Kaum	Ja	Fleckförmig	Ja	Ja
Konsolidierungen	Nein	Nein	Nein	**Ja**	Ja
Traktionsbronchiektasen	Ja	Nein	Nein	Später	?

Abkürzungen:

IPF = idiopathische pulmonale Fibrose
UIP = "usual interstitial pneumonia"
DIP = "desquamative interstitial pneumonia"
RB-ILD = "respiratory bronchiolitis interstitial lung disease"
AIP = akute interstitielle Pneumonie (Hamman-Rich)
DAD = diffuser alveolärer Schaden
NSIP = nichtspezifische interstitielle Pneumonie

Neben den aufgeführten 5 Formen der IIP gibt es 2 weitere:

- Kryptogene organisierende Pneumonie (COP) = Bronchiolitis obliterans organizing pneumonia (BOOP) Die organisierende Pneumonie (OP) kann auch in Begleitung anderer Erkrankungen, z.B. Malignome, auftreten.
- Lymphozytäre interstitielle Pneumonie (LIP) – sehr selten.

KL.:
- Progrediente Belastungsdyspnoe, später Ruhedyspnoe, Tachypnoe
- Trockener Reizhusten
- Bei COP evtl. Fieber (Fehldiagnose: Pneumonie!)
- Im fortgeschrittenen Stadium: Zyanose, Trommelschlegelfinger, Uhrglasnägel, Cor pulmonale
- Die Atmung ist bei den Lungenfibrosen oberflächlich rasch und zeigt das "Door-stop-Phänomen": bei tiefer Inspiration tritt plötzlich Atemstopp ein.
- Auskultation: Beidseits basales inspiratorisches Knisterrasseln = „Sklerosiphonie" (keine klingenden Rasselgeräusche wie bei Infiltrationen). Bei fortgeschrittener Lungenfibrose evtl. Quietschen/Knarren oder "Korkenreiben".
- Die Lungengrenzen sind bei fortgeschrittener Lungenfibrose hochgestellt.

Ko.: Cor pulmonale, respiratorische Insuffizienz

Lufu: Keine Korrelation zwischen Ausmaß von Röntgenbefund und Lungenfunktion.
- Restriktive Ventilationsstörung: Alle Lungenvolumina (VC, TLC) ↓
- Diffusionskapazität (DLCO) ↓ (sehr sensitiv)
- pO_2 arteriell anfangs nur unter Ergometerbelastung ↓, später auch in Ruhe ↓

DD: Ausschluss bekannter Ursachen (siehe Ätiologie)

Di.: HRCT, BAL, transbronchiale (bei IPF offene) Lungenbiopsie

Diagnosekriterien der IPF (American Thoracic Society und European Respiratory Society):

4 Hauptkriterien (müssen alle erfüllt sein)	4 Nebenkriterien (3 müssen erfüllt sein)
Ausschluss bekannter Ursachen	Alter > 50 Jahre
Restriktive Lungenfunktionsstörung, eingeschränkter Gasaustausch	Langsam zunehmende Belastungsdyspnoe unklarer Ursache
Im HRCT beidseits basal retikuläre Zeichnung und minimale milchglasartige Verdichtungen	Erkrankungsdauer > 3 Monate
Transbronchiale Lungenbiopsie oder BAL ohne Hinweis auf eine alternative Diagnose	Beidseits basales inspiratorisches Knisterrasseln

Th.:
- Bei bekannter Ursache kausale Therapie, z.B.
  - bei infektiöser Genese Antibiotika
  - bei inhalativen Noxen Staub- bzw. Allergenkarenz; bei RB-ILD + DIP Rauchverbot
- Bei idiopathischer pulmonaler Fibrose (IPF):
  Bei leichter bis mittelschwerer IPF Pirfenidon (Esbriet®): Reduziert die Verschlechterung der Lungenfunktion, Dos.: 2.400 mg/d; keine Anwendung bei schwerer Nieren- oder Leberfunktionsstörung.
  Anm.: Kombinationstherapie aus Azathioprin, N-Acetylcystein und Glukokortikosteroiden wird wegen Übersterblichkeit in der PANTHER-IPF-Studie nicht mehr empfohlen.
- Bei respiratorischer Partialinsuffizienz O_2-Langzeittherapie
- Bei Ateminsuffizienz nichtinvasive Beatmung
- Ultima ratio: Lungen- oder Herz-Lungen-Transplantation

Pulmonale Langerhans-Zell-Histiocytosis (LCH) [D76.08]

Syn: Pulmonale Histiocytosis X

Def: Seltene Erkrankung, die bei Kindern disseminiert verläuft, bei Erwachsenen (oft Raucher) meist pulmonale Manifestation; Entwicklung einer interstitiellen Lungenfibrose und Ausbildung von Lungenzysten. Ätiologie unbekannt.

Pat: Granulomatöse Entzündung des Lungeninterstitiums; die Granulome bestehen aus Histiozyten, eosinophilen Leukozyten, Lymphozyten, Plasmazellen und zentralen Langerhans-Zellen.

KL.: Belastungsdyspnoe, später Ruhedyspnoe

Rö./CT: Noduläre Verdichtungen + Zysten

Ko.: Spontanpneumothorax (Zystenruptur); respiratorische Insuffizienz, evtl. Osteolysen

Di.: Anamnese - Klinik - HR-CT - Bronchiallavage [> 5 % CD1-positive Lymphozyten (= Histiozyten)] - Histologie

Th.: Rauchverbot, Glukokortikosteroide, evtl. Immunsuppressiva; bei Hypoxämie O_2-Therapie, evtl. Lungentransplantation(siehe auch *www.histio.org*)

PNEUMOKONIOSEN (STAUBINHALATIONSKRANKHEITEN)

Def: Pneumokoniosen sind Lungenerkrankungen, die durch Inhalation von anorganischem Staub hervorgerufen werden. Lungenerkrankungen durch Inhalation von organischen Stäuben zählen nicht zu den Pneumokoniosen im Sinne der ursprünglichen Definition.

Vo.: Häufigste zur Invalidität führende (meldepflichtige) Berufskrankheit der Lunge
1. Aktive Pneumokoniosen durch Quarzstaub (Silikose), Asbeststaub (Asbestose), Berylliumstaub/-rauch (Berylliose)
2. Inerte Pneumokoniosen (ohne wesentlichen Krankheitswert) z.B. durch Staubinhalation von Eisen

SILIKOSE [J62.8] Meldepflichtige Berufskrankheit (BK) unter der BK-Nr. 4101 (Silikose), BK-Nr. 4102 (Siliko-Tbc) und BK-Nr. 4111 (COB und Emphysem von Steinkohlenbergleuten, wenn der Versicherungsfall nach dem 31.12.92 eintrat)

Syn: Quarzstaublungenerkrankung, Bergarbeiterpneumokoniose, coal worker's pneumoconiosis (CWP)

Vo.: Häufigste Pneumokoniose: Metallhütten und Walzwerke (Formsand), Steinbruchindustrie, Glas-/Porzellan-/Keramikindustrie, Sandstrahlarbeiten (Textilindustrie, Jeans-Produktion)
Häufiger als reine Quarzstaubsilikose sind Mischstaub-Pneumokoniosen bei Kohle- und Erzbergarbeitern: Bergarbeiterpneumokoniose (80 % d.F.).

Pat: Nur kristalliner Quarz sowie die SiO_2-Modifikationen Cristobalit und Tridymit mit einer alveolengängigen Korngröße < 7 µm (= Feinstaub) führen zur Silikose. Die SiO_2-Partikel werden von Alveolarmakrophagen aufgenommen, die dadurch untergehen und das SiO_2 wieder freisetzen; neue Makrophagen setzen den Fressprozess fort. Der Makrophagenzerfall übt eine fibroblastische Reizwirkung aus: im Lungeninterstitium entstehen durch Neubildung von kollagenem und retikulärem Bindegewebe Knötchen (bestehend aus staubbeladenen Histiozyten/Makrophagen, einem zellfreien Kern und einer kollagenen Faserhülle).
Typisch ist die Schrumpfungstendenz der Silikoseknötchen mit Ausbildung eines perifokalen Emphysems. Durch Konfluenz der Knötchen bilden sich größere Schwielen mit Deformierungen im Bereich der Lungen.

KL.: Die leichte Silikose ist i.d.R. symptomlos. Auffällig ist das Missverhältnis zwischen geringem auskultatorischen Befund gegenüber oft ausgedehnten röntgenologischen Veränderungen. Frühsymptom ist eine Belastungsdyspnoe, in fortgeschrittenen Fällen wird ein graues Sputum produziert.

Ko.:
1. Infektanfälligkeit der Lunge mit gehäuftem Auftreten bronchopulmonaler Infekte und in 10 % Lungentuberkulose (Siliko-Tbc): Rezidivneigung, langwierige Therapie!
2. Chronisch obstruktive Bronchitis (COB), Lungenemphysem, Cor pulmonale
   Die BK-Nr. 4111 ermöglicht es, eine COB und/oder Lungenemphysem bei Steinkohlenbergleuten Untertage und bei Erreichen einer kumulativen Feinstaubdosis von 100 Staubjahren zu entschädigen, auch wenn noch keine Silikose vorliegt (Feinstaubjahre = mg/m^3 x Arbeitsjahre).
3. Verdopplung des Lungenkrebsrisikos im Vergleich zur Bevölkerung ohne Silikose: Lungenkrebs bei Silikose (BK-Nr. 4112)
4. Erhöhtes Risiko für die Entwicklung einer progressiven systemischen Sklerose (PSS)

Merke: Die obstruktive Ventilationsstörung bestimmt das Ausmaß der Beschwerden, die Leistungsminderung und die Prognose!

Sonderform:
Caplan-Syndrom [M05.1]: Kombination von Silikose (oder Silikoanthrakose) mit chronischer Polyarthritis.

Rö.: Klassifikation röntgenologischer Staublungenbefunde nach der International Labour Organization - ILO (zum Vergleich der Befunde dient ein Standard-Filmsatz der ILO; beziehbar über den Hauptverband der Berufsgenossenschaften).

Anfangs kommt es zu einer maschenförmigen Verstärkung der Lungenzeichnung, aus der kleine rundliche Fleckschatten entstehen. Diese Herde werden eingeteilt nach ihrem Durchmesser in P (bis 1,5 mm), Q (bis 3 mm) und R (bis 10 mm).
Die Ausdehnung oder Streuung der röntgenologischen Veränderungen wird klassifiziert nach 3 Hauptstufen, von denen jede in 3 Drittelstufen unterteilt ist, sodass insgesamt 9 Stufen existieren: 0/1, 1/0, 1/1; 1/2, 2/1, 2/2; 2/3, 3/2, 3/3. Der Streuungsgrad 1/0 gilt als Verdacht, 1/1 als sichere eben beginnende Silikose.

Größere Schwielenbildungen werden klassifiziert nach ihrer Ausdehnung:
A (0 - 5 cm), B (zwischen A und C), C (größer als rechtes Lungenoberfeld).
Bei Beteiligung der Hiluslymphknoten mit Verkalkungen der Randsinus kann es zum Bild des "Eierschalenhilus" kommen.

Lufu: Es besteht häufig keine parallele Beziehung zwischen Ausmaß der Röntgenveränderungen und Lungenfunktionseinschränkung. Obwohl die Silikose als Erkrankung aus der Gruppe der Lungenfibrosen eine restriktive Ventilationsstörung erwarten lässt, bestimmen komplizierend hinzutretende obstruktive Ventilationsstörungen das Ausmaß der Lungenfunktionsstörung. Diese treten meist erst auf im Stadium der verschwielenden Silikose. Paracelsus sprach bereits vom "Bergmannsasthma". In der gutachterlichen Praxis wird die Silikose erst als entschädigungspflichtige BK anerkannt bei Nachweis einer Einschränkung der Lungenfunktion und einem Streuungsgrad von mindestens 2/3 oder Vorliegen großer Schatten.

Di.: Berufsanamnese + Klinik + Röntgenbefund

Th.: Konsequente Behandlung von Infekten (Antibiotika) oder einer komplizierenden Obstruktion (Bronchodilatatoren, inhalative Steroide): siehe Therapie der chronisch-obstruktiven Bronchitis und des Asthma bronchiale.

Prg: Frühe Ausbildung einer Silikose bei massiver Quarzstaubexposition ist möglich, aber selten. Meist vergeht eine Latenz von 10 - 15 Jahren bis zur Ausbildung einer klinisch fassbaren Silikose. Auch nach Expositionsbeendigung kann die Erkrankung fortschreiten. Durch konsequente Behandlung obstruktiver Ventilationsstörungen kann die Prognose entscheidend gebessert werden.

Pro: Staubbekämpfung (Feuchtbohren, Staubabsaugung, Belüftung der Stollen), Masken mit Feinstaubfilter (Einzelheiten siehe Unfallverhütungsvorschriften), regelmäßige arbeitsmedizinische Vorsorgeuntersuchungen.

DURCH ASBEST VERURSACHTE PLEUROPULMONALE ERKRANKUNGEN

Meldepflichtige Berufskrankheit (BK) unter der BK-Nr. 4103 (Asbestose oder durch Asbestfasern verursachte Pleuraerkrankungen), BK-Nr. 4104 (durch Asbest verursachte Lungen- und Larynxkarzinome), BK-Nr. 4105 (durch Asbest verursachte Mesotheliome) und BK-Nr. 4114 (Lungenkrebs durch Asbest und PAK = polyzyklische aromatische Kohlenwasserstoffe)

Ep.: Asbestherstellende und -verarbeitende Industrie: Asbestzement-, Asbesttextil-, Asbestisolierindustrie u.a.
Bei der Zentralstelle asbestgefährdeter Arbeitnehmer in Deutschland sind ca. 500.000 Personen registriert; man rechnet mit einer Dunkelziffer in gleicher Höhe. Aufgrund der Latenz von 15 - 50 Jahren bis zum Auftreten eines Mesothelioms oder Lungenkarzinoms, rechnet man mit einem Gipfel der Erkrankungen um das Jahr 2020. Asbestinduzierte Malignome sind in Deutschland die häufigsten Berufskrebse.

Pat: Asbest ist ein Sammelbegriff für faserförmig kristallisierte silikatische Mineralien. Ca. 95 % aller gewonnenen Asbeste sind Chrysotil (Weißasbest). Der Rest umfasst Krokydolith (Blauasbest), Amosit (Braunasbest), Anthophyllit und Tremolit. Als kritische Abmessungen für die karzinogene Wirkung eingeatmeter Asbestfasern gelten Abmessungen von: Länge > 5 µm und Durchmesser < 3 µm (L : D > 3 : 1).
Eingeatmete Asbestfasern, die länger sind als 15 µm (= ∅ eines Alveolarmakrophagen), können vom Organismus nicht mehr eliminiert werden, weder durch mukoziliare Klärung noch durch Phagozytose der Alveolarmakrophagen. Asbestfasern können sich im Lungengewebe in zahlreiche Längsfibrillen aufspalten. Alveolär deponierte Asbestfasern zeigen eine Pleurotropie, d.h. sie driften in Richtung Pleura und akkumulieren subpleural. Typisch für Asbestose ist der pathologische Nachweis von Asbestkörperchen oder Asbestfasern in der Lunge.
Zur Abschätzung des Tumorrisikos dient der Begriff Faserjahre, der die Faserkonzentration in der Atemluft und die Expositionsjahre berücksichtigt:
1 Faserjahr = 1 x 10^6 Fasern/m^3 x 1 Jahr. Während sich das Lungenkrebsrisiko bei ca. 25 Faserjahren verdoppelt, können Mesotheliome schon nach geringeren Asbestexpositionen auftreten ohne Nachweis einer Minimalasbestose.

Pg.: 1. Fibrogene Wirkung (Bindegewebsbildung):
- Asbestose [J61]: Asbestinduzierte Lungenfibrose mit fibrosierender Alveolitis, Vermehrung der Alveolarmakrophagen und Aktivierung von Fibroblasten
  4 Schweregrade:
  I. Minimalasbestose: Nur mikroskopisch zu diagnostizieren (fibrosierende Lungenveränderungen + Asbestkörperchen)
  II. Fibrose der Alveolargänge
  III. Konfluierende Fibrosierungen
  IV. Fortgeschrittene Lungenfibrose, zusätzlich wabige Hohlräume
- Pleuraplaques [J92.9]
- Diffuse Pleurafibrose [J94.1]

Makrophage mit Asbestfaser

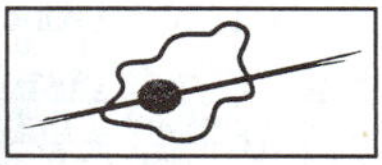

2. Karzinogene Wirkung:
- Lungenkarzinom und Mesotheliome [C45.9] (meist der Pleura, seltener des Peritoneums, sehr selten des Perikards)
- Larynxkarzinom: Neben den Hauptrisikofaktoren Rauchen und Alkohol gilt auch Asbestexposition als Risikofaktor für Larynxkarzinom.

Für die fibrogene Wirkung gibt es eine Dosis-Wirkungs-Beziehung, für die karzinogene Wirkung nicht.

Beachte: Bei der Kombination von Asbestexposition + Rauchen ist das Risiko, an einem Lungenkarzinom zu erkranken, größer als die Summe beider Risikofaktoren (überadditive oder multiplikative Wirkung)! Die Latenzzeit zwischen Beginn der Asbesteinwirkung und Auftreten von Tumoren beträgt 15 - 50 Jahre. Das Mesotheliom ist in der Allgemeinbevölkerung (ohne Asbesteinwirkung) so extrem selten, dass bis zum Beweis des Gegenteils jedes Mesotheliom als asbestinduziert angesehen werden muss ("Signaltumor"). Versicherungsrechtlich muss eine Exposition mit Asbest in der Arbeitsanamnese vorgelegen haben.

KL.: 1. Asbestose
Fortgeschrittene Fälle zeigen die Symptom-Trias: Dyspnoe, Knistern über der Lunge, Fibrose im Röntgenbild. Die röntgenologische Klassifikation erfolgt nach Vorschlägen der International Labour Organization (ILO). Die Lungenveränderungen finden sich bevorzugt in den Unterlappen in Form streifiger bis klecksiger kleiner Verdichtungen, die nach zunehmender Größe mit s, t und u bezeichnet werden.
Lungenfunktion: restriktive Ventilationsstörung
Ko.: Bronchial-Ca., Mesotheliom, Larynx-Ca.; respiratorische Insuffizienz und Cor pulmonale

2. Pleuraplaques, diffuse Pleurafibrose und Asbestpleuritis:
Pleuraplaques sind Zeichen der Asbestexposition, jedoch keine Präkanzerose. Typisch für Pleuraplaques, die verkalkt sein können, ist oft der beidseitige Befall, der Befall der lateralen und diaphragmalen Pleura sowie eine Größenzunahme über die folgenden Jahre. Plaques verursachen keine Beschwerden.
Empfindlichster Nachweis: HRCT (High-Resolution-CT)

Merke: Fast alle Lungenasbestosen weisen pleurale Veränderungen auf. Bei Lungenfibrosen ohne Pleuraveränderungen (im HRCT) muss an die Möglichkeit anderer Ursachen gedacht werden.

Asbestpleuritis [J92.0] ist die häufigste pleuropulmonale Asbestkomplikation in den ersten 20 Jahren nach Exposition und äußert sich durch rezidivierende kleine Pleuraergüsse, oft ohne weitere Symptome.

3. Lungenkarzinom:
Die Anerkennung eines Lungenkarzinoms als durch Asbest verursachte Berufskrankheit erfordert den Nachweis sog. Brückensymptome:
- In Verbindung mit Asbestose (auch Minimalasbestose) oder
- In Verbindung mit durch Asbeststaub verursachter Erkrankung der Pleura oder
- Bei Nachweis der Einwirkung einer kumulativen Asbestfaserstaubdosis am Arbeitsplatz von mindestens 25 Faserjahren (Einzelheiten: Siehe Kap. Lungenkarzinom)

4. Durch Asbest verursachtes malignes Mesotheliom (bis zu 50 % aller berufsbedingten Todesfälle!):
Am häufigsten der Pleura, seltener des Peritoneums, sehr selten des Perikards
- Pleuramesotheliom: Thoraxschmerzen, Luftnot, Husten, Pleuraerguss u.a.
- Peritonealmesotheliom: Unklare Abdominalbeschwerden, Aszites u.a.

5. Larynxkarzinom: Frühsymptom z.B. Heiserkeit

Di.:
- Berufsanamnese + Klinik
- Röntgen-Thorax, CT des Thorax
- Bronchoalveoläre Lavage (BAL) mit Nachweis von Asbestfasern und Alveolitis
- Ergusszytologie (mit DNA-Zytometrie u.a. Spezialuntersuchungen)
- Bronchoskopie/Thorakoskopie/Laparoskopie mit Biopsie/Histologie

Th.: der Komplikationen; z.B. Mesotheliom: Multimodale Therapie in Zentren; evtl. radikale Chirurgie mit kompletter Pleurektomie + Chemotherapie (z.B. Cisplatin + Pemetrexed); evtl. auch hypertherme intrathorakale Chemoperfusion (HITHOC) + konsolidierende Strahlentherapie
Palliative Therapie: Transarterielle Chemoperfusion (TACP) in Zentren

Prg: des Mesothelioms: Schlecht; kurative Therapie meist nicht möglich; mittlere Überlebenszeit ca. 1 Jahr (Bronchialkarzinom: siehe dort)

Pro: Primärprävention: Verbot asbesthaltiger Arbeitsstoffe (Deutschland seit 1993, EU-weit seit 2005)
Sekundärprävention: Bei unvermeidbarer Exposition: Staubbekämpfung, Arbeitsschutzanzug + Feinstaubfilter, außerdem arbeitsmedizinische Vorsorgeuntersuchungen.

EXOGEN-ALLERGISCHE ALVEOLITIS (EAA) [J67.9]

Meldepflichtige Berufserkrankung (BK) unter der Nr. 4201 (Exogen-allergische Alveolitis) und Nr. 1315 (Isocyanat-Alveolitis)

Syn: Hypersensitivity pneumonitis, Hypersensitivitätspneumonitis

Def: Durch Inhalation verschiedener organischer Antigene kommt es bei genetisch disponierten Personen zu einer Hypersensitivitätsreaktion der Lunge (Alveolen, Interstitium).

Ät.: Am häufigsten berufliche Exposition gegen bestimmte Antigene (→ meldepflichtige Berufskrankheiten). Von den > 300 beschriebenen Antigenen werden hier nur die häufigsten aufgeführt:

Krankheit	Antigen	Antigenquelle
1. Tierische Proteine		
Vogelhalter-/Vogelzüchterlunge (am häufigsten)	Verschiedene Vogelproteine (IgA, Mucine aus Exkrementen)	Wellensittiche, Kanarienvögel, Tauben, Hühner, Truthähne
Tierhändlerlunge	Verschiedene Tierproteine (u.a. Urinproteine)	Ratten, Wüstenrennmäuse
Laborantenlunge	Verschiedene Tierproteine (u.a. Urinproteine, „Tierfellstaub")	Verschiedene Labortiere
2. Mikroorganismen		
Farmerlunge (am zweithäufigsten)	Thermoactinomyces vulgaris Saccharopolyspora rectivirgula Absidia corymbifera Eurotium amstelodami	Schimmliges Heu Schimmlige Silage
Befeuchterlunge	Thermoactinomyces vulgaris Thermoactinomyces sacchari Thermoactinomyces candidus	Kontaminierte Luftbefeuchter (vor allem Ultraschallvernebler) Kontaminierte Wasserreservoirs Kontaminierte Zierbrunnen usw.
Käsewäscherlunge	Penicillium casei	Schimmlige Käserinde
Pilzzüchterlunge	Thermoactinomyces sacchari	Schimmlige Komposterde
Saunalunge	Aureobasidium pullulans	Kontaminierter Saunawasserkübel, bzw. Saunaaufgusswasser
„Hot-tub-lung"	Mycobacterium avium	Whirlpools
Metallbearbeitungslunge	Mycobacterium immunogenum	Metallkühlwasser
3. Chemische Stoffe		
Chemiearbeiterlunge	Isocyanate Anhydride	Polyurethanschaum-Herstellung Sprayfarben Zweikomponentenklebstoffe
Epoxidharzlunge	Phthalsäureanhydrid	erhitzte Epoxidharze
Pyrethrum Pneumonitis	Pyrethrum (aus Chrysanthemenblüten extrahiertes Stoffgemisch)	Insektizide

Anm.: Isocyanate können sowohl ein allergisches Asthma bronchiale (häufiger) als auch eine exogen-allergische Alveolitis (seltener) verursachen.

Pg.: Kombinierte Immunkomplex- (Typ III-) und zellgebundene (Typ IV-) Hypersensitivitätsreaktion mit Ausbildung präzipitierender Antikörper vom Typ IgG. Da nur > 15 % aller Exponierten eine EAA entwickeln, spielen prädisponierende genetische Faktoren eine Rolle. Bei anhaltender Antigenexposition kann sich eine Lungenfibrose ausbilden. - Raucher haben ein geringeres Risiko für die Entwicklung einer EAA.

KL.: Verlaufsformen:

1. Akute Verlaufsform: Akuter Krankheitsbeginn (4 - 8 h nach Antigenexposition) mit Husten, Dyspnoe, Fieber, evtl. Glieder-/Kopfschmerzen, evtl. Schüttelfrost; Abklingen der Beschwerden meist nach 24 h, sofern keine weitere Antigenexposition besteht.
2. Subakute und chronische Form: Schleichender Beginn mit zunehmendem Husten, Luftnot, evtl. Müdigkeit, Gewichtsverlust

Ko.: Lungenfibrose, Cor pulmonale

Ausk.: Inspiratorische Rasselgeräusche über den Unterlappen

Röntgen Thorax und HRCT: Im akuten und subakuten Stadium evtl. unauffällig oder fleckige Infiltrate - im chronischen Stadium retikulo-noduläre Infiltrate.

Lufu: Restriktive Ventilationsstörung mit Verminderung der Vitalkapazität, Totalkapazität, Compliance und der Diffusionskapazität, (Belastungs-) Hypoxämie. In 40 % zusätzliche obstruktive Ventilationsstörung

Lab: Leukozytose, BSG ↑
Nachweis präzipitierender Antikörper (vom Typ IgG) gegen das verdächtige Antigen. Dabei ist zu beachten, dass präzipitierende Antikörper auch bei symptomlosen (gesunden) exponierten Personen gefunden werden können (z.B. 40 % aller Taubenzüchter!) und lediglich eine stattgefundene Exposition belegen.

Bronchoalveoläre Lavage (BAL): Sensitive Diagnostik der EAA. Im akuten Schub massenhaft neutrophile Granulozyten (Stunden bis wenige Tage anhaltend), im chronischen Stadium sind > 50 % aller Zellen Lymphozyten (CD8-Lymphozytose).
T-Helfer-/T-Suppressorlymphozyten (CD4/CD8) < 1,0 (normal etwa 2,0)
Eine normale BAL schließt eine EAA i.d.R. aus!

Inhalative Provokationstests: Sind i.d.R. nicht erforderlich und auch nicht ungefährlich.

Lungenbiopsie: Nur bei unklaren Fällen. Bei chronischer EAA Trias: Interstitielle lympho-plasmozytäre Infiltrate, nicht-verkäsende Epitheloidzellgranulome mit Riesenzellen und in Bronchiolen hineinragende Bindegewebspolypen (BOOPoid-Läsionen).

DD:
- Im akuten Stadium: Bronchopulmonale Infekte, "unklare" Pneumonien, Asthma bronchiale, Metallrauchfieber, toxisches Lungenödem, Organic dust toxic syndrome (ODTS) = Drescherfieber durch Dreschstaub in der Landwirtschaft (evtl. schwierig abzugrenzen von Farmerlunge!).
- Im chronischen Stadium: Lungenfibrosen anderer Genese

DD	Allergisches Asthma bronchiale	Allergische Alveolitis
– Atopiker in der Familie	Häufig	–
– Allergische Rhinitis u./o. Konjunktivitis in der Eigenanamnese	Häufig	–
– Lokalisation	Bronchiolen und kleinere Bronchien (Ödem und zäher Schleim)	Alveolen und Interstitium (zelluläre Infiltration, Granulome)
– Klinischer Beginn	Asthma anfallsartig, sofort nach Antigenkontakt	Dyspnoe, Husten, Fieber, 4 - 8 h nach Antigenkontakt (bei der akuten Form)
– Auskultation	trockene RG	evtl. feuchte RG
– Röntgenbild	Unauffällig, evtl. Überblähung	Retikulo-noduläre Verdichtungen
– Lungenfunktion	Obstruktive Ventilationsstörung	Restriktive Ventilationsstörung, Diffusionsstörung
– Antikörpernachweis	Spezifische AK vom Typ IgE	Präzipitierende AK vom Typ IgG

Di.: Berufsanamnese mit Exposition gegenüber einem bekannten Auslöser + Klinik (anfallsartige respiratorische Symptome 4 - 8 h nach Exposition) + Nachweis präzipitierender Antikörper + BAL

Th.: Bei Expositionsprophylaxe (Berufswechsel) klingen die Beschwerden meist ab.
Bei akuten Beschwerden Kortikosteroide geben. Der Nutzen einer längerfristigen Steroidtherapie (evtl. auch in inhalativer Form) ist in Studien bisher nicht untersucht worden, wird aber oft praktiziert.

Prg: Im akuten Stadium günstig, im chronischen Stadium hängt die Prognose davon ab, wie weit die Lungenfibrose fortgeschritten ist.

Pro: Maßnahmen zur Vermeidung von Schimmelbildung, sorgfältige Wartung von Befeuchteranlagen, evtl. Tragen von Atemschutzgeräten; außerdem arbeitsmedizinische Vorsorgeuntersuchungen.

LUNGENKARZINOM [C34.9]

Syn: Bronchialkarzinom

Ep.: 25 % aller männlichen, 12 % aller weiblichen Krebspatienten; Inzidenz in Europa: 52/100.000 Personen/Jahr; m : w = 3 : 1 (Ausnahme Adenokarzinom → m : w = 1 : 6) Häufigste Krebstodesursache bei Männern. Bei Frauen auf Platz 3 nach Brust- und Darmkrebs.
Häufigkeitsgipfel 55. - 60. Lebensjahr, 5 % der Patienten sind < 40 J.

Ät.: 1. Karzinogene:

- Zigarettenrauchinhalation ist für 85 % der Lungenkarzinome verantwortlich. Dauer und Ausmaß des Zigarettenkonsums bestimmen das Lungenkrebsrisiko. Entscheidend für die Höhe des Krebsrisikos sind die Packungsjahre (= Zahl der täglich gerauchten Packungen x Raucherjahre) = „pack years" (py). 40 py → 10faches Krebsrisiko. Bis 30faches Risiko bei Raucherbeginn im Jugendalter. Kombination von Zigarettenrauchen mit Exposition gegenüber beruflichen Karzinogenen potenziert das Lungenkrebsrisiko (z.B. Rauchen potenziert das Krebsrisiko durch Asbest ganz erheblich). Passivrauchen erhöht das Risiko für Lungenkrebs um den Faktor 1,3 - 2,0.
- Berufliche Karzinogene sind für ca. 5 % der Lungenkarzinome verantwortlich, davon fallen > 90 % d.F. zu Lasten von Asbest.

BK Nr.	10 Lungenkrebserzeugende Arbeitsstoffgruppen
1103	Chrom VI-Verbindungen: Insb. Zink-, Kalzium- und Strontiumchromat (Chromatlungenkrebs)
1108	Arsenverbindungen: Arsentrioxid, Arsenpentoxid, arsenige Säure, Arsensäure und ihre Salze (Arsenlungenkrebs)
1310	Haloether, insb. Bischlormethylether (BCME-Lungenkrebs)
1311	Dichlordiethylsulfid: Lost, Senfgas (Lost-Lungenkrebs)
2402	Ionisierend strahlende Stoffe: Radon, Radonfolgeprodukte, Uran (Schneeberger-Lungenkrebs, Wismut-Bergbau)
4104	Asbestarten: Chrysotil, Krokydolith, Amosit, Antophyllit, Aktinolith, Tremolit (Asbestlungenkrebs)
4109	Nickelmetall, Nickelsulfid und sulfidische Erze, Nickeloxid, Nickelkarbonat (Nickellungenkrebs)
4110	Kokereirohgase
4112	Lungenkrebs durch Quarzstaub (Siliziumdioxid)
4113	PAH-Lungenkrebs durch polyzyklische aromatische Kohlenwasserstoffe bei Nachweis der Einwirkung einer kumulativen Dosis von mindestens 100 Benz[a]pyren-Jahre [(µg/cbm) x Jahre)
4114	Lungenkrebs durch das Zusammenwirken von Asbestfaserstaub und PAH bei Nachweis der Einwirkung einer kumulativen Dosis, die einer Verursachungswahrscheinlichkeit von mindestens 50 % entspricht

- Umweltbedingte Kanzerogene: Radon in Wohnungen, Passivrauchen, Industrie- und Verkehrsabgase; Dieselabgase

2. Andere Risikofaktoren: Lungennarben ("Narbenkarzinom" und "Kavernenkarzinom"); unbekannte Faktoren (Adeno-Ca.)
3. Genetische Disposition: 2-3fach erhöhtes Risiko für Personen, bei denen ein Elternteil an Lungenkarzinom erkrankt ist. Bestimmte Genvarianten auf Chromosom 14 erhöhen bei Rauchern das Risiko, an Lungenkrebs zu erkranken.

Pg.: Mehrstufenkonzept bei Lungenkrebsentstehung:
1. Exposition gegenüber karzinogenen Stoffen
2. Genetische Schäden durch Karzinogene
} Latenzzeit ca. 30 Jahre
3. Epitheldysplasie → Carcinoma in situ

Pat: Makroskopische Formen nach Lage und Ausbreitung:
1. Zentrales (hilusnahes) Lungenkarzinom (70 %), meist kleinzellige oder Plattenepithelkarzinome
2. Peripheres Lungenkarzinom (25 %) tritt oft als Rundherd röntgenologisch in Erscheinung. Sonderform: Pancoast-Tumor, der von der Pleurakuppel auf die Thoraxwand übergreift.
3. Diffus wachsendes Lungenkarzinom (3 %), z.B. Alveolarzellkarzinom (klinisch: "Krebspneumonie")

Hi.: Da bei jedem dritten Tumor verschiedene histologische Anteile in demselben Tumor kombiniert sein können, findet man unterschiedliche Prozentzahlen in der Literatur. Der Anteil kleinzelliger Lungenkarzinome nimmt immer mehr ab. Außerdem werden mehr periphere Karzinome beobachtet.

1. Kleinzelliges Lungenkarzinom = SCLC = "small cell lung cancer" (15 % d.F.):
   Vorwiegend zentral lokalisiert, schlechteste Prognose, in 80 % bei Diagnosestellung bereits metastasiert. Tumorverdopplungszeit nur 10 - 50 Tage (= Problem der Frühdiagnostik!). Zellen sehen oft wie Haferkörner aus ("oat cell carcinoma") und können Hormone sezernieren (z.B. ACTH, Calcitonin u.a.) → paraneoplastische Endokrinopathien
2. Nicht-kleinzelliges Lungenkarzinom = NSCLC = "non-small cell lung cancer" (85 %)
   - Plattenepithelkarzinom (ca. 40 %), vorwiegend zentral lokalisiert; Tumorverdopplungszeit ca. 300 Tage
   - Adenokarzinom (ca. 35 %; Häufigkeit steigend), oft peripher lokalisiert - häufigste Krebsform bei Nichtrauchern; aber auch Raucher können gel. daran erkranken. w > m; Tumorverdopplungszeit ca. 180 Tage. 40 % aller Narbenkarzinome sind Adenokarzinome.
     Das Adenokarzinom ist gekennzeichnet durch Schleimbildung oder durch drüsiges/azinäres Wachstum, eine papilläre Differenzierung oder tapetenförmige Ausbreitung entlang der Alveolarsepten und Bronchiolen beim bronchioalveolären Karzinom.
   - Großzelliges Lungenkarzinom (ca. 10 %)
   - Adenosquamöses Karzinom
   - Sarkomatoides Karzinom
   - Karzinoidtumor
   - Speicheldrüsentumor

Grade der Differenzierung:
G 1 (gut), G 2 (mäßig), G 3 (schlecht differenziert), G 4 (undifferenziert)
Die Gradierung G1 bis G3 wird für Plattenepithelkarzinome, Adenokarzinome und adenosquamöse Karzinome angegeben. Kleinzellige Karzinome und großzellige Karzinome werden als G4 (undifferenziert) eingestuft.

Immunphänotyp: Mit immunhistochemischen Zusatzuntersuchungen können die Typen klarer voneinander abgegrenzt werden und Unterscheidungen zwischen primären Bronchialkarzinomen und pulmonalen Metastasen anderer Organtumoren besser differenziert werden.

Metastasierung:
- Regionärer Lymphknotenbefall: Tritt frühzeitig in Erscheinung (s.u.)
- Hämatogene Fernmetastasen sind beim kleinzelligen Karzinom häufig schon bei Diagnosestellung vorhanden.
  4 häufige Lokalisationen: Leber - Gehirn - Nebennieren - Skelett (insbes. Wirbelsäule)

TNM-Klassifikation (UICC 2010), Kurzfassung:

Tx	Primärtumor kann nicht beurteilt werden oder Nachweis von malignen Zellen im Sputum oder bei Bronchialspülungen, jedoch Tumor weder radiologisch noch bronchoskopisch sichtbar.
TIS	Carcinoma in situ
T1a	$\leq$ 2 cm
T1b	> 2 - 3 cm
T2	Hauptbronchus $\geq$ 2 cm von der Carina, Invasion von viszeraler Pleura, partielle Atelektase
T2a	> 3 - 5 cm
T2b	> 5 - 7 cm
T3	> 7 cm, Brustwand, Zwerchfell, Perikard, mediastinale Pleura, Hauptbronchus < 2 cm von der Carina, totale Atelektase, separate(r) Tumorherd(e) im selben Lappen
T4	Mediastinum, Herz, große Gefäße, Carina, Trachea, Ösophagus, Wirbelkörper, separate(r) Tumorherd(e) in einem ipsilateralen anderen Lappen
N0	Keine regionären Lymphknotenmetastasen
N1	Ipsilaterale peribronchiale/hiläre Lymphknoten
N2	Ipsilaterale mediastinale/subkarinale Lymphknoten
N3	Kontralaterale mediastinale, hiläre, ipsi- oder kontralaterale Skalenus- oder supraklavikuläre Lymphknoten
M0	Keine Fernmetastasen
M1a	Separate(r) Tumorherd(e) in einem kontralateralen Lappen, Pleurametastasen, maligner Pleura- oder Perikarderguss
M1b	Fernmetastasen

Stadiengruppierung (Lungenkarzinom)			
Okkultes Karzinom	TX	N0	M0
Stadium 0	Tis	N0	M0
Stadium IA	T1a, T1b	N0	M0
Stadium IB	T2a	N0	M0
Stadium IIA	T2b	N0	M0
	T1a, T1b, T2a	N1	M0
Stadium IIB	T2b	N1	M0
	T3	N0	M0
Stadium IIIA	T1a, b, T2a, b	N2	M0
	T3	N1, N2	M0
	T4	N0, N1	M0
Stadium IIIB	T4	N2	M0
	Jedes T	N3	M0
Stadium IV	Jedes T	Jedes N	M1

Da das kleinzellige Lungenkarzinom zum Zeitpunkt der Diagnose meist schon metastasiert ist, kann auch folgende Einteilung benutzt werden:

- Very limited disease (nach UICC T_{1-2} N_{0-1}): Ca. 5 %
- Limited disease (nach UICC T_{3-4} N_{0-1} und T_{1-4} N_{2-3}): Ca. 20 %
- Extensive disease (nach UICC M_1): Ca. 75 %

KL.: Im Frühstadium gibt es keine typischen Symptome. Die Erkrankung wird in der Mehrzahl der Fälle spät (zu spät) diagnostiziert. Husten, Dyspnoe und Thoraxschmerz sind unspezifische Symptome, Hämoptyse ist oft ein Spätsymptom.

Merke: Asthma und Bronchitis mit kurzer Anamnese, rezidivierende Pneumonien und sog. therapieresistente Erkältungskrankheiten sind im Alter > 40 J. immer auch karzinomverdächtig!

Rekurrensparese, Phrenikuslähmung, Pleuraexsudat (bes. wenn blutig), Einflussstauung sind beim Lungenkarzinom Spätsymptome und meist Zeichen der Inoperabilität, ebenso das

- Pancoast-Syndrom [C34.1]:
  Peripheres Lungenkarzinom der Lungenspitze, das Pleurakuppe und Thoraxwand arrodiert und dabei Halssympathikus und zervikale Nervenwurzeln schädigt:
  - Knochendestruktion der 1. Rippe und des 1. BWK
  - Plexusneuralgie (Armschmerzen), Interkostalneuralgie
  - Horner-Symptomenkomplex (Miosis, Ptosis, scheinbarer Enophthalmus)
  - Armschwellung (Lymph- und Venenstauung)
- Bronchioloalveoläres Adenokarzinom (selten)
  - Rö.: Vortäuschung einer chronischen Pneumonie
  - Reizhusten mit schleimig-wässrigem Auswurf
  - Meist inoperabel, weil diffus lokalisiert
- Paraneoplastische Syndrome (bes. beim kleinzelligen Karzinom, welches sich vermutlich von Zellen des APUD-Systems herleitet):
  - Paraneoplastische Endokrinopathien: z.B.
    - Cushing-Syndrom durch ektope ACTH-Produktion (häufigste paraneoplastische Erkrankung)
    - Syndrom der inadäquaten ADH-Sekretion (SIADH)
    - Tumorhyperkalzämie durch ektope Produktion parathormonverwandter Peptide (PTHrP)
    - Hypoglykämie (Produktion von Insulin-like-growth-factor)
  - Paraneoplastische Neuropathien und Myopathien: z.B.
    - Lambert-Eaton-Syndrom mit myasthenieartiger Schwäche der proximalen Extremitätenmuskulatur (erschwertes Treppensteigen) und evtl. Doppelbilder/Ptosis; Labor: Ak gegen VGCC (voltage-gated calcium channel). Th.: der Grundkrankheit, evtl. Prednisolon, evtl. Immunglobuline i.v.
    - Paraneoplastische Kleinhirndegeneration (evtl. Nachweis von Anti-Yo-Ak)
    - Nachweis von Anti-Hu-Ak (15 %) mit oder ohne neurologische Störungen
    - Polymyositis und Dermatomyositis
  - Thrombozytose (1/3 d. Pat.) und Thromboseneigung!
  - Selten hypertrophe pulmonale Osteoarthropathie (Pierre-Marie-Bamberger-Syndrom) mit Trommelschlegelfinger, Uhrglasnägel, Gelenkschmerzen in Knöcheln, Knien, Händen. Meist ist dieses Syndrom jedoch Folge einer chronischen Hypoxie.
- Erstmanifestation eines Lungenkarzinoms durch seine Metastasen bei vorerst unbekanntem Primärtumor: Cancer of unknown primary site = CUP-Syndrom (siehe dort)

Rö./CT: Es gibt keine Art von Transparenzminderung/Verschattung, hinter der sich nicht auch ein Lungenkarzinom verbergen kann.

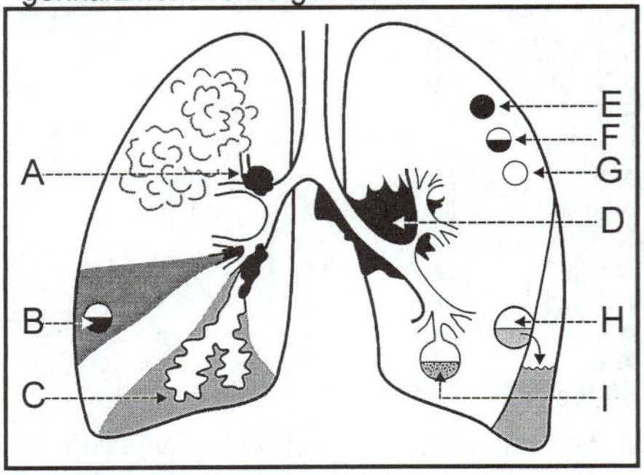

Erscheinungsbilder des Tumors:
A) Obstruktionsemphysem
B) Atelektase mit Abszedierung
C) Atelektase mit Bronchiektasen
D) Zentrales Lungenkarzinom, evtl. mit poststenotischer Pneumonie
E) Solitärer Rundherd
F) Rundherd mit Einschmelzung
G) Ringschatten
H) Nekrotischer Rundherd mit Einbruch in Pleurahöhle
I) Nekrotischer Rundherd mit Durchbruch in einen Bronchus und sekundärer Infektion

DD: eines isolierten Lungenrundherdes: [R91]

- Maligne: Lungenkarzinom(40 %)
  Isolierte Metastase (10 %)
- Benigne: Tuberkulom (25 %)
  Chondrom, Neurinom, Fibrom, andere seltene Ursachen

Bei einem Lungenrundherd sind folgende Faktoren besonders karzinomverdächtig:
- Raucheranamnese
- Alter > 40 J.
- Fehlende Verkalkung
- Spiculae, die vom Rundherd ins Lungenparenchym strahlen.
- Größenzunahme im Vergleich zu älteren Vergleichsaufnahmen

Merke: Ein Rundherd bei Patienten > 40 J. ist bis zum Beweis des Gegenteils ein Karzinom! (Möglichst alte Vergleichsbilder heranziehen.) Die Diagnose sollte ohne Zeitverlust geklärt werden (videogestützte Thorakoskopie, Thorakotomie).

Lab: Tumormarker haben beim Lungenkarzinom keine wesentliche Bedeutung (weder in der Diagnostik noch in der Nachsorge)

DD: Husten, Brustschmerzen anderer Genese

Merke: Im Alter > 40 J. bei Rauchern immer an Lungenkarzinom denken! Jeder Husten (neu aufgetretener Husten oder Veränderungen des Hustencharakters), der trotz Therapie länger als 4 Wochen andauert, muss definitiv abgeklärt werden!

Screening: Derzeit kein routinemäßiges Screening der Bevölkerung sinnvoll (weder Röntgen-Thorax, noch Low-dose-CT, noch Sputumzytologie). Screening mit Low-dose-CT führte bei der umschriebenen Gruppe der 55 - 74jährigen mit mindestens 30 Packyears Zigarettenrauchen zu einem Überlebensvorteil (National Lung Screening Trial 2011).

Di.:
1. Lokalisationsdiagnostik:
   - Röntgen-Thoraxaufnahme in 2 Ebenen
   - CT, HRCT, Spiral-CT mit 3D-Bildern und virtueller Bronchoskopie (kein Ersatz für Bronchoskopie)
   - PET-CT: Empfindlichste Methode zum Aufspüren eines evtl. bislang unbekannten Primärtumors (CUP = Carcinoma of unknown primary [C80]) und evtl. Metastasen
   - EBUS = endobronchialer Ultraschall
2. Bioptisch-histologische Diagnose durch:
   - Bronchoskopie, evtl. elektromagnetisch gesteuerte Navigationsbronchoskopie
     Die bronchoskopische Identifikation kanzeröser Gewebeveränderungen kann durch Autofluoreszenz-Bronchoskopie verbessert werden (LIFE = Lung Imaging Fluorescence Endoscopy).
   - Endosonografisch gesteuerte Feinnadelbiopsie mediastinaler Lymphknoten
   - Videoassistierte Thorakoskopie und Mediastinoskopie
   - Diagnostische Probethorakotomie (bei suspekten Befunden)
3. Diagnostik zum Ausschluss von Fernmetastasen (z.B. Sonografie der Leber, MRT oder CT des Gehirns, Knochenszintigrafie, PET, Knochenmarkpunktion u.a.)
4. Präoperative Lungenfunktionsdiagnostik: Diese soll vor eingreifenden diagnostischen Schritten stehen, denn bei schlechter Lungenfunktion verbietet sich von vornherein eine Lungenteilresektion (funktionelle Inoperabilität)! Operabilität für Pneumektomie bei FEV_1 > 2,0 l (80 % Soll) und Diffusionskapazität (DLCO) > 60 % Soll; für Lobektomie bei FEV_1 > 1,5 l und DLCO

> 60 % Soll. Bei schlechten Werten Zusatzdiagnostik mit Blutgasen, Lungenfunktionsszintigrafie und Spiroergometrie. Berechnung der zu erwartenden postoperativen Lungenfunktion (Perfusionsszintigrafie und Lungenfunktion).
Spiroergometrie: Geringeres Risiko bei maximaler Sauerstoffaufnahme > 20 ml/kg/min
Bei 16 - 20 ml/kg/min mittleres Risiko; bei 10 - 15 ml/kg/min hohes Risiko, bei < 10 ml/kg/min Inoperabilität auch für Lobektomie.

5. Engmaschige Vorsorgeuntersuchungen von Risikogruppen (z.B. Asbestexponierte, ehemalige Arbeiter des Uranbergbaus): Sputumzytologie mit DNA-Zytometrie (sicherer Nachweis von Tumorzellen) Low dose Spiral-CT (Tumornachweis ab 2 mm ∅)

Th.: S3-Leitlinie (2010):

1. **Kleinzelliges Lungenkarzinom = SCLC (15 %):** Primär Radio-/Chemotherapie
Da das kleinzellige Lungenkarzinom zum Zeitpunkt der Diagnose meist schon disseminiert ist, muss primär systemisch therapiert werden.
- Die Operation ist keine Standardbehandlungsmethode.
- Aufgrund nicht-randomisierter Studien kann im Stadium I (eventuell II) eine Operation erwogen werden. Neoadjuvante Chemo-/Radiotherapie kann den Tumor präoperativ verkleinern.

A) Limited disease (25 %):
- Resektion mit kurativer Zielsetzung + bimodale Therapie: Polychemotherapie und Radiatio (bis T2N0M0)
- Polychemotherapie: PE-Schema (Cisplatin + Etoposid) 4 - 6 Zyklen alle 3 Wochen (hohe Remissionsraten, geringe Dauer)
- Radiatio: Mediastinum, 40 Gy, hyperfraktioniert, simultan im 1. Chemotherapiezyklus
- Prophylaktische Schädelbestrahlung nach Erreichen einer Remission → verbesserte Prognose

B) Extensive disease (75 %): Therapieansatz palliativ und unimodal
- Polychemotherapie: z.B. ACO- oder CEV- oder PE-Schema (ACO = Adriamycin/Cyclophosphamid/Vincristin, CEV = Carboplatin/Etoposid/Vincristin, PE = Cisplatin/Etoposid - Etoposid kann ersetzt werden durch Irinotecan, Topotecan oder Epirubicin)
- Radiatio nur bei Hirn- und Skelettmetastasen sowie oberer Einflussstauung

2. **Nicht-kleinzelliges Lungenkarzinom = NSCLC:** Primär Chirurgie
Stad. I/II/IIIA ($T_3N_1M_0$):
- Radikale Operation mit Lymphknotendissektion
- Bei funktioneller Inoperabilität parenchymsparende Operation oder definitive Radiatio
- Bei Brustwandinfiltration zusätzlich postoperative Radiatio lokal
- Adjuvante Chemotherapie in den Stadien II/IIIA1/IIIA2

Pancoast-Tumoren Stad. II - IIIB: Neoadjuvante Radio-/Chemotherapie mit anschließender Operation

Stad. IIIA mit inzidentellen N_2-Lymphknoten (IIIA1); Stad. III A2: Maligne Zellen erst im Op.-Präparat nachgewiesen: Operation mit adjuvanter Chemotherapie und anschließender Radiatio des Mediastinums

Stad. IIIA3 (präoperativer Nachweis von N_2-Metastasen): Neoadjuvante Radiatio mit anschließender Operation oder definitive Radio-/Chemotherapie

Stad. IIIA4, IIIB (andere als $T_4N_{0/1}M_0$): Radio-/Chemotherapie

Stad. IIIB, IV: Kombinierte Chemotherapie über 4 - 6 Zyklen mit einer Cisplatin-basierten Kombination. Nicht-Plattenepithelkarzinom zusätzlich Bevacizumab möglich.

Tyrosinkinasehemmer: Gefitinib (bei aktivierenden Mutationen der EGFR-TK); Crizotinib (bei ALK-Positivität), Erlotinib

Palliative Therapie: Schmerztherapie nach dem WHO-Stufenschema, Bisphosphonate bei Knochenmetastasen, Chemotherapie (z.B. Gemcitabin), Radiotherapie (extern und evtl. endoluminal mit ^{192}Iridium), bronchoskopische Verfahren (Stent, Lasertherapie, evtl. als photodynamische Therapie), bildgestützte Thermoablation

Prg: Schlecht: 5-Jahresüberlebensrate bei neu diagnostizierten Lungenkarzinomen beträgt 15 %.
Fast 2/3 aller Fälle sind bereits bei der Aufnahme in die Klinik inoperabel!
Von dem restlichen Drittel erweist sich ein Teil intraoperativ als inoperabel.
Daher steht und fällt die Prognose des Lungenkarzinoms mit der Frühdiagnose.

Prognostische Faktoren:
1. Histologischer Typ
2. Tumorstadium (Ausbreitung)
3. Allgemeinzustand des Patienten, Alter und Geschlecht (Frauen zeigen höhere 5-Jahresüberlebensquoten)

4. Immunologisches Verhalten (niedrige Lymphozytenzahl und negative Hautteste vom verzögerten Typ → schlechte Prognose)

NSCLC: 5-Jahresüberlebensquoten:
St. IA (T_1,N_0,M_0): ≈ 50 % - St. IB (T_2,N_0,M_0): ≈ 40 % - St. II (T_1/T_2,N_1,M_0): ≈ bis 25 %

SCLC: Die Chemotherapie führt beim kleinzelligen Lungenkarzinom im Stadium limited disease zu hohen Remissionsraten, die jedoch häufig nur von begrenzter Dauer sind. In Kombination mit einer Strahlentherapie werden ca. 5 % definitive Heilungen beobachtet (ein solches Therapieregime ist allerdings rel. toxisch!).

Pro: Verzicht auf Rauchen, Raucherentwöhnungsprogramme anbieten! Nach Abstinenz sinkt das Krebsrisiko langsam und nähert sich nach 15 Jahren dem Risiko eines Nichtrauchers. Verzicht auf krebserzeugende Arbeitsstoffe, Arbeitsschutzmaßnahmen bei unvermeidbarem Umgang mit Karzinogenen! Langfristige Einnahme von ASS scheint bei Frauen das Lungenkrebsrisiko zu senken.

Merke: Ca. 30 % aller Krebserkrankungen und mehrere Millionen Todesfälle jährlich werden durch Rauchen verursacht! Was dies an Leiden und Kosten verursacht, kann man sich kaum vorstellen! Mit dem Rückgang des Zigarettenkonsums sinkt auch die Inzidenz des Lungenkrebses!

CUP-SYNDROM = cancer of unknown primary site syndrome

Def: Tumorerkrankungen, bei denen nach Abschluss der primären Diagnostik nur Metastasen, jedoch kein Primärtumor gefunden wird. Auch bei Obduktionen findet man den Primärtumor nur in ca. 70 % d.F. Häufigkeit der gefundenen Primärtumoren: Lungenkarzinom (bis 35 %), Pankreas-Ca. (bis 20 %), Tumor von Leber oder Gallenwege (bis 15 %), Nierenzellkarzinom (ca. 5 %), Darmkarzinom (ca. 5 %) u.a.

Vo.: 3 - 5 % aller Tumorkrankheiten

KL.:
- Kurze Anamnese mit unspezifischen Beschwerden, evtl. paraneoplastische Syndrome
- Fortgeschrittene Metastasierung bereits bei Diagnosestellung

Di.:
- Anamnese/Klinik
- Gynäkologische (bei Frauen) und urologische Untersuchung (bei Männern)
- CT: Hals, Thorax, Abdomen, Becken; evtl. PET
- Labor-Screening mit PSA (Männer > 40 J.), AFP, hCG,
- Histologie/Immunhistologie der Metastasen: Adeno-Ca (80 %), Plattenepithel-Ca. (15 %)
- Evtl. Zytologie (Aszites, Pleuraerguss)

Th.: Keine evidenzbasierte Therapie; Polychemotherapie; in Erprobung sind u.a. EGFR-Inhibitoren (Erlotinib) und VEGF-Ak (Bevacizumab).

Prg: Lebenserwartung meist < 12 Monaten

ANDERE EPITHELIALE LUNGENTUMOREN

1. Bronchialadenom [D38.1]:
   Altersgipfel: 3. - 4. Lebensjahrzehnt; oft zentral lokalisiert, wächst langsam in die Lichtung eines Bronchus mit den Folgen:
   - Bronchialverschluss, Atelektasen, rezidivierende Pneumonien
   - Bronchiektasenbildung, evtl. Lungenblutung

   Maligne Entartung möglich
2. Karzinoide:
   Stammen von den hellen Zellen des Bronchialepithels und gehören wie die Karzinoide des Verdauungstraktes zu den neuroendokrinen Tumoren (NET) (siehe dort)
3. Adenoid-zystisches Karzinom (Zylindrom):
   Histologisches Bild ähnlich den adenoid-zystischen Karzinomen der Speicheldrüsen.
   Metastasierung mit perineuraler Ausbreitung → ungünstige Prognose

MESENCHYMALE LUNGENTUMOREN

1. Benigne: Am häufigsten Chondrome (= gutartige Hamartome)
   Ferner: Osteome, Lipome, Fibrome u.a.
2. Maligne: Sarkome (selten)

Metastatische (sekundäre) Lungentumoren

1. Lymphangiosis carcinomatosa [C49.9] durch lymphogene Metastasierung (bes. bei Magen- und Mammakarzinom)
2. Hämatogene Lungenmetastasen [C78.0](bei verschiedenen Malignomen)
   Einzelne Lungenmetastasen können operativ entfernt oder minimal-invasiv zerstört werden, z.B. durch Mikrowellenablation oder Lasertherapie.

STÖRUNGEN DES LUNGENKREISLAUFS

LUNGENÖDEM [J81]

Def: Massiver Austritt von Flüssigkeit aus den Lungenkapillaren in das Interstitium und den Alveolarraum.

Ät.: A) Kardiales Lungenödem (am häufigsten):
Linksherzinsuffizienz mit Druckanstieg im Lungenkreislauf: Herzinfarkt, Myokarditis, hypertone Krise, Herzrhythmusstörungen, dekompensierte Klappenvitien u.a.
Anm. zur Mitralstenose: Die leichte Mitralstenose neigt eher zum Lungenödem als die schwere Mitralstenose, weil sich bei letzterer eine Wandverdickung der Pulmonalgefäße (Pulmonalsklerose) ausgebildet hat, sodass Drücke bis 40 mmHg toleriert werden.

B) Nichtkardiales Lungenödem:
- Herabgesetzter onkotischer Druck: Fluid lung bei Oligo-/Anurie (Niereninsuffizienz)
- Erniedrigter Alveolardruck:
  - Postexpansionsödem: Zu schnelle Abpunktion eines großen Pleuraergusses (nicht mehr als max. 1,5 l an einem Tag abpunktieren)
  - Höhenlungenödem (high altitude pulmonary edema = HAPE): Ab 2.500 m kann man höhenkrank werden (Acute Mountain Sickness = AMS) mit Kopfschmerzen, Schlafstörungen, Übelkeit u.a.
    Ab 4.500 m bekommen 7 % aller Bergsteiger ein Höhenlungenödem, insbesondere bei mangelnder Höhenanpassung/zu schnellem Aufstieg.
    Pg.: Erniedrigter Alveolardruck + O_2-Mangel mit pulmonaler Vasokonstriktion (Euler-Liljestrand-Reflex)
    Die schwerste Form der Höhenkrankheit ist das Höhenhirnödem (High Altitude Cerebral Edema = HACE).
- Permeabilitätssteigerung der Lungenkapillaren:
  - Allergisch (anaphylaktischer Schock)
  - Toxisch (Reizgase, Alkylphosphatester, Magensaftaspiration, Heroinintoxikation). Die Ursachen des toxischen Lungenödems sind z.T. die gleichen wie beim toxisch verursachten ARDS.
- Andere Ursachen: Lungenembolie, Schädelhirntraumen u.a.

PPh: Reabsorption < Filtration

Pg.: der respiratorischen Insuffizienz beim Lungenödem:
Lungencompliance und Vitalkapazität ↓
Atemwegswiderstand und Transferstrecke ↑

4 Stadien des Lungenödems:

1. Interstitielles Lungenödem: Ödem des Lungengewebes
2. Alveoläres Lungenödem: Exsudation und Transsudation von seröser Flüssigkeit in Alveolen und Bronchiolen
3. Schaumbildung mit Ausdehnung der ursprünglichen Flüssigkeitsmenge
4. Asphyxie

KL.: • **Interstitielles Lungenödem:**
Tachypnoe, verschärftes Atemgeräusch, evtl. Giemen,
Dyspnoe, Orthopnoe, Husten (Asthma cardiale)

Merke: Das interstitielle Lungenödem (z.B. "fluid lung" bei Niereninsuffizienz) ist nur röntgenologisch nachweisbar (symmetrische, schmetterlingsförmige Verschattung perihilär und in den Unterfeldern), während man auskultatorisch außer evtl. Giemen nichts hören kann. Erst das alveoläre Lungenödem imponiert durch feuchte Rasselgeräusche, die im ausgeprägten Fall auch ohne Stethoskop hörbar sind.

• **Alveoläres Lungenödem:**
- Schwerste Dyspnoe, Angst, Zyanose/Blässe
- Feuchte Rasselgeräusche, die man im ausgeprägten Fall auch ohne Stethoskop hört (Rasseln und "Kochen" über der Brust).
- Schaumiges Sputum

• Blutdruck unterschiedlich: · Bei hypertoner Krise ↑
· Bei Schocksymptomatik ↓

• Röntgen: Parahiläre schmetterlingsförmige Lungenverschattungen, bei Linksherzinsuffizienz Herzverbreiterung, Kerley B-Linien bei interstitiellem Lungenödem (horizontale Streifen beidseits laterobasal im Bereich der Recessus costodiaphragmatici); Milchglaszeichnung bei alveolärem Lungenödem

DD: • Kardiales Lungenödem: Zeichen der Linksherzinsuffizienz (Klinik, Echo). Pulmonaler Kapillardruck > 18 mmHg.
• Nichtkardiales Lungenödem und ARDS: Fehlende Zeichen der Linksherzinsuffizienz (Klinik, Echo). Pulmonaler Kapillardruck < 18 mmHg.
• Pneumonie (Fieber, oft einseitiger Lungenbefund mit Infiltrationszeichen bei der Auskultation)
• Asthma bronchiale:

Kardiales Lungenödem	Asthma bronchiale
Kardiale Anamnese	Pulmonale Anamnese
Meist feuchte Haut	Trockene Haut
Feuchte RG basal	Trockene RG

Di.: Anamnese + Klinik + Röntgen Thorax/Echokardiografie

Th.: A) Sofortmaßnahmen:
1. Sitzende Lagerung mit tief hängenden Beinen (Senkung des hydrostatischen Druckes in den Lungengefäßen)
2. Sedierung: Morphin oder Diazepam: 5 mg langsam i.v., kontraindiziert bei Atemdepression und Hypotonie → Antidot für Morphin: Naloxon
3. O_2 per Nasensonde + Sekretabsaugung
4. Vorlastsenkung beim kardialen Lungenödem:
   · Nitroglyzerin: Sublingual, als Spray oder per infusionem, Vorsicht bei Hypotonie (hier evtl. Nitroglyzerin niedrig dosiert in Kombination mit Dopamin)
   · Furosemid: Initial 20 - 40 mg i.v. (kontraindiziert bei Polyglobulie → hier Aderlasstherapie)
5. Inhalative Kortikosteroide bei allergisch/toxischem Lungenödem:
   Ob eine prophylaktische Anwendung von Kortikoidspray (initial alle 10 Min. 5 Hübe) das toxische Lungenödem nach Reizgasinhalation verhindern kann, ist umstritten. Ein Lungenödem kann nach einer Latenz bis > 12 h nach Reizgasinhalation plötzlich eintreten! → Patienten mind. 24 h stationär überwachen!
6. Evtl. unterstützende CPAP-Atmung (continuous positive airway pressure). Falls erforderlich Intubation und maschinelle Überdruckbeatmung mit positivem endexspiratorischem Druck (PEEP) und 100 % O_2
   Bei schwerem toxischen Lungenödem, das konservativ nicht zu beherrschen ist, Einsatz der extrakorporalen Membranoxygenierung (EKMO)

B) Kausale Therapie: z.B.
- ▸ Nachlastsenkung bei hypertoner Krise: z.B. Nitroglyzerin (Einzelheiten: Siehe Kap. Hypertone Krise)
- ▸ Behandlung einer akuten Linksherzinsuffizienz: (s. Kap. Herzinfarkt)
- ▸ Behandlung einer Herzrhythmusstörung
- ▸ Bei Niereninsuffizienz mit Überwässerung: Dialyse
- ▸ Bei den ersten Anzeichen einer Höhenkrankheit: O_2-Gabe + sofort Abstieg bzw. Abtransport auf niedrige Höhe (+ symptomatische Therapie: Kalziumantagonisten, z.B. Nifedipin, Überdrucksack u.a.; Internet-Infos: *www.bexmed.de*; *www.high-mountains.de*)

COR PULMONALE [I27.9]

Def: (American Thoracic Society) Hypertrophie u./o. Dilatation des rechten Ventrikels als Folge einer Struktur-, Funktions- oder Zirkulationsstörung der Lunge mit pulmonaler Hypertonie.

Durch eine primäre Widerstandserhöhung im kleinen Kreislauf kommt es zu einer Druckbelastung des rechten Herzens. (Linksherzvitien und Shuntvitien mit sekundärem postkapillären Druckanstieg im kleinen Kreislauf zählen nicht zum Cor pulmonale, obgleich auch sie im Endeffekt zu einer Rechtsherzbelastung führen.)

Der rechte Ventrikel ist muskelschwächer als der linke Ventrikel und besitzt auch nicht die Fähigkeit zur Hypertrophie in dem Maße wie der linke Ventrikel.

Unterscheide:
- ▶ Akutes Cor pulmonale [I26.0]: Meistens Lungenembolie (siehe dort); ferner akuter Asthma bronchiale-Anfall
- ▶ Chronisches Cor pulmonale [I27.9]: Ursachen siehe dort

PULMONALE HYPERTONIE (PH) [I27.28] UND COR PULMONALE CHRONICUM (CPC) [I27.9]

Internet-Infos: *www.members.aol.com/pphev/start.htm*; *www.med.uni-giessen.de/med2/pph*

Def:
- Pulmonale Hypertonie: Chronische Erhöhung des Pulmonaldruckes in Ruhe:
  Rechtsherzkatheter: Mittlerer PAP > 25 mmHg
  Echo (CW-Doppler): systolischer PAP > 50 mmHg
  Anm.: Da auch Gesunde unter körperlicher Belastung mPAP-Werte > 30 mmHg haben können, werden die Druckwerte unter Belastung nicht mehr in die Definition der PH einbezogen.
- Cor pulmonale: s.o.
- Lungengefäßwiderstand (PVR = pulmonary vascular resistance) $= f \cdot \frac{(mPAP - PCWP)}{HZV}$
  mPAP = PAMP = Pulmonalarterieller Mitteldruck
  PCWP = Pulmonaler kapillärer Verschlussdruck
  HZV = Herzzeitvolumen
  f = Faktor (abhängig von den gewählten Einheiten)

Normal: < 10 Pa · ml^{-1} · s oder < 100 dyn · s · cm^{-5} oder < 1,25 Wood-Einheiten = mmHg/(l/min)

Ät.: Klassifikation der pulmonalen Hypertonie nach Dana Point (2008):

1. Pulmonal-arterielle Hypertonie (PAH)
   - 1.1 Idiopathische PAH (IPAH), Inzidenz 1/100.000/J., meist jüngere Frauen
   - 1.2 Hereditäre PAH (evtl. mit Mutation im BMPR-2-Gen)
   - 1.3 PAH assoziiert mit Medikamenten, Drogen, Toxinen
   - 1.4 PAH assoziiert (APAH) mit
     - Bindegewebserkrankungen
     - HIV-Infektion
     - Portaler Hypertension
     - Angeborenen Herzfehlern
     - Schistosomiasis
     - Chronisch hämolytischer Anämie
   - 1.5 Persistierende pulmonale Hypertonie des Neugeborenen
   - 1.6 Pulmonale venookklusive Erkrankung und/oder pulmonale kapilläre Hämangiomatose
2. Pulmonale Hypertonie (PH) bei Linksherzerkrankungen (Syn: Linksherz-PH)
   - 2.1 Systolische Dysfunktion
   - 2.2 Diastolische Dysfunktion
   - 2.3 Klappenerkrankungen
3. Pulmonale Hypertonie bei Lungenerkrankungen und/oder Hypoxämie
   - 3.1 COPD
   - 3.2 Interstitielle Lungenkrankheit
   - 3.3 andere Lungenerkrankungen mit gemischtem restriktivem oder obstruktivem Muster
   - 3.4 Schlafbezogene Atemstörungen
   - 3.5 Alveoläre Hypoventilationssyndrome
   - 3.6 Chronische Exposition zu großer Höhe
   - 3.7 Entwicklungsstörungen

4. Chronische thrombembolische pulmonale Hypertonie (CTEPH):
   Organisierte Thromben nach Lungenembolie(n); Vo.: Ca. 4 % der Lungenembolien; 3 Typen:
   4.1. Typ 1 (20 %): Thrombus im Hauptstamm; verdickte Intima mit netzartigen Veränderungen
   4.2. Typ 2 (70 %): Befall der Lappenarterien; verdickte Intima mit netzartigen Veränderungen ohne Thrombusnachweis im Hauptstamm
   4.3 Typ 3 und 4 (10 %): Weiter distal gelegene Veränderungen der Lungenarterien
5. Pulmonale Hypertonie unklarer und/oder multifaktorieller Genese
   5.1 Hämatologische Erkrankungen
   5.2 Systemerkrankungen: Sarkoidose, pulmonale Langerhans-Zellerkrankung, Histiozytose, Lymphangioleiomyomatose, Neurofibromatose, Vaskulitis.
   5.3 Metabolische Erkrankung: Glykogene Speicherkrankheit, Morbus Gaucher, Schilddrüsenerkrankungen
   5.4Andere Erkrankungen: Tumoröse Obstruktion, fibrosierende Mediastinitis, chronische Niereninsuffizienz mit Hämodialyse.

Pg.: Pathogenetische Trias in den Widerstandsgefäßen der Lunge:
- Vasokonstriktion
- Thrombosen
- Remodeling: Umbauvorgänge mit Intimafibrose, Endothelzellwucherung, Obliteration

Ein Ungleichgewicht von protektiven und aggressiven Faktoren fördert die pathogenetische Trias der pulmonalen Hypertonie:
- Protektiv: Prostacyclin, NO-System, ANP-System
- Aggressiv: Thromboxan (↑), Endothelin (↑)

Besonders das Ungleichgewicht von Prostacyclin (↓) und Thromboxan (↑) fördert die pulmonale Hypertonie.

KL.: Im Anfang sehr diskret! Nur in 20 % d.F. ist die volle Symptomatik vorhanden.
- Rasche Ermüdung, abnehmende Leistungsfähigkeit
- Leichte Belastungsdyspnoe
- Sinustachykardie, evtl. Rhythmusstörungen
- Schwindel (evtl. Synkope unter körperlicher Anstrengung oder Husten)
- Diskrete Zyanose
- Brustschmerzen - DD: Siehe Kap. Koronare Herzkrankheit
- Bei dekompensiertem CP: Zeichen der Rechtsherzinsuffizienz (Halsvenenstauung, Ödeme, Stauungsleber, BNP ↑)

Klinische Schweregrade: Siehe NYHA-Stadien (Kapitel Herzinsuffizienz)

Auskultation: Lauter 2. Herzton über der Pulmonalklappe, evtl. mit fixierter (atemunabhängiger) Spaltung.
Bei Dilatation des rechten Ventrikels evtl. diastolisches Graham-Steell-Geräusch über der Pulmonalklappe (relative Pulmonalklappeninsuffizienz) und evtl. systolisches Geräusch über der Trikuspidalklappe (relative Trikuspidalinsuffizienz).

Ekg: Ekg-Veränderungen sind kein Frühsymptom und fehlen bei 50 % aller Patienten mit manifester pulmonaler Hypertonie (Vergleich mit früheren Ekg-Befunden sehr wichtig!).

- Kriterien hoher Spezifität:
  - Rechtshypertrophiezeichen:
    V_1 : R > 0,7 mV, R/S > 1
    $V_{5,6}$: S ≥ 0,7 mV
    Sokolow-Index für Rechtshypertrophie: R_{V1} + $S_{V5\ oder\ 6}$ ≥ 1,05 mV
  - Rechtsventrikuläre Repolarisationsstörung:
    ST-Senkung, T-Negativierung in V_{1-3}
- Kriterien geringer Spezifität:
  - P-pulmonale = P-dextroatriale (P in Ableitung II ≥ 0,25 mV)
  - Drehung der elektrischen Herzachse vom Indifferenz- zum Steil- bis Rechtstyp, zusätzliche Sagittalstellung der Herzachse (S_I/Q_{III} oder $S_I/S_{II}/S_{III}$-Typ)
- Unspezifische Zeichen:
  Rechtsschenkelblock, Tachykardie, Rhythmusstörungen

Bildgebende Verfahren:
- Echokardiografie: Wichtigste Untersuchung! Bei Emphysem jedoch eingeschränkte Beurteilbarkeit der Echokardiografie → dann Kardio-MRT
  - Rechtsventrikuläre Hypertrophie und Dilatation
  - Beschleunigter Pulmonalklappenregurgitationsjet
  - Verkürzte RV-Akzelerationszeit

- Abschätzung des pulmonalarteriellen systolischen Druckes (PASP): Die Diagnose einer pulmonalen Hypertonie ist nach echokardiografischen Kriterien unwahrscheinlich, wenn die Flussgeschwindigkeit über die Trikuspidalklappe ≤ 2,8m/sec, der systolische PAP ≤ 36 mmHg sind und keine anderen echokardiografischen Kriterien dafür sprechen. Die Diagnose ist wahrscheinlich, wenn die Geschwindigkeit > 3,4m/sec und der systolische PAP > 50 mmHg liegen.

- Rö. Thorax: im Anfang wenig ergiebig, später:
  - Prominenter Pulmonalisbogen
  - Erweiterte zentrale Lungenarterien (Pars descendens der rechten A. pulmonalis in Höhe des Zwischenbronchus > 18 mm)
  - Kalibersprung zu den engen peripheren Lungenarterien = "amputierter Hilus"
  - Peripher "helle Lunge" durch fehlende Gefäßzeichnung
  - Rechtsherzvergrößerung mit Ausfüllung des Retrosternalraumes im Seitenbild
- Perfusions-/Ventilationsszintigrafie: Segmenttypische Perfusionsausfälle bei normaler Ventilationsszintigrafie sprechen für Lungenembolien.
- HR-CT: Ausschluss/Nachweis interstitieller Lungenerkrankungen
- Angio-CT oder Pulmonalisangiografie: Ausschluss von Lungenembolien

Rechtsherzkatheter:

Ein Rechtsherzkatheter ist nötig, um die Diagnose zu bestätigen, den Schweregrad zu erfassen, wenn eine spezifische medikamentöse Therapie eingeleitet werden soll und zur Überprüfung der Wirkung der Therapie oder Bestätigung einer klinischen Verschlechterung.

Hämodynamische Definition der pulmonalen Hypertonie

Definition	Charakteristika	Klinische Gruppen
Pulmonale Hypertonie (PH)	mPAP ≥ 25 mmHg	
Präkapilläre pulmonale Hypertonie	mPAP ≥ 25 mmHg PCWP ≤15 mmHg CI normal oder reduziert	1, 3, 4, 5
Postkapilläre pulmonale Hypertonie	mPAP ≥ 25 mmHg PCWP > 15 mmHg CI normal oder reduziert	2
Passiv	TPG ≤ 12 mmHg	
Reaktiv	TPG ≥ 12 mmHg	

Alle Angaben sind Ruhewerte.
mPAP: Pulmonal-arterieller Mitteldruck, PCWP: Pulmonaler kapillärer Verschlussdruck (Wedge-Druck), CI: Cardiac Index, TPG: Transpulmonaler Gradient (mPAP - PCWP)

Th.: Allgemeine Maßnahmen: Schwangerschaftsverhütung (hohes Risiko in Schwangerschaft und Geburt), Influenza- und Pneumokokken-Impfung, Rehabilitation, bei Flugreisen Sauerstoffgabe, wenn der Sauerstoffpartialdruck unter 60 mmHg liegt. Bei operativen Eingriffen Epiduralanästhesie vor Vollnarkose vorziehen. Vermeidung von körperlicher Überbelastung.

In speziellen Zentren:

1. Kausal:
   - Antikoagulation mit Cumarinen bei Dana-Point-Klasse 1 und 4 (lebensverlängernder Effekt bei PAH belegt). Evtl. auch Antikoagulation bei kardialen Erkrankungen.
   - Konsequente Behandlung chronisch-obstruktiver und anderer Lungenerkrankungen, Herzerkrankungen
   - Op.-Indikation (Pulmonale Endarteriektomie = PEA) der CTEPH:
     - NYHA III - IV
     - mPAP > 40 mmHg
     - Lungengefäßwiderstand (PVR) > 300 dyn · sec · cm^{-5} (bzw. > 30 Pa · ml^{-1} · s)

     Op.-Letalität ca. 5 % (und höher)
2. Symptomatisch:
   - Therapie der pulmonalen Hypertonie:
     - Langzeitsauerstofftherapie (LOT) (Heimtherapie) bei Cor pulmonale und COPD

       Ind: ▫ Chronische Hypoxie trotz optimaler Behandlung der Grunderkrankung:
       · PaO_2 in Ruhe bei 3 Messungen ≤ 55 mmHg
       · PaO_2 in Ruhe ≤ 60 mmHg und Cor pulmonale oder Polyglobulie
       ▫ Sichere Anhebung des PaO_2 > 60 mmHg unter O_2-Gabe
       ▫ Ausschluss eines bedrohlichen CO_2-Anstiegs unter O_2-Gabe
       ▫ O_2-Therapie mindestens 16 h/d (Patientenkooperation muss vorhanden sein)

       Indikationsstellung und Einleitung in der Klinik, fachärztliche ambulante Überwachung erforderlich.

       Resultat: Pulmonalisdrucksenkung und Verbesserung der Überlebenszeit

- Medikamentöse Drucksenkung:
  - ▫ Hoch dosierte Kalziumantagonisten senken den mPAP nur bei ca. 10 % der Patienten (Evidenzgrad C). Indikation nur bei nachgewiesener Wirksamkeit (Rechtsherzkatheter).

  Die im folgenden genannten Medikamente haben je nach Einzelsubstanz einen Evidenzgrad A und B: Für den Einsatz bei pulmonal-arterieller Hypertonie (= PAH = Gruppe 1 nach Dana Point)
  - ▫ Prostazyklinderivate (Prostanoide) wirken vasodilatativ:
    - Parenteral anwendbare Präparate: Treprostinil (Remodulin®) zur s.c.-Anwendung; NW: Schmerzhaftes Erythem an der Injektionsstelle u.a.
    - Inhalativ anwendbare Präparate: Iloprost (Ventavis®), Treprostinil: Preiswerter, gute Drucksenkung, NW-arm, aber nur ein Teil der Patienten spricht gut an.
  - ▫ Endothelin-Rezeptorantagonisten (ET_1-Antagonisten) blockieren das vasokonstriktiv wirkende Endothelin:
    Bosentan (Tracleer®), Ambrisentan (Volibris®) - oral anwendbar, gute Drucksenkung
  - ▫ Phosphodiesterase- (PDE-) 5-Inhibitoren verlängern die vasodilatative Wirkung von endogenem NO → dadurch Senkung des mPAP.
    Sildenafil und Tadalafil sind für diese Indikation zugelassen.
    Dos: 3 x 20 mg/d Sildenafil oder 40 mg/d Tadalafil
    NW + KI beachten

  Anm.: Bei pulmonaler Hypertonie infolge Linksherzerkrankungen (Syn.: Linksherz-PH) wird zurzeit keine medikamentöse Drucksenkung empfohlen.

  Bei Patienten mit PH Gruppe 3 Dana Point (chronische Lungenkrankheiten) finden sich meist nur geringe pulmonale Druckerhöhungen. Bei stark erhöhten Werten ist differentialdiagnostisch zu erwägen, ob eine andere Gruppe (z.B. PH-Gruppe 1) vorliegt. Mindestens 2 Kriterien müssen erfüllt sein: 1. mPAP > 35 mmHg, 2. mPAP ≥ 25 mmHg mit eingeschränktem Herzzeitvolumen (CI < 2,0 $l/min/m^2$), 3. Lungengefäßwiderstand > 480 $dyn \cdot s \cdot cm^{-5}$. In diesem Fall können die genannten Medikamente erwogen werden (off-label-use, keine Zulassung, nur in Zentren).

- • Therapie einer Herzinsuffizienz: Siehe dort

3. Interventionelle und chirurgische Therapie:
   Ind: Konservativ nicht beherrschbare Verläufe
   - • Ballonatrioseptostomie (therapeutischer Rechts-Links-Shunt auf Vorhofebene) führt zu Entlastung des rechten Ventrikels, hat aber eine Letalität von ca. 10 % (Überbrückungsmaßnahme bis zur Lungentransplantation)
   - • Herz-Lungen-Transplantation (HLTx) bei Patienten < 50 - 55 J.
     Ergebnisse: 5-Jahres-Überlebensrate ca. 50 %

Prg: Abhängig von:
- Der Höhe des mittleren Pulmonalarteriendruckes = mPAP: Bei der vaskulären Form des CP einschl. IPAH finden sich die höchsten Druckwerte mit schlechtester Prognose:
  mPAP > 30 mmHg: 5 Jahresüberlebensrate ca. 30 %
  mPAP > 50 mmHg: 5 Jahresüberlebensrate ca. 10 %
- Vom Ausmaß der alveolären Hypoventilation (Hypoxämie) und der Schwere der bronchialen Obstruktion
- Vom Kompensationsvermögen des rechten Herzens: Rechtsherzdekompensation verschlechtert die Prognose. Der Tod kann schlagartig infolge Rhythmusstörungen eintreten!

Mittlere Überlebenszeit nach Diagnosestellung: < 3 Jahre (ohne Therapie)

Anm.: Eine Schwangerschaft bei CP ist mit erhöhtem Risiko für Mutter und Kind verbunden (→ Beratung von Frauen im konzeptionsfähigen Alter)

TUBERKULOSE [A16.9]

Namentliche Meldepflicht: Behandlungsbedürftige Tbc (Erkrankung, Tod) zusätzl. Therapieverweigerer + Therapieabbruch

Internet-Infos: *www.dzk-tuberkulose.de; www.rki.de/tuberkulose; www.cdc.gov; www.ecdc.europa.eu; www.theunion.org; www.who.int/topics/tuberculosis/en/; www.stoptb.org; http://bcgatlas.org/index.php; www.nationaltbcenter.ucsf.edu/;www.ghdonline.org/*

Syn: Tbc, M. Koch, früher „Schwindsucht“

Ep.: Weltweit ist schätzungsweise 1/3 der Menschheit mit Tuberkulosebakterien (TB) infiziert, wovon ca. 5 - 10 % im Laufe ihres Lebens an aktiver Tbc erkranken. 95 % der Erkrankungen und Todesfälle betreffen die armen Länder! Hauptgrund hierfür ist neben der schlechten Gesundheitsversorgung insbesondere die HIV-Epidemie. In den sogenannten Entwicklungsländern ist die Tuberkulose mit fast 1,4 Mio. Toten jährlich eine der häufigsten Infektionskrankheiten. Mortalität und Morbidität haben dagegen in den meisten Industrienationen in den letzten Jahren kontinuierlich abgenommen.

Problematisch ist auch die Zunahme multiresistenter Tuberkulosen (MDR = multidrug-resistant tuberculosis), d.h. Resistenz gegen mindestens INH + RMP. Weltweit geschätzt sind ca. 630.000 Menschen an MDR-TB erkrankt (Prävalenz). Hohe Resistenzraten finden sich insbesondere in Osteuropa mit den derzeit höchsten Raten in Weißrussland und Kasachstan von ca. 30 % bei nicht vorbehandelten Patienten und über 50 % bei vorbehandelten Fällen.

Mittlerweile wurden in 84 Ländern - vor allen in den Ländern mit MDR-Problematik - hochresistente Tuberkulosestämme beobachtet (XDR = extensively drug-resistant tuberculosis, z.B. in Südafrika, bei denen neben einer Multiresistenz zusätzlich eine Unempfindlichkeit gegenüber Zweitrangmedikamenten (zumindest gegenüber einem der Fluorchinolone sowie einem der parenteralen Zweitrangmedikamente Amikacin, Kanamycin oder Capreomycin) vorliegt.

Durchschnittliche Inzidenzen (Neuerkrankungen an aktiver Tbc pro 100.000 Einwohner jährlich): Westeuropa ca. 10 (Deutschland 2011: 5,3), Zentraleuropa ca. 30, Osteuropa 40 - >200, Entwicklungs- und Schwellenländer (Afrika, Asien) 100 - > 300, regional noch weit höher; m > w.

Risikogruppen/-faktoren: HIV-Infizierte (Tbc ist eine der häufigsten Todesursachen bei AIDS-Patienten) und andere Immunsupprimierte, Drogenabhängige, Alkoholkranke, Obdachlose und Unterernährte, Migranten aus Hochprävalenzländern, Gefängnisinsassen, ältere Menschen, Menschen mit Diabetes mellitus, Niereninsuffizienz, Malignomen, Raucher, Kontakte mit TB

Err: Tuberkulosebakterien (TB, Mycobacterium tuberculosis-Komplex) sind unbewegliche Stäbchenbakterien (Entdeckung durch Robert Koch 1882). Aufgrund ihrer intrazellulären Persistenz in mononukleären Phagozyten können TB den humoralen Abwehrmechanismen des Infizierten entgehen. Glykolipide und Wachse der Zellwand ("Wachspanzer") bedingen u.a. Säurefestigkeit, langsame Vermehrung und Widerstandsfähigkeit gegen Noxen. Komplexe Immunmechanismen führen zur Granulombildung, die den oft erfolgreichen Versuch des Organismus darstellt, den Infektionsherd zu begrenzen.

Zum M. tuberculosis-Komplex gehören derzeit folgende Spezies:

- M. tuberculosis (> 95 %; Reservoir ist der Mensch)
- M. bovis (ssp. bovis und ssp. caprae, vor allem Rinder und Rotwild als Reservoir), M. africanum (Mensch als Reservoir), M. microti, M. canetti, M. pinnipedii (nicht menschenpathogen) sowie M. bovis BCG (letzteres ist nicht meldepflichtig)

Ink: Von der Erstinfektion bis zur Tuberkulin- bzw. Interferon-γ-Test-(IGRA-)Konversion (Testumschlag von negativ auf positiv) vergehen durchschnittlich ca. 8 Wochen. Zu Erkrankungen kommt es bei Immunkompetenten in ca. 5 - 10 % d.F., größtenteils innerhalb der ersten 2 Jahre nach Infektion.

Inf: In aller Regel über Aerosole Mensch zu Mensch. Atemwege praktisch wichtigste Eintrittspforte (nur selten Verdauungstrakt oder Kontakt mit infektiösem Material über verletzte Haut)

- Erstinfektion: Erste Ansteckung mit Mykobakterien
- Superinfektion: Ansteckung mit einem weiteren Mykobakterienstamm bei bestehender behandlungsbedürftiger Tbc - relativ selten.
- Exogene Reinfektion: Erneute Infektion eines bereits früher mit M. tuberculosis Infizierten.
- Endogene Reaktivierung: Resistenzmindernde Faktoren (s.u.) können zu einer Reaktivierung lebender TB führen, die in verkalkten Narben "schlummern". Die Mehrzahl der Tuberkulosefälle bei uns entstehen durch endogene Reaktivierung!

Pat: 1. Exsudative Form der tuberkulösen Entzündung:
Kennzeichen: Exsudation und Nekrose (Verkäsung; → in ausgeprägter Form als käsige Pneumonie)
Sekundärveränderungen: Erweichung, Kavernenbildung (durch Anschluss an Ableitungsbronchus)

2. Produktive Form der tuberkulösen Entzündung:
   Kennzeichen: Tuberkel = tuberkulöses, knötchenförmiges Granulationsgewebe
   - Innen Epitheloidzellsaum mit Langhans-Riesenzellen (begrenzt die zentrale Nekrose)
   - Außen Lymphozytensaum.
   DD: Die histologisch ähnlich aufgebauten Granulome beim M. Boeck (Sarkoidose) zeigen keine zentrale Nekrose (Verkäsung).
3. Sekundärveränderungen: Vernarbung und Verkalkung
   Der erste Kontakt mit dem Mykobakterium erzeugt eine exsudative Antwort in Form des Primärkomplexes = Primärherd + Hiluslymphknotenherd. - Im weiteren Verlauf der Tbc über alle Stadien können alle 3 Gewebsreaktionen in unterschiedlichem Ausmaß auftreten.

Pg.: Eine Infektion mit TB wird dann zu einer Erkrankung führen, wenn Zahl und Virulenz der TB groß sind u./o. die Abwehrlage des Infizierten eingeschränkt ist.
- Natürliche Abwehrlage: Individuell verschieden, genetisch bestimmt
- Erworbene Abwehrlage: Spezifische Immunantwort der T-Lymphozyten (zelluläre Immunität)

T-Helferzellen produzieren Interleukine (z.B. Interferon-γ → diagnostische Bedeutung), welche die Makrophagen zur Abwehrreaktion aktivieren. Zytotoxische T-Lymphozyten lysieren infizierte Makrophagen, wodurch TB aus Makrophagen freigesetzt werden.

Abwehrmindernde Faktoren, die zu einem erhöhtem Tuberkuloserisiko führen:
- Malnutrition, Stress, hohes Lebensalter, Rauchen
- Langzeittherapie mit Kortikosteroiden (> 15 mg/d Prednisolonäquivalent)
- Immunsuppressiva (z.B. anti-TNFα), Zytostatika
- Diabetes mellitus
- Alkoholkrankheit
- Drogenabhängigkeit
- HIV-Infektion, AIDS (HIV-Testung anbieten!) und andere Immundefekte
- Silikose ("Siliko-Tbc")
- Hodgkin-/Non-Hodgkin-Lymphome, Leukämien, andere Tumorerkrankungen

Merke: Bei intaktem Immunsystem erkranken ca. 5 - 10 % der Infizierten an Tbc; bei AIDS-Patienten beträgt das Erkrankungsrisiko an Tbc jedoch jährlich (!) 10 %.

Stadieneinteilung der Tbc:
1. Latente tuberkulöse Infektion (LTBI):
   Erstinfektion mit erfolgreicher Eindämmung der Erreger ohne Entstehung einer Primärtuberkulose
2. Primärtuberkulose:
   Alle Krankheitserscheinungen in Folge einer ersten Organmanifestation
3. Postprimäre Tuberkulose:
   Organtuberkulose nach durchgemachter Infektion oder Primärtuberkulose mit zeitlicher Latenz (bis zu Jahrzehnten). Ca. 80 % Lungen-Tbc, ca. 20 % extrapulmonale Tbc

Aktivität - Inaktivität der Tbc:
Um bei tuberkuloseverdächtigem Röntgenbefund die Aktivität beurteilen zu können, sind Röntgenverlaufskontrollen notwendig:
Aktivitätszeichen der Tbc sind:
- Kaverne mit Ableitungsbronchus
- Weiche Transparenzminderung (Herdgebiet), ggf. mit Begleitpleuritis
- Vergrößerung eines älteren Herdes
- Positiver Erregernachweis

Konsequenz: Jede aktive Tbc ist behandlungsbedürftig!

LATENTE TUBERKULÖSE INFEKTION (LTBI) UND PRIMÄRTUBERKULOSE [A16.9]

Der erste Kontakt mit M. tuberculosis führt nach einer Latenz von ca. 8 Wochen durch Sensibilisierung spezifischer T-Lymphozyten zu einem positiven Tuberkulin-Hauttest bzw. zu einem positiven Interferon γ-Test. Ohne gleichzeitigen radiologischen und/oder klinischen Nachweis eines Organbefundes wird dieser Zustand als latente tuberkulöse Infektion (LTBI) bezeichnet. Lässt sich jedoch radiologisch ein Primärkomplex (intrapulmonaler spezifischer Herd [Ghon-Herd] mit lokaler Lymphknotenreaktion) oder eine andere pathologische Veränderung (z.B. Infiltrate) nachweisen, liegt eine manifeste Primärtuberkulose vor. Deren Klinik ist häufig asymptomatisch, fakultativ kann aber auch eine B-Symptomatik vorhanden sein (s.u.). In Mitteleuropa findet sich der Primärkomplex selten extrapulmonal (z.B. Tonsillen, Intestinaltrakt).
Gelegentlich schmilzt der Parenchymherd ein; die so entstehende Primärkaverne kann bronchogen streuen.

In einem Teil der Fälle können bereits im Rahmen der Primärinfektion auf dem Blutwege kleine diskrete Organherde entstehen: "minimal lesions". Diese können später durch Reaktivierung zum Ausgangspunkt einer postprimären Organ-Tbc werden (auch extrapulmonal).
„Minimal lesions" können in allen Organen entstehen, jedoch meistens in der Lunge in den Spitzenfeldern ("Simon-Spitzenherde", oft nur im CT nachweisbar).

Fakultative Symptome der Primär-Tbc:
B-Symptomatik:
- Subfebrile Temperaturen, ätiologisch unklarer Husten, Nachtschweiß, Appetitverlust, Abgeschlagenheit
- Erythema nodosum (selten, Einzelheiten siehe M. Boeck)

Seltener Keratoconjunctivitis phlyctaenulosa

Komplikationen und andere Manifestationen der Primärtuberkulose:

1. HILUSLYMPHKNOTEN-TBC

2. PLEURITIS TUBERCULOSA

3. MENINGITIS TUBERCULOSA

4. MILIAR-TBC

5. KÄSIGE PNEUMONIE mit und ohne Einschmelzung
Prognose ohne Therapie schlecht ("galoppierende Schwindsucht")

6. SEPSIS LANDOUZY
Seltene Komplikation vorwiegend bei Immunschwäche, AIDS, meist tödlich innerhalb weniger Tage

1. HILUSLYMPHKNOTEN-TBC [A16.3]

Im Rahmen der Primärtuberkulose können neben hilären auch die paratrachealen Hiluslymphknoten stark anschwellen: Hiluslymphknoten-Tbc mit "Schornsteinfigur" im Röntgenbild.

DD:
- M. Boeck/Sarkoidose (Rö.: polyzyklisch begrenzte symmetrische Hilusvergrößerung)
- Lungenkarzinom, Metastasen
- M. Hodgkin, Non-Hodgkin-Lymphome

Ko.:
- Selten hämatogene oder bronchogene Streuung
- Atelektase durch Kompression eines Bronchus durch einen tuberkulösen Lymphknoten (klassischerweise beim Kind). Ist hierbei z.B. der Mittellappen betroffen, so kommt es zum Mittellappensyndrom [J98.1]: Typisches Röntgenbild (p.a.-Bild): Auslöschung am rechten Herzrand; seitliches Bild: Keilförmige Transparenzminderung ventral; DD: Lungenkarzinom!

2. PLEURITIS TUBERCULOSA [A16.5]

Vo.: Die juxtaprimäre Pleuritis tritt simultan auf bzw. folgt in engem zeitlichen Zusammenhang einer Primärtuberkulose der Lunge. Die postprimäre tuberkulöse Pleuritis entsteht durch direkten Einbruch eines subpleuralen Herdes oder per continuitatem von einem pleuranahen Herd, seltener hämatogen (auch bilateral) oder auch als Begleitpleuritis.

KL.: Manchmal beginnt die Pleuritis "trocken" (Pleuritis sicca) mit Schmerzen beim Atmen und auskultatorisch wahrnehmbarem Pleurareiben während der Atmung. Häufig beginnt sie aber direkt als "nasse" Rippenfellentzündung (Pleuritis exsudativa) mit Pleuraerguss (Einzelheiten siehe dort).
Die Begleitpleuritis bei postprimärer Lungen-Tbc zeigt im Direktpräparat aufgrund ihrer Bakterienarmut meist keine Erreger im Exsudat. Der kulturelle Erregernachweis gelingt in 20 % d.F.
Das Pleurapunktat ist ein bernsteinfarbenes Exsudat mit hohem Lymphozytenanteil und niedrigem Glukosegehalt. Mittels Thorakoskopie gelingt die histologische Sicherung mit einer Trefferquote von über 90 % mit Nachweis von granulomatös-epitheloidzelligen Pleuraveränderungen. Auch die kulturelle Ausbeute ist mit einer Thorakoskopie am größten.

3. MILIAR-TBC [A19.9]

Hämatogene Generalisation am häufigsten in folgenden Organen: Lunge, Meningen, Leber/Milz, Nieren, Nebennieren, Chor(i)oidea der Augen

Daher folgende Verlaufsformen:
- Pulmonale Form (am häufigsten): Rö.: Feinkörnige miliare scharf abgegrenzte Transparenzminderungen („Schneegestöber"-Lunge)
- Meningeale Form = Meningitis tuberculosa (in Deutschland selten; insbesondere beim Kind jedoch wichtige DD!): Fieber, Kopfschmerzen, Nackensteifigkeit u.a. Meningitiszeichen, Miliartuberkel im Augenhintergrund, basale Meningitis, Liquorbefunde: Siehe Kap. „Bakterielle Meningitis"
- Typhoide Form: Typhusähnliche Symptomatik (sogar gel. Roseolen)
  Blutbild: Leukopenie!

  Anm.: Nach Instillation von M. bovis BCG in die Blase zur Behandlung des Blasenkarzinoms kann es ebenfalls zu einer hämatogenen Streuung kommen (BCG-itis; mildere Symptomatik); die Behandlung erfolgt in Abhängigkeit von der Schwere antituberkulotisch (***Cave:*** Stets natürliche PZA-Resistenz!).

POSTPRIMÄRE TUBERKULOSE

Entstehungsmöglichkeiten:
1. Häufig durch endogene Reaktivierung alter Organherde mit noch lebenden TB oder bei LTBI
2. Seltener durch exogene Reinfektion (s.o.)

Die postprimäre Tbc betrifft meist die Lunge, kann aber auch aufgrund alter „minimal lesions" in jedem anderen Organ manifest werden:
- Pulmonale Tbc: ca. 80 % d.F.
- Extrapulmonale Tbc: 20 % d.F. (bei Patienten mit Migrationshintergrund häufiger):
  1. Extrathorakale Lymphknoten
  2. Pleura
  3. Urogenitaltrakt
  4. Knochen/Gelenke
  5. Selten andere Organe (Verdauungstrakt, Haut, Hirnhaut, ZNS)

FRÜHINFILTRAT UND KAVERNÖSE LUNGEN-TBC [A16.2]

Durch Reaktivierung eines alten Spitzenherdes entsteht das sog. Assmann-Frühinfiltrat, welches meistens infra- und retroklavikulär gelegen ist. Seine Klinik ist uncharakteristisch: Evtl. subfebrile Temperaturen, Appetitverlust, Nachtschweiß, Husten.
Unter spezifischer Therapie ist die Prognose solch eines Frühinfiltrates sehr gut. Heilt es aber nicht ab, so kann es einschmelzen: Frühkaverne (nicht zu verwechseln mit Primärkaverne im Rahmen der Primärtuberkulose). Bei Anschluss an einen Bronchus handelt es sich um eine „offene" Lungentuberkulose mit Erregernachweis im Sputum.

Zeigt ein Patient unter Röntgenkontrolle eine rapide Vergrößerung einer anfangs kleinen Kaverne, sollte man an die Möglichkeit einer Blähkaverne denken (Ventilverschluss im Drainagebronchus). Typisch für die Blähkaverne ist, dass trotz vergrößertem Kavum die Erregerzahl im Sputum abnimmt! Ungünstiger wird die Prognose, wenn die Frühkaverne nicht abheilt und mit einer Resthöhle chronisch wird.

Die chronische Kaverne kann abheilen:
1. Unter Hinterlassung einer sternförmigen Narbe.
2. Unter dem Bild einer gefüllten Kaverne = abgekapselter verkäster Herd.
3. Als offene Kavernenheilung = zystische Kavernenheilung

DD eines Ringschattens im Röntgenbild:
1. Tuberkulöse Kaverne
2. Emphysemblase
3. Bronchiektasen
4. Lungenzysten
5. Zerfallender Tumor
6. Lungenabszess
7. Echinokokkuszyste
8. Summation normaler Streifenzeichnung

Kennzeichen einer tuberkulösen Kaverne im Röntgenbild:
1. Aufhellung
2. Ringschatten
3. Ableitungsbronchus (CT)

Komplikationen der kavernösen Lungen-Tbc:
- Infektionsgefahr für die Umgebung!
- Streuungsgefahr für den Patienten: Evtl. Bronchustuberkulose, käsige Pneumonie, Miliar-Tbc, Sepsis
- Lungenblutung (siehe dort)
- Spontanpneumothorax (siehe dort)
- Kavernenwandkarzinom
- Respiratorische Insuffizienz und Cor pulmonale
- Amyloidose
- Aspergillom

TUBERKULOM [A16.9]

Eine gute Abwehrlage kann zum Tuberkulom führen (fibrotisch organisierter Rundherd). Keine Symptome, keine Gefahr für den Patienten oder Umgebung (sofern keine Hinweise auf Aktivität vorliegen), aber schwierig im Lungenbereich zu diagnostizieren als tuberkulöser Rundherd, sofern keine vollständige Verkalkung vorliegt! Zerebrale Tuberkulome bei oder nach tuberkulöser Meningitis können Symptome infolge Raumforderung machen.

DD eines röntgenologischen Lungenrundherdes: Siehe Kap. Lungenkarzinom

KLINISCHE BESONDERHEITEN BEI HIV-POSITIVEN TUBERKULOSEPATIENTEN [B20]

- Häufig falsch-negativer Tuberkulin-Hauttest; bei niedriger CD4-Zellzahl reduzierte IGRA-Sensitivität
- Bevorzugte Lokalisation: Lungenunterfelder und Mittellappen
- Häufig radiologisch relativ diskreter Befund
- Meist keine Kavernenbildung
- Häufig negative Sputummikroskopie
- Gehäuft Lymphknoten- und ZNS-Manifestationen
- Oft miliare Verlaufsform
- Sinken die T-Helferzellen < 100/µl, häufen sich disseminierte Verläufe bis zur Sepsis Landouzy.
- Im Zusammenhang mit dem Beginn einer antiretroviralen Therapie kann es, meist innerhalb der ersten Wochen einer Tbc-Behandlung, zu einem Immunrekonstitutionssyndrom (TB IRIS) kommen.
- DD: Erkrankungen durch Umweltmykobakterien, z.B. M. avium (Differenzierung mittels z.B. PCR und Kultur)

DD DER TUBERKULOSE

Beim bakteriologischen Erregernachweis (positive Kultur bzw. positive Mikroskopie mit positiver NAT, siehe unten) ist die Diagnose gesichert (aber: Möglichkeit einer Zweiterkrankung nicht außer Acht lassen). Gelingt kein Erregernachweis, so müssen neben einer geschlossenen Tuberkulose auch andere Lungenerkrankungen in Betracht gezogen werden. Stets auch an das Lungenkarzinom denken!! Umgekehrt ist das Lungenkarzinom die häufigste Fehldiagnose von autoptisch entdeckten Tuberkulosen!

DIAGNOSE DER TBC

Die Symptomatik der Tuberkulose ist uncharakteristisch! Fehldiagnosen sind häufig! Das wichtigste ist es, an die Tbc zu denken! In ca. 15 % d.F. treten keine Symptome auf (Zufallsbefunde, z.B. bei medizinischem Checkup).

1. **Anamnese:**
   - Tuberkulosefälle in der Familie oder näheren Umgebung?
   - Tuberkulose in der Eigenanamnese ("Rippenfellentzündung, Lungenspitzenkatarrh, Hiluserkrankung")?
   - Resistenzmindernde Faktoren/Erkrankungen (s.o.)?
   - Herkunft aus einem Land mit hoher Tbc-Inzidenz bzw. enger Kontakt mit Tbc-Risikogruppen?
2. **Klinik:**
   - Evtl. Beschwerdefreiheit oder:
   - Allgemeine Symptome: Subfebrile Temperaturen, Gewichtsverlust, Nachtschweiß, Schwäche
   - Bronchopulmonale Symptome: Husten, Auswurf, Dyspnoe, Brustschmerz, Hämoptysen
   - Labor: Evtl. unspezifische Entzündungszeichen, z.B. BSG ↑

3. **Röntgen:** Röntgenaufnahmen (p.a. + seitlich). Kleine retroklavikuläre Infiltrate kann man auf der normalen Thoraxaufnahme oft gar nicht erkennen → Diagnose durch CT. Bei Verdacht auf frische Infektion Röntgenkontrollaufnahme frühestens nach 3 Monaten!

4. **Bakteriologische Untersuchung:**
Material: Sputum (2 - 3 x an hintereinander folgenden Tagen, ggf. provoziert), Magennüchternsaft (2 - 3 x - v.a. bei Kindern oder bei Kontraindikation gegen Bronchoskopie - ***Cave*** jedoch besonders häufige mikroskopisch falsch positive Befunde durch andersartige säurefeste Stäbchen), bronchoskopisch oder durch bronchoalveoläre Lavage gewonnenes Bronchialsekret, Urin bzw. Stuhl (3 x bei Verdacht auf Urogenital- bzw. Abdominal-Tbc), Liquor (bei V.a. Meningitis tuberculosa), Abstriche (Haut, Schleimhäute), Punktion (z.B. Lymphknoten), histologisches Material (von bronchoskopisch, thorakoskopisch, bioptisch (Lymphknoten) oder operativ gewonnenem Material); Menstrualblut bei V.a. Urogenital-Tbc oder Plazenta oder Lochien der Mutter histologisch und bakteriologisch untersuchen (siehe unten). Vorsicht: Keine Formalinfixierung!
   - Mikroskopisch (Anreicherung, Ziehl-Neelsen- oder Fluoreszenzfärbung)
     Ein negativer Befund spricht nicht gegen eine aktive Tbc, da die Nachweisgrenze bei 10^4 Bakterien/ml liegt! Positiver Befund beweist bei unsterilen Materialien andererseits auch noch nicht eine Tbc, da Verwechslungen mit anderen säurefesten Stäbchen (Umweltmykobakterien) möglich sind.
   - Mehrfache Kultur mit Resistogramm: Positive Kultur beweist eine aktive Tbc, negative Kultur schließt sie aber nicht völlig aus.
     Methoden:
     - Das Ergebnis der Kultur auf Festmedium dauert i.d.R. 3 - 4 Wochen, evtl. bis zu 12 Wochen.
     - Das Ergebnis der Flüssigkultur (z.B. BACTEC-Verfahren) dauert nur 1 - 2 Wochen.
   - Nukleinsäureamplifikationstechniken (NAT): z.B. PCR dauert 1 - 2 Tage; muss durch Kontrolle aus einer 2. Probe bestätigt werden; kann auch bei früher durchgemachter Tbc noch bis zu einem Jahr und länger positiv sein.
   - PCR-basierte Schnellresistenzverfahren (z.B. automatisiertes Real-Time-PCR-Nachweisverfahren und Line probe assays) erlauben direkt aus dem mikroskopisch positiven Untersuchungsmaterial bzw. aus der Kultur eine schnelle Aussage zur Sensibilität gegenüber mindestens Rifampicin und - je nach Test - auch Isoniazid und ggf. andere ausgewählte Erstrang- sowie Zweitrangmedikamente.
   - Aufspüren von Infektionsketten mittels molekularbiologischer Methoden, sog. „DNA-finger-printing", z.B. mittels MIRU-VNTR-Typisierung (mycobacterial interspered repetitive units - variable number of tandem repeats); neueste Entwicklung: whole genome sequencing

5. **Tuberkulin-Hauttest (THT)** Intrakutantest nach Mendel-Mantoux:
Durch T-Zellen vermittelte Reaktion vom verzögerten Typ. Nur eingeschränkt verwertbar nach BCG-Impfung. Verwendet wird das von der WHO als Referenztuberkulin empfohlene dänische Tuberkulin PPD RT. Die Tuberkulininjektion erfolgt intrakutan an der Beugeseite eines Unterarms. Die Standarddosis beträgt 2 Tuberkulineinheiten PPD RT23 in 0,1 ml. Die Ablesung erfolgt in Transversalrichtung nach (48-) 72 h (nur Bewertung der Induration, nicht der Rötung!). Die Interpretation des Testergebnisses orientiert sich am vorliegenden Risiko der getesteten Person. Nach engem Kontakt zu einem infektiösen Tuberkulosekranken gilt eine Induration > 5 mm nach Empfehlungen des Deutschen Zentralkomitees zur Bekämpfung der Tuberkulose (DZK) als positiv. Besonders verdächtig auf das Vorliegen einer frischen Infektion bzw. einer behandlungsbedürftigen Tuberkulose sind Starkreaktionen > 15 mm. Als Tuberkulinkonversion wird ein Umschlag von negativ auf positiv oder die Zunahme des Indurationsdurchmessers um 10 mm und mehr bei wiederholter Testung binnen 2 Jahren verstanden.

Positivitätskriterien für den Tuberkulin-Hauttest nach den Richtlinien der „American Thoracic Society" und des „Center for Disease Control":

Positivitäts-Kriterium	Patientengruppe
≥ 5 mm	Patienten mit Röntgenbild vereinbar mit einer Tuberkulose, enger Kontakt zu Patienten mit offener Tuberkulose, Patienten mit HIV-Infektion, Patienten mit zellulärem Immundefekt, iatrogen Immunsuprimierte (Organtransplantatempfänger, Behandlung mit anti-TNF-alpha, Steroiden)
≥ 10 mm	Personen aus einem Land mit hoher Tbc-Prävalenz, intravenöse Drogenabhängige, Wohnsitzlose, Bewohner eines Altenheims oder Gefängnisses, Patienten mit Diabetes mellitus, Silikose, M. Hodgkin oder terminaler Niereninsuffizienz
≥ 15 mm	Patienten ohne Risikofaktoren

Bei der Dokumentation des Testergebnisses stets verwendetes Tuberkulin mit Stärke und Durchmesser der Infiltration angeben. Ein positiver Test tritt im Mittel 8 Wochen nach Infektion mit TB auf. Ein positiver Tuberkulin-Hauttest spricht für eine Infektion, wobei falsch-positive Resultate durch BCG-Impfung oder durch Kreuzreaktion nach Infektion durch Umweltmykobakterien verursacht sein können. Daher wird i.d.R., insbesondere bei Indikationsstellung einer Chemoprävention bei LTBI, eine Überprüfung positiver Testresultate durch einen spezifischeren Interferon-γ Test (IGRA, siehe dort) empfohlen. Ein negativer Test macht das Vorliegen einer Tbc unwahrscheinlich, wobei aber bei einer Sensitivität von ca. 70 % (bei Erwachsenen) falsch-negative Resultate vorkommen können (s.u.). Die Aussagekraft des Tuberkulin-Hauttestes ist am besten bei Testung von Personengruppen mit hoher Infektionsprävalenz, daher sollte er nur gezielt bei hohem Infektionsrisiko und nicht als Screening-Instrument eingesetzt werden!

Ausnahmen: Falsch-negativer Test trotz Tbc:
- Hochakute exsudative Erkrankungen (Miliar-Tbc, Meningitis tuberculosa, Pleuritis tuberculosa)
- Angeborene oder erworbene Immunschwäche (z.B. AIDS)
- Immunsuppressive Therapie
- M. Hodgkin und Non-Hodgkin-Lymphome
- M. Boeck (Sarkoidose)
- Nach Virusinfekten (Masern, Röteln, Windpocken, Influenza) und für ca. 6 Wochen nach Lebendimpfungen.
- Hohes Lebensalter

Das DZK empfiehlt bei begründetem Verdacht auf eine falsch negative Reaktion (Durchmesser < 6 mm) den Interferon γ-Test durchzuführen.

6. **Interferon-γ-Test (= Interferon-γ-Release-Assay = IGRA): Nachweis von Interferon-γ-Produktion durch sensibilisierte T-Zellen** (in vitro-Stimulation durch M. tuberculosis-spezifische Antigene wie ESAT-6 und CFP10 und Tb7.7):
In-vitro-Testverfahren zum Nachweis einer Infektion ohne Beeinflussung durch BCG-Impfung und die meisten Umweltmykobakterien. Sensitivität (> 80 %) höher als beim THT, Spezifität (> 90 %) deutlich besser. Der Test wird primär oder als ergänzendes Diagnoseverfahren zum THT (ergänzend vor allem bei Kindern) eingesetzt, z.B. als Bestätigungstest eines positiven oder unklaren THT, insbes. vor Einleitung einer präventiven Therapie, Unterscheidung zu Umweltmykobakteriosen etc. Für bestimmte Personengruppen (Kinder, Immunsupprimierte) ist die Datenlage noch eingeschränkt. Erlaubt wie THT keine Unterscheidung in latente tuberkulöse Infektion und aktive Erkrankung sowie keine Unterscheidung zwischen alter und frischer Infektion.
In Deutschland stehen kommerziell der QuantiFERON-TB Gold In-Tube-Test sowie der T-SPOT TB-Test zur Verfügung.

7. **Histologischer Nachweis tuberkulöser Granulome**

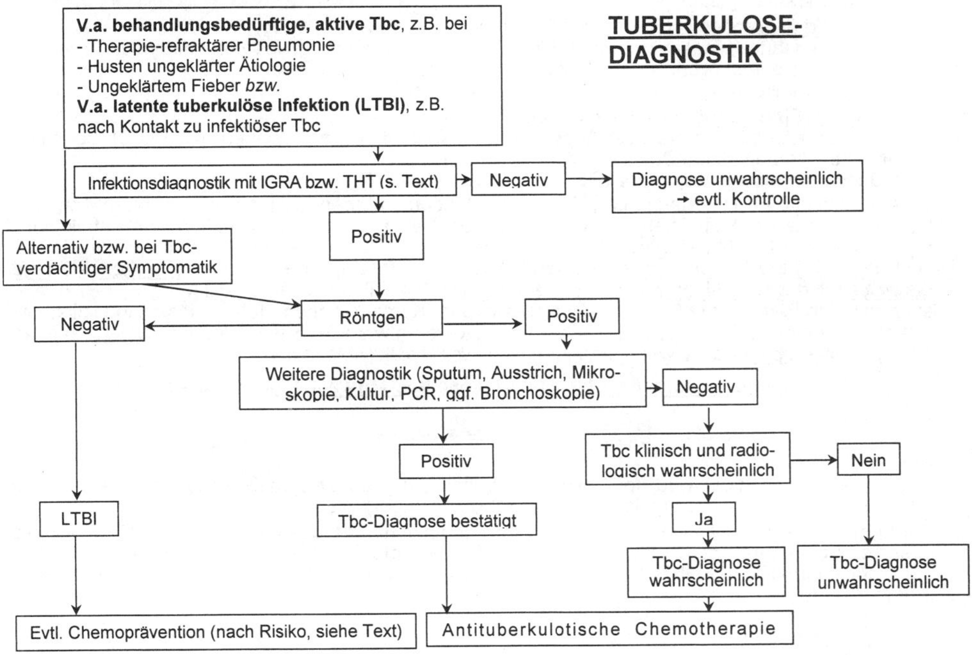

THERAPIE

Jede aktive Tuberkulose muss behandelt werden! "Offene" Tuberkulosen (= Ausscheiden von Tuberkulosebakterien) werden isoliert. Eine Krankenhausbehandlung ist bei schwerem bzw. kompliziertem Verlauf der Tuberkulose oder Problemen bei der Diagnostik und Behandlung indiziert, insbesondere wenn diese im häuslichen Umfeld nicht sichergestellt werden kann.

1. Allgemeinbehandlung:

- Behandlung (resistenzmindernder) Begleiterkrankungen
- Alkohol- und Tabakabstinenz
- Symptomatische Therapie:
  - Bei Reizhusten Antitussiva (um die Umgebung des Patienten vor einer Streuung zu schützen)
  - Behandlung einer evtl. obstruktiven Ventilationsstörung.
  - Entlastung eines evtl. Pleuraergusses u.a.

2. Antituberkulotika:

Erstrang- oder Standardmedikamente, wobei Streptomycin mittlerweile nicht mehr zu den Erstrangmedikamenten gezählt wird und in Deutschland kaum noch verfügbar ist (in Klammern Tagesdosen für Erwachsene bei normaler Nierenfunktion; ***Cave:*** für Kinder gelten andere Dosierungsschemata, welche Alter, Gewicht bzw. Körperoberfläche berücksichtigen!).

- Isoniazid (INH oder H) (5 mg/kg KG; Tagesdosis 200 - 300 mg)
  NW: Häufig Transaminasenerhöhung, selten Hepatitis, Polyneuropathie, Krampfauslösung bei Epilepsie u.a.
  Prophylaxe: Pyridoxin = Vitamin B_6 (40 - 80 mg täglich)
  KI: Leberschäden, Polyneuropathie, Epilepsie u.a.
- Rifampicin (RMP oder R) (10 mg/kg KG; Tagesdosis 450 - 600 mg)
  NW: Häufig Transaminasenerhöhung, Cholestase; selten Hepatitis, anaphylaktische Reaktion, Thrombozytopenie, Flu-Syndrom bei intermittierender Behandlung (hyperergisches grippeartiges Syndrom mit Fieber, Schüttelfrost, Gelenk-/Muskelschmerzen, evtl. Hautreaktionen, Asthmaanfällen, Immunthrombozytopenie, hämolytische Anämie u.a.).
  WW: Zahlreiche Wechselwirkungen, z.B. mit Proteinaseinhibitoren und NNRTI bei HIV-Infektion; stärkster Enzyminduktor, z.B. Wirkverlust oraler Kontrazeptiva, Antikonvulsiva u.a.
  KI: Lebererkrankung u.a.
- Pyrazinamid (PZA oder Z) (25 mg/kg KG, Tagesdosis 1.500 - 2.500 mg)
  NW: Häufig Transaminasenerhöhung, Hepatitis, Übelkeit, Flush, Myopathie, Arthralgie, Hyperurikämie u.a. → Kontrolle von Nierenfunktion, Transaminasen, Harnsäure
  KI: Lebererkrankungen, Niereninsuffizienz, Gicht
- Ethambutol (EMB oder E) (Tagesdosis 800 - 1.600 mg)
  NW: Selten retrobulbäre Neuritis: Augenärztliche Kontrollen (Farbensehen und Visus); bei eingeschränkter Nierenfunktion Dosisreduktion
  KI: Sehstörungen, Niereninsuffizienz

Um eine sekundäre Resistenzentwicklung zu verhindern, werden grundsätzlich mehrere Antituberkulotika miteinander kombiniert: Die Initialphase der Behandlung besteht, sofern kein Anhaltspunkt für Resistenzen besteht (***Cave:*** Herkunft, Vorbehandlung) aus einer 4er-Kombination. In der anschließenden Stabilisierungsphase werden Isoniazid und Rifampicin kombiniert. Die Standardtherapie muss mindestens 6 Monate dauern, bei komplizierten Tuberkulosen 9 - 12 Monate: z.B. immunsupprimierten Patienten (z.B. AIDS), Rezidivfälle oder Komplikationen , tuberkulöse Meningitis. Persistierende Keime in Teilungsruhe sind für Rezidive verantwortlich. Sie werden bei ausreichend langer Chemotherapie erfasst, wenn sie wieder Stoffwechselaktivität zeigen.

Standardtherapie der unkomplizierten Tuberkulose beim Erwachsenen: Therapiedauer 6 Monate

Isoniazid Rifampicin Pyrazinamid Ethambutol	} 2 Monate	Isoniazid Rifampicin	} weitere 4 Monate

Nach Therapieabschluss wird der Patient in Abhängigkeit des individuellen Risikos für ein Rezidiv bis zu 2 Jahre lang nachkontrolliert (im Einzelfall auch länger).

Bei fragwürdiger Compliance sollte die Medikamenteneinnahme überwacht erfolgen (DOT = direct observed treatment). Kombinationspräparate verbessern die Compliance, z.B. INH + RMP + PZA = z.B. Tebesium®TRIO und INH + RMP = Iso-Eremfat®, Tebesium®DUO. Medikamenteneinnahme 1 x morgens/d.

Resistenzen: Bei Wildstämmen von M. tuberculosis existieren bei großen Erregermengen natürliche Mutanten, die gegen eines der Antituberkulotika resistent sind (= primäre Resistenz). Dies verursacht jedoch bei adäquater Kombinations-Chemotherapie keine Probleme. Durch inadäquate Therapie werden resistente Mutanten selektiert (= sekundäre Resistenz). Die WHO unterscheidet zwischen Resistenzen bei nicht vorbehandelten und Resistenzen bei vorbehandelten Patienten.
Einfach- oder Monoresistenz (single drug resistance = SDR): In Deutschland ca. 12 %

Sonderform der Mehrfachresistenz ist die Multiresistenz (multidrug resistance = MDR): Erreger sind mindestens gegen INH + RMP resistent. In Deutschland ca. 2 %, wobei die Resistenzraten bei Patienten aus Herkunftsländern mit Resistenzproblemen deutlich höher sind (insbes. bei Patienten aus den Staaten der ehemaligen Sowjetunion). Extensively drug-resistant tuberculosis-Stämme (XDR-Stämme, Definition s.o.) sind auch gegen definierte Reservemittel resistent.

Bei begründetem Verdacht auf das Vorliegen von Resistenzen, bestätigter Resistenz oder Kontraindikationen im Zusammenhang mit den genannten Antituberkulotika muss auf antituberkulotisch wirksame Medikamente zurückgegriffen werden, die weniger gut wirken u./o. stärkere unerwünschte Arzneimittelwirkungen haben (Reservemittel bzw. Zweitrangmedikamente). In diesen Fällen ist eine deutlich längere Gesamtbehandlungszeit notwendig (18 - 24 Monate). Große Hoffnung wird in die neuen Antituberkulotika Bedaquilin und Delamanid gesetzt, die aber der Behandlung der MDR-/XDR-TB vorbehalten sind (Bedaquilin wurde im Frühjahr 2013 von der FDA im Eilverfahren zugelassen, die EU-Zulassung für beide Wirkstoffe ist eingereicht). Die Therapie komplizierter Tuberkulosen sollte durch Experten erfolgen.

Merke:
- In jedem Fall bakteriologischen Erregernachweis (Resistenzbestimmung!) anstreben.
- Bei Nichtansprechen auf die Therapie Resistenzkontrollen durchführen. Niemals dem Regime nur ein Medikament hinzufügen (Gefahr der Monotherapie und Induktion weiterer Resistenzen!
- Die Funktion der Organe regelmäßig kontrollieren, die durch unerwünschte Arzneimittelwirkungen gefährdet sind: Leberfunktion bei INH, RMP, PZA (additive Wirkung!); ophthalmologische Kontrollen bei EMB, Nierenfunktion und Audiogrammkontrollen bei SM.
- Die Zuverlässigkeit der Medikamenteneinnahme kontrollieren!

Therapeutische Besonderheiten der Tbc bei HIV-positiven Tuberkulose-Patienten:
Wegen der vielfältigen Wechselwirkungen bei antiretroviraler Therapie und dem erhöhten Risiko eines Immunrekonstitutionssyndroms (TB IRIS, s.o.) sollte die Tuberkulosebehandlung von HIV-positiven Patienten nur durch erfahrene Spezialisten erfolgen. Unter antituberkulotischer Therapie kommt es häufiger als bei HIV-negativen Patienten zu UAW und WW mit anderen Medikamenten. Bei Malabsorption/Diarrhö können Serumspiegelbestimmungen der Antituberkulotika notwendig werden. Nach Kontakt mit einem infektiösen Tbc-Patienten sollten HIV-positive Kontaktpersonen chemoprophylaktisch bzw. chemopräventiv behandelt werden.

3. **Mögliche Indikationen für eine ergänzende initiale Behandlung mit Kortikosteroiden:**
Tuberkulöse Meningitis, Perikarditis, Peritonitis und Nebenniereninsuffizienz

4. **Chirurgie:**
Bei erfolgloser antituberkulotischer Therapie (z.B. bei großen Kavernen, MDR) kommt ergänzend ggf. noch das chirurgische Resektionsverfahren zum Einsatz.

Prg: Bei rechtzeitiger resistenzgerechter antituberkulotischer Therapie ist die Tuberkulose heilbar. Die Prognose verschlechtert sich bei eingeschränkter Compliance, Vorliegen von Mehrfachresistenzen und schweren Begleiterkrankungen sowie im hohen Alter.

Prävention der Tbc

- Isolierung von Patienten mit offener Lungentuberkulose → Bei Festlegung der Dauer müssen individuelle Faktoren berücksichtigt werden (Bakterienlast im Sputum, Resistenz, Therapieansprechen, Patientenmitarbeit): Bei unkomplizierten Tuberkulosen bis 3 mikroskopische Sputumuntersuchungen negativ sind (nach Einleitung einer antituberkulotischen Therapie, i.d.R. nach 3 Wochen). Ausschließlich kulturell bestätigte Lungentuberkulosen sind weniger infektiös als bereits mikroskopisch positive (Erregerzahl im Sputum größer).
Wichtig: Anweisungen für richtiges Verhalten für Patient (Hustenhygiene) und Personal bzw. Kontaktpersonen (ausreichend Abstand halten, persönliche Schutzmaßnahmen wie Mund-Nasenschutz etc.)
- Hygiene-, Desinfektions-, Sterilisationsmaßnahmen
- Umgebungsuntersuchungen durch die Gesundheitsämter: Suche nach frisch Infizierten/Erkrankten und der Infektionsquelle. Verhinderung einer weiteren Ausbreitung der Erkrankung
- Chemoprävention i.d.R. mit INH für 9 Monate
Dos: 5 mg/kg KG pro Tag bei Erwachsenen (maximale Tagesdosis 300 mg)

Voraussetzung: INH-Verträglichkeit, Fehlen von Kontraindikationen (Lebererkrankungen, Psychosen), angenommene INH-Empfindlichkeit des Erregers, Ausschluss einer Organ-Tbc
Ind: Personen mit positivem Tuberkulin-Hauttest und/oder positivem Interferon-γ-Test bzw. nachgewiesener Testkonversion von negativ zu positiv, insbesondere:

- HIV-Infizierte oder Patienten mit Abwehrschwäche anderer Genese oder unter Immunsuppression (Organtransplantierte, Patienten vor anti-TNF-alpha-Therapie)
- Kinder (***Cave:*** INH-Dosierung 200 mg/m² KO; Nomogramm: Größe und Gewicht)
- Bei Personen mit anderweitigen Risikofaktoren für die Entwicklung einer aktiven Tbc (s.o.)

Chemopräventive Alternativregime sind INH + RMP (Dosierung analog der jeweiligen Monotherapie) über 3 - 4 Monate oder RMP (10mg/kg KG pro Tag bei Erwachsenen, maximale Tagesdosis 600mg) über 4 Monate. Vielversprechend ist auch ein Kurzzeitregime mit einmal wöchentlicher Gabe von INH und Rifapentin in höherer Einzeldosis und über 12 Wochen; Rifapentin ist aber noch nicht in Deutschland erhältlich. Unter bestimmten Bedingungen ist beim gesunden Menschen eine abwartende, beobachtende Haltung mit Röntgenüberwachung vertretbar. Dieses Vorgehen wird auch bei Personen > 50 J. (ohne besondere Risikofaktoren) empfohlen, da mit steigendem Alter die Gefahr einer INH-induzierten Hepatitis größer wird.

- Chemoprophylaxe der Tbc:
Eine Chemoprophylaxe mit INH, d.h. die Behandlung (noch) tuberkulin- bzw. IGRA-Test negativer Kontaktpersonen zur Verhinderung einer latenten Tuberkuloseinfektion (LTBI), ist nur in seltenen Fällen notwendig (z.B. Kinder, HIV-Infizierte wegen deutlich erhöhtem Erkrankungsrisiko). Bleibt der Tuberkulin-Hauttest bzw. IGRA nach drei Monaten negativ, so kann die Therapie beendet werden. Findet sich eine positive Reaktion, so wird, nach radiologischem Ausschluss einer behandlungsbedürftigen Tuberkulose, i.S. einer Chemoprävention (s.o.) für weitere 6 Monate behandelt.
Anm.: Eine aktive Impfung mit M. bovis BCG (Bacillus Calmette-Guérin), ein attenuierter Lebendimpfstoff wird von der STIKO (Ständige Impfkommission am RKI) seit 1998 in Deutschland nicht mehr empfohlen → Gründe: 1) nicht sicher wirksam, 2) UAW, 3) Geringe Tbc-Inzidenz in Deutschland.
- Global plan to stop TB (Internet-Infos: *www.stoptb.org*)

NICHTTUBERKULÖSE MYKOBAKTERIOSEN [A31.9]

Internet-Infos: *www.dzk-tuberkulose.de; www.bacterio.cict.fr/m/mycobacterium.html*

Syn: Umweltmykobakterien, ubiquitäre Mykobakterien, opportunistische Mykobakterien, Mycobacteria other than tuberculosis (MOTT), atypische Mykobakterien

Ep.: Nichttuberkulöse Mykobakterien (NTM) kommen vor allem in Böden und im Wasser weltweit in sehr unterschiedlicher Verbreitung vor und sind nur unter bestimmten Voraussetzungen menschenpathogen.

Err: Einteilung NTM nach Runyon (entsprechend dem Farbverhalten und der Wachstumsgeschwindigkeit in der Kultur):

1. Langsam wachsende NTM („slow growers“):
   - Photochromogene M.: z.B. Mycobacterium kansasii, M. marinum
   - Skotochromogene M.: z.B. M. scrofulaceum, M. szulgai, M. gordonae
   - Nichtchromogene M.: z.B. M. avium mit 28 Serovaren, die sehr ähnlich sind und deshalb in der Routineuntersuchung nicht unterschieden werden können und M. intracellulare, M. ulcerans, M. malmoense, M. xenopi.
2. Schnell wachsende M. ("rapid growers"): z.B. M. fortuitum/peregrinum, M. chelonae/abscessus.

Aufgrund der ständig wachsenden Anzahl neu entdeckter NTM (Stand 12/2012: 157 valide beschriebene Spezies werden diese von der American Thoracic Society (ATS) nach dem klinischen Erscheinungsbild eingeteilt (Lungenerkrankungen, Lymphadenitis, Haut-/Weichgewebe-/Knochenbefall, disseminierte Erkrankungen - siehe unten).

Infektionsquellen und Übertragungsmodus:

Infektion vor allem über Wasser (natürliche Gewässer, Trinkwasser) und Böden (z.B. Schmutz, Erde), aber auch über Biofilme (z.B. Rohre, Filter), Aerosole (z.B. Stäube) und Geräte (z.B. Bronchoskope, Katheter). Mensch-zu-Mensch-Übertragungen sind nicht dokumentiert. Eine Schwächung des Immunsystems (insbesondere HIV, Knochenmarksempfänger, Rauchen, Alkoholkrankheit), vorbestehende Lungenerkrankungen (z.B. COPD, frühere mykobakterielle Erkrankungen, Pneumokoniosen, Bronchiektasen, Lungenkarzinom, Emphysem, thorakale Fehlbildungen und Deformitäten, zystische Fibrose) sowie eine genetisch bedingte erhöhte Empfänglichkeit (genetische Defekte in der IFN-γ/IL-2-Achse) gelten als Risikofaktoren für nichttuberkulöse Mykobakteriosen. Assoziation zwischen Bronchiektasen und herdförmigen pulmonalen NTM-Infektionen (MAC) bei insbesondere postmenopausalen Frauen mit bestimmten Habitus (z.B. Skoliose, Trichterbrust, Mitralklappenprolaps, überdurchschnittliche Gelenkbeweglichkeit, „Lady Windermere").

KL.: In Abhängigkeit vom Immunstatus des infizierten Menschen und der Mykobakterienspezies sind ganz unterschiedliche Krankheitsbilder möglich:

1. Tuberkuloseähnliche Lungenerkrankungen, insbes. durch M. kansasii und M. avium/M. intracellulare, seltener durch M. xenopi mit variablem klinischen und radiologischen Erscheinungsbild (Kavernen, Infiltrate) und unterschiedlicher Tendenz zum Fortschreiten. M. chelonae/ abscessus-Lungeninfektion bei mukoviszidosekranken Kindern < 15 Jahren (in 3 - 5%). Bei Mukoviszidose-kranken Erwachsenen finden sich fast ausschließlich M. avium Infektionen (ca. 5 %). Daher wird bei Mukoviszidose ein jährliches Screening auf NTM empfohlen.
   Seltene Sonderform ist die Hypersensitivitätspneumonie (durch M. avium; „hot tub"-Lunge, da gehäuft bei Nutzern heißer Innenraum-Bäder (z.B. Whirlpools) mit subakutem Krankheitsbeginn: Luftnot, Husten, Fieber bis hin zum Lungenversagen). Radiologisch diffuse Infiltrate mit Knoten in allen Lungenbereichen.
2. Zervikale Lymphadenopathie, häufig im Kindesalter durch M. avium/M. intracellulare, und M. scrofulaceum, M. malmoense, M. kansasii u.a.
   Meist einseitige schmerzlose Vergrößerung von Lymphknoten, die einschmelzen und fisteln können.
3. Weichteil-, Knochen- und Hautinfektionen, z.B.:
   - M. marinum: Granulome, bevorzugt an Händen, Ellbogen oder Knien bei Personen in der Fischindustrie, Schwimmern, Aquarienhaltern ("Schwimmbadgranulom [A31.1]")
   - M. ulcerans: "Buruli-Geschwür" (Australien, Afrika, Zentralamerika)
   - M. fortuitum und M. chelonae: Selten Erreger nosokomialer Wundinfektionen und Abszesse an Injektionsstellen
   - M. abscessus und M. fortuitum: z.B. Sternum-Osteomyelitis nach offener Herzchirurgie
4. Disseminierte Infektion, insbesondere bei AIDS-Patienten:
   Meist (> 90 %) M. avium/M. intracellulare
   Disseminierte Infektionen durch M. avium/M. intracellulare werden meist erst bei Absinken der T-Helferzellen < 50/µl beobachtet. Bei vielen AIDS-Patienten lassen sich im Frühstadium die Erreger im Atemtrakt nachweisen. Keimreservoir ist der Gastrointestinaltrakt. Die Unterscheidung zwischen Kolonisierung bzw. Infektion ohne Krankheitswert und behandlungsbedürftiger Erkrankung ist aufgrund anderer Infektionen im Rahmen der Grundkrankheit gelegentlich schwierig. Bei Erregernachweis aus Blut und Organbiopsien ist immer von einer Erkrankung auszugehen.
   Es kommt bei AIDS-Patienten im fortgeschrittenen Stadium der Immunsuppression häufig zu Disseminierung der Erreger in zahlreiche Organe, z.B. Leber, Milz, Dünndarm, Lunge, Lymphknoten, Knochenmark.
   KL.: Fieber, Nachtschweiß, chronische Diarrhö mit Abdominalschmerzen und Gewichtsverlust. Röntgenveränderungen der Lunge sind geringer ausgeprägt als bei Tbc, vom Bild her dennoch ähnlich. Bei disseminierten Infektionen durch M. avium/M. intracellulare bei HIV-negativen Personen (z.B. hämatologische Patienten) steht unklares Fieber im Vordergrund. Disseminierte Erkrankungen durch M. kansasii, M. chelonae, M. abscessus und M. haemophilum präsentieren sich meist mit multiplen subkutanen Knoten oder Abszessen, welche sich spontan entleeren können.
   Lab: Unspezifische Veränderungen wie Infektanämie mit erhöhtem Ferritin i.S., AP ↑ (30 %)
   Sono/CT: Evtl. vergrößerte mesenteriale + retroperitoneale Lymphknoten, Hepatosplenomegalie

DD:
- Bei pulmonaler Manifestation: Tuberkulose, Pneumonien unterschiedlicher Genese, Sarkoidose u.a., insbesondere wenn eine Erkrankung durch NTM auf dem Boden prädisponierender Erkrankungen möglich erscheint.
- Bei Lymphadenopathie: Virusinfektionen, Lymphome, Tuberkulose u.a.
- Bei Hautinfektionen: Granulome und Hautinfektionen anderer Genese
- Bei AIDS: Zahlreiche andere nosokomiale Infektionen

Di.: Anamnese - Klinik - Nachweis von Erregern (in Abhängigkeit von der Klinik aus Sputum - mindestens 3 Proben untersuchen lassen - Urin, Blut, Stuhl, Biopsieproben, exzidierten Lymphknoten bei zervikaler Lymphadenopathie, evtl. Knochenmarkpunktion). M. avium-/M. intracelullare-Infektionen lassen sich auch durch Blutkultur nachweisen. Radiologische Diagnostik bei pulmonaler Erkrankung (Röntgen/CT des Thorax). Die Identifizierung der Spezies erfolgt in der Regel mit molekularbiologischen Methoden (DNA-Sequenzanalyse).

Für die Diagnose einer Erkrankung durch NTM werden von der American Thoracic Society (ATS 2007) folgende Kriterien gefordert, sie sind am treffsichersten bei Erkrankungen durch M. avium/M. intracellulare, M. kansasii und M. abscessus.

- Klinik:
  1. Passende pulmonale Symptome (Husten, ggf. Auswurf, Abgeschlagenheit, Fieber, Gewichtsverlust, ggf. Hämoptysen)
  2. Radiologische Befunde:
     - Röntgen-Thorax: Infiltrate mit nodulären oder kavernösen Strukturen und/oder
     - Im HR-CT: Multifokale Bronchiektasen mit multiplen kleinen nodulären Herden
  3. Ausschluss anderer Erkrankungen (z.B. Tuberkulose - meist positiver THT bei negativem IGRA, Malignom)
- Mikrobiologie: (grundsätzlich Flüssig- und Festkulturen anlegen; ***Cave***: Kontamination mit Leitungswasser!)
  1. Positive Kulturen aus mindestens zwei unterschiedlichen Sputumproben oder
  2. Positive Kulturen aus mindestens einer Bronchiallavage oder
  3. Transbronchiale oder andere Lungenbiopsie (Nativpräparat, keine Fixierung!) mit passendem histopathologischen Befund (granulomatöse Entzündung oder Nachweis säurefester Stäbchen) und positiver Kultur auf NTM oder mindestens einer positiven Kultur aus Sputum bzw. Bronchiallavage

Verdachtsfälle, bei denen die diagnostischen Kriterien nicht erfüllt sind: Verlaufskontrolle bis zur sicheren Bestätigung bzw. Ausschluss der Diagnose.

Th.: Die Diagnose einer Erkrankung durch NTM bedeutet nicht zwangsläufig eine Therapieeinleitung, die Entscheidung zur Therapie basiert auf einer individuellen Nutzen-/Risikoabwägung. In der Regel wird mit einer Drei- bis Vierfachtherapie kombiniert behandelt, die Therapiedauer beträgt bis zu 24 Monate, je nach Spezies mindestens 6 - 12 Monate über die kulturelle Konversion hinaus. Die Therapieempfehlungen der internationalen Fachgesellschaften sind in einigen Punkten nicht ganz einheitlich und oftmals komplex. Anders als bei der Tuberkulose ist die Verwertbarkeit der Resistenzprüfung in vitro für die Therapie nicht ausreichend validiert, eine Resistenztestung wird daher für die Therapieentscheidung nur bei bestimmten Spezies und nur für einen Teil der zur Verfügung stehenden Medikamente (z.B. Makrolide) empfohlen. Grundsätzlich sollte eine Beratung durch Zentren erfolgen.

Zum Einsatz kommen:
- „Klassische" Antituberkulotika: Rifamycine (Rifampicin und - nur für Erwachsene zugelassen: Rifabutin), Ethambutol, Streptomycin, Isoniazid
- Makrolide (z.B. Clarithromycin, Azithromycin)
- Chinolone (Moxifloxacin, Levofloxacin, Ciprofloxacin)
- Protionamid, Amikacin, Linezolid
- Tetrazykline und Imipenem (bei schnell wachsenden Spezies)
- Sulfonamide, Trimethoprim/Sulfamethoxazol
- Tigecyclin (Glycylcyclin) wirksam z.B. bei M. fortuitum, M. abscessus, M. chelonae

Auch ein chirurgisches Vorgehen (i.d.R. kombiniert mit einer Chemotherapie) kann indiziert sein; um den lokalen mindernden Resistenzfaktor und damit zugleich die Mykobakteriose zu beseitigen. Bei zervikaler Lymphadenitis reicht in aller Regel die chirurgische Exzision als alleinige Therapie aus.
Grundsätzlich kann sich eine allgemeine Verbesserung des systemischen als auch lokalen Immunstatus positiv auf den Heilungsprozess auswirken.

Therapieprobleme:
- Sehr umfassende Multiresistenz einzelner Spezies
- Oft unsichere Übertragbarkeit der in vitro-Wirksamkeit (aber additive und synergistische Effekte in Kombination)
- Rasche Resistenzentwicklung bei Monotherapie
- Lokale Diffusionsbehinderungen in vorgeschädigtem Lungengewebe
- z.T. erhebliche NW der eingesetzten Substanzen
- Vorliegen schwerer Begleiterkrankungen
- Wechselwirkungen mit Begleitmedikation (z.B. HIV: Interaktion von Rifampicin mit PI)
- Häufig chronischer Erkrankungsverlauf
- Lange Therapiedauer (meist 1 - 2 Jahre)
- Hohe Rezidivraten

Pro: Bei AIDS-Patienten mit T-Helferzellen < 50/µl, insbesondere bei vorausgegangener opportunistischer Infektion evtl. prophylaktische Behandlung (z.B. Azithromycin + Rifabutin)

SARKOIDOSE [D86.9]

Syn: M. Besnier - Boeck - Schaumann (Boeck → sprich: "buhk")

Def: Die Sarkoidose ist eine Multisystemerkrankung unklarer Genese, die charakterisiert wird durch epitheloidzellige Granulombildung mit Riesenzellen ohne zentrale Nekrose und die meist die Lunge, aber auch jedes andere Organ betreffen kann.

Ep.: Prävalenz in Westeuropa bis 40/100.000 Einwohner; Inzidenz: 10/100.000/Jahr
Die höchsten Erkrankungsraten finden sich in der schwarzen Bevölkerung der USA sowie in Schweden und Island. Hohe Dunkelziffer.
Der Häufigkeitsgipfel der Erkrankung liegt zwischen 20 - 40 Jahren, vermehrtes Vorkommen bei Krankenpflegepersonal; außerdem gibt es eine frühe, z.T. familiäre Form

Ät.:
- Unbekannt
- Genetische Disposition (Erkrankungshäufigkeit bei Familienangehörigen eines Patienten; gehäuftes Vorkommen von HLA-DQB1). Genmutation für das Eiweiß BTNL2 (Chromosom 6) erhöht das Risiko, an Sarkoidose zu erkranken. Mutationen des CARD 15-Gens auf Chromosom 16p12-q21 prädisponieren für eine familiäre (Blau-Syndrom) oder spontane Form der frühen Sarkoidose (early onset sarcoidosis).

Pat: Typisch sind nicht-verkäsende epitheloidzellige Granulome mit Langhans-Riesenzellen und schmalem Lymphozytensaum; die mehrkernigen Riesenzellen enthalten z.T. laminare Kalzium-Protein-Körper (Schaumann-Körper) und sternförmige Einschlüsse (Asteroid-Körper). Das histologische Bild ist nicht Sarkoidose-spezifisch → DD: „Sarcoid like lesions" bei HIV-Infektion u.a. (DD: Tuberkulose, tuberkulöse Granulome können eine zentrale Nekrose = Verkäsung zeigen).

PPh:
- Störung der T-Zellfunktion (zelluläre Immunität):
  - Negativer Tuberkulinhauttest
  - Verminderte Transformation von Lymphozyten zu Immunoblasten im Phytohämagglutinin-(PHA)-in-vitro-Test.
- Erhöhte B-Zellaktivität (humorale Immunität): Hypergammaglobulinämie (50 %)

KL.: A) Akute Sarkoidose (Löfgren-Syndrom [D86.8]): ca. 10 % d.F.
Es erkranken bevorzugt junge Frauen.
Typische Trias:
- (Sprunggelenks-)Arthritis
- Erythema nodosum
- Bihiläre Adenopathie

Ferner: Fieber, Husten, BSG-Erhöhung

B) Chronische Sarkoidose: 90 % d.F.
- Anfangs oft symptomlos, evtl. Müdigkeit
- Häufig Zufallsbefund anlässlich einer Thoraxröntgenuntersuchung
- Später evtl. Reizhusten, Belastungsdyspnoe
- Typisch ist die Diskrepanz zwischen relativ gutem subjektivem Befinden und ausgeprägten objektiven Befunden (Thoraxröntgenbild)
  In 95 % kommt es zu pulmonaler Manifestation.

Internationale Einteilung der pulmonalen Sarkoidose nach dem Thorax-Röntgenbefund:
- Typ 0: Normalbefund bei seltener isolierter extrapulmonaler Organsarkoidose oder typischer BAL-Befund ohne Röntgenbefund
- Typ I: Bihiläre Lymphadenopathie: Polyzyklisch begrenzte Hilusvergrößerung (reversibles Stadium). Obwohl man im Stadium I von Hilus-Boeck spricht, betreffen die Veränderungen keinesfalls nur die Lunge; es können von Anfang an auch andere Organe betroffen sein.
- Typ II: Bihiläre Lymphadenopathie mit Lungenbefall (retikulo-noduläre Lungenzeichnung)
- Typ III: Lungenbefall ohne Lymphadenopathie
- Typ IV: Lungenfibrose mit irreversibler Lungenfunktionsminderung

C) Early onset sarcoidosis (EOS):
Vor dem 5. Lj. manifestiert sich EOS typischerweise als Kombination von Arthritis, Uveitis und Exanthem. Weitere Symptome umfassen Müdigkeit, Anorexie, Fieber und Hepatosplenomegalie. Die EOS kann isoliert oder familiär gehäuft auftreten (Blau-Syndrom).

Extrapulmonale Manifestationen (Auswahl):
1. Hautmanifestationen (ca. 30 %):
   - Kleinknotig disseminierte bis großknotige Form: Rotbräunliche Papeln unterschiedlicher Größe
   - Lupus pernio: Flächenhafte livide Infiltration der Nase und Wangen (→ Allopurinol-Therapie)
   - Narbensarkoidose: Gelbbräunliche Plaques im Bereich bestehender Narben

- Erythema nodosum [L52]: Subkutane rotbläuliche Knoten an den Streckseiten der Unterschenkel, sehr druckschmerzhaft, als Ausdruck einer Überempfindlichkeitsreaktion
  Ät.: Infektionen (z.B. A-Streptokokken, Salmonellen, Shigellen, Yersinien, Mykobakterien), Medikamente (z.B. Kontrazeptiva), Sarkoidose (Löfgren-Syndrom), chronisch-entzündliche Darmerkrankungen; Schwangerschaft (1. Trimenon), selten Malignome, idiopathisch

2. Augen (25 %): Iridozyklitis, Uveitis, Kalkablagerungen in Binde- und Hornhaut, Tränendrüsenbefall
3. Parotitis (in Kombination mit Uveitis + Fazialisparese = Heerfordt-Syndrom)[D86.8]
4. Knochen: Ostitis multiplex cystoides (Jüngling-Syndrom)[D86.9] = zystische Umwandlung der Phalangen der Finger
5. Nervensystem: Fazialislähmung, Diabetes insipidus, Hypophysenvorderlappeninsuffizienz, granulomatöse Meningitis; in jeweils 10 % sind Myelon bzw. peripheres Nervensystem betroffen; evtl. psychiatrische Symptome.
6. Kardiale Sarkoidose autoptisch in ca. 25 %. Fakultative Symptome sind: Rhythmusstörungen mit erhöhtem Risiko für plötzlichen Herztod, AV-Blockierungen, Linksherzinsuffizienz, Perikarderguss u.a.
   Di.: Ekg, Echo, evtl. Gd-MRT, 18-FDG-PET, evtl. Myokardbiopsien
7. Andere Organe: Lymphknoten, Leber, Milz, Myokard, Skelettmuskulatur u.a.

Ko.: Bronchiektasen, respiratorische Insuffizienz, Cor pulmonale

Lab:
- BSG bei akuter Verlaufsform ↑
- Gammaglobuline und IgG ↑ (über 50 % d.F.)
- Hyperkalzämie und -urie (in ca. 15 % d.F.) - Urs.: Erhöhte Produktion von 1,25-$(OH)_2$-Vitamin D_3 in Epitheloidzellen.
- Evtl. Leuko- und Lymphozytopenie, evtl. Eosinophilie
- Tuberkulin-Hauttest u.a. Hauttests der zellulären Immunreaktion in 2/3 d.F. negativ
- Aktivitätsparameter: ACE (Angiotensin converting enzyme), S-IL-2R = löslicher Interleukin-2-Rezeptor (60 % d.F.), Neopterin. Bei erfolgreicher Behandlung oder Spontanremission normalisieren sich diese Aktivitätsparameter.

Bildgebende Diagnostik:
- Röntgen Thorax, CT und HRCT: Bihiläre Lymphadenopathie, diffuse retikulonoduläre Verdichtungen, perlschnurartige Reihungen von Noduli u.a.
- ^{67}Gallium-Szintigrafie und PET-CT sind zur Aktivitätsbeurteilung geeignet. Wegen Strahlenbelastung, Aufwand und Kosten keine Routinemethode.

DD:
- der pulmonalen Sarkoidose:
  Die Sarkoidose kann viele Krankheiten imitieren!
  Typ I: - Hiluslymphknoten-Tbc - Bronchuskarzinom - Leukosen - Berylliose - M. Hodgkin (Lymphopenie) - M. Castleman (benignes mediastinales Lymphom)
  Typ II/III: - Silikose, Asbestose, Berylliose - Miliar-Tbc - Ornithose - Allergische Alveolitis - Karzinomatöse Lymphangitis - Alveolarzellkarzinom
  Typ IV: Lungenfibrosen anderer Ätiologie
- der akuten Sarkoidose: Arthritiden anderer Genese

DD	Sarkoidose	Tbc
Hiluslymphknotenvergrößerung	meist beidseitig	einseitig, evtl. Kavernen, Verkalkung
ACE	↑	normal (bei Miliar-Tbc evtl. ↑)
Tuberkulin-Hauttest	negativ in 2/3 d.F.	positiv
Mykobakterien	negativ	positiv

Di.:
1. Nachweis pulmonaler bzw. extrapulmonaler Manifestationen (Rö. HRCT)
2. Histologischer Nachweis nichtverkäsender Epitheloidzellgranulome
   Der Nachweis gelingt durch Bronchialschleimhaut-Biopsie (in ca. 50 %) und durch endobronchialen Ultraschall mit gezielter Lungenbiopsie (in ca. 95 %); ferner in unterschiedlichen Prozentsätzen auch aus anderen Organbiopsien: Leber (60 - 70 %), präskalenische Lymphknoten (60 - 70 %) u.a.
3. Bronchoalveoläre Lavage (BAL) mit Zytologie (oft diagnoseweisend, aber nicht beweisend): Lymphozytäre Alveolitis mit Verschiebung des T-Helfer-/T-Suppressor-Quotienten zugunsten der T-Helferzellen. Normaler CD4/CD8-Quotient ca. 2, bei aktiver Sarkoidose > 5. Die lymphozytäre Alveolitis korreliert gut mit den interstitiellen Lungenveränderungen.

4. Ausschluss einer infektiösen Genese (bakteriologische + mykologische + Tbc-Diagnostik)

Zusatzdiagnostik:
Ekg, Echo (Herzbeteiligung ?), augenärztliche Untersuchung (Augenbeteiligung ?); Lungenfunktion: frühzeitige Verminderung der O_2-Diffusionskapazität und der statischen Compliance.
Bei Neurosarkoidose MRT und Liquordiagnostik: Lymphozytose, Proteinerhöhung (80 %), ACE ↑ (50 %), CD4/CD8-Ratio ↑

Aktivitätsbeurteilung: Verlaufsbeobachtung von Klinik + Labor, insbes. ACE-Bestimmung, bronchoalveoläre Lavage und Lungenfunktion (wobei die Diffusionskapazität ein empfindlicher Parameter ist).

Th.:

- Kortikosteroide sind im Wert umstritten. Patienten, die nach 3 Monaten nicht auf Steroide ansprechen, tun dies meist auch nicht bei weiterer Therapie. Bei Tuberkulose in der Eigenanamnese oder tuberkulösen Narben/Verkalkungen im Thorax-Röntgenbild sollte gleichzeitig eine INH-Chemoprophylaxe erfolgen.
  Wegen der großen Spontanheilungstendenz und den relativ erheblichen Nebenwirkungen einer Kortikosteroidlangzeittherapie verzichtet man bei Typ I auf eine Therapie und wartet unter Kontrolle ab. Bei Unverträglichkeit von Kortikosteroiden evtl. Kombination mit Immunsuppressiva oder Chloroquin.

  Indikation für Kortikosteroide:
  - Ab Typ II, wenn sich die Lungenfunktion verschlechtert.
  - Bei Hyperkalzämie und -urie
  - Bei Beteiligung von Augen, Leber, ZNS, Myokard, Haut
  - Bei erhöhter Aktivität der Erkrankung und schweren Allgemeinsymptomen, schwere Arthritis (Löfgren-Syndrom)

  Dosis: 20 - 40 mg Prednisolon/d für ca. 4 Wochen, stufenweise Reduktion auf möglichst 7,5 mg/d. Auslassversuch nach 6 - 12 Monaten.
- Kombination von Prednisolon mit Immunsuppressiva (z.B. MTX), evtl. auch Anti-TNFα-Therapie unter Beachtung von NW/KI
  Ind: Unzureichende Wirkung der Kortikosteroide oder NW/Unverträglichkeit der Kortikosteroide.
- Lokale Steroidtherapie: Zusätzlich zu systemischen Kortikosteroiden: Bei Uveitis und Hautläsionen.
- Bei arthritischen Schmerzen (Löfgren-Syndrom): NSAR
- Lungentransplantation: Ultima ratio im Endstadium

Prg: Die akute Sarkoidose zeigt Spontanheilung in > 95 % d.F. innerhalb von 2 Jahren.
Die chronische Sarkoidose vom Typ I hat eine Spontanheilungsrate von ca. 70 % innerhalb von 1 - 3 Jahren. Bei Typ II beträgt die Spontanheilungsquote ca. 50 % und bei Typ III ca. 20 %.
20 % der Patienten zeigen eine permanente Verminderung der Lungenfunktion.
Risikofaktoren für progressiven oder chronischen Verlauf:
Alter > 40 J., Hyperkalzämie, Lupus pernio, chronische Uveitis, Neurosarkoidose, kardiale Beteiligung, Symptomdauer > 6 Monate, pulmonale Sarkoidose Typ III
Letalität der Erkrankung: Ca. 5 %.

PLEURALE ERKRANKUNGEN

Pneumothorax (J93.9)

<u>Syn:</u> Pneu

<u>Def:</u> Luftansammlung im Pleuraraum
- Geschlossener Pneu: ohne Verbindung zur Außenluft
- Offener Pneu: Mit Verbindung zur Außenluft:
  - Äußerer offener Pneu durch Öffnung in der Thoraxwand
  - Innerer offener Pneu durch Verbindung zum Bronchialsystem

<u>Ep.:</u> Inzidenz des Spontanpneus: Ca. 9/100.000/J. Rezidivrate der Spontanpneus ca. 30 % (ohne thorakoskopische Therapie)

<u>Ät.:</u>
1. Spontanpneu [J93.1]
   - Idiopathisch (am häufigsten): Bevorzugt jüngere asthenische Männer, z.B. durch Platzen einer subpleural gelegenen Emphysemblase
   - Sekundär: Bei Lungenvorerkrankungen
2. Traumatisch [S27.0]: Penetrierende Thoraxtraumen, Rippenfrakturen u.a.
3. Iatrogen: Nach Pleurapunktion, Subklaviakatheter, Überdruckbeatmung, Thoraxoperation u.a.

<u>Pg.:</u>
- Pneumothorax: Eröffnung des Pleuraraumes → Eindringen von Luft in den Pleuraraum → Aufhebung des physiologischen Unterdruckes im Pleuraraum → Lungenkollaps infolge Zugwirkung der elastischen Lungenkräfte
- Spannungspneu [J93.0]: Durch einen Ventilmechanismus gelangt bei jeder Inspiration Luft in den Pleuraraum, die bei der Exspiration nicht entweichen kann → Druckanstieg im Pleuraraum → Verlagerung des Mediastinums zur gesunden Seite mit Kompression der gesunden Lunge und Behinderung des venösen Rückstroms → ZVD ↑, HZV ↓

<u>KL.:</u>
- Stechende Schmerzen auf der betroffenen Thoraxseite
- Dyspnoe, evtl. Tachypnoe, Hustenreiz
- Asymmetrische Thoraxbewegung (Nachhinken)
- Bei posttraumatischem oder iatrogenem Pneu evtl. Hautemphysem an der Verletzungsstelle

<u>Ko.:</u>
- Spannungspneu (3 % - oft bei posttraumatischem Pneu): Zunehmende Dyspnoe, Zyanose, Tachykardie, Einflussstauung, respiratorische Insuffizienz, Schock
- Sero-/Hämatothorax, Empyem
- Pneumomediastinum
- Infektion
- Pneurezidive bei idiopathischem Spontanpneu

<u>DD:</u> bei Spontanpneu: Pleuritis, Lungenembolie, Herzinfarkt, Perikarditis

<u>Di.:</u>
- Anamnese (evtl. früherer Pneu, Thoraxtrauma, ärztliche Eingriffe, s.o.)
- Perkussion/Auskultation: Hypersonorer Klopfschall / abgeschwächtes Atemgeräusch auf der betroffenen Seite (seitlich auskultieren und vergleichen!)

Cave: Einen Pneu hört man oft nicht, sondern man sieht ihn im Röntgenbild. Daher beim geringsten Verdacht immer Röntgen! - Auskultation erlaubt keinen Ausschluss!

- Röntgen Thorax in Exspiration + Inspiration (kleiner Pneu bei Exspiration deutlicher)

Merke: Nach Pleurapunktion, Legen eines Subklaviakatheters u.a. Eingriffen, bei denen ein Pneu entstehen kann, stets Thorax röntgen zum Ausschluss eines Pneus!

<u>Th.:</u>
- Pleurasaugdrainage: Pleurapunktion im 2. ICR medioklavikulär (oder im 4. ICR in der hinteren Axillarlinie) am Rippenoberrand (Interkostalgefäße verlaufen am Rippenunterrand): Nach initialem Ansaugen Dauersog mit ca. 10 cm H_2O (zu starker Sog kann sehr selten ein Reexpansionsödem verursachen). Die Drainage muss so gelegt werden, dass die Pleurakuppe drainiert wird.
- Thorakoskopische Versorgung: Gute Ergebnisse, bei Vorhandensein Methode der 1. Wahl
- Bei Spannungspneu notfallmäßige Entlastung durch Punktion im 2. ICR/MCL mit großlumiger Kanüle, die mit eingeschnittenem Gummifingerling versehen ist oder Notfallventile benutzen (Tiegel, Heimlich u.a.) → Luft kann entweichen, aber nicht angesaugt werden.

<u>Anm.:</u> Bei kleinen Mantelpneus (bis zu einem Querfinger) und asymptomatischen Patienten kann man unter klinischen und Röntgenkontrollen zuwarten (spontane Luftresorption).

<u>Pro:</u> eines Rezidivs: Kein Tauchsport; gegen Flugreisen unter Druckausgleichsbedingungen bestehen nur Bedenken bei größeren Emphysemblasen.

Pleuratumoren

1. Primäre Tumoren (3 %)
   Pleuramesotheliom: 2 Formen
   a) Selten lokalisiertes Pleuramesotheliom
   b) Diffuses malignes Pleuramesotheliom durch Asbestexposition [C45.0]
   (Siehe Kap. "Durch Asbest verursachte pleuropulmonale Erkrankungen")
2. Sekundäre Tumoren (97 %)
   Pleurakarzinose und Lymphangiosis carcinomatosa der Pleura [C49.9]
   Am häufigsten durch Lungen- und Mammakarzinom; ferner durch Karzinome des Magen-Darm-Traktes, von Pankreas, Leber, Nieren, endokrinen Organen; durch Sarkome und Melanome.

PLEURITIS UND PLEURAERGUSS

Def:
- Pleuritis: Entzündung der Pleura, die ohne Erguss auftreten kann (Pleuritis sicca), oft aber von Ergussbildung gefolgt ist (Pleuritis exsudativa).
- Pleuraerguss: Ergussbildung zwischen den beiden Pleurablättern durch entzündliche Ursachen (Pleuritis) und andere Erkrankungen

Pleuritis [R09.1]

Syn: Rippen- oder Brustfellentzündung

Ät.:
- Begleitpleuritis bei Pneumonien
- Coxsackie B-Virusinfektion
- Tuberkulose
- Malignome (siehe Pleuratumoren)
- Systemerkrankungen (Urämie, Kollagenosen)
- Begleitpleuritis bei Oberbaucherkrankungen, Lungenembolie/-infarkt u.a.

KL.:
- Pl. sicca (trockene Rippenfellentzündung, oft Vorläufer der exsudativen Form): Starke atemabhängige Schmerzen, Reizhusten ohne Auswurf, Nachschleppen der erkrankten Seite
- Pl. exsudativa („feuchte“ Rippenfellentzündung): Typischerweise keine Schmerzen, je nach Größe des begleitenden Pleuraergusses Dyspnoe, evtl. Fieber

Di.:
1. Nachweis der Pleuritis sicca: Klinik + Auskultation: Atemsynchrones Pleurareiben („Lederknarren“)
2. Nachweis eines Pleuraergusses (s.u.)
3. Ätiologische Klärung

Th.:
1. Therapie der Grundkrankheit
2. Symptomatische Therapie: des Pleuraergusses (s.u.), bei Bedarf Schmerztherapie

Pleuraerguss [J90]

Ät.: Pleuraerguss

1. Malignes Exsudat - 5 häufige Ursachen:
   - Lungenkarzinom (40 %)
   - Metastasierendes Mammakarzinom (25 %)
   - Maligne Lymphome (10 %)
   - Ovarialkarzinom (5 %)
   - Gastrointestinale Malignome (5 %)
   - Seltener andere Malignome, z.B. Mesotheliom
2. Infektiöses Exsudat:
   - Tuberkulose
   - Bronchopulmonale Infekte, Pneumonien
   - Iatrogen nach Pleurapunktion/-drainage
3. Dekompensierte Herzinsuffizienz (Stauungstranssudat, oft re. > li.), Lungenembolie
4. Andere Ursachen:
   - Posttraumatisch
   - Bei subphrenischem Abszess, Pankreatitis u.a. abdominellen Erkrankungen

- Bei rheumatischen Erkrankungen: Rheumatoide Arthritis, systemischer Lupus erythematodes (SLE)
- Postmyokardinfarkt-Syndrom (= Dressler-Syndrom) und Postkardiotomie-Syndrom
- Transsudat durch niedrigen kolloidosmotischen Druck des Plasmas:
  · Dystrophie
  · Nephrotisches Syndrom, Urämie
  · Leberzirrhose (hepatischer Hydrothorax, ein Transsudat)
  · Exsudative Enteropathie
- Meigs-Syndrom: Ovarialfibrom mit Aszites und/oder Pleuraerguss (Trans- und Exsudat)

Merke: Die 3 häufigsten Ursachen eines Transsudates sind dekompensierte Linksherzinsuffizienz, Lungenembolie und Leberzirrhose. - Die 3 häufigsten Ursachen eines Exsudates sind Pneumonie, Malignome und Lungenembolie! (Lungenembolie kann Trans- und Exsudat machen.) Die häufigste Ursache des Pleuraergusses < 40 J. ist die Tbc.

KL.: Bei größeren Ergüssen Dyspnoe

Insp.: Nachschleppen der betroffenen Thoraxhälfte beim Atmen, evtl. Vorwölbung der Interkostalräume.

Stimmfremitus: Über größeren Ergüssen aufgehoben.

Perk.: Absolute Dämpfung, Begrenzung nach lateral ansteigend (Ellis-Damoiseau-Linie). Ergussmengen < 300 ml sind nicht nachweisbar!

Ausk.: Abgeschwächtes bis aufgehobenes Atemgeräusch, oberhalb des Ergusses oft "Kompressionsatmen" (= streifenförmige Zone mit Bronchialatmen)

Bildgebende Diagnostik: Siehe unten

Lab:

Parameter	Transsudat	Exsudat
Gesamteiweiß (GE)	< 30 g/l	> 30 g/l
GE-Pleura/GE-Serum	< 0,5	> 0,5
Spezifisches Gewicht	< 1.016	> 1.016
LDH	< 200 U/l	> 200 U/l
LDH-Pleura/LDH-Serum	< 0,6	> 0,6 (bei Malignom oft > 1)

Anm.: In Einzelfällen kann im Stauungstranssudat nach diuretischer Therapie der Eiweißgehalt etwas höher als 30 g/l sein. Eine etwas ungenaue Screeningmethode ist die Rivalta-Probe auf Exsudat: Einen Tropfen Essigsäure hinzufügen → bei erhöhtem Eiweißgehalt wolkiger Niederschlag. Am genauesten sind die GE- und LDH-Quotienten.
Erhöhung der α-Amylase und Lipase im Erguss findet sich bei Pankreatitis.
Hohe Triglyzeridwerte finden sich bei Chylothorax [I89.8], der einen milchig-trüben Aspekt aufweist (Verlegung des D. thoracicus posttraumatisch oder durch Malignome).

Merke: Ein blutiger Pleuraerguss ist solange tumorverdächtig, bis das Gegenteil bewiesen ist! (Zytologie, Röntgen, CT, Pleurabiopsie, Thorakoskopie)

Ko.: Pleuraempyem, Pleuraschwarten

Klassifikation parapneumonischer Pleuraergüsse (PPE) und Pleuraempyeme:

	Unkomplizierter PPE	Komplizierter PPE	Pleuraempyem (PE)
Pleuramorphologie	Dünn, permeabel	Fibrinexsudation, Septierungen	Verdickt, Granulationsgewebe, Septen und Kammern
Pleurapunktat	Klar	Trüb	Eitrig
pH*)	> 7,3	7,1 -7,2 (7,3)	< 7,1
LDH (U/l)*)	< 500	> 1.000	> 1.000
Glucose (mg/dl)*)	> 60	< 40	< 40
Zytologie	PMN +	PMN ++	PMN +++
Kultureller Bakteriennachweis	Steriles Punktat	Gelegentlich positiv	Häufig positiv

*) Bestimmung im Pleurasekret
PMN = Polymorphkernige Neutrophile

DD:

	Pleuraerguss	**Pleuraschwarte** [J94.1]
Interkostalräume	Vorgewölbt	Eingezogen, verschmälert
Stimmfremitus	Bei größeren Ergüssen aufgehoben	Nur abgeschwächt
Perkussion	Absolute Dämpfung	Leichte Dämpfung, keine Ellis-Damoiseau-Linie

Di.: Zur Abklärung eines Pleuraergusses:

1. Anamnese, Klinik, allgemeines Labor
2. Bildgebende Verfahren:
   - Sonografie: Empfindlicher Nachweis eines Pleuraergusses ab ca. 20 ml; Erkennung einer Pleuraschwarte, eines Pleuratumors
   - Röntgen des Thorax in 2 Ebenen: Liegendaufnahme im lateralen Strahlengang zeigt Ergüsse ab ca. 100 ml, bei der p.a.-Aufnahme im Stehen ab ca. 200 ml
   - Spiral-CT
3. Pleurapunktion mit Untersuchung der Pleuraflüssigkeit
   Vier Röhrchen werden befüllt:
   - 1. Röhrchen (Mikrobiologie): Bakterienkultur, Gramfärbung und bei V.a. Tuberkulose (Tbc) Ziehl-Neelsen-Färbung und Mykobakterienkultur. Dieses Röhrchen muss steril sein.
   - 2. Röhrchen (klinische Chemie): Zellzahl, Glukose, Gesamteiweiß, pH-Wert, LDH
   - 3. Röhrchen: (Pathologie): Zytologischer Ausstrich, Nachweis von Tumorzellen
     Probe rasch verarbeiten, da die Zellen sonst degenerieren.
   - 4. Röhrchen: Für evtl. weitere Tests
4. Video-Thorakoskopie mit makroskopischer Beurteilung, gezielter Biopsie + Histologie, evtl. bakteriologischer Untersuchung.

Th.: A) Kausal, z.B. Therapie einer Linksherzinsuffizienz, einer Pneumonie, einer Tbc u.a.

B) Symptomatisch
- Abpunktion bei einmaligem Erguss (Punktion am Rippenoberrand, 3-Wegehahn oder Rotanda-Spritze, sterile Handhabung, max. 1.500 ml auf einmal abpunktieren, sonst Gefahr eines Reexpansionsödems, anschließende Thorax-Röntgenaufnahme zum Ausschluss eines Pneus)
- Drainagebehandlung bei rezidivierendem Erguss (getunnelter Pleurakatheter)
- Antibiotikatherapie bei bakterieller Infektion (nach Antibiogramm)
- Antituberkulotika bei tuberkulöser Pleuritis (siehe dort)
- Pleurodese (Pleuraverklebung) bei malignem Erguss mit asbestfreiem Talkum-Puder (am wirksamsten) oder Tetrazyclin
- Therapie eines Pleuramesothelioms: Siehe dort

Therapie eines PPE/Empyems:
- (Möglichst gezielte) Antibiose
- Großlumige Drainagetherapie + regelmäßige Spülung; evtl. intrapleurale Fibrinolyse mit Urokinase
- Videoassistierte Thorakoskopie (VATS)

Prg: Abhängig von der kausalen Erkrankung

IV. GASTROENTEROLOGIE

Internet-Infos: *www.dgvs.de/wir.htm* - Deutsche Gesellschaft für Verdauungs- und Stoffwechselerkrankungen
www.gastroatlas.com

FOETOR EX ORE UND HALITOSIS [R19.6]

1. **Foetor ex ore = übler Mundgeruch bei lokalen Ursachen im Mund-/Nasen-/Rachenraum (90 %)**

   Ep.: Ca. 25 % aller Erwachsenen

   Ät.: Meist liegt die Ursache des Foetor ex ore in der Mundhöhle selbst:
   - Dentale und/oder gingivale Erkrankungen
   - Mangelnde Reinigung der Interdentalräume und Zahnfleischtaschen: Bildung riechender Abbauprodukte durch Anaerobier: Buttersäure, Amine (Putreszin, Cadaverin), flüchtige Schwefelverbindungen (volatile sulphur compounds (VSC) → typischer Geruch benutzter Zahnseide, evtl. VSC-Messung beim Zahnarzt
   - Nahrungsreste und bakterielle Plaques auf der Zunge
   - Knoblauch, Zwiebel, Zigarettenkonsum
   - Bakterielle Entzündungen, z.B.
     Angina Plaut Vincenti (Geruch nach faulenden Äpfeln)
     Diphtherie (süßlicher Geruch)
     Rhinitis atrophicans (Ozaena)
   - Zerfallende Tumoren
   - Verminderter Speichelfluss (Xerostomie): Mundatmung, Schnarchen, morgendlicher Mundgeruch durch zu geringe Speichelproduktion während der Nachtruhe, Fasten, Speicheldrüsenerkrankungen (z.B. Sjögren-Syndrom), anticholinerge Medikamente (Atropin, Psychopharmaka); alte Menschen.

2. **Halitosis = übler Geruch der Atemluft (10 %)**
   (Die Ausatemluft riecht auch bei geschlossenem Mund unangenehm, also bei Ausatmung über die Nase.) Ursache sind Erkrankungen des Respirations- oder Gastrointestinaltraktes und bestimmte Stoffwechselerkrankungen.

   Ät.:
   - Erkrankungen der Lunge (z.B. eitrige Bronchitis, Bronchiektasen, Pneumonie, Lungenabszess)
   - Erkrankungen des Verdauungstraktes (z.B. Ösophagusdivertikel, Ösophaguskarzinom, Achalasie, HP-Infektion, Magenausgangsstenose, Ileus, Fremdkörper im oberen Verdauungstrakt)
   - Stoffwechselentgleisungen:
     Urämie (Harngeruch, Foetor uraemicus)
     Coma diabeticum (Azetongeruch)
     Coma hepaticum (Geruch nach roher Leber, Foetor hepaticus)
   - Resorption von Geruchsstoffen im Darm und Abatmung über die Lunge:
     · Bei bekannter Ursache (z.B. Knoblauch, Zwiebeln)
     · Intoxikationen mit Phosphor, Arsen, Malathion, Selen, Tellur und organische Phosphorsäureester (z.B. Metasystox® = E605) → Knoblauchgeruch
   - Essenzielle Halitosis: Abatmung übel riechender Fettsäuren aus unbekannter Ursache

3. **Halluzinatorische Geruchsmißempfindung = Mundgeruch, der nicht zu objektivieren ist = Dysosmie oder Parosmie:** Psychiatrische und neurologische Erkrankungen, z.B. bei Tumoren des limbischen Systems mit „Fäkaliengeruch"

   Di.: Interdisziplinär unter Mitwirkung von Zahnarzt, HNO-Arzt, Internist

   Th.: a) Kausal, z.B. HP-Eradikation

   b) Symptomatisch: Zahnärztliches Konsil: Regelmäßige Zahn(taschen-)reinigung und -sanierung (Gebrauch von Interdentalbürstchen + Zahnseide), Anregung des Speichelflusses (z.B. Kaugummi, Äpfel), reichliches Kauen fester Speisen (z.B. Schwarzbrot), Trinken, Meiden geruchsintensiver Speisen.
   Bei essenzieller Halitosis Versuch einer Umstellung auf fettarme Diät mit Gabe mittelkettiger Fettsäuren, Änderung der Darmflora durch Gabe von Laktulose, evtl. Antibiotika.

Ö S O P H A G U S

LEITSYMPTOME BEI ÖSOPHAGUSKRANKHEITEN

PPh: Der Schluckakt (Bolustransport) geschieht in 3 Phasen:
1. Orale Phase: Willkürlicher Transport im Oropharynx bis zum Auslösen des Schluckreflexes
2. Pharyngeale Phase: Unwillkürlicher Transport vom Pharynx in den Ösophagus
3. Ösophagusphase: Unwillkürlicher peristaltischer Transport durch den Ösophagus und den unteren Ösophagussphinkter (UÖS) in den Magen

1. **Schluckstörung** [R13.9]:
   Def: Dysphagie: Schmerzlose Schluckstörung mit Passagestörung
   Odynophagie: Schluckstörung mit Schmerzen
   Aphagie: Unvermögen zu schlucken bei komplettem Passagehindernis
   Wichtigste Komplikation einer Schluckstörung ist die Aspiration!

   Ursachen einer Dysphagie (systematische Aufzählung):
   A) Oropharyngeale (= oroösophageale) Dysphagie:
   Transport der Speise aus dem Rachen in die Speiseröhre gestört mit nasaler Regurgitation und rezidivierenden Aspirationen.
   - Erkrankungen im Oropharynx: Entzündungen, Abszess, Tumor
   - Zentralnervöse Störungen = neurogene Dysphagie (z.B. nach Schlaganfall, bes. bei Hirnstammbeteiligung, Parkinson-Syndrom, multiple Sklerose, Schädel-Hirn-Traumata u.a.), neuromuskuläre Erkrankungen (z.B. Myasthenie, erbliche Erkrankungen u.a.)
   - Altersbedingte Motilitätsstörungen (Presbyphagie)

   B) Ösophageale Dysphagie mit Gefühl, dass ein Bissen in der Speiseröhre stecken bleibt:
   - Anatomische Veränderungen: Tumoren, Stenosen, Ösophagusdivertikel u.a.
   - Gastroösophageale Refluxkrankheit mit Komplikationen, z.B. Schatzki-Ring
   - Motilitätsstörungen: Achalasie, Sklerodermie, hypermotiler Ösophagus u.a.

   Ursachen einer Dysphagie (nach der Häufigkeit):
   - Häufige Ursachen im Alter > 45 J.: Ösophaguskarzinom mit progressiver Dysphagie, neurogene Dysphagien (s.o.)
   - Häufige Ursachen bei jüngeren Patienten < 45 J.: Refluxösophagitis und Motilitätsstörungen, insbes. der hyperkontraktile Nussknacker-Ösophagus, eosinophile Ösophagitis
   - Weitere Ursachen: Divertikel, Fremdkörper, Verbrennungen, Verätzungen, Narbenstrikturen, ösophageale Webs = Membranen im oberen Drittel der Speiseröhre; Schatzki-Ring = verengter Oberrand einer Hiatushernie → evtl. Bolusobstruktion (= Steakhouse-Syndrom); Achalasie, Sklerodermie, Malignom im Hypopharynx oder Mediastinum, retrosternale Struma, Zustand nach Schlaganfall, Parkinson-Syndrom, neuromuskuläre Erkrankungen, Aortenaneurysma, Dysphagia lusoria (abnorm kreuzende A. subclavia dextra), Tollwut, Tetanus, Plummer-Vinson-Syndrom bei Eisenmangel.
   - Nach Ausschluss aller organischen Ursachen: Globusgefühl [F45.8]: = Würgendes Enge-/ Fremdkörpergefühl im Schlund-/Jugulumbereich; Schlucken bringt momentane Erleichterung. Urs: psychosomatisch.

2. **Erbrechen (Emesis):**
   Via Brechzentrum oder Chemorezeptor-Triggerzone kann durch zentrale oder viszerale Reize Übelkeit (Nausea) und Erbrechen (Emesis) ausgelöst werden; Ursachen: siehe unten, meist nicht durch Ösophaguserkrankungen ausgelöst.
3. **Regurgitation** ist im Gegensatz zum Erbrechen eine passive, retrograde Bewegung von Ösophagus- oder Mageninhalt ohne Steuerung über Brechzentrum oder Chemorezeptor-Triggerzone (z.B. Refluxkrankheit, Stenosen div. Ursache, Achalasie, Zenker-Divertikel u.a.)
4. **Sodbrennen:** Refluxkrankheit
5. **Retrosternaler Schmerz:** Refluxösophagitis, Ösophagusspasmen, Boerhaave-Syndrom (DD: Koronare Herzkrankheit!)
6. **Husten:** Durch Refluxkrankheit (am häufigsten); Aspiration bei neuromuskulären Erkrankungen, Achalasie, ösophagotrachealer Fistel

Di.:
- Inspektion des Oropharynx
- Endoskopie (ÖGD) mit Ösophagusbiopsien und ggf. Endosonografie
- Röntgenbreischluck des Ösophagus mit wasserlöslichem Kontrastmittel - Ind: Weiterführende Diagnostik bei Dysphagie; evtl. Kinematografie bei speziellen Fragestellungen.
- FEES: „fiberendoscopic examination of swallowing“ (= fiberendoskopische Evaluation des Schluckens)
- Ergänzende Spezialdiagnostik: Ösophagusmanometrie, 24 h-pH-Metrie, CT Thorax

ERBRECHEN [R11]

Ät.:
- ▶ Gastrointestinale Erkrankungen:
  - Viszerale Schmerzen, z.B. Gallenkolik
  - Entzündliche Erkrankungen, z.B. akute Gastroenteritis, Pankreatitis, Ulkuskrankheit, Peritonitis
  - Passagestörungen, z.B. Subileus, Ileus, Stenosen (narbig, entzündlich, maligne), diabetische Gastroparese
  - Postoperatives Erbrechen, Syndrom der zuführenden Schlinge nach BII-Operation
  - Regurgitation von Speisen: Achalasie, Zenker-Divertikel
  - Erbrechen (blutig oder kaffeesatzartig) bei oberer Magen-Darm-Blutung
- ▶ Schwere Schmerzen verschiedener Ursache: z.B. Herzinfarkt, Nierenkolik, stielgedrehte Ovarialzyste, Hodentorsion, Glaukomanfall
- ▶ Migräne (einseitige Kopfschmerzen, Lichtscheu, Übelkeit, Anamnese), seltene Sonderform: cyclic vomiting syndrome (CVS)
- ▶ Erkrankungen des zentralen Nervensystems z.B. erhöhter Hirndruck, Meningitis, Enzephalitis, Schädel-Hirn-Traumen; oft Erbrechen ohne Vorsymptom
- ▶ Vestibuläre Ursachen: z.B. M. Menière, Neuronitis vestibularis, Reisekrankheit
- ▶ Intoxikationen und Medikamente: z.B. Alkoholexzess, Lebensmittelintoxikationen, Digitalisintoxikation, Zytostatika u.a. Medikamente
- ▶ Urämie, diabetische Ketoazidose
- ▶ Schwangerschaft (Emesis gravidarum: Bis 90 % aller Schwangeren, meist erste 20 Schwangerschaftswochen; Hyperemesis gravidarum: Erbrechen mit Exsikkose und Elektrolytentgleisung: Bis 2 % aller Schwangeren.)
- ▶ Exposition mit ionisierenden Strahlen (Ganzkörperbestrahlung > 0,5 Gy)
- ▶ Psychogene Essstörungen: z.B. Anorexia nervosa, Bulimie

Diagnostische Hinweise	Vorkommen
Anamnese:	
Morgendliches Erbrechen	Schwangerschaft, Alkoholismus
Erbrechen im Schwall ohne begleitende Nausea (Übelkeit)	Afferent-loop-Syndrom, Hirndruckerhöhung, neurogene Ursache
Postprandiales Erbrechen	Magenausgangsstenose, Ulkuskrankheit
Inspektion:	
Galliges Erbrechen	Stenose aboral der Papilla vateri Afferent-loop-Syndrom
Fäkulentes Erbrechen (Miserere)	Ileus
Kaffeesatz-Erbrechen Bluterbrechen	} Obere Magen-Darm-Blutung, d.h. proximal des Treitz-Bandes
Begleitsymptome:	
Diarrhö	Gastroenteritis
Meningismus, Kopfschmerzen	Meningitis, Hirndruckerhöhung
Koliken	Gallenkolik, Nierenkolik
Drehschwindel, Ohrensausen	Morbus Menière
Augenschmerzen, Sehstörungen	Glaukomanfall
Bewusstseinsstörung	Intoxikation
Amenorrhoe	Schwangerschaft
Kreatinin ⇑	Urämie
Glukose ⇑	Diabetische Ketoazidose
Komplikationen: Aspiration, Elektrolytenentgleisung, metabolische Alkalose, Dehydratation Selten: • Mallory-Weiss-Syndrom (Schleimhauteinrisse im Ösophagus-Kardiabereich mit Blutung) • Boerhaave-Syndrom (Ösophagusruptur mit retrosternalen Thoraxvernichtungsschmerzen)	

	Varizenblutung aus Ösophagus [I85.0] oder Fundus [I86.4]	Mallory-Weiss-Syndrom [K22.6]	Boerhaave-Syndrom [K22.6] (sprich: „Buhrhawe")
Def:	Blutung durch Varizeneinriss im Bereich von Ösophagus oder Fundus bei Pfortaderhochdruck	Longitudinaler Schleimhauteinriss (Mukosa + Submukosa) im Bereich des gastroösophagealen Übergangs	Komplette Ruptur aller Wandschichten in der unteren Ösophagushälfte
Auslösung	Portale Hypertension, mechanischer Einriss, Druckerhöhung bei Alkoholexzess	Alkoholismus, Refluxkrankheit, erhöhter gastraler und ösophagealer Druck durch Würgen und Erbrechen	Meist starkes Erbrechen
KL.:	Hämatemesis, Bluterbrechen, Zeichen der Leberzirrhose und portalen Hypertension	Epigastrischer Schmerz, Hämatemesis, anamnestisch oft initial erst Erbrechen ohne Blutbeimengung	Postemetischer, retrosternaler Vernichtungsschmerz mit Ausstrahlung in den Rücken, evtl. Dyspnoe, Schock, Blutung oft nicht im Vordergrund, Husten, evtl. Pneumothorax u./o. Pleuraerguss (li. > re.), Mediastinal- und Hautemphysem, evtl. Fieber
Di.:	Ösophagogastroduodenoskopie (ÖGD)		Röntgen von Thorax und Ösophagus (wasserlösliches Kontrastmittel)
Therapie	1. Substitution von Volumen, FFP, Ery-Konzentraten 2. Endoskopische Blutstillung 3. Portale Blutdrucksenkung (Terlipressin, Somatostatin) 4. Notfalls Ballontamponade, Stent, TIPS (Siehe Kap. „Portale Hypertension")	Konservativ: Endoskopische Blutstillung, notfalls Op. (selten notwendig) ***Cave:*** **Keine Ballontamponade!**	Operative Versorgung oder endoskopische Stenteinlage, Breitspektrumantibiose Mortalität bis 60 % (wenn > 24 h bis zur Op.) ***Cave:*** **Keine Ballontamponade!**

Di.: Abdomen-Sono, Röntgen Thorax + Abdomen, Endoskopie, Ekg, Labor-Screening, evtl. Schädel-CT

Th.: 1. Kausal
2. Symptomatisch: Antiemetika, Wasser- und Elektrolytsubstitution parenteral
Antiemetika:
- Antihistaminika: z.B. Dimenhydrinat (z.B. Vomex A®) als Suppositorien oder i.v.
- Dopaminantagonisten: z.B. Metoclopramid, Domperidon
- 5-HT_3-Rezeptorantagonisten (= Setrone): Ondansetron, Tropisetron, Granisetron u.a.

Ind: Durch Radiatio oder Chemotherapie induziertes Erbrechen (siehe Stichwortverzeichnis)

Prophylaxe von Kinetosen (Reisekrankheit): z.B. Scopolamin-Pflaster, (NW + KI sind zu beachten, z.B. Glaukom, Prostataadenom u.a.)

ACHALASIE [K22.0]

Def: Muskuläre Engstellung des unteren Ösophagus durch Degeneration des Plexus myentericus (Auerbach): Durch Untergang inhibitorischer Neurone fehlt die schluckreflektorische Erschlaffung des unteren Ösophagussphinkters (UÖS).

Ep.: Selten, Inzidenz ca. 1 : 100.000 Einwohner/J. Meist mittleres Lebensalter (3. - 5. Dekade); selten ist das autosomal-rezessive Triple-A-Syndrom (AAAS-Gen auf Chromosom 12q13).

Ät.: Ursache unbekannt

Pg.: 1. Mangelnde Erschlaffung und erhöhter Ruhedruck des UÖS
2. Fehlen der propulsiven Peristaltik des Ösophagus mit prästenotischer Aufweitung

KL.:
- Dysphagie: Patienten müssen nach Essen oft trinken.
- Regurgitation von Speisen: Nach Nahrungsaufnahme, auch spontan im Liegen, Mundgeruch
- Völlegefühl retrosternal
- Selten krampfartige Schmerzen bei der hypermotilen = "vigorous" Achalasie

Ko.: Aspirationspneumonie, Gewichtsabnahme
Retentionsösophagitis mit erhöhtem Karzinomrisiko (etwa 30-fach zur Normalbevölkerung)

DD:
- Ösophaguskarzinom, Kardiakarzinom (kurze Anamnese!, Endoskopie!)
- Chagas-Krankheit mit Megaösophagus
- Motilitätsstörungen der Speiseröhre [K22.4]
  - Diffuser Ösophagusspasmus: Neuromuskuläre Funktionsstörung unbekannter Ätiologie
    KL.: Intermittierend auftretende krampfartige Schmerzen retrosternal (DD: KHK/Herzinfarkt)
    Rö.: Unkoordinierte Kontraktionen im distalen Ösophagus
    Manometrie: Simultane, verstärkte und langdauernde Ösophaguskontraktionen
  - Hyperkontraktiler Ösophagus (Nussknackerösophagus) [K22.4]: Manometrie: Qualitativ normale (= peristaltisch fortgeleitete) Ösophaguskontraktionen mit überhöhten Amplituden > 120 mmHg und Einzelamplituden > 200 mmHg. Verlängerte Kontraktionen > 5 Sek.
    Th.: Versuch mit Nifedipin, Nitroglyzerin oder endoskopischer Botulinumtoxininjektion

Di.:
1. Anamnese / Klinik (Beschwerden seit Jahren → Karzinom: rel. kurze Anamnese)
2. Ösophagoskopie mit Biopsien (obligat!): Ausschluss eines Karzinoms
3. Röntgen-Breischluck des Ösophagus:
   Spitz zulaufende Stenose im terminalen Ösophagus; prästenotisch weitgestellter atonischer Megaösophagus (Sektglasform, bird's beak)

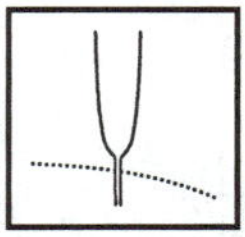

4. Manometrie und High-resolution-Manometrie (HRM) (Goldstandard, Treffsicherheit > 90 %):
   - Fehlende Erschlaffung des UÖS beim Schlucken mit erhöhtem Ruhedruck
   - Geringe Peristaltik im tubulären Ösophagus
   - Chicago-Klassifikation mit drei Subgruppen der Achalasie: Typ 1 = amotil, Typ 2 = Druckanstieg durch Kontraktionen der Längsmuskulatur, Typ 3 = hypermotil mit Ösophagusspasmen

Th.:
1. Pneumatische Ballondilatation. Langfristige Erfolgsquote ca. 60 %; ggf. Rezidivdilatationen
   Ko.: Perforation (1 - 5 %) → Röntgen-Breischluck nach Dilatation durchführen.
2. Operative oder laparoskopische extramuköse Myotomie des UÖS (Gottstein-Heller-Op.). Evtl. Kombination mit Semifundoplicatio zur Prophylaxe einer postoperativ bedingten Refluxerkrankung.
   Die perorale endoskopische Myotomie (POEM) erfolgt nur in manchen Zentren.
   Ind: Therapiealternative zur Ballondilatation oder nach mehreren Dilatationen und nur kurzzeitigem Erfolg - Letalität < 0,3 %. Erfolgsquote: bis 90 %.
3. Endoskopische Injektion von Botulinumtoxin in den UÖS: Wegen kurzer Wirkdauer nur bei Patienten mit hoher Komorbidität indiziert.

Anm.: 1. Eine Nifedipin-Therapie, die den Druck im UÖS senkt, hat schlechte Langzeitresultate.
2. Nach Dilatation oder Operation kann es zur Verschlussinsuffizienz des UÖS mit Refluxkrankheit (ca. 10 % d.F.) kommen.

Nachsorge: Regelmäßige Kontrollendoskopien wegen erhöhter Gefahr für Ösophaguskarzinom

GASTROÖSOPHAGEALE REFLUXKRANKHEIT [K21.9]

Syn: GERD (gastroesophageal reflux disease), Refluxkrankheit

Def:
- Gastroösophagealer Reflux: Rückfluss von Mageninhalt in die Speiseröhre über einen insuffizienten Sphinkterschluss
- Physiologischer Reflux: Gelegentlich bei Gesunden, z.B. nach fettreicher Mahlzeit und Weinkonsum
- Gastroösophageale Refluxkrankheit: Gesundheitsrisiko und/oder Störung der Lebensqualität durch Reflux
  - Endoskopisch negative Refluxkrankheit (NERD = non-erosive reflux disease): Gehäufte Refluxbeschwerden ohne Nachweis einer Refluxösophagitis
  - Endoskopisch positive Refluxkrankheit = Refluxösophagitis (ERD = erosive reflux disease) [K21.0]: Refluxkrankheit mit makroskopischer oder histologischer Schleimhautentzündung

Ep.: Ca. 20 % der Bevölkerung der westlichen Industrieländer sind von GERD betroffen.
60 % der GERD-Patienten haben keine endoskopisch erkennbaren Läsionen (NERD).
40 % der GERD-Patienten haben endoskopisch erkennbare Läsionen (ERD) = Refluxösophagitis
Bis 5 % der GERD-Patienten entwickeln einen Barrett-Ösophagus [K22.1], m : w = 2 : 1

Aus dem Barrett-Ösophagus kann sich ein Adenokarzinom (Barrett-Karzinom) entwickeln. Krebsrisiko beim Long-Segment-Barrett (LSB) (Länge > 3 cm): ca. 0,5 % pro Patientenjahr. Krebsrisiko beim Short-Segment-Barrett (SSB) (Länge < 3 cm): ca. 10 x kleiner. Geringstes Krebsrisiko bei nur mikroskopisch nachgewiesenem Barrett. Deutlich zunehmende Inzidenz der GERD und des Barrett-Karzinoms in den westlichen Industrieländern u.a. durch Adipositas.

Anm.: Es gibt zur Inzidenz des Krebsrisikos erheblich divergierende Angaben.

Ät.: 1. Primär: Insuffizienz des UÖS unklarer Genese (am häufigsten)
2. Sekundär bei bekannten Ursachen: Abdominelle Adipositas, bei fortgeschrittener Schwangerschaft (50 % aller Schwangeren, bes. häufig im letzten Trimenon), Zustand nach operativer Behandlung einer Achalasie, Magenausgangsstenose, Sklerodermie u.a.

Pg.: 1. Insuffiziente Antirefluxbarriere durch den UÖS:
Der UÖS bildet eine konstante Druckbarriere zwischen Magen und Ösophagus. Der Ruhedruck im UÖS ist normalerweise 10 - 25 mmHg höher als der intragastrale Druck. Nur während des Schluckens kommt es zu einer kurzen reflektorischen Erschlaffung des UÖS.

Manometrie bei Refluxkrankheit:
- Inadäquate Erschlaffungen des UÖS außerhalb der Schluckakte (am häufigsten)
- Zu niedriger Druck im UÖS und fehlende Druckbarriere durch den UÖS
- Abnorme Kontraktionsabläufe im unteren Ösophagus → dadurch verzögerte Säureclearance mit verlängerter Kontaktzeit des sauren Refluates im Ösophagus.

Eine axiale Hiatushernie spielt offenbar nur eine geringe Rolle, denn die Refluxkrankheit ist bei Menschen mit Hiatushernie nicht signifikant häufiger als bei Menschen ohne Hiatushernie. Weitere Faktoren: Insuffizienz der Zwerchfellschenkel, Übergewicht mit hohem intraabdominellem Druck, späte abendliche größere Mahlzeiten, Alkohol, Kaffeegenuss u.a. (siehe unten)

2. Aggressives Refluat:
Die Schädigung der Ösophagusmukosa entsteht meist durch sauren Reflux (HCl), selten durch alkalischen Reflux (Galle) bei Zustand nach Gastrektomie.
3. Gestörte Selbstreinigung (Clearance) der Speiseröhre
4. Gestörte Magenentleerung

Merke: Hauptursachen sind Insuffizienz des UÖS und aggressives Refluat!

KL.:
- Sodbrennen (75 %) = brennende retrosternale Schmerzen ("heart-burn"), bes. im Liegen und nach Mahlzeiten
- Druckgefühl hinter dem Sternum und dem Proc. xiphoideus (DD: KHK/Herzinfarkt)
- Luftaufstoßen (60 %), Luftschlucken, Meteorismus, Flatulenz (geruchlos)
- Schluckbeschwerden (50 %)
- Regurgitation von Nahrungsresten (40 %)
- Epigastrische Schmerzen und Brennen (30 %)
- Salziger oder seifiger Geschmack im Mund nach Aufstoßen; evtl. Zahnschmelzschäden
- Übelkeit, Erbrechen
- Extraösophageale Manifestation der Refluxkrankheit:
  - Evtl. stenokardische Beschwerden (cardia-cardiale Reflexbahn) → DD: KHK (Verschwinden der Beschwerden unter Therapie mit Protonenpumpenhemmern!)
  - Reizhusten (Refluxbronchitis) und Auslösen/Verstärken eines Asthma bronchiale, einer chronischen Bronchitis (Urs.: Mikroaspirationen und/oder reflexinduzierte Vagusreizung)
  - Evtl. Heiserkeit (posteriore Laryngitis) durch laryngo-pharyngealen Reflux = LPR, Globusgefühl
  - Schlafapnoe-Syndrom
  - Evtl. nächtliche Schlafstörungen

Beachte: Die Beschwerden werden verstärkt durch Bücken, Pressen, Rückenlage, Anstrengung, Stress, bestimmte Nahrungsmittel und manche Arzneimittel (s.u.).

Ko.:
- Ulzerationen, selten Blutung
- Nächtliche Aspiration von Mageninhalt
- Barrett-Ösophagus (sog. Barrett-Syndrom)
Umwandlung des Plattenepithels der terminalen Speiseröhre durch spezialisiertes Zylinderepithel (SCE) vom intestinalen Typ mit Becherzellen. Der Übergang (Z-Linie) der Epithelien weist sog. Schleimhautinseln oder -zungen auf, die nach proximal ziehen. Barrett-Ösophagus ist eine fakultative Präkanzerose mit Entwicklung intraepithelialer Neoplasien (IEN). Adenokarzinomrisiko ist am größten beim Long-Segment-Barrett (LSB = Veränderungen über 3 cm Länge), kleiner beim Short-Segment-Barrett (SSB = < 3cm).
Endoskopische Prag-Klassifikation beim Barrett-Syndrom: Max. Längenausdehnung ab Kardia in cm (M); max. zirkumferenzielle Ausdehnung in cm (C); z.B. C5M9

Hi.: 1. Low grade IEN = Geringgradige Dysplasie: LGIN → Karzinomrisiko: 18 %/4 J.
2. High grade IEN = Hochgradige Dysplasie: HGIN → Karzinomrisiko: 34 %/4 J.

- Stenosierung des Ösophagus mit Schluckstörung

DD:
- Sekundäre Formen der Refluxkrankheit (s.o.)
- Ösophagitis
- Ösophagusulzera durch Festkleben von Tabletten (z.B. Doxycyclin, Kalium, Eisen, NSAR, Bisphosphonate) → Pro: Tabletten stehend mit reichlich Flüssigkeit schlucken!
- Andere Ösophaguserkrankungen, z.B. Karzinom, Divertikel, Achalasie
- Oberbaucherkrankungen (Ulkuskrankheit, Magenkarzinom, Reizmagen u.a.)
- Koronare Herzkrankheit
- Funktionelle Ösophagusbeschwerden (irritabler Ösophagus) und Motilitätsstörungen

Anm.: Da beide Erkrankungen häufig sind, besteht auch die Möglichkeit einer Koinzidenz von Refluxkrankheit und KHK.

Di.:
- Anamnese/Klinik/probatorische Therapie mit Protonenpumpenhemmern (PPI) kann zur Diagnose Refluxbeschwerden führen.
- Refluxösophagitis und Barrett-Dysplasien können nur durch Endoskopie mit Biopsien und Histologie diagnostiziert werden. Bei histologischem Nachweis einer IEN wird eine Zweitbefundung durch einen Referenzpathologen empfohlen.
- Spezialmethoden: Magnifikationsendoskopie, Chromoendoskopie mit Essigsäure oder Methylenblau, virtuelle Chromoendoskopie (NBI / FICE), experimentell: Endomikroskopie („In-vivo-Histologie")

Refluxklassifikation nach Savary und Miller:
(St. I - IV: Refluxösophagitis):

St. 0: Reflux ohne Schleimhautveränderung
St. I: Isolierte Schleimhauterosionen
IA: Oberflächliche Erosionen (rote Flecken)
IB: Tiefere Erosionen mit Fibrinbelag (rote Flecken mit weißlichem Zentrum)
St. II: Longitudinal konfluierende Erosionen entlang der Schleimhautfalten IIA und IIB (s.o.)
St. III: Zirkulär konfluierende Erosionen über die gesamte Zirkumferenz der Speiseröhre
St. IV: Komplikationsstadium: Ulzerationen, Strikturen/Stenosen, Barrett-Ösophagus (s.o.)
IVA: Mit entzündlichen Veränderungen
IVB: Irreversibles Narbenstadium ohne entzündliche Veränderungen

MUSE-Klassifikation nach Armstrong:

Schweregrad	M (Metaplasie)	U (Ulkus)	S (Striktur)	E (Erosion)
0 Keine	0	0	0	0
1 Gering	1 Streifen	Übergangsulkus	> 9 mm Ø	1 Faltenkuppe
2 Mäßig	≥ 2 Streifen	Barrettulkus	≤ 9 mm Ø	≥ 2 Faltenkuppen
3 Schwer	Zirkulär	Beide Ulkustypen	+ Ösophagusverkürzung	Zirkulär

Los Angeles-Klassifikation:

Stadium A: Nicht-konfluierende Erosionen < 5 mm Ø
Stadium B: Wie A, aber Erosionen ≥ 5 mm Ø
Stadium C: Konfluierende Erosionen bis < 75 % der Zirkumferenz
Stadium D: Konfluierende Erosionen ≥ 75 % der Zirkumferenz

Merke: Eine Korrelation zwischen Beschwerden und Endoskopiebefund besteht oft nicht.

- 24 h-pH-Metrie mittels dünner nasaler Ösophagussonde: 24 h-Registrierung der Refluxzeiten von saurem Mageninhalt (pH ≤ 4). PPI 1 Woche vorher absetzen! Gesunde Personen zeigen nach Mitternacht keinen Reflux und postprandial nur kurze (5 Minuten) Refluxepisoden. Bei Refluxkrankheit nachts Refluxepisoden. Messergebnis pathologisch, wenn Reflux tagsüber > 8 % oder nachts > 3 % der Messzeit. Korrelation der Refluxepisoden mit Symptomen. Symptome und Messungen gehen in den DeMeester-Score ein (siehe *Internet*).
- Katheterfreie, kapselbasierte pH-Metrie: Wird vom Patienten besser toleriert; verlängerte Analysezeit möglich.

Th.: A) Konservativ:

1. Allgemeinmaßnahmen: Gewichtsnormalisierung, kleine fettarme Mahlzeiten, keine Mahlzeiten am späten Abend, keine Kleidung, die den Bauch einschnürt. Auslösende Noxen meiden: z.B. Schokolade, süße Speisen, Nikotin, säurehaltige Getränke (Wein, Obstsäfte aus Zitrusfrüchten, Tomaten), Alkoholkonsum (bes. strong drinks), Kaffee, kohlensäurehal-

tige Getränke, Tomatensoße, Knoblauch; nach dem Essen nicht sofort hinlegen, Schlafen auf schräger Ebene (z.B. Holzklötze unter das Kopfende des Bettes) sowie in Rechtsseitenlage. Evtl. Verzicht auf Medikamente, die den Druck im UÖS senken: z.B. Anticholinergika, Betaadrenergika, Kalziumantagonisten, Nitropräparate, Theophyllin, Pfefferminz u.a.

2. Medikamente sind erforderlich bei Refluxösophagitis oder häufigen Beschwerden:
Protonenpumpeninhibitoren (PPI): Bei ausreichender Dosierung totale Säuresuppression → höchste und schnellste Heilungsraten (ca. 90 %) - Mittel der Wahl bei Refluxösophagitis

Merke: Die Refluxkrankheit ist eine Säurekrankheit bei Verschlussstörung des UÖS. Mit dem Grad der Säuresuppression steigt die Heilungsrate!

Omeprazol, Pantoprazol, Lansoprazol (auch rezeptfrei erhältlich: OTC = over the counter) Rabeprazol, Esomeprazol

Wi.: Dosisabhängig bis zu 100 %ige Säuresuppression durch irreversible Hemmung der H^+/K^+-ATPase. Nach Absetzen wird die Sekretionshemmung wird erst wieder durch die natürliche Regeneration der Belegzellen aufgehoben.

NW: Diarrhö u.a. gastrointestinale NW, Schwindel, Kopfschmerzen, Stimmungsschwankungen. Sehr selten Sehstörungen (vor allem bei hohen i.v.-Dosierungen), Hörstörungen, Leberwerterhöhung, interstitielle Nephritis, Blutbildveränderungen, Hautausschlag, erhöhtes (Hüft-)Frakturrisiko bei Langzeittherapie (> 4 J.), Hypomagnesiämie u.a. Die totale Säuresuppression führt (wie nach Gastrektomie) zu Hypergastrinämie und zu Hypertrophie der enterochromaffinen (ECL) Zellen. Dauertherapie kann zu chronischer atrophischer Gastritis führen und Vit. B_{12}-Mangel führen! Der entstehende Säuremangel (Achlorhydrie) begünstigt außerdem eine Besiedlung des Magens mit Bakterien: Risiko für (Aspirations-) Pneumonien und bakteriellen Gastroenteritis leicht erhöht.

WW: Wie bei Cimetidin Interferenz mit dem Leberenzym Cytochrom P_{450}, dadurch verzögerter Abbau einiger Medikamente (nur bei hoher Dosierung).

KI: Für Kinder, Schwangere und Stillzeit

Dos: Äquipotente Standarddosen: Omeprazol, Rabeprazol, Esomeprazol: 20 mg/d
Lansoprazol: 30 mg/d
Pantoprazol: 40 mg/d

„Step-Down-Therapie" = initial hohe PPI-Dosis (→ rasche Abheilung von Läsionen), danach als Erhaltungsdosis halbe therapeutische Dosis. Einnahme des PPI ½ h vor dem Frühstück, bei unzureichender Säuresuppression in der Nacht Dosisteilung der PPI in morgendliche + abendliche Dosis. Rezidive nach Therapiebeendigung in > 50 %: bei häufigen Rezidiven Langzeit-Rezidivprophylaxe mit PPI empfohlen.
Bei nur gelegentlichen Rezidiven: blockweise Bedarfstherapie: „On demand-Therapie"

Ursachen einer Therapieresistenz:
- Magenentleerungsstörung (→ Gastroskopie), führt zur gastralen Inaktivierung der PPI
- Zollinger-Ellison-Syndrom (→ basaler Gastrinspiegel ↑; ***Cave:*** Vorher PPI absetzen!)
- Einnahme von NSAR
- Nächtlicher Säuredurchbruch; high volume reflux (→ 24 h pH-Metrie)
- Andere Krankheitsursache (Diagnostik überprüfen)

3. Andere Stoffe sind nur noch bei leichten Refluxbeschwerden ohne Ösophagitis indiziert:

- H_2-Rezeptorantagonisten (H_2-Blocker):
  Cimetidin, Ranitidin, Famotidin:
  Schwächer wirksam als PPI (auch als OTC-Präparate erhältlich ohne Rezept)
  Wi.: Geringere Säuresuppression (über eine Hemmung der Histaminwirkung an den Belegzellen), daher den PPI deutlich unterlegen.
  NW: z.B. Kopfschmerzen, Hautausschlag, Diarrhö, Gynäkomastie, Potenzstörung, evtl. Verwirrtheitszustände bei Leber- oder Niereninsuffizienz, selten Kreatinin- oder Transaminasenerhöhung, selten Leukozytopenie, Thrombozytopenie, allergische Reaktionen u.a.
  WW: Besonders bei Cimetidin Hemmung des enzymatischen Medikamentenabbaues in der Leber (Cytochrom P-450) → verstärkte/verlängerte Wirkung einiger Medikamente! H_2-Blocker können die Blutalkoholkonzentration erhöhen durch Hemmung der Alkoholdehydrogenase.
  Dos. und KI: Siehe Herstellerangaben

- Antazida:
  Wi.: Schwache und kurzfristige Wirkung durch Neutralisation der Magensäure und Adsorption von Gallensäuren. Rezeptfreie OTC-Präparate zur Selbstmedikation. Nur bei leichten und gel. Refluxbeschwerden ohne Ösophagitis empfohlen. Aluminiumhaltige Antazida werden nicht empfohlen wegen Ablagerung von Aluminium in Knochen und Gehirn.

WW: Adsorption verschiedener Medikamente; Antazida daher nicht gleichzeitig mit anderen Medikamenten einnehmen.
Dos. und KI: Siehe Herstellerangaben

B) Operative oder laparoskopische Fundoplicatio nach Nissen:
Eine Fundusmanschette wird um den unteren Ösophagus geschlungen: Druckerhöhung im unteren Ösophagussphinkter.
Ind: Stadium IV, Versagen der konservativen Therapie, Unverträglichkeit von säuresuppressiven Medikamenten, rezidivierende Aspirationen
Operationsletalität: In guten Zentren < 0,5 %, gutes Operationsergebnis in ca. 85 % d.F.
Neues LINX-Verfahren: Implantation eines Magnetbandes, Langzeitdaten fehlen.
Postfundoplicatio-Syndrom [K91.1]: Beschwerden nach Fundoplicatio:
1. Rezidivbeschwerden einer Refluxösophagitis
2. „Gas bloat syndrome“: Unverträglichkeit CO_2-haltiger Getränke mit Druckgefühl im mittleren/linken Oberbauch durch Luft im Magen oder Meteorismus, evtl. mit reflektorischen Herzbeschwerden (= Roemheld-Syndrom)
   Urs: Falsche Operationsindikation, Operationstechnik, neu aufgetretene Erkrankung

Anm.: Transorale endoskopische Verfahren (z.B. Stretta, EndoCinch) haben sich wegen unbefriedigenden Ergebnissen nicht durchsetzen können.

C) Überwachungsstrategie beim Barrett-Ösophagus:
Hochauflösende Endoskopie mit Biopsie aller auffälligen Befunde und Quadrantenbiopsien alle 2 cm. Chromoendoskopie kann die Erkennbarkeit der Läsionen verbessern.

IEN-Grad	LSB (> 3 cm)	SSB (< 3 cm)
Keine IEN	Nach 2 negativen Kontrollen im 1. J. alle 3 J.	Nach 2 negativen Kontrollen im 1. J. alle 4 J.
Geringgradige (low grade) IEN = LGIN	Im Abstand von 6 Mon. (2 x), dann jährlich. Bei LGIN endoskopische Mukosaresektion (EMR) oder lokale Radiofrequenzablation (BARRX™) der Läsion	Wie LSB
Hochgradige (high grade) IEN = HGIN	Bei HGIN endoskopische Mukosaresektion (EMR) oder lokale Radiofrequenzablation (BARRX™). Bei Infiltration der Submukosa durch ein Barrett-Karzinom Op.-Resektion	Wie LSB

Anm.: Es ist nicht belegt, dass eine PPI-Therapie oder eine Operation das Karzinomrisiko senkt.

HIATUSHERNIEN

1. Normalbefund
2. Kardiofundale Fehlanlage
3. Axiale Gleithernie
4. Paraösophageale Hernie
5. Mischform (keine Skizze)

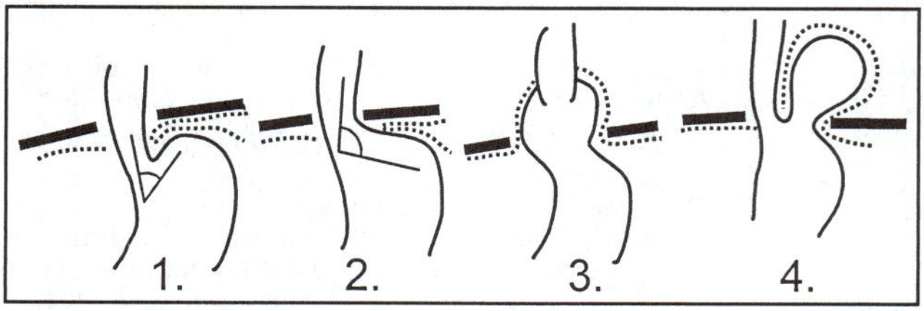

- **Kardiofundale Fehlanlage** (geöffneter ösophagogastraler Übergang):
  Vorstufe des Gleitbruchs, wobei die Speiseröhre infolge Lockerung des Kardia-Bandapparates unter stumpfem His-Winkel (= ösophagogastraler Winkel) in den Magen mündet.
- **Gleitbrüche (axiale Hernie):**
  Mit 90 % d.F. die häufigste Hiatushernie: Verlagerung der Kardia und des Magenfundus durch den Zwerchfellhiatus in den Thoraxraum unter Mitnahme des Peritoneums: Kardia oberhalb des Zwerchfells. Häufigkeit nimmt mit dem Alter zu: 50 % der Menschen > 50 J. haben eine Hiatusgleithernie.
- **Paraösophageale Hiatushernien:**
  Lage der Kardia und Funktion des unteren Ösophagussphinkters normal. Ein Teil des Magens schiebt sich mit peritonealem Bruchsack neben die Speiseröhre in den Thorax.
  Extreme Variante: sog. Thoraxmagen (Upside-down-stomach).

KL.: 1. Gleithernie: Refluxbeschwerden liegen in der Größenordnung der übrigen Bevölkerung (symptomlose Gleithernie ohne Krankheitswert)

Der Oberrand einer axialen Hiatushernie kann als verengter Schatzki-Ring Ursache einer Bolusobstruktion durch ein Fleischstück werden (= Steakhouse-Syndrom)

2. Paraösophageale Hernie:
   - Asymptomatisches Stadium
   - Unkompliziertes Stadium: Aufstoßen, Druckgefühl in der Herzgegend, bes. nach dem Essen
   - Komplikationsstadium: Passagestörung, Inkarzeration, Erosionen oder Ulcera am Schnürring (Cameron-Läsionen), chronische Blutungsanämie

Di.: Endoskopie, in Zweifelsfällen Röntgenbreischluck in Kopftieflage mit Bauchpresse

Th.:
- Axiale Hernie: Diese ist nicht therapiebedürftig, nur evtl. Refluxbeschwerden (PPI)
- Paraösophageale Hernie: Operation auch im asymptomatischen Stadium erwägen: Drohende Komplikationen. Verfahren: transabdominale Gastropexie (Reposition und Fixation des Magens an der vorderen Bauchwand)

DIVERTIKEL

Def: **Echte Divertikel:** Ausstülpungen aller Schichten der Darmwand
Pseudodivertikel: Mukosaausstülpungen durch Muskellücken)

Lok: Ösophagus, im Duodenum oft im Bereich der Papille, Meckel-Divertikel im Ileum, häufig im Kolon, besonders im Sigma, seltener im Magen und Dünndarm. Divertikel treten oft multipel auf.

ÖSOPHAGUSDIVERTIKEL [Q39.6]

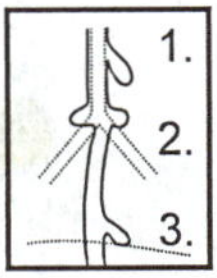

1. Zenker-Divertikel: Zervikales Pulsionsdivertikel [K22.5] - 70 %
   Vo.: Häufigste Form des Ösophagusdivertikels; bevorzugt ältere Männer
   Lok: Aussackung der dorsalen Wand des Hypopharynx mit Ausbildung eines großen Pseudodivertikels. Der Divertikelhals liegt innerhalb des Killian-Dreiecks dorsalseitig an der oberen Ösophagusenge; häufig zur linken Seite lokalisiert.
2. Bifurkationsdivertikel (= Epibronchiale Traktionsdivertikel) - 20 %:
   Echte Divertikel in Höhe der Trachealbifurkation (z.B. Vernarbung nach Tbc), oft symptomlos
3. Epiphrenale Pulsionsdivertikel [K22.5] - 10 %
   Pseudodivertikel dicht oberhalb des Zwerchfelldurchtritts, asymptomatisch, gel. kombiniert mit Hiatushernie oder Achalasie

KL.: Große Divertikel machen meist Beschwerden: Zenker-Divertikel: Druckschmerz und ein gurgelndes Geräusch beim Trinken von Flüssigkeit
Dysphagie, Regurgitation
Hustenreiz bei Nahrungsaufnahme, gel. Speisereste im Bett nach dem Erwachen, Mundgeruch

Ko.: Größere Zenker-Divertikel führen rel. häufig zu Aspiration(-spneumonie); seltene Komplikationen sind Entzündungen, Perforation (vorsichtige Endoskopie!) Fistelbildung, Blutung.

DD: Bes. Ösophaguskarzinom

Di.: Röntgen mit wasserlöslichen Kontrastmitteln (Aspirationsgefahr!) und vorsichtige Endoskopie

Th.:
- Zenker-Divertikel: Endoskopische Mukomyotomie des M. cricopharyngeus oder operative Divertikelresektion; Letalität gering, Erfolgsquote ca. 95 %
- Bifurkationsdivertikel sind meist symptomlose Zufallsbefunde (keine Therapie)
- Große epiphrenale Divertikel mit Beschwerden: Divertikelresektion

ÖSOPHAGITIS [K20]

Ät.: • Infektiöse Ösophagitiden meist bei immunsupprimierten Patienten: Meist Candida albicans (Soorösophagitis [B37.81]), gel. auch Herpesviren (HSV und CMV) bei AIDS- und Tumorpatienten
Prädisponierende Faktoren:
- Resistenzminderung: Malignome, konsumierende Erkrankungen, AIDS, Therapie mit Zytostatika, Kortikosteroiden (evtl. auch geschluckte inhalative Kortikosteroide bei Asthmakranken), Breitbandantibiotika
- Reaktivierungen von Herpesinfektionen, gel. Stress/Traumen (z.B. Magensonde)

• Chemisch: Verätzungen, Reflux von Magensaft, Alkoholismus!
• Medikamente: z.B. Tetrazyklin- oder Kaliumkapseln, Bisphosphonat-Tabletten (Ulcera)
• Physikalisch: Magensonden, Bestrahlungsfolgen
• Stenosen: z.B. bei Ösophaguskarzinom oder Achalasie: Sog. Retentionsösophagitis
• Eosinophile Ösophagitis (EoE):
Def: - Chronisch-entzündliche, immunvermittelte ösophageale Erkrankung
- Ösophageale Dysfunktion und
- Eosinophile Schleimhautinfiltration (> 15 eosinophile Granulozyten/Gesichtsfeld)
Ät.: z.T. unklar; in ca. 50 % d.F. allergische Genese, bes. Nahrungsmittelallergien
KL.: Dysphagie, Bolusobstruktion, evtl. Sodbrennen, das nicht auf PPI anspricht.
Lab: Evtl. Eosinophilie; IgE ↑
Di.: Oft atopische Erkrankungen in der Anamnese/Klinik/Endoskopie mit Stufenbiopsien: Hi.: Infiltration der Schleimhaut mit Eosinophilen (> 15/Gesichtsfeld). Makroskopischer Aspekt: Ringbildungen im Ösophagus („Trachealisierung" oder „Baumringaspekt"); fragile, leicht blutende Schleimhaut („Crêpe-Papier-Mukosa")
Th.: Zuerst PPI-Therapieversuch zum Ausschluss einer PPI-responsiven EoE
Ggf. Allergenkarenz; topische Kortikosteroide (z.B. Fluticasonspray schlucken)

KL.: • Schluckstörungen mit und ohne Schmerzen, retrosternales Brennen
• Candida-Ösophagitis: Evtl. symptomlos, oft auch Dysphagie/Odynophagie. Oft weißliche Beläge auch im Oropharynx und auf der Zunge

Merke: Der Mund ist nur die "Spitze des Eisberges" der Erkrankung, Gefahren drohen durch eine systemische Candidainfektion (Meningitis, Endokarditis, Sepsis).

• HSV- und CMV-Ösophagitis: Aphthen und Ulzera

Di.: • Endoskopie
• Bei Verdacht auf Candida-Ösophagitis bioptischer oder zytologischer Nachweis von Pilzhyphen (PAS-Färbung), evtl. Pilzkultur mit Resistenzbestimmung. Die Candidaserologie hat keine Bedeutung bei reiner Lokalinfektion sowie bei AIDS.

Th.: • Kausal: Therapie der Grundkrankheit, Beseitigung auslösender Faktoren
• Symptomatisch:
- Protonenpumpenhemmer bei Refluxösophagitis (s. dort)
- Antimykotika bei Candidainfektion:
a) Lokal (oft nicht ausreichend): z.B. Amphotericin B (Ampho-Moronal®), Miconazol buccal
b) Systemisch bei ausbleibender Wirkung der Lokaltherapeutika:
Fluconazol: Dos: initial 400 mg/d, danach 200 mg/d oral
NW: Magen-Darm-Beschwerden, Hautausschlag, Transaminasenanstieg u.a.
WW: Interferenz mit Zytochrom P450 in der Leber → verminderter Abbau einiger Medikamente; Serumkonzentrationen von Rifabutin, Zidovudin u.a. können ansteigen.
KI: Schwere Lebererkrankungen, Gravidität, Stillzeit u.a.
Therapie der systemischen Pilzinfektion (siehe dort)
- Antivirale Substanzen:
· HSV-Infektion: Aciclovir, Famciclovir
· CMV-Infektion: Ganciclovir, Valganciclovir, Foscarnet u.a. } Siehe dort

ÖSOPHAGUSKARZINOM [C15.9]

Ep.: Inzidenz in Europa bis 8/100.000/J.; m : w = 5 : 1
Früher war das Plattenepithel-Ca. in Westeuropa häufiger als das Adeno-Ca. Heute hat sich das Verhältnis umgekehrt, da die Inzidenz des Adeno-Ca. (und auch des Barett-Syndroms) stark angestiegen ist (Ursache unklar):
- Adeno-Ca. etwa 60 %; Altersgipfel 55 J.
- Plattenepithel-Ca. etwa 40 %; Altersgipfel 65 J. - Hohe Inzidenz in Nordchina, Nordiran, Turkmenistan, Südafrika, Chile, Japan

Ät.:
- Adeno-Ca: Barrett-Syndrom als Komplikation einer Refluxösophagitis
- Plattenepithel-Ca.: Konzentrierter Alkohol, heiße Getränke, Rauchen, Nitrosamine, Aflatoxine, Betelnüsse
- Achalasie, Narbenstenose nach Laugenverätzung, Plummer-Vinson-Syndrom bei chronischem Eisenmangel
- Zustand nach Bestrahlung der Speiseröhrenregion (z.B. wegen Mamma-Ca.)
- Papillomaviren (HPV 16)
- Genetische Faktoren bei der autosomal-dominant vererbten Tylosis palmaris et plantaris, bei der sich Ösophaguskarzinome entwickeln.

Längerfristige Einnahme von ASS / NSAR scheint protektiv zu wirken.

Lok: Vorwiegend im Bereich der 3 physiologischen Engen:
Ösophaguseingang (engste Stelle) - Aortenbogen/linker Hauptbronchus - Zwerchfellenge
- Adeno-Ca.: In ca. 95 % im unteren Ösophagus
- Plattenepithel-Ca.: Zervikaler Ösophagus 15 %, mittlerer Ösophagus 50 %, distaler Ösophagus 35 %

Hi.:
- Plattenepithelkarzinome treten in allen Abschnitten auf
- Adenokarzinome im terminalen Ösophagus sind Barrett-Karzinome (siehe dort)
- Undifferenziertes Karzinom (selten)

Metastasierung: Durch fehlenden Serosaüberzug der oberen Speiseröhre zeigt der Tumor eine frühzeitige Infiltration benachbarter Strukturen und eine submuköse Ausbreitung (***Cave:*** Falsch negative Biopsieergebnisse!) und frühe lymphogene Metastasierung. Hämatogene Metastasierung - Leber, Lunge, Knochen - erfolgt relativ spät und wird von den Patienten meist nicht erlebt.

KL.: Symptome leider uncharakteristisch und spät: Bei Schluckbeschwerden (Dysphagie) im Alter > 40 J. stets ein Karzinom ausschließen! Das Karzinom ist in diesem Alter die häufigste Ursache einer Speiseröhrenstenose.
Weitere Symptome: Gewichtsverlust, Schmerzen retrosternal und im Rücken

TNM-Klassifikation (UICC, 2010):

TIS	Carcinoma in situ
T1a	Lamina propria, Muscularis mucosae
T1b	Submukosa
T2	Muscularis propria
T3	Adventitia
T4a	Pleura, Perikard oder Zwerchfell
T4b	Aorta, Wirbelkörper oder Trachea
N0	Ohne regionäre Lymphknotenmetastasen (LK)
N1	1 - 2 LK
N2	3 - 6 LK
N3	≥ 7 LK
M0	Keine Fernmetastasen
M1	Mit Fernmetastasen

Di.:
- Ösophagoskopie + Histologie von mindestens 10 Biopsien
- Endosonografie (Beurteilung der Infiltrationstiefe und LK-Befall)
- CT oder MRT (anatomische Details, Nachweis von Fernmetastasen)
- PET, evtl. als PET-CT (empfindlichster Nachweis von Fernmetastasen)

Ergänzende Diagnostik:
Laryngo-/Bronchoskopie, Sonografie des Oberbauches

Th.:
- Stadiengerechte Therapie mit Abstimmung in einer interdisziplinären Tumorkonferenz
- Operativ (in Zentren mit großen Patientenzahlen):
  - Frühe Adenokarzinome (St. T1a) werden bei sorgfältiger Selektion durch endoskopische Resektion (EMR, ESD) therapiert. Hohe Heilungsrate, fehlende Operationsletalität.

- Im St. T1b liegen in mindestens 20 % d.F. Lymphknotenmetastasen vor. Patienten werden ab St. T1b mit kurativer Zielsetzung radikal operiert. Dabei hat sich beim lokal fortgeschrittenen Ösophaguskarzinom ein multimodales Therapiekonzept bewährt:
1. Perioperative Chemotherapie (z.B. mit 5-FU + Cisplatin).
   Ziel: Down-sizing/down-staging des Karzinoms; danach Operation
   Eine neoadjuvanten Radio-/Chemotherapie (mit nachfolgender Op.) zeigt bessere Überlebenszeiten, ist aber wegen der größeren Toxizität nur bei Patienten in gutem AZ zu erwägen.
2. R0-Resektion des Ösophagus + radikale Lymphknotenresektion; Passagewiederherstellung durch Dünndarminterponat oder Schlauchmagenhochzug
   Operationsletalität ca. 5 %
   5-Jahresüberlebensrate der radikal Operierten (R0-Resektion): Bis 35 %.

- Alternative für Patienten, bei denen eine Operation nicht möglich ist oder bei Karzinomen des oberen Ösophagusdrittels:
  Nur Radio-Chemotherapie: 3-J.-Überleben ca. 30 %
- Palliative Therapie:
  - Palliative Chemotherapie (z.B. Cisplatin + 5 FU ± Cetuximab)
  - Therapie bei Stenosen:
    - Endoskopisches Einlegen eines selbstexpandierenden Metallstents
    - Beseitigung der Stenose durch (wiederholte) endoskopische Argon-Plasmakoagulation, auch bei liegenden Stents und Tumoreinwuchs sinnvoll
    - Bei Stenosen mit starkem Gewichtsverlust frühzeitig auch zusätzliche Ernährung über PEG-Sonde (= Perkutane endoskopische Gastrostomie) oder PSG (perkutane sonografisch gesteuerte Gastrostomie oder CT-gesteuert) anstreben. Dies bringt nachweislich eine verlängerte Überlebenszeit, da die Patienten i.d.R. an Komplikationen ihrer Tumorkachexie versterben.

Prg: Weniger als 10% werden in einem frühen Stadium diagnostiziert. Die überwiegende Zahl der Patienten hat bei Diagnosestellung bereits ein lokal fortgeschrittenes Stadium (mindestens T3 und lokale lymphogene Metastasierung). 5-Jahresüberlebensrate aller Patienten < 10%.

Pro: Risikofaktoren ausschalten. Regelmäßige ösophagoskopische Kontrollen von Risikopatienten (z. B. Barrettepithel).

OBERBAUCHBESCHWERDEN [R10.1]

Ät.:
1. Erkrankungen der unteren Speiseröhre (Refluxkrankheit)
2. Erkrankungen an Magen, Duodenum (Gastritis, Ulkus, Karzinom)
3. Erkrankungen an Gallenwegen (Steine, Entzündung, selten Tumoren) oder Leber (Entzündung, Tumoren, zystische Lebererkrankungen)
4. Pankreaserkrankungen (Entzündung, Pseudozysten, Karzinom)
5. Kolonerkrankungen (Entzündung, Karzinom); Appendicitis
6. Thoraxerkrankungen (Herzhinterwandinfarkt, Lungenembolien, Aneurysma dissecans)
7. Funktionelle Magen-Darm-Störungen (funktionelle Dyspepsie, Reizdarmsyndrom) sind die häufigste Ursache (50 %) von Oberbauchbeschwerden. Organische Erkrankungen müssen immer ausgeschlossen werden (Ausschlussdiagnose).

MAGEN

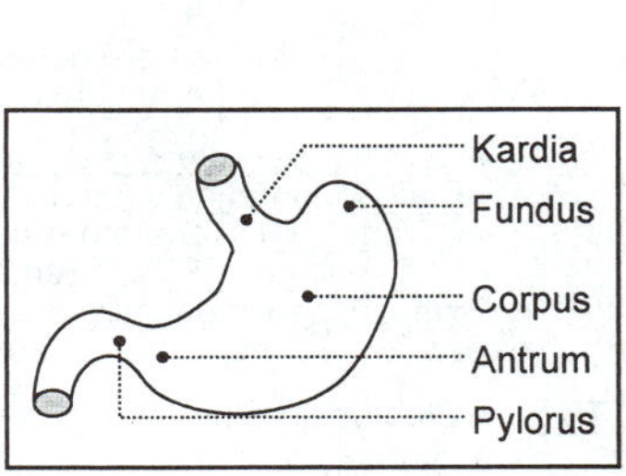

In Korpus und Fundus liegen drei magenspezifische Drüsenarten:
1. Schleimbildende Nebenzellen
2. Pepsinogenbildende Hauptzellen
3. Beleg- oder Parietalzellen, die Säure und Intrinsic Factor bilden

Sekretionsmechanismus des Magens:
1. Cephalische Phase: Sinneseindrücke, Chemorezeptoren der Mundschleimhaut → Vagusreizung → Magensaftsekretion
2. Gastrische Phase: Nahrungsaufnahme mit Antrumdehnung sowie Vagusreizung → Gastrinfreisetzung aus G-Zellen im Antrum → Magensaftsekretion

Je höher osmolar und kalorienreicher die aufgenommene Nahrung ist, desto höher die Verweildauer im Magen. Feste Nahrungsanteile werden ab einer Partikelgröße von 1 - 2 mm durch den Pylorus weiter transportiert.

3. Intestinale Phase: Hemmung der Gastrinfreisetzung in der enteralen Verdauungsphase durch Hormone der Duodenal-/Jejunumschleimhaut (GIP = gastric inhibitory polypeptide, VIP = vasoactive intestinal polypeptide, Sekretin, Glukagon)

Merke: Stärkster Reiz zur Ausschüttung von Gastrin ist die Magendehnung. Deshalb führt eine Magenausgangsstenose zu Übersäuerung.

Der Magensaft besteht aus:

1. Salzsäure (HCl) (Belegzellen der Korpus-/Fundusschleimhaut)
   Männer bilden mehr Säure als Frauen, im Alter nimmt die Säureproduktion ab.
2. Alkalischer Schleim (Nebenzellen der Korpusschleimhaut + schleimbildende Antrumdrüsen)
3. Verschluckter Speichel und zurückfließender Duodenalsaft
4. Proteolytische Enzyme: Pepsinogen (Hauptzellen)
5. Intrinsic factor (Belegzellen)

GASTRITIS [K29.7]

Akute Gastritis [K29.1]

Ät.:
- Exogene Noxen: Alimentärer Exzess, Alkoholexzess [K29.2], Acetylsalicylsäure, nichtsteroidale Antiphlogistika, Kortikosteroide und Zytostatika, Lebensmittelvergiftung durch toxinbildende Staphylokokken, Salmonellen u.a. Bakterien
- Stress: Traumata, Verbrennungen, Schock, intrakranielle Erkrankungen, postoperativ, Leistungssport („Runner's stomach" mit evtl. hämorrhagischer Gastritis) u.a.

Hi.: Oberflächliche Leukozyteninfiltrate der Schleimhaut, oberflächliche Epitheldefekte bis zu größeren Erosionen → Sonderform: Erosive Gastritis

KL.: Appetitlosigkeit, Übelkeit, Erbrechen, Aufstoßen, Druckgefühl im Oberbauch, epigastrischer Druckschmerz, unangenehmer Geschmack im Mund

Ko.: Magenblutung bei erosiver Gastritis, Stress-Ulkus

DD: Andere Erkrankungen des Magens/Duodenums, Gallenblase, Pankreas u.a.

Di.: Klinik, Endoskopie, Histologie

Th.: Weglassen exogener Noxen, passagere Nahrungskarenz; Säurehemmer: PPI; bei Brechreiz evtl. ein Antiemetikum, z.B. Dimenhydrinat (z.B. Vomex A®)

Prg: Spontane Abheilung

Chronische Gastritis [K29.5]

Def/Ät.:
2 Klassifikationssysteme der chronischen Gastritis:

I. ABC-Klassifikation der chronischen Gastritis (gebräuchlich):
Basis: Ätiologische + histologische Kriterien

- Typ A = **A**utoimmungastritis:
  Kardia- und Korpusgastritis
  Ät.: Unbekannt, ein Teil d.F. ist möglicherweise Folge einer HP-Infektion (s.u.)
  Pg.: Autoimmunerkrankung mit antikanalikulären Parietalzell-Ak (PCA) und H^+/K^+-ATPase-Ak in ca. 90 % d.F. sowie intrinsic factor-Ak (IFA) in ca. 70 % d.F. Durch Schwund der Belegzellen entwickelt sich eine Achlorhydrie (Anazidität). Gelegentlich Mischformen mit HP-Besiedlung.
  Spätfolge: Vitamin B_{12}-Mangelanämie (perniziöse Anämie) durch Fehlen des Intrinsic Factor.
  Anm.: Einige der Patienten haben weitere Autoimmunkrankheiten: M. Addison, Diabetes mellitus Typ 1, Hashimoto-Thyreoiditis u.a.
- Typ B = **B**akterielle Gastritis:
  Durch Infektion der Magenschleimhaut mit Helicobacter pylori (HP) (oral-oral oder fäkal-oral). Durchseuchung der Bevölkerung nimmt mit dem Lebensalter zu (Faustregel: Lebensjahre etwa gleich der Prävalenz).

Hi.: • Grad der Gastritis: Schleimhautinfiltration mit Lymphozyten und Plasmazellen
• Aktivität der Gastritis: Schleimhautinfiltration mit neutrophilen Granulozyten.

Die Typ B-Gastritis zeigt eine aszendierende Ausbreitung, wodurch sich die Antrum-/ Korpusgrenze nach oben verschiebt und die Zahl der Belegzellen abnimmt → durch Atrophie der Drüsenkörper/Belegzellen kommt es zur Ausbildung einer Hypochlorhydrie (jedoch nie Achlorhydrie). Es kann auch zu intestinaler Metaplasie kommen.

Selten: Helicobacter heilmannii-Gastritis (durch Hunde und Katzen übertragene Zoonose)

- Typ C-Gastritis = **C**hemische Gastritis:
  Durch NSAR (z.B. Diclofenac, Ibuprofen) oder Gallereflux induzierte chronische Antrumgastritis

Seltene Sonderformen: z.B.
- Crohn-Gastritis: Gastrale Manifestation des M. Crohn: Diskontinuierliche Granulozyteninfiltrationen der Magenschleimhaut + Nachweis von Epitheloidzellgranulomen → Diagnostik auf M. Crohn
- Eosinophile Gastritis/eosinophile Gastroenteritis (allergische Genese, evtl. Erbrechen, Durchfälle u.a., evtl. IgE ↑ und Eosinophilie, histologischer Nachweis vermehrter eosinophiler Granulozyten in der Mukosabiopsie)
  Th.: Kortikosteroide
- Lymphozytäre Gastritis (siehe dort)

II. Sydney-Klassifikation der chronischen Gastritis: Ungebräuchlich und kompliziert.
Enthält ätiologische, histologische + endoskopische Kriterien (siehe *Internet*)

Ep.: Typ A: 5 % - Typ B: ca. 80 % - Typ C: ca. 15 % aller Patienten mit chronischer Gastritis
Im Alter > 50 J. haben 50 % der Menschen eine HP-Besiedlung des Magens (Infektionsrate 1 % pro Lebensjahr).

KL.: Oft keine Symptome. Evtl. Halitosis bei HP-Infektion. Bei Antrumgastritis mit HP-Besiedlung kann es zu unspezifischen Oberbauchbeschwerden kommen ("Non-ulcer-Dyspepsie" → siehe dort)

Lab: Gel. kann eine mikrozytäre Anämie (Hb, MCV, Ferritin) auf chronische Blutung hinweisen. Gastrinbestimmung keine Routine: Erhöhte Werte bei Korpusgastritis und auch nach PPI-Gabe.

Ko.:
1. HP-Gastritis (Typ B):
   - In 25 % d.F. Auftreten von antikanalikulären PCA-Ak und H^+/K^+-ATPase-Ak; in ca. 5 % Entwicklung einer Typ A-Gastritis
   - Ulcus duodeni (Risiko 5 %), Ulcus ventriculi (Risiko 1 %)
   - Magenkarzinom (Risiko 1: 3.000)
   - Gastrale B-Zell- oder MALT-Lymphome (Risiko 1 : 40.000)
   - Idiopathische chronische Urtikaria
   - Evtl. Verschlechterung einer hepatischen Enzephalopathie bei Leberzirrhose
   - Evtl. idiopathische thrombozytopenische Purpura (ITP), evtl. Guillain-Barré-Syndrom
   - Ätiologisch unerklärliche Eisenmangelanämie
2. Autoimmune Gastritis (Typ A):
   - a) präatrophische b) atrophische A-Gastritis
   - Perniziöse Anämie = Vitamin B_{12}-Mangelanämie
   - Magenkarzinom
3. NSAR-induzierte Gastritis (Typ C): Ulcera, Magenblutung u.a.

Di.:
- Gastroskopie mit Biopsien aus Antrum und Korpus
- Diagnostik auf Helicobacter pylori (HP):
  Die HP-Diagnostik sollte 2 Wochen nach Ende einer Protonenpumpenhemmer-Therapie und 4 Wochen nach Eradikationstherapie oder sonstiger Antibiotikatherapie durchgeführt werden.
  - Endoskopisch-bioptisch (invasiv): Helicobacter-Urease-Test (HUT) (HP hat hohe Ureaseaktivität), Histologie, Kultur und PCR nur bei Resistenzfragestellungen (teuer, aufwendig).

  Nicht-invasive Testmethoden:
  - ^{13}C-Atemtest: Oral verabreichter ^{13}C-Harnstoff wird durch die HP-Urease gespalten. Danach wird $^{13}CO_2$ in der Ausatemluft massenspektroskopisch gemessen. Sensitivität unter PPI-Therapie vermindert.
  - HP-Antigennachweis im Stuhl
  - HP-IgG-Ak-Nachweis im Serum: Negativer Befund schließt bei immunkompetenten Personen eine HP-Infektion aus. Ein positiver Ak-Befund findet sich auch nach Eradikation (Ak persistieren). Daher ist der positive AK-Befund weder geeignet zur Entscheidung für eine Therapie noch zur Erfolgskontrolle nach Eradikation.
  - Ergänzende Diagnostik bei Typ A-Gastritis:
    Auto-Ak gegen Parietalzellen und intrinsic factor, Vitamin B_{12} i.S. erniedrigt

Merke: Eine chronische Gastritis kann nur endoskopisch/histologisch diagnostiziert werden! Dazu gehört auch eine Diagnostik auf HP.

Th.: • HP-Gastritis (Typ B): (S3-Leitlinie)
Die Erstlinientherapie ist eine Tripel-Therapie aus einem Protonenpumpeninhibitor (PPI) + 2 Antibiotika über 7 Tage → HP-Eradikationsquote > 90 %. Die European Helicobacter pylori Study Group (EHPSG) empfiehlt verschiedene Schemata, von denen die Kombination von Clarithromycin + Amoxicillin + PPI, die besten Resultate zeigt (Schema der 1. Wahl, aber mehr NW). Gegen Metronidazol ist H.p. zu 30 - 50 % resistent, gegen Clarithromycin zu ca. 10 %.

1) Französische Tripel-Therapie	2) Italienische Tripel-Therapie
– PPI (2 x 1 Standarddosis/d)*	– PPI (2 x 1 Standarddosis/d)*
– Clarithromycin (2 x 500 mg/d)	– Clarithromycin (2 x 250 mg/d)
– Amoxicillin (2 x 1.000 mg/d)	– Metronidazol (2 x 400 mg/d)

* PPI-Standarddosen: 20 mg Omeprazol, Esomeprazol, Rabeprazol oder
30 mg Lansoprazol oder
40 mg Pantoprazol

Eradikationserfolg 6 - 8 Wochen nach Behandlung durch Gastroskopie oder Atemtest überprüfen. Bei Therapieversagern (< 10 %) Compliance überprüfen, Resistenzbestimmung und Zweitlinientherapie mit anderen Antibiotikakombinationen anwenden (siehe Leitlinie), z.B. PPI + Amoxicillin + Levofloxacin (oder Rifabutin).
Reinfektionen sind selten (ca. 1 % pro Jahr).

Indikationen einer HP-Eradikationstherapie (gemäß Maastricht-Leitlinien und S3-Leitlinie):

1. Absolute Indikationen:
   - Ulkuskrankheit (Ulcus ventriculi oder duodeni)
   - MALT-Lymphom des Magens im Stadium I/II
2. Relative Indikationen:
   - HP-Gastritis, lymphozytäre Gastritis, Ménétrier-Syndrom (Riesenfaltengastritis)
   - Magenkarzinomprophylaxe bei Risikopatienten (Magenkarzinom in der Familienanamnese + HP-Gastritis; HP-Gastritis im Magenstumpf nach Magenteilresektion)
   - Vor Langzeittherapie mit NSAR bei Risikopatienten (Alter > 65 J., Ulkusanamnese, gleichzeitige Kortikosteroidtherapie)
   - Obere gastrointestinale Blutung unter Therapie mit NSAR
   - Extragastrale Erkrankungen (z.B. ITP, unklare Eisenmangelanämie)
   - Funktionelle Dyspepsie nach Ausschluss anderer Ursachen

• Autoimmune Gastritis (Typ A): Bei positivem HP-Befund kann eine Eradikation einen Teil der Typ A-Gastritiden zur Ausheilung bringen. Bei evtl. Vitamin B_{12}-Mangel wird Vitamin B_{12} i.m. substituiert. Jährliche Gastroskopien mit Biopsien wegen erhöhten Karzinomrisikos.

• NSAR-induzierte Gastritis (Typ C): Th.: NSAR möglichst absetzen, ggf. Gabe von PPI

Lymphozytäre Gastritis [K29.6]

Vo.: Seltene Erkrankung

Ät.: Unklar: Evtl. assoziiert mit Helicobacter pylori- (HP-)Infektion; evtl. auch Zöliakie bei Kindern

Pat: Oft im Magenkorpus; Endoskopie: Noduläre Erosionen entlang der Magenfalten; lymphozytäre Infiltration des Oberflächenepithels (überwiegend CD8 + Lymphozyten); Vermehrung intraepithelialer Lymphozyten = IEL (> 25/100 Epithelzellen)

Ko.: • Ausbildung einer Riesenfaltengastritis (Ménétrier-Syndrom) mit Diarrhö, Anämie, exsudativer Enteropathie [K90.4]
• Maligne Entartung

Di.: Gastroskopie mit Biopsie + Histologie + HP-Diagnostik (siehe HP-Gastritis)

Th.: HP-Eradikation (s.o.) kann bei Infektion zur Rückbildung der lymphozytären Gastritis führen. Jährliche endoskopisch-bioptische Kontrollen, evtl. Gastrektomie bei schweren Dysplasien

GASTRODUODENALE ULKUSKRANKHEIT [K27.9]

Def: 1. Erosion: Oberflächlicher Epitheldefekt der Mukosa (Muscularis mucosae intakt). Oft multipel, gel. diffuse Blutungen mit Anämie (hämorrhagische Erosionen).

2. Ulkus: Tieferer Defekt der Mukosa (durchdringt Muscularis mucosae und meist auch tiefere Wandschichten, oft mit weißlichem Fibrinbelag)

Ep.: Inzidenz des Ulcus duodeni: 150/100.000 Erkrankungen jährlich
Inzidenz des Ulcus ventriculi: 50/100.000 Erkrankungen jährlich } Häufigkeit abnehmend
m : w = 3 : 1 beim Ulcus duodeni und 1 : 1 beim Ulcus ventriculi

Ät.: 1. Chronische HP-Gastritis mit Verminderung der defensiven Faktoren (z.B. Schleimbildung), Verstärkung der aggressiven Faktoren (Säuresekretion)
HP findet sich bei 99 % der Patienten mit Ulcus duodeni, bei 75 % der Patienten mit Ulcus ventriculi und bei bis zu. 50 % gesunder Erwachsener > 50 Jahre in Deutschland (Häufigkeit nimmt pro Lebensjahr um ca. 1 % zu).

Merke: HP-Gastritis = Kausale Erkrankung; Ulkus = Komplikation der HP-Gastritis, wobei genetische Disposition und exogene Faktoren eine Rolle spielen.

2. Ursachen eines HP-negativen Ulkus:
- Am häufigsten Einnahme nichtsteroidaler Antirheumatika (NSAR), die die protektiv wirksamen Prostaglandine hemmen (z.B. Diclofenac, Ibuprofen u.a.).

Merke: Glukokortikosteroide allein verursachen meist keine Geschwüre, NSAR erhöhen das Ulkusrisiko um den Faktor 4; beide Substanzen in Kombination: Ulkusrisiko 15fach erhöht.

- Rauchen (ulkusbegünstigender Begleitfaktor)
- Selten Zollinger-Ellison-Syndrom oder Hyperparathyreoidismus

3. Akutes Stressulkus [K25.3] und -erosionen als einmaliges Ereignis:
Stressfaktoren, meist unter intensivmedizinischer Behandlung (nach Polytrauma, Verbrennung, großen Operationen, Hirntrauma, Langzeitbeatmung u.a.)

Lok:
- Häufig kleinkurvaturseitig und im Antrum
Atypisch lokalisierte Magenulzera (Korpus/Fundus, große Kurvatur) sind selten und stets karzinomverdächtig. Multipel auftretende Ulcera im Magen u./o. Duodenum meist nach NSAR, selten bei Zollinger-Ellison-Syndrom.
- Ulcus duodeni: Oft am Ausgang des Bulbus duodeni, gel. zwei gegenüber liegende Ulcera ("kissing ulcers"). Distal gelegene postbulbäre Ulcera sind sehr selten und verdächtig auf Zollinger-Ellison-Syndrom.

KL.: Diagnose nur durch Endoskopie. Typische Beschwerden:
- Ulcus duodeni: Spät-, Nacht-, Nüchternschmerzen im Epigastrium; Besserung durch Essen
- Ulcus ventriculi: Sofortschmerz nach dem Essen oder nahrungsunabhängige Schmerzen
- Ulcera durch NSAR: Oft asymptomatisch, jedoch häufig zum Teil starke Blutungen

Ko.:
- Akut und oft ohne Vorboten: 1/3 der Ulkuspatienten zeigen erst Symptome bei Komplikationen:
  1. Blutung (20 % aller Ulkuspatienten) gehäuft bei Stressulzera und Ulcera durch NSAR! → Hämatemesis, Melaena (s. Obere Magen-Darm-Blutung)
  2. Perforation (5 % aller Ulkuspatienten): Akute epigastrische Schmerzen mit Abwehrspannung (akutes Abdomen), freie abdominelle Luft (Röntgen Abdomen leer). Sofortige Operation, hohe Letalität bei Peritonitis!
  3. Penetration, z.B. ins Pankreas → Rückenschmerzen, evtl. Pankreatitis
- Spätkomplikationen:
  4. Narbige Magenausgangsstenose → Erbrechen, Gewichtsabnahme, "Sanduhrmagen"
  5. Pylorusinsuffizienz mit Reflux von Galle, Duodenalsaft
  6. Karzinomatöse Entartung eines chronischen Ulcus ventriculi in 3 % d.F.

DD:
- Refluxkrankheit (Sodbrennen, Endoskopie)
- Magenkarzinom (Endoskopie!)
- Magenkaskade (Aufstoßen und Völlegefühl nach dem Essen → meist Besserung nach Rechtsseitenlage mit Entleerung der Kaskade, → Di.: Endoskopie)
- Cholelithiasis (Sonografie)
- Pankreatitis (Lipase)
- Pankreaskarzinom (Endo-/Sonografie, CT, MRCP, ERCP)
- Erkrankungen des Kolons (Koloskopie)
- **Funktionelle Dyspepsie = Reizmagen-Syndrom = Non-ulcer-Dyspepsie [K30]:**
Bis 50 % aller Patienten mit Oberbauchbeschwerden haben funktionelle Beschwerden: Druck-/Völlegefühl im Oberbauch, krampfartige Sensationen, Übelkeit, Aufstoßen, Sodbrennen u.a.

Funktionelle Dyspepsie ist eine Ausschlussdiagnose! Bei Refluxbeschwerden sind Säurehemmer hilfreich, bei Hypomotilitätsbeschwerden Prokinetika (MCP), bei Krämpfen Spasmolytika; bei HP-Gastritis ev. HP-Eradikation. Eine Gastroskopie sollte nach einem Therapieversuch spätestens nach 4 - 6 Wochen erfolgen (Ausschluss von Ulcus und Karzinom).

Di.: 1. Gastroduodenoskopie mit Biopsien aus Antrum + Korpus: Histologie + HP-Diagnostik

Merke: Jedes Magenulkus sollte biopsiert werden - vor und nach Therapie bis zur Abheilung - um ein Magenkarzinom nicht zu übersehen!

2. Kausale Diagnostik:
- Diagnostik auf Helicobacter pylori (HP): (siehe Kap. Gastritis)
  - Endoskopisch-bioptisch (Urease-Schnelltest, Histologie, evtl. Kultur/PCR bei Resistenz)
  - ^{13}C-Atemtest
  - HP-Antigennachweis im Stuhl
- Bei HP-negativen Ulzera ohne NSAR-Anamnese:
  - Ausschluss Zollinger-Ellison-Syndrom: Gastrin basal und nach Sekretin i.v. stark erhöht
  - Ausschluss primärer Hyperparathyreoidismus: Calcium und Parathormon i.S. ↑, Phosphat i.S. ↓

Th.: **A) KONSERVATIVE THERAPIE**

▶ Kausale Therapie der HP-positiven Ulkuskrankheit:
Helicobacter pylori (HP)-Eradikationstherapie: (→ siehe Kap. Gastritis und S3-Leitlinie)
Erfolg > 90 % mit Ausheilung der Ulkuskrankheit!

▶ Symptomatische Therapie HP-negativer Ulcera:
- Noxen weglassen: NSAR, insbes. in Kombination mit Glukokortikosteroiden; Rauchen, Stress, Kaffee- und Alkoholkonsum einschränken u.a.
- Protonenpumpeninhibitoren (PPI) = Protonenpumpenhemmer: Mittel der 1. Wahl, z.B. Omeprazol, Lansoprazol, Pantoprazol u.a. (siehe Kapitel Refluxkrankheit)

Bei Motilitätsstörungen (Stasemagen) werden PPI im Magen inaktiviert → zusätzlich Prokinetika (MCP, Domperidon) geben.

Pro: Ulkusrezidivprophylaxe:
a) HP-positives Ulkus:
Ohne HP-Eradikation: 70 - 80 % Ulkusrezidiv. Die HP-Eradikation führt zur Ausheilung.
b) HP-negatives Ulkus ohne NSAR:
Ausschluss von Zollinger-Ellison-Syndrom und Hyperparathyreoidismus
Rauchen aufgeben; PPI
c) Stressulkus-Prophylaxe bei intensivmedizinischen Patienten: Evtl. PPI (umstritten wegen evtl. erhöhtem Pneumonierisiko)
d) HP-negatives Ulkus bei Einnahme von NSAR:
Falls möglich NSAR absetzen oder (falls dies nicht möglich ist) nicht mit Kortikosteroiden kombinieren! Zusätzlich Rezidivprophylaxe mit PPI

B) Chirurgie

Ind: für eine Operation:
1. Komplikationen: Endoskopisch unstillbare Blutung / Perforation / Magenausgangsstenose
2. Karzinom

Notfalloperation:
- Blutung: Ulkusumstechung und extraluminäre Gefäßligatur (A. gastroduodenalis) + anschließende HP-Eradikation (bei HP-positivem Ulkus)
- Perforation: Ulkusexzision + Übernähung und Pyloroplastik

Dadurch, dass die Ulkuskrankheit durch HP-Eradikation heilbar geworden ist, sind früher praktizierte Op.-Verfahren obsolet geworden:
- Zweidrittel-Magenresektion mit Gastroduodenostomie (= Billroth I) oder der funktionell ungünstigen Gastrojejunostomie (= Billroth II)
- Selektive proximale Vagotomie (SPV)

Ko.: nach Operation:
- **Postgastrektomie-Syndrome** [K91.1]:
= Postalimentäre Beschwerden nach Magenteilresektion
  1. Funktionell:
     - Postalimentäres Frühsyndrom (Früh-Dumping): 20 Min. nach dem Essen
       a) Intestinale Symptome: Borborygmi = hörbare Darmgeräusche, Bauchschmerzen, evtl. Diarrhö, Brechreiz

b) Kardiovaskuläre Symptome: Herzklopfen, Schwitzen, Schwäche, Schwindel
Urs: a) Sturzentleerung des Magenstumpfes (bes. Billroth II) → Überdehnung der abführenden Schlinge mit Zug am Mesenterium → Vagusreizung mit Freisetzung von vasoaktiven Stoffen (Serotonin, Bradykinin) und intestinalen Hormonen
b) Passagere Hypovolämie durch hyperosmotische, leicht lösliche Kohlenhydrate

- Postalimentäres Spätsyndrom (Spät-Dumping): Rel. selten
1,5 - 3 h nach dem Essen Symptome der Hypoglykämie (Schwäche, Schwitzen, Unruhe, Heißhunger)
Urs: Reaktive Hypoglykämie durch überschießende Insulinausschüttung
Di.: Anamnese + oraler Glukosetoleranztest → Späthypoglykämie nach 1,5 - 3 h
Th.: des Früh-Dumping: Häufig kleine Mahlzeiten, eiweißreiche, kohlenhydratarme Diät (kein Zucker, keine Milch), keine Flüssigkeit zu den Mahlzeiten, evtl. Einnahme des Quellstoffs Guar zu den Mahlzeiten, nach dem Essen 1/2 h hinlegen, evtl. Gabe von Spasmolytika (z.B. N-Butyl-Scopolamin).
Bei therapieresistenten Fällen operative Umwandlung von Billroth II in Billroth I
Th.: des Spät-Dumping: Kleine Kohlenhydratzufuhr ca. 3 h nach der Mahlzeit

2. Operationstechnisch bedingte Beschwerden:
- Beschwerden des zu kleinen Magens: Völle- und Druckgefühl während oder kurz nach dem Essen (20 - 30 Min. postalimentär)
- Syndrom der zuführenden Schlinge (Afferent-loop-Syndrom):
Sehr seltene Komplikation nach Billroth II-Operation (2 Typen) durch zu engen Abfluss der blind verschlossenen Duodenalschlinge (Stau von Gallesekret) oder zu weite Ausflussöffnung der Duodenalschlinge (Mageninhalt fließt in die Duodenalschlinge).
Sy.: Oberbauchbeschwerden mit Erleichterung nach Erbrechen
Th.: Operative Umwandlung von Billroth II in Billroth I
- Syndrom der abführenden Schlinge (Efferent-loop-Syndrom):
Selten vorkommende Obstruktion der abführenden Schlinge, z.B. durch Stenosierung der Anastomose.

- **Postvagotomie-Syndrom:**
Bei SPV ohne Pyloroplastik: Verzögerte Magenentleerung Völlegefühl, Aufstoßen, Reflux
Nach SPV mit Pyloroplastik kommt es in 20 - 30 % zu Diarrhö.
Th.: Durchfälle teilweise durch Gallensäuren verursacht, evtl. Versuch mit Colestyramin.

- **Ernährungsstörungen:**
Mangelhafte Nahrungszufuhr aufgrund von Beschwerden, Maldigestion durch zu rasche Magenentleerung und asynchrone Sekretion von Pankreassaft und Galle → evtl. Gewichtsverlust: „postzibale Asynchronie".
Vitamin B_{12}-Mangelanämie (Mangel an intrinsic factor nach Magenresektion) und Eisenmangelanämien als Spätkomplikationen (DD: Blutungsanämie infolge Ulkusrezidiv!) → Substitution von Vitamin B_{12} 1.000 µg i.m. alle 3 - 6 Monate; evtl. Eisensubstitution

- **Magenstumpfkarzinom:**
Spätkomplikation nach Magenteilresektion: Erhöhtes Karzinomrisiko im Magenstumpf, bes. an der Anastomose, vor allem nach BII-Op. → Prophylaxe: HP-Eradikation + Patienten ab dem 15. postoperativen Jahr in zweijährigen Abständen gastroskopieren.

MAGENKARZINOM [C16.9]

Ep.: Hohe Inzidenz in China, Japan, Finnland, Chile, Kolumbien, Venezuela, kontinuierlich abnehmende Inzidenz in Westeuropa und USA. Inzidenz in Westeuropa: 13 (m) bzw. 7 (w)/100.000/J. Häufigkeitsgipfel jenseits des 50. Lebensjahres, aber 10 % d.F. auch schon zwischen 30. - 40. Lebensjahr! > 50 % d.F. werden leider in fortgeschrittenem Tumorstadium mit ungünstiger Prognose diagnostiziert.

Ät.: 1. Erkrankungen mit erhöhtem Karzinomrisiko:
- Helicobacter pylori (HP-)Gastritis (Typ B); HP ist für den Magen ein Klasse I-Karzinogen und der wichtigste Risikofaktor für das Magenkarzinom in Corpus und Antrum!

  Memo: > 90 % aller Patienten mit Magenfrühkarzinom haben eine HP-Gastritis!
- Chronische atrophische Autoimmungastritis (Typ A)
- Zustand nach Magenteilresektion (nach 15-20 Jahren)
- Adenomatöse Magenpolypen (Karzinominzidenz bis zu 20 %)
- M. Ménétrier (Karzinominzidenz bis zu 10 %)

2. Ernährungsfaktoren:
Hoher Nitratgehalt der Nahrung in geräucherten und gesalzenen Speisen → Hypothese: Bakterielle Umwandlung von Nitraten zu Nitriten + Bildung von karzinogenen Nitrosaminen aus Nitriten (auch aus Tabakrauch).
Mediterrane Ernährung mit reichlich Obst, Gemüse, Zwiebeln und Vitamin C soll protektiv wirken. Ernährungsfaktoren beeinflussen geografische Häufigkeitsunterschiede: z.B. Japaner, die nach USA ausgewandert sind, haben in der Nachfolgegeneration kein erhöhtes Risiko für Magenkrebs!

3. Genetische Faktoren:
Hereditäres Magenkarzinom:
- Durch Mutationen des E-Cadherin-Gens
- Durch Mutationen hereditärer Karzinomsyndrome (HNPCC, FAP, Peutz-Jeghers-Syndrom, Li Fraumeni-Syndrom)
- Unbekannte Mutationen bei positiver Familienanamnese

Lok:

- Antrum-Pylorusbereich	35 %
- Kleine Kurvatur	30 %
- Kardiabereich	25 %
- Übrige Lokalisationen	10 %

Metastasierung erfolgt früh auf verschiedenen Wegen:
- Lymphogen: Ausbreitung in 3 Kompartimente:
  I. Alle direkt an der großen + kleinen Kurvatur lokalisierten Lymphknoten (LK)
  II. Alle LK im Bereich des Truncus coeliacus (bis Leberarterie und Milzhilus)
  III. Paraaortale + mesenteriale LK
  Ca. 70 % der Patienten mit Magenkarzinom haben zum Zeitpunkt der Diagnose LK-Metastasen; im St. T1a in ca. 3 %, im St. T1b bereits in 30 %
- Hämatogen: → Leber → Lunge → Knochen, Hirn
- Per continuitatem: Ösophagus, Duodenum, Kolon, Pankreas
- Per contingentatem: Bauchfellkarzinose mit Aszites
- Abtropfmetastasen eines Magenkarzinoms in den Ovarien (Krukenberg-Tumor) oder im Douglas-Raum

Siewert-Klassifikation der Adenokarzinome des ösophagogastralen Überganges (AEG):

AEG I (eigentliches Barrett-Karzinom): 1 bis 5 cm oralwärts der Kardia. Dieser Tumor entwickelt sich aus einem Barrettepithel des distalen Ösophagus, oft mit Refluxanamnese.
AEG II (eigentliches Kardiakarzinom): Oral < 1 cm, aboral < 2 cm von der Kardia entfernt.
AEG III (subkardiales Magenkarzinom): > 2 bis 5 cm von der Kardia entfernt.

Typ I ist refluxassoziiert, Typ II und III sind Helicobacter-assoziiert und häufiger schlecht differenziert (G3 oder G4). Das operative Vorgehen bei den verschiedenen Typen unterscheidet sich.

Laurén-Klassifikation nach dem Wachstumsmuster:
- Intestinaler Typ: Expansiv (polypös) wachsend und gut begrenzt
- Diffuser Typ: Infiltrativ wachsend und schlecht begrenzt → Im fortgeschrittenem Zustand Linitis plastica; Neigung zu frühzeitiger Lymphknotenmetastasierung, großer Sicherheitsabstand bei Resektion erforderlich.
- Mischtyp

Die Laurén-Klassifikation hat Bedeutung für das Ausmaß des Resektionsverfahrens.

Hi. (WHO): Papilläres, tubuläres, muzinöses Adenokarzinom
Siegelringzellkarzinom (prognostisch schlechter)
Plattenepithelkarzinom und adenosquamöses Karzinom (beide selten)
Kleinzelliges Karzinom (selten)
Undifferenziertes Karzinom
Grading (= Differenzierungsgrad):
G_1 = hohe, G_2 = mittlere, G_3 = geringe, G_4 = fehlende Differenzierung

TNM-Klassifikation (UICC, 2010):

Präoperativ-klinisch: TNM-Stadien	Postoperativ-histopathologisch: pTNM-Stadien
T-Primärtumor nach Infiltrationstiefe	
TX	Primärtumor kann nicht beurteilt werden.
Tis	Carcinoma in situ: Intraepithelialer Tumor ohne Infiltration der Lamina propria, hochgradige Dysplasie
T1a	Tumor infiltriert Lamina propria oder Muscularis mucosae
T1b	Tumor infiltriert Submukosa
T2	Tumor infiltriert Muscularis propria
T3	Tumor infiltriert Subserosa
T4a	Tumor perforiert Serosa
T4b	Tumor infiltriert benachbarte Strukturen (benachbarte Strukturen des Magens sind Milz, Colon transversum, Leber, Zwerchfell, Pankreas, Bauchwand, Nebennieren, Niere, Dünndarm und Retroperitoneum. Ein Tumor, der sich in das Ligamentum gastrocolicum oder gastrohepaticum ausbreitet - ohne Perforation des viszeralen Peritoneums - wird als T3 klassifiziert).
N - Regionäre Lymphknoten nach Anzahl der befallenen Lymphknoten (LK)	
NX	Regionäre Lymphknoten können nicht beurteilt werden.
N0	Keine regionären Lymphknotenmetastasen
N1	Metastasen in 1 - 2 regionären Lymphknoten
N2	Metastasen in 3 - 6 regionären Lymphknoten
N3a	Metastasen in 7 - 15 regionären Lymphknoten
N3b	Metastasen in 16 oder mehr regionären Lymphknoten
M - Fernmetastasen	
M0	Keine Fernmetastasen
M1	Fernmetastasen (Fernmetastasen schließen peritoneale Metastasen (Aussaat) und positive Peritonealzytologie sowie Tumoren im Netz mit ein, soweit diese nicht Teil einer kontinuierlichen Ausbreitung sind).

Stadiengruppierung: Siehe *Internet*

R-Klassifikation (Bestimmung des Resttumors nach Op.)	
R0	Kein Residualtumor
R1	Mikroskopischer Resttumor
R2	Makroskopischer Resttumor

KL.: Anamnese: Kurz oder fehlend
Manche Patienten geben an, einen "unerschütterlichen" Magen gehabt zu haben. Beschwerden meist diskret und unbestimmt (und werden von den Patienten nicht selten auf exogene Ursachen bezogen, z.B. Diätfehler).

Theodor Storm, der an Magenkrebs verstorben ist, beschrieb seine Beschwerden so: "Ein Punkt nur ist es, kaum ein Schmerz, nur ein Gefühl empfunden eben; und dennoch spricht es stets darein und dennoch stört es dich zu leben."

Weitere Symptome, die evtl. vorhanden sein können:
- Gewichtsabnahme, Widerwille gegen Fleisch, Brechreiz, Druckgefühl im Oberbauch, Leistungsknick, subfebrile Temperaturen
- Tastbarer Oberbauchtumor bei fortgeschrittenem Karzinom
- Zeichen der Metastasierung: Hepatomegalie, Aszites, Virchow-Lymphknoten (links supraklavikulär) u.a.
- Akute Magenblutung
- Magenausgangsstenose und Tumorkachexie

Lab:
- Evtl. Eisenmangelanämie
- Evtl. positiver Nachweis für (okkultes) Blut im Stuhl (fehlt beim infiltrativen Typ!)
- Tumormarker: Keine Suchtests, Bedeutung nur für postoperative Nachsorge: CA 72-4 (Sensitivität ca. 50 %), weniger sensitive Marker: CA 19-9 und CEA.

DD: - Ulkuskrankheit (→ Endoskopie)
- Refluxkrankheit (→ Endoskopie)
- Erkrankungen an Gallenwegen, Leber, Pankreas (Sono, CT, Laborscreening)
- Reizmagen-Syndrom = funktionelle Magenbeschwerden mit Druck- und Völlegefühl (Ausschlussdiagnose!)

Di.:
- Videoendoskopie mit multiplen Biopsien aller suspekten Veränderungen. Gute Zuverlässigkeit für das lokoregionäre Staging. Eine Gastroskopie ohne Biopsien/Histologie kann nicht unterscheiden zwischen benignem oder malignem Ulkus.
- Endosonografie: Erfassung von Tiefenausdehnung des Karzinoms und benachbarter Lymphknoten (T- und N-Staging), keine sichere Unterscheidung benigne oder maligne (was nur histologisch möglich ist)
- Diagnostik zum Ausschluss von Metastasen (Sonografie und CT des Abdomens, Röntgen-Thorax; evtl. Staging-Laparoskopie)

Merke: Da die Prognose des fortgeschrittenen Magenkarzinoms schlecht ist, kommt alles auf die **FRÜHDIAGNOSE** an! Deshalb:
1. Bei Magenbeschwerden und Verdacht auf "Reizmagen" darf ein zeitlich begrenzter (drei Wochen) Therapieversuch unternommen werden. Bei fortbestehenden Beschwerden nach einer dreiwöchigen Frist muss eine endoskopisch-bioptische Klärung erfolgen!
2. Bei Risikoerkrankungen (s.o.) jährlich gastroskopieren (+ biopsieren)!

Th.: Stadiengerechte Therapie mit Abstimmung durch interdisziplinäre Tumorkonferenz (S3-Leitlinie):

▸ Die chirurgische R0-Resektion ist die Standardtherapie für alle potenziell resektablen Magenkarzinome.
Eine Ausnahme bilden die auf die Mukosa begrenzten Karzinome ($T_{1a}N_0M_0$, $G_{1/2}$), wenn sie endoskopisch komplett R_0 reseziert werden können (endoskopische Mukosaresektion).

▸ Bei lokal fortgeschrittenen Karzinomen ab T_3 (Mehrzahl der Fälle) hat sich ein multimodales Therapiekonzept bewährt:
- Perioperative Chemotherapie: Beim lokal fortgeschrittenen, primär operablen Magenkarzinomen führt eine perioperative Chemotherapie, die auf Cisplatin und 5-FU basiert (vor und nach Op.) zu einem Downstaging und zu einer verlängerten Überlebensrate.
- Chirurgie mit kurativer Zielsetzung: R0-Resektion = Resektion ohne Residualtumor (in der Mehrzahl der Fälle totale Gastrektomie)
  - Regeloperation: Tumorentfernung unter Einhaltung eines ausreichenden Sicherheitsabstandes (intestinaler Typ: 5 cm, diffuser Typ: 8 cm) und Mitnahme des großen + kleinen Netzes + Lymphknotendissektion der Kompartimente D1 + D2:
    - Die D1-Lymphadenektomie umfasst die Entfernung der perigastrischen Lymphknoten (Nr. 1 - 6)
    - Bei der D2-Lymphadenektomie werden zusätzlich die Lymphknoten suprapankreatisch entlang der großen Gefäße ausgeräumt (Nr. 7 - 11).
  - Beim Adenokarzinom des ösophagogastralen Übergangs (Typ II/III nach Siewert): Zusätzlich distale Ösophagusresektion
    Passagewiederherstellung nach Gastrektomie durch Ösophagojejunostomie (Roux-Schlinge) oder Interposition einer gestielten isoperistaltischen Jejunalschlinge zwischen Ösophagus und Duodenum.
    Passagewiederherstellung nach subtotaler Magenresektion, z.B. durch Gastrojejunostomie
    Anm.: Der Stellenwert einer neoadjuvanten Radio-/Chemotherapie, die toxischer ist als die alleinige Chemotherapie, ist noch in Diskussion.

▸ Bei isolierter Peritonealkarzinose:
Evtl. Kombination von radikaler Peritonealoperation (Entfernung sämtlicher Herde der Peritonealkarzinose) + hyperthermer intraperitonealer Chemotherapie (HIPEC) und systemischer Chemotherapie (nur im Rahmen klinischer Studien an Zentren)

▸ Palliative Chemotherapie mit Substanzen wie 5-FU oder Capecitabin (Prodrug von 5-FU) + Cisplatin oder Irenotecan; Trastuzumab bei HER-2-positivem Magenkarzinom. Der Nutzen einer systemischen Chemotherapie ist belegt (leicht verbesserte Überlebenszeiten).

▸ Andere palliative Therapiemaßnahmen:
- Bei Magenausgangsstenose oder Tumorblutungen evtl. Versuch einer endoskopischen Argonplasma-Lasertherapie, sonst Gastroenterostomie oder palliative Gastrektomie
- Bei stenosierendem Karzinom: Endoskopisches Einlegen eines Metallstents
- Anlegen einer Ernährungsfistel: Perkutane endoskopisch kontrollierte Jejunostomie (PEJ)

Nachsorge:
- Prophylaxe und Behandlung von Postgastrektomieproblemen (siehe dort): Ernährungsberatung, Körpergewichtskontrollen, Gabe von Pankreasenzymen zu den Mahlzeiten, lebenslange Substitution von Vitamin B_{12} u.a.

- Erfassung evtl. Tumorrezidive (Endoskopie, Sonografie, Tumormarker, s.o.)

Prg: 5-Jahresüberlebensrate nach Operation mit kurativer Zielsetzung:
- pTis (Carcinoma in situ): 100 %
- pT_1 (Frühkarzinom): 90 %
- $pT_1N_1M_0$ oder $pT_2N_0M_0$: 70 %

Bei weiter fortgeschrittenen Karzinomen wird die Prognose hauptsächlich von der R-Klassifikation bestimmt: R0-Resektionen zeigen 5-Jahresüberlebensraten von 45 % und weniger (stadienabhängig). Bei R1- oder R2-Resektionen (= palliative Eingriffe zur Wiederherstellung der Nahrungspassage; Tumor nicht vollständig entfernt) überlebt kaum ein Patient 5 Jahre.
Die Erfahrung des Operateurs und die Vollständigkeit der Lymphadenektomie beeinflussen wesentlich das Risiko von Rezidiven und die Prognose!
Nachsorgeuntersuchungen: Zunächst alle 3 Monate (Rezidive häufig postoperativ innerhalb von 2 Jahren)

Pro:
- Aufklärung über gesunde Ernährung (s.o.)
- Eradikation einer HP-Gastritis bei Risikopatienten
- Regelmäßige prophylaktische Gastroskopien bei Risikopatienten (s.o.)

ANDERE MAGENTUMOREN

- Non-Hodgkin-Lymphome (NHL, MALT-Lymphome) des Magens: Siehe Kap. Non-Hodgkin-Lymphome
- Gastrointestinale Stromatumoren (GIST): Siehe dort
- Selten Lipome, Neurofibrome, Karzinoide

DD: Polypöse Magenschleimhautveränderungen:
1. Fokale foveoläre Hyperplasie = hyperplastischer Polyp: Keine Neoplasie
2. Hyperplasiogener Polyp = hyperplastisch-adenomatöser Polyp: Entartung möglich, insbes. bei multiplem Auftreten
3. Adenome sind rel. selten: Entartung in 20 - 40 %
4. Polypen bei Peutz-Jeghers-Syndrom (siehe Kap. Kolonpolypen)
5. Polypöse Wachstumsform eines Magenkarzinoms (!)

Di.: Gastroskopie mit Biopsie/Histologie, Endosonografie, Röntgen, CT

Th.:
- Polypöse Magenschleimhautveränderungen:
  - Hyperplastische Polypen bei HP-Gastritis verschwinden meist nach HP-Eradikationstherapie
  - Endoskopische Polypenentfernung
  - Bei maligner Entartung Resektionsbehandlung

DARM

DUODENALDIVERTIKEL [K57.1]

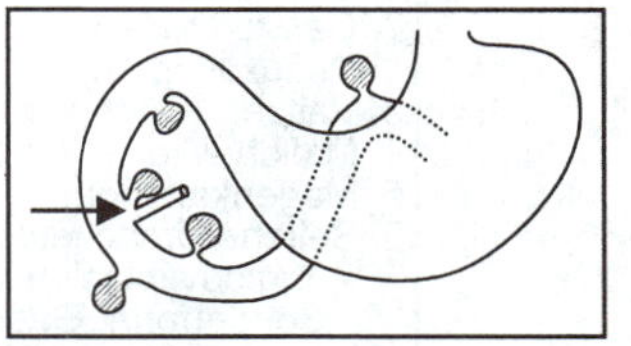

Vo.: Ca. 3 % der Bevölkerung; zunehmend im Alter
Meist parapapillär (→) oder juxtapapillär gelegen

KL.: Meist symptomlos (Zufallsbefund bei ERCP)
Evtl. nahrungsunabhängige Dauerschmerzen bei parapapillären Divertikeln.

Ko.: Sind selten: Papillenstenose mit Cholestase, evtl. Pankreatitis, Blutung, Perforation, bakterielle Fehlbesiedlung mit Malabsorption.

Th.: ERCP bei Cholestase, operative Therapie nur bei Komplikationen erforderlich.

MECKEL-DIVERTIKEL [Q43.0]

Def: Rest des embryonalen Dottergangs (Ductus omphaloentericus)

Vo.: 2 % der Bevölkerung; ca. 100 cm proximal der Ileozökalklappe (bei Neugeborenen ca. 50 cm)

KL.: Meist asymptomatischer Zufallsbefund bei Appendektomie. Beschwerden treten im Kleinkindesalter auf. Durch ektope Magenschleimhaut im Meckel-Divertikel evtl. ektope Säuresekretion: Ulkus mit Blutung, Entzündung, Perforation. Symptome bei Entzündung ähneln einer Appendizitis.

Di.: Bei Laparotomie wegen unklarer abdomineller Beschwerden sollte ein Meckel-Divertikel ausgeschlossen werden. Bei okkulter Blutung kann durch ^{99m}Tc-Pertechnetat-Szintigrafie ektope Magenschleimhaut im Meckel-Divertikel nachgewiesen werden.

Th.: Resektion (auch bei intraoperativem Zufallsbefund). PPI stoppen die ektope Säuresekretion.

GASTROINTESTINALE (GI) BLUTUNG [K92.2]

Syn: Syndrom der Magen-Darm-Blutung

Einteilung	Blutungsquelle	Inzidenz (/100.000/J.)
A) Obere GI-Blutung (Blutungsquelle proximal des Treitz-Bandes)	Ösophagus, Magen, Duodenum	Bis 100 m : w = 2 : 1
B) Mittlere GI-Blutung (Blutungsquelle zwischen Treitz-Band und Ileozökalklappe)	Jejunum, Ileum	Rel. selten
C) Untere GI-Blutung Kolorektale Blutung	Kolon, Rektum	Ca. 20 (ohne Hämorrhoidalblutung)

Ät.: A) Obere GI-Blutung [K92.2]

	Häufigkeit (%)
1. Ulcera duodeni/ventriculi (Relation ~ 3 : 1)	50
2. Gastroduodenale Erosionen, NSAR-Gastritis	15
Refluxösophagitis	10
3. Varizen (Ösophagus/Magenfundus) bei portaler Hypertension	15
4. Mallory-Weiss-Syndrom (siehe dort) 5. Magenkarzinom 6. Seltene Ursachen: - Angiodysplasien im Magen und Duodenum Sonderform: Gastrale antrale vaskuläre Ektasie = GAVE („Wassermelonenmagen"), streifenförmig gruppierte Angiodysplasien - Hämobilie [K83.8] = Gallengangsblutung (Trauma, Tumoren) 7. Nicht identifizierbar	10

Cave: Gelegentlich mehrere Blutungsquellen gleichzeitig. Das Auffinden einer Blutungsquelle schließt eine zweite nicht aus!

B) Mittlere GI-Blutung:
Häufig Angiodysplasien, gel. M. Crohn, Meckel-Divertikel, Tumoren, Mesenterialinfarkt u.a.

C) Untere GI-Blutung (Kolorektale Blutung):
- Rektum: Hämorrhoiden (80 %), Proktitis, Karzinome; iatrogen: Nachblutungen nach Polypektomie, Biopsie, Hämorrhoidalsklerosierung oder -ligatur, analen Operationen, Verletzungen; seltene Ursachen (z.B. Endometriose)
- Kolon: Nach Lebensalter und Häufigkeit geordnet:

Kinder/Jugendliche < 25 J.	Erwachsene < 60 J.	Erwachsene > 60 J.
Colitis ulcerosa/M. Crohn Polypen	Divertikulose Colitis ulcerosa/M. Crohn Polypen, Karzinom Infektiöse Kolitis Angiodysplasie	Angiodysplasie Divertikulose Karzinom Polypen Ischämische Kolitis

Merke: Das Patientenalter lenkt oft den Verdacht auf Ursache und Lokalisation der Blutung!

Anm.: 1. Oft Angiodysplasien bei älteren Patienten (Hämangiome, Gefäßneoplasien, arteriovenöse Missbildungen, Teleangiektasien), häufig ileozökal und im Colon ascendens
2. Nie mit der Verdachtsdiagnose Hämorrhoiden zufrieden geben, denn diese sind so häufig, dass die Hälfte aller Patienten Hämorrhoiden als Zweitbefund hat!

KL.: A) Symptome der Blutungsanämie und evtl. Symptome eines hypovolämischen Schocks (siehe auch Kap. Schock):

Blutverlust	Leicht (< 250 ml/24 h)	Mittelschwer (bis 1.000 ml/24 h)	Schwer (> 1.000 ml/24 h)
Klinik	Oft unauffällig, Eisenmangel	Blässe, Schwäche, Schwindel, Müdigkeit, Dyspnoe u.a.	Schocksymptomatik
Kreislauf	Stabil	Puls ↑ RR/ZVD ↓	Puls ⇑ RR/ZVD ⇓
Hb-Abfall	Gering	Mittelstark (Hb > 9 g/dl)	Stark (Hb < 9 g/dl)

Merke: Das erste Zeichen einer relevanten GI-Blutung ist der beschleunigte Puls!

Kreislaufkompensationsmechanismen bei Blutung:
1. Phase: Hämodynamische Kompensation durch Vasokonstriktion: Hb anfangs noch unverändert
2. Phase: Plasmatische Volumenkompensation. Gewebsflüssigkeit strömt in die Blutbahn (innerhalb von Stunden) und Ersatz der Plasmaproteine (innerhalb von Tagen): Hb fällt ab!
3. Phase: Zelluläre Kompensation: Ersatz durch Neubildung der Erythrozyten im Knochenmark (innerhalb von Wochen bis 3 Monaten): Hb steigt langsam wieder an.

(Weitere Einzelheiten: Siehe auch Kap. Schock!)

B) Sichtbare Zeichen einer GI-Blutung
- Obere GI-Blutung:
  - Bluterbrechen (Hämatemesis): Typisch, aber nicht obligat
  - Teerstuhl (Melaena), auch rote Darmblutung (Hämatochezie) bei starker Blutung!
  - Bei massiver Blutung auch rote Darmblutung (Hämatochezie)
- Mittlere und untere GI-Blutung:
  - Eher rote Darmblutung (Hämatochezie)
  - Evtl. auch Teerstuhl bei langer Verweilzeit des Blutes im Darm

Erläuterungen:

▶ Hämatemesis (Bluterbrechen):
Erbrechen von rotem oder kaffeesatzartigem Blut (durch Einwirkung der Magensäure entsteht aus Hämoglobin kaffeesatzartiges Hämatin). Hämatemesis ist (im Gs. zu Melaena) kein obligates Symptom einer oberen GI-Blutung.
Hämatin muss nicht zwangsläufig aus dem Magen stammen, das Blut hat lediglich Kontakt mit HCl gehabt. DD: Verschlucktes Blut (Nasen-Rachenraum, Ösophagus oder oberes Duodenum)! Bei fehlender Magensäure (z.B. PPI-Therapie) und massiver Blutung kann der kaffeesatzartige Hämatinaspekt fehlen.

▶ Melaena (Teerstuhl):
Entleerung eines schwarzen, glänzenden, klebrigen Stuhls. "Teerstühle" treten auf bei oberer GI-Blutung von ca. 100 ml oder mehr und langsamer Darmpassage. Blutungen aus tieferen Darmabschnitten können bei träger Darmpassage eine Schwarzfärbung des Stuhls bewirken. Ursache der Schwarzfärbung ist ein bakterieller Abbau des Hämoglobins. Das Zeitintervall zwischen Blutungsbeginn und Auftreten von Teerstühlen dauert im Durchschnitt 8 - 10 h. Andererseits können Teerstühle noch bis zu 5 Tagen nach Sistieren einer Blutung auftreten.

▶ Hämatochezie (Rote Darmblutung):
Typisch für mittlere und untere Blutung, gelegentlich auch bei massiver oberer GI-Blutung

Blutungsquelle	**Aspekt**
Rektum/Analkanal	Streifen hellroten Blutes dem Stuhl aufgelagert
Kolon	• Dunkelrote, geleeartige Blutspuren oder • Homogene dunkelrote Blutbeimischung im Stuhl • Teerstuhl-Aspekt bei langer Stuhlpassagezeit

DD:
1. Bei Hämatemesis:
   Bluthusten (Hämoptoe): hellrotes, schaumiges Blut + feuchte RG über der Lunge.
2. Bei Teerstuhl:
   Schwarze Stuhlverfärbung nach Aufnahme von Heidelbeeren, Lakritze, Kohle, Eisen, Wismut
   Di.: Anamnese + Blutnachweis im Stuhl (z.B. Hämoccult®)
3. Bei rotem Stuhl:
   Rötliche Stuhlverfärbung nach Genuss von Roten Rüben (Rote Bete).
   Di.: Anamnese + Blutnachweis im Stuhl (z.B. Hämoccult®)Diagnostische Hinweise:

Wichtige diagnostische Hinweise:
Alter des Patienten bei unterer GI-Blutung: Siehe oben (Tabelle), außerdem:

Anamnese / Inspektion	**Vermutungsdiagnose**
Nausea → Vomitus → Hämatemesis	Mallory-Weiss-Syndrom
Operation, Trauma, Verbrennung	Stressulkus
Arthralgien, Einnahme von NSAR	Medikamenten-Ulkus
Nüchternschmerz	Ulcus duodeni
Alkoholabusus	Mallory-Weiss-Syndrom, erosive Gastritis, Leberzirrhose mit Varizenblutung
Magenoperation in der Anamnese	Anastomosenulkus
Auslandsaufenthalt	Amöbenkolitis
Bekannte Leberzirrhose	Varizenblutung
Sodbrennen	Erosive Refluxösophagitis
Bekannte Colitis ulcerosa	Colitisblutung
Bekannte Divertikulose	Divertikelblutung

Di.: A) Diagnose einer GI-Blutung:
- Klinik (Hämatemesis, Melaena, Hämatochezie)
- Blutnachweis im Magen (Magensonde + Magenspülung): Kein sicherer Blutungsausschluss
- Blutnachweis im Rektum (Digitale Untersuchung + Hämoccult®-Test)

B) Diagnose der akuten Blutungsanämie und der Hypovolämie, Abschätzung des Blutverlustes:
Engmaschige Kontrolle von
- Klinik (Blässe, Schwäche, Schwindel, Durst u.a.)
- Kreislaufparameter (Puls, Blutdruck, ZVD u.a.): Zuerst steigt die Pulsfrequenz bevor der Blutdruck fällt!
- Labor (Hb, Hkt, Nierenfunktion, Gerinnungsanalyse u.a.)

Merke: Erythrozytenzahl, Hämoglobin- und Hämatokritwerte ändern sich anfangs nicht, weil es sich hierbei um relative und nicht absolute Werte handelt. Die genannten Parameter sinken erst ab, wenn es zum kompensatorischen Einstrom von Gewebsflüssigkeit in die Blutbahn kommt. Daher kann es passieren, dass jemand mit einem "normalen" Hb verblutet! Der Hb-Wert kann jedoch auch bei stehender Blutung noch ein bis zwei Tage absinken: Verdünnung durch Einstrom von Gewebsflüssigkeit und i.v.-Infusionen. Leider gibt es keine einfache Methode zur Bestimmung des zirkulierenden Blutvolumens!
Konsequenz: Allein aufgrund engmaschiger Kontrollen von Klinik, Kreislaufparameter und Labor muss das Ausmaß des Blutverlustes abgeschätzt werden.

Anm.: Im Rahmen einer akuten Blutung können Leukozyten und Thrombozyten leicht ansteigen.

C) Lokalisationsdiagnostik der Blutung:
- Endoskopie des Verdauungstraktes:
Methode der Wahl bei allen GI-Blutungen (diagnostische + therapeutische Bedeutung!). Bei roter Darmblutung, die nicht eindeutig aus dem Rektosigmoid stammt, muss auch der obere GI-Trakt endoskopiert werden, um eine obere GI-Blutung (die häufiger ist) nicht zu übersehen.

Endoskopische Klassifizierung der Blutungsaktivität nach Forrest (F) und Risiko für Rezidivblutungen (%):

F I	Aktive Blutung	Ia:	Spritzende arterielle Blutung	90
		Ib:	Sickernde Blutung	20
F II	Inaktive Blutung	IIa:	Läsion mit Gefäßstumpf	50
		IIb:	Koagelbedeckte Läsion	25
		IIc:	Hämatinbelegte Läsion	<10
F III	Läsion ohne Blutungszeichen			< 5

Exulceratio simplex Dieulafoy [K25.0] = starke arterielle Blutung aus arrodierter submuköser Arterie, meist im Magenfundus gelegen, selten

Ösophagus-/Fundusvarizen-Grading:
Grad 1: Nur sichtbar; Grad 2: Mit Luft vollständig in die Wand drückbar;
Grad 3: Lumeneinengend; Grad 4: Lumenausfüllend

3 endoskopische Kriterien für ein erhöhtes Blutungsrisiko:
- Große Varizen (> 5 mm)
- "Kirschrotflecken" = „cherry red spots": Rötliche Flecken auf den Varizen bei ausgedünnter Varizenwandung), „Huckepackvarizen": varikös erweiterte Vasa vasorum auf den Varizen
- Magenfundusvarizen: In Inversion sichtbare traubenförmige Varizen

Bei nicht sicher durch Gastroskopie und Koloskopie lokalisierbarer Blutung und vermuteter fortbestehender Dünndarmblutung müssen weitere Verfahren erwogen werden:

- Spiral-CT Abdomen mit Kontrastmittel: Rasch verfügbar, KM-Austritt in den Darm bei aktiver Blutung, keine interventionelle Therapie
- Doppelballon- oder Singleballon-Enteroskopie bei Verdacht auf mittlere GI-Blutung: Diagnostisches und therapeutisches Verfahren
- Videokapselendoskopie (geschluckte Minikamera): Dauer 6-8h, rel. gute Bilder, teuer, keine exakte Lokalisation einer georteten Blutungsquelle, keine Therapiemöglichkeit
Ind: Blutungsverdacht bei unauffälliger Gastroskopie + Koloskopie; KI: Darmstenosen
- Blutungsszintigrafie:
Nur bei aktiver Blutung möglich; etwas ungenauere Lokalisation als Abdomen CT
- Selektive Arteriografie:
Bei aktiver arterieller Blutung mit einem Blutverlust > 1 ml/Min.
Invasives Verfahren mit genauer Lokalisation mit Therapiemöglichkeit (selektive Embolisation), radiologischer Spezialist erforderlich
- Ultima ratio bei schwerer Blutung operative Exploration, ev. mit intraoperativer Endoskopie

Th.: Behandlung + Überwachung auf Intensivstation

1. Volumenersatz, Blutgruppenbestimmung und bei Bedarf Transfusion
2. Lokalisationsdiagnostik + gezielte Blutstillung
3. Behandlung von Komplikationen und Prophylaxe eines Blutungsrezidivs

Sofortmaßnahmen:
Flachlagerung auf der Seite (Aspirationsprophylaxe) - 2 Venenzugänge - Volumensubstitution - O_2-Zufuhr (3 l/min per Nasensonde) - Erykonzentrate bestellen (mindestens 4 Konserven, bei massiver Blutung auch mehr) - Nahrungskarenz - Magensonde - endoskopische Diagnostik und ggf. Therapie - radiologische Diagnostik - Konsil mit Chirurgen

zu 1.: Volumen- und Blutsubstitution:
Sofort Volumen geben: Isotonische/isoionische Elektrolytlösungen („kristalloide Lösungen", Ringer-Lactat o.ä.). Bei Massentransfusion ab 4 - 6 Erythrozytenkonzentraten auch Frischplasma (FFP) und bei Bedarf Thrombozytenkonzentrate (ca. 1 TK pro 5 EK) geben: Gerinnungsoptimierung!

Zielgröße: Zentraler Venendruck 4 - 10 cm H_2O
Transfusionsindikation bei normaler kardiopulmonaler Funktion: Bei chronischer Anämie grober Richtwert: Hb < 7 g /dl; bei akuter Blutungsanämie früher Bluttransfusion, da Hb-Abfall später eintritt. Transfusion i.d.R. bis zu einem Hämatokrit von ca. 35 %, bei hohem Rezidivblutungsrisiko mehr

zu 2.: Gezielte Blutstillung:
A) Obere GI-Blutung:

- ▶ Blutung aus gastroösophagealen Varizen:
  Endoskopische/medikamentöse Methoden der Blutstillung: Siehe Kap. Portale Hypertension
- ▶ Ulkusblutung:
  1. Leichte Blutung:
     - PPI-Gabe hoch dosiert i.v. + Endoskopische Methoden der Blutstillung:
       - Injektionsmethoden: Unterspritzung z.B. mit verdünnter Adrenalinlösung gilt als Standard; Reservemethode: Injektion von Fibrinkleber
       - Mechanische Blutstillung: Verschluss eines sichtbaren Gefäßstumpfes durch Hämoclip, dadurch geringere Blutungsrezidivrate
       - Argon-Plasma-Laser; thermische Koagulation
     - Prophylaxe eines Blutungsrezidivs:
       Programmierte Injektionsbehandlung blutungsgefährdeter Läsionen (entsprechend Forrest-Klassifikation) + PPI-Therapie hoch dosiert i.v. (z.B. mit Perfusor 200 mg Esomeprazol/d); bei Nachweis von Helicobacter pylori zusätzlich Helicobacter pylori-Eradikation zur Rezidivprophylaxe nach Kostaufbau (siehe Ulkustherapie). Gerinnungsoptimierung wichtig!
  2. Starke arterielle Blutung (z.B. aus der A. gastroduodenalis):
     Kreislauf stabilisieren, Versuch einer endoskopischen Blutstillung, falls erfolgslos operative Ulkusumstechung mit Ligatur der A. gastroduodenalis; evtl. Embolisation. Ggf. frühzeitige Operation anstreben! Operationsletalität im Blutungsschock und bei Rezidiv sehr hoch!

B) Mittlere und untere GI-Blutung und Dünndarmblutung
- Endoskopische Methoden der Blutstillung (s.o.)
- Evtl. angiografische Embolisation
- Evtl. Laparotomie als Ultima ratio

Prg: Prognose abhängig von der Art der Blutung. Bis 80 % der GI-Blutungen sistieren spontan, 30 % rezidivieren innerhalb von 3 Tagen nach Blutstillung. Effektive Rezidivprophylaxe ist wichtig: PPI i.v. bei oberer GI-Blutung, Gerinnungsoptimierung!
Die durchschnittliche Letalität aller oberen GI-Blutungen liegt zwischen 5 - 10 % (abhängig von Prognosefaktoren), die Letalität der Ösophagusvarizenblutung liegt bei 15 - 30 % (abhängig vom Child-Stadium der Leberzirrhose).

Ungünstige Prognosefaktoren:
- Alter > 65 J.
- Begleiterkrankungen (z.B. Herzinsuffizienz, KHK, Lungenerkrankungen)
- Massiver Blutverlust (initialer Hkt-Wert < 30 %), evtl. mit hypovolämischem Schock, anhaltender starker Blutverlust (Verbrauch an Erykonzentraten > 6/24 h); rezidivierende Blutung
- Komplikationen (z.B. akutes Nierenversagen, Aspirationspneumonie; Leberkoma nach Varizenblutung)

DIARRHÖ = DURCHFALL [K52.9]

Def: 1. Stuhlentleerungen zu häufig (> 3 x/d) und/oder
2. Stuhlkonsistenz vermindert oder flüssig (Wassergehalt > 75%) und/oder
3. Stuhlgewicht vermehrt (> 250 g/d)

Sonderformen:

- Paradoxe Diarrhö:
Bei Stenosen im distalen Kolon (meist Karzinome, gel. Divertikulitis) werden kleine Mengen bakteriell verflüssigter und übel riechender Gärungsstühle abgesetzt.
- Reizdarm-Syndrom: Erhöhte Stuhlfrequenz bei normalem Stuhlgewicht (sog. falsche Diarrhö); geformte Konsistenz, kleine Stuhlportionen, evtl. mit Schleimauflagerung, gel. „spritzende" Stühle.
- Nosokomiale Diarrhö: Diarrhö, die ≥ 3 Tage nach Krankenhausaufnahme auftritt

Ep.: Ca. 30 % der deutschen Bevölkerung hat 1x/J. eine Diarrhöepisode.

PPh: Ca. 9 l/d Flüssigkeit gelangen in den Dünndarm (2 l durch orale Aufnahme, 7 l durch Sekretion aus Speicheldrüsen, Magen, Pankreas, Galle und Dünndarm). 90 % dieser Flüssigkeit werden im Dünndarm, 8 % im Kolon rückresorbiert; normaler Wassergehalt des Stuhls 100 - 200 ml/d. Die passive Diffusion von Wasser durch das Darmepithel folgt dem osmotischen Gradienten. Der osmotische Gradient wird beeinflusst durch die Konzentration von Elektrolyten und anderen osmotisch wirksamen Stoffen im Stuhl (Zucker, Aminosäuren u.a.). Natrium wird aktiv rückresorbiert und Chlorid wird ins Darmlumen sezerniert.

Elektrolytgehalt des normalen Stuhls:
K^+: ca. 90 mmol/l
Na^+: ca. 40 mmol/l
HCO_3^-: ca. 30 mmol/l
Cl^-: ca. 15 mmol/l

Osmolalität des normalen Stuhls:
ca. 290 mosm/kg

Einteilungsprinzipien:

A. Nach der Ätiologie:

1. Infektionen: Einzelheiten siehe Kap. "Infektiöse Durchfallerkrankungen"
Bakterien: Escherichia coli, Salmonellen, Yersinien, Campylobacter jejuni, Shigellen, Vibrio cholerae u.a.
Häufigste Erreger einer Reisediarrhö sind enterotoxinbildende E. coli (ETEC), Shigellen, Salmonellen und Campylobacter jejuni.
Viren: Norovirus, Rotavirus u.a.
Protozoen: Entamoeba histolytica, Giardia lamblia, Kryptosporidien u.a.
2. Antibiotikainduzierte Diarrhö:
Folgende Formen sind möglich:
- Osmotische Diarrhö unter oralem Ampicillin: Häufig; weicher und voluminöser Stuhl, typisch zum Beispiel unter Ampicillin; veränderte Dickdarmflora kann Kohlenhydrate im Kolon nicht ausreichend zu resorbierbaren kurzkettigen Fettsäuren abbauen.
- Sekretorische Diarrhö: Dihydroxy-Gallensäuren, die durch die anaeroben Bakterien nicht zu sekundären Gallensäuren dehydroxyliert werden, üben im Dickdarm eine sekretagoge Wirkung aus.
- Clostridium difficile-assoziierte Diarrhö (CDAD): Häufigster Erreger einer nosokomialen Diarrhö. Bis zu 20 % der CDAD-Patienten entwickeln eine Pseudomembranöse Kolitis = PMC (Einzelheiten siehe dort).
- Segmental-hämorrhagische Kolitis: Nur nach Penicillin und Penicillinderivaten (vermutlich Hypersensitivitätsreaktion), akuter Beginn mit Tenesmen, später Beimengung von rotem Blut im Stuhl (Hämatochezie). Spontanheilung nach Absetzen des Penicillins.
3. Lebensmittelvergiftung durch bakterielle Toxine (S. aureus, B. cereus, Cl. perfringens)
4. Medikamente (z.B. Laxanzien, Colchicin, Chenodesoxycholsäure, Chinidin, Zytostatika u.a.)
5. Intoxikationen (z.B. Arsen, Quecksilber, Kupfer, Giftpilze)
6. Nahrungsmittelallergie oder -intoleranzen (Laktose, Fruktose, Sorbit: z.B. in Kaugummi)
7. Zustände, die zu Maldigestion führen:
- Z.n. Gastrektomie: fehlende Säure, Synchronisation von Galle- und Pankreassekret gestört
- Gallensäureverlustsyndrom (chologene Diarrhö)
- Exokrine Pankreasinsuffizienz
8. Erkrankungen, die zu Malabsorption führen, z.B.:
- Einheimische und tropische Sprue
- Laktose-/Fruktoseintoleranz
- M. Whipple

- Strahlenenteritis
- Störungen der enteralen Durchblutung oder Lymphdrainage

9. Chronisch entzündliche Darmerkrankungen: M. Crohn, Colitis ulcerosa
10. Adenome, Karzinome des Kolons
11. Selten mikroskopische oder kollagene Kolitis (siehe dort)
12. Hormonelle Ursachen: z.B. Hyperthyreose, medulläres Schilddrüsenkarzinom, Karzinoid, Gastrinom, VIPom (sehr selten), Addison-Krise
13. Autonome diabetische Neuropathie
14. Reizdarmsyndrom vom Diarrhö-Typ (funktionelle Störung)
15. Akute Graft versus host disease (GvHD) mit schwerster Enteritis

B. Nach der Pathogenese:

1. Osmotische Diarrhö:
   Kennzeichen: Nach Fasten hören die Durchfälle auf, da durch luminale Faktoren verursacht.
   Urs: • Kohlenhydratmalabsorption: Fruktosemalabsorption (z.B. Laktasemangel, Laktulosetherapie, Sorbitol bei Kaugummiabusus)
   • Glutenallergie (= einheimische Sprue) mit Zottenatrophie in der Duodenalbiopsie
   • Osmotisch wirksame Laxanzien (z.B. Natriumsulfat)
2. Sekretorische Diarrhö:
   Zum Teil durch Aktivierung der membranständigen Adenylzyklase durch Bakterientoxine, Hormone, Prostaglandine, Gallensäuren u.a. Stoffe → Anstieg von cAMP in den Mukosazellen → Elektrolyt- und Wassersekretion
   Kennzeichen:
   - Diarrhö hört durch Fasten nicht auf. (Ausnahme: Sekretorische Diarrhö durch Laxanzienabusus).
   - Wässrige, großvolumige Diarrhö ohne Beimengung von Blut oder Schleim
   Urs.: • Infektiös: Enterotoxine von Vibrio cholerae, Escherichia coli, Staphylococcus aureus, Bacillus cereus
   • Sekretorisch wirksame Laxanzien
   • Gallensäuren bei Gallensäureverlustsyndrom (chologene Diarrhö)
   • Fettsäuren (Pankreasinsuffizienz); Fettsäuren wirken auch osmotisch.
   • Sezernierende villöse Adenome (selten)
   • Hormonelle Ursachen (z.B. VIPom, sehr selten)
3. Entzündliche Diarrhö = Exsudative Diarrhö infolge Mukosaschäden:
   Kennzeichen: Oft Blut, Schleim oder Eiterbeimengungen zum Stuhl
   Urs.: • Infektiös: Salmonellen, Campylobacter jejuni, Yersinia enterocolitica, Clostridium difficile (großes Problem im stationären Bereich, erhebliche Zunahme der Inzidenz, teilweise häufige Rezidive und schwere Verläufe), Shigellen, Amöben, Lamblien u.a. Teilweise auch mit extraintestinalen Manifestationen (z.B. Yersinien, Amöben) oder sehr hoher Infektiösität (z.B. Noroviren).
   • Chronisch entzündliche Darmerkrankungen: insbes. Colitis ulcerosa
   • Kolonkarzinom (evtl. auch paradoxe Diarrhö bei Stenose im distalen Kolon)
   • Enterale Schäden durch Zytostatika, Strahlen, Ischämie
4. Motilitätsstörungen
   Urs.: • Reizdarm-Syndrom
   • Postoperativ: nach Magenresektion oder Vagotomie
   • Hormonelle Ursachen (s. unter Ätiologie)
   • Autonome diabetische Neuropathie

Eine andere Klassifikation unterscheidet nur 2 Typen einer chronischen Diarrhö:
1. Malabsorptive Diarrhö: Pankreasinsuffizienz, Laktasemangel, Sprue, Kurzdarmsyndrom u.a.
2. Sekretionsbedingte Diarrhö: Chronisch entzündliche Darmerkrankungen, chologene Diarrhö, infektiöse Diarrhö, Laxanzienabusus u.a.

C. Nach der Lokalisation:

1. Dünndarmdiarrhö: Oft wässrige, voluminöse Diarrhö ohne Blut und Schleim, mit Ausscheidung unverdauter Nahrungsreste; Versagen der Eindickungsfunktion des Kolons bei
   - Hypersekretion des Dünndarms oder
   - Überangebot osmotisch wirksamer Stoffe
2. Dickdarmdiarrhö: Oft geringe Mengen mit Blut und Schleim

D. Nach dem Verlauf:

1. Akute Diarrhö
   Ät.: • Lebensmittelvergiftung durch bakterielle Toxine
   • Infektionen (Viren, Bakterien, Parasiten)
   • Medikamente: z.B. Laxanzien, Colchicin, Chenodesoxycholsäure;

Antibiotika: 1) Nichttoxinvermittelte Durchfälle nach Antibiotikagabe
2) Immer häufiger wird die CDAD (siehe dort).

2. Chronische Diarrhö
Dauer: > 2 Wochen
Ät.: • Chronische Darminfektionen: z.B. Amöben, Lamblien.
Chronische Diarrhö ist häufig bei AIDS-Patienten. Viele mögliche Erreger, oft mehrere Erreger beteiligt, Diagnostik und Therapie sind schwierig. Am häufigsten sind Cryptosporidien, Isospora belli, CMV, atypische Mykobakterien. Weitere Ursachen: HIV-bedingte Durchfälle (= HIV-Enteropathie) und NW der HIV-Medikamente.
• Alle übrigen nichtinfektiösen Ursachen einer Diarrhö.

Di.: A. Anamnese:
- Beschreibung der Diarrhö: Dauer, Frequenz, Konsistenz, Volumen, Farbe, Beimengungen (Blut, Schleim), begleitende Bauchschmerzen, Diarrhö auch beim Fasten / nachts?
- Stuhlvolumen:
  • Häufiges Absetzen von kleinen Stuhlmengen → Erkrankung des distalen Kolons bzw. Rektosigmoids, evtl. paradoxe Diarrhö
  • Große Stuhlmengen → Dünndarm- oder Pankreaserkrankung.
- Inspektion der Stühle:
  • Wässrige, schaumige, hellfarbene Stühle ohne sichtbare Blutauflagerungen, gelegentlich vermengt mit unverdauten Speiseresten → Dünndarmerkrankung
  • Häufiger Stuhldrang mit kleinen Stuhlvolumina, Schleim- und Blutauflagerungen, dunkelfarben → Kolonerkrankung
  • Fettglänzende, voluminöse, übel riechende Fettstühle (Steatorrhö mit Neutralfett-Ausscheidung > 7 g/d) → exokrine Pankreasinsuffizienz, Sprue-Syndrom
- Beziehung zur Nahrungsaufnahme? (Nach außergewöhnlicher Mahlzeit; nach Milchgenuss bei Laktasemangel u.a.)
- Sistieren der Diarrhö nach Fasten? (Bei osmotischer Diarrhö sowie bei Steatorrhö infolge Pankreasinsuffizienz oder Gallensäureverlustsyndrom)
- Zusammenhang mit Medikamenteneinnahme? Laxanzieneinnahme? Antibiotika?
- Extraintestinale Manifestationen z. B. Gelenkbeschwerden bei Yersinien
- Wohnort des Patienten z. B. Altenheim, Krankenhäuser bei Noroviren
- Auslandsaufenthalt (Amöbenkolitis, Malaria u.a.)?
- Abdominelle Operationen, Bestrahlung?

B. Klinik:
Stuhlinspektion, Hydratationszustand, Abdominalbefund, Temperatur, extraintestinale Symptome u.a.

C. Labor:
- Stuhluntersuchung: Evtl. Nachweis von Leukozyten, Blut, Fett; bakteriologische + parasitologische Untersuchung von frischem Stuhl. Bei Verdacht auf CDAD/PMC Stuhluntersuchung auf Clostridium difficile und deren Toxine A und B.
  Calprotectin und Laktoferrin im Stuhl: Erhöht bei entzündlicher Diarrhö.
- Stuhl auf Elastase 1 untersuchen zum Ausschluss exokrine Pankreasinsuffizienz
- Allgemeines Laborscreening (BSG, Blutbild, Elektrolyte, Kreatinin, serologische Erregerdiagnostik)
- Bei Verdacht auf infektiöse Diarrhö entsprechende Erregerdiagnostik (siehe Kap. „Infektiöse Durchfallerkrankungen")
- Spezialuntersuchungen (z.B. bei Verdacht auf Laxanzienabusus: Stuhlwasseranalyse auf Magnesium und Bisacodyl)

D. Koloskopie mit bioptisch-histologischen Untersuchungen und Stuhlentnahmen zur bakteriologisch-virologischen-parasitologischen Diagnostik; Blickdiagnose der pseudomembranösen Kolitis. Hierfür reicht auch ein flexibles Sigmoidoskop aus.

E. Spezielle Diagnostik bei Verdacht auf Malabsorption oder Maldigestion (Xylose-Toleranztest); H_2-Atemtest zum Ausschluss eines Laktasemangels oder einer Fruktose- bzw. Sorbitintoleranz; Diagnostik auf glutensensitive Enteropathie (Anti-TG-Ak i.S., Duodenalbiopsie [ÖGD])

Th.: A. Kausal: z.B.
• Infektiöse Diarrhö:
Antibiotika sind bei leicht verlaufender Reisediarrhö nicht indiziert.
NW: 1. Generell: Erhöhtes Risiko für CDAD, bei EHEC-Infektionen erhöhtes Risiko für HUS, bei Salmonellose erhöhte Rate an Dauerausscheidern
2. Spezifische NW der einzelnen Antibiotika
Ind: Blutige Durchfälle, schwerer Krankheitsverlauf, insbesondere Fieber: Möglichst gezielt nach Stuhldiagnostik; ungezielte Soforttherapie → Mittel der Wahl: Cotrimoxazol oder Chinolone, die gegen Shigellen, Salmonellen und E. coli wirksam sind.

Metronidazol bei Amöbiasis oder Lambliasis
Bei leichter Post-Antibiotika-Diarrhö: Therapieversuch mit Joghurt und/oder Saccharomyces boulardii (Perenterol®)
Bei Verdacht auf antibiotikainduzierte CDAD bzw. PMC Stuhldiagnostik, auslösende Antibiotikatherapie absetzen und Gabe von Metronidazol oral. Reservemittel: Vancomycin oral, Rifaximin oder Fidaxomycin oral. Perenterol® senkt die Rezidivrate. Patientenisolierung + Hygienemaßnahmen: Händewaschen; Händedesinfektion zerstört nicht die Sporen!

- Evtl. Weglassen diarrhöauslösender Medikamente
- Gezielte Behandlung nichtinfektiöser Darmerkrankungen

Weitere Einzelheiten: Siehe Kap. „Infektiöse Durchfallerkrankungen"

B. Symptomatisch:

- Rehydrierung durch Flüssigkeits- und Elektrolytsubstitution
  Bei akuter Diarrhö ist dies die wichtigste und evtl. lebensrettende Maßnahme! Säuglinge und Kleinkinder sind sehr schnell durch Dehydratation gefährdet!
  Je nach Situation erfolgt die Zufuhr oral oder parenteral. Folgende orale Rezeptur hat sich bewährt (WHO-Empfehlung für Oral-R-Lösung): NaCl 2,6 g - Na-Citrat 2,9 g - KCl 1,5 g - Glukose 13,5 g - Aqua ad 1000 ml (Osmolarität 245 mosm/l). Fertigpräparate: z.B. Elotrans® oder Oralpädon®
- Evtl. Sekretionshemmer: z.B. Racecadotril (Tiorfan®)
- Motilitätshemmer (z.B. Loperamid) hemmen die Darmperistaltik, verzögern jedoch die Ausscheidung infektiöser Erreger und sind daher nur kurzfristig auf Reisen indiziert.
- Evtl. Spasmolytika bei krampfartigen Bauchschmerzen, z.B. N-Butylscopolamin (Buscopan®).

OBSTIPATION [K59.0]

Def: ROM III-Kriterien zur Diagnose der funktionellen Obstipation (2006):
Innerhalb der letzten 6 Monate müssen in drei Monaten mindestens zwei der folgenden Kriterien zutreffen (bei mindestens 25 % der Defäkationen):

1. Starkes Pressen zur Stuhlentleerung
2. Klumpiger oder harter Stuhlgang
3. Gefühl der unvollständigen Entleerung
4. Gefühl der anorektalen Blockierung
5. Manuelle Unterstützung der Stuhlentleerungen
6. Weniger als drei Stuhlentleerungen pro Woche
7. Weicher, ungeformter Stuhlgang nur unter Laxanzientherapie
8. Ungenügende Kriterien für ein Reizdarmsyndrom

Bei der chronischen Obstipation können 3 Typen unterschieden werden:

1. Slow transit-Obstipation = kologene Obstipation (idiopathische Darmträgheit):
   Normale gastrointestinale Transitzeit 2 - 5 Tage. Typisch für Patienten mit verlängerter Transitzeit (> 5 Tage): Völlegefühl und Meteorismus ohne spontanen Stuhldrang
2. Normal transit-Obstipation (Reizdarmsyndrom vom Obstipationstyp)
3. Anorektale Obstipation (outlet obstruction, Beckenbodendysfunktion):
   Ständiger Stuhldrang und Gefühl der unvollständigen Entleerung
   Urs: Kontraktion des M. sphincter ani externus bei Betätigung der Bauchpresse → dadurch Blockade des Analkanals (Anismus)

Ep.: 20 - 30 % aller Menschen > 60 J., zunehmende Häufigkeit mit dem Alter; w : m = 2 : 1; hohe Dunkelziffer (unkontrollierter Laxanziengebrauch). Obstipation ist eine Zivilisationskrankheit, sie ist seltener in Afrika. Habituelle Obstipation und Reizdarmsyndrom sind die häufigste Ursache.

Ät.:

1. Chronische habituelle Obstipation als funktionelle Störung:
   Häufigste Form der Obstipation; 10 % der Bevölkerung in den Industrieländern; w > m
   Urs:
   - Faserarme Kost + mangelnde Flüssigkeitsaufnahme → geringes Stuhlgewicht (im Vergleich zu Naturvölkern)
   - Mangelnde Bewegung und Unterdrückung des Defäkationsreizes
2. Obstipation bei Reizdarmsyndrom
3. Passagere oder situative Obstipation bei fieberhaften Erkrankungen, Bettlägerigkeit, Ernährungsumstellung auf Reise, Schichtarbeit u.a.
4. Medikamentös induzierte Obstipation:
   Aluminiumhaltige Antazida, Anticholinergika, trizyklische Antidepressiva, Anti-Parkinsonmittel, Codein, Opiate, Clonidin, Verapamil, Colestyramin u.a.

5. Elektrolytstörungen:
Hypokaliämie (oft als Folge eines Laxanzienabusus, Circulus vitiosus!), Hyperkalzämie
6. Obstipation bei organischen Darmerkrankungen:
- Obstruktion oder Striktur: Adenom, Karzinom, stenosierende Divertikulitis, Rektozele, Hernie, Bride, Fremdkörper u.a.
- Entzündliche Darmerkrankungen: Divertikulitis, M. Crohn u.a.
- Analerkrankungen: Fissuren, Abszesse, schmerzhafte Hämorrhoiden u.a.
- Störungen der Entleerung: Paradoxes Pressen, interner Rektumschleimhautprolaps, Rektozele
7. Neurogene Störungen:
z.B. diabetische autonome Neuropathie, M. Parkinson, Multiple Sklerose, M. Hirschsprung bei Kindern (kongenitales Megakolon)
8. Endokrine Ursachen: Hypothyreose, Diabetes mellitus (siehe 7.), Schwangerschaft, Hyperparathyreoidismus
9. Seltene chronische Motilitätsstörungen des Darms: Akute kolonische Pseudoobstruktion; chronische intestinale Pseudoobstruktion (CIPO); Slow Transit Constipation; anorektale Funktionsstörungen u.a. (*siehe S3-Leitlinien im Internet*)

Ko.:
- Erhöhtes Risiko für Divertikulose und Divertikulitis, Hämorrhoiden
- Evtl. erhöhtes Risiko für kolorektale Karzinome
- Evtl. Bildung von Kotsteinen = Koprolithen oder Kotknollen = Skybala (DD: Tumor), evtl. mit paradoxen Durchfällen durch neben der harten Kotknolle verflüssigten Stuhl

Di.:
1. Anamnese: Akut oder chronisch, situative Obstipation, Medikamentenanamnese u.a.

Merke: Akut auftretende Obstipation sowie begleitende Symptome (insbes. Blut im Stuhl, Gewichtsverlust, Ileussymptome) bedürfen einer raschen Abklärung!

2. Klinik:
- Untersuchungsbefund einschließlich digitaler Austastung des Rektums
- Laborscreening einschließlich Elektrolyte (einschl. Kalium und Calcium!), TSH und Test auf okkultes Blut im Stuhl
3. Kolorektale Diagnostik
- Koloskopie, Sonografie
- Abdomenübersichtsaufnahme bei Verdacht auf Ileus
- Nur in Spezialfällen Hinton-Test: Orale Aufnahme von röntgendichten Markern und radiologische Kontrolle über 7 Tage. Test objektiviert die Obstipation und diffeferenziert zwischen slow transit- und normal transit-Obstipation.
- Bei Verdacht auf rektale Entleerungsstörungen: Funktionelle Proktoskopie, Defäkogramm, Analsphinktermanometrie, Beckenboden-EMG u.a.

Th.:
A. Kausale Therapie:
- Behandlung ursächlicher Erkrankungen
- Weglassen obstipierender Medikamente (s.o.) und Nahrungsmittel (z.B. Weißbrot, Schokolade, Kakao, schwarzer Tee, Rotwein u.a.); Hypokaliämie ausgleichen
- Bei Anismus mit anorektaler Obstipation Biofeedback-Training

B. Symptomatische Therapie:

Stufenplan der Therapie bei chronischer funktioneller Obstipation:
I. Aufklärung über normalen Stuhl, Allgemeinmaßnahmen
II. Behandlungsversuch mit löslichen/quellenden Ballaststoffen über 1 Monat
III. Osmotisch wirksame Laxanzien, lokale Entleerungshilfen
IV. Intermittierend stimulierende Laxanzien

1. Allgemeinmaßnahmen:
- Ballaststoff-/faserreiche Kost (Früchte, Gemüse, Salate, Vollkornbrot, Trockenobst u.a.) und reichliche Flüssigkeitszufuhr (1,5 - 2 l/d)
  KI: Darmstenosen
- Körperliche Bewegung + Beachtung des Defäkationsreizes (Gang zur Toilette nicht aus Zeitgründen verschieben, Stuhlgang ritualisieren)
- Bahnung des gastrokolischen Reflexes: 1 Glas kaltes Wasser nüchtern trinken.
- Kolonmassage 10 Minuten lang vor dem Aufstehen (Bauchdeckenmassage entlang dem Kolonverlauf)

2. Laxanzien:
Kurzfristiger Einsatz! Vor allem antiresorptive und sekretorisch wirksame (stimulierende) Laxanzien (z.B. unter 2.4) führen bei langfristiger Anwendung zu Kalium- und Wasserverlust, evtl. später auch zur Schädigung der myenterischen Neurone der Darmmuskulatur. Bei Ileus-Verdacht sind alle Laxanzien kontraindiziert.
NW: • Gewöhnung an Laxanzien ohne Veränderung der Lebensgewohnheiten
• Hypokaliämie, die die Obstipation verstärkt (Circulus vitiosus).
• Evtl. Melanosis coli bei langjährigem Laxanzienabusus (harmlos, aber diagnostischer Hinweis bei der Koloskopie)

2.1 Ballaststoffe: Füll- und Quellmittel
Leinsamen, Flohsamen, Plantago afra- oder Plantago ovata-Samen (z.B. Agiocur®)
NW: Flatulenz
KI: Darmstenosen (Ileusgefahr)
Dos: 1 - 3 x/d 1 Beutel, einschleichend dosieren, mind. 1 Glas Wasser pro Dosis

2.2 Osmotisch wirksame Laxanzien:
- Laktulose:
Nichtresorbierbares Disaccharid aus Galaktose + Fruktose → wird von Darmbakterien im Kolon gespalten unter Bildung von Milchsäure und osmotisch aktiven Teilchen.
NW: Flatulenz
KI: Galaktoseintoleranz, Ileus
Dos: 10-20 g/die
- Macrogol = Polyethylenglykol (PEG) (z.B. Laxofalk®): Lösliche Makromoleküle
NW: Abdominalbeschwerden, Flatulenz, selten lebensbedrohliche Hyponatriämie u.a.
Dos: 1 - 2 x/d 1 Beutel nach Herstellerangabe in Wasser aufgelöst

2.3 Salinische Laxanzien (Sulfatanionen)
- Magnesiumsulfat (Bittersalz)
KI: Niereninsuffizienz
- Natriumsulfat (Glaubersalz)
KI: Hypertonie, Herzinsuffizienz, Ödeme, Niereninsuffizienz u.a.
Ind: Kurzfristige Darmreinigung
Dos: 5-10 g (1/2 - 1 Esslöffel) mit viel Wasser trinken
Anm: Auch ein Glas natriumsulfathaltiges Mineralwasser vor dem Frühstück fördert die Stuhlentleerung.

2.4 Stimulatorisch wirkende Laxanzien:
Wirkstoffe: Bisacodyl, Natriumpicosulfat, Sennoside aus Sennesblätter = Cassia angustifolia
Wi.: Gesteigerte Flüssigkeits- und Elektrolytsekretion im Kolon + verstärkte propulsive Motorik
NW: Hypokaliämie mit Verstärkung der Obstipation → Kaliumsubstitution
Ind: Möglichst nur kurzfristige Gabe

2.5 Prucaloprid (Resolor®): Wirkt als selektiver 5-HT4-Rezeptor-Agonist prokinetisch. Zugelassen für Frauen mit chronischer Obstipation, die auf andere Mittel nicht ansprechen; NW + KI: Siehe Herstellerangaben

3. Lokale rektale Entleerungshilfen in Form von Suppositorien oder Klysmen
Ind: Harte Kotballen im Enddarm, die die Stuhlentleerung erschweren.
4. Evtl. manuelle Entfernung harter Kotballen, die nicht ausgeschieden werden.
5. Ultima ratio bei neurogener Störung: Sakralnervenstimulation mittels Schrittmacher

Gastrointestinale Gasbeschwerden

Def: 1. Meteorismus: [R14]
• Objektiv: Pathologisch vermehrtes Gasvolumen im Magen-Darm-Trakt
• Subjektives Blähungsgefühl: Abdominelle Beschwerden in Form von Völlegefühl, Aufgeblähtsein

Die meisten Patienten mit subjektivem Blähungsgefühl haben keinen vermehrten Darmgasgehalt. Oft sind es Beschwerden durch ein Reizdarmsyndrom. Normaler Darmgasgehalt: Bis 150 ml.

2. Luftaufstoßen (Rülpsen, Eruktation) und Luftschlucken (Aerophagie)[F45.3]:
Verstärktes Luftschlucken durch erhöhte Schluckfrequenz und/oder erhöhtes Gasvolumen pro Schluckakt. Die verschluckte Luft im Magen verursacht Luftaufstoßen bzw. geräuschvolles Rülpsen. Häufig bei Refluxkrankheit. Im Liegen und nach Fundoplicatio ist das Luftaufstoßen erschwert (durch aufgerichtete Körperposition wird das Rülpsen erleichtert: „Bäuerchen machen" bei Kleinkindern).
3. Flatulenz: [R14]
Individuell sehr verschieden und stark ernährungsabhängig. Pathologisch ≥ 24 Flatus/24 h. Normale Gasausscheidung 0,5 - 2,0 l./d.

Ep.: Meteorismus gehört zu den häufigsten Abdominalbeschwerden. Ca. 20 % der Erwachsenen klagen über gel. Blähungsgefühl. Am häufigsten sind Patienten mit Reizdarmsyndrom betroffen. Ein Teil der Patienten spricht über diese Beschwerden nicht spontan (evtl. auf Nachfrage).

Ph.: Ursachen gastrointestinaler Gasbildung:
1. Verschluckte Luft: Pro Schluckakt und bei tiefer Inspiration gelangen etwa 2 ml Luft in den Magen. Auch Nahrungsmittel enthalten Luft, pro Tag gelangen 2 - 3 l Luft in den Magen. Die Transitzeit vom Magen bis zum Anus beträgt für Gase etwa 35 Min. (für feste Nahrungsbestandteile ca. 57 h).
2. CO_2 durch kohlensäurehaltige Getränke und durch Neutralisation von HCl und Fettsäuren mit Bikarbonat der Verdauungsdrüsen. Resorption von CO_2 im Dünndarm und Abatmung über die Lunge. Bei mangelhaftem Abtransport von CO_2 (Pfortaderhochdruck, Rechtsherzinsuffizienz) kommt es zu Meteorismus.
3. Bakteriell-enzymatische Gasbildung im Kolon beim Abbau von Kohlenhydraten. Abhängig von der Menge der unverdauten Kohlenhydrate (bes. Zellulose u.a. Faserstoffe): Faserreiche Kost, Vollkornbrot, Müsli, Obst, Gemüse, Hülsenfrüchte, Zwiebeln führen zu verstärkter Gasbildung im Kolon infolge bakterieller Zersetzung. Die Fähigkeit zur Spaltung von Laktose und Resorption von Fruktose zeigt große individuelle Schwankungen. Bei Laktasemangel gelangt unverdaute Laktose ins Kolon und führt zur Bildung von CO_2 und Milchsäure und evtl. Diarrhö. Sorbit(ol) (in Obst, Diabetes-Diätetika, Kaugummi) wird nur gering resorbiert und verursacht Gasbildung im Kolon. Die ins Kolon gelangenden Kohlenhydrate werden mit Hilfe von Anaerobiern zu kurzkettigen Fettsäuren, H_2 und CO_2 abgebaut. Substratangebot und Zusammensetzung der individuellen Kolonflora bestimmen dabei den Anteil von H_2 und CO_2.

5 geruchlose Hauptgase machen 99 % des Gasvolumens aus: N_2, CO_2, H_2, CH_4, O_2.

30 - 50 % aller Menschen haben im Kolon Anaerobier, die aus H_2 und CO_2 Methan bilden können. Übelriechende Darmgase sind verursacht durch bakteriellen Abbau von Eiweißen: Bildung von H_2S, Dimethylsulfid, Methanthiol, NH_3, flüchtigen Fettsäuren (Buttersäure, Propionsäure), Merkaptane u.a.

Ät.: I. Akuter Meteorismus:
Paralytischer oder mechanischer Ileus

II. Chronischer Meteorismus:
1. Vermehrtes Luftschlucken (Aerophagie):
   - Neurotische Verhaltensstörung (am häufigsten)
   - Emotionaler Stress, Angst
   - Gesteigerte Salivation (z.B. bei Kaugummikonsum) oder bei Mundtrockenheit
   - Falsche Essgewohnheiten: Hastiges Essen und Trinken kohlensäurehaltiger Getränke
   - Tracheostoma
2. Gesteigerte intestinale Gasbildung:
   - Vermehrtes Substratangebot an die Kolonflora
     - Zufuhr an unverdaulichen Kohlenhydraten und Ballaststoffen: Zellulose aus Pflanzen; Stachyose und Raffinose (in Kohlgemüsen); Laktulose, Sorbit(ol), Xylit
     - Zufuhr eingeschränkt absorbierbarer Kohlenhydrate: Laktose = Milchzucker; Fruktose
     - Sondenernährung
     - Glutensensitive Enteropathie: Sprue/Zöliakie
     - Laktasemangel (Laktoseintoleranz); Fruktosemalabsorption
     - Exokrine Pankreasinsuffizienz
     - Beschleunigte Dünndarmpassage, Kurzdarmsyndrom
   - Bakterielle Überwucherung (Ileoaszendostomie, Blindsacksyndrom, intestinale Stenosen)
   - Infektion mit Giardia lamblia
   - Vermehrte CO_2-Bildung im Duodenum

3. Verminderte Gasabsorption und H_2-Konsumption durch die Kolonflora:
   - Portale Hypertonie
   - Rechtsherzinsuffizienz
   - Darmatonie
   - Antibiotische Behandlung
4. Störungen der gastrointestinalen Motilität
   - Reizdarmsyndrom (am häufigsten)
   - Darmparese, Magenparese
5. Seltene Ursachen: z.B. Pneumatosis cystoides intestinalis [K63.8]:
   Ät.: Unbekannt
   KL.: Meist symptomloser Zufallsbefund
   Di.: Röntgen (Abdomenübersicht),Sono, Koloskopie: H_2-gashaltige Zysten innerhalb der Darmschleimhaut, positiver H_2-Atemtest nach Gabe von Glukose
   Th.: In 50 % Spontanrückbildung, evtl. hyperbare O_2-Therapie; evtl. Metronidazol

KL.:
- Gefühl von Völle und Aufgeblähtsein; Engegefühl der Kleider
- Rumorende Darmgeräusche (Borborygmi)
- Schmerzen im linken oder rechten Oberbauch durch „eingeklemmte Winde" im Bereich der Kolonflexuren
- Häufiges Luftaufstoßen, Flatulenz
- Roemheld-Syndrom (= gastrokardialer Symptomenkomplex)[F45.37]: Durch Oberbauchmeteorismus mit evtl. Zwerchfellhochstand ausgelöste funktionelle Herzbeschwerden
  Sy.: · Herz-/Atembeklemmung
  · Evtl. Auslösen von Herzrhythmusstörungen, evtl. pektanginöse Beschwerden

DD:
- Luftaufstoßen (Rülpsen) bei Magenausgangsstenose, Urämie
- Bei Schmerzen im linken oder rechten Hypochondrium:
  Ausschluss von Erkrankungen im Bereich von Kolon, Nieren sowie bei rechter Lokalisation Leber, Gallenblase, Duodenum; bei linker Lokalisation Magen, Milz u.a.

Di.:
- Anamnese: Prädisponierende Erkrankungen, Ernährungs-/Essgewohnheiten, Medikamentenanamnese, Dauer der Beschwerden, evtl. Hinweise auf ein Reizdarmsyndrom u.a.
- Körperliche Untersuchung: Meteorismus? (Inspektion, Palpation, Perkussion)
- Stuhlinspektion, Haemoccult-Test, allgemeines Laborscreening
- Sonografie
- Evtl. Abdomenleeraufnahme bei klinisch akutem Abdomen
- Spezielle Untersuchungen zum Ausschluss organischer Erkrankungen, z.B.:
  Gastroskopie (Ausschluss eines Magenkarzinoms u.a. Erkrankungen)
  Koloskopie (Ausschluss eines Kolonkarzinoms, einer CED)
  H_2-Laktose-Atemtest (Ausschluss eines Laktasemangels)
  H_2-Fruktose- und H_2-Sorbit-Atemtest (Ausschluss einer Fruktose- oder und Sorbitintoleranz)
  H_2-Glukose-Atemtest (Ausschluss einer bakteriellen Fehlbesiedlung)
  Evtl. Dünndarm- und Pankreasdiagnostik, evtl. mikrobiologische Stuhldiagnostik

Th.: des chronischen Meteorismus:

A. Kausale Therapie: z.B.
   - Beseitigung eines evtl. Passagehindernisses
   - Therapie einer Lambliasis, eines Blindsack-Syndroms
   - Glutenfreie Kost bei glutensensitiver Enteropathie
   - Laktosearme Kost bei Laktasemangel
   - Enzymsubstitution bei exkretorischer Pankreasinsuffizienz
   - Ernährungsanpassung: Weniger Ballaststoffe, evtl. weniger Laktose, Fruktose, Laktulose, Sorbit[ol]
   - Vorsichtige Dosierung von blähenden Medikamenten (z.B. Acarbose bei Diabetes)
   - Normalisierung einer gestörten Darmflora nach Antibiotikatherapie

   Die Therapieerfolge eines Reizdarm-Syndroms sind unbefriedigend.

B. Symptomatische Therapie:
   - Diät: Meidung blähender Speisen (Erbsen, Bohnen, Linsen, Rosenkohl, Zwiebeln, Knoblauch, Sellerie, Möhren, Rosinen, Bananen, Pflaumen, Aprikosen, Weizenkleie, Vollkornbrot u.a.), CO_2-haltiger Getränke und künstlicher Süßstoffe; langsames und ruhiges Essen und Trinken; häufige kleine Mahlzeiten, möglichst wenig sprechen beim Essen, nach dem Essen Verdauungsspaziergang (Bewegung)
   - Stuhlregulierung (Vermeidung von Obstipation)

- Bei "verklemmten" Winden infolge Darmspasmen - oft mit Schmerzen im Bereich der Kolonflexuren - Gabe von Karminativa aus Fenchel, Kümmel, Anis, Pfefferminz („Vier-Winde-Tee") und evtl. Anwendung von feuchter Wärme (Wärmeflasche mit nassem Tuch auf den Bauch).
- Oberflächenaktive "Entschäumer" (z.B. Dimeticon) haben sich zur Behandlung des chronischen Meteorismus nicht bewährt.
- Evtl. kurzfristig Gabe von Spasmolytika bei stärkeren Schmerzen (Spasmolytika verlangsamen die Darmpassage und können dadurch erneute Beschwerden auslösen).
- Psychosomatische Hilfe: z.B. bei Aerophagie mit gehäuftem Luftaufstoßen

MALASSIMILATIONSSYNDROM

Def: Verdauungsstörung mit chronischer Diarrhö/Steatorrhö, Gewichtsverlust und Mangelsyndrome durch enteralen Verlust von Nährstoffen

Ät.: A) **Maldigestion:** [K30]
Störung der Vorverdauung im Magen, der Aufspaltung der Nahrungsbestandteile durch Pankreasenzyme oder der Emulgierung der Fette durch Galle.
1. Zustand nach Magenresektion
2. Exokrine Pankreasinsuffizienz: Chronische Pankreatitis, Mukoviszidose, Pankreasresektion
3. Mangel an konjugierten Gallensäuren:
   Cholestase
   Gallensäureverlustsyndrom:
   - Ileumresektion, M. Crohn
   - Dekonjugation von Gallensäuren durch bakterielle Fehlbesiedlung des Dünndarms bei Blindsacksyndrom (blind loop-syndrome)

B) **Malabsorption:** [K90.9]
Resorptionsstörung der verdauten Nahrungsstoffe aus dem Darmlumen u./o. gestörter Abtransport über Blut- und Lymphbahnen
1. Dünndarmerkrankungen: z.B.
   - Glutensensitive Enteropathie = Zöliakie, nichttropische Sprue
   - Darminfektionen und Parasitosen (z.B. Lambliasis, tropische Sprue)
   - M. Whipple
   - M. Crohn mit Dünndarmbeteiligung
   - Fruktoseintoleranz
   - Laktasemangel
   - Amyloidose des Dünndarms
   - MALT-Lymphome des Dünndarms und Lymphknotenmetastasen
   - Strahlenenteritis nach Radiotherapie
2. Dünndarmresektion (Kurzdarm-Syndrom)
3. Störung der enteralen Durchblutung:
   - Angina intestinalis
   - Schwere Rechtsherzinsuffizienz oder konstriktive Perikarditis
4. Störung der enteralen Lymphdrainage:
   - Idiopathisch: Primäre Lymphangiektasie (M. Waldmann, selten)
   - Sekundär bei intestinalen malignen Lymphomen, M. Whipple u.a.
5. Hormonell aktive Tumoren (selten), z.B.
   Zollinger-Ellison-Syndrom (Gastrinom), Verner-Morrison-Syndrom (VIPom, sehr selten), Karzinoid u.a.

PPh: Bei Maldigestion sind Fett- und Eiweißaufnahme gestört, weniger die Kohlenhydrataufnahme (Wirkung der Speichelamylase)
Die meisten Nahrungsstoffe werden nach enzymatischer Aufspaltung bereits im proximalen Dünndarm resorbiert. Ausnahme: Vitamin B_{12} und Gallensäuren werden ausschließlich im terminalen Ileum resorbiert. Im Kolon werden nur noch Wasser und Elektrolyte resorbiert.

KL.: 1. Chronische Diarrhö: Oft voluminöse Stühle > 300 g/d; evtl. Steatorrhö = glänzende Fettstühle
2. Gewichtsverlust
3. Mangelsyndrome infolge Malabsorption folgender Stoffe:
   - Eiweiße: Abmagerung, hypoproteinämische Ödeme (evtl. mit Nykturie); Grenze zur Ödembildung: Serumalbumin < 2,5 g/dl
   - Kohlenhydrate: Gärungsstühle, Flatulenz, geblähtes Abdomen, rel. niedrige Blutglukosewerte im oralen Glukosebelastungstest

- Fettlösliche Vitamine (A, D, E, K)
  - Vitamin A: Nachtblindheit, verminderte Tränensekretion, trockene Haut u.a.
  - Vitamin D: Rachitis bei Säuglingen und Kleinkindern, Osteomalazie bei Erwachsenen.
  - Vitamin K: Evtl. Blutungsneigung infolge Verminderung der Gerinnungsfaktoren des Prothrombinkomplexes (F. II, VII, IX und X) → erniedrigter Quickwert, der sich nach i.v.-Gabe von Vitamin K normalisiert (i.Gs. zu Leberzirrhose)
- Vitamin B_{12}, Folsäure, Eisen → Anämie findet sich oft bei Malabsorption, nicht dagegen bei Maldigestion.(Einzelheiten s. Kap. Anämien).
- Kalium: Schwäche
- Kalzium: evtl. Tetanie und sekundärer Hyperparathyreoidismus

4. Evtl. sekundäre endokrine Störungen, z.B. Amenorrhö
5. Symptome der ursächlichen Erkrankung, die zur Malassimilation geführt hat, z.B.
   - Symptome einer chronischen Pankreatitis
   - Symptome einer Cholestase
   - Symptome eines M. Crohn u.a.

Di.:

1. Diagnose eines Malassimilationssyndromes
   - Klinik (chronische Diarrhö/Steatorrhö, Gewichtsverlust und Mangelsymptome)
   - Fettbestimmung im Stuhl: > 7 g/24 h
   - Oft verminderter Serumspiegel von Karotin und Vitamin A (fettlösliche Vitamine)
   - ^{13}C-Triolein-Atemtest (vor und nach Pankreasenzymgabe): Keine Routinediagnostik
2. Differenzierung zwischen Malabsorption und Maldigestion

	Xylose-Belastungstest	Vitamin B_{12}-Resorptionstest (Schilling)
Maldigestion	Normal	Normal
Malabsorption:		
Im Jejunum	Pathologisch	Normal
Im Ileum	Normal	Pathologisch

   - Xylose-Toleranz-Test:
     Nüchtern orale Gabe von 25 g D-Xylose mit Flüssigkeit, danach Sammelurin über 5 h (Normbereich: > 4 g Xylose/5 h-Sammelurin). Bei Malabsorption im Jejunum verminderte Xylosewerte.
     Voraussetzung: normale Nierenfunktion
   - Vitamin B_{12}-Resorptionstest (Schilling-Test; keine Routinediagnostik)
     Nach oraler Gabe einer Testdosis von radioaktiv markiertem Vitamin B 12 wird die renale Ausscheidung dieser Testsubstanz gemessen. Bei Malabsorption im Ileum bleibt die renale Ausscheidung auch nach Zugabe von intrinsic factor vermindert (Siehe Kap. megaloblastäre Anämien)
3. Ätiologische Klärung
   A. Maldigestion:
   - Gastrektomie: Anamnese
   - Exokrine Pankreasinsuffizienz (z.B. bei chronischer Pankreatitis):
     - Pankreaselastase-1 im Stuhl ↓
     - Bildgebende Verfahren: Sonografie, CT, ERCP, MRCP u.a.
   - Mangel an konjugierten Gallensäuren
     - Cholestase:
       - Anstieg des direkten Bilirubins und der cholestaseanzeigenden Enzyme (γGT, AP, LAP)
       - Bildgebende Verfahren: Sonografie, CT, ERCP, MRCP
     - Gallensäureverlustsyndrom (s. dort)

   B. Malabsorption
   - Bakteriologische, parasitologische Stuhluntersuchung
   - Bildgebende Verfahren: Sonografie, MRT-Untersuchung nach Sellink, evtl. CT
   - Endoskopie mit Biopsien: Single- oder Doppelballonenteroskopie

   Typische Biopsiebefunde finden sich bei einigen Dünndarmerkrankungen, z.B.
   - M. Whipple (Infiltration der Lamina propria mit PAS-positiven Makrophagen)
   - Intestinale Amyloidose (Amyloid in Biopsien aus Dünndarm: Kongorotfärbung)
   - Glutensensitive Enteropathie (Zottenatrophie, Kryptenhyperplasie, intraepitheliale Lymphozyten (= IEL)
   - Intestinale Lymphangiektasie (Erweiterung der Lymphgefäße)
   - Intestinale (MALT-) Lymphome (histologisch: Infiltration der Lymphomzellen)
   - M. Crohn (Aphthen, evtl. Granulome)

- H_2-Atemtest zum Ausschluss eines Laktasemangels sowie einer Fruktoseintoleranz: H_2-Bestimmung in der Ausatemluft vor und nach Gabe von Laktose bzw. Fruktose. Bei Laktasemangel bzw. Fruktoseintoleranz Anstieg von H_2 infolge bakterieller Zersetzung nicht-resorbierter Laktose bzw. Fruktose im Kolon.

Th.: A. Kausale Therapie: z.B.
- Bei exokriner Pankreasinsuffizienz: Enzymsubstitution
- Bei Fisteln oder Blindsäcken: Operative Korrektur
- Therapie entzündlicher oder neoplastischer Dünndarmerkrankungen
- Glutenfreie Diät bei glutensensitiver Enteropathie
- Laktosearme Diät bei Laktasemangel

B. Symptomatische Therapie: z.B.
- Regulierung des Wasser- und Elektrolythaushaltes
- Parenterale Ernährung bei kritischem Ernährungszustand
- Parenterale Substitution der Stoffe, die mangelhaft resorbiert werden: Fettlösliche Vitamine (A, D, E, K), Vitamin B_{12}, Zink, Eisen u.a.

NAHRUNGSMITTELALLERGIE [T78.1]

Internet-Infos: *www.dgaki.de*

Syn: Gastrointestinale Allergie

Def: Immunologisch vermittelte Reaktionen gegen Allergene in Nahrungsmitteln

Ep.: Bis 5 % der Erwachsenen; w : m = 2 : 1; Häufigkeitsgipfel im Kleinkindesalter. Bis zu 90 % aller Patienten haben zuerst eine Pollenallergie! 2/3 der Patienten leiden an atopischen Erkrankungen (allergische Rhinitis/Asthma bronchiale, atopische Dermatitis)

Ät.: Allergische Reaktion gegen Nahrungsbestandteile, -zusatzstoffe oder unerwünschte Beimengungen bei genetisch disponierten Patienten.
7 häufige Allergene: Kuhmilch (häufigstes Allergen bei Kleinkindern), Hühnerei, Fisch, Schalentiere, Soja, Nüsse (bes. Erdnüsse), Mehlsorten. Die Mehrzahl der Pollenallergiker haben Kreuzallergien zu Nahrungsmitteln. Umgekehrt haben die meisten Frischobst-Allergiker eine Pollenallergie:
- Birkenpollen → Äpfel, (Stein-)Frischobst, Haselnuss (am häufigsten)
- Gras-/Getreidepollen → Hülsenfrüchte (Erdnuss, Soja)
- Beifußpollen → Sellerie, Gewürze (Sellerie-Beifuß-Gewürzsyndrom)

Bei Latexallergie oft Kreuzallergien mit Avocado, Banane, Kiwis u.a.

Merke: Im Einzelfall kann jedes Nahrungsmittel als Allergen wirken ("Es gibt nichts, was es nicht gibt").

Modulierende Faktoren: Frequenz und Menge der Allergenzufuhr, Zubereitungsart (roh oder denaturiert), kumulative Effekte bei polyvalenter Sensibilisierung, saisonale Einflüsse (Kreuzallergie bei vorbestehender Pollenallergie!), Reaktionslage (Hormone, Vegetativum), Triggerfaktoren (Wein, Kaffee, heißes Bad, Sport können allergische Reaktionen verstärken).

Pg.: Folgende Immunreaktionen werden beobachtet:
- Häufig Typ I/Sofortreaktion (nach 0 - 1 h) = IgE-vermittelte Histamin-Freisetzung (Mastzellen)
- Gel. Typ III/Intermediärreaktion (nach 1 - 20 h) = IgG-vermittelte Immunkomplexreaktion
- Gel. Typ IV/verzögerte Reaktion (nach > 20 h) = T-Zell-vermittelte Reaktion

Ausbreitungsgrad nach Raithel (1996)		Gefährdung	Häufigkeit
	Eine Organmanifestation		
IA:	Lokale intestinale Manifestation am GI-Trakt	--	35 %
IB:	Lokale extraintestinale Manifestation (z.B. Haut)	+	5 %
	Mehrere Organmanifestationen		
II:	Gastrointestinale Allergie + Manifestation an nur 1 extraintestinalem Organ	++	40 %
III:	Gastrointestinale Allergie + Manifestation an mehr als 1 extraintestinalem Organ	++	20 %
IV:	Gastrointestinale + mehrere extraintestinale Organmanifestationen mit Kreislaufreaktion und/oder anaphylaktischen Symptomen	+++	< 1 %

KL.: Häufigkeit von Organmanifestationen der Nahrungsmittelallergien

1. Symptome der Haut (Urtikaria, Quincke-Ödem, Juckreiz, Exanthem) — 50 %
2. Symptome der Atemwege (Larynxödem, Asthma, Rhinitis mit Niesen, Schnupfen, nasaler Obstruktion) — 20 %
3. Symptome des Gastrointestinaltraktes: Orales Allergiesyndrom = "Oral allergy syndrome": Juckreiz und pelziges Gefühl an Lippen und Gaumen nach Kauen von rohen Äpfeln, Steinobst, Haselnüsse u.a. (bes. bei Kreuzallergie mit Birken-, Erlen-, Haselnusspollen); seltener Bauchkrämpfe, Diarrhö oder Erbrechen — 20 %
4. Kreislaufsymptome: Tachykardie, Blutdruckabfall, anaphylaktischer Schock — 10 %
   Die gefährlichsten Allergene, die zu anaphylaktischem Schock führen können, sind (Erd-)Nüsse, Fische und Schalentiere.
5. ZNS: Kopfschmerzen u.a.

DD: IgE-vermittelte immunologische Nahrungsmittelallergien müssen von nichtimmunologischen Unverträglichkeitsreaktionen auf Nahrungsmittel (NM) abgegrenzt werden:

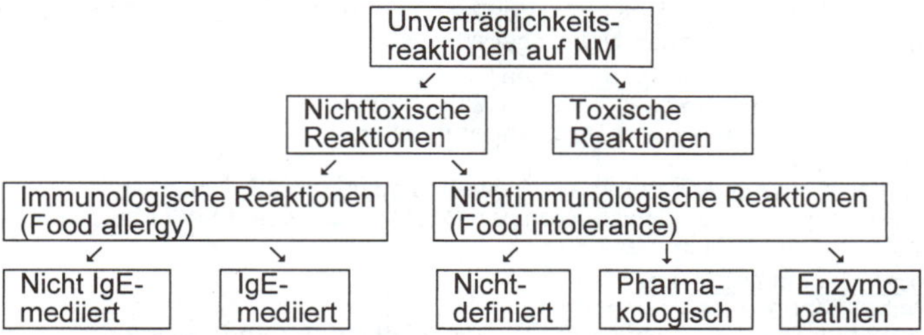

- Pharmakologische Intoleranzreaktionen: **P**seudo**a**llergische **R**eaktionen (PAR)
  Allergie und PAR zeigen gleiche Symptome durch Histaminfreisetzung aus Gewebsmastzellen. Die Degranulation der Mastzellen erfolgt bei Allergie durch IgE-Ak-Reaktionen an der Mastzellmembran, bei PAR erfolgt die Degranulation der Mastzellen direkt (Ak-unabhängig).
  - PAR durch Histaminintoleranz:
    Urs.: Ungleichgewicht zwischen anfallendem Histamin und Histaminabbau. Das wichtigste Enzym für den Histaminabbau ist die Diaminoxidase (DAO). Histamin, sein Vorläufer Histidin und andere biogene Amine sind in vielen Nahrungsmitteln in unterschiedlicher Konzentration enthalten. Daneben spielen Alkohol und DAO-blockierende Medikamente eine Rolle bei der Auslösung von Beschwerden.
  - PAR durch vasoaktive biogene Amine in Nahrungsmitteln: Histamin (Sauerkraut, Käse, Rotwein, Thunfischkonserven u.a.), Serotonin (Bananen, Walnüsse u.a.), Tyramin (Käse, Fisch, Wein, Hefe, Bananen, Tomaten, Avocados u.a.), Phenylethylamin (Schokolade u.a.)
  - PAR durch Lebensmittelzusätze: z.B. Tartrazin (E 102), Benzoesäure (E 214 - 219), Sulfit (E 220 - 227), Hydroxyzimtsäure
  - PAR durch natürlich vorkommende Stoffe: z.B. Sulfite (Bier, Wein), Salicylate (Salicylatintoleranz → siehe dort)
  - PAR durch Natriumglutamat (Glutamatintoleranz = Chinagewürz- oder Chinarestaurant-Syndrom). 0,5 - 2 h nach Genuss von Speisen, die Mononatriumglutamat enthalten (Sojasoße!), kann es bei individueller Disposition zu typischen Symptomen kommen: Schwächegefühl, Flush, Schwitzen, Herzklopfen, Kopfschmerzen; bei Asthmatikern evtl. Asthmaanfall.
- Laktoseintoleranz infolge Laktasemangel (siehe dort)
- Fruktoseintoleranz (siehe dort)
  Di.: H_2-Atemtest (vor und nach Gabe einer Testdosis)

  Merke: 2 Ursachen der Kuhmilchintoleranz: Laktasemangel (häufig) und Allergie (selten) gegen Milchproteine (in 70 % Kasein, ferner Laktalbumin, selten β-Laktoglobulin). Während der Patient mit Enzymmangel entsprechend der Restkapazität an Laktase noch kleine Mengen Milch vertragen kann, reagiert der Allergiker auf kleinste Mengen Milch mit Beschwerden.
- Glutensensitive Enteropathie (Sprue) → IgA-anti-Transglutaminase-Ak, Dünndarmbiopsie
- Systemische Mastozytose (→ Bestimmung der Serumtryptase), Knochenmarkbiopsie
- Bakterielle Dünndarmüberwucherung (postoperativ, PPI-Therapie u.a.)
- Eosinophile Gastroenteritis = eosinophile gastrointestinale Erkrankung (EGID)(Hi.: Magen-/Darmmukosa: Eosinophile ↑)

Di.: 1. Anamnese (am wichtigsten) → Ernährungs-Tagebuch über 3 Wochen:
Eingrenzung verdächtiger Nahrungsmittel, die gastrointestinale Beschwerden auslösen.

2. Ausschluss anderer gastrointestinaler Erkrankungen

3. Eliminationsdiät und strukturierter Kostaufbau
Allergenarme Basiskost (z.B. Reis-Kartoffel-Wasser-Diät) über 7 Tage. Ist der Patient danach nicht beschwerdefrei, ist eine Nahrungsmittelallergie als Ursache der Beschwerden unwahrscheinlich (ggf. Reis- oder Kartoffelallergie durch RAST und Hauttestung ausschließen). Bei Beschwerdefreiheit werden schrittweise einzelne Nahrungsmittel hinzugefügt, bis erneut Beschwerden auftreten. Das zuletzt hinzugefügte Nahrungsmittel ist verdächtig und wird wieder weggelassen, um zu testen, ob erneut Beschwerdefreiheit eintritt.

4. Labor: Gesamt-IgE ↑ und antigenspezifisches IgE (RAST), Methylhistamin im Urin ↑

5. Hauttestung (Prick-Test) + RAST auf die häufigsten Allergene (Nachweis spezifischer IgE-Antikörper) sind hilfreich (aber nicht zuverlässig) bei der Identifizierung möglicher Allergene. Nur der orale Provokationstest allein beweist die klinische Bedeutung eines durch RAST oder Hauttestung identifizierten Allergens! Bei Atopikern finden sich im RAST oft falsch positive Befunde, obwohl die entsprechenden Nahrungsmittel symptomlos vertragen werden!

6. Spezialdiagnostik in entsprechenden Zentren:
- Koloskopischer Allergen-Provokationstest (COLAP) mit Mediatorenmessung
- Endoskopisch gesteuerte segmentale Lavage: Intestinales Gesamt-IgE, antigenspezifisches IgE (intestinaler RAST)
- Mediatoren- und Enzymbestimmung aus Gewebebiopsien: ECP, Histamin, Tryptase etc.
- Direkte Austestung lebender Gewebebiopsien (Mediatorenrelease) bei Mukosaoxygenation
- Basophilen-Allergenstimulationstest

7. Diagnose einer Histaminintoleranz:
- Nahrungsmittel-/Medikamentenanamnese
- Nachweis erhöhter Plasmahistaminspiegel zum Zeitpunkt der Beschwerden.
- DAO-Aktivität im Blut vermindert
- Besserung der Beschwerden durch histaminfreie Diät
- Provokationstest im Anschluss an histaminfreie Diät

Th.: 1. Allergenkarenz ist die wichtigste Maßnahme → Ernährungsberatung!
Bei ubiquitär vorkommenden Grundnahrungsmitteln wie Milch und Eier ist eine strikte Allergenkarenz schwierig.
Allgemeine Diätempfehlungen, falls eine Allergenidentifikation und -karenz nicht möglich ist:
- Vermeidung unbewiesener Empfehlungen!
- Keine Fertigprodukte, sondern eigene Zubereitung
- Eine Positivliste erlaubter Speisen ist hilfreicher als eine reine Negativliste mit verbotenen Speisen.
- Keine Allergenüberladung (unüberschaubares Speisenrepertoir)
- Verwendung saisonaler, heimischer Lebensmittel
- Vermeidung "bunter" Obstsalate und exotischer Früchte
- Keine Rohkost und nur flüchtig erhitzte Speisen (Erhitzen inaktiviert manche Allergene); daher keine Vollwertkost
- Keine Würzmischungen (die z.B. oft Sellerie enthalten)
- Keine alkoholischen Getränke, Fruchtsäfte
- Keine kalten und voluminösen Mahlzeiten
- Histaminarme Kost (Meidung von Rotwein, Käse, Thunfisch, Schokolade u.a.)
- Gabe von Vitamin B_6 (=Coenzym der DAO)
- Hypoallergene Kostformen (Kartoffel-Reis-Diät, Elementardiäten)

Bei Anaphylaxiereaktionen auf Nahrungsmittel Diätschulung des Patienten und Verordnung eines Notbehandlungssets mit Patientenausweis: Adrenalin-Fertigspritze, wasserlösliches Kortikosteroid, Antihistaminikum (H_1- und H_2-Antagonisten), keine Betablocker (Abschwächung einer evtl. Adrenalintherapie).

2. Hyposensibilisierung kann bei Kuhmilchallergie sowie bei Kreuzallergie mit Pollen hilfreich sein, sollte aber Spezialisten überlassen werden. Sinnvoll nur bei 1 bis max. 3 Allergenen.

3. Medikamentöse Stufentherapie bei Versagen einer Allergenkarenz/Diät:
- Mastzellstabilisatoren: z.B. Cromoglicinsäure, Ketotifen
  Anm.: Cromoglicinsäure kann auch diagnostisch eingesetzt werden: Tritt bei begründetem Verdacht auf Nahrungsmittelallergie unter probatorischer Therapie mit Cromoglicinsäure eine Besserung der Beschwerden ein, so unterstützt dies die Verdachtsdiagnose.
- Antihistaminika
- Topisch wirksame Kortikosteroide (z.B. Budesonid)
- Versuch mit Mesalazin und evtl. Montelukast

4. Therapie einer Histaminintoleranz:
   Patientenschulung über histaminarme Diät; evtl. zusätzlich Antihistaminika, Mastzellstabilisatoren; Substitution von DAO in Kapseln (Daosin®, Pelind®, Daopure®)

Pro: Sinnvoll bei Neugeborenen mit positiver Familienanamnese hinsichtlich atopischer Erkrankungen: Keine Haustiere halten, Verzicht auf Rauchen! In den ersten 6 Lebensmonaten ausschließlich Muttermilchernährung bei gleichzeitiger Eliminationsdiät der Mutter (Verzicht auf Kuhmilch, Hühnerei, Fisch, Erdnüsse), evtl. auch Einsatz hypoallergener Hydrolysatnahrung (HA) bei der Ernährung des Kindes.

Prg: Nach jahrelanger Allergenkarenz kann die Allergie verschwinden (bei Kindern > 50 %, bei Erwachsenen 30 % d.F.).

Glutensensitive Enteropathie [K90.0]

Internet-Infos: *www.dzg-online.de*

Syn: Bei Kindern Zöliakie, bei Erwachsenen einheimische Sprue

Def: Die Zöliakie/Sprue ist eine immunologisch vermittelte glutenabhängige Multiorgankrankheit.

Ep.: Prävalenz in Deutschland: 0,5 - 1 %; w > m; genetisch disponiert sind ca. 25 % der Bevölkerung, doch bei den meisten kommt es nicht zur Erkrankung.
2 Manifestationsgipfel: Säuglingsalter und 4. Lebensjahrzehnt
Einige Krankheiten treten gehäuft mit Zöliakie auf: Turner-Syndrom (8 %), M. Down (7 %), IgA-Mangel (5 %), Typ 1-Diabetes (3 %), Autoimmunerkrankungen (z.B. Hashimoto-Thyreoiditis, Autoimmunhepatitis)

Ät.: Unverträglichkeit gegenüber Gliadin (alkohollösliche Fraktion des Glutens, Klebereiweiß aus Getreide) bei genetisch disponierten Personen: Assoziation mit HLA-DQ2 und HLA-DQ8. Die Gewebs-Transglutaminase 2 (TG 2) ist das Autoantigen der antiendomysialen Antikörper (EMA).

KL.:
1) Klassische Sprue, aktive Zöliakie:
   Durchfälle, Gewichtsverlust, Malabsorptionssyndrom, Gedeihstörung der Säuglinge/Kleinkinder
2) Atypische Verläufe:
   Gastrointestinale Symptome können fehlen! (40 %)
   Dermatitis herpetiformis Duhring (Erytheme, Plaques, herpetiforme Bläschen, bes. an den Streckseiten der Extremitäten); Eisenmangelanämie (häufigstes Symptom bei Erwachsenen); Zungenbrennen, atrophische gerötete Zunge; Osteoporose; chronische Hepatitis; Arthritis u.a.
3) Asymptomatische Sprue (= silente Zöliakie):
   Positive Antikörper und pathologische Dünndarmbiopsie ohne Krankheitssymptome
4) Potenzielle Sprue:
   Asymptomatische Menschen mit positivem Sprue-Ak-Test und normaler Dünndarmbiopsie (Diagnose z.B. im Rahmen von Familienuntersuchungen)

Ko.: Sekundärer Laktasemangel (→ pathologischer H_2-Atemtest nach Gabe von Laktose)
Spätkomplikation: Enteropathieassoziiertes T-Zell-Lymphom des Dünndarms (EATCL)
Selten gleichzeitiges Auftreten einer kollagenen Colitis bei schwerer Sprue (kollagene Sprue)

Lab:
- Pathologisch ausfallender D-Xylose-Test: Malabsorption
- Positive Sprue-Antikörper-Testung im Serum:
  - IgA-Endomysium-Ak (EMA)
  - IgA-anti-Transglutaminase 2 (Anti-Tg2-IgA) = spezifischster Ak (Spezifität > 95 %)

Beachte: Da bei Sprue in 5 % ein IgA-Mangel vorkommt, versagen in diesen Fällen die IgA-Ak-Teste (falsch negativ) → IgG-anti-TG bestimmen.

Sono: Unspezifische Befunde: Dünndarmschlingen mit vermehrter Flüssigkeitsfüllung und verdickter Wand; vor- und rückwärts gerichtete Peristaltik (Waschmaschinen-Phänomen)

Di.:
- ▸ Anti-TG2-IgA-Test positiv
- ▸ HLA-DQ2/8 positiv
- ▸ ESPGHAN-Kriterien (European Society for Paediatric Gastroenterology, Hepatology and Nutrition), 1990:
  1. Dünndarmbiopsie mit Histologie: Einteilung nach den Marsh-Kriterien; Marsh 3 umfasst Zottenatrophie: 3a) partielle, 3b) subtotale, 3c) komplette Zottenatrophie; Kryptenhyperplasie und Vermehrung intraepithelialer Lymphozyten = IEL > 25/100 Epithelzellen.
  2. Klinische Besserung unter glutenfreier Diät (GFD)

Bei unsicherer Diagnose: Kontrollbiopsie unter GFD und danach evtl. Glutenbelastungstest mit nochmaliger Biopsie.

Th.: Lebenslang glutenfreie Diät (GFD): Kartoffeln, Mais, Reis, Hirse, Sojabohnen u.a.
Keine Produkte aus Weizen, Gerste, Roggen, Dinkel, Grünkern, Kamut. Kleine Mengen Hafer werden oft vertragen.
Meiden von Milch/-produkten bei sekundärem Laktasemangel.
Bei Malabsorptionssyndrom Substitution fehlender Vitamine und Mineralstoffe

Prg: Beschwerdefreiheit unter glutenfreier Diät; hierunter Verminderung des Lymphomrisikos und Abheilung einer evtl. vorhandenen Dermatitis herpetiformis Duhring. Selten therapierefraktäre Sprue. Ggfs. Gabe von Prednisolon ± Azathioprin bei schweren Fällen (z.B. kollagene Sprue).

Tropische Sprue [K90.1]

Ät.: z.T. infektiös, z.T. unbekannt

KL.: Malabsorptionssyndrom (s. dort)

Di.: Ausschluss einer echten Sprue

Th.: Evtl. Doxycyclin über 6 Monate, Substitution bei Mangelsyndromen (z.B. Folsäure und Vitamin B_{12})

Durchfälle bei AIDS [B23.8]

Siehe Kap. Diarrhö

Morbus Whipple [K90.8]

Internet-Infos: *www.whippledisease.info ; www.whippledisease.net*

Ep.: Sehr selten, oft Männer zwischen 30-60 Jahren

Ät.: Systemische Infektion mit Tropheryma whipplei (oder whippelii), der bei manchen Menschen ein apathogener oraler Kommensale ist, bei anderen zur Erkrankung führen kann.

KL.:
1. Diarrhö/Steatorrhö, Abdominalschmerzen, Malabsorptionssyndrom, starker Gewichtsverlust
2. Extraintestinale Symptome:
   Enteropathische (seronegative) Arthritis (60 %) und Sakroiliitis (40 %). Die Arthritis ist oft Erstsymptom und kann den intestinalen Symptomen bis zu 10 Jahre vorausgehen.
   Fieber, Polyserositis, Vergrößerung der mesenterialen und retroperitonealen Lymphknoten, braune Hautpigmentierung, evtl. Manifestation am Herz (Endokarditis, Klappeninsuffizienzen), ZNS (Störungen der Okulomotorik, Myoklonien, Ataxie u.a.) u.a. Organen

Lab: BSG, CRP ↑, Anämie, evtl. Leukozytose, Laborbefunde eines Malabsorptionssyndroms

DD: Mycobacterium avium intracellulare (MAI)-Infektion des Dünndarms bei AIDS-Patienten können eine ähnliche Histologie zeigen.

Di.: Mehrere Duodenal- und Dünndarmbiopsien: Infiltration mit Makrophagen, die PAS-positive Glykoproteineinschlüsse enthalten (SPC-Zellen = sickle-form particle containing cells). Elektronenmikroskopie: Intrazellulär gelegene stäbchenförmige Bakterien, PCR-Nachweis von Tropheryma whipplei. Bei neurologischen Symptomen Liquordiagnostik mit Suche nach PAS-positiven Zellen + PCR auf Tropheryma whipplei.

Th.:
1. Induktionstherapie i.v. über 2 Wochen mit Ceftriaxon (1 x tägl. 2 g)
   Alternativen: Penicillin G oder Meropenem, anschließend
2. Orale Erhaltungstherapie über 1 Jahr mit Cotrimoxazol (2 x tägl. 160/800 mg; Alternative: Doxycyclin + Hydroxychloroquin)

Wenn in Einzelfällen der Erreger nicht eliminiert werden kann: Versuch mit Interferon (im Rahmen von Studien).

Prg.: Unbehandelt verläuft die Erkrankung meist tödlich. Eine Eradikation des Erregers führt zur Heilung.

Laktosemalabsorption / Laktoseintoleranz [E73.9]

Ep.: Vorkommen: Nordeuropa ca. 2 %, Deutschland ca. 15 %, Mittelmeerraum ca. 25 %, schwarze Bevölkerung bis 80 %, Asiaten > 95 % - autosomal-rezessive Vererbung

Ät.:
1. Primär: Am häufigsten adulte Form mit Abnahme der Laktaseaktivität im Kindes-/Jugendalter
Ursache des primären Laktasemangels sind Mutationen auf dem langen Arm des Chromosoms 2 (2q21) im Regulator des Laktase-Gens. CC-Genotyp des C/T-13910-Polymorphismus oder GG-Genotyp des G/A-22018-Polymorphismus. Das Laktase-Gen ist intakt!
2. Sekundär = erworbener Laktasemangel bei Sprue oder anderen Dünndarmerkrankungen

Pg.: Das Disaccharid Laktose (Milchzucker) wird durch das Enzym Laktase zu Glukose und Galaktose hydrolysiert. Bei Laktoseintoleranz gelangt Laktose ins Kolon und wird dort bakteriell gespalten in CO_2 , H_2 und kurzkettige Fettsäuren. Folge: Blähungen, Diarrhö + abdominelle Schmerzen.

KL.: Die Restaktivität der Laktase ist individuell verschieden, daher unterschiedlich starke Symptome: Diarrhö, Bauchschmerzen, Blähungen nach Genuss von laktosehaltigen Lebensmitteln

DD:
- Seltener Milcheiweißallergie gegen Lactalbumin oder Casein (Nachweis spezifischer IgE-Ak im RAST). Während der Patient mit Enzymmangel entsprechend der Restkapazität an Laktase noch kleine Mengen Milch vertragen kann, reagiert der Allergiker auf kleinste Mengen Milch mit Beschwerden.
- Auch bei Verdacht auf Reizdarmsyndrom Laktasemangel ausschließen.

Di.:
- Klinik: Beschwerden nach Laktoseaufnahme - Beschwerdefreiheit unter Laktosekarenz
- Wasserstoffexhalationstest (H_2-Atemtest): Orale Gabe von Laktose führt zu bakterieller Fermentation unverdauter Laktose im Kolon: Bildung von freiem H_2, der aufgenommen und über das Atemsystem abgegeben wird, hierdurch vermehrte Abatmung von H_2 (> 20 ppm).
- Laktose-Toleranztest: Weniger sensitiv (75 %) und spezifisch (ca. 80 %) als der H_2-Atemtest. Nach Gabe von 50 g Milchzucker ausbleibender oder nur geringer Blutglukoseanstieg (< 20 mg/dl im venösen Blut, < 25 mg/dl im Kapillarblut) im Vergleich zum Ausgangswert sowie Auftreten von Blähungen, Tenesmen, Diarrhö.
- Gentest: Siehe oben
- Dünndarmbiopsie (kein Routinetest): Nachweis einer niedrigen Laktaseaktivität

Th.: Zuerst Meidung von Milch (-produkten). Nur wenn dies die Beschwerden bessert, ist eine Fortführung einer Laktose-freien/-armen Diät sinnvoll. Danach Austestung der individuellen Laktoseverträglichkeit durch vorsichtige Steigerung des Laktosekonsums. Oft werden kleine Restmengen Laktose vertragen.
Ernährungsberatung: Je nach Schwere des Laktasemangels laktosefreie oder laktosearme Diät (mit max. 8 - 10 g Laktose/d). Fertigprodukte (u.a. Back- und Wurstwaren) enthalten oft Laktose.

Für leichten Laktasemangel gelten folgende Ratschläge:
- Fermentierte Milchprodukte wie Joghurt, Buttermilch, Quark, Kefir werden in kleinen Mengen oft vertragen.
- Butter und gereifter Käse enthalten keine oder wenig Laktose und werden meist vertragen.
- Verwendung laktosefreier Milchprodukte (z.B. Minus L-Produkte); Verwendung von laktosefreiem Milchersatz (Soja-, Kokosmilch) oder laktosehydrolysierter Milchprodukte
- Evtl. orale Substitution von Laktase bei unvermeidbarer Milchzufuhr (z.B. Lactrase®, Lactaid®, Lactase-Plus® u.a.)
- Ausreichende Kalziumzufuhr: Osteoporosegefahr

Fruktosemalabsorption

Def: Unverträglichkeit von Fruktose (Fruchtzucker) infolge unzureichender intestinaler Absorption der Fruktose, die durch den intestinalen GLUT-5-Transporter limitiert wird. Der Verzehr von 35 - 50 g Fruktose/h führt auch bei Gesunden zu Abdominalbeschwerden. Bei Fruktosemalabsorption liegt die verträgliche Grenze bei < 25 g Fruktose/d. Bei der seltenen angeborenen Fruktoseintoleranz wird überhaupt keine Fruktose vertragen.

Ep.: Unklar: Positiver H_2-Atemtest nach Fruktosebelastung ist rel. häufig, aber nur ein Teil der Betroffenen haben Beschwerden.

KL.: Wie bei Laktoseintoleranz: Blähungen, Diarrhö, Bauchschmerzen nach Fruktoseaufnahme

DD: Reizdarmsyndrom; andere Ursachen einer Malabsorption

Di.: Klinik - Ernährungsprotokoll - H_2-Atemtest nach Belastung mit 25 g Fruktose

Th.: Ernährungsberatung und -therapie. Austestung der persönlichen Toleranzschwelle für Fruktose (Einzelheiten siehe Internet: *www.dge.de*)

Gallensäureverlust-Syndrom (GSVS) [K90.8]

Syn: Gallensäuremalabsorption

Ät.: 1. Ausfall der Gallensäureresorption im Ileum (M. Crohn, Ileumresektion)
2. Bakterielle Dekonjugation der Gallensäuren im Dünndarm (Blindsack-Syndrom)

Ph.: Die Gallensäuren (GS), deren Pool ca. 4 g beträgt, zirkulieren im enterohepatischen Kreislauf zwischen Leber und Darm 6 x täglich. Nur ca. 0,5 g werden täglich mit dem Stuhl ausgeschieden und durch Synthese in der Leber ersetzt.

Pg.:
1. Bei Ausfall der Gallensäurerückresorption, die ausschließlich im terminalen Ileum erfolgt, gelangen Gallensäuren ins Kolon. Fallen > 40 cm des Ileums aus, kann eine chologene Diarrhö auftreten.
2. Bei partieller Ileumresektion (< 100 cm) kann der Gallensäureverlust meist noch durch Mehrsynthese der Leber kompensiert werden, sodass die Fettemulgierung und -resorption nur leicht gestört ist. Bei ausgedehnter Ileumresektion (> 100 cm) ist der Gallensäureverlust so stark, dass eine Steatorrhö resultiert.
3. Der Gallensäureverlust führt zu verstärkter Lithogenität der Galle und gehäufter Cholesterinsteinbildung (Cholelithiasis).
4. Durch die intestinale Bindung von Kalzium an Fettsäuren kommt es zu verstärkter Resorption von Oxalsäure → gehäufte Bildung von Oxalatnierensteinen.

2 Stadien:
1. Kompensiertes GSVS: Noch ausreichende Produktion von GS in der Leber, daher Diarrhöen durch laxierende Wirkung der Gallensäuren im Kolon
2. Dekompensiertes GSVS: Zu starker Verlust von GS ohne ausreichende GS-Produktion, Fettstühle (wie bei Maldigestion): Stuhlfett > 7 g/24 h: Stearrhö

KL.: Chologene Diarrhö/Steatorrhö

Ko.: Maldigestionssyndrom
Evtl. Cholesteringallensteine und Oxalatnierensteine

Di.: Anamnese, Klinik
Bei typischer Anamnese kann ein erfolgreicher Therapieversuch mit Colestyramin die Diagnose sichern.
^{14}C-Glykocholat-Atemtest (keine Routineuntersuchung):
Nach oraler Gabe radioaktiv markierter Gallensäure (^{14}C-Glykocholat) werden normalerweise 95 % im terminalen Ileum resorbiert, der Rest gelangt ins Kolon und wird dort bakteriell dekonjugiert. Dabei wird radioaktives $^{14}CO_2$ frei, absorbiert und über die Lunge ausgeatmet. Gallensäureverlustsyndrom führt zu verstärkter $^{14}CO_2$-Abatmung.
$^{75}SeHCAT$-Test (kein Routinetest, langwierig - 7 Tage): Nach Aufnahme von ^{75}Se-markierter Homotaurocholsäure wird diese nach 1 h und 7 Tagen szintigraphisch gemessen.

Th.: A) Kausale Therapie, z.B.
- Behandlung eines M. Crohn
- Bei Blindsack-Syndrom korrigierende Op.; evtl. Tetrazykline bei bakterieller Fehlbesiedlung

B) Symptomatische Therapie
1. des Malabsorptionssyndroms (s. dort)
2. der Oxalatsteine: Calcium 1 g oral/d (bindet Oxalat), MCT-Fette, Trinkmenge steigern
3. der chologenen Diarrhö:
   - Bei kompensiertem GSVS: Austauscherharze (z.B. Colestyramin, Colesevelam; KI: Darmstenosen wegen Ileusgefahr) können eine mäßige chologene Diarrhö vermindern. Bei massiver Steatorrhö werden keine Austauscherharze gegeben, weil sie die Steatorrhö verstärken.
   - Bei dekompensiertem GSVS: Diät: Fettrestriktion (< 40 g/d) und Ersatz der langkettigen durch mittelkettige Triglyzeride (MCT-Produkte, z.B. Ceres®-Margarine).

Enterales Eiweißverlust-Syndrom [K90.4]

Syn: Intestinales Eiweißverlustsyndrom, exsudative Enteropathie, protein losing enteropathy (PLE)

Def: Pathologisch erhöhter Eiweißverlust über den Verdauungskanal

Ät.: 1. Lymphstauung im Bereich des Darmes:
a) Mechanische Obstruktion der Lymphgefäße: z.B. Lymphangiektasie (M. Waldmann), maligne Lymphome, M. Whipple
b) Erhöhter Druck in den Lymphgefäßen: z.B. konstriktive Perikarditis, Fontan-Operation (siehe dort)
2. Schleimhauterkrankungen mit verstärkter Eiweißexsudation: z.B. chronisch-entzündliche Darmerkrankungen, Strahlenenteritis, familiäre Polyposis, M. Ménétrier (Riesenfaltenmagen)

PPh: 10 - 20 % des täglich umgesetzten Albumins gehen über den Verdauungstrakt verloren. Bei der exsudativen Enteropathie ist der enterale Eiweißverlust mehr als zweifach gesteigert. Dann kann auch eine vermehrte Albuminsynthese den Verlust nicht kompensieren. Der Eiweißverlust betrifft alle Eiweißfraktionen.

KL.: Die Symptome des enteralen Eiweißverlustsyndroms sind meist die gleichen wie beim Malabsorptionssyndrom, da beiden Syndromen häufig die gleichen Erkrankungen zugrunde liegen:
- Diarrhö/Steatorrhö, Gewichtsverlust, Malabsorptionssyndrom
- Hypoproteinämische Ödeme (bei Serumalbumin < 2,5 g/dl)
- Zusätzliche Symptome bei primärer intestinaler Lymphangiektasie (M. Waldmann = angeborene Missbildung der Lymphgefäße): Pleuraergüsse, Aszites, Lymphozytopenie

Lab: Albumin ⇓, Immunglobuline ↓
Außerdem können alle Laborparameter vermindert sein, die im Zusammenhang mit Mangelsymptomen stehen.

DD: Hypoproteinämische Ödeme renaler oder hepatischer Genese (Klinik!). Eine Verminderung auch der Globuline spricht für exsudative Enteropathie (Verlust aller Eiweißfraktionen).

Di.: 1. Diagnose eines enteralen Eiweißverlustsyndroms
- Anamnese/Klinik
- α_1-Antitrypsin (AT) im Stuhl ↑
  Exakter ist die Bestimmung der intestinalen AT-Clearance, wobei der intestinale AT-Verlust auf die AT-Konzentration im Serum bezogen wird. Normalwerte bis 12 ml/d.
- Nuklearmedizinische Untersuchungen (z.B. mit radioaktiv markiertem Albumin) sind nicht aussagekräftiger als die AT-Clearance und daher entbehrlich.

2. Ätiologische Klärung
- Bildgebende Verfahren (Röntgen, CT u.a.)
- Endoskopisch-bioptische Untersuchung mit Histologie (typische Befunde s. Kap. Malabsorptionssyndrom).

Th.: A) Kausale Therapie
B) Symptomatische Therapie:
Diät: Natriumarme, eiweißreiche Kost, Fettrestriktion und Austausch der langkettigen durch mittelkettige Triglyzeride (MCT-Produkte, z.B. Ceres®-Margarine).
(Weitere Einzelheiten s. Kap. Malabsorptionssyndrom).

DÜNNDARMTUMOREN [D37.2]

A) Gutartige Tumoren:
Leiomyome, Lipome, Fibrome, Neurinome, Angiome, Adenome (und familiäre Polyposis-Syndrome, z.B. Peutz-Jeghers-Syndrom → siehe Kap. Polypen), Dünndarmendometriose (menstruationssynchrone Darmblutungen)

B) Bösartige Tumoren:
- Selten Adenokarzinome, gastrointestinale Stromatumoren (GIST → siehe dort), Sarkome
- Maligne Lymphome
- Neuroendokrine Tumoren (NET → siehe dort)

Vo.: Selten (< 5 % aller gastrointestinalen Tumoren)

KL.: Abdominelle Schmerzen; rezidivierender Subileus

Ko.:
- Enterale Blutung, Ileus
- Evtl. Karzinoid-Syndrom (siehe GEP-Tumoren)

Di.: Bildgebende Verfahren: Sono, MRT-Untersuchung nach Sellink (= Hydro-MRT) Single- und Doppelballon-Enteroskopie, Videokapselendoskopie (geschluckte Minikamera), evtl. Angiografie

Th.: Operative Entfernung; Gabe von Imatinib bei GIST (siehe dort), evtl. Chemotherapie nach entsprechender Histologie

Prg: Gut bei benignen, schlecht bei malignen Dünndarmtumoren

MALIGNE LYMPHOME DES DÜNNDARMS

→ Siehe Kap. Non-Hodgkin-Lymphome

GASTROINTESTINALE STROMATUMORE (GIST)

Internet-Infos: *www.lh-gist.org; www.liferaftgroup.com*

Def: Maligner mesenchymaler Tumor des Gastrointestinaltraktes (GI), Entwicklung aus interstitieller Cajal-Zelle oder deren Vorläuferzelle

Ep.: Inzidenz 1: 100.000/J.; Erkrankungsalter 50. - 70. Lj.

Ät.: Unbekannt; sehr selten familiäre GIST, gehäuft bei Neurofibromatose Typ 1

Pg.: Mutation in Tyrosinkinase-Rezeptoren KIT (ca. 90 %) oder PDGFRα (5 %); Rest ohne Mutation (wild-type)

KL.:
- 50 % Lokalisation im Magen; 25 % im Dünndarm, 10 % Kolon
- 50 % metastatisch (hämatogen, Leber; selten extraabdominal)
- 2/3 symptomatisch (intraabdominale oder GI-Blutung, Perforation, Obstruktion)

Lab: Evtl. Anämie, sonst keine richtungsweisenden Befunde

Di.:
- KM-CT oder -MRT; bei unklaren Fällen PET
- Immunhistochemie: ca. 90 % KIT (CD117) positiv, beweisend bei entsprechender Morphologie
- Mutationsanalyse

Th.:
- Resezierbare GIST: Chirurgie, Ziel R0-Resektion, adjuvante Imatinib-Therapie für Risikopatienten (großer Tumor, hohe Mitoserate, Tumorlokalisation) verlängert das rezidivfreie Überleben
- Inoperable GIST: Tyrosinkinase-Inhibitoren, Erstlinientherapie 400 mg/d Imatinib (Glivec®), bei KIT Exon 9 Mutation 2 x 400 mg/d; bei Progression ggf. Dosiserhöhung oder Wechsel auf Sunitinib, danach Regorafenib am besten untersucht. Neoadjuvanter Einsatz von Imatinib zur Verkleinerung großer GIST vor Op. als Option im Einzelfall.

Pro: Kleine, vollständig resezierte GIST: Heilung
Fortgeschrittene GIST: Mittlere Gesamtüberlebenszeit heute > 5J.

DÜNNDARMTRANSPLANTATION

Ind: z.B. Versagen der total parenteralen Ernährung (TPN) bei Kurzdarmsyndrom

Verfahren: Nur Dünndarm (ITx: 43 %), ITx mit Leber (ILTx: 30 %), ITx mit Leber, Bauchspeicheldrüse und anderen Organen wie Magen (multiviszeral - MVTx: 24 %) oder ohne Leber (modifiziert multiviszeral - mMVTx: 3 %)

Immunsuppression: Verschiedene Protokolle

Voraussetzungen:
1. TPN-Versagen
2. Ausschluss schwerer Herz-Kreislauferkrankungen, Malignome und akuter Infektionen
3. Blutgruppenkompatibilität und negatives Cross match (mixed lymphocyte culture = MLC)

Ko.: Blutung, Thrombose, Abstoßung, Infektion, GvHD, Sepsis

Prg: 1-Jahres-Patientenüberleben ca. 90 %, 1-Jahres-Transplantatüberleben ca. 80 %

CHRONISCH ENTZÜNDLICHE DARMERKRANKUNGEN (CED)

Internet-Infos: *www.dgvs.de; www.kompetenznetz-ced.de; www.dccv.de*

Syn: (englisch) Inflammatory bowel disease (IBD)

Def: Chronisch entzündliche Darmerkrankungen: M. Crohn (MC) und Colitis ulcerosa (CU).

Ep.: Inzidenz in D: Colitis ulcerosa ca. 6/100.000/J. - M. Crohn ca. 5/100.000/J.
Häufigkeitsgipfel CU: 25 - 35. Lj., MC 15 - 35 Lj. Familiäre Häufung, insbes. bei M. Crohn (z.B. bei homozygoter NOD2-Genmutation - 17fach höheres Risiko). Es gibt Hinweise auf eine gestörte Expression von Defensinen in der Darmschleimhaut. Mehr als 100 weitere Gene sind mit CED assoziiert. Das Erkrankungsrisiko für Geschwister von Patienten mit CED ist 15 x (Colitis ulcerosa) bzw. 30 x (M. Crohn) höher als in der Bevölkerung.
Bestimmte Bevölkerungsgruppen (bes. Ashkenazi-Juden) erkranken häufiger an M. Crohn. Raucher erkranken seltener an Colitis ulcerosa, jedoch häufiger an M. Crohn.

Ät.: Unbekannt (genetische und Umweltfaktoren)

Pg.: Nicht geklärt. Möglicherweise (genetisch?) gestörte Darmbarriere gegenüber normaler Darmflora. Einige CED-Patienten beschreiben eine zurückliegende Darminfektion.
3 pathogenetische Phasen:
1. Barrierestörung mit Eindringen von Bakterien in die Darmschleimhaut
2. Pathologisch gesteigerte Abwehrreaktion (T-Zellen, Makrophagen, Entzündungsmediatoren)
3. Ausbildung lokaler Gewebsschädigungen mit Erosionen, Nekrosen, Ulzerationen

ENTEROCOLITIS REGIONALIS MORBUS CROHN [K50.9]

Def: Diskontinuierlich und segmental auftretende transmurale Entzündung des gesamten Gastrointestinaltraktes. Häufigste Lokalisation: Terminales Ileum und proximales Kolon.

Ep./Ät./Pg.: Siehe oben

Genetik: Assoziationen mit NOD2-Genmutationen (R702W, G908R,1007fs u.a.). Heterozygote Patienten haben ein 2,5faches Risiko für M. Crohn, homozygote Personen haben ein 17fach erhöhtes Risiko. Weitere Assoziationen mit Genmutationen sind bekannt: Autophagiefaktor ATG16L1, Interleukinrezeptor IL23R u.a.

Pat: Lok: Meist Befall von terminalem Ileum und Kolon in 45 % d.F.; der gesamte GI-Trakt vom Mund bis zum Anus kann befallen sein.

Makroskopisch: Starke narbig-entzündliche Darmwandverdickung, mit transmuraler und segmentaler Entzündung, Ausbildung segmentaler Stenosen und Fisteln. Endoskopisches Bild: Siehe Diagnose.

Hi.: Epitheloidzellgranulome und mehrkernige Riesenzellen (40 % d.F.). Hyperplasie der zugehörigen Lymphknoten (70 % d.F.), Lymphangiektasie, aphthenähnliche Geschwüre der Schleimhaut mit Fissuren und Fistelbildung. Keine histologisch beweisenden Kriterien.

KL.: 1. Abdominalschmerzen und Durchfälle, meist nicht blutig, gel. Verstopfung, Meteorismus
2. Symptome wie bei Appendicitis:
- Kolikartige Schmerzen im rechten Unterbauch, evtl. druckschmerzhafte Resistenz tastbar
- Leichte Temperaturerhöhung

Je nach Befall können Abdominalschmerzen verschieden lokalisiert sein (Fehldiagnose: „Chronische Appendicitis")

Einteilung der Klinik nach der **Montreal-Klassifikation** (wichtig für Prognose und Verlauf):
- A: Manifestationsalter: A1 < 16. Lj.; A2 17. - 40. Lj.; A3 > 40. Lj.
- L: Lokalisation: L1 Ileum, L2 Kolon, L3 ileokolonisch, L4 oberer GI-Trakt (z.B. L1 + L4)
- B: Biologisches Verhalten: B1 nicht strikturierend / penetrierend, B2 strikturierend, B3 intern penetrierend, B3p perianal penetrierend

Ko.: 1. Extraintestinale Symptome: (a, b, c sind bei M. Crohn häufiger als bei C. ulcerosa)
a) Haut: Zinkmangeldermatosen (Akrodermatitis enteropathica), Aphthen, Erythema nodosum, Pyoderma gangraenosum u.a.
b) Augen (7 %): Episkleritis, Iritis, Uveitis, Keratitis u.a.

c) Gelenke (20 %): Arthritis (ca. 25 %), ankylosierende Spondylitis, meist HLA-B27 positiv (15 %)
d) Leber: PSC (primär sklerosierende Cholangitis) ist bei M. Crohn seltener als bei C. ulcerosa

2. Fisteln (40 %) und anorektale Abszesse (25 %)
DD: Darmfisteln: M. Crohn, Divertikulitis, Tuberkulose

Merke: Analfisteln sind oft erstes Symptom eines M. Crohn: Daher stets Diagnostik auf M. Crohn!

3. Wachstumsstörungen im Kindesalter
4. Malabsorptionssyndrom mit Gewichtsverlust
Bei Ileumbefall bzw. nach Ileumresektion evtl. Vitamin B_{12}-Mangel mit megaloblastärer Anämie und evtl. Gallensäuren-Verlustsyndrom mit chologener Diarrhö → erhöhtes Risiko für Cholesterin-Gallensteine und Oxalat-Nierensteine. 1 x/Jahr Kontrolle von Vitamin B_{12}, Folsäure, Eisen u.a.
5. Darmstenosen mit (Sub-)Ileus, selten Perforation
6. NW der Kortikosteroidtherapie (Osteoporose, Diabetes, Infektionen, Linsentrübung u.a.)
7. Spätkomplikationen: Sehr selten Amyloidose; das Risiko für kolorektale Karzinome ist erhöht, aber kleiner als bei Colitis ulcerosa; Risiko erhöht bei starkem Kolonbefall und in lange bestehenden Fisteln („Fistelkarzinom").

Verlauf: Schubweise mit einer Rezidivhäufigkeit von 30 % nach 1 J. und 70 % nach 2 J. Ein chronisch-aktiver Verlauf liegt vor bei Persistenz der Krankheitssymptome > 6 Monate.
Der Krankheitsverlauf kann mittels Aktivitätsindizes (z.B. CDAI = Crohn's Disease Activity Index) beurteilt werden → siehe *Internet*.
Prognostisch ungünstig sind junges Erkrankungsalter, von Beginn an perianaler Befall, schwerer erster Schub mit Gewichtsverlust > 5%, Steroidpflichtigkeit, Dünndarmbefall.

DD: Darm-Tbc, Yersiniose; weitere DD siehe Kap. Colitis ulcerosa

Di.: 1. Anamnese + Klinik

2.1 Kolo-Ileoskopie + Biopsien: Im Gegensatz zur Colitis ulcerosa (kontinuierlich oralwärts fortschreitend) zeigt der M. Crohn einen segmentalen diskontinuierlichen Befall ("skip lesions") abwechselnd mit gesunden unveränderten Darmsegmenten. Aphthoide Läsionen, scharf begrenzte landkartenartige Ulzera oder unregelmäßig länglich geformte Ulzerationen (snail trails = Schneckenspuren), Strikturen, Pflastersteinrelief der Schleimhaut (cobble-stone-pattern), kleinste hämorrhagische Läsionen (pin-point-lesions). Biopsien sollten auch aus perianalen Abszessen und Fisteln gewonnen werden!

Merke: Bei M. Crohn muss der gesamte Verdauungstrakt nach Manifestationen abgesucht werden (Erstdiagnostik: ÖGD/Koloskopie/Sonografie/MRT des Dünndarms nach Sellink).

2.2 Single- oder Doppelballonenteroskopie (SBE, DBE): Bei Verdacht auf Dünndarmbefall

2.3 Videokapselendoskopie (KI: Stenosen !)

3. Bildgebende Verfahren (Stenosen, Fisteln, Darmwandverdickungen):
- MRT nach Sellink (orale Gabe von 2,5 %iger Mannitol-Lösung): Verfahren der ersten Wahl. Sehr gute Darstellung einer verdickten Dünndarmwand und vergrößerter Lymphknoten, fehlende Strahlenbelastung. Auch Darstellung perianaler Fisteln durch MR-Becken.
Anm.: Röntgen-Sellink mit wasserlöslichem Kontrastmittel: hohe Strahlenbelastung
- Sonografie (abdominal, transrektal, perineal): Evtl. Nachweis von Darmwandverdickungen (Kolon > 4 mm, Ileum > 2 mm), evtl. Nachweis von Abszessen und Fisteln
- Kapselendoskopie: Rel. gute Dünndarmdiagnostik; bei Stenosen kontraindiziert

4. Lab: Unspezifische Entzündungsparameter: Anämie; Leukozytose, CRP, Fibrinogen, BSG ↑ (können unauffällig sein). Mögliche Anämie-Ursachen: Enterale Blutverluste mit Eisenmangel, Mangel an Vit. B_{12} und/oder Folsäure, chronische Entzündung, Myelosuppression (Azathioprin, 6-Mercaptopurin). Gelegentlich vollständig unauffälliges Labor bei deutlicher Entzündung!
Nachweis von ASCA = Anti-Saccharomyces cerevisiae-Ak in ca. 50 % d.F. (kein Suchtest, kein Routinetest)
Bakteriologische Stuhldiagnostik: Ausschluss einer Darminfektion (z.B. Campylobacter und Clostridium difficile)

Th.: Internet-Infos: *www.leitlinien.de; S3-Leitlinie*

I. Konservativ:

1. Diät und supportive Therapie:
Bei nachgewiesener Laktoseintoleranz (30 % der Pat.!) laktosearme Kost. Meiden von Speisen, die der Patient nicht verträgt (Eliminationsdiät): Ernährungsberatung.
Bei Dünndarmbefall mit Malabsorptionssyndrom Substitution von Eiweiß, Kalorien, Elektrolyten, Vitamin B_{12} und fettlöslichen Vitaminen (ADEK), Kalzium, Zink u.a. Bedarfsstoffen.

Bei chologener Diarrhö Gabe von Colestyramin zur Gallensäurebindung. Im akuten Schub ballaststofffreie Kost. Bei hochakuten Verläufen evtl. kurzfristig parenterale Ernährung über ZVK (zentraler Venenkatheter).
Eisensubstitution bei Eisenmangelanämie (mit niedrigem Ferritin), bei fortbestehender ausgeprägter Entzündungsanämie Therapieversuch mit Erythropoetin.

Merke: Rauchverzicht halbiert das Rezidivrisiko bei M. Crohn!

2. Osteoporoseprophylaxe: Vitamin D (1.000 IE/d) + Kalzium (1.000 mg/d)
3. Medikamentös:

▶ **Remissionsinduktion:**

3.1. Sulfasalazin:
Bei einer Colitis Crohn mit leichter bis mäßiger Aktivität in einer Dosis von 3 - 6 g wirksam. Bei zusätzlichem Gelenkbefall besteht eine weitere Indikation für Sulfasalazin. Mesalazin ist bei M. Crohn nicht sicher wirksam (siehe S3-Leitlinie).

3.2. Kortikosteroide:

- Topische Steroidtherapie: Bei leichter bis mittelschwerer Entzündung im Ileozökalbereich ohne extraintestinale Manifestationen. Geringe NW durch hohen First-Pass-Effekt der Leber, jedoch keine Dauertherapie empfohlen.
  Dos: Budesonid (z.B. Budenofalk®, Entocort®) 3 x 3 mg/d, stufenweise Dosisreduktion
- Systemische Steroidtherapie:
  Ind: Höhere Entzündungsaktivität, ausgedehnter Befall von Dünndarm, Ösophagus, Magen und extraintestinale Manifestationen
  Dos: 1. Woche: in Abhängigkeit von der Aktivität 30 - 60 mg Prednisolon/d, stufenweise Dosisreduktion nach jeweils 1 Woche: Beispiel 60 → 40 → 35 → 30 → 25 → 20 → 15 → 10 mg/d; Erhaltungsdosis 10 mg jeden 2. Tag für 3 - 6 Monate. NW: Siehe Kap. Glukokortikosteroide
  Bei Crohn-Kolitis mit Befall von Rektum oder Sigmoid werden zusätzlich steroidhaltige Klysmen, Rektalschaum oder Suppositorien eingesetzt.
  Drittel-Regel für den Erfolg einer Kortikosteroidtherapie:
  1/3 der Patienten stabile Remission; 1/3 wird steroidabhängig (= Prednisolon-Bedarf > 20 mg/d über 3 Monate oder länger. Beim Ausschleichen der Steroiddosis kommt es zum Rückfall); 1/3 der Patienten ist steroidrefraktär und benötigt Immunsuppressiva.

  Merke: Bei prognostisch ungünstigem Verlauf sollte frühzeitig eine Therapie mit Azathioprin u./o. anti-TNF erwogen werden: Verbesserung der Prognose (weniger Operationen, weniger Hospitalisationen, Erhalt der Arbeitsfähigkeit u.a.m!)

3.3. Immunsuppressiva:
Ind: Steroidabhängiger oder steroidrefraktärer Verlauf; mehr als 2 Schübe mit Steroidabhängigkeit/Jahr; Fisteln; wiederholte Crohn-Operation; Remissionserhaltung. Azathioprinwirkung beginnt erst nach ca. 3 Monaten.

- Azathioprin: Absinken der Schubinzidenz von 1,1 auf 0,2/Jahr + Reduktion der erforderlichen Prednisondosis. Auch das Risiko einer Rezidiv-Op. bei vorher Operierten reduziert sich.
  KI und NW sind zu beachten, z.B. Pankreatitis, cholestatische Hepatitis, Knochenmarkdepression, Makrozytose u.a. 1 % der Bevölkerung hat einen homozygoten Defekt des Enzyms TPMT (Thiopurinmethyltransferase), das Azathioprin abbaut.

  Cave: Keine Kombination mit Allopurinol!

  Dos: Einschleichende Dosierung mit 50 mg und Steigerung um 50 mg pro Woche unter zunächst wöchentlichen Laborkontrollen (Leukozyten, Lipase, Leberwerte). Wirksame Zieldosis: 2 - 2,5 mg Azathioprin/kg KG/d.
- Methotrexat: Bei Intoleranz von Azathioprin oder Rezidiven

3.4. Biologicals: TNF-Antikörper: Infliximab (Remicade®); Adalimumab (Humira®)
NW: Opportunistische Infektionen und Reaktivierung einer abgeheilten Tuberkulose; allergische Reaktionen, Verschlechterung einer Herzinsuffizienz (= KI), Optikusneuropathie
Ind.: Gut wirksame Reservemittel für schwere Verläufe, die auf Kortikosteroide und Immunsuppressiva nicht ansprechen; therapierefraktäre Fisteln; Erfolgsrate bis 80 %; gel. Wirkungsverlust nach Monaten. Vorher Tbc (Rö-Thorax) und aktiven Abszess (MRT Becken) ausschließen!

▶ **Remissionserhaltung:**
Etwa 30 % der Patienten erleiden nach medikamentös induzierter Remission innerhalb des ersten Jahres ein Rezidiv, insgesamt 70 % innerhalb von zwei Jahren.
Remissionserhaltung bei M. Crohn: Dauertherapie mit Azathioprin ± TNF-Antikörper über Monate bis Jahre (Erfolg bis 70 %). Eine Wirksamkeit von Azathioprin über 4 J. ist belegt.

▸ **Konservative Therapie von Fisteln:**
- Metronidazol (keine Dauertherapie) und/oder Ciprofloxacin
  Bakterizide Wirkung auf anaerobe Darmbakterien
  NW: Häufig: Alkoholunverträglichkeit, Polyneuropathie (30 % d.F.), gastrointestinale Beschwerden, Kopfschmerzen, Hautreaktionen, Leukopenien: Therapie max. 4 - 6 Wochen
  KI: Metronidazolallergie, Erkrankungen des Nervensystems, Schwangerschaft, Stillzeit; Patienten auf Alkoholunverträglichkeit hinweisen.
- Falls therapierefraktär: TNF-Antikörper (Infliximab u.a.) ± Azathioprin

4. Psychosomatische Hilfe, Selbsthilfegruppen

II. **Interventionelle Endoskopie,** z.B.
- Ballondilatation stenosierter Darmabschnitte (z.B. Anastomosenstenose nach OP)
- Verschluss von Fisteln (Clip- oder Looptechnik)

III. **Chirurgie:**
Darmerhaltende Minimalchirurgie, laparoskopische Chirurgie
Indikation nur bei Komplikationen:
- Akut (Abszesse, Perforation, Peritonitis, Ileus u.a.)
- Elektiv (rezidivierende Fisteln oder Subileus u.a.)

Bei Stenosen sparsame Resektion mit End-zu-End-Anastomose. Strikturoplastik bei kurzstreckigen Strikturen. Eine Heilung ist nicht möglich, daher OP-Indikation zurückhaltend stellen. Endoskopische Kontrolle 6 - 12 Wochen nach Op.
Ko.: Fisteln, Obstruktion, Blutung,
Kurzdarm-Syndrom bei größeren Dünndarmverlusten:
- Mangelernährung mit Kachexie, Osteoporose u.a.
- bei Verlust des terminalen Ileums evtl. chologene Diarrhö/Steatorrhö durch Verlust von Gallensäuren; erhöhtes Risiko für Kalziumoxalat-Nierensteine und Gallensteine (→ evtl. Gabe von Colestyramin oral und Substitution fettlöslicher Vitamine A, D, E, K)
- Megaloblastische Anämie durch Mangel an Vitamin B12 (→ Vitamin B12-Substitution i.m.)

Prg: Hohe Rezidivrate besonders bei Rauchern, hoher Entzündungsaktivität und Dünndarmbefall! Komplikationen zwingen früher oder später zu Operationen (70 % innerhalb von 15 Jahren). Bei optimaler Therapie hat die Mehrzahl der Patienten eine normale Lebenserwartung. Wegen erhöhtem Risiko für kolorektale Karzinome regelmäßige Kontrollkoloskopien.

COLITIS ULCEROSA [K51.9]

Def: Chronisch entzündliche Dickdarmerkrankung mit kontinuierlicher Ausbreitung und Ulzerationen der oberflächlichen Schleimhautschichten mit Blutung

Ep./Ät./Pg.: Siehe „chronisch entzündliche Darmerkrankungen" (CED)

Pat: Lok: Befall des distalen Rektums mit Ausbreitung nach proximal (Rektum stets befallen): Nur Rektosigmoid ca. 50 %, zusätzlich linksseitige Kolitis ca. 25 %, Pankolitis ca. 25 %. Einteilung nach der Montreal-Klassifikation: E1 Proktitis, E2 Linksseitenkolitis, E3 Pankolitis.
- „Linksseitenkolitis": Befall vom Rektum bis ca. linke Flexur
- Pankolitis: Befall des gesamten Kolons

Makroskopisch:
- Frisches Stadium:
  Flächig gerötete, geschwollene Schleimhaut, mit Kontaktblutung, normale Gefäßzeichnung nicht erkennbar, punktförmige Schleimhautulzera mit weißlichen Fibrinbelägen
  Gerötete, geschwollene Schleimhaut, mit Kontaktblutung, normale Gefäßzeichnung nicht erkennbar, kleine Schleimhautulzera mit weißlichen Fibrinbelägen
  Hi.: Granulozyteninfiltration der Schleimhaut mit Eiter in den Krypten = sog. „Kryptenabszesse" (typisch)
- Chronisch-fortgeschrittenes Stadium:
  Schleimhautzerstörung mit Verlust des normalen Faltenreliefs; Verlust der Haustrierung, restliche Schleimhautinseln sieht man als "Pseudopolypen".
  Hi.: Infiltration der Schleimhaut überwiegend mit Lymphozyten und Histiozyten, Schleimhautatrophie, DALM (= dysplasia associated lesion or mass), Epitheldysplasien sind Vorläufer einer karzinomatösen Entartung („low-grade"- und „high-grade"-Dysplasie).

KL.:
- Blutig-schleimige Durchfälle (Leitsymptom), evtl. Fieber, Anämie
- Abdominalschmerzen, z.T. krampfartig im linken Unterbauch vor der Defäkation (Tenesmen)

Ko.: 1. Extraintestinale Symptome (a, b, c sind bei C. ulcerosa seltener als bei M. Crohn):
a) Haut: z.B. Aphthen, Erythema nodosum, Pyoderma gangraenosum
b) Augen: Iritis, Uveitis, Episkleritis
c) Gelenke (am häufigsten): Arthritis, ankylosierende Spondylitis (meist HLA-B27 positiv)
d) Leber: z.B. primär sklerosierende Cholangitis (PSC): Bei C. ulcerosa häufiger als bei M. Crohn
2. Wachstumsstörungen im Kindesalter
3. Gewichtsverlust
4. Massive Blutung
5. Toxische Kolondilatation (= toxisches Megakolon) mit Sepsis, Peritonitis, Perforationsgefahr. Kritische Kolondilatation > 6 cm im Röntgen des Abdomen.
6. Risiko für kolorektale Karzinome (KRK): Das Risiko korreliert mit dem Ausmaß der Kolonbeteiligung und der Dauer der Erkrankung. Das relative KRK-Risiko erhöht sich bei Pankolitis ab dem 10. Jahr und bei Linksseiten-Kolitis ab dem 15. Jahr nach Krankheitsbeginn um 0,5 - 1 %/J. Kumulatives KRK-Risiko nach 20 Jahren 8 %, nach 30 Jahren 18 %. Bei gleichzeitig vorliegender PSC ist das KRK-Risiko stärker erhöht.
Die Tumorentstehung erfolgt oft ohne Ausbildung von Polypen auf dem Boden einer Dysplasie-Karzinom-Sequenz, wobei Epitheldysplasien (= intraepitheliale Neoplasien = IEN) Vorläufer von Karzinomen sind, die multilokulär entstehen.
7. Bei gleichzeitig vorliegender PSC ist auch das Risiko für cholangiozelluläres Karzinom erhöht.
8. Seltene Spätkomplikation: Amyloidose

Verlauf:
1. Chronisch-rezidivierender (oder intermittierender) Verlauf (85 %)
Rezidivierende Exazerbationen (die durch körperliche und psychische Belastungen ausgelöst werden können) wechseln mit Zeiten kompletter Remission. 5 - 10 % der Pat. bleiben nach einer einzigen Krankheitsattacke viele Jahre beschwerdefrei.
Oft beschränkt sich die Erkrankung auf Rektum, Sigma und distales Kolon.
2. Chronisch-kontinuierlicher Verlauf ohne komplette Remissionen (10 %)
Beschwerden unterschiedlicher Intensität ohne Zeiten der Beschwerdefreiheit.
3. Akuter fulminanter Verlauf (5 %)
Plötzlicher Krankheitsbeginn mit Tenesmen und Durchfällen wie bei Cholera, septische Temperaturen, Dehydratation und Schock.
Ko.: Toxische Kolondilatation (= toxisches Megakolon) mit Überblähung des Abdomens, Peritonitis, Perforationsgefahr (Kolonkontrasteinlauf und Koloskopie kontraindiziert).
Letalität: 30 %

DD: 1. Infektiöse Kolitis: (bakteriologische und parasitologische Diagnostik)
- Akute Kolitis durch Campylobacter, Shigellen, Salmonellen, Yersinien, Escherichia coli (enteroinvasive Stämme), Cytomegalieviren
- Antibiotikaassoziierte pseudomembranöse Kolitis durch Clostridium difficile-Toxine (siehe dort)
- Parasitäre Infektionen: Entamoeba histolytica, Balantidium coli, Lamblien, Schistosomiasis (Bilharziose): Tropenanamnese!
- Sexuell übertragene Proktosigmoiditis: Gonokokken, Chlamydien, HSV-2
- Durchfälle bei AIDS:
  a) Infektionen: Kryptosporidien, Mikrosporidien, Mycobakterium avium intracellulare (MAI), CMV u.a.
  b) Medikamenteninduzierte Diarrhö
  c) HIV-Enteropathie

2. Nichtinfektiöse Kolitis:
- Ischämische Kolitis (ältere Patienten, meist > 65 J., plötzlicher Beginn mit kolikartigen Schmerzen bes. im linken Unter-/Mittelbauch)
- Strahlenkolitis (oft mit rektalen Blutungen, Bestrahlungsanamnese)
- Diversionskolitis: In operativ ausgeschalteten Darmsegmenten auftretende hämorrhagische Kolitis (Urs.: Mangel an kurzkettigen Fettsäuren; Th.: Operative Rückverlagerung eines Anus praeter, evtl. Einläufe mit kurzkettigen Fettsäuren).
- Mikroskopische Kolitis (siehe dort)
- Medikamentös-toxische Kolitis durch Goldtherapie; NSAR-Kolitis mit Stenosen u.a.

3. Andere Darmerkrankungen:
- M. Crohn (s. Tabelle)
- Divertikulitis, Appendicitis
- Nahrungsmittelallergie, glutensensitive Enteropathie
- M. Whipple (Dünndarmbiopsie)
- Kolonkarzinom und -polypen, Karzinoid, maligne Lymphome des Dünndarms
- Reizdarm-Syndrom (typische Klinik, keine blutigen Durchfälle, Ausschlussdiagnose)

DD	Colitis ulcerosa	M. Crohn
Lokalisation	Kolon	Gesamter Verdauungstrakt
Rektumbeteiligung	Immer	20 %
Ileumbeteiligung	Selten („backwash ileitis")	bis 80 %
Ausbreitung	Retikulär-kontinuierlich, von distal (Rektum) nach proximal	Diskontinuierlich von proximal (terminales Ileum) nach distal (Kolon)
Niveau	Schleimhaut	Transmural
Klinik	Blutig-schleimige Durchfälle	Abdominalschmerzen und Durchfälle meist ohne Blut, evtl. tastbare Resistenz im rechten Unterbauch
Extraintestinale Symptome	Selten	Häufig
Typische Komplikationen	Toxisches Megakolon, Blutungen	Fisteln, Fissuren, Abszesse, Stenosen, Konglomerattumoren
Röntgen	Zähnelung, Pseudopolyposis, Haustrenschwund → langes glattes Rohr („Fahrradschlauch")	Fissuren, Pflastersteinrelief, segmentale kurze Darmstenosen
Endoskopie	Diffuse Rötung, Vulnerabilität, Kontaktblutung, kontinuierlicher Befall mit nach distal zunehmender Aktivität, unscharf begrenzte Ulzerationen, Pseudopolypen	Aphthoide Läsionen, landkartenartige tiefe Ulzerationen mit „snail trail" (Schneckenspuren), segmentaler Befall, Stenosen, Fisteln, Pflastersteinrelief
Histologie	Mukosa, Submukosa: Kryptenabszesse, Becherzellverlust, im Spätstadium Schleimhautatrophie und Epitheldysplasien	Gesamte Darmwand + mesenteriale Lymphknoten: Epitheloidzellgranulome (40 %); im Spätstadium: Fibrose

Beachte: In 10 % d.F. ist klinisch und histologisch eine sichere Differenzierung nicht möglich ("Colitis indeterminata"), ggfs. muss die anfängliche Diagnose revidiert werden.

Di.:
- Anamnese + Klinik
- Inspektion des Anus + digitale Austastung des Rektums
- Komplette Ileokoloskopie zur Diagnose einer Colitis ulcerosa mit Stufenbiopsien in mehreren Kolonabschnitten einschließlich Rektum
- Kontroll-Koloskopien zur Früherkennung eines kolorektalen Karzinoms:
  1. Bei Pankolitis > 8 Jahren (gilt auch für gleichzeitige PSC) oder linksseitiger Kolitis > 15 Jahren komplette Koloskopie mit Stufenbiopsien jährlich. Dysplasie-Monitoring mit hoch auflösenden Videoendoskopen: Es sind 2 - 4 Biopsien im Abstand von 10 - 12 cm, insgesamt mindestens 40 Biopsien zu entnehmen; Entnahme der Stufenbiopsien möglichst in einer Remissionsphase (bessere Differenzierung histologischer Veränderungen). Durch neue Techniken (z.B. Chromoendoskopie, konfokale Laserendomikroskopie) können auch flache Adenome und Frühkarzinome verbessert diagnostiziert werden.
     Bei eindeutiger und durch 2. Pathologen bestätigter IEN (= Dysplasie) stellt sich die Indikation zur elektiven, kontinenzerhaltenden Proktokolektomie (unabhängig vom Dysplasiegrad)
  2. Nach ileoanaler Pouch-Operation
- Sonografie: Evtl. Nachweis von diffusen Wandverdickungen des Kolons
- Lab: Entzündungsparameter: Evtl. Anämie, Leukozytose, BSG und CRP ↑ in Abhängigkeit von der entzündlichen Aktivität, evtl. Thrombozytose
  Calprotectin und Lactoferrin im Stuhl als Marker der Schleimhautentzündung. Bei erhöhter γ-GT/AP → PSC ausschließen.
  Fakultativer Nachweis von Auto-Ak: ANCA (ca. 60 % d.F.) = antineutrophile cytoplasmatische Antikörper mit perinukleärem (p-ANCA) Fluoreszenzmuster. 1/3 der ANCA-positiven Fälle können als BPI-ANCA differenziert werden (bactericidal/permeability increasing protein).
  Bakteriologische Stuhluntersuchung (Ausschluss einer infektiösen Kolitis) und evtl. Test auf Clostridium-difficile-Toxin

Th.: Internet-Infos: *www.dgvs.de*

Therapie ist abhängig von:
1. Lokalisation: Proktitis und die Linksseitenkolitis können mittels Lokaltherapie (rektale Zäpfchen, Einläufe, Schaumpräparate), die Pankolitis muss systemisch behandelt werden.
2. Schweregrad der Entzündung und Ansprechen auf eine Steroidtherapie

I) **Konservativ:**

1. **Diät und supportive Maßnahmen: Siehe M. Crohn**
2. **Medikamentöse Therapie:**

▶ **Remissionsinduktion:**

Definition der Remission: Klinisch: Keine Diarrhö
Endoskopisch: Keine entzündlichen Veränderungen

2.1 Mesalazin = Retardpräparat der 5-Aminosalicylsäure = 5-ASA
(z.B. Pentasa®, Salofalk®, Claversal®, Asacol®, Mezavant®):
Durch Fehlen der Sulfonamidkomponente sind NW wesentlich seltener als bei Sulfasalazin = SASP (das heute nicht mehr empfohlen wird).
Mesalazin ist in unterschiedlichen Präparaten und Galeniken verfügbar, gesicherte Unterschiede in der klinischen Wirksamkeit bestehen nicht.
Ind: Standardtherapie der milden bis mäßig aktiven Colitis ulcerosa und zur Schubprophylaxe: Nach Erreichen einer Remission verringert es die Schubhäufigkeit. (Beim M. Crohn ist Mesalazin für die Rezidivprophylaxe nicht wirksam.)
NW: Kopfschmerzen, allergische Exantheme, Alveolitis, Alopezie, Blutbildveränderungen, interstitielle Nephritis, Transaminasenanstieg, Diarrhö, Pankreatitis, Peri-/ Myokarditis u.a.
KI: Leber- oder Niereninsuffizienz, Schwangerschaft, Stillzeit, Salicylatallergie
Dos: Im Akutstadium 3 - 4,8 g/d oral; zur Remissionserhaltung 1,5 g/d. Bei alleiniger Proktitis topische Therapie (Suppositorien, Klysma, Schaumpräparat; bei isolierter linksseitiger Kolitis Klysma) oder Kombination von topischer + oraler Therapie

2.2 Kortikosteroide

- Systemisch wirksame Kortikosteroide:
  Ind: Mittelschwere bis schwere akute Schübe: z.B. Prednisolon über 8 - 12 Wochen. Dos: Initial 60 mg/d; NW + KI: Siehe Kapitel Nebennierenrinde; Osteoporoseprophylaxe mit Vitamin D (1.000 IE/d) und Kalzium (1.000 mg/d)
  Beachte: Kortikosteroide können die Symptome einer Perforation maskieren!
- Topisch wirksame Steroide (z.B. Budesonid) bei isolierter distaler Kolitis oder Proktitis. Anwendung als Klysma oder Schaumpräparat, evtl. etwas weniger wirksam als Mesalazin.

2.3 Immunsuppressiva:
Vor Beginn Screening auf Tuberkulose, Hepatitis B und C (da Infektionen unter Immunsuppressiva exazerbieren können).

- Azathioprin - Ind: Therapierefraktäre chronische Verläufe: Führt zum Absinken der Schubfrequenz von 1 auf 0,2/Jahr + Reduktion der erforderlichen Prednisondosis
- Ciclosporin A i.v. - Ind: Steroidrefraktärer hochakuter Schub einer Kolitis
- Tacrolimus: Reservemittel

2.4 Biologicals: Anti-TNF-α-Therapie: Infliximab, Adalimumab
Reservemittel bei mittelschwerer bis schwerer Colitis ulcerosa, wenn Steroidtherapie und Immunsuppressiva nicht ausreichend wirksam sind.

Stufentherapie des akuten Schubs:

Schweregrad	Gering gradig	Mäßig gradig	Schwer/Fulminant
– Blutige Durchfälle – Temperatur – Krankheitsgefühl	< 4/d < 37 °C Gering	4 - 6/d bis 38 °C Deutlich	> 6/d > 38 °C Schwer Puls > 100/min.
Therapie	Mesalazin oral u./o. topisch	Zusätzlich Prednisolon, bei distalem Befall auch topisch (Budesonid)	Kortikosteroide i.v. Evtl. Ciclosporin A i.v. Evtl. Infliximab Evtl. Ernährung über ZVK

Wenn bei schwerem Schub die konservative Therapie nach 3 Tagen keine Besserung bewirkt, ist eine Kolektomie zu diskutieren.

▶ **Remissionserhaltung:**

- Langfristig 5-ASA (reduziert auch das Risiko eines Kolonkarzinoms): 1 - 2 g/d oral; bei distalem Befall zusätzlich auch lokal (Suppositorien, Klysmen, Schäume).
- E. coli Nissle-Präparat (Mutaflor®) - Ind: Falls 5-ASA unverträglich ist; keine dysplasieverhütende Wirkung.
- Azathioprin - Ind: Nach fulminantem Schub und durch Cyclosporin A induzierte Remission, häufige Rezidive, Steroidabhängigkeit

3. **Evtl. psychosomatische Hilfe + Selbsthilfegruppen**

II) **Chirurgisch:**
- Akute Operationsindikation: Fulminante Kolitis mit Sepsis, toxisches Megakolon, Perforation, schwere Blutung
- Elektive Operationsindikation: Schwere, rezidivierende Schübe, Verschlechterung des Allgemeinbefindens, Epitheldysplasie (durch 2. Pathologen bestätigt), retardiertes Wachstum, lokale oder systemische Komplikationen, Kontraindikationen gegen eine medikamentöse Langzeittherapie

Methoden:
- Bei akuter Operationsindikation wegen eines toxischen Megakolons: Zweizeitiger Eingriff: Zuerst nur subtotale Kolektomie mit Belassen des Rektumstumpfes, Schleimfistel + endständiges Ileostoma. Die totale Proktokolektomie wird in der akuten Phase wegen zu hoher Letalität nicht empfohlen. Später ileoanale Pouch-Operation.
- Bei elektiver Operationsindikation: Teilresektionen sind kontraindiziert wegen hoher Rezidivrate. Nur durch Proktokolektomie ist eine Heilung zu erreichen. Bei der kontinenzerhaltenden ileoanalen Pouch-Operation wird nach Entfernung der Rektumschleimhaut unter Erhaltung des Sphinkterapparates ein Dünndarmbeutel (= pouch) mit der anokutanen Grenze verbunden. Normale Stuhlfrequenz mit Pouch: 4 - 5 x/d, breiig.
  Operationsletalität der Elektiveingriffe ca. 3 %, der Notfalloperationen ca. 10 x höher. Spätkomplikation: Pouchitis (15 % nach 1 Jahr, 45 % nach 10 Jahren) → Th.: Metronidazol ist das Mittel der 1. Wahl.

Merke: Bei Versagen der Therapie zügig die Therapie eskalieren und ggfs. eine Proktokolektomie anstreben, die das Substrat der Erkrankung beseitigt.

Prg: Bei Proktosigmoiditis gute Prognose, normale Lebenserwartung. Bei Pankolitis 20-Jahres-Überlebensrate bei > 80 %. Bei 25 % dieser Patienten wird eine Proktokolektomie durchgeführt. Wegen erhöhtem Risiko für kolorektale Karzinome regelmäßige Kontroll-Koloskopien.
Eine Langzeittherapie mit Mesalazin kann das Karzinomrisiko um ca. 75 % senken!

Merke: Die Colitis ulcerosa ist durch Operation (Proktokolektomie) heilbar, der M. Crohn ist bisher nicht heilbar.

MIKROSKOPISCHE KOLITIS [K52.8]

Def: 2 Formen: 1. Kollagene Kolitis, 2. Lymphozytäre Kolitis
Leitsymptom: Chronische wässrige Diarrhö bei endoskopisch unauffälligem Kolonbefund, jedoch mit charakteristischer Histologie

Ep.: Inzidenz: Kollagene Kolitis 2/100.000/J., Lymphozytäre Kolitis 3/100.000/J, seit Jahren zunehmend, m : w = 1 : 5, Frauen > 60 J. besonders häufig betroffen

Ät.: Unbekannt - Eine multifaktorielle Genese wird angenommen, NSAR können als Auslöser wirken.

Hi.:
1. Kollagene Kolitis: Verdickung des subepithelial gelegenen Kollagenbandes auf > 10 µm durch verminderten Kollagenabbau, entzündliches Infiltrat (Lymphozyten und Plasmazellen) in der Tunica propria
2. Lymphozytäre Kolitis: Vermehrung intraepithelialer Lymphozyten (IEL) in der Dickdarmmukosa (> 20 Lymphozyten/100 Deckepithelzellen); Epithel abgeflacht und verschmälert.

KL.:
- Wässrige Diarrhö > 4 Wochen auch in Schüben verlaufend (Leitsymptom); Rezidivneigung
- Gewichtsverlust (40 %), abdominelle Schmerzen (40 %), nächtliche Diarrhö (30 %)
- Übelkeit (20 %), Meteorismus (10 %)

Di.: Bei Patienten mit wässriger Diarrhö > 4 Wochen lässt sich bei makroskopisch unauffälligem Koloskopiebefund in 10 % der Fälle histologisch eine mikroskopische Kolitis nachweisen. Da der Befall diskontinuierlich sein kann, müssen Stufenbiopsien aus allen Kolonabschnitten entnommen werden. In 25 % ist nur das rechte Hemikolon befallen.

Merke: Bei ätiologisch unklarer chronischer Diarrhö immer koloskopieren und biopsieren!

DD: Kolitis infektiöser Genese, Laktoseintoleranz, Reizdarmsyndrom vom Diarrhötyp, Sprue

Th.:
- NSAR absetzen (können mikroskopische Kolitis auslösen): Oft Besserung der Symptome.
- Topisch wirksame Kortikosteroide: Budesonid 9 mg/d über 6 - 8 Wochen, dann stufenweise reduzieren.
- Bei Rezidiven und Langzeitverläufen evtl. Prednisolon, Mesalazin, Azathioprin
- Evtl. symptomatisch: Loperamid und bei Gallensäureverlustsyndrom: Colestyramin

Prg: 25 % d.F. Besserung; 75 % d.F. rezidivieren, z.T. mit langjährigen symptomfreien Intervallen

REIZDARMSYNDROM (RDS) [K58.9 und F45.3]

Syn: Irritables Kolon ("irritable bowel syndrome" = IBS), Reizkolon, spastisches Kolon

Def. nach der Reizdarm-S3-Leitlinie (2011): Erfüllung von drei Kriterien:
- Länger als drei Monate anhaltende Beschwerden (z.B. Bauchschmerzen, Blähungen), die von Patient und Arzt auf den Darm bezogen werden und meist mit Stuhlgangsveränderungen einhergehen.
- Hierdurch wird die Lebensqualität relevant beeinträchtigt.
- Es liegen keine für andere Krankheitsbilder charakteristische Veränderungen vor, die für diese Symptome verantwortlich sind.

Definition nach ROM III-Kriterien (2006):
Abdominelle Beschwerden innerhalb der letzten 6 Monate, mindestens 12 Wochen lang, die nicht aufeinanderfolgen müssen, mit mindestens zwei der folgenden drei Merkmale:
1. Defäkation führt zur Besserung der Beschwerden
2. Änderung der Stuhlfrequenz mit Beginn der Beschwerden
3. Änderung der Stuhlbeschaffenheit mit Beginn der Beschwerden

Fakultative Symptome:
1. Weniger als drei Stuhlgänge pro Woche
2. Mehr als drei Stuhlgänge am Tag
3. Harter oder schafskotartiger Stuhl
4. Breiiger oder flüssiger Stuhl
5. Große Anstrengung während des Stuhlgangs
6. Stuhldrang
7. Gefühl der unvollständigen Darmentleerung
8. Absetzen von weißlichem Schleim beim Stuhlgang
9. Abdominelles Völlegefühl, distendiertes Abdomen

Subtyp Diarrhö des RDS: Bei Auftreten von 2, 4 und/oder 6 ohne 1, 3 oder 5.
Subtyp Obstipation des RDS: Bei Auftreten von 1, 3 und/oder 5 ohne 2, 4 oder 6.

Vo.: Sehr häufig! 50 % aller Patienten mit Magen-Darm-Beschwerden haben ein Reizdarmsyndrom. w : m = 2 : 1

Ät.: Konstitutionelle und psychische Belastungsfaktoren → verstärkte Beschwerden nach Ärger und Stress. Nach abgelaufener Darminfektion kann ein Reizdarmsyndrom auftreten.

Pg.: Gestörte Darmflora, enterale Motilitätsstörung; viszerale Hypersensibilität, genetische und psychosoziale Faktoren

KL.: Abdominale Schmerzen (krampfartig, brennend, stechend), Druckgefühl im Unterbauch oder im Bereich der linken oder rechten Kolonflexur, Sigma gel. schmerzhaft tastbar, Völlegefühl, hörbare Darmgeräusche (Borborygmi), Blähungen/Flatulenz, Obstipation u./o. Diarrhö (nicht nachts) - Stuhl evtl. schafskotartig, evtl. glasige Schleimbeimengungen (kein Blut). In der Regel kein Gewichtsverlust. Anamnese oft seit Jahren.
Gel. Symptome eines Reizmagens: z.B. Magenschmerzen, postprandiales Völlegefühl
Beschwerdeintensität: Leicht - mittel - schwer
4 Symptomvarianten: Diarrhötyp, Obstipationstyp, Schmerztyp, Blähtyp (sowie Mischtypen)

Lab: Folgende Laborbefunde sollten normal sein:
BSG, CRP, Blutbild, Leber- und Pankreasenzyme, Haemoccult-Test, Stuhl auf Wurmeier, evtl. Calprotectin im Stuhl (bei Reizdarmsyndrom im Normbereich, bei CED oder kolorektalen Tumoren ↑); evtl. Transglutaminase-Ak (zum Ausschluss einer glutensensitiven Enteropathie)

DD:
- Bei Schmerzen im linken Unterbauch: Divertikulitis u.a. Kolonerkrankungen, Ureterkolik, Leistenhernie, Adnexerkrankungen, Endometriose u.a.
- Bei Schmerzen im linken Oberbauch: Erkrankungen an Magen, Ösophagus, Kolon, Milz, Pankreas und Herz
- Ausschluss einer Sprue, einer mikroskopischen Kolitis, einer Laktose- oder Fruktoseintoleranz

Di.:
- Anamnese + Klinik
- Diagnosekriterien der S3-Leitlinie oder ROM III-Kriterien
- Sonografie des Abdomens (einschl. Kolonverlauf)
- Magen-/Darmdiagnostik (digitale Austastung des Rektums, Ileo-Koloskopie, Gastroskopie) zum Ausschluss einer entzündlichen oder tumorösen Erkrankung.
- Evtl. erweiterte Abdominaldiagnostik bei unklaren Fällen oder Wechsel der Symptomatik (als möglicher Ausdruck neu aufgetretener Erkrankungen): Laktose-, Fruktose-, Sorbit-H_2-Atemtest zum Ausschluss einer Malabsorption dieser Stoffe, Ausschluss von Lamblien (frischer Stuhl, Duodenalsaft) u.a.

Th.: Symptomatische Therapie: Eine kausale Therapie ist nicht bekannt! Die Evidenzlage der meisten Therapieempfehlungen ist unzureichend (siehe auch S3-Leitlinie).

- Kleine Psychotherapie: Aufklärung über die Harmlosigkeit des Befundes; bei Bedarf Entspannungstherapie, Stressmanagement
- Diätetische Maßnahmen im Einzelfall hilfreich (faserreiche Kost, Flohsamen, Weglassen unverträglicher Nahrungsbestandteile)
- Symptomatische Therapie:
  - Bei leichten Abdominalbeschwerden evtl. milde Wärmeanwendung.
  - Bei Blähungen/Völlegefühl Fencheltee mit Zusatz von Kümmel, Anis, Pfefferminz, Kamille, evtl. Probiotika (siehe Leitlinie)
  - Bei Diarrhö evtl. temporär Loperamid, Probiotika (siehe Leitlinie)
  - Bei Obstipation Zugabe löslicher Ballaststoffe + reichlich trinken, evtl. temporär milde Laxantien (siehe dort).
  - Bei Schmerzen evtl. kurzfristig Spasmolytika (Butylscopolamin, Mebeverin) - NW + KI beachten.

DIVERTIKULOSE UND DIVERTIKULITIS [K57.3]

Ep.: Kolondivertikulose tritt als Zivilisationskrankheit bei ballaststoffarmer Ernährung auf, im Alter zunehmend. In Asien und Afrika selten. Prävalenz der Divertikulose in den Industrieländern: >70. Lj.: Ca. 60 %. 20 % der Patienten mit symptomloser Divertikulose entwickeln als Komplikation irgendwann eine symptomatische Divertikulitis (Divertikelkrankheit), wenn es zu Stuhlstau und Entzündung der Darmwand im Bereich der Divertikel kommt. Ist die Entzündung auf das Divertikel begrenzt, spricht man von Peridivertikulitis; greift die Entzündung auf den umgebenden Darm über, spricht man von Perikolitis.

A) Sigmadivertikel: (bis 90 % aller Fälle)
Meist handelt es sich um falsche Divertikel (= Pseudodivertikel) mit Ausstülpung der Darmschleimhaut durch Gefäßlücken der muskulären Darmwand. Hoher Darminnendruck bei Obstipation + zunehmende Bindegewebsschwäche im Alter sind ursächliche Faktoren. Gehäuftes Zusammentreffen mit Adenomen.

B) Coecumdivertikel:
Seltener, oft angeborene echte Divertikel mit Ausstülpung der gesamten Darmwand, gehäuft in Japan.

Divertikulitis-Klassifikation (nach Hansen und Stock) mittels Klinik, Sono, CT:

St. 0: Asymptomatische Divertikulose (80 %)
St. I: Akute unkomplizierte Divertikulitis
St. II: Akute komplizierte Divertikulitis:
  A: Peridivertikulitis (Phlegmone)
  B: Gedeckte Perforation, Abszess, Fistel
  C: Freie Perforation
St. III: Chronisch-rezidivierende Divertikulitis

KL.: A) Sigmadivertikulitis:
- Spontanschmerz, evtl. Tenesmen im linken Unterbauch ("Linksappendicitis")
- Stuhlunregelmäßigkeiten (Obstipation/Diarrhö), Flatulenz
- Evtl. druckschmerzhafte Walze im linken Unterbauch tastbar, evtl. subfebrile Temperaturen
- Labor: Evtl. Leukozytose, BSG und CRP ↑ (können normal sein!)

B) Coecumdivertikulitis:
Schmerzen rechter Mittel-/Unterbauch: "Appendicitis trotz Appendektomie"

Ko.:
- Gedeckte Perforation mit perikolischem Abszess, Douglasabszess
- Freie Perforation mit Peritonitis oder Stenose mit evtl. Ileus
- Divertikel-assoziierte Kolitis mit Tenesmen, Diarrhö, Blut im Stuhl
- Blutungen (meist Coecum-Divertikel) bei ca. 5 % der Divertikelpatienten, häufigste Ursache einer unteren gastrointestinalen Blutung (40 %)
- Fisteln (DD: M. Crohn!), in ca. 65 % rektovesikal (Pneumaturie, Fäkalurie, rezidivierende Harnwegsinfekte); in 25 % rektovaginale Fisteln

DD:
- Chronisch entzündliche Darmerkrankungen, insbes. M. Crohn
- Kolonkarzinom
- Reizdarm-Syndrom
- Gynäkologische Erkrankungen (Adnexitis, stielgedrehter Adnextumor, Extrauteringravidität u.a.)

Merke: Niemals mit der alleinigen Diagnose Divertikulitis bzw. Divertikel zufrieden geben, da diese Diagnose sehr häufig ist. Ein Karzinom muss zusätzlich nach Abklingen der Entzündung endoskopisch ausgeschlossen werden! (Das Gleiche gilt für die Diagnose Hämorrhoiden!)

Di.: A) Divertikulose:
Häufiger Nebenbefund bei der Koloskopie (Ausschluss von Adenomen, Karzinomen)

B) Divertikulitis:
- (Divertikel-)Anamnese
- Klinik ("Linksappendicitis", evtl. Temperaturerhöhung, Leukozyten/BSG/CRP ↑)
- Sonografie: - Darstellung von Divertikeln
  - Targetzeichen bei Divertikulitis (wandverdickte Kolonsegmente mit schießscheibenähnlichem Querschnitt), entzündliche Hypervaskularisation
  - Nachweis eines evtl. Douglasabszesses
- CT oder MRT: Genauestes und sicherstes Verfahren zum Nachweis einer Divertikulitis und ihrer Komplikationen (Stadieneinteilung)
- Evtl. Abdomenübersichtsaufnahme (freie Luft bei Perforation, Spiegel bei Obstruktion)

Anm.: Möglichst auf Endoskopie im akuten Stadium verzichten (Perforationsrisiko).

Th.: A) Divertikulose: Stuhlregulierung, ballaststoff-/faserreiche Kost (evtl. auch Weizenkleie u.a.) + reichliche Flüssigkeitszufuhr, Bewegung

B) Divertikulitis

1. Konservativ: Je nach Schweregrad abgestufte Therapie:
   - Leichte Divertikulitis (St. I): Ambulante Behandlung, ballaststoffarme Kost oder dünndarmresorbierbare niedermolekulare Formeldiät, Breitbandantibiotika (s.u.) oder Mesalazin oder Rifaximin. Bei krampfartigen Schmerzen z.B. Analgetikum + Butylscopolamin. Nach Erreichen von Beschwerdefreiheit (nach 2 - 4 Tagen) und Normalisierung von Leukozyten und BSG wieder Kostaufbau und faserreichere Kost.
   - Hochakute Divertikulitis (St. I - IIA): Stationäre Behandlung, Nahrungskarenz, i.v.-Ernährung, Breitbandantibiotika i.v. (mit Wirksamkeit gegen Anaerobier und Gramnegative), z.B. Metronidazol + Ciprofloxacin (oder Piperacillin + Tazobactam oder Ceftriaxon) + engmaschige Kontrolluntersuchungen
   - Gedeckte Perforation mit Abszessbildung (St. IIB): Evtl. perkutane Drainage unter Sono- oder CT-Kontrolle. Tritt innerhalb von 2 - 3 Tagen keine Besserung ein sowie bei freier Perforation laparoskopische oder operative Therapie.

2. Operativ
   Ind: • Sofort: (gedeckte)/freie Perforation (St. II(B)/C); massive, konservativ nicht zu stillende Blutung
   • Dringlich: Frühelektive Op. nach Abszessdrainage; Fistelbildung (St. IIB); Stenose, wiederholte Blutungen, Unsicherheit im Ausschluss eines Kolonkarzinoms
   • Elektive Operation chronisch-rezidivierende Divertikulitis (St. III): Individuelle Indikation unter Berücksichtigung von Alter und Begleiterkrankungen

   Falls bei rezidivierender Divertikulitis eine Operation kontraindiziert ist oder vom Patienten abgelehnt wird, intermittierende Gabe von Antibiotika (siehe oben) oder Mesalazin.

   Operationsverfahren:
   - Notfalloperation:
     - Einzeitige Operation: Wenn möglich (keine generelle Kontraindikation)
     - Zweizeitige Operation, z.B. Hartmann-Op.:
       1. Resektion des erkrankten Sigmas, blinder Verschluss des Rektums, Kolostoma (Anus praeter) des proximalen Kolonanteils
       2. Rückverlagerung der Kolostomie
   - Rezidivierende Divertikulitis: Offene oder laparoskopische Sigmoidektomie

   Operationsletalität: Bei elektiver Operation < 2 %, bei Notoperation bis > 10 %

Prg: Je früher im Leben eines Patienten Divertikel symptomatisch werden, umso eher stellt sich eines Tages die Indikation zur Operation. Die erste Divertikulitis rezidiviert in bis zu 30 % d.F.
Letalität abhängig vom AZ und Stadium: St. IIA und B: < 5 %, St. IIC: Bis 15 %

Pro: Ballaststoffreiche Kost, Obstipation vermeiden, körperliche Aktivität

POLYPEN DES KOLONS [K63.5]

Vo.: Bei Erwachsenen 10 % im Sektionsgut; Zunahme mit dem Alter (> 60. Lj. ca. 30 %). > 50 % der Polypen im Rektum. Polypen im Colon ascendens sind oft flach, im linksseitigen Kolon sind die Polypen meist polypoid-gestielt.

Def: Polyp: Schleimhautvorwölbung ins Darmlumen (gutartig / bösartig).
Pathogenese und Prognose richten sich nach der Histologie:
- Entzündlicher Polyp (z.B. Granulationsgewebspolyp, nach OPs oder bei chronisch-entzündlichen Darmerkrankungen)
- Hyperplastischer Polyp (= fokale Hyperplasie, harmlose Läsion, meist im distalen Dickdarm)
- Neoplastischer Polyp (= Tumor, epithelial oder mesenchymal, häufigster Tumor: Adenom = Neoplasie ausgehend vom Kolonepithel)
- Hamartom (angeborene tumorartige Läsion, gehäuft bei genetischen Syndromen)

Adenome:
- Klassisches Adenom (A) mit unterschiedlichen Histologien: Überwiegend tubulär (TA), tubulovillös (TVA) oder rein villös (VA). Adenome kommen gestielt oder flach („sessil") vor. Weitere Unterformen:
- Sessiles serratiertes (gezähntes) Adenom (SSA): Kaum über dem Schleimhautniveau erhabener Tumor. Dadurch ist die endoskopische Erkennung erschwert. Sie können übersehen werden und Ursache sog. Intervallkarzinome sein (Definition: Siehe dort); Lokalisation: Überwiegend rechtsseitiges Kolon.
- Traditionell serratiertes Adenom (TSA): Polypoide Läsion mit serratierter Schleimhaut
- Gemischtes Adenom (SSA + TA, SSA + TVA, SSA + TSA, evtl. auch sog. Kollisionstumor = kombinierter adenomatös-hyperplastischer Polyp).

Fast alle kolorektalen Karzinome (KRK) entwickeln sich aus Adenomen. (Ausnahme: sog. „De-novo-Karzinome", die ohne Vorläuferläsion auf normaler Schleimhaut entstehen). Ca. 70 - 80 % der KRK entstehen auf dem Boden eines klassischen Adenoms: Adenom-Karzinom-Sequenz. Ca. 20 - 30 % der KRK entstehen auf dem Boden eines serratierten Adenoms: serratierter Karzinogeneseweg. Die Entstehung erfolgt schrittweise und herdförmig vom Adenom mit geringer intraepithelialer Neoplasie (low grade IEN, früher: geringgradige Dysplasie) über das Adenom mit hochgradiger intraepithelialer Neoplasie (high grade IEN, früher: höhergradige Dysplasie) bis zum Adenom mit invasivem Karzinom: Frühkarzinom (pT1-Tumor). Die high grade IEN (HG-IEN) gilt als Vorstufe des Karzinoms. Solange die HG-IEN die Muscularis mucosae nicht überschreitet, kann auch keine Metastasierung erfolgen. Bei Überschreiten dieser Barriere liegt ein invasives Karzinom vor. Die Größe der Adenome und das villöse Wachstumsmuster steigern das Dysplasierisiko (villöse Adenome ≥ 10 mm Ø entarten in bis zu 45 %/10 J.). Den einzelnen Stadien der Adenom-Karzinom-Sequenz können genetische Veränderungen zugeordnet werden: Aktivierung von Onkogenen und Inaktivierung von Tumorsuppressorgenen (Tumor-Progessionsmodell: Siehe Kapitel KRK). Beim serratierten Karzinogeneseweg finden sich andere genetische Befunde: Mikrosatelliteninstabilität (MSI). Dysplasierisiko bei SSA gering (hohe MSI), bei TSA hoch (niedrige MSI oder mikrosatellitenstabil). Serratierte Adenome wachsen offenbar schneller als klassische Adenome, was die sog. Intervallkarzinome (= KRK nach unauffälliger Koloskopie) erklären könnte und sich auf die Nachsorgeempfehlungen („Polypenmanagement") auswirkt.

Hereditäre Polyposis-Syndrome:

Internet: *www.familienhilfe-polyposis.de* u.a.

- Familiäre adenomatöse Polyposis (FAP)[D12.6]: Häufigkeit 1 : 10.000 Einwohner (1 % aller kolorektalen Karzinome)
  Autosomal-dominant erblich, in 25 % Neumutationen. Ursache der FAP sind Mutationen des APC-Tumorsuppressorgens auf Chromosom 5q21 (Mutationsnachweis in ca. 90 %).Es kommt zum Auftreten multipler (> 100) kolorektaler Adenome, am häufigsten nach dem 15. Lj.
  FAP: Obligate Präkanzerose mit sehr hohem Entartungsrisiko ab dem 15. Lj. → Vorsorgekoloskopie ab 12. Lj.! Familie untersuchen!
  Extrakolonische Manifestationen der FAP:
  - Adenome des Duodenums und Drüsenkörperzysten im Magen (80 %), Risiko für Duodenalkarzinom: 10 % → regelmäßige Gastroskopien mit Inspektion der Papille
  - Epidermoidzysten (50 %) und Osteome (80 %) (Gardner-Syndrom)
  - Selten Glio-/Medulloblastome des Gehirns (Turcot-Syndrom)
  - Congenitale Hypertrophie des retinalen Pigmentepithels = CHRPE (85 %), ein harmloser Augenhintergrundbefund, der aber diagnostisch genutzt wird → Augenhintergrundspiegelung
- Attenuierte FAP (AFAP): Seltene Variante der FAP, Manifestationszeitpunkt der kolorektalen Karzinome im 5. Lebensjahrzehnt, Zahl der Adenome oft < 100

- MUTYH-assoziierte Polyposis (MAP): Rel. seltene Keimbahnmutation im MUTYH-Gen, autosomal-rezessive Vererbung; > 20 Kolonadenome mit KRK in jungen Jahren
- Cronkhite-Canada-Syndrom: Generalisierte Polypose des Magen-Darm-Traktes und bräunliche Hautpigmentierung mit Alopezie und Nagelveränderungen, manifestiert sich nach dem 50. Lebensjahr; therapierefraktäre Diarrhöen mit Elektrolyt- und Eiweißverlusten. KRK-Risiko nicht erhöht.
- Birt-Hogg-Dubé-Syndrom (BHD-Syndrom):
  Selten, Mutation im BHD (FLCN)-Gen, autosomal-dominant erblich, multiple Kolonadenome mit hohem Entartungsrisiko für KRK + extrakolonische Manifestationen (Hauttumore, Nierentumore, Lungenzysten)
- Hamartomatöse Polyposis-Syndrome (selten):
  Alle Patienten mit hamartomatösen Polypen haben ein erhöhtes Risiko für kolorektale Karzinome.
  - Peutz-Jeghers-Syndrom [Q85.8]:
    - · Polyposis des Dünn-, gel. auch Dickdarms; 50 % d.F. sind autosomal-dominant vererbt, 50 % sind Neumutationen, mittleres Erkrankungsalter 35 Jahre; Genmutation: STK11/LKB1
    - · Melaninflecken an Lippen und Mundschleimhaut
    - · Gel. Stieldrehung der Polypen mit hämorrhagischer Infarzierung, evtl. Subileus
    - · Erhöhtes Risiko für Pankreas-Ca. (100fach) und Ovarial-Ca. (bis 10 % der Frauen)
  - Familiäre juvenile Polyposis: 1/3 d.F. treten familiär auf; Genmutation: SMAD4/BMPR1A
  - Juvenile Polyposis des Kindesalters: Sehr selten; Genmutation BMPR1A+PTEN
  - Cowden-Syndrom:
    Papeln im Gesicht, an Händen/Füßen, Papillome im Mundbereich, hamartomatöse Tumoren (Mamma, Schilddrüse) und Polypen im Magen-Darm-Trakt, Genmutation: PTEN/MMAC1
  - Hyperplastisches Polyposis-Syndrom (HPS): Hyperplastische Polypen und serratierte Adenome

KL.: Meist symptomloser Zufallsbefund im Rahmen einer Kolondiagnostik.

Ko.: Blutungen, Obstruktion, karzinomatöse Entartung

Di.: Digitale rektale Untersuchung, Rekto-/Koloskopie.
Bei Rektumadenomen endorektaler Ultraschall (ERUS)
Evtl. Hydro-MRT des Dünndarms und Videokapsel-Endoskopie zum Nachweis von Dünndarmpolypen bei Polyposis-Syndromen

Merke: Es sollte immer das gesamte Kolon auf weitere Adenome abgesucht werden (in bis zu 30 % findet sich mehr als 1 Adenom).

Th.: Ziel ist immer eine vollständige Entfernung des Adenoms im Gesunden. Welche Methode zum Einsatz kommt, hängt von Größe und Karzinomrisiko ab:
- Adenome: ≤ 5 mm: Abtragung mit Biopsiezange + Histologie
  > 5 mm: Schlingenabtragung in toto mit Basis + Histologie
  Größere Adenome, die nicht sicher mittels Schlinge komplett abgetragen werden können: Transanale endoskopische Mikrochirurgie (TEM) oder laparoskopische oder konventionelle Resektionsverfahren.
- FAP: Patienten und Familienmitglieder humangenetisch beraten. Vorsorgeuntersuchungen ab 10. Lebensjahr einschließlich Vorsorgeuntersuchungen auf extrakolonische Manifestationen. Durch Langzeittherapie mit NSAR nach Proktokolektomie kann das Auftreten neuer Adenome im Rektumstumpf reduziert werden. Prophylaktische Proktokolektomie (sphinktererhaltende ileoanale Pouchoperation) nach der Pubertät, jedoch vor dem 20. Lebensjahr.
- Bei hamartomatösen Polypen Vorsorgeuntersuchungen ab dem 10. Lj.

Pro: Vorsorgeempfehlungen:
1. Screening auf Polypen und KRK (siehe Kapitel KRK)
2. Nachsorgeempfehlung („Polypenmanagement“) bei sporadischen kolorektalen Polypen:

Situation	Nach wieviel Jahren erneute Koloskopie ?
Unauffällige Koloskopie oder singulärer hyperplastischer Polyp	10
1 oder 2 klassische tubuläre Adenome < 10 mm Durchmesser ohne hochgradige intraepitheliale Neoplasie (HG-IEN)	5
3 bis 10 klassische tubuläre Adenome ohne HG-IEN oder 1 klassisches tubuläres Adenom > 10 mm Durchmesser oder 1 villöses Adenom oder 1 Adenom mit HG-IEN, histologisch vollständig abgetragen (!) oder 1 serratiertes Adenom	3
Mehr als 10 Adenome	< 3
1 Adenom mit HG-IEN, histologisch nicht vollständig entfernt oder Abtragung großer flacher sessiler Adenome in mehreren Fraktionen („Piecemeal-Technik")	2 bis 6 Monate

3. Vorsorgeempfehlungen für hereditäre Polyposis-Syndrome:
   Siehe *Internet*, z.B. *www.familienhilfe-polypsis.de*

KOLOREKTALES KARZINOM (KRK) [C19]

Def: Als Grenzmarke zwischen Kolon- und Rektumkarzinom gilt in Europa eine Distanz von 16 cm zwischen aboralem Tumorrand und Anokutanlinie - gemessen mit dem starren Rektoskop (USA: 12 cm).

Ep.: Inzidenz variiert in Europa von < 20 (Griechenland) bis > 40/100.000/Jahr (Deutschland am höchsten); zweithäufigste krebsbedingte Todesursache bei Männern (nach Lungenkarzinom) und bei Frauen (nach Mammakarzinom). 90 % der kolorektalen Karzinome finden sich nach dem 50. Lebensjahr, gel. Fälle aber auch schon vor dem 40. Lebensjahr.
Inzidenz verdoppelt sich bei über 40jährigen alle 10 Jahre!
Karzinomrisiko: (in Klammern Prozentangabe bezogen auf alle kolorektalen Karzinome)
1. Normalbevölkerung > 40 Jahre ohne Risikofaktoren (75 %) 6 %
2. Risikogruppen (25 %)
   Patienten mit kolorektalen Adenomen: Siehe dort
   Verwandte 1. Grades von KRK-Patienten (KRK im Alter > 60 J.) 10 %
   Patienten mit Colitis ulcerosa > 15jähriger Krankheitsdauer 15 %
   Verwandte 1. Grades von KRK-Patienten (KRK im Alter < 60 J.) 30 %
   Patienten mit HNPCC (3 %) 80 %
   Patienten mit FAP u.a. hereditären Polyposis-Syndromen (1 %) 100 %

Ät.: 1. Genetische Faktoren (10 % d.F.):
- FAP = Familiäre adenomatöse Polyposis = obligate Präkanzerose: 1 % aller KRK; andere familiäre Polyposis-Syndrome (siehe dort)
- Kolorektale Karzinome in der Familienanamnese
- **Lynch-Syndrom = Hereditäres, nichtpolypöses Kolonkarzinom-Syndrom (HNPCC)** (*www.hnpcc.de*): 3 % aller KRK - autosomal dominante Vererbung. KRK-Risiko: Männer bis 70 %, Frauen bis 60 %; medianes Alter bei Auftreten von KRK ca. 45 Jahre (selten vor dem 25. Lj.); > 50 % der KRK sind im rechten Kolonabschnitt lokalisiert. Es besteht ein erhöhtes Risiko für extrakolonische Neoplasien: Risiko für Endometrium-Ca. bis 50 %, für Ovarial-, Magen- und Urothel-Karzinom jeweils < 10 %; seltener Karzinome von Dünndarm, Gallengängen, Pankreas. Kombination mit Talgdrüsentumoren = Muir-Torre-Syndrom; Kombination mit Hirntumoren = Turcot-Syndrom (kommt auch bei FAP vor).
  Urs.: Mutationen verschiedener DNA-Reparatur-Gene (MMR-Gene): MLH1, MSH2, MSH6, PMS2 und EPCAM-Deletionen mit Auftreten typischer Mikrosatelliteninstabilität (MSI). Häufigkeit der pathogenen MRR-Mutationen: 1 : 500. Familienuntersuchung auf diese Gendefekte!

  Amsterdam II-Kriterien zur Diagnose des HNPCC:
  Alle Kriterien müssen erfüllt sein:
  - Mindestens 3 Familienangehörige mit HNPCC-assoziiertem Karzinom (Endometrium, Dünndarm, Urothel, Kolon, Rektum)
  - Einer davon Verwandter ersten Grades der beiden anderen
  - Erkrankungen in mindestens zwei aufeinanderfolgenden Generationen
  - Mindestens ein Patient mit der Diagnose eines Karzinoms vor dem 50. Lebensjahr

Überarbeitete Bethesda-Kriterien:
Tumoren von Patienten, die eines der folgenden Kriterien erfüllen, sollten auf eine MSI untersucht werden:
- Diagnose eines KRK vor dem 50. Lj.
- Diagnose von syn- oder metachronen kolorektalen oder anderen HNPCC-assoziierten Karzinomen (s.o.) unabhängig vom Alter
- Diagnose eines KRK vor dem 60. Lj. mit typischer Histologie eines MSI-H-Tumors (tumorinfiltrierende Lymphozyten, Crohn's like lesions, muzinöse oder siegelringzellige Differenzierung, medulläres Karzinom)
- Diagnose eines KRK bei mindestens einem erstgradig Verwandten mit einem HNPCC-assoziierten Tumor, davon Diagnose eines Tumors vor dem 50.Lj.
- Diagnose eines KRK bei zwei oder mehr erstgradigen Verwandten mit einem HNPCC-assoziierten Tumor, unabhängig vom Alter

2. Ernährungsfaktoren: Risikofaktoren sind ballaststoffarme, fettreiche und fleischreiche (bes. rotes Fleisch) Ernährung, Übergewicht, hoher Alkoholkonsum
3. Risikoerkrankungen: Kolorektale Adenome; langjährige chronisch-entzündliche Darmerkrankungen (insbes. Colitis ulcerosa mit high grade IEN), Zustand nach Ureterosigmoideostomie, Karzinome von Mamma, Ovar und Corpus uteri; Schistosomiasis
4. Andere Risikofaktoren:
   - Alter über 40 Jahre
   - Langjähriges Zigarettenrauchen, hoher Alkoholkonsum

Protektive Faktoren: Fett- und fleischarme, gemüse-/salatreiche Kost, Getreideballaststoffe; schnelle Stuhlpassage, ASS und NSAR, 5-ASA (bei Colitis ulcerosa), Vitamin C und Folsäure, kalziumreiche Ernährung, regelmäßige körperliche Aktivität

Pg.: 1. Adenom/Dysplasie-Karzinom-Sequenz (70 - 80 %):
Kolorektale Karzinome entstehen aus intraepithelialen Neoplasien (IEN). Hierbei treten die IEN in Form von Adenomen auf. Bei langjähriger Colitis ulcerosa können Karzinome aus IEN entstehen, die im Schleimhautniveau liegen ("flache Adenome" und de-novo-Karzinome). Initiale Mutation des APC-Tumorsupressor-Gens.
2. Serratierter Karzinogeneseweg (20 - 30 %) (Siehe Kap. „Polypen des Kolons"). Initiale Mutation der Protoonkogene BRAF und KRAS

Molekularbiologische Veränderungen:
Tumorprogressions-Modell (nach Vogelstein und Fearon): Die Tumorprogression vom Normalgewebe über das Adenom zum Karzinom dauert ca. 10 Jahre und wird verursacht durch eine Akkumulation verschiedener genetischer Veränderungen. Dabei handelt es sich um Aktivierungen von Onkogenen und/oder Inaktivierung von Tumorsuppressor-Genen. Ist eine kritische Gesamtzahl an genetischen Veränderungen eingetreten, kann das anfangs noch kontrollierte Wachstumsverhalten in ein unkontrolliertes malignes Wachstum übergehen (maligne Transformation).

Normalepithel → (Mutation/Verlust des APC-Tumorsuppressor-Gens) → Adenom I: < 1 cm tubulär, geringgradige Dysplasie → (Mutation des K-RAS-Onkogens) → Adenom II: 1 - 2 cm tubolovillös, mittelgradige Dysplasie → (Mutation/Verlust des DCC-Tumorsuppressor-Gens) → Adenom III: > 2 cm villös, hochgradige Dysplasie → (Mutation/Verlust des p53-Suppressor-Gens) → KARZINOM

Tumorspezifische Mutationen:	Gen → chromosomale Lokalisation	Folge
Kolonkarzinom	DCC → del 18q21	Genverlust → Zelladhäsionsproteindefekt
FAP	APC → del 5q21	Genverlust → veränderte Signalvermittlung
HNPCC	MLH1 → 3p21 } 90 % MSH2 → 2p21 } 90 % MSH6 → 2p16 PMS2 → 7p22 EPCAM-Deletionen	Mutationen in DNA-Reparatur-Genen (MMR-Gene)

Hi.: Adenokarzinom; in 2 - 5 % multipel (stets Suche nach weiteren Tumoren!)
Histologisches Grading:
- Low-grade-Karzinome: G 1 = gut differenziert, G 2 = mäßig differenziert
- High-grade-Karzinome: Schlecht differenzierte muzinöse und nichtmuzinöse Adenokarzinome (G 3), Siegelringzellkarzinome, kleinzellige und undifferenzierte Karzinome (G 4). High-grade-(-high risk-)Karzinome zeigen frühe lymphogene Metastasierung.

Lok: Rektum (50 %) > Sigma (30 %) > Coecum/Colon ascendens (10 %) > Übriges Kolon (10 %)

Lymphogene Ausbreitung
des Rektumkarzinoms über 3 Metastasenstraßen in Abhängigkeit vom Tumorsitz:
Die Prognose ist umso ungünstiger, je tiefer das Rektumkarzinom sitzt (Distanzangaben in cm von der Anokutanlinie - gemessen mit dem starren Rektoskop):
- Oberes Rektumdrittel (12 - 16 cm): 1 Metastasenstraße (→ paraaortale Lnn.)
- Mittleres Rektumdrittel (6,0 - < 12 cm): 2 Metastasenstraßen (zusätzlich Beckenwand)
- Unteres Rektumdrittel (< 6 cm): 3 Metastasenstraßen (zusätzlich inguinale Lnn.)

Hämatogene Metastasierung:
Leber + Lunge, erst danach andere Organe (Kaskadentheorie)
Bei 25 % der Patienten finden sich bereits zum Diagnosezeitpunkt Lebermetastasen. > 50 % aller KRK-Patienten entwickeln Lebermetastasen.
Die hämatogene Metastasenbildung folgt dem venösen Abfluss, d.h. V. portae → Leber: Nur beim distalen Rektumkarzinom kann via V. cava der Weg direkt in die Lunge gehen.

TNM-Klassifikation (UICC, 2010):

TIS	Carcinoma in situ: Intraepithelial oder Infiltration der Lamina propria
T1	Submukosa
T2	Muscularis propria
T3	Subserosa, nicht peritonealisiertes perikolisches/perirektales Gewebe
T4a	Viszerales Peritoneum
T4b	Andere Organe oder Strukturen
N0	Keine regionäre Lymphknotenmetastasen (LK)
N1a	1 LK
N1b	2 - 3 LK
N1c	Tumorknötchen [= Satellit(en)] im Fettgewebe der Subserosa oder perikolischen/-rektalen Fettgewebe ohne regionäre LK
N2a	4 - 6 LK
N2b	≥ 7 LK
M0	Keine Fernmetastasen (M)
M1a	Fernmetastasen in 1 Organ
M1b	Fernmetastasen in mehr als 1 Organ oder im Peritoneum

Stadiengruppierung (UICC, 2010)

Stadium 0	Tis	N0	M0
Stadium I	T1, T2	N0	M0
Stadium IIA	T3	N0	M0
Stadium IIB	T4a	N0	M0
Stadium IIC	T4b	N0	M0
Stadium IIIA	T1, T2	N1	M0
	T1	N2a	M0
Stadium IIIB	T3, T4a	N1	M0
	T2, T3	N2a	M0
	T1, T2	N2b	M0
Stadium IIIC	T4a	N2a	M0
	T3, T4a	N2b	M0
	T4b	N1, N2	M0
Stadium IVA	Jedes T	Jedes N	M1a
Stadium IVB	Jedes T	Jedes N	M1b

KL.: Symptome leider uncharakteristisch. Es gibt keine zuverlässigen Frühsymptome!
- Blutbeimischung zum Stuhl: Am häufigsten bei Rektumkarzinom, aber nur etwa 1/6 der rechtsseitigen Kolonkarzinome, daher nie sagen: kein Blut, also kein Karzinom.

  Merke: Nie mit der alleinigen Diagnose Hämorrhoiden zufriedengeben: Die Hälfte aller Karzinompatienten hat gleichzeitig auch Hämorrhoiden! Immer digitale Untersuchung + vollständige Koloskopie anstreben!

- Jede plötzliche Änderung der Stuhlgewohnheit im Alter > 40 J.! Symptom des "falschen Freundes" (= Flatus mit Stuhlabgang infolge schlaffen Sphinktertonus), konstant üble Windgerüche.

Ferner:
- Leistungsminderung, Müdigkeit, evtl. Gewichtsverlust, evtl. Fieber
- Ileuserscheinungen beim Sigma- und Rektumkarzinom (Spätsymptom)
- Chronische Blutungsanämie, Schmerzen, evtl. tastbarer Tumor, bes. bei rechtsseitigem Kolonkarzinom

Di.:
- Rektale Austastung
- Koloskopie mit Histologie
- Evtl. 3D-Spiral-CT in low dose-Technik oder 3D-MRT ("virtuelle Koloskopie")
  Ind.: Falls Koloskopie nicht (vollständig) möglich ist.

Ergänzende Diagnostik:
- Beurteilung der Tumorausdehnung und lokalen Operabilität bei Rektumkarzinomen: Rektale Sonografie; Spiral-CT des Abdomens bei unklarem Sonobefund; Zystoskopie bei V.a. Blaseninfiltration; gynäkologische Untersuchung bei V.a. Infiltration von Vagina, Uterus, Adnexen
- Metastasensuche: Sonografie und evtl. Angio-CT der Leber; Röntgen-Thorax, bei Rektumkarzinom Thorax-CT
- Tumormarker C E A :
  In Abhängigkeit vom Stadium der Erkrankung finden sich bei einem Teil der Patienten erhöhte Serumspiegel des carcino-embryonalen Antigens. Das CEA ist nicht tumorspezifisch und eignet sich auch nicht als Früherkennungstest. Die Bedeutung liegt in der Nachsorge nach Radikaloperation: Präoperativ erhöhte Werte normalisieren sich bei kompletter Tumorentfernung und steigen im Rezidiv wieder an (regelmäßige postoperative Kontrollen!).
- Nachweis der mRNA des tumorassoziierten Antigens HL-6 (sensitiver als CEA, keine Routine)
- Diagnostik von (Lokal-)Rezidiven nach Op. (keine Routine):
  - PET mit Fluordesoxyglukose (FDG)
  - Radioimmunszintigrafie (RIS) mit ^{99m}Tc-markierten CEA-Antikörpern

Merke: 10 % aller kolorektalen Karzinome sind digital tastbar (abhängig vom Untersucher), 60 % sind durch Rektosigmoidoskopie erfassbar, der Rest nur durch komplette Koloskopie! Nur durch regelmäßige prophylaktische Koloskopie ist eine sichere Frühdiagnose mit hoher Heilungschance möglich! Es gibt keine zuverlässigen Frühsymptome!

Th.: Siehe *Internet*: S3-Leitlinie „Kolorektales Karzinom"

I. Kurative chirurgische Therapie

A) Rektumkarzinome:
- Sphinkter-(kontinenz-)erhaltende restaurative Resektionsverfahren: Anteriore Rektumresektion mit totaler Mesorektumexzision (TME):
  Ind: Tumoren im oberen + mittleren Rektumdrittel. T_2- und T_3-Karzinome im unteren Rektumdrittel, falls ausreichender distaler Sicherheitsabstand vorhanden: Karzinome des oberen Rektumdrittels 5 cm in situ (= 3 cm am frischen, nicht ausgespannten Resektat), Karzinome der unteren 2 Drittel des Rektums 2 cm in situ (= 1 cm am frischen nicht ausgespannten Resektat). Nach Absetzen der A. mesenterica inferior komplette Entfernung des Mesorektums mit dem regionären Lymphabflussgebiet = totale Mesorektumexzision (TME) bei Karzinomen der unteren 2 Rektumdrittel. TME senkt die Lokalrezidivrate auf ca. 15 %/5 J.
  Die Grenze der kontinenzerhaltenden Chirurgie liegt bei ca. 5 cm zwischen distalem Tumorrand und Anokutanlinie (= 85 % aller Rektumkarzinome).
- Abdominoperineale Rektumexstirpation (APR)
  mit Anlage eines endständigen Anus praeter sigmoidalis (Kolostoma)
  Ind: Tumoren im unteren Drittel, sofern ein tumorfreier distaler Sicherheitsabstand nicht vorhanden ist. Der abdominelle Teil der Operation kann auch laparoskopisch erfolgen.
  Ko.: Anastomoseninsuffizienz, Lokalrezidive (Häufigkeit abhängig vom Stadium und der Operationstechnik bzw. dem Operateur: 10 - 30 %)
  Klinikletalität bei elektiver Operation ca. 2 %.
  Durch eine tägliche Kolonspülung über das Kolostoma kann erreicht werden, dass der Patient am Tag ohne Auffangbeutel auskommt (Abdeckung durch Stomakappe).
- Transanale Lokalexzision (TEM = transanale endoskopische Mikrochirurgie) nur bei Low-grade-T1-Karzinomen ohne Lymphgefäßinvasion (G1/G2/N0)

B) Kolonkarzinom:
Operative oder laparoskopische En-bloc-Resektion von tumortragendem Kolonabschnitt und Mesenterium unter Einhaltung einer ausreichenden Sicherheitszone normalen Gewebes + Mitentfernung des regionalen Lymphabflussgebietes nach Gefäßligatur des zu entfernenden Lymphabflussgebietes.
Je nach Tumorlokalisation bedeutet dies eine Hemikolektomie rechts bzw. links, eine Kolon-Transversumresektion oder eine Sigmaresektion. Bei Karzinomen im mittleren und dis-

talen Sigma radikale Sigmaresektion. Um das Risiko einer intraoperativen Metastasierung gering zu halten, wurde eine sog. "no touch"-Technik entwickelt.

C) Resektable Leber- und Lungenmetastasen können mit kurativer Zielsetzung entfernt werden, evtl. nach vorgeschalteter neoadjuvanter Chemotherapie: Resektion (5-Jahres-Überlebensrate nach Resektion von Lebermetastasen bis 40 %).

D) Bei isolierter Peritonealkarzinose:
Evtl. multimodales Therapiekonzept: Kombination von Chirurgie (mit Entfernung aller Herde der Peritonealkarzinose), hyperthermer intraperitonealer Chemotherapie (HIPEC) und systemischer Chemotherapie (nur im Rahmen klinischer Studien an Zentren)

II. Neoadjuvante Therapie:
Eine präoperative Radio-/Chemotherapie (RT/CT) mit 5-FU und postoperative Chemotherapie wird heute bei fortgeschrittenen Rektumkarzinomen im UICC-Stadium II und III empfohlen. Dieses Vorgehen senkt das Auftreten von Lokalrezidiven um 50 % und verbessert die 5-Jahresüberlebensrate um 10 %. Die neoadjuvante Therapie kann eine R_0-Resektion evtl. auch mit Sphinktererhalt noch ermöglichen, wenn dies aufgrund der präoperativen Diagnostik unwahrscheinlich ist. Die Operation erfolgt ca. 6 Wochen nach der initialen RT/CT.
Mögliche Langzeit-NW der Bestrahlung: Stenosen, Schrumpfblase, Fisteln, chronische Proktitis

III. Adjuvante Therapie:
Beim Kolonkarzinom im UICC-Stadium III = nodal positives Stadium N_{1-2} verbessert die postoperative 6-monatige Gabe von Oxaliplatin + 5-Fluorouracil (= 5-FU) + Folinsäure (FOLFOX) die 5-Jahresüberlebensrate um 15 - 20 %. Die 5-Jahres-Tumorfreiheit beträgt mit dieser Kombination ca. 70 %. Das XELOX-Schema verwendet Capecitabin + Oxaliplatin.
ASS: Die regelmäßige Einnahme von ASS scheint nach ersten Daten das Rückfallrisiko und die Mortalität nach Operation eines KRK signifikant zu senken.

IV. Palliative Therapie:
- Kolonkarzinome: Umgehungsanastomosen oder Anlage eines Anus praeter naturalis
- Rektumkarzinom: Endoskopische Stenteinlagen oder lokale, endoskopische Argonlasertherapie
- Metastasierendes KRK:
  - Polychemotherapie mit 5-FU oder dem Prodrug Capecitabin + Oxaliplatin (oder Irinotecan) → Verlängerung der durchschnittlichen Überlebenszeit auf > 20 Monate.
    NW + KI beachten (z.B. Capecitabin: Gastrointestinale NW, Stomatitis, Hand-Fuß-Syndrom u.a.; Oxaliplatin: Gastrointestinale NW, Neuropathie u.a.; Irinotecan: Cholinerges Syndrom, Leber-/Nierenschäden u.a.)
  - Monoklonale Antikörper:
    - Ak gegen VEGF: Bevacizumab (Avastin®): NW + KI beachten (z.B. Magen-Darm-Perforationen, Hypertonie, asymptomatische Proteinurie, nekrotisierende Fasziitis u.a.)
    - Aflibercept: Bindet den VEGF-Rezeptor
    - Ak gegen EGF-Rezeptor (EGFR): Cetuximab, Panitumumab. NW beachten, z.B. schwere Hautreaktionen bei Panitumumab. Bei KRAS-Mutation sind EGFR-Ak nicht wirksam (vor Therapie mittels Immunhistochemie klären!).

  Sono-/CT-gesteuerte lokale Therapieverfahren können bei einzelnen Lebermetastasen zu besserer Lebensqualität und evtl. Lebensverlängerung führen: z.B. RFA = Radiofrequenzablation; TACE = transarterielle Chemoembolisation u.a. (siehe Kapitel „Maligne Lebertumoren")
  Einzelne Lungenmetastasen können auch minimal-invasiv, z.B. durch Mikrowellenablation, zerstört werden.

Nachsorge: Lokoregionale Tumorrezidive treten nach "kurativer" Resektion kolorektaler Karzinome in ca. 10 - 30 % auf (abhängig von der chirurgischen Technik, vom Chirurgen und dem Tumorstadium), die Mehrzahl (70 %) in den ersten beiden postoperativen Jahren; Nachuntersuchungen erfolgen in Zeitabständen, die vom Tumorstadium abhängig sind: CEA, Koloskopie, Sonografie der Leber, Röntgen-Thorax, bei Rektumkarzinom Spiral-CT des Beckens.
Bei FAP und HNPCC regelmäßige Vorsorgeuntersuchungen, um extrakolonische Zweittumoren frühzeitig zu erkennen.

Prg: 5-Jahresüberlebensrate:
- Rektumkarzinom (UICC-Stadium I - IV): bis 95 % - bis 85 % - bis 55 % - 5 %
- Kolonkarzinom (UICC-Stadium I - IV): bis 95 % - bis 85 % - bis 65 % - 5 %

Die Erfahrung und Sorgfalt des Operateurs beeinflusst die Prognose erheblich (5-Jahresüberlebensdifferenzen stadienabhängig bis > 30 %).

Pro: Screening auf Polypen und kolorektale Karzinome:

A) Jährliche Krebsvorsorgeuntersuchung von Nicht-Risikopersonen ab dem 50 Lj.:

▸ Fäkaler Okkultblut-Test (FOBT):

Guajak-Test: Nachweis der Pseudoperoxidaseaktivität des Hämoglobins mit Blauverfärbung des Testfeldes bei Blut im Stuhl. Physiologischer Blutverlust im Stuhl etwa 1 ml/d. Der Hämoccult®-Test reagiert in > 50 % positiv bei Blutverlusten von 20 - 40 ml/d. Polypen und Karzinome mit Blutverlusten, die geringer sind, werden nicht erfasst: Falsch negative Befunde bis > 50 %. Falsch positive Ergebnisse unter peroxidasehaltiger Kost (z.B. rohes Fleisch). Kein Vitamin C einnehmen (evtl. falsch-negative Befunde). Rehydrierung der Testbriefchen wird nicht empfohlen (erhöht zwar die Sensitivität, vermindert aber die Spezifität).

Bewertung: Der FOBT hat zwar eine rel. niedrige Spezifität (viele falsch-positive Resultate) und eine niedrige Sensitivität (viele falsch-negative Resultate), aber er ist preiswert und hilft, KRK zu entdecken.

Anm.: Immunologische Testverfahren auf okkultes Blut und M2-Pyruvatkinase (M2PK) sind teurer als der Guajak-Test und ersetzen keine Koloskopie. Testverfahren auf Mutationen von Onkogenen (z.B. K-ras) oder Tumorsuppressorgenen (z.B. p53), sind noch nicht praxisreif. Der Bluttest auf methylierte DNA des Septin 9-Gens ist rel. teuer und ersetzt nicht die Koloskopie.

▸ Inspektion des Anus und rektale Austastung

B) Koloskopie von Nicht-Risikopersonen ab dem 50. Lebensjahr: Adenome werden als prämaligne Veränderungen entfernt. Wiederholung bei unauffälligem Befund und fehlenden Risikofaktoren im Abstand von 10 Jahren. Bei Koloskopie-Screening erübrigt sich der FOBT.

Anm.: „Intervallkarzinome" sind KRK, die innerhalb von 3 J. nach einer Polypektomie oder innerhalb 10 J. nach primär unauffälliger Koloskopie auftreten.

C) Prophylaktische Koloskopie von Risikogruppen: (bei Colitis ulcerosa: Siehe dort)

	1. Koloskopie	**Untersuchungs-intervall *)**
Verwandte 1. Grades von KRK- oder Adenompatienten (< 60 J.)	Vor dem 50. Lj.**)	5 Jahre
FAP-Patienten } + Vorsorgeuntersuchung auf extrakolonische Tumoren	mit 10 J.	jährlich
HNPCC } + Vorsorgeuntersuchung auf extrakolonische Tumoren	mit 25 J. ***)	jährlich

*) bei unauffälligem Erstbefund

**) 1. Koloskopie mit 35 J., falls KRK-Patient in der Familie < 45 Jahre alt. (10 Jahre vor Diagnose beim Verwandten 1. Grades)

***) oder 5 Jahre vor dem frühest aufgetretenen KRK (Familienanamnese)

Anm.: Perforationsrisiko bei Koloskopien ca. 1 - 2 ‰ (meist im rektosigmoidalen Übergang)
Letalitätsrisiko gering (1 : 10.000)

Analkanalkarzinom [C21.0]

Def: Distale Karzinome des Afters, die sich vom kolorektalen Karzinom therapeutisch und prognostisch deutlich unterscheiden:

Analkanalkarzinom: Der Analkanal erstreckt sich von der Linea anorectalis (Oberrand des M. puborectalis) bis zur Linea anocutanea Hilton

Analrandkarzinom [C44.5]: Unterhalb der Linea anocutanea gelegen, wird zu den Hauttumoren gezählt (siehe Lehrbücher der Dermatologie)

Ep.: Selten, Inzidenz: < 1/100.000/Jahr; deutlich höher bei HIV-Infizierten und Homosexuellen; mittleres Alter bei Erkrankung ca. 60 J., therapiebedürftige Präkanzerose: anale Dysplasie

Ät.: HPV (Humanes Papillomvirus), meist Typ 16 (70 %) und 18 (20 %)

Hi.: In ca. 85 % d.F. Plattenepithelkarzinome; selten Adenokarzinome. Bei den Plattenepithelkarzinomen gilt der Nachweis einer basaloiden (kloakogenen) Differenzierung als Zeichen eines eher aggressiven, zur hämatogenen Metastasierung und zum Rezidiv neigenden Verlaufs.

Metastasierung:

- Lymphogen: Je nach Lokalisation:
  Karzinome oberhalb (proximal) der Linea dentata: Becken- und Mesenteriallymphknoten
  Karzinome unterhalb (distal) der Linea dentata: Inguinallymphknoten

- Direkte Tumorinvasion in Sphinkter, Vagina, Blase, Prostata
- Hämatogen: Leber, Nieren, Knochen

TNM-Klassifikation (UICC, 2010):

TIS	Carcinoma in situ, anale squamöse intraepitheliale Läsion (ASIL) = anale intraepitheliale Neoplasie (AIN): „low grade“ (AIN-LG) und „high grade“ (AIN-HG)
T1	≤ 2 cm
T2	> 2 - 5 cm
T3	> 5 cm
T4	Nachbarorgan(e)
N0	Keine regionäre Lymphknotenmetastasen (LK)
N1	LK perirektal
N2	LK unilateral an A. Iliaca interna/inguinal
N3	LK perirektal und inguinal, bilateral an A. iliaca interna/inguinal
M0	Keine Fernmetastasen (M)
M1	Mit Fernmetastasen

KL.: Schmerzen, Juckreiz, Blutung, Kontinenzstörungen

DD: 1. Gutartige Analerkrankungen (Häufigste Fehldiagnose: "Hämorrhoiden")
2. Seltene andere Tumore (z.B. malignes Melanom, M. Bowen, malignes Lymphom, maligner neuroendokriner Tumor)

Di.: Digitale Untersuchung, Rektoskopie, Biopsie mit Histologie, Endosonografie, CT

Th.: Bei analem Carcinoma in situ Exzision im Gesunden. Bei weiter fortgeschrittenem Analkanalkarzinom simultane Radiotherapie + Chemotherapie (5-FU + Mitomycin C), die in ca. 80 % der lokal begrenzten Karzinome zur Heilung führt.
Nach 4 Wochen erneutes Staging und Entscheidung über ein evtl. zusätzliches operatives Vorgehen: Bei kleinem Restkarzinom (T_1 und T_2,N_0) kontinenzerhaltende Lokalexzision; nur bei größeren Karzinomen radikale abdominoperineale Exstirpation mit Anlage eines Anus praeter.
Nachuntersuchungen: Im 1. Jahr alle 3 Monate, im 2. Jahr alle 6 Monate, danach alle 12 Monate: Rektoskopie mit Endosonografie, Ultraschall der Leber, Röntgen-Thorax; MRT oder Spiral-CT des Beckens im Abstand von 6 Monaten (in den ersten 2 Jahren).

Prg: Bei Fehlen inguinaler Lymphknotenmetastasen 5-Jahresüberlebensrate ca. 80 %.

Pro:
- Impfung gegen HPV (Gardasil®, Cervarix®)
- HIV-Positiven Vorsorgeuntersuchungen auf Analkarzinom anbieten (1x/Jahr).

PANKREAS

Internetinfos: *www.pancreas.de*

1. Exokrine Funktion - 2. Endokrine Funktion

Während Erkrankungen des endokrinen Pankreas (Diabetes mellitus) keine exokrine Funktionsstörung zeigen, kommt es bei fortgeschrittener chronischer Pankreatitis zu exokriner Funktionseinschränkung und gel. auch zu Symptomen einer endokrinen Funktionsminderung: Insulinmangeldiabetes.

Exokrine Funktion:
Täglich werden etwa 1,5 l alkalisches Pankreassekret produziert, dieses besteht aus:

1. Wasser und Ionen (bes. HCO_3^- und Cl^-)
   HCO_3^- und Cl^- werden im umgekehrten Verhältnis sezerniert: Mit Steigerung der Sekretmenge steigt die HCO_3^--Konzentration, während die Cl^--Konzentration abfällt.
2. Verdauungsenzyme:
   - Proteolytische Enzyme werden zum Schutz des Pankreasgewebes als inaktive Zymogene produziert: Trypsin, Chymotrypsin, Elastase, Carboxypeptidase. Die inaktiven Zymogene werden erst im Duodenum durch die dort gebildeten Enterokinasen aktiviert. Dies gilt auch für die Phospholipase A.
   - Proteaseninhibitoren: Diese inaktivieren vorzeitig aktivierte Proteasen.
   - Amylase, Lipase, Nuklease (die nicht in der Lage sind, eigenes Gewebe anzugreifen) werden in aktiver Form sezerniert.

   Symptome einer Maldigestion treten erst auf, wenn 90 % der exokrinen Pankreasfunktion ausgefallen sind.

Regulierung der exokrinen Funktion:
1. Nerval: N. vagus stimuliert vorzugsweise die Enzymsekretion
2. Hormonell: Der Reiz der Duodenalschleimhaut durch HCl, Gallensäuren und Nahrungsmittel führt zur Sekretion von Hormonen der Duodenalschleimhaut:
   - Sekretin: Stimuliert das Pankreas zur Sekretion von Wasser und HCO_3^-
   - Pankreozymin (= Cholezystokinin): Stimuliert das Pankreas zur Produktion von Enzymen

Pankreasdiagnostik:

- Bildgebende Diagnostik: (Endo)Sonografie, (Angio-)CT, MRCP, ERCP, Pankreatikoskopie
- Labordiagnostik:
  - Entzündungsparameter: Lipase, Pankreas-Elastase 1, Pankreasisoamylase i.S.
  - Tumormarker: CA 19-9 (Bedeutung nur für Tumornachsorgeuntersuchungen)
- Pankreasfunktionsteste:
  - Direkt: Sekretin-Pankreozymin- (oder Ceruletid-)Test: Empfindlicher Test, in Deutschland nicht im Handel
  - Indirekt: Elastase-1 im Stuhl
- Bakteriologische, zytologische Diagnostik: Feinnadelpunktion unter Sonografie-Kontrolle

AKUTE PANKREATITIS [K85.90]

Ep.: 10 - 20/100.000/J.

Ät.:
1. Gallenwegserkrankungen = akute biliäre Pankreatitis (ca. 55 %): Choledochussteine, Stenose der Papilla Vateri
2. Alkoholabusus (ca. 35 %); ca. 5 % aller Alkoholiker entwickeln eine akute Pankreatitis.
3. Andere Ursachen (ca. 10 %):
   - Medikamente (2 %): Diuretika, Betablocker, ACE-Hemmer, Methyldopa, Östrogene, Glukokortikosteroide, Antibiotika (Erythromycin, Rifampicin, Tetracycline), Virostatika, Antikonvulsiva (Valproinsäure, Carbamazepin), NSAR, Mesalazin, Sulfasalazin, Ciclosporin A, Zytostatika (Azathioprin, Mercaptopurin u.a.)
   - Hereditäre Pankreatitis: Selten, autosomal-dominanter Erbgang:
     - Mutation im kationischen Trypsinogen = PRSS1-Gen: Häufigste Mutation R122H [~ 50 %] und N29I [~ 20 %].
     - Mutationen des Serinprotease-Inhibitors Kazal Typ 1 = SPINK1-Gen (am häufigsten N34S)

     Beide Gruppen von Genmutationen können auch zur chronischen Pankreatitis führen.
   - Andere seltenere Ursachen
     - Bauchtraumen, nach Abdominaloperationen, nach ERCP
     - Virusinfektionen (z.B. Mumps, AIDS, Virushepatitis)
     - Duodenaldivertikel (parapapillär), penetrierendes Ulcus duodeni/ventriculi
     - Ausgeprägte Hypertriglyzeridämie (meist > 1.000 mg/dl); Hyperkalzämie
     - Autoimmunpankreatitis (siehe Kapitel chronische Pankreatitis)
     - Wurmbefall mit Ascariden in den Gallengängen
     - Pancreas divisum
     - Pankreastransplantation → 2 Formen der Transplantatpankreatitis: Frühform (= postischämische Transplantatpankreatitis) - Spätform durch Abstoßungsreaktion, Abflussbehinderung oder CMV-Infektion.
   - Idiopathisch (Ausschlussdiagnose)

Schweregrade	Häufigkeit	Letalität
I. Akute interstitielle (ödematöse) Pankreatitis	80 - 85 %	0 %
II. Akute nekrotisierende Pankreatitis	15 - 20 %	
▶ mit Teilnekrose		ca. 15 %
III. ▶ mit Totalnekrose		> 50 %

Verlauf:
1. Phase: Pankreasödem oder -nekrose: Anstieg von Pankreasenzymen, CRP, Leukozyten
2. Phase: Ausheilung

Pg.: 3. Phase: Fakultativ bei nekrotisierender Pankreatitis: Infektion der Nekrosen, Sepsis, Abszess: Wiederanstieg von CRP und ausgeprägte Leukozytose

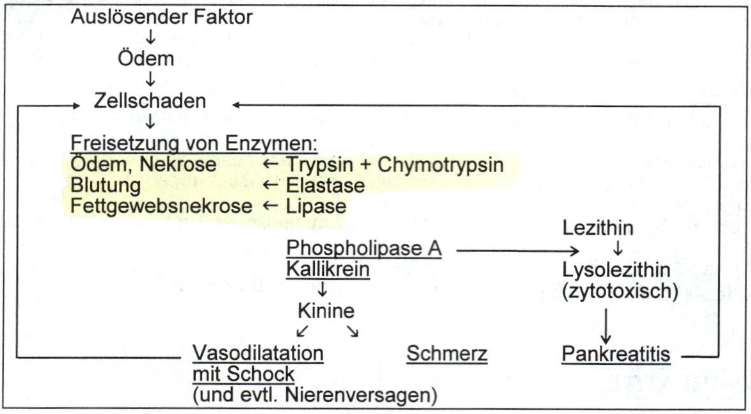

KL.: Leitsymptome: Oberbauchschmerzen + Anstieg von Pankreasenzymen i.S. + i.U.
Akuter Beginn mit heftigen Abdominalschmerzen (90 %), die nach allen Seiten ausstrahlen können (auch in den Thorax → DD: Herzinfarkt!). Oft zieht der Schmerz gürtelförmig um den Leib.

Weitere Symptome:	Häufigkeit (%)
- Übelkeit, Erbrechen	85
- Meteorismus, paralytischer (Sub)Ileus	80
- Aszites	75
- Fieber	60
- Hypotonie, Schockzeichen	50
- Ekg-Veränderungen (ST-Strecke)	30 (!)
- Pleuraerguss links (rechts)	25
- Ikterus	20
- Gesichtsrötung	

- Selten bläuliche Flecken periumbilikal (Cullen-Zeichen → sprich "Kallen") oder im Flankenbereich (Grey-Turner-Zeichen) → prognostisch ungünstig

Ko.:
- Bakterielle Infektion von Nekrosen mit septischen Komplikationen
- Kreislaufschock
- Verbrauchskoagulopathie
- ARDS, akutes Nierenversagen
- Arrosion von Gefäßen mit massiver Magen-Darm-Blutung, Arrosion von Dünn- oder Dickdarm mit Ausbildung intestinaler Fisteln
- Milzvenen- und Pfortaderthrombose
- Pankreasabszess
- Postakute Pankreas-Pseudozysten (ca. 10 %)[K86.3]
  Di.: - Fieber, Leukozytose
  - Druckgefühl im Oberbauch
  - Evtl. tastbare Resistenz
  - Sonografie, CT, MRT

Lab: ► Pankreasenzymdiagnostik:
- Lipase und Elastase 1 i.S. sind pankreasspezifisch! Für die Pankreatitisdiagnostik genügt die Bestimmung der Lipase im Serum. In der Regel liegen die Lipase-Werte über dem 3-fachen der Norm.
- Amylase i.S.: Nicht pankreasspezifisch, auch aus Speicheldrüsen. Bei ca. 2 % der Bevölkerung findet sich physiologisch eine leichte Amylaseerhöhung. Erhöhte Werte der Gesamtamylase finden sich auch bei extrapankreatischen Erkrankungen (Parotitis, akutes Abdomen, Coma diabeticum, Alkoholintoxikation). Enzymanstiege unter dem 3-fachen der oberen Norm sprechen nicht für Pankreatitis (das gilt auch für die Lipase).

Andere Ursachen falsch-positiver Enzymerhöhungen:
- Makroamylasämie (ca. 0,5 % aller Menschen; bei ca. 15 % aller Patienten mit einheimischer Sprue) → Ursache: Komplexbildung von Amylase mit Proteinen, Polysacchariden oder Hydroxyäthylstärke (HÄS); da diese Komplexe nicht renal eliminiert werden können, sind die Amylasewerte im Urin normal und Lipase/Elastase 1 i.S. normal; harmloser Befund.
  Di.: Niedrige Urinamylase, normale Lipase und Elastase 1 i.S.
- Familiäre idiopathische Hyperamylasämie: Autosomal dominant vererbt, meist ohne Krankheitswert
- Gullo-Syndrom: Seltene benigne Pankreas-Hyperenzymämie
- Bei Niereninsuffizienz finden sich erhöhte Amylase- und Lipasewerte (bis zum 3fachen der Norm), da beide Enzyme renal eliminiert werden.

▶ Laborparameter, die bei engmaschiger Verlaufskontrolle den Verdacht auf nekrotisierende Pankreatitis begründen: Persistierende oder erneut ansteigende Werte von CRP (> 15 mg/dl), LDH.
Andere Laborparameter sind kaum aussagekräftiger als das CRP: PMN-Elastase, Phospholipase A_2, Trypsin-aktiviertes Peptid (TAP) und Pankreatitis-assoziiertes Protein (PAP)

▶ Bei Obstruktion des D. choledochus:
Anstieg der cholestaseanzeigenden Enzyme (γGT, LAP, AP) und des direkten Bilirubins

▶ Prognostisch ungünstige Laborparameter, die auf eine nekrotisierende Pankreatitis hinweisen können, sind:
- Leukozytose > 16.000/µl
- Serum-Kalziumkonzentration < 2 mmol/l
- Hkt > 50 %
- Laktatdehydrogenase > 350 U/l
- Hyperglykämie
- Hypoxämie
- Kreatininanstieg
- Alter > 55 Jahre
- BMI > 30

Diese Parameter finden sich auch in prognostischen Scores (z.B. Ranson-Kriterien).

Merke: Amylase- und Lipasewerte korrelieren kaum mit Schwere und Prognose der Pankreatitis. Die Hypokalzämie ist ein wichtiger prognostisch ungünstiger Faktor.

Bildgebende Verfahren:
- Endo-/Sonografie: Vergrößerte, unscharf begrenzte Pankreasloge, Nekrosen, Abszesse, Pseudozysten; Nachweis eines Peritoneal-/Pleuraergusses, Nachweis von Gallensteinen und einer extrahepatischen Cholestase bei akuter biliärer Pankreatitis.
  Anm.: Der fehlende Nachweis von Gallensteinen schließt eine biliäre Genese nicht aus, da Steine bereits abgegangen sein können und Mikrolithen der Darstellung entgehen können.
- Abdomenübersicht: Pankreasverkalkungen? (chronische Pankreatitis), Gallensteinschatten. Häufig finden sich bei Pankreatitis luftgeblähte Magen-Darm-Abschnitte, bes. im linken Ober-/Mittelbauch.
- CT mit Kontrastmittel: Die Visualisierung von Nekrosen versagt oft in den ersten Tagen.
  - Leichte Pankreatitis: Interstitielles Pankreasödem
  - Schwere Pankreatitis: Pankreasnekrosen, evtl. Abszessstraßen
- Thorax-Röntgen: Plattenatelektasen, Pleuraergüsse, komplizierend basale Pneumonie
- MRCP und ERC (bei ERC Pankreasgänge nicht darstellen → Verstärkung der Pankreatitis)
  Ind: Bei Verdacht auf Obstruktion des D. choledochus zur Steinextraktion
- Evtl. sonografiegesteuerte Feinnadelpunktion nekroseverdächtiger Pankreasareale mit Zytologie (Nachweis nekrotischer Zellen) und Bakteriologie (Nachweis infizierter Nekrosen; am häufigsten finden sich Bakterien der Darmflora: E. coli, Enterokokken, Klebsiellen, Pseudomonas aeruginosa u.a.)
  Ind: Erregernachweis bei Verdacht auf Superinfektion von Nekrosen bei nekrotisierender Pankreatitis

DD: Oft sehr schwierig! Fehldiagnosen sind leider häufig!

▶ Akutes Abdomen:
Leitsymptome des akuten Abdomen sind:
- Heftige Bauchschmerzen (umschrieben oder diffus)
- Peritoneale Symptomatik (Abwehrspannung)
- Störung der Darmperistaltik (Meteorismus, Übelkeit, Erbrechen)
- Schlechter Allgemeinzustand, Kreislaufstörungen

- Harnleiter-/Nierenkolik (Mikrohämaturie, viszeraler (schlecht lokalisierbarer) krampfartiger Schmerz, Steinanamnese, CT)

- Gallenkolik (evtl. gemeinsam mit Pankreatitis): Krampfartiger Schmerz im rechten Oberbauch, evtl. Ausstrahlung in die rechte Schulter; Sonografie: Dreischichtung der Gallenblasenwand bei akuter Cholecystitis, Gallenblasenhydrops (Länge der Gallenblase > 11 cm), Steinnachweis
- Perforation von Magen/Duodenum (Ulkus), Darm (z.B. Sigmadivertikulitis), Gallenblase. Nach initial starkem Schmerz evtl. temporäres Nachlassen der Schmerzen (Stadium der „Illusion") und danach erneute Zunahmen der Schmerzen. Abdomen bei Pankreatitis nicht bretthart („Gummibauch").
  Nachweis freier Luft im Abdomen: Sonografisch können bereits geringe Luftmengen ventral der Leber nachgewiesen werden. Die Abdomenleeraufnahme in Linksseitenlage weist größere Luftmengen nach: Subphrenische Luftsichel? Freie Luft stellt sich auch im CT dar.
- Mechanischer Ileus:
  1. Dünndarmileus (Bridenileus in 50 %, Hernien, Malignome, M. Crohn u.a.)
  2. Dickdarmileus (Karzinome in 50 %, Divertikulitis, Hernien, Volvulus u.a.)
  Jeder akute Bauch geht mehr oder minder mit einem paralytischen Ileus einher. Daher muss in erster Linie ein mechanischer Ileus ausgeschlossen werden:
  - Hyperperistaltik an umschriebener Stelle mit klingenden Darmgeräuschen; Sono: Kalibersprung des Dünndarms bei mechanischem Dünndarmileus mit dilatierten flüssigkeitsgefüllten Dünndarmschlingen vor der Stenose, Dünndarm mit Klaviertasten-Zeichen, Pendelperistaltik; Röntgenaufnahme im Stehen: Spiegelbildung; Suche nach Bruchpforten, alten Bauchnarben (Bridenileus) u.a.
  - Fäkulenter Mageninhalt (Sonde!) bzw. Koterbrechen (= Miserere): Spätzeichen bei distaler Obstruktion.
- Akute Appendicitis:
  - Somatischer (gut lokalisierbarer) Schmerz
  - (Klopf-, Loslass-)Schmerz bei McBurney, Lanz (initial oft epigastrisch oder paraumbilikal)
  - Blumberg-Zeichen: kontralateraler Loslassschmerz als Zeichen peritonealer Reizung
  - Rovsing-Zeichen: Schmerz bei retrograder Kolonkompression
  - Psoasschmerz (Schmerzen im rechten Unterbauch bei Anheben des gestreckten Beines)
  - Douglasschmerz (Schmerz bei rektaler Untersuchung)
  - Temperaturdifferenz (rektal - axillar ≥ 1 °C)
  - Leukos, Neutrophile, CRP ↑
  - Sonografie (evtl. Kokarde = target sign, tubuläre Struktur, Abszess), evtl. CT
- Eingeklemmte Bauchwandhernie (Suche nach Hernien, Prüfung der Bruchpforte; positiver Carnett-Test: Schmerz gleich oder stärker nach Anspannung der Bauchdecken)
- Mesenteriale Ischämie: 2 Formen: Okklusive Form (OMI) bei Mesenterialinfarkt und nicht-okklusive Form (NOMI): Anamnese: Angina visceralis mit postprandialen Bauchschmerzen? Oft erhebliche Gewichtsabnahmen, evtl. blutige Durchfälle? → Angiografie
- Gynäkologische Erkrankungen: Extrauteringravidität (ausgebliebene Periode, positiver Schwangerschaftstest, Sonografie), stielgedrehte oder rupturierte Ovarialzyste/Tumor (Sono), akute Salpingitis, tuboovarieller Abszess

▶ Akuter Schub einer chronischen Pankreatitis (Anamnese)

▶ Herzinfarkt, bes. Hinterwandinfarkt: Schwierige DD:
Infarkt und Pankreatitis können ähnliche Schmerzen, Kollaps und Ekg-Veränderungen zeigen: Bei Pankreatitis gelegentlich typisches Bild eines Außenschichtschadens (terminal negatives T), andererseits kann beim frischen Infarkt das Ekg innerhalb der ersten 24 h negativ sein. Gel. leichte Transaminasenerhöhung bei akuter Pankreatitis. Entscheidende Hinweise durch Lipase und Troponin I oder T.
Solange differenzialdiagnostisch ein Herzinfarkt nicht ausgeschlossen ist, keine i.m.-Injektionen (wegen CK-Erhöhung und evtl. Lysetherapie)

▶ Lungenembolie mit infradiaphragmaler Symptomatik (Anamnese, Echo, D-Dimer, Troponin I/T, BNP)

▶ Aneurysma dissecans (Echo, transösophageal)

▶ DD eines unklaren Kollapses:
Nur etwa 5 % aller Fälle mit akuter Pankreatitis zeigen überhaupt keinen Schmerz, sodass diese Patienten u.U. nur kollaptisch sind (evtl. statt Blässe der Haut leichte Rötung!).

▶ Pseudoperitonitis: Praecoma diabeticum / Porphyrie / Addison-Krise / vasookklusive Krise bei Sichelzellanämie u.a.

Vorgehen bei akutem Abdomen (interdisziplinäres Konsil):
1. Anamnese: Ulkus? Gallensteine? Letzte Periode, Schwangerschaftstest (bei Frauen)?
2. Entwicklung des Schmerzes (perakut: Perforation)
3. Schmerzcharakter: Konstant (peritonitisch) oder rhythmisch (kolikartig)
4. Ausstrahlung (z.B. bei Ureterstein ins äußere Genitale)

5. Abwehrspannung (bretthart bei generalisierter Peritonitis)
6. Bruchpforten (Leisten, Nabel)
7. Auskultation (paralytische "Grabesstille" oder klingende Geräusche bei Obstruktion ?)
8. Rektale, gynäkologische Untersuchung
9. Temperatur (rektal, axillar)
10. Labor, bes.:
    - CKMB, Troponin I/T : Herzinfarkt
    - Pankreasenzyme : Pankreatitis
    - Blutzucker : Coma diabeticum
    - PBG + δ-ALA im Urin : Akute Porphyrie
    - Harnstatus : Mikrohämaturie bei Ureterstein
    - Blutbild, Kreatinin, Elektrolyte u.a.
11. Ekg, Echokardiografie
12. Sonografie, Röntgen Thorax + Abdomenübersichtsaufnahme, Spiral-CT

Di.:
- Einer akuten Pankreatitis: Anamnese/Klinik + Lipase + Sono
- Einer biliären Pankreatitis: Anstieg von Transaminasen, Cholestaseparameter: γGT, AP, Bilirubin und Steinnachweis durch (Endo)Sono, MRCP und ERCP
- Einer nekrotisierenden Pankreatitis: Engmaschige Verlaufskontrollen von Klinik (Schmerzen, Fieber) und Entzündungsparameter (CRP, Leukozyten u.a.), Angio-CT oder MRT: Fehlende KM-Anreicherung beweist die Nekrose!
- Einer Nekroseinfektion: Angio-CT: Evtl. Gaseinschlüsse in Nekroseherden; Feinnadelaspiration (sono- oder CT-gesteuert) zur bakteriologischen Untersuchung

Th.: a) **KONSERVATIV**

1. Engmaschige Überwachung des Patienten auf Intensivstation:
   - Abdomenbefund: Schmerzen?, Palpation, Auskultation (Peristaltik?) + Sonografie
   - Evtl. Röntgenübersicht des Abdomens, Röntgen-Thorax, Angio-CT
   - Kreislauf-/Volumenstatus (RR, Puls, ZVD, PiCCO), Pulsoxymetrie
   - Flüssigkeitsbilanzierung, Nierenfunktion, Elektrolyte
   - Pankreatitisrelevante Laborparameter: Lipase, CRP, Kalzium, Glukose, Blutbild + Hkt, Kreatinin i.S., Blutgasanalyse, Gerinnungsstatus
2. Parenterale Volumen-, Elektrolyt- und Glukosesubstitution: Da oft eine erhebliche Hypovolämie besteht, sind im Regelfall mindestens 4 - 6 l/24 h bei suffizientem Herzen erforderlich (oft mehr)! Volumenzufuhr unter ZVD-Kontrolle (Zielwert: 10 -15 cm H_2O).
3. Die Evidenzlage zur Nahrungskarenz/Ernährungstherapie bei akuter Pankreatitis ist unsicher. Bislang erfolgte meist Nahrungskarenz bis Schmerzfreiheit eintritt. Eine Sondenernährung empfiehlt sich, wenn die Wiederaufnahme oraler Ernährung unter Therapie innerhalb von 48 h nicht möglich erscheint sowie bei mittelschwerer/schwerer Pankreatitis. Nur falls dies nicht möglich ist, totale parenterale Ernährung. Unter enteraler Ernährung sind infektiöse Komplikationen etwas seltener als bei parenteraler Ernährung. Wenn der Patient beschwerdefrei ist, vorsichtiger Aufbau einer leichten, fettarmen Kost.
   Eine Magensonde ist meist nicht notwendig; Indikation: Erbrechen, paralytischer Ileus
4. Analgetika nach Bedarf:
   - Leichte Schmerzen: z.B. Tramadol i.v.
   - Starke Schmerzen: z.B. Pethidin (Generikum) oder Buprenorphin (Generikum) i.v.
   Anm.: Morphin wird wegen der theoretischen Gefahr der Tonuserhöhung im Sphinkter Oddi nicht empfohlen. Morphinderivate gelten als unbedenklich.
5. Thromboembolieprophylaxe (low dose heparine, Kompressionsstrümpfe)
6. O_2-Gabe per Nasensonde bei O_2-Sättigung ≤ 95 %
7. Prophylaxe eines Stressulkus bei schweren Verlaufsformen (Protonenpumpenhemmer)
8. Indikation für Antibiotika: Biliäre Verlaufsform, infizierte Pseudozysten, Abszess. Bei nekrotisierender Form ist die rein prophylaktische Antibiotikagabe zur Verhinderung einer Superinfektion der Nekrosen umstritten, da nur gering wirksam. Antibiotikaalternativen: z.B. Carbapeneme (Imipenem oder Meropenem) oder Ciprofloxacin oder Cephalosporine der 3. Generation, jeweils in Kombination mit Metronidazol. Dauer: ca. 10 Tage.
9. Therapie von Komplikationen: Kontinuierliche venovenöse Hämofiltration oder Hämodialyse bei akutem Nierenversagen, kontrollierte Beatmung bei ARDS, bei Sepsis erregergerechte Antibiotikatherapie u.a.

b) **MINIMAL INVASIVE THERAPIE:**

1. Choledochussteine (meist präpapillär eingeklemmt): Endoskopische Papillotomie (EPT) + Steinextraktion im Rahmen einer ERCP
2. Pankreaspseudozysten können sich in bis zu 50 % d.F. spontan zurückbilden. Asymptomatische Pseudozysten müssen nicht behandelt werden. Symptomatische Pseudozysten > 5 cm ∅ werden interventionell drainiert (endoskopische Drainage = endosonografische Zystogastrostomie oder -duodenostomie).

Ko. (ca. 10 %): Blutungen, Infektion u.a. Letalität ca. 0,5 %. Die Drainage erfolgt frühestens 6 Wochen nach Ausbildung der Pseudozyste (nach Ausbildung einer Zystenwand)

3. Infizierte Nekrosen und Pankreasabszesse: „Step up"-Vorgehen:
   - CT-gesteuerte perkutane oder endoskopische Drainage
   - Bei ausbleibender Besserung: Minimal-invasive retroperitoneale Nekrosektomie

   Das „Step up"-Verfahren zeigte im „Panter-Trial" der Dutch Pancreatitis Study Group weniger Komplikationen als bei primärer chirurgischer Therapie.

c) CHIRURGISCHE THERAPIE:

Ind: Versagen der minimal-invasiven Therapie

Methoden: Laparoskopisch assistierte Nekrosektomie oder Laparotomie mit digitaler Nekrosektomie + Lavage-Verfahren

Krankenhausletalität: 15 %

Prg: Der Verlauf einer akuten Pankreatitis ist schwer vorausschaubar. Verschiedene Prognosescores sind entwickelt worden. (z.B. Rason-/Imrie-/Balthazar-Score → siehe *Internet*). Entscheidend ist aber eine engmaschige intensivmedizinische Überwachung, um frühzeitig eine nekrotisierende Pankreatitis mit ihren Komplikationen zu erkennen und konsequent zu therapieren. Die Letalität hängt vom Schweregrad der Erkrankung ab (s.o.). Infizierte Nekrosen haben eine schlechtere Prognose als sterile Nekrosen. Häufigste Todesursache sind septische Komplikationen im Rahmen der nekrotisierenden Pankreatitis.

Pro: Beseitigung evtl. Ursachen: z.B. Sanierung der Gallenwege, Alkoholabstinenz, Behandlung einer Hyperlipidämie, eines Hyperparathyreoidismus, Weglassen pankreastoxischer Medikamente u.a.

CHRONISCHE PANKREATITIS [K86.1]

Marseille-Klassifikation der chronischen Pankreatitis

a) mit fokaler Nekrose, b) mit segmentaler / diffuser Fibrose, c) kalzifizierend

Sonderform: Obstruktive chronische Pankreatitis (Pankreasatrophie infolge Obstruktion im Gangsystem)

Ep.: Inzidenz in Deutschland bis ca. 20/100.000/J.

Ät.:
1. Chronischer Alkoholabusus: ca. 80 %
   5 % der Menschen mit chronischem Alkoholabsus entwickeln eine chronische Pankreatitis.
2. Idiopathisch (keine erkennbare Ursache): 15 %
3. Andere Ursachen (5 %):
   - Medikamente (siehe akute Pankreatitis)
   - Hypertriglyzeridämie
   - Hyperparathyreoidismus
   - Hereditäre Pankreatitis: Verschiedene Mutationen, die zu chronischer Pankreatitis disponieren:
     1) PRSS1 (kationisches Trypsinogen): Ca. 2/3 der hereditären P. (autosomal-dominanter Erbgang)
     2) CTRC (Chymotrypsinogen C)
     3) SPINK1 (Serinprotease-Inhibitor, Kazal Typ 1)
     4) CFTR (cystische Fibrose)
   - IgG4-assoziierte Autoimmunpankreatitis (AIP): Vorwiegend in Asien. In ca. 30 % Assoziation mit anderen Autoimmunerkrankungen und mit der retroperitonealen Fibrose. In 80 % d.F. tumorartige Raumforderung im Pankreaskopf (DD: Pankreas-Ca.); evtl. Nachweis von Auto-Ak (ANA, Ak gegen Carboanhydrase II). Oft IgG4 i.S. erhöht. IgG4-positive Plasmazellen und T-Lymphozyten können verschiedene Organe infiltrieren („IgG4-related sclerosing disease"). Evtl. IgG4-assoziierte tubulointerstitielle Nephropathie
     Hi.: Lymphoplasmazelluläre Infiltrate (CD4-/CD8-positiv)
     Th.: Prednisolon

Anm.: Gallensteine spielen bei der Ätiologie der chronischen Pankreatitis keine Rolle. Rauchen soll ein begünstigender Faktor sein.

KL.: Häufig ist das Krankheitsbild oligosymptomatisch.
1. Leitsymptom ist der rezidivierende Schmerz, der nicht kolikartig ist (DD: Gallenkolik) und Stunden bis Tage dauern kann. Schmerz findet sich in über 90 % d.F. Der Schmerz findet sich in der Tiefe des Oberbauches (Palpation!) und kann nach beiden Seiten bis in den Rücken ausstrahlen (gürtelförmig); gel. als Spätschmerz nach dem Essen. Das Spätstadium der chronischen Pankreatitis ist oft wieder schmerzfrei.
2. Nahrungsintoleranz (Fett): Auslösung von dyspeptischen Beschwerden, Übelkeit, Erbrechen und Schmerz

3. Maldigestion: Gewichtsabnahme, Fettstühle, Meteorismus, Diarrhö. Symptome einer Maldigestion treten erst auf, wenn die exokrine Pankreasfunktion auf 10 % der Norm vermindert ist.
4. Insulinmangeldiabetes (ca. 1/3 der Patienten mit fortgeschrittener Erkrankung)
5. Evtl. rezidivierender Ikterus

Ko.:
- Pankreaspseudozysten (ca. 20 %), evtl. mit Einblutungen und Hämobilie; Abszess
- Milz- und Pfortaderthrombose mit portaler Hypertension
- Stenosen des Pankreasgangsystems, Ausbildung multipler intraduktaler Konkremente (Pankreatolithiasis); Pankreasgangfisteln
- Stenose des distalen Ductus choledochus mit (rezidivierendem) Ikterus; Duodenalstenose
- Pankreaskarzinom als Spätkomplikation (insbesondere bei hereditärer Pankreatitis)

DD:
- Akute rezidivierende Pankreatitis
- Andere Oberbaucherkrankungen, z.B. Ulkuskrankheit, Magenkarzinom, Cholelithiasis
- Pankreaskarzinom (Endosonografie, MRCP/ERCP; HRCT, PET)

Di.:
A) Nachweis eines pankreatitischen Schubes: Erhöhung von Pankreasenzymen i.S.: Lipase, Elastase 1 (spezifisch), Amylase (weniger spezifisch). Normale Pankreasenzyme schließen eine chronische Pankreatitis nicht aus!

B) Ätiologische Klärung (bei Patienten < 20 Jahren mit idiopathischer Pankreatitis hereditäre Pankreatitis ausschließen)

C) Nachweis einer exokrinen Pankreasinsuffizienz:
Bestimmung der Pankreas-Elastase-1 im Stuhl: Wegen der fehlenden Spaltung der Elastase-1 durch andere Enzyme während der Darmpassage korreliert die Elastase-1-Sekretion in das Duodenum linear mit der Elastase-1-Konzentration im Stuhl. Sensitivität bei milder Pankreasinsuffizienz ca. 60 %, bei mittelschwerer und schwerer Pankreasinsuffizienz bis 100 %. Spezifität ca. 90 %. Normal > 200 µg, bei Pankreasinsuffizienz < 100 µg Elastase-1/g Stuhl. Pankreasenzympräparate (mit Schweine-Pankreatin) stören die Bestimmung nicht, da spezifisch humane Elastase-1 erfasst wird. Falsch pathologische Ergebnisse bei Diarrhö, Malabsorption und Z.n. Billroth II-Op.

Memo: Bestimmung der Pankreas-Elastase-1 im Stuhl derzeit sensitivste und in der klinischen Routine praktikabelste indirekte Bestimmung der exokrinen Pankreasfunktion. Andere Testverfahren haben an Bedeutung verloren.

D) Bildgebende Verfahren:
- Nachweis morphologischer Pankreasveränderungen:
  - Pankreasverkalkungen: (Endosonografie und Sonografie, Röntgen-Leeraufnahme des Oberbauches, CT, MRT) beweisen eine chronische Pankreatitis und finden sich am häufigsten bei der alkoholtoxischen chronischen Pankreatitis.
  - Pankreasgangsteine und Kaliberunregelmäßigkeiten der Pankreasgänge (Endosonografie, MRCP, ERCP, Pankreatikoskopie): Kurzstreckige Stenosierungen und Dilatationen des Pankreasganges (perlschnurartig)
- Nachweis von Komplikationen:
  - Choledochusstenose (MRCP, ERCP)
  - Duodenalstenose (MDP)
  - Pseudozysten (Endo-/Sonografie, Computertomografie)
  - Pseudozysten mit Einblutungen (Farbduplex)

Zur Diagnosesicherung werden Score-Systeme verwendet (z.B. Score der Mayo Clinic oder der Lüneburg-Score → Einzelheiten siehe *Internet*).

Th.:
A) Kausal: z.B. Alkoholabstinenz
B) Symptomatisch:

▶ Konservativ:

1. Therapie entzündlicher Schübe (wie bei akuter Pankreatitis, siehe dort)
2. Therapie der exkretorischen Pankreasinsuffizienz:
   - Kohlenhydratreiche Ernährung mit häufigen (5 - 7) kleinen Mahlzeiten, Alkoholverbot. Bei Steatorrhö Erhöhung der Lipasedosis und evtl. Fettanteil vermindern und Zufuhr mittelkettiger Fettsäuren (MCT-Fette), die auch ohne Aufspaltung resorbiert werden können.
   - Pankreasenzymsubstitution: Die meisten Präparate enthalten Schweine-Pankreatin und müssen hohe Enzymaktivität haben, gegen den inaktivierenden Einfluss des Magensaftes geschützt sein (magensaftresistente Mikropellets) und rasch am Wirkort freigesetzt werden. Die Dosis muss an die Mahlzeiten adaptiert werden (3 x 1 Dosis/d ist immer falsch!).
     Effektive Lipasesubstitution: 25.000 - 50.000 E Lipase/Hauptmahlzeit. Die Enzympräparate werden zu den größeren Mahlzeiten eingenommen.

Ob Pankreasenzyme bei einem Teil der Patienten die Schmerzen lindern können, ist umstritten.
- Evtl. parenterale Substitution fettlöslicher Vitamine (ADEK)

3. Therapie der endokrinen Pankreasinsuffizienz:
Bei pankreatogenem Diabetes mellitus kleine Insulingaben + ausreichende Enzymsubstitution (sonst Hypoglykämiegefahr).
4. Therapie der Pankreasschmerzen:
   - Beseitigung von Drainagehindernissen im Pankreasgangsystem (Eiweißpräzipitate, Steine, Strikturen), ERCP mit Stenteinlage vermindert in 50 % d.F. die Schmerzen, da Schmerzen mit prästenotischem Druck korrelieren.
   - Analgetika möglichst vermeiden (Gefahr der Abhängigkeit und der Analgetikanephropathie); Morphinderivate sind kontraindiziert!

▶ Endoskopische Therapie:
- Endoskopische Behandlung bei Pankreasgangsteinen mit Papillotomie + evtl. extrakorporale Stoßwellenlithotripsie (ESWL). Restfragmente werden endoskopisch entfernt, z.B. mittels Fangkörbchen oder Extraktionsballon; evtl. Laserlithotripsie.
- Endoskopische Behandlung von Pankreasgangstenosen: Ballondilatation, evtl. mit anschließender Einlage von Kunststoff-Endoprothesen (Stents). Stents sind komplikationsreich (Blutungen, Pankreatitis, Stentokklusion, Stentmigration), sodass alle 8 Wochen ein Prothesenwechsel erforderlich ist.
- Endoskopische Behandlung von Pankreaspseudozysten und Abszessen: Symptomatische Pseudozysten > 5 cm ∅ werden interventionell drainiert. Klärung durch ERCP, ob die Zyste oder der Abszess Anschluss an das Pankreasgangsystem hat oder ob eine Gangstenose die Ursache ist. Je nach Befund erfolgt eine transpapilläre oder transmurale Drainage (zystogastral, zystoduodenal). Bei asymptomatischen Pseudozysten kann abgewartet werden.
  Ko. (ca. 10 %): Blutungen, Infektionen u.a.; Letalität ca. 0,5 %

▶ Chirurgie:
- Drainageoperationen → Ind.:
  - Isolierte Obstruktion des Pankreasganges → Pankreatikojejunostomie
  - Isolierte Choledochusstenose → Choledochojejunostomie
  - Große Pseudozyste (bei erfolgloser innerer Drainage) → Zystojejunostomie
- Pankreasteilresektionen → Ind.:
  Chronische Schmerzsymptomatik, Stenosekomplikationen (D. pancreaticus, D. choledochus, Duodenum), Pfortader- und Milzvenenthrombose, Fistelbildung, Karzinomverdacht
  Standardmethode:
  Duodenumerhaltende Pankreaskopfresektion (Op. nach Beger)
  Die Pankreaslinksresektion führt nur in 50 % d.F. zu Schmerzfreiheit nach 2 J.

Pg.: Keine Ausheilung; Rauchen und Alkoholkonsum verschlechtern die Prognose.

MUKOVISZIDOSE [E84.9]

Syn: Zystische Fibrose (CF)

Def: Autosomal-rezessive Erbkrankheit, bei der die apikalen Epithelzellmembranen von Drüsenzellen defekte Chloridkanäle aufweisen.
CFTR-Genmutation auf Chromosom 7 (7q31.2). Mehr als 1.600 bekannte Mutationen des CFTR-Gens in Westeuropa, am häufigsten deltaF508 mit 70 %. Folge ist ein defektes „zystische-Fibrose-Transmembran-Regulator-(CFTR-)Protein". Defekte CFTR-Proteine stellen defekte Chloridkanäle dar, die in allen exokrinen Drüsen die Bildung zäher Schleimsekrete bewirken: Pankreas, Dünndarm, Bronchialsystem, Gallenwege, Gonaden, Schweißdrüsen.
Anm.: Die Mutationen des CFTR-Gens werden in 6 Klassen eingeteilt (→ siehe *Internet*)

Ep.: (Nach der Hämochromatose) zweithäufigste angeborene Stoffwechselkrankheit der weißen Bevölkerung Europas und der USA.
Erkrankungshäufigkeit (Homozygotenfrequenz) 1 : 2.500 Geburten; Anlageträgerhäufigkeit (Heterozygotenfrequenz) ca. 4 % der Bevölkerung.

KL.: Unterschiedlich ausgeprägte Verläufe je nach CFTR-Mutation

Leitsymptome:

- Darm: Mekoniumileus bei der Geburt (10 %). Bei älteren Kindern und Jugendlichen kommt es in 20 % d.F. zu distalen intestinalen Obstruktionssyndromen (DIOS) = Mekoniumileus-Äquivalente
- Atemwege: Individuell sehr variabel. Chronischer pertussiformer Husten, rezidivierende Bronchialinfekte mit Staphylococcus aureus, Pseudomonas aeruginosa (80 %), Burkholderia cepacia (ungünstig: B. cenocepacia und B. multivorans u.a. gramnegative Problemkeime) Bronchiektasen, obstruktives Emphysem
  Ko.: Pulmonale Hypertonie und respiratorische Insuffizienz, Pneumothorax in ca. 10 % d.F., Hämoptysen; allergische bronchopulmonale Aspergillose (ABPA 15 %)
- Pankreas: Exokrine Pankreasinsuffizienz mit chronischen Durchfällen und Maldigestionssyndrom mit Kachexie; evtl. pankreatogener Diabetes mellitus
- Leber und Gallenwege: In 10 % Entwicklung einer biliären Zirrhose; Cholelithiasis
- Gedeihstörung und mangelhafte Gewichtszunahme des Kindes
- Bei Frauen verminderte Fertilität, bei Männern Infertilität (bilaterale Vas deferens-Obliteration)

Di.:

- Pilokarpin-Iontophorese-Schweißtest: Cl-Gehalt des Schweißes > 60 mmol/l (bei Neugeborenen > 90 mmol/l); Bestimmung des CFTR-Gens (auch als evtl. Pränataldiagnostik).
- Neugeborenen-Screening (in Deutschland leider noch kein Routinetest) → daher werden ca. 5 % erst im Erwachsenenalter diagnostiziert: Quantitative Bestimmung des immunreaktiven Trypsins (IRT) im Blut (↑)
- Gentest

Th.:

- Beratung durch Mukoviszidose-Ambulanz.
- Symptomatisch:
  - Ausreichende Zufuhr von Kochsalz und Flüssigkeit
  - Wichtig sind Mukolyse (einschl. DNAse-Inhalationstherapie) und tägliche Drainage des zähen Bronchialsekrets (Drainagelagerung, Klopfmassage)
  - Ivacaftor (Kalydeco®) verbessert den Chloridtransport und verflüssigt dadurch den zähen Schleim. Die Substanz wirkt jedoch nur bei Patienten mit einer G551D-Mutation (ca. 5 % d.F.).
  - Inhalation mit Tobramycin oder Colistin zur Prophylaxe/Therapie von Pseudomonas-Infektionen
  - Gezielte antibiotische Therapie der Bronchialinfekte (nach Antibiogramm)
  - Bronchospasmolytika bei Spastik
  - Substitution von Pankreasenzymen + parenterale Gabe fettlöslicher Vitamine (ADEK).
  - Ursodeoxycholsäure lebenslang per os bei biliärer Zirrhose
  - Bei intestinaler Obstruktion hyperosmolare Einläufe und orale Applikation von Darmreinigungslösungen
  - Bei zunehmender respiratorischer Insuffizienz O_2-Langzeittherapie und evtl. Lungentransplantation
- Somatische Gentherapie: Transfer gesunder CFTR-Gene (in klinischer Erprobung)

Prg: Mittlere Lebenserwartung ca. 32 Jahre (m > w)

PANKREASKARZINOM [C25.9]

Internet-Infos: *www.med.uni-marburg.de/fapaca*

Vo.: Inzidenz: 15/100.000 Einwohner jährlich; nach Kolon- und Magenkarzinom dritthäufigster Tumor des Verdauungstraktes. Mittleres Erkrankungsalter m: 68 J. - w: 70 J.; m > w

Ät.: Unbekannt, genetische Disposition spielt eine Rolle; Risikofaktoren sind Zigarettenrauchen (30 % der duktalen Pankreaskarzinome!), hoher Alkoholkonsum und Adipositas (BMI ≥ 30 kg/m²), ferner chronische Pankreatitis und zystische Neoplasien des Pankreas.

Hereditäre Syndrome mit erhöhtem Risiko für Pankreaskarzinom

Tumorprädispositionssyndrom	Gen	Lebenszeitrisiko für Pankreaskarzinom*)
Peutz-Jeghers-Syndrom	STK 11	35 %
Hereditäre Pankreatitis	PRSS 1	40 %
Familiäres Pankreaskarzinom	PALB2	?
FAMMM- und Pankreaskarzinom-Melanom-Syndrom	CDKN2A	15 - 35 %
Familiäres Mamma- und Ovarialkarzinom	BRCA2	10 %

*) Für Träger der entsprechenden Anlage bzw. Keimbahnmutation

Definition des familiären Pankreaskarzinoms:
≥ 2 Verwandte ersten Grades mit histologisch gesichertem Pankreaskarzinom oder
≥ 3 Verwandte zweiten Grades mit histologisch gesichertem Pankreaskarzinom, davon
≥ 1 Person mit Erkrankung < 50 Jahre

Pg.: Tumorprogressionsmodell des duktalen Adenokarzinoms (DAC): Die Tumorprogression vom Normalgewebe über präneoplastische Gangläsionen zum DAC wird verursacht durch eine Akkumulation verschiedener Genmutationen: Aktivierung des Onkogens K-ras (100 %) und Inaktivierung von Tumorsuppressor-Genen: p53, p16, DPC4.

Präneoplastische Gangläsionen: Muzinöse Gangzellhypertrophie (PanIN1A) → Duktale papilläre Hyperplasie = DPH (PanIN1B) → DPH mit mäßiger intraepithelialer Neoplasie = IEN (PanIN2) → Schwere duktale IEN (PanIN3) → DAC

Pat: Meist Adenokarzinome, die am häufigsten den Pankreaskopf betreffen (70 % d.F.). Ausgangspunkt ist in 90% das Epithel der kleinen Pankreasgänge (duktales Karzinom), in 10 % das Azinusepithel (azinäres Karzinom), frühe lymphogene und hämatogene Metastasierung.

Papillen-(Ampullen-)Karzinome werden als eigenständige Tumorgruppe mit besserer Prognose abgegrenzt.

Das Pankreaskarzinom zeichnet sich aus durch:
1. schwierige Diagnose, 2. schwierige Therapie, 3. schlechte Prognose

KL.: Großes diagnostisches Problem ist das Fehlen von Frühsymptomen!

1. Symptome wie bei chronischer Pankreatitis (schwierige DD!!):
   - Appetitverlust, unspezifische Oberbauchbeschwerden/-schmerzen, Übelkeit, Gewichtsverlust
   - Begleitpankreatitis ! (Lipaseerhöhung)
   - Rückenschmerzen sind oft das erste Zeichen eines Pankreaskarzinoms. Viele Patienten sind deshalb orthopädisch vorbehandelt. Manchmal findet sich vor Diagnose des Pankreaskarzinoms ein neu aufgetretener Diabetes.
2. Evtl. Ikterus: Kann bei Pankreaskopfkarzinom ein Frühsymptom sein (25 %), beim Papillenkarzinom kann der Ikterus intermittierend auftreten; im Spätstadium ist der Ikterus meist vorhanden (90 %).
   Das Courvoisier-Zeichen (= prallelastische tastbare schmerzlose Gallenblase + Ikterus) ist Folge eines tumorbedingten Verschlusses des Ductus choledochus.
3. Seltenere Symptome:
   - Thromboseneigung (wie auch bei anderen Tumoren), Thrombophlebitis migrans

   Merke: Bei unerklärlichen rezidivierenden Thrombosen auch an Karzinome von Pankreas, Magens, Lunge und der Prostata denken!

   - Pathologische Glukosetoleranz oder Diabetes mellitus
   - Bei dem sehr seltenen "metastasierenden enzymproduzierenden Pankreasadenom" findet sich die Trias: 1. Blaurote, nekrotische Fettgewebsknoten, 2. Polyarthritis, 3. Eosinophilie.

Stadium (UICC 2010)	TNM-System		
Stadium 0	Tis (Carcinoma in situ)	N0	M0
Stadium IA	T1 bis 2cm ∅ } begrenzt auf	N0	M0
Stadium IB	T2 > 2 cm ∅ } Pankreas	N0	M0
Stadium IIA	T3 (organübergreifend)	N0	M0
Stadium IIB	T1 - T3	N1	M0
Stadium III	T4 (infiltriert Tr. coeliacus oder A. mesenterica superior)	Jedes N	M0
Stadium IV	Jedes T	Jedes N	M1

DD: Chronische Pankreatitis, Ikterus anderer Genese; bei jungen Patienten an autoimmune Pankreatitis denken.

Di.:
- Sonografie und Endosonografie
- „One stop-shop"-MRT = MRT mit MRCP und MR-Angiografie (3D-MRA): Nachweis von Pankreastumor, Gangveränderungen (Pankreasgangabbruch, prästenotische Gangdilatation, Choledochusstenose), Gefäßabbrüchen

Merke: Endosonografie und „one stop-shop"-MRT erzielen die größte Trefferquote (90 %). 10 % d.F. sind erst intraoperativ eindeutig zu klären. Tumoren mit einem Durchmesser unter 1 cm sind präoperativ nur in der Endosonografie nachweisbar.

- Spiral-CT, Angio-CT und ERCP: Aufwendigere Alternative zur „one stop-shop MRT"
- Zusatzuntersuchungen bei Bedarf:
  - PET mit FDG (Fluorodeoxyglukose): Früher Tumornachweis, hohe Kosten
  - Endoskopie des Ductus pancreaticus (Pankreatikoskopie) mit gezielter Biopsie wird nur selten gemacht.

- MDP (röntgenologische Darstellung der Magen-Darm-Passage) + Endoskopie: Nachweis von Spätkomplikationen: Magenausgangs- oder Duodenalstenose, Aufweitung des duodenalen C
- Bestimmung der Tumormarker CA 19-9 und CA 50: Keine Frühdiagnose, aber geeignet zur postoperativen Kontrolle auf Rezidivfreiheit. Erhöhte CA 19-9-Werte auch bei Cholestase und entzündlichen Erkrankungen des Magen-Darm-Traktes.
- Zytologie des Pankreassekretes, evtl. mit Bestimmung von K-ras
- Zöliakografie, Splenoportografie und evtl. Staging-Laparoskopie zur Klärung der Frage der Operabilität
- Bei Verdacht auf familiäres Pankreaskarzinom molekulargenetische Diagnostik

Merke: Bei Feinnadelbiopsie besteht die Gefahr der Stichkanalmetastasierung (seeding)! Sprechen alle Befunde für ein kurativ resektables Pankreaskarzinom, empfiehlt sich ein Verzicht auf Feinnadelbiopsie und direkt eine klärende Laparotomie.

Th.: 1. R0-Resektion mit Lymphadenektomie (siehe auch S3-Leitlinie):
- Pankreaskopfkarzinom im UICC-Stadium I - II:
  Da die Ergebnisse bei partieller Duodenopankreatektomie nach Kausch-Whipple vergleichbar sind mit der weniger radikalen pyloruserhaltenden partiellen Duodenopankreatektomie, bevorzugt man letztere.
- Pankreaskorpus/-schwanzkarzinom:
  Pankreaslinksresektion mit Splenektomie

2. Adjuvante Chemotherapie nach R0-Resektion verlängert das Überleben: Gemcitabin für 6 Mon.
3. Neoadjuvante Radiochemotherapie zum Down-sizing vor Op. (in Studien)
4. Palliative Therapie bei Inoperabilität oder Metastasen:
   - Systemische Chemotherapie mit Gemcitabin oder Kombination aus Gemcitabin + Erlotinib oder 5-FU + Irinotecan + Oxaliplatin
   - Bei Ikterus: Endoskopische transpapilläre Stenteinlage zum Offenhalten des D. choledochus oder Anlage einer biliodigestiven Anastomose
   - Bei Magenausgangsstenose: Einbringen eines Duodenalstents oder Anlage einer Gastroenterostomie
   - Bei Tumorschmerzen: Schmerztherapie nach dem WHO-Stufenschema und, falls das nicht reicht: Endoskopische Blockade des Ganglion coeliacum oder rückenmarksnahe Analgesieverfahren.

Prg: Nur bei ca. 15 % d.F. kann das Pankreaskarzinom radikal (R_0) reseziert werden.
5-Jahresüberlebensraten:
Bis 40 % bei Resektion im Stadium $T_1N_0M_0$ (kleine Pankreaskarzinome bis 2 cm ∅ ohne regionäre Lymphknotenmetastasen und ohne Fernmetastasen). Bei Lymphknotenbefall sinkt die Prognose.

Pro: Verzicht auf Rauchen; bei hereditären Syndromen (s.o.) regelmäßige Vorsorgeuntersuchungen + Familienuntersuchung; Entfernung zystischer Neoplasien des Pankreas

ZYSTISCHE PANKREASNEOPLASIEN [C25.9]

Vo.: CT-Studien fanden eine Prävalenz von ca. 2,5 %.
1. Serös-zystische Pankreasneoplasie
   Malignität rel. selten (< 5 %), selten Symptome
2. Solide pseudopapilläre Pankreasneoplasie
   Malignität in ca. 10 %, selten Symptome
3. Muzinös-zystische Pankreasneoplasie
   Malignität häufig (> 70 %), oft symptomatisch
4. Intraduktal-papillär-muzinöse Pankreasneoplasie (IPMN)
   Malignität häufig (bei Hauptgang-IPMN > als bei Nebengang-IPMN)

KL: Ein Teil der Patienten ist asymptomatisch.
Bei den symptomatischen Patienten sind die Beschwerden ähnlich wie bei chronischer Pankreatitis.

Di.: Transabdominale Sonografie, Endosonografie, evtl. mit Feinnadelaspiration + Zytologie; MRT + MRCP, ERCP, CT; oft ergibt sich die genaue Diagnostik erst histologisch.

Th.: Bei Malignitätsverdacht chirurgische Resektion

Prg: Bei frühzeitiger Resektion rel. hohe Heilungschancen

PAPILLENKARZINOM [C24.1]

Vo.: Selten

KL.: Frühzeitiger cholestatischer Ikterus

Di: ERCP mit Biopsie, MRCP, CT

Th.: Whipple-Operation

Prg: 5-Jahresüberlebensrate der radikal Operierten 30 %

NEUROENDOKRINE TUMOREN (NET) DES GASTROENTERO-PANKREATISCHEN SYSTEMS (GEP)

Internet-Infos: *www.gep-net.com*

Def: GEP-NET: „Neuroendokrin" werden die Tumore genannt, weil sie sich von Zellen ableiten, die einerseits die morphologischen und funktionellen Charakteristika von endokrinem Gewebe zeigen, gleichzeitig aber Antigene exprimieren, die in Nervenzellen vorkommen, wie z.B. Synaptophysin und Chromogranin A. Außerdem kommt es oft zu einer Überexpression von Somatostatinrezeptoren, was diagnostisch und therapeutische Bedeutung hat. Historisch verschiedene Namen (APUDom, Karzinoide oder Neuroendokrinome). Abhängig von den jeweiligen Sekretionsprodukten werden die funktionell aktiven NET als Gastrinome, Insulinome usw. bezeichnet. Die Kombination Synaptophysin und Chromogranin A wird zur immunzytochemischen Diagnostik verwendet. Die Prognose der NET hängt besonders von der Proliferationsrate ab (z.B. Ki67 (MIB-1)-Index in der Histologie: Anteil der Tumorzellen in Mitose).

Pat: WHO-Klassifikation (2010):
- Gut differenzierter neuroendokriner Tumor (G1) - Ki67 (MIB-1)-Index: < 2 %
- Mäßig differenzierter neuroendokriner Tumor (G2) - Ki67 (MIB-1)-Index: 2 - 20 %
- Gering differenziertes neuroendokrines Karzinom (G3) = NEC - Ki67 (MIB-1)-Index: > 20 % (großzellige und kleinzellige Variante)

Lok: 50 % der NET finden sich in der Appendix, 20 % im Vorderdarm (siehe unten), 15 % im letzten Teilstück des Ileums und 15 % im Hinterdarm (siehe unten).

KL.: Das klinische Bild der NET hängt von ihrem Sekretionsmuster ab. Danach unterscheidet man funktionelle und nicht-funktionelle Tumoren.

Sekretionsprodukte der NET und assoziierte Symptome

Hormon/Neurotransmitter	Tumor	Symptom/Syndrom
Vorderdarm-Tumore (Pankreas, Magen, Duodenum)		
Insulin	Insulinom	Hypoglykämie
Gastrin	Gastrinom	Peptische Ulzera, Diarrhö
Glukagon	Glukagonom	Diabetes mellitus, Exanthem
Somatostatin	Somatostatinom	Diabetes mellitus, Gallensteine
VIP = vasoaktives intestinales Polypeptid	VIPom	Wässrige Durchfälle
Mitteldarmtumore (Jejunum, Ileum, Colon ascendens)		
Serotonin Neurotensin B	NET mit Lebermetastasen	Karzinoidsyndrom
Hinterdarmtumore (Colon transversum, Colon descendens, Sigma, Rektum)		
Chromogranin A		Nicht funktionell

NET des Magens

4 verschiedene Typen; der mit 75 % häufigste Typ 1 entwickelt sich auf dem Boden einer autoimmunen chronisch-atrophischen Korpusgastritis (Typ A) und metastasiert selten. Typ 2 entwickelt sich in Verbindung mit MEN 1. Typ 2 + 3 metastasieren in ca. 30 %, Typ 4 in ca. 50 %.

NET des Duodenums und proximalen Jejunums

5 verschiedene Typen der duodenalen NET. Im Duodenum finden sich in 65 % d.F. Gastrinome

NET des Ileums und der Appendix [E34.0]

Def: Epitheliale Tumoren, ausgehend von den enterochromaffinen Zellen (EC-Zellen) des DNES (diffuses neuroendokrines System) mit Produktion von Serotonin, Kallikrein, Tachykininen und Prostaglandinen. In 25 % multiple Lokalisation im Ileum.

Vo.: Inzidenz: 1/100.000 Einwohner/Jahr. Häufigkeitsgipfel zwischen 40. - 70. Lj. (Ausnahme: Das Karzinoid der Appendix findet sich als Zufallsbefund bei 0,3 % aller Appendektomien, oft bei jüngeren Patienten).

Lok: 1. Intestinal (ca. 90 %): Am häufigsten Appendix (50 %) und distale 60 cm des Ileums (15 %)
2. Extraintestinal (10 %), meist Bronchuskarzinoide

Das solitäre Appendixkarzinoid ist meist ein gutartiger Zufallsbefund (0,3 % der Appendektomien). Die übrigen Karzinoide metastasieren wie ein Karzinom (regionale Lnn. → Leber). Mit Ausnahme einiger Bronchialkarzinoide machen sie erst durch ihre Lebermetastasen Symptome (Karzinoid-Syndrom). Solange keine Lebermetastasen vorhanden sind, wird Serotonin durch Monoaminooxidasen der Leber abgebaut. Die Metastasierung ist abhängig von Lokalisation und Größe des Tumors: Zwischen 1 - 2 cm ∅ in 10 % Metastasierung, > 2 cm ∅ in 80 % Metastasierung.

PPh: Serotonin → Diarrhö und Endokardfibrose
Kallikrein → Umwandlung von Kininogen zu Bradykinin, welches Flushsyndrome verursacht und die Prostaglandinsynthese aktiviert → Prostaglandin F: Asthmaanfälle.

KL.: Non-funktionelle NET des Dünndarms (2/3 d.F.) werden oft als Zufallsbefund oder durch Lebermetastasen diagnostiziert, seltener durch abdominelle Schmerzen oder Stenosesymptome.
Funktionelle NET (1/3 d.F.) sind Ausdruck einer Metastasierung mit Karzinoid-Syndrom:
Das Karzinoid-Syndrom, bestehend aus der Trias Flush, Diarrhö und kardiale Symptome, kann mitunter durch Stress, Alkohol-, Nahrungsaufnahme sowie Manipulationen am Abdomen provoziert werden. Bei länger anhaltenden Symptomen mit Blutdruckabfall und Tachykardie spricht man auch von Karzinoid-Krise.
- Flush (80 %): Anfallsweise Hitzewallung, Rötung von Gesicht und Hals, die in Zyanose umschlägt, Herzjagen, Schwitzen
- Evtl. abdominelle Krämpfe und intermittierender Subileus (50 %)
- Durchfälle (70 %), Gewichtsverlust
- Kardiale Manifestation des Karzinoid-Syndroms (Hedinger-Syndrom): Endokardfibrose, bevorzugt des rechten Herzens und evtl. dadurch bedingte Trikuspidalinsuffizienz, evtl. Pulmonalklappenstenose
- Evtl. Asthmaanfälle
- Evtl. Teleangiektasien
- Evtl. pellagraartige Hautveränderungen (durch Mangel an Tryptophan, welches die Tumorzellen zu Serotonin umwandeln)
- Evtl. Cushing-Syndrom durch ektope ACTH-Bildung
- Evtl. palpabler Lebertumor

DD: Systemische Mastozytose: Flushanfälle mit Pruritus, Kopfschmerzen, Fieber und Tachykardie, Kollapszuständen, Brechdurchfälle, Bauchschmerzen (siehe dort)

Di.: 1. 5-Hydroxyindolessigsäure (= Abbauprodukt des Serotonins) im 24 h-Urin ↑ (um falsch positive Befunde zu vermeiden, sollten vorher serotoninreiche Nahrungsmittel weggelassen werden: Bananen, Auberginen, Avocados, Melonen, Tomaten, Walnüsse, Ananas u.a.; möglichst keine Antihistaminika, Antihypertensiva, Neuroleptika)
2. Serotonin ↑ (1 Woche vorher PPI absetzen). Unter PPI-Therapie, Niereninsuffizienz sowie bei chronischer Gastritis falsch positive Werte.
Chromogranin A eignet sich nicht als Suchtest, wohl aber zur Therapiekontrolle, falls die Werte vor Behandlung erhöht sind.
3. Nachweis des Primärtumors: Endosonografie, „one stop-shop"-MRT (inklusive MRCP und MRT-Angio) oder CT
Somatostatin-Rezeptorbestimmung und -szintigrafie, ^{68}Ga-DOTATOC-PET-CT
Evtl. Angiografie
Bei Verdacht auf Karzinoid des Bronchialbaumes Bronchoskopie.
4. Leber auf Metastasen absuchen: Sonografie, Kontrastmittel-Sonografie, CT
5. Bestimmung des Ki67-Indexes in der Histologie zur Abschätzung der Proliferationsaktivität

Th.: 1. Chirurgische Entfernung des Primärtumors und der regionalen Lymphknoten. Auch eine Tumorreduktion kann bei langsam wachsenden NET angezeigt sein.
2. Bei Metastasen evtl. Metastasen-Chirurgie, lokal ablative Therapieverfahren (siehe Kap. Lebertumore) und konservative Therapie:

- Somatostatinanaloga (Octreotid, Lanreotid und Pasireotid) hemmen die Hormonsekretion und sind bei symptomatischen NET (Karzinoid-Syndrom) Mittel der 1. Wahl. In höherer Dosierung wirkt Octreotid auch progressionshemmend.
- Peptidrezeptor-Radionuklidtherapie = PRRT (Anwendung eines Betastrahlers) bei Somatostatin-Rezeptor-exprimierenden NET (z.B. ^{90}Y- oder ^{177}Lu-DOTATOC)
- Evtl. Sunitinib und Everolimus bei Tumorprogredienz
- Symptomatisch evtl. Serotoninantagonisten (Cyproheptadin)
- Lokal ablative Therapieverfahren zur Zerstörung von Lebermetastasen (siehe dort)
- Bei schnell wachsenden NET (G3 entspricht NEC) mit erhöhter Proliferation (hoher Ki 67-Index histologisch, meist > 20 %) palliative Chemotherapie mit z.B. Temozolomid/Capecitabin u.a.

Prg: Das Wachstum von neuroendokrinen Tumoren und damit die Prognose variiert sehr. NET mit hohem Ki67-Index haben eine ähnlich ungünstige Prognose wie kleinzellige Tumoren der Bronchien. Andererseits gibt es NET mit niedriger Proliferationsrate, die über Jahre keinen Progress zeigen.
10-Jahresüberlebensrate:
- Appendixkarzinoid: 99 %
- Bei Fehlen von Metastasen > 90 %; bei Metastasen ca. 50 %

NET des Kolons / Rektums

Sehr seltene Tumoren

NET des Pankreas

Sie sind zu 55 % funktionell/hormonell aktiv. In Abhängigkeit von der vorherrschenden Hormonsekretion werden diese Tumore bezeichnet als Insulinome, Gastrinome, VIPome, Glukagonome u.a. (siehe dort). Insulinome sind meist benigne, die übrigen NET des Pankreas sind häufig maligne.

INSULINOM [D13.7]

Def: Häufigster endokriner Pankreas- (B-Zell-)Tumor - w : m = 2 : 1, meist gutartig (> 90 %), meist solitär (90 %) und oft klein (< 2 cm). In ca. 10 % multiple Adenome, in 4 % im Rahmen einer multiplen endokrinen Neoplasie Typ I (MEN I). Insulinome produzieren in 50 % d.F. nur Insulin, in den übrigen Fällen auch andere gastrointestinale Hormone.

KL.: Whipple-Trias:
1. Durch Nahrungskarenz ausgelöste Spontanhypoglykämie < 45 mg/dl (< 2,5 mmol/l)
2. - Autonome Symptome: Schwitzen, Hitzegefühl, Palpitationen, Tachykardien, Zittern, Schwäche, Angst, Heißhunger, Übelkeit
   - Neuroglukopenische Symptome: Sehstörungen, Schwindel, Kopfschmerzen, Verwirrtheit, Verhaltensänderungen (Konzentrationsstörungen, Aggressivität), Parästhesien, Hemiplegie, Aphasie, Krämpfe, Koma, Tod
   (Fehldiagnose: Neuropsychiatrische Erkrankung!)
3. Prompte Besserung nach oraler oder i.v.-Glukosezufuhr. Oft Gewichtszunahme durch Heißhunger

DD: Hypoglykämien anderer Genese (Einzelheiten siehe dort)

Di.:
- Fastentest: Einfachster und sicherster Test ist die Provokation einer Hypoglykämie durch den Fastentest (stationär über maximal 72 h) mit engmaschigen Blutzuckerkontrollen sowie Bestimmungen von Insulin und C-Peptid. Beendigung bei symptomatischer Hypoglykämie.
  Typisch für Insulinom ist die fehlende physiologische Insulinsuppression bei Abfall des Blutzuckers im Hungerversuch. Der Insulin-/Glukose-Quotient (µU/ml)/(mg/dl) fällt bei Gesunden ab und steigt bei Insulinompatienten an > 0,3.
  Bei Hypoglycaemia factitia infolge Insulininjektionen findet sich ein hohes Insulin und ein niedriges C-Peptid.
- Proinsulin ↑

- Lokalisationsdiagnostik:
  - Präoperative Lokalisationsdiagnostik: Bei kleinen Tumoren < 1 cm ∅ unsicher (30 % d.F.): Endosonografie, „one stop-shop"-MRT (inklusive MRCP und MRT-Angio); ^{68}Ga-DOTATOC-PET-CT, evtl. perkutane transhepatische Pfortaderkatheterisierung (PTP) mit selektiver Insulinbestimmung
  - Intraoperative Lokalisationsdiagnostik: Palpation, Sonografie, evtl. selektive Insulinbestimmung in der Pfortader

Th.: Methode der Wahl ist die chirurgische Entfernung eines Adenoms. Präoperativ sowie bei Inoperabilität medikamentöse Hemmung der Insulinsekretion durch Diazoxid (Proglicem®), Octreotid, Lanreotid (Somatuline®). Diese Präparate wirken nur bei Insulinomen mit typischen Sekretgranula - nicht dagegen bei agranulären Tumoren (= 50 % d.F.).
Bei Inoperabilität palliative Chemotherapie (z.B. Streptozotocin + 5FU).
Sunitinib (ein Tyrosinkinasehemmer) kann die Überlebenszeit verlängern.
Optionen bei Lebermetastasen: Siehe Kapitel Lebertumore

GASTRINOM [D37.7]

Syn: Zollinger-Ellison-Syndrom [E16.4]

Def:
- Im Pankreas (80 %) oder Duodenum, Antrum, Lig. hepatoduodenale lokalisierter, meist maligner Tumor (60 - 70 %), der bei Diagnosestellung bereits in 50 % d.F. metastasiert ist.
- Übermäßige Säuresekretion des Magens und multiple Ulzerationen im oberen Gastrointestinaltrakt
- Bildung von Gastrin und oft auch anderen gastrointestinalen Hormonen
- In 75 % treten Gastrinome sporadisch auf, in 25 % im Rahmen eines MEN-I-Syndroms. Manifestationsalter meist zwischen 20 - 50 Jahren

KL.:
- Therapieresistente, rezidivierende, oft atypisch lokalisierte Ulcera (95 %) im Magen, Duodenum oder sogar Jejunum.
- Diarrhöen (ca. 50 % d.F.), gel. Steatorrhöen (da Magensäure die Lipasen inaktiviert)

DD: Andere Ursachen einer Hypergastrinämie (< 500 ng/l)
- Therapie mit H2-Blockern, Protonenpumpenhemmern
- Chronisch-atrophische Typ A-Gastritis, HP-Gastritis
- Antrumrest bei Patienten nach Magenteilresektion; Magenausgangsstenose
- Niereninsuffizienz

Di.:
- Gastrinwert basal = nüchtern erhöht (Werte > 1.000 ng/l sind fast beweisend). PPI-Therapie 2 Wochen vorher absetzen, da sonst falsch hohe Gastrinwerte!
- Sekretintest: Anstieg des Gastrinspiegels um > 100 % nach Provokation mit Sekretin (im Gegensatz zu Hypergastrinämien anderer Genese)
- Lokalisationsdiagnostik:
  - Der Ulcera: Endoskopie
  - Der Tumoren/Metastasen: Bildgebende Diagnostik (siehe Kap. Insulinom)

Th.:
- Tumorresektion mit kurativer Zielsetzung ist nur bei Fehlen von Metastasen möglich (ca. 30 %).
- Medikamentöse Säureblockade mit Protonenpumpenhemmer.
- Therapieoptionen bei Metastasierung/Inoperabilität: Siehe Insulinom

VERNER-MORRISON-SYNDROM [D37.7]

Syn: Vipome, WDHH-Syndrom

Def: Sehr seltener, meist maligner Pankreastumor mit vermehrter Produktion von VIP ("vasoaktives intestinales Polypeptid") und anderen pankreatischen Polypeptiden.

KL.: WDHH-Syndrom: Wässrige Durchfälle, Hypokaliämie, Hypochlorhydrie oder Achlorhydrie (VIP aktiviert wie Choleratoxin die intestinale und pankreatische Adenylcyclase, was zu starker Pankreas-/Dünndarmsekretion führt). Diabetes mellitus, Gewichtsverlust, Dehydrierung, abdominelle Krämpfe, Verwirrtheitszustände

Di.: Bestimmung von VIP im EDTA-Plasma (gekühlt), bildgebende Diagnostik (siehe Kap. Insulinom)

DD: Ganglioneuroblastome (bes. bei Kindern), andere gastroenteropankreatische Tumore, Laxanzienabusus

Th.: Operative Tumorentfernung selten möglich. Therapieoptionen: Siehe Insulinom

GLUKAGONOM [D13.7]

Extrem seltener, meist maligner Inselzelltumor der A-Zellen mit vermehrter Glukagonsekretion

KL.: Erythema necrolyticum migrans im Gesicht und akral, Diabetes mellitus

Di.: Klinik, Glukagon i.S. ↑, bildgebende Diagnostik (s.o.)

Th.: Therapieoptionen: Siehe Insulinom

MULTIPLE ENDOKRINE NEOPLASIEN (MEN) [D44.8]

Die multiple endokrine Neoplasie kann in verschiedenen Organen vorkommen und wird in 3 Untergruppen eingeteilt: Die MEN-Syndrome werden autosomal-dominant vererbt. MEN 1 wird verursacht durch Mutationen im Menin-Gen (11q13), einem Tumor-Suppressorgen. Genetische Ursache des MEN 2-Syndroms sind Mutationen im Ret-Protoonkogen (10q11.2), einem für eine Transmembran-Tyrosinkinase kodierenden Gen. Sporadische Fälle des MEN 2b erklären sich durch Neumutationen.

Vo.: Ca. 1 : 50.000 (jeweils für MEN 1 und MEN 2)

MEN 1: Wermer-Syndrom: Kombinationsmuster in den einzelnen Generationen variabel
Primärer Hyperparathyreoidismus (95 %)
Leittumor: Pankreastumore: Gastrinom, Insulinom, selten andere (50 %)
Hypophysentumore (ca. 30 %)
Familienangehörigen von MEN 1-Patienten sollte im Rahmen einer humangenetischen Beratung eine Genotypdiagnostik angeboten werden. Bei Genträgern werden regelmäßige Vorsorgeuntersuchungen durchgeführt zur Früherfassung der beschriebenen Tumoren (weitere Informationen im *Internet*).

MEN 2: MEN 2a: Sipple-Syndrom (70 % der MEN 2-Fälle)
Leittumor: Medulläres (C-Zellen-) Schilddrüsenkarzinom (100 %)
Phäochromozytom (50 %)
Primärer Hyperparathyreoidismus (20 %)

MEN 2b: Gorlin-Syndrom (10 % aller MEN 2-Fälle): C-Zellkarzinom + Phäochromozytom + Schleimhautneurinome + Ganglioneuromatose (Zunge, Intestinum u.a.) + marfanoider Habitus (leptosomaler, schlanker Körperbau, lange Extremitäten, Arachnodaktylie, Überstreckbarkeit der Gelenke u.a.)
(Weitere Einzelheiten zu MEN 2: Siehe Kap. Schilddrüsentumoren)

FMTC-only = Non-MEN (20 % der MEN 2-Fälle): Nur familiäres medulläres Schilddrüsenkarzinom (FMTC)

Merke: Bei medullären Schilddrüsenkarzinomen, endokrinen Pankreastumoren (Gastrinome, Insulinome), Phäochromozytomen und primärem Hyperparathyreoidismus immer an die Möglichkeit eines MEN-Syndroms denken (insbes. bei positiver Familienanamnese mit gleichen Erkrankungen) und bei begründetem Verdacht genetische Diagnostik anbieten.

L E B E R

Untersuchungsgang:

1. Anamnese:
   Familien- und Eigenanamnese (Lebererkrankungen?), vermehrte Müdigkeit?, Frage nach Bluttransfusionen, Auslandsreisen, Alkoholkonsum, Medikamenteneinnahme, Nadelstich-/Skalpellverletzungen (medizinisches Personal), Tattoos, Umgang mit lebertoxischen Stoffen u.a.

2. Ärztliche Untersuchung:
   - Inspektion:
     Leberhautzeichen (Spider naevi, Palmarerythem, Lacklippen, Lackzunge, Weißnägel u.a.), Ikterus und evtl. Kratzeffekte durch Juckreiz, Kollateralgefäße im Bereich der Bauchwand, Aszites, Gynäkomastie, femininer Behaarungstyp, Hautblutungen, Foetor hepaticus u.a.
   - Untersuchung der Leber:
     - ▶ Größenbestimmung bei der physikalischen Untersuchung:
       Die Angabe der Lebergröße in cm unterhalb des rechten Rippenbogens ist ungenau, da dieser Wert vom Zwerchfellstand abhängig ist (bei Lungenemphysem z.B. Zwerchfelltiefstand). Man misst den Abstand zwischen Lungen-Lebergrenze und unterem Leberrand in der Medioklavikularlinie (MCL): Normal bis 12 cm beim Erwachsenen.

       Lungen-Lebergrenze und unteren Leberrand bestimmt man durch:
       - Perkussion in der rechten MCL (Bestimmung der Lungen-Lebergrenze und des Überganges von Tympanie des Bauchraumes zur Leberdämpfung).

       Den unteren Leberrand bestimmt man außerdem durch:
       - Palpation (bei der tiefen Inspiration stößt die Leber gegen die palpierende Hand): Konsistenz, Oberflächenbeschaffenheit, Druckdolenz
       - Kratzauskultation: Stethoskop in der rechten MCL auf eine Stelle sicherer Leberdämpfung legen und von unten her dem Stethoskop entgegen kratzen, bis das Geräusch plötzlich lauter wird.
     - ▶ Größenbestimmung sonografisch: Kraniokaudale Distanz in der MCL: Max. 14 cm

3. Biochemische Laborparameter:
   a) Enzymdiagnostik
   - ▶ Indikatoren einer Leberzellschädigung:
     - Glutamat-Pyruvat-Transaminase (GPT) = Alanin-Aminotransferase (ALT)
       Leberspezifisches Enzym, im Zytoplasma lokalisiert.
     - Glutamat-Oxalazetat-Transaminase (GOT)= Aspartat-Aminotransferase (AST)
       Nicht leberspezifisch, DD Herzinfarkt/Muskeltrauma
     - Glutamat-Dehydrogenase (GLDH)
   - ▶ Cholestaseparameter
     Bei intra- und extrahepatischer Cholestase kommt es zum Anstieg folgender Enzyme:
     - Gamma-Glutamyl-Transferase (γGT)
       Die γGT ist der empfindlichste Indikator bei Störungen der Leber und des Gallengangssystems. Die höchsten Werte finden sich bei Cholestasen und alkoholtoxischer Hepatitis (empfindlichster Parameter einer alkoholtoxischen Leberveränderung). Bei erhöhter Osteoblastenaktivität ist die γGT normal, wodurch eine osteogen bedingte Erhöhung der alkalischen Phosphatase abgegrenzt werden kann.
     - Alkalische Phosphatase (AP):
       Die Aktivität der AP ist die Summe verschiedener Isoenzyme (Leber-, Dünndarm-, Knochen-, Plazenta-AP)
       Die Plazenta-AP tritt physiologisch ab der 12. SSW ins Plasma über. Die Keimzell-AP ist erhöht bei manchen Tumoren (Seminom, Ovarial-Ca., Hypophysen- und Thymustumoren).
       Ursachen erhöhter AP:
       - ▪ Physiologisch:
         - Bei Kindern/Jugendlichen durch Knochenwachstum (Knochen-AP)
         - Im letzten Trimenon einer Gravidität (Plazenta-AP)
       - ▪ Pathologisch:
         - Osteogen (Knochen-AP):
           Vermehrte Osteoblastenaktivität: Rachitis, Osteomalazie, Frakturheilung, Therapie mit Fluoriden, Hyperparathyreoidismus, M. Paget, Knochentumoren, osteoblastische Metastasen u.a.
         - Hepatisch/biliär:
           - ◦ Gering erhöhte Werte bei Hepatitis (Leber-AP)
           - ◦ Hohe Werte bei Cholestasesyndrom (Gallengangs-AP)

•Leucin-Aminopeptidase (LAP; Leucin-Arylamidase) und 5-NT (5'-Nucleotidase):
Sind nicht aussagekräftiger als die AP und spielen in der Routinediagnostik keine Rolle.

Enzym	Lokalisation		Leberspezifisch
	Zytoplasma	Mitochondrien	
GOT = AST = ASAT	+ 30 %	+ 70 %	Nein DD: Herzinfarkt Muskeltrauma
GPT = ALT	+		Ja
GLDH		+	Ja
γGT	Membrangebunden		Ja

Die Höhe des Enzymanstieges korreliert mit dem Umfang der Leberzellschädigung.
De Ritis-Quotient: AST/ALT bzw. GOT/GPT
Leichte Leberzellschäden führen zu einem Anstieg der membrangebundenen γGT und der zytoplasmatischen Enzyme (GPT und teilweise GOT). Dabei ist der de Ritis-Quotient GOT / GPT < 1.
Schwere Leberzellschäden führen zusätzlich zu einem Anstieg mitochondrialer Enzyme (GLDH und teilweise GOT). Hierbei verschiebt sich der de Ritis-Quotient zugunsten der GOT (> 1).

b) Syntheseleistungen der Leber

- Cholinesterase (CHE) (Syn.: Pseudo-Cholinesterase [PCHE])
  Bildung in der Leber → Verminderung bei Leberzelluntergang (z.B. nekrotisierende Hepatitis) und Leberzirrhose. Erniedrigte Werte finden sich auch bei schweren Krankheitsbildern mit Katabolismus, Kachexie und bei Vergiftung mit organischen Phosphorsäureestern (bei schwerer Intoxikation z.B. mit E 605 ist die CHE nicht mehr messbar).
- Vitamin K-abhängige Gerinnungsfaktoren:
  Die Mehrzahl aller Faktoren des Gerinnungs- und Fibrinolysesystems werden in der Leber gebildet, wobei die Synthese folgender Faktoren Vitamin K-abhängig ist:
  - Faktor II, VII, IX und X (sog. Prothrombinkomplex)- Merke: „1972"
  - Protein C und Protein S
    Vitamin K ist ein mit der Nahrung zugeführtes oder von der Darmflora gebildetes fettlösliches Vitamin. Bei Vitamin K-Mangel bildet die Leber funktionsuntüchtige Vorstufen der Gerinnungsfaktoren, bei denen die γ-Carboxylierung der Glutamylseitenketten fehlt.

    Ursachen für eine Verminderung der Vitamin K-abhängigen Gerinnungsfaktoren:
    1. Synthesestörung der Leber: Leberschaden
    2. Vitamin K-Mangel:
       - Neugeborene (→ orale Vitamin K-Prophylaxe!)
       - Malabsorptionssyndrom
       - Gestörte Darmflora durch Antibiotika
       - Verschlussikterus mit gestörter Fettresorption infolge Gallemangel
    3. Therapie oder Intoxikation mit Vitamin K-Antagonisten (Cumarine: Phenprocoumon = Marcumar®, Falithrom®; Warfarin (Coumadin®)

    Mit dem Koller-Test kann man nach intravenös verabfolgtem Vitamin K_1 und anschließender Bestimmung des "Quickwertes" (nach 24 h) die Ursache eines verminderten Prothrombinkomplexes ermitteln. Dies hat besonders bei der Differenzialdiagnose eines Ikterus Bedeutung.
    Beim Verschlussikterus normalisiert sich der Quickwert nach Gabe von Vitamin K_1, beim Parenchymschaden erfolgt keine Normalisierung! Vitamin K_1 = Phytomenadion (Konakion®) kann bei i.v.-Applikation selten zu allergischem Schock führen; daher sehr langsam injizieren und Schocktherapeutika bereithalten!
- Andere Gerinnungsfaktoren:
  Bei schweren Leberfunktionsstörungen sinken auch die Faktoren V, XI, XII, XIII, Fibrinogen und Antithrombin. Differenzierung zwischen leichter (Faktor V normal) und schwerer Synthesestörung der Leber (Faktor V erniedrigt).
- Albumin: Wird in der Leber gebildet. Bei Leberzirrhose mit zunehmender Funktionseinschränkung der Leber sinkt auch der Albuminspiegel im Serum.

c) Ammoniak:
Erhöht im Vollblut bei fortgeschrittener Leberinsuffizienz (bes. bei hepatischer Enzephalopathie) aufgrund verminderter Entgiftungsleistung der Leber.
Cave: Blutprobe gekühlt zum Labor bringen; große Schwankungsbreite der Werte, daher Aussagekraft eingeschränkt.

d) Virusserologie und immunologische Diagnostik (s. Kap. Hepatitis)

e) Tumormarker: α_1-Fetoprotein ist bei ca. 50 % der Leberzellkarzinome erhöht.

4. Bildgebende Verfahren:
 • Sonografie, 3D-Sonografie, Endosonografie, Kontrastmittel-Sonografie, Elastografie:
 - Lage, Form, Größe der Leber, Blutgefäße
 - Echostruktur (z.B. diffuse Reflexverdichtung bei Fettleber)
 - Nachweis umschriebener Leberveränderungen. Differenzierung zwischen soliden und zystischen (echofreien) Veränderungen; Lebermetastasen sind am empfindlichsten mittels Kontrastmittel-Sonografie nachweisbar (Dignitätsbeurteilung durch real-time-KM-Anflutung in den verschiedenen Perfusionsphasen mit relativ hoher Spezifität).
 - Beurteilung von intra- und extrahepatischen Gallenwegen und Gallenblase
 - Beurteilung der Strömungsverhältnisse in Leber, Pfortader und Milzvene (Duplex-Sonografie), z.B. bei Thrombosen oder Budd-Chiari-Syndrom
 - Nachweis extrahepatischer Zeichen einer portalen Hypertension (Aszites, Splenomegalie)
 - Nachweis einer Fibrose und Zirrhose (Elastografie mittels „Fibroscan")
 - Feinnadelpunktion unter Sonografiekontrolle
 • ERCP (s. Kap. Gallenwegserkrankungen)
 • CT in Spiraltechnik nativ und nach i.v.-Gabe von Kontrastmitteln
 • „one stop-shop"-MRT inklusive MRCP und MR-Angio
 • Hepatobiliäre Sequenzszintigrafie mit ^{99m}Tc-Iminodiacetat: Diagnose einer fokal nodulären Hyperplasie (FNH)
 • Blutpoolszintigrafie mit ^{99m}Tc-markierten autologen Erythrozyten; typischer Befund bei Hämangiomen der Leber

5. Invasive Diagnostik
 • Ultraschallgesteuerte perkutane Leberbiopsie mit der Meninghini-Nadel mit Histologie: Goldstandard in der Diagnostik von unklaren Lebererkrankungen und Rundherden
 Ko.: Blutungen (1 %), gallige Peritonitis, Pneumothorax, Hämatothorax, Risiko letaler Komplikationen ca. 0,1 ‰ (abhängig von der Erfahrung des Arztes)
 KI: Hämorrhagische Diathese, Aszites, schweres Lungenemphysem, subphrenischer Abszess, eitrige Cholangitis, Verschlussikterus, Echinokokkuszysten u.a.
 • Angiografie:
 - Hepatikografie: Darstellung der Leberarterien, z.B. zur Tumordiagnostik
 - Splenomesenterikoportografie (selten): Direkte Methode durch Milzpunktion (risikoreich); indirekte Methode = Erfassung der portalvenösen Phase nach Kontrastmittelinfusion in die A. mesenterica superior. Differenzierung zwischen prä-, intra-, posthepatischem Block im Rahmen der portalen Hypertonie
 - Darstellung der Lebervenen via V. cava (selten), ggf. mit transvenöser Leberpunktion
 • (Mini-)Laparoskopie mit gezielter Biopsie + Histologie; makroskopische Beurteilung einer Leberzirrhose, auch bei schwerem Aszites möglich
 Ko.: Blutungen, gallige Peritonitis (nach Punktion), Hautemphysem, Luftembolie, Verletzung von Leber oder Darm
 Risiko letaler Komplikationen: ca. 0,4 ‰

IKTERUS - CHOLESTASE

Def: • Ikterus:
Gelbfärbung von Haut/Schleimhäuten und Skleren durch Ablagerung von Bilirubin im Gewebe. An den Skleren erkennt man einen Ikterus, wenn das Gesamtbilirubin i.S. > 2 mg/dl (> 34 µmol/l) beträgt.
DD: "Pseudoikterus" durch Farbstoffablagerungen (z.B. intensiver Karottengenuss (Skleren ausgespart); nach Fluoreszenzangiografie u.a.)
• Cholestase:
Gestörter Abfluss von Galle in den Darm ("Gallestauung") mit Ikterus, Pruritus und Erhöhung der sog. Cholestaseenzyme (AP, LAP, γGT)

PPh: Bilirubin ist zu 85 % ein Abbauprodukt des Hämoglobins. Pro Tag werden ca. 300 mg Bilirubin gebildet und an Albumin gekoppelt zur Leber transportiert. Mithilfe der UDP-Glukuronyltransferase werden Bilirubin und Glukuronsäure zur wasserlöslichen Form konjugiert, die über die Gallenwege ausgeschieden wird.
Im Darm wird Bilirubin zu Urobilinogen reduziert; 80 % davon werden mit dem Stuhl ausgeschieden, 20 % gelangen nach Rückresorption über den enterohepatischen Kreislauf zur Leber; ein Teil wird renal ausgeschieden.

Der physiologische Neugeborenenikterus hat seine Ursache in einer verminderten Aktivität des Schlüsselenzyms, der UDP-Glukuronyltransferase sowie einer verkürzten Lebensdauer fetaler Erythrozyten.

Einteilung und Ursachen des Ikterus:

1. Hämolytischer Ikterus (prähepatischer Ikterus):
   Hämolytische Anämien, ineffektive Erythropoese (Einzelheiten: Siehe dort)
2. Hepatozellulärer Ikterus (hepatischer oder Parenchymikterus):
   - Familiäre Hyperbilirubinämiesyndrome (s.u.)
   - Infektiöse Hepatitis (Viren, Bakterien, Malaria)
   - Chronische Hepatitis und Leberzirrhose
   - Medikamentös oder toxisch bedingte Hepatitiden (z.B. Phenprocoumon, Paracetamol, Ajmalin, Amiodaron, Phenothiazine, Sexualhormone und viele weitere; Alkohol, Tetrachlorkohlenstoff, Knollenblätterpilze u.a.)
   - Stauungsleber (z.B. bei Rechtsherzversagen)
3. Cholestatischer (Verschluss-) Ikterus:
   Folge des gestörten Galleflusses; die Ursache kann vom Leberparenchym bis zur Papilla Vateri lokalisiert sein. Bei einer schweren Cholestase können alle gallepflichtigen Stoffe ins Blut übertreten (Bilirubin, Gallensäuren, Cholesterin, Gallenenzyme).
   KL.: Ikterus, entfärbte (acholische) Stühle, bierbrauner Urin, Pruritus (Ablagerung von Gallensäuren in der Haut)
   Lab:
   - Anstieg der Cholestaseparameter
   - Anstieg des direkten (konjugierten) Bilirubins
   - Resorptionsstörung fettlöslicher Vitamine (A, D, E und bes. Vitamin K → verminderte Synthese der Gerinnungsfaktoren II, VII, IX, X (merke „1972") mit evtl. erniedrigtem Quick-Wert (INR ↑)

   3.1 Intrahepatische Cholestase: Störung der Gallensekretion in der Leber → Ursachen:

   a) Hepatitis, Leberzirrhose:
      - Virushepatitiden (A - E), hepatotrope Viren (CMV, EBV)
      - Bakterien (z.B. Leptospiren), Protozoen (Malaria, Amöben)
      - Autoimmunhepatitis
      - Speicherkrankheiten (Hämochromatose, M. Wilson)
      - Medikamentös oder toxisch bedingte Leberschäden (s.o.)
      - „Fat overloading syndrome" bei parenteraler Ernährung.

   b) Progressive Destruktion oder Hypoplasie der Gallenwege:
      - Primär biliäre Zirrhose (PBC) und primär-sklerosierende Cholangitis (PSC)
      - „Vanishing bile duct syndrome" nach Lebertransplantation
      - Idiopathische Duktopenie des Erwachsenen (Ausschlussdiagnose)
      - Angeborene Störungen mit Cholestase bereits bei Kleinkindern: Byler-Syndrom, Alagille-Syndrom, biliäre Atresie

   c) Vaskuläre Erkrankungen (selten):
      - Ischämische Cholangitis nach Infusion von 5-FU oder nach Lebertransplantation
      - Budd-Chiari-Syndrom (siehe dort)

   d) Idiopathische funktionelle Cholestase (selten):
      - Schwangerschaftscholestase (siehe dort)
      - Summerskill-Tygstrup-Syndrom (siehe dort)
      - Idiopathischer postoperativer Ikterus (Spontanremission nach 2 - 3 Wochen)

   e) Cholestase durch Mangel an Transportern in der kanalikulären Membran (selten):
      Krankheitsmanifestation nach der Geburt
      - Cholestase bei Mukoviszidose (Störung des CFT-Regulators)
      - Dubin-Johnson-Syndrom (Mangel von MOAT (multispecific organic anion transporter) führt zu Störung der Bilirubin-Sekretion in die Galle.)
      - Byler-Syndrom mit erhöhter γ-GT (Mangel des MDR-Transporters)

   f) Gallensäuren-Synthesestörung bei angeborenen Enzymdefekten:
      z.B. Zellweger-Syndrom mit Schädigung der Peroxisomen

   3.2 Extrahepatische Cholestase: Abflussstörungen der Galle in den extrahepatischen großen Gallengängen
   - Intrakanalikulärer Verschluss (Choledochussteine, Papillenstenose, Cholangitis, Tumor, Striktur, Parasiten: Askariden, Bilharziose, Fasciola hepatica, Clonorchis sinensis)
   - Extrakanalikuläre Gangkompression (Pericholezystitis, Pankreatitis, Pankreaskarzinom u.a. Tumoren, Pankreaspseudozysten, Leberechinokokkus, Leberabszess)

Familiäre Hyperbilirubinämiesyndrome:

A) Mit erhöhtem unkonjugierten (indirekten) Bilirubin:

- Icterus intermittens juvenilis (M. Meulengracht oder Gilbert) [E80.4]
  Ät.: Verminderte UDP-Glukuronyltransferase-Aktivität, Konjugationsstörung mit gestörter Bilirubinaufnahme in die Leberzelle. Mutation im UDPGT1A1-Gen, meist zusätzliches Nukleotidpaar in der Promotorregion des ersten Exons (TATA7 statt TATA6) mit autosomaler Vererbung
  Ep.: Häufigstes familiäres Hyperbilirubin-Syndrom: Ca. 9 % der Bevölkerung; überwiegend Männer; Manifestationsalter: Meist um das 20. Lebensjahr
  KL.: Meist symptomlos, evtl. uncharakteristische Symptome: Kopfschmerzen, Müdigkeit, depressive Verstimmung, dyspeptische Beschwerden u.a.
  Lab: Erhöhung des indirekten Bilirubins < 6 mg/dl, übrige Laborwerte normal, keine Hämolysezeichen. Fasten- oder Nikotinsäuretest (Anstieg des indirekten Bilirubins nach Fasten oder nach Gabe von Nikotinsäure); Nachweis der Mutation (UDPGT-TATA-Analyse).
  Hi.: Unauffällig, verminderte UDP-GT im Leberstanzzylinder
  Th.: Keine
  Prg: Gut (harmlose Anomalie)
  Beachte: Der Abbau mancher Arzneimittel ist vermindert (Ketoconazol, Amitriptylin, Ketoprofen, Irinotecan u.a.)!
- Crigler-Najjar-Syndrom: [E80.5]
  - Typ I:
    Fehlen der UDPGT, Vererbung autosomal rezessiv, bereits Kernikterus nach der Geburt, Lichttherapie beschleunigt den Bilirubinabbau; ohne Lebertransplantation letal endend, evtl. Gentherapie
  - Typ II: (= Arias-Syndrom)
    Starke Verminderung der UDPGT, autosomal-dominanter Erbgang, Ikterus innerhalb des 1. Lebensjahrs
    Th.: i.d.R. keine Therapie
    Prg: Günstig.

B) Mit erhöhtem konjugierten (direkten) Bilirubin (sehr selten):

- Dubin-Johnson-Syndrom: [E80.6] Autosomal-rezessiv vererbte Ausscheidungsstörung für Bilirubin (Konjugation normal): Direktes Bilirubin erhöht; Urs.: Mutationen des Multidrug Resistance Protein MRP2
  Vo.: w > m; Manifestation gel. erst bei Gravidität; vermehrt Protoporphyrin I im Urin.
  Cave: Kontraindikation für orale Kontrazeptiva!
  Diagnose durch Leberbiopsie: Braunschwarzes Pigment zentroazinär
  Th.: Keine
  Prg: Gut
- Rotor-Syndrom [E80.6] (ohne Pigment): Ausscheidungsstörung mit erhöhtem direkten Bilirubin, vermehrt Koproporphyrin III im Urin
  Cave: Kontraindikation für orale Kontrazeptiva!
  Th.: Keine; Prognose gut.
- Idiopathische rezidivierende Cholestase (Summerskill-Tygstrup) [K83.1]: Seltene autosomal-rezessiv vererbbare Störung mit intermittierend auftretendem intrahepatischen Verschlussikterus bei Kindern und jungen Erwachsenen; gute Prognose.

DD des Ikterus:

	Hämolytischer Ikterus	**Verschlussikterus (Cholestase)**	**Hepatischer Ikterus**
Serum			
– Indirektes Bilirubin	++	–	+
– Direktes Bilirubin	–	++	+
Urin			
– Bilirubin	–	++	+
– Urobilinogen	++	–	+
Stuhl	Dunkel	H e l l	
Zusätzliche Untersuchungen	Haptoglobin ↓ Retikulozytose	γ-GT, AP, LAP ⇑	GPT ⇑ GOT ↑

Anm.: Indirektes = unkonjugiertes Bilirubin; direktes = konjugiertes Bilirubin

DD der Cholestase:

1. Intrahepatische Cholestase:
   - Cholestatischer Verlauf einer Virushepatitis, Leberzirrhose
     Für Virushepatitis und gegen mechanischen Verschluss sprechen:
     - Positive Virusserologie
     - Sono/ERCP: Gallengänge nicht erweitert
     - Typische Leberhistologie
   - Medikamentös bedingte / toxische Hepatitis (siehe dort)
   - Primäre biliäre Zirrhose (PBC, siehe dort)
   - Primär sklerosierende Cholangitis (PSC, siehe dort)
2. Extrahepatische Cholestase bei mechanischem Verschlussikterus:
   - Sonografie, Endosonografie: Gestaute Gallenwege bei extrahepatischer Cholestase, Ort der Obstruktion proximal (hoch) oder distal (tief) (→ Abb.) Steine? Tumor (Pankreas-Ca., Lymphom)?

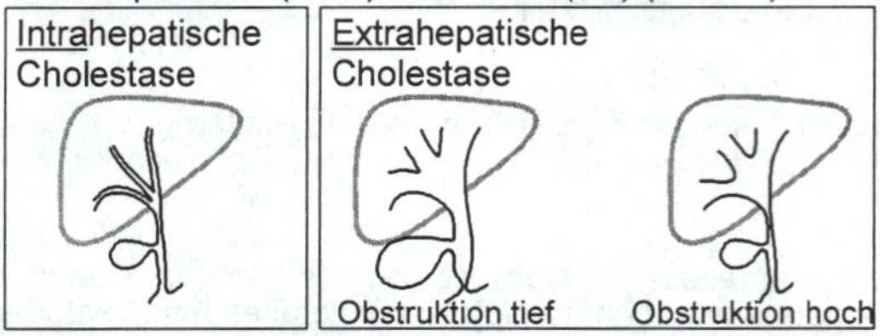

   - ERCP: Diagnostisches + therapeutisches Verfahren (Papillotomie und Stenteinlage bei extrahepatischer Cholestase möglich)
   - „one stop-shop"-MRT inklusive MRCP (keine therapeutische Intervention möglich) und MR-Angio

Merke: Bei Verschlussikterus sind Sonografie, MRCP und ERCP die wichtigsten Diagnoseverfahren.

DD des Pruritus:

- Allergische Hautreaktionen
- Niereninsuffizienz
- Darmparasiten
- Polycythaemia vera
- Cholestase
- Eisenmangel
- PBC und PSC
- Seniler Pruritus, trockene Haut
- Diabetes mellitus
- Maligne Lymphome
- Psychogener Pruritus (Ausschlussdiagnose)

LEBERERKRANKUNGEN IN DER SCHWANGERSCHAFT

A) Schwangerschaftsunabhängige Lebererkrankungen:
Akute Virushepatitis: Häufigste Ursache für einen Ikterus in der Schwangerschaft.

B) Schwangerschaftsspezifische Lebererkrankungen:

1. Idiopathischer Schwangerschaftsikterus [O26.6]
   Syn: Benigne rezidivierende Schwangerschaftscholestase
   Inzidenz: 1/2.000 - 8.000 Geburten; zweithäufigste Ursache für einen Schwangerschaftsikterus
   Im letzten Schwangerschaftsdrittel bei familiärer Disposition leichte intrahepatische Cholestase möglich (Juckreiz und Ikterus mit Bilirubin i.S. bis 5 mg/dl).
   Prg: Für die Mutter gut; für das Kind erhöhte perinatale Mortalität (10 %) und erhöhte Frühgeburtenrate (20 %) → evtl. Gabe von Ursodeoxycholsäure und vorzeitige Entbindung.
2. Ikterus bei Hyperemesis gravidarum: [O21.1]
   Nausea bei bis zu 50 % aller Schwangeren, in 0,3 % d.F. schwerer Verlauf mit unstillbarem Erbrechen: Hyperemesis gravidarum. Bilirubin + Transaminasen evtl. erhöht. Hi.: Verfettung der Leber mit azinuszentralen Läppchennekrosen.
   Prg: Gut, meist keine Therapie erforderlich.
3. Ikterus bei hypertensiven Schwangerschaftserkrankungen
   Klassifikation der schwangerschaftsinduzierten Hypertonien (SIH = Gestationshypertonien):
   I. Gestationshypertonie (SIH) ohne Proteinurie
   II. Gestationshypertonie (SIH) mit Proteinurie und evtl. Ödemen
   Ko.:
   - HELLP-Syndrom [O14.1] (haemolysis, elevated liver enzymes, low platelet count); klinisches Leitsymptom: Oberbauchschmerzen (Leberkapselspannung)
   - Eklampsie mit neurologischen Symptomen (Augenflimmern, Hyperreflexie, Krämpfe)

   Merke: Das Ausmaß der Hypertonie bestimmt die perinatale Sterblichkeit von Mutter + Kind.

Vo.: 10 % aller Schwangeren entwickeln eine Gestationshypertonie ohne Proteinurie, bis 5 % eine Gestationshypertonie mit Proteinurie; 0,5 % ein HELLP-Syndrom; 0,1 % eine Eklampsie. In 20 % d.F. von HELLP-Syndrom können Hypertonie und Proteinurie fehlen (HELLP-Syndrom sine preeclampsia).
Hi.: Thromben in den Pfortaderästen, hämorrhagische Lebernekrosen (außerdem Nierenschäden und bei Eklampsie Hirnödem).
DD: Siehe Tabelle
Th.: Unverzügliche Schnittentbindung, supportive Therapie

4. Akute Schwangerschaftsfettleber = akute Schwangerschaftshepatitis [O26.6]:
Sehr selten (1 : 1 Mio. Schwangerschaften), sehr hohe Letalität (30 - 70 %); tritt nach der 30. Schwangerschaftswoche auf. Urs.: Akkumulation von langkettigen Fettsäuren durch genetischen Defekt der Langketten-3-Hydroxy-CoA-Dehydrogenase
Hi.: Rasche Ausbildung einer mikrovesikulären läppchenzentralen Leberzellverfettung, Einzelzellnekrosen, Rundzellinfiltrate.

Memo: Eine Leberbiopsie ist wegen hämorrhagischer Diathese meist kontraindiziert!

KL.: Fulminantes Leberversagen mit Ikterus, Erbrechen, Somnolenz; Transaminasen normal oder nur leicht erhöht (DD: Akute Virushepatitis → hohe Transaminasen)
Ko.: Verbrauchskoagulopathie, Schock, Nierenversagen
Th.: Unverzügliche Schnittentbindung, supportive Therapie, evtl. Lebertransplantation

DD.:

Kriterien	**HELLP**	**Akute Schwangerschafts-Fettleber**	**Virus-hepatitis**	**Intrahep. Schwangerschafts-cholestase**	**Thrombotische Mikroangiopathie (HUS/TTP)**
Hämolyse (Haptoglobin ↓)	++	(+)	–	–	+++
Transaminasen ↑	++	++	+++	+	(+)
Thrombozytopenie	++	+	–	–	+++
Hypertonie	90 % d.F.	40 % d.F.	–	–	(+)
Proteinurie	+++	--	–	–	+
Leukozytose	–	+++	++	–	(+)
Niereninsuffizienz	+ → +++	+	–	–	++
Neurologische Symptome	+ → +++	++	–	–	++
Ikterus	(+)	+	+++	++	++
Andere	DIG	Hypoglykämie DIG → Blutungen	Bilirubin ↑ Serologie	Pruritus Cholestase	Siehe Kapitel TMA (HUS/TTP)

DIG = Disseminierte intravasale Gerinnung
TTP = Thrombotisch-thrombozytopenische Purpura
HUS = Hämolytisch-urämisches Syndrom
(+) = unregelmäßig
+ bis +++ = Ausprägungsgrad

VIRUSHEPATITIDEN (ALLGEMEINER TEIL)

Namentliche Meldepflicht bei Verdacht, Erkrankung und Tod an einer akuten Virushepatitis sowie bei Labornachweis Hepatitis A bis E (Hepatitis C nur, wenn eine chronische Infektion nicht bekannt ist.)

Internet-Infos: *www.kompetenznetz-hepatitis.de*

Def: Diffuse (nichteitrige) Leberentzündung, verursacht durch verschiedene Viren. Zwischen den einzelnen Hepatitisformen besteht keine Kreuzimmunität.

Err: 5 Virustypen, die mit Großbuchstaben von A bis E bezeichnet werden, verursachen ca. 95 % aller Virushepatitiden. Für den Rest sind CMV, EBV und unbekannte Hepatitisviren verantwortlich.

Ep.: Häufigkeit in % der Weltbevölkerung:
1) HAV: Häufigste akute Virushepatitis – 2) HBV: 6 % Virusträger – 3) HCV: 3 % Virusträger – 4) HDV: 5 % der HB-Virusträger – 5) HEV: Spezielle Risikogebiete

Inf.

Hepatitis	**A**	**B und D**	**C**	**E**
Fäkal-oral	+	–	–	+
Blut/-produkte	(–)	+	+	(–)
Sexuell	(–)	+	(+)	(–)
Perinatal	–	+	+	–

(–) Die HAV- und HEV-Infektion werden fäkal-oral übertragen und sind nur selten durch Blut oder sexuell übertragbar in der kurzen Phase der Virämie.

Die sexuelle Übertragung der HBV-Infektion ist häufig, der HCV-Infektion selten.

Ink:

Hepatitis	**A**	**B und D**	**C**	**E**
Tage	15 - 50	30 - 180	15 - 180	15 - 60

Anm.: Die Inkubationszeiten variieren etwas bei verschiedenen Autoren.

KL.: Die Symptomatik der einzelnen Virushepatitiden ist grundsätzlich nicht verschieden. Die Mehrzahl der Infektionen im Kindesalter verläuft asymptomatisch (2/3 d.F.).

Akute Hepatitis

1. Prodromalstadium:
   Dauer: Ca. 2 - 7 Tage (bei Hepatitis B länger als bei Hepatitis A)
   - Grippale Symptome: Subfebrile Temperaturen, Abgeschlagenheit (Fehldiagnose: "grippaler Infekt").
   - Gastrointestinale Beschwerden: Appetitlosigkeit, Übelkeit, Druckschmerz im rechten Oberbauch (Lebervergrößerung mit Kapselspannung), evtl. Diarrhö
   - Evtl. Arthralgien und flüchtiges Exanthem (rash); Immunkomplexbildung von HBsAg und anti-HBs bei der HB.
2. Stadium der hepatischen Organmanifestation:
   Dauer: Ca. 4 - 8 Wochen (bei Hepatitis A am kürzesten)
   - Anikterischer Verlauf (Mehrzahl der Kinder)
   - Ikterischer Verlauf (oft bei Erwachsenen)
     - Dunkelfärbung des Urins + Entfärbung des Stuhls
     - Ikterus (zuerst an den Skleren, dann an der Haut)
     - Juckreiz (durch Cholestase)
     Mit Beginn des Ikterus geht es dem Patienten meist besser!
   - Häufig Lebervergrößerung (mit Druckempfindlichkeit)
   - Evtl. leichte Milzvergrößerung und Lymphknotenschwellung (je 10 - 20 % d.F.)

Chronische Hepatitis:

Memo: Die chronische Hepatitis ist definiert als Hepatitis, die nach 6 Monaten nicht ausgeheilt ist.

Ko.:

- **Cholestatische Verlaufsform** (ca. 5 %)
  Starker Anstieg von Bilirubin und Cholestaseparametern
  DD: - Intrahepatische Cholestase (siehe dort)
  - Extrahepatische Cholestase (siehe dort)
  Di.: Sono, ERCP oder MRCP unauffällig; typische Virusserologie und Leberhistologie
  Prg: Meist gut.
- **Protrahiert verlaufende und rezidivierende Hepatitis:**
  Transaminasenerhöhung (konstant bzw. rezidivierend) > 3 Monate
  DD: 1. Entwicklung einer chronischen Hepatitis
  2. Zusätzliche Lebernoxen (z.B. Alkohol, Medikamente) oder weitere Infektionen
  Memo: Mehrere Lebernoxen führen zu einer exponentiellen Steigerung des Zirrhoserisikos!
- **Fulminante Hepatitis:**
  Vo.: HA (0,2 %); HB (1 %); HC (0,5 %); HD (> 2 %); HE (bis 3 %; bei Schwangeren bis 20 %)
  Pat: Brückenbildende/multilobuläre Nekrosen im Rahmen eines akuten Leberversagens
  KL.: Trias: Ikterus, Gerinnungsstörung, Bewusstseinsstörung (siehe Kap. Akutes Leberversagen)
- **Extrahepatische Manifestationen:**
  - Arthralgien und evtl. Exanthem (5 - 10 % aller HB-Patienten), Immunkomplexbildung
  - Selten: Andere extrahepatische Manifestationen (aplastische Anämie, Myokarditis)
- **Viruspersistenz (Virusträger):** HBV, HCV, HDV
  Vo.: - HBV: Gesunde Erwachsene: 5 % - Neugeborene: > 90 %; Immunsupprimierte: 50 %
  - HCV: Symptomatische ikterische Patienten mit akuter HCV-Infektion: Ca. 50 % (mit IFN-Therapie < 5 %) - Asymptomatische HCV-Infektionen werden meist chronisch.
  - HDV-Superinfektionen eines HBsAg-Trägers: > 90 %
  - HDV-/HBV-Simultaninfektion wie bei HB
  Memo: Die Höhe der Viruslast bestimmt das Ausmaß der Infektiosität und das Risiko für HCC!
- **Primäres Leberzellkarzinom (HCC):** Siehe dort
  - Das Risiko für ein HCC steigt bei chronischer Virushepatitis mit der Höhe der Viruslast und mit der Ausbildung einer Leberzirrhose (besonders bei chronischer Hepatitis B); aber auch Leberzirrhosen anderer Genese können ein HCC verursachen.

- Weitere Risikofaktoren: Genetische Disposition (bei Asiaten und Inuit erhöhtes Risiko), Lebensalter zum Zeitpunkt der Infektion (größtes Risiko bei perinataler Infektion)
- Bei Kokarzinogenen (Alkohol, Zigarettenrauchen, Aflatoxine)

DD: A) Begleithepatitiden bei anderen Infektionskrankheiten:

1. Virusinfektionen:
   - Herpesviren: EBV, CMV, bei Immunsupprimierten auch HSV und VZV
   - Coxsackieviren
   - "Exotische" Viren: Arboviren (Gelbfieber, Dengue-Fieber, Rift-Valley-Fieber), Arenaviren (Lassa-Fieber, südamerikanisches hämorrhagisches Fieber), Marburg-Virus, Ebola-Virus → Reiseanamnese, Konsultation eines tropenmedizinischen Institutes!

   Merke: Das EBV betrifft immer die Lymphknoten und relativ selten die Leber (die Mononukleose kann selten mit massiver Hepatitis und Ikterus einhergehen); Hepatitisviren beteiligen immer die Leber und selten die Lymphknoten.
2. Bakterielle Infektionen:
   - Brucellosen, Q-Fieber (Coxiella burnetii)
   - Leptospirosen (z.B. M. Weil mit Hepatitis und Nephritis (Ikterus, Hämaturie, Albuminurie; Konjunktivitis, Gelenk-/ Wadenschmerzen).
3. Parasitäre Infektionen: Malaria, Amöbiasis, Echinokokkose, Bilharziose (= Schistosomiasis), Leberegelbefall u.a. tropische Infektionen

B) Medikamentös und toxisch bedingte Hepatitiden

C) Akuter Schub einer chronischen Hepatitis (siehe dort)

D) Andere Lebererkrankungen (z.B. Autoimmunhepatitis (AIH), primär biliäre Zirrhose (PBC), hereditäre Stoffwechselkrankheiten, hepatische Sarkoidose, Tumoren)

Di.: Anamnese + Klinik und Bildgebung + Labor mit Virusserologie und evtl. Histologie

Akute Virushepatitis	**HA**	**HB**	**HC**	**HD Superinf.**	**HD Simultaninf.**	**HE**
anti-HAV-IgM	+	–	–	–	–	–
anti-HBc-IgM	–	+	–	–	+	–
HCV-RNA	–	–	+	–	–	–
anti-HDV-IgM	–	–	–	+	+	–
anti-HEV-IgM	–	–	–	–	–	+
HBs-Antigen	–	+	–	+	+	–

Zu den Screening-Markern bei V.a. akute Virushepatitis gehört auch das HBsAg, das bei Hepatitis B in 90 %, bei Hepatitis D immer positiv ist. Im frühen Stadium der akuten HC ist die HCV-RNA positiv und anti-HCV noch negativ. Anti-HCV wird 1 - 5 Monate nach Infektion positiv und eignet sich durch diese diagnostische Lücke nicht zum sicheren Ausschluss einer akuten Hepatitis C → HCV-RNA-Bestimmung!

Lab:
- Anstieg der Transaminasen (500 - 3.000 U/l), GPT > GOT (sog. de Ritis-Quotient GOT/GPT < 1).
- Bei ikterischem Verlauf: Bilirubin > 2 - 3 mg/dl, Cholestaseparameter ↑
- Evtl. nur leichte Erhöhung der γGT und alkalischen Phosphatase
- Ferner: Anstieg des Serumeisens; Eiweißelektrophorese: Evtl. Anstieg der Gammaglobulinfraktion; Blutbild: Evtl. Lymphozytose, evtl. BSG beschleunigt und CRP erhöht
- Bei schwerem (und fulminantem) Verlauf: Akutes Leberversagen mit verminderter Syntheseleistung: Abfall von Cholinesterase, Albumin i.S. und Quick ↓
- Virusserologie: Siehe dort

Hi.: Histologische Kennzeichen der akuten Virushepatitis:
1. Entzündliche Infiltration der Portal- und Periportalfelder mit Lymphozyten, Plasmazellen, Histiozyten
2. Proliferation der Kupffer-Sternzellen
3. Einzelzellnekrosen und Councilman-Körperchen (= nekrotische Zellreste)
4. Ballonierte Leberzellen
5. Anhäufung von Ceroidpigment und Eisen in Phagozyten im abklingenden Stadium der Hepatitis

Th.: A) Allgemeinmaßnahmen:
- Noxen meiden!!! Alkoholverbot und Weglassen ***aller*** potenziell hepatotoxischen Medikamente zwingend erforderlich!
- Körperliche Schonung, ggfs. Bettruhe

B) Antivirale Therapie:
- Akute Hepatitis B: Therapie nur bei eingeschränkter Leberfunktion (siehe Kap. Hepatitis B)
- Akute Hepatitis C: Pegyliertes Interferon (siehe Kap. Hepatitis C)

Isolierung: Bei Hepatitis A bei Kleinkindern und stuhlinkontinenten Patienten obligat.

Prg: Heilungsraten der akuten Virushepatitiden bei Erwachsenen:
- HBV-Infektion: ca. 95 % (5 % Viruspersistenz i.S. einer chronischen Hepatitis-Infektion)
- HDV-Simultaninfektion mit HBV: Ähnlich wie HBV-Infektion
- HDV-Superinfektion eines HBs-Ag-Trägers: Geringe Heilungsaussicht
- HCV-Infektion: Symptomatische ikterische Patienten mit akuter HC haben eine 50 %-Chance für spontane Viruselimination. Asymptomatische Infektionen verlaufen meist chronisch (ca. 80 %). Mit Interferon-Therapie heilt die akute HCV-Infektion in > 95 % d.F. aus.
- HAV-Infektion: Fast 100 % (bei HBV-Carriern in 10 % fulminanter Verlauf; bei Patienten > 50 J. beträgt die Letalität ca. 3 %.)
- HE: 98 % (bei Schwangeren in 20 % fulminanter Verlauf)
- Heilungsraten der chronischen Virushepatitiden bei Erwachsenen: siehe Kap. Virushepatitiden - spezieller Teil

Pro: ▶ Allgemeine hygienische Maßnahmen:
- Desinfektions- und Entsorgungsmaßnahmen in medizinischen Einrichtungen; vorsichtiger Umgang mit Blut/-produkten + Körperschutz: Einmalhandschuhe, Sicherheitskanülen, Sicherheitslanzetten u.a. verletzungssichere Instrumente → Beachtung der Technischen Regeln für biologische Arbeitsstoffe (TRBA 250 in Deutschland)
- HAV/HEV: Nahrungsmittel-/Trinkwasserhygiene, Händedesinfektion
- HBV/HCV/HDV:
  - Blutspenderscreening auf Virusmarker + Transaminasen
  - Räumliche Trennung von Hepatitis-Virusträgern auf Dialysestationen
  - Meiden von Promiskuität, Benutzung von Kondomen
  - Kein „needle sharing“ bei i.v.-Drogenabhängigen (Aufklärung)
  - Arbeitsmedizinische Vorsorgeuntersuchung und aktive Immunisierung gegen HB bei beruflich gefährdeten Personen
  - Screening aller Schwangeren nach der 32. SSW auf HBsAg
  - Hepatitis B-Impfung: Hepatitis B aktive + passive Immunisierung bei Neugeborenen von HB-infizierten Müttern (Wirksamkeit in > 95 %)

▶ Aktive Immunisierung:

1. **HAV:** Impfung mit formalininaktivierter Vakzine - Ind:
   - HAV-gefährdetes Personal in bestimmten Berufen (Gesundheitsdienst, Laboratorien, Kinderheime, psychiatrische Einrichtungen, Kanalarbeiten u.a.)
   - Andere gefährdete Personen (Patienten mit chronischen Lebererkrankungen, Patienten in psychiatrischen Einrichtungen, homosexuell aktive Männer u.a.)
   - Reisende in HAV-Endemiegebiete

   NW: Siehe Impftabelle im Anhang; sehr selten neurologische Störungen.
   Bei last-minute-Reisenden kann die 1. Impfung auch noch kurz vor Abreise gegeben werden, da bei der rel. langen Inkubationszeit der Impfschutz auch in diesen Fällen ausreicht. Eine Vortestung auf anti-HAV lohnt sich aus Kostengründen nur in Populationen mit erhöhtem Durchseuchungsgrad.
   KI: Überempfindlichkeit gegen Bestandteile des Impfstoffes, fieberhafte Infekte u.a.
   Dos: z.B. Havrix 1440®, HAV pur®: 2 Dosen i.m. (M. deltoideus) zu den Zeitpunkten 0 und 6 Monate. Schutzdauer über 10 J., danach evtl. Titerkontrolle, Serokonversionsrate > 99 %. Kinder vom vollendeten 1. Lebensjahr bis zum 12. Lj. erhalten die Hälfte der Impfdosis (z.B. Havrix 720®).

2. **HBV und HDV:** Gentechnologisch hergestellter Impfstoff aus dem Oberflächenantigen (HBsAg) schützt vor HBV-Infektion und HDV-Simultaninfektion und senkt die Inzidenz des hepatozellulären Karzinoms (Taiwan-Studie).
   Ind: • Präexpositionell:
   - Säuglinge/Kinder/Jugendliche bis 18 Lj.:
     Generelle Impfung ohne Vor- und Nachtestung (WHO-Impfprogramm)
   - Erwachsene: Aus Kostengründen Beschränkung auf Risikogruppen:
     1. Patienten mit chronischer Nieren-/Lebererkrankung, Dialyse, häufiger Übertragung von Blut(bestandteilen, z.B. Hämophile), vor ausgedehnten chirurgischen Eingriffen (z.B. unter Verwendung der Herz-Lungen-Maschine), HIV-positive Pat.
     2. Kontakt mit HBsAg-Trägern in Familie/Wohngemeinschaft/Partnerschaft
     3. Sexualkontakt zu HBs-Ag-Trägern bzw. Sexualverhalten mit hoher Infektionsgefährdung
     4. Drogenabhängigkeit; längerer Gefängnisaufenthalt
     5. Gefährdete Personen durch Kontakt mit HBsAg-Trägern in enger Gemeinschaft (Kindergärten, Kinderheime, Pflegestätten, Schulklassen, Spielgemeinschaften, psychiatrische Einrichtungen, Behindertenwerkstätten u.a.)

6. Beruflich gefährdete Personen (einschl. Auszubildende und Studenten): Gesundheitsdienst (inkl. Labor- und Reinigungspersonal), Rettungsdienst, psychiatrische Einrichtungen/Behindertenwerkstätten, Asylbewerberheime, Polizei, Sozialarbeiter, Gefängnispersonal, Müllentsorgung u.a.
7. Reisende in Regionen mit hoher HBV-Prävalenz bei Langzeitaufenthalt mit engem Kontakt zu Einheimischen

(Siehe auch aktuelle STIKO-Empfehlungen → *www.rki.de*)

- Vortestung ist nur erforderlich bei Risikogruppen. Eine Impfung ist indiziert, wenn anti-HBc negativ ist. Falls anti-HBc positiv ist: Keine Impfung - Zusatzuntersuchung auf anti-HBs und HBsAg.
- Nachtestung auf Impferfolg (anti-HBs-Titer) ist für alle Risikogruppen erforderlich

• Postexpositionell (stets als aktiv-passive Immunisierung): Siehe unten

NW: Siehe Impftabelle im Anhang
KI: Wie bei HAV-Impfung
Dos: z.B. HB-Vax Pro®, Engerix B®, 3 x 1 Dosis i.m. (M. deltoideus) zu den Zeitpunkten 0, 1, 6 Monate.
HBV-Impfantwort nach Grundimmunisierung: Normalresponse ≥ 100 IE/l, Lowresponse 11 - 99 IE/l, Nonresponse ≤ 10 IE/l. 96 % der Impflinge zeigen Normalresponse! Ursachen für Low-/Nonresponse: HIV-Infektion, Niereninsuffizienz u.a. Zustände mit Immundefizienz.

Optionen bei Low- oder Nonrespondern:
1. Bis zu 3 weitere Boosterimpfungen, evtl. mit höherer Impfstoffdosis (z.B. HB-Vax Pro 40®)
2. Nachimpfungen mit HAV-/HBV-Impfstoff (Twinrix®)

Auffrischimpfungen nach abgeschlossener Grundimmunisierung der Kinder werden von der STIKO nicht empfohlen, außer dass es sich um Risikogruppen handelt. Bei Risikogruppen empfiehlt die STIKO das weitere Vorgehen in Abhängigkeit vom anti-HBs-Titer, gemessen 1 - 2 Monate nach Beendigung der 3. Impfung:
Anti-HBs-Titer < 100 IE/l: Sofortige Wiederimpfung und Kontrolle nach 4 – 8 Wochen
Anti-HBs-Titer ≥ 100 IE/l: Wiederimpfung nach 10 Jahren (vorher erneute Titerkontrolle).

Kombinierter HAV-/HBV-Impfstoff (Twinrix®): Dos.: 3 x 1 Dosis i.m. (M. deltoideus) zu den Zeitpunkten 0, 1, 6 Monaten

3. **HEV:** Rekombinanter Hepatitis E-Impfstoff ist erfolgreich erprobt worden. 3 Dosen zu den Zeitpunkten 0,1, 6 Monate verleihen eine ca. 90 %ige Impfschutzwirkung.

▶ Passive Immunisierung:
1. **HAV:** Normales Immunglobulin (NIg) = Standard-Immunglobulin = Immunglobulin (human) = Gammaglobulin: Bietet einen relativen Schutz für 3 Monate.
   Ind: Nur noch simultan mit der aktiven Immunisierung für Risikopersonen bei akuter Exposition. Postexpositionsprophylaxe innerhalb von 10 Tagen nach engem Kontakt mit HA-Kranken verhindert in 80 % eine Infektion.
   Dos: Erwachsene: z.B. Beriglobin® 0,02 ml/kg KG i.m.
2. **HBV und HDV:** Hepatitis B-Immunglobulin (HBIg)
   Die Postexpositionsprophylaxe (PEP) erfolgt meist als aktiv-passive Immunisierung (HBIg-Gabe + aktive Impfung) und ist nur sinnvoll innerhalb 48 h (optimal innerhalb 6 h) nach Infektion bei ungeschützten (anti-HBs < 10 IE/l) oder ungeimpften Personen.
   Ind:
   - Neugeborene HBsAg-positiver Mütter (Screening aller Schwangeren auf HBsAg nach der 32. Schwangerschaftswoche)
   - Ungeschütztes/ungeimpftes medizinisches Personal bei Verletzung mit HBV-haltigem Material (anti-HBs-Titer unbekannt oder < 10 IE/l)
     Verletzungen als Arbeitsunfall der Berufsgenossenschaft melden!

   Dos: Für Erwachsene: 8 - 12 IE/kg KG i.m.
   Bei Personen mit nachweislich erfolgreicher Impfung genügt als Postexpositionsprophylaxe eine aktive Auffrischungsimpfung.

VIRUSHEPATITIDEN, DIE CHRONISCH VERLAUFEN KÖNNEN

Internet-Infos: *www.kompetenznetz-hepatitis.de*

HEPATITIS B [B16.9]

Err: Das Hepatitis B-Virus (HBV) gehört zur Familie der Hepatitis-DNA-(Hepadna-)Viren. Elektronenmikroskopisch entspricht das HBV dem sog. Dane-Partikel. Das HBV besteht aus einer Hülle (Surface), dem Kern (Core), der DNA und DNA-Polymerase. Aus der Gruppe der Hepatitis Viren ist es das einzige DNA-haltige Virus; die anderen Hepatitis-Viren sind RNA-Viren.

- **Virusbestandteile in der Diagnostik:**
  - HBV-DNA
  - Surface-Antigen (HBsAg) (Protein)
  - Envelope-Antigen (HBeAg): Protein wird vom pre-Core/Core-Gen kodiert. Entspricht der sekretorischen Form des HBc-Ag.
  - Core-Antigen (HBc-Ag) (Protein)

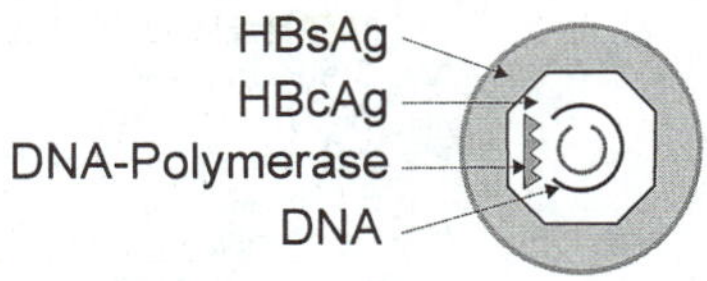

  Nachweis von HBV-DNA i.S. bedeutet Infektiosität (fortbestehende Virusreplikation).
  HBc-Ag lässt sich nur histologisch in Leberzellkernen nachweisen, während die übrigen Bestandteile serologisch und immunhistologisch im Leberpunktat nachweisbar sind (HBsAg im Zytoplasma der Hepatozyten, HBeAg in den Leberzellkernen).

  Die korrespondierenden Antikörper heißen: anti-HBs , anti-HBc, anti-HBe

- **Nicht routinemäßig bestimmte Virusbestandteile:**
  Das HBsAg besteht aus dem kleinen (SHBs), mittleren (MHBs) und großen HBs-Protein (LHBs) mit den Domänen S, PreS1 und PreS2.
  Das Nukleokapsid wird vom HBc-Ag gebildet, es enthält neben der HBV-DNA die HBV-spezifische DNA-Polymerase und eine wirtskodierte Proteinkinase.
  9 Genotypen des HBV (A - I); in Westeuropa vorwiegend A_2 und D. Das HBsAg zeigt in der S-Domäne die Subtyp-Determinanten d oder y sowie w1-4 oder r (nur für epidemiologische Untersuchungen von Bedeutung).

- HBV-Mutanten: Klinisch relevant wegen Resistenzbildung gegen Virostatika
  - Polymerase-Gen-Mutanten (YMDD):
    Einzelne Aminosäureaustausche im sog. YMDD-Motiv oder der B-Domäne des Polymerase-Gens verursachen eine Resistenz des Virus gegenüber einer Therapie mit Nukleosidanaloga und führen bei Auftreten unter der Therapie wieder zu Virusreplikation bzw. Unwirksamkeit gegenüber der eingesetzten antiviralen Substanz.
  - Pre-Core Stopcodon-Mutante (HBe-minus-Mutante):
    Durch ein Stopcodon in der pre-Core-Region des HBV-Genoms wird trotz Virusreplikation die Bildung des HBeAg verhindert → HBeAg-negative chronische HB (in Deutschland mehr als 50 % der chronischen HBV-Infektionen). Die Viruslast fällt dabei meist um den Faktor 10 - 100 ab.
  - Pre-S/S-Gen-Mutanten ("Immune escape"-Mutante oder „Diagnostic escape"-Mutante) mit negativem Ausfall des HBsAg-Testes (selten):

Ep.: Weltweit ca. 3 - 5 % HBV-Träger und ca. 1 Mio. Todesfälle/Jahr. Die Häufigkeit der Hepatitis B wird bestimmt durch die Prävalenz der Virusträger in einer Bevölkerungsgruppe → 3 Zonen: ≥ 8 % (Zentralafrika, China); 2 - 7 % (mittlerer Orient, Nordafrika, Ost/Südeuropa); < 2 % übrige Gebiete (Deutschland 0,6 %).

- Endemisches Vorkommen: In Gegenden mit hoher Zahl an Virusträgern (s.o.).
- Sporadisches Vorkommen: Besonders gefährdete Risikogruppen: i.v.-Drogenabhängige, Sextouristen und promiskuitive Hetero- oder Homosexuelle, Tätowierte, Empfänger von Blut/-produkten, Dialysepatienten. Die HB ist eine wichtige berufsbedingte Infektionskrankheit: Beschäftigte im medizinischen Bereich, im Rettungsdienst (einschl. Reinigungspersonal!), geistig Behinderte in Heimen, Personen mit engem Kontakt zu HBsAg-Trägern, Reisende in HBV-Endemiegebiete bei engen Kontakten zur einheimischen Bevölkerung, Neugeborene HBsAg-positiver Mütter.

Inf:
- Parenteral: Unmittelbar durch Blut/-produkte, mittelbar durch kontaminierte Instrumente; 20 % d.F. werden durch gemeinsam benutzte Nadeln von i.v.-Drogenabhängigen übertragen

  Memo: Mittleres Infektionsrisiko nach Nadelstichverletzung mit HBV-haltigem Blut: 6 - 30 %
- Sexuell (65 % der Hepatitis B-Infektionen werden bei uns sexuell übertragen!)

- Perinatal (= vertikal): In Ländern mit hoher Inzidenz an Virusträgern (z.B. Afrika, Südostasien) erfolgt die Übertragung des HBV häufig perinatal von der Mutter auf das Kind. → Screening aller Schwangeren auf HBsAg nach der 32. Schwangerschaftswoche.

Ink: 30 - 180 Tage (Anamnese bis zu ½ Jahr!)

Di.: Anamnese (½ Jahr!) + Klinik / Labor
Serologie: Bei akuter Hepatitis B ist anti-HBc-IgM immer, das HBsAg in 90 % d.F. positiv.

Akute HBV-Infektion mit Ausheilung:

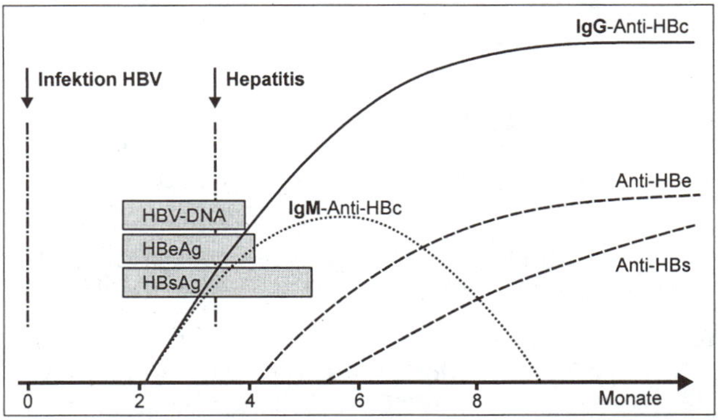

Die zelluläre Immunreaktion bestimmt den Verlauf einer HBV-Infektion. Das HBV ist selbst nicht zytopathogen. Bei der Elimination des HBV spielen zytotoxische T-Zellen und α-Interferon eine wesentliche Rolle.

- HBV-DNA: 2 - 4 Wochen vor dem HBsAg nachweisbar
- HbsAg bereits vor Beginn klinischer Symptome nachweisbar; bei Krankheitsbeginn in 90 % d.F. positiv (in 10 % ist HBsAg nicht nachweisbar). HBsAg-Quantifizierung kann hilfreich sein.
- Anti-HBs wird erst positiv, wenn HBsAg verschwunden ist und signalisiert eine Ausheilung der Hepatitis B (10 % der Pat. bilden kein anti-HBs). In den Fällen, bei denen HBsAg überhaupt nicht nachweisbar ist sowie in der Zeitspanne zwischen Verschwinden des HBsAg und Bildung von anti-HBs ("diagnostisches Fenster") ist der Nachweis von anti-HBc-IgM der einzige Nachweis einer akuten Hepatitis B.
- Anti-HBc-IgM: Ist im diagnostischen Fenster (= zwischen Verschwinden des HBsAg und Bildung von anti-HBs) nachweisbar
- Anti-HBc-IgG: Zeigt stattgehabten Kontakt zum HBV an.

Memo: 1) Durchgemachte Hepatitis B: anti-HBs positiv (90 %) und anti-HBc-IgG **positiv**
2) Z.n. HBV-Impfung: anti-HBs positiv und anti-HBc-IgG **negativ**

Infektiosität: Keine Isolierungspflicht. HBsAg positiv: Potenzielle Infektiosität; Infektionsrisiko abhängig von der Höhe der HBV-DNA (PCR aus Serum)

Verlaufsmöglichkeit der HBV-Infektion:

1. Asymptomatische Infektion (Erwachsene 65 %) und Heilung mit Viruselimination
2. Akute Hepatitis mit Heilung und Viruselimination (Erwachsene 30 %)
3. Tod an fulminanter Hepatitis (bis 1 % der hospitalisierten Patienten)
4. Viruspersistenz → HBsAg-Träger (HBV-Träger):
   - Immunkompetente Erwachsene: 5 % (m : w = 2 : 1)
   - Drogenabhängige: Bis 20 %
   - Hämodialysepatienten: Bis 30 %
   - Immunsupprimierte Nierentransplantierte: Bis 50 %
   - Neugeborene HBV-infizierter Mütter: > 90 %
   - Säuglinge: 70 %
   - Kleinkinder: 35 %

Je höher die Viruslast (HBV-DNA im Blut), umso größer das Risiko für Leberzirrhose und HCC (REVEAL-Studie). Eine dauerhafte medikamentöse Reduktion der Viruslast < 2.000 IE/ml verringert wahrscheinlich das HCC-Risiko.

Memo: Chronische Hepatitis: Hepatitis, die nach 6 Monaten nicht ausgeheilt ist.

Chronische Hepatitis B: Persistenz von HBsAg oder aktive Virusreplikation (HBeAg, HBV-DNA). Anti-HBe und anti-HBs sind nicht nachweisbar (fehlende Serokonversion).

Verlaufsmöglichkeiten der HBV-Infektion bei gesunden Erwachsenen (jeweils in % der Fälle):

0,1 - 1,0 % † ← HEILUNG

↖ ↗ 99 % 100 % ↖

AKUTE HEPATITIS + Ikterus ASYMPTOMATISCHE INFEKTION

30 % ↖ ↗ 65 %

HBV-INFEKTION

↓ 5 %

VIRUSPERSISTENZ

↙ ↘

30 % 70 %

A) CHRONISCHE HEPATITIS B) GESUNDE HBsAg-TRÄGER

⬇ ↓ ↙ (selten)

LEBERZIRRHOSE ➔ PRIMÄRES LEBERZELLKARZINOM

(20 %/10J. von A) (15 %/5 J. der Zirrhosepatienten)

Ca. 5 % (bei perinataler Infektion 90 %) der HBV-Infizierten können das Virus nicht eliminieren und werden HBsAg-Träger, die entweder gesund sind oder eine chronische Hepatitis entwickeln.

Beim natürlichen Verlauf eines HBsAg-Trägers unterscheidet man drei Phasen:

	Hoch-replikative Phase	**Niedrig-replikative Phase**
Hepatitis Transaminasen	Aktiv Erhöht	Inaktiv Meist normal
HBsAg	+	+
HBeAg anti-HBe	+ –	– +
HBV-DNA: - im Serum - in Hepatozyten	+ Episomal = extrachromosomal	– / + (PCR) Integriert in die Wirts-DNA = Intrachromosomal
Infektiosität	Hoch	Bei negativer HBV-DNA keine Infektiosität, ansonsten infektiös

1. Frühe Phase der Virusreplikation (hoch-replikative Phase):
   Hierbei werden komplette HB-Viren produziert
   Kennzeichen:
   - Biochemische (Transaminasen) + histologische Entzündungszeichen
   - Nachweis von Replikationsmarkern im Serum: Wichtigster Marker (auch zur Beurteilung der Infektiosität) ist die HBV-DNA; ein zweiter Marker ist das HBeAg
   - Hohe Infektiosität
2. Späte niedrig replikative Phase:
   Hierbei werden meist nur noch Hüllpartikel (HBsAg) produziert. Ca. 5 % der Patienten pro Jahr zeigen einen spontanen Übergang von der hoch- zur niedrig-replikativen Phase (unter IFN-α-Therapie 40 %). Dabei beobachtet man oft einen passageren Entzündungsschub. Anschließende Normalisierung der Transaminasen und Verschwinden von HBeAg aus dem Serum und Entwicklung von anti-HBe → inaktiver und asymptomatischer HBsAg-Träger → sog. partielle Serokonversion - weiterhin Infektiosität!
3. Eine dritte Phase der definitiven Ausheilung mit Verlust von HBsAg, Ausbildung von anti-HBs und Verschwinden von HBV-DNA im PCR-Test wird im spontanen Verlauf der chronischen Hepatitis B relativ selten beobachtet, unter IFN-α-Therapie in bis zu 10 % → sog. komplette Serokonversion

Spontane Serokonversionsrate unabhängig von einer Therapie: ca. 1 %/Jahr

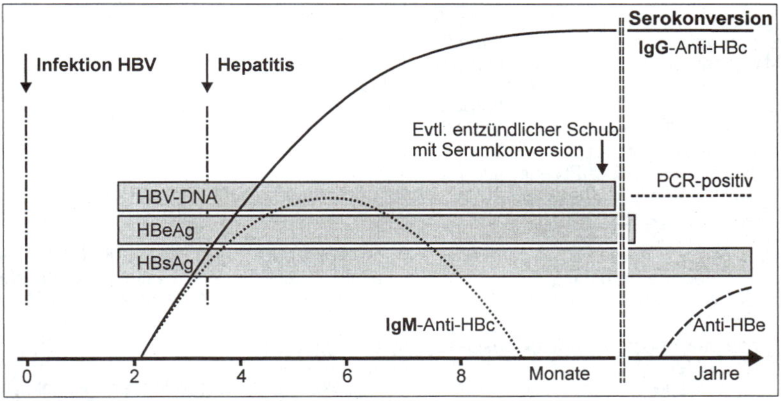

Verlaufsformen der chronischen HBV-Infektion (siehe Abbildung):

- Asymptomatischer (gesunder) HBsAg-Träger (Carrier):
  - HBsAg, anti-HBc, anti-HBe positiv
  - HBeAg, anti-HBs negativ
  - Leberenzyme und Syntheseleistung (Quick-Wert, Albumin) normal
  - Leberhistologie bei 80 % d.F. normal, HBsAg-haltige Leberzellen erscheinen als sog. Milchglashepatozyten (= HBV-haltige Leberzellen mit Hyperplasie des glatten endoplasmatischen Retikulums mit Überproduktion von HBsAg).
  - HBV-DNA-negative Personen sind nicht infektiös. Günstige Prognose, jedoch HCC-Risiko (leicht) erhöht: Screening (Sono, AFP) alle 6 Monate.
- Immuntoleranter HBV-Träger (oft nach perinataler Infektion):
  - Viruslast hoch
  - Transaminasen jedoch normal oder nur gering ↑
  - Nach 10 - 30 Jahren kann es zum Übergang in eine aktive Hepatitis kommen.
- HBsAg negativ, anti-HBc positiv („anti-HBc only" Status): HBV-DNA bestimmen.

  Cave: Reaktivierung unter Chemotherapie (z.B. myeloablative Chemotherapie; Rituximab): Vorbeugende Therapie mit Nukleos(t)id-Analogon indiziert; Dauer: Mindestens 6 Monate nach Beendigung der Chemo-/immunsuppressiven Therapie fortsetzen, besser 12 Monate.
- Aktive Hepatitis B:
  1. HBeAg-positive Verlaufsform:
     - Transaminasen ↑ (wiederholt erhöht), HBV-DNA ↑ (> 10^5 Kopien/ml)
     - Deutliche histologische Aktivität
     - Bei hoch replikativer, immunreaktiver HBV-Infektion drohen Leberzirrhose (20 %/10 J.) und HCC (um den Faktor 60 erhöhtes Risiko).
  2. HBeAg-negative Verlaufsform:
     Durch antivirale Therapie oder spontan kann eine HBeAg-Serokonversion von positiv zu negativ eintreten (= partielle Serokonversion).
     - Transaminasen ↑ (wiederholt erhöht)
     - HBV-DNA ↑ (um den Faktor 10 niedriger als bei der HBeAg-positiven Verlaufsform)
     - Histologie + Prognose ähnlich wie bei HBeAg-positiver Verlaufsform
- Extrahepatische Manifestationen einer chronischen Hepatitis B:
  Panarteriitis nodosa, membranöse und membranoproliferative Glomerulonephritis

Ko.: 1. Leberzirrhose: 20 % der Patienten mit chronischer Hepatitis B nach 10 Jahren
2. Hepatozelluläres Karzinom (HCC): Das Risiko beim asymptomatischen HBV-Carrier, der HBeAg negativ ist und der eine geringe Viruslast hat (< 2 x 10^3 IU/ml), ist gering. Bei chronischer Hepatitis B mit hoher Viruslast ist das Risiko bis zum Faktor 60 erhöht (im Vergleich zum Gesunden). Bei Leberzirrhose: HCC-Risiko 3 %/J.

Th.:
- Akute HBV-Infektion: Symptomatische Therapie (antivirale Therapie nur bei eingeschränkter Leberfunktion)
- Chronische HBV-Infektion:
  Therapieindikation nach S3-Leitlinie: „Alle Pat. mit chronischer HBV-Infektion sind grundsätzlich Kandidaten für eine antivirale Therapie."

- Ziel der Therapie: Dauerhafte Suppression der HBV-DNA unterhalb der Virusnachweisgrenze; langfristiges Ziel ist die vollständige Serokonversion (HBsAg → anti-HBsAk).
- Mit Leberzirrhose: Antivirale Therapie bei jeder nachweisbaren Viruslast
- Ohne Leberzirrhose: Antivirale Therapie bei Viruslast > 2×10^3 IU/ml (entspr. > 10^4 HBV-DNA-Kopien/ml Blut) und wiederholt erhöhten Transaminasen oder Histologie im METAVIR-Score > A1/F1 (siehe unter „Chronischer Hepatitis")

1. Alpha-Interferon, z.B.
   Peginterferon (Peg-IFN)-alfa-2a (Pegasys®)
   Wi. / NW / KI (z.B. fortgeschrittene Leberzirrhose u.a.): Siehe Kap. Zytokine
   Dos: Peginterferon wird 1 x/Woche injiziert. Dosierung siehe Leitlinien/Herstellerangaben.
   Dauer: Bis 24 - 48 Wochen.
   Interferon beendet bei geeigneten Patienten (hohe entzündliche Aktivität, hohe Transaminasen, niedrige Viruslast, Genotyp A) in ca. 40 % die Virusreplikation: Normalisierung der Transaminasen und eventuell partielle Serokonversion von HBeAg zu Anti-HBe (weiterhin Infektiosität)
2. Antivirale Substanzen (Nukleosid- und Nukleotidanaloga):
   Ind: 1. Versagen oder NW/KI der Interferon-Therapie
   2. Patienten mit niedriger Entzündungsaktivität (Transaminasen, Histologie) sollten primär nicht mit Interferon behandelt werden (schlechtes Ansprechen)
   3. Bei Leberzirrhose oder Viruslast > 10^6 IU/ml: Substanz mit hoher genetischer Resistenzbarriere wählen (Entecavir oder Tenofovir).
   - Entecavir (Baraclude®): bis 70% partielle Serokonversion, Resistenzen < 5 %, hohe genetische Resistenzbarriere
     NW: Kopfschmerzen, gastrointestinale NW u.a.
     KI: Schwangerschaft u.a.
     Dos: Bei Ersttherapie („naive" Patienten): 0,5 mg/d; bei Lamivudinresistenz 1,0 mg/d.
   - Tenofovir (Viread®): Ca. 70 % partielle Serokonversion, auch HIV-wirksam. Mittel der 1. Wahl für Patienten mit Resistenz gegen Lamivudin, hohe genetische Resistenzbarriere, bislang kaum Resistenzen bekannt (< 1 %).
     Dos: 245 mg/d
     Anm.: Sind die Patienten bereits HBeAg-negativ, liegen die Raten für Suppression der HBV-DNA unter die Nachweisgrenze höher (bis ca. 90 %).
   - Lamivudin (Zeffix®, Epivir®):
     Erfolg bis zu 40 % der HBeAg-positiven Patienten: partielle Serokonversion
     Da es in zu 70 %/4 J. Resistenzentwicklung (z.B. YMDD-Mutanten) kommt, wird Lamivudin oft nicht mehr eingesetzt.
   - Telbivudin (Sebivo®): Resistenzraten höher als bei Entecavir und Tenofovir

   Therapiedauer: 6 - 12 Monate nach erfolgter Konversion von HBe-Ag nach HBe-Ak. Dann sind die Chancen für eine dauerhafte Suppression der Virusreplikation gut. Bei HBe-Ag-negativen Patienten gibt es keine Faktoren, die den Erfolg bei Absetzen der Therapie vorhersagen können.

Prg:
- Gesunde Virusträger: günstig
- Chronisch-replikative HBV-Infektion mit Hepatitis (Histologie): Leberzirrhose (20 %/10 J.), HCC (3 %/J. bei Zirrhose). Die Höhe der Viruslast korreliert mit dem Risiko für HCC (REVEAL-Studie)! Bei erhöhtem HCC Risiko: Sono + AFP-Bestimmung (alle 3 - 12 Monate, je nach Verlauf)
- Therapie mit Peginterferon: Beendigung der Virusreplikation in ca. 40 % der Fälle möglich (partielle Serokonversion)
- Therapie mit Nukleosid-/Nukleotidanaloga: Absenkung der HBV-DNA unter die Nachweisgrenze in der Mehrzahl der Fälle möglich (abhängig von den Substanzen, insb. der genetischen Resistenzbarriere). Bestimmung der HBV-DNA alle 3 - 6 Monate, um Therapieansprechen zu dokumentieren und Resistenzen (= nach primärem Ansprechen Anstieg der Viruslast um > 1 log-Stufe über Nadir bei fortgesetzter antiviraler Therapie + Therapieadhärenz!) frühzeitig zu detektieren. Unter Therapie Kreatinin-Kontrollen! Definition Therapieansprechen: Nach 6 Monaten Abfall der HBV-DNA auf < 200 IU/ml und nach 12 Monaten negativer HBV-DNA Nachweis.
- Partielle Serokonversion (HBeAg → anti-HBe) unter antiviraler Therapie in ca. 20 %
- Vollständige Serokonversion (HBsAg → anti-HBs) unter antiviraler Therapie bis zu 8 %/3 J.

Memo: Gelingt es, dauerhaft die Viruslast unterhalb der Nachweisgrenze zu supprimieren, ist das HCC-Risiko wahrscheinlich nur noch gering. Wichtigstes Therapieziel bei HBV-Infektion: HBV-DNA-PCR im Serum negativ (keine Resistenzbildung, geringe Leberumbauvorgänge)

Pro: Hepatitis B-Impfung (siehe Virushepatitis/allgemeiner Teil)

HEPATITIS D (HD) [B18.0]

Err: Hepatitis Delta-Virus (HDV), inkomplettes ("nacktes") RNA-Virus (Viroid), das für seine Replikation die Hülle (HBsAg) des HBV benötigt.
3 Genotypen: I (westliche Welt, Taiwan, Libanon), II (Ostasien), III (Südamerika)
Am HDV lassen sich folgende Bestandteile nachweisen:

	Korrespondierende Antikörper
• Hülle mit HBsAg	anti-HBs
• Kern mit HD-Ag	anti-HDV
• HDV-RNA	

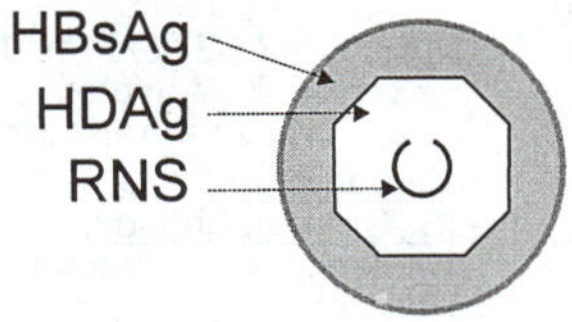

Ep.: Die Verbreitung des HDV ist an das Vorhandensein des HBV gebunden. Weltweit sind ca. 5 % der HB-Virusträger mit HDV koinfiziert.
- Endemisches Vorkommen: z.B. Mittelmeerraum (in Süditalien sind > 50 % der HBsAg-Träger infiziert), Rumänien, Vorderer Orient, einige Länder Afrikas, Amazonasgebiet u.a.
- Sporadisches Vorkommen: In HBV-Risikogruppen (s.o.); HBsAg-Träger sind in Endemiegebieten bes. gefährdet für eine HDV-Infektion.

Inf: Infektionsmodus wie bei HBV:
- Parenteral
- Sexuell
- Perinatal (= vertikal)

Ink: der akuten HDV-HBV-Koinfektion: 3 - 7 Wochen

Di.: Anamnese (Endemiegebiete, Risikogruppen) - Klinik / Labor - Serologie
Infektionsverläufe:
- ▶ Superinfektion eines HBsAg-Trägers mit HDV (am häufigsten):
  Oftmals mit Umstellung der HBV-Infektion von einer replikativen in eine nicht-replikative Form (Verlust von HBeAg und Auftreten von anti-HBe).
  Di.: - anti-HDV-IgM und HDV-RNA positiv
  - anti-HBc-IgM negativ, HBsAg persistierend positiv
  - Leberbiopsie (HBV + HDV in der Immunhistochemie positiv)
- ▶ Simultaninfektion (= Koinfektion) HBV + HDV (seltener):
  Hierbei häufig zwei Transaminasengipfel: 1. durch HBV, 2. durch HDV
  Di.: - anti-HDV-IgM und HDV-RNA positiv
  - anti-HBc-IgM positiv, HBsAg anfangs positiv, nach Ausheilung negativ

Verlauf: Simultan- oder Koinfektionen (HBV + HDV) verlaufen in bis zu 30 % als fulminante Hepatitis
Superinfektionen eines HBsAg-Trägers mit HDV: Gelegentlich fulminante Verläufe, die meisten Fälle (90 %) verlaufen chronisch mit Übergang in eine Zirrhose.

Th.: Peginterferon alfa-2a über 2 Jahre führt in ca. 25 % d.F. zur Viruselimination (Hep-Net-Studie).

Prg: Die chronische Hepatitis B-/D-Koinfektion hat eine höhere Letalität als eine alleinige chronische Hepatitis B.

Pro: Hepatitis B-Impfung

HEPATITIS C [B17.1]

Internet-Infos: *www.hepatitis-c.de; www.kompetenznetz-hepatitis.de*

Err: Hepatitis C-Virus (HCV), ein RNA-Virus (aus der Familie der Flaviviren), 6 HCV-Genotypen (1 bis 6) + ca. 100 Subtypen (a bis n). Genotypen unterscheiden sich um mehr als 30 %, Subtypen um 20 - 25 % in der Nukleotidsequenz. Mehrfachinfektionen mit verschiedenen Subtypen sind möglich → abgelaufene HCV-Infektion schützt nicht vor Reinfektion!
Weltweit verbreitet sind 1a (60 %), 1b, 2 und 3a.

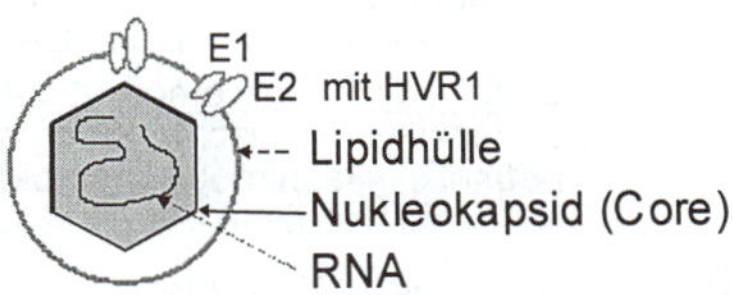

In Deutschland findet man am häufigsten folgende Genotypen: GT 1 (78 %), GT 2/3 (18 %), GT 4 (3 %), GT 5/6 (1 %). GT1 spricht schlechter auf eine antivirale Therapie an als GT2/3.

Ep.: Ca. 3 % der Weltbevölkerung sind chronisch mit dem HCV infiziert. Prävalenz in Europa und USA ca. 0,2 - 2 %, Prävalenz in Deutschland 0,5 %, Mittelmeerraum 1 - 5 %, einige Länder Afrikas bis 15 % (Ägypten 22 %). In Europa und Nordamerika verursacht die HCV-Infektion ca. 30 % der Zirrhoseerkrankungen und ca. 25 % der primären Leberzellkarzinome (HCC).

Risikogruppen:
- i.v.-Drogenabhängige (bis zu 90 % sind HCV-positiv; vermehrtes Auftreten des Genotyp 3)
- Unsteriles Piercing, Tätowieren, Akupunktieren
- Patienten, die Blut/-produkte erhalten (z.B. Patienten nach Multitransfusionen, Hämodialysepatienten, Hämophiliepatienten u.a.)
- Empfänger von Organtransplantaten
- Medizinisches Personal (Nadelstiche, Verletzungen, Blutspritzer in die Augen u.a.)
- Sexualpartner von HC-Virusträgern: Risiko bei HCV deutlich geringer als bei HBV

Folgende Risikogruppen sollten auf eine HCV-Infektion gescreent werden:
- Personen mit Leberentzündungen oder chronischer Lebererkrankung
- Empfänger von Blutprodukten (vor 1992)
- Drogenabhängige Personen
- HIV- und/oder HBV-Infizierte
- Kinder HCV-positiver Mütter
- Medizinisches Personal

Inf: - Parenteral (50 %): In Deutschland meist durch parenteralen Drogenkonsum (needle-sharing)

Memo: Mittleres Infektionsrisiko nach Nadelstichverletzung mit HCV-haltigem Blut: ca. 1 %.

- Das Risiko für transfusionsbedingte HCV-Infektion beträgt in Deutschland < 1 : 5 Mio.
- Sexuell (Infektionsrisiko bei stabiler Partnerbeziehung mit ca. 2,5 % rel. klein.)
- Perinatal (seltener als bei HBV: Eine vertikale Transmission findet nur bei virämischen Müttern statt und beträgt dann ca. 4 % (bei Koinfektion mit HIV > 5 %).
- Sporadische Infektion: Infektionsweg unbekannt (bis 45 %)

Ink: 15 - 180 Tage

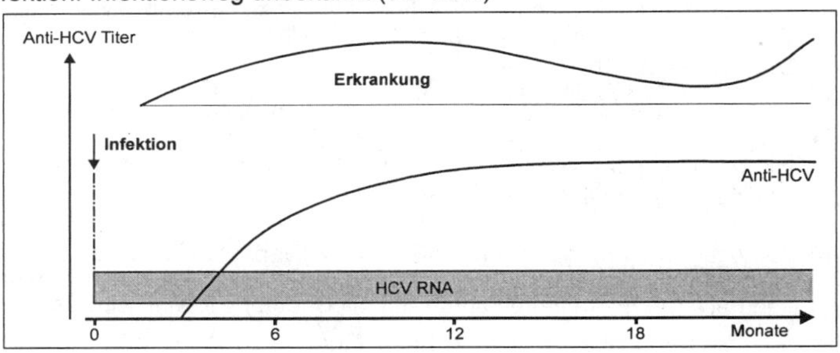

Verlauf:
- Akute HCV-Infektion: Verlauf in 75 % asymptomatisch und in 25 % symptomatisch
  Asymptomatische HCV-Infektionen verlaufen meist chronisch.
  Symptomatische, ikterische HCV-Infektionen können in bis zu 50 % spontan ausheilen. Keine bleibende Immunität!
- Chronische HCV-Infektion(siehe Abbildung): Ca. 80 % aller HCV-Infektionen bei Erwachsenen verlaufen chronisch.20 % der Patienten mit chronischer HCV-Infektion entwickeln innerhalb von 20 Jahren eine Leberzirrhose. 2 - 5 %/Jahr entwickeln ein primäres Leberzellkarzinom (HCC). Dabei spielen Kofaktoren eine Rolle (Alkoholkonsum, Fettleber, Infektion mit anderen Hepatitisviren). Bei HIV- und HCV-Doppelinfektionen (Drogenabhängige, Empfänger von Blut-/produkten) sind die Verläufe oft rasch progredient und häufiger cholestatisch.
  HCV-Infektionen im Kindesalter: Nur selten chronische Hepatitis und Leberzirrhose
  Patienten mit IL28B-Genotyp CC-Allel heilen unter einer Therapie wesentlich häufiger aus als Patienten mit einem IL-28B Genotyp TT-Allel.

Extrahepatische Komplikationen:
Essenzielle gemischte Kryoglobulinämie, membranoproliferative und membranöse Glomerulonephritis, Hashimoto-Thyreoiditis, Sjögren-Syndrom, Porphyria cutanea tarda, idiopathische Thrombozytopenie u.a.

Di.: - Anamnese (Risikogruppen! - Anamnese ½ Jahr!) / Klinik: Nur bei 20 % treten unspezifische Symptome wie Müdigkeit, Abgeschlagenheit, Übelkeit oder rechtsseitige Oberbauchschmerzen auf. Relativ selten ikterische Verläufe (25 %), fulminante Verläufe (ca. 1 %).

- Labor:
  - Anti-HCV (Such- und Bestätigungstest): Anti-HCV-positive Patienten haben in ca. 80 % d.F. auch HCV-RNA im Blut und sind daher als infektiös zu betrachten.

    Memo: Anti-HCV wird 1 - 5 Monate nach Erkrankungsbeginn positiv (diagnostische Lücke).

    Bei Neugeborenen können mütterliche Ak bis zum Alter von 18 Monaten im Blut persistieren (→ HCV-RNA-Bestimmung !).
  - Hochsensitive quantitative HCV-RNA im Blut (bei positivem anti-HCV-Test immer mitbestimmen) beweist die Virämie und damit Infektiosität des Patienten. Die Höhe der Viruslast korreliert NICHT mit dem Schädigungsmuster der Leber (im Gegensatz zur HBV-Infektion).
  - Bestimmung des HCV-Genotyps (EDTA-Blut) hat nur Bedeutung vor der Therapie zur Abschätzung der Prognose hinsichtlich des Ansprechens einer antiviralen Therapie
  - IL28B-Rezeptorpolymorphismen haben prognostisches Potenzial (CC-Allel mit günstigem Therapieansprechen assoziiert, TT-Allel mit deutlich geringerem Ansprechen)
  - Transaminasen, γ-GT/AP (in 50 % ↑)
  - Sonografie, Fibroscan, evtl. Leberbiopsie (Bestimmung der entzündlichen Aktivität (Grading) und der Fibroseentwicklung (Staging). Deutlich geringere Ansprechraten auf eine antivirale Therapie bei fortgeschrittener Leberfibrose!

  Beachte: Bei chronischer Hepatitis C können sich Autoantikörper finden: ANA (20 %), auch anti-LKM1 (20 %) → Fehldiagnose: Autoimmunhepatitis).
  Nur die Histologie erlaubt bei chronischer Hepatitis eine Aussage über den Zustand der Leber! Bei Verdacht auf Zirrhose Biopsie erwägen. Normale Transaminasen schließen eine chronische Hepatitis C-Infektion nicht aus!

Th.:
- Akute Hepatitis C: Unter Therapie mit PEG-IFN-alpha (1 x/Wo.) als Monotherapie über 24 Wochen kommt es in > 95 % d. F. zu einem anhaltenden virologischen Ansprechen (HCV-RNA 6 Monate nach Therapieende negativ)
- Chronische Hepatitis C: Kombinierte antivirale Therapie mit pegyliertem Interferon und Ribavirin (alle Genotypen) + Proteaseinhibitor (Boceprevir oder Telaprevir) bei Genotyp 1
- Therapiedauer in Abhängigkeit vom Genotyp und Therapieansprechen-HCV-Genotyp 2 und 3: In der Regel 24 Wochen, bei sehr schnellem Ansprechen auf die Therapie ist eine Verkürzung auf 18 Wochen möglich.
- HCV-Genotyp 1, 4 , 5 und 6: Je nach Therapieansprechen (RGT: response guided therapy) von 24 Wochen bis zu 48 (72) Wochen

Kontrolle der Therapie (HCV-RNA im Blut, Blutbild !) zu definierten Zeitpunkten (s.u.)

1. Pegylierte Interferone zur Therapie der chronischen HCV-Infektion:
   - Peginterferon alfa 2a (Pegasys®): 180 µg 1x/Woche s.c. oder
   - Peginterferon alfa 2b (PegIntron®) gewichtsadaptiert 1,5 µg/kg KG 1x/Woche

   NW: Anämie, Leukozytopenie, Thrombozytopenie, Depression, Thyreopathien u.a.; grippeähnliche Symptome nach Applikation inkl. Fieber innerhalb von 6 h: Applikation zur Nacht empfohlen (weitere Einzelheiten: Siehe Kap. Zytokine
2. Ribavirin (Rebetol®, Copegus®) immer in Kombination mit Peginterferon:
   Tagesdosis in Abhängigkeit von HCV-Genotyp (GT) und Körpergewicht:
   GT 1 + 4: 15 mg/kg KG verteilt auf 2 Gaben p.o.
   GT 2 + 3: 12 - 15 mg/kg KG verteilt auf 2 Gaben p.o.
   NW: Hämolyse, Myelosuppression: Laborkontrollen und evtl. Dosisanpassung und supportive Therapie (z.B. EPO-Therapie/Transfusion); Verstärkung der Anämie unter Proteaseinhibitortherapie mit Boceprevir oder Telaprevir. Dosisreduktion des Ribavirins (NICHT des Proteaseinhibitors!!!)
3. Proteaseinhibitoren (NUR bei HCV Genotyp1 zugelassen): Immer in Kombination mit Peginterferon und Ribavirin (Triple-Therapie):
   - Telaprevir (Incivo®): 750 mg p.o. (exakt alle 8 h zusammen mit 20 g Fett einnehmen) für 12 Wochen, danach Fortsetzung der Therapie nur mit Peginterferon und Ribavirin (Dauer der Therapie je nach Patientengruppe und Therapieansprechen; Details siehe Fachinformation; Abbruchkriterien = Stopp-Regeln beachten!) oder
   - Boceprevir (Victrelis®): 800 mg p.o. dreimal täglich (alle 7 - 9 Stunden). Beginn 4 Wochen nach Therapiestart mit Peginterferon und Ribavirin im Rahmen eines „lead-in-Konzepts". Dauer der Therapie je nach Patientengruppe und Therapieansprechen bis Woche 36 oder bis zum Therapieende nach 48 Wochen (z.B. bei fortgeschrittenen Leberumbauvorgängen oder Re-Therapie. Details siehe Fachinformation; Abbruchkriterien = Stopp-Regeln beachten!

   NW: Anämie, Neutropenie, Thrombozytopenie, (schwere) Hautreaktionen (!), Pruritus, Übelkeit, Geschmacksstörungen

Cave: Unbedingt vielfältige Wechselwirkungen unter Proteaseinhibitor-Therapie mit Begleitmedikation durch Interaktionen des Cytochrom-P450 Systems beachten!

KI für eine kombinierte antivirale Therapie: Schwangerschaft, dekompensierte Leberzirrhose, fehlende Compliance, schwer therapierbare Depression, schwere Thrombo- oder Leukozytopenie, manifeste Organinsuffizienz (Herz, Lunge, Niere), Autoimmunerkrankungen u.a. (→ Herstellerangaben)

Therapiekontrolle:

- Woche 0 (Beginn der Therapie): HCV-RNA (Ausgangsviruslast) in einer hochsensitiven quantitativen PCR und Genotypisierung; ggf. IL-28 B Genotypisierung (zur Steuerung der Triple-Therapie nicht indiziert, jedoch zur Untermauerung einer Therapieentscheidung hilfreich)
- Unter Therapie: Regelmäßige (alle 2 Wochen, ggf. wöchentliche) Laborkontrollen mit großem Blutbild
- Woche 2: HCV-RNA quantitativ: Bei bereits negativer HCV-RNA zu Woche 2 liegt ein vRVR (very rapid virologic response) vor.
- Woche 4: HCV-RNA quantitativ bestimmen: Ein schnelles virologisches Ansprechen (rapid virologic response (RVR) liegt bei Abfall der Viruslast unterhalb der Nachweisgrenze in der hochsensitiven PCR nach 4 Wochen vor: Evtl. Therapieverkürzung möglich. Stoppregel unter Proteaseinhibitortherapie beachten: Wenn HCV-RNA-PCR > 1000 IU/ml zu Woche 4 oder zu Woche 12 unter Triple-Therapie mit Telaprevir: Therapie beenden!
- Woche 8: Quantitative HCV-RNA-PCR unter Triple-Therapie mit Boceprevir bestimmen
- Woche 12: Quantitative HCV-RNA bestimmen: Bei ungenügendem Ansprechen (sog. non-response) auf die Therapie (HCV-RNA-PCR > 100 IU/ml zu Woche 12 unter Triple-Therapie mit Boceprevir oder HCV-RNA-PCR > 1000 IU/ml zu Woche 12 unter Triple-Therapie mit Telaprevir) ist ein Abbruch der Therapie indiziert.
- Woche 24 (Genotyp 2, 3 oder Genotyp 1 bei Therapieverkürzung) bzw. Woche 48 (Genotyp 1, 4, 5, 6): Quantitative HCV-RNA bestimmen: Therapieabschluss (End of Treatment = EoT)
- Patienten, die zu Woche 24 weiterhin HCV-RNA positiv sind, profitieren nicht von der Fortsetzung der kombinierten antiviralen Therapie, sodass der Therapieabbruch immer indiziert ist.

Memo: Eine Triple-Therapie (Peg-IFN+Ribavirin+Proteaseinhibitor) sollte von einem in der Therapie der chronischen Hepatitis C erfahrenen Arzt begonnen und überwacht werden!
Die endgültige Erfolgskontrolle einer kombinierten antiviralen Therapie erfolgt 6 Monate nach Therapieende! Ist zu diesem Zeitpunkt kein Virusmaterial nachweisbar, liegt ein „anhaltendes virologisches Ansprechen" (sustained virologic response = SVR) vor.

Prg / Therapieergebnisse:

In Abhängigkeit vom HCV-Genotyp und dem virologischen Ansprechen (siehe Abbildung).

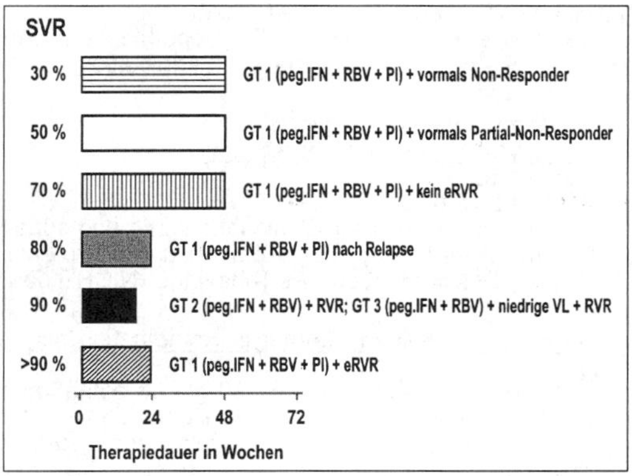

GT: Genotyp
PI: Proteaseinhibitor (Boceprevir oder Telaprevir)
RBV: Ribavirin
RVR: Schnelles virologisches Ansprechen (rapid virologic response) = HCV-RNA negativ nach 4 Wochen
eRVR: Anhaltendes rasches virologisches Ansprechen (HCV-RNA negativ Woche4 und Woche 12)
SVR: Dauerhaftes virologisches Ansprechen (sustained virologic response) = HCV-RNA negativ 6 Monate nach Abschluss der Therapie
Relapse: HCV-RNA zum Therapieende negativ, danach Rückfall mit positiver HCV-RNA in der PCR

Der Einsatz von Proteaseinhibitoren beim Genotyp 1 erhöht die SVR-Raten von nicht-vorbehandelten und von vorbehandelten Patienten (z.B. Relapsern) auf ca. 70 %, bei sehr schnellem Ansprechen auf die Therapie (vRVR+eRVR) und fehlenden Leberumbauvorgängen sogar auf bis zu 90 %.
Bei nicht-vorbehandelten Patienten mit Genotyp 1 kann durch die Triple-Therapie (Peginterferon + Ribavirin + Proteaseinhibitor) in Abhängigkeit des Ansprechens und bei fehlenden Leberumbauvorgängen häufig eine Verkürzung der Therapie auf 24 Wochen erfolgen (bei bis zu 40 %)!

Kompliziert bleibt die Hepatitis C Therapie insbesondere bei Patienten mit fortgeschrittenen Leberumbauvorgängen (höhergradige Fibrose/Zirrhose) und vormaligem Non-Response auf eine frühere Therapie. Hier liegen die SVR-Raten oft < 30%.

Prognose bei fortbestehender chronischer HCV-Infektion:
Zirrhoserisiko: 20 %/20 J. Von den Zirrhosepatienten entwickeln 1 - 4 %/J. ein HCC. Der natürliche Verlauf ist nicht sicher vorhersagbar (schlechte Korrelation zwischen Transaminasen und Leberumbauvorgängen).

In Zukunft werden neben neuen Proteaseinhibitoren (z.B. Faldaprevir) auch Nukleosid-Polymerase-Inhibitoren und Nicht-Nukleosid-Polymeraseinhibitoren sowie neue Kombinationstherapien zur Verfügung stehen. Interferonfreie Therapiekonzepte befinden sich in der klinischen Entwicklung, aktuell bleibt die Basis der Therapie der chronischen Hepatitis C jedoch Peginterferon + Ribavirin!

VIRUSHEPATITIDEN, DIE AKUT VERLAUFEN UND NICHT CHRONISCH WERDEN

HEPATITIS A (HA) [B15.9]

Err: Hepatitis A-Virus (HAV), RNA-Enterovirus aus der Familie der Picorna-Viren
HAV ist sehr temperatur- und trockenheitsresistent. Bei Kälte kann es unbegrenzt überleben, im Meerwasser 3 Monate infektiös, bei Trockenheit ca. 1 Monat. Normale Seifen können das Virus nicht inaktivieren.

Ep.: Die meisten HAV-Infektionen in Industrieländern betreffen Urlaubsrückkehrer aus südlichen Ländern mit mangelhaften hygienischen Verhältnissen. Hohe Dunkelziffer durch anikterische Verläufe.
- Endemisches Vorkommen: Länder mit niedrigem Hygienestandard. Viele Infektionen verlaufen dort oligo- oder asymptomatisch und unerkannt im Kindes- und Jugendalter. Durchseuchungsgrad in Europa mit Süd-Nord-Gefälle und Altersabhängigkeit In Deutschland sind < 10 % der 20jährigen anti-HAV-positiv, im 5. Lebensjahrzehnt sind es ca. 40 %.
- Epidemisches Vorkommen: Letzte große Epidemie in Shanghai 1987 mit 300.000 Erkrankten; kleine Epidemien in Gemeinschaftseinrichtungen (Kindergärten, Heime für geistig Behinderte, Kasernen u.ä.)
- Sporadisches Vorkommen: Bes. gefährdet sind Urlauber, die in endemische Gebiete reisen; ferner: (medizinisches) Personal in Kinderkliniken, Kindergärten, Medizinlabors, Kanalarbeiter, Homosexuelle, Drogenabhängige u.a.

Inf: Meist fäkal-oral (verunreinigtes Wasser, Nahrungsmittel, rohe Meeresfrüchte, mit Fäkalien gedüngte Gemüse, Salate u.a.); sehr selten parenteral (i.v.-Drogenabhängige) oder durch anal-orale Kontakte

Ink: 15 - 50 Tage

Di.: - Anamnese / Klinik / Labor
- Serologie: Anti-HAV-IgM: Frische Infektion
  Anti-HAV-IgG: Frühere Infektion (bleibt lebenslang positiv)

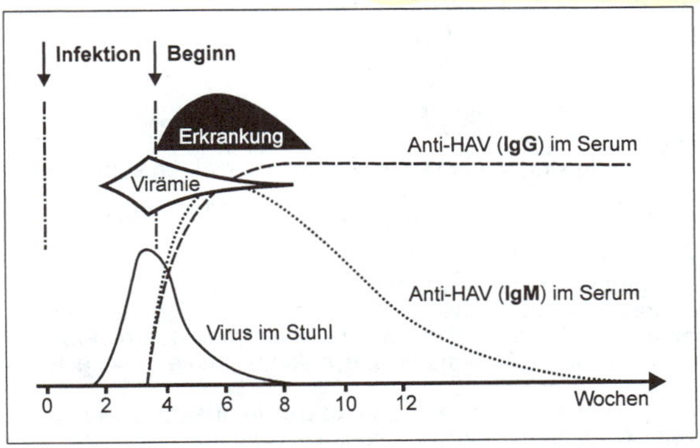

Infektiosität: Entspricht der Dauer der HAV-Ausscheidung im Stuhl (2 Wochen vor bis 2 Wochen nach Krankheitsbeginn bzw. 1 Woche nach Auftreten eines evtl. Ikterus).

Th.: Symptomatisch

Prg: - Fast regelmäßig Ausheilung
- Ikterischer Verlauf: Kinder < 6 J.: < 10 %
  Kinder 6 - 14 J.: ca. 45 %
  Erwachsene: ca. 75 %
- Fulminanter Verlauf relativ selten (0,2 %), bei HBV-Carriern bis 10 %
- Bei Patienten > 50 J. beträgt die Letalität ca. 3 %.
- Keine Virusträger, keine chronische Hepatitis
- Lebenslange Immunität

Pro: Hepatitis A-Impfung (siehe Virushepatitis/allgemeiner Teil)

HEPATITIS E [B17.2]

Err: Hepatitis E-Virus (HEV), RNA-Virus (Familie der Hepeviridae), 4 humanpathogene Genotypen; natürliches Reservoir bei Tieren, z.B. Schweine (unzureichend gegartes Schweinefleisch einschl. Mett), Schafe, Affen, Ratten, Mäuse

Ep.: Sporadisches + epidemisches Vorkommen (z.B. Asien, Mittlerer Osten, Nord- und Zentralafrika, Mexiko; Einzelfälle auch in Europa). Erkrankungen im Alter < 20 J. sind selten.

Inf: Fäkal-orale Übertragung (wie Hepatitis A); in der virämischen Phase evtl. ausnahmsweise auch parenteral. Genotyp I und II werden besonders über Trinkwasser übertragen; bei Genotyp III und IV auch zoonotische Übertragung.

Ink: 20 - 60 Tage

Di.: - Anamnese / Klinik + Labor
- Serologie: Nachweis von anti-HEV-IgM und anti-HEV-IgG. Der Nachweis von HEV-RNA (PCR) ist am Anfang der Erkrankung im Stuhl und oft auch im Blut möglich.

Verl.: 1. Heilungsraten: 98 % (Schwangere nur 80 %)
2. Fulminanter Verlauf: Bis 3 % (bei Schwangeren bis 20 %)

Th.: Symptomatisch

Prg: Ausheilung wie bei Hepatitis A - 2 Ausnahmen:
1. HEV-Infektionen in der Schwangerschaft verlaufen oft fulminant mit Letalität bis 20 %.
2. Nach Organtransplantation sind chronische Verläufe sehr selten beobachtet worden.

Pro: Hygieneregeln wie bei Hepatitis A
Aktive Immunisierung: Impfstoff erfolgreich erprobt

CHRONISCHE HEPATITIS (CH)

Internet-Infos: *www.kompetenznetz-hepatitis.de; www.hep-net.de*

Def: Hepatitis, die nach 6 Monaten nicht ausgeheilt ist.

Ät.: 1. Virusinduzierte CH (HBV, HCV, HDV): 60 % d.F.
2. Autoimmunhepatitis (AIH)
3. Erkrankungen, die unter dem Bild einer chronischen Hepatitis verlaufen können (siehe DD)

Pat: Histologische Klassifizierung der chronischen Hepatitis mit drei Kernaussagen:
1. Ätiologie
2. Grad der entzündlichen Aktivität (Hepatitis-Grading):
   - Minimal = ausschließlich geringe portale entzündliche Infiltration
   - Mild = portale und periportale entzündliche Infiltration mit Destruktion der Grenzlamelle und einzelnen Leberzellnekrosen (= Mottenfraßnekrosen = piece-meal-Nekrosen)
   - Mäßiggradig = zahlreiche Mottenfraßnekrosen und nekroinflammatorische Aktivität, Läppchen mit einzelnen Gruppennekrosen
   - Schwergradig = ausgeprägte Mottenfraßnekrosen und Brückennekrosen im Läppchen
3. Stadium entsprechend dem Ausmaß der Fibrose (Hepatitis-Staging):
   - Minimal = leichte portale Bindegewebsvermehrung
   - Mild = verstärkte portale Bindegewebsvermehrung mit leichter bindegewebiger Ausziehung

- Mäßiggradig = portale Bindegewebsvermehrung mit Bildung einzelner inkompletter und auch kompletter Septen
- Schwergradig = Ausbildung zahlreicher kompletter Septen mit Übergang in Zirrhose

Anm.: Milchglashepatozyten = Typisch bei chronischer Hepatitis B: Leberzellen mit verändertem Zytoplasmaaspekt infolge Hyperplasie des glatten endoplasmatischen Retikulums mit Einlagerung von HBsAg.

Verschiedene histologische Scoring-Systeme sind vorhanden: z.B. METAVIR-Score:

- ▶ Fibrose-Score: F0 = keine Fibrose - F1 = Portale Fibrose (PF) ohne Septen
  F2 = PF mit wenig Septen - F3= PF mit vielen Septen - F4 = Zirrhose
- ▶ Aktivitäts-Score: A0 = keine - A1 = milde - A2 = mäßiggradige (moderate)
  A3 = starke Aktivität

KL.: **der chronischen Hepatitis**

▶ Bei minimaler und milder entzündlicher Aktivität:
- Meist Beschwerdefreiheit und normal große Leber
- Evtl. Leistungsminderung, Müdigkeit, uncharakteristische Oberbauchbeschwerden

▶ Bei mäßiggradiger und schwergradiger entzündlicher Aktivität:
- Leistungsminderung, Müdigkeit, evtl. vermehrte Reizbarkeit

Memo: Müdigkeit ist das häufigste Symptom bei Leberkrankheiten!

- Appetitlosigkeit
- Druckschmerz in der Lebergegend
- Evtl. Arthralgien
- Im entzündlichen Schub evtl. Ikterus mit dunklem Urin
- Leber meist vergrößert und konsistenzvermehrt
- Milz in 1/3 d.F. vergrößert, evtl. leichte Leuko-/Thrombozytopenie (Hypersplenismus)
- Leberhautzeichen, z.B.:
  - Glatte, rote Lackzunge, Lacklippen
  - Palmar- und Plantarerythem
  - Gefäßspinnen (Spider naevi)
  - Prurigo simplex mit oft starkem Juckreiz und Kratzspuren
  - Hautatrophie mit Teleangiektasien
  - Weißnägel (Leukonychie), Dupuytren-Kontraktur
- Bei Frauen oft Regelstörungen und sekundäre Amenorrhö
- Bei Männern Hypotrichose der Körperbehaarung, Hodenatrophie und evtl. Gynäkomastie
  Urs: 1. Hormonelle Störung: Testosteron ↓ / Östrogen ↑
  2. Iatrogen: Gynäkomastie als NW einer Spironolaktontherapie

Ko.:
1. Leberzirrhose mit entsprechenden Komplikationen
2. Primäres Leberzellkarzinom
3. Extrahepatische Manifestationen bei chronischer HBV- und HCV-Infektion (siehe dort)

DD:
1. Toxische und medikamentöse Leberschäden (siehe dort)
2. Primär biliäre Zirrhose (PBC) (siehe dort)
3. Hereditäre Stoffwechselkrankheiten:
   - Hämochromatose (Eisen i.S. + Ferritin ↑, Leberhistologie)
   - M. Wilson (Gesamtkupfer i.S. + Coeruloplasmin ↓)
   - Alpha1-Antitrypsinmangel

Di.:
- Anamnese + Klinik
- Labor mit Virusmarkern + Autoantikörpern
- Lebermorphologie (Sono, evtl. CT, MRT, Laparoskopie)
- Leberhistologie
- Elastometrie (z.B. Fibroscan - Bestimmung der Lebersteifigkeit mittels Ultraschall zur Beurteilung des Fibrosegrades → siehe auch Kapitel Leberzirrhose)

Th.: Allgemeinmaßnahmen:
- Weglassen aller potenziellen Lebernoxen (Alkohol, Medikamente)
- Im entzündlichen Schub körperliche Schonung, evtl. Bettruhe.
- Alle Patienten mit chronischer Hepatitis gegen HA/HB impfen (sofern sie mit diesen Viren nicht infiziert waren), weil zusätzliche Hepatitisinfektionen zu schwerem Verlauf führen mit erhöhter Letalität.

Antivirale Therapie: Siehe Kap. Virushepatitiden „Spezieller Teil"

Prg: Siehe Kap. Virushepatitis und Kap. Autoimmunhepatitis

AUTOIMMUNHEPATITIS (AIH)

Syn: Autoimmune Hepatitis [K75.4]

Ep.: Prävalenz 0,1 - 1,0/100.000 Personen.
70 % d.F. betreffen Frauen; mittleres Erkrankungsalter 40 - 45 J., aber auch im Alter > 55 J.
Familiäre Disposition, Assoziation mit den HLA-Haplotypen B8, DR3 oder DR4

KL.: Chronische Lebererkrankung mit erheblichen Beschwerden, oft mit extrahepatischen Autoimmunerkrankungen assoziiert (Autoimmunthyreoiditis, rheumatoide Arthritis, Vaskulitis, chronisch entzündliche Darmerkrankungen, Vitiligo u.a.)

Ko.: Leberzirrhose; Rückfall nach Beendigung der Therapie (70 %), fulminante Hepatitis (rel. selten)

DD: Ausschluss anderer Lebererkrankungen

Di.:
- Kontinuierlich erhöhte Transaminasen mit Spitzen während entzündlicher Schübe.
- Frühzeitige Verminderung der Syntheseleistung der Leber (Quickwert, Albumin).
- Gesamteiweiß und Gammaglobulin (IgG) erhöht
- Histologisches Bild einer chronisch aktiven Hepatitis
- Virusmarker negativ, Nachweis typischer Autoantikörper (in > 90 % der Fälle)
- Bei diagnostischer Unsicherheit Nutzung des AIH-Scores (→ *Internet*)
- Promptes Ansprechen auf eine Steroidtherapie

	ANA, SMA	LKM1
Typ 1 Klassische (lupoide) autoimmune Hepatitis (80 %)	+	
Typ 2 LKM1-positive autoimmune Hepatitis (selten, bes. Kinder)		+

Zeichenerklärung:
ANA = Antinukleäre Ak
LKM1 = liver kidney microsome-Ak gegen Cytochrom P4502D6
SMA = Ak gegen glatte Muskulatur (F-Actin)

Gelegentlich sind Überlappungssyndrome („overlap syndrome") zu beobachten: .
- AIH/PBC-Überlappungssyndrom. Histologische Kriterien der PBC + Laborkonstellation der AIH (Syn: autoimmune Cholangitis)
- AIH/PSC-Überlappungssyndrom: Assoziation mit Colitis ulcerosa
- AIH/Hepatitis C-Überlappungssyndrom

DD: Wichtigste DD der LKM1-positiven AIH ist die LKM1-positive chronische Hepatitis C.
Nur die HCV-negative Variante wird immunsuppressiv behandelt.

Th.: Immunsuppressive Behandlung mit Kortikosteroiden + Azathioprin (Einzelheiten: Siehe *www.dgvs.de*) - Osteoporoseprophylaxe mit Kalzium + Vitamin D. Therapiedauer in > 80 % lebenslang. Bei Therapieversagen evtl. Lebertransplantation (Wiederauftreten der AIH im Transplantat in bis zu 30 %).
Therapie der Überlappungssyndrome in hepatologischen Zentren:
Bei AIH + PBC oder PSC: Therapie der AIH + Einsatz von Ursodesoxycholsäure (UDCA) p.o.

Prg: Ohne Therapie schlecht, unter immunsuppressiver Therapie jedoch rel. günstig mit fast normaler Lebenserwartung (10-Jahresüberlebensrate ca. 90 %; 20-Jahresüberlebensrate ca. 80 %).
Risikofaktoren für ungünstigen Verlauf: Typ 2-AIH, späte Diagnose, hohe Entzündungsaktivität, junges Alter bei Diagnose u.a.

PRIMÄR BILIÄRE ZIRRHOSE (PBC) [K74.3]

Syn: Primär biliäre Cholangitis

Def: Zirrhotisches Spätstadium einer chronischen nichteitrigen destruierenden Cholangitis der peripheren Gallenwege unbekannter Ursache

Ep.: Inzidenz ca. 5/100.000/Jahr; ca. 1 % aller Zirrhosefälle; > 90 % Frauen, meist > 40 J., gel. familiäre Häufung, Assoziation mit HLA-DR 8 u.a.

Ät.: Unbekannt, erhöhtes Risiko bei Zöliakiepatienten

Pg.: Fragliche Autoimmunerkrankung. Eine immunsuppressive Therapie ist jedoch unwirksam.

Pat: 4 histologische Stadien:
St. I: Lymphoplasmazelluläre Infiltration der Portalfelder mit Zerstörung des Gallengangepithels
St. II: Gallengangsproliferation mit Pseudogallengängen

St. III: Obliteration und Vernarbung der Portalfelder; Mottenfraß- (= piece-meal)-Nekrosen + Untergang kleiner Gallengänge (Duktopenie)
St. IV: Zirrhose (meist mikronodulär), makroskopisch dunkelgrüne Leber

KL.: Im Frühstadium asymptomatisch (zufälliger Laborbefund); später:
- Pruritus: Frühsymptom ist ein quälender Juckreiz lange vor Auftreten eines cholestatischen Ikterus.
- Müdigkeit, Leistungsknick
- Hepatomegalie (70 %), Splenomegalie (20 %)
- Maldigestion als Folge verminderter Gallensäureexkretion → evtl. Steatorrhö
- Gel. Xanthelasmen/Xanthome, dunkle Hauttönung (Melanin)
- Extrahepatische Erkrankungen, die mit PBC gehäuft assoziiert sind: Autoimmunthyreoiditis Hashimoto (20 %), Sjögren-Syndrom (ca. 70 %), rheumatoide Arthritis u.a.
- Überlappungssyndrome: PBC in ca. 10 % d.F. assoziiert mit Autoimmunhepatitis, in 10 % d.F. mit einem CREST-Syndrom (siehe Kap. Kollagenosen)

Ko.: Leberzirrhose mit portaler Hypertonie (Aszites, Varizenblutung), Malabsorptionssyndrom, Osteoporose u.a.

Lab:
- Antimitochondriale Antikörper (AMA): > 95 % d.F.
  Von den 4 AMA-Subtypen (Anti-M_2, Anti-M_4, Anti-M_8, Anti-M_9) sind Anti-M_2 spezifisch für PBC.
  Zielantigen: E2-Untereinheit des Pyruvatdehydrogenasekomplexes (PDC-E2).
- ANA (50 %), meist niedriger Titer
- Starke IgM-Erhöhung
- Erhöhte Cholestaseparameter
- Hypercholesterinämie

DD: 1. DD einer Cholestase (siehe dort)
2. DD eines Pruritus (siehe dort)

Di.:
- Klinik (Juckreiz) + Labor (Cholestaseenzyme + IgM ↑, AMA-M2)
- Ausschluss einer extrahepatischen Cholestase (sonografisch normale Gallenwege)
- Leberhistologie (Laparoskopie)

Th.:
- Eine kausale Therapie ist nicht bekannt.
- Ursodeoxycholsäure (UDCA) bessert den Ikterus („Choleretikum") und die Prognose. Hohe Dosierung erforderlich: 13 - 15 mg/kg KG/d.

Symptomatische Therapie:
- Juckreiz: Colestyramin bindet die Gallensäuren im Darm und senkt den Cholesterinspiegel → Substitution der fettlöslichen Vitamine (A, D, E, K) eventuell notwendig. Colestyramin zeitversetzt ca. 3 h nach UDCA einnehmen. Bei nächtlichem Pruritis Antihistaminika.
- Maldigestionssyndrom: Fettarme Diät, Gabe mittelkettiger Triglyzeride, Lipasegabe zu den Mahlzeiten
- Osteoporoseprophylaxe (Einzelheiten: Siehe dort)
- Lebertransplantation bei terminaler Leberzirrhose (kurativ in 80 % d.F.)

Prg: 5-J.-Überleben bei Patienten ohne Symptome ca. 90 %
5-J.-Überleben bei symptomatischen Patienten ca. 50 %
Bester prognostischer Parameter ist der Verlauf des Serumbilirubins. Bei Überschreiten eines Bilirubinspiegels von 6 mg/dl liegt die Lebenserwartung meist < 2 J. Dann sollte eine Lebertransplantation angestrebt werden.

Primär sklerosierende Cholangitis (PSC) [K83.0]

Def: Sklerosierende chronische Entzündung der extra- und intrahepatischen Gallengänge.

Ep.: Inzidenz ca. 1/100.000/J; m : w = ca. 2 : 1; meist zwischen 30. - 50. LJ. Bei ca. 80 % der Patienten mit Colitis ulcerosa assoziiert (bis 5 % der Pat. mit Colitis ulcerosa haben eine PSC). Assoziation mit HLA-B8 und -DR3 sowie mit verschiedenen Autoimmunerkrankungen (z.B. Sjögren-Syndrom u.a.)

Ät.: Unbekannt

KL.: Im Frühstadium asymptomatisch (zufälliger Laborbefund); später: Ikterus, Juckreiz, unklare Oberbauchbeschwerden, Gewichtsverlust u.a.

Ko.: Biliäre Zirrhose mit allen Komplikationen, cholangiozelluläres Karzinom (CCC) mit einer Inzidenz von 1,5 %/J., auch erhöhtes Risiko für kolorektale Karzinome

Lab: Erhöhte Cholestaseparameter, PSC-spezifische Auto-Ak sind nicht bekannt. Nachweis von ANA und antineutrophilen cytoplasmatischen Antikörpern (ANCA) mit perinukleärem Fluoreszenzmuster (pANCA) in 60 %.

Di.: Klinik (Juckreiz, Colitis ulcerosa) + Labor (Cholestaseparameter ↑) + MRCP oder ERCP (sensitiver als MRCP): Perlschnurartige Gangunregelmäßigkeiten
Leberhistologie: Periduktale Fibrose mit zwiebelschalenartiger Ummauerung intrahepatischer Gallengänge durch Bindegewebsfasern; entzündliche Infiltrate und Gallengangsproliferate
Anm.: Selten „small-duct-PSC" mit PSC-typischer Leberhistologie und normalem ERCP-Befund: Günstigere Prognose als bei klassischer PSC.

DD:
- Intra- oder extrahepatische Cholestase (siehe dort)
- Pruritus verschiedener Genese (siehe dort)
- IgG4-assoziierte Cholangitis (IgG4 i.S. ↑ und IgG4-positive Zellen in der Gallengangszytologie; evtl. Assoziation mit Autoimmunpankreatitis u.a. Erkrankungen): Diese Erkrankung spricht auf immunsuppressive Therapie an (z.B. Kortikosteroide).
- Sekundär sklerosierende Cholangitis (SSC): Selten, z.B. bei manchen Autoimmunerkrankungen. Prognose von der Grunderkrankung mitbestimmt.
- Überlappungssyndrom PSC/Autoimmunhepatitis (AIH) in 6 %

Th.: Wie bei PBC mit UDCA (s.o.), jedoch ist der Nutzen nicht zweifelsfrei gesichert.
Dosis: 13 - 15 mg kg KG/d
- Bei Gallenwegsinfektion: Antibiotika (z.B. Ceftriaxon i.v.)
- Bei Gallengangsstenosen: ERCP mit Ballondilatation und evtl. Stent-Einlage
- Im Terminalstadium: Lebertransplantation

Prg: Keine Heilung möglich. 10-J-Überleben nach Diagnose ca. 65 %; mittlere Überlebenszeit (ohne Lebertransplantation): 10 - 20 Jahre.

Nichtalkoholische Fettlebererkrankungen (= NAFLD) [K75.8]

Anm.: D steht für Disease = Erkrankung

Def: 3 Stadien:
1. Reine Fettleber (NAFL, Steatosis hepatis)
   Grad 1: Milde Fettleber: Fetteinlagerung in < 1/3 der Hepatozyten
   Grad 2: Mäßige Fettleber: Fetteinlagerung in < 2/3 der Hepatozyten
   Grad 3: Schwere Fettleber: Fetteinlagerung in > 2/3 der Hepatozyten
2. Nichtalkoholische Steatohepatitis (NASH): NAS ≥ 4
   Leberzellschaden (Verfettung, Ballonierung, Zelltod) + entzündliche Zellinfiltrate (neutrophile Granulozyten > mononukleäre Zellen) ± Fibrose
   Die histologischen Läsionen bei NASH sind von denen bei alkoholischer Steatohepatitis (ASH) nicht zu unterscheiden, ohne dass ein Alkoholkonsum von > 20 g/d vorliegt.
3. Mikronoduläre Leberzirrhose („Fettzirrhose")
   Histologisches Grading: NAFLD activity score (= NAS) → siehe *Internet*

NAFL → NASH → NASH-Zirrhose
↘ ↙
HCC

Ep.: Ca. 30 % der erwachsenen Bevölkerung in den Industrienationen haben eine NAFLD; ¼ dieser Patienten entwickelt eine NASH. Ursache ist in 90 % das metabolische Syndrom und der Diabetes mellitus Typ 2

Ät.:
- ▶ Metabolisches Syndrom (Definition siehe Kap. Diabetes)
- ▶ Diabetes mellitus Typ 2
- ▶ Medikamente
  - Amiodaron (führt in ca. 25 % zu NASH)
  - Glukokortikoide
  - Nifedipin, Diltiazem
  - Tamoxifen, synthetische Östrogene
  - Hochaktive antiretrovirale Therapie (HAART) u.a.
- ▶ Seltene Ursachen:
  - Magen-Darm-Operationen: Jejunoilealer Bypass, ausgedehnte Dünndarmresektion, Pankreatiko-Duodenektomie, Gastroplastik

- Totale parenterale Ernährung
- M. Wilson, M. Crohn, Sprue (oft schlanke Patienten mit Diarrhö und ausgeprägter NAFLD)

KL.: Bei Fettleber fehlen Beschwerden, bei Fettleberhepatitis in 50 % unspezifische Beschwerden

Lab: Bei Fettleber oft γ-GT ↑, bei Fettleberhepatitis zusätzlich Transaminasen ↑, de Ritis-Quotient (GOT/GPT oder AST/ALT) bei NASH oft < 1, bei ASH > 1

Sono: - Große Variationsbreite der Befunde der oft vergrößerten Fettleber:
- Bei diffuser Fettleber Echomuster homogen verdichtet ("helle" Leber)
- Abrundung des Leberunterrandes
- Bei starker Ausprägung evtl. distale Schallschwächung
- Evtl. fokale Verfettungen oder Nichtverfettungen (polyzyklisch begrenzte Areale, typische Lokalisation oft im Bereich der Pfortadergabel und des Gallenblasenbettes; keine Beeinträchtigung der Gefäße) - DD: Tumor
- Selten inhomogene Verfettung: Landkartenähnliche echoreiche Areale ohne Beeinträchtigung der Gefäße - DD: Metastasen

DD: Alkoholische Leberschäden (s.u.)

Di.: Anamnese, Labor/Sono, evtl. Leberhistologie

Th.: Kausale Therapie: Bei der NASH Gewichtsnormalisierung, körperliche Bewegung und optimale Diabetestherapie! Weglassen auslösender Medikamente, Alkoholabstinenz

Ergänzende Maßnahmen: Vitamin E in einer Dosierung von 800 IU/d kann die entzündliche Aktivität evtl. mindern, hat aber keinen Einfluss auf die Fibrose.

Prg: Richtet sich nach der Kausalerkrankung (siehe Ätiologie). Die reine Fettleber hat eine günstige Prognose. Bei NASH entwickeln 5 % d.F./10 J. eine Leberzirrhose (oft als kryptogene Leberzirrhose verkannt). NASH und Leberzirrhose haben ein erhöhtes Risiko für HCC.

Alkoholische Fettlebererkrankungen = AFLD [K70.0]

Anm. D steht für Disease = Erkrankung

Def: 3 Stadien: 1. Alkoholische Fettleber (AFL, Steatosis hepatitis) ohne entzündliche Reaktion
Histologisches Grading:
Grad 1: Milde Fettleber: Fetteinlagerung in < 1/3 der Hepatozyten
Grad 2: Mäßige Fettleber: Fetteinlagerung in < 2/3 der Hepatozyten
Grad 3: Schwere Fettleber: Fetteinlagerung in > 2/3 der Hepatozyten
2. Alkoholische Fettleberhepatitis = alkoholische Steatohepatitis (ASH):
Fettleber mit entzündlicher Reaktion
Hi.: Fettleberhepatitis:
- Fettleber
- Wabige Leberzellen
- Intrazelluläre Hyalinablagerung („Mallory-bodies“)
- Granulozytäres Infiltrat
- Gequollene und nekrotische Hepatozyten
- „Maschendrahtfibrose“
- Entzündlich infiltrierte Portalfelder
3. Mikronoduläre Leberzirrhose ("Fettzirrhose")

Ep.: Prävalenz: 5 - 10 % der Bevölkerung Westeuropas. 1/3 aller Lebererkrankungen sind bei uns verursacht durch Alkoholkonsum.

Ät.: Alkoholkonsum
Alkoholtoleranz der Leber individuell verschieden, abhängig von Vorerkrankungen, Geschlecht (Kapazität der Alkoholdehydrogenase bei Frauen wesentlich geringer als bei Männern), Mangel- und Fehlernährungen u.a.:
Toxische Grenze für Männer bei ca. 40 g Ethanol/d
Toxische Grenze bei Frauen nur ca. 20 g Ethanol/d
Die risikoarme maximale Trinkmenge für alkoholische Getränke pro Tag beträgt für gesunde Männer z.B. 3/4 l Bier oder 3/8 l Wein, für gesunde Frauen jeweils die Hälfte. Bei chronischem Alkoholkonsum über diesem Grenzwert entwickeln 30 % der Betroffenen eine Fettleberhepatitis und das Risiko für Leberzirrhose ist 6-fach erhöht.

Memo: Mäßiger Alkoholkonsum (bis 15 g/d bei der Frau und bis 30 g/d beim Mann) kann das Risiko für Herzinfarkt und ischämischen Schlaganfall mindern.

$$\text{Alkoholmenge (g)} = \text{Vol\%} \times \frac{\text{Getränkevolumen (ml)}}{100} \times 0{,}8$$

Pg.: Induktion des Cytochrom-P450-abhängigen mikrosomalen ethanoloxydierenden Systems (MEOS) durch chronischen Alkoholabusus mit gesteigertem O_2-Verbrauch im Leberparenchym: Läppchenzentrale Hypoxie. Das Alkoholabbauprodukt Azetaldehyd ist lebertoxisch. Ein mangelnder Fettsäureabbau führt zur Fetteinlagerung in die Leberzellen und Fettleber, Chemokine induzieren eine Fettleberhepatitis. Durch interstitielle Bildung von Kollagenfasern entwickeln sich Fibrose und Zirrhose.

KL.: Alkoholische Fettleber: Diskrepanz zwischen tastbarer Lebervergrößerung und meist beschwerdefreien Patienten.

Alkoholische Fettleberhepatitis:
- Hepatomegalie (90 %), Splenomegalie (30 %)
- Appetitlosigkeit, Übelkeit, Gewichtsverlust (bei fortgeschrittener Erkrankung)
- Schmerzen im rechten Oberbauch
- Ikterus (50 %)
- Fieber (45 %)

Ko.:
- Zieve-Syndrom (alkoholtoxischer Leberschaden + hämolytische Anämie + Hyperlipidämie)
- Leberzirrhose mit Leberinsuffizienz, portaler Hypertension und deren Folgen
- Selten fulminante Hepatitis
- Neigung zu Hypoglykämien (Hemmung der Glukoneogenese durch Alkohol)
- Extrahepatische Alkoholschäden (siehe Kap. Alkoholkrankheit)

Lab:
- Akuter Alkoholkonsum: Nachweis von Äthanol in der Ausatemluft oder im Serum
- Forensischer Alkoholnachweis: Ethylglucuronid i.U. (bis 80 h nach Alkoholkonsum)
- Chronischer Alkoholkonsum: CDT (Carbohydrate-Deficient-Transferrin) i.S. Marker für chronischen Alkoholabusus (Spezifität oft nicht ausreichend; Sensitivität bei Männern gut, bei Frauen schlecht). Erhöhte Werte für CDT außerdem bei PBC und AIH
- Bei reiner Fettleber: γGT und IgA ↑
- Bei Fettleberhepatitis: Zusätzlich Transaminasen ↑ (de Ritis-Quotient GOT/GPT oft > 1)
- Bei Leberinsuffizienz verminderte Syntheseleistung der Leber: Cholinesterase, Albumin, Gerinnungsfaktoren des Prothrombinkomplexes ↓ (Quick-Wert)
- MCV häufig erhöht (gel. auch durch Folsäuremangel)

Sono: Befunde bei Fettleber und Leberzirrhose: Siehe dort

DD:
- Nichtalkoholische Fettleber und nichtalkoholische Steatohepatitis (NASH): Bei der NASH lassen sich die histologischen Kriterien des Alkoholschadens nachweisen, ohne dass Alkohol eine kausale Rolle spielt. Hauptursachen: Metabolisches Syndrom und Diabetes mellitus Typ 2 (90 % d.F.)
- Akute und chronische Hepatitis anderer Genese
- Bei Ikterus mit Fieber: Gallengangsverschluss, Cholangitis

Di.:
- (Alkohol-) Anamnese + Klinik
- Typischer Sonografiebefund
- Leberhistologie
- Maddrey-Score (gebildet aus Prothrombinzeit und Gesamt-Bilirubin → siehe *Internet*) dient zur Abschätzung der Prognose der ASH. > 32 Punkte zeigen eine schlechte Prognose.

Th.: Keine wirksame medikamentöse Therapie bekannt. Einzig wirksame Therapie ist Alkoholabstinenz. - Siehe auch Kap. Alkoholkrankheit.

Eine Substitution von Folsäure und Thiamin (= Vitamin B_1) ist bei Alkoholkrankheit sinnvoll (Prophylaxe der Wernicke-Enzephalopathie).

Bei schwerer Alkoholhepatitis (Maddrey-Score > 32 Punkte) soll die temporäre Gabe von Kortikosteroiden die Prognose verbessern.

Bei terminale Leberzirrhose und Alkoholabstinenz evtl. Lebertransplantation. Rückfallquote ca. 25 %.

Prg: Im St. 1 und 2 recht gut (reversibel), wenn Noxe (Alkohol) ausgeschaltet wird. Im St. 3 der alkoholischen Leberzirrhose drohen Komplikationen durch Leberinsuffizienz, Pfortaderhochdruck und HCC.

REYE-SYNDROM [G93.7]

Vo.: Kinder bis etwa zum 15. Lebensjahr

Ät.: Unklar, gehäuft nach respiratorischen Infekten und Einnahme von Acetylsalicylsäure (ASS)

Pg.: Diffuse Mitochondrienschädigung

KL.:
- Heftiges Erbrechen, Hypoglykämie
- Hepatische Enzephalopathie mit Hirnödem und evtl. Krampfanfällen
- Fettleberhepatitis (diffuse kleintropfige Verfettung)

Th.: Symptomatisch

Prg: Letalität bis 50 %, in 30 % neurologische Schäden

Pro: Kinder < 15 J. bei fieberhaften Infekten kein ASS geben.

TOXISCHE LEBERKRANKHEITEN [K71.9]

Def: Lebertoxische Stoffe werden in 2 Gruppen unterteilt:

A) Obligate Hepatotoxine: Leberschädigung tritt nach kurzer Latenz dosisabhängig ein und ist damit vorhersehbar. Das Zeitintervall zwischen Exposition und Manifestation der Leberschädigung ist kurz. Beispiel: α-Amanitin, Aflatoxine, Tetrachlormethan, Paracetamol (in toxischer Dosis)

B) Fakultative Hepatotoxine (Mehrzahl): Leberschädigung tritt nach unterschiedlich langer Latenz dosisunabhängig bei einer kleinen Zahl der Betroffenen ein und ist damit nicht vorhersehbar. Siehe unten (Ätiologie)
1. Metabolische Idiosynkrasie bei genetisch bedingten Enzymdefekten
2. Immunologisch bedingte Idiosynkrasie infolge Hypersensibilitätsreaktionen

Ep.: Häufigste Ursache für akutes Leberversagen in den USA: Paracetamol. Die meisten Medikamente (auch pflanzlicher Herkunft, z.B. Kava Kava und Aloe vera) sind potenziell lebertoxisch. Hepatotoxische UAW (unerwünschte Arzneimittelwirkungen) sind der häufigste Grund für die Rücknahme bereits zugelassener Medikamente durch die FDA in den USA.
Fatale hepatotoxische UAW relativ selten (1 : 10.000 - 1 : 100.000), deshalb häufig in Zulassungsstudien unentdeckt: Schwere Leberfunktionsstörungen fallen meist erst bei breiter Anwendung auf.

Ät.: Beispiele für lebertoxische Medikamente und ihr vorwiegendes Schädigungsmuster:
- Hepatozelluläre Schädigung (GPT = ALT-Anstieg):
  Paracetamol, Allopurinol, Amiodaron, antiretrovirale Medikamente, Isoniazid, Ketoconazol, Lisinopril, Losartan, Methotrexat, NSAR, Omeprazol, Pyrazinamid, Rifampicin, Statine, Tetracycline, Valproinsäure; pflanzliche Substanzen (Kava Kava, Aloe vera, Johanniskraut u.a.)
- Cholestatische Schädigung (γGT-, AP- und Bilirubin-Anstieg)
  Amoxicillin-Clavulansäure, anabole Steroide, Chlorpromazin, Clopidogrel, orale Kontrazeptiva, Erythromycin, Östrogene, Phenothiazine, trizyklische Antidepressiva
- Gemischte Schädigung (GPT = ALT- und AP-Anstieg)
  Amitriptylin, Azathioprin, Captopril, Carbamazepin, Clindamycin, Enalapril, Nitrofurantoin, Phenytoin, Sulfonamide, Cotrimoxazol, Verapamil

PPh: Die Biotransformation von Arzneimitteln und Chemikalien erfolgt in 2 Schritten:
1. Oxidation durch Monooxygenasesystem Cytochrom P 450; Enzyminduktion (z.B. durch Phenobarbital, andere Medikamente oder Alkohol). Durch verschiedene Medikamente sind Arzneimittelwechselwirkungen möglich.
2. Konjugation (z.B. Glukuronidierung durch Glukuronyltransferase → Erhöhung der Wasserlöslichkeit und erhöhte Elimination)

Die Biotransformation kann zu toxischen Zwischenprodukten führen (z.B. bei Tetrachlormethan: Lebertoxisches Radikal $\bullet CCl_3$). Bei Hypersensibilitätsreaktionen bindet das Medikament oder sein Metabolit als Hapten an die Leberzellmembran: Entstehung eines Neoantigens mit Auto-Ak-Bildung.

KL.: Das gesamte Spektrum möglicher Leberschäden kann in Erscheinung treten. Häufig kein Rückschluss auf die Art der auslösenden Noxe in der Histologie.
- Akute oder chronische Hepatitis: z.B. durch Isoniazid (INH), Methyldopa
- Fulminante Hepatitis: z.B. Halothan (Risiko = 1 : 30.000), Paracetamol-Intoxikation, Tetrachlorkohlenstoff
- Fettleber: z.B. Ethanol, organische Lösungsmittel, Tetrazykline

- Intrahepatische Cholestase: z.B. durch Chlorpromazin, Thyreostatika, Ajmalin, Anabolika und Antibaby-Pille (Risiko für östrogenhaltige Kontrazeptiva 1 : 10.000)
- Mischtyp aus Hepatitis und Cholestase: z.B. Sulfonamide, PAS
- Induktion einer Autoimmunhepatitis: z.B. durch Minocyclin, Interferon-Alpha u.a.
- Lebertumoren: z.B.
  - Adenome durch östrogenhaltige Kontrazeptiva
  - Fokal noduläre Hyperplasie (FNH) durch östrogenhaltige Antikonzeptiva
  - Angiosarkome durch Vinylchlorid, Arsen, Thorotrast (historische Bedeutung)

Memo: Bei allergisch bedingten Arzneimittelschädigungen der Leber beobachtet man gel. extrahepatische Hypersensitivitätssymptome (Exanthem, Arthralgien, Fieber, Eosinophilie)

Di.: - Medikamentenanamnese! - Klinik - Histologie
- Ausschluss anderer Ursachen einer Lebererkrankung.
- Befundbesserung nach Weglassen der vermuteten Noxe

Anm.: Schwierig ist die Beurteilung, wenn mehrere lebertoxische Stoffe eine Rolle spielen (z.B. Alkohol! + Medikamente oder Chemikalien).

Th.: - Absetzen aller verdächtigen Medikamente und Meiden jeglicher Lebernoxen.
- Evtl. bei allergisch bedingten Arzneimittelschädigungen mit extrahepatischen Symptomen kurzfristige Gabe von Glukokortikosteroiden

Prg: Rückbildung der Leberschäden bei rechtzeitigem Absetzen der Lebernoxe; ungünstige Prognose bei fulminanter Hepatitis und bösartigen Lebertumoren.

HEREDITÄRE STOFFWECHSELERKRANKUNGEN DER LEBER

1. HÄMOCHROMATOSE (Erbliche Eisenspeicherkrankheit) [J63.4]

Def. (klinisch): Durch erhöhte Eisenresorption und -ablagerung in Parenchymzellen von Leber, Pankreas (Beta-Zellen), Hypophyse, Myokard u.a. Organen gekennzeichnete hereditäre Eisenspeicherkrankheit

Def. (Pathologie): Hämochromatose: Erbliche Eisenablagerung mit Gewebeschädigung
Hämosiderose: Eisenablagerung ohne Gewebeschädigung

PPh: Der Eisen-Bedarf reguliert die Eisenresorption im Dünndarm (normaler Eisengehalt des Körpers bis 3,5 g (m) und 2,2 g (w). Eisenüberladung ist meist Folge einer Hämochromatose oder exogener Eisenzufuhr (z.B. durch Transfusionen). Auch bei Anämien mit Eisenüberladung (z.B. hämolytische Anämie oder myelodysplastisches Syndrom) gesteigerte Eisenresorption.
Der genetische Defekt des HFE-Gens bei Hämochromatose führt zur vermehrten Eisenresorption durch die Dünndarmepithelzellen (unregulierte Eisenresorption). Dadurch Erhöhung des Körpereisens mehr als das Fünffache der Norm: Eintreten von Organmanifestationen. Das Muster der Organmanifestationen hängt vom genetischen Typ ab (siehe Tabelle).
Bei fortgeschrittener Hämochromatose: bis zehnfach gesteigertes Körpereisen.
Die gespeicherten Eisenmengen erreichen bei den sekundären Hämosiderosen nicht das Ausmaß der primären Form der Hämochromatose.

Vererbung: - Autosomal-rezessiv mit unvollständiger Penetranz (Typ 1 - 3)
- Autosomal-dominant (Typ 4)

Einteilung und Ätiologie:

Typ	Genlokus	Mutiertes Gen	Typisches Manifestationsalter	Häufigkeit	Organmanifestation (Organe nach Häufigkeit)
1	Chr 6p21.3	HFE	30 – 50 J.	1 : 1.000	Leber → Zirrhose Pankreas → Diabetes Herz → Insuffizienz Gelenke → Arthralgie Hypophyse → Hypogonadismus
2a	Chr1q21	HJV (Hämojuvelin-Gen)	10 – 20 J.	~ 1 : 1 Mill.	Herz → Insuffizienz Hypophyse → Hypogonadismus Leber → Zirrhose
2b	Chr 19q13	HAMP	5 – 15 J	Rarität	wie Typ 2a
3	Chr 7q22	TFR2*)	10 – 50 J.	Rarität	
4	Chr 2q32	SLC11A3 Ferroportin-1-Gen	10 – 50 J	~ 1 : 1 Mill.	Leber → Zirrhose Knochenmark → Anämie (Milz → Eisenablagerung)

*) Transferrinrezeptor-2-Gen

1.1 Klassische (adulte) Hämochromatose (Typ 1):

Ep.: Prävalenz der klinisch manifesten Hämochromatose in Europa 1 : 1.000. m : w = 10 : 1 (Urs.: Eisenverlust durch Menstruation).

Genetik: Über 90 % der Pat. sind homozygot für die C282Y-Mutation (= Cys282Tyr) im HFE-Gen. Die Penetranz der C282Y Homozygotie beträgt nur ca. 25 % (unterschiedliche Zahlenangaben), d.h. nur ca. 25 % der Homozygoten entwickeln manifeste Hämochromatose. Ca. 5 % der Hämochromatosepatienten sind „compound-heterozygot" für die C282Y-Mutation mit H63D-Mutation (selten S65C) auf dem anderen Genallel. Alleinige H63D-Mutation (= His63Asp), heterozygot oder homozygot, führt **nicht** zu Hämochromatose. Heterozygote C282Y-Träger ohne zusätzliche H63D-Mutation (Häufigkeit 1 : 10) erkranken nicht an Hämochromatose, entwickeln jedoch mäßige Eisenakkumulation. Bei Kombination mit anderen Lebernoxen/-erkrankungen (z.B. Alkoholkonsum oder Hepatitis C) sind durch die toxische Wirkung des Eisens schwere Leberschäden möglich.

1.2 Juvenile Hämochromatose (selten): Eisenüberladung vor dem 30. Lebensjahr. Häufig Herzinsuffizienz und Hypogonadismus; seltener Leberzirrhose.

1.3 Neonatale Hämochromatose (Rarität): Intrauterine Leberzirrhose. Häufigste Indikation zur Lebertransplantation (LTX) innerhalb der ersten 3 Lebensmonate. Ohne LTX meist letal.

KL.:
- Leberzirrhose (75 % d.F.), Lebervergrößerung (90 %), Milzvergrößerung (15 %)
- HCC als Komplikation der Zirrhose, aber auch in nicht-zirrhotischer Leber auftretend
- Diabetes mellitus (70 %) ("Bronzediabetes" wegen dunkler Hautpigmentierung)
- Dunkle Hautpigmentierung insbesondere in den Axillen - dort auch fehlende Achselhaare (75 %)
- Sekundäre Kardiomyopathie durch Eiseneinlagerung, evtl. mit Rhythmusstörungen und "digitalisrefraktärer" Herzinsuffizienz
- Endokrine Störungen: z.B. hypophysärer Hypogonadismus bei juveniler Hämochromatose, Impotenz bei Erwachsenen, Schädigung Nebennierenrinde u.a.
- Schmerzhafte Arthropathie: Typisch Fingergrundgelenke (30 %)

2 Stadien der Hämochromatose:
1. Latentes, präzirrhotisches Stadium
2. Manifestes, zirrhotisches Stadium

DD: 1) Sekundäre Siderosen (sekundäre Eisenspeicherkrankheiten):
- Anämien mit Eisenüberladung: Bei hämolytischen Anämien (z.B. Thalassämien) und myelodysplastischen Syndromen ist die Eisenaufnahme aus dem Darm erhöht, zusätzlich führen wiederholte Transfusionen zu parenteraler Eisenzufuhr (250 mg Eisen in 500 ml Vollblut). Typische Organmanifestation: Herzinsuffizienz und Hypogonadismus. Ggf. Therapie mit Chelatbildnern (s.u.) indiziert.
- Alkoholische Siderose: Bei Alkoholkrankheit (wahrscheinlich durch vermehrte Eisenaufnahme)
- Siderosen im Rahmen chronischer Lebererkrankungen: Praktisch jede fortgeschrittene Lebererkrankung kann mit einer sekundären Eisenablagerung/Ferritinerhöhung in der Leber einhergehen.

2) Erhöhte Ferritinwerte bei Entzündungen (Ferritin ist ein Akutphaseprotein)

Di.: • Anamnese. Klinik
- Labor: Plasmaferritin ↑ (> 300 µg/l) und Transferrinsättigung ↑ (w > 45 % m > 50 %)

$$\text{Transferrinsättigung (\%)} = \frac{\text{Serumeisen (µg/dl)}}{\text{Serumtransferrin (mg/dl)}} \times 70{,}9$$

Eine normale Transferrinsättigung schliesst eine Hämochromatose mit großer Wahrscheinlichkeit aus.

- HFE-Gendiagnostik (***Cave:*** Inkomplette Penetranz (siehe oben)). Ein normaler HFE-Genotyp schliesst eine Hämochromatose nicht sicher aus (sog. „non-HFE-Hämochromatose"). Der Genbefund ist nur in Zusammenschau mit Klinik und Serum-Eisenparametern beurteilbar.

  Anm.: MRT und Biomagnetometrie spielen keine praktische Rolle bei der Eisenbestimmung im Lebergewebe.
- Leberbiopsie mit Histologie (Berliner-Blau-Färbung) und Eisenkonzentrationsbestimmung. Bei erhöhten Eisenparametern im Labor und positivem Gentest kann auf eine Leberbiopsie verzichtet werden.
- Vorsorgeuntersuchungen zur Früherkennung eines primären Leberzellkarzinoms (α–Fetoprotein + Sonografie der Leber alle sechs Monate)
- Familienuntersuchung bei primärer Hämochromatose mit bekanntem Gendefekt (Screening auf HFE-Mutation)

Th.: Therapieziel ist eine Senkung des Serumferritins < 50 µg/l.
1. Eisenarme Diät: Verringerung der Eisenaufnahme durch Schwarzen Tee zu den Mahlzeiten
2. Aderlasstherapie: Mittel der Wahl bei hereditärer Hämochromatose. Alternativ: Erythrozytapherese. Mit 500 ml Blut werden 250 mg Eisen entfernt. Zunächst wöchentliche Aderlässe bis zum Eintreten einer (mikrozytären) Anämie. Danach seltenere Aderlässe (Erhaltungstherapie), bis die Serumferritinkonzentration auf < 50 µg/l abgesunken ist. KI: Anämie, Herzinsuffizienz.
3. Eisenchelatoren: Deferoxamin (Desferal®, parenteral), Deferasirox (Exjade®, oral) Reservemittel: Deferipron (Ferriprox®, oral).
   Ind: Bei KI gegen Aderlasstherapie, bei juveniler Hämochromatose und bei transfusionsbedingten sekundären Siderosen.
   NW: Deferoxamin (neurotoxisch: Innenohrschwerhörigkeit, Tinnitus, Sehstörungen durch Retinaschäden u.a.). Deferasirox: Anstieg von Kreatinin, Transaminasen, gastrointestinale Beschwerden, Hautausschlag u.a.

Pro: Patienten, die in der präzirrhotischen Phase therapiert werden, haben eine normale Lebenserwartung. Evtl. Arthropathien bestehen oft weiter.

2. MORBUS WILSON [E83.0]

Syn: Hepatolentikuläre Degeneration, Kupferspeicherkrankheit

Internet-Infos: *www.morbus-wilson.de*

Def: Kupferspeicherkrankheit infolge Mutation des Wilson-Gens

Genetik: Autosomal-rezessiv vererbter Defekt des ATPase 7B-Gens auf Chromosom 13q14.3. Mehr als 250 verschiedene Mutationen: Erschwerte Diagnostik. Am häufigsten in Mitteleuropa (40 %) ist die Mutation His1069Gln.

Ep.: Prävalenz des M. Wilson etwa 1 : 30.000; hohe Dunkelziffer. Manifestation frühestens nach dem 6. Lj. als Lebererkrankung; nach dem 10. Lebensjahr zusätzlich neurologische Symptome (Basalganglien)

PPh: Der Gendefekt bewirkt eine verminderte biliäre Kupferausscheidung durch das defekte Wilson-Protein, eine P-Typ-ATPase mit Kupfertransportfunktion: Verminderte biliäre Ausscheidung von Kupfer und pathologische Kupferspeicherung in Leber und Stammganglien. Trotz erhöhter renaler Kupferausscheidung Kupferakkumulation im Körper. Starke Verminderung von Coeruloplasmin (bindet normalerweise 95 % des Serumkupfers); dadurch vermehrt freies zytotoxisches Kupfer mit Kupferablagerungen. Normal: 50 - 150 mg Gesamtkupfer (Erwachsene), tägliche Kupferaufnahme ca. 4 mg. Leberkonzentration: 20 - 50 µg Kupfer/g Trockengewicht; bei M. Wilson bis mehr als fünffach gesteigert.

KL.: • Hepatische Manifestation (100 %): Spektrum reicht von asymptomatischer Erhöhung der Transaminasen über Fettleber bis zur fulminanten Hepatitis. Endstadium: Leberzirrhose mit allen Komplikationen

Merke: Bei unklaren Lebererkrankungen im Alter < 35 Jahren stets den M. Wilson ausschließen!

- Neurologisch-psychiatrische Manifestation (45 %) nach dem 10. Lebensjahr: Parkinsonähnliches Syndrom mit Rigor, Tremor, Dysarthrie, psychiatrischen Störungen → MRT
- Augensymptome (augenärztliche Untersuchung): Typisch ist der Kayser-Fleischer-Kornealring (goldbraun-grüne Verfärbung des Kornealrandes durch Kupferablagerung), der bei neurologischer Manifestation immer vorhanden ist, evtl. Sonnenblumenkatarakt.
- Coombs-negative hämolytische Anämie (bes. bei akutem Leberversagen), evtl. akute hämolytische Krisen
- Seltener: Nierenfunktionsstörung (sekundäres Fanconi-Syndrom); Kardiomyopathie mit Rhythmusstörungen

Di.:
- Spaltlampenuntersuchung (Kayser-Fleischer-Kornealring)
- Coeruloplasmin i.S. < 20 mg/dl
- Gesamtkupfer i.S. < 70 µg/dl
- Freies Kupfer i.S. > 10 µg/dl
- Kupfer i.U. > 100 µg/Tag
- Leberbiopsie (Goldstandard): Kupfergehalt der Leber > 250 µg/g Trockengewicht

Nur bei diagnostischer Unsicherheit Zusatzuntersuchungen:
- Penicillamin-Belastungstest: Nach Gabe von Penicillamin deutliche Steigerung der Kupferausscheidung im 24 h-Urin.
- Radiokupfer-Test: Nach oraler Gabe von ^{64}Cu normalerweise doppelgipfliger Anstieg der Radioaktivität i.S. Bei M. Wilson fehlt der 2. Gipfel (markiert den Einbau von Kupfer in Coeruloplasmin).
- Nachweis einer Mutation des Wilson-Gens (aufwendig, keine Routinediagnostik)
- Familienuntersuchung auf evtl. weitere Krankheitsfälle bei bekanntem Gendefekt

Th.:
- Kupferarme Diät (CAVE: kupferhaltiges Wasser aus Kupferleitungen → Wasseranalyse).
- Chelator-Therapie:
  - Trientine (Triethylentetramin) ist Mittel der 1. Wahl wegen meist guter Verträglichkeit.
  - D-Penicillamin Häufig NW: Hautausschlag, Fieber, Leuko-/Thrombozytopenie, nephrotisches Syndrom, Goodpasture-Syndrom, SLE, Myasthenie (regelmäßige Harnkontrollen: Bei Albuminurie Therapie absetzen: Toxische Nephrose)
  - Chelator-Therapie in Studien: Tetrathiomolybdat (TTM).
- Supportive Gabe von Zink (z.B. Wilzin ®) und Vitamin B_6 (Prophylaxe einer Optikus-Neuropathie).
- Bei fulminanter Hepatitis oder terminaler Leberzirrhose: Lebertransplantation mit Heilung durch Beseitigung des hepatischen Gendefekts

Prg: Bei früh einsetzender Therapie gut, unbehandelt letal endend.

3. ALPHA1 -PROTEASENINHIBITORMANGEL [E88.0]

Syn: Alpha1-Antitrypsinmangel (AAT-Mangel)

Def: Autosomal-rezessiv vererbbarer AAT-Mangel mit Lungen- und Lebermanifestation

Vo.:
- Homozygote schwere Form: Phänotyp PIZZ
  1 : 10.000 in der Bevölkerung; α_1-PI-Konzentration < 50 mg/dl
- Heterozygote leichtere Form: Phänotyp PIMZ oder PIMS:
  α_1-PI-Konzentration 50 - 250 mg/dl

Pg.: Alpha1-Antitrypsin (α_1-AT = AAT) = Alpha1-Proteaseninhibitor (α_1-PI): Mit 90 % wichtigster Proteinaseninhibitor im Serum; macht 85 % der α_1-Globuline in der Serumeiweißelektrophorese aus. Funktion: Inaktivierung von Serinproteasen (Neutrophilen-Elastase, (Chymo)Trypsin, Kollagenase u.a.). AAT-Chromosomenlocus: 14q32.1.
α_1-PI wird als Akutphaseprotein überwiegend in den Hepatozyten gebildet: Erhöhte bzw. falsch normale α_1-PI-Werte bei Entzündung möglich (CRP mitbestimmen). Lungenemphysem durch α_1-PI-Mangel; Leberschädigung ist Folge einer Abbaustörung des veränderten α_1-PI-Moleküls mit Akkumulation in den Hepatozyten: AAT in der Leberhistologie, besonders beim homozygoten PIZZ-Phänotyp

KL.: der schweren homozygoten Form:
- Prolongierter Ikterus des Neugeborenen (mit direkter Hyperbilirubinämie)

- Emphysementwicklung (siehe Kap. Lungenemphysem)
- Chronische Hepatitis und Leberzirrhose (beim PIZZ-Typ in > 25 %)
  Ko.: Hepatozelluläres Karzinom

Di.: - Verminderung der Alpha1-Zacke in der Elektrophorese (keine sichere Diagnostik!)
- α_1-PI-Konzentration i.S. ↓
- Leberbiopsie mit Immunhistochemie: Nachweis von α_1-PI-Ablagerungen in den Hepatozyten
- Phänotypisierung

Th.:
- α_1-PI-Substitution i.v. (Prolastin® alle 4 Wochen i.v.) bei schwerem α_1-PI-Mangel mit Emphysementwicklung (Zielwert > 50mg/dl), bei Leberzirrhose kontraindiziert
- Symptomatische Therapie der Leberzirrhose und des Lungenemphysems; Nikotinkarenz u.a.
- Ultima ratio: Lebertransplantation (diese ist i.Gs. zur Lungentransplantation eine kausale Therapie → Normalisierung des AAT-Spiegels).

Siehe auch Kap. Lungenemphysem!

4. MUKOVISZIDOSE

→ Siehe Kap. Pankreas

LEBERZIRRHOSE [K74.6]

Def: Zerstörung der Läppchen- und Gefäßstruktur der Leber mit entzündlicher Fibrose, Ausbildung bindegewebiger Brücken (Septen) zwischen benachbarten Portalfeldern (portoportal) und zwischen Portalfeldern und Zentralvenen (portozentral) sowie Ausbildung von Regeneratknoten.
Funktionelle Folgen sind:
- Leberinsuffizienz
- Portale Hypertension (reduzierter Gesamtgefäßquerschnitt der Leber)
- Bildung intrahepatischer porto-systemischer Shunts zwischen Portalgefäßen und Lebervenen mit Minderperfusion der Leber

Ep.: Inzidenz in Europa und USA: ca. 250/100.000/Jahr; m : w = 2 : 1

Pat:
1. Mikronoduläre Leberzirrhose: Regeneratknötchen bis 3 mm ∅
2. Makronoduläre Leberzirrhose: Regeneratknötchen 3 mm - 3 cm ∅
3. Gemischtknotige Leberzirrhose: Mischbild aus 1 + 2

Ät.: Leberzirrhose ist die Spätfolge verschiedener Lebererkrankungen. Die pathologische Einteilung erlaubt im Regelfall keinen Rückschluss auf die Ätiologie:
1. Alkoholabusus (in den Industrieländern ca. 40 %)
2. Virushepatitis B,C,D (in den Industrieländern ca. 55 %)
3. Andere Ursachen (ca. 5 %):
   - Autoimmunhepatitis
   - Primäre biliäre Zirrhose (PBC) und primär sklerosierende Cholangitis (PSC)
   - Toxische Lebererkrankungen
   - Stoffwechselkrankheiten: Hämochromatose, M. Wilson, α_1-Antitrypsinmangel, Mukoviszidose u.a.
   - Kardiale Zirrhose: Chronische Stauungsleber bei "Panzerherz" oder chronischer Rechtsherzinsuffizienz
   - Budd-Chiari-Syndrom (Verschluss der Lebervenen)
   - Tropenerkrankungen (Bilharziose, Leberegel)

KL.:
1. Allgemeinsymptome:
   - Müdigkeit, Abgeschlagenheit, Leistungsminderung (70 %)
   - Druck- oder Völlegefühl im Oberbauch, Meteorismus (60 %)
   - Evtl. Übelkeit, Gewichtsabnahme, oft Eiweißmangelernährung
2. Leberhautzeichen, z.B.
   - Gefäßspinnen (Spider naevi, Naevi aranei), bes. am Oberkörper und im Gesicht kommen nicht nur bei Zirrhose vor (z.B. auch bei Gravidität).
   - Palmar- und Plantarerythem
   - "Lacklippen, Lackzunge", Mundwinkelrhagaden
   - Prurigo simplex (Juckreiz) mit evtl. Kratzspuren
   - Hautatrophie („Geldscheinhaut") mit Teleangiektasien
   - Weißnägel (Leukonychie)
   - Dupuytren-Kontraktur (unspezifisch)

   Beachte: In etwa 50 % aller Schwangerschaften kann es zum Auftreten diskreter Leberhautzeichen kommen (Palmarerythem, Spider-Naevi), die sich postpartal meist zurückbilden.
3. Hormonelle Störungen:
   - Beim Mann oft Verlust der männlichen Sekundärbehaarung (Bauchglatze), Potenzstörungen, Hodenatrophie (Urs: Testosteron ↓, Östrogen ↑), evtl. Gynäkomastie (hormonell bedingt oder als NW einer Spironolaktontherapie)
   - Bei der Frau Menstruationsstörungen, evtl. sekundäre Amenorrhö
4. Ätiologiespezifische Symptome: z.B. dunkles Hautkolorit bei Hämochromatose; neurologische Symptome bei M. Wilson u.a.
5. Dekompensationszeichen = Komplikationen:
   - Ikterus
   - Blutungsneigung (Quick ↓ wegen verminderter Synthese, Thrombozyten ↓ wegen Splenomegalie bzw. Hypersplenismus)
   - Malnutrition, Kachexie
   - Portale Hypertension und deren Folge: Varizen(-blutung), Aszites, Ödeme, Hypersplenismus
   - Hepatische Enzephalopathie und Leberausfallkoma
   - Primäres Leberzellkarzinom als Spätfolge

Anm.: Die Komplikationen der Leberzirrhose werden aufgrund ihres Umfanges im Anschluss an diese Ausführungen separat dargestellt.

Palpation: - Leber kann vergrößert oder verkleinert sein, evtl. verhärtet und mit höckriger Oberfläche.
- Milz: Splenomegalie (75 %)
- Abdomen: Meteorismus, evtl. Aszites

Lab:
- Indikatoren verminderter Syntheseleistung der Leber:
  - Vitamin K-abhängige Gerinnungsfaktoren des Prothrombinkomplexes (Faktoren II, VII, IX, X - merke „1972") ↓, messbar an einer Erniedrigung des Quickwertes bzw. Erhöhung des INR; keine Normalisierung nach i.v.-Gabe von Vitamin K (Koller-Test)
  - Antithrombin (AT) ↓
  - Albumin i.S. ↓
  - Bilirubin ↑
  - Cholinesterase (CHE) ↓
- Hypergammaglobulinämie (ca. 80 %)
  DD: 1. Unspezifisches Symptom bei Leberzirrhose
  2. Typisches Symptom bei Autoimmunhepatitis
- Thrombozytopenie bei Hypersplenismus und verminderter hepatischer Thrombopoetinbildung
- Bei hepatischer Enzephalopathie:
  Ammoniak ↑, evtl. respiratorische Alkalose, evtl. mit Hypokaliämie
- Bei entzündlichen Schüben Anstieg der Enzyme, die eine Leberzellschädigung anzeigen:
  Transaminasen (GPT, GOT), GLDH, γGT
- Bei PBC, PSC und cholestatisch verlaufendem Hepatitisschub Anstieg der Cholestaseparameter (AP, γGT, LAP) und evtl. Bilirubin.

Sono:
- Unregelmäßige wellige Leberoberfläche (DD: Metastasenleber)
- Inhomogenes Leberparenchym mit Regeneratknoten (DD: Primäres Leberzellkarzinom)
- Rarefizierte Lebervenen
- Verminderte Verformbarkeit
- Leberrand abgerundet
- Bei portaler Hypertonie Verminderung der maximalen Flussgeschwindigkeit im Hauptstamm der Pfortader < 12 cm/s, evtl. sogar Flussumkehr oder Pendelfluss
- Indirekte Hinweise auf portale Hypertonie: Evtl. sichtbare Kollateralen (Farbduplex), Aszites, Splenomegalie, weite Pfortader
- Nachweis einer fortgeschrittenen Fibrose und Zirrhose mittels „Fibrosescan"

Transiente Elastometrie = Elastografie (z.B. mittels eines Fibroscans): Mittels Ultraschall kann die Fortpflanzungsgeschwindigkeit einer niedrigfrequenten elastischen Verformung in der Leber gemessen werden. Dies ist ein Maß für die Lebersteifigkeit und korreliert mit dem Fibrosegrad. Fortgeschrittene Fibrosen und Zirrhosen können relativ zuverlässig detektiert und quantifiziert werden. Hohe Elastometrie-Werte bedeuten ein erhöhtes Risiko für Komplikationen der Leberzirrhose, z.B. portale Hypertension. Die Empfindlichkeit der Methode für frühe Stadien der Fibrose ist deutlich geringer als die Leberhistologie. Methode ungeeignet bei akuter Hepatitis, Aszites, Adipositas u.a.

Child-Pugh-Kriterien zur Einteilung des Schweregrades einer Zirrhose:

	1 Punkt	2 Punkte	3 Punkte
Albumin i.S. (g/dl)	> 3,5	2,8 - 3,5	< 2,8
Bilirubin i.S. (mg/dl)	< 2,0	2,0 - 3,0	> 3,0
Bilirubin (μmol/l)	< 35	35 - 50	> 50
Bilirubin bei PBC und PSC (mg/dl)	< 4	4 - 10	> 10
Bilirubin bei PBC und PSC (μmol/l)	< 70	70 - 170	> 170
Quick (%)	> 70	40 - 70	< 40
Aszites (Sono)	0	Leicht	Mittelgradig
Enzephalopathie	0	I - II	III - IV
Addition der Punkte: Child A = 5 - 6 Child B = 7 - 9 Child C = 10 – 15			

DD: der Leberzirrhose, z.B.
- Hepatomegalie anderer Genese, z.B. Metastasenleber, primäres Leberzellkarzinom (als Spätkomplikation)
- Splenomegalie anderer Genese (s. Kap. Milz)
- Aszites anderer Genese (s. Kap. portale Hypertension)
- Enzephalopathie anderer Genese
- Ikterus anderer Genese (s. Kap. Ikterus)
- Bei Ösophagusvarizenblutung → andere Ursachen einer oberen Magen-Darm-Blutung (siehe dort)

Di.: ▶ der Leberzirrhose:
- Anamnese
- Klinik
- Labor
- Evtl. Nachweis einer portalen Hypertension
- Bildgebende Diagnostik (Sono, Fibroscan, CT, Laparoskopie)
- Leberpunktion (sonogesteuert oder bei Laparoskopie) mit Histologie

▶ der portalen Hypertension:
- Anamnese, Klinik, Farbduplexsonografie
- Nachweis von Ösophagusvarizen und hypertensiver Gastropathie (Endoskopie)
- Nachweis von Kollateralen und Blockadehindernis: Farbduplex, MRT- oder CT-Angiografie

▶ der hepatischen Enzephalopathie:
- Anamnese
- Klinik
- Labor (Ammoniakbestimmung im Blut)
- Flimmerfrequenzanalyse

▶ Ätiologische Diagnostik: Siehe Kap. Virushepatitis, Autoimmunhepatitis, PBC, PSC, Stoffwechselkrankheiten (Hämochromatose, M. Wilson, AAT-Mangel)

Th.: der Leberzirrhose:

A) Allgemeinmaßnahmen:
- Alkoholverbot, Weglassen aller potenziell lebertoxischen Medikamente
- Ausreichende Kalorien- und Eiweißzufuhr; bei hepatischer Enzephalopathie Verminderung der Proteinzufuhr. Bei Bedarf Vitaminsubstitution: Bei Alkoholismus Substitution von Folsäure und Thiamin = Vitamin B_1. Bei biliärer Zirrhose Substitution fettlöslicher Vitamine (A, D, E, K).

B) Behandlung der Grundkrankheit, z.B.:
- Weglassen der ursächlichen Noxe bei Alkoholismus, medikamenteninduzierten oder toxischen Leberschäden
- Immunsuppressive Therapie bei Autoimmunhepatitis
- Versuch einer Viruselimination bei chronischer Virushepatitis (siehe dort)
- Eisenentfernung bei Hämochromatose (Aderlässe bzw. Chelator-Therapie, siehe dort)
- Kupferentfernung bei M. Wilson (Trientine bzw. D-Penicillamin, siehe dort)

C) Behandlung von Komplikationen (Varizenblutung, Aszites, hepatische Enzephalopathie): Siehe weiter unten, wo die Komplikationen separat dargestellt werden.

D) Regelmäßige Diagnostik zur Früherkennung eines primären Leberzellkarzinoms (Sono/Alpha-Fetoprotein alle 6 Monate)

E) Lebertransplantation

Prg: Abhängig von:
- Ätiologie der Leberzirrhose und kausalen Behandlungsmöglichkeiten. Dabei ist eine Regression einer frühen Zirrhose evtl. möglich, z.B. einer alkoholtoxischen Leberzirrhose bei konsequenter Alkoholabstinenz)
- Komplikationen: Varizenblutung (30 % d. Pat.), Leberversagen, primäres Leberzellkarzinom
- Stadium der Leberzirrhose:

1-Jahres-Überlebensraten:	Child A:	Fast 100 %
	Child B:	85 %
	Child C:	35 %

Häufigste Todesursachen: Leberversagen u./o. Varizenblutung; ferner: Leberzellkarzinom

PORTALE HYPERTENSION (PFORTADERHOCHDRUCK) [K76.6]

Def: Druckerhöhung in der Pfortader > 12 mmHg

Ät.: Klassifikation und Ursachen:

1. Prähepatischer Block
   Pfortader- (Portalvenen-)Thrombose (PVT) (Thrombosen der Milzvene führen streng genommen nicht zum Hochdruck in der Pfortader, können aber auch Varizen bedingen.)
   Ät.: - Blande Thrombose bei Thromboseneigung (z.B. Polycythaemia vera, Einnahme östrogenhaltiger Kontrazeptiva u.a.)
   - Septische Thrombose durch Nabelschnurinfektion des Neugeborenen

- Pfortaderkompression (Tumoren, Pankreaszysten, Lymphknoten)
- Verletzungen, Peritonitis u.a.

KL.: Hyperspleniesyndrom bei normaler Leberfunktion
Di.: Farbdoppler-Sonografie
Th.: Bei frischer PVT: Fibrinolyse; Antikoagulanzien; bei älterer PVT evtl. Stent-Therapie

2. Intrahepatischer Block (> 90 % d.F.)
   a) Präsinusoidal (Lebervenenverschlussdruck meist normal)
      Ät.: - Bilharziose (Schistosomiasis - häufige Ursache in den Tropen)
      - Myeloproliferative Erkrankungen, Lebermetastasen (häufigste Ursache bei uns)
   b) Sinusoidal
      Ät.: Leberzirrhose (80 % d.F. mit portaler Hypertension)
   c) Postsinusoidal (Lebervenenverschlussdruck erhöht) = venookklusive Erkrankungen (VOD) = sinusoidales Obstruktionssyndrom (SOS)
      Ät.: Meist toxische Schäden durch Zytostatika
      Di.: Farbdoppler-Sonografie

   Pathogenetisch ist es meist unmöglich, diese scharfe Trennung vorzunehmen, da viele Leberschäden alle Gefäßabschnitte gleichzeitig verändern.
3. Posthepatischer Block
   - Budd-Chiari-Syndrom [I82.0] = Verschluss der Lebervenen durch Thrombosen, Tumorkompression oder angeborene membranöse Verschlüsse (Asien)
     Di.: Farbdoppler-Sonografie
     Th.: Bei inkomplettem Verschluss durch Thromben evtl. Antikoagulanzien; ansonsten TIPS
   - Kardialer Aszites: Konstriktive Perikarditis, Rechtsherzversagen, schwere Herzinsuffizienz

PPh: Beurteilung des portalen Druckes:
- Duplex-Sonografie (rel. ungenau)
- Invasive Messung des Lebervenenverschlussdruckes (via Lebervenenkatheter) = WHPV (wedged hepatic vein pressure). WHPV und Pfortaderdruck korrelieren gut miteinander.

Die Gesamtdurchblutung der Leber beträgt ca. 1.500 ml Blut/min. 2/3 dieses Blutes kommen aus der Pfortader, 1/3 aus der Leberarterie. Die O_2-Versorgung der Leber erfolgt normalerweise je zur Hälfte durch arterielles und portales Blut. Widerstandserhöhung im portalen Stromgebiet ("backward flow") + erhöhter arterieller Blutfluss im Splanchnikusgebiet ("forward flow") führen zum Pfortaderhochdruck.
Portosystemischer (transhepatischer) Druckgradient = HVPG (hepatic venous pressure gradient): Differenz zwischen Druck der Pfortader und Druck der V. cava inf. (Normalwert 3 - 6 mmHg). Bei Werten > 10 mmHg ist die Bildung von Ösophagusvarizen wahrscheinlich, bei Werten > 12 mmHg besteht für diese erhöhte Rupturgefahr. Als Folge der portalen Hypertension entwickeln sich Kollateralkreisläufe vom portalen zum kavalen Venensystem:
- Porto-gastro-ösophageale Kollateralen → Ösophagus-/Fundusvarizen
- Umbilikale Kollateralen: Venöse Verbindung zwischen Umbilikalvenen und epigastrischen Venen (Cruveilhier-von Baumgarten-Syndrom) → Di.: Farbduplex; klinisch: "Caput medusae"
- Mesenteriko-hämorrhoidale Kollateralen
- Gastro-phreno-(supra)renale Kollateralen

Durch diese extrahepatischen Shunts wird der First-Pass-Metabolismus der Leber umgangen → verminderte Entgiftung potenziell toxischer Stoffe.

KL.: ▸ Kollateralkreislauf:
- **Ösophagus- und Corpus-/Fundusvarizen, evtl. mit Blutung** [I85.0/I86.4]
  (siehe auch Kap. Gastrointestinale Blutungen)
  1/3 der Pat. mit Leberzirrhose erleidet Varizenblutungen - Risikofaktoren für das Auftreten einer Varizenblutung sind: Vorangegangene Varizenblutung, Endoskopiebefund (Varizen Grad 3 - 4, „red colour sign" u.a.), persistierender Alkoholkonsum. Die Letalität der Erstblutung korreliert mit dem Child-Stadium: Child A: < 10 % - Child B: ca. 25 % - Child C: ca. 50 %. Ohne Rezidivprophylaxe erleiden 70 % der Pat. innerhalb eines Jahres Rezidivblutungen (am häufigsten innerhalb der ersten 6 Wochen nach der Erstblutung).

  Beachte: Nicht jeder Zirrhosekranke blutet aus Ösophagus- oder Fundusvarizen; in 25 % d.F. liegt ein Ulkus, in 25 % eine erosive Gastritis vor!
- Sichtbare Kollateralvenen an der Bauchhaut, selten periumbilikal als sog. "Caput medusae externum" (nur bei offener V. umbilicalis = 1 % d.F.). Häufiger ist das "Caput medusae internum" an der Innenseite der Bauchwand (sichtbar im Farbduplex).

▸ Kongestive Splenomegalie, evtl. mit Hypersplenismus
Evtl. Thrombo-, Leukozytopenie, Anämie (s. Kap. Hypersplenismus)

▸ **Aszites:** Seröse Flüssigkeitsansammlung in der freien Peritonealhöhle

Unterscheidungsmerkmale	Transsudat	Exsudat
– Spezifisches Gewicht – Eiweißgehalt – Serum/Aszites-Albumin-Gradient	< 1.016 g/l < 2,5 g/dl > 1,1 g/dl	> 1.016 g/l > 2,5 g/dl < 1,1 g/dl
DD: 1. Portaler Aszites (80 % d.F.) 2. Kardialer Aszites	Leberzirrhose, Rechtsherzinsuffizienz, Budd-Chiari-Syndrom, Pericarditis constrictiva	
3. Maligner Aszites (bis 10 % d.F.) *www.maligner-aszites.de*		Aszites oft hämorrhagisch *), Evtl. Tumormarker: CEA, CA125, CA19-9, maligne Zytologie
4. Entzündlicher Aszites		Bakterielle Peritonitis, Leukozyten ↑, positive Kultur (Bakterien, Tbc)
5. Pankreatogener Aszites		Pankreatitis: Amylase, Lipase ↑
6. Hypalbuminämischer Aszites	Nephrotisches Syndrom Exsudative Enteropathie	

*) Anm.: Hämorrhagischer Aszites bei Leberzirrhose ist in 25 % durch ein primäres Leberzellkarzinom bedingt.

Ferner: Chylöser Aszites (Lab: Triglyzeride) und Uroperitoneum (Lab: Kreatinin), z.B. nach abdominalchirurgischen/urologischen Eingriffen.

Pathogenese des Aszites bei Leberzirrhose:

1. Portale sinusoidale Hypertension mit Hypervolämie der Splanchnikusgefäße
2. Vermehrte Lymphproduktion
3. Hypalbuminämie mit Erniedrigung des kolloidosmotischen Druckes
4. Gesteigerte Natriumrückresorption im proximalen Tubulus mit renaler Natrium- und Wasserretention, ausgelöst durch eine Aktivierung von volumenregulierenden Hormonen (Renin-Aldosteron-Angiotensin-System = RAAS, ADH, Katecholamine) als Antwort auf ein vermindertes Blutvolumen. Es entwickelt sich meist eine Verdünnungshyponatriämie.

KL.:
- Bauchumfangszunahme, Gewichtszunahme
- Vorgewölbtes Abdomen
- Im Liegen ausladende Flanken
- Verstrichener Nabel, evtl. sogar Nabelhernie
- Missverhältnis zwischen Abmagerung der Extremitäten und Abdomen mit Aszites
- Evtl. Dyspnoe durch Zwerchfellhochstand

Di.: Nachweis eines Aszites:

- Klinisch (untere Nachweisgrenze ca. 1.000 - 1.500 ml)
  - Ballottement (Fluktuationswelle)
  - Flankendämpfung und Dämpfungswechsel bei Lageänderung
  - Perkussion in Knie-Ellenbogen-Lage
- Sonografisch (untere Nachweisgrenze ca. 50 ml: Prädilektionsstellen: Paravesikal, perisplenisch oder -hepatisch)
- Als Nebenbefund im CT/MRT

Aszites Untersuchung (nach diagnostischer Punktion unter Sonografiekontrolle):
- Laborchemisch (Eiweißgehalt, LDH)
- Serum-Aszites-Albumin-Gradient (SAAG) in g/dl (Albumin [Serum] minus Albumin [Aszites])
- Bakteriologisch
- Zytologisch (Leukozyten, Erythrozyten, Tumorzellen)

Anm.: Die Zuordnung einzelner Aszitesursachen zu Transsudat oder Exsudat ist nicht in allen Fällen eindeutig zu klären (Eiweißgehalt im Einzelfall unterschiedlich).

Komplikationen des Aszites:

- Refluxösophagitis, Luftnot, Bauchwandhernien, Hydrothorax
- **Spontane bakterielle Peritonitis = SBP**
  Vo.: ca. 15 % aller Patienten mit portalem Aszites
  Je geringer der Eiweißgehalt im Aszites, umso größer ist das Risiko einer SBP.
  Erreger: E. coli (50 %), grampositive Kokken (30 %), Klebsiellen (10 %) u.a.

Di.: Fieber + Abdominalschmerzen sind die Ausnahme, klinisch i.d.R. blande; Aszitesuntersuchung: > 250 Granulozyten/µl oder > 500 Leukozyten/µl, Keimnachweis im Aszites (aerobe + anaerobe Blutkulturflaschen beimpfen) - oft negativ.
Das Auftreten einer SBP ist ein Zeichen für eine schlechte Prognose des Patienten (Letalität der SBP bis 50 %).

- Erhöhtes Risiko von Varizenblutungen

▶ **Hepatorenales Syndrom (HRS):** [K76.7]
Def: Potenziell reversible Abnahme der glomerulären Filtrationsrate bei Patienten mit Leberzirrhose und Aszites oder alkoholischer Steatohepatitis.
Urs: Schwere Vasokonstriktion der renalen Zirkulation
Das HRS wird bei etwa 10 % der Patienten mit fortgeschrittener Leberzirrhose und Aszites beobachtet und ist eine Ausschlussdiagnose, da andere Ursachen einer Abnahme der glomerulären Filtrationsrate ausgeschlossen sein müssen.

Zwei klinische Erscheinungsformen:
Typ 1: Rasch progressive Verschlechterung der Nierenfunktion mit einer Verdopplung des initialen Serumkreatinins auf > 2,5 mg/dl innerhalb von 2 Wochen
Typ 2: Langsam progressive Verschlechterung der Nierenfunktion mit S-Kreatinin ≤ 2,5 mg/dl

Pg.: Nach der Underfill-Theorie verändert die Kombination von portaler Hypertension und arterieller Vasodilatation im Splanchnikusgebiet den intestinalen Kapillardruck mit einer Steigerung der Permeabilität, die somit zu einer Akkumulation von Flüssigkeit in der Abdominalhöhle führt. Bei Fortschreiten der Erkrankung findet sich eine deutliche Abnahme der renalen Ausscheidung von freiem Wasser sowie eine renale Vasokonstriktion. Diese Mechanismen führen zur Verdünnungshyponatriämie und zum HRS.

Auslösende Faktoren des HRS:
- Gastrointestinale Blutung
- Großvolumige Parazentese ohne ausreichenden Ersatz des Plasmavolumens
- Forcierte Diuretikatherapie
- Spontane bakterielle Peritonitis (SBP)
- Laktuloseüberdosierung (Diarrhö, Hypovolämie)
- Nephrotoxische Medikamente (z.B. NSAR)

Diagnostische Kriterien des HRS:
- Zirrhose mit Aszites (oder alkoholische Steatohepatitis)
- Serumkreatinin > 1,5 mg/dl (> 133 µmol/l)
- Keine Besserung des Serumkreatinins auf Werte < 1,5 mg/dl nach mindestens 2-tägiger Pausierung aller Diuretika und Volumenexpansion mit Albumin. Die empfohlene Albumindosierung beträgt 1 g/kg KG/d bis zu einem Maximum von 100 g/Tag.
- Ausschluss eines Schockgeschehens
- Keine Therapie mit nephrotoxischen Medikamenten
- Ausschluss einer parenchymatösen Nierenerkrankung (Urinuntersuchung + Sono unauffällig)

▶ **Hepatopulmonales Syndrom (HPS):** Lungenfunktionsstörungen mit evtl. Hypoxämie im Rahmen einer Leberzirrhose

▶ Portopulmonale Hypertonie: Patienten mit portaler Hypertonie können in ca. 5 - 10 % d.F. auch eine pulmonale Hypertonie entwickeln, deren Pathogenese unklar ist. Die Prognose ist nicht günstig.

Di.: A) einer portalen Hypertension:
- Nachweis von Ösophagus-/Fundusvarizen (Endoskopie)
- Nachweis von Splenomegalie, Aszites (Sono)
- Nachweis von portokavalen Kollateralen, Flussverlangsamung und evtl. Flussumkehr in der Pfortader (Farbduplexsonografie)
- Beurteilung des portalen Druckes (s.o.)
- Im Zweifelsfall Angiografie mit Darstellung der Kollateralgefäße und der Perfusionsphasen

B) der kausalen Erkrankung: z.B.
- Leberzirrhose (Klinik + Labor, evtl. Laparoskopie)
- Thrombosen in Milz, Pfortader oder Lebervenen (Farbduplex u.a.)

Th.: A) Behandlung der ursächlichen Erkrankung

B) Behandlung und Prophylaxe der Ösophagus-/Fundusvarizenblutung:
- Kreislaufstabilisierung: Substitution von Volumen, Optimierung der Gerinnung (z.B. Fresh frozen-Plasma (FFP) und Thombozytenkonzentrate), Ausgleich von Blutverlusten bis zu einem Hb von ca. 9 g/dl (siehe Kap. Gastrointestinale Blutung)

- Blutstillung:
  1. Endoskopische Blutstillung:
     - Die Ligaturbehandlung (mit Multi-Band-Ligatur-Systemen) ist die Methode der Wahl, da sie bei korrekter Anwendung selten schwerwiegende Komplikationen aufweist.
     - Die Sklerotherapie (= Sklerosierung mit Polidocanol oder hochkonzentriertem Alkohol) hat eine Komplikationsrate > 10 % (Perforation, Strikturen, Pleuraergüsse, Perikardergüsse, Fieber + Bakteriämie u.a.) und ist daher durch die Ligatur als Standardtherapie abgelöst worden.
     - Die Behandlung mit Kunststoffklebern (Histoacryl) empfiehlt sich z.B. bei Magenfundusvarizen, die durch Ligaturen nicht sicher behandelt werden können.
  2. Medikamentöse Senkung des portalen Druckes: Terlipressin oder Somatostatin (Vasopressin sollte wegen erheblicher NW nicht mehr zum Einsatz kommen). Das Somatostatin-Analogon Octreotid wird auch empfohlen, ist jedoch off-label.
     Wi.: Portale Drucksenkung durch Vasokonstriktion, effektiv in der akuten Blutungssituation
     Dos: - Terlipressin (Glycylpressin®) 1 - 2 mg i.v. alle 4 - 6 h; Kombination mit Nitraten wegen kardiovaskulärer NW!
     KI: KHK, arterielle Hypertonie
     - Somatostatin 250 µg i.v.; danach Dauerinfusion von 250 µg/h für einige Tage, abhängig vom Reblutungsrisiko
  3. Ballontamponade der Varizen (Reservemethode unter intensivmedizinischer Kontrolle)
     Ind: Massive Varizenblutung, Misslingen der endoskopischen und medikamentösen Blutstillung.
     - Sengstaken-Blakemore-Sonde oder Minnesota-Sonde:
       Bei Varizen der terminalen Speiseröhre und Kardiaregion
     - Linton-Nachlas-Sonde (birnenförmiger Ballon):
       Bei Varizen im Magenfundus

     Anm.: Der Ösophagusballon der Sengstaken-Sonde wird mit einem Druck von ca. 40 mmHg gefüllt und sollte alle 5 - 6 h für 5 Minuten entblockt werden (Gefahr der Drucknekrose). Die Linton-Nachlas-Sonde wird mit einem Zug von ca. 1 kg belastet, um den Ballon im Fundus zu halten.

     Ko. (häufig: 10 - 20 %): Drucknekrose, Atemwegsobstruktion im Falle eines Hochrutschens des Ösophagusballons (Überwachung auf Intensivstation erforderlich), Aspiration von Blut und Sekret (regelmäßiges Absaugen!), Aspirationspneumonie, Kardiaruptur.
  4. Anlage eines selbstexpandierenden Metallstents mit Plastiküberzug in den distalen Ösophagus (z.B. Ella-Stent) für 1 - 2 Wochen (Reservemethode)
  5. Weitere Therapiemöglichkeit als Ultima ratio bei unstillbarer Blutung (Versagen der konservativen Therapie) oder hohem Rezidivrisiko: TIPS(S): Transjugulärer intrahepatischer portosystemischer Stent-Shunt: siehe unten
- Infektionsprophylaxe: Patienten mit Ösophagusvarizenblutung haben ein hohes Risiko bakterieller Infektionen. Eine Antibiotikaprophylaxe (z.B. mit Ciprofloxacin 2 x 500 mg/d über 5 - 7 Tage) vermindert die Infektrate und das frühe Blutungsrezidiv und verbessert somit signifikant das Überleben.
- Prophylaxe eines Leberkomas nach Varizenblutung: Absaugen des blutigen Mageninhaltes, (Eiweißbelastung der Leber!), Darmreinigung, Gabe von Laktulose oral und als Einlauf (siehe Therapie der hepatischen Enzephalopathie). Gabe des nicht-resorbierbaren Antibiotikums Rifaximin.
- Prophylaxe einer Varizenblutung:
  a) Primärprophylaxe (Verhinderung der 1. Blutung): Da das Risiko der 1. Blutung nur 30 % beträgt, ist eine Primärprophylaxe nur bei erhöhtem Blutungsrisiko indiziert. Zeichen eines hohen Blutungsrisikos: Große Varizen, „red colour signs“ und Child-Stadium C.
     Mittel der Wahl: Nichtselektive Betablocker (z.B. Propranolol oder Carvedilol); Zieldosis: Absenken der Herzfrequenz um 20 %) senken das Blutungsrisiko um 50 %, verhindern aber das Fortschreiten der Varizen nicht. Bei hohem Blutungsrisiko kann auch eine endoskopische Ligatur als Primärprophylaxe indiziert sein.
     TIPS(S) und Shuntchirurgie sind zur Primärprophylaxe nicht indiziert!
  b) Sekundärprophylaxe (Verhinderung eines Blutungsrezidivs nach der 1. Blutung). Da das Risiko einer Rezidivblutung groß ist (ca. 35 % innerhalb 10 Tage, bis 70 % innerhalb eines Jahres), ist eine Sekundärprophylaxe obligat!
     1. Endoskopische Ligaturbehandlung (s.o.) in mehreren Sitzungen, zusätzliche Gabe eines nichtselektiven Betablockers (Propranolol), der den portalen Druck senkt (s.o.).

2. Portosystemische Shuntverfahren:
- Ziel: Senkung des Pfortaderdruckes
- Voraussetzung: Ausreichende Leberfunktion: Child A und B (Patienten mit Child C sind Kandidaten für eine Lebertransplantation)
- Ind: Rezidivblutungen nach Gabe von Betablockern und Sklerosierungstherapie bzw. endoskopische Ligaturbehandlung
- Methoden:

▶ Transjugulärer intrahepatischer portosystemischer Stent-Shunt = TIPS(S):
In Angiographie wird ein Verbindungstrakt zwischen Pfortader und Lebervene angelegt: Portalvenöses gestautes Blut fließt ohne Passage der Leberkapillaren in den großen Kreislauf ab. Durch Einlegen eines selbstexpandierenden Stents wird dieser Shunt offen gehalten. Bei Patienten mit Ösophagusvarizenblutung und hohem Risiko einer Rezidivblutung reduziert eine TIPS-Anlage das Rezidivblutungsrisiko und Mortalität. Wesentliche NW sind eine zunehmende hepatische Enzephalopathie und eine Verschlechterung der Leberfunktion durch die verringerte hepatische Perfusion und eine Rechtsherzbelastung.

▶ Reserveverfahren: Shuntoperation: z.B.
- Selektive portosystemische Shunts, z.B. distaler splenorenaler Shunt (Warren-Shunt)
- Komplette portosystemische Shunts, z.B. portocavale End-zu-Seit-Anastomose (PCA): Selten

	TIPS	PCA	Warren	Ligatur
Klinikletalität	ca. 5 %	ca. 10 %	ca. 10 %	< 1 %
Portosystemische Enzephalopathie	ca. 35 %	ca. 35 %	ca. 15 %	ca. 15 %
Thrombosierung des Shunts	Unbeschichtete Stents ca. 50 %	5 %	ca. 20 %	—
Blutungsrezidive	bis 20 %	ca. 5 %	ca. 10 %	bis 50 %

Die 5-Jahresüberlebensraten unterscheiden sich bei den verschiedenen Shuntmethoden wahrscheinlich nicht erheblich (wenn auch die Angaben verschiedener Autoren erhebliche Streubreite zeigen). Langzeitprognose wesentlich abhängig von: Child-Stadium, Ätiologie des Pfortaderhochdruckes und Komplikationen.

C) Behandlung des Aszites (S3-Leitlinie):

- Leichte Fälle (Stufe 1):
  - Natriumrestriktion: NaCl-Zufuhr limitieren auf max. 5 g (85 mmol Na)/d
  - Die Hyponatriämie bei Leberzirrhose ist meist eine Verdünnungshyponatriämie (Serum-Osmolalität < 280 mOsm/kg, Urin-Osmolalität > 100 mOsm/kg). Daher die Hyponatriämie nicht durch Natriumgabe ausgleichen, da dann das Ausschwemmen von Aszites erheblich erschwert wird. Die Hyponatriämie bessert sich meist spontan mit genereller klinischer Besserung.
  - Gabe von Aldosteronantagonisten: Spironolacton; Dos: 100 - 200 mg/d (NW: Siehe Kap. Diuretika). Der Therapieerfolg von Spironolacton tritt erst nach 1 Woche ein und ist erkennbar an gesteigerter Natriurese und Gewichtsabnahme. ***Cave:*** Hyperkaliämie
  - Engmaschige Gewichts- und Elektrolytkontrollen (im Serum und Urin)
  - Flüssigkeitsbilanz /Ein-/Ausfuhr) ziehen, damit der Patient nicht mehr Flüssigkeit aufnimmt als einer ausgeglichenen Bilanz entspricht.
- Mittelschwere Fälle (Stufe 2):

Zusätzlich Gabe eines Schleifendiuretikums: Furosemid (2 x 20 mg/d) oder Torasemid (2 x 5 - 20 mg/d) → Siehe Kap. Diuretika

Achtung: Schonende Aszitesausschwemmung anstreben (tägliche Gewichtsabnahme nicht > 500 g steigern!).

NW und KI einer Diuretikatherapie:
1. Verschlechterung der Nierenfunktion durch Hypovolämie → hepatorenales Syndrom = HRS
2. Verschlechterung einer hepatischen Enzephalopathie (bis zum Leberkoma)
3. Elektrolytstörungen: Hyponatriämie < 125 mmol/l, Hypokaliämie
   Bei einer fraktionellen Natriumexkretion (FE_{Na}) < 0,2 % ist ein Therapieerfolg von Diuretika nicht mehr wahrscheinlich.

$$FE_{Na} = \frac{U_{Na} / S_{Na}}{U_{Krea} / S_{Krea}}$$

- Schwere Fälle (Stufe 3):
  Dosiserhöhung von Spironolacton (bis max. 400 mg/d) und Furosemid (bis max. 2 x 80 mg/d)
- Therapierefraktärer Aszites (Stufe 4):
  Def: Fehlendes Ansprechen auf Kochsalzreduktion und hoch dosierte diuretische Therapie (max. 400 mg/d Spironolacton / max. 160 mg/d Furosemid)
  Prognose ungünstig (Letalität 50 %/6 Mon.) → Therapieoptionen:
  - Parazentese: Therapeutische Aszitespunktion + Infusion kochsalzarmer Albuminlösung (6 - 8 g Albumin pro l Aszites); anschließend Aszitesprophylaxe mit Diuretika (s.o.)
  - TIPS(S) kann den Aszites in ca. 70 % vermindern oder beseitigen.
    KI: Child-Stadium C, hepatische Enzephalopathie, Serum-Bilirubin > 5 mg/dl u.a.
  - Lebertransplantation

  Anm.: Der peritoneovenöse Shunt nach Le Veen zur Aszitesreinfusion wird infolge häufiger Komplikationen (Shuntokklusion, Infektionen) kaum noch angewandt.

  Cave: Vor Diagnose eines therapierefraktären Aszites immer spontane bakterielle Peritonitis ausschließen (SBP) → Aszitesuntersuchung: > 250 Granulozyten/µl!

D) Therapie einer spontanen bakteriellen Peritonitis (SBP):
Bei ambulanter erster SBP Chinolone der Gr. 2/3 oral. Alle anderen SBP-Fälle erhalten Cephalosporine der 3. Generation (z.B. Cefotaxim, Ceftriaxon i.v.). Da die Letalität ohne Therapie > 50 % beträgt, wird sofort nach Aszitespunktion und Beimpfung von Kulturen mit der Therapie begonnen. Da die Rezidivrate mit 80 % hoch ist, empfiehlt sich bei rezidivierender SBP eine Sekundärprophylaxe (z.B. Ciprofloxacin 250 mg/d).
Bei gastrointestinaler Blutung bei Leberzirrhose immer Primärprophylaxe einer SBP!

E) Hepatorenales Syndrom (S3-Leitlinie):
Th.: 1. Beseitigung auslösender Faktoren
2. Lebertransplantation (beste Therapieoption)
3. Symptomatische Therapie:
- Bei Patienten mit HRS Typ 1 Therapie mit Terlipressin (initial 2 - 4 mg/d; maximal 8 - 12 mg/d) in Kombination mit Albumin: Initial 1 g Albumin/kg KG; max. 100 g; an den Folgetagen 20 - 40 mg Albumin/d. Dauer der Therapie: 3 oder mehr Tage Zielkriterium: Reduktion des Serumkreatinins auf < 1,5 mg/dl.
- Bei Patienten mit suffizienter Restfunktion der Leber (Child-Pugh-Score < 12 Punkte, Serumbilirubin nicht über 5 mg/dl, keine ausgeprägte Enzephalopathie) ist ein TIPS zu erwägen.

Prg: Schlecht, insbesondere bei hepatorenalem Syndrom Typ 1: Überlebenszeit ohne Therapie < 1 Monat. Bei etwa jedem zweiten mit Terlipressin und Albumin behandelten Pat. mit hepatorenalem Syndrom Typ 1 kann eine Normalisierung der Nierenfunktion mit Überlebensverlängerung um etwa 3 Monate erzielt werden. Bei Typ 2 Überlebenswahrscheinlichkeit nach 2 Jahren bei knapp 20 %.

Merke: Verbessert sich die Leberfunktion, bessert sich auch das hepatorenale Syndrom! Diuretika absetzen! Stabilisierung des intravasalen Volumens. Ultima ratio: Lebertransplantation.

Pro:
- Vermeidung einer Hypotension
- Vermeidung von nephrotoxischen Medikamenten und Röntgenkontrastmitteln
- Prophylaxe einer spontanen bakteriellen Peritonitis (z.B. Gabe von Ciprofloxacin)

HEPATISCHE ENZEPHALOPATHIE (HE) [K72.9]

Syn: Portosystemische Enzephalopathie (PSE)

Def: Rel. häufige, potenziell reversible Komplikation der Leberzirrhose durch Retention neurotoxischer Stoffe im Blut.

Ät.: Leberzirrhose unterschiedlicher Genese

Pg.: Mangelnde Entgiftung ZNS-toxischer Stoffe durch die Leber (Ammoniak, Mercaptan, Phenole, Fettsäuren, γ-Aminobuttersäure = GABA, endogene Benzodiazepine u.a.) infolge
- Leberinsuffizienz im Rahmen der Leberzirrhose
- Teilweises Vorbeileiten portalen Blutes an der Leber (via Kollateralen und evtl. therapeutisch angelegtem Shunt) → daher auch die Bezeichnung portosystemische Enzephalopathie mit verminderter First-Pass-Clearance der Leber

Auslösende Faktoren für eine Verschlechterung der PSE mit Gefahr des Leberkomas:

- Vermehrte Ammoniakbildung im Darm:
  - Nach gastrointestinalen (z.B. Varizen-)Blutungen (1.000 ml Blut = 200 g Eiweiß)
  - Nach eiweißreichem Festessen u./o. bei Obstipation
- Verstärkte Diffusion von freiem Ammoniak ins Gehirn bei Alkalose
- Verstärkter Eiweißkatabolismus bei fieberhaften Infektionen
- Iatrogen: Therapie mit Benzodiazepinen u.a. Sedativa, Analgetika, zu intensive Diuretikatherapie mit Hypovolämie und Elektrolytstörungen

KL.: Alle biochemischen Tests leisten bei der Diagnose einer beginnenden HE nicht so viel wie eine sorgfältige klinische Beobachtung (mit Schriftproben, Rechentest, Zahlenverbindungstest!).

Flimmerfrequenzanalyse: Erst unterhalb einer Frequenz von ca. 39 Hz kann das menschliche Auge ein Flimmern wahrnehmen. Bei Patienten mit HE ist die kritische Flimmerfrequenz (CFF) frühzeitig vermindert (Hepatonorm Analyzer®).

Stadien der PSE (HE):

St. 0: Asymptomatische HE, nur durch pathologische psychometrische Tests erfassbar.

St. I: Beginnende Schläfrigkeit, Verwirrung, Konzentrationsschwäche, Verlangsamung, Stimmungsschwankungen, verwaschene Sprache, Schlafstörungen

St. II: Stärkere Schläfrigkeit und Apathie, Veränderungen von Schriftproben, Flapping tremor (Asterixis) = grobschlägiges Händezittern (Flattertremor); EEG: Triphasische Wellen

St. III: Patient schläft fast stets, ist jedoch weckbar, Korneal- und Sehnenreflexe erhalten, einsetzender Foetor hepaticus (Geruch nach roher Leber), Flapping tremor noch vorhanden, EEG-Veränderungen: Triphasische Wellen

St. IV: Leberausfallkoma (Coma hepaticum): Tiefer Schlaf, Patient reagiert nicht mehr auf Schmerzreize, Kornealreflexe erloschen, unverkennbarer Foetor hepaticus, Flapping tremor fehlt meistens, EEG-Veränderungen: Delta-Aktivität

Lab: Ammoniak im Blut > 100 µg/dl, evtl. respiratorische Alkalose infolge Hyperventilation

Th.: A) Kausale Behandlung der Leberzirrhose

B) Symptomatische Behandlung:

- Beseitigung auslösender Faktoren: z.B. bei gastrointestinalen Blutungen Blutstillung + Darmreinigung und prophylaktische Antibiotikagabe; wichtig: Behandlung von Infektionen
- Absetzen von Diuretika und Sedativa, evtl. kurzfristige Gabe von Benzodiazepinantagonisten (Flumazenil) bei Nachwirkungen von Benzodiazepinen
- Reduktion ZNS-toxischer Eiweißmetabolite des Darms (Ammoniak, GABA, Mercaptane u.a.):
  - Verminderung eines Eiweißkatabolismus durch ausreichende Kalorienzufuhr (ca. 2.000 kcal/d) in Form von Kohlenhydraten, parenteral in Form von Glukose.
    Eine Proteinrestriktion wird nicht mehr empfohlen und führt nur zu Abnahme der Muskelmasse. Bevorzugung von pflanzlichem Eiweiß und Milcheiweiß. Die i.v.-Gabe von L-Ornithin-Aspartat (Hepa-Merz®) senkt den Ammoniakspiegel und soll so einen günstigen Einfluss auf die HE haben. Evtl. orale Gabe von verzweigtkettigen Aminosäuren (BCAA, z.B. Falkamin®): Effekt nicht zweifelsfrei gesichert.
  - Reinigung des Darmes von ammoniakbildenden Substanzen: Laktulose oral + hohe Darmeinläufe (unter Zugabe von Laktulose).
  - Unterdrückung der ammoniakbildenden Darmflora durch Disaccharide:
  - Laktulose: Nicht resorbierbares Disaccharid aus Galaktose und Fruktose → wird von Darmbakterien im Kolon gespalten unter Milchsäurebildung mit pH-Absenkung, dadurch Verschiebung des Keimspektrums und Hemmung der Bakterienurease im Darm: Verminderter Ammoniakbildung und Umwandlung des resorbierbaren NH_3 in das schwer resorbierbare NH_4^+-Ion. Laktulose wirkt leicht laxierend und eignet sich zur Langzeittherapie der hepatischen Enzephalopathie.
    NW: Blähungen, Diarrhö, Übelkeit
    Dos: 3 x 10 - 40 ml/d oral; Ziel: 2 – 3 weiche Stühle/d
    Im Koma: 100 ml per Magensonde + 20 %ige Lösung über Darmeinlauf
  - Lactitol (Importal®): Wi. + NW wie Laktulose, etwas günstigeres Nebenwirkungsprofil
  - Rifaximin (Xifaxan®) - nicht-resorbierbares Antibiotikum - kann sich auf die chronische HE günstig auswirken (Off-Label use).
- Überwachung und Korrektur des Wasser- und Elektrolythaushaltes, Intensivmedizin
- **Lebertransplantation (LTX)**
  Ind: Terminale Leberinsuffizienz unter Beachtung der Transplantationsgesetze. Die Wartezeit hängt ab vom MELD-Score (model for end-stage liver disease), der die 3-Monatsmortalität abschätzt, basierend auf S-Kreatinin, S-Bilirubin und INR-Wert.
  Vo.: Ca. 1.110 LTX/a (Deutschland)

KI (absolut): Unkontrollierte extrahepatische Infektion, aktive unbehandelte Sepsis, aktiver Drogen- oder Alkoholmissbrauch, fortgeschrittene kardiopulmonale Begleiterkrankung, Lebermetastasen, cholangiozelluläres Karzinom (außerhalb Studien), lebensbedrohliche Systemerkrankung, extrahepatische Malignomerkrankung (außer non-melanoma-Hautkrebs)
Spender: Verstorbenen-Organspende: Übertragung der Leber von Spendern mit dissoziiertem Hirntod. Durch Splitting (SLTX) kann die Leber auf 2 Patienten aufgeteilt werden.
Leberteil-Lebendspende (LLS) vorwiegend bei Kindern (z.B. durch die Eltern).
Technik: Orthotope Transplantation nach Hepatektomie klassisch (mit supra- und infrahepatischer Vena Cava-Anastomosierung) oder in Piggy Back-Technik (nur eine V. cava-Anastomose mit Erhalt der Empfänger-V. cava)
Immunsuppression: 1 Calcineurininhibitor (Tacrolimus oder Ciclosporin) + Kortikosteroide
Hospitalletalität (30 Tage) ca. 5 - 10 % (abhängig vom präoperativen Zustand des Patienten)
5-Jahresüberlebensrate bis 80 % (bei Kindern etwas höher)
Hospitalletalität der Spender bei linkslateraler Leberspende ca. 0,1 %, bei Spende des rechten Leberlappens bis 0,5 %.

Ko.: 1. Primäres Transplantatversagen (Präservationsschaden) → Retransplantation
2. Gefäß- oder Gallengangskomplikationen:
Nachblutungen, Verschluss der Transplantatgefäße, Leckage oder Obstruktion des Gallenganges
3. Transplantatabstoßungsreaktionen (60 %):
a) Akut: Periportale Hepatitis, nichteitrige Cholangitis, venöse Endotheliitis
Di.: Anstieg der Cholestaseparameter größer als Anstieg der Transaminasen, Leberbiopsie
Th.: Kortikosteroide, monoklonale Antikörper gegen T-Lymphozyten. IL-2-Rezeptorantagonisten (z.B. Basiliximab)
b) Chronisch: Nichteitrige progressive Destruktion der kleinen Gallengänge = vanishing bile duct syndrome (VBDS)
Di.: Anstieg der Cholestaseparameter, Leberbiopsie
Th.: s.o., evtl. erneute Lebertransplantation
4. NW durch die immunsuppressive Therapie:
- Infektionen (häufigste virale Infektionen: CMV, HSV, EBV, VZV)
- Medikamenten-NW: Kortikosteroide (Osteoporose, Infektneigung u.a.), Ciclosporin A (Nephrotoxizität, Hypertonie u.a.), Tacrolimus (Nephro-/Neurotoxizität, Hypertonie u.a.)
- Gehäuftes Auftreten späterer Malignome (Posttransplantationslymphoproliferative Erkrankungen = PTLD (siehe dort), B-Zell-Lymphome, Hauttumoren u.a.)
5. Rezidiv der Grundkrankheit: Während beim M. Wilson durch die Transplantation der genetische Defekt geheilt wird, besteht bei allen chronischen Virushepatitiden (B, C, D) das Problem eines Rezidivs (HC bis 100 %). Bei chronischer Hepatitis B kann die postoperative Gabe von anti-HBs-Immunglobulinen und Nukleosidanaloga die Reinfektion verhindern.

• Extrakorporale Detoxikation: Prometheus oder MARS (molecular adsorbent recirculating system) zur Überbrückung der Wartezeit vor Transplantation. Wirksamkeit umstritten, nur in Zentren verfügbar.

AKUTES LEBERVERSAGEN (ALV) [K72.0]

Syn: Acute (fulminant) hepatic failure, acute liver failure

Def: Ausfall der Leberfunktion bei Patienten, die vorher keine chronische Leberkrankheit hatten; klinische Trias: Ikterus, Gerinnungsstörung, Bewusstseinsstörung.
Nach dem Zeitintervall zwischen Ausfall der Leberfunktion und Beginn der Enzephalopathie 3 Verlaufsformen: fulminant (< 7 Tage) - akut (7 - 28 Tage) - subakut oder protrahiert (> 4 Wochen)

Ep.: Rel. seltene Erkrankung (Deutschland: Bis 500 Fälle/Jahr)

Ät.: 1. Virushepatitis (Südeuropa, Afrika, Asien ca. 50 %; USA, England, Skandinavien ca. 10 %; Deutschland ca. 20 %):
- Häufigkeit: HA 0,2 %; HB 1 %; HC 0,1 %
- HD: bis 5 % bei Koinfektion, bis 20 % bei Superinfektion
- HE: Bis 3 %, bei Schwangeren bis 20 %
Selten auch Doppelinfektionen mit 2 verschiedenen Hepatitisviren.
Selten Herpesviren (CMV, EBV, HSV)

2. Medikamentös-toxisch (je nach Region 20 - 40 %):
   - Medikamente: z.B. Paracetamol-Intoxikation (Skandinavien, England, USA 40 %); Halothan: Dosisunabhängige Idiosynkrasie bei Sensibilisierung durch frühere Halothannarkose (Ak-Nachweis möglich), Phenprocoumon u.a.
   - Drogen: Ecstasy u.a.
   - Knollenblätterpilz (Amanita phalloides): Gastrointestinale Beschwerden 6 - 12 h nach Ingestion; danach beschwerdefreies Intervall von 1 - 3 Tagen, anschließend ALV durch Amanita-Toxine (Nachweis im Urin)
   - Gel. Phytotherapeutika (Johanniskraut, Kava Kava u.a.)
   - Chemikalien (z.B. Tetrachlorkohlenstoff)
3. Andere Ursachen (5 %): Akute Schwangerschaftsfettleber, HELLP-Syndrom, Autoimmunhepatitis, Schockleber, M. Wilson, Budd-Chiari-Syndrom
4. Kryptogene Hepatitis (unbekannte Genese) bis 20 % d.F.

KL.:
- Hepatische Enzephalopathie mit Bewusstseinsstörungen von Somnolenz bis Koma (4 Stadien, siehe Kap. Hepatische Enzephalopathie)
- Ikterus, Foetor hepaticus (Geruch nach roher Leber), Flapping tremor
- Abnehmende Lebergröße (infolge Leberzerfall)
- Hämorrhagische Diathese durch Mangel an Gerinnungsfaktoren und disseminierte intravasale Coagulation (DIC)
- Arterielle Hypotonie infolge Vasodilatation (systolische Blutdruckerhöhung bei fortgeschrittener Enzephalopathie spricht für intrakranielle Druckerhöhung)
- Hyperventilation (Ammoniakwirkung)

Ko.:
- Hirnödem (bis 80 % der Patienten mit Enzephalopathie St. 4)
- Magen-Darm-Blutungen (> 50 %)
- Akutes Nierenversagen (bis zu 80 %)
- Respiratorische Infektionen, Harnwegsinfektionen, Sepsis u.a.
- Hypoglykämie durch verminderte Glukoneogenese

Lab:
- Transaminasen ↑, Bilirubin ↑
- Ammoniak ↑
- INR ↑ (> 1,5), Gerinnungsfaktoren ↓, Thrombozytopenie
- Oft Hypokaliämie, Hypoglykämie
- Alkalose: Initial metabolische Alkalose (Urs: Harnstoffsynthese und Bikarbonatverbrauch vermindert), später durch Hyperventilation gemischte Alkalose

DD: Rasch progredienter terminaler Leberausfall bei Leberzirrhose („acute on chronic" Leberversagen oder „acute on cirrhosis" Leberversagen)

Di.: Anamnese + Klinik mit Labor
Duplex-Sonografie
Spezialdiagnostik: EEG, Hirndruckmessung

Scoring-Systeme (z.B. MELD = model for end-stage liver disease) dienen zur Abschätzung von Schweregrad und Prognose des ALV und zur rechtzeitigen Entscheidung zur Lebertransplantation (LTx). Sie enthalten meist 3 Laborparameter (INR, Bilirubin, Kreatinin), den Grad der hepatischen Enzephalopathie und evtl. die Ätiologie des ALV. Bei Paracetamol-Intoxikationen (KCC-Score = Kings College Criteria-Score → siehe *Internet*)

Th.:
- Patienten frühzeitig in ein Transplantationszentrum verlegen!
- Kausale Maßnahmen, z.B.
  - Schwangerschaftsassoziiertes akutes Leberversagen und HELLP-Syndrom: Schwangerschaft beenden.
  - Entgiftungsmaßnahmen bei Aufnahme von Hepatotoxinen (Magenspülung, hohe Einläufe, forcierte Diurese, Kohleperfusion, Plasmapherese)
  - Antidotgabe, z.B.
    ° Bei Paracetamol-Intoxikation: Hochdosierte Gabe des Antidots Acetylcystein (Fluimucil®) nach Nomogramm (bis 300 mg/kg KG/d Gesamtdosis i.v.)
    ° Bei Knollenblätterpilz-Intoxikation: Silibinin i.v. (Legalon SIL®) 20 - 50 mg/kg KG/d
  - Fulminanter Verlauf der Hepatitis B: Versuch einer antiviralen Therapie (siehe Kap. Hepatitis B)
- Symptomatische (supportive) Therapie:
  - Überwachung + Substitution von Elektrolyten, Glukose, Gerinnungsfaktoren (FFP = fresh frozen plasma), AT-Substitution auf > 50 % des Sollwertes, Quick-Wert > 20 % halten; i.v.-Ernährung
  - Prophylaxe eines Leberkomas: Hohe Darmeinläufe, Gabe von Laktulose und Neomycin oral (Reduktion der ammoniakbildenden Darmflora)
  - Ulkusprophylaxe mit Ranitidin (H_2-Blocker, der auch den Hirndruck senkt)

- Hämodialyse bei akutem Nierenversagen
- Bei Hirnödem und normaler Nierenfunktion: Gabe hyperosmolarer Mannitol-Lösung; Oberkörper auf 45° anheben; RR hochhalten (arterieller Mitteldruck muss 50 mmHg über dem Hirndruck liegen → Hirndrucksonde); Hyperoxygenierung; Hyperventilation auf $paCO_2$-Werte von 30 - 35 mmHg ist nur im Frühstadium erfolgversprechend; im Spätstadium Gabe von Thiopental (Verminderung des O_2-Bedarfs).

- Lebertransplantation: Frühzeitige Kontaktaufnahme mit einem Transplantationszentrum! Indikationsstellung mithilfe spezieller Prognosescores (s.o.)
- Variante der LTx: Bei potenziell reversiblem ALV bis die Regeneration der eigenen Leber erfolgt ist: Auxiliäre partielle orthotope Lebertransplantation (APOLT): Ersatz des linken Leberlappens des Patienten durch ein Spendertransplantat
- Extrakorporale Detoxikation: Prometheus, MARS (molecular adsorbent recirculating system) u.a. Verfahren: In klinischer Erprobung

Prg: Abhängig von: Ätiologie des ALV, Alter, evtl. Vorerkrankungen und Geschwindigkeit der Entwicklung des ALV (fulminant günstiger als protrahiert). Leichte Enzephalopathiegrade (1 + 2) haben günstigere Prognose. Prognostisch günstig ist auch ein Abfall des Hepatozyten-Wachstumsfaktors (HGF) und ein Anstieg des α-Fetoproteins. Häufigste Todesursache (70 %) ist das Hirnödem.
50 % der Patienten benötigen eine Lebertransplantation. Patienten, die ein ALV überleben, erholen sich meist vollständig.

TUMOREN DER LEBER [D37.6]

A) Gutartige Tumoren

Einteilung:

1. Leberhämangiom: [D18.0]
   - Vo.: Häufigster benigner Lebertumor, 80 % der Hämangiome haben ∅ < 3 cm.
   - KL.: Meist symptomloser Zufallsbefund bei der Sonografie: Echoreicher ("weißer") rundlich-ovaler oder lobulierter Tumor, glatt begrenzt; im Echokontrast zentripetale Füllung; Irisblenden-Phänomen bei Kontrastmittel-Sono oder Angio-CT. Im Farbduplex sieht man ein oder mehrere zu-/abführende Gefäße im Randbereich. Bei (kleineren) Hämangiomen besteht in bis zu 15 % ein arterioportaler Shunt (Shunt-Hämangiom). Größere Hämangiome zeigen oft nicht mehr das typische KM-Verhalten der kleinen Herde.
   - Ko.: Sehr selten Spontanruptur + Blutung in die Bauchhöhle bei oberflächlicher Lage großer Hämangiome
2. Fokale noduläre Hyperplasie (FNH) [K76.8]
   - Def: Polyklonale unspezifische Hyperplasie der Leberzellen
   - Vo.: Überwiegend Frauen
   - Ät.: Unbekannt. Die Mehrzahl der FNH-Patientinnen haben östrogenhaltige Kontrazeptiva eingenommen; Absetzen oder Fortführen dieser Medikation hat jedoch bei der Mehrzahl der Patientinnen keinen Einfluss auf das Wachstum der FNH.
   - Pat: Hamartom mit allen Zellen des normalen Lebergewebes (beim Adenom nur Hepatozyten). Die FNH zeigt meist eine zentrale Narbe mit sternförmigen Septen (Radspeichenstruktur).
   - Sono: Meist gleiche Echogenität wie das Lebergewebe; im Farbdoppler oft radiäre Gefäße, im Powerdoppler Nachweis der versorgenden Arterie in 80 %; Kontrastmittel-Sono: Früharteriell zeigt sich eine zentrale Arterie und Radspeichenmuster.
3. Leberzelladenom = Hepatozelluläres Adenom (HZA) [D13.4]:
   - Def: Monoklonal entstandener Lebertumor
   - Einteilung: - HNF-1α-inaktivierte Adenome
     - β-Catenin-aktivierte Adenome
     - Inflammatorische Adenome

   Relativ selten, meist Frauen im gebärfähigen Alter; Adenomgröße bis > 10 cm ∅
   - Ät.: Einnahme östrogenhaltiger Kontrazeptiva
   - Sono: Kleine HZA < 5 cm ∅ sind isoechogen zum Lebergewebe. Das große oberflächlich gelegene HZA kann Komplikationen machen (s.u.) und ist eine Op.-Indikation! Venöse Signale im Farbdoppler und Kontrastmittel-Ultraschall (KMUS)
   - Hi.: Fehlen von Zentralvenen und Gallengängen, oft Nekrosen und Einblutungen
   - Ko.: Infarzierung mit akuten Abdominalschmerzen, Ruptur des Tumors mit lebensbedrohlicher Blutung (10 % d.F.)
4. Gallengangsadenom (selten) [D13.5]

5. Intrahepatisches Gallengangszystadenom: [D13.4]
Selten, Frauen im 5. Lebensjahrzehnt, Größe bis 30 cm ∅
6. Intrahepatische Gallengangspapillomatose: [D37.6] Seltene Präkanzerose

KL.: Gutartige Lebertumoren sind meist symptomlos (sonografische Zufallsbefunde), Leberzelladenome können zu Komplikationen führen (s.o.)

DD: Fokale Fettverteilungsstörungen:
1. Fokale Mehrverfettung (Sono: Echoreicheres/"helleres" Areal, scharf begrenzt; CT: Dichtemessung von Fett)
2. Fokale Minderverfettung (Sono: Echoärmeres/"dunkleres" Areal, scharf begrenzt)

Di.: Bildgebende Stufendiagnostik:
- Farbduplex- und Power-Doppler-Sonografie, Kontrastmittel-Ultraschall = KMUS (empfindlichster Nachweis)
- CT in Spiraltechnik nach i.v.-Kontrastmittelgabe
- MRT nach Kontrastgabe
  Typisch für die ersten 3 Tumoren ist ein Dichteangleich im CT zum umgebenden Lebergewebe nach Kontrastmittelgabe (was für Lebermetastasen nicht zutrifft).
- PET/CT (Kombination von KM-CT + PET): Sehr sensitives Verfahren zur Diagnostik maligner Tumoren!

Th.: Zu 2. FNH: Bei Beschwerdefreiheit keine Therapie
Zu 3. Leberzelladenom: Kontraindiziert sind Östrogene und anabole Steroide
Manche Autoren empfehlen eine chirurgische Entfernung von:
1. Solitäre HNF-α-inaktivierte und inflammatorische Adenome, die > 5 cm sind (Ruptur- und Einblutungsrisikos)
2. β-Catenin-mutierte Adenome in jedem Stadium (erhöhte maligne Transformationsgefahr)

Bei der seltenen Adenomatose der Leber mit > 10 Adenomen in der Leber besteht Entartungsrisiko zum HCC → engmaschige (3-monatige) Sonokontrollen! Bei Entartung Resektion, evtl. Lebertransplantation.

B) Maligne Lebertumoren

1. Hepatozelluläres Karzinom (HCC)[C22.0]:

Syn: Primäres Leberzellkarzinom (HCC)

Ep.: In Europa und USA zunehmend; Inzidenz: Ca. 5/100.000 Einwohner jährlich, m : w = 3 : 1; in den Tropen (Afrika, Asien, bes. China) z.T. häufigstes Malignom bei Männern! Inzidenz > bis 100/100.000/Jahr; Häufigkeitsgipfel in Afrika + Asien: 3. - 4. Lebensjahrzehnt; in Europa und USA: 5. - 6. Lebensjahrzehnt.

Ät.:
- Leberzirrhose jeder Genese (> 90 %): Bis 4 % der Zirrhosepatienten pro Jahr!
  Das größte HCC-Risiko haben Zirrhosepatienten auf dem Boden einer chronischen Hepatitis B (ca. 50 % aller HCC) oder C (ca. 25 % aller HCC). Auch Zirrhose durch Alkohol oder Hämochromatose spielt eine wichtige Rolle. Hohes Risiko haben auch Patienten mit neonataler HBV-Infektion. HB- und HC-Viren sind Karzinogene für die Leber.
- Aflatoxin B_1 des Pilzes Aspergillus flavus, der auf Getreide, Nüssen u.a. Nahrungsmitteln bei feuchtem Klima wächst.

Pat:
- Wachstum: Solitär, multizentrisch, diffus infiltrierend
- Histologie: Unterschiedliche Differenzierung, frühzeitige Metastasierung
- Stadieneinteilung nach verschiedenen Klassifikationen (siehe *Internet*)

TNM-Klassifikation (UICC, 2010):

T1	Solitär, ohne Gefäßinvasion
T2	Solitär mit Gefäßinvasion oder multipel ≤ 5 cm
T3a	Multipel > 5 cm
T3b	Invasion größerer Äste der V. portae oder Vv. hepaticae
T4	Invasion von Nachbarorganen, ausgenommen Gallen-Blase, Perforation des viszeralen Peritoneums
N0	Ohne regionäre Lymphknotenmetastasen (LK)
N1	Mit regionären LK
M0	Keine Fernmetastasen
M1	Mit Fernmetastasen

KL.:
- Druckschmerz rechter Oberbauch, Abmagerung, evtl. tastbarer Tumor, evtl. Strömungsgeräusch über der Leber, evtl. Aszites
- Evtl. Dekompensation einer vorbestehenden Leberzirrhose
- Evtl. paraneoplastische Syndrome (Fieber, Polyglobulie u.a.)

Zum Diagnosezeitpunkt in 50 % multilokuläres Wachstum, in 25 % Pfortaderthrombose und in 10 % Infiltration von Lebervenen und V. cava inferior.

Lab: Alpha-Fetoprotein (AFP):
Embryonales Tumorantigen, dessen Bildung nach der Geburt durch Repression des zugeordneten Gens stark gedrosselt wird → normale Serumkonzentration bei Erwachsenen < 15 µg/l. Physiologisch erhöhte Werte finden sich bei Schwangeren. Bei HCC ist AFP nur in ca. 50 % d.F. erhöht, wobei die Spezifität in Abhängigkeit von der Höhe des Wertes ansteigt bis zu 95 %.
Andere Ursachen einer pathologischen AFP-Erhöhung: Nichtseminomatöse Hodentumoren (hohe Sensitivität), gel. gastrointestinale Tumoren (in 20 % d.F.); Lungenkarzinom. Undulierend erhöhte AFP-Werte finden sich gel. auch bei chronischer Hepatitis. Ansteigende Werte > 20 µg/l sind verdächtig auf HCC!

Di.: Anamnese (Leberzirrhose, chronische HBV-/HCV-Infektion) - Klinik - AFP-Erhöhung - bildgebende Diagnostik: Farbduplex- und Kontrastmittel-Sonografie, MRT- und CT-Verfahren, intraoperativer Ultraschall.
Keine Feinnadelpunktion bei potenziell kurativem Tumorbefund (da in 2 % Implantationsmetastasen entstehen!).

Th.: Stadiengerechte Therapie nach dem Barcelona-Clinic-Liver-Cancer (BCLC)-System sowie nach S3-Leitlinie:
- Bei den seltenen HCC in nicht-zirrhotischer Leber versucht man eine kurative Therapie durch Leberteilresektion
- Bei HCC und Leberzirrhose kommt die Lebertransplantation in Betracht.
  Für die Indikationsstellung zur Lebertransplantation bei Patienten mit Leberzirrhose und maximal 3 HCC-Herden gelten die Milan-Kriterien:
  Indikation sind ein Herd maximal 5 cm groß oder bis zu 3 Herde, die maximal bis zu 3 cm groß sind. Vor LTX werden oft lokal-ablative Verfahren angewendet (bridging to LTX oder Down-Staging zur Erfüllung der Milan-Kriterien).
- Lokale ablative Therapieverfahren: Verschiedene Methoden, z.B.
  · Radiofrequenzablation = RFA
  · Transarterielle Chemoembolisation = TACE
  Ind: 1. Bei Beachtung der Milan-Kriterien potentiell kurative Therapie
  2. Überbrückungsmaßnahmen bis zur Transplantation
  3. Palliative Therapie
- Palliative Therapie:
  - Chemotherapie (keine lebensverlängernde Wirkung)
  - Sorafenib (Nexavar®), ein Multikinaseinhibitor (lebensverlängernde Wirkung für wenige Monate); Diarrhö u.a. NW (siehe auch S3-Leitlinie)

Prg: • Ohne Therapie schlecht
• Bei kurativer Zielsetzung sind die 5-Jahresüberlebensraten abhängig vom Stadium der kausalen Lebererkrankung und des HCC sowie von der Radikalität der Tumorentfernung:
  - Nach Lebertransplantation: 40 - 70 %
  - Nach Leberteilresektion: 20 - 50 %
  - Nach lokoregionärer (lokalablativer) Therapie: 20 - 50 %, wobei die Resultate nach RFA besser sind als nach PEI.
• Bei palliativer Therapie betragen die medianen Überlebenszeiten 6 - 12 Monate.

Früherkennung: Patienten mit Leberzirrhose (bes. bei HBV- sowie HCV-Infektion) ca. alle 6 Monate screenen mittels Sonografie + AFP-Bestimmung (Intervall je nach klinischen Verlauf)

Pro: Hepatitis B-Impfung senkt die HCC-Inzidenz in Endemiegebieten (REVEAL-Studie, Taiwan)
Rechtzeitige Therapie einer HBV-/HCV-Infektion, Hämochromatose u.a. kausaler Erkrankungen

2. **Embryonales Hepatoblastom** [C22.2] (seltener Tumor bei Kindern)

3. **Angiosarkom** [C49.9]:
   At.: Vinylchlorid (= Monomer des PVC), Arsen, Thorotrast (seit 1955 nicht mehr verwendetes Röntgenkontrastmittel aus Thoriumdioxid)

4. **Lebermetastasen** [C78.7] im Rahmen extrahepatischer Tumorerkrankungen: Häufigste Form der malignen Lebertumoren, oft multipel auftretend
   Di.: Sono: Sonografisch unterschiedliches Erscheinungsbild: Echoreich oder echoarm, evtl. zentrale Echoverstärkung ("bulls eye"), echoarmer Halo, selten Verkalkungen, Kompression/ Verlagerung von Gefäßen; Kontrastmittel-Sono: Spätaussparung und irreguläre Tumorgefäße in der arteriellen Phase
   CT, MRT, evtl. PET

Th.: 1 bis wenige günstig lokalisierte Lebermetastasen können bei Abwesenheit weiterer Metastasen mit kurativer Zielsetzung reseziert werden, wenn R0-Resektion möglich ist und ausreichend restliches Lebergewebe vorhanden ist (z.B. bei KRK). Evtl. auch lokal-ablative Therapieverfahren (siehe HCC). Vorher Leber-CT mit Kontrastmittel, evtl. intraoperativer Ultraschall.
In allen übrigen Fällen bestehen nur palliative Therapiemöglichkeiten: Systemische Chemotherapie, lokal ablative Therapieverfahren.

Alveoläre Echinokokkose [B67.5]

Err: E. multilocularis kommt nur auf der nördlichen Hemisphäre vor; wird hauptsächlich durch Füchse übertragen.

Ink: 10 – 20 Jahre!

Kl.: Die alveoläre Echinokokkose breitet sich in der Leber wie ein maligner Tumor infiltrativ aus (mit Verkalkungen).

Di.: Nachweis eines Leberbefalls: Sono/CT + positive Serologie: AK-Nachweis

Th.: Kurative Resektion nur bei 1/4 d.F. möglich + anschließende Langzeittherapie mit Albendazol (Kontrollen mittels Sono und Ak-Titer)

DD: Zystische Leberveränderungen

1. Multiple dysontogenetische Zysten (oft auch in Nieren/Pankreas)
2. Solitäre Leberzysten [K76.8] bei 3 - 5 % der Menschen > 50 Jahre: Meist asymptomatischer Sonobefund: Sonokriterien: Rund, echofrei, glatt begrenzt, keine erkennbare Wand, Randschatten, distale Schallverstärkung, betontes Ein- und Austrittsecho.
   Zysten > 5 cm Ø können selten Komplikationen machen (Einblutung, Infektion)
3. Zystische Echinokokkose: [B67.9] Infektion durch den Hundebandwurm (E. granulosus)
   Sono/CT: Glatt begrenzte Raumforderung unterschiedlicher Echogenität, Wandverkalkungen, evtl. Nachweis von typischen Tochterzysten mit Doppelkontur der Wand (Zysten in der Zyste) und Waben- oder Radspeichenstrukturen durch Septen; Ak-Nachweis im Serum
4. Leberabszess:
   - Bakterieller = pyogener Abszess [K75.0] infolge Bakteriämien in der Pfortader, z.B. durch Appendizitis, Divertikulitis; Cholangitis, postinterventionell. Häufigste Erreger sind E. coli und Klebsiellen (70 %); Schmerzen im rechten Oberbauch, intermittierendes Fieber, BSG, Leukozyten, AP ↑
     Sono: Meist echoarm, gasbedingte Spiegelbildung, Debris-Echos, sekundäre entzündliche Umgebungsreaktion, Kontrastmittel-Ultraschall (KMUS)
   - Amöbenabszess [A06.4] durch Infektion mit Entamoeba histolytica
     Di.: Evtl. Fieber, BSG ↑, Amöbenserologie, Sono: (anfangs wenig, später stärker) echoarme Raumforderung mit Binnenechos, evtl. Gaseinschlüsse, meist runde Form mit Abszesswand
     Anm.: Während der Amöbenabszess evtl. kaum Symptome macht, hat der Patient mit pyogenem Abszess meist Beschwerden.
5. Leberhämatom [K76.8]
   Sono: Änderung der Morphologie im Zeitverlauf ist typisch: Anfangs echoarm, später zunehmende Echogenität; Traumaanamnese. Gesamtes Abdomen und Milz untersuchen; freie Flüssigkeit im Abdomen?
6. Peliosis hepatis: Seltene Folge einer Bartonella-Infektion mit Blutzysten in der Leber, Assoziation auch zu Therapie mit Hormonen (orale Kontrazeptiva, Anabolika)

Di.: Sono, CT, MRT, evtl. Angio-Verfahren

Th.:
- Solitäre Leberzysten werden nur behandelt bei größeren Zysten (> 5 cm Ø), die Beschwerden machen: Sonogesteuerte Punktion mit Kathetereinlage + Verödung mit 96 %igem Alkohol
- Echinokokkuszyste: PAIR-Therapie (Perkutane Alkoholinjektion und Reaspiration)
  KI: Biliäre Infiltration (vorher durch ERCP ausschließen)
  Erfolgsrate der PAIR: 95 %; begleitende Chemotherapie mit Albendazol ist obligat. Bei KI für PAIR operative Zystektomie + begleitende Chemotherapie

Bei Ruptur, operativer Entfernung oder Punktion der Echinokokkuszyste besteht die Gefahr der peritonealen Aussaat von Protoskolizes sowie einer anaphylaktischen Reaktion. Daher sollten bei ultraschallgesteuerter Feinnadelpunktion mindestens 2 cm Lebergewebe zwischen Zyste und Leberoberfläche liegen.

- Pyogener Abszess:
  1. Antibiotika über mindestens 3 Wochen (z.B. Mezlocillin oder Cefotaxim + Metronidazol i.v.)
  2. Sono- oder CT-gesteuerte Abszesspunktion (mit Mikrobiologie + Zytologie), Spülung mit 0,9 %iger NaCl-Lösung; bei größeren Abszessen (> 4 cm ∅) Drainage + tägliche Spülungen; bei Verschlechterung Operation
- Amöbenabszess: Metronidazol über 10 Tage ist meist erfolgreich; Abschlussbehandlung mit Diloxanid (siehe Kap. Amöbiasis). Die sonografische Rückbildung des Amöbenabzesses dauert oft länger.

ERKRANKUNGEN DER GALLENBLASE UND -WEGE (CHOLEPATHIEN)

ANGEBORENE ERKRANKUNGEN

Gallengangsatresie [Q44.2]

Einteilung nach Kasai:

I. Extrahepatische Gallengangsatresie:
Typ I: D. choledochus - Typ II: D. hepaticus communis - Typ III: D. hepatici

II. Intrahepatische Gallengangsatresie

III. Gallengangshypoplasien

Ep.: 1 : 12.000 Geburten

KL.: Progressiver Ikterus unmittelbar nach der Geburt oder wenig später

Di.: Sono, MRC (= Magnetresonanz-Cholangiografie), intraoperative Cholangiografie

Th.: Biliodigestive Anastomose (z.B. durch Y-förmige Jejunumschlinge, Portojejunostomie nach Kasai); Lebertransplantation (evtl. Transplantation eines Lebersegmentes von lebenden Verwandten)

Prg: Ohne Lebertransplantation ungünstig.

Choledochuszysten [Q44.4]

4 Typen:

I: Common-channel-Syndrom (am häufigsten): Dilatation von D. choledochus und D. hepaticus

II. Isoliertes Divertikel des D. choledochus

III. Stenose der Papilla Vateri mit Choledochozele

IV. Caroli-Syndrom: Zystische Dilatation der intrahepatischen Gallengänge; rezessiv-autosomal vererbt; Typ I mit Gallengangssteinen und Cholangitiden; Typ II mit Leberzirrhose und ungünstiger Prognose.

KL.: Manifestation im 1. Lebensjahr (25 %), bis zum 10. Lebensjahr (35 %) oder im Erwachsenenalter: Rezidivierender Ikterus, kolikartige Schmerzen unter dem rechten Rippenbogen, Pruritus, tastbarer prall-elastischer Tumor im rechten Oberbauch

Di.: Sono, MRC, ERC, intraoperative Cholangiografie

Th.:
- Biliodigestive Anastomose bei Cholestase
- Lyse/ESWL von Gallensteinen, endoskopische Papillotomie
- Antibiotika bei bakterieller Cholangitis
- Evtl. Lebertransplantation

ERWORBENE ERKRANKUNGEN

GALLENSTEINE (CHOLELITHIASIS) [K80.2]

Ep.: Prävalenz bei Frauen ca. 15 %, bei Männern ca. 7,5 % (w : m = 2 : 1); Prävalenz bei Leberzirrhose und M. Crohn 25 - 30 %. Zunahme mit dem Alter.

Steinarten:

1. Cholesterinsteine und gemischte Steine (die > 70 % Cholesterin enthalten): 80 %
2. Bilirubin- (Pigment-)Steine (20 %)
   Urs: Chronische Hämolysen, Leberzirrhosen, z.T. unbekannt.
   Bilirubinsteine und Cholesterinsteine geben im Röntgenbild keinen Schatten. Pigmentsteine sedimentieren am Boden der Gallenblase, während Cholesterinsteine in der Gallenblase schweben. Im CT kann man durch Dichtemessung die beiden Steinarten differenzieren.

20 % der Patienten haben verkalkte Steine im Gefolge entzündlicher Prozesse. 10 - 15 % der Pat. mit Gallenblasensteinen haben gleichzeitig Steine im Ductus choledochus!

Gallengangssteine werden entweder primär im Gallengang gebildet (meist braune Pigmentsteine) oder sind aus der Gallenblase in den Gallengang eingewandert (meist Pigmentsteine mit Cholesterinkern). Sie führen in ca. 50 % zu Komplikationen (Verschlussikterus, Cholangitis, Pankreatitis).

Ät.: Risikofaktoren für die Bildung von Cholesterinsteinen:
- Hereditäre Faktoren: z.B. gehäuftes Auftreten von Cholesterinsteinen in sog. "Gallensteinfamilien" oder bei Pima-Indianern, Fehlen von Gallensteinen bei zentralafrikanischen Massai. Gen-Mutationen, die zu Cholesterin-Gallenblasensteinen führen, sind: ABCG8 und ABCB4.
- Geschlecht (w : m = 2 : 1 bis 3 : 1), Gravidität, Östrogeneinnahme
- Alter (Zunahme von Gallensteinen im höheren Alter)
- Ernährung (cholesterinreiche, ballaststoffarme Diät, parenterale Ernährung, Fasten)
- Adipositas (Übergewicht von 20 % verdoppelt das Gallensteinrisiko)
- Einnahme clofibrathaltiger Medikamente
- Gallensäureverlust-Syndrom (siehe dort)

Merke: 6 x F-Regel: "female, fair (hellhäutig), fat, forty, fertile (fruchtbar), family"!

Pg.: Galle besteht zu ca. 80 % aus Wasser. Gallensäuren und Phospholipide halten normalerweise das unlösliche Cholesterin in Form von Mizellen in Lösung. Die normale (nichtlithogene) Galle enthält Cholesterin, Phospholipide und Gallensäuren in einer Relation von etwa 5 : 25 : 70. Typisch für die lithogene (steinbildende) Galle ist der hohe Anteil an Cholesterin u./o. der verminderte Anteil an Gallensäuren, sodass die Galle mit Cholesterin übersättigt ist. Dabei ist der lithogene Index (LI) oder Cholesterinsättigungsindex (CSI) = Verhältnis von gelöstem zu maximal löslichem Cholesterin größer als 1. Erster Schritt für die Entstehung von Cholesteringallensteinen ist die Bildung von Cholesterinmonohydratkristallen.
Hypomotilität der Gallenblase mit verlängerter Verweildauer der Galle in der Gallenblase oder unvollständiger Entleerung der Gallenblase begünstigt die Cholesterinsteinbildung.

KL.: A) Gallensteinträger ohne Beschwerden (= stumme Gallensteine): 75 %

B) Gallensteinkranke mit Beschwerden (= symptomatische Gallensteine): 25 %

1. Gallenkoliken Typische Beschwerden bei Gallensteinleiden, meist durch Steineinklemmung/Steinpassage des Ductus cysticus ausgelöst. Kleine Konkremente können über den D. choledochus ins Duodenum abgehen; physiologische Engstelle: Papilla Vateri, die zusätzlich durch Spasmen oder morphologische Veränderungen verengt sein kann (80 % aller Menschen haben einen gemeinsamen Ausgang von Ductus choledochus und Ductus pancreaticus). Kolikschmerzen dauern 15 Minuten bis zu 5 Stunden an (selten länger) und sind im rechten und mittleren Oberbauch lokalisiert (stets auch Magen und Duodenum untersuchen!), strahlen oft in den Rücken (Pankreatitis ausschließen!) und die rechte Schulter aus (DD: Herzinfarkt und Lungenembolie). Die Kolik kann von Brechreiz, Aufstoßen und flüchtigem Ikterus begleitet sein.
2. Unspezifische Oberbauchbeschwerden:
   Druck-/Völlegefühl im (rechten) Oberbauch, Meteorismus, Unverträglichkeit von manchen Speisen und Getränken (z.B. fette, gebratene, blähende Speisen, Kaffee, kalte Getränke). Im Gegensatz zur Gallenkolik finden sich diese unspezifischen Beschwerden nicht nur bei Cholelithiasis, sondern auch bei anderen Abdominalerkrankungen (Leber, Magen, Darm). In der Mehrzahl d.F. handelt es sich um rein funktionelle Beschwerden eines Reizdarm- bzw. Reizmagensyndroms.
3. Tastbefund:
   Murphy-Zeichen: Plötzliches schmerzbedingtes Stoppen der tiefen Inspiration, nachdem der Untersucher in Exspiration die palpierende Hand in die Gallenblasenregion gedrückt hat (was noch nicht schmerzhaft war).

Ko.: Die Mehrzahl der symptomatischen Gallensteinkranken muss im weiteren Leben mit rezidivierenden Beschwerden oder Komplikationen rechnen!

1. Akute Cholezystitis [K81.9], Cholangitis und ihre Komplikationen:
   - Bakterielle Infektion der Gallenblase und -wege; häufigste Erreger: E. coli, Streptococcus faecalis (Enterokokken), Klebsiellen, Enterobacter, Clostridium perfringens
     Charcot-Trias bei Cholangitis: Schmerzen im rechten Oberbauch, Ikterus und Fieber; oft rezidivierend; Lab: Leukozyten, γ-GT, AP, Bilirubin (GPT) ↑
     Ko.: Gallenblasenempyem, gangränöse Cholezystitis, Leberabszess, Sepsis

   Merke: Eine Cholezystitis entsteht in 90 % d.F. durch eine temporäre Verlegung des D. cysticus oder des Gallenblaseninfundibulums durch Gallensteine; Entzündungen ohne Steine sind selten (z.B. bei Intensivpatienten unter parenteraler Ernährung oder bei Salmonelleninfektion).

- Steinperforation (selten):
  - In den Darmtrakt mit Obstruktion des Duodenums (Bouveret-Syndrom) oder Obstruktion des terminalen Ileums und Gallensteinileus → klinische Trias: Aerobilie (röntgenologisch Luft in Gallenblase/-wegen) + Dünndarmileus + evtl. Steinschatten. Selten perforiert der Stein in die rechte Kolonflexur.
  - Gedeckte Perforation mit evtl. subhepatischem Abszess (Sonografie!)
  - Freie Perforation in die Bauchhöhle mit galliger Peritonitis
- Mirizzi-Syndrom: Sehr seltene Form des Verschlussikterus, wobei ein Gallenblasenhydrops oder ein Gallenblasenhalsstein zu einer Kompression des benachbarten Ductus hepaticus geführt hat.

2. Chronisch-rezidivierende Cholezystitis: Schrumpfgallenblase, "Porzellangallenblase", Spätkomplikation: Gallenblasenkarzinom
3. Steinwanderung und ihre Komplikationen:
   - Zystikusverschluss [K82.0] (ERC: Negatives Cholezystogramm)
     KL.: Gallenkolik (akuter Verschluss)
     Ko.: Gallenblasenhydrops, bakterielle Cholezystitis, Gallenblasenempyem (tastbare Gallenblase), Gallenblasengangrän, Perforation
   - Choledocholithiasis [K80.5]
     Ko.: Cholestatischer Ikterus, bakterielle Cholangitis, Leberabszesse, sekundäre biliäre Zirrhose, Pankreatitis

DD:
- Pankreatitis (DD + Ko.! → Lipase; Amylase ↑)
- Ulkus (Anamnese, Gastroskopie)
- Appendizitis bei hochgeschlagener Appendix
- Nephrolithiasis mit Harnleiterkolik, Pyelonephritis (pathologischer Harnbefund)
- Herzhinterwandinfarkt (CKMB, Troponin T/I, Ekg)
- Lungenembolie (Anamnese, Klinik, pO_2, Ekg, Echokardiografie, Farbduplex der Beine)
- Bei Ikterus andere Ursachen eines Ikterus (siehe dort)
- Fibrinöse Perihepatitis (Fitz-Hugh-Curtis-Syndrom):
  Komplikation einer sexuellen Infektion mit Gonokokken oder Chlamydien (jüngere Frauen, Schmerzen rechter Oberbauch, gynäkologischer Nachweis der Infektion)
- Primäre biliäre Zirrhose (PBC): Cholestasezeichen (AP, γ-GT, Bilirubin), IgM-Erhöhung, antimitochondriale Antikörper = AMA-M2, typische Histologie
- Primär sklerosierende Cholangitis (PSC): Seltene röhrenförmige Wandsklerose der mittleren und größeren Gallengänge
  Di.: MRC oder ERC (höhere Aussagekraft als MRC)
- Tumoren (Leber, Gallenblase, Gallengänge, Papilla Vateri, Pankreas, Kolon)
- Leber-/Gallengangsparasiten (Askariden, Echinococcus, Bilharziose, Fasciola hepatica, Clonorchis sinensis)
- Sphinkter-Oddi-Dyskinesie: Biliäre Schmerzen ohne Konkrementnachweis
  Di.: ERCP, Sphinktermanometrie: Invasive Diagnostik risikoreich!

Di.:
1. Anamnese + klinische Untersuchung
2. Labor:
   - Bei Cholezystitis: CRP + BSG ↑, Leukozytose
   - Bei Obstruktion des Ductus choledochus: Anstieg der Cholestaseparameter (γGT, AP, LAP, direktes Bilirubin)
   - Bei aszendierender Cholangitis: evtl. leichter Transaminasenanstieg
3. Diagnose von Gallensteinen:
   3.1. Ultraschalluntersuchung:
   Empfindlichste und schnellste Nachweismethode von Gallensteinen.
   Nachweis einer vergrößerten Gallenblase, von Form- und Wandveränderungen, Nachweis eines erweiterten/gestauten Ductus choledochus: Bei Patienten mit Gallenblase > 7 mm ∅; nach Cholecystektomie > 9 mm ∅. Die Weite des Ductus choledochus kann mit dem Lebensalter ansteigen. Nachweis einer Kontraktionsfähigkeit der Gallenblase nach Mahlzeit.
   Durch sonografische Hochfrequenz (HF)-Signalanalyse kann festgestellt werden, ob es sich um Cholesterinsteine handelt und ob diese verkalkt sind. Die klinische Relevanz der Zusammensetzung der Gallensteine ist jedoch gering.
   Akute Cholecystitis: Wanddicke > 3 mm (postprandial > 5 mm), Dreischichtung der Gallenblasenwand, evtl. Ödem des Gallenblasenbetts mit umgebender freier Flüssigkeit

Befunde an Gallenblase und -wegen:

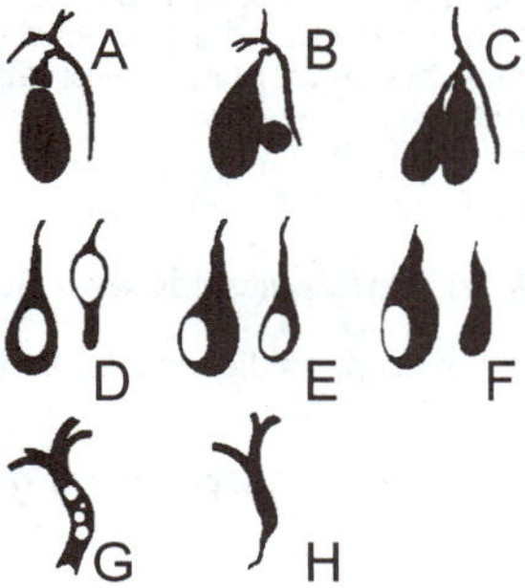

A Septierte Gallenblase
B Divertikel der Gallenblase
C Doppelt angelegte Gallenblase
D Lagewechsel des Steins
E Konstante räumliche Beziehung zwischen Tumor und Wand
F Verschwinden eines extravesikalen Tumors
G Choledocholithiasis mit papillennahem Stein, negative. Cholezystografie
H Papillenstenose (Zustand nach Cholezystektomie)

Nach sonografischer Diagnose von Gallenblasensteinen ergeben sich 2 Fragen:
- Handelt es sich um stumme oder symptomatische Gallensteine?
- Ist der Ductus cysticus frei durchgängig und die Gallenblase kontraktionsfähig? → Funktionssonografie: Sonografie nüchtern und 45 Min. nach Einnahme einer Mahlzeit: Verkleinert sich die Gallenblase nach Reizmahlzeit, ist der Ductus cysticus i.d.R. frei.

3.2. MRC: Kernspintomografische Darstellung des Gallenganges und evtl. Steine

3.3. CT der Gallenblase:
Empfindlichster Nachweis einer Verkalkung von Gallensteinen

3.4. Direkte Cholangiografie:
- ERCP = endoskopisch-retrograde Cholangiopankreatikografie: Methode der Wahl bei Verdacht auf Gallengangssteine! Es kann direkt ein therapeutischer Eingriff mit Papillotomie und ggf. Steinextraktion erfolgen.
  Ko.: Komplikationsraten für diagnostische ERCP < 2 %, für therapeutische ERCP bis 6 %, für Papillotomie bis 10 %, Pankreatitisrisiko 5 %, Sepsisrisiko 1 %, Letalität 0,4 %
- PTC = perkutane, transhepatische Cholangiografie
  Wegen höherer Komplikationsrate Reservemethode, falls ERC nicht möglich ist. Ko.: Gallige Peritonitis, Hämobilie u.a.

Abgestufte Diagnostik von Gallengangssteinen (Choledocholithiasis):
- Ultraschall: D. choledochus erweitert?
- Endosonografie: Direkter Steinnachweis möglich, empfindlichste Nachweismethode für präpapilläre Steine
- MRCP und ERCP
- Cholangioskopie mittels "Mother-Babyscope-System" oder direkte perorale Cholangioskopie

Th.: ▶ Stumme Gallensteine: Da nur 25 % der Betroffenen im Laufe von 25 Jahren Beschwerden oder Komplikationen entwickeln, besteht keine Behandlungsnotwendigkeit.
2 Ausnahmen: 1) Begleitender Gallenblasenpolyp > 10 mm (→ Entartungsrisiko)
2) Stumme Porzellangallenblase → wegen erhöhtem Karzinomrisiko Operation!

▶ Symptomatische Steine: Da die Mehrzahl der Patienten nach einmaligen Beschwerden auch in der Folge rezidivierende Beschwerden oder Komplikationen zeigen, ist eine Behandlung (Operation) angezeigt!

A) Symptomatische Behandlung einer Gallenkolik:
Leichte Kolik:
Butylscopolamin: z.B. 1 Buscopan®-Supp. u./o. Nitroglyzerin: Nitrolingual 0,8 - 1,6 mg als Zerbeißkapsel. KI für Butylscopolamin beachten (Glaukom, Blasenentleerungsstörung u.a.)
Schwere Kolik:
Starkes Analgetikum, z.B. 50 mg Pethidin + 20 mg Butylscopolamin i.v.
Anm.: Metamizol (= Novaminsulfon) kann Agranulozytose auslösen.
- Nahrungskarenz für mindestens 24 h, anschließend Diät: Keine fetten, keine gebratenen Speisen - was der Patient verträgt, ist erlaubt.
- Antibiotika bei Verdacht auf bakterielle Infektion der Gallenwege (Cholecystitis, Cholangitis):
  Häufigste Erreger: E. coli und Enterokokken (s.o.)
  Mittel der Wahl: Fluorchinolone der Gruppe 2/3 (z.B. Ciprofloxacin) oder Ceftriaxon
- Bei Verdacht auf Anaerobierinfektion zusätzliche Gabe von Metronidazol
- Frühzeitige elektive Cholecystektomie und Entfernung von Steinen im Ductus choledochus

B) Therapie eines Verschlussikterus durch Gallensteine:
Bei Cholestase durch Steine im D. choledochus ist eine endoskopische Steinextraktion angezeigt. Bei Cholangitis im Rahmen eines Verschlussikterus (Entzündungszeichen wie z.B. Fieber, Leukozytose u.ä.) ist diese notfallmäßig angezeigt, da sonst eine konservativ nicht therapierbare und letal bedrohliche Cholangiosepsis droht.

▶ Therapie von Choledochussteinen:
- Endoskopische Papillotomie (EPT) und evtl. Entfernung mit dem Dormia-Fangkörbchen oder einem Ballonkatheter
  Ko. nach EPT: Pankreatitis (1 %), Blutung (2 %), Cholangitis mit evtl. Sepsis (< 1 %), Perforation (0,1 %); Letalität ca. 0,1 %
  Ist das Konkrement zu groß (> 15 mm ∅) und passiert nicht die Papille, so wird der Stein zerkleinert. – Methoden:
  - Endoskopische mechanische Lithotripsie
  - ISWL = Endoskopisch applizierte intrakorporale Stoßwellenlithotripsie (elektrohydraulisch oder laserinduziert)
  - ESWL = Extrakorporale Stoßwellenlithotripsie
- Reservemethoden: PTC mit perkutaner endoskopischer Lithotripsie; Choledochusrevision im Rahmen einer operativen Cholecystektomie

▶ Therapie von Steinen in den Gallengängen der Leber (seltener Befund):
ISWL im Rahmen einer Cholangioskopie (peroral mittels „Mother-Baby-Endoskop" oder perkutan-transhepatisch)

C) Beseitigung der Gallensteine:

I. Chirurgisch:

Cholecystektomie

Vorteil: Definitive Sanierung, in der Regel keine Rezidivsteine.
Ind: Symptomatische Gallensteine sind grundsätzlich eine relative Indikation zur Cholecystektomie, beim Eintreten von Komplikationen besteht absolute Operationsindikation. Die Frühoperation im komplikationsfreien Stadium hat bei elektivem Eingriff eine Letalität von ca. 0,1 %. Im Alter > 70 J. sowie im Komplikationsstadium ist die Letalität ca. 100 x höher (bis 10 % und mehr).

a) Laparoskopische Cholecystektomie: Methode der 1. Wahl - Vorteile:
   1. Vermeidung eines größeren Bauchdeckenschnittes → keine Komplikationen seitens der Bauchwunde und späteren Narbe; kosmetische Vorteile
   2. Keine postoperative Darmatonie
   3. Schnelle Mobilisation, geringes Thromboembolierisiko, kürzere Krankenhausverweilzeit u.a.

b) Operative Cholecystektomie + evtl. Sanierung der Gallenwege (falls a) nicht möglich)

II. Nichtchirurgische Methoden der Steinbeseitigung haben kaum noch Bedeutung.

1. Orale Gallensäuretherapie = Systemische Litholyse mit Ursodeoxycholsäure (UDCA)
   Nachteile der UDCA-Lyse:
   - Therapiedauer bis zu 2 Jahren und Erfolgsquoten nur ca. 70 %
   - Hohe Prozentsatz von Rezidivsteinen: 30 – 50 %/5 J.
2. Extrakorporale Stoßwellenlithotripsie = ESWL mit anschließender systemischer Litholyse

Rezidivprophylaxe: Vermeidung von Übergewicht, cholesterinarme, ballaststoffreiche Diät, zur Nacht ein Glas Milch trinken (führt zur Gallenblasenentleerung), Vermeidung einer Behandlung mit Clofibrinsäurederivaten oder Östrogenen

Therapiestrategie bei Cholezystolithiasis:

I. Asymptomatische Steine	Keine Therapie
II. Symptomatische Steine ohne Komplikation	Cholecystektomie; falls Operation nicht infrage kommt: Lyse/ESWL
III. Komplikationsstadium	Cholezystektomie (absolute Indikation)

Sog. POSTCHOLEZYSTEKTOMIESYNDROM [K91.5]

Der Begriff ist irreführend und aus chirurgischer Sicht falsch, weil die Beschwerden eines Gallensteinleidens bei exakter Diagnose und Operation postoperativ nicht mehr vorhanden sind. Klagen Patienten nach Cholezystektomie über Oberbauchbeschwerden, so kann das folgende Ursachen haben:

1. Übersehene Papillenstenose, Choledochuskonkremente, Gallengangsstriktur (daher prä- und intraoperativ den D. choledochus abklären).
2. Andere Abdominalerkrankungen als Ursache der weiter bestehenden Beschwerden (Fehldiagnosen mit falscher Indikation zur Cholezystektomie).
3. Postoperativ neu aufgetretene Abdominalerkrankungen

Hämobilie [K83.8]

Def: Blutung aus dem Gallengangsystem über die Papilla Vateri in den Darm

Ät.: Iatrogene Verletzung, Traumen, Leberpunktion, Steine, Tumoren, Blutungen aus einer Pankreaspseudozyste, Aneurysmen u.a.

Di.: Stuhl auf Blut positiv, Duodenoskopie, Sono, MRC, ERC, evtl. Angiografie

TUMOREN DER GALLENBLASE UND GALLENWEGE

A) GUTARTIGE TUMOREN

Gallenblasenpolypen

Meist sonografische Zufallsbefunde; Prävalenz 5 %

- Cholesterinpolypen (95 % aller Gallenblasenpolypen) sind keine echten epithelialen Tumoren, sondern Cholestemineinlagerungen in die Mukosa.
- Adenome und Zystadenome mit Schleimproduktion; adenomatöse Hyperplasien

Th.: Gallenblasenpolypen, die sich vergrößern oder bereits bei der Erstdiagnose ≥ 1 cm ∅ haben, sollten per Cholecystektomie entfernt werden, da sie karzinomatös entarten können.

B) BÖSARTIGE TUMOREN

Ep.: Ca. 5/100.000/Jahr; Gallenblasenkarzinome: ca. 65 % (w > m); hiläre Gallengangskarzinome (= Klatskin-Tumore): ca. 25 %; der Rest sind extrahepatische und intrahepatische Gallengangskarzinome; Häufigkeitsgipfel nach dem 60. Lj.

Gallenblasenkarzinom [C23]

Vo.: Inzidenz: ca. 3/100.000/Jahr; w > m, Häufigkeitsgipfel jenseits des 70. Lebensjahres.

Ät.: Cholelithiasis und chronische Cholezystitis sind Risikofaktoren: In 80 % d.F. finden sich gleichzeitig Gallensteine! Erhöhtes Risiko besteht auch bei Salmonellen-Dauerausscheidern; Gallenblasenpolypen > 1 cm ∅ können entarten.

Pat: Meist Adenokarzinome; Entstehung folgt der Dysplasie-Karzinom-Sequenz nach Akkumulation genetischer Mutationen (K-ras, p16, p53 u.a.)
TNM-Klassifikation: Siehe *Internet* (UICC, 2010)

KL.:
- Keine Frühsymptome, evtl. Zufallsbefund nach Cholecystektomie
- Auftreten von Symptomen ist ein Spätbefund:
  - Evtl. tastbarer Tumor im Gallenblasenlager
  - Evtl. Verschlussikterus (Spätsymptom)

Lab: Cholestaseparameter ↑ (γGT, AP u.a.), evtl. CA 19-9 ↑

DD: Cholelithiasis, Cholecystitis

Di.:
- Sonografie, Endosonografie, intraduktale Sonografie (IDUS)
- „One stop-shop"-MRT = MRT + MRC + MR-Angio
- Spiral-CT
- ERC oder perkutane transhepatische Cholangiografie (PTC)
- Positronenemissionstomografie (PET), evtl. als PET-CT

Th.: Die Cholecystektomie ist nur beim zufällig entdecktem Carcinoma in situ (Tis) und $T_1N_0M_0$-Karzinom (beschränkt auf Gallenblasenwand) ausreichend. Bei fortgeschritteneren Stadien muss geprüft werden, ob eine operative Therapie mit kurativer Zielsetzung möglich ist (Therapie in Zentren).
Bei lokoregionaler Erkrankung kann durch (präoperative) neoadjuvante Radiochemotherapie eine anschließende Resektion ermöglicht werden.
Bei Inoperabilität Palliativmaßnahmen (z.B. Stents), um den Galleabfluss wiederherzustellen.
Durch Chemotherapie und Radiatio keine wesentliche Verlängerung der Überlebenszeit.

Prg: Ohne R0-Resektion schlecht

Gallengangskarzinom und Klatskin-Tumor

Syn: Cholangiozelluläres Karzinom (CCC), Cholangiokarzinom [C22.1]

Ep.: Inzidenz ca. 3/100.000/J.

Pat: Meist Adenokarzinome, im Kindesalter embryonales Rhabdomyosarkom
Karzinome der Hepatikusgabel (= hiläre Gallengangskarzinome = Klatskin-Tumoren):
Einteilung nach Bismuth in 4 Typen:
Typ I: Karzinom betrifft Ductus hepaticus communis ohne Hepatikusgabel
Typ II: Karzinom beteiligt auch die Hepatikusgabel
Typ III: Karzinom reicht bis an die Segmentabgänge heran
Typ IV: Karzinom dehnt sich auf sekundäre Segmentabgänge beiderseits aus
TNM-Klassifikation: Siehe *Internet* (UICC, 2010)

Ät.: Risikoerkrankungen sind Choledochuszysten, Choledochussteine, primär sklerosierende Cholangitis und parasitäre Erkrankungen der Gallenwege: Trematoden, Leberegel (Opisthorchis = Katzenleberegel; Clonorchis = chinesischer Leberegel)

KL.: Keine Frühsymptome; Courvoisier-Zeichen = schmerzloser Ikterus + tastbar vergrößerte Gallenblase für distales CCC/Papillenkarzinom oder Pankreastumor

DD: Pankreaskopfkarzinom

Di.: Siehe Gallenblasenkarzinom

Th.:
- Resektionsverfahren (in Zentren): Durch erweiterte Leberteilresektion (Trisektorektomie) mit en-bloc-Resektion extrahepatischer Gallengänge, evtl. Pfortaderteilresektion und Lymphknotendissektion soll in ca. 50 % d.F. doch noch R_0-Resektionen möglich sein mit verbesserten 5-Jahres-Überlebensraten bis 40 %.
- Palliativmaßnahmen:
  Beim hilären CCC: Endoskopische Stent-Therapie, Radiofrequenzablation, Lasertherapie; systemische Therapie mit Gemcitabin + Cisplatin

Prg: Ohne R0-Resektion schlecht

V. WASSER- UND ELEKTROLYTHAUSHALT

Ph.: Der Wassergehalt beträgt beim erwachsenen Mann 60 % des Körpergewichtes (KG), bei der Frau 50 % KG (größerer Fettanteil) und beim Säugling 75 % KG.
Das Körperwasser verteilt sich zu 2/3 intrazellulär, zu 1/3 extrazellulär. Die extrazelluläre Flüssigkeit umfasst die interstitielle und die intravasale Flüssigkeit.

Intrazelluläre Flüssigkeit (ICF)	: 40 % KG
Extrazelluläre Flüssigkeit (ECF)	: 20 % KG
Interstitielle Flüssigkeit (ISF)	: 15 % KG
Intravasale Flüssigkeit (IVF) (= Plasmavolumen)	: 5 % KG

Transzelluläre Flüssigkeit ("dritter Raum"):
Bildet sich durch Sekretion innerhalb verschiedener Hohlräume (z.B. Zerebrospinalraum, Pleura-, Peritonealraum, Gastrointestinaltrakt).

Elektrolyte:
In der extrazellulären Flüssigkeit überwiegen unter den Kationen Natrium, unter den Anionen Chlorid und Bikarbonat, während in der intrazellulären Flüssigkeit Kalium und Phosphatester vorherrschen. Aufgrund des unterschiedlichen Eiweißgehaltes ergeben sich geringe Ionenverschiebungen zwischen interstitieller und intravasaler Flüssigkeit: Nach dem Gibbs-Donnan-Mechanismus ist die eiweißarme interstitielle Flüssigkeit etwas Cl^--reicher als das eiweißreiche Blutplasma.

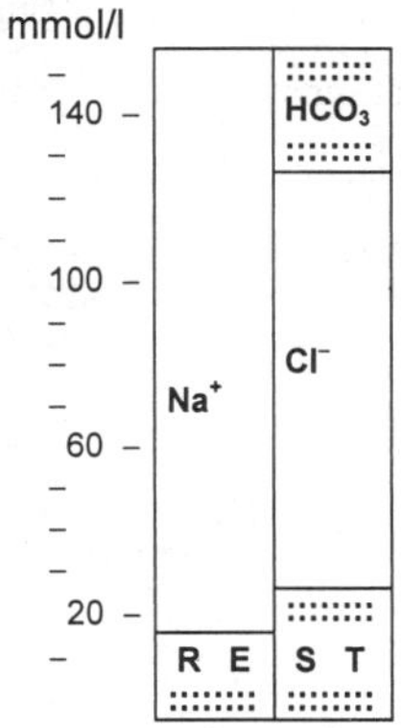

Ionenstruktur des Plasmas

Anionenrest = Anionenlücke: Organische und anorganische Säuren, Sulfat, Phosphat, anionische Eiweiße

Kationenrest = K^+, Ca^{++}, Mg^{++}

Vereinfachte Berechnungsformel: Anionenlücke $\approx Na^+ - (Cl^- + HCO_3^-)$
Normbereich: 3 - 11 mmol/l

Osmotischer Druck und Osmolalität bzw. Osmolarität:

Der osmotische Druck des Plasmas verhält sich proportional zur Anzahl der gelösten Teilchen.

Die Osmolalität bezieht die Konzentration aller gelösten Teilchen pro kg Lösungswasser (die Osmolarität pro Liter).
Normwert: 280 - 296 mmol/kg H_2O

Berechnung der Osmolalität im Plasma oder Serum:
- mmol/kg H_2O = 1,86 x Natrium + Glukose + Harnstoff (Angaben in mmol/l) oder
- mmol/kg H_2O = 1,86 x Natrium + 0,056 x Glukose + 0,17 x Harnstoff + 9
  (Angabe von Natrium in mmol/l, Glukose und Harnstoff in mg/dl)

Die Konstanterhaltung der Osmolalität im physiologischen Bereich nennt man Isoosmolalität oder Isotonie. Die Isotonie der extrazellulären Flüssigkeit wird im Wesentlichen durch Natrium bestimmt. Änderungen auf der Seite der Anionen haben keine bedeutende Rückwirkung auf die Isotonie, weil sich die beiden wesentlichen Anionen der Extrazellulärflüssigkeit, HCO_3^- und Cl^-, aus Gründen der Elektroneutralität gegenseitig vertreten können. Konzentrationsänderungen von K^+, Ca^{++} und Mg^{++} haben keinen Einfluss auf die Isotonie, weil Störungen dieser Elektrolyte von ihrer spezifischen Wirkung her (z.B. elektrische Erregbarkeit des Herzens) mit dem Leben bereits nicht mehr vereinbar sind, bevor sich ihre Konzentrationsänderung auf die Osmolalität auswirken kann. - Allerdings können Nichtelektrolyte wie Glukose und Harnstoff die Osmolalität wesentlich steigern (z.B. Coma diabeticum, Niereninsuffizienz).

Onkotischer Druck:

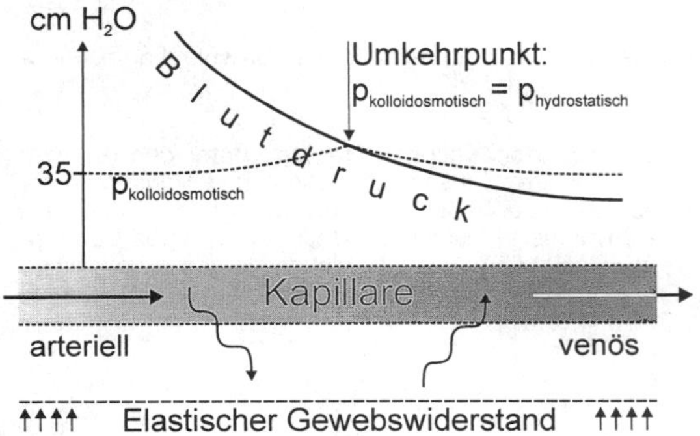

Ein Spezialfall des osmotischen Drucks ist der kolloidosmotische (oder onkotische) Druck, der an Membranen auftritt, die für Kolloide (z.B. Eiweiße) undurchlässig, für kleine Moleküle (z.B. Elektrolyte) aber durchlässig sind. Solche Membranen stellen die Blutkapillaren dar. Aufgrund des unterschiedlichen Eiweißgehaltes zwischen Plasma und interstitieller Flüssigkeit herrscht im Plasma ein onkotischer Druck von etwa 35 cm Wasser (wobei die Albumine der wesentliche Träger des onkotischen Drucks sind). Das Wechselspiel von hydrostatischem und onkotischem Druck in den Kapillaren ist von großer Bedeutung für den Flüssigkeitsaustausch zwischen Plasma und Interstitium.

Insgesamt überwiegt im arteriellen Schenkel der Kapillare der hydrostatische über den onkotischen Druck. Im venösen Schenkel der Kapillare überwiegt der onkotische Druck. Ein Ungleichgewicht in diesem Wechselspiel führt zu einer Ansammlung von Flüssigkeit im Interstitium = Ödeme.

Flüssigkeitsbilanz:

Ungefährer Wasserumsatz eines gesunden Erwachsenen in 24 h:

Aufnahme (ml)		**Abgabe (ml)**	
Flüssigkeit	1.000 - 1.500	Niere	1.000 - 1.500
Feste Nahrung	700	Haut + Lunge =	
Oxidationswasser	300	Perspiratio insensibilis	900
		Darm	100
	2.000 - 2.500		2.000 - 2.500

Beachte: Bei Säuglingen ist das extrazelluläre Flüssigkeitsvolumen (ECF) im Verhältnis zum Wasserumsatz wesentlich kleiner als bei Erwachsenen. Säuglinge sind daher sehr rasch gefährdet bei Störungen im Wasserhaushalt.

Wasserumsatz in l/die:			ECF	
	Säugling	: 0,7 →	1,4	→ 0,7
	Erwachsener	: 2,0 →	13,0	→ 2,0

Unter pathologischen Umständen können die Wasserverluste beträchtlich ansteigen. Der Wasserverlust durch Haut + Lunge (= Perspiratio insensibilis) beträgt bei normaler Körper- und Außentemperatur fast 1 l/24 h, bei Fieber ist der Wasserverlust erhöht: Je 1° > 37°C zusätzlich 0,5 - 1,0 l Wasserverlust. Während hierbei durch die Lunge elektrolytfreies Wasser in Form von Dampf verloren geht, muss man bei starkem Schwitzen trotz relativer Hypotonie des Schweißes mit Verlust von Wasser und Elektrolyten (NaCl) rechnen, was sich dann bemerkbar macht, wenn man durch Trinken nur das Wasser ersetzt.

Bei Flüssigkeitsverlusten aus dem Magen-Darm-Trakt (Durchfall, Erbrechen, Fisteln, Absaugonden) ist der Verlust an bestimmten Elektrolyten ganz besonders zu beachten: Bei Verlust von Magensaft bes. Cl^- und H^+ (→ metabolische Alkalose!), bei Verlust von Galle und Pankreassaft bes. HCO_3^- (→ metabolische Azidose!). Außerdem kommt es zum K^+-Verlust.

REGULATION DES NATRIUM- UND WASSERHAUSHALTES

Ziel der Regulation des Natrium- und Wasserhaushaltes ist die Aufrechterhaltung von Isotonie und Isovolämie im Intravasalraum. ADH steuert die Wasserbilanz des Körpers: Erhöhung der Plasmaosmolalität u./o. Volumenmangel führen über eine ADH-Sekretion der Neurohypophyse zu Antidiurese (Wasserretention) und Durst (→ orale Wasseraufnahme). Weitere hormonale Signale (Renin-Angiotensin-Aldosteron-System, natriuretische Peptide: ANP, BNP und CNP) modifizieren die Natrium- (und Wasser-) Ausscheidung der Nieren.

Schema der Osmo- und Volumenregulation:

Messgröße	Zirkulier. Blutvolumen ↓	Zirkulier. Blutvolumen ↑	Osmolalität ↑
Rezeptoren	Barorezeptoren (juxtaglomeruläre Zellen der Nieren) ↓	Volumenrezeptoren (Herz) ↓	Osmorezeptoren (Hypothalamus) Barorezeptoren (bei Volumenmangel) ↓
Hormone	**Renin** ↓ Angiotensinogen → Angiotensin I A. Converting enzyme → ↓ Angiotensin II ↓	**ANP, BNP** und **CNP*** ↓	**ADH**** (Antidiuretisches Hormon) ↓
Wirkungen	1. Vasokonstriktion 2. Aldosteronsekretion (NNR) ↓ Renale Natrium- und Wasserretention ↓	1. Vasodilatation 2. Hemmung des Renin-Angiotensin-Aldosteron-S. ↓ Renale Natrium- und Wasserausscheidung ↓	Antidiurese (Wasserretention) ↓
Feed-back	Zirkul. Blutvolumen/EZV ↑	Zirkulier. Blutvolumen ↓	Osmolalität ↓

*ANP = atriales natriuretisches Peptid (aus dem Atrium/Vorhof)
BNP = brain natriuretic peptide (aus dem Ventrikel/Herzkammer)
CNP = Typ C natriuretisches Peptid (Vorkommen in Blutgefäßen)

** Gauer-Henry-Reflex: Erhöhte Vorhofdehnung vermindert die ADH-Freisetzung → vermehrte Wasserausscheidung

STÖRUNGEN IM WASSER- UND NATRIUMHAUSHALT

Abweichungen von der Isovolämie und Isotonie sind eng miteinander verknüpft. Dabei sind Abweichungen von der Isotonie am häufigsten verursacht durch Konzentrationsänderungen des Serumnatriums (Serumosmolalität hauptsächlich von der Na^+-Konzentration abhängig); aber auch starke Hyperglykämie und Harnstoffanstiege können die Osmolalität empfindlich steigern.
Die Volumenregulation läuft vorrangig und schneller ab als die Osmoregulation.

A) VOLUMENÄNDERUNGEN, DIE VORZUGSWEISE DEN INTRAVASALRAUM BETREFFEN:

1. Hypovolämie [E86]

Siehe Kap. Hypovolämischer Schock!

2. **Hypervolämie** [E87.7]

Ät.: Niereninsuffizienz + Überwässerung

Merke: Akute Hypervolämien entstehen i.d.R. nur bei Kombination von eingeschränkter Nierenfunktion mit einem Flüssigkeitsüberangebot, denn die normal funktionierenden Nieren scheiden Flüssigkeitsüberschüsse rasch aus.

KL.:
- Husten, Dyspnoe → Fluid lung und Lungenödem (feuchte RGs)
- ZVD ↑, gestaute Venen (Hals, Zungengrund), Puls und Blutdruck ↑
- Kopfschmerzen, Krampfneigung
- Rasche Gewichtszunahme
- Hämoglobin ↓

Th.: A) Kausal

B) Symptomatisch:
- Sitzende Lagerung mit tief hängenden Beinen (Senkung des hydrostatischen Druckes in den Lungengefäßen)
- Rasch wirksames Schleifendiuretikum: Furosemid 20 - 40 mg i.v. (evtl. wiederholte Gaben)
- Bei Lungenödem zusätzlich Vorlastsenkung (Nitroglyzerin, unblutiger Aderlass) und Überdruckbeatmung mit positivem endexspiratorischem Druck (PEEP) und 100 % O_2
- Bei hypertoner Krise Nitroglyzerin u.a. Antihypertensiva
- Bei Niereninsuffizienz mit Überwässerung Dialyse, Flüssigkeitsbilanz und täglich wiegen!

B. VOLUMENÄNDERUNGEN DES EXTRAZELLULARRAUMES

Betreffen sekundär auch den Intrazellularraum. Unter Betrachtung des Hydratationszustandes und der Osmolalität ergeben sich 6 mögliche Störungen:

	Serum-Natrium Serum-Osmolalität Mittlere Hämoglobinkonzentration des Einzelerythrozyten (MCHC)	**Mittleres Erythrozyten-volumen (MCV)**	**Hämatokrit Hämoglobin Serumeiweiß**
Dehydratation Isoton	normal	normal	↑
Hypoton	↓	↑	
Hyperton	↑	↓	
Hyperhydratation Isoton	normal	normal	↓
Hypoton	↓	↑	
Hyperton	↑	↓	

DEHYDRATATION [E86]

Abhängig von der Serumosmolalität - d.h. meist von der Serum-Natrium-Konzentration - unterscheidet man 3 Formen der Dehydratation:

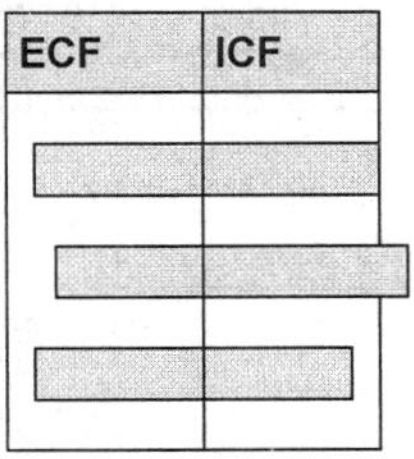

Normal

Isotone Dehydratation

Hypotone Dehydratation

Hypertone Dehydratation

1. **Isotone Dehydratation**

Def: Extrazellulärer Natrium- und Wasserverlust in isotonem Verhältnis

Ät.: 1. Renale Verluste
- Primär-renale Verluste: Polyurische Phase des akuten und chronischen Nierenversagens, salt-losing-nephritis
- Sekundär-renale-Verluste: Diuretikatherapie, M. Addison

2. Extrarenale Verluste
- Enterale Verluste: Erbrechen, Durchfälle, Fisteln
- Verluste in den "dritten Flüssigkeitsraum": Pankreatitis, Peritonitis, Ileus
- Verluste über die Haut: Verbrennungen

KL.: Hypovolämiesymptome:
Durst, Tachykardie, Kollapsneigung, funktionelle Oligurie

Lab:
- Hämatokrit, Hämoglobin, Serumeiweiß ↑
- Serumnatrium und -osmolalität normal
- Bei normaler Nierenfunktion ist das spezifische Uringewicht erhöht.

2. **Hypotone Dehydratation**

Def: Salzverlust > Wasserverlust → extrazelluläre Dehydratation, intrazelluläres Ödem

Ät.: Wie bei isotoner Dehydratation (s.o.), wobei oft zu viel kochsalzfreies Wasser substituiert wird.

Pg.: Die Verminderung des extrazellulären Volumens führt via ADH-Sekretion zu renaler Wasserretention. Die Hyponatriämie bewirkt eine intrazelluläre Volumenzunahme mit zerebralen Symptomen.

KL.:
- Hypovolämiesymptome (wie bei isotoner Dehydratation) mit ausgeprägter Kollapsneigung
- Zerebrale Symptome: Benommenheit, deliröse Zustände, zerebrale Krämpfe

Lab:
- Hämoglobin, Hämatokrit, Serumeiweiß ↑
- Serumnatrium und -osmolalität ↓
- Urin-Na^+ < 20 mmol/l bei extrarenalen Verlusten
  Urin-Na^+ > 20 mmol/l bei renalen Verlusten

3. **Hypertone Dehydratation**

Def: Defizit an freiem Wasser mit Verminderung des extra- und intrazellulären Volumens

Ät.:
- Mangelnde Wasserzufuhr (Dursten)
- Wasserverluste über: Haut (Schwitzen), Lungen (Hyperventilation), Nieren (diabetisches Koma, Diabetes insipidus), Magen-Darm-Trakt
- Iatrogen (übermäßige Zufuhr osmotisch wirksamer Flüssigkeiten)

Pg.: Infolge des osmotischen Gradienten vorzugsweise intrazellulärer Wassermangel mit relativ geringen Hypovolämiesymptomen.
Da im Rahmen einer hypertonen Dehydratation besonders die Zellen Wasser verlieren und die Erythrozyten daher kleiner werden, wird in diesem Fall trotz bedrohlicher Dehydratation der Hämatokrit nur relativ wenig ansteigen.

KL.:
- Starker Durst
- Haut und Schleimhäute trocken, Hautfalten
- Fieber
- Benommenheit, Verwirrtheit
- Oligurie,

Anm.: Kreislauf rel. lange stabil!

Lab:
- Hämatokrit, Hämoglobin, Serumeiweiß ↑
- Serumnatrium und -osmolalität ↑
- Urinosmolalität ↑ bei Patienten mit normaler Nierenfunktion
- Urinosmolalität ↓ (< Serumosmolalität) bei Diabetes insipidus (D.i.). Nach ADH-Gabe steigt bei zentralem D.i. die Urinosmolalität an, nicht dagegen bei nephrogenem D.i.

Th.: **der Dehydratation**

a) Kausal

b) Symptomatisch:

1. Bilanzierung von Ein- und Ausfuhr, Wiegen, Überwachung des Elektrolythaushaltes
2. Wassersubstitution:
   Schätzung des Wasserverlustes (Erwachsener, 70 kg):
   - Nur Durst: bis 2 l
   - Zusätzlich trockene Haut/Schleimhäute: 2 - 4 l
   - Zusätzlich Kreislaufsymptome (Puls ↑, Blutdruck ↓, ZVD ↓): > 4 l
   Kreislaufsymptome treten am frühesten auf bei hypotoner Dehydratation (zusätzliche Wasserverschiebung von extra- nach intrazellulär!)

   Merke: Bei Exsikkose keine Plasmaexpander geben, da sie das extravasale Flüssigkeitsdefizit verstärken. Bei Herz- oder Niereninsuffizienz vorsichtige Flüssigkeitssubstitution → ZVD + Körpergewicht kontrollieren! (Gefahr des Lungenödems).
3. Korrektur des Natriumhaushaltes:
   Leichte Abweichungen des Serumnatriums von der Norm sind im Bereich von 125 - 150 mmol/l meist symptomlos. Hierbei steht im Vordergrund der Therapie eine Beseitigung der auslösenden Ursache (z.B. Absetzen einer Diuretikatherapie).

   Merke: Länger bestehende Abweichungen vom Serum-Natrium haben auch zu entsprechenden Liquorveränderungen geführt und dürfen nur langsam über Tage ausgeglichen werden. Rascher Ausgleich führt zu lebensgefährlichen osmotischen Gradienten zwischen Liquor und extrazellulärer Flüssigkeit! Dies gilt für länger bestehende Hypo- wie auch Hypernatriämien.

   Bei symptomatischen schweren Hyponatriämien sollte der Gesamtanstieg des Serumnatriums 6 mmol/l/24h nicht überschreiten, wobei das Serumnatrium auf maximal 125 - 130 mmol/l angehoben werden darf.

   - Bei isotoner Dehydratation:
     Zufuhr isotonischer, isoionischer Flüssigkeit (z.B. Ringer-Lösung)
   - Bei hypotoner Dehydratation:
     Sehr langsame und vorsichtige Substitution von Natrium → Achtung: Bei zu schnellem Anstieg der Serumosmolarität fällt der Liquordruck rapide! → Gefahr der zerebralen Schädigung und zentralen pontinen Myelinolyse oder Blutung.
   - Bei hypertoner Dehydratation:
     Zufuhr osmotisch freien Wassers in Form von 5 %iger Glukoselösung, wobei allerdings 1/3 des Flüssigkeitsdefizits durch isotonische, isoionische Elektrolytflüssigkeit ersetzt werden soll.
     Auch hierbei den Ausgleich langsam über Tage herbeiführen; bei zu schnellem Ausgleich drohen Anstieg von Liquordruck und ein Hirnödem.

HYPERHYDRATATION [E87.7]

Abhängig von der Serumosmolalität - d.h. meist von der Serum-Natrium-Konzentration - unterscheidet man 3 Formen der Hyperhydratation:

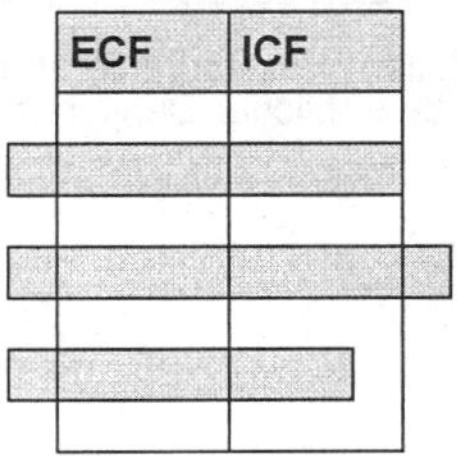

Normal

Isotone Hyperhydratation

Hypotone Hyperhydratation

Hypertone Hyperhydratation

Ät.: Relatives Überangebot an Flüssigkeit und/oder Kochsalz bei folgenden Störungen:

1. Niereninsuffizienz
2. Herzinsuffizienz
3. Hypoproteinämie:
   - Eiweißverlust: Nephrotisches Syndrom, exsudative Enteropathie
   - Verminderte Zufuhr: Hungerödem
   - Verminderte Albuminsynthese: Leberzirrhose

4. Regulationsstörungen
   - Sekundärer Hyperaldosteronismus
   - Therapie mit Gluko- oder Mineralokortikoiden
   - Syndrom der inadäquaten ADH-Sekretion = SIADH = Schwartz-Bartter-Syndrom (siehe dort):
   Urs: • Paraneoplastisch (meist kleinzellige Lungenkarzinome)
   • Zerebrale Erkrankungen
   • Lungenerkrankungen
   • Hypothyreose
   • Medikamentös induziert (z.B. Zytostatika)

   Beachte: Beim SIADH finden sich keine Ödeme.

5. Andere Ursachen: z.B. TUR(P)-Syndrom: Durch intravasale Einschwemmung von elektrolytfreier Spülflüssigkeit während einer transuretralen Prostataresektion [TUR(P)] kann es zu hypotoner Hyperhydratation kommen.

Pg.: Abhängig von Osmolalität bzw. Natriumkonzentration im Serum unterscheidet man eine isotone, hypotone und (seltene) hypertone Hyperhydratation. Dies hängt davon ab, in welcher Relation Wasser und Kochsalz zugeführt werden. Bei Abweichungen von der normalen Osmolalität (Serum-Natrium-Konzentration) kommt es zu gefährlichen Veränderungen im Flüssigkeitsgehalt des Gehirns:
Hypoosmolalität → Flüssigkeitszunahme im Gehirn bis Hirnödem
Hyperosmolalität → Flüssigkeitsentzug aus dem Gehirn

KL.:
- Gewichtszunahme
- Symptome der Hypervolämie:
  - Im großen Kreislauf: Ödeme
  - Im kleinen Kreislauf: Luftnot, Fluid lung, Lungenödem
- Evtl. Pleuraergüsse, Aszites
- Bei Abweichungen von der normalen Osmolalität bzw. Serum-Natrium-Konzentration zusätzlich zerebrale Symptome: Kopfschmerzen, evtl. Krämpfe, Koma.
- Der Blutdruck ist bei Hyperosmolalität (Hypernatriämie) oft erhöht, bei Hypoosmolalität (Hyponatriämie) eher erniedrigt.

Lab:

	Spezifisches Uringewicht	**Serum-Natrium Serum-Osmolalität**
Hypertone Hyperhydratation	↑	↑
Isotone Hyperhydratation	↓	Normal
Hypotone Hyperhydratation	↓	↓

- Hämatokrit, Hämoglobin, Serumeiweiß ↓

Th.: A) Kausal: z.B. Behandlung einer Herzinsuffizienz, einer Niereninsuffizienz u.a.
B) Symptomatisch:
1. Bilanzierung von Ein- und Ausfuhr, Wiegen, Elektrolytkontrolle

   Merke: Eine Hyponatriämie bei Hyperhydratation (Dilutionshyponatriämie) darf nicht als Natriummangel fehlgedeutet und mit Natrium substituiert werden! Bei ödematöser Herzinsuffizienz, Leberzirrhose mit Aszites, nephrotischem Syndrom und Niereninsuffizienz sind in der Regel Wasser- und Kochsalzrestriktion angezeigt (+ Diuretika).

2. Diuretika:
   - Bei nicht-bedrohlicher Überwässerung ohne Zeichen der Hypervolämie im kleinen Kreislauf: Langsame Entwässerung unter Beachtung insbesondere des Kaliumhaushaltes, z.B. Kombination eines Thiazid-Saluretikums mit einem antikaliuretischen Saluretikum (um eine Hypokaliämie möglichst zu vermeiden).
   - Bei bedrohlicher Überwässerung mit Zeichen der Hypervolämie im Lungenkreislauf: Gabe eines rasch wirksamen Schleifendiuretikums, z.B. Furosemid: 20 - 40 mg i.v., Dosis nach Bedarf wiederholen (weitere Einzelheiten s. Therapie der Hypervolämie)
3. Bei Überwässerung infolge Niereninsuffizienz Dialyse

ÖDEME [R60.9]

Def: Pathologische Ansammlung von Flüssigkeit im interstitiellen Raum - diskrete prätibiale Ödeme nach langem Sitzen/Stehen und prämenstruelle Ödeme können auch physiologischerweise beobachtet werden.
Generalisierte Ödeme finden sich zuerst an den abhängigen Körperpartien: Beim liegenden Patienten Steißbeinregion, bei gehfähigen Patienten symmetrisch im Knöchelbereich und prätibial.

Ät.:
1. Erhöhter hydrostatischer Druck in den Kapillaren
   - Generalisiert: Niereninsuffizienz, Rechtsherzinsuffizienz (siehe auch Hyperhydratation)
   - Lokalisiert: Venöse Abflussstörung (Phlebödem): Phlebothrombose, postthrombotisches Syndrom und chronisch-venöse Insuffizienz (siehe dort)
2. Verminderter onkotischer Druck im Plasma infolge Hypalbuminämie (< 2,5 g/dl):
   - Eiweißverlust: Nephrotisches Syndrom, exsudative Enteropathie
   - Verminderte Zufuhr: Hungerödeme
   - Verminderte Albuminsynthese: Leberzirrhose
3. Gesteigerte Permeabilität der Kapillaren:
   - Generalisiert: Akute postinfektiöse Glomerulonephritis, Angioödeme (siehe unten)
   - Lokalisiert: Allergisches und entzündliches Ödem, posttraumatisches Ödem, M. Sudeck
4. Verminderte Lymphdrainage: Lymphödem (siehe dort)
5. Ödeme durch Arzneimittel: Kalziumantagonisten, Minoxidil, NSAR, Glukokortikosteroide, Östrogene, Antidepressiva (ADH-Wirkung), Glitazone u.a.
6. Zyklische Ödeme (meist prämenstruell, gel. auch periovulatorisch)
7. Idiopathische Ödeme (überwiegend Frauen vor der Menopause)
8. Artifizielles Ödem: Psychopathologisches Selbstabschnüren einer Extremität (auf Schnürfurchen achten!)

KL.:
- Schwellungen der Fußrücken, Unterschenkel, drückende Schuhe, nicht mehr passende Fingerringe
- Gewichtszunahme (periphere Ödeme werden erst sichtbar nach interstitieller Wasseransammlung von einigen Litern/Kilogramm)
- Lebensbedrohliche Dyspnoe bei Lungenödem (Angioödem mit inspiratorischem Stridor)
- Evtl. Lidödeme bei generalisierten Ödemen

DD:
- Myxödem bei Hypothyreose: Haut von teigiger Konsistenz, hinterlässt nach Fingerdruck keine Delle (i.Gs. zum echten Ödem durch Wassereinlagerung).
- Lipödem (anlagebedingte Fettverteilungs- und -vermehrungsstörung): Auftreibung beider Beine, in 30 % d.F. auch Arme durch Fettpolster, erhöhte Kapillarfragilität (Hämatomneigung), sekundäres Lymphödem, spart die Füße aus; fast nur bei Frauen nach der Pubertät.
  Ät.: Unbekannt
  Th.: Manuelle Lymphdrainage, Kompressions- und Bewegungstherapie, Gewichtsreduktion, Liposuktion bei schweren Fällen

Di.:
- Anamnese + Klinik
- Labor: Harnstatus, Kreatinin, Elektrolyte, Gesamteiweiß, Albumin, Elektrophorese, D-Dimer bei Verdacht auf TVT; BNP bei Verdacht auf kardiale Ödeme (Herzinsuffizienz)
- Bildgebende Diagnostik (Echokardiografie, Duplex-Sonografie bei Verdacht auf Phlebödem)

Th.:
1. Kausale Therapie
2. Symptomatische Therapie
   - Bei generalisierten Ödemen Diuretika, evtl. Natrium- und Flüssigkeitsrestriktion
   - Bei chronisch venöser Insuffizienz Kompressionstherapie
   - Lymphödem: Siehe dort
   - Angioödem: Siehe dort

ANGIOÖDEM [T78.3]

Syn: Quincke-Ödem, Angioneurotisches Ödem, AE

Def: Akutes Ödem des tieferen Bindegewebes, meist an Lippen, Augenlidern, Zunge und Rachen lokalisiert. - Ko.: Glottisödem mit akuter Erstickungsgefahr; Rezidivneigung!

Ät.:
1. Allergisches Angioödem (A.): Histamin-vermittelt
2. Nichtallergisches A.: Meist Bradykinin-vermittelt:
   - RAAS-Inhibitor induziertes A. (RAE): Durch ACE-Hemmer, seltener AT1-Blocker

- Hereditäres A. (HAE): Durch C1-Esterase-Inhibitor (C1-INH)-Mangel
  Prävalenz ca. 1 : 30.000: *www.angioedema.de*
  Autosomal-dominant vererbter (80 %) Defekt des Komplementsystems auf Chromosom 11:
  - Typ I (85 %): Verminderte Aktivität und Konzentration des C1-Inhibitors
  - Typ II (15 %): Verminderte Aktivität bei normaler (erhöhter) Konzentration des C1-Inhibitors
- Erworbenes A. (z.B. durch maligne Lymphome)
- Idiopathisches A. (selten)
- Pseudoallergisches A.: durch ASS

	Allergische Angioödeme (Histamin-vermittelt)	**HAE durch C1-NH-Mangel (Bradykinin-vermittelt)**
Anamnese	Beginn oft im Erwachsenenalter Oft Urtikaria in der Anamnese	Positive Familienanamnese Beginn meist vor dem 20. Lj. Keine Urtikaria in der Anamnese
Symptome	Angioödem meist periorbital und an den Lippen; evtl. Urtikaria/Pruritus Keine Magen-Darm-Symptomatik	Angioödeme (Gesicht, Hände, Füße, Genitale), evtl. Bauchschmerzen Keine Urtikaria
Labor	Keine spezifischen Laborbefunde	Typ I: C1-INH-Aktivität/-Konzentration ↓ Typ II: C1-INH-Aktivität ↓ Konzentration normal**)
Symptomatische Therapie	Kortikosteroide und Antihistaminika i.v. Evtl. Adrenalin (inhalativ, parenteral) Bei Bedarf Atemhilfe	Icatibant (Firazyr®): Bradykinin-B2-Rezeptorantagonist C1-INH (Berinert®, Cinryze®); Conestat alfa (notfalls fresh frozen Plasma = FFP)
Prophylaxe	Allergene meiden	Auslösende Faktoren meiden*)
	Notfallausweis und Notfallmedikamente, Patientenschulung, Familienuntersuchung	

*) Potenzielle Auslöser der Ödemattacken: Traumen, Stress, Menstruation, Ovulation, Infektionskrankheiten (z.B. Helicobacter pylori), ACE-Hemmer, seltener AT1-Blocker, Östrogene

**) Bei C1-INH-Mangel ist der Komplementfaktor 4 erniedrigt (Screening-Marker).

Th.: A) Kausal: z.B. Weglassen auslösender Ursachen, z.B. Acetylsalicylsäure oder ACE-Hemmer; Allergenausschaltung, H. pylori-Eradikation, Therapie einer Yersiniose
B) Symptomatisch: Siehe Tabelle; Therapie des HAE in Zentren (Leitlinie für das HAE → *Internet*)

HYPONATRIÄMIE [E87.1]

Def: Serum-Natrium < 135 mmol/l bei Erwachsenen. In der Regel ist auch die Serum-Osmolarität vermindert (hypotone Hyponatriämie). Eine Hypertriglyzeridämie und Paraproteinämien können zu falsch niedrigen Bestimmungen des Serum-Na führen, wenn eine photometrische Methode verwendet wird (Pseudohyponatriämie). Eine nichthypotone Hyponatriämie kann auch bei Hyperglykämien, starken Hyperurikämien und nach Gabe von Immunglobulinen oder Mannitol auftreten.

Ep.: Bei bis zu 10 % aller Krankenhauspatienten findet man eine Hyponatriämie.

PPh: Natrium ist das entscheidende Kation im Extrazellulärraum und für die Osmolarität und das Extrazellulärvolumen (ECV) von großer Bedeutung. Eine Hyponatriämie ist Ausdruck eines Flüssigkeitsexzesses im Verhältnis zur Natriumkonzentration im Blut. Eine Hyponatriämie geht nicht mit einer Veränderung der Natriummenge im Körper einher, sondern spiegelt in erster Linie eine Störung im Wasserhaushalt wieder. Die physiologische Normnatriämie wird reguliert durch die Wasserzufuhr (Durst) und die Wasserausscheidung (Nierenfunktion und antidiuretisches Hormon ADH). ADH wird durch osmotische (Erhöhung der Serum-Osmolarität) und nichtosmotische Stimuli (Verminderung der effektiven Plasmavolumens, Nausea, Hypoxie, Hypotonie, Hypoglykämie, Schmerz, Pharmaka) ausgeschüttet, außerdem kann eine ektope Sezernierung bei Malignomen erfolgen. Die Einteilung der Hyponatriämie orientiert sich am Füllungszustand des extrazellulären Raums.

Einteilung:

1. Hypovolämische Hyponatriämie
   Natrium- und Wassermangel, der Natriumverlust ist jedoch stärker ausgeprägt als der Wassermangel.
   Niedriges effektives arterielles Blutvolumen (EABV), das die ADH-Sekretion stimuliert; klinisch Orthostasezeichen, Na-Konzentration im Spontanurin < 20 mmol/l bei extrarenalem Salzver-

lust und > 20 mmol/l bei renalem Salzverlust, Serum-Kreatinin, und -Harnstoff (überproportional) erhöht.

Urs.:

1.1. Renaler Salzverlust: Diuretika (meist Thiazide), Salzverlustniere bei interstitieller Nephritis, Hypoaldosteronismus, renal tubuläre Azidose, Ketonurie, osmotische Diurese

1.2. Extrarenaler Salzverlust: Gastrointestinal Übelkeit, Erbrechen, Diarrhö, Pankreatitis, Peritonitis

1.3. Zerebrale Erkrankungen: Verlust von Na^+ und Cl^- im Urin nach Kopfverletzungen oder neurochirurgischen Eingriffen: Niedriges EABV und vermehrte ADH-Sekretion (Wasserretention)

2. Euvolämische (normovolämische) Hyponatriämie:

Diese Form ist häufig Folge einer ADH-vermittelten Reduktion der renalen Ausscheidung von freiem Wasser.

Keine Zeichen der Volumendepletion, Na-Konzentration im Spontanurin > 20 mmol/l, Unterscheidung einer leichten Form der Volumendepletion von der Euvolämie: Testinfusion mit 0,9 %iger NaCl-Lösung: Eine schnelle Korrektur der Hyponatriämie spricht für eine Volumendepletion; Natriurese und der fehlende signifikante Anstieg des Na im Serum sprechen für eine Euvolämie (Normovolämie).

Urs:

2.1. SIADH: Hyponatriämie, Hypourikämie, Hypoosmolarität, Euvolämie, Urin-Osmolalität > 300 mmol/kg, Na im Urin > 20 mmol/l

Urs: Paraneoplastisch, bei zentralnervösen Störungen, pulmonalen Prozessen und Pharmaka (Opioide, NSAR, Barbiturate, Cyclophosphamid, Antidepressiva, Antipsychotika, Carbamazepin, Chlorpropamid, Clofibrat u.a.)

2.2. Glukokortikoiddefizienz bei sekundärer Nebenniereninsuffizienz

2.3. Hypothyreose (selten)

2.4. Wasserintoxikation (Osmolarität Harn < Serum)

2.5. Sportliche Extrembelastungen (bei Marathonläufern vermehrte Sekretion von ADH, bei Zufuhr von zu viel Wasser in diesem Zustand: Akute symptomatische Hyponatriämie)

2.6. Primäre Polydipsie („psychogene Polydipsie“)

3. Hypervolämische Hyponatriämie

Überschuss an Natrium und Wasser des Extrazellulärvolumens, ausgeprägter ist jedoch der Wasserüberschuss. Klinisch zeigen die Patienten Ödeme und evtl. Ergüsse in Körperhöhlen, der Blutdruck ist erniedrigt; Kreatinin, Harnstoff und Harnsäure im Serum sind erhöht, die Na^+-Konzentration im Urin beträgt < 20 mmol/l.

Urs.:

3.1. Leberzirrhose

3.2. Chronische Herzinsuffizienz

3.3. Nephrotisches Syndrom

KL.: Die klinische Symptomatik der Hyponatriämie hängt vom Ausmaß und der Geschwindigkeit ihrer Entwicklung ab. Leichte Formen sind meist asymptomatisch, auch eine sich langsam entwickelnde mittelschwere Hyponatriämie kann asymptomatisch sein; bei Serum-Na-Werten von 120 - 130 mmol/l: Adynamie, Appetitlosigkeit, Übelkeit, Erbrechen, Kopfschmerzen und Somnolenz; bei sich rasch entwickelnder ausgeprägter Hyponatriämie: Sturzneigung, Gedächtnisstörungen, Verwirrtheit, Krampfanfälle, Koma, Tod (Gefahr der Einklemmung des Hirnstamms).

Di.:
- Anamnese/Klinik
- Beurteilung des Volumenstatus
- Labor: Na im Serum und Urin, Nierenfunktionsparameter, Urinosmolarität

5 wichtige Fragen:

1. Einnahme von Wasser- und/oder Na-retinierenden Pharmaka?
2. Diuretika-Therapie?
3. Gastrointestinale Symptomatik (Diarrhö, Erbrechen) mit Flüssigkeitsverlust?
4. Klinische Zeichen einer Herzinsuffizienz, einer Leber- oder Nierenerkrankung?
5. Grunderkrankung, die zu einem SIADH führen kann?

Th.: A. Kausale Therapie: Behandlung der Grunderkrankung

B. Symptomatische Therapie:

1. Akute symptomatische Hyponatriämie, die kurzfristig (< 48 h) entstanden ist:

Infusion von 100 ml oder 2 ml/kg KG einer 3 %igen NaCl-Lösung . Nach Anhebung des Serum-Na um 2-4 mmol/l meist Besserung der klinischen Symptomatik, anschließend Infusion beenden oder Infusionsgeschwindigkeit reduzieren (z.B. 0,5 ml/h)

2. Chronische symptomatische Hyponatriämie:
   Bei chronischer symptomatischer Hyponatriämie müssen Korrekturen langsam durchgeführt werden. Ein rascher Anstieg der Na^+-Konzentration im Serum kann zu einem osmotischen demyelinisierenden Syndrom (ODS) mit meist pontiner oder auch extrapontiner Myelinolyse führen. Die Na^+-Konzentration sollte auch bei symptomatischen Patienten um nicht mehr als 6 mmol/l in 24 h ansteigen. Engmaschige Kontrollen des Serum-Na^+ sind in jedem Fall indiziert. Bei asymptomatischen Patienten mit nur milder Hyponatriämie ist eine Substitutionstherapie meist nicht indiziert.
3. Hyponatriämie beim SIADH
   Beim SIADH sollte die Trinkmenge auf 500 - 1000 ml/d beschränkt werden. Desweiteren Absetzen der potenziell ursächlichen Pharmaka, Therapie der Grunderkrankung, evtl. Gabe von Schleifendiuretika. Eine unangemessene Therapie mit 0,9%iger NaCl kann das Serum-Natrium weiter absenken! In Deutschland ist Tolvaptan nur für die Behandlung des SIADH zugelassen.

HYPERNATRIÄMIE [E87.0]

Def: Serum-Natrium > 145 mmol/l

1. Mit Zeichen des Wassermangels:
   = Hypovolämische Hypernatriämie
   - Urin-Osmolalität > 800 mmol/kg:
     Extrarenaler Wasserverlust u./o. ungenügende Wasserzufuhr
   - Urin-Osmolalität < 800 mmol/kg:
     Renaler Wasserverlust:
     a) Anstieg der Urin-Osmolalität nach ADH-Gabe = zentraler Diabetes insipidus
     b) Fehlender Anstieg der Urin-Osmolalität nach ADH-Gabe: nephrogener Diabetes insipidus oder osmotische Diurese
2. Mit Zeichen der Hypervolämie (selten)
   = Hypervolämische Hypernatriämie durch unkontrollierte Infusion von NaCl-Lösungen

KL.: - Symptome der ursächlichen Störung
- Muskeleigenreflexe (MER) ↑, Ruhelosigkeit, evtl. muskuläres Faszikulieren, evtl. Krampfanfälle u.a.

Th.:
1. Kausal
2. Symptomatisch:
   - Hypovolämische Hypernatriämie: Volumensubstitution mit 5 %iger Glukoselösung + 1/3 des Flüssigkeitsdefizites als isotonische Elektrolytlösung
   - Hypervolämische Hypernatriämie: Evtl. Zufuhr von hypertonen Lösungen stoppen. Bei einem Serumnatrium > 160 mmol/l: 5 %ige Glukoselösung + Furosemid. Bei Nierenversagen: Hämodialyse.

CHLORID

Normbereich: 97 - 108 mmol/l i.S.

Änderungen der Chloridkonzentration i.S. gehen meist parallel mit denen des Natriums. Isolierte Abweichungen von der normalen Serumchloridkonzentration findet man bei Störungen im Säure-Basen-Haushalt (s.u.).

KALIUM

Ph.: Referenzbereich: Kinder: 3,2 - 5,4 mmol/l
Erwachsene: 3,6 - 5,0 mmol/l

Die tägliche Kaliumzufuhr beträgt bei gemischter Kost ca. 50 - 150 mmol/d, die Ausscheidung erfolgt zu 90 % renal und 10 % enteral. Bei Niereninsuffizienz wird kompensatorisch vermehrt Kalium über den Dickdarm ausgeschieden.

Nur 2 % des Gesamtkörperkaliums befinden sich extrazellulär (K_e), 98% befinden sich intrazellulär (K_i). Der K_i/K_e-Quotient, der durch aktiven Transport (Na^+/K^+-ATPase) aufrechterhalten wird, bestimmt das Membranpotential.
Das Ruhemembranpotential beträgt ca. - 85 mV, das Schwellenpotential zur Auslösung eines Aktionspotentials liegt bei - 50 mV.

PPh:
- Akute Hypokaliämie führt durch Vergrößerung des Quotienten K_i/K_e zu einer Abnahme der neuromuskulären Erregbarkeit; im Extremfall kommt es zur Muskellähmung infolge Hyperpolarisationsblock.
- Akute Hyperkaliämie führt anfangs zur Steigerung der neuromuskulären Erregbarkeit; im Extremfall kommt es zu Muskellähmung infolge Depolarisationsblock. Hyperkaliämie wirkt am Herzen negativ inotrop (Kontraktionskraft ↓) und negativ dromotrop (Erregungsleitung ↓).
- Bei chronischen Kaliumstörungen sind die neuromuskulären Störungen geringer, da die extrazelluläre Kaliumveränderung zu einer gleichsinnigen Störung des intrazellulären Kaliums führt (wodurch sich der K_i/K_e-Quotient z.T. wieder normalisiert). Bei Patienten mit chronischer Hypo- bzw. Hyperkaliämie können daher EKG-Veränderung fehlen.
- Die Verteilung von Kalium zwischen Intra- und Extrazellulärraum hängt von folgenden Faktoren ab:
  1. Säure-Basen-Haushalt: Bei Azidose der Extrazellulärflüssigkeit kommt es zu einem Einstrom von H^+ in die Zellen im Austausch gegen Kalium → Azidose führt zu Hyperkaliämie. Umgekehrt führt Alkalose zu Hypokaliämie.
  2. Insulin, Aldosteron und Adrenalin fördern den Kaliumeinstrom in die Zellen. Daher kann man mit Glukose-/Insulininfusion kurzfristig eine Hyperkaliämie behandeln.
  3. Magnesiummangel führt zu Kaliumverlust aus Herz- und Skelettmuskelzellen (durch Hemmung der Na^+/K^+-ATPase).

Beachte:
► Da 98 % des Kaliums intrazellulär sind, ist die Serumkonzentration kein ausreichender Repräsentant des Kaliumhaushaltes.
► Daher muss man zusätzlich die Funktion kaliumabhängiger Organe prüfen. Bei akuten Kaliumstörungen eignet sich hierzu das Ekg.
► Durch Messung der Kaliumausscheidung i.U. kann festgestellt werden, ob ein Kaliumverlust renal oder enteral erfolgt.
► Da die Kaliumkonzentration der Erythrozyten 25fach höher als im Serum ist, muss zu untersuchendes Blut hämolysefrei abgenommen werden und innerhalb einer Stunde abzentrifugiert werden, da sonst eine Hyperkaliämie vorgetäuscht wird. Aus dem gleichen Grund enthalten ältere Blutkonserven vermehrt Kalium.

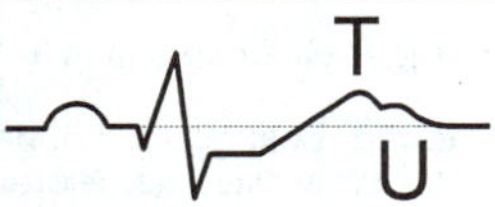	Hypokaliämie: • ST-Senkung, T-Abflachung • TU-Verschmelzungswelle • PQ-Verkürzung
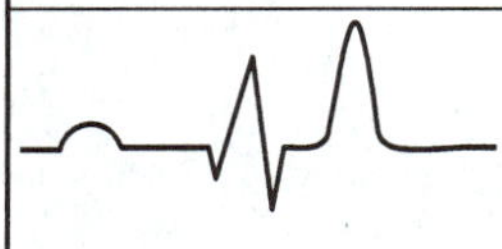	Hyperkaliämie: • Zeltförmiges T mit schmaler Basis (≤ 0,20 sec) • P-Abflachung • PQ-Verlängerung • Schenkelblockartige Deformierung des Kammerteils • Terminal Übergang in Sinuswellen

Hypokaliämie [E87.6]

Def: Serumkalium bei Erwachsenen: < 3,6 (Kinder < 3,2) mmol/l

Ät.: A) Verlustbedingte Hypokaliämie (externe Bilanzstörung)
1. Reduzierte orale Zufuhr
2. Intestinale Verluste:
   - Diarrhö, Laxanzienabusus, Fisteln, Erbrechen
   - Mukorrhö (gesteigerte enterale Schleimabsonderung) bei villösem Adenom

   Merke: Chronischer Laxanzienabusus [F55.1] ist die häufigste Ursache einer unklaren Hypokaliämie. Junge Frauen mit unklaren Beschwerden (Apathie, Obstipation!) stets nach Gebrauch von Abführmitteln fragen! Hypokaliämie verstärkt die Obstipation!

3. Renale Verluste:
   a) Primär renaler Kaliumverlust durch Nierenerkrankungen:
      - Chronische interstitielle Nephritiden
      - Polyurische Phase des akuten Nierenversagens
      - Renale tubuläre Azidose
      - Bartter-Syndrome (siehe dort)
   b) Sekundärer renaler Kaliumverlust:
      - Diuretikatherapie (häufige Ursache!)
        Daher bei Diuretikatherapie Kalium substituieren oder Kombinationsbehandlung mit kaliumsparenden Saluretika.
      - Primärer oder sekundärer Hyperaldosteronismus
      - Pseudohyperaldosteronismus durch Lakritzenabusus (Glycyrrhizinsäure)
      - Hyperkortisolismus
      - Therapie mit Gluko- oder Mineralokortikoiden
      - Therapie mit Amphotericin B

B) Verteilungshypokaliämie (interne Bilanzstörung)
Verlagerung von Kalium aus dem Extrazellulärraum in die Zellen:
- Alkalosen
- Insulinbehandlung eines Coma diabeticum
- Hypokaliämische paroxysmale Lähmung (seltene familiäre Erkrankung)

KL.: Je schneller eine Hypokaliämie auftritt, umso ausgeprägter sind die Symptome. Chronische Hypokaliämien sind meist symptomlose Zufallsbefunde im Rahmen einer Laborbestimmung.

1. Adynamie bis zu Paresen, Bildung von Muskelwülsten bei Beklopfen der Muskulatur
2. Obstipation bis zum paralytischen Ileus (auch Blasenlähmung)
3. Abschwächung bis Fehlen der Reflexe
4. Ekg: Abflachung von T, ST-Senkung, U-Welle (U-Welle höher als T), TU-Verschmelzung, QT normal oder verlängert, Extrasystolen (Auftreten von Extrasystolen unter Digitalistherapie ist verdächtig auf Hypokaliämie oder Digitalisüberdosierung).

   Merke: Hypokaliämie führt zu Digitalisunverträglichkeit! Umgekehrt kann die Verträglichkeit einer Digitalistherapie durch Anheben des Kalium- (und Magnesium-) Spiegels i.S. auf hochnormale Werte verbessert werden!

5. Hypokaliämische Nephropathie:
   Evtl. Ausbildung einer vakuolären Tubulopathie mit Polyurie + Polydipsie, die ADH-refraktär ist (renaler Diabetes insipidus). Bei chronischer Hypokaliämie kann es zur interstitiellen Nephritis kommen.
6. Metabolische Alkalose

Di.:
- Anamnese + Klinik
- Kalium i.S. + i.U.: Urin-Kalium > 20 mmol/l: Renaler Kaliumverlust
  Urin-Kalium < 20 mmol/l: Enteraler Kaliumverlust
- Säure-Basenstatus
- Bei hypokaliämischer Hypertonie an Conn-Syndrom und Nierenarterienstenose denken!

Th.: A) Kausal: Beseitigung der auslösenden Ursache, z.B. Absetzen von Laxanzien, kaliumneutrale Diuretikatherapie u.a.

B) Symptomatisch: Kaliumsubstitution unter Berücksichtigung des pH.
- Kaliumreiche Ernährung (Obstsäfte, Bananen u.a.)
- Kaliumchlorid: Gleicht neben der Hypokaliämie auch die oft gleichzeitig vorhandene metabolische Alkalose aus.
  Per os besteht bei normaler Nierenfunktion meist keine Gefahr der Überdosierung; Kaliumchlorid in Tablettenform ist obsolet, da Dünndarmulzera entstehen können; daher Applikation des Kaliums zu oder nach den Mahlzeiten mit reichlich Flüssigkeit (z.B. als Brausetablette).
  Parenteral: Berechnung des K^+-Defizits mittels eines Nomogramms (unter Berücksichtigung des pH). Intravenöse Kaliumzufuhr mit Kaliumkontrollen, evtl. Ekg-Monitoring.

  Merke: 1 mmol extrazelluläres Serum-Kaliumdefizit entspricht einem Mangel von 100 mmol Kalium. Parenteral nicht mehr als 20 mmol/h geben (maximale Tagesdosis 3 mmol/kg KG). Kaliumlösung ausreichend verdünnen, da Kalium venentoxisch ist! Bei Hypokaliämie und Azidose zuerst Kaliumdefizit ausgleichen, erst danach evtl. Korrektur der Azidose (im umgekehrten Fall verschlimmert sich die Hypokaliämie!).

Hyperkaliämie [E87.5]

Def: Serumkalium bei Erwachsenen > 5,0 (Kinder > 5,4) mmol/l

Ät.: A) Externe Bilanzstörung:

1. Übermäßige Kaliumzufuhr

   Merke: Weil die renale Ausscheidungskapazität mehr als das Doppelte der normalerweise mit der Nahrung aufgenommenen Kaliummenge von 100 mmol beträgt, ist eine exogen bedingte Hyperkaliämie bei normaler Nierenfunktion kaum möglich. Denn bei hoher Kaliumzufuhr bewirkt Aldosteron eine verstärkte Sekretion ins Tubuluslumen.
   Bei fortgeschrittener Niereninsuffizienz kann schon übermäßiger Genuss von Obst oder Diätsalz auf Kaliumbasis eine lebensbedrohliche Hyperkaliämie verursachen.
   Parenteral ohne Kontrollmöglichkeit nie mehr als 20 mmol K^+/h geben!

2. Verminderte renale Kaliumausscheidung:
   - Akutes Nierenversagen: Bei Anurie steigt das Serumkalium infolge Zellkatabolismus täglich um ca. 1 mmol/l an.
   - Chronische Niereninsuffizienz: Solange die Kreatininclearance > 20 ml/Min. beträgt bzw. keine Oligurie auftritt, kommt es meist nicht zur Hyperkaliämie, da Kalium verstärkt tubulär sezerniert und über den Dickdarm ausgeschieden wird. Lebensbedrohliche Hyperkaliämien drohen jedoch bei unkontrollierter Kaliumzufuhr (z.B. Obst, Diätsalz auf Kaliumbasis) oder bei Einnahme von Medikamenten, die eine Hyperkaliämie induzieren können.
   - Hyporeninämischer Hypoaldosteronismus bei Diabetes mellitus
   - M. Addison (Mineralokortikoidmangel)

3. Iatrogen verursachte Hyperkaliämie:
   - Medikamente, die das Renin-Angiotensin-System (RAAS) hemmen: ACE-Hemmer, Angiotensin II-Rezeptor-Antagonisten, Aldosteronantagonisten, Reninhemmer, NSAR
   - Medikamente, die die Kaliumsekretion im distalen Tubulus hemmen: Cyclosporin A, Amilorid, Triamteren (= kaliumsparende Diuretika), Cotrimoxazol, Pentamidin

   Memo: Auch bei normaler Nierenfunktion Kaliumkontrollen bei Kombination von ACE-Hemmern mit kaliumsparenden Diuretika!

B) Interne Bilanzstörung (Verteilungshyperkaliämie)
durch Verlagerung von intrazellulärem Kalium in den Extrazellulärraum.

1. Azidose, diabetisches Koma (Insulinmangel), schwere Digitalisintoxikation (Blockierung der Na^+/K^+-ATPase mit passivem K^+-Ausstrom in den EZR)
2. Freisetzung von Kalium bei Zellschaden
   - Große Weichteilverletzungen mit Myolyse, Rhabdomyolyse, Verbrennungen
   - Hämolytische Krise, Transfusion kalten Blutes
   - Zytostatische Behandlung von Malignomen
   - Hyperkaliämische periodische Lähmung (Gamstorp-Syndrom [G72.3])
   - Nach verspäteter Eröffnung von kompletten arteriellen Gefäßverschlüssen (Tourniquet-Syndrom)

C) Pseudohyperkaliämie:
- Hämolyse der Blutprobe:
  Häufig werden falsch hohe Werte als Folge einer artefiziellen Hämolyse gemessen (zu lange Stauung + Pumpen mit der Hand bei der Blutabnahme, schnelle Aspiration des Blutes durch englumige Kanülen, verspätete Zentrifugation)!
- Kaliumfreisetzung in der Blutprobe bei exzessiver Thrombozytose oder Leukozytose (bei CML) - Di.: Serumkalium ↑, aber Plasmakalium normal!

KL.: Oft symptomarmer Verlauf!

Merke: Es gibt kein zuverlässiges Symptom, welches auf die Gefahr einer Hyperkaliämie hinweist!

- Evtl. neuromuskuläre Symptome: Parästhesien ("Ameisenlaufen" um den Mund, Pelzigwerden der Zunge), Muskelzuckungen, Paresen
- Ekg: - Überhöhtes zeltförmiges T
  - Schenkelblockartige QRS-Verbreiterung
  - QT verkürzt, P-Abflachung
  - Kammerflattern/-flimmern oder Asystolie

Di.: - Serum-Kaliumkontrollen + Ekg-Kontrollen
- Ausschluss einer Niereninsuffizienz (Kreatinin)
- Säure-Basen-Status
- Ausschluss einer Pseudohyperkaliämie

Th.: A) Kausal: z.B. Absetzen kaliumretinierender Medikamente bei Niereninsuffizienz!
B) Symptomatisch:
1. Kaliumzufuhr stoppen, keine kaliumreichen Lebensmittel (z.B. Bananen u.a. Früchte)
2. Förderung des Kaliumeinstromes in die Zellen:
- Glukose und Insulin: z.B. 50 ml 40 %ige Glukoselösung + 10 IE Normalinsulin i.v. über 30 Min., anschließend Blutzuckerkontrollen; Wirkdauer: 4 - 6 h
- Natriumbikarbonat: 50 - 100 ml einer einmolaren (8,4 %igen) Lösung über 30 Min. i.v.; Wirkdauer: 2 h
- Kalziumglukonat wirkt nur kurzfristig durch Membranstabilisierung (30 Min.) und ist bei digitalisierten Patienten sowie bei Hyperkalzämie kontraindiziert. Dos: 10 ml 10 % Kalziumglukonat
- Salbutamol (Beta-2-Sympathomimetikum) per inhalationem kann den Kaliumspiegel ebenfalls temporär absenken (NW + KI: Siehe Kap. Asthma bronchiale).

3. Entfernung von Kalium:
- Kationenaustauscherharze, die im Darm Natrium (oder Kalzium) gegen Kalium austauschen. Wirkdauer: 4 - 6 h
  2 Formen: Natriumform (Resonium A®), kontraindiziert bei Hypernatriämie und Hypertonie; Kalziumform (Calcium Resonium®), kontraindiziert bei Hyperkalzämie. Anwendung oral und als Klysma. NW beachten (selten Darmnekrosen)
- Forcierte Diurese mit Schleifendiuretika
- Dialyse bei akutem Nierenversagen und chronischer Niereninsuffizienz

Merke: Serumkaliumwerte > 6,0 mmol/l sind akut bedrohlich und erfordern eine rasche Kaliumsenkung!

MAGNESIUM

Gesamtbestand an Magnesium im Körper ca. 12,4 mmol (0,3 g)/kg KG, Tagesbedarf: 15 - 20 mmol/d (360 - 480 mg/d)
Magnesiumverteilung im Körper:
- 1 % im Plasma (zu 30 % an Albumin gebunden, zu ca. 70 % ionisiert)
  Normaler Plasmaspiegel: 0,75 - 1,05 mmol/l
- Ca. 60 % im Knochen
- Ca. 40 % in der Skelettmuskulatur

Intrazellulär ist Magnesium überwiegend an ATP gebunden (MgATP) und steht im Gleichgewicht mit freien Magnesiumionen. Magnesium ist an der Aktivierung zahlreicher Enzyme beteiligt, u.a. aktiviert es die Na^+/K^+-ATPase und beeinflusst dadurch die Kaliumverteilung. Außerdem hemmt Magnesium die intrazelluläre Kalziumbereitstellung ("natürlicher Kalziumblocker").

Hypomagnesiämie [E83.4]

Def: Serummagnesium < 0,75 mmol/l

Ät.: 1. Angeborene Magnesiumverlusterkrankungen (selten):
- Intestinal bedingte Hypomagnesiämie mit sekundärer Hypokalzämie und Krampfanfällen; autosomal-rezessiver Erbgang
- Renal bedingte primäre Hypomagnesiämie; autosomal-dominanter Erbgang; Genmutation FXYD2
- Mutationen des CASR-Gens (Ca^{2+}-Mg^{2+}-Sensing-Rezeptor). Aktivierende und inhibierende Mutationen sind bekannt.
- Familiäre Hypomagnesiämie mit Hyperkalziurie und Nephrocalzinose (FHHNC); Mutation im Paracellin 1-Gen (PCLN1); Häufigkeit ca. 1 : 100.000
- Gitelman-Syndrom (siehe dort)

2. Sekundäre (erworbene) Hypomagnesiämie: Die meisten Fälle
- Einseitige Ernährung (Alkoholismus, parenterale Ernährung)
- Malabsorptionssyndrom
- Vermehrter Bedarf (Schwangerschaft)
- Erhöhte renale Ausscheidung: Polyurische Störungen
- Therapie mit Diuretika, Ciclosporin A, Cisplatin, Aminoglykosiden, Protonenpumpenhemmern
- Akute Pankreatitis

- Laxanzienabusus
- Endokrinen Störungen: Diabetes mellitus, Hyperthyreose u.a.

KL.: Da gleichzeitig eine Hypokaliämie und/oder Hypokalziämie vorliegen kann, sind die klinischen Symptome einer Hypomagnesiämie nicht spezifisch
- ZNS/Psyche: Reizbarkeit, Depressionen; Magnesiummangeltetanie, Parästhesien u.a.
- Herz: Extrasystolie, erhöhte Digitalisempfindlichkeit, erhöhte Bereitschaft der Koronararterien zu Spasmen mit evtl. Angina pectoris
  Ekg: ST-Senkung, T-Abflachung, QT-Verlängerung
- Magen/Darm: evtl. Darmspasmen u.a.

Di.: Klinik (uncharakteristisch), Magnesium i.S. ↓, Magnesium im 24 h-Urin
Ausschluss einer Hypokaliämie/Hypokalzämie

Th.:
- Kausale Therapie
- Symptomatische Therapie: Magnesiumgabe
  Ind: 1. Orale Substitutionstherapie bei Magnesiummangel
  Dos: 10 - 30 mmol Magnesium/d
  2. Pharmakologische Therapie bei normalem Magnesiumspiegel i.S.: z.B.
  - Ventrikuläre Arrhythmien durch Digitalis
  - Extrasystolie kann durch Anheben des Magnesium- und Kaliumspiegels auf hochnormale Werte oft günstig beeinflusst werden
  - Torsade-de-pointes-Kammertachykardie
  - Eklampsie mit generalisierten Krämpfen
  - Vorzeitige Wehentätigkeit
  Dos: Siehe dort

Hypermagnesiämie [E83.4]

Def: Serummagnesium > 1,05 mmol/l

Ät.: Am häufigsten Niereninsuffizienz und Therapie mit magnesiumhaltigen Antazida
Ferner: Rhabdomyolyse; parenterale Magnesiumtherapie u.a.

KL.: Meist asymptomatischer Laborbefund. Bei gleichzeitig bestehender Hypokalzämie und/oder Hyperkaliämie kann es eher zu Symptomen kommen:
- Muskelschwäche, Nausea, Parästhesien im Gesicht
- Hypoventilation
- Somnolenz bis Magnesium-Narkose
- Ekg: Verlängerung der PQ-Zeit, Verbreiterung des QRS-Komplexes

Th.: Bei parenteraler Überdosierung von Magnesium wirkt Kalzium i.v. als Antidot.
Bei Hypermagnesiämie/Hyperkaliämie infolge terminaler Niereninsuffizienz: Dialyse

KALZIUM

PPh: Siehe Kap. Nebenschilddrüse.

Hypokalzämie [E83.58]

Def: Gesamtkalzium i.S. < 2,2 mmol/l; ionisiertes Kalzium < 1,1 mmol/l

Ät.: 1. Bei normalem ionisiertem Kalzium: Hypoalbuminämie unterschiedlicher Genese
2. Bei erniedrigtem ionisiertem Kalzium:
a) mit normalem Magnesiumspiegel
- PTH niedrig, Phosphat hoch:
  - Hypoparathyreoidismus
  - Passager nach Parathyroidektomie wegen primärem Hyperparathyreoidismus
- PTH hoch, Phosphat niedrig:
  - Vitamin D-Mangel
  - Therapie mit Antikonvulsiva
  - Pankreatitis

- PTH hoch, Phosphat normal oder erhöht:
  - Pseudohypoparathyreoidismus
  - Rhabdomyolyse
  - Hyperalimentation
  - Renale tubuläre Azidose
  - Chronische Niereninsuffizienz

b) mit niedrigem Magnesiumspiegel, z.B.
- Alkoholismus
- Malabsorptionssyndrom
- Medikamentös induziert (z.B. Therapie mit Schleifendiuretika, Gentamicin, Cisplatin)

KL.:
- Hypokalzämische Tetanie: Krampfanfälle bei erhaltenem Bewusstsein, oft mit Parästhesien verbunden, Pfötchenstellung, Stimmritzenkrampf
- Chvostek-Zeichen: Beim Beklopfen des N. facialis im Bereich der Wange wird im positiven Fall Zucken der Mundwinkel ausgelöst.
- Trousseau-Zeichen (sprich: "trusso"): Nach Anlegen einer Blutdruckmanschette am Arm - einige Minuten arterieller Mitteldruck - kommt es im positiven Fall zur Pfötchenstellung.
- Ekg: QT-Verlängerung

DD: Hyperventilationstetanie (Gesamtkalzium normal, vermindertes ionisiertes Kalzium infolge respiratorischer Alkalose) - Th.: Beruhigung des Patienten, evtl. Tütenatmung

Di.: Klinik + Serumkalzium < 2,2 mmol/l

Th.: A) Kausal

B) Symptomatisch:
- Bei Tetanie: Kalzium i.v. (z.B. 10 ml Calciumglukonat 10 % langsam i.v.); evtl. Ausgleich eines gleichzeitig bestehenden Magnesiummangels
- Langzeitbehandlung: Orale Substitution von Kalzium, evtl. zusätzlich Vitamin D

Hyperkalzämie [E83.58]

Def: Gesamtkalzium i.S. > 2,7 mmol/l; ionisiertes Kalzium > 1,3 mmol/l

Ep.: Ca. 1 % der Krankenhauspatienten haben eine Hyperkalzämie.

PPh: Siehe Kap. Nebenschilddrüse

Ät.:
1. Tumorinduzierte Hyperkalzämie (ca. 60 % d.F.). Häufigste Tumoren: Bronchial-, Mamma-, Prostatakarzinom, Plasmozytom. Bei Tumorhyperkalzämie ist das intakte PTH regelmäßig supprimiert.
   - Osteolytische Hyperkalzämie bei Knochenmetastasen (z.B. bei Mammakarzinom) und bei Plasmozytom. Die Tumorzellen bewirken indirekt über eine Freisetzung von Zytokinen (TGFα, TNF, IL-1 u.a.) eine Stimulierung der Osteoklasten → Osteolyse → Hyperkalzämie.
   - Paraneoplastische Hyperkalzämie durch ektope Bildung parathormonverwandter Peptide (PTHrP) durch Tumoren (z.B. Lungenkarzinom). Ca. 90 % der Patienten mit Tumor-Hyperkalzämie haben erhöhte PTHrP-Spiegel unabhängig davon, ob Knochenmetastasen vorhanden sind oder nicht. Dabei ist das PTH intakt erniedrigt.
2. Endokrine Ursachen: Primärer Hyperparathyreoidismus (20 %), tertiärer Hyperparathyreoidismus, Hyperthyreose, NNR-Insuffizienz
3. Medikamentös induziert: Vitamin D- oder Vitamin A-Intoxikation, Tamoxifen, Thiaziddiuretika, kalziumhaltige Phosphatbinder, kalziumhaltige Kationenaustauscher, Lithium
4. Immobilisation
5. Sarkoidose (Bildung von 1,25(OH)$_2$D$_3$ in den Epitheloidzellen der Granulome)
6. Familiäre hypokalziurische Hyperkalzämie (FHH): Urs: Inaktivierende Mutationen des Calcium-Sensing-Rezeptors. Ca. 1 % der Patienten mit pHPT. Schlüsselbefund ist die relative Hypokalziurie bei milder Hyperkalzämie und leicht erhöhtem PTH. Keine Therapie notwendig.
7. Thrombozytosen und essenzielle Thrombozythämie können gel. mit Hyperkalzämie einhergehen.
8. Idiopathische infantile Hyperkalzämie (Mutation von CYP24A1). Diese Patienten vertragen keine Vitamin D-Prophylaxe (Kontraindikation).

KL.: A) Evtl. Symptome der kausalen Erkrankung (z.B. bekanntes Tumorleiden)

B) Hyperkalzämiesymptome: Die Hälfte der Patienten hat keine spezifischen Hyperkalzämiesymptome (zufälliger Laborbefund)

- Niere: Polyurie, Polydipsie (= renaler Diabetes insipidus); bei fehlendem Volumenersatz kommt es zu Exsikkose und Anurie; Nephrolithiasis, Nephrokalzinose
- Magen/Darm: Übelkeit, Erbrechen, Obstipation, selten Pankreatitis
- Herz/Skelettmuskulatur: Rhythmusstörungen, QT-Verkürzung im Ekg, Adynamie, Muskelschwäche bis zur Pseudoparalyse
- ZNS/Psyche: Psychose, Somnolenz bis Koma

Eine hyperkalzämische Krise droht bei einem Serumkalzium > 3,5 mmol/l:
- Polyurie, Polydipsie, Niereninsuffizienz
- Erbrechen, Exsikkose mit Hyperpyrexie
- Psychotische Erscheinungen, Somnolenz, Koma

Di.: 1. der Hyperkalzämie: Serumkalzium ↑
2. der Ursache der Hyperkalzämie:
- Parathormon (PTH intakt) ↑ bei primärem Hyperparathyreoidismus, ↓ bei Tumor-Hyperkalzämie
- Parathormonverwandtes Peptid (PTHrP) ↑ bei Tumor-Hyperkalzämie
- 1,25-$(OH)_2$-Vitamin D_3 ↑ bei Hyperkalzämie infolge Sarkoidose
- $25(OH)D_3$ ↑ bei Vitamin D-Intoxikation
- Tumorsuche (Rö. Thorax, bei Frauen Mammografie, Abdomen-Sono, Untersuchung von Serum/Urin auf monoklonale Immunglobuline und Leichtketten)

Th.: einer hyperkalzämischen Krise:

A) Kausal

B) Symptomatisch:
- Universale Maßnahmen:
  1. Wichtigste Therapiemaßnahme ist die forcierte Diurese (5 l/die und mehr) mit physiologischer Kochsalzlösung und Furosemid unter Kontrolle des Wasser- und Elektrolythaushaltes (Substitution von Kalium).
  2. Kalziumzufuhr stoppen (z.B. in Mineralwässern)

     Cave **Herzglykoside und Thiaziddiuretika!**
  3. Bisphosphonate: Mittel der Wahl bei tumorinduzierten Hyperkalzämien
     Wi.: Hemmung der Osteoklastenaktivität
     Dos: z.B. Pamidronsäure 15 - 90 mg i.v. über 2 h oder Zoledronat (Zometa®) 4 mg i.v. über 15 Min.; bei Bedarf Wiederholung im Abstand von 3 - 4 Wochen

     Anm.: Calcitonin wirkt zu kurz.
- Zusatzmaßnahmen:
  - Glukokortikosteroide sind Antagonisten des Vitamin D → Anwendung bei Vitamin D-bedingten Hyperkalzämien (Vitamin D-Intoxikation, M. Boeck); außerdem beeinflussen sie die Hyperkalzämie bei Plasmozytom.
  - Hämodialyse mit kalziumfreiem Dialysat bei Niereninsuffizienz

Prg: Letalität der hyperkalzämischen Krise bis 50 %

PHOSPHAT

Ph.: Referenzwerte (Serumphosphat): 0,81 - 1,45 mmol/l (2,5 - 4,5 mg/dl) für Erwachsene
Der Serumspiegel weist eine zirkadiane Rhythmik auf mit Minimum vormittags und Maximum um Mitternacht. Kleinkinder haben ca. 50 % und Kinder ca. 30 % höhere Werte als Erwachsene.

Gesamtphosphat des Körpers ca. 600 - 800 g, davon etwa 85 % im Knochen (Hydroxyapatit), 15 % im Weichteilgewebe und 0,1 % als Orthophosphat im Plasma . Der Serumspiegel erlaubt keine Rückschlüsse auf das Gesamtphosphat.

Phosphat spielt eine wichtige Rolle u.a. für Knochenstabilität, Zellstrukturen, Zellmetabolismus, Enzymphosphorylierung und Säure-Basen-Haushalt. Im Erythrozyten reguliert es als 2,3-Diphosphoglycerat (2,3-DPG) die Affinität des Hämoglobins zu Sauerstoff und in Zytosol und Mitochondrien ist es wichtig für die ATP-Synthese aus ADP und damit für die Energieversorgung.

Phosphatmetabolismus: 65 - 90 % des mit der Nahrung aufgenommenen Phosphats werden im Jejunum resorbiert. Phosphat wird in der Niere glomerulär filtriert und im proximalen Tubulus je nach Phosphatgehalt der Nahrung zu 70 - 100 % rückresorbiert. Intestinale Resorption und tubuläre Rückresorption erfolgen über verschiedene Na^+/PO_4^{2-}-Cotransporter. Parathormon setzt Phosphat aus dem Knochen frei und vermindert die tubuläre Reabsorption. Vitamin D steigert die intestinale Resorption, Wachstums- und Schilddrüsenhormone fördern die tubuläre Rückresorption. Insulin verschiebt Phosphat zusammen mit Glucose und Kalium in die Zellen. Ein Schlüsselhormon zur Kontrolle des Phosphathaushalts ist der Fibroblast Growth Factor 23 (FGF-23), der durch verstärkte Phosphaturie den Phosphatspiegel senkt.

HYPOPHOSPHATÄMIE [E 83.3]

Def: Serumphosphat (nüchtern) < 0,81 mmol/l (2,5 mg/dl) für Erwachsene
Schweregrade: Leicht 0,5 - 0,8 mmol/l / mittel 0,3 - 0,5 mmol/l / schwer < 0,3 mmol/l

Ep.: Aufgrund des hohen Phosphatgehalts vieler Nahrungsmittel ist eine Hypophosphatämie in der Allgemeinbevölkerung selten, findet sich aber bei etwa 2 % aller Krankenhauspatienten und 30 % der Intensivpatienten (in Fällen mit gramnegativer Sepsis in bis zu 80 %). Patienten mit vorbestehendem Phosphatmangel, wie z.B. bei chronischem Alkoholabusus, Mangelernährung, längerer Nahrungskarenz oder Antazida-Einnahme, sind besonders gefährdet.

Ät.:
1. Verminderte intestinale Phosphataufnahme
   - Mangelernährung (bei chronischem Alkoholabusus, Anorexia nervosa, Demenz, Malignomen u.a.), Nahrungskarenz
   - Malabsorption (Sprue, Kurzdarmsyndrom, chronische Diarrhö u.a.); Vitamin D-Mangel
   - Phosphatbinder: z.B. Sevelamer, hochdosierte Kalziumsalze, Al- oder Mg-haltige Antazida
2. Erhöhter renaler Phosphatverlust durch verminderte tubuläre Rückresorption
   - Primärer und sekundärer Hyperparathyreoidismus
   - Phosphatdiabetes (Fanconi-Syndrom), onkogene Osteomalazie
   - Hyperaldosteronismus, Hypomagnesiämie, Cushing-Syndrom, entgleister Diabetes mellitus
   - Medikamente: Hochdosiert Kortikosteroide und Östrogene, Diuretika, Paracetamol u.a.
   - Alkoholabusus
   - Große Operationen, schwere Verbrennungen
3. Phosphatumverteilung von extrazellulär nach intrazellulär
   - Akute respiratorische Alkalose durch Hyperventilation
   - Refeeding-Syndrom, Hyperalimentation
   - Sympathomimetika, Insulin, Glukagon, Glucose- oder Fructose-Infusionen u.a.
   - Therapie der diabetischen Ketoazidose, Aufwärmung nach Hypothermie
   - Schwere Infektionen, toxisches Schocksyndrom, Sepsis
   - Akute Zellproliferation bei Leukämien und schnell wachsenden Tumoren u.a.
4. Erhöhter Bedarf: z.B. Schwangerschaft, Stillperiode, Wachstum, Extremsport, Bodybuilding
5. Sonstiges: z.B. Langzeithämodialyse, akute Pankreatitis u.a.

Merke: Ein akuter Abfall des Serumphosphats lässt sich meist auf eine Phosphatumverteilung vom Extrazellularraum in die Zellen, eine chronische Hypophosphatämie auf eine verminderte intestinale Resorption oder einen erhöhten renalen Verlust zurückführen. Am häufigsten entsteht eine schwere Hypophosphatämie durch einen extra-/intrazellulären Shift (z.B. durch therapeutische Maßnahmen oder Hyperventilation) bei schwerkranken oder mangelernährten Patienten mit vorbestehender Phosphatdepletion.
Cave: Bei Alkoholikern im Entzug können phosphatfreie Glukose-Infusionen zum Tode führen!

KL.: Klinische Symptome treten bei Hypophosphatämie meist erst ab Werten < 0,5 mmol/l auf und sind Ausdruck eines generalisierten zellulären Energiedefizits, verursacht durch eine reduzierte ATP-Synthese und ein vermindertes 2,3-DPG mit Linksverschiebung der Sauerstoffdissoziationskurve. Als Folge der entstehenden Gewebehypoxie und ATP-Depletion stellen Zellen und Organellen (z.B. Mitochondrien), zunächst ihre spezifischen Funktionen (reversibel) ein und werden schließlich durch Ausfall der Membrantransportsysteme (ATPasen) irreversibel geschädigt.

Merke: Ein chronischer Phosphatmangel manifestiert sich aufgrund einer permanenten Phosphatverschiebung vom Knochen ins Plasma oft nur als Knochenmineralisationsstörung, während eine (zusätzliche) akute Hypophosphatämie zu einem (Multi-)Organversagen führen kann.

Knochen (= Phosphatspeicher) und Mineralstoffwechsel: Osteopenie und Osteomalazie durch vermehrte Knochenresorption mit Freisetzung von Kalzium, Hyperkalziurie; oft gleichzeitig Hypomagnesiämie und Hypokaliämie
Gastrointestinaltrakt: Inappetenz, Übelkeit, Oberbauchschmerzen, Leberfunktionsstörungen, Bakteriämie durch gestörte Barrierefunktion der Darmschleimhaut
Stoffwechsel: Erhöhte Insulinresistenz
Nieren: Schädigung v.a. des proximalen Tubulus, akute Tubulusnekrose, Nierenversagen
Nervensystem: Polyneuropathie, Guillain-Barré-artige Symptome, extrapontine Myelinolyse, Verwirrtheit, zerebrale Krampfanfälle, Koma

Muskulatur: Herzinsuffizienz, respiratorische Insuffizienz (verzögerte Entwöhnung vom Respirator!), Dysphagie, Ileus, Schwäche der proximalen Skelettmuskulatur; bei Alkoholabusus und Refeeding-Syndrom gelegentlich Rhabdomyolyse mit sekundärem Anstieg des Serumphosphats
Hämatologisches System: Hämolytische Anämie (meist erst bei Phosphat < 0,2 mmol/l), Leukozytendysfunktion mit erhöhter Infektanfälligkeit, Thrombozytendysfunktion und Thrombozytopenie

Di.: Daran denken, dass einige Patientengruppen ein erhöhtes Risiko für Phosphatmangel haben!
Phosphat i.S. und i.U., Ca, Mg, K, AP, Kreatinin, CK; ggf. Vitamin D, Parathormon, Blutgase.
Das Phosphat im Serum kann trotz eines intrazellulären Defizits zunächst unauffällig sein, unter bestimmten therapeutischen Maßnahmen aber rasch abfallen, sodass ggf. mehrfache Kontrollen notwendig sind.
Bei Hypophosphatämie und normaler Nierenfunktion weist eine Phosphatausscheidung im Urin von unter 20 mmol/ 24h auf eine verminderte intestinale Resorption bzw. ein Umverteilungsproblem hin, von über 50 mmol/24h auf einen renalen Verlust.

Th.: Kausal
Symptomatisch: Bei moderater Hypophosphatämie genügt es meist, die orale Zufuhr zu steigern und Vitamin D zu verabreichen. Milch ist mit etwa 1 mg Phosphat/ml eine sehr gute Phosphatquelle. Bei Laktoseintoleranz Kalium- oder Natriumphosphat oral 1 - 3 g über den Tag verteilt.
Bei schwerer und unter Beatmung auch bei moderater Hypophosphatämie parenterale Therapie mit Infusion von 4 - 8 mmol Phosphat/h über 6 h (Gesamtmenge 24 - 48 mmol) unter Kalzium- und Phosphatkontrollen alle 6 - 8 h; ggf. wiederholen bis Serumspiegel stabil bei 0,8 mmol/l liegt (Dosisreduktion bei eingeschränkter Nierenfunktion !).

Cave: Hyperphosphatämie und Hypokalzämie vermeiden! Therapie muss rechtzeitig erfolgen (solange Ausfälle noch reversibel sind)! Ggf. gleichzeitig bestehenden Kalium- und/oder Magnesiummangel beheben.
Merke: Schwere Symptome, wie z.B. Rhabdomyolysen oder zentralnervöse Störungen können durch prophylaktischen Zusatz von ausreichend Phosphat zu Glucose-Infusionen und zu parenteraler Ernährung (Details siehe dort!) vermieden werden.

HYPERPHOSPHATÄMIE [E 83.3]

Def: Serumphosphat (nüchtern) > 1,6 mmol/l (5,0 mg/dl) für Erwachsene

Ät.:
1. Verminderte renale Phosphatausscheidung durch reduzierte glomeruläre Filtration und/oder erhöhte tubuläre Rückresorption
   - Akutes oder chronisches Nierenversagen (häufigste Ursache)
   - Hypoparathyreoidismus, Pseudohypoparathyreoidismus, Suppression der Parathormonaktivität (durch Vitamin D- oder Vitamin A-Intoxikation, Milch-Alkali-Syndrom, Sarkoidose u.a.)
   - Hyperthyreose, Akromegalie, juveniler Hypogonadismus
2. Massive Phosphatüberladung des Extrazellularraumes
   - Zu rascher (parenteraler) Ausgleich einer Hypophosphatämie
   - Metabolische oder respiratorische Azidose (ca. 95 % aller Patienten mit diabetischer Ketoazidose sind vor Therapiebeginn hyperphosphatämisch!)
   - Gewebszerfall, z.B. durch schweres Trauma, fulminante Hepatitis, massive Hämolyse, Rhabdomyolyse, Tumorlyse unter Zytostatikatherapie

KL.: Meist asymptomatisch; evtl. Symptome durch Hypokalzämie; bei Kalzium-Phosphat-Produkt > 5,5 $(mmol/l)^2$ besteht ein erhöhtes Risiko für Gefäß- und Weichteilverkalkungen

Th.: Kausal: Siehe auch Kapitel chronische Niereninsuffizienz
Symptomatisch: Verminderung der Phosphatzufuhr; Phosphatbinder; in schweren Fällen Hämodialyse

SÄURE-BASEN-HAUSHALT

Ph.: Die physiologische Wasserstoffionenkonzentration (Isohydrie) mit einem pH-Wert von 7,37 - 7,45 im Blut wird trotz ständigem Anfall saurer Metabolite durch 3 Regulationsvorgänge aufrechterhalten:
1. Pufferung
2. Respiratorische Regulation bei der Abatmung von CO_2
3. Renale Regulation bei der Ausscheidung von Wasserstoffionen

Zu 1 + 2: Pufferung:
Der Organismus verfügt über 2 extrazelluläre und 2 intrazelluläre Puffersubstanzen:
- Extrazellulär: Bikarbonat (HCO_3^-): 75 %
  Plasmaproteine: 24 % (1 % Phosphat)
- Intrazellulär: Phosphat (HPO_4^{2-})
  Hämoglobin

Durch die Fähigkeit, CO_2 durch die Lungen abzurauchen und HCO_3^- durch die Nieren zu regulieren, hat das Kohlensäure-Bikarbonatsystem die wichtigste Bedeutung. Seine Funktion lässt sich durch die Henderson-Hasselbalch-Puffergleichung beschreiben:

$$pH = 6{,}1 + \log \frac{[HCO_3^-]}{[H_2CO_3]} = 6{,}1 + \log \frac{20}{1} = 6{,}1 + 1{,}3 = 7{,}4$$

zu 3.: Die renale Regulation der Wasserstoffionenkonstanz ist langsamer und träger als die respiratorische und umfasst **3 Mechanismen:**
- Bikarbonatrückresorption:
  Da Bikarbonat durch Pufferung und anschließende pulmonale Abatmung von CO_2 verbraucht wird, muss es in der Niere regeneriert werden. Dabei spielt die Karboanhydrase in den Tubuluszellen in den Tubuluszellen eine wichtige Rolle: Für jedes regenerierte HCO_3^- wird ein H^+ sezerniert, wobei zur Wahrung der Elektroneutralität Na^+ reabsorbiert wird.
- Bildung titrierbarer Säure
- Bildung von Ammoniumionen, die der Neutralisation überschüssiger Wasserstoffionen im Tubuluslumen dienen.

PPh: 3 Gruppen von Störungen im Säure-Basen-Haushalt:
1. Respiratorische Störungen entstehen durch vermehrte oder verminderte Abatmung von CO_2, wodurch sich der Nenner der Puffergleichung verändert.
2. Metabolische Störungen gehen einher mit veränderter Bikarbonatkonzentration, wodurch sich der Zähler der Puffergleichung verändert.
3. Gemischte Störungen durch Kombination metabolischer + respiratorischer Störungen

Kompensationsmechanismen:
Um die Konstanz der Wasserstoffionen (Isohydrie) aufrechtzuerhalten, besteht die Kompensation des Organismus darin, Veränderungen der Bikarbonatkonzentration durch gleichsinnige Veränderungen der CO_2-Konzentration auszugleichen und umgekehrt.

Merke: Respiratorische Störungen werden metabolisch kompensiert. Metabolische Störungen werden respiratorisch kompensiert.
Wenn sich im Rahmen der Kompensation der pH innerhalb der Grenzen von 7,37 - 7,45 bewegt, spricht man von kompensierter Störung, sonst von nichtkompensierter Störung. Ein normaler pH ist daher nicht gleichzusetzen mit einem normalem Säure-Basen-Haushalt. Normaler pH besagt nur, dass die Kompensationsmechanismen noch funktionieren.

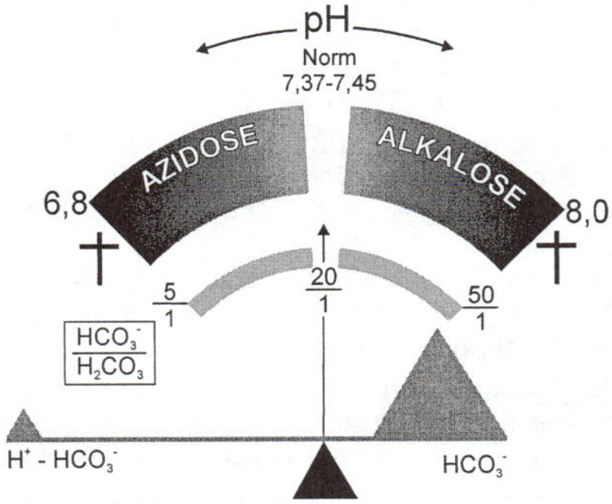

Di.: Sind 2 der 3 Variablen der Puffergleichung bekannt, so kann die 3. Größe errechnet werden und damit eine Störung im Säure-Basen-Haushalt diagnostisch eingeordnet werden.

Arterielle Normalwerte:

pCO_2 im Blut	m 35 - 46 / w 32 - 43 mmHg
Standardbikarbonat	21 - 26 mmol/l
pH	7,37 - 7,45

Base excess (BE)

Abweichung vom Normalwert der Pufferbasen.
Der Referenzbereich beträgt ± 2,0 mmol/l.

Störungen im Säure-Basen-Haushalt mit Kompensationsmechanismen:

	Alkalose		Azidose		
	dekomp.	**kompens.**	**kompens.**	**dekomp.**	
Metabolisch:					Metabolisch:
pH	↑	n	n	↓	pH
HCO_3^-	↑	↑	↓	↓	HCO_3^-
pCO_2	n (↑)	↑	↓	n (↓)	pCO_2
Respiratorisch:					Respiratorisch:
pH	↑	n	n	↓	pH
HCO_3^-	n (↓)	↓	↑	n (↑)	HCO_3^-
pCO_2	↓	↓	↑	↑	pCO_2

Merke: pCO_2 und HCO_3^- sind bei einfachen Störungen des Säure-Basen-Haushaltes gleichsinnig verändert im Sinne der Kompensation (diese Regel gilt nicht für gemischte Störungen). Starke Abweichungen des HCO_3^- (< 15 bzw. > 40 mmol/l) sprechen dafür, dass die kausale Störung auf der metabolischen Seite liegt (metabolische Azidose bzw. Alkalose).

AZIDOSE

Allgemeine Rückwirkungen auf den Organismus bei Azidose:

1. Durch Kaliumverschiebung aus den Zellen in den Extrazellulärraum kommt es oft zu einer Hyperkaliämie, die aber mit Beseitigung der Azidose verschwindet (oder sogar in Kaliummangel umschlagen kann).
2. Eine Azidose vermindert die Reaktivität der Gefäßmuskulatur auf Katecholamine (z.B. beim kardiogenen Schock) und wirkt auf das Herz negativ inotrop.
3. Starke Azidose führt zu Minderdurchblutung der Niere (Schock + Azidose → Anurie).
4. pH des Urins ist meist sauer.
5. Da die Blut-Liquor-Schranke für CO_2 gut durchgängig ist (im Gegensatz zu Stoffwechselsäuren und Bikarbonat), führen respiratorische Störungen zu einer schnelleren pH-Verschiebung im Liquor als metabolische Störungen.

Metabolische Azidose [E87.2]

Def: Primäre Störung des Säuren-Basen-Haushalts mit Abnahme des Bikarbonats (HCO_3^-) im Serum, einem sekundären Abfall des CO_2-Partialdrucks ($PaCO_2$) und einer Reduktion des Blut-pH. Sie kann akut (einige Minuten bis wenige Tage, insbesondere bei Intensivpflegepatienten) oder chronisch (Wochen bis Jahre bei abnehmender Nierenfunktion) auftreten.

Pg: Cl^- und HCO_3^- machen normalerweise 85 % der Anionen im Serum aus, den Anionenrest (Proteinat, Sulfat, Phosphat, organische Anionen) bezeichnet man als Anionenlücke.
Vereinfachte Berechnungsformel: Anionenlücke ≈ $Na^+ - (Cl^- + HCO_3^-)$
Normbereich: 3 - 11 mmol/l

Einige Faktoren können den Wert der Anionenlücke verändern. So wird sie um etwa 2,3 mmol/l reduziert für jede Abnahme des Serum-Albumins um 10 g/l. Eine Zunahme der Anionenlücke findet sich z.B. bei der Hyperphosphatämie.

Durch Berechnung der Anionenlücke lassen sich die metabolische Azidosen in 2 Gruppen unterteilen, nämlich in die, die durch Zufuhr von starker Säure entstehen und diejenigen, die durch den Verlust oder die fehlende Bildung von HCO_3^- verursacht werden.

Ät.: Nach den Befunden von Cl^- und Anionenlücke 2 Konstellationen:

1. Metabolische Azidose mit erhöhter Anionenlücke (normochlorämische Azidose)

- Diabetische Ketoazidose: Präkoma/Coma diabeticum (mit Bildung von Keto(n)körper: Acetoacetat, Hydroxybutyrat und Aceton), Hungerstoffwechsel, Alkoholismus
- Laktazidose: Kann bei einer raschen Laktatproduktion schnell entstehen, z.B. bei Hypoxämie
  Eine exzessive Laktatproduktion findet sich auch bei gesteigerter Glykolyse bei Hochleistungssportlern.

Selten kann es unter Metformin-Einnahme zu gefährlicher Laktatazidose kommen (bei Nichtbeachten von KI)
Hochgradiger Vitamin B_1- (Thiamin-) Mangel (sehr selten)
- D-Laktatazidose: Bei Kurzdarmerkrankungen ist das Wachstum von Bakterien erleichtert, die D-Laktat bilden können. Nach reichlicher Kohlenhydratzufuhr entstehen metabolische Azidosen, die mit der üblichen L-Laktatbestimmung nicht erkannt werden.
- Glykol-, Methanol- und Acetylsalicylsäure-Vergiftung
- Akute und chronische Niereninsuffizienz

2. **Metabolische Azidose mit normaler Anionenlücke (hyperchlorämische metabolische Azidose)**
   - Gastrointestinale Bikarbonatverluste (Diarrhöen, Drainagen von Pankreas-, Galle- und Dünndarmsekret)
   - Renal: Fehlende Bikarbonat-Rückresorption oder verminderte HCO_3^--Bildung: Ureterosigmoideostomie, renale tubuläre Azidosen. Die Hyperchlorämie entsteht durch eine vermehrte Cl^--Rückresorption als elektrochemischer Ausgleich für das verloren gegangene bzw. zu wenig gebildete Bikarbonat. Zur Unterscheidung zwischen gastrointestinalen HCO_3^--Verlusten und renaler Azidifizierungsstörungen kann die Bestimmung der Urinionen-Nettobilanz durchgeführt werden: Urin-NH_4^+ = (Urin-Cl^-) - (Urin-Na^+ + Urin-K^+) + 80

   Bei intestinalem Bikarbonatverlust liegt die Urin-NH_4^+-Ausscheidung zwischen 80 und 300 mmol/d, bei tubulärer Azidose < 80 mmol/d.

KL.: Vertiefte Kussmaul-Atmung, Luftnot, bei zunehmender Azidose Somnolenz, Desorientiertheit, Agitiertheit, verminderte Reaktivität der Gefäßmuskulatur

Di.: Klinik + Blutgasanalyse
HCO_3^- ↓, kompensatorisch auch pCO_2 ↓
pH normal (kompensiert) oder ↓ (dekompensiert)

Respiratorische Azidose [E87.2]

Ät.: Respiratorische Insuffizienz mit alveolärer Hypoventilation unterschiedlicher Genese (siehe Kap. Lunge)

KL.:
- Hypoventilation i.R. der respiratorischen Insuffizienz
- Schwäche, Desorientiertheit bis Koma

Di.: Klinik + Blutgasanalyse:
pCO_2 ↑, kompensatorisch auch HCO_3^- ↑
pH normal (kompensiert) oder ↓ (dekompensiert)
pO_2 ↓

ALKALOSE

Allgemeine Rückwirkung auf den Organismus bei Alkalose:
1. Durch Kaliumverschiebung aus dem Extrazellulärraum in die Zellen und tubuläre Sekretion von Kalium kommt es zu einem Kaliummangel.
2. Die Alkalose führt zur Verminderung der ionisierten Ca^{++}-Fraktion (→ evtl. Tetanie).
3. Der pH des Urins ist meist alkalisch: Außer bei metabolischer Alkalose infolge eines extrarenalen Kaliumverlustes: Hier scheidet die Niere, um K^+ zurückzuhalten, einen leicht sauren Urin aus ("paradoxe Azidurie").

Metabolische Alkalose [E87.3]

Ät.:
1. Verlust von saurem Magensaft (z.B. Erbrechen)
2. Diuretikatherapie mit Hypokaliämie: Bei Kaliummangel wird vermehrt H^+ renal ausgeschieden.
3. Mineralokortikoidexzess (Conn-Syndrom, Therapie mit Mineralokortikoiden): Mineralokortikoide stimulieren die Sekretion von K^+ und H^+ im distalen Tubulus der Niere.
4. Vermehrte Bikarbonatzufuhr

KL.:
- Evtl. verminderte (flache) Atmung (= Kompensationsmechanismus)
- Evtl. Tetanie
- Evtl. kardiale Symptome: Extrasystolen

Di.: Klinik + Blutgasanalyse:
HCO_3^- ↑, kompensatorisch auch pCO_2 ↑
pH normal (kompensiert) oder ↑ (dekompensiert)
Nach der renalen Cl^--Ausscheidung unter Kochsalzzufuhr unterscheidet man 2 Gruppen:
- Chloridsensible Form:
  Chloridausscheidung im 24 h-Urin < 10 mmol/l: Verlust von Magensaft, Diuretikatherapie → Alkalose korrigierbar durch Infusion 0,9 %iger NaCl-Lösung.
- Chloridresistente Form:
  Cl^--Ausscheidung im 24 h-Urin > 20 mmol/l: Mineralokortikoidexzess

Respiratorische Alkalose [E87.3]

Ät.: Verstärkte alveoläre Ventilation:
- Psychogene Hyperventilation (am häufigsten!) - Siehe Kap. Hyperventilationssyndrom
- Kompensatorische Hyperventilation bei Hypoxie
- Zerebrale Störungen mit Hyperventilation
- Andere seltene Ursachen: septischer Schock, hepatische Enzephalopathie u.a.

KL.:
- Hyperventilation als kausales Symptom
- Evtl. Hyperventilationstetanie [R06.4] mit Parästhesien, Muskelzittern
- In ausgeprägten Fällen evtl. Minderung der zerebralen Durchblutung mit Reizbarkeit, Konzentrations-/Bewusstseinsstörungen

Di.: Klinik + Blutgasanalyse:
pCO_2 ↓, kompensatorisch auch HCO_3^- ↓
pH normal (kompensiert) oder ↑ (dekompensiert)

Beachte: Sowohl eine respiratorische Alkalose zeigt Hyperventilation (= Ursache) als auch eine metabolische Azidose (= kompensatorisch), wobei die Hyperventilation mit respiratorischer Alkalose meist psychogen aus voller Gesundheit auftritt.

BEHANDLUNG VON STÖRUNGEN IM SÄUREN-BASEN-HAUSHALT

A) Kausale Behandlung: Ursache beseitigen!
B) Symptomatische Behandlung behutsam durchführen unter engmaschigen Laborkontrollen.
- Respiratorische Azidose:
  Apparative Ventilationssteigerung, um CO_2 abzurauchen
- Metabolische Azidose wird bedrohlich, wenn pH < 7,15
  Bikarbonatzufuhr → Effekt: $HCO_3^- + H^+ \rightarrow H_2O + CO_2$ → Abatmung über Lunge
  Voraussetzung: intakte Atmung, damit CO_2 abgeraucht werden kann.

  $$\text{Bedarf an } NaHCO_3 \text{ in mmol} = \text{Negativer Base excess} \times \frac{\text{kg KG}}{3}$$

  Beachte: Bei rel. rasch reversiblen Erkrankungen (z.B. diabetische Ketoazidose) ist die Indikation zur Bikarbonatzufuhr zurückhaltend zu stellen. Bikarbonat langsam und in Teilschritten infundieren → drohende Hypokaliämie! Plasmabikarbonat nicht > 15 mmol/l anheben.
- Respiratorische Alkalose:
  Bei der häufigen psychogenen Hyperventilation beruhigende Einflussnahme auf den Patienten, Anreicherung der Luft mit CO_2 durch Vergrößerung des Totraumes (Giebelrohr, Tütenatmung unter ärztlicher Kontrolle).
- Metabolische Alkalose wird bedrohlich, wenn pH > 7,55
  - Bei chloridsensibler Form (z.B. Verlust von Magensaft): Infusionen 0,9 %iger NaCl-Lösung. Bei Gefahr der Natriumüberlastung Gabe von Argininhydrochlorid-Lösung.
  - Bei Hypokaliämie: Kaliumsubstitution

Anhang:

Ernährungsmedizinische Diagnose- und Behandlungsstrategien von Patienten mit Unter-/Mangelernährung

- Systematische Erfassung des Ernährungszustandes bei jedem Patienten anhand etablierter Screeningverfahren, z.B. SGA = Subjective Global Assessment oder NRS = Nutritional Risk Score → siehe *Internet*
- Identifikation der Patienten mit einer Unter-/Mangelernährung
- Bei Vorliegen einer Unter-/Mangelernährung: Einleitung einer gezielten ernährungsmedizinischen Behandlung:

  Stufe I: Evaluation und konsequente Therapie der individuellen Ursachen
  Stufe II: Ernährungsmodifikation, Ernährungsberatung, individuelle Wunschkost
  Stufe III: Anreicherung der Nahrung (z.B. Maltodextrin, Eiweißkonzentrate)
  Stufe IV: Trink-Zusatznahrung (Getränke, Suppen, Joghurt etc.)
  Stufe V: Supportive enterale Ernährung (PEG-/PEJ-Sonde)
  Stufe VI: Supportive künstliche parenterale Ernährung

Enterale Ernährung (EN)

Def: Die EN ist im Vergleich zur parenteralen Ernährung (PN) die physiologischere und komplikationsärmere Form der Nahrungszufuhr.
Prinzipiell sollte bei jeder Ernährungstherapie folgende Priorität eingehalten werden: Die normale Ernährung des Patienten bleibt immer das wichtigste Ziel, dem die Gabe von Trinknahrung, die EN über Ernährungssonden, die kombinierte EN + PN sowie die totale PN unterzuordnen sind.
Eine PN sollte somit möglichst rasch durch eine Form der EN ersetzt werden.
Soll die EN länger als 2 - 4 Wochen durchgeführt werden, ist die Anlage einer perkutanen endoskopischen Gastrostomie (PEG) indiziert. In der Regel ist eine standardisierte hochmolekulare Formuladiät mit Ballaststoffen ausreichend.

Ind:
1. Allgemein:
   Vorbestehende oder drohende Mangelernährung; inadäquate orale Nahrungszufuhr (< 500 kcal/d) voraussichtlich über mehr als 7 Tage
2. Speziell:
   Passagestörungen, Schluckstörungen, M. Crohn (akute Schübe), Kurzdarm-Syndrom; starkes Untergewicht bei verschiedenen Erkrankungen (z.B. Anorexia nervosa), Patienten mit konsumierenden Erkrankungen (z.B. Tumorerkrankungen, AIDS u.a.), kachektische geriatrische Patienten - Mangelernährung ist mit verzögerter Wundheilung, häufigeren nosokomialen Infektionen, längerer Beatmungsdauer, einem längeren Krankenhausaufenthalt und hoher Mortalität verbunden.

KI.: Ernährung von Patienten gegen ihren erklärten Willen.
Polytrauma, Schock, metabolische Azidose (pH < 7,25), Hyperlaktatämie, schwere Gerinnungsstörungen, Akutphasen schwerer Stoffwechselentgleisungen (Coma diabeticum, hepaticum oder urämicum u.a.); Erbrechen, Aspirationsgefahr, Ileus, Blutungen, Perforationen, Peritonitis, schweres Malabsorptionssyndrom u.a.

NW + Ko.: Eine besondere Gefahr der Ernährung über Sonden ist die Aspirationspneumonie → Prophylaxe: Leichte Oberkörperhochlagerung (30°), niedrige Infusionsrate, evtl. Sondenlage im Jejunum
Patienten unter EN haben in der Regel dünnen Stuhlgang, ohne dass dies Durchfall gleichzusetzen ist. Ein häufiges Problem bei EN ist Diarrhö, verursacht durch zu rasche Steigerung der Kostmenge, bakterielle Kontamination der Nahrung, zu hohen Laktosegehalt, Fettintoleranz, zu schnelle Applikation, zu große Volumina oder zu kalte Sondenkost, aber auch durch pathologisch veränderte Darmflora. Ein weiteres Problem kann Erbrechen sein. Bei Übelkeit, Erbrechen kann eine zeitweise Reduktion der Nahrungsmenge, die Gabe von Prokinetika oder die Anlage einer Dünndarmsonde hilfreich sein. Bei einigen Patienten steigen unter hochkalorischer Ernährung die Transaminasen und die alkalische Phosphatase; meist kehren sie jedoch spontan in den Normalbereich zurück. Elektrolytstörungen sind möglich (→ regelmäßige Kontrollen)
„Tube-feeding"-Syndrom: Auftreten einer schweren Exsikkose mit Nierenfunktionsstörung, verursacht durch Zufuhr hyperosmolarer Sondenkost mit Auftreten von Diarrhö + unzureichende Flüssigkeitszufuhr.
Bei EN sollten der Allgemeinzustand sowie das Gewicht des Patienten häufig kontrolliert und auf eventuellen Reflux, Darmgeräusche, Stuhlverhalten und Flatulenz geachtet werden.

Zusammensetzung/Inhaltsstoffe:

Energiegehalt: Standardnahrung: 1 kcal/ml; energiereiche Nahrung: 1,5 - 2,0 kcal/ml

Enterale Nährlösungen sollten grundsätzlich die gleiche Zusammensetzung wie eine ausgewogene Normalkost haben. Dabei werden 15 - 18 % des Energiebedarfs durch Proteine, 30 - 35 % durch lang- oder mittelkettige Triglyzeride und etwa 50 - 55 % durch Kohlenhydrate gedeckt. Darüber hinaus müssen ausreichend Elektrolyte, Spurenelemente und Vitamine zugeführt werden. Industriell hergestellte Sondennahrung ist standardisiert. Als Kohlenhydratkomponente empfiehlt sich ein ausgewogenes Gemisch aus Poly-, Oligo- und Disacchariden. Laktose ist wegen der häufigen Laktoseintoleranz ungeeignet. Fette sollten zu je 1/3 als mehrfach ungesättigte Fettsäuren, einfach ungesättigte Fettsäuren und gesättigte Fettsäuren vorhanden sein. Niedermolekulare Sondenkost wird eingesetzt bei schweren Resorptionsstörungen (z.B. bei Kurzdarm-Syndrom).

Enterale Diäten:

- Ballaststofffreie Nahrung: z.B. bei akutem Schub einer CED; einer akuten Divertikulitis
- Energiereiche Nahrung
- MCT (medium-chain triglycerides) -haltige Nahrung: Bei Gallensäureverlustsyndrom. MCT (mittelkettige Triglyzeride mit C8-C10-Fettsäuren) werden ohne Pankreaslipase und ohne Gallensäuren resorbiert und über die Pfortader abtransportiert.
- (Oligo)Peptid-Diät: Niedermolekulare Kost mit Eiweißhydrolysaten und MCT-Anteil
- Immunonutrition: Zusatz von Omega-3-Fettsäuren, Aminosäuren, Vitaminen, Spurenelementen

Präparate-Beispiele:
- Ballaststofffrei: Nutrison, Isosource® Standard, Osmolite®, Fresubin® original
- Ballaststoffreich: Nutrison MultiFibre, Isosource® Faser, Jevity®
- Energiereich: Nutrison Energy, Isosource® Energy, Osmolite® HiCal
- MCT-haltig: Nutrison MCT, Biosorbin® MCT, Isosource® MCT

Täglicher Energiebedarf: Erwachsener Patienten: In Abhängigkeit vom Ernährungszustand und der Grundkrankheit: 30 - 35 kcal/kg KG und mindestens 1 g Protein/kg KG

Applikationstechnik:

1. Orale Zufuhr (trinken):
   Ind: Bewusstseinsklare Patienten ohne Schluckstörungen, ohne Ösophaguserkrankungen
2. Nasogastrale Sonde:
   Ind: Kurzfristige Sondenernährung
   NW/Ko.: Fremdkörpergefühl im Rachen, Refluxösophagitis, Druckulcera, Dislokation, psychische Belastung u.a.
   Die Lage der Sonde sollte vor Beginn der Ernährung röntgenologisch überprüft werden. Die Sondenkost kann bei Sondenlage im Magen im Bolus oder kontinuierlich mithilfe einer Infusionspumpe erfolgen. Bei Sondenlage im Duodenum oder Jejunum erfolgt sie ausschließlich kontinuierlich zur Vermeidung eines Dumping-Syndroms. Auch bei Verwendung von niedermolekularen Sondennahrungen ist eine kontinuierliche Gabe obligat. Bei kontinuierlicher Infusion werden Adaptionsschemata mit anfänglichen Infusionsgeschwindigkeiten von 20 - 40 ml/h und Steigerung auf die volle Dosis binnen 2 - 3 Tagen empfohlen. Limitierend für die Infusionsmenge sind hoher Reflux in den Magen, Durchfälle, Blähungen, Völlegefühl und Subileus. Duodenal-/Jejunalsonden werden z.B. bei Patienten mit Erkrankungen oder nach Operationen im Bereich des oberen Intestinaltrakts oder bei starkem gastroösophagealem Reflux unter gastraler Ernährung eingesetzt. Die Positionierung erfolgt durch röntgenologische bzw. endoskopische Kontrolle.
3. Enterostomie:
   3.1 PEG = Perkutan-endoskopische Gastrostomie (häufigste Form)
   3.2 PEJ = Perkutan-endoskopische Jejunostomie
   Ind: Langzeiternährung > 3 - 4 Wochen, Tumoren des Ösophagus oder Hypopharynx, neurologische Erkrankungen mit anhaltender Schluckstörung
   KI: Gerinnungsstörungen/Blutungsneigung, Peritonitis, Peritonealkarzinose, Aszites
   Bei der Anlage ist - zumindest bei Risikopatienten - die prophylaktische Gabe eines Antibiotikums (z.B. einmalig 1 g Ceftriaxon i.v.) ratsam. 3 h nach der Anlage kann mit der Ernährung begonnen werden. Bei Aspirationsgefahr Applikation im Sitzen oder in 45 °-Lage.
   Ko. der PEG/PEJ: Selten Fehlpunktion, Blutung, Peritonitis, peristomale Wundinfektion. Einwachsen der PEG-Platte auf der gastralen Seite („buried bumper“) → Prophylaxe durch tägliche geringfügige Mobilisierung der PEG-Sonde. Regelmäßige Haut- und Stomapflege, Verbandswechsel, Schulung von Patienten und Angehörigen

Nach Operationen ist mit der EN erst nach Einsetzen der Darmmotorik zu beginnen, wobei man sich nach der Toleranz des Patienten richtet. Das Volumen der Sondennahrung sollte in täglichen Schritten von 250 - 500 ml in Abhängigkeit von Grunderkrankung, Lage der Sondenspitze und subjektiver Verträglichkeit langsam gesteigert werden. Die Sondennahrung sollte vor der Anwendung auf Zimmertemperatur gebracht werden (nicht zu kalt!). Treten während des Nahrungsaufbaus Diarrhö, Überblähung oder Erbrechen auf, wird entweder die EN reduziert oder 1 - 2 Tage lang ausschließlich Tee gegeben.

Danach kann die Ernährung vorsichtig wieder aufgebaut werden. Bevor die optimale Energie- und Flüssigkeitsmenge erreicht ist, werden noch fehlende Flüssigkeit, Elektrolyte und Nährstoffe zusätzlich parenteral zugeführt.
Bei der EN ist es günstig, wenn entsprechend der normalen zirkadianen Ernährungsrhythmik nächtliche Pausen von 6 - 8 Stunden eingehalten werden. Tragbare netzunabhängige Pumpen ermöglichen eine Mobilität des Patienten.

Sondennahrung bei speziellen Indikationen:
Neben den standardisierten hochmolekularen Diäten wird von der Industrie eine Vielzahl modifizierter Sondennahrungen angeboten. Es fehlen aber in der Regel gut kontrollierte, prospektive Studien, die den klinischen Nutzen von Spezialdiäten gegenüber einer standardisierten hochmolekularen Diät bei isokalorischer Ernährung belegen.
Für Diabetiker wurden Diäten entwickelt, bei denen Glukoseersatzstoffe verwendet werden. Durch diese Ersatzstoffe können jedoch gastrointestinale Unverträglichkeitsreaktionen entstehen. Häufig ist eine ballaststoffreiche Standard-Sondennahrung unter Anpassen der antidiabetischen Therapie genauso gut geeignet und besser verträglich. Eine spezielle Sondenernährung für intensivmedizinisch betreute Diabetiker ist unnötig, da der Glukosestoffwechsel durch entsprechende Insulingaben sicher gesteuert werden kann.

EN bei chronisch entzündlichen Darmerkrankungen:
Gesichert ist die Indikation für eine EN bei Kindern mit M. Crohn und Wachstumsrückstand. Beim akuten Schub einer Colitis ulcerosa ist die Behandlung mit enteralen Diäten nicht gesichert.

EN bei Tumorpatienten:
Malnutrition ist ein wichtiger Risikofaktor für Komplikationen und für eine ungünstige Prognose. Daher wird die prophylaktische Anlage einer PEG bei geplanter Radiochemotherapie von Tumoren im HNO-Bereich oder des Ösophagus wegen der drohenden Mukositis mit Dysphagie empfohlen.

EN bei Leberzirrhose:
Ausreichende Eiweißzufuhr sicherstellen: 1,2 - 1,5 g/kg KG/d (nur bei symptomatischer Enzephalopathie Eiweißzufuhr vermindern)

PARENTERALE ERNÄHRUNG (PN)

Die PN ist eine unphysiologische Ernährungsform, bei der es zu schwerwiegenden Komplikationen kommen kann.

Ind: Möglichst nur kurzfristig bei Unvermögen oder Kontraindikationen für eine orale oder Sondenernährung. Der Übergang von PN zu oraler Ernährung kann erleichtert werden durch Zwischenschaltung einer bedarfsdeckenden bilanzierten Formeldiät.

Die PN wird industriell als „All-in-one"-Lösung angeboten: Alle drei Komponenten zusammen, wobei das Fett bis zur Mischung vor der Anwendung in einer separaten Kammer gelagert ist oder getrennt in zwei Anteilen (Glukose und Aminosäuren zusammen und Fett getrennt).

Tagesbedarf: Mobile Patienten 30 - 35 kcal/kg KG/d; immobile Patienten 25 kcal/kg KG/d
1 kcal = 4,2 kJ

Parenteral können zugeführt werden (Dosis für Erwachsene):
1. Kohlenhydrate in Form hypertoner Glukoselösung, z.B.
   Glukose 20 % = 0,8 kcal/ml
   Glukose 40 % = 1,6 kcal/ml
   Dos: 100 - 400 g Glukose/d bei gleichmäßiger Infusionsgeschwindigkeit über 24 h. Bei Nichtdiabetikern ist eine Zugabe von Normalinsulin im Allgemeinen nicht erforderlich.
   Indikation für Insulin: Persistierende Hyperglykämie oder Glukosurie unter der Infusion von Glukose. Bei Sepsis auf Normoglykämie achten (Prognoseverbesserung).
   Dosierung in Abhängigkeit vom Blutzuckerspiegel und der Glukosezufuhr (Orientierungsregel: 1 E Normalinsulin deckt ca. 5 g Glukose ab).
   Andere Zucker sind nicht zu empfehlen, weil sie ohnehin alle über Glukose metabolisiert werden und weil sie in der Niere schlechter rückresorbiert werden und somit zu einem Kalorienverlust führen!

2. Aminosäurengemische
   Tagesbedarf ca. 1,0 - 1,5 g/kg KG täglich (ca. 100 g/d)
3. Fettemulsionen
   Präparate aus Sojabohnenöl mit mittelkettigen Triglyzeriden (MCT). Fettlösung 10 % = 1,0 kcal/ml, Fettlösung 20 % = 2,0 kcal/ml. Fettemulsionen sollten bei > 3 Tage dauernder parenteraler Ernährung zugeführt werden, um ein Mangelsyndrom an essenziellen Fettsäuren (u.a. hyperkeratotische Dermatose) zu vermeiden.
   Dabei Kontrolle der Triglyzeride, deren Konzentration < 250 mg/dl liegen sollte.
   Dos: Wie bei oraler Ernährung ca. 30 % der Gesamtkalorienzufuhr. Initial 1 g/kg KG/d; später evtl. Dosiserhöhung auf maximal 100 g/d.
   KI: Unmittelbar postoperativ, Schockzustände, Azidosen, Schwangerschaft, Leberschaden.
4. Elektrolytsubstitution
   Die Elektrolytverluste müssen ersetzt werden:
   Bei kompletter parenteraler Ernährung werden 1 l Kombinationslösung (Aminosäuren + Kohlenhydrate) mit ca. 1.000 kcal (4.187 kJ) folgende mittlere Elektrolytmengen zugesetzt:
   Na^+ (+ Cl^-) : 50 mmol
   K^+ : 30 mmol
   Ca^{++} : 3 mmol
   Mg^{++} : 3 mmol
   Phosphat : 15 mmol
   Voraussetzung: Ausgeglichener Elektrolythaushalt
   Anm.: Phosphat und Kalzium nicht zusammen in eine Flasche geben!
5. Zusatz von Vitaminen und Spurenelementen

Die Nährstoffe müssen in möglichst großkalibrige Venen (obere Hohlvene) zugeführt werden, evtl. unter Zugabe von Heparin in niedriger Dosis (1 IE/1 ml) zur Verhinderung von Fibrinablagerung um den Katheter.
Dabei tägliche Bilanzierung von Ein- und Ausfuhr sowie Kontrolle des Wasser-/ Elektrolythaushaltes:
- Klinik (Hautturgor, Schleimhäute, Ödeme?, Durst?, Fieber?)
- ZVD
- Körpergewicht
- Hb, Hkt, Thrombozyten, Serumeiweiß, Serum-Elektrolyte
- Urinbilanzierung (Menge, Osmolalität, Glukose, Elektrolyte)

Ko.:
- Thrombosen, die meist von der Katheterspitze ausgehen.
- Infektionen; Katheterinfektionen (meist mit Hautkeimen) mit der Gefahr einer Sepsis

  Anm.: Totale PN führt zur Reduktion des lymphatischen Gewebes im Dünndarm (GALT = gut associated lymphoid tissue) und zur Verminderung des sekretorischen IgA.
- Störungen im Wasser-/Elektrolythaushalt (Na^+, K^+, Ca^{++}, Mg^{++}, Phosphat)
  Bei der parenteralen Hyperalimentation (bes. kachektischer) Patienten ist auch der Phosphatspiegel i.S. zu kontrollieren: Forcierte Kohlenhydratzufuhr steigert auch Phosphorylierungsprozesse → Hypophosphatämie mit Polyneuropathie.
- Hypertriglyzeridämie, reversible Leberzellverfettung, evtl. "fat overloading syndrome"
  - Transaminasen, Bilirubin ↑
  - Thrombozytopenie + Funktionsstörung der Thrombozyten mit evtl. Blutungsneigung
  - Verminderung der O_2-Diffusionskapazität
- Hyperglykämie
- Selten Laktatazidose bei Überangebot an Kohlenhydraten oder Mangel an Vitamin B_1 (Thiamin)
- Gallensteinbildung
- Bei monatelanger parenteraler Ernährung evtl. Osteopathie mit Knochenschmerzen (metabolic bone disease).
- Symptome infolge Mangel an Spurenelementen (bei langfristiger parenteraler Ernährung).

REFEEDING-SYNDROM

Def: Potenziell lebensbedrohliche Komplikationen beim Beginn der Nahrungszufuhr nach langer Zeit der Unterernährung

Ät.: Rascher Wiederbeginn der Ernährung bei Patienten mit Anorexie, unterernährten geriatrischen Patienten, onkologischen Patienten, Obdachlosen, Alkoholikern und Katastrophen-/Kriegsopfern
Risikofaktoren: Nahrungskarenz > 5 d, KG < 70 % des Idealgewichts, rascher Gewichtsverlust

Pg.: Reaktive Hyperinsulinämie mit Umverteilung von vor allem HPO_4^{2-}, K^+ und Mg^{2+} in die Zellen, Thiaminverbrauch und Na^+- und Wasserretention

KL.: Volumenüberladung (Ödeme, kardiopulmonale Dekompensation), Arrhythmien, neurologische und pulmonale Störungen; meist innerhalb der ersten 4 d nach Nahrungsbeginn

Th.: Reduktion der Kalorienzufuhr, Korrektur der Elektrolytstörungen + engmaschige Elektrolytkontrollen

Pro: Dran denken! Vorsichtiger Ernährungsbeginn mit ca. 1.000 kcal/d und langsame Steigerung (ca. + 300 kcal/d alle 3 - 4 d), ausreichende Zufuhr von Phosphat, Vitaminen (vor allem Thiamin) und Spurenelementen

VI. NEPHROLOGIE

Internet-Infos: *www.nephrologie.de; www.nierengesellschaft.de*
www.asn-online.org - American Society of Nephrology
www.isn-online.org - International Society of Nephrology

Diagnostisches Vorgehen:

A. Anamnese:

1. Störung der Diurese und Miktion:
   Polyurie: > 2.000 ml Harn/d
   Oligurie: < 500 ml Harn/d
   Anurie: < 100 ml Harn/d
   Pollakisurie: Häufiger Harndrang, oft bei Zystitis
   Algurie: Schmerzhaftes Wasserlassen bei Zystitis und Urethritis
   Strangurie: Krampfartig schmerzhafte Miktion bei Zystitis und Urethritis
   Dysurie: Erschwertes Wasserlassen/schwacher Harnstrahl bei Blasenentleerungsstörungen (z.B. Prostataadenom)
2. Schmerzen im Nierenlager:
   - Akut einsetzend im Sinne einer Kolik (im typischen Fall strahlen die Schmerzen ins Genitale aus, sind begleitet von Harndrang und Hämaturie): z.B. Ureterstein
   - Anhaltende dumpfe Schmerzen im Nierenlager und/oder Nierenlagerklopfschmerz: z.B. bei Pyelonephritis
3. Ödeme (Glomerulonephritis, nephrotisches Syndrom, Niereninsuffizienz)
4. Kopfschmerzen (z.B. durch Hypertonie, Pyelonephritis, Niereninsuffizienz)
5. Fieber (z.B. bei akuter Pyelonephritis)
6. Frühere Erkrankungen

B. Untersuchungsbefund:

- Blässe? (z.B. renale Anämie), Café au lait-Kolorit? (Anämie bei Urämie)
- Urämischer Fötor?
- Bluthochdruck? Ödeme?
- Stenosegeräusche paraumbilikal? (z.B. durch Nierenarterienstenose)
- Perikarditisches Reiben? (z.B. im Rahmen einer Urämie)
- Leise Herztöne + gestaute Halsvenen? (z.B. durch Perikarderguss im Rahmen einer Urämie)
- Tachypnoe und feuchte RG? (z.B. als Hinweis auf alveoläres Lungenödem bei Niereninsuffizienz mit Überwässerung)

C. Laborbefunde:

1. Urinuntersuchung:

▶ **Inspektion:**

Der Urochromgehalt des Harns und damit die Intensität der normalen Harnfarbe verhält sich gegensätzlich zum Harnvolumen und proportional zum spezifischen Gewicht:

- Nach Dursten: Harnfarbe dunkel-bernsteinfarben + hohes spezifisches Gewicht (bis maximal 1.035 g/l) bzw. hohe Osmolalität (bis 1.200 mosm/kg)
- Nach Wasserbelastung: Wasserheller Urin mit niedrigem spezifischen Gewicht (bis 1.001 g/l) bzw. niedriger Osmolalität (bis 50 mosm/kg)
  Klassische Ausnahme: Diabetes mellitus: Starke Diurese und helle Harnfarbe, aber relativ hohes spezifisches Gewicht durch Glukosurie. Auch bei Proteinurie erhöht sich das spezifische Gewicht.

Reaktionen des Harns:
Der Urin-pH beträgt nahrungsabhängig 4,6 - 8,0.
- Saurer Urin: Bei fleischreicher Kost, bei Azidose u.a.
- Alkalischer Urin: Bei vegetarischer Kost, sekundär wenn der Urin zu lange gestanden hat, bei Harnwegsinfekt mit ammoniakbildenden Keimen (Proteus), bei Alkalose

▶ **Proteinurie:** [R80]

Im Ultrafiltrat der gesunden Nieren erscheinen nur niedermolekulare Proteine, die zu 90 % im proximalen Tubulus rückresorbiert werden. Unter Proteinurie versteht man eine Ausscheidung von > 150 mg Eiweiß/24 h oder eine Abweichung vom physiologischen Proteinuriemuster. Als Mikroalbuminurie bezeichnet man eine Albuminausscheidung von 30 - 300 mg/g Kreatinin im Urin. Die Mikroalbuminurie ist Frühsymptom einer diabetischen oder hypertensiven Nephropathie. Bei Frauen kann eine geringe Proteinurie durch Fluor vorgetäuscht sein.
Eine Albuminurie kann auf die Kreatininausscheidung im Urin bezogen werden: Albumin-Kreatinin-Ratio (AKR) in mg Albumin/g Kreatinin (normal < 30 mg/g)

Findet sich eine leichte Proteinurie (< 1 g/d) nur am Tage, während der Nachturin eiweißfrei ist, spricht dies für orthostatische Proteinurie (meist harmloser Befund, vorwiegend bei jüngeren Männern mit körperlicher Belastung).

Ursachen einer Proteinurie:

Proteinurie	Proteintyp	Vorkommen
30 - 300 mg/d 20 - 200 mg/l	Mikroalbuminurie	Frühphasen der diabetischen und der hypertensiven Nephropathie
Bis 1,5 g/d	Kleinmolekulare Proteine: Großmolekulare Proteine:	Tubulopathien Geringe Glomerulopathien
1,5 bis 3,0 g/d	Klein- und großmolekulare Proteine:	Chronische Glomerulonephritiden, Transplantatniere, Nephrosklerose
> 3,0 g/d	Großmolekulare Proteine:	Nephrotisches Syndrom

1. Globaler Eiweißnachweis:
   - Teststreifen weisen fast nur Albumin nach; andere Proteine wie z.B. das Bence-Jones-Protein (= L-Ketten bei monoklonaler Gammopathie) werden nicht erfasst! Eine Mikroalbuminurie kann man z.B. durch Schnelltests auf immunologischer Basis nachweisen. Die normalen Eiweiß-Teststreifen erfassen nur den Makroalbuminbereich (> 200 mg/l).
   - Biuret- und Trichloressigmethode erfassen ein breiteres Proteinspektrum.

2. Elektrophoretische Differenzierung der Proteinurie:
   Molekulargewichtsbezogene Auftrennung der Urinproteine mit der Mikro-Sodium dodecyl sulfate-Polyacrylamidgel-Elektrophorese (Mikro-SDS-PAGE; Disk-Elektrophorese). Dabei unterscheidet man folgende Proteinuriemuster:

   2.1. Großmolekulare glomeruläre Proteinurie (P.)
   - Selektiv-glomeruläre P. (mit Größenselektion): Überwiegende Ausscheidung von Albumin (= Leitprotein der glomerulären Proteinurie) und Transferrin
     Vo.: Leichte glomeruläre Schäden, z.B. bei "minimal-change-nephritis"
   - Unselektiv-glomeruläre P. (ohne Größenselektion): Ausscheidung von IgG, Albumin
     Vo.: Schwere glomeruläre Schäden

   2.2. Kleinmolekulare tubuläre Proteinurie:
   Das niedermolekulare β_2-Mikroglobulin wird glomerulär filtriert und tubulär rückresorbiert. Bei tubulären Läsionen finden sich im Urin erhöhte Werte.

   2.3. Glomerulär-tubuläre Mischproteinurie:
   Vo.: Glomerulopathien mit tubulärer Beteiligung

   2.4. Prärenale Proteinurie ("Überlauf"-Proteinurie):
   Wenn durch übermäßigen Anfall von Leichtketten, Myoglobin oder Hämoglobin die tubuläre Rückresorptionskapazität überschritten wird, kommt es zu einem Überlaufen dieser Proteine in den Urin.
   - Bence-Jones-Proteinurie = L-Ketten-Ausscheidung bei monoklonaler Gammopathie
     Nachweis: Immunfixationselektrophorese
   - Myoglobinurie (nach Muskeltrauma) } mit rotbraunem Urin
   - Hämoglobinurie (bei hämolytischer Krise) } mit rotbraunem Urin

   2.5. Postrenale Proteinurie mit Nachweis tubulär sezernierter Proteine (z.B. Tamm-Horsfall-Protein)

3. Quantitative Bestimmung der Leitproteine für verschiedene Proteinurieformen

Molekulargewichtsverteilung der Leitproteine:

IgG	Transferrin	Albumin	α1-Mikroglobulin	β_2-Mikroglobulin
20,0	8,0	6,9	3,0	1,17 x 10^4 Dalton

▶ **Glukosurie:** [R81]
Glukose im Urin normal < 15 mg/dl Nüchternurin; < 30 mg/dl postprandial. Während beim Diabetes mellitus die normale Nierenschwelle für Glukose von 160 - 180 mg/dl (8,9 - 10,0 mmol/l) durch die Hyperglykämie überschritten wird, ist bei der sog. renalen Glukosurie (bei bestimmten tubulären Nierenerkrankungen) die Nierenschwelle für Glukose pathologisch erniedrigt (Glukosurie bei Normoglykämie). Auch in der Schwangerschaft kann es zu einer physiologischen Senkung der Nierenschwelle für Glukose kommen.

▶ **Sediment:**

1. Hämaturie: [R31]: > 5 Erys/µl
   Referenzbereich: Bis 5 Erythrozyten/µl (= Empfindlichkeitsgrenze der Streifentests)

Beachte: Der Streifentest weist die peroxidatische Wirkung von Hämoglobin und Myoglobin nach. Der Streifentest kann nicht differenzieren zwischen Hämaturie, Hämoglobinurie und Myoglobinurie! Deshalb muss bei positivem Streifentest eine mikroskopische Sedimentuntersuchung erfolgen.

- Mikrohämaturie: [R31] > 5 Erythrozyten/µl, aber noch keine sichtbare Rotfärbung des Harns
- Makrohämaturie: [R31] Sichtbare Rotfärbung des Harns durch Erythrozyten
- Phasenkontrastmikroskopie:
  Dysmorphe (morphologisch veränderte) Erythrozyten = Hinweis auf renalen Ursprung (glomeruläre Erkrankung): Bei Akanthozyten: Ringform mit Ausstülpungen („Mickymaus-Ohren")
  Iso- oder eumorphe (morphologisch unveränderte) Erythrozyten = Hinweis auf postrenalen Ursprung.

DD: Symptom : Roter Urin

Schnellteststreifen auf Blut
↙ ↘
positiv → Mikroskopie
↙ ↘
- keine Erythrozyten: Myoglobinurie (klares Serum, CK ↑) Hämoglobinurie (rötliches Serum, Hämolysezeichen)
- Erythrozyten: Hämaturie
  - Eumorphe Erys: Postrenale Blutung
  - Akanthozyten und Erythrozytenzylinder: Renaler Ursprung

negativ → umgekehrte Aldehydprobe
- positiv: Porphyrie
- negativ: Ziegelmehl, rote Rüben, Pharmaka (z.B. Rifampicin)

Ursachen eines positiven Schnelltests auf Blut:

▶ Hämaturie:
- Bei Frauen: Kontamination durch Periodenblutung?
- Prärenal: Hämorrhagische Diathese, Antikoagulantien
- Renal: Glomerulonephritis, Pyelonephritis, Hypernephrom, Papillennekrose, Niereninfarkt, Nierentuberkulose, Traumen; familiäre benigne Hämaturie (Nephropathie mit dünner glomerulärer Basalmembran; autosomal-dominante Vererbung)
- Postrenal: Urolithiasis, Tumoren, Zystitis, Traumen, „runner's bladder" bei langem Laufen, Joggen

In ca. 15 % d.F. findet man keine Ursachen bei Mikrohämaturien.
Eine sichtbare Rotfärbung (Makrohämaturie) tritt schon nach Zusatz von 0,2 ml Blut zu 500 ml Harn auf.
Nach längerem Stehen bildet sich bei niedrigem pH-Wert saures Hämatin → der Harn wird kaffeefarben.
3-Gläserprobe: Urinentnahme in 3 Probengefäße: Am Anfang, während und am Ende der Miktion.
Initiale und terminale Makrohämaturie (roter Harn zu Beginn und am Ende der Miktion) weisen auf eine Herkunft aus der Urethra, während der ganzen Miktionsphase unverändert blutiger Harn auf eine Blutungsquelle in der Blase und weiter proximal, wurmartige Gerinnsel und Kolikschmerzen sprechen für Herkunft oberhalb der Harnblase - im Zweifelsfall klärt die durch Blasenpunktion gewonnene Harnprobe, ob der Urin oberhalb der Urethra Blut enthält.

Merke: Eine Makrohämaturie noch während der Blutungsphase einer urologischen Klärung zuführen! (Sono, CT, Infusionsurogramm, Zystoskopie → Seitenbestimmung bei renaler Blutungsquelle!).

Für einen glomerulären Ursprung (z.B. Glomerulonephritis) einer Mikrohämaturie sprechen:
- Akanthozyten im Phasenkontrastmikroskop
- Gleichzeitiges Vorhandensein von Erythrozytenzylindern
- Gleichzeitiges Vorhandensein einer großmolekularen Proteinurie

▶ Hämoglobinurie: [R82.3]
Folge einer intravasalen Hämolyse (Inkompatibilität nach Bluttransfusion, hämolytische Krisen bei hämolytischen Anämien, Seifenabort, Marschhämoglobinurie nach langem Marschieren u.a.)

▶ Myoglobinurie: Nach Muskeltraumen

2. Leukozyturie [R82.8]: > 10 Leukos/µl
Referenzbereich bis 10 Leukozyten/µl → Leukozyturie: > 10 Leukos/µl
Die Nachweisgrenze der Papierstreifenteste liegt bei ca. 20 Leukozyten/µl. Der Papierstreifentest ist bei Frauen durch Fluor in 40 % falsch positiv (geringe Spezifität bei Frauen).
   - Sind die Leukozyten im Harn so zahlreich, dass der Urin gelblich getrübt ist, spricht man von Pyurie.
   - Leukozyturie findet sich besonders bei Harnwegsinfektionen. Leukozytenzylinder sprechen für renalen Ursprung der Leukozyten, meist bei Pyelonephritis.
   - Leukozyturie bei sterilem Harn findet man bei: Schwangerschaft, anbehandeltem Harnwegsinfekt, Gonorrhö, nichtgonorrhoischer und postgonorrhoischer Urethritis, Urogenital-Tbc, Reiter-Syndrom, Analgetikanephropathie u.a.
3. Epithelien:
Polygonale Zellen: Meist renaler Herkunft
Plattenepithelien und geschwänzte Epithelien: Aus dem ableitenden Harntrakt (unbedeutend)
4. Zylinder:
Sie entstehen in den Harnkanälchen der Niere durch Ausfällung und sind daher beweisend für eine renale Herkunft.
   - Hyaline Zylinder:
   Dem Nachweis hyaliner Zylinder kommt die gleiche diagnostische Bedeutung zu wie einer Proteinurie, daher können hyaline Zylinder gelegentlich auch bei Gesunden beobachtet werden (z.B. nach körperlicher Anstrengung).
   - Erythrozytenzylinder:
   Pathognomonisch für Glomerulonephritis
   - Leukozytenzylinder (positive Peroxidasereaktion):
   Finden sich bei chronischer Pyelonephritis in > 80 % d.F.
   - Epithelzylinder:
   Sie entstehen durch Verschmelzung abgeschilferter Tubulusepithelien, wandeln sich später um in granulierte Zylinder und Wachszylinder. Sie sind nicht spezifisch für eine bestimmte Nierenerkrankung.
   Vo.: z.B. nach akuter Anurie, bei Schrumpfnieren, nephrotischem Syndrom
5. Harnkristalle (unbedeutend)

▶ **Bakteriurie:** [N39.0]
Harngewinnung: Orientierend per Mittelstrahlurin (MS-Urin): Nach Reinigung der Periurethralregion mit Wasser wird während der Mitte der Miktion (reinigender Spüleffekt!) eine Harnprobe mit einem Becher abgenommen.
Nachteil: Oft kontaminiert.
Vorteil: Screeningtest, bei sterilem Ergebnis eindeutig.
Suspekt auf das Vorliegen eines Harnwegsinfektes ist der zweimalige Nachweis von 10^5 Keimen und mehr pro ml Urin ("Kass-Zahl" = "signifikante Bakteriurie") im Mittelstrahlurin, der sofort aufgearbeitet werden muss: Orientierend mit handelsfertigen Eintauchnährböden, genauer durch ein bakteriologisches Labor (mit Antibiogramm). Hierbei schneller Transport (nicht per Post!) in gekühlten Gefäßen!
Fragliche bakteriologische Befunde im Mittelstrahlurin sollten durch suprapubische Blasenpunktion geklärt werden.
Jeder Keimnachweis im Punktionsurin ist pathologisch (unabhängig von der Keimzahl!).
Die diagnostische Harngewinnung durch Blasenkatheter (K-Urin) sollte nur noch erfolgen, wenn eine suprapubische Punktion nicht möglich ist (und dann unter sterilen Bedingungen!). Da die vordere Harnröhre physiologischerweise oft nicht keimfrei ist, ist auch der "steril" abgenommene Katheterurin oft kontaminiert. In 2 % d.F. kommt es nach Blasenkatheterisierung zu einer Harnwegsinfektion! Das Verwenden eines sog. Invaginationskatheters vermindert diese Gefahr.

2. Harnpflichtige Stoffe

- Kreatinin:
Bestimmung:
1. Unspezifische Farbreaktion (Jaffé-Reaktion): Falsch hohe Werte werden bei der Jaffé-Reaktion beobachtet durch hohen Blutzucker und Ketoazidose (diabetisches Koma) und Hämolyse.
2. Spezifische enzymatische Methode.

Kreatinin entsteht im Muskel durch Abbau von Kreatinphosphat und wird in der gesunden Niere fast vollständig glomerulär filtriert. Wenn man von exzessiver Fleischzufuhr absieht, ist der Serumkreatininspiegel nahrungsunabhängig und korreliert zur glomerulären Filtrationsrate (Hyperbelfunktion - siehe Abbildung).

Beachte: Die Serumkreatininwerte steigen erst dann über die obere Normgrenze (1,1 mg/dl = 97 µmol/l) an, wenn die glomeruläre Filtrationsrate (GFR) um mehr als die Hälfte vermindert ist!
Die Kreatininwerte sind bei verminderter Muskelmasse (Kinder, Frauen, schmächtige Menschen im Alter) etwas erniedrigt. Daher kann bei älteren Patienten mit noch normalen Kreatininwerten bereits eine leichte Einschränkung der GFR vorliegen.
Bei Muskelläsionen und Akromegalie (mit vermehrter Muskelmasse) werden leicht erhöhte Kreatininspiegel bei normaler GFR beobachtet.
Bereits ein leicht erhöhtes Serumkreatinin ist assoziiert mit einer 70 %igen Risikoerhöhung für vorzeitigen Tod (Cardiovascular Health Study).

- Harnstoff:
  Bestimmung: Farbstoffreaktion oder enzymatisch (Ureasemethode)
  Harnstoff ist das Endprodukt des Eiweißstoffwechsels. Der Harnstoffspiegel im Serum hängt von verschiedenen Faktoren ab:
  - Renal: Größe des Glomerulumfiltrates und Harnstoffrückdiffusion, die zwischen 40 % (bei Diurese) bis 70 % (bei Antidiurese) schwanken kann.
  - Extrarenal: Eiweißzufuhr und Katabolismus (Fieber, Verbrennung, Kachexie) erhöhen die Harnstoffwerte.

  Erst bei einem Absinken des Glomerulumfiltrates unter 25 % wird die obere Normgrenze des Serumharnstoffes von 50 mg/dl (8,3 mmol/l)überschritten.
- Cystatin C wird von kernhaltigen Zellen gebildet. Die Konzentration von Cystatin C im Serum korreliert mit der Glomerulumfiltrationsrate (ist aber kein Routinetest). Cystatin C steigt ab 50. Lj. altersabhängig an und korreliert zum Abfall der GFR. Cystatin ist nicht immer ein zuverlässiger Marker der Nierenfunktion, da es vermehrt gebildet wird bei Rauchern, Hyperthyreose und Glukokortikoidtherapie und vermindert bei Hypothyreose.

3. Clearancemethoden:

Clearance: Plasmavolumen, das innerhalb einer Zeiteinheit durch Harnbildung von einer bestimmten Substanz gereinigt wird.
Zur Bestimmung des Glomerulumfiltrates eignen sich Stoffe, die glomerulär filtriert, tubulär aber nicht wesentlich sezerniert noch rückresorbiert werden (Inulin, Kreatinin). Paraaminohippursäure (PAH) wird bei einmaliger Nierenpassage durch glomeruläre Filtration und tubuläre Sekretion zu über 90 % aus dem Plasma entfernt und eignet sich daher zur Bestimmung des Nierenplasmastroms. Die Clearanceuntersuchungen leisten keinen Beitrag zur Differenzialdiagnose der Nierenerkrankungen. Die Bedeutung der Clearancebestimmung liegt in ihrer empfindlichen Funktionsdiagnostik. Es werden bereits leichte Funktionseinschränkungen der Niere in einem Stadium erkannt, wo noch alle anderen Untersuchungen normal ausfallen können.

▸ Messung der glomerulären Filtration:
- Inulinclearance: Methodisch relativ aufwendig (Infusion einer Testsubstanz)
- ^{51}Chrom-EDTA-Clearance: Entspricht mit einer kleinen Abweichung von - 6 % der Inulinclearance; Referenzbereich: 100 - 150 ml/Min.
- **Kreatininclearance** (C):
  Vorteil: Einfach durchführbar (keine Infusion einer Testsubstanz). Während das Serumkreatinin noch im Normalbereich liegen kann, zeigt die Kreatininclearance bei eingeschränkter Nierenfunktion schon sehr früh pathologische Werte.
  Testablauf: Sammeln eines 24 h-Urins, Bestimmung der Kreatininkonzentration im Serum und im Sammelurin → Berechnung:

$$C\ (ml/min) = \frac{U \cdot UV}{S \cdot t}$$

U = Kreatininkonzentration i.U.
S = Kreatininkonzentration i.S.
UV = Urinvolumen in 24 h
t = Sammelzeit in Minuten (24 x 60 = 1440)

Das Glomerulumfiltrat zeigt mit zunehmendem Alter eine physiologische Abnahme.
Referenzbereich: 110 (m) bzw. 95 (w) ml/min. Werte gelten bis zum 30. Lebensjahr; danach -10 ml/min für jede weitere Dekade (*www.nierenrechner.de*).

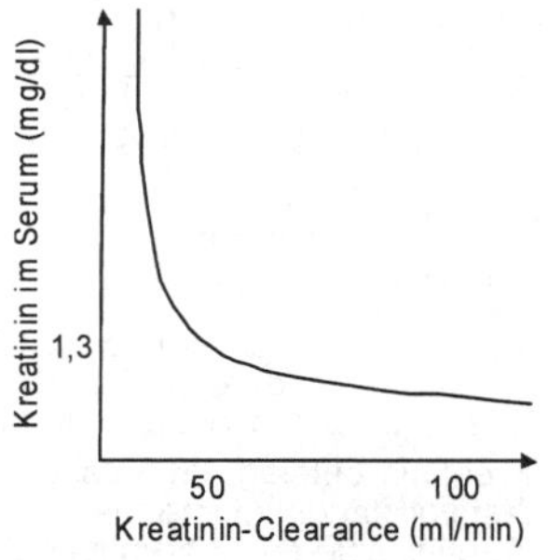

▸ **Formel zur Abschätzung der Kreatininclearance nach Cockcroft und Gault:**

$$Cl_{Krea} = \frac{(140 - \text{Alter}) \times \text{Körpergewicht (kg)}}{\text{Faktor} \times \text{Serumkreatinin}}$$

Faktor = 72 bei Kreatinin in mg/dl
Faktor = 0,82 bei Kreatinin in µmol/l
Bei Frauen ist das Ergebnis mit 0,85 zu multiplizieren.

▸ **Abschätzung (e = estimated) der glomerulären Filtrationsrate (GFR) nach der MDRD-Formel** (ungeeignet bei Kindern, Anorexie und starker Adipositas):
(Internet-Kalkulator: *http://nephron.com/mdrd/default.html*)
Diese Formel liefert valide Werte bei glomerulärer Filtrationsrate < 60 ml/min/1,73 qm. Oberhalb dieses Wertes ist die Genauigkeit der Formel deutlich niedriger.

eGFR (ml/min/1,73 m^2) = Serumkreatinin$^{-1,154}$ x Alter$^{-0,203}$ x Faktor*)
*) Bei konventionellen Einheiten (mg/dl) beträgt der Faktor 186, bei SI-Einheiten (µmol/l) beträgt der Faktor 32.788.
Bei Frauen ist das Ergebnis mit 0,742, bei Menschen mit schwarzer Hautfarbe mit 1,21 zu multiplizieren.

▸ **CKD-EPI-Algorithmus** nutzt die gleichen Parameter wie die MDRD-Formel, schätzt jedoch die GFR in höheren Bereichen exakter, da unterschiedliche Kreatininbereiche berücksichtigt werden (→ Formel siehe *Internet*).

▸ **Kalkulation der GFR aus Kreatinin und Cystatin C** (→ *siehe Internet*):
Soll bei eGFR < 60ml/Min genauere Werte liefern.

4. Immunologische Untersuchungen, z.B.:
- ADB- und ASL-Titer bei Verdacht auf akute Poststreptokokken-Glomerulonephritis
- C_3-Erniedrigung bei verschiedenen Formen der Glomerulonephritis
- Anti-ds-DNA-Antikörper bei systemischem Lupus erythematodes
- Antibasalmembranantikörper (Anti-GBM-Antikörper) bei Goodpasture-Syndrom
- c-ANCA (= Anti-Proteinase 3-Ak) bei Wegener-Granulomatose
- p-ANCA (= Anti-Myeloperoxidase-Ak) bei mikroskopischer Panarteriitis
- Anti-C_3-Konvertase-Ak bei membranoproliferativer Glomerulonephritis/Typ II
- Nachweis monoklonaler Immunglobuline bei Plasmozytom

D. Bildgebende Diagnostik:

▸ (Farbduplex-)Sonografie:
- Bestimmung von Lage und Größe der Nieren (normale Länge: 9 - 13 cm bei Erwachsenen)
- Nachweis von Zysten, Steinen, Tumoren
- Nachweis eines gestauten Nierenbeckens bei Harnsperre
- Engmaschige Verlaufskontrollen (fehlende Strahlenbelastung)
- Beurteilung der arteriellen/venösen Durchblutung (Farbduplex)
- Lokalisationshilfe bei Nierenpunktion

▸ Röntgenuntersuchungen:
- Leeraufnahme (mit Schichtung): Röntgendichte Steine?
- Intravenöse Urografie ist durch die CT verdrängt worden (weniger NW, bessere Darstellung):
  - Nierengröße/-kontur?
  - Anatomische Anomalien?
  - Deformierung des Nierenbeckenkelchsystems bei Pyelonephritis?
  - Papillendefekte bei Analgetikanephropathie, Verdrängung des Nierenbeckenkelchsystems bei raumfordernden Prozessen
  - Obstruktionen, Steine? Tumor? Abszess
  - Seitengleiche Ausscheidung? (Früh-/Spätaufnahme)
- Miktionszystourethrografie (vesiko-uretero-renaler Reflux, Restharn?)

Kontraindikationen für die Gabe jodhaltiger Kontrastmittel:
1. Jodallergie (Therapie eines anaphylaktischen Schocks siehe Kapitel Schock)
2. Hyperthyreose
3. IgM-Paraproteinose (Gefahr des Nierenversagens)
4. Leber- und Niereninsuffizienz (bei Serumkreatininwerten > 3 - 4 mg/dl ist die renale Kontrastmittelanreicherung nur noch gering!)

Merke: Um renale Komplikationen zu vermeiden, sollte der Patient vor Röntgenkontrastmittelgabe ausreichend hydriert sein! Die zusätzliche Gabe von Acetylcystein oral bei Patienten mit eingeschränkter Nierenfunktion soll ebenfalls prophylaktischen Wert haben.

- Angio-MRT oder -CT, intravenöse digitale Subtraktionsangiografie (DSA), Arteriografie: Nierenarterienstenose? Vaskularisation eines Tumors? Nierenvenenthrombose?
- MRT und MR-Urografie bei KI für Röntgenkontrastmittel

▸ **Nuklearmedizinische Nierendiagnostik:**
Dynamische Nierenfunktionsszintigrafie mit ^{99m}Technetium-MAG und ^{123}Jod-Hippuran
Ind: Identifikation ektopen Nierengewebes, Röntgenkontrastmittelallergie, seitengetrennte Funktionsdiagnostik, Beurteilung einer Abflussstörung bei Ren mobilis (Untersuchung im Sitzen und Liegen), Nachweis einer Durchblutungsstörung bei anurischen, transplantierten Nieren.
Durch gleichzeitige Gabe eines ACE-Hemmers lassen sich behandlungsbedürftige Nierenarterienstenosen nachweisen. Die in der Harnblase gesammelte Aktivität kann zur Refluxdiagnostik genutzt werden.

E. **Nierenbiopsie:**
Vorwiegend zur differenzialdiagnostischen Abklärung von glomerulären Erkrankungen und bei Verdacht auf Transplantatabstoßung
KI: Einzelniere, Blutungsneigung, maligne Hypertonie u.a.

GLOMERULONEPHRITIS (GN)

Def: Der Terminus Glomerulonephritis umfasst eine Reihe von immunvermittelten Erkrankungen, die eine intraglomeruläre Inflammation und eine zelluläre Proliferation verursachen.
- Primäre GN: Erkrankungen, die sich primär an den Glomeruli abspielen ohne Zeichen einer Systemerkrankung.
- Sekundäre GN: Renale Beteiligung bei verschiedenen Systemerkrankungen: z.B. Kollagenosen, Vaskulitiden, Endokarditis lenta u.a.; Einzelheiten siehe dort.

Der Pathologe kann zwischen primärer und sekundärer GN nicht unterscheiden; dies ist nur möglich unter Einbeziehung von Histologie, Klinik und serologischen Markern.
Von den Glomerulonephritiden abzugrenzen sind nicht-entzündliche Glomerulopathien z.B. bei Amyloidose, Diabetes mellitus (diabetische Glomerulosklerose), Eklampsie u.a.

Ep.: Die meisten Patienten mit Glomerulonephritis entwickeln eine chronische Nierenerkrankung mit den Risiken einer vorzeitigen kardiovaskulären Erkrankung und progressiven Niereninsuffizienz. Mit 15 % ist die Glomerulonephritis die zweithäufigste Ursache der terminalen Niereninsuffizienz hinter der diabetischen Nephropathie, die mit 35 % an der Spitze liegt. Viele Fälle von Glomerulonephritis zeigen einen milden, asymptomatischen Verlauf, der vom Patienten nicht bemerkt und meist nicht diagnostiziert wird.

Pg.: Sowohl humorale als auch zellvermittelte Immunmechanismen spielen eine Rolle in der Pathogenese der glomerulären Inflammation.
1. Bei der Anti-GBM-Antikörper vermittelten Glomerulonephritis finden sich lineare Ablagerungen von IgG gegen das Goodpasture-Antigen. Dieses Autoantigen ist ein normaler Bestandteil der nicht kollagenhaltigen Domäne von der Alpha$_3$-Kette des Typ IV Kollagens.
2. Bei der Immunkomplex-vermittelten Glomerulonephritis liegen die Immunkomplexe über die ganze glomeruläre Kapillarwand verteilt wie bei der Lupusnephritis oder der postinfektiösen Glomerulonephritis.
3. Bei der Anti-Neutrophilen zytoplasmatische Antikörper-(ANCA)-assoziierten Glomerulonephritis induzieren ANCA eine glomeruläre Schädigung durch Interaktion mit Komponenten der neutrophilen Granula.
4. Auch die Aktivierung der zellvermittelten Immunvorgänge kann eine glomeruläre Schädigung induzieren. Bei Menschen konnten T-Zellen sowohl bei proliferativen und nicht-proliferativen Glomerulopathien identifiziert werden.

Nach der Initiierung der glomerulären Schädigung wird eine Vielzahl von proinflammatorischen Mediatorsystemen sowohl in den infiltrierenden Zellen als auch in den glomerulären Zellen aktiviert: Komplementaktivierung, Influx von zirkulierenden Leukozyten, Zytokinsynthese, Freisetzung von proteolytischen Enzymen, Aktivierung der Gerinnungskaskade und Generation von proinflammatorischen Lipidmediatoren. Bei den proliferativen Glomerulopathien kommt es zu einer Zunahme der glomerulären Zellzahl und zu einer Proliferation der glomerulären Zellen als Reaktion auf Wachstumsfaktoren wie epidermaler Wachstumsfaktor (EGF) und Platelet-derived Growth Factor (PDGF). Die proliferierenden Zellen sind Mesangiumzellen und Endothelzellen.

KL.: Nach dem klinischen Verlauf lassen sich folgende Syndrome der GN unterscheiden:

I. Asymptomatische Auffälligkeiten des Urinsediments:

Def: Makroskopische oder mikroskopische asymptomatische Hämaturie bei normaler glomerulärer Filtrationsrate und Ausschluss einer renalen Beteiligung bei Systemerkrankung. Zahlreiche, aber nicht alle Patienten mit asymptomatischer Hämaturie weisen eine Proteinurie auf, die in der Regel < 1,5 g/d liegt. Eine Hypertonie besteht nicht.

Urs:
1. IgA-Nephropathie (M. Berger)
2. Syndrom der dünnen Basalmembran
3. Alport-Syndrom
4. Gutartige isolierte Proteinurie
5. Idiopathische transiente Proteinurie
6. Funktionelle Proteinurie bei Fieber, Kälte, emotionalem Stress, Herzinsuffizienz, Schlafapnoe-Syndrom
7. Lageabhängige Proteinurie (meist < 2 g/24 h), die nur in aufrechter Position nachweisbar ist.

Bei den Proteinurien 4 - 7 ergibt die Nierenbiopsie ein normales Nierenparenchym oder leichte unspezifische Veränderungen an den Podozyten oder am Mesangium. Alle besitzen eine günstige Prognose.

II. Akutes nephritisches Syndrom und rasch-progrediente Glomerulonephritis:

1. Akute postinfektiöse Glomerulonephritis [N00.9]
2. Rasch-progrediente Glomerulonephritis (RPGN)[N01.9]

III. Chronisch-progrediente Glomerulonephritis:

Bei geringen subjektiven Beschwerden finden sich Erythrozyturie, Proteinurie, evtl. nephrotisches Syndrom und meist auch Hypertonie in Verbindung mit einer langsam fortschreitenden Niereninsuffizienz. Eine Nierenbiopsie ist in diesem Stadium der Erkrankung wegen mangelnder therapeutischer Konsequenz meist nicht mehr indiziert.

Di.: Entsprechende Basisabklärung (Klinik, Labor) kann in der Praxis erfolgen. Die Nierenbiopsie ist die beste Methode zur abschließenden Klassifikation der entsprechenden Glomerulonephritis. Die histologischen Befunde bilden die Basis für die folgende Therapie und die Einschätzung der Prognose.

IgA-NEPHROPATHIE (M. BERGER) [N02.8]

Internet-Infos: *www.stop-igan-study.rwth-aachen.de*

Def: Immunkomplexerkrankung mit Ablagerung von IgA im Mesangium und in anderen Anteilen des Glomerulums

Ep.: Häufigste Form der idiopathischen Glomerulonephritis (15 - 40 % aller primären idiopathischen Glomerulopathien); vorwiegend jüngere Patienten, m > w

Ät.:
- Idiopathisch
- Sekundär: Purpura Schoenlein-Henoch, SLE, RA, Leberzirrhose, Sprue, monoklonale Gammopathie mit IgA-Bildung und Hauterkrankungen wie Dermatitis herpetiformis und Psoriasis vulgaris.

Pat: MEST (Oxford)-Klassifikation der IgA-Nephropathie:

• Mesangiale Hyperzellularität:	0 = < 50 %	1 = > 50 % der Glomeruli	
• Endokapillare Hyperzellularität:	0 = nein	1 = ja	
• Segmentale Sklerose / Adhäsionen:	0 = nein	1 = ja	
• Tubulusatrophie, interstitielle Fibrose:	0 = 0 - 25 %	1 = 26 - 50 %	2 = > 50 %

Zusatz: Endokapillare Proliferation, zelluläre/fibrozelluläre extrakapilläre Proliferate, Nekrosen, globale Glomerulosklerose (Angaben in % der betroffenen Glomeruli)

KL.: 1 - 3 Tage nach unspezifischen Infekten der oberen Luftwege kann es zu intermittierender Makrohämaturie kommen, die spontan verschwindet. Bei der Mehrzahl der Patienten findet sich eine asymptomatische Mikrohämaturie mit oder ohne Proteinurie. Eine Hypertonie haben ca. 40 % der Patienten sowie alle Patienten mit Niereninsuffizienz.

Lab: Urinbefund: Hämaturie, Nachweis von Erythrozytenzylindern im Sediment bzw. dysmorphen Erythrozyten bei Phasenkontrastmikroskopie; unselektiv glomeruläre Proteinurie meist < 3 g/d.
Bis 10 % der Patienten haben ein nephrotisches Syndrom.
Erhöhter IgA-Spiegel i.S. (40 % d.F.)

DD: Akute postinfektiöse GN (2 - 3 Wochen nach Infekt, z.B. mit Streptokokken)

Di.: Klinik und Nierenbiopsie

Th.: Nur symptomatisch:

- Patienten mit einer Proteinurie < 1 g/24 h und normalem Serumkreatinin keine spezielle Therapie. Prophylaxe von respiratorischen Infekten senkt evtl. die Frequenz der Makrohämaturie-Episoden. Bei Hypertonie ACE-Hemmer oder AT_1-Blocker (Zielbereich: < 130/80 mmHg).
- Bei persistierender Proteinurie > 1 g/d trotz dreimonatiger Therapie mit ACE-Hemmern bzw. Sartanen und GFR > 50 ml/Min Versuch einer Kortikosteroidtherapie
- Bei rapid-progressivem Verlauf der IgA-Nephritis Therapie mit Kortikosteroiden + Cyclophosphamid

Prg: Prognoseabschätzung mithilfe mehrerer Parameter (MEST-Klassifikation): Proteinurie, GFR u.a. Von entscheidender prognostischer Bedeutung ist das Ausmaß der Proteinurie: Patienten mit einer Proteinurie > 3 g/24 h weisen einen Verlust der Nierenfunktion von 9 ml/min GFR pro Jahr auf, während die mit einer Proteinurie zwischen 1,0 - 3,0 g/24 h einen GFR-Verlust von 6 - 7 ml pro Jahr zeigen.
Bei ca. 10 % der Pat. treten Spontanremissionen auf. Ca. 25 % der Patienten entwickeln innerhalb von 20 Jahren nach Diagnosestellung eine terminale Niereninsuffizienz. Nach Nierentransplantation Rezidiv in ca. 40 %.

Syndrom der dünnen Basalmembran (benigne Hämaturie)

Ep.: Bei Patienten mit asymptomatischer Hämaturie genauso häufig wie die IgA-Nephropathie; ca. 1 % der Bevölkerung.

Ät.: Familiär (hereditär oder sporadisch). Heterozygote COL4/A3- und COL4/A4-Mutationen. Bei familiärem Auftreten besteht ein autosomal dominanter Erbgang mit einem Defekt im Gen für die Alpha3- oder Alpha4-Kette vom Kollagen Typ IV.

KL.: Persistierende Hämaturie, selten auch intermittierende Mikrohämaturie; Exazerbation bei Infekten der oberen Luftwege. Selten extrarenale Symptome (Innenohrschwerhörigkeit, Augenveränderungen).

Di.: Familienanamnese, Hämaturie
Bei zusätzlicher Proteinurie Nierenbiopsie: In der Licht- und Immunfluoreszenzmikroskopie normale Niere. In der elektronenmikroskopischen Untersuchung ist die glomeruläre Basalmembran auffällig dünn, (meist < 265 nm bei Erwachsenen).

Th.: Keine spezifische Therapie

Prg: In der Mehrzahl der Fälle gut, ein kleiner Prozentsatz der Patienten kann jedoch eine Hypertonie und eine progrediente Niereninsuffizienz entwickeln. Bei diesen Patienten werden ACE-Hemmer eingesetzt.

Alport-Syndrom (hereditäre Nephritis)

Def: Hereditäre, progredient verlaufende Erkrankung der glomerulären Basalmembran mit Innenohrschwerhörigkeit und Augenveränderungen durch Gen-Mutationen des Typ IV Kollagens.

Ep.: Prävalenz des X-chromosomalen Alport-Syndroms 1 : 5000 bis 1 : 10000. Nach der polyzystischen Nephropathie ist das Alport-Syndrom die zweithäufigste hereditäre Ursache einer terminalen Niereninsuffizienz.
Die Prävalenz des autosomal-rezessiven Alport-Syndroms beträgt 1 : 50000.

Ät.: In bis zu 85% der Fälle X-chromosomaler Erbgang mit Mutation des COL4A5-Gens, das die Alpha 5-Kette des Typ IV-Kollagens kodiert.
In 10 - 15 % autosomal-rezessiver Erbgang mit Mutationen der COL4A3- und COLA4-Gene, die die Alpha 3- und 4- Ketten des Typ IV-Kollagens kodieren.

KL.: Männer mit X-chromosomalem Alport-Syndrom und Patienten beiden Geschlechts mit homozygotem autosomal rezessivem Erbgang entwickeln die komplette Krankheitspalette:

- Mikrohämaturie und Proteinurie bereits im frühen Kindesalter
- Terminaler Niereninsuffizienz im Jugend- oder frühem Erwachsenenalter
- Innenohrschwerhörigkeit (im Mittel- und Hochtonbereich) und Augenveränderungen (Katarakt, Lentikonus, Retinitis pigmentosa)

DD: IgA-Nephropathie, familiäre benigne Hämaturie (Syndrom der dünnen Basalmembran)

Di.:
- Familienanamnese
- Nierenbiopsie mit Elektronenmikroskopie (Verdickungen der Basalmembran mit Aufsplitterung der Lamina densa mit netzartiger bis korbgeflechtartiger Strukturveränderung)
- Audiometrie und augenärztliche Untersuchung
- Familienuntersuchung
- Gendiagnostik mit Nachweis der Mutation

Th.: Eine kausale Therapie gibt es nicht. ACE-Hemmer oder ARB führen zur Reduktion der Proteinurie und zur Progressionshemmung der Niereninsuffizienz insbesondere bei Hypertonie. Sie verzögern den Beginn der Dialysebehandlung deutlich.

Prg: Etwa 3% der Patienten entwickeln nach Nierentransplantation eine Anti-GBM-Erkrankung, die zum schnellen Transplantatverlust führt.

Heterozygote X-chromosomale Alport-Syndrom-Carrier zeigen eine große Variabilität im Krankheitsverlauf. 18 % entwickeln eine terminale Niereninsuffizienz (in 60 % vor dem 40. Lebensjahr).

AKUTE POSTINFEKTIÖSE (INFEKTASSOZIIERTE) GLOMERULONEPHRITIS [N00.9]

Ep.: In Industrieländern selten, in armen Ländern jedoch häufiger

Ät.: Immunkomplexnephritis nach verschiedenen Infekten: Früher besonders β-hämolysierende Streptokokken der Gruppe A (= akute Poststreptokokken-GN), heute zunehmend andere Erreger: Staphylokokken, gramnegative Erreger, auch im Rahmen einer bakteriellen Endokarditis oder nach Infektion eines ventrikulo-atrialen oder ventrikulo-jugulären Shunts.

Pat: Endokapilläre diffuse proliferative und exsudative GN: Mesangiumzellen und Endothelzellen geschwollen und vermehrt, Ablösung des Endothels von der Basalmembran; starke Einengung der Kapillarlichtung; z.T. finden sich Ag-Ak-Komplexe oder C_3-Komplement als "humps" (Höcker) an der Außenseite der Basalmembran. Leukozyten-/Monozyteninfiltrate.

Pg.: Immunkomplexnephritis

KL.: Die Rekonvaleszenz nach einem Streptokokkeninfekt (Pharyngitis, Angina tonsillaris, Impetigo) wird plötzlich unterbrochen: Nach einem beschwerdefreien Intervall von 1 - 2 Wochen nach Pharyngitis/Tonsillitis bzw. 4 - 6 Wochen nach Impetigo fühlt sich der Patient erneut krank. 50 % d.F. verlaufen asymptomatisch und werden nur zufällig oder nicht diagnostiziert.

Leitsymptome:
- Obligat: Mikrohämaturie + Proteinurie (< 3 g/24 h)
- Fakultativ: Ödeme (bes. periorbital), Hypertonie
  Volhard-Trias: Hämaturie, Hypertonie, Ödeme
- Andere fakultative Symptome:
  - Makrohämaturie (rötlich-braun verfärbter Urin)
  - Gesichtsödem, Kopfschmerzen, Gliederschmerzen, evtl. Fieber
  - Schmerzen in der Lendenregion (Nierenkapselspannung)
  - Epileptische Anfälle, Somnolenz (Hirnödem)
  - Hypertone Krise mit Dyspnoe und Lungenödem

Lab.:
- Urinbefund: Erythrozyturie, Erythrozytenzylinder, Proteinurie (< 3 g/24 h); unselektive Ausscheidung auch großmolekularer Eiweiße

  Anm.: Die bei Scharlach und gel. auch anderen Infektionskrankheiten zu beobachtende intrainfektiöse Hämaturie ist relativ harmlos und verschwindet wieder spontan. Dagegen zeigt die postinfektiöse Hämaturie nach Streptokokkeninfekten die ernste GN an!
  Erythrozyturie ist mehrdeutig, Erythrozytenzylinder machen eine GN dagegen wahrscheinlich.
- ASL-Titer in 50 % d.F. erhöht.
- Anti-DNAse-B = ADB-Titer in 90 % d.F. erhöht bei Streptokokkeninfektionen der Haut.
- Komplement (C_3) im Serum während der 1. Woche erniedrigt.
- Harnstoff, Kreatinin können leicht ansteigen.

Sonografie: Relativ große geschwollene Nieren

DD: Rapid progressive GN (Retentionswerte ↑), IgA-Nephritis (Makrohämaturie)

Di.: Anamnese + Klinik + Labor, evtl. Nierenbiopsie (Ind: Anstieg der Retentionswerte → Ausschluss einer rapid progressiven GN)

Th.: der akuten GN:

1. Bettruhe, körperliche Schonung, salzarme, eiweißarme Kost, engmaschige Gewichts-/Laborkontrollen

   Merke: Mindestens 2 x/Woche Kreatinin kontrollieren: Bei Anstieg des Kreatinins über die Normgrenze muss eine Nierenbiopsie erfolgen zum Ausschluss einer rapid-progressiven Glomerulonephritis!

2. Therapie eines Streptokokkeninfektes mit Penicillin: 3 Mega IE/d über 10 Tage. Bei Penicillin-Allergie Makrolide. Der therapeutische Nutzen einer Herdsanierung (z.B. Tonsillektomie) unter Penicillinschutz im freien Intervall hat keine gesicherte Evidenz.
3. Behandlung von Komplikationen stationär:
   Bei Anzeichen von Flüssigkeitseinlagerung (Gewichtszunahme, Ödeme, Erhöhung des ZVD, Lungenstauung, Hirnödem, Hypertonie, Oligurie): Natrium- und Wasserentzug (diätetisch und durch Schleifendiuretika, z.B. Furosemid); Behandlung einer Hypertonie, z.B. mit ACE-Hemmern.
4. Nachuntersuchungen der Patienten über mehrere Jahre (um eine evtl. chronische Verlaufsform zu erfassen).

Prg:

1. Heilung: Während es bei Kindern in > 90 % d.F. zur Ausheilung kommt, zeigen Langzeituntersuchungen bei Erwachsenen, dass eine völlige Heilung nur in etwa 50 % d.F. eintritt, bei immungeschwächten Patienten < 50 %.
2. Fortbestehen von Urinsymptomen (z.B. Mikrohämaturie, Proteinurie): Hier kann nur die weitere Verlaufsbeobachtung zeigen, ob eine Verschlechterung der Nierenfunktion (mit Übergang ins chronische Stadium) droht oder ob es sich um bedeutungslose Restsymptome ohne Nierenfunktionseinschränkung handelt.
3. Selten Tod an akuten Komplikationen (z.B. infolge hypertoner Krise mit Linksherzversagen und Lungenödem)

RAPID PROGRESSIVE GN (RPGN) [N01.9]

Syn: Rasch progrediente GN

Def: Rel. seltene GN mit rasch progredienter Verschlechterung der Nierenfunktion. Unbehandelt kommt es zu einem Abfall des Glomerulumfiltrates um 50 %/3 Monate bzw. zu terminaler Niereninsuffizienz/6 Monate.

Ep.: < 1/100.000/Jahr

Ät.:
1. Sekundäre RPGN: Renale Manifestation einer Vaskulitis (z.B. Wegener-Granulomatose)
2. Primäre (idiopathische) RPGN

Pat: Extrakapilläre proliferierende GN mit Entstehung glomerulärer Halbmonde (> 50 % der Glomerula), gel. auch nekrotisierende Vaskulitis

Einteilung:

- Typ 1 (ca. 10 %): Antibasalmembran-RPGN: Serologischer Nachweis von Antikörpern gegen glomeruläre Basalmembran (GBM-Ak). Histologischer Nachweis (mittels Immunfluoreszenz) von IgG und C_3-Komplement in linearer Ablagerung an der glomerulären Basalmembran (lineare Immunfluoreszenz).
  - Ohne Lungenbeteiligung (selten)
  - Mit Lungenbeteiligung = Goodpasture-Syndrom: [M31.0] Infolge Antigenverwandtschaft zwischen alveolärer und glomerulärer Basalmembran (C-terminale Domäne NC1 der α_3-Kette des Typ IV-Kollagens) kommt es zur Kombination von RPGN + Lungenblutung (Hämoptysen, feuchte Rasselgeräusche, röntgenologisch Lungenverschattungen), sehr seltene Erkrankung, bevorzugt Männer < 40 Jahren.
- Typ 2 (ca. 40 %): Immunkomplex-RPGN: Granuläre Ablagerung von Immunkomplexen an der glomerulären Basalmembran, z. T. in Form von Haufen ("humps") an der glomerulären Basalmembran (granuläre Immunfluoreszenz).
  Vo.: Oft postinfektiös, ferner SLE (anti-DNS-Ak; siehe Lupusnephritis), Schönlein-Henoch-Nephritis
- Typ 3 (ca. 50 %): ANCA-assoziierte Vaskulitiden (ohne Ablagerung von Immunglobulinen oder Komplement)

- Renale Verlaufsform einer mikroskopischen Polyangiitis (mPA)
  Syn: Mikroskopische PAN (mPAN)
  Lab: Nachweis antineutrophiler cytoplasmatischer Antikörper mit perinukleärem Fluoreszenzmuster (p-ANCA) oft mit dem Zielantigen Myeloperoxidase: Anti-Myeloperoxidase-Antikörper (MPO-ANCA). Zusätzlich h-LAMP-2-Ak gegen Lysosomen-assoziiertes Membranprotein 2.
- Renale Verlaufsform der Wegener-Granulomatose
  Lab: Nachweis antineutrophiler cytoplasmatischer Antikörper mit cytoplasmatischem Fluoreszenzmuster (cANCA) = Antiproteinase-3-Antikörper (PR3-ANCA). Zusätzlich h-LAMP-2-Ak.

KL.:
- Blasse Patienten mit Hypertonie, oft erhebliche Proteinurie, evtl. mit nephrotischem Syndrom, CRP + BSG ⇑
- Rasch progrediente Niereninsuffizienz bei sonografisch normal großen Nieren
- Zusätzlich Lungenblutung beim Goodpasture-Syndrom
- Nachweis zirkulierender Anti-GBM-Antikörper (Typ 1), zirkulierende Immunkomplexe (Typ 2), cANCA oder pANCA (Typ 3)

DD:
- Akutes Nierenversagen (Anamnese eines auslösenden Ereignisses)
- Akute abakterielle interstitielle Nephritis (Medikamentenanamnese)

Di.:
- Klinik mit rasch ansteigenden Retentionswerten, immunologische Diagnostik
- Nierenbiopsie mit Histologie (absolute Indikation zur Nierenbiopsie)

Th.: Ein rascher Abfall der GFR ist als medizinischer Notfall zu betrachten, sodass eine umgehende Nierenbiopsie erforderlich ist. Eine rasche immunsuppressive Therapie ist prognoseentscheidend!

Typ 1: Anti-GBM-RPGN:
Plasmapherese (PP) über 2 - 3 Wochen täglich bis die Serumkonzentration der Anti-GBM-Antikörper stabil niedrig bleibt, zusätzlich 1 g pro Tag Methylprednisolon über 3 Tage, danach stufenweise Reduktion der Kortikoiddosis. Zusätzlich Cyclophosphamid peroral in einer Dosierung von 2 mg/kg KG. Nach 3 Monaten kann auf weniger toxische Substanzen wie Azathioprin gewechselt werden. Therapiedauer insgesamt 6 - 9 Mon.
Der Therapiebeginn darf keinesfalls verzögert werden. Bereits bei dringendem Diagnoseverdacht sollte eine Hochdosis-Gukokortikoid-Therapie vor Bestätigung der Diagnose begonnen werden. Bei Patienten, die zum Diagnosezeitpunkt schon dialysepflichtig sind und keine Lungenbeteiligung haben, ist eine PP und immunsuppressive Therapie nicht mehr indiziert.
Eine Nierentransplantation ist erst dann indiziert, wenn die Anti-GBM-Antikörper über einen Zeitraum von mindestens 6 Monaten nicht mehr nachweisbar sind.

Typ 2: Immunkomplex - RPGN:
Methylprednisolon 1 g pro Tag über 3 Tage i.v. mit anschließender dosisreduzierter oraler Steroidbehandlung plus Cyclophosphamid/Stoßtherapie mit 500 mg/m² Körperoberfläche (Tag 1 und Wiederholung nach 28 Tagen über einen Zeitraum von 6 Monaten), anschließend Re-Biopsie zur weiteren Therapieplanung.

Typ 3: ANCA-assoziierte RPGN:

	Serum-Kreatinin (mg/dl)	Vitalorgane bedroht	Remissions-induktion	Remissions-erhaltung
Begrenzt	< 1,4	Nein	KS und/oder MTX	KS und/oder MTX
Früh generalisiert	> 1,4	Nein	KS + MTX oder KS + CYC	KS + AZA oder KS + MTX
Aktiv generalisiert	< 6,0	Ja	KS + CYC oder R	KS + AZA
Schwer	> 6,0	Ja	KS + PP + CYC(R)	KS + AZA

KS = Kortikosteroide; MTX = Methotrexat; CYC = Cyclophosphamid; AZA = Azathioprin; PP = Plasmapherese; R = Rituximab

Anm.: PP auch bei Lungenblutung sowie bei Overlap-Syndrom von ANCA-Vaskulitis und Anti-GMB-RPGN.

Prg: Bei frühzeitiger Behandlung (bei noch erhaltener Restfunktion der Nieren) Besserung der Nierenfunktion in > 60 % d.F.!
Typ 1/Antibasalmembran-RPGN limitiert sich selbst und rezidiviert nicht, Typ 2 und 3 können jedoch rezidivieren und müssen deshalb länger behandelt werden.

NEPHROTISCHES SYNDROM (Allgemeiner Teil) [N04.9]

Def:
- Starke Proteinurie (> 3 - 3,5 g/d)
- Hypoproteinämie
- Hypalbuminämische Ödeme (wenn Serumalbumin < 2,5 g/dl)
- Hyperlipoproteinämie mit Erhöhung von Cholesterin und Triglyzeriden

Pg.:

Glomeruläre Filter abnorm durchlässig
↓
Proteinurie → IgG-Verlust: Infektionsrisiko
AT-Verlust: Thromboserisiko
↓
Hypalbuminämie → Kolloidosmotischen Druck ↓ → Ödeme
↓
Flüssigkeitsverschiebung vom Plasma ins Interstitium
↓
Verminderung des Plasmavolumens → Volumenrezeptoren: ADH ↑
↓
Aktivierung des Renin-Angiotensin-Aldosteron-Systems → Wasser-/Salzretention: Ödeme

Auch die Syntheserate für Serumalbumin spielt eine Rolle, sodass das Gleichgewicht zwischen Proteinurie und Albuminsynthese das Ausmaß der Hypalbuminämie bestimmt.

Ät.:
1. Glomerulonephritiden mit nephrotischem Syndrom:
   - Glomeruläre Minimalläsionen = minimal change-Glomerulopathie (disease) = MCD [N04.9]
   - Fokal segmentale Glomerulosklerose (FSGS) [N05.1]
   - Membranöse GN [N05.2]
   - Membranoproliferative GN = MPGN = Mesangiokapilläre Glomerulonephritis [N05.5]
2. Diabetische Nephropathie (siehe dort)
3. Seltene Ursachen: Plasmozytom, Amyloidose, Nierenvenenthrombose u.a.

KL.:
- 4 Leitsymptome des nephrotischen Syndroms (s.o.)
- Klinik der ursächlichen Erkrankung
- Evtl. erworbener IgG-Mangel mit Infektanfälligkeit bei starkem Eiweißverlust
- Im fortgeschrittenen Stadium Symptome einer Niereninsuffizienz, evtl. Hypertonie
- Gehäufte thromboembolische Komplikationen (Urs: Veränderung von Gerinnungsfaktoren durch den renalen Proteinverlust, gestörte Thrombozytenfunktion u.a.)

Lab:
- Serumelektrophorese: Albumine und γ-Globuline ↓, relative Zunahme von α_2- und β-Globulinen
- Diagnostik auf Auto-Ak (z.B. Anti-PLA2R-Ak bei idiopathischer membranöser GN)
- Bei Niereninsuffizienz: Harnstoff, Kreatinin ↑, Kreatinin-Clearance ↓
- Evtl. IgG und Antithrombin (AT) ↓
- Cholesterin + Triglyzeride ↑
- Urinuntersuchung: Das spezifische Gewicht des Harns ist durch den Eiweißgehalt hoch. Die Durchlässigkeit der Glomerula für Eiweiße verschiedener Molekulargröße kann man mittels der sog. Differenzial-protein-Clearance erfassen.

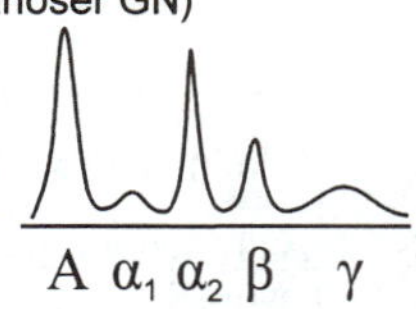

Eine relativ "niedermolekulare" Proteinurie bezeichnet man als "selektive Proteinurie" im Gegensatz zur "nicht-selektiven", bei der Proteine von hohem Molekulargewicht (bis zu den Beta-Lipoproteinen mit 25 x 10^5 Dalton Molekulargewicht) ausgeschieden werden. Patienten mit nicht-selektiver Proteinurie und hoher Ausscheidung von Beta-Lipoprotein und $Alpha_2$-Makroglobulin sprechen nicht auf die Steroidtherapie an. Ihre Glomerula weisen bereits lichtmikroskopisch schwere Basalmembranveränderungen auf.

Di.:
- Klinik / Labor
- Sonografie der Nieren
- Nierenbiopsie: Aus diagnostischen, therapeutischen und prognostischen Gründen ist eine Nierenbiopsie mit Histologie erforderlich! Evtl. Ausnahme: MCD bei Kindern (die sehr gut auf eine Therapie mit Kortikosteroiden ansprechen).

Th.:
A. Therapie der Grundkrankheit bzw. Beseitigung toxischer Ursachen, antivirale Therapie einer Hepatitis C
B. Symptomatische Therapie

▶ **Allgemein:**
- Körperliche Schonung
- Diät: Eiweißarme Diät (0,8 g/kg KG/d) und kochsalzarme Kost (ca. 3 g NaCl/d)
- Diuretische Therapie: Kombination aus kaliumsparendem Diuretikum + Thiazid. Bei nachlassender Thiazidwirkung und Ödemen: Gabe eines Schleifendiuretikums; Kontrolle des Elektrolythaushaltes (bes. K^+ und Na^+) und Flüssigkeitsbilanzierung.

Beachte:
Eine unvorsichtige zu hohe Dosierung der Diuretika führt zu Hypovolämie, Hyponatriämie und sekundärem Hyperaldosteronismus, wodurch die Wirksamkeit der Diuretika nachlässt. Außerdem besteht infolge AT-Mangel erhöhte Thrombosegefahr → vorsichtige Ödemausschwemmung + Thromboseprophylaxe mit NMH und Kompressionsstrümpfen. Bei Serum-Albumin < 2 g/dl oder Nachweis thromboembolischer Komplikationen orale Cumarintherapie.

- Bei schweren, lebensbedrohlichen Ödemen passageres Anheben des kolloidosmotischen Druckes durch Infusion einer hyperosmolaren salzarmen Humanalbuminlösung.
- Bei bakteriellen Infekten Antibiotika + Immunglobulinsubstitution.
  Impfung gegen Pneumokokken und Influenzavirus.
- Therapie einer Hypercholesterinämie (CSE-Hemmer)
- Konsequente Therapie einer Hypertonie, da diese die Nieren zusätzlich schädigt! Zielbereich (DHL 2011): Bei Niereninsuffizienz < 130/80 mmHg; bei zusätzlicher Proteinurie ≥ 1 g/l ≤ 125/75 mmHg (bevorzugt mit ACE-Hemmern oder Sartanen).
- Regelmäßige Kontrollen von Proteinurie, Nierenfunktion und Blutdruck

▶ **Spezielle Therapie der Glomerulonephritiden:** Siehe nachfolgendes Kapitel

GLOMERULONEPHRITIDEN MIT NEPHROTISCHEM SYNDROM (Spezieller Teil)

1. Glomeruläre Minimalläsionen = minimal change-Glomerulopathie (disease) = MCD [N04.9]:

Ep.: Häufigste Ursache des nephrotischen Syndroms im Kindesalter. Bei Erwachsenen ist sie in ca. 10 % Ursache eines nephrotischen Syndroms.

Ät.: a) Idiopathisch
b) Sekundär: Hämatologische Neoplasien, Einnahme von NSAR, Gold, Penicillamin, Lithium, Quecksilber; nach Bienenstichen u.a.

Pat: Lichtmikroskopie: Normalbefund; Elektronenmikroskopie: Verschmelzung der Fußfortsätze der Podozyten, keine Komplementablagerungen

KL.: Nephrotisches Syndrom mit einer Proteinurie bis 20 g/d, häufige Rezidive, in der Regel kein Hypertonus, Entwicklung einer terminalen Niereninsuffizienz selten, Infektions- und Thromboserisiko erhöht. Wichtigster prognostischer Prädiktor: Ansprechen auf die initiale Steroidtherapie

Di.: Labor, Nierenbiopsie

Th.: A. Allgemeintherapie des nephrotischen Syndroms (siehe allgemeiner Teil)
B. Spezielle Therapie:
- Kortikosteroide (Therapieerfolg in bis zu 90 % d.F., bes. bei Kindern). Nach Absetzen der Kortikosteroide kommt es in ca. 50 % d.F. zu einem Rezidiv innerhalb 6 - 12 Monaten → erneute Steroidtherapie. Bei Steroidresistenz Diagnose überprüfen! (Evtl. Rebiopsie)
- Bei häufigen Rezidiven u./o. Unverträglichkeit von Kortikosteroid: Gabe von Cyclophosphamid oder Calcineurininhibitoren, z.B. Cyclosporin A.
  Reserveoptionen: Tacrolimus, Mycophenolat
  Prg: Die „minimal change"-Nephropathie kann spontan ausheilen und führt i.d.R. nicht zu einer terminalen Niereninsuffizienz.

2. Fokal-segmentale Glomerulosklerose (FSGS)

Ep.: In ca. 15 % Ursache eines nephrotischen Syndroms (bei Menschen mit schwarzer Hautfarbe ca. 50 %)

Ät.: - Idiopathisch: In 30 % genetisch bedingt. Angeborene Podozytenerkrankungen:

Erkrankung	Lokus	Erbmodus	Gen	Protein
Kongenitales nephrotisches Syndrom	19q13	rezessiv	NPHS 1	Nephrin
Steroidresistentes nephrotisches Syndrom	1q25-31	rezessiv	NPHS 2	Podocin
Familiäre FSGS	19q13	dominant	ACTN4	Alpha-Aktin -4
Familiäre FSGS		dominant	TRPC6	
Kongenitales nephrotisches Syndrom			CD2AP	CD2-assoziiertes Protein
Charcot-Marie-Tooth-Krankheit		dominant	INF2	Formin 2
Steroidresistentes nephrotisches Syndrom	15q21	rezessiv	MYO1E	Myosin1E
Steroidresistentes nephrotisches Syndrom		rezessiv	NEIL 1	DNA-Reparations-Enzym
FSGS bei Afro-Amerikanern			APOL1	Apolipoprotein A1

- Sekundär:
  - Heroinabusus, Abusus von anabolen Steroiden
  - HIV-assoziierte Nephropathie
  - Ausgeprägte Adipositas
  - Vesiko-ureteraler Reflux
  - Nach Cholesterinembolien
  - Im Rahmen von malignen Erkrankungen
  - Bei allen chronischen Nephropathien mit Nephronverlust > 70 %

Pat: Fokal - und segmental-sklerosierende glomeruläre Veränderungen mit kollabierenden Kapillaren und Adhäsionen zwischen den Kapillarschlingen und der Bowman-Kapsel, Verschmelzung der Podozyten-Fußfortsätze. Sonderformen: Kollabierende FSGS („collapsing FSGS“) mit kollabierten und sklerosierten glomerulären Kapillaren und Podozytenhypertrophie; TIP-Läsion mit Adhäsionen und segmentaler Sklerose am tubulären Pol der Glomeruli.

KL.: • Primäre Form: Rasch auftretendes nephrotisches Syndrom mit schwerem Eiweißverlust (> 10 g/Tag) und progredienter Niereninsuffizienz, oft Hypertonie
• Sekundäre Form: Moderate Proteinurie (< 1-2 g/Tag), kein nephrotisches Syndrom, die Nierenfunktion bleibt oftmals auf eingeschränktem Niveau stabil, Hypertonie.

Di.: Labor eines nephrotischen Syndroms, Nierenbiopsie
Bei primärem FSGS ist in 65 % d.F. der lösliche Urokinase-Plasminogen-Aktivator-Rezeptor (suPAR) im Serum erhöht. Hohe Serumspiegel korrelieren mit erhöhter Rezidivneigung. Absenkung durch Plasmapherese führt zur Remission.

Th.: A. Allgemeintherapie des nephrotischen Syndroms (siehe dort)
B. Spezielle Therapie:
Grundsätzlich sollten nur Patienten mit einer idiopathischen und nephrotischen Form einer FSGS immunsuppressiv behandelt werden.
Prednisolon 1 mg/kg KG/d (max. 80 mg) für mindestens 4 Wochen, maximal für 16 Wochen. Nach Erreichen einer kompletten Remission die Steroidtherapie langsam über 3 - 6 Monate schrittweise reduzieren.
Indikation für Calcineurininhibitoren (Tacrolimus; Cyclosporin A): Kontraindikation oder Intoleranz gegenüber Steroiden, häufig wiederkehrender („frequent relapsing“) oder steroidabhängiger FSGS Cyclosporin A oder Tacrolimus
Bei Calcineurininhibitor-Intoleranz: Mycophenolat

Prg: Ohne Remission sind 60 % der Patienten nach 10 J. terminal niereninsuffizient, bei Vollremission dagegen nur 10 %. Prognostische Indizes sind die Nierenfunktion bei Diagnosestellung, das Ausmaß der Proteinurie und die histologische Subklasse. Die kollabierende Variante hat die schlechteste Prognose, während die „TIP“-Läsionen in der Regel gut auf die Therapie ansprechen und eine gute Prognose aufweisen. Rekurrenz der primären FSGS (bis zu 50 %) im Nierentransplantat. Therapie: Plasmaaustausch mit Humanalbumin.

3. **Membranöse GN** [N05.2]:

Vo.: Mit ca. 30 % häufigste Ursache eines nephrotischen Syndroms im Erwachsenenalter.

Ät.: • Idiopathisch (75 %)
• Sekundär (25 %): Bei Infektionskrankheiten (Hepatitis B oder C, HIV, Syphilis, Malaria), Autoimmunerkrankungen (z.B. SLE), Malignomen, Pharmaka (z.B. Therapie mit Gold oder Penicillamin) u.a.

Pg.: Bei idiopathischer membranöser GN in 80 % zirkulierende Ak gegen das M-Typ Phospholipase-Rezeptorprotein (Anti-PLA2R-Ak). Die Immunkomplexe schädigen die Podozyten und verursachen Proteinurie und nephrotisches Syndrom. Bei sekundären Formen der membranösen GN finden sich keine Auto-Ak.

Hi.: Verdickung der glomerulären Basalmembran durch subepitheliale Ablagerung von Immunkomplexen und Komplement an der Außenseite der glomerulären Basalmembran mit Ausbildung spikesartiger Protuberanzen der Basalmembran zwischen den Immunkomplex-Präzipitaten; 4 Stadien, wobei im Stadium IV die Immunkomplexe komplett von Basalmembranmaterial umschichtet sind. Immunhistologische granuläre Ablagerungen von IgG4 inklusive Anti-PLA2R-Ak und Komplement C_3 und C_{5b-9} entlang der glomerulären Kapillarschlingen.

KL.: Nephrotisches Syndrom (ca. 65 %), Proteinurie (< 3,5/d, ca. 35 %), Mikrohämaturie (ca. 35 %), Hypertonie (ca. 15 %), normale GFR (80 %)

3. Risikogruppen:
- Niedriges Risiko: Normale Kreatinin-Clearance, Proteinurie ≤ 4 g/24 h und stabile Nierenfunktion über 6 Mon.
- Mittleres Risiko: Normale Kreatinin-Clearance, Proteinurie > 4 g und < 8 g/24 h und stabile Nierenfunktion über 6 Mon. (Entwicklung eines chronischen Nierenversagens innerhalb von 5 J. mit einem Risiko von 55 %)
- Hohes Risiko: Proteinurie > 8 g/24 h über 3 Mon. u./o. eingeschränkte Nierenfunktion (Entwicklung eines chronischen Nierenversagens innerhalb von 5 J. mit einem Risiko von ca. 75 %)

Th.: A. Allgemeintherapie des nephrotischen Syndroms (siehe dort)

B. Spezielle Therapie:

▸ Sekundäre Form: Kausale Therapie: z.B. Therapie der Hepatitis B/Hepatitis C mit Nukleosidanaloga und Interferon (→ siehe dort)

▸ Idiopathische Form:
- Niedriges Risiko: Allgemeintherapie des nephrotischen Syndroms (siehe dort)
- Mittleres Risiko:
  - Immunsuppressive Therapie - Ind:
    1. Falls unter Allgemeintherapie des nephrotischen Syndroms nach 6 Mon. die Proteinurie über 50 % des Ausgangswertes bleibt bzw. keine Abnahmetendenz zeigt sowie bei einem Kreatininanstieg > 30 %.
    2. Bei schweren Komplikationen des nephrotischen Syndroms. Keine Immunsuppression mehr bei einem Serumkreatinin > 3,5 mg/dl (eGFR< 30 ml/min) und sonografisch verkleinerten Nieren.

    Therapie-Schema: z.B.
    1. Mon.: Methylprednisolon 1 g/d über 3 d, danach Prednisolon 0,5 mg/kg KG/d über 27 d
    2. Mon.: Cyclophosphamid 2 - 2,5 mg/kg KG/d
    3. und 5. Mon.: wie 1. Mon.
    4. und 6. Mon.: wie 2. Mon.

    Vor Therapiebeginn mit Cyclophosphamid: Schriftliche Aufklärung über Nebenwirkungen, evtl. Kryopreservation von Spermien und Oozyten; Osteoporoseprophylaxe mit Vitamin D und Kalzium, Ulkusprophylaxe mit einem Protonenpumpenhemmer, PCP-Prophylaxe mit Cotrimoxazol
  - Alternative Immunsuppressiva: Cyclosporin A, Tacrolimus
- Hohes Risiko:
  Auch bei Hochrisikopatienten kann zunächst 6 Mon. mit der immunsuppressiven Therapie gewartet werden, da auch hier eine Spontanremission möglich ist. Allerdings ist bei Verschlechterung der Nierenfunktion eine umgehende immunsuppressive Therapie erforderlich. Die Therapieregime sind die gleichen wie bei Patienten mit mittlerem Risiko.
  Reservemittel: Rituximab, Mycophenolat

Prg: 30 % Spontanremissionen, 35 % partielle Remissionen mit stabiler Nierenfunktion über Jahre, 25 % Progression zur Niereninsuffizienz, 10 % versterben an extrarenalen Ursachen. Remissionen bei der idiopathischen membranösen GN gehen einher mit einer Abnahme oder Verschwinden der Anti-PLA2R-Ak.

Rekurrenz nach Nierentransplantation:
Bei einem Drittel der Patienten, dadurch Verschlechterung der Prognose des Transplantats: 5-Jahres-Transplantatüberleben: 40 %

4. Membranoproliferative GN = MPGN = Mesangiokapilläre Glomerulonephritis [N05.5]

Ep.: Selten, bei Kindern und jungen Erwachsenen

Ät.: - Idiopathisch (Ausschlussdiagnose)
- Sekundär: Maligne Erkrankungen, Autoimmunerkrankungen (z.B. SLE), Infektionserkrankungen (Hepatitis B oder C u.a.), Komplementdefekte u.a.

Pat: Diffuse Verdickung der glomerulären Kapillarschlingen auf dem Boden von subendothelialen Ablagerungen und Proliferation der Mesangiumzellen
- Typ 1 (80 %) ist mit subendothelialen und mesangialen elektronendichten Ablagerungen assoziiert, die Immunglobulin u./o. C3 enthalten.
- Typ 2 zeigt elektronendichte intramembranöse Ablagerungen („dense deposit disease"), die zahlreiche Komponenten des Komplementsystems, aber keine Immunglobuline enthalten.
- Typ 3 und 4 sowie die C3-GN sind sehr selten.

KL.: Häufig nephrotisches Syndrom, Hypertonie, pathologisches Urinsediment und progrediente Niereninsuffizienz

Di.: Labor (C3 u./o. C4 ↓) + Nierenbiopsie

Th.: A. Allgemeinmaßnahmen bei nephrotischem Syndrom (siehe dort)
B. Spezielle Therapie:
- Sekundäre MPGN: Therapie der Grundkrankheit
- Idiopathische MPGN: Bei nephrotischem Syndrom u./o. progredienter Niereninsuffizienz: Immunsuppressive Therapie, z.B. Cyclophosphamid (oder MMF) + niedrig dosierte Kortikosteroide. In klinischer Erprobung: Immunsuppression + Plasmapherese

Prg: Insgesamt ungünstig, bei der idiopathischen Form der MPGN werden innerhalb von 10 J. ca. 50 % dialysepflichtig.

HIV-ASSOZIIERTE NEPHROPATHIE (HIVAN)

Def: Ep.: Die HIV-assoziierte Nephropathie (HIVAN) ist die häufigste Form einer chronischen Niereninsuffizienz bei Patienten mit einer HIV1-Infektion, insbes. bei farbigen Patienten. Die unbehandelte HIVAN schreitet rasch zum Endstadium der Niereninsuffizienz fort.

Pat: Sonderform der fokal-segmentalen Glomerulosklerose mit Kollaps der glomerulären Schlingen und mikrozystischen Veränderungen der Tubuli

KL.: Oft nephrotisches Syndrom und fortschreitende Niereninsuffizienz. Bei HIV-Patienten sind eine Proteinurie und eine zunehmende Niereninsuffizienz mit einer deutlich erhöhten Letalität assoziiert.

Di.: Anamnese (HIV-Erkrankung) + Klinik (Proteinurie, evtl. nephrotisches Syndrom), evtl. Nierenbiopsie

Th.: Prg: Eine erfolgreiche hochaktive antiretrovirale Therapie führt zu einer Erhaltung oder Verbesserung der Nierenfunktion.

CHRONISCH PROGREDIENTES GN-SYNDROM [N03.9]

Def: Chronisches Stadium verschiedener Glomerulopathien. In der Mehrzahl der Fälle findet sich in der Anamnese keine akute GN.

KL.: - Schleichender Krankheitsbeginn
- Erythrozyturie, Proteinurie
- Evtl. nephrotisches Syndrom
- Hypertonie
- Symptome einer langsam fortschreitenden Niereninsuffizienz

Di.: Anamnese / Klinik
Wegen mangelnder therapeutischer Konsequenzen ist eine Nierenbiopsie meist nicht mehr indiziert.

Th.: Bezüglich einer kausalen Behandlung bestehen beim chronisch-progredienten GN-Syndrom keine Chancen mehr, sodass keine differenten Medikamente mehr eingesetzt werden sollten (Steroide, Antiphlogistika, Immunsuppressiva). Die Behandlung beschränkt sich auf symptomatische

Maßnahmen, wobei eine dauerhafte Normalisierung einer evtl. Hypertonie am wichtigsten ist (siehe Kap. Chronische Niereninsuffizienz).

Prg: Keine Ausheilung, Progression in Richtung terminale Niereninsuffizienz

HARNWEGSINFEKTIONEN UND PYELONEPHRITIS [N39.0]

Def:
- Symptomatische Harnwegsinfektion (HWI): Anwesenheit von infektiösen Erregern im Harntrakt mit Symptomen. Eine isolierte Infektion der Harnröhre distal vom Sphincter urethrae internus (Urethritis) wird von Infektionen der höher gelegenen Harnwege abgegrenzt. Die echte HWI muss differenzialdiagnostisch von einer bakteriellen Urinkontamination abgegrenzt werden, bedingt durch die Methode der Uringewinnung.
- Rezidivierende HWI: ≥ 2 HWI/6 Monaten oder ≥ 3 HWI/J.
- Unkomplizierter HWI: Liegt vor, wenn im Harntrakt keine funktionellen oder anatomischen Anomalien ursächlich vorliegen; keine Nierenfunktionsstörung oder begünstigende Begleiterkrankungen (z.B. Diabetes mellitus) vorhanden sind.
- Komplizierte HWI: Liegt vor, wenn Risikofaktoren für einen schweren Verlauf bestehen (siehe Ätiologie, Punkte 1 - 4) oder Folgeschäden vorliegen. Alle HWI bei Kindern, Männern und Schwangeren werden als komplizierte HWI angesehen.
- Zystitis: Akute Entzündung und Symptomatik auf den unteren Harntrakt begrenzt: Dysurie, imperativer Harndrang, Pollakisurie, Schmerzen oberhalb der Symphyse
- Pyelonephritis: Durch einen HWI verursachte tubulo-interstitielle Nephritis mit der Symptomatik: Flankenschmerzen, klopfschmerzhaftes Nierenlager und/oder Fieber (> 38 °C)
- Asymptomatische Bakteriurie: Asymptomatische Kolonisation der Harnwege mit Bakterien

Ep.: Etwa 5 % der erwachsenen Frauen haben eine asymptomatische Bakteriurie. 30 % der Schwangeren mit unbehandelter asymptomatischer Bakteriurie erkranken während der Schwangerschaft an einer akuten Pyelonephritis.
60 % der Frauen erkranken mindestens einmal im Leben an einer symptomatischen HWI (häufigste Ursache für Arbeitsunfähigkeit bei Frauen). HWI gehört zu den 3 häufigsten nosokomialen Infektionen (nach Wundinfektionen und Pneumonien).
Die Häufigkeit von HWI bei Frauen hat anatomische Ursachen: Kurze Harnröhre in unmittelbarer Nähe der kontaminierten Analregion; evtl. falsche Reinigung der Intimregion (richtig: von vorn nach hinten).
Der erste Gipfel der Erkrankung an HWI liegt im Säuglings- und Kleinkindesalter, oft auf dem Boden eines Harnrefluxes (bei unklarem Fieber, unklarer Anämie im Kleinkindesalter immer an Pyelonephritis denken!).
Im Erwachsenenalter sind bei Frauen Schwangerschaft und postpartale Phase besonders gefährdete Zeiträume (übrigens auch Flitterwochen → "Honeymoon-Zystitis"!).

Bei Frauen nimmt die Prävalenz von HWI mit dem Alter zu.

Bei Männern treten HWI erst im höheren Alter gehäuft auf und haben dann überwiegend obstruktive Ursachen (z.B. Prostataerkrankungen).

Ät.: A) Prädisponierende Risikofaktoren:

1. Harnabflussstörungen
   - Anatomische Anomalien der Nieren und der abführenden Harnwege
   - Obstruktionen (Steine, Tumoren, Prostataadenom, Urethrastrikturen, Urethralklappen)
   - Blasenfunktionsstörungen (Querschnittslähmung u.a. neurogene Störungen)
   - Vesiko-uretero-renaler Reflux (VUR): [N13.7]
     Def: Normalerweise wird die submukös verlaufende vesikale Uretermündung durch den Blaseninnendruck verschlossen. Beim VUR besteht ein verkürzter submuköser Harnleitertunnel mit Lateralposition der deformierten Ostien. Folge ist ein insuffizienter Ventilmechanismus.
     - Primärer (kongenitaler) VUR: 40 % der Kinder mit rezidivierendem HWI (w : m = 4 : 1)
     - Sekundärer (erworbener) VUR durch infravesikale Obstruktionen oder Innervationsstörungen der Blase
2. Instrumentationen an den Harnwegen und Harnwegskatheter-assoziierte HWI:
   Das Risiko einer nosokomial (im Krankenhaus) erworbenen HWI beträgt bei transurethralem Blasenkatheter ca. 4 % pro Tag.
3. Abwehrschwäche, immunsuppressive Therapie
4. Gravidität
5. Analgetikaabusus

6. Stoffwechselstörungen (Diabetes mellitus, Gicht, Hyperkalzämie, Hypokaliämie)
7. Niereninsuffizienz
8. Zusätzliche auslösende Faktoren:
   - Durchnässung, Unterkühlung (auch kalte Füße)
   - Sexuelle Aktivität ("Honeymoon"-Zystitis der Frauen)
   - Geringe Harnbildung bei mangelnder Flüssigkeitszufuhr u./o. Flüssigkeitsverlusten

B) Erregerspektrum bei HWI:
Bei der akuten Pyelonephritis handelt es sich in der Mehrzahl der Fälle um eine Monoinfektion meist mit E. coli, während bei der chronischen Pyelonephritis und nosokomialen HWI sowie nach Instrumentationen und Eingriffen an den Harnwegen Mischinfektionen häufiger sind.

Prozentuale Häufigkeit von Bakterien

- Akute unkomplizierte HWI (ohne prädisponierende Risikofaktoren - ARESC-Studie):
  E. coli fast 80 %
  Enterokokken, Staphylokokken, Klebsiella pneumoniae, Proteus mirabilis jeweils < 5 %
- Komplizierte HWI (mit prädisponierenden Risikofaktoren - siehe oben):

Enterokokken	ca. 30 %	Proteus mirabilis	ca. 5 %
E. coli	ca. 20 %	Klebsiellen	ca. 5 %
Staphylokokken	ca. 20 %	Andere Keime	ca. 5 %
Pseudomonas aeruginosa	ca. 10 %		

Bei nosokomialen HWI finden sich gehäuft Problemkeime wie Enterokokken, Pseudomonas, Proteus, Enterobacter und Citrobacter. Die Hälfte aller Dauerkatheterträger hat nach 1 Woche eine HWI, nach 1 Monat fast alle, oft mit Mischinfektion. Candida im Urin findet sich bei ca. 20 % der DK-Träger, meist asymptomatisch.

Pg.: Infektionsweg:
1. Meist aszendierende Infektion (kanalikulär - bis 90 %): Meist mit Erregern der Darmflora
2. Deszendierende Infektion bei Bakteriämien (z.B. Staphylokokken)
3. Selten Infektion per continuitatem (z.B. Fistelbildung)

Während die vordere Harnröhre physiologischerweise mit Keimen besiedelt ist, ist die Harnblase bei Gesunden keimfrei. Die Schrankenfunktion des Blasensphinkters kann durch die genannten prädisponierenden Faktoren durchbrochen werden. Coli-Bakterien haben die Fähigkeit zur Adhäsion an den Schleimhäuten.

Pat: der Pyelonephritis [N12]:
1. Akute bakterielle abszedierende Pyelonephritis: Ein- oder beidseitig finden sich im Nierenparenchym keilförmige Abszessstraßen im Bereich zwischen Papille und Rinde (streifenförmige Granulozytenansammlungen). Komplizierend kann es zu Abszessbildungen und Pyonephrose (Eiteransammlung im Nierenbecken) kommen.
2. Chronische herdförmige destruierende Pyelonephritis:
   Keilförmige Narbenbildungen mit Einziehung der Nierenoberfläche, Deformierungen der Nierenkelche, evtl. Papillennekrosen. Histologisch: Herdförmige chronisch-destruierende Entzündung im Tubulusbereich.

KL.: HWI können sich klinisch unterschiedlich äußern:

A) **Asymptomatische Bakteriurie:**
Zufällig nachgewiesene Bakteriurie bei normalem Harnsedimentbefund und beschwerdefreien Personen

B) **Symptomatische HWI:**
1. Unkompliziert: Fehlen von prädisponierenden Risikofaktoren; meist Infektionen mit E. coli
2. Kompliziert: Vorhandensein prädisponierender Risikofaktoren (s.o.); am häufigsten Enterokokken, E. coli und Staphylokokken

3 Schweregrade:
I. Ohne Nierenbeteiligung
II. Mit Nierenbeteiligung (morphologische Nierenveränderungen im Sono/Röntgenbild, evtl. Einschränkung der Nierenfunktion)
III. Nicht zu beseitigende Abflussbehinderung, Patienten mit Dauerkatheter oder suprapubischer Harnableitung. Eine dauerhafte Sanierung der HWI ist nicht möglich.

- **Akute Zystitis:** [N30.9]
  Schmerzhafte Entzündung der Harnblase
  Ät.: - Bakterielle HWI (50 % d.F.) überwiegend bei (sexuell aktiven) Frauen (Honeymoon-Zystitis) oder bei prädisponierenden Risikofaktoren
  - Seltener andere Infektionen (Trichomonaden, Soor u.a.)

KL.: - Dysurie (erschwertes Wasserlassen), Algurie (schmerzhaftes Wasserlassen)
- Pollakisurie (häufiger Harndrang mit geringen Urinmengen), evtl. Nykturie (DD: Herzinsuffizienz, Prostataadenom)
- Suprapubische Schmerzen, evtl. Tenesmen (schmerzhafter, spastischer Harndrang) - keine Schmerzen im Nierenlager!

Ko.: - Hämorrhagische Zystitis mit Makrohämaturie
- Aszendierende Infektion mit Pyelonephritis
- Rezidivierende Zystitis

DD: • Chronische interstitielle Zystitis: Vorwiegend Frauen, chronische Pollakisurie, suprapubische Schmerzen (Algurie) - Di.: Zystoskopie (Schleimhautblutungen nach Hydrodistension), Histologie (Mastzellinfiltration); Ät.: Unklar; keine kausale Therapie bekannt
• Tuberkulöse Zystitis
• Parasitäre Zystitis durch Infektion mit Schistosoma haematobium
• Radiogene Zystitis (nach Bestrahlung)
• Medikamentös induzierte Zystitis: z.B. durch NSAR, Cyclophosphamid oder Ifosfamid (oft als hämorrhagische Zystitis)
• Andere Blasenerkrankungen (Tumor, Stein, Fremdkörper u.a.)
• Adnexitis, Prostatitis, Darmerkrankungen u.a.

■ **Akute Pyelonephritis:**

Durch eine bakterielle Infektion des oberen Harntraktes kommt es zu einer akuten interstitiellen Nephritis mit der klinischen Trias:
- Fieber, evtl. Schüttelfrost, beeinträchtigtes Allgemeinbefinden
- Dysurische Beschwerden und
- (Klopf-)Schmerzen im Nierenlager (Flankenschmerzen)

Atypische Bilder:
- Unklares Fieber! (Insbes. zu berücksichtigen bei Kindern und alten Leuten!)
- Bei älteren Männern und Patienten mit Blasenkatheter immer an die Möglichkeit einer Harnsperre denken (gestaute Harnblase ?)
- Gastrointestinale Beschwerden (Brechreiz und Erbrechen, Leibschmerzen, Subileus)
- Kopfschmerzen

Fehldiagnosen:
- Lumbago/LWS-Syndrom
- Abdominalerkrankungen

■ **Chronische Pyelonephritis (CPN):**

Chronische interstitielle Nephritis auf dem Boden obstruktiver Veränderungen im Bereich des Harntraktes oder eines Harnrefluxes mit sekundärer bakterieller HWI. Die meisten Fälle nehmen ihren Ausgang im frühkindlichen Alter, oft auf dem Boden eines vesikoureteralen Refluxes.

Merke: Eine CPN entwickelt sich nur bei Vorhandensein prädisponierender Faktoren, die den Harnfluss behindern.

KL.: Die Differenzierung zwischen akuter Pyelonephritis und akutem Schub einer chronischen Pyelonephritis ist klinisch - ohne Kenntnis der Vorgeschichte - nicht möglich.
Oft sind die Symptome nur uncharakteristisch:
- Kopfschmerzen
- Abgeschlagenheit
- Brechreiz
- Gewichtsabnahme
- Dumpfe Rückenschmerzen

Atypische Bilder:
- Unklare Fieberzustände
- Unklare BSG ↑
- Unklare Anämie
- Unklare Hypertonie

Komplikationen der Pyelonephritis:
1. Eitrige Nephritis und Nierenkarbunkel (multiple konfluierende Rindenabszesse)
2. Urosepsis: In 65 % d.F. nach instrumentellen Eingriffen an den Harnwegen. Lebensbedrohliche Komplikation!
3. Paranephritischer Abszess (der sich aus 1. entwickeln kann): Flankenschmerz, Fieber; Rö.: Verschattung des Psoas, Wirbelsäule konkav zur kranken Seite hin; Sonografie, Urografie: Niere verlagert, nicht atemverschieblich.
4. Bei Obstruktion der ableitenden Harnwege kann sich eine Hydronephrose und Pyonephrose und pyelonephritische Schrumpfniere entwickeln.

5. Entwicklung einer Niereninsuffizienz bei chronischer Pyelonephritis, insbes. bei fortbestehenden prädisponierenden Faktoren (Anstieg von Harnstoff, Kreatinin i.S., Abnahme der Kreatininclearance).
6. Tubuläre Partialfunktionsstörungen:
   - Störung der Konzentrationsfähigkeit mit Polyurie + Polydipsie
   - Natriumverlustniere
   - Kaliumverlustniere, renale tubuläre Azidose
7. Bei chronischer Pyelonephritis kommt es in 30 - 50 % d.F. zu Hypertonie mit evtl. Folgekomplikationen
8. Entwicklungsverzögerung beim Kleinkind

Di.: **Umfang der Diagnostik:**

- Screening auf asymptomatische Bakteriurie: Nur bei Schwangeren
- Diagnostik bei V.a. Zystitis: Urinkultur (außer bei gesunden, nichtschwangeren Frauen in der Prämenopause)
- Diagnostik bei V.a. Pyelonephritis: Urinkultur + Sonografie
- Diagnostik bei HWI von Männern: Urinkultur, Sonografie, Prostatauntersuchung

I. Anamnese, z.B. Dysurie, Pollakisurie, imperativer Harndrang, Inkontinenz, Makrohämaturie, suprapubischer Schmerz, Flankenschmerz, Fieber, Geruch und Trübung des Urins, bei Frauen Fluor vaginalis, Risikofaktoren für eine komplizierte HWI

II. Labor:

1. Urinuntersuchung:
   - **Leukozyturie**, evtl. Leukozytenzylinder als Hinweis auf Pyelonephritis, evtl. Erythrozyturie
   - **Bakteriurie:** Voraussetzung für eine richtige Interpretation der bakteriologischen Befunde ist eine korrekte Gewinnung der Harnprobe (Spreizen der Labien, sorgfältige Reinigung des Meatus urethrae der Frau bzw. der Glans penis des Mannes mit Wasser, danach Gewinnung von Mittelstrahlurin) und eine sofortige Aufarbeitung oder ein rascher Transport per Kühlkette oder Verwendung von Spezialmedien für Urinkulturen: Fehldiagnosen und überflüssige Therapie sind vorprogrammiert, wenn dies nicht beachtet wird! Außerdem sollten die Harnproben vor Antibiotikatherapie gewonnen werden! Keine Urinentnahme aus Katheterbeuteln!
     - Signifikante Bakteriurie:
       Nach Kass gilt, dass im frisch aufgearbeiteten Mittelstrahlurin eine Keimzahl von 10^5 und mehr pro ml Urin Hinweis auf eine echte Bakteriurie ist (möglichst 2 x bestimmen), während bei Harnkontaminationen niedrigere Keimzahlen gefunden werden. Bei klinischen Symptomen einer HWI oder antibiotisch vorbehandelten Patienten müssen aber auch niedrigere Keimzahlen (< 10^3 bis 10^4/ml Urin) als pathologisch angesehen werden.
     - Jeder Keimnachweis im Blasenpunktionsurin ist echt, d. h. eine Kontamination (bei richtiger Technik) ausgeschlossen.
     - Bei 10^5 (und mehr) Keimen/ml im Mittelstrahlurin oder Keimnachweis im Blasenpunktionsurin ist eine Keimdifferenzierung mit Antibiogramm anzustreben.
     - Positiver Keimnachweis (s.o.) in Verbindung mit klinischen Beschwerden spricht für eine therapiebedürftige HWI. Finden sich bei rezidivierenden HWI im MS-Urin Enterokokken oder eine Mischinfektion, so empfiehlt es sich, diesen Befund durch Blasenpunktion zu kontrollieren, da oft Kontamination vorliegt.
     - Es gibt asymptomatische passagere Bakteriurien, bes. bei Frauen, die auch ohne Therapie immer wieder verschwinden und offensichtlich keine krankmachende Bedeutung haben. Im Gegensatz zu diesen Fällen sind asymptomatische Bakteriurien in der Schwangerschaft und im Kindesalter stets behandlungsbedürftig!

   Ursachen einer Leukozyturie bei sterilem Urin ("sterile" Leukozyturie):
   - Genitale Verunreinigung durch Fluor
   - Antibiotisch anbehandelter HWI (Nachweis durch Teststreifen)
   - Gonorrhö (→ Kultur von frischem Urethralabstrich bzw. Verwendung eines speziellen Transportmediums)
   - Nichtgonorrhoische und postgonorrhoische Urethritis
   - Urogenitaltuberkulose
   - Reiter-Syndrom (Trias: Urethritis, Konjunktivitis, Arthritis)
   - Analgetikanephropathie
2. Blutuntersuchung (bei V.a. auf Pyelonephritis):
   - BSG/CRP und Procalcitonin ↑
   - Bestimmung der Retentionswerte (Harnstoff, Kreatinin) und Kreatininclearance
   - Blutbild: Evtl. Leukozytose bei Pyelonephritis, bes. bei eitrigen Nierenkomplikationen, evtl. Anämie bei chronischer Pyelonephritis und Niereninsuffizienz
   - Evtl. Blutkultur bei Verdacht auf Urosepsis

III. Bildgebende Diagnostik:

1. Sonografie: Obligat bei V.a. Pyelonephritis
   - Lage, Form und Größe der Nieren
   - Evtl. Nachweis eines gestauten Nierenbeckens
   - Evtl. Nachweis von Konkrementen
   - Evtl. Nachweis eines Parenchymschwundes bei pyelonephritischer Schrumpfniere
2. CT kontrastverstärkt: Indikation bei unklarem Sonografiebefund
   - Nachweis anatomischer Anomalien
   - Nachweis von Obstruktionen und Harnsteinen (evtl. Verkalkungen auf der Leeraufnahme)
   - Röntgenzeichen der chronischen Pyelonephritis: Deformierungen und Verplumpungen der Nierenkelche, Verschmälerung des Parenchyms u.a.
3. MRT: Alternative bei KI gegen CT oder jodhaltige Kontrastmittel
4. DMSA-Scan (Dimerkaptosuccinsäure-Szintigrafie): Nachweis frischer Parenchymveränderungen bei Pyelonephritis (kein Routinetest)

IV. Miktionsurosonografie oder Miktionszystourethrografie: Bei V.a. VUR

- **Diagnose eines vesiko-uretero-renalen Refluxes (VUR):**
  - Urografie - 5 Schweregrade nach dem Röntgenbefund
  - Miktionszystourethrografie
  - Zystoskopische Beurteilung der Ureterostien
- **Diagnose eines akuten HWI:**
  - Anamnese, Klinik
  - Bakteriurie, Leukozyturie
- **Diagnose einer CPN:**
  - Anamnese, Klinik
  - Bakteriurie, Leukozyturie
  - Nierenfunktionsstörung
  - Morphologische Nierenveränderungen (bildgebende Diagnostik)
  - Nachweis prädisponierender Faktoren

Th.: **Therapie akuter HWI:**

a) Kausale Therapie:
- Beseitigung von Abflussstörungen
- Ausschaltung bzw. Behandlung anderer prädisponierender Faktoren.

Empfehlungen bei primärem VUR:
- Grad I + II: Unter Langzeitchemoprophylaxe zuwarten (Spontanheilung von ca. 60 %/5 Jahren)
- Grad III + IV: Antirefluxplastik

b) Symptomatische Maßnahmen:
- Allgemeinmaßnahmen:
  1. Evtl. Bettruhe bei akuter Pyelonephritis
  2. Reichlich Flüssigkeitszufuhr, häufige Entleerung der Blase
  3. Regulierung der Darmtätigkeit
  4. Spasmolytika bei Bedarf
  5. Weglassen nephrotoxischer Analgetika!

- **Antibiotikatherapie (S3-Leitlinie 2010):**

  ▸ **Unkomplizierte ambulant erworbene Zystitis**

  Obwohl Fluorchinolone gut wirksam sind, sollten sie bei unkomplizierter Zystitis nicht eingesetzt werden, um die Selektion multiresistenter Bakterien zu vermeiden. Empfohlen werden z.B.:

  Fosfomycin (Monuril®) 1 x 3.000 mg/d an einem Tag
  NW: Gastrointestinale Beschwerden, selten Überempfindlichkeitsreaktion
  KI: Kinder < 12 J., Kreatinin-Clearance < 80 ml/Min

  Nitrofurantoin retard 2 x 100 mg/d über 5 Tage
  NW: Appetitlosigkeit, Ataxie, Nystagmus, Polyneuropathie, Lungen-/Leberschädigungen, allergische Reaktionen u.a.
  KI: Nitrofurantoin penetriert nicht ins Gewebe und ist daher bei Pyelonephritis nicht wirksam!

  ▸ **Unkomplizierte akute Pyelonephritis:**

  Fluorchinolone der Gruppe 2 oder 3:
  Ciprofloxacin (Gruppe 2) 2 x 500 mg/d über 7 - 10 Tage
  Levofloxacin (Gruppe 3) 1 x 500 mg/d über 7 - 10 Tage

  ▸ **Antibiotikatherapie bei Schwangeren:**

  Therapie auch der asymptomatischen Bakteriurie nach Antibiogramm, z.B. mit Cephalosporinen der Gruppen 2 und 3

▸ **Therapie der asymptomatischen Bakteriurie:**
Nur therapiebedürftig bei Graviden, transplantierten oder immunsupprimierten Patienten und Harnabflusshindernissen; ferner vor transurethraler Prostataresektion

Ergänzung zu Fluorchinolonen:
Bei HWI mit E. coli sind Fluorchinolone in ca. 15 % d.F. unwirksam, bei nosokomialen HWI sogar in ca. 25 %. Daher bei rezidivierenden, komplizierten oder nosokomialen HWI sowie in der Schwangerschaft Antibiogramme anstreben!

NW: Gastrointestinale Beschwerden, allergische Reaktionen, Störungen des zentralen und peripheren Nervensystems, Depressionen, Verwirrung, Halluzinationen, Blutbildveränderungen, Erhöhungen von Leberenzymen, QT-Verlängerung und evtl. Herzrhythmusstörungen, Sehnenscheidenentzündungen und -risse (bes. bei gleichzeitiger Therapie mit Kortikosteroiden u.a.)

WW: Erhöhung der Theophyllin- und Cumarinspiegel

KI: Kindes-/Jugendalter vor Abschluss der Wachstumsphase (Knorpelwachstumsschäden), Schwangerschaft, Stillzeit, Vorsicht bei Epilepsie und älteren Patienten

Beachte:
- Allergieanamnese des Patienten
- NW und KI
- Dosisempfehlungen bei Kindern (Herstellerangaben)
- Dosisreduktion bei Niereninsuffizienz

Erfolgskriterien:
Nach 24 h sollte eine klinische Besserung eintreten und evtl. vorhandenes Fieber abklingen und nach 3 Tagen sollte der Harnbefund sich normalisieren und der Urin steril sein. Klingt das Fieber nach 3 Tagen nicht ab, an evtl. Komplikationen denken (z.B. paranephritischer Abszess → CT!), Antibiogramm veranlassen.
Bei rezidivierenden HWI intermittierende Antibiotikagabe nach Antibiogramm, evtl. zusätzliche Ansäuerung eines alkalischen Harns, z.B. Methionin.

Therapie der chronischen Pyelonephritis:
- Abwarten der bakteriologischen Untersuchung, wenn möglich
- dann ca. 1 Woche antibiotische Therapie nach Antibiogramm
- Bei mehrfacher erfolgloser ambulanter Chemotherapie stationäre Aufnahme und Gabe von Chemotherapeutika parenteral.
- Eine trotz dieser Maßnahmen weiterbestehende symptomlose Bakteriurie belassen und nur bei akuter Exazerbation mit klinischen Symptomen Einleitung einer erneuten Antibiotikabehandlung nach Antibiogramm.
- Behandlung von Komplikationen: Therapie einer renalen Hypertonie, einer Niereninsuffizienz u.a.

Prg:
- Prognose akuter HWI: Gut, Ausheilung unter antibiotischer Behandlung
- Prognose rezidivierender HWI:
  Die Gefahr des Überganges in eine CPN ist rel. klein, sofern keine prädisponierenden Faktoren (z.B. Obstruktionen, vesikoureteraler Reflux) vorliegen.
- Prognose der CPN: Keine Ausheilung zu erwarten.

Pro: Sorgfältige Indikationsstellung, korrekte Handhabung und strenge Beachtung der Hygieneregeln für Harnwegskatheter, die die häufigste Ursache für nosokomiale HWI darstellen.

URETHRITIS [N34.2]

Def: Eine isolierte Harnwegsinfektion (HWI) der Pars anterior urethrae distal vom Sphincter urethrae internus wird aus ätiologischen, klinischen und prognostischen Gründen von HWI der höher gelegenen Harnwege abgegrenzt.

Ep.: Häufig; große Dunkelziffer; symptomlose Chlamydien-Träger: Bis 7 % der Männer und bis 20 % der Frauen. Bei Chlamydieninfektionen auch an Diagnostik auf Syphilis und HIV denken!

Ät.:
1. Chlamydia trachomatis, Serotypen D - K (40 - 80 %) ; Inkubationszeit : 1 - 3 Wochen
   - Ureaplasma urealyticum (20 %)
   - Mycoplasma genitalium
   - Trichomonas vaginalis (4 %)
   - Herpesviren Typ II (seltener Typ I)
2. E. coli u.a. Bakterien, die man bei HWI findet.
3. Gonorrhö (Einzelheiten siehe Kap. Gonorrhö)

KL.: - Urogenitale Chlamydien-Infektionen verlaufen bei 50 % der Männer und 80 % der Frauen asymptomatisch!
- Evtl. Harnröhrenausfluss, evtl. nur morgendliches "Bonjour-Tröpfchen"
- Evtl. Jucken, Brennen oder Schmerzen in der Harnröhre beim Wasserlassen

Ko.: Bei Männern Entzündung von Prostata und Samenblase. Bei Frauen PID = pelvic inflammatory disease: Infektion von Uterus, Eileitern, Ovarien; Perihepatitis nach Gonokokken- oder Chlamydieninfektion = Fitz-Hugh-Curtis-Syndrom; evtl. Tubargravidität nach Chlamydieninfektion. Gemeinsame Ko.: Sterilität (20 % nach Chlamydieninfektion), reaktive Arthritis und Reiter-Syndrom (Trias: Arthritis, Konjunktivitis, Urethritis)

Di.: Bei Männern urologische Untersuchung auch der Prostata
- Evtl. Leukozyturie im Morgenurin
- Erregernachweis: Kultur von frischem Urethral- bzw. Zervixabstrich, evtl. Verwendung spezieller Transportmedien; Chlamydien und Gonokokken werden am sensitivsten durch Nukleinsäureamplifikationstest (NAT) diagnostiziert: Erststrahlurin bzw. Urethralabstrich bei Männern; Zervikalabstrich bei Frauen. Der Antigennachweis ist unsicher.

Th.:
- Allgemeinmaßnahmen:
  Viel trinken + häufig Wasser lassen (Spüleffekt) - Partner mitbehandeln - vorübergehend sexuelle Pause - Sexualhygiene; nach dem Beischlaf urinieren; richtige Reinigung der Intimregion (von vorn nach hinten); Vermeiden von Intimsprays und Seifen im Genitalbereich; keine intravaginalen spermiziden Substanzen; keinen nassen Badeanzug tragen, Füße warm halten; ansäuernde Fruchtsäfte (Johannisbeeren, Preiselbeeren, Moosbeeren = Cranberries)
- Antibiotika:
  - Chlamydia trachomatis, Ureaplasma urealyticum und Mykoplasmen: Makrolide (z.B. Azithromycin) oder Doxycyclin. Therapiedauer für Doxycyclin mind. 2 Wochen, Makrolide mind. 1 Woche. Da Chlamydien intrazellulär in Form inaktiver Elementarkörperchen persistieren können, werden bei chronischer Infektion längere und wiederholte Therapien empfohlen (3 Wochen bis 3 Monate).
  - Trichomonaden: z.B. Metronidazol
  - Therapie einer Gonorrhö: siehe dort

Pro: Erkennung + Behandlung infizierter Sexualpartner, Meidung von Promiskuität, Benutzung von Kondomen; Screening aller sexuell aktiven Frauen und Schwangeren auf Chlamydien-Infektion u.a.

HANTAVIRUS-INFEKTIONEN [A98.5]

Namentliche Meldepflicht bei Verdacht, Erkrankung, Tod und bei Labornachweis

Syn: Hantavirus-Erkrankung (Hantan = Fluss in Südkorea)

Ep.: Weltweite Zoonose; erstmals 1951 im Korea-Krieg beobachtet; Deutschland fast 3.000 Fälle/J.

Err: Hantaviren (RNA-Viren aus der Familie der Bunyaviridae) mit verschiedenen Serotypen:

Serotyp	Verlaufsformen	Hauptreservoir	Verbreitungsgebiet
Hantaanvirus Tulavirus Seoul-Virus Dobrava-Belgrad-Virus	Hämorrhagisches Fieber mit renalem Syndrom (HFRS)	Mäuse Ratten Mäuse	Südostasien Südosteuropa Weltweit Südosteuropa, Balkan Deutschland
Puumala-Virus	Meist „Nephropathia epidemica“ mit günstiger Prognose	Rötelmaus	Mittel- und Nordeuropa Deutschland: > 90 %
Sin Nombre-Virus Andes-Virus	Hantavirus-kardiopulmonales Syndrom (HCPS) = Hantavirus pulmonales Syndrom (HPS)	Mäuse Ratten	USA, Kanada Südamerika

Inf: Erregerreservoir sind Mäuse und Ratten, Infektion durch Einatmen von virushaltigen Ausscheidungen/Aerosole dieser Tiere, bes. gefährdet sind Land-/Waldarbeiter, Jäger, Soldaten, Flüchtlinge. Eine Übertragung von Mensch zu Mensch erfolgt nicht. Nur beim Andesvirus besteht Verdacht auf Übertragung von Mensch zu Mensch.

Ink: 2 - 4 Wochen (ausnahmsweise 5 - 60 Tage)

KL.: Art und Schwere des klinischen Verlaufes wird durch den Hantavirustyp mitbestimmt.

I. Klinik des HFRS - 3 Phasen:
1. Plötzlicher Beginn mit hohem Fieber, Schüttelfrost, Cephalgien, Myalgien, evtl. Konjunktivitis, Gesichtserythem
2. Lumbalgien, Abdominalschmerzen, Übelkeit, Erbrechen, Durchfall
3. Interstitielle Nephritis mit starker Proteinurie, Mikrohämaturie, Oligurie, Anstieg der Retentionswerte

II. Klinik des HPS:
Fieber, Myalgien, Übelkeit, Abdominalbeschwerden, trockener Reizhusten, interstitielles Lungenödem, hämorrhagische Pneumonie
Labor-Trias: Leukozytose mit Linksverschiebung + atypische Lymphozyten + Thrombozytopenie

Ko.: Das HFRS verläuft schwerer als die Nephropathia epidemica mit häufigen Komplikationen: Thrombozytopenie, Petechien, evtl. Blutungen, Schock, Lungenödem, akutes Nierenversagen (bis 10 %). ARDS bei HPS

DD: Respiratorische Infekte, Leptospirose, Nierenerkrankungen anderer Genese

Di.:
- (Berufs-)Anamnese + Klinik (Fieber, Lumbalgie, Kreatininanstieg, Thrombozytopenie)
- Serologische Diagnostik (IgM-Ak ↑), Virusnachweis im Blut (PCR) ist nur in den ersten Krankheitstagen möglich.

Th.: Therapieversuch mit Ribavirin; supportive Therapie von Komplikationen: z.B. bei akutem Nierenversagen Hämodialyse; Therapie eines ARDS (siehe dort)

Prg: Leichter Krankheitsverlauf bei Nephropathia epidemica mit günstiger Prognose. Letalität des HFRS ca. 5 - 10 %, des HPS ca. 50 %.

Pro: Expositionsprophylaxe; Mäusebekämpfung in Wohngebieten; Impfstoff noch nicht verfügbar.

TUBULO-INTERSTITIELLE NIERENKRANKHEITEN (TIN)

Def: Heterogene Gruppe von Nierenerkrankungen, die durch eine akute oder chronische primäre Schädigung des Tubulusapparates und des Interstitiums gekennzeichnet ist. Nach klinischem Verlauf werden akute und eine chronische Form unterschieden.
Tubulointerstitielle Nephropathien können durch eine primäre Schädigung des Tubulointerstitiums oder sekundär als Folge einer Glomerulopathie oder einer renovaskulären Erkrankung auftreten. Die chronische interstitielle Fibrose ist die irreversible Endstrecke aller Nierenerkrankungen unabhängig von der renalen Grundkrankheit.

1. Akute tubulointerstitielle Nephritis (ATN):

Ät.:
1. Medikamentös bedingte ATN (70 %):
   Pg.: T-Zell-vermittelte Hypersensitivitätsreaktion (Typ IV) auf Medikamente
   - Antibiotika (Methicillin + moderne Penicilline, Cephalosporine, Rifampicin u.a.)
   - NSAR (außer ASS)
   - Virustatika (z.B. Aciclovir), Diuretika u.a.

   Im Einzelfall können viele andere Medikamente Auslöser sein.
2. Infektassoziierte akute interstitielle Nephritis (ca. 20 %): z.B. Streptokokken
3. ATN durch Autoimmunerkrankungen: Sjögren-Syndrom, SLE, Sarkoidose u.a.
4. Selten idiopathische ATN: Sonderform: TINU-Syndrom (tubulointerstitielle Nephritis + Uveitis) bes. bei Jugendlichen, Ursache unbekannt, günstige Prognose

KL.:
- Mikrohämaturie, Leukozyturie und Leukozytenzylinder, Proteinurie < 1 g/d
- Medikamentös bedingte ATN zeigen in 30 % allergische Symptome: Fieber, Exanthem, Eosinophilie, Eosinophilurie (selten alle Befunde, fehlt oft bei NSAR)

Ko.: Akutes Nierenversagen (ANV)

DD: Medikamentös bedingte Nierenschäden:
1. Akut toxisch (dosisabhängig), z.B. Aminoglykoside, Cephalosporine, Gyrasehemmer u.a.
2. Chronisch toxisch (dosisabhängig), z.B. Phenacetin oder Paracetamol
3. Hypersentivitätsreaktion (dosisunabhängig): ATN
4. Akutes Nierenversagen durch Medikamente → siehe Kap. ANV

Di.: Medikamentenanamnese + Klinik/Urinbefund; evtl. Nierenbiopsie: Lymphoplasmazelluläre Infiltrate im Interstitium der Nierenrinde
Indikation zur Nierenbiopsie: Ausbleibende Erholung der Nierenfunktion innerhalb von 3 - 5 Tagen

Th.: Weglassen der auslösenden Medikamente, Gabe von Kortikosteroiden bei TINU-Syndrom; Dialyse bei ANV u.a.

Prg: Nach Absetzen des auslösenden Medikamentes erholt sich die Nierenfunktion in 70 % d.F.

2. Chronische tubulointerstitielle Nierenkrankheiten (CTN):

Ät.: Beispiele für CTN:
- Infektiös: Chronische Pyelonephritis; vesikoureteraler Reflux (VUR)
- Toxisch: Analgetika-Nephropathie, Lithium-Nephropathie, Schwermetall-Nephropathie (z.B. Cadmium)
- Immunvermittelt: Sarkoidose, Sjögren-Syndrom, SLE, Amyloidose IgG4-assoziierte CTN
- Hämatologisch-neoplastisch: Multiples Myelom, Leichtkettenerkrankung, Sichelzellanämie
- Metabolisch: Hypokaliämische und hyperkalzämische Nephropathie, Uratnephropathie
- Hereditär: Zystinose, primäre Hyperoxalurie
- Physikalisch: Strahlennephropathie (nach Strahlendosis ≥ 23 Gy)
- Sekundär: Glomeruläre, vaskuläre und zystische Nierenerkrankungen

KL.: Anfangs symptomlos, später evtl. Klinik der chronischen Niereninsuffizienz

Th.: 1. Kausal (Weglassen von Nephrotoxinen, Therapie eines VUR, einer Gicht u.a. Grunderkrankungen
2. Therapie einer chronischen Niereninsuffizienz

ANALGETIKA-NEPHROPATHIE [N14.0]

Def: Langsam progressive chronische tubulointerstitielle Nephropathie verursacht durch langjährigen täglichen Gebrauch von Mischpräpraten, die mindestens 2 Analgetika (z.B. ASS, Paracetamol, Pyrazolone, Phenacetin) und Coffein, Codein und/oder Barbiturate enthalten, die zur psychischen Abhängigkeit und zum Abusus führen.

Ep.: In Baseler Autopsien 1980 ca. 3 %, im Jahre 2000 nur noch 0,2 % infolge Verschwinden von analgetischen Mischpräparaten vom Markt. w : m = 7 : 1

Pg.: Phenacetin wird metabolisiert zu Paracetamol (80 %) und p-Phenitidin und weiter zu p-Aminophenol, das direkt nephrotoxisch ist. Sowohl aus Paracetamol als auch aus p-Aminophenol kann im Organismus wiederum Phenacetin entstehen, die den Kreislauf erneut durchlaufen. p-Phenitidin hat eine COX-2-inhibitorische vasokonstriktorische Wirkung → Ausbildung von Papillennekrosen.

KL.: Im Frühstadium oft keine Symptome; evtl. Kopfschmerzen, Müdigkeit, schmutzig-graubräunliches Hautkolorit und Anämie (Urs.: Gastrointestinale Blutverluste, Hämolyse, Met- und Sulfhämoglobinbildung; erst später renale Anämie)

Ko.:
- Papillennekrose: Flankenschmerz, Hämaturie, oft Fieber, evtl. Nachweis von Papillengewebe im Urin und Papillendefekte im Urogramm.
- Tubulusschädigung mit herabgesetztem Konzentrationsvermögen; tubuläre Azidose
- Lipofuszinähnliche Pigmente lagern sich in den Markkegeln und in der Leber ab.
- Evtl. bakterielle HWI
- Oft arterielle Hypertonie und erhöhtes kardiovaskuläres Risiko
- Niereninsuffizienz
- Spätkomplikationen: Erhöhtes Risiko für Urothelkarzinome (10 %) → regelmäßige Kontrolluntersuchungen (Urinzytologie, Sonografie)

Urin: Leukozyturie ohne Bakteriurie (bei komplizierendem HWI mit Bakteriurie), evtl. Erythrozyturie, evtl. geringe Proteinurie vom Typ der tubulären Proteinurie.

Sono + CT: Verkalkungen der Papillen und Papillennekrosen, narbige Einziehungen der Rinde über den Markkegeln, Schrumpfnieren mit irregulärer Kontur

DD:
- Chronisch tubulointerstitielle Nephropathien anderer Genese (s.o.)
- Papillennekrosen anderer Genese: 1. Diabetische Nephropathie, 2. Obstruktive Nephropathie, 3. Urogenital-Tbc, 4. Sichelzellanämie

Di.: Klinik + Medikamentenanamnese: Wurden ≥ 1.000 g Phenacetin oder Paracetamol kumulativ über Jahre eingenommen, wird die Diagnose wahrscheinlich.
Nachweis von Analgetikametaboliten im Urin
Sono + CT ohne Kontrastmittel: Verminderte Nierengröße mit Einziehungen der Nierenrinde + Nachweis von Papillenkalzifizierungen

Th.: Weglassen der auslösenden Noxe, Therapie einer Niereninsuffizienz, optimale Hypertonie-Therapie u.a.

Prg: Wird ein Analgetikaabusus vor Einsetzen einer höhergradigen Niereninsuffizienz (Kreatinin i.S. < 3 mg/dl) beendet, so kommt die Erkrankung zum Stehen.

ARISTOLOCHIASÄURE-NEPHROPATHIEN

1. Endemische Balkan-Nephropathie [N15.0]

Def: Chronisch tubulointerstitielle Nierenerkrankung

Ep.: Endemisch in den ländlichen Gebieten von Bosnien-Herzegowina, Bulgarien, Kroatien, Rumänien und Serbien. Die Erkrankung tritt im Bereich der Donau-Zuflüsse auf.

Ät.: Chronische Vergiftung mit Aristolochiasäure-haltigem Mehl. Kontamination des Mehls durch Osterluzei-Samen

Kl.: Beginn im jugendlichen Alter mit asymptomatischer Proteinurie, langsam progredienter Verlauf über 2 - 3 Jahrzehnte, in 5 - 10 % terminale Niereninsuffizienz. Erhöhtes Risiko für Urothelkarzinome.

Th.: Symptomatisch

2. Chinesische Kräuter-Nephropathie [N15.8]

Syn: Chinese herbs Nephropathie

Verursacht durch bestimmte chinesische Kräuterpräparate, die die nephrotoxische Aristolochiasäure enthalten. Diese entstammt Osterluzei-Gewächsen, mit denen die Kräuter kontaminiert sind. In 50 % d.F. kommt es zu einer irreversiblen Niereninsuffizienz. Spätkomplikation: Urotheliome.

Th.: Symptomatisch

Melamin-Nierenschäden

Melamin ist ein aromatisches Triamino-Azin, das in krimineller Absicht Babynahrung zugemischt wurde, um einen erhöhten Proteingehalt vorzutäuschen.
Melamin führt zu Nierensteinen, einer chronisch interstitiellen Nephritis mit konsekutivem Nierenversagen sowie zu Blasenkarzinomen. 2008 erkrankten ca. 300.000 Kinder in China.

Lithium-Nepropathie

1. Chronische tubulointerstitielle Nephropathie nach langjähriger Einnahme von Lithiumsalzen (bei bipolarer Depression)
2. Lithium-assoziierter Diabetes insipidus renalis
3. Akutes Nierenversagen bei Lithiumintoxikation ist nicht selten (USA > 6.000 Fälle/J.)

Memo: Lithium hat eine geringe therapeutische Breite!

SCHWANGERSCHAFTSNEPHROPATHIEN [O26.81]

1. Gestationshypertonie mit Proteinurie (Präeklampsie) [O14.9]
   Def.: Hypertonie + Proteinurie mit oder ohne Ödeme
   Ep.: Erkrankung der Spätschwangerschaft. 30 % der schwangeren Frauen mit vorbestehendem Nierenleiden erkranken an EPH-Gestose, dieser Prozentsatz verdoppelt sich, wenn zusätzlich bereits eine Nierenfunktionseinschränkung oder eine Hypertonie besteht.

PPh: Störung bei der Anlage der plazentaren Spiralarterien → Minderperfusion der Plazenta im 2. Trimenon → Freisetzung proinflammatorischer Stoffe

Th.: Flüssigkeits- und Elektrolytbilanzierung, Therapie der Schwangerschaftshypertonie (siehe dort), Magnesium. Bei nicht beherrschbarer Hypertonie oder Auftreten von Krämpfen Schnittentbindung!

2. Akute Pyelonephritis

Bei jeder 3. Frau mit asymptomatischer Bakteriurie kommt es im Verlauf einer Schwangerschaft zu einer akuten Pyelonephritis. Daher gehört zu jeder Schwangerschaftsvorsorgeuntersuchung die Urinkontrolle! Eine asymptomatische Bakteriurie in der Schwangerschaft muss antibiotisch behandelt werden.

3. Schwangerschaft und vorbestehende Nierenerkrankungen

Merke: Alle Nierenerkrankungen (außer dem SLE) führen in der Schwangerschaft zu einer Verschlechterung der Nierenfunktion. Deshalb sollte man bei Frauen mit Nierenerkrankungen einem Schwangerschaftswunsch nur zuraten, wenn Nierenfunktion und Blutdruck normal sind.

PARAPROTEINÄMISCHE NIERENERKRANKUNGEN

(siehe auch Kapitel Multiples Myelom und Amyloidosen)

Def: Gruppe von Nierenerkrankungen, die mit einer Ablagerung von intakten Immunglobulinen oder Immunglobulinfragmenten (Schwerketten und Leichtketten) assoziiert sind. Myelomniere (Cast-Nephropathie), AL-Amyloidose (Amyloid, bestehend aus Leichtketten), AH-Amyloidose (Amyloid bestehend aus Schwerketten), Leichtkettenerkrankung, fibrilläre immunotaktoide Glomerulopathie und die Glomerulonephritis, assoziiert mit der Typ-1-Kryoglobulinablagerung

▶ Myelomniere (Cast-Nephropathie)

Ep.: Etwa 30 % der Patienten mit multiplem Myelom entwickeln eine Myelomniere (Cast-Nephropathie).

Pg.: Etwa 85 g monoklonale Leichtketten werden bei dieser Erkrankung pro Tag synthetisiert, verglichen mit 0,9 g polyklonalen Leichtketten/d bei gesunden Personen. Beim multiplen Myelom akkumulieren die Leichtketten in den Lysosomen und können von Proteasen nicht abgebaut werden. Die resultierende Atrophie der proximalen Tubuluszellen ist einer der entscheidenden Faktoren für die Niereninsuffizienz. Die nicht-resorbierten Leichtketten gelangen in den distalen Tubulus und in die Sammelrohre, wo die Präzipitation von Leichtketten mit Tamm-Horsfall-Protein die Bildung von Urinzylindern verursacht, die schließlich zur Tubulusobstruktion führen.

KL.: Niereninsuffizienz bei normal großen Nieren und blandem Urinsediment. Proteinurie < 3 g/24 h, Nachweis von vorwiegend Bence-Jones Proteinen und niedrigen Mengen von Albumin.

Di.: 1. Diagnose eines MM
2. Nierenbiopsie

Th.: Siehe Kapitel MM

▶ AL-Amyloidose

Def: Fibrilläre Ablagerungen von Amyloid, bestehend aus Leichtketten

Ep.: Während die Myelomniere nur beim multiplen Myelom auftritt, kann eine AL-Amyloidose auch bei monoklonaler Gammopathie unbestimmter Signifikanz (MGUS) auftreten. Ca. 30 % der Patienten mit einer AL-Amyloidose haben ein multiples Myelom, und 15 % aller Patienten mit multiplem Myelom entwickeln eine AL-Amyloidose.

KL.: Eine renale Beteiligung findet sich in 50 % der Patienten, bei 30 % der Fälle wird eine restriktive Kardiomyopathie diagnostiziert.

Renale Manifestation:
Schweres nephrotisches Syndrom
- 50 % der Patienten weisen bei Diagnosestellung eine verminderte glomeruläre Filtrationsrate auf.
- Eine Hypertonie findet sich bei 25 % der Patienten.
- Die Nieren sind meist normal groß oder leicht vergrößert.

Di.: Rektumbiopsie und subkutane paraumbilikale Fettbiopsie zeigen in ca. 70 % der Patienten Amyloidablagerungen und können eine Nierenbiopsie überflüssig machen. Eine Nierenbiopsie hat eine sehr hohe Trefferquote, wenn ein klinischer Nachweis für eine Nierenbeteiligung vorliegt.

Th./ Prg: Die Prognose von Patienten mit AL-Amyloidose ist schlecht mit einem Medianüberleben von 12 ± 6 Monaten. Die kardiale Beteiligung ist für 40 % der Todesfälle verantwortlich.
Die orale Kombinationstherapie mit Melphalan, Prednisolon und Thalidomid (bzw. Lenalidomid) verbessert die Überlebensraten.

▶ **Leichtkettenerkrankung**

Ep.: Bei der Leichtkettenerkrankung kommt es zu einer nicht-fibrillären Ablagerung von monoklonalen Leichtketten oder ihrer Fragmente in verschiedenen Organen. Die renale Manifestation dominiert häufig bei der Erkrankung. 2/3 der Patienten haben ein multiples Myelom, aber ein Drittel erfüllt nicht die Kriterien des multiplen Myeloms und in 6 % kann kein monoklonales Protein im Urin oder im Serum durch Standardlabormethoden nachgewiesen werden.

KL.:
- Zum Zeitpunkt der Diagnosestellung haben die meisten Patienten eine schwere Niereninsuffizienz.
- Nephrotisches Syndrom (40 %), Mikrohämaturie (30 %)
- Symptomatische Beteiligung von Herz und Leber in ca. 30 %

Th.: Alkylierende Substanzen insbesondere Melphalan/Prednison werden mit limitiertem Erfolg eingesetzt. Bei jüngeren Patienten scheint eine Hochdosis-Chemotherapie mit autologer Stammzelltransplantation vielversprechend zu sein.

Prg: Große Streuung der medianen Überlebensrate von weniger als 1 Jahr bis 10 Jahre

▶ **Immunotaktoide Glomerulopathie und fibrilläre Glomerulonephritis**

Ep.: 1 % aller Diagnosen in Nierenbiopsieserien

Ät.: Unbekannt; die immunotaktoide Glomerulopathie ist fast immer mit einem B-Zelllymphom assoziiert.

Pa.:
- Immunotaktoide Glomerulopathie: Lichtmikroskopie: Kapilläre und mesangiale Ablagerungen einer PAS-positiven Substanz, endokapilläre Hyperzellularität. Immunhistologisch: IgG und C3 im Mesangium und entlang der glomerulären Basalmembran. Elektronenmikroskopisch: Nachweis von fast parallel angeordneten Mikrotubuli
- Fibrilläre Glomerulonephritis: Lichtmikroskopie und Immunhistologie wie bei immunotaktoider Glomerulopathie. Elektronenmikroskopisch: Zufällig angeordnete unverzweigte Fibrillen, die dicker sind als die Amyloidfibrillen. In den Fibrillen lässt sich - im Gegensatz zu den paraproteinämischen Nierenerkrankungen - polyklonales Immunglobulin nachweisen.

KL.:
- Proteinurie bei fast allen Patienten, bei mehr als 50 % der Patienten findet sich ein nephrotisches Syndrom.
- Hämaturie, Hypertonie und Niereninsuffizienz bei der Mehrzahl der Patienten.

Th.: Symptomatisch; bei terminaler Niereninsuffizienz Dialyse bzw. Nierentransplantation

Prg: Die Mehrzahl der Patienten entwickeln innerhalb von 1 - 10 Jahren eine terminale Niereninsuffizienz.

▶ **Fibronektinglomerulopathie**

Def: Seltene autosomal-dominante hereditäre Erkrankung mit ausgedehnten glomerulären Fibronektinablagerungen

Pa.: Lichtmikroskopie: PAS-positive mesangiale Matrixvermehrung ohne Hyperzellularität
Immunhistologisch: Nachweis von mesangialen Fibronektinablagerungen von granulärem bis fibrillären Aspekt

Th.: Symptomatisch; bei terminaler Niereninsuffizienz Dialyse bzw. Nierentransplantation

Prg: In der 3. - 4. Lebensdekade Auftreten einer nephrotischen Proteinurie mit langsamer Progression zur terminalen Niereninsuffizienz

RENALE TUBULÄRE PARTIALFUNKTIONSSTÖRUNGEN

1. Primär: Meist angeboren
2. Sekundär: Folge einer Nierenerkrankung, bes. interstitieller Nephritiden

A) Störungen des Aminosäurentransportes:
Cystinurie: Autosomal-rezessiv vererbte Störung der proximal-tubulären Rückresorption von Aminosäuren. 2 Mutationen: SLC3A1 und SLC7A9 → Folge: Zystinnierensteine schon im Kindesalter; typische hexagonale Kristalle im Urin
Weitere Erkrankungen: Syndrom der blauen Windel (intestinale Transportstörung von Tryptophan → durch bakteriellen Abbau entsteht Indigoblau), Homocystinurie, Cystathionurie, Glycinurie u.a.

B) Störungen der Glukoserückresorption (Melliturie): z.B.
Renale Glukosurie: Mutation von SLC5A2. Harmlose angeborene Störung der proximal-tubulären Rückresorption von Glukose → Glukosurie bei Normoglykämie (DD: Diabetes mellitus); sehr selten

C) Störungen des Wasser- und Elektrolyttransportes:
- Phosphatdiabetes: Angeborener Defekt des Phosphattransportes: Hyperphosphaturie, Hypophosphatämie, Vitamin D-resistente Rachitis im Kindesalter
- Abnahme des Konzentrationsvermögens der Nieren mit Polyurie
- Nephrogener (renaler) Diabetes insipidus (NDI):
  - Angeborene Form, 2 genetische Varianten:
    - X-chromosomal-rezessiver NDI: Mutiertes Gen (auf Xq28) für den Vasopressin-Typ 2-Rezeptor
    - Autosomal-rezessiver NDI: Defekter Wassertransportkanal "Aquaporin 2" des renalen Sammelrohres
  - Erworbene Form:
    Nierenerkrankungen mit tubulärer Schädigung; medikamentöse NW (Lithiumkarbonat)
- Natriumverlustniere: Kommt es bei fortgeschrittener Niereninsuffizienz zu einem Natriumverlustsyndrom, kann eine kochsalzarme Diät zu einer Nierenfunktionsverschlechterung führen (die sich nach Kochsalzgabe bessert). Daher muss sich die Natriumzufuhr nach dem Verlust richten (Urinbilanzierung!).
- Kaliumverlustniere, meist kombiniert mit sekundärem Hyperaldosteronismus
- Renale tubuläre Azidose (RTA) - 4 Typen:
  - Typ I-RTA = Distale RTA: Schwere hyperchlorämische metabolische Azidose bei Unvermögen der Nieren, den Urin-pH unter 6 zu senken; Komplikationen sind u.a. Vitamin D-resistente Osteomalazie, Nephrokalzinose und Hypokaliämie.
  - Typ II-RTA = Proximale RTA: Rückresorptionsstörung für Bikarbonat (Bikarbonatverlustazidose). Klinisch weniger schwerwiegend als Typ I (kein Auftreten von Osteomalazie und Nephrokalzinose)
  - Typ III und IV RTA sind selten. Typ IV entspricht dem hyporeninämischen Hypoaldosteronismus.

D) Syndromale Tubulusfunktionsstörungen, z.B.
Debré-Toni-Fanconi-Syndrom, angeborene oder erworbene (proximale) Tubulopathie mit Hyperaminoazidurie, Glukosurie, Hyperphosphaturie, häufig mit chronischer Azidose und Hypokaliämie; sekundäre Form u.a. bei Cystinose, multiplem Myelom, interstitieller Nephritis u.a.

HEREDITÄRE NEPHROPATHIEN

Einteilung:

1. **Zystische Nephropathien** [Q61.9]:

1.1. Dysplastische Nierenerkrankungen mit variabler Zystenausbildung
- Multizystische Dysplasie
- Nierendysplasie mit Zysten

Abgrenzung von den eigentlichen polyzystischen Nierenerkrankungen. Wesentliches Kriterium zur Unterscheidung ist meistens der unklare Vererbungsgang, da Dysplasien i.d.R. keinen klaren Erbgang haben, sondern allenfalls familiäre Häufungen.

Nierenzysten kommen solitär, multipel ein- oder beidseitig vor. Meist sind sie ein symptomloser Zufallsbefund ohne therapeutische Konsequenz.

Ko.:
- Bei großen Zysten evtl. Schmerzen im Rücken oder Abdomen
- Evtl. Polyglobulie
- Evtl. Hypertonie
- Selten maligne Entartung

DD:
- Sekundäre Nierenzysten bei chronischer Niereninsuffizienz, bes. unter Dialyse
- Zystische Dilatation der Kelchhälse
- Hämatom
- Zystisches Malignom!
- Zystische Nierenerkrankungen mit klassischem Erbgang (siehe unten)
- Echinokokkuszyste
- Abszess
- Tuberkulöse Kaverne
- Dermoidzyste

Di.:
- Sonografie
- Bei Verdacht auf maligne Entartung Kontrastmittel-CT oder MRT, Zytologie und Endoskopie

Th.:
- Symptomlose Zysten bedürfen keiner Behandlung.
- Bei großen Zysten mit Komplikationen evtl. Abpunktion (mit Zytologie) + Verödungsbehandlung; bei Malignomverdacht Zystenresektion

Prg: Kein Nierenfunktionsverlust, günstige Prognose, sofern keine Komplikationen auftreten.

1.2. Zystische Nierenerkrankungen mit klassischem Erbgang

1.2.1. Autosomal dominante polyzystische Nephropathie (ADPKD) [Q61.2]

Inzidenz: Häufigste autosomal-dominante Erkrankung, Prävalenz bei Dialysepatienten bis 10 %: Genfrequenz 1 : 400 bis 1 : 2.000; Familienanamnese in ca. 30 % unauffällig!

2 Genorte: ADPKD1 (85 %): PKD1-Gen 16p13,3: Polycystic breakpoint gene (Genprodukt: Polycystin 1)
ADPKD2 (15 %): PKD2-Gen 4q21-q23 (Genprodukt: Polycystin 2)

Manifestationsalter nach dem 20. Lebensjahr, terminale Niereninsuffizienz in der 5. Dekade, bei ADPKD2 oft erst in der 7. Dekade

KL.:
- Meist doppelseitige Zysten bis mehrere cm ∅. Meist finden sich gleichzeitig Leberzysten (fast 100 %); Hirnbasisarterienaneurysmen (in ca. 10 %) mit der Gefahr einer Aneurysmablutung (bes. bei Hypertonie), Pankreaszysten in 10 %.
- Evtl. Flankenschmerzen, evtl. Makrohämaturie
- Pathologisches Harnsediment (90 %): Proteinurie, Erythrozyturie

Ko.:
- HWI, evtl. mit Infizierung der Zysten (→ Nierenabszess)
- Renale Hypertonie (50 %, bei Niereninsuffizienz 100 %)
- Nierensteine (20 %)
- Terminale Niereninsuffizienz (bei ADPKD2 ca. 20 J. später als bei ADPKD1)

2 häufige Todesursachen: Niereninsuffizienz und Aneurysmenblutung

1.2.2. Autosomal rezessive polyzystische Nephropathie (ARPKD): Mutation des PKHD1-Gens

Inzidenz: 1 : 20.000

Genort: PKHD1-Gen 6p21.1-p12 (Genprodukt: Fibrocystin)

KL.: Stets doppelseitig + kombiniert mit kongenitaler Leberfibrose. 50 % der Kinder mit ARPKD versterben bereits im Neugeborenenalter an respiratorischen Komplikationen (Lungenhypoplasie, Atemnotsyndrom).

1.2.3. Juveniler Nephronopththise-Komplex und medulläre zystische Nierenerkrankung (einschl. Joubert-Syndrom, Senior-Loken-Syndrom)
- Von den 6 verschiedenen Mutationen ist die am häufigsten vorkommende Variante die autosomal rezessiv vererbbare infantile und juvenile Nephronophthise. Die Mehrzahl der Fälle wird auf eine Deletion des NPHP1-Gens auf Chromosom 2q12-q13 (juvenile Form) zurückgeführt.
- Die medulläre zystische Nierenerkrankung wird autosomal dominant vererbt. 2 Gene, die für diese Erkrankung prädisponieren, MCKD1 und MCKD2, wurden auf Chromosom 1q21 und 16p12 lokalisiert.

KL.: Progrediente Niereninsuffizienz mit renaler Anämie.

Die rezessive juvenile Nephronophthise beginnt in der Kindheit und führt innerhalb der zweiten Lebensdekade zur terminalen Niereninsuffizienz. Die häufigste extrarenale Manifestation ist die tapeto-retinale Degeneration. Wachstumsstillstand wird fast immer beobachtet.

Die medullären zystischen Nierenerkrankungen manifestieren sich erst im Alter von 30 - 40 Jahren und führen im Alter von 50 Jahren zur dialysepflichtigen Niereninsuffizienz.

Di.: (Familien-)Anamnese, Klinik, Labor, Sono (verkleinerte und verdichtete Nieren)

1.2.4. Markschwammniere:

Angeborene Missbildung der Nieren mit einer Malformation der terminalen Sammelrohre in den Markpyramiden und Papillen und Bildung medullärer Zysten. Die Häufigkeit liegt bei ca. 1 : 5.000. In 75 % der Fälle sind die Veränderungen doppelseitig. Hyperkalziurie, Nephrolithiasis mit Steinabgängen und Koliken und/oder Nephrokalzinose (50 %) stehen im Vordergrund. Durch die Nephrokalzinose kann sich eine Niereninsuffizienz entwickeln.

Di.: Anamnese, Klinik, Röntgen (Kalkablagerungen in den Papillenspitzen)

1.3. Polyzystische Nierenerkrankungen mit syndromalem Erscheinungsbild (selten)
- Bardet-Biedl-Syndrom (BBS)
- Meckel-Gruber-Syndrom (MGS) } Siehe Internet
- Jeune-Syndrom

Th.: Nur symptomatisch, z.B.
- Laparoskopische Zystostomie nur bei starken Schmerzen (oft ohne Effekt auf den Verlauf)
- Behandlung einer Hypertonie (die die Nierenfunktion verschlechtert)! Zielwert: 130/80 mmHg
- Behandlung einer HWI!
- Behandlung einer Niereninsuffizienz
- Ausschluss von Hirnarterienaneurysmen bei ADPKD
- Genetische Beratung
- In klinischer Prüfung:
  · m-Tor-Inhibitoren (Everolimus, Sirolimus) Zystenwachstum ↓; GFR bleibt unbeeinflusst.
  · Tolvaptan bei ADPKD (TEMPO-Studie)

2. Glomeruläre Erkrankungen:

2.1. Alport-Syndrom (AS): Siehe dort

2.2. Familiäre benigne Hämaturie (Syndrom der dünnen Basalmembran): Siehe dort

2.3. Nagel-Patella-Syndrom (NPS, hereditäre Onychoosteodysplasie)

Def: Autosomal dominante Erkrankung mit Veränderungen an Nägeln, Knochen und Nieren

Ät.: Mutationen des LMX1B Gens, das das NPS-Protein kodiert, einen Transkriptionsfaktor, der in die Differenzierung der Extremitäten und der Entwicklung der Augen und Nieren involviert ist.

KL./ Di.:
- Dysplasie oder Hypoplasie der Nägel
- Hypoplastische oder fehlende Patella
- Dysplasien der Ellenbogen und Beckenknochen
- Röntgenologisches Zeichen: Iliakale Hörner (ca. 50 %)
- Nierenbeteiligung (ca. 40 %): Proteinurie und Hämaturie, terminale Niereninsuffizienz (ca. 15 %)
- Nierenbiopsie: Verdickung der glomerulären Basalmembran durch Kollagenfibrillen

Th.: Nur symptomatisch

2.4. Kongenitales und infantiles nephrotisches Syndrom

Das Auftreten eines nephrotischen Syndroms unmittelbar nach der Geburt und in den ersten 3 Monaten ist definiert als kongenitales nephrotisches Syndrom; tritt es nach dem 3. Lebensmonat auf, so spricht man vom infantilen nephrotischen Syndrom. Unter dem Begriff des kongenitalen nephrotischen Syndrom vom finnischen Typ fasst man Mutationen im NPHS 1-Gen zusammen (siehe Fokal segmentale Glomerulosklerose = FSGS).

3. Metabolische Erkrankungen:

3.1. Morbus Fabry: Siehe dort

3.2. Zystinose

Def: Autosomal rezessiv vererbte Stoffwechselerkrankung, die durch eine Akkumulation von Zystin in verschiedenen Organen und Geweben verursacht wird. Man unterscheidet eine infantile, eine intermediäre und eine adulte Form. Inzidenz: 1 : 100.000 Lebendgeburten.

Ät.: Mutationen des CTNS-Gens, das das lysosomale Zystin-Transporter-Protein Zystinosin kodiert.

KL:
- Infantile Zystinose:
  - Fanconi-Syndrom
  - Schwerer Flüssigkeits- und Elektrolytverlust
  - Osteomalazie durch renalen Phosphatverlust
  - Wachstumsverzögerung
  - Terminale Niereninsuffizienz in der Regel vor dem 10. Lebensjahr
  - Ablagerung von Zystinkristallen in der Cornea (Photophobie, Visusminderung)
  - Hepatosplenomegalie
  - Diabetes mellitus, Hypothyreose, Hypogonadismus
  - Myopathie und Beteiligung des Nervensystems
- Intermediäre Form:
  - Erste Symptome nach dem 8. Lebensjahr
  - Terminale Niereninsuffizienz nach dem 15. Lebensjahr
- Adulte Form:
  - Patienten häufig asymptomatisch
  - Korneale Zystinkristalle als Zufallsbefund

Di.: Bestimmung des Zystin-Gehalts peripherer Lymphozyten oder Fibroblasten, pränatale Diagnostik

Th.: Lebenslange Gabe von Cysteamin + symptomatische Therapie

Prg: Abhängig von extrarenalen Komplikationen, frühzeitige Cysteamin-Therapie verbessert die Prognose.

3.3. Primäre Hyperoxalurie

Def/Ät.: Beim Typ 1 findet sich eine Oxalat-Kumulation durch einen Defekt der leberspezifischen peroxisomalen Alanin-Glyoxalat-Aminotransferase (AGT), beim Typ 2 kumuliert Oxalat durch eine Defizienz der D-Glycerat-Dehydrogenase/Glyoxalat-Reduktase (DGDH/GR). Autosomal-rezessive Vererbung

KL./ Rezidivierende Urolithiasis (Calziumsteine und Oxalatkristalle)

Di.: - Nephrokalzinose, Hyperoxalurie (24 h-Urin)
- Nachweis eines AGT-Mangels im Lebergewebe (Leberbiopsie)

Th.: Symptomatisch: Viel trinken, oxalatarme Ernährung, Pyridoxin hoch dosiert, Kaliumcitrat, Orthophosphat, Thiazide

Nierentransplantation; bei Typ1 kombinierte Leber- und Nierentransplantation

Prg: Typ 1 hat eine schlechtere Prognose: systemische Oxalose (Herz, Gefäße, Leber, Beeinträchtigung des Skelettsystems), Niereninsuffizienz

4. Phakomatosen

4.1. Von-Hippel-Lindau-Erkrankung (VHL): Siehe dort

4.2. Tuberöse Sklerose

Def.: Hereditäre autosomal dominante Erkrankung mit multiplen, benignen neuroektodermalen Fehlbildungen (Hamartome in Haut, Gehirn, Niere, Lunge, Herz und Retina).

Ät: Mutationen im TSC1 (Hamartin)- oder TSC2 (Tuberin)-Gen; ca. 50 % Neumutationen

KL.: Epilepsie, geistige Retardierung und Adenoma sebaceum (Morbus Pringle), multilokuläre Angiomyolipome der Nieren, zystische Nierenveränderungen bis hin zum Vollbild polyzystischer Nieren treten bei großen Deletionen auf, die neben dem TSC2 auch das PKD1-Gen umfassen. Tuberöse Hirnsklerose, subependymale Riesenzell-Astrozytome, periunguale Koenen-Tumoren, retinale Angiomatose, Entwicklung einer reninabhängigen Hypertonie und terminalen Niereninsuffizienz im mittleren Alter

Th.: - Symptomatisch, regelmäßige sonografische Kontrollen der Angiomyolipome der Nieren, bei Größenzunahme > 4 cm Operation
- Subependymale Riesenzellastrozytome: Neurochirurgische Resektion oder mTOR-Inhibitoren (Everolimus)

5. Störungen der tubulären Nierenfunktion

5.1. Bartter-Syndrome [E26.8]

Def: Autosomal-rezessiv vererbte Gruppe renaler Tubulusfunktionsstörungen (am dicken aufsteigenden Teil der Henle-Schleife) mit hypokaliämischer Alkalose, Salzverlust und Hypotension, die mit einer Hyperkalziurie und bei Typ I und II mit einer Normomagnesiämie einhergeht.

- Bartter-Syndrom Typ I

Manifestation im Säuglingsalter. Alle Patienten sind Frühgeburten von Frauen mit Polyhydramnion und entwickeln eine schwere Dehydratation in den ersten Lebensmonaten.

Urs: Mutation des Gens SLC12A1/15q15-q21, das den Natrium-Kalium-2-Chlorid-Kotransporter (NKCC2) im dicken aufsteigenden Teil der Henleschen Schleife kodiert. Folge: Herabgesetzte Reabsorption von Natrium und Chlorid im aufsteigenden Teil der Henleschen Schleife mit Salzverlust und Hypovolämie. Durch Aktivierung des Renin-Angiotensin-Aldosteron-Systems kommt es zu einer hypokaliämischen Alkalose. Die Abhängigkeit der Kalziumreabsorption von der Aktivität des Natrium-Kalium-2-Chlorid-Kotransporters im aufsteigenden Teil der Henleschen Schleife erklärt die Hyperkalziurie beim Bartter-Syndrom.

- Bartter-Syndrom Typ II

Phänotypisch kein Unterschied zu den Patienten vom Typ I.

Urs: Mutationen des Gens KCNJ1/11q24-q25, welches den apikalen ATP-abhängigen Kaliumkanal (ROMK1) kodiert.

- Bartter-Syndrom Typ III

Syn: Klassisches Bartter-Syndrom

Die Patienten mit Bartter-Syndrom Typ III sind phänotypisch unterschiedlich von den beiden vorigen Typen, da bei diesen Patienten eine Nephrokalzinose nicht beobachtet wird. 30 % der Patienten haben eine Hypomagnesiämie.

Urs: Mutationen des Gens CLCNKB/1p36 von Chloridkanälen, die die Chloridreabsorption entlang der basolateralen Membran der Tubuluszellen des aufsteigenden Schenkels der Henleschen Schleife vermitteln.

- Bartter-Syndrom Typ IV

Mutation des Gens BSND/1p31-32 (Genprodukt BART: Barttin-Protein)

Trias: Bartter-Syndrom, Niereninsuffizienz, Schwerhörigkeit

- Bartter-Syndrom Typ V

Mutation des Gens CASR/3q13-21 (Genprodukt: FHH/CaSR: Ca^{2+}-sensing Rezeptor). Führt zu Hypokalzämie bei erniedrigtem PTH.

5.2. Gitelman-Syndrom
Def: Autosomal-rezessiv vererbte Erkrankung, die mit hypokaliämischer Alkalose, Salzverlust, Hypotension, Hypomagnesiämie und Hypokalziurie einhergeht und im frühen Erwachsenenalter manifest wird.
Urs: > 100 Mutationen des Gens, welches den Natrium-Chlorid-Kotransporter im Bereich des distalen Tubulus des Nephrons kodiert (SLC12A3-Gen/16q13)

Th. der Bartter-Syndrome und des Gitelman-Syndroms:
Kaliumsubstitution, Prostaglandinsynthesehemmer (NSAR) haben nur einen kurzen Effekt; zusätzlich Spironolacton oder Triamteren (ohne Thiazid). Bei Hypomagnesiämie auch Magnesiumsubstitution.

5.3. East-Syndrom
Def: EAST-Syndrom (Epilepsie, Ataxie, Schwerhörigkeit und Tubulopathie): Renaler Salzverlust ähnlich dem Gitelman-Syndrom, im Säuglingsalter auftretende Krampfanfälle, später Ataxie und Innenohrschwerhörigkeit
Ät.: Rezessive Mutationen des Kaliumkanals KCNJ10, die in Nieren, Gehirn und Innenohr lokalisiert sind.
Th.: Substitution von Kalium und Magnesium, Antiepileptika

PSEUDO-BARTTER-SYNDROM [E26.8]

Vo.: Oft junge Frauen in medizinischen Berufen, evtl. Anorexia nervosa

Ät.:
- Laxantienabusus
- Diuretikaabusus

KL.: Wie beim Bartter-Syndrom

Di.: Anamnese + Klinik, evtl. Nachweis von Diuretikaspuren im Urin

Th.: Psychosomatische Hilfe, Weglassen der auslösenden Medikamente

KONTRASTMITTEL-NEPHROPATHIE

Def: Eine Kontrastmittel-Nephrotoxizität liegt vor, wenn nach Kontrastmittel-Exposition das Serum-Kreatinin auf > 25 % des Ausgangswertes ansteigt.

Ep.: Die Inzidenz der Kontrastmittel-Nephropathie beträgt im Durchschnitt ca. 1 %, bei vorbestehender Niereninsuffizienz aber 15 %. Die Häufigkeit des dialysepflichtigen Nierenversagens liegt bei ca. 0,5 %.
Die Kontrastmittel-Nephropathie ist in der Regel transient mit einem maximalen Serumkreatininanstieg 3 Tage nach Kontrastmittelapplikation; nach 10 Tagen werden in der Regel die präexistenten Werte wieder erreicht.

Risikofaktoren:
- Vorbestehende Niereninsuffizienz, insbesondere bei Diabetes mellitus und multiplem Myelom
- Anämie, Herzinsuffizienz, Dehydratation
- Einnahme von NSAR
- Hochosmolare Kontrastmittel (1.200 mosmol/l - am wenigsten toxisch ist mit 300 mosmol/l das isoosmolare Iodixanol) und Kontrastmittelvolumen > 250 ml.

Pg.: Kontrastmittel führen zu einer Vasokonstriktion und damit zu einer Abnahme der Nierenperfusion und haben an der Tubuluszelle einen toxischen Effekt.

Pro:
1. Zurückhaltende Indikationsstellung für Röntgenuntersuchung mit Kontrastmittelgabe bei Risikopatienten.
2. Vermeidung insbesondere von Kontrastmittelgaben in kurzen Intervallen (24 - 72 Std.)
3. Verabreichung möglichst geringer Mengen iso- oder niedrigosmolarer Kontrastmittel
   Bei Hochrisikopatienten (höhergradige Niereninsuffizienz + Diabetes mellitus) sollten nicht-ionische Kontrastmittel, möglichst isoosmolar zur Anwendung kommen.
4. Absetzen von NSAR, möglichst auch von Diuretika (sofern klinisch vertretbar). Metformin am Diagnostiktag absetzen (Gefahr der seltenen Laktatazidose) und erst wieder geben, wenn Nierenfunktion normal bleibt.
5. Adäquate Hydrierung der Patienten vor und nach der Untersuchung: Infusion von mindestens 1.000 ml 0,9 %iger Kochsalzlösung über je 12 Stunden vor und nach Kontrastmittelexposition
6. Kontrolle des Serumkreatinins

Anm.: Keine prophylaktische Hämodialyse oder Hämofiltration zur Entfernung des Kontrastmittels (im Wert nicht gesichert). N-Acetylcystein (NAC) zur Prophylaxe bei Risikopatienten ist im Wert nicht gesichert.

AKUTES NIERENVERSAGEN (ANV) [N17.9]

Syn: Akute Niereninsuffizienz; englisch: acute kidney injury

Ep.: Ca. 5 % aller Intensivpatienten

Def: Akut einsetzende, rasche Abnahme der Nierenfunktion, die über Tage anhält und prinzipiell reversibel ist.
- Folgen: - Retention harnpflichtiger Substanzen
  - Störung des Flüssigkeits-, Elektrolyt- und Säure-Basen-Haushalts

Leitsymptom ist das Versiegen der Harnsekretion mit Oligo-/Anurie und Anstieg des Serumkreatinins > 50 % des Ausgangswertes.
Oligurie: < 500 ml Urin/d
Anurie: < 100 ml Urin/d
Bis 30 % der ANV verlaufen normo- oder polyurisch, hierbei ist das einzige Leitsymptom der Anstieg des Serumkreatinins.

Definition nach KDIGO (Kidney Disease: Improving Global Outcomes):
- Anstieg des Serum-Kreatinins um ≥ 0,3 mg/dl (≥ 26,5 µmol/l innerhalb von 48 h oder
- Anstieg des Serum-Kreatinins um das ≥ 1,5-fache des Ausgangswertes innerhalb der letzten 7 Tage oder
- Urinvolumen < 0,5 ml/kg/h über 6 h

Schweregrad des ANV nach KDIGO:

Stad.	Serum-Kreatinin	Urinmenge
1	1,5 - 1,9 x Ausgangswerte oder Anstieg ≥ 0,3 mg/dl	< 0,5 ml/kg/h über 6 - 12 h
2	2,0 - 2,9 x Ausgangswert	< 0,5 ml/kg/h über ≥ 12 h
3	3,0 x Ausgangswert oder Anstieg auf ≥ 4,0 mg/dl oder Beginn der Nierenersatzbehandlung oder bei Patienten < 18 J. Abfall der eGFR auf < 35 ml/min/1,73 m^2	< 0,3 ml/kg/h über ≥ 24 h oder Anurie über ≥ 12 h

Anm: Andere Definitionen des ANV wie RIFLE und AKIN: *Siehe Internet*

Ät/Pg:

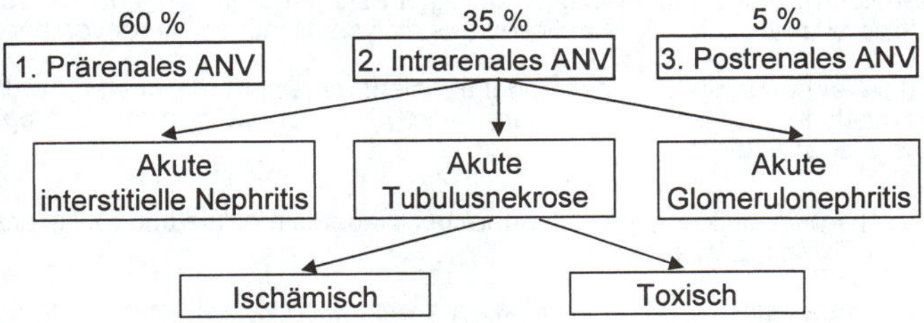

1. Prärenales ANV (60 %)

PPh: Beim prärenalen Nierenversagen ist die renale tubuläre und glomeruläre Struktur zunächst noch völlig intakt. Eine verminderte Perfusion ist Ursache für den Funktionsverlust der Nieren. Die Verminderung des effektiven Blutvolumens führt reaktiv zur Aktivierung des Renin-Angiotensin-Aldosteron-Systems sowie zur Ausschüttung von Katecholaminen und ADH. Diese hormonellen Gegenregulationen bewirken eine Abnahme der Natriurese und einen Anstieg der Urinosmolalität. Patienten mit Herzinsuffizienz, Leberzirrhose und zum Teil mit nephrotischem Syndrom zeigen nicht selten ein prärenales Nierenversagen mit Kontraktion des Intravasalraumes trotz klinischer Zeichen der Überwässerung. Werden in diesen Fällen Diuretika verabreicht, so nimmt das effektive Blutvolumen weiter ab mit der Gefahr des Übergangs in ein intrarenales Nierenversagen. Wenn eine Beseitigung der auslösenden Ursache gelingt, ist ein prärenales Nierenversagen unmittelbar reversibel.

Ursachen / Risikofaktoren:

1. Abnahme des zirkulierenden Blutvolumens, Dehydratation
2. Abfall des HZV und des arteriellen Mitteldrucks; Kreislaufschock unterschiedlicher Genese; größere operative Eingriffe, Verbrennungen u.a.
3. Systemische Vasodilatation (z.B. bei Sepsis)
4. Zytokin-vermittelte renale Vasokonstriktion
5. Renale Vasokonstriktion beim hepatorenalen Syndrom

2. Intrarenales ANV (35 %)

PPh: Morphologisches Korrelat der akuten Tubulusnekrose sind Tubulusnekrosen, die zu einer Obstruktion der Tubuli durch sich von der Basalmembran ablösende Epithelien führen. Ursache dieser Tubulusnekrose ist eine O_2-Mangelsituation durch herabgesetzte Nierenperfusion und gestörte Gefäßautoregulation der Nieren. Die glomeruläre Filtration wird durch den tubuloglomerulären Feedback-Mechanismus kontrolliert. Eine unzureichende Natriumrückresorption durch die geschädigten Tubuluszellen induziert in der Macula densa Signale, die zur Konstriktion des Vas afferens führen. Dies und weitere Faktoren führen zu einer Abnahme der glomerulären Filtration. Nephrotoxische Substanzen können die ischämischen Veränderungen in der Niere verstärken. Bis zum Abschluss der Regeneration der Tubulusepithelien vergehen in der Regel 3 - 4 Wochen.

Ursachen des intrarenalen ANV:

1. Akute Tubulusnekrose (tubulotoxisches ANV):
   - Ischämisch
   - Medikamentös-toxisch
   - Röntgenkontrastmittel: Siehe Kap. „Kontrastmittel-Nephropathie"

   Merke: Bei Patienten mit eingeschränkter Nierenfunktion strenge Indikationsstellung bei der Gabe von Röntgenkontrastmitteln. Anwendung alternativer bildgebender Verfahren; Einsatz nichtionischer, isoosmolarer Kontrastmittel + prophylaktische Maßnahmen (ausreichende Hydrierung, Absetzen potenziell nephrotoxischer Medikamente).

   - Pigment-Nephropathie → Urs:
   - Hämolyse (Transfusionszwischenfall)
   - Rhabdomyolyse: Trauma (Crush-Syndrom), Drogenabusus, Alkoholentzugsdelir, exzessive körperliche Belastung, Lipidsenker (CSE-Hemmer, Fibrate) u.a.
   - Tubuläre Verstopfungen: Durch Leichtketten (bei Plasmozytom), Urate (bei Hyperurikämie), Oxalate (z.B. bei Glykolvergiftung)
   - Septisch (meist im Rahmen eines Multiorganversagens)
   - Hepatorenales Syndrom
2. Makrovaskuläre Erkrankungen:
   - Vaskulitis
   - Atheroembolien
   - Thrombembolien
3. Mikrovaskuläre Erkrankungen:
   - Rapid-progressive Glomerulonephritis
   - IgA-Nephritis
   - Hämolytisch-urämisches Syndrom (HUS)
4. Akute tubulointerstitielle Nephritis (ATN):

   Memo: Medikamente können über zwei verschiedene Mechanismen zum ANV führen: Toxisch über die akute Tubulusnekrose oder über die akute tubulointerstitielle Nephritis (ATN). Oft bestehen gleichzeitig weitere das ANV begünstigende Faktoren wie Exsikkose, Herzinsuffizienz; vorbestehende Niereninsuffizienz („acute-on-chronic" Nierenversagen).

3. Postrenales ANV = Harnsperre (5 %) → Ursachen:

1. Angeborene Missbildungen im Bereich der Nieren, Harnleiter, Blase und Urethra
2. Erworbene Abflusshindernisse im Bereich der Nierenbecken, Harnleiter, Blase oder Urethra
3. Maligne Tumoren
4. Gynäkologische Erkrankungen und operative Komplikationen
5. Fehlplazierte oder verstopfte Harnblasenkatheter
6. Medikamentös induziert (Anticholinergika, Neuroleptika) bei vorbestehender Abflussbehinderung (z.B. Prostataadenom)

KL.: Die Klinik des ANV ist unspezifisch. In der Regel herrschen die Symptome der zum ANV führenden Grunderkrankungen vor. Da in manchen Fällen das Leitsymptom - die Oligurie - fehlen kann, kommt es darauf an, bei Erkrankungen, die zu einem ANV prädisponieren, sorgfältig die Nierenfunktion zu überwachen! (Flüssigkeitsbilanz, Retentionswerte, Urinuntersuchung).

Drei Phasen des ANV:

- **Initialphase**
  Die Initialphase ist asymptomatisch oder durch Symptome des Grundleidens gekennzeichnet.
- **Phase des manifesten Nierenversagens**
  Die Phase des manifesten Nierenversagens ist durch eine fortbestehende Verminderung der glomerulären Filtrationsrate mit progredientem Anstieg der Retentionswerte charakterisiert. Je nach Diurese wird zwischen oligurischem und nicht oligurischem Verlauf mit besserer Prognose unterschieden.
  Hauptgefahren: - Überwässerung, Linksherzinsuffizienz und Lungenödem, Hirnödem
  - Hyperkaliämie, metabolische Azidose, Urämie
- **Diuretische oder polyurische Phase**
  Hauptgefahren: Verlust von Wasser, Natrium und Kalium

Ko.: 1. Lunge:
- Lungenödem (fluid lung), Pleuraergüsse
- Pneumonie (z.B. im Rahmen einer Beatmung)
- Schocklunge (ARDS) im Rahmen eines Multiorganversagens

2. Kardiovaskulär:
- Perikarditis
- Rhythmusstörungen durch Elektrolytentgleisung
- Hypertonie

3. Gastrointestinal:
- Hämorrhagische Gastritis, Ulzera
- Gastrointestinale Blutung

4. Zentralnervensystem:
- Enzephalopathie mit Flapping Tremor
- Krampfanfälle, Somnolenz, Verwirrtheit, Koma

5. Hämatologisches System:
- Rasche Anämieentwicklung
- Urämische Blutungsneigung

6. Infektionen:
- Nosokomiale Infektionen
- Sepsis (Wundinfektionen, Kathetersepsis, Harnwegsinfektion)

DD: der Oligo-Anurie:

1. Funktionelle Oligurie (z.B. nach langem Dursten)
   Sowohl bei der funktionellen Oligurie als auch beim ANV ist der Harnstoff i.S. erhöht (wobei bei der funktionellen Oligurie das Kreatinin aber nur wenig erhöht ist).

Urinbefunde	Funktionelle Oligurie	A N V
Spezifisches Gewicht (g/l)	> 1.025	< 1.015
Osmolalität (mosm/kg)	> 1.000	< 600

Beachte: Wird eine funktionelle Oligurie nicht durch Flüssigkeitssubstitution behandelt, kann sich ein ANV ausbilden!

2. Prärenales ANV:
   Anamnese (!): Schock? Narkose(protokoll)? Mangelhafte Flüssigkeitssubstitution bei Fieber, starkem Schwitzen, Diarrhö u.a.?
3. Intrarenales ANV:
   Vorbestehende Nierenerkrankungen? Medikamentenanamnese; vorausgegangene Gabe von Röntgenkontrastmitteln? Vorangegangene Infekte? Systemerkrankungen? Transfusionen? Hämolyse(zeichen)? Myolyse?
   Bei Oligurie + Bluthusten an Goodpasture-Syndrom denken!
   Ausschluss einer Hantavirusinfektion durch Ak-Nachweis (IgM ↑).
4. Postrenales ANV:
   Mechanische Abflussbehinderung des Urins aus den Nieren oder der Blase bei urologischer, gynäkologischer Vorerkrankung, Operationen in Blasennähe. Palpation der Harnblase!
   Sonografie: Mit Flüssigkeit gefülltes Nierenbecken, "trockene" Blase bei Verlegung der Ureteren, volle Blase bei distal der Blase lokalisierter Harnsperre (Harnröhre, Prostata). Beurteilung der Blasenfüllung durch Perkussion/Palpation.

5. Chronische Niereninsuffizienz:
Nierenerkrankung in der Anamnese? Renale Anämie? Langjährige Hypertonie? (Sonografie: Kleine Schrumpfnieren - ANV: Große Nieren)

Di.: 1. Anamnese + Klinik + Diuresemenge
2. Labor:
- Urin: Urinstatus und Urinsediment, Akanthozyten
- Blut: Kreatinin, Harnstoff, evtl. endogene Kreatinin-Clearance, Natrium, Kalium, Kalzium, Blutgase, Blutbild, CK, LDH, Lipase, Elektrophorese, Blutkultur

Bei Vorliegen eines intrarenalen Nierenversagens mit Verdacht auf eine mikrovaskuläre Erkrankung ist eine entsprechende Antikörperdiagnostik erforderlich (siehe dort).
Die fraktionierte Natriumexkretion bietet eine Hilfe, zwischen prärenalem und intrarenalem ANV zu differenzieren. Die fraktionelle Exkretion des Natriums entspricht der Natrium-Clearance bezogen auf die Kreatinin-Clearance:

$$\text{Fraktionelle Exkretion Na} = \frac{(\text{Urin-Natrium x Serum-Kreatinin})}{(\text{Serum-Natrium x Urin-Kreatinin})} \text{ x } 100$$

	Urin-Natrium (mmol/l)	**Urin-/Plasma-osmolalität (mosm/kg)**	**Urin-/Plasma-kreatinin**	**Fraktionelle Na-Exkretion (%)**
Prärenales ANV	< 10	> 1,1	> 15	< 1
Intrarenales ANV	30 - 90	0,9 - 1,05	< 15	> 1

Die Formel beruht auf der Überlegung, dass bei prärenaler Azotämie zwar die glomeruläre Filtrationsrate eingeschränkt ist, die Tubuli jedoch noch funktionstüchtig sind. Bei prärenaler Azotämie wird daher ein eher konzentrierter Urin mit niedrigem Natriumgehalt ausgeschieden; bei akuter tubulärer Nekrose wegen der mangelnden Rückresorption von Wasser und Natrium ein eher verdünnter Urin mit hohem Natriumgehalt.

3. Bildgebende Diagnostik:
- Sono:
  ANV: Große Nieren
  Chronische Niereninsuffizienz: Verkleinerte, echodichte Nieren
  Bei postrenalem ANV: Nierenbeckenstau, Füllungsgrad der Harnblase
- Farbkodierte Duplexsonografie: Diagnose von Störungen der arteriellen und venösen Perfusion
- Angio-MRT bei Verdacht auf Thrombose der Nierengefäße
  Cave Gadolinium-induzierte nephrogene systemische Fibrose (NSF) = nephrogene fibrosierende Dermopathie (NFD): Siehe Stichwortverzeichnis
- Angio-Spiral-CT bei Abflusshindernissen (postrenales ANV)
  Cave Röntgenkontrastmittel bei Schilddrüsenautonomie!

4. Perkutane Nierenbiopsie: Ind: Verdacht auf rasch progrediente Glomerulonephritis

Th.: 1. Behandlung der zum ANV führenden Grunderkrankungen, z.B.:
- Optimale Schocktherapie und Volumenersatz mit kristalloiden Lösungen
- Absetzen verdächtiger Pharmaka bei akuter interstitieller Nephritis
- Revaskularisationsmaßnahmen bei renovaskulären Verschlusserkrankungen
- Urologische Behandlung beim postrenalen ANV (z.B. transurethrale oder suprapubische Harnableitung). Danach setzt eine starke Diurese mit evtl. Hypokaliämie ein.

2. Symptomatische Therapie eines renalen/prärenalen ANV:
- Flüssigkeits- und Elektrolytbilanzierung, tägliches Wiegen
- Flüssigkeitszufuhr an den Flüssigkeitsverlust anpassen:
  a) Perspiratio insensibilis (≈ 1 l/d, bei Fieber mehr, pro °C über 37 °C: 500 ml mehr)
  b) Renale Ausscheidung
  c) Extrarenale Verluste (Erbrechen, Durchfälle, Schweiß, Verluste durch Magensonde, Wundsekret etc.)

  Die Flüssigkeitszufuhr bei Anurie errechnet sich aus extrarenalen Verlusten + 600 ml (≈ 1 l Perspiratio insensibilis minus 400 ml Oxidationswasser und endogen freigesetztes Wasser). Ein täglicher Gewichtsverlust von 200 - 300 g (Katabolismus) entspricht einer ausgeglichenen Bilanz.
- Kalorienzufuhr: In jedem Stadium des ANV sollte die Kalorienzufuhr bei 20 - 30 kcal/kg/d liegen. Blutzucker regelmäßig kontrollieren und im Normbereich halten (bei Bedarf Insulingabe)

- Eiweißzufuhr: Eine Restriktion der Eiweißzufuhr mit dem Ziel, eine Nierenersatztherapie zu vermeiden oder aufzuschieben, sollte vermieden werden. Bei nicht-katabolen ANV-Patienten ohne Nierenersatztherapie sollte die Proteinzufuhr bei 0,8 - 1,0 g/kg/d liegen, bei Pateinten mit intermittierender Hämodialyse bei 1,0 - 1,5 g/kg/d und bis zu einem Maximum von 1,7 g/kg/d bei Patienten im hyperkatabolen Zustand. Der enteralen Ernährung sollte der Vorzug gegeben werden.
- Diuretika sollten nicht eingesetzt werden, um ein ANV zu verhindern oder zu behandeln. Ausnahme: Notfallmäßiges Management einer Flüssigkeitsüberladung vor Einsetzen der Dialyse.
- Bei evtl. Medikamentengabe, die einer renalen Ausscheidung unterliegen, müssen die Erhaltungsdosen reduziert werden. Zur Therapiekontrolle Konzentrationsbestimmung der Pharmaka i.S. (*www.dosing.de*). Keine nephrotoxischen Medikamente geben.

3. Nierenersatztherapie bei ANV:
Die Ziele der extrakorporalen Behandlung des ANV liegen in der Therapie der Azotämie, des Ausgleichs der Elektrolyt- und Flüssigkeitsbilanz und Korrektur der metabolischen Azidose. Bei eingetretenem ANV ist ein frühzeitiger Behandlungsbeginn einer Nierenersatztherapie anzustreben, bevor ein akut urämischer Zustand erreicht ist. Bei einem kritisch kranken Patienten mit ANV sollte bei einem Serumkreatinin von 4 - 6 mg/dl und einem Serumharnstoff von 120 - 140 mg/dl spätestens mit der Nierenersatztherapie begonnen werden: Intermittierende Hämodialyse (mind. 3 x/Woche) oder kontinuierliche venovenöse Hämofiltration (mit einem Austauschvolumen von 20 - 25 ml/kg/h). Einzelheiten: Siehe Nierenersatztherapie

Prg: Trotz Fortschritte in vielen Bereichen der Intensivmedizin ist die Mortalitätsrate von Intensivpatienten mit ANV über die letzten Jahre unverändert hoch geblieben bei ca. 60 %. In erster Linie ist dafür die Schwere der Grunderkrankung verantwortlich, insbesondere bei Multiorganversagen. Unabhängig von der kausalen Erkrankung beeinflusst das ANV selbst Komplikationen und Prognose ungünstig. Die negativen Auswirkungen eines ANV auf Krankheitsverlauf und Prognose bestehen darin, dass das ANV nicht nur zu den unmittelbaren Komplikationen, wie Störung des Volumen- und Elektrolythaushalts führt, sondern einen ungünstigen Einfluss auf alle biologischen Prozesse und Organfunktionen des Körpers ausübt.

Pro: Risiko-Assessment: Bei allen gefährdeten Patienten für prärenales ANV (s.o.) Optimierung der Hämodynamik und des Wasserhaushaltes, Vermeidung einer Mangeldurchblutung der Nieren; strenge Indikationsstellung bei der Gabe von Röntgenkontrastmitteln und potentiell nephrotoxischer Medikamente.
Als mögliche nephroprotektive Substanzen bei ANV sind Acetylcystein bei der Kontrastmittelnephropathie, Mannit bei der Rhabdomyolyse sowie Selen und Glutamin beim septischen ANV zu nennen. Strenge Blutzuckerkontrollen mittels intensivierter Insulintherapie reduzieren die Inzidenz von ANV bei kritisch kranken Patienten.

Anhang:

RHABDOMYOLYSE [M62.8, T79.6]

Def: Nekrose der quergestreiften Skelettmuskulatur unter Freisetzung von intrazellulären Muskelbestandteilen mit konsekutiven Elektrolyt- und Nierenfunktionsstörungen

Ät.:
- Mechanisch: Kompression von außen (Lagerungsschäden, Quetschungen), Kompartmentsyndrom
- Hyperkinetisch: Krampfanfälle, Delirium tremens, maligne Hyperthermie, malignes neuroleptisches Syndrom, exzessive körperliche Anstrengung
- Toxisch: Medikamente (z.B. Statine, Fibrate, Colchizin), Pilzgifte (z.B. Grünling), Schlangengifte
- Elektrolytstörungen: Vor allem Hypokaliämie, Hypophosphatämie
- Infektiös: Vor allem viral (Cocksackie, EBV), Gasbrand u.a.
- Metabolische Myopathien: z.B. CPT2-Mangel, M. McArdle
- Andere Ursachen: Krisen bei Sichelzellanämie; rascher Entzug von intrathekalem Baclofen

KL.: Myalgien, Muskelschwäche, Myoglobinurie (rötlicher bis bräunlicher Urin)

Ko.: Elektrolytstörungen (Hyperkaliämie, Hyperphosphatämie, Hypokalziämie), Hyperurikämie, Nierenversagen, DIC; Kompartmentsyndrom

Di.: Klinik, Muskelenzyme (CK meist > 10.000 U/l, CK-MB-Anteil meist < 6 %), Myoglobin im Urin

Th.: Kausal: Ausschalten auslösender Faktoren
Symptomatisch: Korrektur von Elektrolytstörungen, forcierte Diurese, Alkalisierung des Harns, evtl. Nierenersatztherapie; Entlastungstherapie eines Kompartmentsyndroms u.a.

CHRONISCHE NIERENINSUFFIZIENZ [N18.9] UND URÄMIE [N19]

Def: Über einen Zeitraum > 3 Monate finden sich:
- Eine Reduktion der eGFR < 60 ml/min/1,73 m^2
- Zeichen einer Nierenschädigung (pathologische Veränderungen im Serum und/oder Urin oder in der Bildgebung oder Histologie). Eine Albuminurie ist der wichtigste Risikofaktor für das kardiovaskuläre Risiko und für eine Progression der Niereninsuffizienz.

Ep.: Inzidenz in Westeuropa 10/100.000/Jahr (USA: 60/100.000/Jahr)
Prävalenz (chronische Niereninsuffizienz mit GFR < 60 ml/min) 12 %

Ät.: Am häufigsten führen folgende Nierenerkrankungen zur terminalen Niereninsuffizienz:
1. Diabetische Nephropathie (ca. 35 %)
2. Primäre und sekundäre Glomerulonephritiden (ca. 15 %)
3. Polyzystische Nierenerkrankungen (bis 10 %)
4. Chronisch tubulo-interstitielle Erkrankungen
5. Vaskuläre (hypertensive) Nephropathien

PPh: Unabhängig von der Ätiologie der Grunderkrankung führen einige chronische Nierenerkrankungen über Jahre hinweg progredient zur terminalen Niereninsuffizienz. Dabei kommt es in den verbliebenen gesunden Glomeruli im Rahmen der Aufrechterhaltung der Nierenrestfunktion zu einer intraglomerulären Drucksteigerung mit Hyperfiltration, die durch das Vorhandensein einer arteriellen Hypertonie erheblich verstärkt wird. Angiotensin II ist ein wesentlicher Vermittler dieser glomerulären Hyperfiltration und führt über eine vermehrte Produktion von Zytokinen und Wachstumsfaktoren zu einer glomerulären Hypertrophie und Hyperplasie. Angiotensin II führt auch zu einer erhöhten glomerulären Permeabilität mit Verlust der glomerulären Siebfunktion. Folge ist eine Proteinurie, die ihrerseits als direktes Nephrotoxin zur progressiven Glomerulosklerose und konsekutiven Entwicklung von Schrumpfnieren führt.
Bei Patienten mit chronischer Niereninsuffizienz ist die Konzentration des Phosphat-regulierenden Hormons Fibroblast-Growth-Faktor-23 (FGF-23) im Plasma erhöht. FGF-23 senkt durch verstärkte Phosphaturie die Phosphatkonzentration i.S. Das Ausmaß der Erhöhung von FGF-23 korreliert signifikant mit der Letalität, dem kardiovaskulären Risiko und dem Dialysebeginn der Patienten.

Die chronische Niereninsuffizienz hat zur Folge:
1. Versagen der exkretorischen Nierenfunktion
2. Störungen im Wasser-, Elektrolyt- und Säure-Basen-Haushalt
3. Abnahme der inkretorischen Nierenfunktion:
   Verminderte Sekretion von Erythropoetin, Renin, aktivem Vitamin D und Prostaglandinen
4. Toxische Organschäden durch die retinierten harnpflichtigen Substanzen

Zu 1: Versagen der exkretorischen Nierenfunktion
Zu einem Anstieg der Retentionswerte im Serum kommt es erst dann, wenn mehr als 60 % des funktionstüchtigen Nierengewebes ausgefallen sind (Glomerulusfiltrat < 50 ml/Min.). Hierbei steigt die Plasmakonzentration von körpereigenen und körperfremden Substanzen (z.B. Medikamente) im Plasma an, wobei der Anstieg der Plasmakonzentration dieser Substanzen gleichzeitig eine Erhöhung ihrer Konzentration im Primärharn zur Folge hat. Auf diese Weise entsteht ein neues Fließgleichgewicht zwischen anfallenden und ausgeschiedenen Substanzen. Die Kreatininkonzentration im Serum bzw. die endogene Kreatinin-Clearance repräsentieren am besten das Glomerulusfiltrat. Frühzeitig kommt es zu einer Einschränkung der max. Konzentrationsfähigkeit der Nieren. Die abnehmende Zahl der Nephren führt für das Einzelnephron zu einem Überangebot an gelösten Stoffen (z.B. Harnstoff), es resultiert eine osmotische Diurese mit Nykturie, Polyurie und Polydypsie. Während gesunde Nieren die anfallenden osmotischen Substanzen von etwa 900 mosmol/Tag bei maximaler Konzentrierung mit etwa 750 ml Endharn ausscheiden können, sind bei Niereninsuffizienz mit Isosthenurie (spezifisches Harngewicht bei ca. 1.010 g/l fixiert) etwa 3 l Urin notwendig. Eine Diurese von > 3 l pro Tag führt zu keiner wesentlichen Steigerung der Harnstoffausscheidung.

Zu 2: Störungen im Wasser-, Elektrolyt- und Säure-Basen-Haushalt
- Natriumbilanz:
  Die fraktionelle Ausscheidung von Natrium (Natriumausscheidung pro Einzelnephron) steigt exponentiell mit der Abnahme der glomerulären Filtrationsrate. Erst bei Abfall der glomerulären Filtrationsrate unter 10 - 20 ml/Min. ist die Adaptationsfähigkeit der erkrankten Nieren erschöpft, sodass es zu einer Salz- und Wasserretention mit progressiver Zunahme des Extrazellulärvolumens kommt, die einen Schrittmacher für die Entwicklung der Hypertonie des urämischen Patienten darstellt. Aus diesen Gründen sind Diuretika zumindest bei fortgeschrittener Niereninsuffizienz ein unverzichtbarer Bestandteil eines jeglichen antihypertensiven Kombinationsschemas. Dagegen kommt es in manchen Fällen (tubulointerstitielle Nephropathie) schon

recht frühzeitig zu einer tubulären Funktionsstörung im Sinne einer Salzverlustniere. Bei diesen Patienten führt eine zu strenge Kochsalzrestriktion zu einer zunehmenden Kochsalzverarmung, welche sich nach Ersatz des NaCl-Defizites wieder bessert. Eine generelle strikte kochsalzarme Diät ist daher nicht in allen Fällen indiziert.

- Eine ausgeglichene Kaliumbilanz beobachtet man selbst bei fortgeschrittener Niereninsuffizienz durch Zunahme der distalen tubulären Kaliumsekretion pro Einzelnephron und durch eine Erhöhung der intestinalen Kaliumsekretion. Außerdem kommt es bei akuter Kaliumzufuhr zur Umverteilung von Kalium aus dem Extrazellulärraum in die Zellen. Bei terminaler Niereninsuffizienz muss man mit einer Hyperkaliämie rechnen, wenn bei übermäßiger Kaliumzufuhr und/oder Azidose die Sekretionskapazität überschritten wird, bei Oligurie die Diurese 500 ml pro Tag unterschreitet und wenn durch Natriummangel im distalen Tubulus nicht mehr genügend Natrium zum Austausch gegen Kalium zur Verfügung steht. Bei Einnahme von kaliumsparenden Diuretika (die bei Niereninsuffizienz kontraindiziert sind) und bei Auftreten eines hyporeninämischen Hypoaldosteronismus (z.B. bei diabetischer Nephropathie) muss mit einer Hyperkaliämie gerechnet werden.

Säure-Basen-Haushalt:
Erst bei einer Abnahme der glomerulären Filtrationsrate < 30 ml/Min. entwickelt sich häufig eine metabolische Azidose. Die Nieren sind dann nicht mehr in der Lage, die täglich im Proteinstoffwechsel anfallenden 60 bis 100 mmol H-Ionen zu eliminieren, da sie nicht mehr über die Fähigkeit zur tubulären Bildung von Ammoniumionen verfügen.

Folgen einer anhaltenden metabolischen Azidose:
1. Zunehmende ossäre Kalziumfreisetzung
2. Zunahme gastrointestinaler Beschwerden (Übelkeit, Erbrechen, Appetitlosigkeit)
3. Tendenz zur Hyperkaliämie
4. Subjektives Empfinden von Dyspnoe
5. Zunahme des Eiweißkatabolismus.

Zu 3: Abnahme der inkretorischen Nierenfunktion
Bei fortschreitender Niereninsuffizienz entwickeln sich Störungen der inkretorischen Funktion, die sich in der renalen Hämodynamik auswirken können (Renin und Prostaglandine) und zum anderen die renale Osteopathie (aktives Vitamin D) und die renale Anämie (Erythropoietin) verursachen.

Zu 4: Toxische Organschäden durch die retinierten harnpflichtigen Substanzen
Das Urämiesyndrom umfasst den Einfluss der Azotämie auf alle Organe, insbesondere auf das Herz-Kreislaufsystem, auf das zentrale und periphere Nervensystem, auf Blut und Blutbestandteile sowie auf die Haut. - Bereits eine milde Niereninsuffizienz führt zu einer deutlichen Steigerung des kardiovaskulären Risikos! Das kardiovaskuläre Risiko steigt proportional zur abnehmenden Nierenfunktion. Hinsichtlich der Atherogenese finden sich bei Patienten mit Niereninsuffizienz 2 Verkalkungsmuster:
1. Verkalkungen der Media, die eine vermehrte Steifigkeit der Arterien verursachen. Ursache: Erhöhtes Calcium-Phosphat-Produkt sowie eine Schädigung von Elastin
2. Intimaverkalkungen, die vermutlich überwiegend entzündlicher Genese sind. Sie sind mit Cholesterinablagerungen assoziiert und können zu Gefäßokklusionen führen.

KL.: ▶ Anamnese → Frage nach:
Vorausgegangenen Infekten, Diabetes mellitus, Systemerkrankungen, Analgetikaabusus, Hochdruck, hereditären Nierenerkrankungen (z.B. Zystennieren)

▶ Frühsymptome:
- Vermehrte Ausscheidung (Polyurie) von wenig gefärbtem, hellen Urin (Konzentrierungsdefekt mit Isosthenurie)
- Erhöhter Blutdruck
- Ödeme der unteren Extremitäten, Lidödeme
- Schmerzen im Nierenlager und dysurische Beschwerden mit Fieber (bei Pyelonephritis)

▶ Spätsymptome:
- Müdigkeit, verminderte Leistungsfähigkeit, Blässe (renale Anämie)
- Kopfschmerzen, Sehstörungen
- Appetitverlust, Übelkeit (urämische Gastroenteropathie)
- Hautjucken
- Muskelzuckungen

▶ Symptome des Endstadiums:
- Erbrechen, Gewichtsverlust
- Luftnot
- Rückgang der Urinmenge

- Urämische Enzephalopathie (Benommenheit, Schläfrigkeit, Krämpfe, Koma)
- Vermehrte Blutungsneigung (Thrombozytopathie, evtl. Thrombozytopenie)

▶ Klinische Befunde:
- Blässe der Haut und Schleimhäute (Anämie)
- Café-au-lait-Kolorit der Haut (Urämie)
- Urämischer Fötor
- Ödeme
- Parästhesien (urämische Polyneuropathie)
- Muskelfibrillieren (Myopathie)
- Hypertonie
- Lungenstauung (Fluid lung durch Natrium- und Wasserretention)
- Perikardreiben oder -erguss (urämische Perikarditis), Pleuritis
- Schrumpfnieren (chronische Glomerulonephritis) oder Nephromegalie (bei Zystennieren)
- Renale Osteopathie

▶ Laborbefunde:
- Anstieg der Retentionswerte (Kreatinin, Harnstoff; die Auftragung der Kreatininwerte über die Zeit erlaubt eine Verlaufsbeurteilung der Niereninsuffizienz) und des Cystatin C
- Rückgang der Kreatinin-Clearance (Einzelheiten: Siehe dort)
- Renale Anämie (Erniedrigung von Hämoglobin, Hämatokrit, Erythrozytenzahl)
- Hyperphosphatämie, Tendenz zur Hyperkaliämie; Kalzium i.S.: Unterschiedliche Befunde
- Evtl. Hyponatriämie (bei Überwässerung oder Diuretikatherapie)
- Mangel an 25-Hydroxy-Vitamin D (Verlust von Transcalciferin + Vitamin D-Metabolite über den Urin)
- Mangel an 1,25(OH)$_2$-Vitamin D durch verminderte Aktivität der renalen 1α-Hydroxylase
- Erhöhung von Parathormon
- Metabolische Azidose
- Hypoproteinämie und Hypoalbuminämie bei nephrotischem Syndrom
- Albuminurie/Proteinurie
- Erythrozyturie (dysmorphe Erythrozyten, Erythrozytenzylinder bei Glomerulonephritis)
- Leukozyturie und Bakteriurie bei Harnwegsinfektion
- Spezifisches Uringewicht bei terminaler Niereninsuffizienz um 1.010 g/l fixiert (Isosthenurie) und Osmolalität < 600 mosmol/kg - sofern keine Erhöhung durch Proteinurie oder Glukosurie gegeben ist.

▶ Sonografie / Farbduplex-Sonografie:
Bei chronischer Glomerulonephritis oder Pyelonephritis geschrumpfte Nieren mit unregelmäßiger Oberfläche, verschmälertem Parenchymsaum, evtl. Nachweis von Zystennieren, bei obstruktiven Störungen der ableitenden Harnwege Nierenbeckenstauung u.a.

▶ Bei Bedarf weitere bildgebende Verfahren:
- Angio-CT (***Cave*** Röntgenkontrastmittel mit Gefahr des Nierenversagens)
- Angio-MRT (***Cave*** Gadolinium mit Gefahr der nephrogenen systemischen Fibrose = NSF)

5 Stadien der chronischen Niereninsuffizienz nach der NKF (National Kidney Foundation):

Stadium	Bezeichnung	GFR (ml/min/1,73m^2)	Aufgaben/Therapie
0	Erhöhtes Risiko für Niereninsuffizienz	≥ 90	Diagnostik Prophylaxe der Niereninsuffizienz
1	Nierenschädigung bei normaler Nierenfunktion	≥ 90	Di. + Th. der Begleiterkrankungen, Progression + kardiovaskuläres Risiko vermindern
2	Nierenschädigung mit milder Niereninsuffizienz	60-89	Wie 1
3	Mittelschwere Niereninsuffizienz	30-59	Zusätzlich Di. + Th. der Komplikationen
4	Schwere Niereninsuffizienz	15-29	Vorbereitung der Nierenersatztherapie
5	Nierenversagen	< 15	Nierenersatztherapie

Di.: Anamnese + Klinik + Labor+ bildgebende Verfahren

Bei erstmaliger Registrierung eines erhöhten Serumkreatininwertes müssen alle diagnostischen und therapeutischen Bemühungen zum Ziel haben, eine reversible Ursache der Niereninsuffizienz bzw. eine behandelbare Grunderkrankung zu suchen und zu therapieren. Als erstes wird man zwischen einem akuten Nierenversagen und einer chronischen Niereninsuffizienz als Ursache der Kreatininerhöhung differenzieren.

Th.: Wird eine chronische Niereninsuffizienz mit erhöhten Kreatininwerten diagnostiziert, muss alles getan werden, um eine Progression der Niereninsuffizienz zu verzögern. Patienten frühzeitig einem Nephrologen vorstellen!

Als Progressionsfaktoren einer Niereninsuffizienz gelten:

1. Nephrologische Grunderkrankung mit progressivem Untergang von Nephronen und interstitieller Fibrose
2. Systemische Hypertonie
3. Proteinurie
4. Erhöhte Proteinzufuhr mit der Diät
5. Erniedrigter 25-Hydroxy-Vitamin D-Spiegel i.S.
6. Diabetes mellitus und Güte der BZ-Kontrolle (HbA_{1c})
7. Hyperlipidämie
8. Rauchen
9. Anämie

A) Konservative Therapie: Frühzeitig beginnen!

1. Behandlung der renalen Grunderkrankung
2. Arzneimitteltherapie bei Niereninsuffizienz:
   Vermeidung nephrotoxischer Substanzen: z.B. Aminoglykoside, Analgetika, NSAR und selektive COX-2-Inhibitoren; Vermeidung bzw. restriktive (strenge) Indikationsstellung für die Anwendung von Röntgenkontrastmitteln. Als Präventivmaßnahmen zur Abschwächung der Kontrastmitteltoxizität gelten adäquate Hydrierung der Patienten vor der Untersuchung, evtl. auch Gabe von Acetylcystein → siehe Kap. „Kontrastmittel-Nephropathie".
   - Beachtung von Kontraindikationen bei Niereninsuffizienz: z.B. Pethidin (→ Konvulsionen); Lithium (→ Nephro-, Neurotoxizität); Metformin (→ Gefahr der Laktatazidose); Sulfonylharnstoffe (→ Hypoglykämiegefahr); MTX (→ Myelotoxizität); Spironolacton und Eplerenon (→ Hyperkaliämie); Gadolinium (→ nephrogene systemische Fibrose); Enoxaparin (→ erhöhtes Blutungsrisiko); Cefepim (→ ZNS-Störungen) u.a.
   - Berücksichtigung der veränderten Pharmakokinetik für renal eliminierte Medikamente: Therapiebeginn mit normaler Startdosis/Erstdosis, jedoch Reduktion der Erhaltungsdosis entsprechend der verlängerten Halbwertzeit bei Niereninsuffizienz ($T_{1/2}$ nimmt zu mit abnehmender Kreatininclearance). Zu bevorzugen sind Medikamente, deren Dosierung trotz Niereninsuffizienz nicht verändert werden muss. Im Zweifelsfall Blutspiegelbestimmung der Pharmaka. (Herzglykoside bei Niereninsuffizienz: siehe Kapitel Herzinsuffizienz!).
     Besonders wichtig ist eine Dosisanpassung, sofern
     - die Kreatinin-Clearance < 60 ml/min und
     - der Q_0-Wert (extrarenaler Ausscheidungsbruchteil bei normaler Nierenfunktion) des Arzneimittels < 0,5 ist. (*www.dosing.de, www.uni-ulm.de/nephrologie*)
3. Arteriellen Blutdruck auf niedrig-normale Werte einstellen!
   Konsequente Behandlung einer Hypertonie, die die Nieren zusätzlich schädigt und das kardiovaskuläre Risiko erhöht.
   Die medikamentöse Kontrolle der arteriellen Hypertonie ist von entscheidender Bedeutung hinsichtlich der Progression der Niereninsuffizienz.
   Zielblutdruck bei chronischen Nierenerkrankungen ohne Dialysepflicht (KDIGO 2012):
   - Patienten ohne Albuminurie: ≤ 140/90 mmHg
   - Patienten mit Albuminurie: ≤ 130/80 mmHg

   Merke: Die Albuminurie ist der wichtigste Risikofaktor für das kardiovaskuläre Risiko und die Prognose der chronischen Nierenerkrankung.

   Meist ist eine Kombinationstherapie mit mehreren Antihypertensiva erforderlich, wobei die Therapieregime auch einen ACE-Hemmer oder Angiotensin-Rezeptorblocker (keine Kombination von beiden) enthalten sollten.
   Bei Dialysepatienten mit Hypertonie ist es wichtig auf Normovolämie zu achten (Steuerung durch reduzierte Natrium-Konzentration im Dialysat und zusätzliche Ultrafiltration).
4. Diätetische Proteinrestriktion:
   Eine eiweißarme Diät soll die Hyperfiltration der restlichen Nephrone vermindern (Hyperfiltrationstheorie) und auch eine Proteinurie reduzieren.
   Aufgrund vorliegender Studien lassen sich jedoch keine abschließenden Empfehlungen zur Proteinrestriktion bei Patienten mit Niereninsuffizienz geben. Eine Proteinrestriktion von 0,8 g pro kg Körpergewicht bei fortgeschrittener Niereninsuffizienz (Serumkreatinin > 2,5 mg/dl) erscheint unter Risiko- und Nutzenabwägung sinnvoll.
   - Die Diät muss eine ausreichende Kalorienzufuhr garantieren (> 2.000 kcal)

- Die Diät soll nicht streng kochsalzarm sein, bei Salzverlustsyndrom sind sogar Kochsalzzulagen erforderlich (siehe oben)!
- Salzarme Kost bei Hypertonie oder Ödemen infolge Natriumretention.

5. Erhöhung der Flüssigkeitszufuhr auf 2,0 - 2,5 l/d - bei ausgeglichenem Wasserhaushalt mit Steigerung der Diurese auf 2,5 l/d! Hierdurch lässt sich der Serumharnstoffspiegel senken, nicht aber das Serumkreatinin. Dabei ist mit zunehmender Niereninsuffizienz i.d.R. der Einsatz von Schleifendiuretika erforderlich (z.B. Furosemid).
   Im Verlauf einer Behandlung mit Schleifendiuretika kann sich durch kompensatorische Resorptionssteigerung im distalen Tubulus ihre Wirkung abschwächen. Man spricht dann von Diuretikaresistenz. Auch Hyponatriämie und Therapie mit NSAR führen zu Diuretikaresistenz. Statt einer hoch dosierten Monotherapie mit einem Schleifendiuretikum kann man auch das Schleifendiuretikum mit einem Thiazid kombinieren. Durch diese sequenzielle Nephronblockade wird die Diuretikaresistenz überwunden. Dabei kann es zu einem stärkeren Verlust von Kalium + Magnesium kommen → Kontrolle der Elektrolyte!
6. Kontrolle von Wasser-, Elektrolyt- und Säuren-Basen-Haushalt und Korrektur von Störungen: Regelmäßige Kontrolle von Elektrolyten (im Serum und im Urin, Bilanzierung), Urinvolumen und Gewicht. Kochsalzmangel ist die häufigste Ursache eines Diureserückganges! Die tägliche NaCl-Zufuhr richtet sich nach dem Verlust im Urin.
   - Prophylaxe und Behandlung einer Hyperkaliämie:
     Ursachen beseitigen (z.B. kaliumreiche Kost? Katabolismus?), Azidose behandeln, Gabe von Ionenaustauscherharzen (je nach Situation auf Na^{+}- oder Ca^{++}-Basis): Kaliumsparende Diuretika sind kontraindiziert! Auch ACE-Hemmer und Cotrimoxazol können zu Hyperkaliämie beitragen.
   - Gabe von Bikarbonat zum Azidoseausgleich:
     Eine medikamentöse Korrektur der renalen Azidose sollte vorgenommen werden, wenn das Serumbikarbonat < 22 mmol/l abfällt. Diese Empfehlungen basieren auf der Tatsache, dass eine chronische metabolische Azidose die Knochenresorption steigert. Eine optimale Korrektur der Azidose verzögert die Progression des sekundären Hyperparathyreoidismus bei Patienten mit High-turnover-Osteopathie, stimuliert den Knochen-Turnover bei Patienten mit Low-turnover-Osteopathie und verzögert eine Progredienz der Niereninsuffizienz.
7. Prophylaxe und Behandlung einer renalen Osteopathie: Siehe Kapitel im Anhang
8. Therapie der renalen Anämie: Gabe von Erythropoetin. Hb-Zielwert: 11 - 12 g/dl (s. Kap. Renale Anämie)
9. Behandlung kardiovaskulärer Risikofaktoren! (Kardiovaskuläre Komplikationen sind die häufigste Todesursache nach Nierentransplantation.)
10. Evtl. Therapie eines urämischen Pruritus mit selektiver UV-Phototherapie (SUP): Verwendung von UV-Strahlen im Grenzbereich zwischen UVA und UVB.

B) Nierenersatzbehandlung:

Ziele: Elimination von Wasser + harnpflichtigen Substanzen (Kreatinin, Harnstoff, Urämietoxine), Korrektur von Störungen im Elektrolyt- und Säure-Basen-Haushalt; Vermeidung von Komplikationen der chronischen Niereninsuffizienz

Verfahren:

B1: **Hämodialyse (HD)** ist das am häufigsten (65 % in Deutschland) angewandte Dialyseverfahren. Ziel ist die Wiederherstellung des intra- und extrazellulären Flüssigkeitshaushaltes wie bei normaler Nierenfunktion. Über eine semipermeable Membran, die für Substanzen bis zu einem MG von ca. 25.000 Dalton durchlässig ist, diffundieren die harnpflichtigen Stoffe entlang einem Konzentrationsgefälle aus dem Blut in die isotonische/isoionische Dialysatflüssigkeit. Der Konzentrationsunterschied zwischen Blut und Dialysat wird maschinell aufrechterhalten. Besteht außerdem ein osmotisches oder physikalisches Druckgefälle vom Blut zum Dialysat, kann dem Blut (und dem Körper) Wasser entzogen werden (= Ultrafiltration).

Um einen leicht und wiederholbar zu punktierenden Gefäßzugang zu haben, wird bei Patienten, die ins chronisch-intermittierenden Dialyseprogramm gehen, eine arteriovenöse Fistel angelegt (z.B. Cimino-Brescia-Shunt zwischen A. radialis und einer Unterarmvene). Vor Shuntanlage dürfen keine Blutabnahmen an dem entsprechenden Unterarm vorgenommen werden.

Die chronisch-intermittierende Hämodialyse (HD) erfolgt 3 x wöchentlich in Dialysezentren oder seltener zu Hause (Heimdialyse) für jeweils 4 - 8 h (abhängig von restlicher Nierenfunktion und Körpergröße).

Anm.: Eine höhere Dialysefrequenz (5 - 6 x/Woche) führt zu besseren Ergebnissen einschl. der Überlebenszeit.

Beurteilung der effizienten Hämodialysebehandlung:

1. Klinische Daten: Allgemeines Wohlbefinden, Gewichtsverlauf, Ernährungszustand, Blutdruck, Anämiegrad, Calcium-Phosphatprodukt, Parathormon, Zustand des Gefäßzuganges (Dialyseshunt)
2. Bestimmung Kt/V: Die Harnstoffclearance (K) des Dialysators wird mit der Dialysedauer (t) multipliziert und durch das Harnstoffverteilungsvolumen (V) des Patienten dividiert. Dabei sollten die Werte für Kt/V über 1,2 liegen. Dieser Parameter ist bedeutsam für die Festlegung der Dialysedosis.
3. Bestimmung des Ausmaßes des Proteinumsatzes (PCR = protein catabolic rate) oder der mittleren wöchentlichen Harnstoffkonzentration (TAC = time average concentration)

Kt/V und PCR sollten regelmäßig in Abständen von 3 Monaten oder bei Therapieänderung ermittelt werden.

B2: **Peritonealdialyse (PD)** ist neben der Hämodialyse ein adäquates Nierenersatzverfahren, welches eine vergleichbare, in den ersten 2 - 3 Behandlungsjahren sogar eine geringere Mortalität aufweist. Bei Langzeit-PD-Patienten steigt jedoch die Mortalität im Vergleich zu HD-Patienten an. Das in den letzten Jahren entwickelte Konzept der „integrated care" (primärer PD-Beginn, später Wechsel an die HD) wird in vielen Studien unterstützt. Der bessere Erhalt der Nierenrestfunktion, die Schonung der Armgefäße für eine spätere Shuntanlage und die fehlende kardiale Belastung durch einen Shunt sprechen für eine Bevorzugung der PD als initiales Dialyseverfahren. In Deutschland liegt der Anteil der Patienten, die mit Peritonealdialyse behandelt werden, bei weniger als 5 %.

Bei der Peritonealdialyse dient das Peritoneum als semipermeable Membran (mit einer Austauschfläche von ca. 1 m^2), die Bauchhöhle als Behälter für das Dialysat, welches über einen Tenckhoff-Katheter instilliert wird. Als Spüllösung dient eine dem Elektrolytgehalt des Serums angepasste kaliumfreie Glukoselösung (die allerdings nach einigen Jahren das Peritoneum in seiner Ultrafiltrationseigenschaft schädigt). Alternativ können auch Spüllösungen ohne Glukose eingesetzt werden.

Formen der Peritonealdialyse (PD)

1. Nicht maschinell unterstützte PD: CAPD (kontinuierliche ambulante PD)
2. Maschinell unterstützte PD → Varianten:
   - APD (automatisierte PD)
   - CCPD (kontinuierliche zyklische PD)
   - NIPD (nächtliche intermittierende PD)

   Bei der NIPD sind die Patienten am Tag mobiler und kosmetisch weniger beeinträchtigt. Die Peritonealdialyse ist für Kinder, für berufstätige und auch für ältere Patienten mit Familienanschluss zu bevorzugen. Häufige Reisetätigkeit lässt sich mit der PD einfacher verwirklichen. Es besteht auch die Möglichkeit, die PD mit einem Pflegedienst oder in Heimen durchzuführen. Außerdem wird sie bei Patienten mit Problemen bei der Hämodialyse gewählt. Sie ist kontraindiziert bei aktiver oder intermittierender Divertikulitis. Erschwerte Bedingungen für die Peritonealdialyse sind Erkrankungen mit erhöhtem Peritonitisrisiko, Hernien (operative Sanierung im Rahmen der Katheterimplantation), schwere obstruktive Lungenerkrankung, ausgeprägter Eiweißmangel und schwere Psychose.

Beurteilung der effizienten PD-Behandlung:

Kriterien wie bei Hämodialyse, zusätzlich peritonealer Äquilibrationstest (PET): Zur Beurteilung der individuellen Membraneigenschaft Messung des Konzentrationsausgleichs von kleinmolekularen Substanzen wie Harnstoff und Kreatinin zwischen Plasma und Dialysat sowie Bestimmung der Absorption der osmotisch wirksamen Substanz Glukose aus dem Dialysat. Vier Wochen nach PD-Beginn und routinemäßig alle 12 Monate bzw. bei klinischen Problemen.

B3: **Hämofiltration:**

Hierbei werden die Filtrationsvorgänge im Glomerulum nachgeahmt: Aus einer Vene herausgeleitetes Blut fließt über eine Membran, welche Moleküle bis zu einem Molekulargewicht von 35.000 Dalton durchlässt. Unter Ausnutzung eines Druckgradienten wird dem Blut eine dem Primärharn ähnliche Flüssigkeit abgepresst, die z.Zt. noch nicht weiter aufbereitet werden kann (entsprechend der Tubulusfunktion). Das Hämofiltrat, das die harnpflichtigen Substanzen enthält, wird z.Zt. noch verworfen und gegen eine gleich große Menge einer isotonischen/isoionischen Flüssigkeit ersetzt. Das so gereinigte Blut wird dem Patienten wieder zugeleitet. Die Hämofiltration ist dem Dialyseverfahren gleichwertig und bietet den Vorteil der geringeren Kreislaufbelastung. Üblicherweise werden 3 x/Wo. 14 - 18 l ausgetauscht.

2 Varianten:
- Kontinuierliche arteriovenöse Hämofiltration (CAVH):
  Erfolgt unter Ausnutzung des physiologischen Druckgefälles zwischen Arterien und Venen.
- Kontinuierliche venovenöse Hämofiltration (CVVH):
  Erfolgt unter Einschaltung einer Pumpe

B4: **Hämodiafiltration:**
Dieses Verfahren kombiniert die Vorteile der Hämodialyse (gute Elimination niedermolekularer Stoffe) mit denen der Hämofiltration (gute Elimination mittelmolekularer Stoffe). Bei chronischer Niereninsuffizienz werden 3 Behandlungen/Woche von 3,5 - 5 h Dauer durchgeführt. Die Langzeitergebnisse (Mortalität) sind besser als bei Hämodialyse.

Ind: 1. Dauerdialysetherapie bei chronischer Niereninsuffizienz:
Indikationen zum Dialysebeginn
- Urämische Symptome (Übelkeit, Erbrechen, Abnahme der Leistungsfähigkeit, gestörter Schlaf-Wach-Rhythmus, Pruritus, urämische Perikarditis, urämische Enzephalopathie)
- Therapierefraktäre Hypertonie
- Hyperhydratation mit Fluid lung/Ödemen
- Hyperkaliämie (Serumkalium > 6,5 mmol/l: Notfallindikation)
- Renale Azidose, pH < 7,2; Base excess > -10 mmol/l
- Renale Anämie, Hb < 8,5 g/ dl trotz adäquater Substitution mit Eisen/Erythropoetin
- Verminderung der glomerulären Filtrationsrate (GFR): Die GFR wird absolut (ml/Min.) oder relativ zur Körperoberfläche gemessen (ml/Min/1,73 m^2) → Dialyseindikation: GFR < 7 ml/min bei Fehlen von Urämiesymptomen und sorgfältiger nephrologischer Betreuung (Ideal-Studie). Früherer Beginn der Dialyse bei zusätzlichem Diabetes mellitus oder bei Malnutrition.

2. Akutes Nierenversagen
- Anurie > 12 h nach konservativer Therapie
- Serumkreatininanstieg > 1,0 mg/dl in 24 h
- Hyperkaliämie, Azotämie, Azidose, Hyperhydratation, Urämiesymptome (s.o.)
- Hyperurikämie > 12 mg/dl (z.B. Tumor-Lyse-Syndrom)

3. Intoxikationen mit dialysablen bzw. ultrafiltrierbaren Giften

4. Kardial bedingte Überwässerungszustände

Ko.: ▶ **Komplikationen der PD:**
- Exit-site-Infektion und Tunnelinfektionen:
  Häufigkeitsangaben liegen zwischen 0,1 - 1,0 Episode/Jahr. Eine Exit-site-Infektion liegt vor bei eitriger Sekretion mit oder ohne Rötung. Eine Tunnelinfektion liegt vor bei Infektionen des den Katheter umgebenden Gewebes in der Bauchwand.
  Frühdiagnose: Sonografie: echoarme Areal um Katheter und/oder Muffe. Keimabstrich für bakterielle Kultur + Antibiogramm
  Th.: Antibiotische Therapie. Zur Verlaufskontrolle eignet sich die Sonografie.
- PD-assoziierte Peritonitis:
  Pg.: Im Gegensatz zur chirurgischen oder spontanen bakteriellen Peritonitis überwiegt die Anzahl grampositiver Erreger (häufigster Keim: Staphylokokken).
  Infektionswege können sein: Kontamination (intraluminal), Katheter-assoziiert (periluminal), gastrointestinal.
  Di.: Kriterien für das Vorliegen eine PD-Peritonitis sind: Abdominalschmerz, trübes Dialysat, mehr als 100 Leukozyten/µl Dialysat (> 50 % Granulozyten), positive Dialysatkulturen.
  Th.: Breitbandantibiotika möglichst nach Antibiogramm (Abdeckung von grampositiven und -negativen Keimen) Die Antibiotika sollten bevorzugt intraperitoneal, sonst intravenös verabreicht werden. Bei der Dosierung der Antibiotika muss die renale Restfunktion berücksichtigt werden. Die Therapiedauer beträgt bei grampositiven (außer S. aureus) und kulturnegativen Peritonitiden mindestens 14 Tage; bei Peritonitiden durch S. aureus, Enterokokken oder gramnegative Erreger mindestens 3 Wochen.
  Durch intraperitoneale Gabe von Heparin wird die Gefahr der Katheterobstruktion sowie die Ausbildung von Adhäsionen vermindert.

▶ **Komplikationen der HD:**
- Am Shunt: Stenosen, Thrombosen, Blutungen, Infektionen, Sepsis, Steal-Syndrom (mit Schmerzen in den Fingern), Aneurysmen, Herzinsuffizienz
- Hypotonie durch zu hohe Ultrafiltrationsraten (bei intermittierender Hämodialyse)
- Muskelkrämpfe
- Dysequilibrium-Syndrom durch zu schnelle Entfernung von Harnstoff → evtl. Hirnödem: Kopfschmerzen, Übelkeit, Erbrechen, Sehstörungen; in schweren Fällen Desorientiertheit bis Koma, Krampfanfälle. Prophylaxe: Schonende Dialyse, insbes. initial bei akutem Nierenversagen.
- Selten Überempfindlichkeitsreaktionen, z.B. gegen Membranmaterial

- Überwässerung und Hypertonie bei unkontrollierter Flüssigkeitsaufnahme (täglich wiegen!)
- Lebensbedrohliche Hyperkaliämie bei unkontrollierter Kaliumaufnahme
- Hepatitis B (aktive Schutzimpfung!) und Hepatitis C
- HIT II durch Antikoagulation mit Heparin (→ Thrombozytenkontrollen)
- Aluminiumablagerungen im Gehirn (Dialysedemenz) und Knochen (***Cave*** aluminiumhaltige Phosphatbinder)
- Kachexie infolge Katabolismus
- Polyneuropathie
- Selten β2-Mikroglobulin-assoziierte Amyloidose mit Karpaltunnelsyndrom und Amyloid-arthropathie
- Psychische Probleme

Prognose unter Dialyse: 10-Jahresüberlebensrate bei Heimdialyse ca. 55 %, wobei die Prognose mit steigendem Lebensalter abnimmt.

C) Nierentransplantation (NTX):

Internetinfos: *www.kdigo.org*

Ep.: Deutschland: ca. 3.000 NTX/a (davon ca. 20 % Lebendspenden)

Ind: NTX ist die Behandlungsmethode der Wahl bei Patienten mit terminaler Niereninsuffizienz. Auch eine optimale Dialyse ist nicht so gut wie die Funktion einer transplantierten Niere. NTX ist quoad vitam besser als Dialyse!
Grundlage für Richtlinien sind die Transplantationsgesetze der einzelnen Länder der EU.

KI: Absolut: Metastasierendes Malignom, aktive systemische Infektion, Lebenserwartung < 2 J.; relativ: Fortgeschrittene Arteriosklerose, fehlende Compliance u. a.

Für hochimmunisierte Patienten mit HLA-Ak, die in das „Acceptable Mismatch"-Programm aufgenommen wurden, gelten folgende Blutgruppenregeln:

Spender Blutgruppe	Empfänger Blutgruppe
0	→ 0, A, B, AB
A	→ A, AB
B	→ B, AB
AB	→ AB

Bei der Nierenlebendspende besteht auch die Möglichkeit zur AB0-inkompatiblen Transplantation: Mittels Gabe von Rituximab und Immunglobulinen sowie Durchführung von Immunadsorptionen vor der Transplantation wird eine Immuntoleranz des Empfängers herbeigeführt.

Bei Patienten mit präformierten Antikörpern gegen Spender HLA-Antigene (immunisiert z.B. durch vorangegangene Transplantationen, Blutprodukte oder Schwangerschaften) besteht eine höhere Gefahr der Abstoßung. Das Vorliegen präformierter Antikörper wird während der Wartezeit vierteljährlich untersucht (Panel-Reaktivität-Bestimmung). Bei Patienten mit HLA-Ak, bei denen sich ein passender Spender findet, kann die immunologische Barriere überwunden werden durch Desensibilisierungsmaßnahmen (Plasmapherese, Immunadsorption, Gabe von hochdosierten Immunglobulinen sowie Rituximab u.a.).
Unmittelbar vor der Transplantation werden bisher nicht bekannte Antikörper durch einen Lymphozyten-Cross-match-Test ausgeschlossen. Positiver Cross-match-Test bedeutet KI für die vorgesehene Transplantation.

Leichenspende: Wartezeit: ca. 5 - 6 Jahre
Alle Patienten werden über das betreuende Transplantationszentrum bei Eurotransplant Leiden angemeldet. Eurotransplant führt die Wartelisten der beteiligten Länder (BeNeLux, Österreich, Slowenien, Kroatien, Deutschland) zusammen und vermittelt die gespendeten Organe. Für Regionen außerhalb Eurotransplant gibt es noch Balttransplant, Scandiatransplant und UK-Transplant. Die Zuteilung erfolgt nach einem Punktesystem (ETKAS), das Dringlichkeit, HLA-Kompatibilität (Gewebeübereinstimmung), Wartezeit, Entfernung zum Explantationsort u. a. beinhaltet.
Als erste warme Ischämiezeit bezeichnet man die Zeit vom Sistieren der Durchblutung bis zur Herabkühlung des Organs auf 4 Grad Celsius (wenige Minuten). Die kalte Ischämiezeit bezeichnet die Zeitspanne zwischen Kühlung und Beginn der Anastomosierung (bis 36 h). Die zweite warme Ischämiezeit ist die Zeit zwischen Anastomisierungsbeginn und Freigabe der Durchblutung.

Op.: Die Niere wird i.d.R. extraperitoneal in die Fossa iliaca transplantiert.

Lebendspende: Ca. 20 % aller Nierentransplantationen in Deutschland. Spenden können nahe Verwandte oder Personen mit einem engen persönlichen Verhältnis.
Die Prognose hinsichtlich der Nierenfunktion ist auch bei fehlender HLA-Kompatibilität besser als bei der Leichenspende (kurze Ischämiezeit, evtl. bessere post-operative Compliance).

Nierenspende führt in den meisten Fällen nicht zu verminderter Lebenserwartung. Das Risiko für eine terminale Niereninsuffizienz wird nach Studien durch die Nierenspende nicht erhöht, in einer Studie traten jedoch bei 1 % der Spender eine Niereninsuffizienz auf (bes. bei farbigen Spendern).

Impfschutz vor der Transplantation:
Regelimpfungen (Polio, Diphtherie, Tetanus), Hepatitis B, Pneumokokken, Influenza

Postoperative Infektionsprophylaxe:
Gegen Pneumocystis jiroveci: Cotrimoxazol, 480 mg täglich oder 960 mg jeden 2. - 3. Tag für mindestens 4 Monate. Bei Cotrimoxazol-Unverträglichkeit: Pentamidin-Inhalation 300 mg 1 - 2 x monatlich
Gegen CMV (bei positivem Spender und negativen Empfänger): z.B. Valganciclovir, 3 - 4 Mo. (Dosisanpassung nach Nierenfunktion)

Lebenslange Immunsuppression nach Transplantation:
Anfangs 3er-Kombination: z.B. Calcineurin-Inhibitor (Tacrolimus oder Ciclosporin A) + Interleukin 2 (IL-2)-Rezeptorantagonist (Basiliximab) + Mycofenolat ± Kortikosteroid (verschiedene Protokolle der Transplantationszentren), im Verlauf ggf. Reduktion auf Zweierkombination nach ausschleichender Steroiddosierung.

Impfungen nach der Transplantation: In den ersten 6 Monaten nach Transplantation sollten Impfungen vermieden werden (Ausnahme: Influenza-Impfung). Danach kann mit inaktivierten Totimpfstoffen geimpft werden (keine Lebendimpfstoffe).

Komplikationen nach Transplantation:
1. Postoperative Komplikationen:
   Blutungen oder Thrombosen der Nierengefäße, Lymphocelen, Ureterleckagen, akutes Nierenversagen der transplantierten Niere u. a.
2. Abstoßungsreaktion (Banff-Klassifikation):
   - Normal
   - Antikörper-vermittelte Rejektion
   - Borderline-Veränderungen
   - Akute/aktive zelluläre Rejektion
   - Chronische/sklerosierende Allograft-Nephropathie
   - Andere Veränderungen

   Vor Therapie sollte eine Transplantationsbiopsie erfolgen. Akute Abstoßungen können in der Regel durch Kortikoidpulstherapie bzw. Intensivierung der Immunsuppression (Gabe von Tacrolimus statt CyA) erfolgreich behandelt werden. Steroidresistente Abstoßungen werden mit ATG (Antithymozytenglobulin) oder dem monoklonalen Ak OKT3 behandelt.
   IL-2-Rezeptor-Antikörper (Basiliximab, Daclizumab) werden perioperativ zur Prophylaxe akuter Abstoßungen eingesetzt.
3. Folgen der immunsuppressiven Therapie:
   - Infektionsschwerpunkte nach dem zeitlichen Verlauf nach Transplantation:
     - < 1 Monat nach Transplantation: Katheter-/Wundinfektionen (auch mit MRSA, Pilzen), Sepsis
     - 1 - 6 Monate nach Transplantation: Pneumocystis jiroveci (→ 6 Monate lang nach Transplantation Gabe von Cotrimoxazol, dadurch auch Prophylaxe von Harnwegsinfektionen) und CMV (→ Prophylaxe und Therapie mit Ganciclovir oder Valganciclovir)
       HSV- und VZV-Infektion: Therapie mit Aciclovir u.a. antiviralen Mitteln (siehe dort). VZV-negative Patienten nach Exposition mit i.v.-Immunglobulinen schützen.
       EBV-Erkrankung und PTLD (post-transplant lymphoproliferative disorder): Immunsuppressive Medikation reduzieren, notfalls absetzen.
       Polyoma-BK-Virus: Bis zu 80 % der Patienten mit Polyoma-BK-Virus-Nephropathie verlieren ihr Transplantat. Di.: Decoy-Zellen im Urinsediment (= Epithelzellen mit vergrößerten Kernen und intranukleären Viruseinschlüssen), PCR (Virus-DNA), evtl. Nierenbiopsie. Th.: Reduktion der Immunsuppression, antivirale Therapie (Cidofovir u.a.), i.v.-Immunglobuline u.a.
     - > 6 Monate nach Transplantation: Harnwegsinfektionen, häuslich erworbene Pneumonie (CAP), Infektionen mit Herpesviren, Pilze u.a.
   - Malignomentwicklung: Hauttumoren, bes. Plattenepithelkarzinome (→ Sonnenexposition meiden, Lichtschutzmittel, jährliche Vorsorgeuntersuchung beim Hautarzt; Calcineurin-Inhibitoren ersetzen durch Sirolimus); posttransplantationslymphoproliferative Erkrankungen (PTLD) = EBV-assoziierte B-Zell-Lymphome (Prophylaxe durch EBV-Ak-Präparate?)
   - Toxizität/NW der Medikamente: Gingivahyperplasie (CyA), Leukopenie, Thrombozytopenie, Nephrotoxizität (CyA), Wundheilungsstörungen (Sirolimus), Pneumonitis (Sirolimus), arterielle Hypertonie (Kortikosteroide, Calcineurininhibitior), steroidinduzierte Osteoporose (siehe dort), Hypercholesterinämie, diabetogene NW der Kortikosteroide und Calci-

neurininhibitoren → regelmäßige Screeningteste auf Diabetes mellitus („New Onset Diabetes After Transplantation" = NODAT)
Um das NW-Potential der Calcineurin-Inhibitoren zu vermeiden, werden Calcineurin-Inhibitor-freie Therapieprotokolle erprobt (z.B. mit Belatacept).

4. Rekurrenz der Grundkrankheit im Transplantat (z.B. Glomerulonephritis)
Falls eine Transplantat-Nierenbiopsie eine Minimal-change-Nephropathie oder ein erneutes Auftreten einer fokal segmentalen Glomerulosklerose ergibt, sollte eine Plasmaseparation durchgeführt werden.
Bei Rekurrenz einer ANCA-assoziierten Vaskulitis oder einer Anti-GBM-Erkrankung im Transplantat empfiehlt sich eine hochdosierte Kortikosteroidtherapie + Cyclophosphamid.
Bei rekurrenter Glomerulonephritis und Proteinurie sollten außerdem ACE-Hemmer oder Angiotensin-II-Blocker verabreicht werden.

Prg: Mittlere Transplantatüberlebenszeit ca. 14 J. (bei Lebendspende mehr)
Die 3 häufigsten Todesursachen nach Nierentransplantation sind:
- Kardiovaskuläre Komplikationen (ca. 50%)!
- Infektionen (ca. 20%)
- Malignome (ca. 6 %): Hauttumore (Plattenepithelkarzinome, Basaliome), Karzinome der Cervix uteri; B-Zell-Lymphome u.a.

Wichtig für die Prognose der Nierenfunktion nach Transplantation: optimale RR-Einstellung (< 135/85 mmHg, bei Proteinurie < 125/75 mmHg) sowie Behandlung einer Hyperlipidämie und Proteinurie; Gewichtsnormalisierung und Nikotinverzicht.
Weitere Einzelheiten bezüglich Betreuung von Nierentransplantat-Empfängern: Siehe KDIGO-Leitlinie (siehe *Internet*).

ANHANG: Organspende

Das deutsche Transplantationsgesetz von 1997 legt die Organspende als Gemeinschaftsaufgabe der Transplantationszentren und der regionalen Krankenhäuser fest. Alle Krankenhäuser in Deutschland sind verpflichtet, mögliche Organspender einer bundesweit zuständigen Koordinierungsstelle mitzuteilen.

Voraussetzungen für eine Organspende sind:

1. Nachweis des Hirntodes
Der diagnostizierte, vollständige und endgültige Ausfall aller Hirnfunktionen mit zerebralem Zirkulationsstillstand (CT-Angiografie) beschreibt ein sicheres inneres Todeszeichen des Menschen. Der Nachweis erfolgt durch zwei Ärzte mit mehrjähriger Erfahrung in der Intensivbehandlung von Patienten mit schweren Hirnschädigungen.
Die Untersucher müssen unabhängig voneinander sein und dürfen nicht an der Organentnahme oder -übertragung beteiligt sein.
Die Hirntodfeststellung erfolgt nach den „Richtlinien zur Feststellung des Hirntodes" der Bundesärztekammer.
2. Vorliegen einer Zustimmung
Wenn der Verstorbene im Vorfeld weder schriftlich durch einen Organspendeausweis noch mündlich seine Entscheidung geäußert hat, werden die Angehörigen gebeten, eine Entscheidung zur Organspende zu treffen. Sie sollen dabei den mutmaßlichen Willen des Verstorbenen berücksichtigen.
3. Keine medizinischen Kontraindikationen
Kontraindikationen zur Organspende sind derzeit: HIV-Infektion, aktuelle i.v.-Drogensucht, floride Tuberkulose, Sepsis mit nachgewiesenen multiresistenten Keimen und nicht kurativ behandelte Malignome (mit Ausnahme einiger Hirntumoren).
Eine Altersbegrenzung zur Organspende existiert nicht. Entscheidend sind die aktuellen Organfunktionen.

Die Deutsche Stiftung Organtransplantation (DSO) ist die bundesweit zuständige Koordinierungsstelle für Organspenden. Sie ist über ihre Organisationszentralen ständig erreichbar und entsendet Mitarbeiter (Koordinatoren) in die Krankenhäuser, die das Krankenhauspersonal vor Ort unterstützen und die Voraussetzungen und Abläufe der Organspende klären. Die Spenderdaten werden anonymisiert an die internationale Vermittlungsstelle Eurotransplant in Leiden, Niederlande, gemeldet.
Die Koordinatoren beraten das Krankenhauspersonal auch während des gesamten Organspendeprozesses bei allen medizinischen und logistischen Fragestellungen.
Nachdem durch Eurotransplant die Empfänger für die gespendeten Organe bestimmt worden sind, organisiert die DSO die Organentnahme durch spezialisierte Chirurgenteams und den Organtransport zu den jeweiligen Transplantationszentren, in denen die Transplantationen durchgeführt werden.

24-h-Servicenummern der DSO

Region Nord: Bremen, Hamburg, Niedersachsen, Schleswig-Holstein	0800 / 77 88 0 99
Region Nord-Ost: Berlin, Brandenburg	030 / 67 73 28 20 01
Region Nord-Ost: Mecklenburg-Vorpommern	0381 / 20 23 30 0
Region Nordrhein-Westfalen:	0800 / 33 11 0 33 0
Region Ost: Sachsen, Sachsen-Anhalt, Thüringen	0800 / 44 33 0 33
Region Mitte: Hessen, Rheinland-Pfalz, Saarland	0800 / 66 55 45 6
Region Baden-Württemberg:	0800 / 80 50 88 8
Region Bayern:	0800 / 37 63 66 67

Internet-Infos: *www.dso.de; www.eurotransplant.nl*

Renale Osteopathie [N25.0]

Syn: Chronic kidney disease-mineral and bone disorder (CKD-MBD)

Def: Verschiedene im Rahmen einer chronischen Niereninsuffizienz auftretende ossäre Veränderungen:

1. Hyperparathyreote Osteopathie („high-turnover“ Osteopathie)
   Bereits bei einem Anstieg des Serumkreatinins auf 2 mg/dl entwickeln 30 % der Patienten Zeichen eines sekundären Hyperparathyreoidismus. Bei Kreatininanstieg auf etwa 5 mg/dl zeigen 80 % der Patienten Zeichen eines sekundären Hyperparathyreoidismus.
2. Gemischte Knochenläsion („high-turnover“ mit Mineralisationsdefekt)
3. Osteomalazie
4. Adyname Knochenerkrankung („low-turnover“-Osteopathie)

2 Sonderformen:
- Amyloidablagerungen im Knochen
- Aluminiuminduzierte Knochenerkrankung

Zu 1. Hyperparathyreote Osteopathie (High turnover-Osteopathie):
Folgende Faktoren sind für die Entwicklung des sekundären Hyperparathyreoidismus wichtig:
a) Hypokalzämie/Verminderung des ionisierten Kalziums
b) Erniedrigter Spiegel von 25-Hydroxy-Vitamin D und 1,25$(OH)_2$-Vitamin D
c) Skelettresistenz im Hinblick auf die kalzämische Wirkung von Parathormon
d) Phosphatretention: Im fortgeschrittenen Stadium der Niereninsuffizienz, ab einer Kreatinin-Clearance von 30 ml/Min, tritt eine Hyperphosphatämie auf. Die Gefahr der Phosphatretention besteht darin, dass durch Steigerung des Calcium-Phosphatproduktes (Ca x P > 5,7 $mmol^2/l^2$) extraossäre Verkalkungen begünstigt werden und die Hyperphosphatämie über eine Senkung des ionisierten Serumcalciums zur zusätzlichen Stimulierung der PTH-Sekretion führt. Außerdem inhibiert die Hyperphosphatämie in der Niere die Umwandlung des 25-OH-Vitamin D_3 in das aktive 1,25-$(OH)_2$-Vitamin D_3.

Die Stimulation der PTH-Sekretion hat 3 Ursachen:
- Störung der gastrointestinalen Calciumabsorption mit Senkung des ionisierten Calciums
- Abnahme des supprimierenden Effektes von 1,25-$(OH)_2$-Vitamin D_3 auf die Biosynthese und Sekretion von PTH in den Nebenschilddrüsen
- Direkte Stimulation der Parathormonsekretion durch die Hyperphosphatämie

Zu 4.: Adyname Knochenerkrankung:
50 % der Dialysepatienten weisen diesen Osteopathietyp auf. Man findet eine deutlich reduzierte zelluläre Aktivität des Knochens, verbunden mit einem verminderten Remodeling und einer gestörten Mineralpufferkapazität. Letztere ist mit dem Risiko von Hyperkalzämien bei exogener Kalziumbeladung sowie Weichteil- und Gefäßkalzifikationen verbunden. Folgende klinische Faktoren sind mit dem Auftreten einer adynamen Knochenerkrankung assoziiert: Hohe Kalziumbeladung (Dialysat, orale Phosphatbinder, diätetisch), relativer Hypoparathyreoidismus, Übertherapie mit aktivem Vitamin D, hohes Alter, Peritonealdialyse u.a.).

KL.: Obwohl radiologische Veränderungen bei etwa 30 - 40 % der Patienten und histologische Zeichen der renalen Osteopathie nahezu bei allen Patienten mit chronischer Niereninsuffizienz nachgewiesen werden können, treten Beschwerden vonseiten des Skeletts nur bei 5 - 10 % aller Patienten auf.
Folgende 3 Leitsymptome deuten auf das Vorliegen einer renalen Osteopathie hin:
- Oft schlecht lokalisierbare Knochenschmerzen im Bereich des Achsenskeletts, der Rippen und der Hüft-, Knie- und Sprunggelenke.

- Auftreten von Spontanfrakturen an Rippen, Wirbelkörper und im Bereich der Hüftgelenke.
- Muskelschwäche, vor allem der proximalen Beinmuskulatur (evtl. Watschelgang).

Di.: der renalen Osteopathie:
- Labor:
  Intaktes Parathormon ↑ (> 45 pmol/l bzw. 450 pg/ml), erhöhte alkalische Phosphatase, erhöhtes Serumphosphat sind typisch für einen sekundären Hyperparathyreoidismus. Ein intaktes Parathormon von < 10 pmol/l (100 pg/ml) tritt häufig bei einer aplastischen Knochenerkrankung auf. Ein intaktes Parathormon von 10 - 45 pmol/l (100 - 450 pg/ml) plus ein erhöhter Aluminiumspiegel bzw. ein pathologischer Desferal-Test sprechen für das Vorliegen einer aluminiuminduzierten Osteopathie.
- Knochenbiopsie mit Histologie
- Röntgenzeichen der renalen Osteopathie sind Spätzeichen:
  Bes. an Händen, Wirbelsäule: Subperiostale Resorption, Auflockerung der Kortikalis, Querstreifung der Wirbel u.a.

Th.:
Pro:
- Therapie der Hyperphosphatämie und Kontrolle des Serumkalziums:
  - Diätetische Phosphatrestriktion auf 0,8 - 1,0 g/d (Reduktion von Milchprodukten, Brühwurst, Innereien, Eigelb, Hülsenfrüchte etc.).
  - Calcium-Zufuhr maximal 2 g/d
  - Orale Therapie mit Phosphatbindern (Kalziumacetat, Kalziumkarbonat) führt zu einer Abnahme der Mortalität bei Dialysepatienten.
    NW: Hyperkalzämiegefahr, speziell bei gleichzeitiger Behandlung mit Vitamin D-Präparaten und bei Vorliegen einer Low-turnover-Osteopathie. Ein erhöhtes Kalzium-Phosphat-Produkt sowie eine positive Kalziumbilanz führen zu metastatischen Kalzifikationen, insbesondere kardiale Kalzifikationen mit Klappenverkalkungen und zu deutlichen Kalzifizierungen der Koronargefäße, die das kardiovaskuläre Risiko von terminal niereninsuffizienten Patienten erheblich steigern.
    Zusätzliche NW bei Kalziumkarbonat: Aufstoßen, Obstipation oder Diarrhö.
    Keine aluminiumhaltigen Phosphatbinder, da sie zu Aluminiumintoxikation führen können mit Enzephalopathie, Anämien und Osteopathie!
    Dos: z.B. Kalziumkarbonat 2 - 3 g/d zu den Mahlzeiten
    Kalziumkarbonat wirkt auch der Azidose entgegen.
    Kontrolle von Kalzium und Phosphat i.S.: Das Kalzium x Phosphat-Produkt darf 5,3 $mmol^2/l^2$ nicht überschreiten.
    Bei ca. 15 % der Patienten zwingt die Hyperkalzämie zur Dosisreduktion.
  - Kalzium- und aluminiumfreie Phosphatbinder:
    · Sevelamer (Renagel®)
    · Colestilan (BindRen®)
    · Lanthancarbonat (Fosrenol®)
- Therapie mit Vitamin D und Vitamin D-Derivaten bei Patienten mit chronischer Niereninsuffizienz
  In den Stadien 3 - 5 der chronischen Niereninsuffizienz sind sowohl die Spiegel der Speicherform 25-Hydroxy-Vitamin D als auch die der aktiven Form des Vitamin D erniedrigt (1,25-$(OH)_2$ Vitamin D = Calcitriol). Der 25-Hydroxy-Vitamin-D-Spiegel i.S. korreliert invers mit dem Progressionsrisiko der Niereninsuffizienz, mit kardiovaskulären Ereignissen und der Gesamtletalität.
  Liegt der Serumspiegel des 25-Hydroxy-Vitamin-D bei < 30 ng/ml (75 nmol/l), so muss Vitamin D substituiert werden.
  In der Regel werden Tagesdosen von 500 bis 1.000 Einheiten Vitamin-D_3 = Colecalciferol (z.B. Vigantoletten®) per os verordnet, möglich ist auch eine i.v.-Gabe von Calcitriol/Woche (Dosis: Siehe Hersteller). Aktive Vitamin-D-Präparate (Calcitriol, Alphacalcidol und Paricalcitol) werden verabreicht, wenn trotz ausreichend hohem 25-Hydroxy-Vitamin-D das intakte Parathormon im Plasma in Abhängigkeit vom Stadium der Niereninsuffizienz oberhalb des Zielbereichs liegt (siehe Tabelle). Die Vitamin-D-Analoga Paricalcitol und Doxercalciferol (in Deutschland nicht im Handel) wirken weniger calcämisch als Calcitriol.
  Die orale Initialdosis von Calcitriol liegt bei 0,25 µg, entweder täglich oder 3 x pro Woche.

  Zielwerte des Kalzium-Phosphat-Stoffwechsels in Abhängigkeit vom Stadium der Nierenerkrankung:

Stadium der Niereninsuffizienz	iPTH [pg/ml]	Serum Calcium [mmol/l]	Serum-Posphat [mmol/l]	Ca x PO4 [$mmol^2/l^2$]
3	35 - 70	2,2 - 2,6	0,87 - 1,49	< 4,5
4	70 - 110	2,2 - 2,6	0,87 - 1,49	< 4,5
5	150 - 300	2,1 - 2,37	1,13 - 1,78	< 4,5

  iPTH = intaktes Parathormon im Serum

Monitoring:
Calcium und Phosphat im Serum sollten initial alle 2 Wochen kontrolliert werden, danach alle 3 Monate. 3 Monate nach Beginn einer medikamentösen Therapie mit aktiven Vitamin-D-Präparaten wird durch Messung des intakten Parathormons im Plasma der Therapieerfolg beurteilt.

Beachte:
1. Steigt die Konzentration von Calcium oder Phosphat unter Vitamin-D-Therapie zu stark an, muss Vitamin D reduziert werden.
2. Zu starke Hemmung der PTH-Sekretion → Gefahr der Low-turn-over-Osteopathie

- Kalzimimetika: Cinacalcet (Mimpara®)
  Wi.: Aktivierung des Calcium-Sensing-Rezeptors in den Nebenschilddrüsenzellen → dadurch erhöht sich die Sensitivität gegenüber extrazellulärem Calcium → PTH-Sekretion und Calcium-Phosphat-Produkt sinken. Indikation für Cinacalcet: Nicht beherrschbare Hypercalciämien bei sekundärem oder tertiärem Hyperparathyreoidismus, Kontraindikationen für Vitamin-D-Analoga aufgrund von Hypercalciämien; nicht beherrschbarer sekundärer oder tertiärer Hyperparathyreoidismus, wenn eine Parathyreoidektomie abgelehnt oder aufgrund von Begleiterkrankungen nicht durchgeführt werden kann. Cinacalcet hat keinen Einfluss auf die (kardiovaskuläre) Letalität (EVOLVE-Studie).
- Parathyreoidektomie
  Ind: - Durch Vitamin D und Cinacalcet nicht kontrollierbarer Hyperparathyreoidismus (intaktes Parathormon = iPTH > 800 pg/ml)
  - Fortschreitende extraossäre Kalzifikationen in Verbindung mit nicht kontrollierbarer Hyperphosphatämie
  - Schwere Myopathie
  - Ausgeprägter, nicht beherrschbarer urämischer Pruritus
  - Calciphylaxie
- Therapie und Prävention der Low turn over-Osteopathie:
  1. Meidung aluminiumhaltiger Phosphatbinder bzw. aluminiumhaltiger Dialysate
  2. Behandlung der Aluminium-induzierten Osteopathie mit Deferoxamin (Desferal)
  3. Vermeidung einer zu ausgeprägten PTH-Suppression

Calciphylaxie [E83.50]

Internetinfos: *www.calciphylaxie-register.ukaachen.de*

Def: Sehr seltenes, lebensbedrohliches Syndrom mit Verkalkungen und Eisenablagerungen in der Media von kleinen und mittleren arteriellen Gefäßen in der Haut und konsekutiven ischämiebedingten schmerzhaften kutanen Ulzerationen. Calciphylaxien treten bevorzugt bei Dialysepatienten und bei Patienten nach Nierentransplantation auf.

Ät.: Unklar; Imbalance zwischen Verkalkungsinhibitoren (Matrix-Gla-Protein, Fetuin A) und Verkalkungspromotoren (Osteopontin)
Risikofaktoren: Chronische Niereninsuffizienz mit Hyperphosphatämie; erhöhtes Calcium-Phosphatprodukt bei sekundärem und tertiärem Hyperparathyreoidismus und kombinierter Einnahme von aktivem Vitamin D und einer hohen Dosis calciumhaltiger Phosphatbinder, Vitamin K-Antagonisten

KL.: Beginn mit einer schmerzhaften Livedo reticularis, danach Ausbildung von subkutanen indurierten Plaques, vorwiegend im Bereich der Haut der Beine und der Hüften aber auch abdominal und an den Akren

Th.: Am wichtigsten ist eine Senkung des Calciumphosphatprodukts (kalziumhaltige Medikamente und Vitamin D (-Analoga) absetzen); Parathyreodektomie bei sekundärem oder tertiärem Hyperparathyreoidismus, Antibiose bei Exulzeration und Entzündungszeichen. Absetzen einer Therapie mit Vitamin K-Antagonisten (Umstellung auf Heparin).
In klinischer Erprobung: Vitamin K-Supplementation, Natrium-Thiosulfat, Eisen-Chelatoren

Prg: 80 %ige Mortalität, insbesondere durch Superinfektion der Hautläsionen mit der Gefahr der konsekutiven Sepsis

ANHANG: Kardiorenales Syndrom (CRS)

Def: Gleichzeitiges Auftreten einer kardialen und renalen Insuffizienz.

Einteilung nach Ronco (2008):

Typ 1: Akutes kardiorenales Syndrom:
Akutes Herzversagen löst akutes Nierenversagen aus:
- Hypertensives Lungenödem
- Akut dekompensierte chronische Herzinsuffizienz
- Kardiogener Schock
- Akutes Rechtsherzversagen

Wenn der Zustand der kardialen Dekompensation nur von kurzer Dauer ist, kann sich die Nierenfunktion auch relativ rasch wieder erholen. Ansonsten geht das CRS in den Typ 2 mit permanentem Verlust der Nierenfunktion über.

Typ 2: Chronisches kardiorenales Syndrom:
Chronisch eingeschränkte Herzfunktion verursacht chronische Nierenerkrankung:
- Periphere Minderperfusion („low output"-)Ischämie
- Makro- und Mikrovaskulopathie

Therapeutisch besteht bei Typ 2 die Schwierigkeit, für einen ausgeglichenen Flüssigkeitshaushalt zu sorgen. Eine zu forcierte Diuretikatherapie ist ein häufiger Grund für eine weitere Verschlechterung der Nierenfunktion. Andererseits kann aber auch eine Volumenüberladung die Nierenfunktion durch Erhöhung des venösen Rückstaus bis in das Nierenvenensystem hinein negativ beeinflussen.

Typ 3: Akutes renokardiales Syndrom:
Akutes Nierenversagen verursacht kardiale Dysfunktion:
- Überwässerung - Lungenödem
- Elektrolytentgleisungen (Hyperkaliämie) - Arrhythmien, Herzstillstand
- Urämie - Perikarditis, myokardiale Kontraktilität ↓

Eine sehr seltene Ursache für ein CRS Typ 3 ist die beidseitige Nierenarterienstenose bzw. die Nierenarterienstenose einer Einzelniere.

Typ 4: Chronisches renokardiales Syndrom:
Chronische Nierenerkrankung verschlechtert kardiale Funktion:
- Linksventrikuläre Hypertrophie und Dysfunktion
- Akzelerierte Atherosklerose
- Kardiovaskuläre Ereignisse ↑

Typ 5: Sekundäres kardiorenales Syndrom:
Systemerkrankungen führen zu parallelen, unabhängigen Schädigungen von Herz und Nieren.
- Sepsis, septischer Schock
- Autoimmunerkrankungen
- Diabetes mellitus

NIERENTUMOREN

1. Mesenchymale Tumoren: Selten
2. Epitheliale Tumoren:
   - Benigne: Nierenrindenadenome
   - Maligne: Nierenzellkarzinom (Hypernephrom)
3. Mischtumoren:
   - Selten gutartige Formen (Angiomyolipom)
   - Maligne: Nephroblastom

Nierenzellkarzinom (NZK) [C64]

Syn: Grawitz-Tumor; alte Bezeichnung: Hypernephrom

Vo.: Inzidenz 10/100.000 Einwohner; m : w = 2 : 1; Häufigkeitsgipfel nach dem 50. Lebensjahr. Meist handelt es sich um sporadische NZK; in 1 % d.F. bilaterale Manifestation.
Bei der von-Hippel-Lindau-Erkrankung (Typ I und IIb) wird in ca. 30 % ein NZK beobachtet. Es handelt sich um eine hereditäre Multisystemerkrankung, assoziiert mit verschiedenen Mutationen des VHL-Tumorsuppressorgens. Autosomal dominanter Erbgang. Gehäuftes Auftreten auch von ZNS-Hämangioblastomen, Angiomatosis retinae u.a. Tumoren.

Ät.: Unbekannt; Risikofaktoren sind Rauchen, Analgetika-Nephropathie, langjährige Einnahme von NSAR (außer ASS), erworbene Nierenzysten bei Dialysepatienten, berufliche Schadstoffe (z.B. Cadmium, Trichlorethylen). Beim papillären NZK Genmutation (MET, 7q13).

Pat: Ausgang vom Epithel der proximalen Tubuli oder Sammelrohre, in > 80 % klarzelliges NZK

TNM-Klassifikation (UICC, 2010):

T0	Kein Primärtumor nachweisbar
T1	Tumor bis 7 cm, auf die Niere begrenzt (T1a: < 4 cm, T1b: 4 - 7 cm)
T2a	Tumor > 7 - 10 cm
T2b	Tumor > 10 cm
T3a	Invasion in Nierenvene oder perirenale Infiltration
T3b	Invasion in V. cava unterhalb des Zwerchfells
T3c	Invasion in V. cava oberhalb des Zwerchfells
T4	Durchbruch der Gerota-Faszie
N0	Keine Lymphknotenmetastasen
N1	Metastase in 1 regionalem Lymphknoten
N2	Metastasen in mehr als einem Lymphknoten
M0	Keine Fernmetastasen
M1	Nachweis von Fernmetastasen

Stadiengruppierung (UICC, 2010)

Stadium I	T1N0M0
Stadium II	T2N0M0
Stadium III	T3N0 oder T1-3N1M0
Stadium IV	T4N0, N1M0 oder jedes T N2M0 oder jedes T jedes N M1

KL.: Bis zu 70 % der NZK sind heute asymptomatische sonografische Zufallsbefunde.
Es gibt keine typischen Frühsymptome beim NZK. Die im folgenden genannten Symptome treten fakultativ auf und können bereits Spätsymptome darstellen!

- Das NZK neigt früh zum Einbruch in das Nierenbecken → Leitsymptom: Hämaturie (60 %)

  Merke: Das gemeinsame Merkmal aller Geschwülste der Niere und des oberen Harntraktes ist die Harnblutung! Daher ist jede Hämaturie ein gravierendes Symptom. Bei Makrohämaturie noch während der Blutung eine Zystoskopie herbeiführen zur Klärung der Seitenlokalisation (bei Blutungen oberhalb der Blase).

- Flankenschmerzen (40 %)
- Das NZK neigt früh zum Einbruch in die V. renalis und damit zur hämatogenen Metastasierung in Lunge, Knochen, Leber, Hirn (25 % d.F. haben hämatogene Fernmetastasen zum Zeitpunkt der Diagnose).
- Unklares Fieber, BSG ↑, Anämie
- Varikozele des linken Hodens bei Tumoreinbruch in die linke V. renalis.
- Palpabler Tumor bedeutet i.d.R. Inoperabilität.

- Paraneoplastische Syndrome können infolge Hormonproduktion durch den Tumor gelegentlich beobachtet werden: Hyperkalzämie (Parathormon-related protein = PTHrP), Hypertonie (Renin), Polyglobulie (Erythropoetin), Stauffer-Syndrom (Leberfunktionsstörung mit erhöhter AP).

DD: - einer Hämaturie, bes. Nephrolithiasis: Auch das NZK kann mit Kolik einhergehen, wenn abgehende Blutkoagel im Ureter hängen bleiben.
- eines Flankenschmerzes
- eines sonografischen Nierentumors (selten gutartiger Tumor, z.B. Angiomyolipom)

Di.:
- Nierendiagnostik:
  (Farbdoppler-)Sonografie und Angio-CT sind die beiden diagnostischen Methoden der Wahl, evtl. ergänzende Arteriografie: Erhöhte Vaskularisation des Tumors; Nachweis eines evtl. Tumoreinbruchs in die V. renalis und V. cava inferior
- Metastasensuche: Röntgen Thorax (Rundherd ?), Skelettszintigrafie, Sonografie, CT von Leber + Gehirn

Th.:
- Bei organbegrenzten NZK < 7 cm (St. I) Nierenteilresektion (EAU-Leitlinien)
- In den übrigen Stadien I - III radikale Nephrektomie (Niere mit Gerota-Faszie + ipsilaterale Nebenniere) in sog. no-touch-Technik, d.h. Unterbindung der zu- und abführenden Blutgefäße vor einer Manipulation an der Niere: En-bloc-Entfernung von Tumor und Niere mit perirenaler Fettkapsel, der Nebenniere, dem Harnleiter und der Spermatika- bzw. Ovarikagefäße; Ausräumung aller parakavalen/paraaortalen Lymphknoten + evtl. Ausräumung von Tumorzapfen aus der V. cava.
- Operative Entfernung oder minimal invasive Zerstörung solitärer Fernmetastasen = St. IV (Leber oder Lunge).
- Bei multiplen Metastasen palliative Therapie:
  Unterschiedliche Remissionsraten werden berichtet von folgenden Wirkstoffen:
  - Angiogenese-Inhibitoren: Bevacizumab (Avastin®) in Kombination mit Interferon-alpha
  - Tyrosinkinasehemmer: Sorafenib (Nexavar®), Sunitinib (Sutent®), Pazopanib (Votrient®), Axitinib (Inlyta®)
  - m-TOR-Inhibitoren: Temsirolimus (Torisel®), Everolimus (Certican®)
- Bei Knochenmetastasen lokale Bestrahlung und Bisphosphonate

Prg: 5-Jahresüberlebensrate:
St. I und II: Bis 90 %
St. III: Ohne Lymphknotenbefall bis 60 %, mit Lymphknotenbefall bis 30 %
St. IV: Bei Entfernung solitärer Metastasen bis 40 %, ansonsten < 5 %

Nephroblastom

Syn: Wilms-Tumor [C64]

Vo.: 7,5 % aller Neoplasien im Kindesalter, Häufigkeitsgipfel im 3. - 4. Lebensjahr; w > m; z.T. autosomal-dominant erblicher Nierentumor, evtl. zusätzliche kongenitale Missbildungen; in 5 % bilaterale Nierentumoren.

Genetik: 3 Wilms-Tumor (WT)-Gene sind bekannt:
WT 1 auf Genort 11p13 kodiert für das "Zinkfinger"-Protein, einen Transkriptions-Regulator
WT2 auf Genort 11p15.5
WT3 auf Genort 16q

Ät.: Unbekannt

Pat: Dysontogenetischer Tumor aus undifferenzierten Zellen, dem metanephrogenem Blastem.
5 Stadien: Siehe Leitlinien

KL.: Tastbarer Abdominaltumor, Abdominalschmerzen, Appetitlosigkeit, Erbrechen, evtl. Fieber, Hämaturie

Di.: Sonografie, CT, NMR, Angiografie

Th.: Stadiengerechte, interdisziplinäre Strategie: Operation (erweiterte Nephrektomie), Chemotherapie, Radiotherapie; Resektion solitärer Metastasen

Prg: 5-Jahresüberlebensrate aller Fälle ca. 90 %.

UROLITHIASIS [N20.0]

Def: Harnsteine können in der Niere (Nephrolithiasis), im Harnleiter (mit Harnleiterkolik), in der Harnblase und selten in der Harnröhre lokalisiert sein.
Harnsteine bestehen aus einer Matrix (Uromukoid) und Urinkristallisationen.

Harnsteinarten:
1. Kalziumoxalat (75 %)
2. „Infektsteine" (10 %): Struvite (= Magnesium-Ammonium-Phosphat), Karbonatapatit
3. Uratsteine (5 %)
4. Kalziumphosphat (5 %)
5. Seltene Steine: Zystinsteine bei Zystinurie, Xanthinsteine, 2,8-Dihydroxyadenin (DHA)-Steine bei dem sehr seltenen autosomal-rezessiv vererbten Defekt der Adeninphosphoribosyltransferase (APRT)

Ep.: Prävalenz: 5 % (Deutschland) bis 8 % (USA), m : w = 2 : 1; Häufigkeitsgipfel zwischen 30. - 60. Lj.
Heiße und trockene Gegenden sind endemische Steingebiete. In Wohlstandszeiten steigt bei eiweißreicher Kost die Harnsäure-, Oxalat- und Kalziumausscheidung im Urin und damit auch die Häufigkeit der Erkrankung (die in armen Ländern wie Indien, Pakistan selten ist).

Ät.: Multifaktorielle Erkrankung mit Übersättigung des Harns an steinbildenden Substanzen durch Stoffwechselfaktoren:

- Vermehrte Ausscheidung lithogener Substanzen im Urin:
  - Hyperkalzämien unterschiedlicher Genese (prim. Hyperparathyreoidismus, Vitamin D-Überdosierung, Immobilisation u.a.)
  - Idiopathische Hyperkalziurie = Hyperkalziurie bei Normokalzämie
  - Hyperoxalurie (> 0,5 mmol/d)
  - Hyperphosphaturie (> 35 mmol/d)
  - Hyperurikosurie (> 3,0 mmol/d) bei Hyperurikämie
  - Zystinurie (> 800 µmol/d)
- Verminderte Ausscheidung antilithogener Substanzen (Inhibitormangel) im Urin:
  - Hypomagnesiurie (< 3 mmol/l)
  - Hypozitraturie (< 3 mmol/l)
- Kritischer Urin-pH (≤ 5,5 und > 7,0)
- Zu hohe Harnkonzentration (spezifisches Gewicht ≥ 1015 g/l)

Unterstützende Faktoren:
- Harnstauung (verursacht durch anatomische oder funktionelle Veränderungen)
- Harnwegsinfektionen (HWI)
- Immobilisation
- Eiweißreiche Ernährung, Dursten, Gewichtsreduktion

Merke: Nephrolithiasis und HWI begünstigen sich gegenseitig (gramnegative Bakterien - außer E. coli - spalten Harnstoff mittels Urease in NH_3 und CO_2; dadurch wird der Harn alkalisch und das Löslichkeitsprodukt für Ionen ändert sich).

KL.: Wenn sich ein Nierensteinchen mobilisiert und den Harnleiter irritiert, kommt es zum Leitsymptom:
- Harnleiterkolik [N23]: Wehenartige sehr starke Schmerzen mit motorischer Unruhe. Je nach Sitz des Steines lokalisieren sich die kolikartigen Schmerzen in den Rücken und/oder seitlichen Unterbauch, bei tiefsitzenden Uretersteinen Schmerzausstrahlung bis in das Skrotum bzw. bis in die Schamlippen. Begleitend kommt es oft zu Brechreiz oder Erbrechen, Stuhl- und Windverhaltung (reflektorischer Subileus). Während der Kolik geht nur wenig Urin ab, gleichzeitig bestehen Blasentenesmen.
- Hämaturie (Mikrohämaturie fast immer nachweisbar, Makrohämaturie in 1/3 d.F.)

Ko.: Häufigste und wichtigste Komplikation ist die HWI, die zur Urosepsis fortschreiten kann. Selten kann es bei Harnstau zur Fornixruptur kommen.

DD: 1. Andere Nierenerkrankungen:
- Tumoren der Nieren und ableitenden Harnwege (auch Blutgerinnsel im Ureter können eine Kolik auslösen - Sonografie der Nieren)
- Niereninfarkt (am häufigsten durch Embolien bei Vorhofflimmern): Proteinurie, Hämaturie, sehr hohe LDH bei nur geringen Veränderungen von GOT und AP, evtl. Blutdruckanstieg nach einigen Tagen; Farbdopplersonografie
- Papillennekrose, z.B. bei Analgetikanephropathie (Papillendefekt im Urogramm)
- Nierenvenenthrombose (Proteinurie, bei linksseitiger Thrombose venöse Stauung des linksseitigen Hodens bei Männern) → Farbdopplersonografie

2. Extrarenale Erkrankungen:
   - Appendizitis (mehr schleichender Beginn, Kolik schlagartig, Druckschmerz bei McBurney u.a.)
   - Stielgedrehte Ovarialzyste, Extrauteringravidität, Adnexitis (gynäkologisches Konsil, Sonografie, Schwangerschaftstest)
   - Ileus (paralytisch: Anamnese; mechanisch: Bruchpforten, Stethoskop, Sono, Röntgen)
   - Pankreatitis (Amylase, Lipase)
   - Gallenkolik (Schmerzausstrahlung in die rechte Schulter, Sonografie)
   - Divertikulitis (Anamnese, Tastbefund u.a.)
   - LWS-Syndrom (evtl. Schmerzausstrahlung in die Beine, Lasègue-Dehnungsschmerz)
   - Lumbaler Herpes Zoster
   - Hodentorsion (Farbdoppler; Diagnose muss innerhalb 6 h gestellt sein, sonst Hodenverlust!)
   - Ruptur eines Bauchaortenaneurysmas

Diagnostik:

Lab:
- Urin-Schnellteststreifen auf pH, spezifisches Gewicht, Erythrozyten, Leukozyten, Bakterien, Eiweiß (z.B. Combur 9®). Teststreifen auf Cystin (z.B. Urocystin®)
- Urinbilanzierung auf Kalzium, Harnsäure, Oxalat, Phosphat, Zystin (bei Kindern auch DHA):
  - Hyperkalziurie/-ämie, Parathormon ↑: Primärer Hyperparathyreoidismus
  - Hyperurikämie, Hyperurikosurie: Uratsteine bei Gicht
  - Bakteriurie, Leukozyturie → HWI
- Serum: Kalzium, Harnsäure, Kreatinin
- Steinanalyse abgegangener oder entfernter Steine (Infrarotspektroskopie oder Röntgendiffraktometrie)

Bildgebende Diagnostik:
- Sonografie: Kleiner Stein sonografisch oft nicht nachweisbar, wohl aber eine evtl. Nierenbeckenstauung
- Spiral-CT: Methode Wahl
- Urografie: Kalziumhaltige Oxalat- und Phosphatsteine erkennt man schon auf der Leeraufnahme (in 80 % d.F.!). Uratsteine und die seltenen Zystinsteine erkennt man nur an der Kontrastmittelaussparung. Da eine Kontrastmittelaussparung auch durch einen Tumor (oder Blutkoagel) bedingt sein kann, wird zunehmend primär das Spiral-CT eingesetzt.
- MR-Urografie bei KI für Röntgenkontrastmittel

Th.: 1. Konservative Therapie der akuten Harnleiterkolik:
Analgetika: z.B. Pethidin (Generika) 50 mg i.v.
Bei leichten Kolikschmerzen kann auch Diclofenac (100 mg/d) gegeben werden.
ASS ist bei geplanter ESWL-Behandlung kontraindiziert (Gefahr von Nierenhämatomen durch ESWL).
Metamizol (= Novaminsulfon) ist gut wirksam, wird aber wegen des Risikos einer Agranulozytose (Häufigkeitsangaben: 1 : 1.000 bis 1 : 1 Mio) in einigen Ländern nicht mehr eingesetzt (USA, Kanada, Schweden, Australien).
Ob die zusätzliche Gabe von N-Butylscopolamin (Spasmolytikum) notwendig ist, ist durch Evidenz nicht belegt.

2. Endourologische Eingriffe:

2.1. Harnleitersteine:
Misst der Stein < 5 mm ∅ und bestehen keine Infektzeichen, kann eine konservative Steinaustreibung versucht werden. Steine < 5 mm gehen in ca. 90 % spontan ab (Spasmolytika, viel trinken, Wärmeapplikation, Bewegung u.a.). Dabei Harn- und Temperaturkontrollen (drohende HWI und evtl. Urosepsis!). Bei Fieber u./o. Anurie sofortige stationäre Einweisung! (Ableitungstherapie + Antibiose)!

Indikation für eine aktive Steinentfernung:
- Obstruktion mit fieberhaftem Harnwegsinfekt
- Obstruktion mit Anurie
- Obstruktion einer Einzelniere oder nach Nierentransplantation oder bilaterale Obstruktion
- Unkontrollierbare Schmerzen

- ESWL (extrakorporale Stoßwellenlithotripsie)
  Ind: Pyelon-, Kelchsteine von 5 - ca. 30 mm ∅; Harnleitersteine
  Ko.: Hautsuffusionen, subkapsuläres Nierenhämatom, Koliken und Stauungen durch Restfragmente
- Endourologische Steinbehandlung mittels Ureteroskopie:
  Es stehen Laser-, Ultraschall-, pneumatische oder elektrohydraulische Lithotripsie zur Verfügung. Mechanische Hilfsmittel wie Zängchen oder Körbchen ermöglichen die Steinentfernung.

2.2. Nierenbeckensteine:

Je nach Lage und Größe des Nierenbecken- (Kelch-)steines beobachtendes Abwarten oder Steinentfernung:

- Extrakorporale Stoßwellenlithotripsie (ESWL): Methode der Wahl!
  Das Konkrement wird sonografisch oder röntgenologisch geortet und durch Fokussierung der Stoßwelle auf das Konkrement erfolgt die berührungsfreie Zerstörung.
  Voraussetzung: Konkrement muss geortet werden können und Fehlen einer Harnabflussstörung. Die Einlage einer inneren Harnleiterschiene (Splint) vor ESWL sichert eine schmerzlose Harnleiterpassage der Steinfragmente + Urindrainage.
  Erfolgsrate: > 90 %
- Perkutane Nephrolithotomie = Perkutane Nephrolitholapaxie (PNL oder PCNL):
  Perkutane sonografisch gesteuerte Endoskopie des Nierenbeckens
  Unter Sicht wird der Stein mittels Ultraschall, Laser-pneumatisch oder elektrohydraulisch desintegriert. Die Fragmente werden kontinuierlich mit einer Saugpumpe herausgespült oder mit Zangen oder Körbchen extrahiert. Nach endoskopischer und radiologischer Kontrolle auf Steinfreiheit wird ein Nephrostomie-Katheter zur Drainage für wenige Tage eingelegt. Nicht erreichbare Reststeine können durch ESWL beseitigt werden.
  Ind: Größere Steinmassen im Nierenbecken, Steindurchmesser > 30 mm
  NW: Selten Nachblutung, Nierenverlust, Sepsis, Perforationen von Nachbarorganen; Letalität < 1 %

Prg: > 80 % aller Steine bis 2 mm ∅ gehen spontan ab. Steine > 5 - 6 mm ∅ gehen nur noch ausnahmsweise spontan ab. 60 % der Harnleitersteine gehen nach durchschnittlich 17 Tagen spontan ab (ca. 20 % der proximalen, 45 % der mittleren und 70 % der distalen Harnleitersteine gehen spontan ab).

Pro: Steinprophylaxe (Metaphylaxe): Siehe Leitlinien!
Da Harnsteine rezidivieren, muss immer eine Steinprophylaxe betrieben werden. Rezidivquote ohne Prophylaxe: 50 %, mit konsequenter Prophylaxe < 5 %!
Viel trinken (ca. 2,5 l/d)! Das spezifische Gewicht des Harns sollte 1010 g/l nicht überschreiten → Selbstkontrolle von spezifischem Harngewicht mittels Teststreifen (z.B. MD Spezial®); Apfel- und Grapefruitsaft meiden.
Diät: Wenig tierische Proteine (wenig Fleisch und Wurst) und kochsalzarme, kaliumreiche Diät, Gewichtsnormalisierung
Körperliche Bewegung/Sport

Weiteres Vorgehen nach Steinanalyse:

- Kalziumhaltige Steine: Ausschluss eines Hyperparathyreoidismus
  Ist eine Hyperkalziurie Folge einer gesteigerten enteralen Resorption, spricht man von absorptiver Hyperkalziurie; ist sie bedingt durch gesteigerte Mobilisation von Kalzium aus den Knochen, spricht man von resorptiver Kalziurie.
  Medikamentös kann der Kalziumgehalt des Urins durch Thiazide gesenkt werden; die Patienten-Compliance ist aber nicht groß.

  Merke: Auch Patienten mit kalziumhaltigen Steinen sollten die von ernährungswissenschaftlicher Seite empfohlene Kalziumzufuhr anstreben (1.000 mg/d), insbes. osteoporosegefährdete Patienten. Unter kalziumarmer Diät steigt die Harnsteininzidenz sogar an (Nurses Health Study, Curhan-Studie)!

- Uratsteine: Litholyse und Rezidivprophylaxe: Neutralisierung des Harns (vegetarische Kost, K^+/Na^+-Hydrogencitrat = Uralyt U®) auf Urin-pH von 6,5 - 7 (Harnteststreifen); viel trinken, purinarme Diät, Allopurinol (siehe Gicht).
- Oxalatsteine: Meiden von oxalatreichen Speisen (Spinat, Rhabarber, Kakao, dunkle Schokolade, Nüsse, rote Beete u.a.) hilft nur teilweise, da Oxalsäure im Intermediärstoffwechsel anfällt. Empfohlen werden Calcium per os (1.000 mg/d) und MCT-Fette. Patienten mit Hyperoxalurie in Zentren zur Beratung vorstellen.
- Bei Phosphatsteinen immer einen Hyperparathyreoidismus ausschließen!
- Infektsteine: Oft Magnesium-Ammonium-Phosphatsteine; Steinleiden und Infekt begünstigen sich gegenseitig! Daher bei infizierten Steinen stets Steinentfernung anstreben + gezielte Antibiotikatherapie nach Antibiogramm; Ansäuern des Harns: Methionin; Apfelsaft, Preiselbeersaft.
- Zystinsteine: Alkalisierung des Harns (s.o.), Tiopronin u.a. Medikamente (Beratung in Zentren)
- Andere (seltenere) Steinarten: Beratung in Zentren

VII. RHEUMATOLOGIE

Internet-Infos: *www.rheumanet.org; www.dgrh.de*

Bei den im Folgenden dargestellten entzündlichen Systemerkrankungen des rheumatischen Formenkreises ist die Ätiologie meist unbekannt.

Autoimmunreaktionen sind gekennzeichnet durch das Auftreten autoreaktiver B- und T-Zellen. Auch bei Gesunden lassen sich autoreaktive Zellklone nachweisen, die jedoch 1. nicht durch andere Zellen aktiviert werden und 2. nicht sehr spezifisch reagieren (z.B. Produktion von Autoantikörpern mit niedriger Avidität). Voraussetzung für eine ausreichende Toleranz des Immunsystems gegenüber dem eigenen Körper ist eine Balance proinflammatorischer und regulierender Mechanismen.

Neben einer genetischen Prädisposition spielen Umweltfaktoren (z.B. Rauchen, Infektionskrankheiten, Ernährung, Exposition gegenüber Schadstoffen) eine Rolle bei der Entwicklung von Autoimmunerkrankungen. Hierbei scheinen oft mehrere Ereignisse (multiple steps) notwendig, bis es zum Ausbruch einer Erkrankung kommt. Es können verschiedene Reaktionsmuster der T-Zellen vorherrschen (z.B. T_{H1}-Muster: Überwiegend zelluläre Aktivierung bei rheumatoider Arthritis, T_{H2}-Muster: Überwiegend humorale Aktivierung bei SLE, zunehmend wird auch dominierende Rolle von T_H17-Zellen als Effektorzellen autoimmuner Prozesse diskutiert).

Verschiedene Mechanismen können zur Aktivierung autoreaktiver T-Helferzellen führen:

1. Spezielle T-Zellen (NK-Zellen) unterlaufen die T-Suppressorzellen und bewirken eine Aktivierung der T-Helferzellen.
2. Regulatorische T-Zellen (T_{regs}, CD4+CD25+) weisen vermehrte oder verminderte Aktivität auf.
3. Die Expression eines Autoantigens zusammen mit einem HLA-Antigen auf Monozyten und anderen antigen-präsentierenden Zellen (z.B. dendritischen Zellen) aktiviert T-Helferzellen (z.B. im Rahmen eines Virusinfekts).
4. Die Aktivierung membranständiger Toll-like-receptors (TLRs) löst intrazelluläre Signalkaskaden mit Aktivierung/Proliferation der betroffenen Zellen, Zytokinausschüttung und Autoimmunreaktionen aus. Verschiedene TLR-Polymorphismen können bei verschiedenen Autoimmunerkrankungen nachgewiesen werden.
5. Die Änderung eines tolerierten Autoantigens durch Konjugation mit einem viralen oder bakteriellen Antigen oder einer chemischen Substanz kann die T-Helferzelle aktivieren (molekulares Mimikry, z.B. sogenanntes arthritogenes Peptid bei HLA B 27).
6. Viren können B-Zellen und zytotoxische T-Zellen unter Umgehung der T-Helferzellen aktivieren.

RHEUMATOIDE ARTHRITIS (RA) [M06.99]

Syn: Chronische Polyarthritis (CP)

Def: Chronisch-entzündliche Systemerkrankung, die durch Synovialitis zu Arthritis, Bursitis und Tendovaginitis führt. Fakultativ kann es zu extraartikulären Organmanifestationen kommen. Der schubweise progrediente Verlauf führt unbehandelt zu Gelenkdestruktion und Invalidität.

Ep.: Prävalenz: 1 % bei Erwachsenen; im Alter > 55 J. ca. 2 %; Erkrankungsgipfel zwischen dem 55. und 75. Lebensjahr; w : m = 2 bis 3 : 1, familiäre Häufung. Ca. 70 % der RA-Patienten haben das HLA-Antigen DR4/DRB1 (Häufigkeit bei Gesunden ca. 25 %).

Ät.: Unbekannt

Pg.: Bei genetisch disponierten Personen wird durch unbekannte Triggermechanismen (virale - z.B. EBV - oder bakterielle Antigene, z.B. Porphyromonas gingivalis ?) eine Autoimmunerkrankung induziert mit entzündlicher Infiltration der Gelenkschleimhaut (Synovialis) mit autoreaktiven T-Helferlymphozyten, B-Lymphozyten, Plasmazellen und sog. dendritic cells (die sich von Monozyten/Makrophagen ableiten). Im Zentrum der immunologischen Reaktion steht die Interaktion von Lymphozyten und Monozyten mit Produktion proinflammatorischer Zytokine (z.B. IL-1, IL-6, TNFα, IL-15 u.a.). Außerdem lässt sich die Bildung von Autoantikörpern gegen das Fc-Fragment des IgG = Rheumafaktoren sowie die Citrullinierung humaner Peptide und Bildung entsprechender Antikörper (Ak gegen cyclisches citrulliniertes Peptid = Anti-CCP-Ak) beobachten, die möglicherweise zuerst im Rahmen entzündlicher Vorgänge in der Lunge gebildet werden (→ was den Risikofaktor Rauchen erklären würde!). Häufig lassen sich Anti-CCP-Ak bereits Jahre vor einer Krankheitsmanifestation nachweisen. Rauchen und Übergewicht stellen bei bereits nachweisbaren Anti-CCP-Ak und Rheumafaktoren unabhängige Risikofaktoren für die baldige Entwicklung einer RA dar. Es kommt im Verlauf zur Aktivierung von Komplement und Freisetzung von Entzündungsmediatoren und knorpelaggressiven Enzymen (z.B. Kollagenase, Elastase). Die Verdickung der Synovialis (Pannus) wird verursacht durch Invasion von makrophagenähnlichen Zellen (Typ A-Synoviozyten) sowie durch Proliferation fibroblastenähnlicher Zellen (Typ B-Synoviozyten). Der Pannus überwuchert, infiltriert und zerstört den Knorpel (tumor like proliferation). Eine Beteiligung innerer Organe infolge einer Immunkomplexvaskulitis ist möglich.

Merke: „Die Synovialitis ist der Schurke in dem Drama."

KL.: 1. Unspezifische Allgemeinsymptome:
Abgeschlagenheit, nächtliches Schwitzen, evtl. subfebrile Temperaturen, Myalgien; evtl. glanzlose, brüchige Nägel, evtl. Pigmentverschiebungen im Bereich der Handrücken, Palmarerythem (DD: Lebererkrankung)

2. Polyarthritis, evtl. Tendovaginitis und Bursitis
- Zu Beginn oft oligoartikuläre, asymmetrische Manifestation. Im Verlauf symmetrische Beteiligung der kleinen Gelenke: Metacarpophalangeal- (MCPs) und proximale Interphalangeal- (PIPs) sowie Zehengrundgelenke (MTPs) mit Bewegungsschmerz und Schwellung → schmerzhafter Händedruck = Querdruckschmerz = Gaensslen-Zeichen; Wellenrelief der Grundgelenke durch Schwellung verstrichen. Bei Arthritis des Handgelenkes schmerzhafte Volarbeugung im Handgelenk. Im akuten Entzündungsschub kann es zu Gelenkergüssen kommen. Durch Muskelatrophie Einsinken der Interossealbereiche des Handrückens. Morgendliche Steifigkeit (> 30 Min.) und Durchblutungsstörungen einzelner Finger sind Frühsymptome. Nicht betroffen werden die distalen Interphalangealgelenke II - V (DIPs), BWS/LWS.

Merke: „Die Hände sind die Visitenkarte des Rheumatikers."

- Karpaltunnelsyndrom: Kompression des N. medianus durch Synovitis der Sehnenscheiden unter dem Lig. carpi transversum; Parästhesien von Daumen-, Zeige- und Mittelfinger, evtl. Thenaratrophie, Schmerzen im Kompressionsbereich, bes. nachts sowie bei Dorsalflexion der Hand. Auslösen der Beschwerden bei maximaler Beugung oder Streckung im Handgelenk (Phalen-Zeichen) oder bei Beklopfen des Karpaltunnels (Hoffmann-Tinel-Test). Di.: Klinisch, sonografisch und durch Neurografie (Nervenleitgeschwindigkeit des N. medianus ↓).
- Sulcus-ulnaris-Syndrom: Bei Ellbogengelenksarthritis - Di: Sonografie
- Baker-Zyste im Bereich der Kniekehle (= Hernie der Kniegelenkskapsel mediodorsal) - Di.: Sonografie! DD: Unterschenkelvenenthrombose!

3. Rheumaknoten (20 % d.F.) finden sich in Sehnen und subkutan, bes. an den Streckseiten der Gelenke (v.a. Ellbogen).
Hi.: Palisadenförmig angeordneter Wall von Fibroblasten, Epitheloidzellen und mononukleären Zellen um fibrinoiden Herd

4. Evtl. Nagelveränderungen: Bei akuten Schüben evtl. rötliche Halbmonde im Nagelbett; subunguale Blutungen (Vaskulitis!); Nagelwuchsstörungen u.a.

5. Extraartikuläre Organmanifestationen:
- Herz: Perikarditis und Herzklappenveränderungen (ca. 30 %, meist asymptomatisch), granulomatöse Myokarditis (evtl. mit infarktähnlichen Ekg-Veränderungen)
- Lunge: Gehäuftes Auftreten einer COPD, Pleuritis (in Autopsien 50 %, oft asymptomatisch), UIP/NSIP (siehe Lungenfibrosen) mit Übergang in eine Fibrose, Lungenfibrose (5 % - DD: Methotrexat-NW!), Lungenknötchen, Bronchiolitis, pulmonale Hypertonie
- Leber: Unspezifische Leberenzymerhöhung, selten periportale Fibrose (DD: Methotrexat-NW!)
- Nieren: Selten: Fokale membranöse Glomerulonephritis, oft: Medikament-NW!
- Augen: Keratoconjunctivitis sicca (30 %), (Epi-)Skleritis und Ulcus corneae als seltene Manifestation mit Hinweis auf eine erhöhte Mortalität (Vaskulitis)
- Gefäße: Rheumatoide Vaskulitis: Digitale Vaskulitis (selten Digitalgangrän), Vaskulitis der Vasa nervorum (Polyneuropathie), vorzeitige Arteriosklerose.

6. Sicca-Syndrom (sekundäres Sjögren-Syndrom) in ca. 30 % d.F.

Sonderformen:
1. Caplan-Syndrom: RA + Silikose (bei Grubenarbeitern)
2. Felty-Syndrom: Schwere Verlaufsform der RA im Erwachsenenalter (< 1 % d.F.): Hepatosplenomegalie und Lymphknotenschwellung, Granulozytopenie. Typisch sind granulozytenspezifische ANA (85 % d.F.).Das HLA-DR4 ist zu 95 % positiv.
3. Alters-RA (LORA = late onset rheumatoid arthritis): Beginn nach dem 60. Lj., in 1/3 d.F. akuter Beginn; anfangs oft mono- oder oligoartikulär (Fehldiagnose: aktivierte Arthrose!); oft aggressiver Verlauf mit Gelenkzerstörung, gel. polymyalgischer Beginn (→ DD).
4. **Juvenile idiopathische Arthritis (JIA)** [M08.99]
Häufigkeit: ca. 1 : 1.000 Kinder/Jugendliche; Manifestationsalter < 16 Jahre

ILAR Klassifikation (International League of Association for Rheumatology):

a) Systemische Arthritis (Morbus Still) [M08.29]

Intermittierendes hohes Fieber, flüchtiges lachsfarbenes makulopapulöses Exanthem, Polyserositis von Pleura und Perikard, Hepatosplenomegalie, Lymphknotenschwellung, Leukozytose, Thrombozytose, Anämie, hohe Entzündungsaktivität. Gelenkbeteiligung initial meist im Hintergrund (eine Subgruppe mit initialer Gelenkbeteiligung). Beginn im Kleinkindalter. RF und ANA negativ. Ko.: Makrophagenaktivierungssyndrom (MAS) mit unkontrollierter Aktivierung von Makrophagen und hoher Zytokinausschüttung.

Aufgrund der Pathogenese zählt der M. Still auch zu den „Autoinflammatory Disorders".

b) Polyarthritis, RF negativ [M08.3]

Symmetrische Manifestation bei > 4 der großen und kleinen Gelenke. Kleinkindalter. ANA bei 25 % positiv. w > m

c) Polyarthritis, RF positiv [M08.0]

Symmetrische Manifestation bei > 4 der großen und kleinen Gelenke. Präpubertät. Frühzeitig destruierend. ANA bei 75 % positiv. w > m

d) Oligoarthritis [M08.4]

Asymmetrische Manifestation. Persistent (d.h. 1 - 4 Gelenke im Langzeitverlauf > 6 Monate) oder extended (d.h. > 4 Gelenke im Langzeitverlauf > 6 Monate). Kleinkindalter. In ca. 50 % Iridozyklitis mit sehr schweren Verlaufsformen. ANA bei 80 % positiv. w > m

e) Arthritis mit Enthesitis [M08.1]

Oligoartikulärer Beginn; Bursitis, Enthesitis, anteriore Uveitis; Schulter; gel. ANA. m > w

f) Psoriasisarthritis [M09.0]

Arthritis und Psoriasis oder Arthritis und 2 der drei Kriterien (Daktylitis, Nagelauffälligkeiten, Psoriasis bei Angehörigen 1.Grades). Positiver RF ist ein Ausschlusskriterium.

g) Andere Arthritis [M08.9]

Erfüllen nicht die Kriterien von a) bis f) oder erfüllen die Kriterien mehrerer Subtypen.

5. RS3PE-Syndrom ("remitting seronegative symmetric synovitis and pitting edema"): Sonderform der seronegativen RA mit symmetrischer Arthritis und einer teigigen Schwellung im Bereich des Handrückens. Gutes Ansprechen auf Kortikosteroide.

Ko.:
- Funktionsverlust und Fehlstellung von Gelenken: z.B. "Schwanenhalsdeformität" der Finger durch Überstreckung im Mittelgelenk und Beugung im Endgelenk; Knopflochdeformität der Fingermittelgelenke = Beugestellung der Mittelgelenke bei Überstreckung der Endgelenke infolge Abrutschen der Strecksehnen nach volar; ulnare Deviation der Finger, evtl. Versteifung (Ankylosierung) von Gelenken, anteriore atlantoaxiale Subluxation mit zervikaler Myelopathie und Gefahr der basilären Impression, z.B. durch Überstrecken des Kopfes bei der Intubationsnarkose (Di.: MRT) u.a.
- Nebenwirkungen der antirheumatischen Therapie (häufig!), z.B. Magen-/Duodenalulzera und -blutungen durch NSAR; Analgetikanephropathie; Infektionen unter Steroiden, Immunsuppressiva und Biologicals (auch opportunistische Infektion!), steroidinduzierter Diabetes mellitus, arterielle Hypertonie u.a.
- Sekundäre Amyloidose vom AA-Typ (sehr selten) mit nephrotischem Syndrom und Entwicklung einer Niereninsuffizienz. Als Risikoindikator gilt eine Erhöhung des Serum-Amyloid-A-Proteins (SAA).
- Sehr selten T-gamma-lymphoproliferatives Syndrom mit Lymphadenopathie, Lymphozytose (large granular lymphocytes) und Granulozytopenie als Sonderform des Felty-Syndroms (s.o.)
- Gehäuftes Auftreten maligner Erkrankungen (teils im Rahmen der Erkrankung, teils immunsuppressiv bedingt)
- Kardiovaskuläre Komplikationen: KHK/Herzinfarkt, Schlaganfall (bis zu 3x erhöhtes Risiko). Hier scheint neben den klassischen Risikofaktoren v.a. die systemische Entzündung ursächlich.
- Osteoporose: Urs.: Entzündlich bedingt (→ RA als eigenständiger Risikofaktor); Inaktivität, Kortison-induziert

DD:
- Kollagenosen: SLE (ANA), Sharp-Syndrom (anti-RNP)
- Vaskulitiden: z.B. Panarteriitis nodosa (Biopsie)
- Hämochromatose: Beteiligung der MCP II + III, Ferritin > 300 ng/ml, Eisen ↑, Transferrinsättigung > 75 %, erhöhte Leberwerte, endokrinologische Störungen, Hyperpigmentation u.a.
- Spondyloarthritiden (siehe Kapitel Spondyloarthritis)
- Rheumatisches Fieber (vorangegangener Streptokokkeninfekt, Arthritis migrans, ASL-Titer ↑, Jones-Kriterien erfüllt), heutzutage sehr selten!
- Lyme-Arthritis: Asymmetrische Arthritis, oft Kniegelenk betroffen, anamnestisch Zeckenbiss und Erythema chronicum migrans, Antikörpernachweis gegen Borrelia burgdorferi (IgG+)
- Brucella-Arthritis und Parvovirus B19-Arthritis: Selten (Erreger-, Ak-Nachweis)

- Infektiöse (septische) Arthritis (meist Monoarthritis mit Erregernachweis im Gelenkpunktat); in der Regel: Staphylokokken oder Gonokokken! Notfall!
- Arthritiden (Arthralgien) bei Virusinfekten (Hepatitis B/C, HIV, Parvovirus B19)
- Paraneoplastische rheumatische Beschwerden bei Tumorleiden (paraneoplastische Arthritis, hypertrophe Osteoarthropathie, Stiff-man-syndrome, palmare Fasziitis und Polyarthritis-Syndrom = PFPAS)
- Arthritis bei Sarkoidose, z.B. Löfgren-Syndrom: Bihiläre Lymphadenopathie, interstitielle Infiltrate, Erythema nodosum, (Sprunggelenks-) Arthritis (Labor: ACE ↑, löslicher IL-2-Rezeptor ↑)
- M. Behçet: Vaskulitis mit Uveitis, oralen u./o. genitalen Aphthen, Arthritis
- Arthritis urica (bevorzugt Großzehengrundgelenk, Knie, Ellbogen, Harnsäure ↑, Tophi)
- Chondrokalzinose (= intraartikuläre Ablagerung von Calcium-Pyrophosphat-Kristallen): Akut: „Pseudogicht", meist monartikulär in absteigender Häufigkeit sind folgende Gelenke betroffen: Knie, Handgelenk, Schulter, oberes Sprunggelenk, Ellbogen. Chronisch: Pseudo-RA, meist > 60. Lj., häufiger Frauen, Assoziation mit Arthrose, Hämochromatose, Hyperparathyreoidismus, Ochronose, polyartikuläre Manifestation, auch MCP-Gelenke können betroffen sein. DD zur RA: Nachweis von CPP-Kristallen im Punktat, radiologischer Nachweis von kalzifiziertem hyalinen und fibrösem Knorpel; „seronegativ" eher gering entzündlich
- Aktivierte Arthrosen (entzündlicher Schub einer degenerativen Gelenkerkrankung)
- Erosive Polyarthrose der Fingergelenke: [M15.9] z.T. erbliche Altersveränderungen, Fingerendgelenke (mit Heberden-Knoten) oder Fingermittelgelenke (mit Bouchard-Knoten); Arthrose des Daumensattelgelenkes (Rhizarthrose); w > m
- Fibromyalgie-Syndrom: Nichtentzündliche Erkrankung, diffuse Schmerzen, appellativer Beschwerdevortrag; vorwiegend Frauen im mittleren Alter → siehe dort
- Karpaltunnelsyndrom bei anderen Erkrankungen, z.B.:
  - Chronische Überlastung der Handgelenke durch Arbeit in starker Flexions- oder Extensionshaltung (Berufs-, Freizeitanamnese)
  - Fehlverheilte distale Radiusfraktur u.a. Traumen in Handgelenksnähe
  - Hormonelle Ursachen: Hypothyreose (TSH ↑, fT_3 ↓, fT_4 ↓), Akromegalie (GH ↑), Diabetes mellitus, Schwangerschaft
  - Gicht (Harnsäure ↑)
  - Amyloidose bei Dialysepatienten
  - Idiopathisches Karpaltunnelsyndrom (> 40 % d.F., meist Frauen)

Di.: ▪ Labor:

a) Unspezifische Entzündungszeichen = Aktivitätszeichen:
BSG und CRP ↑, α-/γ-Globuline ↑, Eisen i.S. ↓, Ferritin i.S. ↑, normo-/hypochrome Entzündungsanämie, evtl. leichte Thrombozytose und Leukozytose

b) Immunologische Befunde:

- Rheumafaktoren (RF) sind initial in ca. 40 % positiv, im weiteren Krankheitsverlauf werden sie in ca. 80 % positiv = seropositive RA (übrige Fälle = seronegative RA)
  Der Nachweis von Rheumafaktoren ist nicht spezifisch für RA. Der RF ist auch positiv bei:
  - Ca. 5 % Gesunder (im Alter über 60 J. > 10 %), RF-Titer niedrig
  - Bei Sjögren-Syndrom (bis 50 %) u.a. Kollagenosen in unterschiedlicher Häufigkeit
  - Gel. bei Lebererkrankungen , Hepatitis C (durch Kryoglobulinbildung)
  - Chronischen Infektionskrankheiten u.a.
- ACPA: IgG-Ak gegen citrulliniertes Peptid, Synonym Anti-CCP-Ak
  Sensitivität ca. 80 % (vergleichbar mit RF), hohe Spezifität (> 95 %); ACPA besitzen bei gleichzeitigem Vorliegen eines RF hohen Vorhersagewert für die Entwicklung einer aggressiven RA. Möglicherweise sind sogenannte MCV-Ak (gegen mutiertes citrulliniertes Vimentin) den klassischen CCP-Ak hinsichtlich ihrer Sensitivität bei gleicher Spezifität überlegen.
  Cave: Der alleinige Nachweis von CCP- oder MCV-Ak ist keine Therapieindikation, sondern muss immer in Zusammenhang mit den klinischen Befunden interpretiert werden!
- Antinukleäre Antikörper (ANA) in ca. 30 % d.F., Titer oft < 1 : 160 (anti-dsDNS negativ!)

▪ Nachweis von Knorpel- und Gelenkveränderungen:

- Arthrosonografie: Nachweis einer Synovialitis, Tendinitis, Tendovaginitis, Bursaergüssen, Baker-Zysten. Eine im PW-Doppler nachgewiesene Hyperperfusion der Synovialis spricht für eine hohe Aktivität. Mittels hoch auflösender Arthrosonografie lassen sich Usuren früher als im Röntgenbild und genauso früh wie im MRT nachweisen.
- Kontrastmittel-MRT weist Inflammation, Knorpel- und Knochenerosionen bis zu 2 Jahre früher nach als die konventionelle Röntgenuntersuchung! Ein Knochenmarködem gilt als Frühzeichen einer RA mit Gelenkschädigung.
- Röntgen: Hände/Handgelenke, Vorfüße beidseits in 2 Ebenen, der HWS in 2 Ebenen inkl. Aufnahmen in Inklination/Reklination. Häufiger Nachweis atlanto-axialer Beteiligung v.a. bei aktiven Verläufen. ***Cave:*** Myelonkompression, ggf. MRT zur weiteren Abklärung

Röntgenstadien der RA nach Steinbrocker:
St. I: Evtl. gelenknahe Osteoporose
St. II: Zusätzlich beginnende Knorpel- und Knochendestruktion
St. III: Zusätzlich beginnende Subluxationen/Fehlstellungen
St. IV: Gelenkzerstörungen und -deformierungen, Gelenkluxationen, Ankylosen
Röntgenscores haben für Studien Bedeutung (Ratingen, Sharp/V.d. Heijde)

- Dreiphasenszintigrafie mit ^{99m}Tc-Phosphonat: Nachweis einer Gelenkentzündung in der Frühphase = Weichteilszintigrafie. Spätaufnahmen = Skelettszintigrafie
- Rheumascan® = fluoreszenzoptisches Verfahren mit Darstellung der Mikrovaskularisation und Perfusion der Hand- und Fingergelenke: Neues, noch zu evaluierendes Verfahren in der Frühdiagnostik und zur Verlaufsbeurteilung

▪ Evtl. Synoviaanalyse: Zellzahl ↑ (je nach Aktivität 4.000 - 50.000 Leukos/µl), Nachweis von Rhagozyten und RF, Komplement ↓; Bakteriologie: Steril

Die neuen ACR-/EULAR-Klassifikationskriterien von 2010 für die RA tragen dem Ziel der frühzeitigen Behandlung Rechnung:

Schwellung/ Druckschmerz an Gelenken	Serologie	Akute Phase	Dauer	Punkte
≤ 1 großes Gelenk	RF u. CCP negativ	CRP + BSG normal	< 6 Wochen	0
2 - 10 große Gelenke		CRP oder BSG ↑	≥ 6 Wochen	1
1 - 3 kleine Gelenke	RF oder CCP niedertitrig positiv			2
4 - 10 kleine Gelenke	RF oder CCP hochtitrig positiv			3
> 10 kleine Gelenke, mindestens 1 großes Gelenk				5
Diagnose einer RA ab ≥ 6 Punkten				

Th.: ***Merke:*** Eine effektive krankheitsmodifizierende Therapie sofort nach Diagnosesicherung entscheidet über den weiteren Krankheitsverlauf, da wesentliche Gelenkschäden bereits in der Initialphase der RA eintreten („window of opportunity", „hit hard and early"). Bei gutem Ansprechen kann entsprechend der Klinik die Dosis evtl. später reduziert werden („step down-Therapie"). Ziele der Therapie sind nicht nur die Besserung der Symptome und klinische Remission, sondern auch die Hemmung der radiologischen Progression. Dies wird nach internationalem Konsensus dann erreicht, wenn der Patient nicht mehr als 1 geschwollenes und nicht mehr als 1 druckschmerzhaftes Gelenk hat, das CRP ≤ 1 mg/dl ist und der Patient eine Aktivität von ≤ 1 auf einer Skala von 0 - 10 angibt.

Zur optimalen Versorgung eines Patienten mit einer Arthritis sollte eine Vorstellung beim Rheumatologen innerhalb von 6 Wochen erfolgen und eine krankheitsmodifizierende Therapie innerhalb von 3 Monaten nach Krankheitsbeginn eingeleitet werden!
Zur Vorstellung bei einem Rheumatologen reichen der klinische Befund und die Bestimmung der Entzündungszeichen (BSG, CRP). Die Bestimmung spezifischer Antikörper (RF, CCP-Ak) ist hierfür prinzipiell nicht zwingend, da diese zu Beginn oft nicht positiv sind (Verzögerung der Behandlung aufgrund „unauffälliger" Befunde).

A) Physikalisch: Kryo-, Hydro- und Bewegungstherapie, Krankengymnastik, Ergotherapie. Keine Wärme-, sondern Kälteanwendung bei akut entzündeten Gelenken! Sofort schmerzlindernd für einige Stunden wirkt eine Ganzkörper-Kältetherapie in speziellen Kältekammern mit - 110 °C.

Merke: Physikalische Maßnahmen ersetzen keine medikamentöse Therapie!

Beachte: Der Patient muss rasch wieder bewegungsfähig werden, sonst drohen Kontrakturen und Muskelatrophie.

B) Medikamentös (Dosierung für Erwachsene):

1. Glukokortikoide
Ind: • Bei aktiver RA temporär bis zum Wirkungseintritt der Basistherapeutika („bridging")
• Bei hochaktiver RA auch längerfristig als „low-dose"-Steroidtherapie
NW + KI: Siehe Kap. Glukokortikosteroide
Dos: z.B. Prednisolon initial ca. 20 mg/d, stufenweise reduzieren und absetzen, wenn die Wirkung der Basistherapeutika eintritt. Eine längerfristige niedrig dosierte Steroidtherapie (2,5 - 5 mg Prednisolon/d) ist ebenfalls als krankheitsmodifizierende Therapie wirksam und bei schweren Fällen als Zusatz zur Basistherapie effektiv. Als Regel gilt, dass Steroide längerfristig nicht > 5 mg Prednisolon/d dosiert werden sollten und Basistherapeutika nicht ersetzen können!

Osteoporoseprophylaxe durch Kalziumzufuhr (1.000 - 1.500 mg/d am besten durch die Ernährung - Milchprodukte, Ca^{++}-reiches Mineralwasser) und Vitamin D_3 (ca. 800 - 2.000 IE/d) Nach DVO-Leitlinien wird zu Therapiebeginn auch eine Knochendichtemessung (DXA-Methode) an LWS und Femur empfohlen.

2. Basistherapie mit krankheitsmodifizierenden Mitteln = Disease Modifying Antirheumatic Drugs (DMARD):
   Basistherapeutika sind wirksam in ca. 70 % d.F. Der Wirkungseintritt erfolgt verzögert nach Wochen bis Monaten. Wegen teratogener NW muss ggf. auf die Durchführung einer verlässlichen Kontrazeption hingewiesen werden (MTX, Leflunomid).
   Regelmäßige klinische und Laborkontrollen zur Erfassung von NW sind obligat!
   Basistherapeutika müssen ggf. auch in Kombination frühzeitig eingesetzt werden, um Gelenkzerstörungen zu verhindern.
   In Abhängigkeit von der Intensität der Therapie bzw. dem Patienten (potenzielle Risikogruppe, Hepatitisanamnese oder erhöhte Transaminasen ?) sollte vor einer Therapie ein serologisches Screening auf Hepatitis B/C, ggf. auch HIV, erfolgen. Unter Immunsuppression sind Reaktivierungen - insbesondere von Hepatitis B - beschrieben, sodass je nach serologischem Befund oder Viruslast (PCR) eine prophylaktische antivirale Therapie (z.B: mit Entecavir) erfolgen sollte.

   2.1 Immunsuppressiva

   - Methotrexat (MTX):
     Rel. gut verträgliche und wirksame Substanz! Kann lebensverlängernd wirken (bes. durch Verminderung des Herzinfarktrisikos)
     Wi.: Folsäureantagonist mit immunsuppressiver Wirkung
     NW: Rel. häufig sind gastrointestinale NW, Stomatitis und Erhöhung der Leberenzyme. Knochenmarkdepression mit Zytopenie (5 %/Jahr), Haarausfall; gel. Arthralgien/ Myalgien innerhalb 24 h nach MTX-Einnahme. Seltener sind bronchiale Reizung, interstitielle Pneumonitis/Fibrose, Leberfibrose, Rheumaknoten an den Akren u.a. Die Gabe von Folsäure (5 - 10 mg 24 - 48 Stunden nach MTX-Einnahme) reduziert NW und Abbruchrate. Kontrollen von Blutbild, Kreatinin und Leberenzymen.
     Ind: Mittel der Wahl in der Primärtherapie
     KI: Schwangerschaft, Stillzeit, Lebererkrankungen, Niereninsuffizienz, hämatologische Krankheiten, gleichzeitige Gabe von Cotrimoxazol u.a.
     Dos: 7,5 - 25 mg 1 x/Woche als Einzeldosis oral oder s.c. (s.c. ist etwas effektiver und kann vom Patienten leicht erlernt werden). Am Tag der MTX-Einnahme keine NSAR nehmen, weil diese die Ausscheidung von MTX hemmen (Risiko von NW)!
     MTX-Einnahme bei gebärfähigen Frauen nur unter Konzeptionsschutz (Risiko fetaler Missbildungen ca. 10 %). MTX mindestens 3 Monate vor geplanter Schwangerschaft absetzen.

   - Andere Immunsuppressiva, z.B. Azathioprin, Ciclosporin A (NW siehe dort)
     Leflunomid , ein Dihydroorotat-Dehydrogenase-Blocker mit Halbwertzeit von mehreren Monaten! Fetusschädigende Metaboliten persistieren wesentlich länger (bis zu 2 Jahren) → Eliminierungsmittel: Colestyramin.
     Ind: Reservemittel, falls MTX nicht hilft oder kontraindiziert ist.
     NW: Diarrhö, Leberenzymerhöhung (ca. 5 %), schwere Leberschäden und Leberversagen, Hypertonie, interstitielle Pneumonie u.a.
     KI: Schwangerschaft, gebärfähige Frauen ohne Antikonzeption, Leberschäden u.a.

     Cave: Perioperativ sollte Leflunomid pausiert und mit Colestyramin ausgewaschen werden! Ggf. Prüfung der Wirksamkeit der Auswaschtherapie vor geplanter Schwangerschaft durch Spiegelkontrolle.

   2.2 Alkylantien (z.B. Cyclophosphamid)
   NW: Siehe Kap. Zytostatika
   Ind: Schwere Verläufe mit lebensbedrohlichem Organbefall, vaskulitische Komplikationen.

   Cave: Kumulativdosis! Ab einer Summendosis ≥ 30 g deutlich erhöhtes Risiko für eine therapieinduziertes MDS, erhöhtes Risiko für Urothel-Ca, bei Therapie von Frauen mit nicht abgeschlossener Familienplanung: ggf. Ovarprotektion (GnRh-Analoga)

   2.3 Sulfasalazin (z.B. Azulfidine RA®):
   Ind: Bei leichtem, nicht erosiven Verlauf oder in Kombination mit anderen DMARDs
   NW + KI: Siehe Kap. Colitis ulcerosa
   Dos: 2 - 3g/d; mit niedrigster Dosis beginnen, bei Verträglichkeit Dosis langsam erhöhen.

   2.4 Hydroxychloroquin (Quensyl®):
   Ind: Bei leichtem nicht erosiven Verlauf oder in Kombination mit anderen DMARDs
   NW + KI: Siehe Kap. Malaria; halbjährliche augenärztliche Untersuchungen werden wegen Gefahr der Retinopathie empfohlen. Es existiert keine allgemeingültige kritische

Summendosis! Nach etwa 5 J. sollten aber intensivierte Kontrollen erfolgen (Farbsinnprüfung, computergestützte Perimetrie, multifokales Elektroretinogramm!)
Cave: Myopathie, Arrhythmien
Dos: Hydroxychloroquin: 200 - 400 mg/d

2.5 „Biologicals":
Allgemeines: Rekombinant hergestellte Antikörper, Ak-Fragmente oder Fusionsproteine zur zielgerichteten Blockade entzündlicher immunologischer Vorgänge. Da Zytokine und Oberflächenmoleküle vielfältige physiologische Wirkungen haben, sind immer auch Nebenwirkungen/Effekte auf andere immunologische Vorgänge zu erwarten. Durch Biologika konnten innerhalb der letzten Jahre v.a. bei der RA und den Spondyloarthritiden sehr gute Therapieerfolge beobachtet werden. Eine Therapie mit Biologika ist in der Regel schweren Verlaufsformen vorbehalten und stellt keine Alternative zu einer Therapie mit einem konventionellen DMARD dar. Eine Biologikatherapie sollte in Kombination mit einem konventionellen DMARD erfolgen, da nur hierdurch eine entsprechende Steigerung der Wirksamkeit erreicht wird! Die Langzeiterfahrungen sind begrenzt. Das Risiko ernster NW ist zu beachten! Sorgfältige Patientenaufklärung und regelmäßige Kontrolluntersuchungen zur Überwachung sind Voraussetzung. Auch die erheblichen Therapiekosten müssen in Betracht gezogen werden.

- Anti-TNFα-Therapie:
  Wi.: Wirkungseintritt: Schnell (innerhalb von 2 Wochen), hohe Ansprechrate, antientzündliche + destruktionshemmende Wirkung: Verhindert die radiologische Progression und senkt die kardiovaskuläre Mortalität.
  NW: Erhöhte Infektionsneigung bis zu septischen Infektionen (v.a. Weichteilinfektionen, Pneumonien, septische Arthritis), Reaktivierung einer Tbc → vor Therapiebeginn aktive/latente Tbc ausschließen: Thorax-Röntgenbild + Interferon-γ-release-Test; ggf. zusätzlich Intrakutantest nach Mendel-Mantoux; Verschlechterung einer Herzinsuffizienz und selten Schäden des N. opticus; vermutlich erhöhte Inzidenz von Hautkrebs, daher regelmäßiges Screening! Möglicherweise gering erhöhtes Lymphom- und Tumorrisiko. Durch TNFα-Blocker kann eine Psoriasis induziert werden. Weitere NW + KI sind zu beachten (→ Herstellerangaben).
  Ind.: Reservemittel bei Versagen konventioneller Therapien
  - Infliximab (Remicade®): Monoklonaler chimärer Ak gegen TNFα; i.v.-Anwendungen, HWZ 26 Tage, bei RA nur in Kombination mit MTX, bei Spondylarthritiden auch als Monotherapie (Dos. siehe Herstellerangaben)
  - Adalimumab (Humira®): Monoklonaler humaner Ak gegen TNFα; Halbwertzeit: 14 Tage (Dos: 40 mg s.c. alle 2 Wochen)
  - Etanercept (Enbrel®): Fusionsmolekül aus löslichem TNF-Rezeptor und IgG1-Fc-Anteil. HWZ fast 5 Tage (Dos. z.B. 1 x 50 mg s.c./Woche)
  - Certolizumab pegol (Cimzia®): Pegyliertes Fab Fragment gegen TNFα (Erhaltungsdosis: 200 mg s.c. alle 2 Wochen)
  - Golimumab (Simponi®): Monoklonaler, humaner Antikörper der höchsten Affinität gegen TNFα (50 mg s.c./Monat)
- Tocilizumab (RoActemra®): Monoklonaler humanisierter Ak, der an löslichen und membrangebundenen IL-6-Rezeptor bindet und diesen blockiert. Rascher Wirkungseintritt, gutes und rasches Ansprechen auch nach TNFα-Versagen; i.v.-Applikation.
  Cave: Durch die IL-6-Blockade wird die CRP-Produktion unterdrückt: Patienten können trotz schwerer Infekte normale Werte aufweisen.
  NW: Transaminasenanstieg, Neutropenie, Hypercholesterinämie.
- Anakinra (Kineret®): Interleukin-1-Rezeptorantagonist (IL-1Ra)
  Wie bei der anti-TNFα-Therapie erhöhtes Risiko für Infektionen (hohe Kosten!), sehr gute Wirksamkeit bei M. Still, bei der RA eher weniger effektiv als andere Biologika
- Rituximab (MabThera®): anti-CD20-Ak
  Ind: Bei therapieresistenten Verläufen oder Kontraindikation einer TNFα-Blockade. Therapieprinzip: B-Zell-Depletion, Dosis: 2 x 1.000 mg i.v. im Abstand von 2 Wochen. NW + KI beachten! Bei immunsupprimierten Patienten sehr selten progressive multifokale Leukenzephalopathie. Vorher Impfstatus aktualisieren.
- Abatacept (Orencia®): CTLA4-Ig-Fusionsprotein, Hemmung der T-Zell-Kostimulation. Applikation i.v. oder s.c. in Kombination mit MTX, Indikation bei Versagen konventioneller DMARDs

2.6 Kombinationstherapien: Oft lässt sich durch ein DMARD keine Kontrolle der Erkrankung erreichen, daher sollten bereits frühzeitig verschiedene DMARDs kombiniert werden (***Cave:*** Toxizität) bzw. DMARDs mit einem Biological. Die Kombination verschiedener Biologicals zeigt keinen Nutzen, sondern erhöhte Komplikationsraten.

2.7 Therapieergänzungen in klinischer Erprobung: Januskinase (JAK)-Inhibitoren, z.B. Tofacitinib als JAK4-Inhibitor, Blockade von IL-17, Anti-GM-CSF-Antikörper, Ocrelizumab (humanisierter Anti-CD20-Ak), Dreiflügelfrucht (Tripterygium wilfordii Hook F) als naturheilkundlicher Ansatz aus der traditionellen chinesischen Medizin.

3. Nichtsteroidale Antirheumatika (NSAR): Symptomatische Therapie, kein Effekt auf den Krankheitsverlauf. Neuere Analysen zeigen sowohl bei COX2-Inhibitoren (Coxibe) als auch bei unselektiven NSAR ein deutlich erhöhtes Risiko für kardio- und zerebrovaskuläre Komplikationen. Ausnahme bildet Naproxen, bei dem aber gastrointestinale Komplikationen häufiger sind. Daher sollten diese Substanzen möglichst kurzfristig und niedrig dosiert eingesetzt werden. Der Vorteil der Coxibe liegt in der geringeren NW-Rate im unteren GI-Trakt. Die erhöhte NW-Rate im oberen GI-Trakt bei unselektiven COX-Inhibitoren kann teilweise durch den Einsatz von Protonenpumpeninhibitoren kompensiert werden.

- Unselektive COX-1/2-Inhibitoren = Cyclooxygenase-Hemmer
  Wi.: Hemmung der Cyclooxygenase 1 + 2 (COX 1 + 2) und damit der Prostaglandinsynthese. Die entzündungshemmende Wirkung läuft über COX-2-Inhibition. Die Hemmung der Thrombozytenaggregation und die gastralen NW sind Folge der COX 1-Inhibition.
  Propionsäurederivate, z.B. Ibuprofen: Einzeldosis: 400 - 800 mg, Tagesdosis: bis 2.400 mg
  Arylessigsäurederivate, z.B. Diclofenac: Einzeldosis: 50 mg, Tagesdosis: bis 150 mg
  Naproxen (T_{50} bis 15 h); Tagesdosis: bis 1.000 mg
  Anm.: ASS wird zur Therapie der RA nicht eingesetzt (analgetisch wirksame Einzeldosis zu hoch und macht oft NW).
- Selektive COX-2-Inhibitoren (Coxibe): Celecoxib (Tagesdosis bis 2 x 200 mg) oder Etoricoxib (Tagesdosis bei Arthritis 90 mg)
  NW: - Gastrointestinale NW (ca. 30 %):
  Magenschmerzen, Refluxbeschwerden, Magen-/Duodenalulzera, evtl. mit (okkulter) Blutung oder Perforation; Blutungsrisiko ca. 1 : 100/2 Jahren. Die ulzerogene Wirkung ist Folge einer Hemmung der Prostaglandinsynthese mit gestörter Magenschleimproduktion.
  Risikofaktoren für erhöhte GI-NW: Gleichzeitige Therapie mit Kortikosteroiden, Antikoagulanzien oder selektiver Serotoninwiederaufnahmehemmer (SSRI), hohe Dosierung der NSAR, Alter > 65 J., GI-Ulzera oder NSAR-bedingte GI-Komplikationen in der Anamnese
  In diesen Fällen ist bei Therapie mit NSAR eine parallele prophylaktische Gabe von Protonenpumpenhemmern indiziert! Bei Helicobacter pylori-Infektion ist eine prophylaktische HP-Eradikationstherapie möglicherweise von Nutzen. Um die Magenunverträglichkeit zu mindern, Präparate nach dem Essen nehmen.

  Beachte: Während Glukokortikosteroide alleine das Ulkusrisiko kaum erhöhen, steigt das Ulkusrisiko unter NSAR um den Faktor 4; die Kombination beider Substanzen erhöht das Ulkusrisiko um den Faktor 15! Daher nach Möglichkeit beide Substanzen nicht kombinieren. Falls die Kombination unvermeidbar ist, unbedingt Gabe eines Protonenpumpeninhibitors! Nie mehrere NSAR gleichzeitig verordnen!

  - NSAR-Enteropathie: Entzündungen, Ulzerationen, Blutungen, Strikturen, Stenosen, Perforationen im Dünndarm; evtl. Kolitis mit Diarrhö
  - NSAR-Zystitis
  - Pseudoallergische Reaktionen: Analgetikaintoleranz (mit evtl. Bronchospasmus bei Asthmapatienten)
  - Allergische NW (Urtikaria, Angioödem, Bronchospasmus)
  - Störungen der Hämatopoese
  - Zentralnervöse Störungen (z.B. Kopfschmerzen, Schwindel, Verwirrtheitszustände, Hörstörungen) - bes. nach hoher Dosis von Indometacin; Tinnitus durch ASS
  - Leberschäden, Nierenschäden
  - Natrium- und Wasserretention, evtl. Hypertonie und Herzinsuffizienz

  KI: Störungen der Leber-/Nierenfunktion, Gravidität und Stillzeit, Ulzerationen des Magen-Darm-Traktes, Blutbildstörungen, Analgetikaintoleranz, Herzinsuffizienz, unkontrollierte Hypertonie u.a.
  Coxibe sind außerdem kontraindiziert bei KHK, pAVK.

  Merke: Insgesamt zeigt sich bei allen NSAR ein erhöhtes kardiovaskuläres Risiko.

Ergänzungen:

- Frühzeitiges Erfassen und Behandeln kardiovaskulärer Risikofaktoren. Die RA ist ein eigenständiger kardiovaskulärer Risikofaktor, der bei Vorliegen von mindestens 2 der folgenden 3 Kriterien als 1,5-facher Multiplikator der bekannten Risiko-Scores für kardiovaskuläre Ereignisse gewertet werden muss: Krankheitsdauer ≥ 10Jahre, Nachweis von RF/ACPA, Vorliegen schwerer extraartikulärer Manifestationen.

- Diät: Manche Patienten berichten Beschwerdelinderung unter Arachidonsäure-armer Ernährung (Meidung von Fleisch-/Wurstwaren) und Bevorzugung Eicosapentaen-reicher Kost (Fisch, Fischöl, Omega-3-Fettsäuren). Einseitige Ernährung ist zu vermeiden. Kein Ersatz für eine effektive Therapie mit Basistherapeutika!
- Raucherentwöhnung: Raucher entwickeln häufiger als Nichtraucher eine RA und die Verläufe werden ungünstig beeinflusst!

C) Radiosynoviorthese (RSO):

Internet-Infos: *www.radiosynoviorthesis.com*

Nach Lokalisation entzündeter Gelenke mittels Weichteilszintigrafie werden radioaktive Substanzen (Betastrahler) in schmerzhaft entzündete Gelenke injiziert:

	^{90}Yttrium für große Gelenke	**^{186}Rhenium für mittlere Gelenke**	**^{169}Erbium für kleine Gelenke**
HWZ	2,7 Tage	3,7 Tage	9,5 Tage
Gewebsreichweite	11 mm	3,7 mm	1,0 mm

Beurteilung: Wirkungsvolle Ergänzung der Basistherapie v.a. bei einzelnen Gelenken; keine systemischen NW; behandelte Gelenke werden längerfristig schmerzfrei; optimale Wirkung nach 3 - 6 Monaten.

D) Synovektomie (arthroskopisch oder offen) evtl. auch mit nachgeschalteter RSO

E) Rekonstruktive Chirurgie und rechtzeitiger prothetischer Gelenkersatz (z.B. Handgelenksarthrodese, Hoffmann-Tilmann-Op. der Vorfüße, TEP der Hüft- oder Kniegelenke u.a.)

F) Rehabilitationsmaßnahmen, Patientenschulung und Selbsthilfegruppen (Rheuma-Liga!)

Prg: Risikofaktoren für einen schweren, erosiven Verlauf sind:
- Beteiligung vieler Gelenke
- Hochtitriger Nachweis von RF, Nachweis von anti-CCP-Ak, hohes CRP, hohe BSG
- Homozygotie von HLA DR4-Allelen („shared epitope")
- Rauchen
- Nachweis von Rheumaknoten
- Niedriger sozioökonomischer Status u.a.

Während ältere Daten zeigten, dass nach 10 Jahren Krankheitsdauer ca. 50 % der Patienten erwerbsunfähig wurden und die Lebenserwartung um durchschnittlich 7 Jahre geringer ist, legen neuere Untersuchungen nahe, dass eine effektive frühzeitige Therapie dies positiv beeinflusst. Häufige Todesursachen sind Herzinfarkt, (3 x erhöhtes Risiko) und Schlaganfall sowie eine (unbehandelte) hohe Krankheitsaktivität. Zu beachten sind auch letale Folgen der NSAR (Magenblutungen u.a.) und der DMARDs (z.B. Infektionen unter Immunsuppression).

Anm.: FFbH: Funktionsfragebogen Hannover; dient zur Erfassung der Funktionskapazität bei Patienten mit rheumatischen Erkrankungen. Mit Funktionskapazität ist die Möglichkeit zur Bewältigung von Alltagsanforderungen in Haushalt, Familie, Beruf und Freizeit gemeint. Der FFbH ist vergleichbar mit dem HAQ (Health Assessment Questionnaire). Der DAS 28 (disease activity score 28) eignet sich sehr gut zur Beurteilung der Krankheitsaktivität und sollte zur Dokumentation und Beurteilung der Wirksamkeit genutzt werden. Alternativ SDAI oder CDAI (simplified / clinical activity index). Einzelheiten: Siehe *Internet*

Impfungen bei rheumatologischen Erkrankungen / Impfungen unter Immunsuppression:
Während man mit Impfungen früher aus Angst vor Verschlechterung einer Erkrankung zurückhaltend war (tatsächlich sind Erstmanifestationen rheumatischer Erkrankungen nach Impfungen beschrieben), werden heute alle üblichen aktiven Impfungen mit Totimpfstoffen empfohlen. Unter immunsuppressiver Therapie ist mit einer reduzierten aber ausreichenden Impfantwort zu rechnen (ausgenommen: Rituximab und Abatacept - vor Therapiebeginn impfen). Insbesondere die Influenza-Impfung und die Pneumokokkenimpfung werden unter Immunsupppression angeraten. Lebendimpfungen unter immunsuppressiver Therapie sind kontraindiziert.

ADULTER MORBUS STILL, ADULTES STILL-SYNDROM [M06.10]

Ep.: Selten! Inzidenz ca. 5/100.000; m : w = 1 : 1

Ät.: Nicht bekannt

KL.:
- Flüchtiges kleinfleckiges, lachsfarbenes, makulopapulöses Exanthem an Rumpf und proximalen Extremitäten

CAVE: Oft nur kurze Zeit und im abendlichen Fieberschub sichtbar, ggf. dem Patienten Lehrbuchbilder zeigen bzw. Fotos machen lassen!

- Fieberschübe > 39 °C, 1 - 2 x/Tag mit ausgeprägten Myalgien und Arthralgien
- Symmetrische Polyarthritis typischerweise mit zystischen und erosiven Veränderungen im Verlauf (bes. karpal)
- Halsschmerzen, Splenomegalie, Polyserositis

Ko.: Hämophagozytose, Gerinnungsaktivierung, Multiorganversagen

Lab:
- Leukozytose mit Neutrophilie, BSG ↑, CRP ↑, Transaminasen ↑ (50 % d.F.)
- RF, ANAs, CCP-Ak negativ
- Ferritin ↑↑ (bis > 10.000 mg/l)

Di.: Ausschluss anderer Ursachen (Infektionen, Neoplasien, andere Systemerkrankungen)
Klassifikationskriterien von Yamaguchi:
- Majorkriterien: Intermittierendes Fieber > 39°C für mindestens 1 Woche, Arthralgien mindestens 2 Wochen, typisches Exanthem, Leukozytose > 10.000/µl mit Neutrophilie
- Minorkriterien: Halsschmerzen, Lymphadenopathie und/oder Splenomegalie, Leberenzyme erhöht, RF und ANAs negativ. Mindestens 5 Kriterien müssen erfüllt sein, davon 2 Majorkriterien

Th.: Steroide, ggf. zusätzlich MTX
Weitere Therapieoptionen: Andere Immunsuppressiva, IL-1-Rezeptorantagonist (Kineret®) mit sehr gutem Ansprechen, TNF-Blockade, intravenöse Immunglobuline, Tocilizumab.

SPONDYLOARTHRITIDEN (SpA)

Ep.: Prävalenz 1 - 2 % in Europa

Def: Gruppe chronisch-entzündlicher Erkrankungen oft mit Beteiligung des Achsenskeletts (griech. ‚spondylos' = Wirbel), Assoziation mit HLA-B27 (bis 90 % beim M. Bechterew) und Fehlen von Rheumafaktoren ("seronegativ"), die ineinander übergehen/miteinander überlappen können und folgende Leitsymptome gemeinsam haben:

- Entzündliche Rückenschmerzen durch Sakroiliitis und WS-Befall (Spondylitis/-arthritis, Syndesmophyten)
  Typische klinisch-anamnestische Kriterien für entzündlichen Rückenschmerz sind:
  - Krankheitsbeginn < 40. Lebensjahr
  - Schleichender Beginn
  - Nächtliche Schmerzen mit Erwachen in der 2. Nachthälfte
  - Besserung bei Bewegung und im Laufe des Tages
  - Morgensteife
  - z.T. ausstrahlender Schmerz, v.a. Oberschenkel dorsalseitig bis zum Knie
  - Nach NSAR-Gabe deutliche Besserung innerhalb von 48 h u./o. Verschlechterung nach Absetzen der NSAR
  - Fehlen neurologischer Symptome
- Asymmetrische Oligoarthritis, oft der Kniegelenke, Befall im Strahl (Daktylitis = Wurstfinger)
- Entzündliche Enthesiopathien (Entzündungen der Sehnenansätze, Bänder)
- Iritis oder Iridozyklitis (anteriore Uveitis) u.a. extraartikuläre Manifestationen

5 Krankheitsbilder:
- Ankylosierende Spondylitis (AS = M. Bechterew)
- Reaktive Arthritis (früher: Reiter-Syndrom)
- Psoriasisarthritis
- Enteropathische Arthritiden mit Sakroiliitis bei chronisch entzündlichen Darmerkrankungen
- Undifferenzierte Spondyloarthritis

ASAS (Assessment of Spondyloarthritis International Society) -Klassifikationskriterien für *axiale* Spondyloarthritis (SpA) bei Patienten mit Rückenschmerzen ≥ 3 Monate und Alter bei Erkrankungsbeginn < 45 Jahren:
Entweder Sakroileitis im MRT oder im Röntgenbild + ≥ 1 SpA-Parameter*)
oder HLA B27-Nachweis + ≥ 2 andere SpA-Parameter*)

*) SpA-Parameter: Entzündlicher Rückenschmerz, Arthritis, Enthesopathie an der Ferse, anteriore Uveitis, Daktylitis, Psoriasis, chronisch entzündliche Darmerkrankung, gutes Ansprechen auf NSAR, positive Familienanamnese für SpA, HLA B27-Nachweis, erhöhtes CRP

ASAS-Klassifikationskriterien für *periphere* Spondyloarthritis:
Arthritis oder Enthesitis oder Daktylitis + 1 weiteres Kriterium: Psoriasis, chronisch entzündliche Darmerkrankungen, vorausgegangene Infektion, HLA B27-Nachweis, Uveitis, Sakroileitis (Rö. oder MRT) oder 2 der folgenden Kriterien: Arthritis, Enthesitis, Daktylitis, chronisch entzündliche Darmerkrankung in der Anamnese, positive Familienanamnese für eine Spondyloarthritis

Die ASAS-Kriterien ermöglichen im Gegensatz zu den modifizierten New York-Kriterien (s.u.) die frühere Diagnosestellung/Klassifikation einer SpA und beziehen das MRT als bildgebendes Kriterium ein. Die Anwendung der ASAS-Kriterien führt auch dazu, dass der Anteil an Frauen mit dem Krankheitsbild SpA zunimmt, da Frauen seltener/langsamer strukturelle Veränderungen entwickeln, die im konventionellen Röntgen fassbar sind. Risikofaktoren für die Entwicklung struktureller Veränderungen im Röntgen sind: Männliches Geschlecht, Rauchen, hohe Entzündungszeichen. Die „axiale SpA" ist als Vorstufe der ankylosierenden Spondylitis zu sehen und wird analog dazu behandelt.

ANKYLOSIERENDE SPONDYLITIS (AS) [M45.09]

Syn: Spondylitis ankylosans, M. Bechterew

Ep.: Prävalenz bis 1 % der Bevölkerung in Europa; m : w = 3 : 1; familiäre Häufung
Manifestationsalter: Meist zwischen 20. - 40. Lebensjahr

Ät.: Genetische Disposition: 90 % der Pat. sind HLA-B27 positiv (Häufigkeit in der Normalbevölkerung ca. 8 %).
Auslösung des chronisch-entzündlichen Prozesses durch unbekannte Faktoren

KL.:
- Leitsymptom: „Entzündlicher Rückenschmerz": Siehe oben
- Sakroiliitis: Bes. nachts/morgens auftretende Kreuz-/Gesäßschmerzen, Steifigkeit, Besserung durch Bewegung, evtl. mit Schmerzausstrahlung in die Oberschenkel, Klopfschmerz und Verschiebeschmerz der Sakroiliakalgelenke (Stuhlsteigeversuch, Mennell-Zeichen: Kreuzschmerzen, wenn beim seitlich liegenden Patienten das untere Bein maximal gebeugt, das andere Bein retroflektiert wird).
- Spondylitis: Schmerzen im thorakolumbalen Übergang der Wirbelsäule
- Zunehmende Bewegungseinschränkung der Wirbelsäule und des Thorax:
  Finger-Fußboden-Abstand (normal 0)
  Thoraxumfangsdifferenz ex-/inspiratorisch (normal > 6 cm, im Alter weniger)
  Tragus-Wand-Abstand (normal < 15 cm)
  Kinn-Sternum-Distanz (normal 0 cm)
- Schober-Maß: Die im Stehen gemessene Distanz vom 5. LWK 10 cm nach kranial muss sich nach maximaler Rumpfbeugung um mindestens 4 cm vergrößern.
  Ott-Maß: Die im Stehen gemessene Distanz vom 7. HWK 30 cm nach kaudal muss sich nach maximaler Rumpfbeugung um mindestens 2 cm vergrößern.
- Evtl. Arthritis peripherer Gelenke (1/3 der Patienten)
- Evtl. Brustschmerzen (Synchondritis der sternomanubrialen Synchondrose), evtl. Schambeinschmerzen (Symphysitis)
- Evtl. entzündliche Enthesopathien: Schmerzhafte Entzündung der Sehnenansätze: Achillessehne, Plantaraponeurose, Trochanteren, Sitzbein, Beckenkamm
- Evtl. Uveitis anterior (25 %)
- Rel. selten Beteiligung innerer Organe: z.B. Kardiopathie (AV-Block I°), Aortitis, evtl. mit Aortenklappeninsuffizienz, IgA-Nephritis u.a.

Ko.: Versteifung der Wirbelsäule und des Thorax, fixierte Kyphose, Osteoporose, selten Amyloidose (1 %), erhöhtes kardivovaskuläres Risiko

Krankheitsaktivität-Indizes: z.B. BASDAI (Bath Ankylosing Spondylitis Disease Activity Index = 6 standardisierte Fragen zu Müdigkeit, Schmerzempfindung und Morgensteifigkeit) oder BASFI oder ASDAS → siehe *Internet*

Lab: Je nach Aktivität BSG und CRP ↑, HLA-B27 positiv (90 %), Urinstatus/-Sediment (IgA-Nephritis!)

Bildgebende Verfahren zur Darstellung der Wirbelsäulenveränderungen und Sakroiliitis:
▶ Röntgen:
- Zeichen der Sakroiliitis: Siehe oben
- Syndesmophyten: Knochenspangen, die benachbarte Wirbel überbrücken (DD: Spondylitis hyperostotica = M. Forestier, osteoproliferative degenerative WS-Veränderungen: Spondylose, Osteochondrose)

- Spondyloarthritis: Knöcherne Ankylosierung der Intervertebralgelenke, Verkalkungen des Wirbelkörperbandapparates, im Endstadium Bambusrohrform der versteiften Wirbelsäule, Enthesiopathien mit ossifizierender Periostitis, z.B. Fersensporn

▶ MRT

DD:
- Osteoporose, Diskusprolaps
- Tuberkulöse und bakterielle Spondylitis und Spondylodiscitis (MRT, Szintigrafie, Erregernachweis)
- Tumorös bedingte Wirbelsäulenbeschwerden
- Andere Spondyloarthritiden (s.o.)

Di.: Anamnese/Klinik, Röntgen/MRT, Diagnose-Kriterien (New York-Kriterien), HLA-B27

Modifizierte New York Kriterien:
Klinische Kriterien
- Kreuzschmerzen und -steife > 3 Monate mit Besserung durch Bewegung, nicht durch Ruhe
- Bewegungseinschränkung der LWS in der sagittalen und frontalen Ebene
- Verminderte Atembreite - alters- und geschlechtsadaptiert

Radiologische Kriterien: Sakroileitis mind. Grad II beidseits oder Grad III einseitig

Diagnose:
Eine definitive AS liegt vor, wenn das radiologische und mind. ein klinisches Kriterium erfüllt sind.

Radiologische Gradeinteilung der Sakroiliitis:
I° Verdächtige Veränderungen
II° Umschriebene Erosionen, subchondrale Sklerosierung bei normaler Weite des Gelenkspaltes
III° Deutliche Erosionen, Sklerosierungen, Gelenkerweiterungen u./o. -verschmälerungen, Ankyloseknospen
IV° Ankylose (knöcherne Versteifung)

Th.: Konsequente Physiotherapie mit Anleitung zu regelmäßiger selbstständiger Gymnastik, Schulung

Medikamentöse Therapie:
- NSAR bei Bedarf oder zeitweise kontinuierlich
- Kortikosteroide möglichst nur temporär bei schweren entzündlichen Schüben. Bei therapierefraktären Sakroiliitisschmerzen evtl. auch intra-/periartikuläre Steroidinjektionen unter sterilen Bedingungen (unter Durchleuchtung, CT- oder MRT-gesteuert). NW + KI beachten!
- Sulfasalazin bei peripherer Arthritis
- Biologicals: Reservemittel bei schweren, therapierefraktären Schmerzen bzw. hoher entzündlicher Aktivität: TNFα-Blocker (siehe RA). Die TNFα-Blockade zeigt hervorragende Wirksamkeit hinsichtlich positiver Beeinflussung von Lebensqualität, Funktion, Beweglichkeit, Entzündungszeichen und Krankheitsaktivität. Es lässt sich trotzdem nur ein geringer hemmender Einfluss auf die Progression radiologischer (= struktureller!) Veränderungen nachweisen, während sich die kontinuierliche NSAR-Einnahme hier wirksamer darstellt. Möglicherweise sind die strukturellen Veränderungen nicht alleine durch entzündliche Veränderungen bedingt.
- Operative Therapie: Gelenkersatz, ggf. Aufrichtungs-Op.

Prg: Oft schubartiger Verlauf, individuell sehr variabel; bei konsequenter Gymnastik wird eine Invalidisierung in der Mehrzahl der Fälle vermieden.

REAKTIVE ARTHRITIS (ReA) [M02.99]

Syn: Postinfektiöse Arthritiden

Def: Entzündliche Gelenkerkrankungen, die als Zweiterkrankung nach meist gastrointestinalen oder urogenitalen bakteriellen Infekten auftreten.

Ep.: 2 - 3 % aller Patienten mit bestimmten gastrointestinalen oder urethritischen bakteriellen Infekten; m : w = 1 : 1

Ät.:
1. Genetische Prädisposition: 60 - 80 % der Patienten sind HLA-B27 positiv.
2. Auslösender bakterieller Infekt:
   a) Posturethritische ReA nach Gonorrhoe oder nichtgonorrhoischer Urethritis (NGU) durch Chlamydia trachomatis Serovar D-K und Mykoplasmen, am häufigsten Ureaplasma urealyticum

b) Postenteritische ReA nach Infektionen durch Yersinien, Salmonellen, Shigellen, Campylobacter jejuni u.a. Enteritiserreger

Pg.: Chlamydien und Yersinien können zu persistierenden Infektionen führen, die bei besonderer genetischer Disposition eine reaktive Arthritis auslösen und unterhalten können. Die Arthritis ist aseptisch, d.h. bakterielle Erreger lassen sich aus dem Gelenkpunktat kulturell nicht anzüchten. Allerdings kann man bei einem Teil der Patienten im Gelenkpunktat nichtreplikative Erregerbestandteile (z.B. Bakterienantigene) nachweisen.

Anm.: Zwischen dem HLA-B27 und einigen der krankheitsauslösenden Bakterien (z.B. Yersinia pseudotuberculosis) besteht eine Partialantigengemeinschaft.

KL.: Nach einer Latenzzeit von 2 - 6 Wochen nach einem enteritischen oder urethritischen Infekt entwickelt sich eine Zweiterkrankung mit Arthritis u.a. Symptomen. Das klinische Vollbild der ReA mit 3 oder 4 Hauptsymptomen wird als Reiter-Syndrom bezeichnet und findet sich bei 1/3 der Patienten.

Hauptsymptome des Reiter-Syndroms:

1. Arthritis: Oft asymmetrische, evtl. wandernde Oligoarthritis bevorzugt der unteren Extremitäten, z.B. der Knie-/Sprunggelenke; gel. auch Befall der Finger- und Zehengelenke im Sinne einer Daktylitis
2. Urethritis
3. Konjunktivitis/Iritis
4. Reiter-Dermatose: Randbetonte psoriasiforme Erytheme der männlichen Genitalschleimhaut (Balanitis circinata); aphthöse Läsionen im Mundraum; schwielenartige, teils pustulöse Veränderungen an Handflächen und Fußsohlen (Keratoma blenorrhagicum); psoriasiforme Hautveränderungen am Körper

1 - 3 = Reiter-Trias; 1 - 4 = Reiter-Tetrade

Evtl. Begleitsymptome:

- Fieber
- Sakroiliitis
- Schmerzhafte Entzündungen der Sehnenansätze (Enthesiopathien)
- Selten Beteiligung innerer Organe: z.B. Karditis, Pleuritis

Lab:
- Unspezifische Entzündungsparameter: BSG und CRP ↑
- Genetik: HLA-B27 (80 % d.F.)
- Nachweis eines enteritischen oder urethritischen Infektes:
  - Erregernachweis: Da der enteritische oder urethritische Infekt nach Auftreten der ReA meist abgeklungen ist, gelingt ein Erregernachweis rel. selten (bei Urethritis, Zervicitis aus Morgenurin/Abstrich; aus dem Stuhl nach Enteritis); evtl. Nachweis aus Biopsien der Kolon- und Ileumschleimhaut, PCR-Nachweis von Chlamydien aus Morgenurin, Urethralabstrich oder Gelenkpunktat
  - Serologische Nachweisverfahren: Infektbeweisende Titerverläufe lassen sich nicht immer nachweisen (der parallele Nachweis spezifischer IgA- und IgG-Antikörper spricht für eine persistierende Infektion).
- Ausschluss anderer Erkrankungen des rheumatischen Formenkreises (Fehlen von Rheumafaktoren, ACPA, ANA, unauffällige Borrelienserologie u.a.)

DD: Andere Erkrankungen des rheumatischen Formenkreises (s. Kap. Rheumatoide Arthritis)

Di.: Anamnese (vorausgegangener enteritischer oder urethritischer Infekt) + Klinik + Labor (HLA-B27, Infektnachweis)

Th.: 1. Infektsanierung:

Bei noch nachweisbarer NGU durch Chlamydien oder Ureaplasmen: Doxycyclin oder Makrolide (z.B. Erythromycin oder Clarithromycin). Da Chlamydien in Form stoffwechselinaktiver Elementarkörperchen intrazellulär persistieren können, wird bei ReA und Nachweis einer floriden Chlamydieninfektion eine Antibiotikatherapie (z.B. Doxycyclin) empfohlen! - Stets auch Partnersanierung! Erregergerechte Therapie einer Gonorrhoe (siehe dort) bzw. einer Enteritis. Der Nutzen einer antibiotischen Therapie ohne Nachweis einer floriden Infektion ist nicht belegt. Häufig persistieren Titer gegen spezifische Antikörper (z.B. Chlamydia trachomatis-/Yersinia-IgA und -IgG), dies rechtfertigt aber nicht wiederholte Antibiotikatherapien. Neuere Untersuchungen zeigen, dass Chlamydien-assoziierte Spondyloarthritiden durch eine 6-monatige Kombinationstherapie mit Doxycyclin und Rifampicin möglicherweise geheilt werden können. Vor einem breiten Einsatz eines solchen Therapieregimes sollten weitere Studienergebnisse abgewartet werden. Demgegenüber steht auch die recht günstige Prognose in vielen Fällen (s.u.).

2. Symptomatische Behandlung der ReA:
   - Physikalische Therapie (bei akuter Arthritis: Kryotherapie)
   - Nichtsteroidale Antirheumatika (NSAR)

- Evtl. passager Glukokortikosteroide bei hochakutem Verlauf u./o. Iridozyklitis
- Evtl. Sulfasalazin oder andere DMARDs bei Übergang in eine chronische Spondylarthritis (siehe Kap. Rheumatoide Arthritis)

Prg: Bis 80 % d.F. heilen nach 12 Monaten aus. Oligosymptomatische ReA-Verläufe haben eine günstigere Prognose als das voll ausgebildete Krankheitsbild in Form des Reiter-Syndroms.

PSORIASIS-ARTHRITIS (PsA) [L40.5+M07.39*]

Ep.: Ca. 10 % der Psoriasis-Patienten (Prävalenz der Psoriasis: In Europa bis 3 % der Bevölkerung), gehäuft bei Adipositas (BMI > 30: Relatives Risiko 1,9) und bei Rauchern (Relatives Risiko 2,2)

KL.: Meist viele Jahre nach Beginn der ersten Hautmanifestation, selten vor der Manifestation von Hautsymptomen

5 Formen (nach Moll und Wright 1973):
1. DIP- und PIP-Befall wie Heberden- und Bouchard-Arthrose (5 %)
2. Deformierende, mutilierende Polyarthritis = „Teleskopfinger" (5 %)
3. Symmetrische Polyarthritis wie RA (20 %)
4. Asymmetrische Oligoarthritis, häufig HLA-B 27 positiv (60 %), evtl. Daktylitis mit „Wurstfingern" = Befall aller Gelenke eines Fingers
5. Spondyloarthritis mit Sakroiliitis, häufig HLA-B 27 positiv (10 %)

Variante: SAPHO-Syndrom (Synovitis - Akne - Psoriasis pustulosa - Hyperostosis - Osteitis): Schmerzhafte sternoklavikuläre Hyperostosis, Hyperostose der Wirbelsäule, periphere Arthritis, sterile multifokale Osteitis (Knochenszintigrafie!), Psoriasis pustulosa palmaris/plantaris, ggf. Knochen-PE bei V.a. Tumor

Bei HIV-Patienten häufig schwere Verläufe (Haut und Gelenke); ***Cave:*** HIV-Infektion als möglicher Trigger!

Im Vergleich zu anderen Arthritiden verläuft die Entzündung oft nicht so ausgeprägt (= „trockene Entzündung"). Oft keine reine Arthritis sondern Beteiligung der umgebenden Strukturen: Daktylitis, Entesis, Periarthritis.

Lab:
- Assoziation mit HLA B27 (30 - 50%), RF meist negativ, aber ACPA bis zu 8 % positiv!
- Häufig keine Entzündungszeichen!

Di.: Klinische Trias:

1. Erythrosquamöse Plaques mit silberweißer Schuppung mit bevorzugtem Befall der Streckseiten von Ellbogen/Knien, der Sakral- und Analregion und des behaarten Kopfes; evtl. nur diskrete Hautveränderungen hinter den Ohren und im äußeren Gehörgang (Prädilektionsstellen absuchen!).
2. Nagelveränderungen (30 %)
   Tüpfelnägel → punktförmige Grübchen im Nagel
   Ölflecknägel → gelbbrauner Fleck subungual
   Onycholyse → abgehobener Nagel
   Krümelnägel → verdickte, krümelige Nägel
   Fehlendes Nagelhäutchen → psoriatischer Herd am Nagelwall
3. Arthritis; bei Spondyloarthritis/Sakroiliitis
4. **CASPAR-Kriterien für PsA:**
   Entzündliche Erkrankung an Gelenken, Wirbelsäule oder Enthesen und zusätzlich ≥ 3 Punkte
   - Aktuell vorhandene Psoriasis (2P)
   - oder Psoriasis in der Anamnese (1P)
   - oder Psoriasis bei Angehörigen 1. oder 2. Grades (1P)
   - oder psoriatische Nageldystrophie (1P)
   - negativer Rheumafaktor (1P)
   - Daktylitis oder ärztlich dokumentierte Daktylitis in der Anamnese (1P)
   - Juxtaartikuläre Knochenneubildung im konventionellen Röntgen (kein Osteophyt!) (1P)

Th.: Haut und Gelenkbefall korrelieren oft nicht.
- Sulfasalazin (40 % Hautbesserung) bei mildem Gelenkbefall (Oligoarthritis):
- Immunsuppressiva: z.B. Methotrexat, Leflunomid, Ciclosporin - Ind: Stärkere, erosiver Gelenkbefall (bis 60 % d.F.) → siehe RA
- Vorsicht beim Einsatz von Steroiden ohne begleitende Immunsuppression: Besserung der Arthritis; aber Gefahr einer dramatischen Verschlechterung der Psoriasis (Erythrodermie!) selbst bei vorsichtiger Dosisreduktion.

- Biologicals: Reservemittel bei Therapieresistenz: TNFα-Blocker: Hohe Ansprechraten, hohe Kosten, NW + KI beachten! (Siehe Kap. Rheumatoide Arthritis - Therapie)
  Ustekinumab (IL-12-/IL-23-Blockade), Apremilast (PDE4-Inhibitor) und Abatacept zeigen eine moderate Effektivität.

Cave: Betablocker können die Psoriasis verschlechtern!

Prg: Risikofaktoren für erosiven Verlauf: Polyarthritis, hohes Entzündungsniveau, ausgedehnter Hautbefall, HLA-DR3. Patienten mit ausgeprägter Psoriasis haben ein erhöhtes kardiovaskuläres Risiko (→ Vorsorge).

ENTEROPATHISCHE ARTHRITIS / SAKROILIITIS

Syn: Intestinale Arthropathien

Ät.:
- Patienten mit chronisch entzündlichen Darmerkrankungen (CED) - Colitis ulcerosa und M. Crohn - entwickeln in ca. 25 % eine Arthritis und zu ca. 15 % eine Sakroiliitis.
- Beim M. Whipple (siehe dort) findet sich in 60 % eine Arthritis (oft als 1. Symptom!) und in 40 % eine Sakroiliitis
- Andere chronische Darmerkrankungen
- „Bypass-Arthritis" nach gastrointestinaler Anastomosen-Op mit blinder Schlinge: Springende Polyarthritis, oft stark schmerzhaft - Th.: Antibiotika

Di.: Anamnese/Klinik; bei Sakroiliitis Röntgen/MRT

Th.:
- Therapie der Grundkrankheit; bessert sich die CED, bessert sich auch die Arthritis.
- Einsatz von Steroiden, Sulfasalazin/Mesalazin, Azathioprin, MTX
- Reservemittel für schwere Verläufe: TNFα-Blocker: Infliximab oder Adalimumab

KOLLAGENOSEN

Es handelt sich um eine Gruppe von Krankheiten, die sich in generalisierter Form vorzugsweise am Bindegewebe abspielen und einige ähnliche morphologische Veränderungen zeigen (= systemische Autoimmunerkrankungen, Beteiligung innerer Organe, Raynaud-Phänomen, teilweise typische Muster in der Kapillarmikroskopie, Nachweis antinukleärer Antikörper).

Zu den Kollagenosen im engeren Sinne zählen:
- Systemischer Lupus erythematodes (SLE)
- Polymyositis und Dermatomyositis
- Sklerodermie
- Sjögren-Syndrom
- Mischkollagenosen (Sharp-Syndrom)

Alle Kollagenosen kommen bei Frauen häufiger vor. Abortiv- und Mischformen sind möglich (= unklassifizierbare Kollagenosen, Overlap-Syndrom).

Genetische Disposition scheint bei allen Kollagenosen eine Rolle zu spielen (Kombination mit bestimmten HLA-Antigenen). Pathogenetisch handelt es sich um Autoimmunerkrankungen. Die Ätiologie ist meist unbekannt.

SYSTEMISCHER LUPUS ERYTHEMATODES (SLE) [M32.9]

Def: Immunologische Systemerkrankung mit Beteiligung der Haut und des Gefäßbindegewebes zahlreicher Organe mit Vaskulitis/Perivaskulitis der kleinen Arterien und Arteriolen, verbunden mit Ablagerungen von Immunkomplexen, die aus DNS, Anti-DNS, Komplement und Fibrin bestehen.

Ep.: Prävalenz: 40/100.000; Inzidenz 5 - 10/100.000/J. (bei der schwarzen US-Bevölkerung häufiger, in Zentralafrika unbekannt); w : m = 10 : 1, überwiegend Frauen im gebärfähigen Alter; gehäuftes Vorkommen der HLA-Antigene DR2 und DR3.
Der sog. „late onset SLE" tritt nach dem 55. Lj. auf (w : m = 2 : 1).

Ät.: Unbekannt; genetische Faktoren (z.B. Mutation des TREX1-Gens)

Pg.: Verminderte Aktivität und Anzahl regulatorischer T-Zellen, gestörte Elimination autoreaktiver B- und T-Zellen. Bildung und Expansion autoreaktiver Zellklone (B- und T-Zellen). Erhöhte Apoptoseneigung bei reduzierter Clearance apoptotischen Materials. Auslösung einer Immunreaktion gegen DNA. Komplementaktivierung, teils angeborene Komplementdefekte

KL.:
- Allgemeinbeschwerden (95 %): Fieber, Schwäche, Gewichtsverlust, seltener Lymphadenopathie
- Muskel-/Gelenkbeschwerden:
  - Polyarthritis (80 %) ohne Erosionen, evtl. aber mit Subluxationen/Fehlstellungen (= Jaccoud-Arthropathie)
  - Myositis (40 %)
- Hautveränderungen (85 %): Diese haben der Erkrankung den Namen gegeben (lupus = Wolf): Hautaggressive Erkrankung.
  - Schmetterlingserythem an Wangen und Nasenrücken mit Aussparung der Nasolabialfalten
  - Diskoider Lupus: Leuchtend rote Papeln mit Schuppenbildung und follikulärer Hyperkeratose
  - Lichtempfindlichkeit der Haut mit Auftreten von Hauterscheinungen nach Lichtexposition
  - Oronasale Ulzerationen
  - Seltener sekundäres Raynaud-Syndrom
  - Kopfhautbefall mit vernarbender Alopezie
  - Hautvaskulitis (Livedovaskulitis, leukozytoklastische Vaskulitis, Urtikariavaskulitis)

  Diagnosesicherung: Hautbiopsien von befallener und unbefallener Haut mit Immunfluoreszenzmikroskopie: Granuläre Ablagerungen von IgG, IgM oder C3 entlang der Basalmembran ("Lupusband").

  Beachte: Lupusbande finden sich bei SLE oft auch in makroskopisch unauffälliger Haut, nicht dagegen bei rein kutaner Form des Lupus erythematodes!
- Organmanifestationen:
  - Kardiopulmonale Veränderungen (60 - 70 %):
    Pleuritis u./o. Perikarditis mit Ergüssen
    Koronaritis, erhöhtes Risiko für KHK und Herzinfarkt, evtl. Lupus-Pneumonitis
    Libman-Sacks-Endokarditis, Myokarditis, pulmonale Infiltrationen
    Vorzeitige Arteriosklerose mit bis zu 17 x erhöhtem Infarktrisiko
  - Nierenveränderungen (60 - 70 %): Siehe Kapitel Lupusnephritis (im Anschluss an SLE)
  - Neurologische Veränderungen (60 %): Zusammen mit renalem Befall prognosebestimmend. Von Vigilanzdefiziten und Depressionen bis hin zum Status epilepticus, Apoplex oder MS-ähnlichen Verläufen alles möglich. Nicht selten auch Mischformen:
    1. Fokale Form: Mikrozirkulationsstörungen, häufig Antiphospholipid-Ak positiv, kleine Läsionen im MRT, SPECT sensitiver, EEG mit fokalen Herden, Symptome eher neurologisch
    2. Diffuse Form: MRT meist o.B. (möglicherweise Hippocampusatrophie), Liquor mit geringer Proteinerhöhung, evtl. Leukozytose, anti-neuronale Ak, Symptome eher psychiatrisch
    3. Peripheres Nervensystem: Befall bis 15 %

Lab:
1. Unspezifische Aktivitätszeichen:
   BSG ↑, CRP oft normal, erhöhte Werte z.B. bei infektiösen Komplikationen, α_2-/γ-Globuline ↑, Komplementaktivierung (C_3 und C_4 ↓), Anämie (bei hämolytischer Anämie: Makrozytose, Hyperchromie, erhöhte Retikulozyten und LDH, erniedrigtes Haptoglobin)
2. Immunologische Befunde:
   - Antinukleäre Antikörper (ANA) = ANF (antinukleäre Faktoren) in hohem Titer (> 95 %)
     Cave: Niedrigtitriger Nachweis von ANAs ist auch bei Gesunden häufig (20 - 30%), selbst 3 % haben einen ANA-Titer von 1 : 320 !
   - Antikörper gegen doppelsträngige DNS (Anti-dsDNS-Ak) sind typisch für SLE (ca. 70 %). Titer korrelieren mit Krankheitsaktivität, gehäuft bei renalem und zentralnervösem Befall.
   - Anti-Sm (ca. 30 %)
   - Anti-Ro = SSA (60 %) und seltener anti-La = SSB (20 %) beim subakuten kutanen LE
   - Anti-C1q-Antikörper: Korrelieren mit der Krankheitsaktivität
   - Antiphospholipid-Antikörper (APA) (35 %):
     - Anti-Cardiolipin-Ak , Anti-β_2-Glykoprotein 1-Ak, Ak gegen Phosphatidyl-Serin (jeweils IgG, IgM)
     - Lupus-Antikoagulans: Verlängerte aPTT als Suchtest. Patienten mit höhertitrigen APA haben ein erhöhtes Risiko für ein Antiphospholipid-Syndrom mit der Trias: Arterielle und/oder venöse Thrombosen, Aborte und Thrombozytopenie (Weiteres: Siehe Antiphospholipid-Syndrom)
   - Evtl. Ak gegen Gerinnungsfaktoren (z.B. Anti-F VIII-Ak mit evtl. Hemmkörperhämophilie)
   - Zirkulierende Immunkomplexe

3. Oft autoantikörperinduzierte Zytopenie:
   - Coombs-positive hämolytische Anämie (DD: Anämie bei chronischer Entzündung)
   - Leukozytopenie (< 4.000/µl)
   - Lymphozytopenie (< 1.500/µl)
   - Thrombozytopenie (< 100.000/µl)
4. Evtl. pathologischer Urinbefund bei Nierenbeteiligung → Kreatinin(clearance) bestimmen.

Verlaufsformen:

1. Akuter kutaner Lupus erythematodes (ACLE) [L93.0]:
   Befällt meist nur die Haut; günstige Prognose.
2. Chronisch diskoider Lupus erythematodes (CDLE):
   a) Lokalisierte Form (in 90 % am Kopf)
   b) Disseminierte Form (Stamm, Oberarme): Druckschmerzhafte Plaques von Hyperkeratosen mit rötlich-entzündlichem Rand + zentraler Atrophie. Prognose günstig, da in 95 % d.F. nur Hautbeteiligung
3. Subakuter kutaner Lupus erythematodes (SCLE): [L93.1]
   Dieser nimmt hinsichtlich Klinik und Prognose eine Mittelstellung ein:
   · Allgemeines Krankheitsgefühl, Arthralgien, Myalgien
   · Hautveränderungen
   · Evtl. Sjögren-Syndrom
   Eine Nierenbeteiligung ist selten. Die Mehrzahl der Patienten haben das HLA-Antigen DR 3 und ANAs mit Anti-Ro-Spezifität (SSA), dagegen meist kein Anti-dsDNS-Ak.
4. Systemischer Lupus erythematodes (SLE): [M32.9]
   Dieser lässt sich oft durch die ACR-Kriterien definieren (s.u.). Infolge häufiger Beteiligung der inneren Organe ist die Prognose ernst und wird u.a. vom Ausmaß der Nierenschädigung bestimmt.

DD:
- Rheumatoide Arthritis, andere Kollagenosen
- Bei Blutbildveränderungen hämatologische Erkrankungen
- Bei renaler Manifestation Nierenerkrankungen anderer Genese
- Bei neurologischer Manifestation neurologische Erkrankungen anderer Genese
- Primäres Antiphospholipid-Syndrom ohne Hinweise für SLE
- Medikamentös induzierter Lupus [M32.0], z.B. durch Procainamid (20 %), Hydralazin (10 %), Methyldopa, Phenytoin, Neuroleptika, Minocyclin, Etanercept, Infliximab
  Die Symptome beschränken sich i.d.R. auf Polyarthritis und Pleuritis/ Perikarditis. Bei allen Patienten finden sich ANA und meist auch Antihistone. Anti-dsDNS findet sich nicht!

Idiopathischer SLE	Medikamentös induzierter Lupus
Anti-ds DNS-Ak	Anti-Histon-Ak
Oft HLA-DR2 und DR3	Oft HLA-DR4
ZNS in bis zu 60 % betroffen	ZNS selten betroffen
Niere > 60 % betroffen	Niere selten betroffen, Medikamentenanamnese! Reversibilität nach Absetzen der Medikamente

Anm.: Da auch Neuroleptika und Antikonvulsiva einen medikamentös induzierten Lupus verursachen können, sollte bei psychotischen oder epileptischen Symptomen an diese DD gedacht werden!

Di.: SLICC-Klassifikationskriterien für SLE (SLICC = Systemic Lupus International Collaboration Clinics, 2012):
1. Akuter kutaner Lupus
2. Chronischer kutaner Lupus
3. Alopezie (nach Ausschluss anderer Ursachen)
4. Orale/nasale Ulzera
5. Arthritis (> 2 Gelenke)
6. Serositis
7. Nierenbeteiligung (Proteinurie ≥ 500 mg/d oder Zylindrurie)
8. Neurologische Beteiligung
9. Hämolytische Anämie
10. Leukopenie (≤ 4.000/mm^3) oder Lymphopenie (≤ 1.000/mm^3)
11. Thrombopenie (≤ 100.000/mm^3)
12. Immunologische Befunde: ANA, anti-dsDNS, anti-Sm, Antiphospholipid-Ak, Komplementerniedrigung, direkter Coombs-Test

Bewertung: ≥ 4 Kriterien (davon mindestens 1 klinisches und 1 immunlogisches) oder gesicherte Lupusnephritis + positive ANA oder anti-dsDNS (Sensitivität 94 %, Spezifität 92 %)

Anm.: Die ACR-Kriterien sind ähnlich (*siehe Internet*).

Th.: Stadiengerechte interdisziplinäre Therapie:

- Bei "drug-induced lupus" Weglassen der verursachenden Medikamente
- Bei kutanem Lupus Retinoide, Lichtschutzsalbe, steroidhaltige Externa, ggf. Tacrolimus 0,1 %
- Bei systemischem Lupus:
  - Lichtschutz (LSF 60), UV-Exposition auch hinter Glas kann zu einem Schub führen.
  - Leichte Fälle ohne viszeralen Befall: Nichtsteroidale Antirheumatika (NSAR) + Hydroxychloroquin; Kortikosteroide bei entzündlichen Schüben zeitlich begrenzt einsetzen. Immunsuppressiva, wenn die Steroiddosis zur Krankheitskontrolle zu hoch ist oder Steroide nicht vertragen werden.
  - Schwere Fälle mit Beteiligung lebenswichtiger Organe: Hochdosierte Prednisolon-Stoßtherapie und/oder Immunsuppressiva: In mittelschweren Fällen Azathioprin, MTX oder Cyclosporin A, bei schweren Organmanifestationen Cyclophosphamid-Bolustherapie (siehe Therapie der Lupusnephritis). Belimumab (Benlysta®) ist als erstes Biologikum für den SLE mit Krankheitsaktivität unter einer Standardtherapie als zusätzliches Medikament zugelassen. Belimumab ist ein monoklonaler Antikörper, der BLyS (B-lymphocyte-stimulator) hemmt. Mycophenolat-Mofetil kann bei Versagen der anderen Therapeutika oder entsprechenden Kontraindikationen indiziert sein (trotz guter Daten formal „off-label"!).
  - Frühzeitige Behandlung/Korrektur kardiovaskulärer Risikofaktoren (Rauchen, Hypertonie, Hyperlipoproteinämie)
  - Eine optimale antihypertensive Therapie ist für die Erhaltung der Nierenfunktion sehr wichtig!
  - Therapie des Antiphospholipid-Syndroms: Siehe dort
  - Osteoporoseprophylaxe (kalziumreiche Ernährung/Supplementierung + Vitamin D_3)

  SLE und Schwangerschaft:
  - ▸ Schwangerschaften bei Patientinnen mit SLE sollten nur bei kompletter Remission einer Lupusnephritis geplant werden. Nierenfunktion und Blutdruck sollten stabil sein. Eine Schwangerschaft bei einer SLE-Patientin ist eine Risikoschwangerschaft.
  - ▸ Engmaschige Betreuung durch geburtshilfliches Zentrum und internistischen Rheumatologen bzw. Nephrologen. Wichtig ist eine gute Hypertoniekontrolle. Das Präeklampsierisiko beträgt ca. 15 %, bei Lupusnephritis bis 60 %. Antiphospholipid-Ak erhöhen erheblich das Risiko für Präeklampsie und Abort. Bei diesen Patientinnen empfiehlt sich eine Kombination von ASS + niedermolekularem Heparin mit Monitoring der Wirksamkeit über die Bestimmung der Anti-Faktor Xa-Einheiten.
  - ▸ Cyclophosphosphamid, MMF, ACE-Hemmer und ARB sollten in einer Schwangerschaft nicht eingesetzt werden.
  - ▸ Eine Therapie mit Hydroxychloroquin kann in der Schwangerschaft fortgesetzt werden (auch Azathioprin oder CSA bei strenger Indikationsstellung).
  - ▸ Patientinnen mit Lupusnephritis, die unter MMF schwanger werden, sollten auf Azathioprin umgesetzt werden. (Weitere Einzelheiten siehe Leitlinien)

  Neonatales Lupussyndrom: Passiv erworbene Autoimmunerkrankung von Neugeborenen, deren Mütter anti-Ro (SSA) oder anti-La(SSB)-Ak im Blut haben (→ diaplazentare Übertragung). Eventuelle Hautveränderungen bilden sich spontan zurück; in 2 % kongenitaler Herzblock, der irreversibel sein kann → fetale Herztöne ab der 16. SSW kontrollieren (Bradykardie ?).

Prg: Bei erheblich variablen Krankheitsverläufen beträgt die 10-Jahresüberlebensrate des SLE heute ≥ 90 %. Häufigste Todesursachen: Kardiovaskuläre Erkrankungen (insbes. KHK/Herzinfarkt), Infektionen, Urämie, neurologische Komplikationen, Thromboembolien

LUPUSNEPHRITIS (LN) [M32.1+N08.5*]

- Bedeutsame Organmanifestation des SLE, Auftreten bei > 40 % der Patienten
- Wichtige Rolle bei Mortalität und Morbidität des SLE, ca. 30 % sprechen nicht auf die Therapie an, bei vielen ist das Ansprechen verzögert!
- Typischer Vertreter der Immunkomplex-Glomerulonephritis (v.a. DNS/anti-DNS-Ak-Komplexe)
- Vielfältige glomeruläre Läsionen
- Variable klinische und labormedizinische Zeichen
- Assoziation mit anti-ds-DNS-Antikörpern

Aktualisierte WHO-Klassifikation 2004:

Klasse I: Minimale mesangiale Lupusnephritis

Normale Glomerula in der Lichtmikroskopie, aber mesangiale Immunablagerungen in der Immunfluoreszenz (früheste und mildeste Subform)

Klasse II: Mesangiale proliferative Lupusnephritis

Mesangiale Proliferation in Form von Hyperzellularität oder Expansion der Matrix. Gute Prognose

Klasse III: Fokale Lupusnephritis

Aktive oder inaktive fokale, segmentale oder globale endo- oder extrakapilläre Glomerulonephritis, die < 50 % aller Glomerula involviert, typischerweise mit fokalen subendothelialen Immunablagerungen mit oder ohne mesangiale Veränderungen.

Klasse III (A): Aktive Läsionen: Fokal proliferative Lupusnephritis

Klasse III (A/C): Aktive und chronische Läsionen: Fokal proliferative und sklerosierende Lupusnephritis.

Klasse III (C): Chronisch inaktive Läsionen mit glomerulären Narben: Fokal sklerosierende Lupusnephritis.

Klasse IV: Diffuse Lupusnephritis

Aktive oder inaktive diffuse, segmental oder global endo- oder extrakapilläre Glomerulonephritis, die ≥ 50 % aller Glomerula involviert, typischerweise mit diffusen subendothelialen Immunkomplexen, mit oder ohne mesangiale Alterationen.

Klasse IV (S): Diffuse segmentale Lupusnephritis: ≥ 50 % der involvierten Glomerula haben segmentale Läsionen. Segmental wird definiert als glomeruläre Läsionen, die weniger als die Hälfte des Glomerulums involvieren.

Klasse IV (G): Diffuse globale Lupusnephritis: ≥ 50 % der involvierten Glomerula zeigen globale Läsionen.

Klasse IV-S (A): Aktive Läsionen: Diffuse segmental proliferative Lupusnephritis

Klasse IV-G (A): Aktive Läsionen: Diffuse global proliferative/sklerosierende Lupusnephritis

Klasse IV-S (A/C): Aktive und chronische Läsion: Diffuse segmental proliferative und sklerosierende Lupusnephritis oder diffuse global proliferative und sklerosierende Lupusnephritis

Klasse IV-G (A/C): Aktive und chronische Läsionen: Diffuse global proliferative und sklerosierende Lupusnephritis

Klasse IV-S (C): Chronisch inaktive Läsionen mit Narben: Diffuse segmental sklerosierende Lupusnephritis

Klasse IV-G (C): Chronisch inaktive Läsionen mit Narben: Diffuse global sklerosierende Lupusnephritis

Klasse V: Membranöse Lupusnephritis

Charakterisiert durch subepitheliale Immunablagerungen. Die Klasse V Lupusnephritis kann in Kombination mit der Klasse III oder IV auftreten und weist eine fortgeschrittene Sklerose auf.

Klasse VI: Fortgeschrittene sklerosierende Lupusnephritis

≥ 90 % der Glomerula sind global sklerosiert ohne Restaktivität.

KL.:
- Asymptomatische Proteinurie und/oder glomeruläre Hämaturie: Granulierte Zylinder und/oder Akanthozyten im Urinsediment
- Akutes nephritisches Syndrom
- Nephrotisches Syndrom
- Rasch progrediente Glomerulonephritis
- Chronische Niereninsuffizienz
- Renoparenchymatöse Hypertonie

Di.: Eine perkutane Nierenbiopsie ist indiziert bei allen Patienten mit Nachweis von Akanthozyten und/oder Erythrozytenzylindern im Urinsediment und/oder einer signifikanten Proteinurie (≥ 1 g/24 h). - Begründung:

1. Differenzierung zwischen den verschiedenen Klassen der Lupusnephritis
   Anm.: Innerhalb der verschiedenen Klassen ist im Verlauf ein Wechsel möglich.
2. Ausschluss anderer Krankheitsmanifestationen wie z.B. die thrombotische Mikroangiopathie
3. Bestimmung der Aktivitäts- und Chronizitätsindices.

Th.: Allgemeines: Zur Induktionstherapie sind Steroide + Cyclophosphamid (CYC) i.v. nach wie vor Goldstandard. Mycophenolat (MMF) ist für diese Indikation nicht zugelassen (off-label use), aber aufgrund der vorliegenden Studien nicht unterlegen.

Folgende begleitende Maßnahmen werden empfohlen: Optimale antihypertensive Therapie (Ziel: < 130/80 mmHg, ACE-Hemmer oder AT-Antagonisten als Mittel der 1. Wahl), Senkung der Proteinurie auf < 500 mg/d, Therapie kardiovaskulärer Risikofaktoren (frühzeitiger Einsatz von Statinen, Ziel LDL < 100 mg/dl), zusätzliche Gabe von Hydroxychloroquin 200 - 400 mg/d.

Minimale mesangiale Lupusnephritis (Klasse I):

Therapie mit Kortikosteroiden und Immunsuppressiva nur dann indiziert, wenn extrarenale klinische Manifestationen des systemischen Lupus erythematodes es erfordern.

Mesangiale proliferative Lupusnephritis (Klasse II):
Medikamentöse Therapie bei einer Proteinurie < 3 g/d mit Kortikosteroiden und Immunsuppressiva nur dann, wenn extrarenale Manifestationen der Grunderkrankung es erfordern. Bei einer Proteinurie ≥ 3 g/d können Steroide eingesetzt werden, evtl. auch Calcineurininhibitoren (Tacrolimus oder Ciclosporin A).

Fokale Lupusnephritis (Klasse III) und diffuse Lupusnephritis (Klasse IV):
Induktionstherapie
- Glukokortikoide in Kombination mit einer i.v. Cyclophosphamid-Bolustherapie (monatlich 3 g absolut) über einen Zeitraum von 3 Monaten, oder MMF für 6 Monate (Zieldosis: 3 g/d).
- Bei Vorliegen von Risikofaktoren (akute Verschlechterung der Nierenfunktion, erhebliche Halbmondbildung, Vorliegen einer fibrinoiden Nekrose) kann eine höher dosierte CYC-Therapie erwogen werden.
- Nonresponder auf mehr als ein Initialtherapieregime können mit i.v.-Immunglobulin, Calcineurininhibitoren, Rituximab oder Belimumab behandelt werden.

Erhaltungstherapie:
- Für die Remissionserhaltung sind alternativ Mycophenolat oder Azathioprin in Kombination mit Glukokortikoiden geeignet. Bei Unverträglichkeit empfiehlt sich eine niedrig dosierte Kortikosteroidtherapie + Calcineurininhibitoren.
- Nach Erreichen einer kompletten Remission sollte die immunsuppressive Erhaltungstherapie für mindestens 1 J. beibehalten werden, bevor eine stufenweise Reduktion der Immunsuppression begonnen wird. Bei Verschlechterung der Nierenfunktion u./o. Zunahme der Proteinurie unter einer reduzierten Immunsuppression sollte wieder auf die ursprüngliche immunsuppressive Therapie übergegangen werden, unter der die Lupusnephritis unter Kontrolle war.
- Falls eine komplette Remission nach 12-monatiger Erhaltungstherapie nicht erreicht wird, sollte eine Rebiopsie vor Änderung des Therapieregimes erwogen werden.
- Bei Auftreten eines Rezidivs unter ausdosierter immunsuppressiver Erhaltungstherapie ist eine erneute Induktionstherapie gerechtfertigt. Für die Dauertherapie sollte das Immunsuppressivum, unter dem das Rezidiv auftrat, nicht weiter verabreicht, sondern auf die o.g. Alternative gewechselt werden.

Membranöse Lupusnephritis (Klasse V):
- Patienten mit nichtnephrotischer Proteinurie sollten supportive Maßnahmen erhalten (antiproteinurische Therapie: ACE-Hemmer bzw. ARB, optimale RR-Einstellung, Ziel-LDL < 100 mg/dl). Glukokortikoide und Immunsuppressiva sollten nur verabreicht werden, wenn extrarenale Manifestationen es erfordern.
- Bei Vorliegen einer persistierenden Proteinurie > 1 g/24 h trotz optimaler supportiver Therapie sollte mit Glukokortikoiden und einem zusätzlichen Immunsuppressivum (Cyclophosphophamid, Calciumneurininhibitor, MMF oder Azathioprin) behandelt werden.

Fortgeschrittene sklerosierte Lupusnephritis (Klasse VI):
Verbesserung der Nierenfunktion durch Therapie nicht zu erwarten, daher nur dann immunsuppressive Behandlung, wenn extrarenale Manifestationen des SLE es notwendig machen.

Prg:
- Remissionskriterien (komplette Remission):
  - Fehlen aller initial vorhandenen klinischen Symptome
  - Fehlen eines nephritischen Sediments
  - Proteinurie < 0,5 g/g Kreatinin
  - Normalisierung des Kreatinins bzw. Rückgang auf den Ausgangswert
- Teilremission: Fehlen eines nephritischen Sediments, stabile Nierenfunktion, Reduktion der Proteinurie um mindestens 75 % bzw. Proteinurie < 1g/g Kreatinin
- Ungünstige prognostische Indizes:
  - Serumkreatinin initial erhöht
  - Nephrotisches Syndrom
  - Renale Hypertonie
  - C_3-Komplement erniedrigt
  - Histologische Klasse III oder IV, hoher Aktivitäts- und Chronizitätsindex

POLYMYOSITIS [M33.2] UND DERMATOMYOSITIS [M33.1]

Def: Polymyositis (PM): Entzündliche Systemerkrankung der Skelettmuskulatur mit lymphozytärer Infiltration (CD8+), bes. intrafaszikulär, keine vaskuläre Beteiligung, keine Immunkomplexablagerungen

Dermatomyositis (DM): Myositis mit Hautbeteiligung, perifaszikuläre Infiltrate, oft perivaskulär lokalisiert (B-Zellen und CD4+ dendritische Zellen, Immunkomplexablagerungen)

Ep.: Seltene Erkrankung, w : m = 2 : 1; gehäuftes Vorkommen von HLA-B8 und HLA-DR3

Ät.: Unbekannt

Klassifikation:

1. Idiopathische Polymyositis (30 %):
   Leitsymptom: Schwäche der proximalen Extremitätenmuskulatur
2. Idiopathische Dermatomyositis (25 %):
   Leitsymptom: Muskelschwäche (wie unter 1.) + Hauterscheinungen
3. Polymyositis/Dermatomyositis bei malignen Tumoren (10 %)
4. Polymyositis/Dermatomyositis mit Vaskulitis im Kindesalter (5 %)
5. Polymyositis/Dermatomyositis bei Kollagenosen ("overlap group") (30 %)

KL.:

1. Myositis der proximalen Extremitätenmuskeln mit Muskelschwäche im Schulter-/Beckengürtel (100 %) und muskelkaterartigen Myalgien (60 %). Schwierigkeiten beim Aufstehen und Heben der Arme über die Horizontale! Evtl. Fieber.
2. Hautveränderungen bei Dermatomyositis: Lividrote, ödematöse Erytheme des Gesichts, bes. periorbital (lila Ringe), weinerlicher Gesichtsausdruck („Lilakrankheit"), lichenoide weißliche bis blassrote Papeln der Fingerstreckseiten (Gottron-Papeln), druckschmerzhafte Nagelfalzhyperkeratosen (Keinig-Zeichen), Erytheme und Rhagaden der Handflächen und Fingerkuppen („Mechanikerhände")
3. Beteiligung der inneren Organe:
   - Ösophagus: Schluckstörungen (30 %) → Ösophagusmanometrie
   - Herz: Interstitielle Myokarditis (30 %), evtl. Tachykardie, Ekg-Veränderungen
   - Lunge (Alveolitis, Fibrose) ca. 30 %, reduzierte Vitalkapazität bei Zwerchfellbefall

Sonderform: Anti-Jo 1-Syndrom: Myositis, Raynaud-Syndrom, oft Arthritis, fibrosierende Alveolitis, Lungenfibrose

Lab:

- Unspezifische Entzündungsparameter, z.B. BSG ↑, evtl. Leukozytose u.a.
- Muskelenzyme (CK, GOT, LDH, Aldolase) ↑; evtl. Nachweis von Myoglobin in Serum und Urin
- Autoantikörper: ANA (50 %), Ak gegen Histidyl-Transfer-RNA-Synthetase (= anti-Jo 1) bei 5 % (Dermatomyositis) bis 30 % (Polymyositis); anti-Mi2 (10 %); anti-PmScl (10 %), U1-RNP (15 %), anti-SRP (5 %, oft mit Herzbeteiligung)

DD:

- Medikamenteninduzierte Myopathien (CSE-Hemmer u.a. Lipidsenker, Kortikosteroide = Steroidmyopathie, antiretrovirale Therapien, Chloroquin/Hydroxychloroquin) mit CK-Erhöhung
- Alkoholmyopathie (bis zu 50 % bei Alkoholkranken), evtl. mit CK-Erhöhung
- Einschlusskörperchen-Myositis (Inclusion body myositis): Seltene, schmerzlose Muskelerkrankung mit mehr distal betonten Paresen; typische Histologie mit unklaren Einschlüssen (Viren?)
- Polymyalgia rheumatica: Schmerzen und Steifigkeitsgefühl im Schulter-/Beckengürtel (siehe Kap. Polymyalgia rheumatica)
- Muskeldystrophien (Muskelschwund, Familienanamnese, Elektromyogramm)
- Myasthenia gravis:
  Sy.: Doppelbilder, Ptose, belastungsabhängige Muskelschwäche, bes. der Arme, Thymushyperplasie (65 % d.F.), Thymome (15 % d.F.).
  Di.: Nachweis von Auto-Ak gegen postsynaptische Acetylcholinrezeptoren (90 % d.F.); Prostigmin®- oder Tensilon®-Test: passagere Besserung nach Gabe von Cholinesterasehemmern; Stimulationselektromyogramm: Amplitudenabfall.
- Lambert-Eaton-Syndrom: Auto-Ak gegen präsynaptische Ca^{2+}-Kanäle
  Vo.: z.B. als paraneoplastisches Syndrom bei kleinzelligem Bronchial-Ca.
  Symptome: Myasthenieartige Schwäche der proximalen Extremitätenmuskulatur (erschwertes Treppensteigen), jedoch Besserung durch Belastung
  Di.: Auto-Ak, EMG: Amplitudenzunahme, Ausschluss eines Bronchial-Ca. u.a.
- Infektiöse Myositiden (Coxsackie-Viren, Trichinen, HIV)
- Seltenere DD: Hypothyreose, metabolische Myopathien, amyotrophe Lateralsklerose (neurogenes Muster im EMG !)

Di.:

- Klinik (Muskelschwäche)
- CK-Erhöhung

Cave: Häufig wird eine Myositis übersehen und als Leberproblem interpretiert, weil nur die Transaminasen bestimmt werden und nicht die CK.

- Elektromyogramm
- MRT (T2-Wichtung und STIR-Sequenz: Ödem der betroffenen Muskeln versus fettige Degeneration in der T1-Wichtung), evtl. Pyrophosphat-Szintigrafie
- Muskelbiopsie mit Histologie/Immunhistologie
- Tumorsuche
- Echokardiografie, Rö.-Thorax, ggf. HR-CT-Thorax, evtl. FDG-PET zur Ausbreitungsdiagnostik

Th.: Bei der tumorassoziierten Form kann die Tumorentfernung zur Besserung führen. Ansonsten Steroide und evtl. Immunsuppressiva: z.B. Azathioprin, MTX oder Ciclosporin A. Reservemittel: Cyclophosphamid, Mycophenolatmofetil, Sirolimus, Rituximab. Bei therapierefraktären Fällen kann durch hochdosierte Immunglobuline i.v. oft temporäre Besserung erreicht werden. Ggf. Hochdosis-Chemotherapie mit autologer Stammzelltransplantation.

Prg: der idiopathischen Erkrankung: Nach 5jähriger Therapie: 50 % Vollremission, 30 % Teilremission, 20 % Progression. Die Assoziation mit Malignomen ist bei der DM größer als bei der PM. Folgende Karzinome machen ca. 70% der Neoplasien aus: Adenokarzinome der Zervix, Lunge, Ovarien, Pankreas, Blase und Magen.

PROGRESSIVE SYSTEMISCHE SKLEROSE (PSS) [M34.9]

Internet-Infos: *www.sklerodermie.info; www.scleroderma.ch*

Syn: Systemische Sklerodermie oder systemische Sklerose (SSc)

Def: Systemerkrankung des Bindegewebes mit Kollagenanhäufung und Fibrose von Haut und inneren Organen + obliterierende Angiopathie mit Fibrose und Obliteration kleiner Gefäße (Zwiebelschalenangiopathie mit Intimaproliferation) mit Haut- und Organinfarkten.

Ep.: Prävalenz: 1 - 25/100.000 Einwohner/Jahr; bevorzugt bei Frauen im 3. - 5.Lebensjahrzehnt; die limitierte Form ist ca. 3 x häufiger als die diffuse Form; w : m = 5 : 1

Ät.: Unbekannt, gehäufte Assoziation mit HLA-DR5 bei der diffusen Verlaufsform und HLA-DR1,4,8 bei der limitierten Verlaufsform. Umweltfaktoren? In einer Studie zeigt sich ein vermehrtes Auftreten bei manchen Berufen (Elektriker, Maurer, Heizungs- und Sanitärinstallateure).

Pg.: Regulationsstörung der Fibroblasten, die übermäßig Kollagen produzieren + obliterierende Angiopathie. T-Zell-gesteuerte Erkrankung, begleitende Neurodegeneration (gestörte Peristaltik, Vasospasmus). Nachweis von Antikörpern gegen PDGF-Rezeptor mit agonistischer Aktivität (weitere funktionell aktive Antikörper sind gegen Endothelin I und Angiotensin II gerichtet).

KL.: 1. Hautveränderungen (100 %) durchlaufen 3 Stadien:
Ödem (z.B. der Hände: „puffy hands", „Wurstfinger") - Induration - Atrophie
Krankheitsbeginn meist an den Händen, später zentripetales Fortschreiten (DD: Dermatomyositis: Zentrifugal!)
Sekundäres Raynaud-Syndrom (95 %) mit Weißwerden der Finger durch Vasospasmus → typische „Trikolore": Erst Blässe, dann Zyanose und schließlich reaktive Rötung/Hyperperfusion; Haut wird straff und gespannt → Sklerodaktylie. Durch Schrumpfung der Haut kommt es zu schmerzlosen Kontrakturen; gel. Ulzerationen (bis 30 %), Nekrosen (sog. "Rattenbissnekrosen") und Narben der Fingerspitzen. Mimische Starre des Gesichtes, Kleinerwerden der Mundöffnung (Mikrostomie), radiäre Faltenbildung um den Mund ("Tabaksbeutelmund"); Haut über dem Sternum kaum verschieblich; Pigmentverschiebungen, Teleangiektasien.
Thibièrge-Weissenbach-Syndrom (sprich: "tibiersch"): Sonderform der PSS mit Mikroverkalkungen im Subkutangewebe (subkutane Kalzinosis).

2. Arthralgien/Arthritis (50 - 70 %), Myalgien, evtl. Myositis

3. Organmanifestationen:
   - Gastrointestinaltrakt (80 %):
     Sklerosierung des Zungenbändchens (Skleroglosson); Motilitätsstörung des Ösophagus mit Schluckstörungen → Ösophagusbreischluck: Wandstarre, Weitstellung der distalen 2/3 des Ösophagus mit gestörter Peristaltik (Ösophagusmanometrie), Refluxbeschwerden, „Wassermelonenmagen"; intestinale Pseudoobstruktion
   - Fibrosierende Alveolitis und Lungenfibrose (20 - 70 %) mit restriktiver Ventilationsstörung (frühzeitig CO-Diffusionskapazität ↓), Todesfälle an pulmonaler Hypertonie/Cor pulmonale und interkurrenten Pneumonien! Erhöhtes Risiko für Bronchial-Ca.

- Herzbeteiligung (ca. 20 %) mit Myokarditis, Myokardfibrose (oft subklinisch) und Rhythmusstörungen; evtl. Perikarditis
- Pulmonal-arterielle Hypertonie = PAH (15 %): v.a. bei CREST-Syndrom, erniedrigte Diffusionskapazität bei normaler Vitalkapazität (keine Restriktion!). Weitere Abklärung mittels Ekg, 6 Minuten-Gehtest, Echo und ggf. Rechtsherzkatheter
- Nierenbeteiligung (20 %) mit multiplen Niereninfarkten, nephrogene Hypertonie, Mikroangiopathie mit Gefahr der renalen Krise. Die Nierenbeteiligung ist verantwortlich für die Hälfte aller Todesfälle. ACE-Hemmer verbessern die Prognose!

5 Verlaufsformen (die das klinische Spektrum aufzeigen):
- Diffuse systemische Sklerose (dSSc, ~ 33 %): PSS mit generalisiertem Ödem und Sklerose + Beteiligung innerer Organe: Nachweis von Anti-SCL70 (= Antitopoisomerase 1) in 40 % d.F.
- (Akrale) limitierte Verlaufsform (lSSc, ~ 45 %): CREST-Syndrom: Calcinosis cutis, Raynaud-Syndrom, Ösophagusbeteiligung, Sklerodaktylie, Teleangiektasie; spätes, aber häufiges Auftreten einer pulmonalen Hypertonie! Nachweis von anticentromer-Antikörpern (ACA) in 60 % d.F. (jedoch kein Nachweis von anti-SCL70)
- Overlap-Syndrom (10 %): U1-RNP- oder anti-Pm/Scl-Ak (70 %)
- Undifferenzierte Sklerodermie (10 %):
- Sclerosis sine Scleroderma (< 2 %): Isolierte Fingerödeme ohne Hautsklerose

Lab:
- ANA (90 %) oft mit nukleolär homogenem Muster ohne weitere Spezifität
- Anti-SCL 70 finden sich in 40 % bei dSSc
- ACA = Anticentromere Antikörper finden sich in 70 % bei CREST-Syndrom bzw. lSSc
- Anti-RNA-Polymerase (20 %): Assoziation mit schwerer Haut- und Nierenbeteiligung
- Anti-PM-SCL (~ 5 %), Anti-U1-nRNP (~ 5 %) Assoziation mit Polymyositis (Überlappungssyndrom), Fibrillarin-Ak (~ 5 %), anti-Th(To)(~ 5 %) Assoziation mit pulmonaler Hypertonie

DD:
- Zirkumskripte Sklerodermie/Morphaea (umschriebene Sklerodermie der Haut mit lilafarbenen Ringen, befällt nie die Hände; ohne Beteiligung innerer Organe)
- Mischkollagenosen (Sharp-Syndrom): anti-U1RNP
- Sklerodermieartige Krankheitsbilder durch chemische Noxen (z.B. Vinylchlorid, Siliziumdioxid)
- Eosinophile Fasziitis (Shulman-Syndrom): Schwellung der proximalen Extremitäten (ohne Hände und Füße), Eosinophilie im Blut und in der Hautbiopsie
- Acrodermatitis chronica atrophicans bei Lyme-Borreliose
- DD eines Raynaud-Syndroms (siehe dort)
- Nephrogene systemische Fibrose (NSF) = nephrogene fibrosierende Dermopathie (NFD): Selten
  Sie tritt fast ausschließlich auf nach Gabe der gadoliniumhaltigen Kontrastmittel Gadodiamid und Gadopentetat-Dimeglumin bei gleichzeitig bestehender schwerer Nierenfunktionseinschränkung (GFR < 30 ml/min/1,73 m^2).
  KL.: Ödeme, Pruritus, Schmerzen, symmetrische erythematöse oder hyperpigmentierte Plaques im distalen Bereich der Extremitäten (Hautbiopsie: Proliferierende Fibrozyten, verdickte Kollagenfasern in Epidermis und Subkutis).
  Th.: (experimentell) Imatinib, Natriumthiosulfat, unbedingt kurzfristige Dialyse nach Gadoliniumexposition
  Cave Gadolinium als MRT-Kontrastmittel bei Risikopatienten!

Di.:
- Klinik (Raynaud-Syndrom, Hautveränderungen)
- Labor (ANA, evtl.anti-SCL70, ACA)
- Kapillarmikroskopie (Intravitalmikroskopie der Nagelfalzkapillaren):
  - "slow pattern": Dilatierte Riesenkapillaren, Rarefizierung der Kapillaren
  - "active pattern": Zunahme avaskulärer Felder, Einblutungen u.a.
- Eine evtl. Hautbiopsie (bei unklarer Diagnose) zeigt nur vor Therapiebeginn typische Veränderungen
- Röntgen der Hände: Evtl. Kalkablagerungen (Calcinosis cutis) und Akroosteolysen
- Diagnostik zur Erfassung einer Organbeteiligung: Kreatinin-Clearance, Urinstatus, Lungenfunktion mit Diffusionskapazität, Echokardiografie, ggf. Rechtsherzkatheter, Ösophagusdiagnostik u.a.

ACR/EULAR-Klassifikationskriterien für systemische Sklerose (2012)

Kriterien	Subkriterien	Punkte
Hautverdickung der Finger	Geschwollene Finger Ganzer Finger, distal bis MCP	2 4
Läsionen der Fingerkuppe	Digitale Ulzera Narbengrübchen	2 3
Teleangiektasie	-	2
Abnorme Nagelfalzkapillaren		2
Lungenbeteiligung	Pulmonale Hypertonie u./o. interstitielle Lungenerkrankung	2
Raynaud-Syndrom	-	3
Sklerodermie-assoziierte Antikörper	Anti-Centromere, Anti-Topoisomerase I (Anti-Scl-70) oder anti-RNA-Polymerase III	3
Score ≥ 9 Klassifikation als systemische Sklerodermie (Sensitivität und Spezifität ca. 90 %)		

Th.: Eine kausale Therapie ist nicht bekannt. (*www.sklerodermie.info/*)

- Wichtig ist eine symptomatische Therapie: Physikalische Maßnahmen zur Vermeidung von Kontrakturen und Ulzerationen, warme Öl-/Paraffin-, Moorlaugen- und CO_2-Bäder + milde Infrarot A-Hyperthermie; bei Tabakbeutelmund täglich Dehnübungen + Mundpflege. Bei gastrointestinalen Motilitätsstörungen Prokinetika; bei Refluxösophagitis Protonenpumpenhemmer
  - Prophylaxe von Raynaud-Beschwerden: Kälteschutz, Rauchverbot, keine Betablocker, Kalziumantagonisten vom Nifedipin-Typ, ACE-Hemmer (***Cave:*** Hypotonie!), nitrathaltige Salbe lokal.
  - Möglicherweise Verbesserung der Perfusion (akral, hepatisch, renal) durch N-Acetylcystein
  - ACE-Hemmer wirken nephroprotektiv und sind bei renaler Krise notwendig!
- Bei PAH oder trophischen akralen Störungen Einsatz von Prostaglandinanaloga (Iloprost, Alprostadil), PDE5-Inhibitoren (Sildenafil, Tadalafil) sowie Endothelin-Rezeptorantagonisten (Bosentan)
- Bei ödematöser Frühphase Einsatz von Glukokortikoiden (max. 15 mg Prednisolon/d); möglichst kurzfristig: Gefahr der renalen Krise bei hoch dosiertem Einsatz von Steroiden!
- Immunsuppressiva bei schweren Verläufen: z.B. Methotrexat, Cyclophosphamid (CYC). Bei einer floriden Lungenbeteiligung (Alveolitis/Fibrose) ist die CYC-Bolustherapie Standard (zunächst 6 x).
- Bei therapierefraktärem Verlauf und ungünstiger Prognose (rasche Progredienz, Anti-SCL-70-Ak, diffuser Hautbefall, Lungenbeteiligung. PAH, renale Krise, Pigmentstörungen, Malabsorption) evtl. autologe Stammzelltransplantation in spezialisierten Zentren. Es zeigt sich ein besseres Ansprechen als bei CYC, aber auch eine relevante therapieassoziierte Mortalität (~ 10 %).

Prg: Sehr variabel: Abhängig vom Ausmaß der Organschäden (Herz, Lunge, Nieren), 10-Jahresüberlebensrate bei diffuser Verlaufsform ca. 70 %.

SJÖGREN-SYNDROM (SS) [M35.0] (sprich Schögren)

Def: Chronische Entzündung von Tränen- und Speicheldrüsen und evtl. anderen exokrinen Drüsen mit 2 Leitsymptomen: „dry eye, dry mouth" =

- Keratoconjunctivitis sicca (KCS) mit Xerophthalmie (Augenaustrocknung)
- Verminderte Speichelsekretion mit Xerostomie (Mundaustrocknung)

Hi.: Lymphozytäre Infiltration der Speichel- und Tränendrüsen

Ät.:
1. Primäre Form: Ursache unbekannt
2. Sekundäre Formen: "Sicca-Syndrom" bei rheumatoider Arthritis oder anderen Kollagenosen, ferner bei Hepatitis B oder C und PBC

Ep.: Prävalenz (in Deutschland): 0,2 %, Inzidenz (D): 4/100.000, w : m = 20 : 1; gehäufte Assoziation mit HLA-DR2 und -DR3

KL.: Sicca-Syndrom:
Beschwerden durch Austrocknung der Augen (Brennen, Fremdkörpergefühl u.a.), des Mundes und anderer Schleimhäute; veränderte Speichelzusammensetzung, Karies (60 %), Parotisschwellung (bis 50 %), Raynaud-Syndrom (40 %), Arthritis (70 %), Lymphadenopathie (20 %); Ösophagitis; ferner Neigung zu Allergien und glutensensitiver Sprue (10 x häufiger)

Ko.:
- Hornhautulzerationen
- Selten Beteiligung innerer Organe:
  - Lunge (10 %): Idiopathische interstitielle Pneumonie (UIP oder LIP)
  - Niere (ca. 10 %); Vaskulitis (10 %)
- Entwicklung eines malignen Lymphoms (MALT-NHL, ca. 5 %)
- Neurologische Symptome: Periphere Neuropathie (5 %), ZNS-Beteiligung (bis zu 25 %), Innenohrschwerhörigkeit (ca. 25 %)

Lab: BSG ↑, Leukopenie, Anämie, Thrombozytopenie (fakultativ)
Immunologische Befunde:
- Gammaglobulinvermehrung
- Rheumafaktoren (bis 50 %)
- SS-B (= La)-Ak: } bis 70 %
- SS-A (= Ro)-Ak: } bis 70 %
- Antikörper gegen Epithelzellen der Speicheldrüsenausführungsgänge oder Muskarin-Rezeptoren (Anti-M3)
- Kryoglobuline

DD:
- Xerostomie anderer Genese: Hohes Lebensalter (bis zu 30 % > 65 J.), mangelnde Trinkmenge, Kachexie, Speichelerkrankungen (Entzündungen, Tumore, Radiatio), Medikamente mit anticholinerger Wirkung (Atropin, Spasmolytika, Antihistaminika, trizyklische Antidepressiva u.a.);
- chronische Graft versus host disease u.a.
- Xerophthalmie anderer Genese (rel. häufig): Medikamente (s.o.), hohes Lebensalter, Vitamin A-Mangel, trockene Luft u.a.
- Sarkoidose, Virushepatitis, HIV, Lymphome, vorausgegangene Bestrahlung

Di.:
- Klinik (Sicca-Syndrom)
- Augenärztliche Untersuchung: Spaltlampe (Keratitis) + Schirmer-Test: Nachweis einer verminderten Tränensekretion durch Einlegen eines Filterpapierstreifens über das Unterlid nach Anästhesie der Hornhaut: Nasszone in 5 Minuten unter 5 mm oder durch einen positiven Bengalrosa-Test.
- HNO-ärztliche Untersuchung:
  - Saxon-Test: Messung der Speichelproduktion durch Abwiegen eines Wattebausches, der 2 Minuten in den Mund genommen wurde.
  - Sonografie von Glandula parotis u./o. Gl. submandibularis
  - Evtl. szintigrafische Untersuchung der Speicheldrüsensekretion mit ^{99m}Tc-Pertechnetat
  - Evtl. Biopsie aus der Lippeninnenseite oder einer vergrößerten Speicheldrüse (Sialadenitis mit Lymphozyteninfiltration)
- Immunologische Befunde (siehe Labor)

Th.:
1. Behandlung der Grundkrankheit bei den sekundären Formen
2. Symptomatisch: Förderung des Sekretionsreizes der Speicheldrüsen, z.B. durch Kaugummi u.a., künstlicher Speichel, Augentropfen, viel trinken (> 2 ℓ/d); ausreichende Luftfeuchtigkeit; Augen durch (Sonnen-)Brille vor Wind schützen; Augen regelmäßig kurz schließen u.a.; Bromhexin kann die Speichel- und Tränensekretion fördern. Das Pilocarpin-Derivat Salagen® fördert Tränen- und Speichelsekretion. Omega-3-Fettsäuren-Supplementierung fördert die Tränensekretion. Bei einigen Patienten (insbes. mit Arthralgien) hilft Hydroxychloroquin. Lokale Applikation von Ciclosporin fördert auch die Tränenproduktion.
   - Gute Zahnpflege, Chlorhexidin-Spülungen, regelmäßige zahnärztliche Kontrollen
   - Hydroxychloroquin: Bei Arthritis, Reduktion der Hypergammaglobulinämie
   - Immunsuppressive Therapie nur bei Beteiligung innerer Organe oder Vaskulitis erwägen (Azathioprin, MTX u.a.)
   - Rituximab nur bei schwersten Verläufen bzw. bei vorliegendem B-NHL sinnvoll

Prg.: Das primäre SS verläuft in der Mehrzahl der Fälle benigne; eine vermehrte Mortalität resultiert aus der erhöhten Lymphominzidenz (5 %). Typischerweise treten großzellig diffuse B-NHL, MALT-Lymphome oder Marginalzonen-Lymphome auf. Die Prognose des sekundären SS wird von der kausalen Erkrankung bestimmt.

SHARP-SYNDROM [M35.1]

Syn: "mixed connective tissue disease" = MCTD, Mischkollagenose

Ep.: w : m = 9 : 1

Relativ gutartig verlaufendes Krankheitsbild mit einer Überlappungssymptomatik aus SLE, Sklerodermie, Polymyositis und rheumatoider Arthritis, wobei eine Beteiligung von Nieren, Herz und ZNS selten ist. Trigeminus-Neuralgien treten gehäuft auf. Ein Raynaud-Syndrom in Verbindung mit sklerodermieartigen Hautveränderungen mit geschwollenen Händen oder Sklerodaktylie ist typisch. Diagnostisch ist der Nachweis von ANA (antinukleäre Antikörper), die als anti-Ribonukleinprotein-Ak (anti-U1RNP) differenziert werden können. In Hautbiopsien finden sich oft IgG-Ablagerungen an Kernen der Keratinozyten.

Th./Prg.: Die Therapie richtet sich nach der Organbeteiligung und erfolgt ähnlich wie beim SLE. Bei hoher Aktivität oder Organbeteiligung Immunsuppression mit Azathioprin, ggf. Ciclosporin A (CSA).

VASKULITIDEN

Internet-Infos: *www.vasculitis.org*

Def: Immunreaktiv ausgelöste Gefäßentzündungen mit Schädigung betroffener Organe. Das Spektrum klinischer Symptome hängt ab von Ausmaß und Lokalisation der betroffenen Gefäße und Organe.

Revidierte Chapel Hill-Definition (2012):
Nicht als Diagnose- oder Klassifikationskriterium, aber für die Einteilung der Vaskulitiden hilfreich:

- Vaskulitiden der großen Gefäße:
  - Riesenzellarteriitis
  - Takayasu-Arteriitis
- Vaskulitiden mittelgroßer Gefäße:
  - Polyarteriitis nodosa
  - M. Kawasaki
- Vaskulitiden kleiner Gefäße:
  - ANCA-assoziierte Vaskulitiden
    - Mikroskopische Polyangiitis
    - Granulomatose mit Polyangiitis (M. Wegener)
    - Eosinophile Granulomatose mit Polyangiitis (Churg-Strauss)
  - Immunkomplex- Vaskulitis
  - Anti-GBM-Krankheit (glomeruläre Basalmembran)
  - IgA-Vaskulitis (Purpura Schönlein-Henoch)
  - Kryoglobulinämische Vaskulitis
  - Hypokomplementämische urtikarielle Vaskulitis (Anti-C1q-Vaskulitis)
- Vaskulitiden variabler Gefäßgröße
  - Cogan-Syndrom
  - Morbus Behcet
- Vaskulitiden eines Organs
  z. B. kutane Kleingefäßvaskulitis, primäre ZNS-Vaskulitis u.a.
- Vaskulitiden in Assoziation mit einer Systemerkrankung
  Rheumatoide Vaskulitis, Vaskulitis bei SLE u.a.
- Sekundäre Vaskulitiden (bei Hepatitis B, Hepatitis C, medikamentös, paraneoplastisch u.a.)

I. Vaskulitis großer Gefäße

Vaskulitiden, die überwiegend die großen Gefäße betreffen, es können jedoch Arterien jeglicher Größe betroffen sein (Aorta mit Abgängen und der dazugehörigen Venen).

RIESENZELLARTERIITIS (RZA) [M31.6] und POLYMYALGIA RHEUMATICA = PMR [M35.3]

Syn: Für die RZA: Arteriitis cranialis; Arteriitis temporalis Horton

Def: Granulomatöse Arteriitis mittelgroßer und großer Arterien, in 50 % mit Riesenzellen:
- Riesenzellarteriitis (RZA)/Arteriitis cranialis. Manifestation im Versorgungsbereich der A. carotis (bevorzugt im Bereich der A. carotis externa-Äste sowie der Augenarterien). In bis zu 40 % auch Beteiligung von Aortenbogen, Aorta und Arterien der oberen und unteren Extremitäten.
- PMR: Proximaler Muskelschmerz von Schulter- und Beckengürtel, Abortivform der Riesenzellarteriitis, mit Hinweisen auf eine entzündliche Affektion von Aortenbogen/proximalen Extremitätenarterien ohne eindeutige Wandinfiltration

Ep.: Häufigste Vaskulitis (RZA); überwiegend ältere Frauen (75 %); Inzidenz (pro 100.000/J.): 5. Dezennium: < 5; 6. Dez.: > 10; 7. Dez.: 40; 8. Dez.: fast 50

Ät.: Unbekannt (endogene Prädisposition + exogene Triggerung durch Infekte?)

Pg.: Bei der Polymyalgia rheumatica liegt oft ein Mischbild aus einer Vaskulitis, einer Synovitis großer Gelenke sowie einer Bursitis vor (es lassen sich aktivierte vaskuläre dendritische Zellen nachweisen).

KL.:
- **RZA/Arteriitis cranialis:** (ca. 50 % haben zusätzlich eine PMR)
  - Pochende (Schläfen-)Kopfschmerzen, evtl. Schmerzen beim Kauen (Masseterschmerz, "Kiefer-Claudicatio", Claudicatio masticatoria)
  - Augenbeteiligung bis 40 %: Augenschmerzen, Sehstörungen, Amaurosis fugax, Erblindungsgefahr! Ischämische Optikusneuropathie; bei Verschluss der A. centralis retinae kirschroter Fleck in der Fovea centralis.
  - Auffällige A. temporalis (verhärtet, druckschmerzhaft, evtl. Pulslosigkeit)
  - Bei Manifestation im Bereich der größeren Arterien von Rumpf und Extremitäten, evtl. Aortenbogensyndrom, Blutdruckseitendifferenz, Armclaudicatio (3 - 15 %); Mononeuritis multiplex, TIA/Apoplexie, KHK → Pulsstatus erfassen, liegen Stenosegeräusche vor? Ggf. Duplexsonografie der Extremitätenarterien
- **Polymyalgia rheumatica:** (ca. 20 % haben zusätzlich eine Arteriitis cranialis)
  - Symmetrische heftige Schmerzen im Schulter- u./o. Beckengürtel/Hüftregion (bes. nachts), Druckschmerzhaftigkeit der betroffenen Muskeln
  - Morgensteifigkeit (meist > 45 Min.)
  - Bilaterale Bursitis subdeltoidea bzw. subacromialis ist ein typischer Befund bei PMR (Sono, MRT).
- Allgemeinsymptome: Abgeschlagenheit, evtl. Fieber, Appetit-/Gewichtsverlust, Nachtschweiß, Depressionen

Lab: BSG ⇑ (meist > 50 mm in der 1. Stunde; im Initialstadium aber evtl. noch normale BSG), CRP ↑, evtl. leichte Leukozytose und Anämie (CK normal, keine RF oder Auto-Ak)

DD:
- ▸ Arteriitis cranialis: Kopfschmerzen anderer Genese, Amaurosis fugax bei arterieller Verschlusskrankheit der A. carotis
- ▸ PMR: Polymyositis/Dermatomyositis (CK ↑), rheumatoide Arthritis, bes. die late onset RA (LORA); paraneoplastische Myopathie

Di.:
- ▸ **Arteriitis cranialis - diagnostische ACR-Kriterien (≥ 3/5 Kriterien müssen erfüllt sein)**
  1. Alter > 50 Jahre
  2. Neuartige oder neu auftretende Kopfschmerzen
  3. Abnorme Temporalarterien (Druckdolenz, abgeschwächte Pulsation, Schwellung)
  4. BSG > 50 mm in der ersten Stunde (Sturzsenkung!)
  5. Typische histologische Veränderungen bei Biopsie der Temporalarterie (***Cave:*** Vor Biopsie Farbduplexuntersuchung zum Ausschluss hochgradiger Stenosen der A. carotis interna mit Kollateralzirkulation über die A. carotis externa → KI für Biopsie der A. temporalis. Da ein segmentaler Befall möglich ist, sollte ein Biopsat mindestens 20 mm lang sein.)

  - Farbduplex der Temporalarterien: Segmentale sanduhrförmige Stenose und echoarmer Halo, der wahrscheinlich einem entzündlichen Wandödem entspricht; dieser verschwindet nach ca. 2 Wochen unter Kortikosteroidtherapie. Bei typischem Halo und passender Klinik verzichten manche Autoren auf die Biopsie der Temporalarterie.

- Ggf. Duplexsonografie der Extremitätenarterien oder MRT der betroffenen Gefäße bei Verdacht. Ca. 50% der Patienten mit extrakraniellem Verteilungsmuster haben eine unauffällige Temporalisbiopsie!
- Ggf. augenärztliche Untersuchung
- Innerhalb des ersten Jahres nach Diagnosestellung von PMR und RZA werden gehäuft maligne Tumoren gefunden, sodass sich bei Diagnosestellung eine begrenzte Tumorsuche empfiehlt.

▸ **Polymyalgia rheumatica: ACR/EUCLAR-Klassifikationskriterien (2012):**

Einschlusskriterien: ≥ 50 J., neuer Schultergürtelschmerz beidseits, CRP und/oder BSG erhöht plus

- Morgensteifigkeit ≥ 45 Min.	2 Punkte
- Fehlen von Rheumafaktor/anti-CCP	2 Punkte
- Schmerzen/Steifigkeit Beckengürtel	1 Punkt
- Fehlen anderer Gelenkmanifestationen	
plus Sonografie:	1 Punkt
- 1 Schultergelenk + 1 Hüftgelenk	1 Punkt
- Beide Schultergelenke	1 Punkt

Bewertung: Ohne Sonografie: ≥ 4 Punkte
Mit Sonografie: ≥ 5 Punkte

Memo: Bei der PMR-Diagnose ist die Anamnese + Klinik sehr wichtig!

Th.: Glukokortikosteroide:
Bei RZA/Arteriitis cranialis je nach Akuität initial 40 - 60 mg/d Prednisolon (bei Amaurosis fugax stationäre Therapie mit hochdosierter Kortikoidgabe i.v.); nach klinischer Besserung stufenweise Reduktion um 5 mg/Woche; Erhaltungsdosis ≤ 7,5 mg/d für mindestens 24 Monate, sonst Rezidivgefahr. Möglicherweise ist zu Beginn eine hochdosierte Steroidtherapie (15 mg/kg KG für 3 Tage) von Vorteil.

Bei einer PMR reichen in der Regel 15 - 20 mg/d als Initialtherapie. Höhere Dosen sollten nicht ohne Grund eingesetzt werden, da einerseits hierdurch das Rezidivrisiko erhöht wird (!) und andererseits Erkrankungen maskiert werden (Riesenzellarteriitis, Neoplasien). Bei Unverträglichkeit von Kortikosteroiden oder zu hoher Erhaltungsdosis können durch Kombination mit Immunsuppressiva (z.B. Methotrexat) Steroide eingespart werden. Niedrig dosiert ASS (100 mg/Tag) verhindert ischämische Komplikationen bei der Riesenzellarteriitis. Cyclophosphamid bei therapierefraktären Fällen. Osteoporose-Prophylaxe

Merke: Bei dringendem Verdacht auf RZA/Arteriitis cranialis sofortiger Beginn mit einer Steroidbehandlung (wegen Erblindungsgefahr). Die Aussagekraft der Biopsie wird innerhalb der ersten 14 Tage der Kortikoidtherapie nicht verändert!
Kommt es unter Kortikosteroidtherapie nicht innerhalb weniger Tage zu einer dramatischen Besserung, so muss die Diagnose überprüft werden (Tumor, Sepsis)!

Prg: Unbehandelt kommt es bei RZA/Arteriitis cranialis in ca. 30 % zu Erblindung, bei konsequenter Therapie rel. günstige Prognose: Oft Ausheilung einer Polymyalgie (selten auch Riesenzellarteriitis) nach 1 - 2 Jahren. Rezidive treten bei der RZA bei gut 30 % der Fälle auf, in ca. 30 % treten Aortenaneurysmata im Krankheitsverlauf auf!

TAKAYASU-ARTERIITIS (TA) [M31.4]

Def.: Granulomatöse Entzündung der Aorta und ihrer Hauptäste; üblicherweise Patienten vor dem 40. Lebensjahr. Hierbei kann es zum Verschluss der betroffenen Gefäße kommen. Nach der Lokalisation der betroffenen Arterien unterscheidet man 5 Befallmuster (Konsensuskonferenz Singapur 1995 → siehe *Internet*).

Kriterien des American College of Rheumatology (ACR) von 1990:
Bei Vorliegen von 3 oder mehr Kriterien: TA mit einer Spezifität von 98 %
- Alter bei Erkrankungsbeginn < 40
- Claudicatio intermittens der oberen/unteren Extremitäten
- Pulsabschwächung/Pulslosigkeit der A. brachialis („pulseless disease")
- Blutdruckdifferenz > 10 mmHg zwischen beiden Armen
- Gefäßgeräusche über den Gefäßen (z.B. A. subclavia, Aorta)
- Pathologisches Angiogramm ohne Zeichen für Arteriosklerose oder fibromuskuläre Dysplasie

Ep.: Seltene Erkrankung, Inzidenz < 1/100.000/J. in Europa und Nordamerika. Vorkommen insbesondere in China, Indien, Japan, Korea, Thailand, Afrika und Südamerika. w : m ~ 9 : 1

KL.: 1. Prepulseless-Phase (präokklusives Stadium): Schleichender Beginn über Jahre; Fieber, Müdigkeit, Gewichtsverlust, Arthralgien, evtl. Kopfschmerzen
2. Pulseless-Phase (okklusives Stadium): Pannikulitis, Erythema nodosum, Raynaud-Syndrom. Claudicatio intermittens-Schmerzen (meist der Arme). Bei einer Beteiligung von zerebralen Arterien Sehstörungen, Gesichtsfeldausfällen, Konzentrationsstörungen, Synkopen, Schlaganfall. Symptome wie bei KHK und den jeweiligen Organinfarkten.

Lab: BSG ↑↑ (oft über 50 mm/h), Anämie, Leukozytose

DD: Arteriosklerotische Erkrankungen (KHK, PAVK, TIA); Arteriitis cranialis u.a. Vaskulitiden

Di.:
- Anamnese, Klinik, Labor (BSG ↑↑)
- Farbduplex-Sonografie: Im Arterienquerschnitt konzentrische, echoarme Wandverdickung mit Halo ("Makkaroni-Phänomen")
- CT- oder MR-Angio; evtl. PET mit Fluor-Desoxyglukose zur Beurteilung der Krankheitsaktivität

Th.: 1. Immunsuppression: Glukokortikoide, MTX; Reservemittel: Cyclophosphamid, Anti-TNFα-Therapie
2. ASS
3. Stenosebeseitigung (Voraussetzung: Fehlen einer Inflammation im entsprechenden Areal): PTA, Stent, Gefäßchirurgie, nie ohne Immunsuppression! Erhöhte Restenoserate im Vergleich zu Eingriffen bei Arteriosklerose

Prg: Mit Therapie günstig (10-J.-Mortalität < 10 %).
Ohne Therapie KHK, Herzinfarkt, Schlaganfall, PAVK u.a. Gefäßkomplikationen

II. Vaskulitis mittelgroßer Gefäße

Vaskulitis, die überwiegend die mittelgroßen Arterien betrifft, definiert als Hauptviszeralarterien und ihre Äste (viszerale Arterien und Venen mit ihren initialen Ästen). Arterien jeglicher Größe können betroffen sein. Entzündliche Aneurysmen und Stenosen sind häufig.

KLASSISCHE POLYARTERIITIS NODOSA (cPAN) [M30.0]

Def: Nekrotisierende Arteriitis der mittleren und kleinen Arterien ohne Glomerulonephritis oder Vaskulitis in Arteriolen, Kapillaren oder Venulen. Keine Assoziation mit ANCA.

Ep.: Inzidenz: 5 /100.000/J.; m : w = 3 : 1

Ät.: Hepatitis B-Infektion; unbekannte Ursachen

KL.: Allgemeinsymptome:
- Fieber, Gewichtsverlust (50 %), Nachtschweiß
- Muskel- und Gelenkschmerzen (65 %)
- Magen-Darm-Kanal (50 %): Kolikartige Bauchschmerzen; evtl. Darminfarkte
- Hodenschmerzen
- Beteiligung der Koronararterien (80 %): Angina pectoris, Herzinfarkt bei jüngeren Patienten
- Beteiligung der Hirngefäße: Schlaganfall bei jungen Patienten
- Polyneuropathie (60 %), Mononeuritis multiplex, Epilepsie, Psychose

Beachte: Da die Erkrankung weitere Organe betreffen kann, ist die Klinik bunt und die Differenzialdiagnose schwierig!

Lab: Entzündungsparameter:
BSG/CRP ↑, Leuko-/Granulozytose, evtl. Thrombozytose, evtl. Komplement ↓
ANCA-negativ, evtl. Nachweis einer Hepatitis B-Infektion (ca. 25 % d.F.)

DD:
- DD unklarer Bauchschmerzen
- DD einer Polyneuropathie
- DD unklares Fieber

Di.:
- Klinik / Labor
- Arteriografie der A. lienalis und des Truncus coeliacus mit Nachweis von Mikroaneurysmen
- Biopsie aus klinisch betroffenen Organen (z.B. Muskel-/Hautbiopsie): Histologie siehe ARA-Kriterien

ARA-Kriterien (≥ 3/10 Kriterien müssen erfüllt sein)
1. Gewichtsverlust > 4 kg
2. Livedo reticularis
3. Hodenschmerz

4. Muskelschmerz, -schwäche oder -druckschmerzhaftigkeit
5. Mono- oder Polyneuropathie
6. Diastolischer RR > 90 mmHg
7. Erhöhtes Kreatinin
8. Positiver Hepatitis B-Nachweis
9. Angiografische Veränderungen (Aneurysmen, Stenosen, Verschlüsse)
10. Histologie mit gefäßwandinfiltrierenden polymorphkernigen Neutrophilen

Th.: - Hepatitis B-assoziierte cPAN: antivirale Therapie + Steroidtherapie ± Plasmaaustausch
- cPAN ohne Hepatitis B: Methotrexat, bei progredientem Verlauf Cyclophosphamid + Kortikosteroide

Prg: Ohne Therapie schlecht, mit Behandlung liegt die 5-Jahresüberlebensrate bei ca. 90 %

KAWASAKI-SYNDROM [M30.3]

Def.: Vaskulitis, die mit Mukokutanem Lymphknotensyndrom assoziiert ist und typischerweise die mittelgroßen und kleinen Gefäße betrifft. Häufig sind die Koronarien betroffen. Aorta und große Gefäße können ebenfalls betroffen sein. Typischerweise bei Kindern.

Vo.: Häufigste Vaskulitis bei Kleinkindern; 80 % der Patienten sind < 5 J. alt.

Ät.: Unbekannt

KL.: 6 Hauptsymptome:
1. Septische Temperaturen (> 5 Tage), welche nicht auf Antibiotika ansprechen.
2. Meist doppelseitig auftretende Konjunktivitis mit verstärkter Gefäßinjektion
3. Stomatitis mit Rötung der Rachenhinterwand und Auftreten einer Erdbeerzunge ähnlich wie bei Scharlach
4. Rötung der Hände (Palmarerythem) und Fußsohlen (Plantarerythem)
   In der 2. - 3. Woche setzt eine, meist halbmondförmige, an den Fingerspitzen beginnende Schuppung ein.
5. Polymorphes rumpfbetontes Exanthem
6. Zervikale Lymphadenopathie (> 1,5 cm, meist unilateral!) in 50 % d.F.

Lab: Aktivitätsparameter: BSG, CRP, α_2-Globuline, Leukozyten ↑, Thrombozyten ↑
Endothelzellantikörper = AECA (anti-endothelial cell antibodies)

Ko.: Aneurysmen der Herzkranzgefäße (20 %), seltener in anderen Arterien, Koronaritis und Herzinfarkt

DD: Scharlach, Infektiöse Mononukleose (EBV-Infektion)

Di.: Labor, Ekg, Echokardiografie, ggf. Koronarangiografie. Zur Diagnosestellung der Erkrankung ist das Vorliegen von fünf der sechs Hauptsymptome oder von vier Hauptsymptomen + gleichzeitigem Nachweis von Aneurysmen der Herzkranzgefäße erforderlich (MRT).

Th.: Hochdosierte Behandlung mit intravenös verabreichten Immunglobulinen + Acetylsalicylsäure (ASS) oral, ggf. intensivere Antiaggregation zur Verhinderung einer Koronarthrombose
Anm.: Beim Kawasaki-Syndrom ist ASS ausnahmsweise bei Kindern indiziert, bei anderen fieberhaften Erkrankungen gibt man ASS bei Kindern nicht wegen des Risikos eines Reye-Syndroms. Die Bewertung von Kortikosteroiden ist umstritten. In der älteren Literatur wird davon abgeraten.

Prg: Letalität ca. 1 %, häufigste Todesursache: Herzinfarkt

III. Vaskulitis kleiner Gefäße

ANCA-ASSOZIIERTE VASKULITIDEN DER KLEINEN GEFÄSSE

Def: Die ANCA-assoziierten Vaskulitiden sind durch die Produktion von antineutrophilen cytoplasmatischen Antikörpern (ANCA) charakterisiert, die entweder gegenüber der Proteinase-3 (PR3-ANCA) oder der Myeloperoxidase (MPO-ANCA) reaktiv sind. ANCA sind Bestandteile der neutrophilen Granula und der monozytären Lysosomen. ANCA-assoziierte Vaskulitiden sind idiopathische multisystemische Erkrankungen, die destruktive Inflammationen an überwiegend kleinen Gefäßen verursachen: Infekte, z.B. durch Staphylokokken, können als Triggermechanismus eine Rolle spielen. Offenbar besteht eine molekulare Mimikry zwischen den ANCA-Zielantigenen und den Adhäsionsproteinen der bakteriellen Fimbrien. Patienten mit nekrotisierender halbmondbildender Glomerulonephritis weisen oftmals zirkulierende Antikörper gegen das Lysosomen-assoziierte Membranprotein-2 (LAMP-2) auf. Die Mehrzahl der Anti-LAMP-2-positiven Patienten ist ANCA-positiv. Zwischen den einzelnen Krankheitsbildern der ANCA-assoziierten Vaskulitiden bestehen pathogenetisch und therapeutisch keine wesentlichen Unterschiede.

WEGENERSCHE GRANULOMATOSE [M31.3]

Syn: Polyangiitis mit Granulomatose

Def: Nekrotisierende Vaskulitis vorwiegend der kleinen bis mittelgroßen Gefäße mit ulzerierenden nicht verkäsenden Granulomen im Bereich des Respirationstraktes (Nasen mit Nebenhöhlen, Mittelohr, Oropharynx, Lunge) und Nierenbeteiligung in 80 % d.F. (Glomerulonephritis, Mikroaneurysmen)

Ep.: Prävalenz: 5/100.000, Inzidenz: 0,9/100.000/Jahr

Ät.: Unbekannt, teilweise durch Staphylococcus aureus getriggert

KL.: Klinische Stadien (EUVAS-Definition):

1. Lokalisiertes Stadium: Erkrankung des oberen und/oder unteren Respirationstraktes ohne andere systemische Manifestation
   - Chronische Rhinitis/Sinusitis mit evtl. blutig-borkigem Schnupfen, evtl. Sattelnase, Septumperforation, chronische Otitis, evtl. auch Mastoiditis
   - Ulzerationen im Oropharynx
   - Lungenrundherde, evtl. mit Einschmelzungen (Pseudokavernen), evtl. subglottische Larynx- oder Bronchialstenose
2. Frühsystemisches Stadium: Jede Manifestation ohne Organ- oder Vitalbedrohung
3. Generalisationsstadium: Renale Beteiligung oder andere organbedrohliche Manifestation (Serumkreatinin < 500 µmol/l [5,6 mg/dl])
   - Evtl. alveoläre Hämorrhagie mit Hämoptoe } Pulmorenales Syndrom
   - (Rapid progressive) Glomerulonephritis
   - Evtl. Episkleritis, Arthralgien, Myalgien, ZNS-Symptome, periphere Neuropathien (Mononeuritis multiplex)
   - Fieber, Gewichtsverlust, Nachtschweiß
4. Schweres, vital bedrohliches Generalisationsstadium: Nierenversagen oder Versagen eines anderen Vitalorgans (Serumkreatinin > 500 µmol/l [5,6 mg/dl])
5. Refraktäres Stadium: Progressive Erkrankung, refraktär gegenüber Steroiden und Cyclophosphamid

Lab:
- Oft BSG-Erhöhung, Erythrozyturie und Anstieg des Serumkreatinins (Glomerulonephritis), evtl. Leukozytose, Thrombozytose, Anämie
- Nachweis antineutrophiler cytoplasmatischer Antikörper mit cytoplasmatischem Fluoreszenzmuster (cANCA) meist mit dem Zielantigen Proteinase 3 = Anti-Proteinase 3-Antikörper (PR3-ANCA): Im Initialstadium in 50 %, im Generalisationsstadium in 95 %
- Bei Erythrozyturie muss unbedingt ein Urinsediment erfolgen, um eine glomeruläre Ursache (= Glomerulonephritis) frühzeitig zu erkennen!

Rö./CT:
- NNH und Thorax: Verschattung der Nasennebenhöhlen; Infiltrationen, Rundherde, Einschmelzung der Lunge
- MRT oder CT des Schädels: Nachweis von Granulomen der NNH und evtl. intrazerebralen Läsionen
- MR-/CT-Angiografie: Nachweis von Mikroaneurysmen der Nierengefäße (70 % d.F.)

DD:
- Infektiöse HNO- und Lungenerkrankungen (Therapieresistenz gegen Antibiotika bei Wegenerscher Granulomatose)
- Andere Vaskulitiden

Di.:
- Klinik (Entzündung in Nase oder Mund, Lungenbefund)
- Labor: PR3-ANCA, Erythrozyturie
- Biopsie aus Nasopharynx, Lunge und evtl. Nieren → histologische Trias: Granulome, nekrotisierende Vaskulitis, Glomerulonephritis
- HNO-Untersuchung der NNH mit Biopsien der Schleimhaut (oft unspezifisch)

ACR-Kriterien (1990):
- Entzündung in Nase oder Mund mit Ulzera und purulenter nasaler Sekretion
- Knoten, Infiltrationen oder Kavernennachweis im Rö-Thorax
- Pathologisches Urinsediment mit Mikrohämaturie oder Erythrozyten-Zylindern
- Bioptisch nachgewiesene granulomatöse Entzündung in arteriellen Gefäßwänden oder perivaskulär

Zur Klassifikation müssen mindestens 2 von 4 Kriterien erfüllt sein!

Th.: Stadien- und aktivitätsorientiert

1. Lokalisiertes Stadium:
   Induktionstherapie: Methotrexat und Steroide
   Erhaltungstherapie: Niedrig dosierte Steroide und Azathioprin oder Leflunomid oder Methotrexat
2. Früh-systemisches Stadium:
   Induktionstherapie: Methotrexat oder Cyclophosphamid und Steroide
   Erhaltungstherapie: Niedrig dosierte Steroide und Azathioprin oder Methotrexat
3. Generalisationsstadium:
   Induktionstherapie: Prednisolon 1 mg/kg KG/d initial in konsekutiv absteigender Dosierung bis zu einer Erhaltungsdosis von 10 - 15 mg/kg KG/d nach 3 Monaten oder Erreichen einer Remission
   Schwerer Krankheitsverlauf: Kortikosteroid-Bolustherapie i.v. über 3 Tage und Cyclophosphamid i.v. (7,5 - 15 mg/kg KG) in zunächst 2-wöchigen, dann 3-wöchigen Abständen, Dosis in Abhängigkeit vom Gewicht, Alter und Nierenfunktion.
   Zusatztherapie: Uromitexan® zum Blasenschutz; Prophylaxe gegen Pneumocystis jiroveci mit Trimethoprim-Sulfamethoxazol; orale antifungale Therapie; Magenschutz; Calcium-Vitamin D-Supplementation
   Reserveoptionen: Rituximab, Infliximab (in Kombination mit Steroiden allein oder evtl. in Kombination mit i.v.-CYC)
   Erhaltungstherapie: Nach Eintritt einer Remission erfolgt eine Therapieumstellung auf eine nicht CYC-enthaltene remissionserhaltende Therapie. Hier eignen sich Azathioprin oder Methotrexat (sofern die GFR > 50 ml/min liegt) oder Leflunomid. Die Prednisolondosis wird in Abhängigkeit von Klinik und Entzündungsparametern schrittweise reduziert. 6 Monate nach Therapiebeginn sollte die Dosis 5 - 10 mg/d nicht überschreiten. Für die Dauer der Erhaltungstherapie gibt es keine gesicherten Empfehlungen. Rituximab (dosisreduziert) scheint in der Erhaltungstherapie Azathioprin überlegen zu sein.
4. Schweres, vital bedrohliches Generalisationsstadium:
   Induktionstherapie: Wie bei 3., jedoch zusätzlich zu CYC und Steroiden Plasmapheresetherapie (evtl. Rituximab anstelle von CYC)
   Erhaltungstherapie: Wie bei 3.
5. Therapierefraktäres Stadium:
   Induktionstherapie: Deoxyspergualin, Anti-Thymozyten-Globulin oder Rituximab
   Erhaltungstherapie: Kein Konsens

Prg: Ohne Therapie schlecht (5 Monate Überleben), bei optimaler Behandlung liegt die 5-Jahres-Überlebensrate bei > 85 %, wobei Organschäden (insbes. der Nieren) und Infektionen unter der Immunsuppression die Prognose schmälern. Rezidive sind häufig, daher sollte die Dauer der Cyclophosphamid-Therapie möglichst begrenzt werden, da mit steigender Kumulativdosis Komplikationen drohen (Urothel-Ca., sekundäres MDS, AML). Toxizität der CYC-Stoßtherapie bei geringerer Kumulativdosis wahrscheinlich geringer!

Cave: Bei nicht glomerulärer Erythrozyturie nach CYC-Therapie sollte eine Abklärung hinsichtlich eines Urothel-Ca erfolgen!

CHURG-STRAUSS-SYNDROM [M30.1]

Syn: Eosinophile Granulomatose mit Polyangiitis

Def: Seltene granulomatöse, nekrotisierende Vaskulitis vorwiegend der kleinen bis mittelgroßen Gefäße des Respirationstraktes mit eosinophiler Infiltration des extravaskulären Gewebes. Assoziation mit Asthma und Eosinophilie.

Ät.: Idiopathisch, Montelukast wird als fraglicher Auslöser diskutiert.

KL.:
- Allergisches Asthma bis zu 70%, evtl. auch allergische Rhinitis
- Flüchtige Lungeninfiltrate, evtl. Fieber
- Kardiale Beteiligung (ca. 30%! Meist ANCA negativ und mit hohen Eosinophilenzahlen, eosino-

phile granulomatöse Myokarditis, Koronaritis)
- Mono-/Polyneuropathie
- ZNS-Vaskulitis
- Gehäuft Thromboembolien
- Nierenbeteiligung selten

Lab: - Eosinophilie (im Blut und befallenen Organen), Gesamt-IgE ↑, evtl. AP ↑
- pANCA in 40 %, oft Myeloperoxidase-Spezifität

DD: Hypereosinophiles Syndrom (siehe dort)

Di.: ACR-Kriterien (≥ 4/6 Kriterien müssen erfüllt sein)
- Asthma bronchiale
- Flüchtige pulmonale Infiltrate
- Sinusitiden
- Eosinophilie > 10 %
- Polyneuropathie
- Biopsie: Nachweis einer extravaskulären Eosinophilie

Th.: Therapie des Asthma bronchiale (siehe dort)
Bei Manifestation an Herz, Nieren, ZNS Einsatz von Immunsuppressiva wie bei Wegenersche Granulomatose (Beratung in Zentren)
In klinischer Erprobung ist der IL-5-Antagonist Mepolizumab.

Prg: 5-Jahresüberlebensrate bei optimaler Therapie > 80 %; häufigste Todesursache: Herzinfarkt, Herzversagen

MIKROSKOPISCHE POLYANGIITIS (MPA) [M30.0]

Def: Die MPA muss kleine ("mikroskopische") Gefäße betreffen, kann aber auch größere Gefäße einbeziehen. Nekrotisierende Vaskulitis, keine Granulome

Ät.: Unbekannt

KL.: - Nierenbeteiligung (70 %): Bestimmt wesentlich die Prognose: Glomerulonephritis variabler Histologie bis zur rapid progressiven GN mit Halbmondbildung. Entwicklung einer nephrogenen Hypertonie mit evtl. Kopfschmerzen und Entwicklung einer Niereninsuffizienz.
Urin: Mikrohämaturie, Proteinurie
- Pulmonale Vaskulitis, evtl. mit diffuser alveolärer Hämorrhagie und Blut im Sputum
- Hautveränderungen (40 %): Subkutane Knötchen, palpable Purpura, vorwiegend der unteren Extremitäten, evtl. mit Nekrosen (Biopsie!)
- Weitere Symptome: Polyneuritis, Sinusitis, Episkleritis u.a.

Anm.: Als Polyangiitis-Überlappungssyndrom bezeichnet man ein Mischbild aus MPA und anderen Vaskulitiden.

Lab: Antineutrophile cytoplasmatische Antikörper mit perinukleärem Fluoreszenzmuster (pANCA), oft mit dem Zielantigen Myeloperoxidase = Anti-Myeloperoxidase-Antikörper (MPO-ANCA) in 60 % d.F.

Anm.: pANCA sind nicht spezifisch für MPA, sondern finden sich auch gel. bei anderen Vaskulitiden, Colitis ulcerosa u.a.

DD: • Kollagenosen, bes. SLE (hier Leukopenie!)
• Vaskulitiden anderer Genese

Di.: Klinik, Anti-MPO-Ak, Biopsie/Histologie

Th.: Wie bei Wegenerscher Granulomatose

Prg: Steroide + Cyclophosphamid bewirken in 90 % langfristige Remissionen.

NICHT-ANCA-ASSOZIIERTE VASKULITIDEN DER KLEINEN GEFÄSSE

Def: Vaskulitis die überwiegend kleine Gefäße betrifft, definiert als kleine intraparenchymale Arterien, Arteriolen, Kapillaren und Venulen. Mittelgroße Arterien und Venen können betroffen sein

Immunkomplex- Vaskulitis [D69.0]
Vaskulitis mit Ablagerung von Immunglobulinen und/ oder Komplementkomponenten in den Gefäßwänden, typischerweise Befall kleiner Gefäße, häufig Glomerulonephritis; siehe dort

Anti-GBM (Glomeruläre Basalmembran) -Krankheit [M31.0]

Syn: Goodpasture-Syndrom, siehe dort

Def: Vaskulitis, die glomeruläre und pulmonale Kapillaren befällt. Ablagerung von Anti-Basal-Membran-Antikörpern an der Basalmembran. Häufig pulmonale Hämorrhagien, GN mit Nekrosen und Halbmondbildung.

KL.: Hämoptysen, Akutes Nierenversagen bei RPGN, Pulmorenales Syndrom

IgA-Vaskulitis (Purpura Schönlein-Henoch) [D69.0]:

Syn: IgA-Vaskulitis

Def: Kleingefäßvaskulitis mit überwiegender Ablagerung von IgA1-Immunkomplexen, die vor allem Haut und Darm betrifft. Häufig begleitende Arthritis. Eine Glomerulonephritis, die nicht von einer IgA- Nephritis unterschieden werden kann, kann auftreten.

Vo.: Meist Kinder im Vorschulalter, definitionsgemäß Auftreten vor dem 21. Lj.

Ät.: Allergische Vaskulitis der kleinen Blutgefäße und Kapillaren in zeitlichem Zusammenhang mit einem vorausgegangenen Infekt der oberen Luftwege (in 50 % Influenza A).

Pg.: Immunreaktion vom Typ III (Arthus-Reaktion) mit Ablagerung von IgA-haltigen Immunkomplexen subendothelial in kleinen Gefäßen und Aktivierung des Komplementsystems.

KL.: Fieber + schweres Krankheitsgefühl - 5 häufige Manifestationen:

1. Haut (100 %): Petechien + Exantheme („tastbare Purpura"), bes. an Streckseiten der Beine + Gesäß
   Sonderform: Finkelstein-Seidlmayer-Syndrom: Kokardenartige schmerzhafte Ödeme und Ekchymosen im Gesicht und an den Extremitäten
2. Gelenke (65 %): Schmerzhafte Schwellung der Sprunggelenke u.a. Gelenke ("Plötzlich wollte mein Kind nicht mehr laufen.")
3. Gastrointestinaltrakt (50 %): Kolikartige Bauchschmerzen, Erbrechen, evtl. gastrointestinale Blutung mit Melaena (Korrelate vaskulitisch bedingter Darmischämien)
4. Nieren (klinisch 30 %, bioptisch 80 %): Mikro-/Makrohämaturie; Hi.: Mesangioproliferative Glomerulonephritis mit mesangialen IgA-Ablagerungen
5. Zentralnervensystem: Kopfschmerzen, Verhaltensstörungen, pathologisches EEG

DD: Purpura bei Meningokokkensepsis

Di.:
1. Anamnese/Klinik: Gelenkschmerzen, Abdominalschmerzen, Purpura bei normalen Gerinnungsparametern
2. Nachweis zirkulierender Immunkomplexe, Komplementspiegel anfangs oft erhöht; IgA ↑
3. Biopsie/Histologie von Hautveränderungen: Perivaskuläre Leukozytenuntergänge, vaskuläre IgA-Ablagerungen

Th.: Glukokortikosteroide; bei Proteinurie zusätzlich ACE-Hemmer (oder ARB); bei lebens- oder organbedrohlichem Verlauf zusätzlich Cyclophosphamid

Prg: Relativ gut; nach PSH kann es in einigen Fällen nach Jahren zu chronischer Niereninsuffizienz kommen (→ Langzeitkontrollen).

Kryoglobulinämische Vaskulitis (KV): [D89.1]

Kryoglobuline sind in der Kälte präzipitierende Immunglobulinkomplexe, meist IgM-IgG-Komplexe (wobei monoklonales IgM als Autoantikörper mit polyklonalem IgG reagiert). Kryoglobuline verursachen oft positiven Rheumafaktor (DD!). Nachweis der Kryoglobuline (Transport bei 37 °C im Wärmebehälter). Die quantitative Bestimmung des Kryopräzipitates erfolgt entweder als Kryokrit in % (Referenzwert < 0,4 %) oder quantitativ durch Proteinbestimmung des gewaschenen Präzipitates (< 80 mg/l). Die Differenzierung (monoklonal/polyklonal) wird mittels Immunfixation durchgeführt.

3 Typen:
- Typ I (ca. 15 %): Monoklonales Kryoglobulin, meist IgM (z.B. MM, M. Waldenström u.a.)
- Typ II (ca. 60 %): Mono- und polyklonale Immunglobuline
- Typ III (ca. 25 %): Polyklonale Immunglobuline (z.B. bei rheumatischen Erkrankungen)

Ät.: 1. Essenzielle Kryoglobulinämie
2. Sekundäre Kryoglobulinämie: HCV-Infektion (ca. 80 % d.F.), maligne Lymphome, Kollagenose, Plasmozytom, M. Waldenström u.a.

KL.: Akral betonte, palpable Purpura, Arthralgien, membranoproliferative Glomerulonephritis mit Hämaturie, Proteinurie (50 %), Neuropathie, Hypokomplementämie

Di.: Anamnese/Klinik/Labor; evtl. Nachweis einer Hepatitis C-Infektion bei Kryoglobulinämie

Th.: Behandlung der Grunderkrankung: Bei HCV-assoziierter KV antivirale Therapie (PEG-IFN α + Ribavirin, siehe dort); bei essenzieller KV z.B. Methotrexat, bei progredientem Verlauf Cyclophosphamid + Kortikosteroide; Reservemittel bei therapieresistentem Verlauf: Rituximab. Die Prognose ist abhängig von der Grundkrankheit

Hypokomplementämische urtikarielle Vaskulitis (Anti-C1q-Vaskulitis) [M31.8]

Def: Seltene Kleingefäßvaskulitis mit Urtikaria und Komplementerniedrigung, sowie häufiger Assoziation mit Anti-C1q-Ak. Glomerulonephritis, Uveitis und Episkleritis treten häufig auf. In der Regel liegt histologisch eine leukozytoklastische Vaskulitis vor.

Ät.: Unbekannt

KL.: Chronische Urtikaria mit Beteiligung anderer Organe
Siehe auch Haupt- und Nebenkriterien.

Labor: ANA+ ohne weitere Spezifität, C3 ↓, C4 ↓, Anti-C1q-Ak/ zirkulierende Immunkomplexe ↑

DD: SLE, andere Kollagenosen, chronische Urtikaria ohne Vaskulitis. Im Gegensatz zur reinen Urtikaria sind die Effloreszenzen länger vorhanden (> 24 h) und heilen mit Hyperpigmentation als Folge der Extravasation

Di: Hauptkriterien: Chronisches urtikarielles Exanthem, Hypokomplementämie
Nebenkriterien: Leukozytoklastische Vaskulitis, Arthralgie oder Arthritis, Uveitis oder Episkleritis, Glomerulonephritis, Abdominalschmerzen, positiver Anti-C1q-Ak

Th.: Prednisolon, Immunsuppressiva je nach Schwere des Krankheitsbildes

IV. Vaskulitiden variabler Gefäßgröße

Cogan-Syndrom [H16.3]

Def: Entzündliche Affektion der Augen und des Innenohres mit Schallempfindungsstörung und Beteiligung des Vestibularorganes. Vaskulitis betrifft Arterien aller Größen inklusive Aortitis, Aortenaneurysma, entzündliche Beteiligung von Mitral- und Aortenklappe.

Ät.: Nicht bekannt

Ep.: Selten, typischerweise Auftreten in der 3. Lebensdekade

KL.: - Rotes Auge, Photophobie, Verschwommensehen (interstitielle Keratitis, Uveitis, Episkleritis)
- Menière-artige Anfälle mit Schwindel, Ataxie, Übelkeit, Erbrechen, Tinnitus, Hörverlust
- Allgemeinsymptome im Rahmen einer systemischen Vaskulitis

Di.: Parallele beidseitige entzündliche Affektion von Auge und Innenohr, Suche nach Vaskulitismanifestationen inkl. Aortitis !

Th.: Kortikosteroide, MTX, Azathioprin, ggf. CYC.

MORBUS BEHCET [M35.2.]

Def: Multisystemerkrankung mit dem histologischen Bild einer leukozytoklastischen Vaskulitis; einzige systemische Vaskulitis mit dem Befall von Arterien und Venen

Ät.: Nicht bekannt: Genetik (Assoziation mit HLA-B51 in 70 %) + Umweltfaktoren (Infekt-getriggert?)

Ep.: Erstmanifestation 20. - 40. Lj., m : w = 3 : 1. Häufig in der Türkei und anderen Staaten, die an die ehemalige Seidenstraße angrenzen. Prävalenz bei in Deutschland lebenden Türken ca. 20/100.000.

KL.: - Haut/Schleimhäute: Orale Aphthen (95 %), genitale Aphthen (70 %), Pseudofollikulitis, Papulopusteln, Erythema nodosum, Vaskulitis
- Pathergiephänomen: Pustelbildung 24 - 48 h nach intrakutanem Stich mit 20 G-Nadel in 45° Winkel (positiv in ca. 60 %)

- Augenbeteiligung (80%!): Uveitis anterior/posterior, Panuveitis, evtl. auch Optikusneuritis: Erkrankungsrisiko 25 % innerhalb von 5 Jahren
- Arthritis (bis 70 %)
- Magen/Darm (bis 30 %): Granulome, Ulcera, Vaskulitis, Perforationen (DD: M. Crohn)
- ZNS (bis 30 %): ZNS-Vaskulitis, Hirnstammsymptomatik, Sinusvenenthrombose
- Thrombembolien korrelieren mit der Krankheitsaktivität (arteriell und venös!)

DD: Ausschluss Hepatitis B, C, HIV, floride HSV-Infektion; benigne orale Aphthen

Di.: Anamnese, Klinik
Ausschluss einer Virusinfektion (siehe DD), ophthalmologische Abklärung, Pathergie-Test, Nachweis von HLA-B51, Fokussuche

Th.: Kortikosteroide, Colchicin bei leichten Fällen, ggf. Immunsuppressiva (Azathioprin, CSA), bei lebensbedrohlichen Manifestationen auch Cyclophosphamid.
Bes. bei okulärer Beteiligung IFNα2a (lang anhaltende Remissionen beschrieben).
Reservemittel bei therapieresistenten schweren Verläufen: TNFα-Blocker

V. Vaskulitiden eines Organs

z. B. Kutane Kleingefäßvaskulitis, primäre ZNS-Vaskulitis u.a.

VI. Vaskulitiden in Assoziation mit einer Systemerkrankung

Rheumatoide Vaskulitis, Vaskulitis bei SLE u.a.

VII. Sekundäre Vaskulitiden (bei Hepatitis B, Hepatitis C, medikamentös, paraneoplastisch u.a.)

Medikamentös induzierte Vaskulitiden: Häufige Induktoren einer Vaskulitis sind: Thyreostatika, Allopurinol

ANHANG

REZIDIVIERENDE POLYCHONDRITIS [M94.1]

Def: Entzündliche Systemerkrankung mit Affektion kartilaginärer Strukturen

Ep.: Sehr selten! > 30% in Assoziation mit anderen Systemerkrankungen (bes. Vaskulitiden oder Kollagenosen, MDS)

Pg.: Schubartig verlaufende Entzündung mit Affektion der kartilaginären Strukturen, Assoziation mit HLA DR4, Infiltration des Knorpels durch Lymphozyten und Plasmazellen

KL.:
- Fieber, Allgemeinsymptome
- Chondritis der Ohrmuschel (ein- oder beidseitig), Blumenkohlohr!
- Sattelnase durch Affektion des Nasenknorpels
- Hypakusis durch entzündliche Obstruktion des äußeren Gehörgangs u./o. Innenohrbeteiligung
- Beteiligung von Trachea (Ko.: Tracheomalazie), Larynx, Bronchien
- Seronegative Polyarthritis, oft sind Sternoklavikulargelenke, Synchondrosis sterni und Costosternalgelenke mitbetroffen
- Augenbeteiligung (50 %): Episkleritis, Keratitis, Iridocyclitis, Retinitis
- Aortitis, Herzklappenbeteiligung, AV-Block, Perikarditis, Koronariitis
- Hautvaskulitis/Pannikulitis
- Neurologische Beteiligung peripher und zentral
- Nierenbeteiligung möglich

Di.: Abklärung hinsichtlich der Genese (Systemerkrankung, Paraneoplasie)
Ausbreitungsdiagnostik (siehe Klinik)

Th.: Kortikosteroide, ggf. zusätzlich Immunsuppressiva gemäß dem Schweregrad in Analogie zur Therapie von Vaskulitiden

Prg: Ernste Erkrankung, 5-J-Überleben 75 % - schlechter bei zugrunde liegender Vaskulitis (45 %!).

FIBROMYALGIE-SYNDROM = FMS [M79.70]

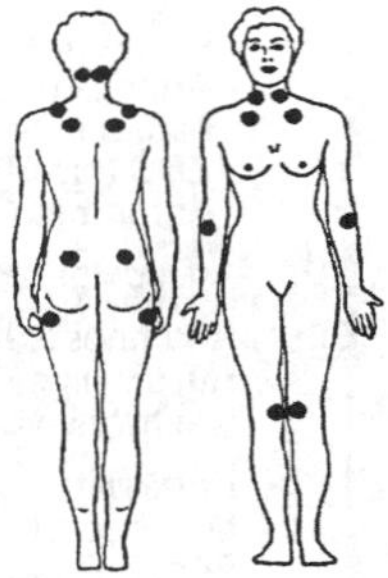

Internet-Infos: *www.dgrh.de/leitlinien.html*

Def: Multilokuläres Schmerzsyndrom mit typischen schmerzhaften Druckpunkten (tender points) in Kombination mit einer vegetativen Symptomatik und funktionellen Beschwerden.
Erstbeschreibung 1904 als „Fibrositis"

Ep.: Prävalenz: Ca. 3 % der Bevölkerung; w : m = 9 : 1, Häufung zwischen 30. und 60. Lj. Risikofaktoren: gehäuft bei rheumatologischen Erkrankungen (bis 50 %). Familiäre Häufung (genetische Prädisposition + psychosoziale Aspekte)

Ät.: Unbekannt

Einteilung:
- Primäres FMS (mit oder ohne Depressionen)
- Sekundäres FMS bei:
  - Rheumatischen Systemerkrankungen
  - Infektionserkrankungen (v.a. Virusinfekte: EBV, Hepatitis B/C, HIV)

KL.: ACR-Kriterien von 1990 (American College of Rheumatology):

1. Schmerz in mind. 3 Körperregionen (linke und/oder rechte Körperseite, oberhalb oder unterhalb der Gürtellinie) über mindestens 3 Monate mit mindestens 11 schmerzhaften von 18 getesteten tender points.
   - Trapeziusansatz am Hinterkopf
   - Ligamenta transversaria C4/C5
   - M. trapezius am Schultersattel
   - M. levator scapulae am Schulterblattwinkel
   - Knochen-Knorpelgrenze der 2. Rippe
   - Epicondylitis lateralis humeri (Ellenbogen außen)
   - Gluteus medius am Beckenkammansatz
   - Trochanter major (Oberschenkel außen)
   - Pes anserinus am medialen Kniegelenk

   Zur Absicherung der Diagnose sollten sog Kontrollpunkte geprüft werden, die bei Fibromyalgie im Regelfall nicht druckschmerzhaft sind. Sind > 3 von 14 Kontrollpunkten schmerzhaft, besteht Zweifel an der Diagnose Fibromyalgie:
   - Stirnmitte 2 cm oberhalb des Augenhöhlenrandes
   - Schlüsselbein - Übergang laterales/mittleres Drittel
   - Unterarmmitte, zwischen Speiche und Elle dorsal; 5 cm oberhalb des Handgelenks
   - Daumennagel
   - Thenarmitte (Daumenballen)
   - M. biceps femoris (Mitte Oberschenkel)
   - Tuber calcanei (Übergang von der Ferse zur Fußsohle)
2. Vegetative Symptome wie kalte Akren, trockener Mund, Hyperhidrosis, Tremor
3. Funktionelle Beschwerden: Schlafstörungen, allgemeine Abgeschlagenheit, Par-(Dys-)ästhesien, Migräne, Globusgefühl, Schwellungsgefühl, Steifigkeitsgefühl, Atem- und Herzbeschwerden, gastrointestinale Beschwerden, Dysmenorrhö, Dysurie.

AWMF- und ACR 2010-Diagnosekriterien des FMS:

1. Typisches Symptommuster
   a) chronisch (> 3 Monate) Schmerzen in mehreren Körperregionen
      - nach den ACR 1990-Kriterien oder
      - Regionaler Schmerzindex ≥ 7/19 Schmerzorte auf der regionalen Schmerzskala (ACR 2010) (Einzelheiten siehe S3-Leitlinie im *Internet*)

   und

   b) Weitere Symptome (> 3 Monate)
      - Müdigkeit (körperlich u./o. geistig) und Schlafstörungen u./o. nichterholsamer Schlaf und Schwellungs- u./o. Steifigkeitsgefühl Hand u./o. Füße u./o. Gesicht (AWMF 2010) oder Symptomenschwerescore ≥ 5 *) (ACR 2010)

   und
2. Ausschluss einer körperlichen Erkrankung, welche das typische Symptommuster ausreichend erklärt.

   *) Symptomschwerescore: Summe von Müdigkeit, nichterholsamer Schlaf, kognitive Probleme (jeweils 0 = nicht vorhanden bis 3 = extrem ausgeprägt)
   Kopfschmerzen, Bauchschmerzen, Depression
   (jeweils 0 = nicht vorhanden, 1 = vorhanden)

Lab: Unauffällig

Bildgebende Diagnostik: Keine spezifischen Befunde

DD: - Tendopathien, entzündliche und degenerative Wirbelsäulen- und Gelenkleiden
- Myofasziales Syndrom (MFS): Triggerpunktassoziierte komplexe Schmerzsymptome, ausgelöst durch Überbeanspruchung oder Fehlbelastung. Durch Beseitigung der auslösenden Ursachen können die Beschwerden verschwinden.
- Polymyositis, Polymyalgia rheumatica u.a. Erkrankungen
- Psychosen; psychosomatische Leiden
- Protrahierte Virusinfekte

Di.: Anamnese / Klinik, Ausschluss anderer Erkrankungen, Diagnosekriterien

Ko.: Chronifizierung, hoher Leidensdruck wegen Therapieresistenz, Invalidisierung

Th.: Keine kausale Therapie bekannt, zahlreiche symptomatische Therapieversuche
Da es sich um eine chronische Erkrankung handelt, sollte das Selbstmanagement des Patienten gefördert werden (Patientenschulung). Eine kontinuierliche Medikation mit klassischen Analgetika sollte vermieden werden.

- Multimodale Basistherapie:
  Ausdauertraining, Schwimmen, Wandern, Aquajogging, Wasser- und Krankengymnastik, Entspannungstechniken, Verhaltenstherapie, meditative Bewegungstherapien (Tai-Chi, Qi-Gong, Yoga)
- Diagnostik und Behandlung begleitender Erkrankungen
- Bei komorbiden depressiven oder Angststörungen zeitlich befristete (bis zu 6 Monate) medikamentöse Therapie, z.B. mit Fluoxetin oder Paroxetin (jeweils 20 - 40 mg/d)
  Ohne komorbide depressive oder Angststörung z.B. Amitriptylin (10 - 50 mg/d)
- Langzeittherapie:
  Erlernen eines Selbstmanagements durch die Patienten, das die genannten Therapieelemente nutzt.

Prg: Abnahme der Beschwerden jenseits des 60. Lj. Wenn das FMS frühzeitig in den ersten 2 Krankheitsjahren diagnostiziert und therapiert wird, beobachtet man bis zu 50 % komplette Remissionen. Im späteren Krankheitsverlauf werden die Remissionsraten immer kleiner.

RETROPERITONEALE FIBROSE (RPF) [N13.5]

Syn: Morbus Ormond, chronische Periaortitis

Def: Seltene Erkrankung mit inflammatorischer Fibrose des retroperitonealen Fettgewebes und Ummauerung der abdominalen Aorta, der Iliacalarterien und der Ureteren

Ät.:
- Primäre/idiopathische RPF (70 % der Fälle): Vermutlich autoimmune Genese
- Sekundäre RPF: Durch Medikamente induziert (Mutterkornalkaloide u.a.), bei Malignomen, Trauma, Bestrahlung, Infekten

KL.: Unspezifisch mit Abgeschlagenheit, Gewichtsverlust, Bauch-, Flanken- oder Rückenschmerzen. Später Organbeteiligung (Niere)

Ko.: Obstruktive Nephropathie; inflammatorisches abdominelles Aortenaneurysma (IAAA)

Lab: BSG und CRP erhöht, ANCA pos. (60 % d.F.), evtl. IgG4 ↑ (IgG4-related RPF)

Di.: CT, MRT, Ausscheidungsurografie, Sono, ggf. Biopsie

DD.: Andere Ursachen einer obstruktiven Nephropathie: Retroperitoneale Malignome, Lymphome, entzündliche Pseudotumoren (Tuberkulose)

Th.: Medikamentöse Therapie mit Steroiden (Prednisolon), um ein Fortschreiten zu verhindern. Für folgende Medikamente fehlen Studiendaten: MTX, Azathioprin, Cyclophosphamid, MMF, Tamoxifen.
Chirurgische Therapie bei obstruktiver Nephropathie mit Einschränkung der Nierenfunktion

Prg: Besserung der Beschwerden unter Steroiden häufig nach wenigen Tagen. Bei Ansprechen auf Steroidtherapie günstige Prognose (geringe Letalität).

CHRONISCHES MÜDIGKEITSSYNDROM [G93.3]

Syn: CFS (chronic fatigue syndrome)

Ep.: Das (idiopathische) CFS ist selten; meist finden sich sekundäre Ursachen

Ät.: unbekannt

KL.: CDC Kriterien des CFS (Center for disease control, 1994)
Hauptkriterium: Medizinisch nicht erklärte Erschöpfungszustände von ≥ 6 Monate Dauer, die
- neu aufgetreten sind
- durch Pausen / Ruhe nicht wesentlich verbessert werden
- zu einer deutlichen Verringerung der früheren Aktivität führen
- nicht die Folge einer Anstrengung sind

Nebenkriterien:
- Subjektive Gedächtnisstörungen
- Schmerzhafte Lymphknoten
- Muskelschmerzen
- Gelenkschmerzen
- Kopfschmerzen
- Nicht erholsamer Schlaf
- > 24 Stunden Krankheitsgefühl nach Anstrengungen

Anm.: Die Fukuda-Diagnosekriterien zählen zu den Nebenkriterien auch Halsschmerzen.

Ausschlusskriterien:
- Andere Erkrankungen als Ursache der Erschöpfung (Anämie, Infektionskrankheiten, Schlafapnoe-Syndrom, M. Addison, M. Cushing, Hypothyreose, Hypopituitarismus, schlecht eingestellter Diabetes mellitus, Malignome u.a.)
- Psychosen, Depressionen, Demenz
- Alkohol- oder Drogenmissbrauch
- Starkes Übergewicht; Anorexia nervosa

Lab: Es gibt keine für CFS typischen Laborbefunde. Das Labor dient aber zum Ausschluss anderer Erkrankungen.

DD: Siehe Ausschlusskriterien

Di.: Anamnese / Klinik, Ausschlussdiagnostik

Th.: Eine kausale Therapie ist nicht bekannt.
Für Übungsbehandlung und Verhaltenstherapie wurde ein günstiger Effekt nachgewiesen.

Prg: 1/3 der Patienten zeigen mittelfristig Besserung; Mortalität nicht gesteigert.

DEGENERATIVE GELENKERKRANKUNGEN (ARTHROSEN)

Für die Mitgestaltung dieses Kapitels danke ich herzlich Herrn Prof. Dr. Hans-Peter Brezinschek (Universitätsklinik Graz).

Def: Die Arthrose ist eine polyätiologische langsam progrediente, primär nichtentzündliche degenerative Erkrankung des Knorpels und anderer Gelenkgewebe. Entzündliche Episoden nennt man aktivierte Arthrose.

Ep.: Häufigste Gelenkerkrankung, zunehmende Inzidenz im höheren Lebensalter.
Ca. 20 % der Bevölkerung haben im 6. Lebensjahrzehnt röntgenologische Zeichen einer Hüft- oder Kniegelenksarthrose, die Hälfte davon hat Beschwerden (Schmerzen, Behinderung des Laufens).

Ät.:
1. Primäre (idiopathische) Arthrose: Keine erkennbare Ursache, genetische Faktoren, Alter
   z.B. Heberden-Arthrose der distalen Interphalangealgelenke (DIP) mit Knotenbildung, ältere Patienten (w : m = 4 : 1)
2. Sekundäre Arthrose: Als Folge von Unfällen, Fehlstellungen, Adipositas, zu starker/einseitiger Belastung, rheumatischer Gelenkerkrankungen u.a.

Pg.: Knorpelschädigung → im Frühstadium Demaskierung von Kollagenfibrillen, im Spätstadium Auffaserung des Knorpels → Abbau des Knorpels (Endstadium: „Knochenglatze“), Osteophytenbildung am Gelenkrand, Bildung von „Geröllzysten“ durch fokale Knochennekrosen.

Stad.: 1. Klinisch stumme Arthrose
2. Aktivierte (= entzündete) Arthrose mit akuten Schmerzen
3. Klinisch manifeste Arthrose mit Dauerschmerzen und Funktionsminderung

KL.: Leit- und Frühsymptom sind Schmerzen:
Frühtrias: Anlauf-, Ermüdungs-, Belastungsschmerz; ausstrahlende Schmerzen (z.B. Knieschmerz bei Coxarthrose)
Spättrias: Dauerschmerz, Nachtschmerz, Muskelschmerz; außerdem Bewegungseinschränkungen, Wetterfühligkeit, Krepitation
In fortgeschrittenen Fällen kommt es zu Verdickung der Gelenkkonturen, Deformierung, Instabilität, Muskelatrophie sowie zu Fehlstellungen und Muskelkontrakturen.
Bei aktivierter Arthrose ist das Gelenk überwärmt, druck-/schmerzhaft und es kann sich ein Gelenkerguss mit Schwellung bilden (Sono).

Bildgebende Verfahren: Sonografie, Röntgen, MRT
Radiologische Zeichen der Arthrose fehlen im Frühstadium.
Asymmetrische Gelenkspaltverschmälerung, subchondrale Sklerosierung, Geröllzysten und Osteophyten. In schweren Fällen kommt es zu einer erheblichen Deformierung des Gelenkes, eine sekundäre Chondrokalzinose ist möglich.
Radiologische Arthrosezeichen korrelieren oft nicht mit der Klinik: Nur die Hälfte der Patienten mit radiologisch nachweisbarer Arthrose hat Beschwerden (Schmerzen).

Lab: Keine spezifischen Veränderungen

DD: Bei aktivierter Arthritis rheumatische Erkrankungen mit monoartikulärem Beginn:
Labor (mit CRP, Rheumaserologie), Gelenkszintigrafie (weitere DD siehe Kap. RA).

Di.: Anamnese, Klinik, bildgebende Verfahren
Das Problem liegt in der Diskrepanz zwischen subjektiven Beschwerden (Schmerzen) und bildgebenden Befunden (siehe Epidemiologie). Zur Quantifizierung arthrosebedingter Beschwerden dienen sog. Arthrose-Scores (siehe *Internet*).

Th.: Therapieziele
1. Stopp bzw. Verzögerung der Arthroseprogression
2. Reduktion bzw. Beseitigung des Arthroseschmerzes und der sekundären Entzündung
3. Funktionsverbesserung/-erhaltung

A. Kausale Therapie: z.B.
- (Minimal-)invasive Therapie von Unfall(folge-)schäden an Gelenken
- Frühzeitige optimale Therapie einer rheumatischen Gelenkerkrankung (z.B. der RA)

B. Symptomatische Therapie

1. Allgemeine Maßnahmen:
   - Gewichtsabnahme bei Übergewicht
   - Vernünftiger Wechsel von Belastung und Entlastung; Meidung von Sportarten mit ungünstiger Belastung des Gelenkes, Auswahl geeigneter Sportarten ohne Überlastung der Gelenke
   - Benutzen von Schuhen mit weichen Sohlen (Pufferabsätze)
   - Warmhalten der Gelenke, Vermeiden von Kälte/Nässe
   - Schwimmen im warmen Wasser (Thermalbäder), (Aqua-)Gymnastik
2. Physikalische Therapie:
   - Krankengymnastische Bewegungstherapie, Wassergymnastik
   - Patientenschulung
   - Bei Arthrose ohne entzündliche Aktivierung Wärmeanwendungen (Salben, Pflaster, Rotlicht, Fango u.a.)
   - Bei aktivierter schmerzhafter Arthrose: Kälteanwendung, Elektrotherapie
   - Isometrisches Muskeltraining (Muskelaufbau und -kräftigung)
   - Gehschule u.a.
3. Medikamentöse Therapie:
   Ind: Entzündlich aktivierte Arthrose mit Schmerzen
   - Paracetamol: Nur analgetisch wirksam
   - NSAR: Analgetisch + antiphlogistisch wirksam
     (Einzelheiten siehe Kap. RA)

     Empfehlungen zum Einsatz von NSAR bei schmerzhaften Arthrosen:
     - Keine Dauerbehandlung, nur befristet während Schmerz- und Entzündungsperioden
     - Keine Kombination von NSAR untereinander (stets nur 1 Präparat)
     - Anpassung der Dosierung an den Schmerzrhythmus
     - Einzeldosis so niedrig wie möglich, aber so hoch wie nötig

- Bevorzugung von Substanzen mit kurzer Halbwertzeit
- Engmaschige Überwachung von Gastrointestinaltrakt und Nierenfunktion
- Reduktion der Tagesdosis bei älteren Patienten
- Bei Notwendigkeit einer längeren Therapie Ulkusprophylaxe mit Protonenpumpenhemmer oder Misoprostol.

• Evtl. intraartikuläre Injektion von Glukokortikoid-Kristallsuspension
Nur bei entzündlich aktivierter Arthrose, die auf andere therapeutische Maßnahmen nicht anspricht. Injektion unter strenger Asepsis und nur befristet (keine Dauertherapie! Keine Injektionen im Hüftgelenk wegen Gefahr der Knochennekrose!); Beachtung von KI + NW, Kortikosteroide können den Knorpel schädigen!

4. Orthopädie-Technik: z.B.
Bei Arthrosen der unteren Extremitäten festes Schuhwerk mit Pufferabsätzen, Fußbettung, Abrollhilfen, Pronationskeil bei Varus-Gonarthrose. Falls eine operative Therapie nicht durchgeführt werden kann: Gelenkstabilisierende Orthesen.

5. Operative Therapie:
• Minimal invasive Chirurgie (endoskopische Eingriffe); offene operative Eingriffe
• Künstlicher Gelenkersatz (TEPs). Rechtzeitige Indikation bei älteren Patienten stellen.

Anm.: Für andere Therapieformen, die hier nicht erwähnt werden, liegen entweder keine sicheren Studienergebnisse vor oder der Evidenzgrad ist niedrig.

VIII. STOFFWECHSELKRANKHEITEN

PORPHYRIEN

Internet-Infos: *www.porphyrie.com; www.doss-porphyrie.de; www.drugs-porphyria.org www.porphyriafoundation.com;www.porphyria-europe.com*

Def: Porphyrien sind meist hereditäre Störungen der Biosynthese von Häm, das in 8 enzymatischen Schritten aus Glycin und Succinyl-CoA gebildet wird. Jeder enzymatische Schritt kann von einem partiellen Gendefekt betroffen sein. Die verminderte Enzymaktivität führt zu einem Anstieg von Porphyrinen und/oder ihrer Vorstufen, die vermehrt im Urin und Stuhl ausgeschieden werden. Nach dem hauptsächlichen Ort der Enzymexpression unterscheidet man erythropoetische und hepatische Porphyrien. Nach der klinischen Manifestation unterscheidet man zwischen akuten und nicht-akuten Formen.

PPh: Im menschlichen Organismus existieren zwei voneinander unabhängige Häm-Pools mit unterschiedlichen Funktionen:

1. Erythropoetischer Häm-Pool (Häm-Vorrat des Knochenmarks mit der Aufgabe der Bereitstellung von Häm für die Hämoglobinsynthese zur Beladung der Erythrozyten)
2. Hepatischer Häm-Pool (Häm-Vorrat der Leber für die Bildung wichtiger Häm-enthaltender Enzyme, z.B. der Cytochrom P-450-Monooxygenase)

Dementsprechend kann eine Störung des Häm-Stoffwechsels sowohl als primär hepatische als auch als primär erythropoetische Erkrankung in Erscheinung treten.

Biochemie der Enzymdefekte bei Porphyrien

Enzymdefekt		Porphyrie-Typ	Genlocus (Chromosom)
	Glycin + Succinyl-CoA		
δ-Aminolävulinsäure-Synthase 2	↓	X-chromosomale Protoporphyrie	Xp11-21
	δ-Aminolävulinsäure (ALS = ALA)		
δ-Aminolävulinsäure-Dehydratase	↓	Doss-Porphyrie = δ-ALS-Defizienz-Porphyrie	9.q34
	Porphobilinogen (PBG)		
Porphobilinogen-De(s)aminase	↓	Akute intermittierende Porphyrie	11q24.1-q24.2
	Hydroxymethylbilan		
Uroporphyrinogen-III-Synthase	↓	M. Günther = Kongenitale erythropoetische Porphyrie	10q25.3-q26.3
	Uroporphyrinogen III		
Uroporphyrinogen-Decarboxylase	↓	Porphyria cutanea tarda	1p34
	Koproporphyrinogen III		
Koproporphyrinogen-Oxidase	↓	Hereditäre Koproporphyrie	3q12
	Protoporphyrinogen IX		
Protoporphyrinogen-Oxidase	↓	Porphyria variegata	1q23
	Protoporphyrin IX		
Ferrochelatase	↓	Erythropoetische Protoporphyrie	18q21.3
	Häm → Hämoglobin ↳Cytochrom P450		

I. ERYTHROPOETISCHE PORPHYRIEN

- **Kongenitale erythropoetische Porphyrie (CEP) = M. Günther** [E80.0]

  Vo.: Extrem seltene autosomal-rezessive Erbkrankheit, die im Kleinkindesalter manifest wird.

  Ät.: Verminderte Aktivität der Uroporphyrinogen-III-Synthase, dadurch exzessive Speicherung und Ausscheidung von Uroporphyrin I.

  KL.: Schwere Fotodermatose (Gesicht, Hände), roter Urin (Porphyra = der Purpur), der im UV-Licht fluoresziert, rötlich-braun verfärbte Zähne, die im langwelligen UV-Licht leuchten, hämolytische Anämie mit Splenomegalie.

  Th.: Absoluter Lichtschutz, evtl. Splenektomie, evtl. allogene Stammzelltransplantation

  Prg: Ungünstig

- **Erythropoetische Protoporphyrie (EPP)** [E80.0]

  Syn: Erythrohepatische Protoporphyrie

  Vo.: Dritthäufigste Porphyrie nach PCT und AIP - autosomal-dominante, in einigen Fällen rezessive Erbkrankheit

  Sonderform: XLPP = X-chromosomal linked protoporphyria; verursacht durch eine erhöhte Aktivität der erythroiden ALS-Synthase 2.

  Ät.: Verminderte Aktivität der Ferrochelatase → Protoporphyrin ↑

  KL.: Fotodermatose: Erythem, starkes Brennen der Haut nach Lichtexposition, Juckreiz, Urtikaria und Ödem nach Sonnenexposition; hepatobiliäre Beteiligung (30 %), Gallensteine aus Protoporphyrin; Protoporphyrinkristalle im Lebergewebe, in 10 % cholestatische Leberzirrhose, in 5 % d.F. Leberversagen

  Di.: Porphyrine in Blut, Stuhl und Urin

  Th.: Lichtschutz, Alfa-MSH (Afamelanotid → regt die Haut zu Melaninbildung an), Ursodeoxycholsäure, Colestyramin, Lebertransplantation, Knochenmark-/Stammzelltransplantation

  Prg: Relativ günstig

II. HEPATISCHE PORPHYRIEN

A) Akute hepatische Porphyrien (AHP) [E80.2]

Vier Formen der AHP:

3 x mit autosomal-dominantem Erbgang (Enzymdefekt in Klammern):

- ▶ Akute intermittierende Porphyrie = AIP (Porphobilinogen-De(s)aminase-Defekt)
- ▶ Hereditäre Koproporphyrie = HKP (Koproporphyrinogen-Oxidase-Defekt)
- ▶ Porphyria variegata = PV bei Weißen in Südafrika - Prävalenz 3/1000 - Protoporphyrinogen-Oxidase-Defekt

1 x mit autosomal-rezessivem Erbgang:

- ▶ δ-Aminolävulinsäure-Dehydratase-Defekt-Porphyrie = Doss-Porphyrie (Rarität)

Die klinische Polysymptomatik aller 4 Typen der AHP ist ähnlich.

DD: Sekundäre Porphyrinurien bei Leber- und Blutkrankheiten; Intoxikationen, bes. Bleivergiftung: Blei hemmt die ALS-Dehydratase und die Ferrochelatase; Di.: Blei im Blut ↑, ALS und Porphyrine im Urin ↑

Akute intermittierende Porphyrie (AIP) [E80.2]

Vo.: Zweithäufigste Porphyrie und häufigste AHP; Prävalenz in der Bevölkerung 5/100.000 (bei psychiatrischen Patienten 100/100.000). Nur bei 10 % aller AIP-Genträger kommt es zu einer manifesten Erkrankung mit ersten Symptomen nach der Pubertät. w : m ~ 2 : 1, Erkrankungsgipfel im 3. Lebensjahrzehnt; keine Hautveränderungen

Ät.: Autosomal-dominante Erbkrankheit mit Aktivitätsminderung der Hydroxymethylbilan-Synthase = Porphobilinogen-De(s)aminase (PBG-D) um ca. 50 %. Bislang sind ~ 400 verschiedene Mutationen des PBG-D-Gens auf Chromosom 11 (11q24) bekannt.

Pg.: Ca. 2/3 des von der Leber gebildeten Häms wird zur Synthese von Cytochrom P450 genutzt. Das Schlüsselenzym der Häm-Biosynthese ist die δ-Aminolävulinsäuresynthase (δ-ALS). Sie unterliegt einer direkten Rückkopplungshemmung durch Häm.

Genetische und latente Phase
↓
Absinken des hepatischen Häm-Pools (z.B. durch medikamentöse Cytochrom P450-Induktion)
↓
Steigerung der δ-ALS-Synthase-Aktivität in der Leber
↓
Anstieg der Hämpräkursoren (ALS, PBG, Porphyrine)
↓
Klinische Symptome bis zum akuten Porphyrie-Syndrom

Manifestationsauslösend wirken:
- Alle Formen von Stress (auch Operationen, Infekte), energiearme Diät (Fasten) und Hypoglykämie
- Porphyrinogene Stoffe: Alkohol, Sexualhormone, zahlreiche Arzneimittel (Barbiturate, Metamizol, Diazepam, Metoclopramid, Enalapril, Sulfonamid-Antibiotika u.a. → *www.drugs.porphyria.org*)
- Sonderform: Ovulozyklisch prämenstruell ausgelöst bei Frauen

KL.: Akutes hepatisches Porphyrie-Syndrom:
Polysymptomatisch vielgestaltig und irreführend (häufig Fehldiagnosen); meistens Pharmaka-induziert.
1. Abdominale Symptome: Bauchkoliken und andere Abdominalbeschwerden ("Appendektomienarbe" typisch)
2. Neurologisch-psychiatrische Symptome: Adynamie, Polyneuropathie mit Parästhesien, peripheren Paresen (zuerst der Streckmuskulatur an Händen und Armen), Epilepsie, psychische Verstimmung, psychiatrische Symptome u.a.
3. Kardiovaskuläre und andere Symptome: Hypertonie, Tachykardie; Schwartz-Bartter-Syndrom (Hyponatriämie)

Verlaufsformen:
- Anlageträger in der Phase des Enzymdefektes (klinisch und laborchemisch unauffällig)
- Latente Erkrankung mit vermehrter Ausscheidung von Porphyrinen und Vorstufen im Harn ohne klinische Symptome.
- Klinisch manifeste Erkrankung (10 % der Anlageträger); vorwiegendes Manifestationsalter: 20. - 40. Lebensjahr

DD:
- Abdominalerkrankungen, akutes Abdomen
- Neurologische und psychiatrische Erkrankungen
- Alkoholkrankheit mit abdominellen und neurologischen Symptomen
- Panarteriitis nodosa
- Bleivergiftung (Bleispiegel im Blut ↑)

Di.: Differenzialdiagnostisch an Porphyrie denken, insbes. bei der Trias: Abdominalschmerzen - Lähmungen/Psychose - Tachykardie!
- In 50 % d.F. rötlicher, beim Stehenlassen nachdunkelnder Urin (dunkle Flecken in der Unterwäsche!)
- Nachweis vermehrten Porphobilinogens im Urin: Hoesch-Test (2 Tropfen frischgelassenen Urins in 2 - 3 ml Ehrlich-Aldehydreagens: rote Färbung). Aufwendiger und nicht spezifischer ist der Schwartz-Watson-Test, bei dem anschließend mit Chloroform die Kondensationsprodukte der Gallenfarbstoffe ausgeschüttelt werden können (nicht dagegen Porphobilinogen).
- Zur Diagnosesicherung und zur Verlaufskontrolle quantitative Bestimmung von δ-ALS, PBG und Porphyrinen im 24 h-Urin und der Porphyrine im Stuhl
- PBG-D-Aktivität in Erythrozyten ↓ und Analyse des Gendefektes bei AIP

Th.: Bei akuter Krise auf Intensivstation, Kontaktaufnahme mit einem Porphyriezentrum (siehe Internetinfos: *www.porphyrie.com*)
1. Absetzen auslösender Medikamente!
2. Hämarginat und Glukose i.v. können die Induktion der δ-ALS-Synthase in der Leber drosseln:
   - Hämarginat i.v. (Normosang®) 3 mg/kg KG/d (über 4 Tage)
   - Zusätzlich Glukoseinfusion (4 - 6 g/kg KG/d) + forcierte Diurese unter Kontrolle des Wasser-/Elektrolythaushalts
3. Symptomatische Therapie mit "sicheren" Arzneimitteln: *www.drugs-porphyria.org* oder *www.porphyria-europe.com*
   - Bei Hypertonie und Tachykardie: Betablocker
   - Bei Bauchkoliken: Spasmolytika vom Atropintyp und Paracetamol, evtl. Pethidin
   - Zur Sedierung: Chlorpromazin; bei Erbrechen Ondansetron
4. Bei Patienten mit rezidivierenden akuten Krisen Intervallprophylaxe mit 1 Amp. Hämarginat pro Woche.
5. Bei therapieresistenten Manifestationen akuter Porphyrien kann eine Lebertransplantation erwogen werden.

   Anm.: Bei ovulozyklischer Manifestation der AIP Versuch einer Prophylaxe mit LHRH-Analoga (z.B. Buserelin)

Pro:
1. Aufklärung/Schulung der Patienten; Ausstellung eines "Porphyrie"-Patientenausweises, Meiden auslösender Noxen
2. Familienuntersuchung zur Erfassung latenter Anlageträger. Wegen Vererbbarkeit genetische Beratung
3. Bei Abdominalschmerzen auch an Porphyrie denken und eine spezifische Diagnostik veranlassen (bes. vor Laparotomie eines akuten Abdomens unklarer Genese und nach wiederholten unklaren „Probelaparotomien").

Prg: Erhöhtes Risiko für hepatozelluläre Karzinome sowie hypertensive Nierenschäden (Spätkomplikation)

B) Chronische hepatische Porphyrie = Porphyria cutanea tarda (PCT) [E80.1]

Vo.: Häufigste Porphyrie; Prävalenz 15/100.000 Einwohner; m : w = 2 bis 3 : 1, Erkrankungsgipfel nach dem 40. Lebensjahr

Ät.: Verminderte Aktivität der hepatischen Uroporphyrinogen-Dekarboxylase (URO-D)
- Typ I: Erworbene (sporadische) Form. Keine URO-D-Mutation
- Typ II: 20 % d.F., autosomal dominant vererbt, > 65 Mutationen im URO-D-Gen (1p34). URO-D-Aktivität auch in Erythrozyten ↓
- Typ III: Familiäre Form ohne URO-D-Mutation

Manifestationsfaktoren sind Alkoholabusus (70 % d.F.), Östrogene (hormonelle Kontrazeption), Hepatitis C-Virusinfektion und andere Ursachen, HFE-Genmutationen, AIDS und Hämodialyse. Bei homozygoter C282Y-HFE-Mutation mit vermehrter Eisenspeicherung kann sich eine Hämochromatose im klinischen Gewand der PCT manifestieren.

KL.:
- Fotodermatose mit erhöhter Vulnerabilität, Hyperpigmentierung, Blasenbildung an lichtexponierten Stellen, insbesondere Gesicht und Handrücken mit narbiger Abheilung
- Evtl. dunkler Urin, der angesäuerte Harn zeigt im UV-Licht Rotfluoreszenz, wenn die Uroporphyrin-Ausscheidung > 6 mg/l ansteigt.
- Stets kommt es zu Leberschäden mit Porphyrineinlagerungen (UV-Fluoreszenzdiagnose bei Leberbiopsie!). Gel. zeigen sich sonografisch multiple echoreiche Rundherde von 1 - 3 cm Ø und randbetonter Echodichte ohne Störung der Blutgefäße (DD: Lebermetastasen).
- Oft pathologische Leberenzyme (Transaminasen; γ-GT-Erhöhung auch durch Alkoholabusus)

Verlaufsformen:
- Anlageträger (nur Enzymdefekt)
- Latente PCT (nur Porphyrinurie)
- Manifeste PCT (Leberschäden, Fotodermatose und exzessive Porphyrinurie)

Di.:
- Alkoholanamnese, Östrogen-/Pilleneinnahme + Klinik (dran denken bei Fotodermatosen!)
- Porphyrinanstieg im Urin (UV-Fluoreszenz, biochemische Differenzierung: Uro-, Heptacarboxy- und Koproporphyrin)
- URO-D-Aktivität in Erythrozyten ↓ bei Typ II
- Leberbiopsie (Rotfluoreszenz im langwelligen UV-Licht, Histochemie)

Th.:
- Auslösende Noxen meiden: Alkohol, Östrogene/hormonelle Kontrazeptiva
- Evtl. Therapie einer Hepatitis C (siehe dort)
- Aderlässe oder isolierte Verminderung der Erythrozytenzahl mittels Blutzellseparator (= Erythrozytapherese)
- Chloroquin: 2 x 125 mg/Woche (NW beachten!) → Bildung von Chloroquin-Porphyrin-Komplexen, die renal ausgeschieden werden.
- Lichtschutzsalbe mit hohem Lichtschutzfaktor, Meiden von Sonnenlicht (Schutzbekleidung)

Prg: Günstig, wenn Ursache beseitigt werden kann.

HYPERURIKÄMIE [E79.0] UND GICHT [M10.99] (ARTHRITIS URICA)

Def: einer Hyperurikämie: Serum-Harnsäure > 6,4 mg/dl (> 380 µmol/l). Dies entspricht der Löslichkeit von Harnsäure in Plasmawasser bei 37 °C und pH 7,4.

Ep.: In den Wohlstandsländern haben ca. 20 % der Männer eine Hyperurikämie > 7 mg/dl (> 416 µmol/l). Bei Frauen steigt die Harnsäure meist erst nach der Menopause an (Versiegen der Östrogene mit urikosurischer Wirkung); vor der Menopause sind Hyperurikämien selten und dann sekundärer Genese. Die Prävalenz der Arthritis urica beträgt in den Industrieländern ca. 2 % der Erwachsenen (m : w bis 9 : 1) und nimmt im Alter zu. Das Risiko eines Gichtanfalls steigt mit zunehmender Höhe der Hyperurikämie: Inzidenzrate bei Werten > 9 mg/dl (> 535 µmol/l): Ca. 5 % pro Jahr. Das Risiko einer Nephrolithiasis liegt bei asymptomatischer Hyperurikämie bei 0,2 % pro Jahr und bei Gichtkranken bei 0,8 % pro Jahr.

Merke: Gicht zeigt ein gehäuftes gemeinsames Vorkommen mit den Erkrankungen des metabolischen Syndroms = "Wohlstands"-Syndrom: Siehe dort.

Ät.: A) Primäre Hyperurikämie und Gicht:

1. Störung der tubulären Harnsäuresekretion in der Niere (> 99 % d.F.): Verminderte Harnsäureclearance → die Ausscheidung normaler Harnsäuremengen/24 h erfolgt erst bei erhöhtem Plasmaharnsäurespiegel.
   Die überwiegend polygen vererbte Stoffwechselstörung manifestiert sich bei purinreicher Ernährung und Übergewicht (Wohlstandserkrankung). Die Mehrzahl der Gichtpatienten haben eine positive Familienanamnese für Gicht.
2. Überproduktion von Harnsäure (< 1 % d.F.)
   - Mangel des Enzyms Hypoxanthin-Guanin-Phosphoribosyltransferase (HG-PRT), 2 Formen:
     - Lesch-Nyhan-Syndrom: X-chromosomal rezessiv vererbte Erkrankung, bei der das Enzym HG-PRT extrem vermindert ist (< 1 % der normalen Aktivität). Trias: Hyperurikämie - progressive Niereninsuffizienz - neurologische Symptome mit Neigung zur Selbstverstümmelung.
     - Kelley-Seegmiller-Syndrom: Aktivität der HG-PRT vermindert (auf 1 - 20 % der normalen Aktivität). Trias: Hyperurikämie, Nierensteine, in 20 % d.F. neurologische Störungen, aber ohne Neigung zur Selbstverstümmelung.
   - Sehr selten gesteigerte Aktivität der Phosphoribosylpyrophosphat-Synthetase (PRPP-Synthetase)

B) Sekundäre Hyperurikämien durch:

1. Vermehrte Harnsäurebildung:
   Erhöhter Nukleinsäuren-Turnover bei Leukämien, Polyzythämie, hämolytische Anämien, Tumorlysesyndrom: Tumoren unter Therapie mit Zytostatika oder Strahlen
2. Verminderte renale Harnsäureausscheidung:
   - Nierenerkrankungen
   - Laktatazidosen
   - Ketoazidosen (Fasten, Diabetes mellitus)
   - Pharmaka (Saluretika: Schleifendiuretika, Thiazide)

PPh: Der Gesamtgehalt des Körpers an Harnsäure (Harnsäurepool) beträgt ca. 1 g und kann bei Gichtkranken auf 30 g und mehr ansteigen. Täglich fallen ca. 350 mg Harnsäure aus endogener Synthese und exogener Purinzufuhr an. Die Harnsäureausscheidung erfolgt zu über 2/3 über die Nieren und zu weniger als 1/3 über den Darm. Der humane URAT1-Transporter (hURAT1) ist im proximalen Tubulus lokalisiert und kann durch verschiedene Medikamente gehemmt werden, z.B. Acetylsalicylsäure, Diuretika oder Ciclosporin. Auch Mutationen im Fruktosetransporter SCL2A9 können die Harnsäureexkretion vermindern.
Beim Menschen ist die Harnsäure Endprodukt des Purinstoffwechsels. Bei vielen Säugetieren

geht der Abbau weiter zu Allantoin mittels des Enzyms Urikase. Mit Urikase wird laborchemisch die Harnsäurekonzentration im Serum bestimmt.
Alter, Geschlecht und Ernährung beeinflussen entscheidend den Harnsäurespiegel. Die Löslichkeitsgrenze von Natriumurat im Plasma liegt bei ca. 6,8 mg/dl (400 µmol/l); die obere Grenze für den Referenzbereich der Harnsäure liegt bei ≤ 7,0 mg/dl (416 µmol/l) für Männer und ≤ 6,0 mg/dl (357 µmol/l) für Frauen.

Pg.: des akuten Gichtanfalls:
Auslöser sind rasche Änderungen des Harnsäurespiegels, z.B. durch purinreiches Festessen u./o. Alkoholkonsum, nach Fasten, zu Beginn einer Harnsäure-senkenden Therapie. Es kommt zur Ausfällung von Uratkristallen aus übersättigter Synovialflüssigkeit → Uratkristalle bewirken eine Aktivierung des Inflammasom-Komplexes in Makrophagen und Granulozyten mit Freisetzung von Entzündungsmediatoren (z.B. IL-1β) und Aktivierung des Monozyten-Makrophagen-Systems. Die Folge ist eine kristallinduzierte Synovitis.

KL.: 4 Stadien:
I. Asymptomatische Hyperurikämie (viel häufiger als manifeste Gicht)
II. Akuter Gichtanfall
III. Interkritisches Stadium (symptomloses Intervall zwischen 2 Gichtanfällen)
IV. Chronische Gicht mit Tophusbildungen und irreversiblen Gelenkveränderungen

▶ **Akuter Gichtanfall:**
Auslösefaktoren: „Fasten und Feste“ (Ess- oder Trinkexzesse), Stress u.a.
Aus voller Gesundheit kommt es plötzlich (oft nachts) zu stark schmerzhafter Monarthritis, in 60 % d.F. des Großzehengrundgelenkes ("Podagra" - Bettdecke wird nicht ertragen!) mit Hautrötung, Überwärmung und Schwellung des betroffenen Gelenkes. Andere Gelenklokalisationen: Sprunggelenke und Fußwurzel (ca. 15 %), Kniegelenk (Gonagra, 10 %), Zehengelenke (5 %), Fingergelenke (5 %), bes. Daumengrundgelenk (Chiragra), Handgelenk, Ellbogengelenk. Nach einigen Tagen bis 3 Wochen klingt der Anfall spontan ab. Der akute Gichtanfall ist begleitet von allgemeinen Entzündungszeichen (Fieber, Leukozytose, BSG ↑). Eine Hyperurikämie ist im Gichtanfall nicht obligat (→ Harnsäure 2 - 3 Wochen nach einem Gichtanfall kontrollieren).

▶ **Chronische Gicht:**
Wird heute nur noch selten gesehen bei Patienten ohne (konsequente) Therapie.
- Uratablagerungen (Tophi):
  - Weichteiltophi (Nachweis: Harnsäurenachweis durch Murexidprobe) z.B. Ohrmuschel, Großzehe, Ferse, Olekranon, Sehnenscheiden (selten Karpaltunnelsyndrom), Schleimbeutel (Bursitis)
  - Knochentophus → Nachweis im Röntgenbild:
    - ▫ Unregelmäßig oder rundlich geformter, gelenknaher Knochendefekt (Usur) durch intraossäre Tophusbildung
    - ▫ Becherförmige Gelenkmutilation an gelenkbildenden Knochen.
    - ▫ In einen Tophus hineinragende "stachelige" Osteophyten.
    - ▫ Umfassen eines die Kortikalis arrodierenden Tophus durch periostale Osteophyten.
- Renale Manifestationen bei Hyperurikämie und Gicht:
  - Uratnephrolithiasis

    Merke: Uratsteine geben im Röntgenbild keinen Steinschatten und prädisponieren zum Harnwegsinfekt!

  - Uratnephropathie = Primär abakterielle interstitielle Nephritis
    Frühsymptome: Albuminurie
    Ko.: Hypertonie, selten chronische Niereninsuffizienz
  - Selten akute Harnsäurenephropathie = obstruktive Uratnephropathie:
    Bei Anfall großer Harnsäuremengen bei Zytostatikatherapie kann es durch Verstopfung von Nierentubuli und Ureteren zu akutem Nierenversagen kommen.

DD:
- Sekundäre Hyperurikämien (Anamnese!)
- Akute Monarthritis anderer Genese

  Merke: Eine akute Monarthritis beim Mann mit typischer Gelenklokalisation spricht an erster Stelle für Gicht, ferner denke man an reaktive Arthritis!

- Eitrige Arthritis durch bakterielle Infektion (z.B. nach Gelenkpunktionen, -injektionen oder -eingriffen)
- Aktivierte Arthrose des Großzehengrundgelenkes

- Andere kristallinduzierte Arthritiden:
  - Chondrokalzinose = Pyrophosphatgicht = Pseudogicht:
    Ablagerung von Calciumpyrophosphat-Dihydrat (CPPD)-Kristallen im Knorpel mit evtl. Auslösung einer akuten kristallinduzierten Synovitis, bes. des Kniegelenkes
    Ät.: 1) Idiopathisch im Alter
    2) Hereditär
    3) Sekundär bei anderen Erkrankungen
    Rö.: Verkalkungen in Knorpel + Sehnen
    Di.: Polarisationsmikroskopischer Nachweis von CPPD-Kristallen im Gelenkpunktat
  - Oxalose-Arthropathie bei Langzeitdialyse

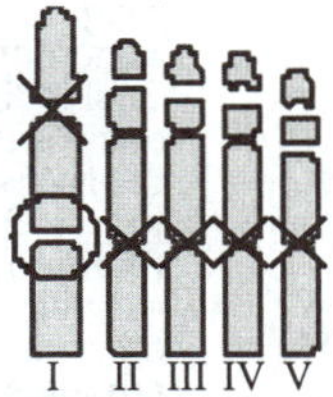

DD: Gelenkbefall am Fuß:
o Gicht
x Rheumatoide Arthritis

Di.:
- (Familien-) Anamnese - Klinik - Labor:
  - Serum-Harnsäure: Im anfallsfreien Intervall ↑; im Anfall evtl. normale Werte! → Kontrollmessung 2 - 4 Wo. nach einem Gichtanfall
  - Harnsäureausscheidung im 24 h-Urin bei primärer Gicht ↓ (normal 0,25 - 0,75 g/d)
  - Harnsäure-Clearance (normal 5 - 12 ml/min) bei primärer Gicht ↓
- Bei ätiologisch unklarer Monarthritis spricht der prompte Therapieeffekt von Colchicin für Gicht.
- Bildgebende Diagnostik: Gelenk-Sonografie, Röntgen; evtl. MRT oder Dual-Energy-CT (Nachweis von Kristallablagerungen)
- Bestimmung der Nierenfunktion
- Evtl. Spezialuntersuchungen bei Verdacht auf Enzymdefekte des Purinstoffwechsels.
- Evtl. Synoviaanalyse (Nachweis von Bakterien, Nachweis von in Leukozyten phagozytierten Harnsäurekristallen im Polarisationsmikroskop u.a.)

Th.: 1. Diät:
- Normalisierung des Körpergewichtes; reichlich trinken mit ausreichender Diurese (mindestens 1,5 l/d)
- Vorsicht bei Fasten und Zytostatikatherapie: Hierbei steigt der Harnsäurespiegel stark an → viel trinken, Harnneutralisierung und Allopurinol.
- Purinarme Diät (< 300 mg Purin/d): Fleischarme Kost, Verzicht auf Innereien (Leber, Niere, Bries), Sardinen, Meeresfrüchte, Fleischextrakt u.a.
- Sparsamer Alkoholgenuss: Bier ist purinreich. Alkoholexzess führt über eine reaktive Laktatazidose zu vorübergehender Hemmung der renalen Uratexkretion und kann daher einen Gichtanfall auslösen.
- Cave Diuretika (Schleifendiuretika, Thiazide), die die Harnsäureausscheidung vermindern.

2. Therapie des akuten Gichtanfalles:
- Nichtsteroidale Antirheumatika (NSAR) gelten als Mittel der 1. Wahl: z.B. Diclofenac oder Ibuprofen oder Coxibe. Zusätzlich lokale Kryotherapie.
  Dos / NW / KI: Siehe Kap. Rheumatoide Arthritis
- Bei NW oder KI gegen NSAR kurzfristig systemische Glukokortikosteroide, z.B. 20 mg Prednisolon/d oral als Einmaldosis
- Colchicin (Colchicum dispert®) gilt wegen seiner NW als Mittel der Reserve.
  Wi.: Hemmung des Inflammasoms und der Phagozytenaktivität im erkrankten Gewebe
  NW: Gastrointestinale Beschwerden bei fast allen Patienten, dosisabhängig Diarrhö, selten Agranulozytose, Myopathie u.a.
  KI: Lebererkrankungen, Schwangerschaft und Stillzeit (Konzeptionsschutz bis 6 Monate nach Therapie)
  Dos: Früher wurde Colchicin hoch dosiert, wodurch es regelmäßig zu gastrointestinalen NW (bes. Diarrhö) kommt; wirksam ist aber auch eine niedrige Dosis (z.B. 3 x 0,5 mg/d), was besser vertragen wird. Da Colchicin relativ spezifisch beim Gichtanfall wirkt, wird es bei unklaren Fällen auch aus diagnostischen Gründen gegeben.

3. Dauerbehandlung:
Patienten mit asymptomatischer Hyperurikämie bis 9 mg/dl (535 µmol/l) werden nur diätetisch behandelt. Indikation für eine medikamentöse Therapie ist eine manifeste Gicht, evtl. auch Harnsäurewerte > 9 mg/dl (> 535 µmol/l).

3.1. Urikostatika:
- Allopurinol: Mittel der Wahl
  Wi.: Hemmung der Xanthinoxidase: Verminderter Harnsäureanfall. Allopurinol verhindert ein Fortschreiten der Gicht → Ziel: Senkung der Serumharnsäure auf Werte zwischen 5,5 - 6,0 mg/dl (327 - 357 µmol/l), damit Uratablagerungen gelöst und ausgeschwemmt werden können. Initial kann es durch Mobilisierung von Harnsäuredepots zu Gichtanfällen kommen (evtl. temporäre Prophylaxe mit NSAR).
  NW: z.B. Hautreaktionen in ca. 2 % mit Juckreiz, Rötung; selten gastrointestinale Stö-

rungen, Transaminasenanstieg, Leukozytopenie, selten Allopurinol-Hypersensitivitäts-Syndrom in 0,4 % (= Allopurinol-Vaskulitis mit Dermatitis, Hepatitis, Nierenversagen mit Eosinophilie im Blut, evtl. letal endend). Bei Überdosierung oder Niereninsuffizienz ist das Risiko für schwere NW erhöht! Patienten auf Hautreaktionen hinweisen (→ Therapie bei NW stoppen).

WW: z.B. Hemmung des Abbaus von 6-Mercaptopurin, Azathioprin, Theophyllin und Phenprocoumon. Daher ist die gleichzeitige Therapie mit Purinantagonisten rel. kontraindiziert. Wenn im Ausnahmefall 6-Merkaptopurin oder Azathioprin gegeben werden soll, dann unbedingt Dosis reduzieren um 75 %. Bei gleichzeitiger Einnahme von Captopril erhöhtes Risiko einer Leukozytopenie. Weitere WW beachten.

Ind: 1. Symptomatische Hyperurikämie: Arthritis urica, Uratnephropathie, -nephrolithiasis, Tophi
2. Eine asymptomatische Hyperurikämie stellt i.d.R. keine Indikation dar für eine harnsäuresenkende Therapie. Bei Harnsäurewerten> 9 mg/dl (> 535 µmol/l) empfehlen manche einen Therapiebeginn, ohne dass es dafür validierte Daten gibt.

KI: Schwangerschaft und Stillzeit

Dos: Therapiebeginn möglichst nicht beim akuten Gichtanfall, weil die Auflösung von Uratkristallen Gichtanfälle begünstigen kann. 100 - 300 mg/d; Dosisreduktion bei Niereninsuffizienz

- Febuxostat (Adenuric®)
  Wi.: Hemmung der Xanthinoxidase; rel. teuer
  NW: Leberfunktionsstörungen, gastrointestinale NW, Übelkeit, Kopfschmerzen, Hautausschlag u.a.
  KI: Ischämische Herzkrankheit, dekompensierte Herzinsuffizienz u.a.
  Dos: 80 mg/d

3.2. Urikosurika:

Benzbromaron und Probenecid

Wi.: Steigerung der Harnsäureausscheidung durch Hemmung der tubulären Reabsorption von Harnsäure; bis zur Einstellung eines normalen Harnsäurespiegels besteht die Gefahr tubulärer Harnsäureausfällung und Harnsteinbildung; daher einschleichend dosieren, viel trinken (2 ℓ/d) und Harn neutralisieren auf pH von 6,5 - 7,0 (z.B. mit Uralyt U®).

Ind: Bei Allergie/Unverträglichkeit von Allopurinol

KI: Gichtnephropathie (insbesondere Nephrolithiasis und Niereninsuffizienz), Harnsäureüberproduktion.

NW: Selten allergische Reaktionen, Nierensteinbildung, gastrointestinale Beschwerden u.a.

3.3. Uratoxidasen:

Wi.: Katalysation der Oxidation von Harnsäure zu Allantoin. Das wasserlösliche Allantoin kann leicht über die Nieren ausgeschieden werden. Wirkungseintritt rel. schnell (Stunden). Nur i.v.-Anwendung

- Rasburicase (Fasturtec®; Wirksamkeit ca. 10 h)
- Pegloticase (Wirksamkeit > 10 Tage)

Ind: Tumorlysesyndrom: Bedrohliche akute Hyperurikämie unter der Chemotherapie von Tumoren/Leukämien.

NW: Allergische Reaktionen, Induktion von Ak gegen beide Substanzen u.a.

Anm.: Bei Patienten, die mit Uratoxidasen therapiert wurden, sind Serumproben auf Harnsäure gekühlt einzusenden! Andernfalls läuft die enzymatische Reaktion in vitro weiter und falsch-niedrige Harnsäurewerte werden gemessen.

LIPIDSTOFFWECHSELSTÖRUNGEN

(Für die Überarbeitung dieses Kapitels danke ich ganz herzlich Herrn Prof. Dr. med. K. Oette, ehem. Direktor des Institutes für Klinische Chemie der Universitätskliniken Köln.)

Internet-Infos: *www.lipid-liga.de*

Syn: Hyperlipoproteinämien (HLP), Hyperlipidämien Dyslipoproteinämien, Dyslipidämien

Ph. Die Lipoproteine (Lp) des Plasmas bestehen aus Lipiden (Triglyzeride bzw. Fette, Cholesterin, Cholesterinester, Phospholipiden) und Apolipoproteinen. Lipide sind Substanzen des Plasmas und der Zellen, die in hydrophoben organischen Lösungsmitteln löslich sind.

Dichteklassen	*)	Elektrophorese	Hauptfunktionen
Chylomikronen	0	Keine Wanderung im elektrischen Feld	Transportvehikel für exogene Triglyzeride
VLDL (very low density lipoproteins)	10	Prä-β-Lipoproteine	Transportvehikel für endogene Triglyzeride, Vorläufer der IDL und LDL
LDL (low density lipoproteins)	70	β-Lipoproteine	Endprodukt der VLDL nach Delipidierung - Transporteur für Cholesterin und dessen Ester - Regulator der Cholesterinhomöostase
HDL (high density lipoproteins)	20	α-Lipoproteine	Transportvehikel für Cholesterinester zur Leber - Regulator der Cholesterinhomöostase, Cholesterinesterbildung und Lipolyse

Charakterisierung durch Ultrazentrifugierung

*) Approximative physiologische Verteilung (in %) im Nüchternserum

Anm.: Non-HDL-Cholesterin = Gesamt-Cholesterin minus HDL-Cholesterin. Da das Non-HDL-C. nicht nur das LDL-C. umfasst, sondern auch das VLDL, ist es ein umfassender kardiovaskulärer Risikoparameter.
Beim HLP-Typ III lässt sich zwischen den Prä-β und β-Lipoproteinen meist als breite β-Bande die Fraktion der IDL (intermediary density lipoproteins) nachweisen. IDL sind Katabolisierungsprodukte der VLDL (VLDL-Remnants) und Vorläufer der LDL.
Klinisch bedeutsame Apolipoproteine (Apos): B-48 (Chylomikronen), B-100 (VLDL, IDL; LDL); ApoE (2, 3, 4) und Apo C-II und Apo C-III (VLDL, IDL; HDL); Apo A-I und Apo A-II (HDL), Apo(a), CLp(a).
Die antiatherogenen HDL sind von zentraler Bedeutung für den Cholesterinrücktransport zur Leber, aber auch wesentlich u.a. für antioxidative, antiinflammatorische und endothelprotektive Prozesse.

Pathogenität und Atherogenität:

VLDL-, IDL-, LDL- und Lp(a)-Erhöhungen sowie HDL-Verminderungen erhöhen das Atheroskleroserisiko, ebenso small dense LDL und Chylomikronen-Remnants. Die ausgeprägtesten Risikoerhöhungen finden sich bei extremen LDL-, IDL- und Lp(a)-Erhöhungen sowie extremen HDL-Verminderungen.
Ausgeprägte Hypertriglyzeridämien können, besonders wenn sich Chylomikronen nachweisen lassen (siehe Labor und Kühlschranktest), eine Pankreatitis mit Hyperviskositätssyndrom auslösen. Bei reiner VLDL-Erhöhung muss ab Werten von ca. 1.000 mg/dl mit einer Pankreatitis gerechnet werden, die jedoch auch bei sehr hohen Werten nicht obligat ist.

Einteilung:

▸ Werden nur Triglyzeride und Cholesterin im Plasma bestimmt, unterscheidet man deskriptiv 3 Gruppen von Hyperlipidämien:
- Hypertriglyzeridämie > 150 mg/dl bzw. 1,7 mmol/l
- Hypercholesterinämie (> 200 mg/dl bzw. > 5,2 mmol/l)
- Kombinierte Hyperlipidämie (Erhöhung von Triglyzeriden + Cholesterin)

Einheitenkonversionen: Triglyzeride: mg/dl = mmol/l x 88,5
Cholesterin: mg/dl = mmol/l x 38,6

▶ Einteilung nach Fredrickson nach den Lp-Konzentrationen (Lp-Elektrophorese): Ursprünglich zur Klassifizierung der familiären HLPs eingesetzt. Wird in der Praxis kaum verwendet.

Typ	I	IIa	IIb	III	IV	V
Vermehrung	Chylomikronen	LDL	LDL + VLDL	IDL*	VLDL	VLDL + Chylomikronen
Cholesterin	N	⇑	↑	↑	n - ↑	n - ↑
Triglyzeride	⇑	n	↑	↑	⇑	⇑
Serum	Lipämisch	Klar	Trüb bis lipämisch			
Rahmschicht oben	Ja + klarer Unterstand	-	-	-	-	Ja + trüber Unterstand
Verteilung	Extrem selten	Häufig	Häufig	Gel.	Häufig	Sehr selten

* Typ III = Dysbetalipoproteinämie mit Vermehrung der cholesterin- und Apo E-reichen IDL. Bei den Patienten findet sich überwiegend eine Apo E 2-Homozygotie. In der Elektrophorese zeigt sich eine breite Beta-LP-Bande, mit der Ultrazentrifuge ein cholesterinreiches VLDL. Cholesterin und Trigylzeride zeigen meist moderat erhöhte Werte. Handlinienxanthome siehe unten.

Bei der Typisierung wird die HDL-Cholesterin- und Lipoprotein(a)-Konzentration nicht mit einbezogen. Zur Beurteilung der Atherogenität reicht deshalb der HLP-Typ nicht aus.
Gelegentlich kann der Typ im Verlauf der Erkrankung, während der Behandlung oder unter sekundären Einflüssen wechseln.

Ep.: In der Altersgruppe > 40 J. haben > 50 % der Bevölkerung in den westlichen Industrieländern Cholesterinwerte > 200 mg/dl (5,2 mmol/l). Ähnlich häufig sind Hypertriglyzeridämien. Ernährungs- und lebensstilbedingte Einflüsse sind häufig.

Merke: Lipidstoffwechselstörungen finden sich oft gemeinsam mit krankhaften Zuständen, z.B. dem metabolischen Syndrom: Stammbetonte Adipositas, gestörte Glukosetoleranz bzw. Insulinresistenz, Hypertriglyzeridämie, Verminderung des HDL-Cholesterins sowie arterielle Hypertonie.

Ät.: Hyperlipoproteinämien bzw. Dyslipoproteinämien sind nur Symptome. Unter ätiologischen Gesichtspunkten unterscheidet man 3 Gruppen und Mischformen:

I. Reaktiv-physiologische Formen:
Stoffwechselüberlastungen. Moderate, meist temporär durch ungünstige Ernährung und ungünstigen Lebensstil induzierte Stoffwechselstörungen
Hypertriglyzeridämien, z.B. nach hohem Alkoholkonsum sowie unter kalorien-, zucker- und fruktosereicher Ernährung
Hypercholesterinämien, z.B. unter Ernährungen reich an tierischen gesättigten Fetten
Kombinierte HLP können unter den vorangehend beschriebenen Belastungen auftreten.

II. Sekundäre Formen:
Ursachen von Hypertriglyzeridämien, z.B. unzureichend eingestellter Diabetes mellitus, metabolisches Syndrom, Adipositas, Schwangerschaft, hoher Alkoholkonsum, chronische Leber- oder Nierenerkrankungen, Therapie mit Kortisonpräparaten und gelegentlich unter Thiaziddiuretika, Kontrazeptiva, Betarezeptorenblocker und Hormonersatztherapie bei Frauen
Ursachen von Hypercholesterinämien, z.B. nephrotisches Syndrom, Hypothyreose, Cholestase (hier LpX-Erhöhung), Diabetes mellitus, Schwangerschaft und Medikamente, z.B. Kortisonpräparate
Ursachen kombinierter HLPs (Triglyzeride + Cholesterin ↑): Wie bei den einzelnen HLPs

III. Primäre (hereditäre evtl. familiäre) Lipidstoffwechselstörungen:
Bei dieser Gruppe sind Familienuntersuchungen indiziert mit molekulargenetischen Analysen.

IV. Mischformen zwischen I, II und III häufig. Anamnese, erweiterte Labordiagnostik und Verlaufsbeobachtung wichtig.

Beachte: Nicht alle hereditären Störungen manifestieren sich biochemisch und besonders klinisch bereits im Kindes- und Jugendalter. Auch können einige nur unter Stoffwechselbelastung auftreten. - Wichtig: Die klinischen Manifestationen zeigen eine große Streuung und können selbst bei mittelschweren Störungen ohne zusätzliche ungünstige Faktoren ausbleiben.

1. Familiäre Hypercholesterinämien: [E78.0]
   a) Polygenetische Hypercholesterinämie (häufig):
      Durch Zusammenwirken endogener (Mutationen nur zum Teil bekannt) und meist auch exogener Faktoren manifestiert sie sich als leichte Hypercholesterinämie mit Gesamt-Cholesterinwerten zwischen etwa 200 - 300 mg/dl und mehrfach erhöhtem KHK-Risiko. Sichere Diagnose nur durch Genanalyse möglich.
   b) Monogenetische Hypercholesterinämien
      - Familiäre Hypercholesterinämie (FH): Funktionelle Mutation im LDL-Rezeptorgen. Autosomal dominanter Erbgang.
        Die Leber, Hauptsyntheseort für Cholesterin, stellt aus Cholesterin Gallensäuren her und verfügt über 70 % aller LDL-Rezeptoren. Von der Aktivität der LDL-Rezeptoren an der Oberfläche der Leberzellen hängt die Fähigkeit der Leber ab, LDL-Cholesterin aus dem Blut zu eliminieren. Bei heterozygoten Merkmalsträgern der familiären Hypercholesterinämie besteht ein Mangel, bei Homozygoten oder gemischt Doppel-Heterozygoten ein Fehlen der LDL-Rezeptoren bzw. Rezeptoraktivität, oder es findet sich nur eine geringe Rezeptoraktivität. Häufigkeit für Heterozygote ca. 1 : 500, für Homozygote ca. 1 : 1 Mio. Einwohner. Heterozygote haben im Erwachsenenalter LDL-Cholesterinspiegel zwischen 200 - 450 mg/dl und erleiden unbehandelt häufig bereits im mittleren Lebensalter Herzinfarkte. Die KHK-Manifestation tritt bei Frauen etwa 7 -10 Jahre später auf.
        Frauen unterschätzen dabei oft ihr Infarktrisiko.
        Homozygote oder gemischt Doppel-Heterozygote haben LDL-Cholesterinspiegel zwischen 500 - 1.200 mg/dl und zeigen häufig bereits im Kindes-/Jugendalter Atherosklerosemanifestationen.
      - Familiär defektes Apolipoprotein B 100 (FDB):
        Funktionelle Mutation im LDL-Rezeptorligandengen. Das Apolipoprotein B 100, einziges Protein der LDL, ist der Ligand des LDL-Rezeptors. Häufigkeit ca. 1 : 600 - 1 : 1.000; autosomal dominanter Erbgang, bisher fast nur heterozygote Formen beschrieben, LDL-Cholesterinwerte und KHK-Risiko vergleichbar mit einer leichten bis mittelschweren Form der familiären Hypercholesterinämie.
      - Apolipoprotein E-Varianten:
        Patienten mit dem Epsilon 4-Allel des Apolipoprotein E und dem Phänotyp E3/4 (ca. 1 : 8) oder E4/4 (ca. 1 : 60) zeigen eine mäßige LDL-Cholesterinerhöhung. Unbehandelt besitzen sie ein erhöhtes KHK-Risiko. Träger des Apolipoprotein E 4 weisen ein erhöhtes Risiko für die Alzheimersche Erkrankung auf.
2. Familiäre kombinierte (gemischte) Hyperlipoproteinämie (FCHL) [E78.2]
   Häufigkeit ca. 1 - 2 : 100. Wahrscheinlich Überproduktion und Abbaustörung von VLDL bei hoher Apo B-100-Bildung. Cholesterinwerte bis ca. 350 mg/dl und Triglyzeridwerte zwischen 200 - 400 mg/dl. Hohe Apo B-100-Spiegel nachweisbar. Das KHK-Risiko steigt mit der Höhe des LDL-Cholesterinwertes.
   Beachte: Nicht mit Typ III-Hyperlipoproteinämie verwechseln.
3. Familiäre Hypertriglyzeridämie: [E78.1]
   Molekulargenetisch uneinheitlich. Häufigkeit ca. 1 : 100. Auftreten und Schwere von Stoffwechselbelastungen abhängig. HDL-Cholesterin ↓; Triglyzeride 200 bis > 1.000 mg/dl, bei hohen Werten besteht Pankreatitisgefahr. Atheroskleroserisiko besonders bei vermindertem HDL-Cholesterin erhöht. Evtl. Fettleber und später Diabetes-Typ 2 möglich.
4. Familiäre Dysbetalipoproteinämie: [E78.2]
   Syn: VLDL-Remnant- oder Typ III-Hyperlipoproteinämie
   Obwohl der Apolipoprotein Phänotyp E 2/2 (= Apo E 2-Homozygotie) mit ca. 1 : 100 relativ häufig ist, manifestiert sich der Typ III nur selten. Zusätzliche Störungen erforderlich. Cholesterin 300 - 800 mg/dl, Triglyzeride 400 bis > 1.000 mg/dl. IDL erhöht. Bei hohen Werten gelbe Handlinienxanthome charakteristisch, vorzeitige Atherosklerose. Leichte Formen mit der Basisdiagnostik nur zu vermuten.
5. Chylomikronämie-Syndrom: [E78.3]
   - Gelegentlich im Rahmen einer ausgeprägten Hypertriglyzeridämie oder bei der sehr seltenen familiären Typ V-HLP nachweisbar. Letztere molekulargenetisch komplex.
   - Bei der extrem seltenen fettinduzierten HLP (Typ I) findet sich ein Lipoproteinlipasemangel oder Apolipoprotein C II-Mangel (Apo CII-Kofaktor) der Lipoproteinlipase.

   Beachte: Der Nachweis von Chylomikronen (siehe Kühlschranktest) erhöht bei Hypertriglyzeridämien das Pankreatitisrisiko.

6. Lipoprotein (a)-Hyperlipoproteinämie = Lp(a)-Erhöhung [E78.4]
Lp(a) enthält neben LDL ApoB-100, ein plasminogenähnliches Apo(a), das mit Plasminogen um die Bindungsstellen an den Endothelzellen konkurriert (antiplasminogene Wirkung). Außerdem steigert Lp(a) die Expression des Plasminogen-Aktivator-Inhibitors 1 (PAI-1). Bei hohem Lp(a)-Spiegel wird möglicherweise die lokale Thrombolyse im Endothelbereich der Gefäße gehemmt, wodurch eine Plaquebildung begünstigt wird. Auch mehrere andere pathogenetische Mechanismen werden diskutiert. Lp(a)-Konzentrationen > 30 mg/dl gelten als selbstständiger Atheroskleroserisikofaktor. Die Atherogenität ist statistisch eindeutig, aber im Einzelfall sehr unterschiedlich.

Merke: Besonders bei LDL-Cholesterinerhöhungen führt die gleichzeitige Lp(a)-Erhöhung zur Steigerung des Atheroskleroserisikos. Bei Lp(a)-Erhöhungen ist grundsätzlich eine stärkere LDL-Cholesterinsenkung indiziert.

7. HDL-Cholesterinerniedrigungen und -Erhöhungen:
   - Familiäre Hypoalphalipoproteinämien [E78.6] - molekulargenetisch heterogen:
   - HDL-Cholesterinerniedrigung < 40 mg/dl (1,0 mmol/l). Ein hoher Anteil der KHK-Patienten zeigt HDL-Cholesterinverminderungen. HDL-Verminderungen finden sich u.a. bei Adipositas, metabolischem Syndrom, Typ 2-Diabetes, Hypertriglyzeridämien, Zigarettenkonsum, unter Gestagenen, Androgenen und Anabolika sowie bei körperlicher Inaktivität.
   - HDL-Cholesterinerhöhungen mit HDL-Cholesterinwerten > 65 mg/dl, die bes. bei Frauen vorkommen, stellen kein Atheroskleroserisiko dar und kompensieren leichte LDL-Cholesterinerhöhungen. Epidemiologische Studien (z.B. Framingham-Studie) weisen auf die inverse Beziehung zwischen Atheroskleroseentwicklung und HDL hin. Deshalb sollte bei der Bewertung der Atherogenität des LDL-Cholesterins das HDL-Cholesterin berücksichtigt werden. Die Aussagekraft wird erhöht durch die Quotienten Gesamtcholesterin/HDL-Cholesterin oder LDL-Cholesterin/HDL-Cholesterin.

KL.:
- Atherosklerose mit Folgeerkrankungen (siehe auch Pathogenität und Atherogenität):
  - Koronare Herzkrankheit (KHK) und Herzinfarkt
  - Periphere arterielle Verschlusskrankheit (PAVK)
  - AVK der Hirnarterien und Schlaganfall (Hirninfarkt)

Beachte: Für die Beurteilung der Atherogenität sind alle Risikofaktoren zu berücksichtigen. Risikoprofil erstellen (siehe Kapitel KHK).

Hypercholesterinämie und koronare Herzkrankheit (KHK):
Bei normalem HDL-Cholesterin steigt oberhalb von 200 mg/dl (5,2 mmol/l) Gesamtcholesterin durch LDL-Cholesterinerhöhungen die Infarktmorbidität steil an und zeigt bei 250 mg/dl (6,5 mmol/l) eine Verdopplung, bei 300 mg/dl (7,8 mmol/l) eine Vervierfachung im Vergleich zum Risiko bei 200 mg/dl (= anzustrebender Grenzwert). Aber auch bei diesem Grenzwert ist das Infarktrisiko erhöht, wenn die Cholesterinfraktionen folgende Konstellation zeigen: HDL-Cholesterin < 35 mg/dl (0,91 mmol/l) bzw. LDL-Cholesterin > 150 mg/dl (3,9 mmol/l) (PROCAM-Studie)! Auch erhöhte Triglyzeride, insbes. in Verbindung mit HDL-Cholesterinverminderungen erhöhen das Infarktrisiko.

Langfristige LDL-Senkungen durch Statine vermindern das Herzinfarktrisiko bis ca. 40 % und die Gesamtmortalität um ca. 25 %: Die Primärprävention ist besser als die Sekundärprävention. Die Bedeutung der Primärprävention zeigt sich erst bei langen Behandlungszeiträumen. Bei optimaler LDL-Cholesterin-Absenkung kann es vor allem bei jüngeren Patienten auch zu teilweiser Rückbildung atherosklerotischer Plaques und generell zur Umwandlung von instabilen (Gefahr der Plaqueruptur) zu stabilen Plaques kommen.

- Pankreatitis
  Vo.: Bei ausgeprägten Hypertriglyzeridämien (siehe unter Pathogenität und Atherogenität)
- Xanthome:
  - Sehnenxanthome (z.B. Achilles- und Fingerstrecksehnen)
  - Plane Xanthome (z.B. Zwischenfingerfalten), tuberöse Xanthome (z.B. Knie, Ellbogen), Xanthelasmen (Augenlider)
    Vo.: Hypercholesterinämien (FH, FDB), Phytosterolämie (sehr selten) und weniger ausgeprägt bei Typ III-HLP.
  - Eruptive Xanthome (z.B. Gesäß, Unterarmstreckseiten)
    Vo.: Bei ausgeprägter Hypertriglyzeridämie
  - Handlinienxanthome (Typ III-HLP)
- Arcus lipoides corneae
  Vo.: Bei FH, FDB und evtl. Typ III sowie bei extremen HDL-Verminderungen
- Fettleber
  Vo.: Hypertriglyzeridämien, Adipositas

Di.: • Labor:
- Triglyzeride nüchtern, bei Erhöhung zusätzlich postprandial
- Gesamtcholesterin, LDL- und HDL-Cholesterin
- Gesamtcholesterin/HDL-Quotient oder LDL/HDL-Quotient berücksichtigen.
- Lipoprotein(a) (zeigt lebenslang meist nur geringe Schwankungen)
- Bei Serumtrübung (Lipämie) Kühlschranktest zur Erfassung von Chylomikronen durchführen. Nach 24 h setzen sich die Chylomikronen als Rahmschicht ab.

Das LDL-Cholesterin wird approximativ meist nach Friedewald berechnet: LDL-Cholesterin = Gesamtcholesterin - [0,2 x Triglyzeride] - HDL-Cholesterin. Bei deutlich erhöhten Triglyzerid- und Lp(a)-Werten sowie bei Typ III sind die Werte nicht mehr verwendbar. Die direkte Bestimmung des LDL-Cholesterins ist besser.

Beachte: Für die Triglyzeridbestimmung sollte die Blutentnahme nach etwa 12stündiger Nahrungskarenz erfolgen. Postalimentäre Werte: Siehe oben. Die übrigen Parameter (Gesamtcholesterin, LDL-Cholesterin, HDL-Cholesterin und Lipoprotein(a)) werden nur gering von der letzten Mahlzeit beeinflusst.

• Differenzierung zwischen reaktiv-physiologischen, sekundären, hereditären und gemischten Lipidstoffwechselstörungen: Diagnostik auf metabolisches Syndrom, Diabetes mellitus, Leber- und Gallenwegserkrankungen, Pankreatitis, Schilddrüsenfunktionsstörungen, Nierenerkrankungen und Hyperurikämie; Erfassung von Ernährungs-, Lebensstil-, Alkohol- und Medikamentenanamnese unter Einbeziehung von Hormonen, Antikonzeptiva, Anabolika, von Bodymass-Index und Körperfettverteilungsmuster (Taillenumfang/Hüftumfang bzw. Körpergröße). Hyperthyreosen führen zu LDL-Senkungen, Hypothyreosen erhöhen das LDL.

• Ermittlung des Atherosklerose-Risikoprofils (siehe Kapitel Hypertonie sowie KHK)

• Genetische Untersuchungen und Familienuntersuchungen: Bei Verdacht auf familiäre Störungen sind zur Erfassung von pathogenen Genmutationen PCR- und Chipuntersuchungen sowohl bei Patienten als auch beim Familienscreening indiziert.

Merke: Hyperlipoproteinämie ist ein Symptom und keine Diagnose! Diagnosebeispiele: Sekundäre diabetische Hypertriglyzeridämie; familiäre heterozygote Hypercholesterinämie.

Th.: Therapieziele:
Das individuelle Atheroskleroserisiko lässt sich nur unpräzise vorhersagen, sollte jedoch abgeschätzt werden. Gesichert ist aber: Bei LDL-Cholesterinwerten lebenslang unter 100 mg/dl, unauffälligem HDL-Cholesterin und Fehlen anderer kardiovaskulärer Risikofaktoren findet sich selten eine Atherosklerose. Bei sehr hohen LDL-Cholesterinwerten (FH-Homozygotie) kann sich die Atherosklerose ohne Risikofaktoren bereits im Kindes- oder Jugendalter entwickeln.

▸ Triglyzeride < 150 mg/dl (< 1,7 mmol/l)

▸ LDL-Cholesterin-Zielwerte unter Berücksichtigung der Atherosklerose-Risikokategorie (ESC, EAS 2011 - siehe auch Kapitel KHK)

CV-Risiko		**ESC-SCORE*)**	**LDL-Cholesterin-Zielwert mg/dl (mmol/l)**
Moderat	0 - 1 Risikofaktor	1 - 4	< 115 (< 3,0)
Hoch	≥ 2 Risikofaktoren	5 - 9	< 100 (< 2,5)
Sehr hoch	KHK oder KHK-Risikoäquivalente**)	≥ 10	< 70 (< 1,8)

*) Ermittlung des 10-Jahrerisikos für tödliche kardiovaskuläre Ereignisse mit Hilfe des Risikokalkulators SCORE (Systemic Coronary Risk Evaluation)

**) Manifeste kardiovaskuläre Erkrankung (Schlaganfall, Karotisstenose, PAVK, abdominelles Aortenaneurysma) Diabetes mellitus, chronische Nierenerkrankung

Merke: Eine Verminderung des LDL-C um 1,0 mmol/l (~ 40 mg/dl) vermindert das kardiovaskuläre Risiko um 22 %!

▸ HDL-Cholesterin > 40 mg/dl (> 1,0 mmol/l) bei Männern, > 50 mg/dl (1,3 mmol/l) bei Frauen

▸ Weitere Therapieziele:
Vermeidung und Behandlung einer Pankreatitis; Verhinderung und Elimination von Xanthomen und Leberverfettungen u.a.

Therapeutisches Vorgehen:

Beachte: Primärprävention besser als Sekundärprävention!

1. Verbesserung der Ernährungsgewohnheiten und des Lebensstils
2. Beseitigung auslösender Ursachen bei sekundären Formen, z.B. optimale Einstellung eines Diabetes mellitus, Behandlung einer Hypothyreose, Gewichtsnormalisierung, Alkoholkarenz (evtl. Alkoholtoleranz durch Belastungs- und Auslassversuch testen). Vermeidung von Fastfood (kalorien-, fett-, zucker- und salzreich).

3. Beseitigung bzw. Behandlung zusätzlicher Risikofaktoren, z.B. Diabetes mellitus, Hypertonie, Zigarettenrauchen, Adipositas, körperliche Inaktivität etc.
4. Ernährungstherapie, Lipidkontrollen nach 4 und 8 Wochen
   a) LDL-Cholesterinsenkende Kost:
      - Fettreduktion auf unter 30 % der Gesamtkalorien = Kal%
      - Fettaustausch: Gesättigte tierische Fette meiden, pflanzliche Fette mit mono- und polyungesättigten Fettsäuren bevorzugen, auf trans-Fettsäure-freie bzw. -arme Produkte achten.
      - Kohlenhydrate: 50 - 60 Kal%, komplexe KH bevorzugen, obst- und gemüsereich essen: Mediterrane Kost
      - Eiweiß: bis 15 Kal% und höher, vor allem unter körperlichem Training mit Muskelaufbau
      - Ballaststoffe: 20 - 30 g pro Tag
      - Cholestereineinschränkung < 300 mg/d - Anm.: 1 Eidotter ~ 270 mg Cholesterin
      - Übergewicht durch kalorisch ausgewogene Kost (siehe Kap. Adipositas) reduzieren.
      - Unabhängig vom HLP-Typ empfiehlt sich ein regelmäßiger Konsum von Seefischen mit hohem Gehalt an Omega 3-Fettsäuren (bes. Eicosapentaensäure und Docosahexaensäure). Auch ausreichende Jodzufuhr (100 - 150µg/Tag) beachten.

        Eine konsequente Ernährung wirkt atheroskleroseprotektiv, senkt den LDL-Cholesterinwert meist um etwa 20 - 60 mg/dl (selten mehr) und verbessert die medikamentöse Ansprechbarkeit.

        Ein konsequentes körperliches Training (wenn möglich entspr. ca. 2.000 Kcal/Woche) führt zu einer zusätzlichen LDL-Cholesterinsenkung, HDL-Cholesterinerhöhung und Triglyzeridsenkung. Weitere günstige Wirkungen, z.B. auf Herz-Kreislauf, Körpergewicht und Diabetes mellitus.
   b) Triglyzeridsenkende Kost, Lipidkontrollen nach 4 und 8 Wochen

      Die Kost unter a) bleibt die Basis und wird wie unter b) angegeben modifiziert.
      - Alkoholkarenz (evtl. Testung der Alkoholtoleranz)
      - Strenge Übergewichtreduktion
        ▶ Ohne Chylomikronämie:
          - Gesamtfettmenge reduzieren (auf ca. 30 % des Kalorienbedarfs). Einfluss der Fettmenge kann variieren (evtl. Testung)
          - Fettaustausch: Pflanzliche ungesättigte Fette bevorzugen, Seefischkonsum erhöhen, evtl. Omega 3-Fettsäuresupplementierung (siehe unten)
          - Mono- und Disaccharide meiden, komplexe Kohlenhydrate einsetzen.
          - Mahlzeitenzahl erhöhen (z.B. auf 5) und kalorienreiche Mahlzeiten meiden.
          - Bei schlechter Ansprechbarkeit und ausgeprägter Triglyzeriderhöhung regelmäßig kalorienarme Tage (z.B. < 800 Kcal/d).

          Beachte: Triglyzeridsenkungen führen meist zu deutlichen HDL-Cholesterinerhöhungen.

        ▶ Mit Chylomikronämie: Typ I (extrem selten), Typ V (sehr selten) oder passager bei entgleister schwerer Hypertriglyzeridämie vom Typ IV: Wie oben, jedoch Fettzufuhr maximal einschränken (z.B. unter 10 Kal%, bevorzugt pflanzliche ungesättigte Fette). Postprandiale Triglyzeride kontrollieren. Evtl. mittelkettige Fettsäuren einsetzen.

          Bei Pankreatitis (Oberbauchbeschwerden etc.) mehrere Fastentage, in schweren Fällen sofortiger Plasmaaustausch. Bei häufig wiederkehrender extremer Hypertriglyzeridämie, sorgfältige Ernährungsberatung und regelmäßig streng kalorienarme Tage (z.B. 1 x pro Woche) dringend empfehlenswert.
   c) HDL-cholesterinerhöhende Kost

      Kost wie unter a). Bei Hypertriglyzeridämien: Siehe 4b - Alkohol in Maßen günstig
5. Medikamentöse lipidsenkende Therapie

   Beachte: Meist Dauertherapie indiziert - deshalb besondere Sorgfalt erforderlich!

   ▶ Medikamente:
   - Statine = Cholesterin-Synthese-Enzymhemmer = CSE-Hemmer = HMG-CoA-Reduktasehemmer (Hydroxymethylglutaryl-Coenzym A-Reduktase):

     Wi.: Hemmen das Schlüsselenzym der Cholesterinsynthese → Absinken der intrazellulären Cholesterinkonzentration in Hepatozyten → gegenregulatorische Zunahme der LDL-Rezeptoraktivität an den Leberzellen → Absinken des LDL-Cholesterins im Blut. Zusätzlich atheroskleroseprotektive Wirkung, z.B. durch Verbesserung der Endothelfunktion und Entzündungshemmung.

     Merke: Statine sind zurzeit die wirksamsten LDL-cholesterinsenkenden Medikamente und können auch bei der Typ III-Hyperlipoproteinämie eingesetzt werden. Sie vermindern das Herzinfarktrisiko und die Gesamtmortalität bei der Sekundärprävention. Bei der Primärprävention senken Statine langfristig auch das Herzinfarktrisiko und die Zahl kardiovaskulärer Ereignisse. Sie empfehlen sich für alle mit Atherosklerose einhergehenden Erkrankungen.

Freiname	Handelsname	Dosis (mg/d)
Atorvastatin	Generika	10 - 80
Fluvastatin	Generika	20 - 80
Lovastatin	Generika*)	20 - 80
Pitavastatin	Livazo®	1 - 4
Pravastatin	Generika	10 - 40
Rosuvastatin	Crestor®*)	5 - 40
Simvastatin	Generika*)	10 - 60

*) Dosisreduktion bei Niereninsuffizienz

Einnahme abens! - Die Höchstdosen von 80 mg sollten möglichst vermieden werden.

Statine senken nicht nur das LDL-Cholesterin, sondern auch IDL und geringfügig die VLDL-Triglyzeride. Leichte HDL-Cholesterinanstiege sind häufig. Atorvastatin und besonders Rosuvastatin sind die am stärksten wirksamen Statine mit langer Halbwertszeit. Die Statintherapie führt bei richtiger Auswahl und Dosierung nur selten zum Abbruch. Die maximale Wirkung pro mg Statin wird bei niedriger Dosierung erreicht. Anschließende Dosisverdopplungen senken das LDL-Cholesterin nur um jeweils etwa 6 % (6 %-Regel). In der Einstellungsphase Therapiekontrollen nach jeweils drei Wochen durchführen. Statine können bei unzureichender Cholesterinsenkung mit Anionenaustauschern kombiniert werden. Bei gleichzeitiger Triglyzeridvermehrung ist auch eine Kombination von Statinen in niedriger Dosierung mit Fibraten möglich; dabei ist aber das Rhabdomyolyse-Risiko erhöht!

NW: Meist dosisabhängig - gelegentlich Myopathie mit Muskelschwäche und/oder Muskelschmerzen, evtl. mit CK-Anstieg bis zum Mehrfachen der Norm. Sehr selten extremer CK-Anstieg = lebensbedrohliche Rhabdomyolyse. Häufig gastrointestinale Beschwerden, Transaminasenanstieg. Andere NW: Siehe Herstellerinformation.

Maßnahmen zur Risikominderung:
- Mit niedriger Dosierung beginnen.
- Optimale Dosisanpassung, evtl. Medikamentenkombination wählen.
- Gefährliche Begleitmedikation vermeiden (siehe WW).
- Statine bei Muskelschmerzen absetzen bzw. Dosis versuchsweise reduzieren oder anderes Statin vorsichtig testen. Auf rote Urinverfärbung achten: Myoglobinurie durch Rhabdomyolyse? Hb-Streifentest einsetzen.
- Auf CK-Werte achten; aber geringer Anstieg keine Kontraindikation.
- Keine extreme Belastung (z.B. Marathonlauf)
- Vorsicht bei Hypothyreose und eingeschränkter Nierenfunktion, Sarkopenie
- Regelmäßig NW-Kontrollen durchführen.

WW: Da Statine zum Teil über Enzyme der Cytochrom-P450-Gruppe metabolisiert werden, kann es zu Arzneimittelinteraktionen mit Medikamenten kommen, die über diese Enzyme abgebaut werden → Herstellerangaben beachten! Das Risiko für Rhabdomyolyse wird erhöht, z.B. bei gleichzeitiger Einnahme von Ciclosporin, Fibraten, Makroliden und Amiodaron, Verapamil, Azol-Antimykotika und HIV-Therapeutika.

KI: Lebererkrankungen, Muskelerkrankungen, Schwangerschaft, Stillzeit, Kinder. Empfehlenswert ist bei schweren Stoffwechselstörungen oder bei dosisabhängigen Nebenwirkungen die Kombination von Statinen mit Ionenaustauscherharz.

- Anionenaustauscherharze bzw. Gallensäurebinder:

Mittel der Reserve, falls CSE-Hemmer unzureichend wirken meist in Kombination mit Statinen eingesetzt.

Wi.: Nicht resorbierbare, basische Anionenaustauscherharze bzw. Gallensäurebinder, die im Dünndarm Gallensäuren binden und diese dem enterohepatischen Kreislauf entziehen. Dadurch wird die LDL-Rezeptoraktivität in der Leber stimuliert, wodurch es zum Absinken des LDL-Cholesterins um 20 - 25 % kommt. Eine Senkung der koronaren Morbidität und Letalität konnte belegt werden, jedoch fehlen neuere Studienergebnisse.

Präparate: Colestyramin (Generika), Colesevelam (Cholestagel®)

NW der Anionenaustauscher und Gallensäurebinder: Häufig gastrointestinale NW: Völlegefühl, Aufstoßen und Obstipation. Bei richtiger Einnahme meist tolerabel. Leichte Triglyzeridanstiege sind möglich.

Beachte: Da Arzneimittel mit Säuregruppen an Austauscherharze gebunden werden, müssen diese Substanzen entweder 3 h vor oder frühestens 4 h nach der Einnahme der Austauscherharze eingenommen werden. Hierzu gehören z.B. Aspirin, bestimmte Statine, Thyroxin, Cumarine, Digitalispräparate und Vitamin C.

Wichtig: Zur Verminderung der Obstipation Trinkmenge erhöhen und Dosierung langsam steigern.

- Cholesterinabsorptionshemmer:
  Ezetimib: Es fehlen Evidenzbelege für einen prognostische Wert (obwohl das LDL-Cholesterin gesenkt wird.
- Fibrate = Clofibrinsäurederivate:
  Ind: Leichte Hypertriglyzeridämien, bes. mit erniedrigtem HDL-Cholesterin. Ernährungsumstellung ist Voraussetzung. Kombinierbar mit Omega-3-Fettsäuren
  Wi.: Fibrateinnahme führt zur Senkung von VLDL- und LDL-Cholesterin - letzteres bis etwa 20 % und zum moderaten Anstieg des HDL-Cholesterins. Prognostischer Nutzen nicht sicher belegt.
  Präparate:
  - Fenofibrat: 250 mg (retard)/d
  - Bezafibrat: 400 mg (retard)/d
  NW: Gel. gastrointestinale Störungen, Transaminasenanstieg, Haarausfall, Potenzstörungen, Myopathie mit Muskelschmerzen und CK-Anstieg (erhöhtes Risiko bei Kombination mit CSE-Hemmern), Rhabdomyolyse sehr selten; erhöhtes Risiko einer Gallensteinbildung, selten andere NW → siehe Herstellerinformationen.
  WW: Verstärkung der Wirkung von Sulfonylharnstoffen und Antikoagulanzien vom Cumarintyp.
  KI: Niereninsuffizienz, Lebererkrankungen, Gravidität, Stillzeit u.a.
- Nikotinsäure:
  Prognostischer Nutzen nicht sicher belegt.
- Omega-3-Fettsäuren in Kaltwasserfischen oder Präparate
  Ind: Hypertriglyzeridämien; prognostischer Nutzen nicht sicher belegt.

▶ Extrakorporale LDL-Elimination (LDL-Apherese):
Das spezifischste und effektivste Verfahren ist die immunspezifische Adsorption von Apo-B-tragenden Lipoproteinen. Hierbei werden auch Lp(a), eine LDL-Subfraktion sowie IDL und weniger ausgeprägt VLDL eliminiert. Die Plasmafiltration ist unspezifischer, daher für schwere Hypercholesterinämien als Dauertherapie weniger empfehlenswert. Sie verbessert effektiv die Hämorheologie.

1. Elimination von LDL aus dem Plasma; Methoden:
   - Immunadsorption von LDL- und Lp(a) (an der Univ. Köln entwickelte LDL-Apherese)
   - Adsorption von LDL und Lp(a) an Dextransulfatsäulen (in Japan entwickelt)
   - Heparininduzierte extrakorporale LDL-Präzipitation = H.E.L.P.: Elimination von LDL, Fibrinogen und Lp(a) (an der Univ. Göttingen entwickelt)
2. Adsorption von LDL aus dem Vollblut:
   - DALI-Verfahren (Fa. Fresenius) = Direct Adsorption of Lipoproteins on Polyacrylat
   - Verfahren mit Dextransulfat (in Japan entwickelt)

   Ind: Schwere familiäre Hypercholesterinämien mit unzureichender medikamentöser LDL-Senkung und hohem Atheroskleroserisiko bzw. bereits manifester KHK sowie extreme Lp(a)-Erhöhungen mit KHK
   Die LDL-Elimination wird meist 1 x pro Woche durchgeführt, zusätzlich erfolgt eine medikamentöse Cholesterinsenkung. Für isolierte pathogene Lp(a)-Erhöhungen sind Lp(a)-Adsorptionssäulen am effektivsten.

Zusammenfassung der Therapien

Hypercholesterinämien:
Körpergewichtsreduktion, Ernährungsumstellung, Lebensstilverbesserung, Behandlung der zugrunde liegenden Ursachen bzw. Ausschaltung von Risikofaktoren. Danach medikamentöse Behandlung bei unzureichender Senkung.

Stoffgruppe	Maximale Senkung von LDL-Cholesterin
- Statine - Gallensäurebinder	bis 55 % bis 25 % } in Kombination effektiver
LDL-Elimination extrakorporal	60 bis 80 %

Merke: Die individuelle Ansprechbarkeit auf Statine ist unterschiedlich. Die Tabelle gibt die maximalen Senkungen an.

Hypertriglyzeridämie:
Gewichtsreduktion, Ernährungsumstellung, Lebensstilverbesserung und Behandlung der zugrunde liegenden Ursachen bringen in den meisten Fällen Erfolg.
Zusätzliche medikamentöse Therapie evtl. mit Fibraten und Omega-3-Fettsäuren.
Eine Absenkung der Triglyzeride führt meist auch zu einem deutlichen Anstieg des HDL-Cholesterins und zur Verminderung der atherogenen „small dense“ LDL.

Therapie bei schwerer meist durch zu hohen Alkoholkonsum oder entgleisten Diabetes mellitus ausgelöster Lipämie-induzierter Pankreatitis: Drastische Kalorieneinschränkung; Diabeteseinstellung; absolute Alkoholabstinenz; Plasmaaustausch

Typ III-Hyperlipoproteinämie / Dysbetalipoproteinämie:
Ernährungs- und Lebensstilumstellung wie bei Hypertriglyzeridämie.
Medikamentöse Therapie mit Fibraten oder Statinen versuchen. Mono- oder Disaccharide meiden.

Kombinierte Hyperlipidämie:
Vorgehen wie bei Hypercholesterinämie, evtl. Kombinationen testen.

Lp(a)-Erhöhungen
LDL-Cholesterin niedrig einstellen. Bei hohem Lp(a) und KHK Indikation zur Apherese prüfen.

Niedriges HDL-Cholesterin
Auslösende Faktoren berücksichtigen. Triglyzeride und LDL-Cholesterin niedrig einstellen.

Adipositas [E66.99]

Internet-Infos: z.B. *www.medizin.uni-koeln.de* (→ Leitlinien)
www.adipositas-gesellschaft.de

Def: Eine Adipositas besteht, wenn der Anteil der Fettmasse am Körpergewicht bei Frauen 30 % und bei Männern 20 % übersteigt. Durch den Körper-Massen-Index (Body mass index = BMI) kann indirekt die Fettmasse abgeschätzt werden.

Körpermassenindex (Body mass index = BMI) = $\frac{\text{KG (kg)}}{\text{Körpergröße (m)}^2}$

Gewichtsklassifikation (Europa, USA)	BMI (kg/m²)
Normalgewicht	18,5 - 24,9
Übergewicht (Präadipositas)	25,0 - 29,9
Adipositas Grad I	30,0 - 34,9
Adipositas Grad II	35,0 - 39,9
Adipositas Grad III (extreme Adipositas)	40 oder mehr

Ep.: Prävalenz in den westlichen Industrieländern altersabhängig zunehmend. Deutschland ist in der EU auf Platz 1! In Europa sind bereits ca. 25 % der Schulkinder übergewichtig; bis zu 50 % der Erwachsenen sind übergewichtig! Ca. 20 % sind adipös! Ca. 2 % haben eine Adipositas Grad III mit BMI > 40. Für asiatische Völker gelten niedrigere BMI-Werte. Geringe Prävalenz in Kriegszeiten.

Merke: Die 3 wichtigsten Ursachen vermeidbarer Erkrankungen und Todesfälle sind:
1. Rauchen - 2. Alkoholismus - 3. Adipositas

Ät.: 1. Primäre Adipositas (ca. 95 %) → ursächliche Faktoren:
- Genetische Faktoren: Bei ca. 5 % aller Adipösen Grad III findet sich eine monogene (autosomal dominant vererbte) Mutation im Melanocortin-4-Rezeptor (MC4R-Gen); meist sind es Patienten mit Essstörungen (binge eater). Das ob-Gen kodiert die Synthese von Leptin, ein Hormon, das über Rezeptoren im Hypothalamus den Appetit drosselt. Da alle Adipösen erhöhte Leptinspiegel haben, vermutet man bei ihnen eine Leptinresistenz. Ein Teil der Patienten mit metabolischem Syndrom hat die Genmutation GNB3-825T. Mutationen im FTO-Gen erhöhen das Risiko für Adipositas. Außerdem gibt es seltene Syndrome mit Adipositas.
- Überernährung, Lebensweise, körperliche Inaktivität
- Psychische Faktoren (Stress, Frustration, Einsamkeit → Essen als Belohnung, als Trost, als Sucht, evtl. mit Heißhungerattacken („binge eater"); Verlust des normalen Hunger- und Sättigungsgefühles; Nikotinverzicht)

2. Sekundäre Adipositas (ca. 5 %):
- Endokrinologische Erkrankungen: M. Cushing, Hypothyreose, Insulinom, Testosteronmangel bei Männern u.a.
- Zentral bedingte Adipositas: Hirntumoren (Hypothalamus, Hypophyse) und Zustand nach Operation oder Bestrahlung dieser Erkrankungen

Pg.: Die Energiezufuhr (hyperkalorische, insbes. fettreiche Ernährung) übersteigt den Energieverbrauch (Mangel an körperlicher Aktivität).
50 kcal Energieaufnahme/Tag zu viel = 2,5 kg Gewichtszunahme/Jahr!
50 kcal = 1/8 l Bier, 7 Gummibärchen, ~ 1 Praline

Die Zunahme des Körpergewichtes erfolgt oberhalb des normalen Gewichtes zu etwa 75 % durch eine Zunahme des Fettgewebes und zu etwa 25 % durch eine Zunahme der fettfreien Masse. Das kalorische Äquivalent von einem Kilogramm Körpergewicht beträgt etwa 7000 kcal. Adipositas ist keine Krankheit an sich, sondern bekommt Krankheitswert durch die mit ihr assoziierte Morbidität und Mortalität. Bei einem Übergewicht von 20 % oder mehr über der Normgrenze erhöht sich das Risiko für Gesundheitsprobleme (Framingham-Studie). Die Mortalität Adipöser mit einem BMI > 35 kg/m² ist gegenüber normalgewichtigen Personen verdoppelt.

KL.:
- Verminderte körperliche Belastbarkeit mit evtl. Belastungsdyspnoe und rascher Ermüdung
- Evtl. Beschwerden in belasteten Gelenken (bes. Hüft- und Kniegelenke) und in der Wirbelsäule
- Verstärkte Schweißneigung
- Evtl. vermindertes Selbstwertgefühl

Ko.:
- Metabolisches Syndrom (Wohlstandssyndrom):
Gehäuftes Zusammentreffen von stammbetonter Adipositas, Dyslipoproteinämie (Triglyzeride ↑, HDL-Cholesterin ↓), Hyperurikämie, essenzieller Hypertonie und Glukosetoleranzstörung bzw. Typ 2-Diabetes. Adipositas ist der Manifestationsfaktor für diese Erkrankungen!

- Nichtalkoholische Fettlebererkrankungen
- Adipositas ist ein Risikofaktor für:
  - Arterielle Hypertonie
  - Koronare Herzkrankheit und Schlaganfall
  - Beinvenenthrombosen und thromboembolische Komplikationen (insbes. postoperativ)
  - Schlafapnoe-Syndrom
  - Cholezystolithiasis
  - EPH-Gestose
  - Krebskrankheiten (z.B. von Kolon/Rektum, Endometrium, Mamma, Prostata u.a.)
  - Arthrosen (Wirbelsäule, Hüft-, Kniegelenke)
- Hormonelle Störungen:
  - Männer: Vermehrte Aromataseaktivität der Fettzellen: Östrogene ↑, Testosteron ↓ mit evtl. Potenzstörungen
  - Frauen: Androgene ↑ → evtl. Hirsutismus, Haarausfall, Seborrhö, Akne, sekundäre Amenorrhö, Infertilität, polyzystisches Ovarialsyndrom (PCOS)
- Intertrigo, Striae
- Adipositas beeinflusst eine Herzinsuffizienz ungünstig.
- Evtl. reaktive Depression und soziale Probleme

Memo: Die drei wichtigsten internistischen Komplikationen des Übergewichts sind:
- Kardiovaskuläre Erkrankungen
- Typ 2-Diabetes mellitus
- Tumorerkrankungen

Di.:
- Beurteilung des Körpergewichtes mittels BMI (genau) oder Broca-Formel (orientierend)
- Bestimmung des Fettverteilungstyps durch Messung des Taillenumfanges in der Mitte zwischen Rippenbogen und Spina iliaca anterior superior in Atemmittellage (unbekleidet). Bei Werten > 94 cm (m) und > 80 cm (w) besteht ein deutlich erhöhtes Risiko für kardiovaskuläre Erkrankungen und für adipositasassoziierte Stoffwechselerkrankungen (IDF-Definition 2005).
  - Androider (proximaler, stammbetonter oder abdominaler) Fettverteilungstyp: Stamm- oder bauchbetonter „Apfeltyp". Das Gesundheitsrisiko des androiden Typs ist besonders hoch.
  - Gynoider (distaler, hüftbetonter oder gluteofemoraler) Fettverteilungstyp: Hüft- und oberschenkelbetonter „Birnentyp" (Gesundheitsrisiko kleiner als beim androiden Typ)
  - Lokalisierte Fettverteilungsstörungen: z.B. „Reithosentyp"
- Erfassung evtl. weiterer koronarer Risikofaktoren oder Erkrankungen des metabolischen Syndroms: Lipidstatus, Harnsäure, Nüchternblutzucker, Blutdruckmessung u.a.
- Erfassung von Ernährungsanamnese, Essverhalten, körperlicher Aktivität und Befindlichkeit
- Ausschluss einer endokrinen Störung: Bestimmung von TSH basal, Dexamethason-Kurztest, Testosteron bei Männern, bei V.a. Insulinom evtl. Fastentest u.a.
- Ausschluss einer Bulimie: Gestörtes Essverhalten mit Fresssuchtanfällen, gefolgt von selbst induziertem Erbrechen u.a.

Th.: Ind: BMI $\geq$ 30 kg/m^2 und/oder Erkrankungen, die durch Adipositas entstehen oder verschlimmert werden; psychosozialer Leidensdruck

3 Säulen der Basistherapie:
1. Ernährungsumstellung mit Kalorienreduktion
2. Bewegungstherapie / Ausdauertraining
3. Verhaltenstherapie / gruppendynamische Therapie

Die Therapie der Adipositas ist eine aktive Aufgabe und bedeutet lebenslange Umstellung der Ernährungs- und Lebensgewohnheiten. Voraussetzung zum Erfolg ist die Einsicht des Patienten, ein Gewichtsproblem zu haben und die Motivation, dieses Problem zu überwinden. Am erfolgreichsten sind langfristige gruppendynamische Therapieformen (z.B. "Weight Watchers") mit Diätberatung, Verhaltenstherapie (Verhütung von Essstörungen, Wiedererlernen eines natürlichen Hunger- und Sättigungsgefühles, Stressabbau, Selbstsicherheitstraining, Frustrationsbewältigung ohne „Griff in den Kühlschrank" u. a.) sowie regelmäßige körperliche Aktivität/Ausdauertraining.

■ **Kalorienreduktion:**

Ind: Anstreben einer Gewichtsreduktion durch negative Energiebilanz

Merke: Nicht die Gewichtsreduktion ist das Problem, sondern das Halten des einmal erreichten Zielgewichtes. Alle Reduktionsdiäten haben nur Sinn, wenn sie Bestandteil eines langfristigen Behandlungskonzeptes sind und der Patient in der Lage ist, das Gewicht danach zu halten. Nicht schnell viele Kilogramm abnehmen, sondern langsame aber dauerhafte Gewichtsreduktion anstreben!

KI:
- Normalgewicht
- Kinder und Jugendliche
- Schwangere und Stillende
- Patienten mit Essstörungen
- Herzerkrankungen und schwerwiegende Allgemeinerkrankungen

▶ Kalorienreduzierte Mischkost mit ca. 1.200 kcal/d; davon mind. 50 g Eiweiß/d. Da Fett den höchsten Kaloriengehalt hat, aber nur wenig sättigt, sollte die Kost fettarm sein!

Merke: Bei allen Reduktionsdiäten auf reichliche Flüssigkeitszufuhr achten (mindestens 2,5 l/d)!
Diäten < 1.000 kcal/d nur zeitlich begrenzt (6 Wochen) und möglichst unter ärztlicher Kontrolle anwenden. Dies gilt auch für „Heilfasten" von 1 - 2 Wochen unter Einschaltung von Obst-, Reis-, Rohkost- und Safttagen.

▶ „Diäten":
Zahlreiche Diäten werden empfohlen; ihr Bekanntheitsgrad wechselt mit den Zeiten und folgt z.T. Mode- und Werbetrends. Das gemeinsame Kennzeichen der Mehrzahl aller Diäten ist es, dass sie einseitig und daher ernährungsphysiologisch nicht empfehlenswert sind. Manche dieser Diäten sind medizinisch unbedenklich (z.B. Haysche Trennkost mit getrennter Aufnahme von Proteinen und Kohlenhydraten), andere sind wegen Gesundheitsrisiken abzulehnen.

Merke: Kurzfristige „Crash-Diäten" bringen langfristig nichts. Oft folgt einem kurzfristigen Diäterfolg eine noch stärkere Gewichtszunahme mit entsprechender Frustration (Jo-Jo-Effekt). Die Aussicht auf Erfolg steht und fällt mit der Bereitschaft des Patienten, seine Ernährung und Lebensweise langfristig umzustellen!

Nach Erreichen des Normalgewichts wechselt man von hypokalorischer zu isokalorischer Ernährung, die ballaststoffreich, fettarm und salzbegrenzt (5 g/d) sein sollte; sparsamer Umgang mit alkoholischen Getränken.

Bei kardiovaskulären Risikopatienten soll der Anteil der gesättigten Fette < 10 % und die Cholesterinzufuhr < 150mg/1000 kcal betragen; Steigerung der mehrfach ungesättigten Fettsäuren bis 10 %.

- **Medikamente zur Gewichtsreduktion (Antiadiposita):**
Nur moderate temporäre Effekte auf die Gewichtsreduktion (wenige Kilogramm gegenüber Placebo in einem Jahr!), z.T. erhebliche NW, Endpunktstudien bzgl. Mortalität und kardiovaskulärer Morbidität fehlen. Kein Ersatz für die 3 Säulen der Basistherapie!
Appetitzügler können schwere NW verursachen (z.B. Herzklappenschäden, pulmonale Hypertonie) und sind daher nicht indiziert.

- **Adipositas-Chirurgie (= bariatrische Operationen) / S3-Leitlinie:**
Erfolgreiche Therapiemethode bei hochgradiger Adipositas und erfolgloser konservativer Therapie. Eine begleitende langfristige Gruppentherapie ist Voraussetzung.

Ind:
1. Patienten mit BMI ≥ 40 kg/m² (= Adipositas Grad III) nach wiederholt erfolglosen Therapieversuchen + Fehlen von KI
2. Patienten mit BMI von 35 - 39 kg/m² mit Adipositas-assoziierten Folge-/Begleiterkrankungen, erfolglosen Therapieversuchen + Fehlen von KI.
3. Evtl. Diabetes mellitus bei BMI > 30 kg/m² (→ Remissionsrate > 75 %); Indikation aber umstritten, fehlende Langzeitdaten

Methoden:

1. Restriktive Verfahren:
Diese Verfahren basieren auf dem Prinzip, die Nahrungszufuhr durch Verkleinerung des Magenreservoirs einzuschränken.
   - Magenballon } endoskopische reversible Operationen
   - Magenband (Gastric banding) } endoskopische reversible Operationen
   - Schlauchmagen (sleeve gastrectomy): Der größte Teil des Magens wird entfernt.
2. Restriktiv-malabsorptive Verfahren: z.B.
Roux-en-Y-Magenbypass (RNYGB): Weltweit am häufigsten durchgeführte effektivste bariatrische Operation. Das Hauptprinzip besteht in der Restriktion, da der Pouch klein ist. Doch bestehen malabsorptive Begleiteffekte → Substitution von fehlenden Vitaminen, Mineralien.
3. Biliopankreatische Diversion mit Duodenal-Switch (BPD-DS):
Kombination von Schlauchmagen mit Nahrungsumgehung des oberen Dünndarms

Ko.: z.B. beim Magenband: Bandslipping, -migration
Beim Magenbypass: Lecks, Ileus u.a.

Adipositas-Chirurgie sollte nur in Zentren mit ausreichender Erfahrung und Fallzahl durchgeführt werden. Die Letalität der Eingriffe sollte < 0,5 % liegen.

Prg: Bei mäßigem Übergewicht mit BMI 25 - 29 kg/m² ist das Sterblichkeitsrisiko etwas niedriger als beim sog. Normalgewicht. Ab einem BMI > 30 kg/m² steigt das Sterblichkeitsrisiko. Die Lebenserwartung von Patienten mit Adipositas Grad III kann bis zu 20 J. vermindert sein. < 20 % der therapiewilligen Adipösen schaffen es, das Gewicht langfristig zu reduzieren. Patienten mit Grad III Adipositas kann oft nur mit Adipositas-Chirurgie geholfen werden. Dadurch sinkt die Gesamtmortalität um mindestens 30 % (SOS-Studie u.a.).
Eine Gewichtsreduzierung um 10 kg bedeutet eine Senkung der Gesamtmortalität um > 20 %; die diabetesassoziierte Mortalität sinkt um > 30 %; auch adipositasassoziierte Karzinomfälle vermindern sich.

Pro: Präventive Programme zur Verbesserung des Ernährungs- und Gesundheitsverhaltens in der Bevölkerung, beginnend im Kindesalter!

Störungen des Essverhaltens (Essstörungen)
Anorexia nervosa = AN (Magersucht) [F50.0] und Bulimia nervosa = BN (Fress-Brechsucht) [F50.2]

Internet-Infos: *www.bzga-essstoerungen.de*

Def: Die Anorexia nervosa ist gekennzeichnet durch eine über Nahrungsrestriktion absichtlich herbeigeführte und aufrechterhaltene Untergewichtigkeit. Demgegenüber zeichnet sich die Bulimia nervosa aus durch wiederholte Heißhungeranfälle mit Essattacken und selbst induziertem Erbrechen zur Gewichtskontrolle. Im Gegensatz zur Bulimia nervosa erfolgen bei der „binge eating disorder" keine gegensteuernden Maßnahmen zur Gewichtskontrolle.

Ep.: In der Häufigkeit zunehmende Störungen des Essverhaltens bei überwiegend Mädchen und Frauen im Alter zwischen 15 und 35 Jahren mit Erkrankungsbeginn meist in der Adoleszenz oder im jungen Erwachsenenalter. Geschätzte Prävalenz: Anorexia nervosa bis 1 %, Bulimia nervosa bis ca. 2 % aller Mädchen und jungen Frauen; w : m = 10 : 1. Binge eating disorder ca. 2,5 % in der Allgemeinbevölkerung, bis zu 30 % bei adipösen Patienten in Behandlung. Keine Geschlechtspräferenz!

Ät.: Es besteht eine Diskrepanz zwischen dem Ich-Ideal und den Körperwahrnehmungen, insbesondere im Rahmen von Veränderungen in der Pubertät. Zur Abwehr der weiblichen Rolle kommen Bewältigungsmechanismen in Gang, insbesondere eine Regression und Verschiebung sexueller Triebimpulse auf die orale Ebene. Prädisponierend lassen sich genetische, soziokulturelle, familiäre sowie intrapsychische Faktoren beschreiben. Sie sind von Relevanz, um die Entwicklung typischer psychischer Problembereiche zu begünstigen, wie niedriges Selbstwertgefühl, Identitäts- und Autonomiekonflikte sowie Stressintoleranz. Die Diät markiert dann meistens den Beginn der spezifischen Symptombildung.

KL: Anorexia nervosa:
- Untergewicht von mindestens 15 % oder BMI ≤ 17,5 kg/m²
- Selbst herbeigeführter Gewichtsverlust durch Nahrungsrestriktion sowie mindestens eine der folgenden Verhaltensweisen:
  - Selbst induziertes Erbrechen
  - Selbst induziertes Abführen
  - Übertriebene körperliche Aktivität
  - Diuretikum-/Appetitzüglerabusus
  - Körperschemastörung
  - Endokrine Störung (bei Frauen: Amenorrhoe, bei Männern: Libido-, Potenzverlust)
  - Verzögerte Entwicklung bei Beginn der Erkrankung vor der Pubertät

Bulimia nervosa:
- Andauernde Beschäftigung mit Essen
- Durchschnittlich mindestens 2 Essattacken pro Woche über mindestens 3 Monate
- Verschiedene Verhaltensweisen zur Gewichtskontrolle:
  - Selbst induziertes Erbrechen
  - Abführmittelabusus
  - Zeitweiliges Hungern
  - Gebrauch von Diuretika, Appetitzüglern oder Schilddrüsenhormonen

- Krankhafte Furcht, dick zu werden
- Häufig frühere Anorexia nervosa

Ko.: Bei Nahrungsrestriktion und Untergewicht: Bradykardie, Hypotonie, Hypothermie, verzögerte Magenentleerung, Amenorrhoe, Osteoporose, Pseudohirnatrophie, Knochenmarkhypoplasie
Bei Erbrechen: Herzrhythmusstörungen, Niereninsuffizienz, Pseudo-Bartter-Syndrom mit Ödemneigung, Zahnschäden, Refluxösophagitis, metabolische Alkalose u.a.

Lab: Verminderung von NBZ, Kalium, Chlorid, Magnesium, Natrium, T_3, LH, FSH, Östrogen, Vitamin D. Erhöhung von Amylase, Kortisol

DD: Gewichtsverlust (ungewollt):

- Endokrinopathien:
  - Hypophysenvorderlappeninsuffizienz
  - Hyperthyreose, Phäochromozytom
  - Nebennierenrindeninsuffizienz
  - Unbehandelter Diabetes mellitus
- Oropharyngeale und gastrointestinale Erkrankungen mit ungenügender Nahrungsaufnahme:
  - Malassimilationssyndrom
  - Diarrhö
  - Darmparasiten (Wurmerkrankung)
- Chronische Infektionskrankheiten
- Neoplasma (Tumorkachexie)
- Alterskachexie/ungenügende Nahrungsaufnahme im höheren Alter (bis 50 %!) durch Zahn-/Gebissprobleme, Geruchs-/Geschmacksstörung (Dysgeusie), soziale Isolation, Armut u.a.
- Medikamente (z.B. Zytostatika, Diuretika, Metformin u.a.)
- Psychische Erkrankungen:
  - Anorexie, Bulimie
  - Psychogenes Erbrechen
  - Depressionen, Demenz
  - Alkohol-/Drogenabhängigkeit

Th.: S3-Leitlinie:

▸ Empfehlungen zur Behandlung der Anorexia nervosa (AN):
- Die Behandlung sollte störungsorientiert sein und die körperlichen Aspekte der Erkrankung berücksichtigen.
- Ambulante, teilstationäre und stationäre Behandlung sollten in Einrichtungen oder bei Therapeuten erfolgen, die Expertise in der Therapie mit Essstörungen haben.
- Bei der Behandlung sollte berücksichtigt werden, dass der Heilungsprozess längere Zeit benötigt (Jahre).
- Eine unter Zwang durchgeführte Behandlung der Anorexia nervosa sollte nur nach Ausschöpfung aller anderen Maßnahmen inklusive der Kontaktaufnahme mit anderen Einrichtungen erfolgen.
- Bei jungen Patientinnen, die noch in der Familie wohnen, sollten die Sorgeberechtigten in die Behandlung einbezogen werden.
- Bei stationärer Behandlung ist eine weitgehende Gewichtsrestitution anzustreben.
- Im stationären Rahmen sollte eine Gewichtszunahmen von 500 g bis maximal 1.000 g pro Woche angestrebt werden, im ambulanten Rahmen sollte das Ziel eine Zunahme von 200 bis 500 g pro Woche sein. Tägliches Wiegen morgens.

▸ Empfehlungen zur Behandlung der Bulimia nervosa (BN):
- Die Psychotherapie (kognitive Verhaltenstherapie) ist Therapie der Wahl bei der Bulimia nervosa. Die Behandlung sollte störungsorientiert erfolgen.
- Die Therapiedauer sollte mindestens 25 Sitzungen umfassen (1 h/Wo.)
- Bei Komorbiditäten, z.B. Borderline-Symptomatik, sollte die Therapie dies berücksichtigen.
- Bei Kindern und Jugendlichen sollten Familienmitglieder in die Therapie einbezogen werden.
- Evtl. Teilnahme an einem evidenzbasierten Selbsthilfeprogramm
- Die Gabe von selektiven Serotonin-Wiederaufnahmehemmern (SSRI) ist die medikamentöse Therapie der Wahl. Fluoxetin ist in Deutschland in Kombination mit einer Psychotherapie bei Erwachsenen mit BN zugelassen.

▸ Berücksichtigung und Therapie von Komplikationen (siehe oben)

Prg: AN: Ca. 40 % gute, Rest mittelmäßige oder schlechte Therapieergebnisse. 10-J.-Letalität ca. 5 %
BN: Ca. 50 % gute, 30 % mittelmäßige und in 20 % schlechte Therapieergebnisse

IX. ENDOKRINOLOGIE

Internet-Infos: *www.dgae-info.de; www.endokrinologie.net/; www.diabetes.cme.de www.aace.com/; www.endosociety.org/*

DIABETES MELLITUS

("Honigsüßer Durchfluss") [E14.90; Typ 1: E10.; Typ 2: E11.]

Internet-Infos: *www.diabetes-deutschland.de; www.diabetes-webring.de; www.diabetes-world.net; www.diabetes.ca/; www.deutsche-diabetes-gesellschaft.de; www.diabetes.org*

Def: Diabetes mellitus ist eine Gruppe heterogener Erkrankungen mit dem gemeinsamen Merkmal der chronischen Hyperglykämie. Ursächlich ist entweder eine Störung der Insulinsekretion, der Insulinwirkung oder eine Kombination dieser beiden.

Ep.: Prävalenz manifester Diabetiker altersabhängig: Im Alter < 50 J. 1 - 2 %, im Alter > 60 J. ca. 10 %, im Alter > 70 J. bis 20 %. Davon sind > 90 % Typ 2-Diabetiker und ca. 5 % Typ 1-Diabetiker. In den USA haben 4 % der jugendlichen Adipösen einen Typ 2-Diabetes! Die Zahl der Typ 2-Diabetiker in einer Population steigt mit dem Ausmaß der Überernährung.

Klassifikation nach der Ätiologie: (WHO und ADA = American Diabetes Association, 1997)

I. Typ 1-Diabetes: β-Zelldestruktion, die zum absoluten Insulinmangel führt.
   A) Immunologisch bedingt
      Sonderform: LADA (latent autoimmune diabetes (with onset) in adults): Typ 1-Diabetes mit Manifestation im Erwachsenenalter (> 25. Lj.), bei dem sich der Insulinmangel rel. langsam ausbildet. In den ersten 6 Monaten keine Insulinpflichtigkeit, Nachweis von GAD-Ak.
   B) Idiopathisch (in Europa selten)

II. Typ 2-Diabetes: Zugrunde liegen diesem vier Faktoren, in unterschiedlichen Ausprägungsgraden: Eine Insulinresistenz, ein sekretorischer Defekt sowohl der β-Zellen als auch der A-Zellen (Hyperglukagonismus), eine fortschreitende Apoptose der β-Zellen und eine verminderte Inkretinsekretion.

III. Andere Diabetesformen:
   A) Genetische Defekte in der β-Zellfunktion (autosomal-dominanter Erbgang):
      „Maturity-onset Diabetes of the Young (MODY) ohne Auto-Ak-Nachweis und ohne Adipositas: Manifestation vor dem 25. Lj.; ca. 1 % aller Diabetiker. Derzeit sind 11 Formen bekannt, von denen die nachfolgenden häufigsten 4 Formen für ca. 90 aller MODY-Fälle verantwortlich sind:

MODY-Form	Gen	Abkürzung	Chromosom	PPh	Anmerkungen
MODY 1 (~ 3%)	Hepatocyte nuclear factor 4 alpha	HNF-4alpha	20q	Reduzierte Insulinsekretion, verminderte Glykogensynthese	Niedrige Triglyzeride
MODY 2 (~ 15 %)	Glukokinase	GK	7p	Reduzierte Insulinsekretion	Milder Verlauf, meist ohne Spätkomplikationen
MODY 3 (~ 70 %)	Hepatocyte nuclear factor 1 alpha	HNF-1-alpha	12q	Reduzierte Insulinsekretion	Renale Glukosurie, erhöhte Sulfonylharnstoffsensibilität
MODY 5 (~ 3%)	Hepatocyte nuclear factor 1 beta	HNF-1beta	17q	Reduzierte Insulinsekretion	Nierenzysten, Malformationen der Genitale

Alle anderen Formen des MODY-Diabetes kommen ≤ 1% vor und werden deshalb hier nicht aufgeführt.

   B) Genetische Defekte der Insulinwirkung
   C) Pankreaserkrankungen (z.B. chronische Pankreatitis)
   D) Endokrinopathien: Akromegalie, Cushing-Syndrom, Phäochromozytom, Hyperthyreose, Somatostatinom, Glucagonom, Aldosteronom
   E) Medikamentös induziert, z.B. Glukokortikoide, Schilddrüsenhormone, Betaadrenergika, Thiazide, hormonelle Kontrazeptiva
   F) Infektionen, z.B. Kongenitale Rötelninfektion, CMV-Infektion

G) Seltene immunologisch bedingte Formen, z.B. Anti-Insulin-Rezeptor-Antikörper
H) Genetische Syndrome, die gelegentlich mit Diabetes vergesellschaftet sind, z.B. Down-, Klinefelter-, Turner-Syndrom u.a.

IV. Gestationsdiabetes (GDM)

Pg.: ▶ **Typ 1-Diabetes** (< 10 %):
Zerstörung der Beta-Zellen der Langerhansschen Inseln durch Autoantikörper und konsekutiver Autoimmuninsulinitis mit absolutem Insulinmangel. Wenn ca. 80 % aller Beta-Zellen zerstört sind, steigt der Blutzucker an. Genetische Faktoren spielen eine prädisponierende Rolle: 20 % der Typ 1-Diabetiker haben eine positive Familienanamnese (mit Typ 1-Diabetes) und > 90 % der Patienten haben die HLA-Merkmale DR 3 und/oder DR 4. Für eine Autoimmuninsulinitis sprechen folgende Befunde beim frisch manifestierten Typ 1-Diabetes:

- Nachweis von Autoantikörpern:
  - zytoplasmatische Inselzell-AK (ICA): Antigen: Ganglioside
  - Anti-GAD-AK (GADA): Antigen: Glutamatdekarboxylase
  - Anti-IA-2-AK: Antigen: Tyrosinphosphatase IA-2
  - Insulin-Auto-AK (IAA): Antigen: (Pro)Insulin
  - Anti-ZnT8 Antigen: Zink-Transporter 8

  Nachweis der ICA durch Immunfluoreszenz sehr aufwendig, Bestimmung weitgehend ersetzt durch Anti-GAD-AK und Anti-IA-2-AK.
  Nachweis bei Typ 1-Diabetes ICA 80 %, GADA und IA-2A zusammen > 90 %, IAA altersabhängig 20 - 90 % (diagnostisch nicht bedeutsam), Anti-ZnT8 (70 %)
- Temporäre Remissionen unter immunsuppressiver Behandlung (nur klinische Studien!)
- Histologie: Infiltration der Langerhans-Inseln mit autoreaktiven T-Lymphozyten

Sind sowohl GADA als auch IA-2-AK bei einem gesunden Menschen positiv, liegt sein Risiko, innerhalb der nächsten 5 Jahre an Diabetes mellitus Typ 1 zu erkranken, bei ca. 20 %.

▶ **Typ 2-Diabetes** (> 90 %):
Pathophysiologisch spielen mehrere Störungen eine Rolle:

- Gestörte Insulin- und Glukagonsekretion
  Beim Typ2-Diabetiker ist die frühe postprandiale Insulinsekretion gestört; dies führt zu postprandialer Hyperglykämie. Zusätzlich besteht trotz Hyperglykämie eine konstant erhöhte Glukagonsekretion, was die Hyperglykämie weiter verstärkt.
- Apoptose der Inselzellen (Beta-Zellen):
  Wenn mehr als 50 % der Inselzellen apoptotisch sind, führt dies zur Hyperglykämie.
- Herabgesetzte Insulinwirkung (Insulinresistenz)
  Urs: Prä-Rezeptordefekt, Rezeptordefekt mit Down-Regulation, Postrezeptordefekt = Störung der Signaltransduktion, z.B. der Tyrosinkinasen. Das Protein RANKL spielt auch eine Rolle.
- Verminderte Inkretinsekretion (→ siehe GLP-1-basierte Therapie)

Beachte: Die Mehrzahl der Erkrankungen entwickelt sich auf dem Boden eines metabolischen Syndroms (= Wohlstandssyndrom): Gehäuftes Zusammentreffen der 4 Risikofaktoren: Stammbetonte (viszerale) Adipositas, Dyslipoproteinämie (Triglyzeride ↑, HDL-Cholesterin ↓), essenzielle Hypertonie und Glukosetoleranzstörung bzw. Typ 2-Diabetes mellitus. Am Anfang des metabolischen Syndroms besteht eine Insulinresistenz der insulinabhängigen Gewebe (z.B. Skelettmuskelzellen), sodass erhöhte Insulinspiegel zur zellulären Glukoseverwertung erforderlich werden. Die Hyperinsulinämie erhöht das Hungergefühl, führt zu Adipositas und forciert die Entwicklung einer vorzeitigen Arteriosklerose.

Definition des metabolischen Syndroms (IDF, 2005):

- Abdominelle Adipositas mit einem Taillenumfang ≥ 94 cm (m) bzw. ≥ 80 cm (w) bei Europäern oder BMI ≥ 30 kg/m²
- Plus zwei der folgenden Faktoren:
  - Triglyzeride > 150 mg/dl (1,7 mmol/l)*)
  - HDL-Cholesterin < 50 mg/dl (1,29 mmol/l)*) w
    < 40 mg/dl (1,04 mmol/l)*) m
  - Blutdruck > 130/85 mmHg*)
  - Nüchtern-Plasmaglukose > 100 mg/dl (5,6 mmol/l) oder Typ 2-Diabetes

  *) oder vorausgegangene Therapie einer dieser Störungen

  Anm.: Es gibt auch hiervon abweichende Definitionen des metabolischen Syndroms (WHO, NCEP-ATP III).

Merke: Überernährung mit Adipositas und Bewegungsmangel sind die entscheidenden Manifestationsfaktoren des Typ 2-Diabetes mellitus! Ca. 80 % der Typ 2-Diabetiker sind übergewichtig.

Hohe Insulinspiegel vermindern die Sensibilität und Dichte der Insulinrezeptoren (= Down-Regulation) und damit die Insulinwirkung. Dies erfordert eine weitere Steigerung der Insulinspiegel (Circulus vitiosus). Therapeutisches Prinzip ist die Beseitigung von Hyperalimentation und Fettsucht → durch absinkende Insulinspiegel erhöht sich wieder die Sensibilität und Dichte der Rezeptoren!

Anm: 35 % der Patienten mit metabolischem Syndrom haben ein Schlafapnoe-Syndrom.

Andere Manifestationsfaktoren des Typ 2-Diabetes:
- Stressfaktoren: Infektionen, Traumen, Operationen, Apoplexie, Herzinfarkt u.a.
- Endokrinopathien und Medikamente werden in der Diabeteseinteilung gesondert berücksichtigt.

	Typ 1-Diabetes	Typ 2-Diabetes
Pathogenese	Insulinmangel	Insulinresistenz
Körperbau	Asthenisch	Meist pyknisch/adipös
Beginn	Oft rasch	Langsam
Vorwiegend Manifestationsalter	12. - 24. Lebensjahr	> 40. Lebensjahr
β-Zellen	Auf < 10 % vermindert	Nur mäßig vermindert
Plasmainsulin / C-Peptid	Niedrig bis fehlend	Anfangs erhöht
Autoantikörper (IAA, GADA, IA-2A)	+	–
Stoffwechsellage	Labil	Stabil
Ketoseneigung	Stark	Gering
Ansprechen auf Sulfonylharnstoffe	Fehlend	Gut
Insulintherapie	Erforderlich	Nur bei Erschöpfung der Insulinreserve

► **Gestationsdiabetes (GDM):** [O24.4]

Def: Glukosetoleranzstörung, die erstmals in der Schwangerschaft mit einem 75 g oralen Glukosetoleranztest (OGTT) unter standardisierten Bedingungen und qualitätsgesicherter Glukosemessung aus venösem Plasma diagnostiziert wird. Die Diagnose ist bereits mit einem erhöhten Glukosewert möglich.

Verschwindet in der Mehrzahl der Fälle nach Beendigung der Schwangerschaft; es besteht aber ein um 50 % erhöhtes Risiko für erneuten GDM bei nachfolgender Schwangerschaft. Das Risiko für permanente Manifestation eines Diabetes mellitus (Typ 2) beträgt derzeit in Deutschland > 50 %/10 Jahren.

Vo.: Ca. 5 % aller Schwangeren! Prävalenz stetig steigend

Ko.:
1. der Mutter: Erhöhtes Risiko für Präeklampsie, Harnwegsinfektionen, Hydramnion und Notwendigkeit einer operativen Entbindung
2. des Kindes: Diabetes ist die häufigste Ursache für erhöhte pränatale Mortalität und perinatale Morbidität des Kindes: Embryofetopathia diabetica mit erhöhtem Geburtsgewicht > 4.500 g und Makrosomie (Großwuchs); erhöhtes Risiko für Atemnotsyndrom, postpartale Hypoglykämie, Hyperbilirubinämie, Hypokalzämie, Polyglobulie u.a.

Genetik:

Polygen-multifaktorielle Vererbung; unterschiedliche Penetranz multipler diabetogener Gene

Vererbung:

- Typ 1-Diabetes:

  Ist ein Elternteil erkrankt, beträgt das Risiko der Kinder bei Erkrankung des Vaters ca. 5 %, bei Erkrankung der Mutter 2,5 %; sind beide Eltern Diabetiker, liegt das Risiko der Kinder bei 20 %. Das Erkrankungsrisiko für Geschwister eines Typ 1-Diabetikers ist bei eineiigen Zwillingen hoch (ca. 35 %) und hängt in den übrigen Fällen ab vom Ausmaß der HLA-Identität: HLA-identische Geschwister haben ein Risiko von ca. 18 %, HLA-haplotypidentische Geschwister haben ein Risiko von ca. 6 %; HLA-verschiedene Geschwister haben kaum ein erhöhtes Risiko, an Typ 1-Diabetes zu erkranken.

- Typ 2-Diabetes:

  Bei Kindern eines Typ 2-diabetischen Elternteils beträgt die Wahrscheinlichkeit eines späteren Typ 2-Diabetes bis zu 50 %. Das Risiko für eineiige Zwillinge beträgt 100 %.

KL.: des manifesten Diabetes mellitus:

Während die Entwicklung zum manifesten Typ 1-Diabetes rel. rasch verläuft, manifestiert sich der Typ 2-Diabetes schleichend und unbemerkt, sodass oft erst erhöhte Blut-/Harnzuckerwerte bei einer Routineuntersuchung oder die Manifestation einer Folgeerkrankung zur Diagnose führen.

- Unspezifische Allgemeinsymptome:
  Müdigkeit, Leistungsminderung u.a.
- Symptome infolge Hyperglykämie und Glukosurie mit osmotischer Diurese: Polyurie, Durst, Polydipsie, Gewichtsverlust

- Symptome durch Störungen im Elektrolyt- und Flüssigkeitshaushalt: Nächtliche Wadenkrämpfe, Sehstörungen (wechselnder Turgor der Augenlinse)
- Hauterscheinungen:
  - Pruritus (oft genito-anale Lokalisation)
  - Bakterielle / mykotische Hautinfektionen (z.B. Furunkulose!, Candidamykose!)
  - Rubeosis diabetica (diabetische Gesichtsröte)
  - Necrobiosis lipoidica (meist an beiden Unterschenkeln, bräunlich rote Herde, Ulzeration möglich)
- Potenzstörungen, Amenorrhoe

Ko.: 1. Makro-/Mikroangiopathie:
Man unterteilt die diabetischen Gefäßschäden in eine unspezifische Makroangiopathie und eine diabetesspezifische Mikroangiopathie mit Verdickung der kapillären Basalmembranen. Die durch die Blutzuckererhöhung bedingte nichtenzymatische Glykosylierung von Proteinen der Basalmembranen scheint eine Rolle bei der Entstehung der Mikroangiopathie zu spielen. Die Dicke der Basalmembran korreliert mit der Dauer sowie der Einstellungsgüte des Diabetes und der genetischen Disposition (z.B. Männer > Frauen).

.1. Makroangiopathie mit Früharteriosklerose:
- Koronare Herzkrankheit: Stenosierende Arteriosklerose der großen epikardialen Koronararterien: 55 % der Diabetiker sterben an Herzinfarkt!
  Besonderheiten der KHK bei Diabetes:
  - Diffuses Verteilungsmuster der KHK mit bevorzugtem Befall distaler Koronararterien und des Hauptstammes
  - Gestörte Angina-Wahrnehmungsschwelle durch ADN (s.u.) mit evtl. schmerzlosen Infarkten und stummer Ischämie
  - Ungünstigere Prognose
- Periphere arterielle Verschlusskrankheit
- Arterielle Verschlusskrankheit der Hirnarterien und ischämischer Hirninfarkt

Merke: Diabetiker, die gleichzeitig an Hypertonie leiden, haben eine 20 - 30 %ige Wahrscheinlichkeit für ein kardiovaskuläres Ereignis (Herzinfarkt, Schlaganfall) innerhalb der nächsten 10 Jahre (Hochrisikogruppe). Entwickelt sich zusätzlich eine diabetische Nephropathie, steigt das kardiovaskuläre Risiko auf > 30 %/10 Jahren!
Der Schmerz als Warnsymptom (Angina pectoris, Belastungsschmerz bei Claudicatio intermittens) kann oft infolge begleitender Neuropathie fehlen!
Auch aus diesen Gründen versterben einerseits ca. 75 % aller Diabetiker an kardiovaskulären Komplikationen, andererseits leiden ca. 75 % der Patienten mit kardiovaskulären Erkrankungen an einem Diabetes mellitus oder einer Störung der Glukosetoleranz.

1.2. Mikroangiopathie:
- Glomerulosklerose (M. Kimmelstiel-Wilson)
- Retinopathie
- Neuropathie
- Mikroangiopathie der intramuralen kleinen Koronararterien (small vessel disease)

1.2.1. Diabetische Nephropathie (DN) [E14.2]

Def: - Persistierende (Mikro-)Albuminurie (> 20 mg/l)
- Arterielle Hypertonie
- Anfangs Kreatininclearance normal, später abnehmend
- Erhöhtes kardiovaskuläres Risiko

Ep.: Die durchschnittliche Progression zur DN beträgt beim Typ 2-Diabetes ca. 2,5 % pro Jahr, also nach 10 Jahren ca. 25 % (ähnliche Zahlen gelten für den Typ 1-Diabetes). Bei Patienten mit erhöhtem Kreatinin i.S. liegt die Letalitätsrate bei ca. 20 %/J. (hauptsächlich durch kardiovaskuläre Mortalität). Bei manifester DN entwickeln innerhalb von 20 Jahren 75 % der Typ 1-Diabetiker und 20 % der Typ 2-Diabetiker eine terminale Niereninsuffizienz. In Europa und USA sind mehr als 50 % aller Dialysepatienten Diabetiker → häufigste zur Dialyse führende Grunderkrankung!

Pa.: Typ 1-Diabetes: Glomerulosklerose (M. Kimmelstiel-Wilson)
Typ 2-Diabetes: Unspezifische vaskuläre und tubulointerstitielle Nierenveränderungen als Folge komplexer Risikofaktoren des metabolischen Syndroms.

Pg.: Genetische Prädisposition, Hyperglykämie, Aktivierung von Wachstumsfaktoren in den Nieren (TGF-β1 und Angiotensin II)
→ Renale Hypertrophie mit Größenzunahme der Glomeruli und Verdickung der Basalmembran
→ Erhöhte glomeruläre Permeabilität mit Mikroalbuminurie
→ Glomerulosklerose, interstitielle Fibrose
→ Niereninsuffizienz

Risikofaktoren für eine beschleunigte Progredienz der DN:
- Arterielle Hypertonie
- Ausmaß der Albuminurie
- Güte der Diabeteseinstellung (HbA_{1c})
- Cholesterin und Triglyzeride ↑, HDL-Cholesterin ↓
- Zigarettenkonsum und weitere kardiovaskuläre Risikofaktoren

Merke: Frühsymptom ist eine Mikroalbuminurie von 30 - 300 mg/24 h oder 20 - 200 mg/l im Spontanurin (da die Mikroalbuminurie eine Schwankungsbreite von bis zu 40 % hat, Labortest wiederholen). Das Risiko renaler und kardiovaskulärer Komplikationen steigt mit zunehmender Albuminurie kontinuierlich an! Passagere/reversible Erhöhungen der Albuminausscheidung kommen vor bei Harnwegsinfekten, fieberhaften Erkrankungen, körperlichen Anstrengungen, Entgleisungen von Blutdruck oder Blutzucker u.a.
Häufigkeit und Schwere der diabetischen Nephropathie korrelieren mit der Dauer des Diabetes und der Güte der Stoffwechselführung. Frühzeitige antihypertensive Therapie (auch einer Grenzwerthypertonie!), insbesondere mit ACE-Hemmern verzögert die Progression der diabetischen Nephropathie zur terminalen Niereninsuffizienz und reduziert die kardiovaskuläre + Gesamtmortalität!

Stadien der diabetischen Nephropathie entsprechen den Stadien der chronischen Niereninsuffizienz (NKF-K/DOQI). Zur Berechnung sollten die MDRD- oder die EPI-CKD-Formeln herangezogen werden,. Letztgenannte ist bei GFR > 60 ml/Min genauer (*siehe Internet*).

Stadium	Albumin-ausscheidung (mg/l)	Kreatinin clearance (ml/Min/1,73 m^2)	Bemerkungen
1. Nierenschädigung mit normaler Nierenfunktion			S-Kreatinin im Normalbereich Blutdruck im Normbereich steigend oder Hypertonie, Dyslipidämie, rasche Progression von KHK, AVK, Retinopathie und Neuropathie
a) Mikroalbuminurie	20 - 200	> 90	
b) Makroalbuminurie	> 200		
2. Nierenschädigung mit Niereninsuffizienz:			S-Kreatinin grenzwertig oder erhöht Hypertonie, Dyslipidämie, Hypoglykämieneigung, rasche Progression von KHK, AVK, Retinopathie und Neuropathie, Anämieentwicklung, Störung des Knochenstoffwechsels
a) Leichtgradig	> 200	60 - 89	
b) Mäßiggradig		30 - 59	
c) Hochgradig	abnehmend	15 - 29	
d) Terminal		< 15	

1.2.2. Diabetische Retinopathie [E14.30+H36.0*]:

Vo.: Typ 1-Diabetes: 90 % nach 15 Jahren, davon 50 % proliferative Retinopathie
Typ 2-Diabetes: 25 % nach 15 Jahren
30 % aller Erblindungen in Europa durch Diabetes! Diabetes ist die häufigste Ursache nicht-traumatischer Erblindungen im Erwachsenenalter und die früheste Manifestationsform der diabetischen Mikroangiopathie.

Pg.: Mikroangiopathie; Gefäßneubildungen werden durch einen angiogenen Wachstumsfaktor ausgelöst. Schlechte diabetische Stoffwechselführung, Hypertonie und Rauchen verschlechtern den Verlauf der diabetischen Retinopathie.

- Nichtproliferative Retinopathie (Hintergrundretinopathie, background retinopathy):
  - Mild: Nur Mikroaneurysmen
  - Mäßig: Zusätzlich einzelne intraretinale Blutungen, venöse Kaliberschwankungen mit perlschnurartigen Venen
  - Schwer: Mikroaneurysmen und intraretinale Blutungen in allen 4 Quadranten oder perlschnurartige Venen in mindestens 2 Quadranten oder intraretinale mikrovaskuläre Anomalien (IRMA) in mindestens 1 Quadranten (4-2-1-Regel)
- Proliferative Retinopathie:
  Gefäßneubildungen an der Papille = NVD (neovascularization disk) oder an der übrigen Retina = NVE (neovascularization elsewhere) mit oder ohne Glaskörper- oder epiretinalen Blutungen.
  Ko.: Netzhautablösung/-blutung (vor allem bei zu rascher Blutzuckersenkung oder stark schwankenden BZ-Werten) und sekundäres neovaskuläres Glaukom
- Diabetische Makulopathie: a) fokal - b) diffus - c) ischämisch
  Makulaödem, harte Exsudate, intraretinale Blutungen; zentrales Sehvermögen gefährdet!

1.2.3. Diabetische Neuropathie[E14.40]: Abhängig von Diabetesdauer und Güte der Stoffwechseleinstellung. Nach 10jähriger Krankheitsdauer haben ca. 50 % der Patienten eine Neuropathie.

Pg.: Unklar; möglicherweise Mikrozirkulationsstörung der Vasa nervorum + metabolische Störungen (z.B. nicht-enzymatische Glykosylierung von Strukturproteinen u.a.)

- Periphere sensomotorische Polyneuropathie (80 %): Distal betonte, symmetrische sensible Reiz- und Ausfallserscheinungen, bes. Füße/Unterschenkel (→ Parästhesien, "burning feet"), Areflexie (ASR beidseits nicht auslösbar), verminderte Thermosensibilität und Schmerzempfindung, später evtl. auch motorische Störungen. Bestimmung der Oberflächensensibilität mit dem Monofilament nach Semmes-Weinstein, das mit einem Druck von 10 g an definierten Punkten der Fußsohle aufsetzt. Bestimmung des Temperaturempfindens z.B. mit einer Tip-Therm-Sonde.

  Frühsymptom: Vermindertes Vibrationsempfinden → Messung mittels 64 Hz-Stimmgabel (128 Hz) nach Rydel-Seiffer mit Graduierung von 0 - 8. Die angeschlagene Stimmgabel wird an definierten Punkten aufgesetzt und der Patient gibt bei geschlossenen Augen an, wie lange er das Vibrieren verspürt. Ein Graduierungswert < 5 von insgesamt 8 Graduierungen ist pathologisch.

  Spezialdiagnostik:
  - Pedografie (= Messung des dynamischen Druckverteilungsmusters der Fußsohlen beim Gehen): Verminderte Zehenbelastung bei verstärkter Druckbelastung der Vorfußballen.
  - Messung der Nervenleitgeschwindigkeit: Bei Polyneuropathie ↓

    DD: Polyneuropathien anderer Genese: Alkoholabusus, neurotoxische Medikamente (Nitrofurantoin, Barbiturate, Zytostatika u.a.), Chemikalien (Lösungsmittel, Schwermetalle, Insektizide u.a.), paraneoplastisches Syndrom, Malabsorptionssyndrom, Autoimmunerkrankungen (z.B. Kollagenosen, GBS, CSS u.a.)

- Seltenere Manifestationen der diabetischen Neuropathie: z.B.
  - Diabetische Schwerpunktpolyneuropathie:
    Asymmetrische proximale diabetische Neuropathie mit Schmerzen in der Hüftregion und am vorderen Oberschenkel, Abschwächung des ipsilateralen PSR, evtl. Parese des M. quadriceps.
  - Periphere N. facialis-Parese; Paresen der Augenmuskeln (Doppelbilder)
  - Diabetische Radikulopathie mit meist einseitigen gürtelförmigen Schmerzen und Sensibilitätsstörungen im Bereich des Stammes

- Autonome diabetische Neuropathie (ADN): (am zweithäufigsten!)

  Def: Neuropathie des vegetativen Nervensystems (sympathisches und parasympathisches Nervensystem)

  - Kardiovaskuläre ADN:

    Vo.: 15 % der Diabetiker bei Diagnosestellung, > 50 % der Diabetiker nach 20jähriger Krankheitsdauer; Mortalität ca. 4fach erhöht infolge ventrikulärer Arrhythmien bis Kammerflimmern (plötzlicher Herztod).
    - Stumme Myokardischämie und schmerzlose Herzinfarkte mit erhöhter Mortalität
    - Verminderte Herzfrequenzvariabilität bis zur Frequenzstarre
      a) Im Ruhe- und im 24 h-EKG
      b) Während maximaler In- und Exspiration (Differenz der Herzfrequenz < 9/Min)
      c) Während eines Valsalva-Pressversuches
      d) Während eines Orthostasetestes
    - Ruhetachykardie (Vagusschädigung)
    - Asympathikotone orthostatische Hypotonie (Sympathikusschädigung): Absinken des systolischen/diastolischen Blutdrucks und fehlende reflektorische Tachykardie bei Stehbelastung.
    - Evtl. aufgehobene oder umgekehrte zirkadiane Blutdruckkurve mit erhöhten nächtlichen Blutdruckwerten (Non-Dipper)

      Spezialdiagnostik: Nachweis einer kardialen sympathischen Dysinnervation (vorzugsweise der Herzhinterwand) durch ^{123}J-MIBG-Szintigrafie.

  - ADN des Magen-Darm-Traktes (selten parasympathische Schädigung)
    - Ösophagusmotilitätsstörung, evtl. mit Dysphagie (selten)
    - Gastroparese mit Völlegefühl/Druck im Oberbauch, evtl. postprandialer Hypoglykämie

      Di.: Sonografie (Nachweis einer verminderten Peristaltik und verzögerten Magenentleerung), evtl. Spezialdiagnostik: C^{13}-Oktansäure-Atemtest oder Magenentleerungs-Szintigrafie

- ADN des Darmes mit postprandialer Diarrhö im Wechsel mit Obstipation
- Anorektale Dysfunktion (Inkontinenz)

- ADN des Urogenitalsystems (häufig Schädigung des Parasympathikus)
  - Blasenatonie und -entleerungsstörung evtl. mit Restharnbildung und Prädisposition für Harnwegsinfekte
  - Erektile Impotenz und Ausbleiben der nächtlichen/morgendlichen spontanen Erektionen (ca. 50 % aller Diabetiker abhängig von Alter und Erkrankungsdauer)
- ADN des neuroendokrinen Systems:
  Reduktion/Fehlen der hormonellen Gegenregulation bei Hypoglykämie (verminderte Wahrnehmung einer Hypoglykämie!)
  Verminderte Katecholaminausschüttung unter orthostatischer und körperlicher Belastung
- ADN der Thermoregulation:
  Verminderte Schweißsekretion, Vasodilatation (warmer und trockener diabetischer Fuß!)
- ADN der Pupillen: Gestörte Pupillenreflexe (Spezialdiagnostik mittels Pupillometrie: Herabgesetzte Mydriasegeschwindigkeit)

1.2.4. Diabetisches Fußsyndrom: [E14.7]

Def: Syndrom verschiedener Krankheitsbilder unterschiedlicher Ätiologie, bei dem es durch Verletzungen am Fuß zu (infizierten) Ulzera kommen kann und zu Komplikationen bis hin zur Extremitätenamputation.
Das diabetische Fußsyndrom ist die häufigste Komplikation des Diabetikers!

Schweregrade der Fußläsionen: Klassifiziert anhand der Einteilung nach Wagner (Grad 1 - 5 → Tiefe der Läsion) und Armstrong (A - D → begünstigende Faktoren)

	Grad 0	Grad 1	Grad 2	Grad 3	Grad 4	Grad 5
A	Risikofuß ohne Läsion	Oberflächliche Wunde	Wunde reicht bis Sehne oder Kapsel	Wunde reicht bis Knochen oder Gelenk	Nekrose von Teilen des Fußes	Nekrose des gesamten Fußes
B	mit Infektion (häufigste Erreger: Staphylokokken, Enterokokken, Pseudomonas aeruginosa; oft Mischinfektionen)					
C	mit Ischämie					
D	mit Infektion und Ischämie					

- Neuropathischer diabetischer Fuß (50 % aller DFS):
  - Warmer Fuß mit sehr trockener Haut (kein Fußgeruch!) und Hyperkeratosen
  - Gestörte Sensibilität (Vibrationsempfinden und/oder Berührungsempfindlichkeit ↓), reduziertes bis komplett aufgehobenes Schmerz- und Temperaturempfinden (mit Gefahr unbemerkter Traumen und Infektionen!)
  - Tastbare Fußpulse
  - Knöchel-Arm-Druckindex (Knöcheldruck/Oberarmdruck) normal (Einschränkung durch Mediasklerose)
  - Transkutaner pO_2 normal
  - Störung der Abrollbewegung des Fußes mit erhöhter Druckbelastung unter den Metatarsalköpfchen und der Großzehe
  - Ko.: Infektionen; schmerzlose neuropathische Ulzera (= Malum perforans) an druckbelasteten Stellen (Ferse, Fußballen), oft ausgelöst durch fehlende oder falsche Fußpflege, falsches Schuhwerk, (Mikro-)Traumen, eingeschränkte Gelenkbeweglichkeit („limited-joint-mobility", Cheiroarthropathie)
- Diabetisch-neuropathische Osteoarthropathie (DNOAP) mit Nekrosen im Bereich der Metatarsophalangealgelenke, Tarsometatarsalgelenke (60 %) oder anderer Fußgelenke (Charcot-Fuß). Frühsymptom: Entzündliches Lymphödem des Fußes und Osteoödem (MRT) sowie Temperaturdifferenz zur Gegenseite > 1°C (**Cave:** in 10 % beidseits!)
- Ischämischer Fuß bei peripherer arterieller Verschlusskrankheit (PAVK), insbes. der Unterschenkelarterien (ca. 50 % aller DFS):
  Anamnese: - Diabetes mellitus - Hypercholesterinämie
  - Arterielle Hypertonie - Rauchen
  - Claudicatio intermittens

Befund:
- Kühler, blasser Fuß mit evtl. livider Verfärbung
- Keine tastbaren Fußpulse
- Dopplerindex (RR Knöchel : RR Arm) < 0,9; transkutaner pO_2 ↓
- Erhaltene Sensibilität = Schmerzen
- Nekrosen/Gangrän der Akren, drohende Amputationen (Deutschland: Über 60.000 Amputationen/J. → 2/3 Diabetiker)

Di.: Pulsstatus, Knöchel-Arm-Druckindex, farbkodierte Duplexsonografie, MR-Angiografie; ggf. arterielle DSA; Konsil mit Angiologen

- Kombinierte Form aus neuropathischem und ischämischem diabetischen Fuß (ca. 35 % aller DFS)
  Claudicatio- und Ruheschmerzen können infolge der Neuropathie vermindert oder aufgehoben sein! Prognose ungünstig!

Merke: Die klinische Untersuchung der nackten Füße inklusive deren Palpation ist die wichtigste und unverzichtbare Screeninguntersuchung des diabetischen Fußes! Solange eine relevante PAVK fehlt, sind die Fußpulse gut tastbar!

2. Diabetische Kardiomyopathie

Merke: KHK, arterielle Hypertonie und diabetische Kardiomyopathie sind die 3 Risikofaktoren für die Entwicklung einer Herzinsuffizienz bei Diabetikern. Die Letalität von Diabetikern mit Herzinsuffizienz beträgt ca. 15 %/Jahr.

3. Resistenzminderung mit Neigung zu bakteriellen Haut- und Harnwegsinfektionen, Parodontitis
4. Lipidstoffwechselstörung: Triglyzeride ↑, LDL-Cholesterin ↑, HDL-Cholesterin ↓
5. Fettleber
6. Coma diabeticum, hypoglykämischer Schock
7. Hyporeninämischer Hypoaldosteronismus mit Hyperkaliämie, Hyponatriämie, hyperchlorämischer metabolischer Azidose und evtl. Hypotonie (Einzelheiten siehe dort)

Di.:
▶ **Anamnese** (familiäre Belastung, Schwangerschaftskomplikationen u.a.)
▶ **KL.:** Müdigkeit, Polyurie, Polydipsie u.a.
▶ **Lab:**

- **Blutzuckerbestimmung:**
  Spezifisch nach der Hexokinase-Zwischenfermentmethode:
  Die weitgehend deckungsgleichen Zwischenstadien der gestörten Glukosehomöostase (impaired fasting glucose = IFG) und der pathologischen Glukosetoleranz sind Risikofaktoren für einen zukünftigen Diabetes mellitus und kardiovaskuläre Erkrankungen.

Diagnostische Richtwerte zur Feststellung eines Diabetes mellitus (American Diabetes Association und Leitlinien der Deutschen Diabetes-Gesellschaft):

Stadium	Nüchtern-Plasma-Glukose venös	Gelegenheits-Blutzucker	Oraler Glukose-Toleranz-Test (OGTT)
Diabetes	≥ 126 mg/dl (≥ 7,0 mmol/l) *)	≥ 200 mg/dl (≥ 11,1 mmol/l) und Symptome eines Diabetes	2 h-Wert ≥ 200 mg/dl (≥ 11,1 mmol/l)
Abnorme Nüchtern-Glukose („impaired fasting glucose = IFG")	100 - 125 mg/dl (5,6 - 6,9 mmol/l)		Gestörte Glukosetoleranz („impaired glucose tolerance = IGT") 2 h-Wert 140 - 199 mg/dl (7,8 - 11,0 mmol/l)
Normal	< 100 mg/dl (< 5,6 mmol/l)		2 h-Wert < 140 mg/dl (< 7,8 mmol/l)

*) Memo: Wegen des unterschiedlichen Wassergehaltes von Vollblut und Plasma liegen die Glukosekonzentrationen im Plasma (bei einem Hämatokritwert von 43 %) im Durchschnitt um 11 % höher. Um das Risiko einer solchen Verwechslung auszuschließen, hat die International Federation of Clinical Chemistry vorgeschlagen, Glukoseergebnisse - unabhängig von Probentyp und Messmethode - nur noch als Plasmawerte anzugeben (und zu messen).

Erläuterungen:
Der Nüchternblutzucker = NBZ (Nüchternplasmaglukose) ist der entscheidende Test für die Diagnose eines Diabetes mellitus und für die Therapiekontrolle. Er ist genauso aussagekräftig im Hinblick auf das Risiko, eine Mikroangiopathie zu entwickeln wie der 2 h-Wert des OGTT.

Er ist einfach, ausreichend und kostengünstig. Der Wert sollte durch eine qualitätsgesicherte Wiederholungsbestimmung verifiziert werden.
Nüchtern ist definiert durch eine Periode ohne Nahrungsaufnahme von 8 Stunden.
Gelegenheitsblutzucker = zu jeder Tageszeit, ohne Beziehung zu Mahlzeiten
Die BZ-Werte durch Streifentestgeräte dürfen gesetzlich bis 20 % vom tatsächlichen Wert abweichen und dürfen deshalb zur Diagnostik nicht herangezogen werden.

Anm.:
- Normale Blutglukosewerte sind derzeit als ≤ 100 mg/dl (≤ 5,6 mmol/l) im venösen Plasma definiert.
- Bei Serumglukose ist wegen der in vitro-Glykolyse mit der Möglichkeit falsch niedriger Blutzuckerwerte zu rechnen (Abbau ca. 10 % je Stunde!). Serumproben ohne Zusatz von Glykolysehemmstoffen (z.B. Natriumfluorid) dürfen nicht zur Glukosebestimmung verwendet werden.

DD: Passagere Hyperglykämien bei Herzinfarkt, Apoplexie, Entzündungen, erhöhtem intrakraniellen Druck, akuten Vergiftungen (CO), nach Gabe von Thiazidsaluretika u.a.

- **Bestimmung der Glukose im Urin** (im Morgenurin, in Tagesportionen und im 24 h-Urin):
  Findet sich wiederholt Glukose im Urin, so liegt mit wenigen Ausnahmen (s.u.) ein Diabetes mellitus vor. Allerdings hat durch die einfache Möglichkeit der Blutzuckermessung die Messung der Uringlukose zur Diagnostik oder Überprüfung der Einstellungsgüte an Bedeutung verloren.
  Die normale Nierenschwelle für Glukose liegt bei ca. 180 mg/dl Glukose im Blut (in der Schwangerschaft niedriger bei < 150 mg/dl → evtl. physiologische Glukosurie in der Schwangerschaft). Die physiologische Glukosurie beträgt bis 15 mg/dl. Die untere Nachweisgrenze der Teststreifen liegt bei ca. 30 mg/dl.

  Beachte: Liegt eine diabetische Nephropathie vor, so kann die Nierenschwelle für Glukose erhöht sein (bis 300 mg/dl), d.h. man findet in diesen Fällen trotz Hyperglykämie von z.B. 200 mg/dl noch keine Glukosurie. Daher schließt das Fehlen von Glukose im Harn einen manifesten Diabetes nicht aus (Diabetesfrühdiagnose mittels NBZ)! Daher ist die Harnzuckerselbstkontrolle nicht geeignet, ein normoglykämisches Therapieziel zu kontrollieren.
  Findet sich ausnahmsweise eine Glukosurie bei Normoglykämie, so handelt es sich entweder um einen renalen Diabetes infolge tubulärer Partialfunktionsstörung oder es liegt die Einnahme eines SGLT2-/1-Hemmers vor (siehe unten). Hereditäre Zuckerstoffwechselstörungen (Pentosurie, Laktosurie, Galaktosurie, Fruktosurie) werden durch die Spezifität der enzymatischen Bestimmungsmethode ausgeschlossen.

- **Bestimmung von Ketonkörpern** (β-Hydroxybutyrat, Acetoacetat, Aceton) im Blut. Schnelltestgeräte weisen die Leitsubstanz β-Hydroxybutyrat nach. Bei diabetischer Ketoazidose (DKA) finden sich Werte > 3,0 mmol/l β-Hydroxybutyrat.

- **Oraler Glukosetoleranztest (OGTT):**
  Ind: Der OGTT wird für die klinische Routine nicht empfohlen (Bedeutung bei unklaren Fällen).
  Vorbedingungen:
  Vermeidung eines Hungerzustandes (mindestens 3 Tage ≥ 150 g KH/d), 10 h vor dem Test nüchtern bleiben, keine febrile Erkrankung, bei Frauen nicht zum Zeitpunkt der Menstruation

  Störfaktoren: Verschiedene körperliche Faktoren (z.B. Herzinfarkt, längere Bettlägerigkeit u. a.) sowie Medikamente (z.B. Saluretika, Kortikosteroide, Östrogene u. a.) führen zu erhöhten Blutzuckerwerten. Deshalb sollte der OGTT ohne diese Störfaktoren durchgeführt werden.
  Bei Patienten mit Teilresektion des Magens oder des oberen Dünndarms sowie bei Malabsorptionssyndrom ist nur der intravenöse Glukosetoleranztest verwertbar.

  Durchführung: Nach Bestimmung des NBZ trinken Erwachsene eine Testlösung mit 75 g Glukose. Blutzuckerbestimmung 120 Minuten nach der Zuckeraufnahme. Sind die Nüchternblutzuckerwerte bereits eindeutig pathologisch (s.o.), so ist der OGTT kontraindiziert.

- **Kontinuierliche BZ-Messung über 72 h (oder länger** - Sensormethode oder Mikrodialyse):
  Spezialdiagnostik bei speziellen Fragestellungen (z.B. Abklärung unerklärlicher Hypo- oder Hyperglykämien)

- **Diagnostik des Gestationsdiabetes:** Siehe dort

- **Screeninguntersuchung auf Diabetes mellitus:**
  Nüchtern-BZ für Personen > 45 J. alle 3 J. Bei Risikogruppen früher:
  - Übergewicht, Bluthochdruck, Dyslipoproteinämie
  - Positive Familienanamnese (Verwandte 1. Grades)
  - Angehörige von Volksgruppen mit hohem Diabetesrisiko (z.B. Pima-Indianer)
  - Nach Entbindung eines Kindes mit Geburtsgewicht > 4.500 g
  - Nach Gestationsdiabetes in der Anamnese
  - Pathologische Glukosetoleranz oder gestörte Glukose-Homöostase in der Anamnese

- **HbA1c:**
  Durch Glykierung des Hämoglobins entsteht über eine instabile Aldimin-Form (labiles HbA_1) die stabile Ketoamin-Form (stabiles HbA_1), die aus den 3 Unterfraktionen a, b und c besteht. Da die wesentliche c-Fraktion (HbA_{1c}) 70 % des HbA_1 entspricht, haben beide Parameter gleiche Aussagekraft. HbA_{1c} markiert als "Blutzuckergedächtnis" die Blutzuckerstoffwechsellage des Patienten in den letzten 8 Wochen.
  Falsch niedrige Konzentrationen werden bei verkürzter Erythrozytenlebenszeit (z.B. hämolytische Anämie), nach Transfusionen und in der ersten Schwangerschaftshälfte gemessen.
  Falsch hohe Konzentrationen können auftreten bei Niereninsuffizienz, Hyperlipoproteinämie, chronischem Alkoholabusus, zweiter Schwangerschaftshälfte und Stillzeit, hoch dosierter Salicylattherapie.
  Referenzbereich für HbA_{1c}: < 5,7 % bei Nicht-Diabetikern
  ≥ 6,5 % bei Diabetikern

  Merke: Steigt der HbA_{1c}-Wert auf 7 % = 53 mmol/mol, erhöht sich das Infarktrisiko um 40 %; bei Werten um 8 % = 64 mmol/mol erhöht sich das Infarktrisiko um 80 % (UKPD-Studie).
  Pro 1 %-Punkt-Senkung des HbA_{1c}-Wertes vermindern sich diabetische Komplikationen um 20 % (UKPD-Studie). Das Hypoglykämierisiko verdreifacht sich!

  Umrechnungsformel: HbA_{1c} (mmol/mol) = (%HbA_{1c} - 2,15) x 10,929
- **Screening auf weitere Risikofaktoren** für eine vorzeitige Arteriosklerose (Hypertonie, Hyperlipoproteinämie, Rauchen u.a.)
- **Test auf Mikroalbuminurie** (mindestens 1 x/Jahr bei Diabetikern)

Th.:
1. Diät, Gewichtsnormalisierung
2. Körperliche Aktivität erhöht sowohl die Sensitivität der Muskeln für Insulin als auch die nicht-insulinvermittelte Glukoseaufnahme!
3. Medikamente: a) orale Antidiabetika, b) Insuline, c) GLP1-Analoga
4. Patientenschulung und -kontrollen
5. Ausschaltung/Therapie evtl. weiterer Risikofaktoren einer vorzeitigen Arteriosklerose
6. Prophylaxe und Therapie von Komplikationen

Zu 1. - DIÄT:

Beim Typ 2-Diabetes muss bereits im Stadium der Glukosetoleranzstörung die Therapie beginnen, um Gefäßkomplikationen zu verhindern! Dabei haben die Gewichtsnormalisierung und körperliche Aktivität/Sport hohe Priorität (Zielwert: BMI < 25). Gelingt dies, so ist eine medikamentöse Therapie oft überflüssig und die Manifestation des Diabetes kann verhindert oder wenigstens verzögert werden. Das ist auch der Grund, warum in Hungerzeiten die Anzahl manifester Typ 2-Diabetiker am niedrigsten ist.

Der Typ 1-Diabetiker ist meist normalgewichtig. Aber auch er sollte ein Übergewicht vermeiden, um keine zusätzliche Insulinresistenz zu entwickeln. Während bei der konventionellen Insulintherapie die Mahlzeiten an ein starr vorgegebenes Insulintherapieschema angepasst werden müssen, wird bei der intensivierten Insulintherapie die Insulinzufuhr bedarfsgerecht an eine relativ frei bestimmbare Nahrungsaufnahme angepasst (s.u.)!

Der tägliche Energiebedarf richtet sich nach dem (altersabhängigen) Grundumsatz und der körperlichen Aktivität (Tabellen *siehe Internet*).

Körper-Massen-Index (Body mass-Index):

$$\frac{\text{Körpergewicht (kg)}}{\text{Körpergröße (m)}^2} \rightarrow \text{Normalindex: } 18{,}5 - 24{,}9\ \text{kg/m}^2$$

1 kcal = 4,2 Kilojoule	
1 g Kohlenhydrat	= 4,1 kcal = 17,2 kJ
1 g Eiweiß	= 4,1 kcal = 17,2 kJ
1 g Fett	= 9,3 kcal = 38,9 kJ
1 g Alkohol	= 7,1 kcal = 29,3 kJ

- Keine großen Mahlzeiten, sondern mehrere, meist 5, kleine.

Zusammensetzung der Kost und empfohlenes Körpergewicht bei Typ 2 (gemäß Leitlinien DGE und DDG):
- Körpergewicht: Normalgewicht anstreben (BMI 18,5 - 24,9 kg/m²). Wenn dies nicht erreichbar ist → Gewichtsabnahme von 5 - 10 % → dann halten.
- Fett: 35 % (bei Adipositas 30 %) der Energie, davon mehrfach ungesättigte FS maximal 10 % und einfach ungesättigte FS ca. 10 - 20 %. Trans-FS < 1 %; maximal 300 mg Cholesterin/d. 2 - 3 x Seefisch pro Woche und Alpha-Linolensäure-reiche Pflanzenöle (Perillaöl, Leinöl, Rapsöl)

- Eiweiß 10 - 20 % der Gesamtkalorien und mit zunehmenden Lebensalter noch weiter erhöhen, weil die Alterskatabolie vor allem die Muskulatur betrifft (fettarmes Fleisch, Fisch, pflanzliche Eiweiße). Bei Nephropathie mit persistierender Proteinurie wird derzeit eine Eiweißrestriktion empfohlen (0,8g EW/kg KG), die insbesondere bei terminaler Niereninsuffizienz wegen der hier oft bestehenden Katabolie umstritten ist.
- Kohlenhydrate: Entsprechend dem restlichen Kalorienbedarf von 45 - 60 % → Berechnung nach Kohlenhydrateinheiten (KE) 1 KE = 10 g KH (entspricht ungefähr ½ Brötchen). Die Langerhans-Inseln sezernieren bei Gesunden für jede KE ca. 1 IE Insulin. Die Menge an KE kann aus Austauschtabellen ermittelt werden. Bei konventioneller Insulintherapie werden die KE auf eine Haupt- und eine Zwischenmahlzeit verteilt (im Verhältnis 2 : 1), um eine Hypoglykämie zwischen 2 Hauptmahlzeiten zu vermeiden. Dies gilt nicht für die intensivierte Insulintherapie.

  Ungünstig sind schnell resorbierbare Monosaccharide (Glukose) und Disaccharide (Saccharose = Rohrzucker, Laktose = Milchzucker). Erlaubte Süßstoffe sind Saccharin, Cyclamat, Aspartam → Vorteil: energiefrei → kein BZ-Anstieg → kein Hyperinsulinismus. So genannte Zuckeraustauschstoffe und insbesondere Fruktose sind in der Diät des Typ-2-Diabetes entbehrlich.
- Faserreiche Quellballaststoffe führen zu einer Verzögerung der Kohlenhydratresorption und Senkung der Blutzuckerwerte beim Typ 2-Diabetiker. Empfehlung > 40 g/d.
- Alkohol nur gelegentlich: maximal 10 g (Frauen) bis 20 g (Männer) täglich, immer zusammen mit Kohlenhydraten (Alkohol hemmt Glukoneogenese in der Leber und hemmt die frühmorgendliche Ausschüttung von Wachstumshormon (SHT), welches kontrainsulinär wirkt → Hypoglykämiegefahr). Bei Adipositas und Hypertonie Konsum weitgehend einschränken.
- Spezielle Diätprodukte für Diabetiker sind unnötig (siehe deutsche Diätverordnung).

zu 3.:

■ **THERAPIE DES TYP 1-DIABETES:**

INSULINZUFUHR - Diät - körperliche Aktivität - Schulung

■ **PHASENGERECHTE STUFENTHERAPIE DES TYP 2-DIABETES**

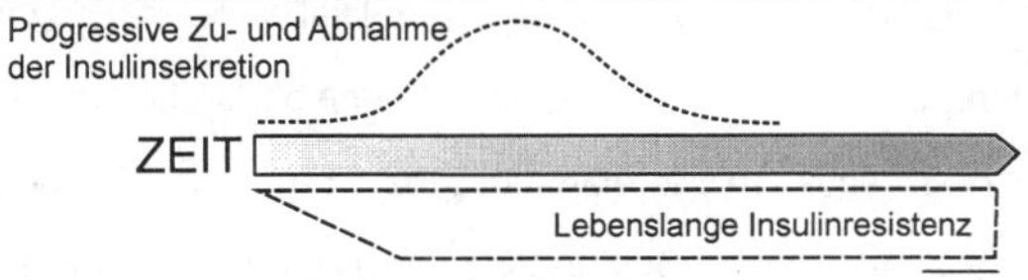

1. **GEWICHTSNORMALISIERUNG - DIABETESDIÄT - KÖRPERLICHE AKTIVITÄT - SCHULUNG**

   Merke: Interventionsstudien haben gezeigt, dass die Manifestation des Typ 2-Diabetes durch Gewichtsnormalisierung und regelmäßige körperliche Aktivität aufgehalten werden kann!
2. Ein orales Antidiabetikum (OAD): Metformin ist bei übergewichtigen Typ 2-Diabetikern das Mittel der Wahl.
3. Metformin + 2. OAD bzw. GLP1-Rezeptorantagonistr (= GLP1-RA)
4. OAD / Insulin-Kombinationstherapie
   - Basalinsulin + OAD oder GLP1-RA: Mit einem Sekundärversagen der SH-Therapie (= Erschöpfung der B-Zellen) ist nach durchschnittlich 10 J. zu rechnen, dann Kombination von OAD und Injektion eines Intermediärinsulins am Abend (Bedtime-Insulin).
   - Basalinsulin + Bolusinsulin + OAD: Bei Erschöpfung der endogenen Insulinproduktion

Medikamente (Antidiabetika = AD):

Orale Antidiabetika (OAD):

Insulinotrope und nicht-insulinotrope Medikamente:

Insulinotrop = β-zytotrop	**Nicht-insulinotrop = nicht-β-zytotrop**
Sulfonylharnstoffe, Glinide, DPP-4-Inhibitoren, GLP1-RA	Biguanide (Metformin), α-Glukosidase-Hemmer (SGLT2-Hemmer: Dapagliflozin)
Wirkung an der β-Zelle Behandlung des Sekretionsdefizits Wirkung auch in späteren Erkrankungsstadien Hypoglykämiegefahr (SH, Glinide) Gefahr der Gewichtszunahme (SH, Glinide)	Periphere Wirkung Behandlung der Insulinresistenz Wirkung vor allem in früheren Erkrankungsstadien Keine Hypoglykämiegefahr Für adipöse Patienten geeignet

A. Nicht-insulinotrope Substanzen - verursachen keine Hypoglykämie:

- **Biguanide:** Metformin

  Wi.: - Verzögerte Glukoseresorption aus dem Darm
  - Hemmung der hepatischen Glukoneogenese
  - Verstärkte Glukoseaufnahme in die Muskulatur } extrapankreatische Effekte
  - Diskreter appetitsenkender Effekt (→ evtl. Gewichtsabnahme)

  Unter Zusammenschau dieser Wirkungen gilt Metformin leitliniengerecht (unter Voraussetzung fehlender Kontraindikationen) als First line-drug in der Therapie des adipösen Typ 2-Diabetikers.

  Merke: In der UKPD-Studie schneidet Metformin in allen Belangen (Mikro- und Makroangiopathie, Todesfälle) günstiger ab als andere Therapieformen und ist unter Beachtung der KI Mittel der 1. Wahl bei übergewichtigen Typ 2-Diabetikern.
  Nebeneffekt: Reduzierte Krebsmortalität (2 Studien)

  NW: Oft gastrointestinale Beschwerden; sehr selten: Laktatazidotisches (= laktazidotisches) Koma (mit hoher Letalität) nur bei Missachtung der Kontraindikationen, Vitamin B_{12}-Mangel u.a.

  KI: Niereninsuffizienz! (angloamerikanischen Ländern niedrigere GFR-Grenzwerte als in Europa), dekompensierte Herzinsuffizienz, respiratorische Insuffizienz, schwere Leberfunktionsstörungen, Zustände, die zu einer Gewebshypoxie prädisponieren, konsumierende Erkrankungen, Reduktionskost, Fasten, akute schwere Erkrankungen, Schwangerschaft, vor und nach Operationen; 48 h vor und nach Pyelografie mit Röntgenkontrastmitteln (Laktatazidose-Gefahr !), Alkoholismus; hohes Lebensalter ist eine relative KI u.a.

  Dos: 1 - 2 x 500 - 1.000 mg/d nach den Mahlzeiten; mit kleinster Dosis beginnen und langsam steigern.

- **α-Glukosidasehemmer:** Acarbose, Miglitol (Diastabol®)

  Wi.: Kompetitive Hemmung der Glukoamylase, Saccharase, Maltase in der Dünndarmmukosa. Die postprandialen Blutzuckerspitzen werden abgeflacht. Die ungespaltenen Kohlenhydrate stimulieren im unteren Dünndarm das Enterohormon GLP-1 (Glukagon like peptide). Dieses sensibilisiert die β-Zellen auf Glukosereize. Ähnliche Effekte wie mit α-Glukosidasehemmern lassen sich auch mit einer ballaststoffreichen Diät erzielen. Prognostischer Nutzen nicht sicher belegt.

  NW: Nach höheren Dosen können Symptome einer Kohlenhydratmalabsorption auftreten (Flatulenz, Meteorismus, Bauchschmerzen, Diarrhö), Leberenzymerhöhung u.a.

  KI: Schwangerschaft, Alter < 18 J., schwere Niereninsuffizienz, chronische Darmerkrankungen

  Dos: Einschleichend dosieren: Initial 50 mg/d zu Beginn einer Mahlzeit. Bei Verträglichkeit Dosis langsam steigern auf max. 3 x 50 mg/d (höhere Dosen machen mehr NW).

- **Glitazone:**

  Glitazone verbessern als „Insulin-Sensitizer" die Empfindlichkeit der peripheren Zellen für Insulin (Verminderung der Insulinresistenz).
  Derzeit spielt diese Medikamentengruppe in Deutschland wegen verschiedener Risiken (Leberschäden unter Troglitazon, kardiovaskuläres Risiko bei Rosiglitazon, Verdacht auf Gefährdung durch Harnblasenkrebs bei Pioglitazon) zurzeit keine praktische Rolle.

- **SGLT-Hemmer (Gliflozine):**

  Wi.: Gliflozine hemmen die renale Glukoserückresorption aus dem Primärharn über eine Hemmung des tubulären Glukosetransporters SGLT2 (Sodium dependent glucose transport 2) und/oder 1: Siehe auch „renale Glukosurie". Dapagliflozin (Forxiga®) hemmt SGLT2. Die Wirkung ist von der Nierenfunktion abhängig. Es ist derzeit das einzige in Deutschland zugelassene Gliflozin. Durch die Hemmung des SGLT2 kommt es zur Glukosurie mit Ausscheidung von bis zu 70 g Glukose ≈ 300 kcal/d und einer durchschnittlichen HbA_{1c}-Senkung von 0,6 %.

  NW: Infektionen der unteren Harnwege, Hämatokriterhöhung, Volumenmangel, Blutdrucksenkung, Gewichtsreduktion, Hypoglykämie (nur in Kombination mit insulinotropen OAD oder Insulin)

  KI: Moderate Niereninsuffizienz (eGFR < 60ml/min/1,73m^2), schwere Leberfunktionsstörung, manifester Volumenmangel, gestörter Elektrolythaushalt, Lebensalter < 18 und > 75 J., Laktase-Mangel

  Dos: Dapaglifozin 1 x 10mg/d als Monotherapie oder als Add-on mit anderen OAD oder Insulin

B. Insulinsekretagoga (insulinotrope Substanzen) - können Hypoglykämien verursachen:

1. Sulfonylharnstoffe (SH):

Wi.: Stimulation der Insulinsekretion durch erhöhte Ansprechbarkeit der Beta-Zellen auf Glukose. In einer US-Studie (2012) fand sich bei SH eine höhere Rate an kardiovaskulären Ereignissen als bei Metformin.

Ind: Typ 2-Diabetes mit noch ausreichender Eigeninsulinbildung, falls Gewichtsnormalisierung und Metformin nicht genügt.

Beachte: Die Mehrzahl der Diabetiker hat zu dem Zeitpunkt, wenn sich der Diabetes manifestiert, noch überhöhte Insulinspiegel im Blut. Sulfonylharnstoffe führen hier zwar zur Normoglykämie; das metabolische Syndrom und die B-Zell-Apoptose verschlimmern sich aber durch die zusätzliche Hyperinsulinämie! Daher sind Gewichtsnormalisierung und körperliche Aktivität unverzichtbare Basis der Therapie! Beim übergewichtigen Typ 2-Diabetes wird zuerst mit Metformin therapiert.

KI:
- Typ 1-Diabetes
- Schwangerschaft (Umstellung auf Insulin)
- Schwere Niereninsuffizienz, Leberinsuffizienz
- Diabetische Stoffwechselentgleisungen (Präkoma/Coma, Azidose/Ketoazidose)
- Unübersichtliche Situationen (z.B. Unfälle, Operationen)
- Diabetische Gangrän
- Sulfonylharnstoffallergie

NW:
- Hypoglykämie - Urs:
  - Überdosierung
  - Mangelhafte Nahrungsaufnahme
  - Körperliche Anstrengung
  - Alkoholkonsum
  - Niereninsuffizienz (verzögerte renale Elimination)
- Gastrointestinale Störungen
- Allergische Reaktionen (Sulfonamidallergie)
- Selten Blutbildveränderungen (Agranulozytose, hämolytische Anämie)

Wechselwirkung von Sulfonylharnstoffen mit anderen Stoffen:
(die zu einer Verstärkung der blutzuckersenkenden Wirkung - Gefahr der Hypoglykämie - oder zu einer Abschwächung - Gefahr einer Stoffwechselentgleisung - führen können), z.B.:

Verstärkung (Hypoglykämierisiko)	**Abschwächung**	**Risikofaktoren für das Auftreten schwerer Hypoglykämien unter SH-Therapie**
Betarezeptorenblocker	Glukagon	Alter > 70 Jahre
ACE-Hemmer	Östrogene, Gestagene	Zerebrovaskuläre oder kardiale Erkrankungen
Cumarinderivate	Kortikoide	Nieren- oder Leberfunktionsstörungen
Acetylsalicylsäure	Phenothiazinderivate	Alkohol
Nichtsteroidale Antirheumatika	Saluretika	Unregelmäßige Nahrungsaufnahme
Sulfonamide	Schilddrüsenhormone	Durchfälle
Clarithromycin	Sympathikomimetika	Körperliche Anstrengung
Alkohol (Cave!)	Diazoxid	
	Nikotinsäurederivate	

Präparatebeispiele:
- Glibenclamid wirkt am stärksten blutzuckersenkend. Verminderung des Risikos mikrovaskulärer Komplikationen nachgewiesen (UKPD-Studie) - Dos: 1,75 - 10,5 mg/d
- Glimepirid: Gibt man als Einmaldosis unmittelbar vor dem Frühstück. - Dos: 1 - 3 (6) mg/d

Man beginnt bei allen SH einschleichend mit der geringsten Dosis. Dabei ist auf die Gefahr nächtlicher Hypoglykämien zu achten! In den ersten 4 Wochen sind engmaschige Blutzuckerkontrollen erforderlich, da sich nach 2 - 3 Wochen die Stoffwechsellage oft bessert (Minderung des glukotoxischen Effektes) und dann evtl. Dosisreduktionen angezeigt sein können! Bei maximaler Dosierung von Glibenclamid gibt man morgens 2/3 und abends 1/3 der Dosis. Eine Gabe am Mittag ist nicht sinnvoll, da die Inselzellen nach morgendlicher Einnahme von Sulfonylharnstoffen noch ausreichend stimuliert sind. Regelmäßige Blutzuckerkontrollen sind notwendig; bei Gewichtsreduktion Dosisreduzierung. Vorsicht bei älteren Patienten mit unregelmäßiger Nahrungsaufnahme! Bereits bei leichter Nierenfunktionseinschränkung ist mit einer deutlich verlängerten Wirkungsdauer mit der Gefahr protrahierter Hypoglykämien zu rechnen → bei Hypoglykämien niereninsuffizienter Patienten unter SH engmaschige Beobachtung über mehrere Tage und evtl. Wechsel auf andere Antidiabetika.

2. Sulfonylharnstoffanaloga: Glinide: Wirksamkeitsbelege zur Risikoreduktion klinischer Endpunkte liegen nicht vor.

Repaglinid, Nateglinid

Wi.: Glinide sind sog. postprandiale Glukoseregulatoren. Die Wirkung auf den NBZ ist geringer. Sie führen über eine Blockade der ATP-sensitiven Kaliumkanäle zu einer kurzfristigen Insulinsekretion aus den β-Zellen. Ähnlich wie bei intensivierter Insulintherapie werden sie zu den Mahlzeiten eingenommen. Das Hypoglykämierisiko soll niedriger sein als bei SH. Voraussetzung: Gute Patientenschulung + Compliance

Ind: Typ 2-Diabetes, Stufe 3: Alternative zu SH (vor allem bei Niereninsuffizienz)

KI: Ähnlich wie bei SH. Repaglinid in Kombination mit Gemfibrozil.

NW: Hypoglykämien, gastrointestinale NW, selten Erhöhung der Leberenzyme, Sehstörungen, Allergie

WW: Bei Repaglinid keine Kombination mit Gemfibrozil (s.o.). Sorgfalt bei Kombination mit Medikamenten, die mit CYP3A4 interferieren (z.B. Clarithromycin, Ketoconazol, Itraconazol).

Dos: z.B. Repaglinid 0,5 - 2,0 mg vor jeder Mahlzeit; mit niedrigster Dosis beginnen!

C. Versagen der SH-Therapie:

Primärversager der SH:

Rel. seltenes Vorkommen bei spät manifestiertem Typ 1-Diabetiker (= LADA)

Sekundärversager der SH:

a) Vermeintliche (reversible) Sekundärversager:
- "Diätversager": Übergewichtige Typ 2-Diabetiker, bei denen die Möglichkeiten der Diät nicht ausgeschöpft sind / werden können.
- Vorübergehende Verschlechterungen der Glukosehomöostase durch Stresssituationen oder Infekte

b) Echte Sekundärversager bei optimaler Diät- und Gewichtsnormalisierung:
Man rechnet mit einer Sekundärversagerquote von ca. 5 % jährlich. Das Sekundärversagen tritt nach durchschnittlich 10 Jahren Diabetesdauer auf und ist Folge einer Erschöpfung der B-Zellen mit Insulinmangel. Dadurch kann die genetisch vorgegebene Insulinresistenz nicht mehr kompensiert werden. Unter keiner anderen Therapie scheint es so schnell zu Sekundärversagen zu kommen, wie unter einer SH-Therapie. Leitsymptom ist die Hyperglykämie trotz optimaler Therapie mit SH.

Th.: Kombinationstherapie OAD + Insulin:

▶ **Basalinsulin-unterstützte orale Therapie (BOT)**
- Fortführung der Therapie mit OAD
- Zusätzliche Gabe eines Verzögerungsinsulins (NPH-Insulin oder Langzeit-Analog-Insulin) in möglichst niedriger Dosis vor dem Schlafengehen. Man beginnt mit kleiner Dosis (6 IE) und steigert bei Bedarf sehr langsam und in kleinen Schritten. Meist kommt man mit 8 - 16 IE aus! Der NBZ sollte im Normbereich liegen und dient als Kontrolle der richtigen Dosis.

Vorteile:
- Man benötigt nur 1/3 der Insulindosis, die bei Monotherapie mit Insulin erforderlich wäre.
- Man erreicht eine relativ gute Einstellung mit einer Insulingabe.
- Patienten „trainieren" die Insulinapplikation frühzeitig.

→ Falls unter BOT die HbA_{1c}-Werte zu hoch liegen, kann man zusätzlich zu BOT (s.o.) 1 x täglich ein kurz wirksames Insulin(analogon) zum Frühstück oder zur Hauptmahlzeit hinzuzufügen = BOT-plus.

▶ **Prandiale oder supplementäre Insulintherapie (SIT):**

Voraussetzung: Insulinproduktion reicht noch für die Basalversorgung aus; nur der höhere Insulinbedarf zu den Mahlzeiten wird durch „feste" Insulindosen ergänzt.
Beibehalten oraler Antidiabetika + zusätzliche Gabe einer kleinen Dosis Normalinsulin präprandial. Startdosis: NBZ (mg/dl) x 0,2 = Tagesinsulindosis. Aufteilung dieser Dosis im Verhältnis 3 : 1 : 2 (Frühstück/Mittag-/Abendessen).

Vorteil: Bessere Kontrolle der postprandialen Blutzuckerwerte

D. GLP-1-basierte Therapie (keine Hypoglykämie):

GLP-1 = glucagon-like peptide 1, wird mahlzeitenabhängig von den neuroendokrinen L-Zellen des Dünndarms aus Proglukagon gebildet und innerhalb weniger Minuten vom Enzym Dipeptidyl-Peptidase-4 (DPP-4) inaktiviert. Zählt zusammen mit dem gastric inhibitory polypeptide (GIP) zu den Inkretinen = vom Darm freigesetzte hormonale Stimulationsfaktoren der Insulinsekretion.

Wi.: Stimulation der Insulinsekretion, Hemmung der Glukagonfreisetzung, Hemmung des Appetits, Verzögerung der Magenentleerung

▶ **DPP-4-Inhibitoren (Gliptine):** Sitagliptin (Januvia®, Xelevia®), Vildagliptin (Galvus®), Saxagliptin (Onglyza®), Linagliptin (Trajenta®) u.a.
Wi: Hemmung der DPP-4, die für den Abbau des Glukagon-like-Peptid 1 verantwortlich ist. Dadurch steigt der Spiegel von endogenem GLP-1, das die Insulinsekretion stimuliert und die Glukagonsekretion hemmt. Da die Inkretinwirkung glukoseabhängig ist, können Hypoglykämien nur bei Kombination mit weiteren AD auftreten. Langzeitdaten fehlen noch.
NW: Infekte, gastrointestinale Störungen, selten Pankreatitis u.a.
Ind: Typ 2-Diabetes, in Ergänzung zu Metformin und/oder SH, falls diese allein unzureichend wirken. Für Sitagliptin besteht auch die Zulassung einer Kombination mit Insulin.
KI: Niereninsuffizienz (wenn keine Dosisanpassung), Leberinsuffizienz
Dos: Sitagliptin: 1 x 100 mg/d; Vildagliptin: 2 x 50 mg/d; Saxagliptin 1 x 5 mg/d

▶ **GLP1-Rezeptoragonisten (GLP1-RA):** Exenatid (Byetta®), Exenatid-LAR (Bydureon®), Liraglutid (Victoza®), Lixisenatide (Lyxumia®)
Wi.: GLP1-RA binden mit hoher Affinität an den GLP-1-Rezeptoren und werden durch DPP-4 nicht inaktiviert. Sie bewirken eine Steigerung der Insulinsekretion, Hemmung der Glukagonsekretion, Minderung des Appetits und Verzögerung der Magenentleerung. Da die Insulinsekretion nur bei erhöhtem Glukosespiegel gesteigert wird, können Hypoglykämien nur bei Kombination mit weiteren Antidiabetika auftreten. Langzeitdaten fehlen noch.
Ind: Typ 2-Diabetes in Kombination mit Metformin (und/oder SH), und/oder Insulin, wenn diese allein unzureichend wirken.
NW: Häufig Übelkeit, Erbrechen, Durchfall (meist reversibel); sehr selten Pankreatitis; Ak-Bildung gegen Exenatide mit gel. Wirkungsverminderung u.a.
KI: Pankreatitis u.a. (→ Herstellerangaben); fortgeschrittene Niereninsuffizienz
Dos: Kurzwirksame GLP1-RA → Byetta®: Initial 2 x 5 µg/d s.c. ca. 30 Minuten vor den Hauptmahlzeiten. Dosiserhöhung nach 4 Wochen möglich auf 2 x 10 µg/d s.c.; Lyxumia® 1 x 20 µg/d s.c.
Langwirksame GLP1-RA → Bydureon® 1 x/Wo. 2 mg s.c.; Victoza® 1 x/d s.c.: Einschleichende Dosissteigerung 0,6 → 1,2 (→ ggf. 1,8 mg/d) s. c.

INSULIN

Insulin wird in den β-Zellen der Langerhans-Inseln aus den Vorstufen Präproinsulin und Proinsulin gebildet; dabei wird aus der Mitte der Molekülkette des Proinsulins das C-Peptid (connecting peptide) abgespalten. Da Insulin und C-Peptid äquimolar und zeitgleich ins Blut sezerniert werden, erlaubt die C-Peptidmessung eine unscharfe Aussage über die Funktion der β-Zellen des Pankreas. Gegenüber der Insulinbestimmung im Serum hat die C-Peptidbestimmung im Serum den Vorteil, dass keine Kreuzreaktion mit Insulinantikörpern möglich ist und die Messung von exogener Insulingabe unbeeinflusst bleibt. Darüber hinaus ist die Bestimmung des C-Peptids aufgrund seiner längeren biologischen Halbwertzeit (ca. 25 Minuten) weniger von kurzfristigen Schwankungen der Insulinsynthese beeinflussbar.
Bei Patienten mit allen Formen des Insulinmangeldiabetes ist das C-Peptid erniedrigt.
Die Abgabe des in den Granula der β-Zellen gespeicherten Insulins ist (bei Gesunden) proportional dem Blutzuckerspiegel. Infolge rascher Inaktivierung des zirkulierenden Insulins durch Insulinasen ist die Plasmahalbwertzeit kurz (5 Minuten). Ein Übergewicht an kontrainsulinären Hormonen (STH, ACTH, Kortikosteroide, Glukagon, Adrenalin, Thyroxin) kann zu einer diabetischen Stoffwechsellage führen (WHO-Klassifikation IIID).

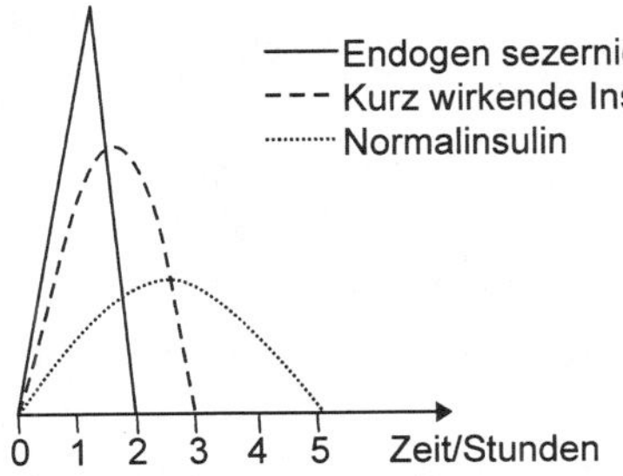

Wirkungsmechanismen des Insulins:

1. Membraneffekt: Förderung des Transports von Glukose, Aminosäuren und Kalium in die Muskel- und Fettzellen.
2. Metabolische Effekte: Förderung der anabolen Stoffwechselprozesse (Glykogensynthese, Lipidsynthese, Proteinsynthese) und Drosselung der katabolen Prozesse (Glykogenolyse, Lipolyse, Proteolyse).

Bei Diabetikern ist die aktive Aufnahme von Glukose in die Zellen erschwert (Insulinresistenz u./o. Insulinmangel). Erst bei erhöhtem Blutzuckerspiegel kann passiv genügend Glukose in die Zelle eintreten. Der Glukosemangel in den Zellen des Fettdepots führt zur verminderten Produktion von Glycerinphosphat, wodurch die Fettsäuren nicht zu Triglyzeriden synthetisiert werden und so das Fettgewebe verlassen. In der Leber werden sie über Acetyl-CoA zu Ketonkörpern abgebaut (Acetessigsäure, β-Hydroxybuttersäure, Aceton). Die Ketonkörper, die von den Muskelzellen als Energiequelle mitbenutzt werden, vermindern die Permeabilität der Zellen für Glukose, sodass die Situation noch weiter verschlimmert wird (insulinantagonistischer Effekt der Ketonkörper).

40er-Regel:
- Der Tagesbedarf an Insulin eines „Standardmenschen“ beträgt 40 IE Insulin (bei Adipösen mehr):
  20 IE Insulin für die Nahrungsaufnahme und 20 IE Insulin für den basalen Stoffwechsel.
- 1 IE Insulin senkt den Blutzucker um 30 - 40 mg/dl (Voraussetzung keine Resistenz).
- 1 KE (Kohlenhydrateinheit) = 10 g Kohlenhydrate erhöhen den Blutzucker um 30 - 40 mg/dl (Voraussetzung keine Resistenz).
- Fazit: 1 IE Insulin neutralisiert im Durchschnitt 1 KE.

Die Insulinsekretion lässt sich in zwei Komponenten einteilen:
1. Eine basale Insulinsekretion sowie
2. mahlzeitenabhängige Insulinausschüttungen.

Die basale Insulinsekretion mit geringen Insulinkonzentrationen im Blut (5 - 25 µU/ml) unterdrückt die Glukosefreisetzung aus der Leber. Deshalb treten bei Insulinmangel auch in der Nüchternphase erhöhte BZ-Werte auf. Demgegenüber sind die mahlzeitenbedingten Insulinausschüttungen für die Verwertung und Speicherung der Glukose aus der Nahrung erforderlich.

Indikationen für eine Insulintherapie:
1. Typ 1 (insulinabhängiger) Diabetes
2. Typ 2-Diabetes: Rechtzeitige Insulingabe, wenn Diät + orale Antidiabetika nicht (mehr) zu einer guten Einstellung führen.
3. Gravidität, wenn Diät allein nicht zu Normoglykämie führt.
4. Diabetische Komplikationen (Mikroangiopathien, [Prä-]Coma diabeticum)
5. Evtl. perioperative oder intensivmedizinische Zustände bei Diabetikern

Insulinpräparate:

Zum Einsatz kommen Humaninsuline und Insulinanaloga.

Insulin steht in Deutschland in zwei verschiedenen Konzentrationen zur Verfügung. Als **U40** (40 IE/ml) für die konventionelle Injektion mit der Insulinspritze und als **U100** (100 IE/ml) in Patronen für Insulinpumpen und Injektionshilfen (Pen). ***Cave:*** Für die Injektion muss die passend kalibrierte Spritze verwendet werden. U40-Insulinspritzen werden in Deutschland nur noch von Braun® angeboten.

1. Kurz wirkende Insuline:

a) Normalinsulin (früherer Name: Altinsulin): Wirkeintritt nach 30 - 60 Min.; Wirkdauer ca. 5 h
z.B. Actrapid®, Huminsulin-Normal®, Insuman Rapid®
Ind: - Bei Stoffwechselentgleisungen und bei Ersteinstellung
- Zur intermittierenden Therapie (z.B. perioperativ)
- Zur intensivierten konventionellen Therapie (ICT) und zur Insulinpumpentherapie
Applikation: Subkutan, bei der Komatherapie intravenös
Bei s.c.-Gabe Spritz-Essabstand ca. 15 - 20 Min.

b) Kurz wirkende Insulinanaloga: Variation der Aminosäuresequenz verhindert subkutane Hexamerenbildung, dadurch raschere Resorption. Wirkeintritt nach ca. 10 Min., Wirkdauer ca. 3,5 h
z.B. Insulin-Aspart (Novorapid®), Insulin-Glulisin (Apidra®), Insulin-Lispro (Humalog®)
Vorteil: Kein Spritz-Ess-Abstand, weniger postprandiale Hypoglykämien; auf Zwischenmahlzeiten kann häufig verzichtet werden. Ggf. postprandiale Injektion.
Nachteil: Die Wirkung kann bei langsam resorbierbaren Kohlenhydraten zu kurz sein; basale Insulinversorgung muss exakt dosiert werden.

2. Verzögerungsinsuline:

Durch Kombination von Insulin mit Protamin, (Zink, Surfen → in Deutschland nicht mehr üblich) erhält man Insulinpräparate mit längerer Wirkungsdauer.
Applikation: Subkutan; Verzögerungsinsuline dürfen nicht intravenös gegeben werden!

a) Trübe NPH-Insuline (Neutrale-Protamin-Hagedorn-Insuline), die durch Schwenken in Suspension gebracht werden müssen
Prinzip: Insulin-Protamin-Kristalle; Wirkeintritt nach ca. 60 Min., Wirkungsdauer 9 - 18 h
Beispiele für humane Verzögerungsinsuline: Huminsulin® Basal, Insuman® Basal, Protaphane®
Ind: Kombinationstherapie Insulin + orale Antidiabetika (SH, Metformin); konventionelle und intensivierte konventionelle Insulintherapie (ICT)

b) Klare lang wirkende Insulinanaloga durch Änderung der Insulinstruktur (Schwenken nicht notwendig sowie deutliche Verlängerung der Wirkdauer):
Glargin (Lantus®), Detemir (Levemir®)

3. Insulinmischungen aus Normalinsulin (oder kurz wirkenden Insulinanaloga) + NPH-Insulin:

NPH-Insuline lassen sich mit Normalinsulin frei mischen (nicht möglich bei Zink-Insulinen). Für praktisch alle Bedürfnisse stehen entsprechende Handelspräparate zur Verfügung.
Ind: Konventionelle Insulintherapie mit täglich 2 (- 3) Injektionen, Dosisverteilung: 2/3 morgens, 1/3 abends
Spritz-Essabstand bei Normalinsulin ca. 30 Minuten (Insulinanaloga ohne Spritz-Ess-Abstand); Applikation s.c.
Beispiele:
- Actraphane® 30 mit 30 %-Anteil von Normalinsulin (und 70 % NPH-Insulin)
- Huminsulin® Profil III mit 30 % Normalinsulin (und 70 % NPH-Insulin)
- Insuman® Comb 25 mit 25 % Normalinsulin (und 75 % NPH-Insulin)
- Humalog Mix® 25 mit 25 % Insulin-Lispro (und 75 % NPH-Insulin)
- NovoMix® 30 mit 30 % Insulin-Aspart (und 70 % NPH-Insulin)

Merke:
1. Intermediär- und Langzeitinsuline werden auch Verzögerungsinsulin genannt. Sie dürfen nicht i.v. gegeben werden!
2. Alle Intermediär und NPH-Insuline müssen mindestens 10-mal geschwenkt werden, um eine gleichmäßige Durchmischung zu erhalten. Nur ca. 10 - 20 % der Patienten schwenken jedoch ausreichend mit der Folge einer stark schwankenden Insulinapplikation (ca. 10 - 200 %)
3. Insulinanaloga sind klare Kunstinsuline, die keiner Durchmischung bedürfen. Klinisch relevante Vorteile oder Nachteile gegenüber den Humaninsulinen sind in Endpunktstudien nicht belegt.

NW/KI einer Insulintherapie:

1. Hypoglykämie
   Urs: Überdosierung (selten in suizidaler Absicht), fehlende oder zu geringe Nahrungszufuhr, vermehrte körperliche Aktivität, Gewichtsreduktion, Interaktion mit Pharmaka (z.B. Betablocker) und Alkohol (lebensbedrohliche Hypoglykämien in Ausnüchterungszellen!); Niereninsuffizienz (Dosisanpassung!)
2. Lipodystrophie/-hypertrophie des Fettgewebes an den Injektionsstellen
   Pro: Systematischer Wechsel der Injektionsstellen (ganzer Bauchbereich und Oberschenkel seitlich - nicht am Oberarm)
3. Insulinresistenz:
   Mehrbedarf an Insulin infolge Störung der Interaktion zwischen Insulin und seinem Rezeptor an der Zelloberfläche u./o. der Glukoseverwertung in der Zelle → Urs.:
   - Übergewicht (am häufigsten)
   - Hypertriglyzeridämie
   - Infektionen, Fieber (häufig)
   - Vermehrung kontrainsulinärer Hormone (s.o.)
   - Stress / Trauma
   - Ketoazidose (Prä-/Coma diabeticum)
   - Ak gegen Insulin (extrem selten)

   Anm.: Um eine Pseudoresistenz handelt es sich bei der Überinsulinierung (durch zu hohe Insulindosen: Hypoglykämien und danach reaktive Hyperglykämien): Hier hilft nur stufenweise Reduktion (!) der Insulindosis (s.u.: Somogyi-Effekt).

A) Konventionelle Insulintherapie (CT)

Mit Intermediärinsulin oder Insulinmischungen aus Intermediärinsulin + Normalinsulin: Eine befriedigende Einstellung ist nur durch mindestens 2 Injektionen/d zu erreichen. Dabei injiziert man 2/3 bis 3/4 der Tagesdosis vor dem Frühstück, den Rest vor dem Abendessen (Spritz-Essabstand = SEA 30 Minuten bei Normalinsulin - bei Insulinanaloga kein SEA). Eine bessere Einstellung ist möglich durch 3 Injektionen:
Morgens: Mischinsulin - mittags: Normalinsulin - abends: Mischinsulin

Nachteil: Eine starr vorgegebene Dosis eines Verzögerungsinsulins ohne Beimischung von Normalinsulin reicht nicht aus, den Blutzuckeranstieg nach Nahrungsaufnahme abzufangen. Andererseits ist der Insulinspiegel zwischen den Mahlzeiten unphysiologisch hoch, sodass Zwischenmahlzeiten erforderlich sind, um hypoglykämische Reaktionen zu vermeiden: Der Patient muss sich folglich an ein starres Mahlzeitenregime halten: Isst der Patient zu wenig, ist seine Insulindosis zu hoch und umgekehrt.

Merke: Konventionelle Insulintherapie = Der Patient muss essen, weil er Insulin gespritzt hat!

Beachte: Morgendliche Hyperglykämie kann 3 Ursachen haben:

1. Eine einmalige morgendliche Gabe eines Verzögerungsinsulins hat eine zu kurze Wirkungsdauer, sodass nachts und bes. morgens der Blutzucker ansteigt.
   Th.: Eine 2. Insulingabe am Abend (Morgen-/Abendrelation: 2 - 3 zu 1).
2. Somogyi-Effekt: Der Patient bekommt eine zu hohe abendliche Insulindosis: Dadurch kommt es zu nächtlicher Hypoglykämie (nächtliche Blutzuckerbestimmung gegen 3 - 4 Uhr) und zu reaktiver morgendlicher Hyperglykämie.
   Patienten, die zu nächtlichen Hypoglykämien neigen, sollten nicht mit einem Blutzucker < 120 mg/dl schlafen gehen. Denn bis 3 Uhr nachts fällt er um 30 - 40 mg/dl und erholt sich erst danach wieder spontan bis zum frühen Morgen. Liegen Patienten um 23 h unter diesem Wert, sollten sie ein oder zwei KE essen. Eine nächtliche Messung um 3 h ist nur erforderlich in der Einstellungsphase oder wenn eine Hypoglykämie erwartet wird, zum Beispiel, wenn die Patienten sehr viel Sport getrieben haben oder nach Alkoholkonsum.
   Th.: Verringerung der abendlichen Insulindosis!
3. Dawn-Phänomen: Trotz konstanter Insulinzufuhr kommt es bei einigen Patienten am frühen Morgen (nach 6 Uhr) zu einem Blutzuckeranstieg. Ursache ist ein erhöhter Insulinbedarf in der 2. Nachthälfte, bedingt durch vermehrte nächtliche Wachstumshormon(GH)-Sekretion (bes. Typ 1-Diabetes).
   Di./Th.: BZ-Kontrollen in der Nacht (z.B. 22 / 2 / 4 Uhr) und Anpassung der abendlichen Insulindosis (Intermediär- oder Langzeitinsulin) oder Einsatz einer Insulinpumpe → Einstellung einer erhöhten Basalrate in den frühen Morgenstunden.

Ergänzungen:

- Neueinstellung eines schlecht eingestellten Diabetes:
  Niemals Diät und Insulin gleichzeitig ändern, sonst verliert man die Übersicht. Man belässt den Patienten für 2 Tage auf seinem alten Schema, macht engmaschige Blutzuckertagesprofile und ändert danach die Insulintherapie.
- Bei schwieriger Einstellung mit Gefahr der Hypoglykämie (über die der Patient belehrt werden muss → ***Cave:*** Autofahren!) sollte Traubenzucker griffbereit sein. Angehörige sollen für den Fall eines hypoglykämischen Schocks mit der Notfallbehandlung vertraut sein (1 mg Glukagon i.m. oder s.c.).
- Bei länger dauernder außergewöhnlicher Muskelarbeit (z.B. Sport am Wochenende) sinkt der Insulinbedarf, oft über die Zeit der Muskelanstrengung hinaus, sodass an dem entsprechenden (und evtl. auch nachfolgenden) Tag nur eine reduzierte Insulindosis (z.B. 50 %) gespritzt werden sollte.

B) Intensivierte Insulintherapie

Basis-/Boluskonzept:
Die Aufgliederung des Insulinspiegels beim Gesunden in eine Basalrate und zusätzliche mahlzeitenabhängige (prandiale) Insulinspitzen kann beim insulinbedürftigen Diabetiker auf 2 Arten nachgeahmt werden:

a) Intensivierte konventionelle Insulintherapie (ICT):
   Der basale Insulinbedarf wird durch mindestens zweimalige Injektion eines Verzögerungsinsulins (evtl. einmalige Gabe eines Langzeitinsulins) abgedeckt. Bei regelmäßigem Tagesablauf genügt manchmal auch eine einzige abendliche Gabe eines Verzögerungsinsulins. Die abendliche Injektion richtet sich nach dem Tagesablauf des Patienten und dem nächtlichen Blutzuckerverlauf. Sie erfolgt bei Gabe von NPH-Insulin in der Regel zwischen 22 - 24 Uhr.
   Etwa 40 - 50 % der gesamten Insulintagesdosis entfallen auf die basale Insulinversorgung. Die restlichen 50 - 60 % der Tagesdosis verteilen sich auf die mahlzeitenbezogenen (prandiale) Bolusgaben von Normalinsulin oder kurz wirkenden Insulinanaloga. Die Höhe der einzelnen Dosen richtet sich nach der Größe der Mahlzeit (= Menge der Kohlenhydrate in KE), dem präprandial gemessenen Blutzuckerwert, der Tageszeit und der geplanten körperlichen Belastung. Ein Spritz-Ess-Abstand ist dabei nicht zwingend erforderlich, ca. 15 Min. sind aber wünschenswert.
   Es besteht eine zirkadiane Insulinempfindlichkeit, daher ist der Insulinbedarf pro Kohlenhydrateinheit (KE) zu verschiedenen Zeiten unterschiedlich (Verhältnis i.d.R. 3 : 1 : 2).
   Insulinbedarf pro KE: morgens ca. 2 IE, mittags 1,0 IE, abends 1,5 IE (wenn keine Resistenz vorliegt)
   Die Anpassung der Dosis des Normalinsulins bei vom Zielblutzucker (90 - 120 mg/dl) abweichenden Werten geht von der Erfahrung aus, dass 1 IE Normalinsulin den Blutzucker um ca. 50 - 60 mg/dl senkt (bei Blutzuckerwerten ≤ 300 mg/dl). Bei BZ-Werten > 300 mg/dl senkt 1 IE Normalinsulin den BZ um ca. 30 mg/dl. D.h. je höher der Blutzucker, umso schlechter die Insulinwirkung.

Beispiele für Injektionsschemata der ICT (N = Normalinsulin, V = Verzögerungsinsulin)

Frühstück	Mittagessen	Abendessen	zur Nacht (23 h)
N	N	N	V
N + V	N	N	V
N + V		N	V
N	N + V	N	V

Bei Patienten mit (noch) ausreichender basaler Insulinsekretion kann ein Versuch mit einer supplementären Insulintherapie gemacht werden (Bolus eines schnell wirkenden Insulins zu den Hauptmahlzeiten ohne Basalinsulin).

b) Insulinpumpentherapie:
Hierbei wird ausschließlich Normalinsulin oder schnell wirksames Analoginsulin verwendet. Mittels externer Pumpe erfolgt eine kontinuierliche subkutane Insulininfusion (CSII). Die Basalrate ist bei modernen Geräten für jede Stunde getrennt programmierbar, sodass z.B. einem Dawn-Phänomen optimal gegengesteuert werden kann. Der Patient ruft zusätzlich zu den Mahlzeiten - abhängig vom präprandialen Blutzuckermesswert und der gewünschten Nahrungsmenge - Bolusinsulingaben über das Insulindosiergerät ab. Hierbei handelt es sich um Insulinpumpen ohne automatischen Glukosesensor (die Blutzuckerbestimmung erfolgt manuell durch den Patienten) = "open-loop-system". Optimal wären Insulinpumpen mit kontinuierlich arbeitendem Glukosesensor über den die Insulinzufuhr gesteuert wird = feedback-regulierte Pumpen = "closed-loop-system". Unter einer Insulinpumpentherapie ist der Insulinbedarf meist um 30 - 50 % niedriger!

Ko.: 1. Lokale Infektionen
2. Entgleisung ins Koma bei blockiertem Insulinfluss oder Ablegen der Pumpe
3. Hypoglykämiegefahr bei ungenügender Blutzuckerselbstkontrolle

Ind.: - Schwangerschaft
- Ausgeprägtes Dawn-Phänomen
- Drohende Spätkomplikationen des Diabetes u.a.

Voraussetzungen für eine intensivierte Insulintherapie:
- Kooperative Patienten mit der Fähigkeit, therapeutisch zu entscheiden
- Intensive Diabetesschulung
- Tägliche Stoffwechselselbstkontrollen (mindestens 4 - meist mehr - Blutzuckerselbstkontrollen)
- Selbstbestimmung von Ketonen bei BZ > 250 mg/dl und Ketoseazidosemanagement
- Betreuung der Patienten durch diabeteserfahrene Ärzte

Vorteile der Behandlung:
- Optimale Stoffwechselführung
- Individuelle zeitliche Gestaltung der Nahrungsaufnahme (der Patient spritzt Insulin, wenn er essen möchte) und der körperlichen Belastung (rasche Anpassung der Insulindosis möglich).

  Die Ergebnisse des Diabetes Control und Complication Trial (DCCT) bei Typ 1-Diabetikern zeigen, dass durch intensivierte Insulintherapie mit Optimierung der Stoffwechseleinstellung die Rate diabetischer Spätschäden (Retinopathie, Nephropathie, Neuropathie) um 50 % vermindert wird und ein Fortschreiten bereits vorhandener Schäden verhindert werden kann. Dabei muss allerdings ein um den Faktor 3 erhöhtes Risiko an Hypoglykämien in Kauf genommen werden.

Behandlungsziel:

Prophylaxe diabetischer Spätkomplikationen durch Anstreben einer nahezu normoglykämischen Stoffwechsellage:

1. • BZ nüchtern und präprandial 80 - 110 mg/dl (4,4 - 6,1 mmol/l)
   BZ postprandial ≤ 140 mg/dl (≤ 7,8 mmol/l)
   BZ-Selbstkontrollen durch den geschulten Patienten
   • Urin glukosefrei
   • Azeton negativ
   • Albuminurie < 20 mg/l
2. Vermeidung hypoglykämischer Reaktionen!
3. Normalisierung von Körpergewicht und Blutfetten → Zielwerte:
   LDL-Cholesterin < 100 mg/dl (< 2,6 mmol/l); bei D.m. + KHK < 70 mg/dl (1,8 mmol/l)
   HDL-Cholesterin > 45 mg/dl (> 1,1 mmol/l)
   Triglyzeride < 150 mg/dl (< 1,7 mmol/l)
4. Normalisierung des Glykierungs-Langzeitparameters HbA_{1c} (Kontrolle alle 3 Monate)
   Behandlungsziel:
   • Typ 1-Diabetiker: Normnahe BZ-Einstellung mit Normalisierung des HbA_{1c} < 6,5 % zur Prophylaxe diabetischer Spätkomplikationen, wenn dieses Ziel hypoglykämiearm erreicht werden kann.
   • Typ 2-Diabetiker: Zielbereich des HbA_{1c} < 7 bis 6,5 % (Anmerkungen: Siehe Kap. Hypoglykämie). In späteren Stadien individuelle HbA_{1c}-Zielvereinbarung. HBA_{1c}-Werte < 6,5 % zeigen keinen Benefit, jedoch erhöhte Hypoglykämiegefährdung sowie Steigerung des Risikos für kardiovaskuläre

Komplikationen. Zudem Erhöhung der Demenzgefährdung.

Interpretation von Blutglukose und HbA_{1c}:

- Normale Blutglukose, hohes HbA_{1c}:
  - Vortäuschung einer guten Stoffwechsellage durch Diätdisziplin nur vor der ambulanten Kontrolle
  - Bei instabiler Stoffwechsellage deuten hohe HbA_{1c}-Werte trotz normaler Blutglukose auf Stoffwechseldekompensation in den vergangenen Wochen hin.
- Erhöhte Blutglukose, befriedigende HbA_{1c}-Werte: Nur vorübergehender Blutglukoseanstieg (z.B. stressbedingt hohe Glukose beim Arztbesuch) bei sonst befriedigender Einstellung
- Normale Blutglukose und HbA_{1c}-Werte: Gute Stoffwechsellage in den letzten 4 - 8 Wochen
- Erhöhte Blutglukose und HbA_{1c}-Werte: Schlechte Stoffwechsellage in den letzten 4 - 8 Wochen

5. Ausschalten evtl. weiterer Risikofaktoren einer vorzeitigen Arteriosklerose:
   - Rauchverbot
   - Blutdrucknormalisierung bei Hypertonie: Zielblutdruck bei diabetischer chronischer Nierenerkrankung (KDIGO 2012):
   - Patienten ohne Albuminurie: ≤ 140/90 mmHg
   - Patienten mit Albuminurie: ≤ 130/80 mmHg

   Merke: Die Albuminurie ist der wichtigste Risikofaktor für das kardiovaskuläre Risiko und die Progression der chronischen Nierenerkrankung.

   Pro 10 mmHg-Senkung des systolischen RR vermindern sich diabetische Komplikationen um 12 % (UKPD-Studie). Diuretika und Betablocker können die diabetische Stoffwechsellage verschlechtern; daher sollte eine Kombination von beiden vermieden werden (sofern möglich).

6. Regelmäßige Untersuchungen zur Erfassung evtl. Spätkomplikationen (Protokollieren im Gesundheitspass):
   - Kontrolle auf (Mikro-)Albuminurie, Harnstoff, Kreatinin i.S. und Errechnen der GFR mittels MDRD- oder CKD-EPI-Formel, die im kritischen Bereich 60 - 90 ml/Min./1,73 m^2 genauer die GFR berechnet).
   - Inspektion der Füße durch den Arzt
   - Patientenschulung zur Prophylaxe von Fußkomplikationen (Selbstinspektion der Füße, fachgerechte Fußpflege und Schuhe, Schutz vor Verletzungen u.a.)
   - Pulsstatus, neurologischer Status
   - Augenärztliche Untersuchungen mit Ophthalmoskopie in Mydriasis, evtl. Fluoreszenzangiografie
   - Zahnärztliche Kontrollen und Therapie einer Parodontitis

7. Frühzeitige Prävention und Therapie von Komplikationen:

   Basis: Optimale Blutzuckereinstellung und Behandlung/Beseitigung anderer Gefäßrisikofaktoren

   ▶ Diabetisches Fußsyndrom (DFS)

   Voraussetzung: Interdisziplinäre Zusammenarbeit in spezialisierten Diabetes-Fuß-Zentren: Differenzierung zwischen neuropathischem Fuß (neurologische Diagnostik) und/oder PAVK (angiologische Diagnostik)

   Therapiepunkte:

   Fußpflege (Patientenschulung!) - Druckentlastung - Diabetes-Entlastungsschuhe - Vermeidung von Traumen und Infektionen - Wundsäuberung/Débridement nekrotischer Beläge + Infektbehandlung - Revaskularisationstherapie bei AVK. Die Anlage von Bypässen auf Unterschenkel- und Fußarterien sowie interventionelle Maßnahmen bei Patienten mit DFS verhindern in der Mehrzahl der Fälle die Amputation des gefährdeten Beines. Evtl. ergänzend hyperbare Oxygenation (HBO).

   Häufigkeit von Bakterien in chronischen Wunden beim DFS: Staph. aureus (50 %) allein oder kombiniert mit Enterobacter (40 %), Streptokokken (30 %), Staph. epidermidis (25 %) u.a. Nach Abnahme von Material für Kultur ungezielte Initialtherapie und evtl. Korrektur nach Antibiogramm.

   Merke: Ungeeignetes Schuhwerk ist die häufigste Ursache für Druckstellen/Ulzerationen/Nekrosen. Keine Amputation vor angiologischem + diabetologischem Konsil! Durch Revaskularisationstherapie in gefäßchirurgischen Zentren lässt sich die hohe Zahl von Majoramputationen (= Amputation oberhalb des Sprunggelenkes) vermindern!

   Prg: Ohne gute Prävention und Therapie hohes Amputationsrisiko. Nach Amputation versterben 50 % der Patienten innerhalb von 3 Jahren (an den Folgeschäden des Diabetes mellitus).

   ▶ Diabetische Retinopathie - Jährliche augenärztliche Untersuchung in Mydriasis!

Nicht proliferative Retinopathie		**Proliferative Retinopathie**	
Mikroaneurysmen Intraretinale Blutungen	IRMA Perlschnurvenen	Gefäßproliferationen	Präretinale Blutungen Netzhautablösung
↑	↑	↑	↑
Panretinale Laserkoagulation			Glaskörperchirurgie (Vitrektomie)

Merke: Eine intensivierte Insulintherapie bei Typ 1-Diabetikern kann das Risiko einer diabetischen Retinopathie um ca. 75 % senken (DCCT-Studie). Der HbA_{1c} sollte nicht zu schnell gesenkt werden.

- Diabetisches Makulaödem (kann in jedem Stadium der diabetischen Retinopathie auftreten): Fokale Laserkoagulation, intravitreale Injektion von Glukokortikosteroiden oder VEGF-Antagonisten, z.B. Ranibizumab
- Diabetische Polyneuropathie:
  - Als einziger kausaler Faktor der Prävention und Therapie gilt eine normnahe BZ-Einstellung! Anzustreben ist ein HbA_{1c} < 6,5 - 7 %.
  - Pharmakologisch werden zur Symptomlinderung unterschiedliche Substanzen empfohlen: Antidepressiva (z. B. Amitriptylin oder Duloxetin), Antikonvulsiva (z.B. Carbamazepin, Pregabalin), Antioxidantien (z.B. α-Liponsäure) und Analgetika.
- ADN mit Gastroparese: Metoclopramid wirkt nach wenigen Wochen oft nicht mehr. Dann kann eine sog. Erythromycin-Kur (Motilin-analoger-Effekt) durchgeführt werden, die aber oft auch nur kurzfristige Besserung verschafft. Auf postprandiale Hypoglykämien bei der Insulintherapie achten → evtl. Spritz-Ess-Abstand anpassen und ggf. erst nach der Nahrungsaufnahme spritzen! Bei therapierefraktärer Gastroparese evtl. Implantation eines Magen-Schrittmachers.
- Diabetische Nephropathie (DN): Jährliches Screening auf Mikro- bzw. Makroalbuminurie!
  - Gute Diabeteseinstellung (siehe oben)
  - Blutdruck langfristig auf normale Werte einstellen! (RR-Zielwert 130 - 139/80 - 85 mmHg) siehe oben), bevorzugt mit ACE-Hemmern oder AT_1-Blockern, die renoprotektiv wirken.
  - Meidung nephrotoxischer Substanzen (NSAR, Mischanalgetika u.a.)
  - Bei persistierender Proteinurie: Proteinrestriktion (0,8 g/kg KG/d - solange keine Katabolie), bevorzugt Fisch und pflanzliches Eiweiß, kochsalzarme Ernährung (NaCl Zufuhr auf 6 g/d begrenzen).
  - Optimale Behandlung einer Niereninsuffizienz (siehe dort). Biguanide u.a. OAD sind bei Niereninsuffizienz unterschiedlichen Grades kontraindiziert. Generell wird empfohlen, bei Niereninsuffizienz frühzeitig auf Insulin umzustellen.
- Erektile Dysfunktion:
  - Urologische Anamnese + Diagnostik (Ausschluss eines Testosteronmangels und einer Hyperprolaktinämie; Medikamentenanamnese; SKAT-Test, arterielle + venöse Gefäßdiagnostik)
  - Therapieoptionen:
    - Phosphodiesterase-5-Inhibitoren: Sildenafil (Viagra®), Vardenafil (Levitra®), Tadalafil (Cialis®)
      NW: z.B. Kopfschmerzen, Gesichtsrötung, Blutdruckabfall, insbes. bei Kombination mit Nitraten, Molsidomin oder Alphablockern; selten Sehstörungen bis Erblindung u.a.
      KI: KHK, Zustand nach Herzinfarkt oder Schlaganfall; gleichzeitige Therapie mit Nitraten oder Molsidomin; arterielle Hypotonie, Herzinsuffizienz u.a.
    - MUSE (medikamentöses urethrales System zur Erektion) unter Verwendung von Prostaglandin E1-Analoga, z.B. Alprostadil ist für den Patienten angenehmer als die Schwellkörper-Autoinjektionstherapie (SKAT).
    - Vakuumpumpe bei zu raschem venösen Abstrom

- **Diabetesbehandlung in der Schwangerschaft (inkl. Gestationsdiabetes):**
  - Intensive Kooperation zwischen Internisten und Gynäkologen
  - Ausführliche Schulung der Patientinnen
  - Wenn Behandlung mit Diät alleine nicht möglich, intensivierte konventionelle Insulintherapie oder Insulinpumpe. Orale Antidiabetika kontraindiziert. Bei bekanntem Diabetes Optimierung der Stoffwechseleinstellung bereits vor Konzeption.

  Behandlungsziele: BZ nüchtern/präprandial 65 - 95 mg/dl, 1 h postprandial < 140 mg/dl, 2 h postprandial < 120 mg/dl, vor dem Schlafen 90 - 120 mg/dl, nachts zwischen 2 - 4 Uhr > 60 mg/dl, mittlerer Blutzucker 85 - 105 mg/dl, normaler HbA_{1c}. Wenn fetaler Abdomenumfang > 75 Perzentile beträgt, sind die Behandlungsziele laut Leitlinie noch strenger. Bei optimaler Einstellung ist die Kindersterblichkeit mit der bei Nichtdiabetikern vergleichbar (< 1 %).
  Postpartal bildet sich ein Gestationsdiabetes i.d.R. zurück, es besteht aber ein hohes Risiko für eine spätere Diabetesmanifestation.

Beachte eine Veränderung der Insulinempfindlichkeit in der Schwangerschaft:
1. Zunehmende Insulinempfindlichkeit mit höherer Hypoglykämiegefahr in der 8. - 12. Schwangerschaftswoche
2. Abnehmende Insulinempfindlichkeit in der 2. Schwangerschaftshälfte → Dosis steigern.
3. Zurückkehrende Insulinempfindlichkeit sofort nach der Entbindung → Dosis reduzieren.
4. Stillen senkt den Insulinbedarf um ca. 5 IE.

▸ **Diabetes und operative Eingriffe:**

- Konstellation: Insulinpatient:
  Präoperative Minimalforderung: Kreislauf stabil, Wasser- und Elektrolythaushalt ausgeglichen, Isohydrie, Blutzucker < 200 mg/dl.
  Perioperative getrennte Infusion von Glukose 5 % plus erforderliche Elektrolyte (100 - 200 ml/h) + Normalinsulin i.v. über Perfusor. Insulinzufuhr in Abhängigkeit von der Höhe der Blutglukose steuern (stündliche Kontrollen). Serumkalium alle 4 h kontrollieren.
  Alternative: Bedarfsgerechte Insulinzufuhr durch Einsatz von Insulinpumpen.

Aktueller Blutzucker (mg/dl)	Insulindosierung (IE/h)
120 - 180	1,0 wenn präoperativer Tagesbedarf < 40 IE 1,5 wenn präoperativer Tagesbedarf 40 - 80 IE 2,0 wenn präoperativer Tagesbedarf > 80 IE
> 180	jeweils 0,5 IE mehr
< 120	jeweils 0,5 IE weniger
≤ 100	Insulinzufuhr vermindern oder stoppen, Glukosezufuhr erhöhen, Blutzuckerkontrollen alle 15 - 30 Min.

  Bei folgenden Eingriffen muss postoperativ mit einem Abfall des Insulinbedarfs mit der Gefahr von Hypoglykämien gerechnet werden:
  - Amputation einer Extremität wegen Gangrän
  - Exstirpation eines infizierten Organs (z.B. Gallenblase)
  - Drainage eines Abszesses oder einer Phlegmone
  - Hypophysektomie, Adrenalektomie, Phäochromozytomoperation
  - Entbindung per Sectio
- Konstellation: Typ 2-Diabetes/Patient mit oralen Antidiabetika eingestellt:
  Metformin 48 h vor Operation absetzen, keine Sulfonylharnstoffe am Operationstag!
  Kleine und mittlere Op.: Infusion mit 5 % Glukose (Zugabe erforderlicher Elektrolyte), Blutzucker stündlich kontrollieren.
  BZ < 200 mg/dl → Op.
  BZ > 200 mg/dl → Insulinzufuhr (s.o.)
  SH mit erster postoperativer Mahlzeit, BZ-Kontrollen
  Große Op.: Umstellung auf Insulin präoperativ
  Merke: Blutzuckernormalisierung durch Insulintherapie kann bei chirurgischen Intensivpatienten die Mortalität um 30 % und septische Komplikationen um fast 50 % senken!

▸ **Pankreastransplantation:**
Ind: Diabetische Sekundärkomplikationen (z.B. Nephropathie, Retinopathie und Neuropathie) oder lebensbedrohliche unbewusste Hypoglykämien. Keine Altersbegrenzung. Bei sehr hohem operativem Risiko Inselzelltranstransplantation (kurze Funktionsraten). Eine Nieren-Lebendspende sollte vor Eintreten der Dialysepflichtigkeit erwogen werden.
Verfahren: Simultane Pankreas-/Nierentransplantation (SPK), alleinige Pankreastransplantation (PTA) oder Pankreastransplantation nach erfolgter Nierentransplantation (PAK)
Das Pankreas wird heterotop transplantiert und entweder systemisch (Vena cava) oder portalvenös sowie exokrin enteral oder zystisch drainiert.
Immunsuppression nach verschiedenen Protokollen
Prg: 10-J-Überleben von pankreas- und nierentransplantierten Diabetikern ist um 60 % höher als bei alleiniger Nierentransplantation. Lebenserwartung des diabetischen Dialysepatienten steigt von 8 J. auf 23 J. nach erfolgreicher Transplantation. SPK ist die kosteneffektivste Therapieoption.
Voraussetzungen:
1. Typ 1-Diabetes mit Nachweis von Ak gegen GAD und/oder ICA und/oder IA-2 oder negatives C-Peptid
2. Ausschluss schwerwiegender Herz-Kreislauf-Erkrankungen, Malignomen und akuter Infektionen
3. Blutgruppenkompatibilität und negatives Cross-match (mixed lymphocyte culture = MLC)

Ko.: Blutung, Thrombose, Transplantationspankreatitis, Abstoßung, Infektion, Abszess
Abstoßungsrate beträgt in Abhängigkeit des Verfahrens und des immunsuppressiven Protokolls 5 - 20 %. 90-Tage-Letalität bis 3,5 %,

▸ **Therapieformen/Diagnostik in klinischer Erprobung:**
- Entwicklung eines künstlichen endokrinen Pankreas = "Closed-Loop-System", bestehend aus kontinuierlich arbeitendem Glukosesensor, Mikrocomputer und Insulinpumpe (z.B. Ulmer "Zuckeruhr"). Dabei erfolgt eine glukosekontrollierte (feed back-regulierte) Insulinzufuhr.
- Gentherapie des Typ 1-Diabetes (Umprogrammieren von Leberzellen zur Insulinproduktion)

Prg: Während die (akute) Komaletalität beim Diabetes von > 60 % (um 1900) auf etwa 1 % abgesunken ist (Insulin, orale Antidiabetika), wird heute das Schicksal des Diabetikers durch das Ausmaß der (chronischen) Gefäßschäden bestimmt: Gefäßbedingte Todesursachen beim Diabetes mellitus betragen heute fast 80 %! Deshalb sollten die Begleiterkrankungen und Risikofaktoren optimal therapiert werden.
Bei frühzeitiger optimaler Therapie des Diabetes mellitus inklusive Gewichtsnormalisierung, Fettstoffwechselstörung und Hypertonie ist die Prognose günstig; bei unbefriedigender Diabetesführung sind Lebenserwartung und -qualität reduziert.
Häufigste Todesursachen: Herzinfarkt (55 %) und/oder Nierenversagen (> 40 %). Früher erblindeten knapp 10 % der Typ 1-Diabetiker durch die Retinopathie!
Bei schlechter Stoffwechselführung drohen außerdem Spätkomplikationen durch autonome diabetische Neuropathie und diabetisches Fußsyndrom.

Pro: Verschiedene Interventionsstudien zur Prophylaxe des Typ 1-Diabetes:
- Primärprävention (Zielgruppe: Hohes genetisches Risiko, noch keine Ak): Durch Gabe von Vitamin D wurde in Finnland das Risiko für Typ 1-Diabetes um 80 % gesenkt.
- Sekundärprävention → Zielgruppe: Ak+, aber noch kein manifester Diabetes mellitus (bisher ohne Erfolg)

COMA DIABETICUM = HYPERGLYKÄMISCHES KOMA [E14.01]

Def: Das Coma diabeticum ist eine durch relativen oder absoluten Insulinmangel hervorgerufene schwere Stoffwechselentgleisung mit erheblicher Störung des Sensoriums, die unbehandelt zum Tode führt. Nur etwa 10 % der Patienten sind nach neurologischer Definition tatsächlich bewusstlos.

Auslösende Faktoren:
Absoluter oder relativer Insulinmangel
- ▶ Fehlende exogene Insulinzufuhr:
  - Erstmanifestation eines bisher unerkannten Diabetes
  - Unterlassene Injektion; Unterbrechen der Insulinzufuhr bei Insulinpumpen
  - Tabletten statt Insulin (bei Insulinbedürftigkeit)
- ▶ Ungenügende exogene Insulinzufuhr:
  - Ungenügende Dosis verordnet
  - Technische Fehler bei der Abmessung und Injektion
- ▶ Erhöhter Insulinbedarf:
  - Infekt (Pneumonie, Harnwegsinfekt u.a.)
  - Diätfehler
  - Operation, Unfall, Gravidität
  - Gastrointestinale Erkrankungen
  - Herzinfarkt
  - Hyperthyreose
  - Therapie mit Saluretika, Kortikosteroiden

In 25 % d.F. handelt es sich um ein sog. Manifestationskoma, d.h. der Diabetes mellitus wird im Zustand des Komas erstmals diagnostiziert. Infektionen stellen die häufigste auslösende Ursache dar (ca. 40 %)!

Pg.: Typisch für Typ 1-Diabetes ist das ketoazidotische Koma, für Typ 2-Diabetes das hyperosmolare Koma.

Merke: Das Fehlen einer diabetischen Ketoazidose (DKA) schließt ein Coma diabeticum nicht aus!

Pathogenese des ketoazidotischen Komas:

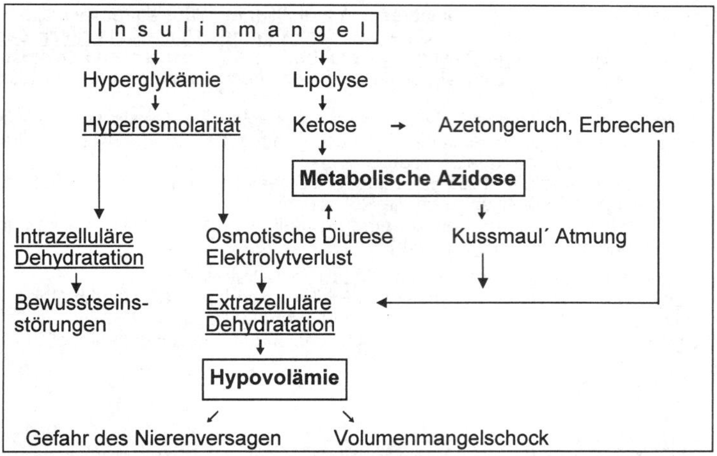

- Pathogenese des hyperosmolaren Komas:
  Ein relativer Insulinmangel führt zu verminderter peripherer Glukoseutilisation bei gleichzeitig vermehrter hepatischer Glukosefreisetzung. Geringe Mengen Insulin verhindern dabei die Ketose durch Hemmung der Lipolyse im Fettgewebe.

KL.: 3 Klinische Formen der diabetischen Dekompensation:
- Kardiovaskuläre Form (Volumenmangel, Schock)
- Renale Form (akutes Nierenversagen)
- Pseudoperitonitische Form: peritoneale Reizerscheinungen, Magen-Darm-Atonie, bes. Magenüberblähung (→ Ablaufsonde!)
  DD: Akutes Abdomen

Beurteilung des Schweregrades einer Bewusstseinstrübung mit der Glasgow-Koma-Skala:

		Punkte
Öffnen der Augen	Spontan	4
	Auf Ansprache	3
	Auf Schmerzreiz	2
	Fehlt	1
Verbale Reaktion	Orientiert	5
	Verwirrt	4
	Einzelne Worte	3
	Laute	2
	Fehlt	1
Motorische Antwort	Folgt Aufforderungen	6
	Gezielte Schmerzreaktion	5
	Ungezielte Schmerzreaktion	4
	Beugesynergismen	3
	Strecksynergismen	2
	Fehlt	1
Maximale Punktzahl		15
Minimale Punktzahl		3

<table>
<tr><th></th><th>Hyperosmolares Koma
(typisch für Typ 2-Diabetes)</th><th>Ketoazidotisches Koma
(typisch für Typ 1-Diabetes)</th></tr>
<tr><td rowspan="2">Präkoma</td><td colspan="2">– Appetitlosigkeit, Erbrechen
– Durst, Polydipsie, Polyurie
– Schwäche, Tachypnoe
– Zeichen der Exsikkose mit Kollapsneigung (am stärksten beim hyperosmolaren Koma)</td></tr>
<tr><td>Schleichender Beginn!</td><td>Evtl. Pseudoperitonitis (Bauchschmerzen)
Evtl. azidotische (große) Atmung</td></tr>
<tr><td rowspan="2">Koma</td><td colspan="2">– Exsikkose und Schockentwicklung (Puls ↑, RR und ZVD ↓)
– Oligo-Anurie, erlöschende Eigenreflexe
– Ekg: Nach Beginn der Insulintherapie evtl. Hypokaliämiezeichen
<u>Labor:</u>
– Hyperglykämie
– Glukosurie
– Na^+ i.S. normal oder leicht erniedrigt
– K^+ i.S. unterschiedlich: Trotz Kaliumverlust können die Serum K^+-Werte infolge Azidose <u>vor</u> Beginn der Insulintherapie normal bis erhöht sein.
– Hkt + Hb ↑, Leukozytose</td></tr>
<tr><td><u>Hyperglykämie > 600 mg/dl</u>
Hyperosmolalität > 300 mosmol/kg H_2O
Kaum Azetonurie
Anionenlücke < 12 mmol/l</td><td>Hyperglykämie > 350 mg/dl
Ketonurie: im Urinstix Aceton +++
Ketonämie: β-Hydroxybutyrat > 5 mmol/l
Metabolische Azidose mit Standarbikarbonat 8 - 10 mmol/l
Anionenlücke durch Ketonkörper > 12 mmol/l</td></tr>
</table>

<u>Serum-Osmolalität (in mosmol/kg H_2O)</u> = 1,86 x Na^+ + Glukose + Harnstoff + 9
(Alles in mmol/l; bei Angabe in mg/dl → Glukose durch 18 teilen und Harnstoff durch 6 teilen.)

<u>Anionenlücke (in mmol/l)</u> = (Na^+) - (Cl^-) - ($HCO3^-$)
Referenzbereich: 3 - 11 mmol/l

<u>DD:</u> **Ursachen einer Bewusstlosigkeit:**

1. <u>Toxisch:</u>
   - Exogene Vergiftungen (bes. <u>Alkohol</u>, Heroin, Sedativa, Psychopharmaka)
   - Endogene Vergiftungen (Urämie, Coma hepaticum)
2. <u>Kardiovaskulär:</u>
   - Kollaps
   - Schock
   - Adams-Stokes-Anfall, Kreislaufstillstand
3. <u>Endokrine Störungen:</u>
   - <u>Hypoglykämischer Schock, Coma diabeticum</u>
   - Addison-Krise
   - Thyreotoxische Krise und myxödematöses Koma
   - Hypophysäres Koma
   - Hyperkalzämische Krise
   - Diabetes insipidus

4) <u>Zerebrale Erkrankungen</u> (Beachte: Oft mit reaktiver Hyperglykämie!)
Hypertonische Massenblutung, Enzephalomalazie, Subarachnoidalblutung, sub-/epidurales Hämatom, Schädel-Hirn-Trauma, Epilepsie, Meningitis, Enzephalitis, Sinusthrombose, generalisierter Krampfanfall u.a.

5) Psychisch: Hysterie

6) <u>Anoxämisch:</u> Erstickung, Hyperkapnie bei respiratorischer Globalinsuffizienz

7) <u>Laktatazidotisches Koma</u>
<u>Urs:</u> Schwere Hypoxie, nach Fruktoseinfusion bei Fruktoseintoleranz, sehr seltene NW einer Biguanidtherapie (Di.: Blutlaktat ↑)

DD	Coma diabeticum	Hypoglykämischer Schock [E15]
Entwicklung	Langsam, oft Tage	Plötzlich, Minuten
Hunger		+ + +
Durst	+ + +	
Muskulatur	Hypoton **Nie Krämpfe!**	Hyperton, Tremor
Haut	Trocken!!!	Feucht
Atmung	Große Atmung,* Azetongeruch	Normal
Augenbulbi	Weich	Normal
	Fieber, Bauchschmerz	Delirante Vorstadien (Fehldiagnose: Alkoholiker!); Evtl. Bild eines zerebralen Insultes mit neurologischen Ausfällen; positiver Babinski, evtl. epileptischer Anfall

* Beim hyperosmolaren Koma normale Atmung, da keine Ketose (→ auch kein Ketongeruch!).

Die DD zwischen Coma diabeticum und Hypoglykämie ist mittels Blutzucker-Schnellteststreifen schnell gelöst.
Besteht bei dieser Differenzialdiagnose auch nur die leiseste Unsicherheit (Notfalldienst, Blutzuckerteststreifen nicht vorhanden), so darf auf keinen Fall probatorisch Insulin gegeben werden (denn das kann für den Patienten letal enden), wohl aber Glukose, da Glukose i.v. im Coma diabeticum die Situation nicht relevant verschlechtert!

Di.: Anamnese/Klinik - Labor (BZ ↑, bei diabetischer Ketoazidose (DKA) β-Hydroxybutyrat ↑)

Th.: Intensivstation

A) Allgemeinmaßnahmen:
- Kontrolle von Atmung, Kreislauf, Wasser-/Elektrolythaushalt
- Blasenkatheter zur Bilanzierung legen (+ Antibiotikaschutz)
- Evtl. zentralvenöser Katheter zur Messung des ZVD
- Evtl. Magensonde (wegen Magenatonie und Pylorospastik mit Brechreiz)
- Engmaschige Laborkontrollen (Blutzucker stündlich, Kalium + Blutgase alle 2 h)
- Dekubitus-, Pneumonie und Thromboembolieprophylaxe (low dose-Heparin)

B) Spezifische Therapie:

1. Therapie der Dehydratation und Hyperosmolalität:
   Beim unbehandelten Coma diabeticum findet sich infolge Exsikkose zwar eine Hypernatriämie, dennoch besteht ein renaler Natriumverlust. Bei normaler Harnproduktion und nur mäßiger Hypernatriämie (< 150 mmol/l) wird mit physiologischer 0,9 %iger NaCl- oder Ringer-Lösung rehydriert. Halbisotone Kochsalzlösung oder hypoosmolare Vollelektrolytlösung können indiziert sein bei ausgeprägter Hypernatriämie (> 150 mmol/l) oder ausgeprägter Hyperosmolalität (> 320 mosmol//kg H_2O).
   Dosierung pro Zeiteinheit: In der 1. Stunde 1000 ml, danach in Abhängigkeit von Urinausscheidung und ZVD: 0 cm → 1.000 ml/h, 1 - 3 cm → 500 ml/h, 4 - 8 cm → 250 ml/h, 9 - 12 cm → 100 ml/h. In den ersten 24 h beträgt der durchschnittliche Flüssigkeitsbedarf 5 - 6 l. Nach der 8. Stunde reichen oft 250 ml/h.
   Dosisanpassung in Abhängigkeit von Diurese und Klinik (bei Patienten mit Herzinsuffizienz zu rasche Infusion vermeiden → Gefahr des Lungenödems!).
2. Insulintherapie:
   Stets nur Normalinsulin intravenös! Plasmahalbwertzeit von Insulin ca. 5 Minuten. Verschiedene Dosierschemata werden empfohlen. Bewährt hat sich bei den meisten Patienten die „low-dose"-Insulintherapie mit einem initialen Bolus von ca. 10 IE i.v., anschließend ca. 5 IE Normalinsulin/h i.v. über Dosierpumpe.
   Besteht vor Insulintherapie eine Hypokaliämie (was selten der Fall ist), sollte diese zuerst ausgeglichen werden. Keine Insulintherapie ohne begleitende Volumenzufuhr (Punkt 1).
   Der Blutzucker sollte nicht schneller als 50 mg/dl pro Stunde und in den ersten 24 h nicht < 250 mg/dl gesenkt werden (zu rasche BZ-Senkung kann zu Retinaschäden führen).
   Vorteil der „low-dose"-Insulintherapie: Weniger Hypokaliämien und Hypoglykämien im Verlaufe der Behandlung sowie geringere Gefahr des Hirnödems.
   Anm.: Einige Patienten benötigen höhere Dosen: Fällt unter der anfänglichen Insulindosierung der Blutzucker innerhalb von 2 h nicht ab, müssen die Dosen verdoppelt werden (um eine Insulinresistenz zu durchbrechen, sind in seltenen Fällen erheblich höhere Insulinmengen notwendig). Ist der Blutzucker auf ca. 250 mg/dl abgesunken, reduziert man die Zufuhr von Normalinsulin auf 1 - 2 IE/h, evtl. bei gleichzeitiger Infusion von 5 %iger Glukoselösung. Nicht das Insulin abstellen, da sonst wieder Lipolyse mit Anstieg freier Fettsäuren!

3. Azidosekorrektur:
   Unter der Insulinwirkung wird die Azidose durch Hemmung der Lipolyse wirksam bekämpft, daher bedarf eine leichte Azidose keiner Korrektur! Nur bei einem pH-Abfall < 7,1 vorsichtige Bikarbonatgabe, hierbei nur 25 % des errechneten Bedarfs geben, weil sonst eine gefährliche Hypokaliämie provoziert wird!
4. Elektrolytausgleich:
   - Natriumsubstitution im Rahmen der Flüssigkeitssubstitution
   - Kaliumsubstitution:
     Ind: Nach Beginn der Insulintherapie, sobald der Blutzucker sinkt
     KI: Anurie, Hyperkaliämie
     Dos: In Abhängigkeit von der Höhe des Serum-K^+ und vom pH. Bei pH > 7,1 gelten folgende Richtwerte:

Serum-K^+ (mmol/l)	K^+-Substitution (mmol/h)
< 3	20 - 25
3 - 4	15 - 20
> 4 - 5	10 - 15

     In dieser Phase Herzglykoside vermeiden (Gefahr der Digitalisintoleranz!). Bei ausgeprägter Hypokaliämie (< 3 mmol/l) evtl. Unterbrechung der Insulinzufuhr.
   - Phosphatsubstitution:
     Ind: Evtl. bei Serum-Phosphat < 0,5 mmol/l
     KI: Niereninsuffizienz
     Dos: Ca. 50 mmol/24 h

Merke: Niedrig dosierte Insulintherapie und langsamer Ausgleich der Stoffwechselentgleisung senken die Komplikationsrate! Die beim Coma diabeticum ablaufenden Wasserverschiebungen im ZNS benötigen einige Zeit zur Normalisierung; deshalb ist es nicht ungewöhnlich, wenn der Patient trotz Normalisierung von Blutzucker, pH und Volumen-/Elektrolytausgleich nicht sofort erwacht und die Bewusstseinsstörung erst verzögert verschwindet.

Übergang von Komabehandlung zu oraler Nahrungsaufnahme:
Aufbau einer leichten Kost, wobei vor jeder Mahlzeit eine kleine Dosis Normalinsulin s.c. gegeben wird. Danach Neueinstellung des Diabetes.

HYPOGLYKÄMIE [E16.2] und HYPOGLYKÄMISCHES KOMA [E15]

Syn: Hypoglykämischer Schock, Coma hypoglycaemicum

Definition der Hypoglykämie:
Ein Grenzwert ist schwer festlegbar und orientiert sich an Nicht-Diabetikern:
Blutzucker < 50 mg/dl (< 2,77 mmol/l) ohne Symptome = asymptomatische Hypoglykämie
Blutzucker < 50 mg/dl + Symptome = symptomatische Hypoglykämie - 2 Schweregrade:
1. Patient kann sich noch selbst helfen.
2. Patient hat so schwere Symptome, dass er Fremdhilfe braucht.

Whipple-Trias: BZ < 45 mg/dl (< 2,5 mmol/l) + hypoglykämische Symptome + Verschwinden dieser Symptome unter Glukosegabe

Ät.: A) Nüchternhypoglykämie:
- Insulinome, extrapankreatische Tumoren (z.B. Leberzellkarzinom)
- Sehr selten paraneoplastische Sekretion insulinähnlicher Peptide (z.B. IGF II)
- Schwere Lebererkrankungen (verminderte Glukoneogenese und Glukoseabgabe), Urämie (Substratmangel für Glukoneogenese)
- Insuffizienz von NNR oder HVL (Ausfall kontrainsulinärer Hormone)
- Sehr selten β-Zellhyperplasie in den ersten Lebensjahren (Nesidioblastose) durch Mutation des Sulfonylharnstoffrezeptors
- Glykogenosen
- Renale Hypoglykämie (renaler Diabetes mellitus)
- Neugeborenenhypoglykämie bei diabetischer Mutter

B) Reaktive (postprandiale) Hypoglykämie:
- Anfangsstadium eines Diabetes mellitus
- Magenentleerungsstörung infolge autonomer Neuropathie (diabetische Gastroparese)
- Dumping-Spätsyndrom nach Magenresektion
- Reaktives postprandiales bzw. adrenerges postprandiales Syndrom bei erhöhter vegetativer Sensitivität gegenüber einer adrenergen Gegenregulation
- Seltene erbliche Defekte (z.B. Leucin-Überempfindlichkeit, Fruktoseintoleranz)

C) Exogene Hypoglykämie:
- Überdosierung von Insulin oder Sulfonylharnstoffen (häufigste Ursache)
- Hypoglycaemia factitia: Artefiziell durch Insulininjektionen oder Einnahme von Sulfonylharnstoffen (psychotisch, suizidal, akzidentell oder kriminell)
Kennzeichen: Hypoglykämien treten völlig regellos und unabhängig von den Mahlzeiten auf. Betroffene sind oft in Heilberufen tätig oder Angehörige von Diabetikern.
- Alkoholexzess mit Nahrungskarenz
- WW von Medikamenten mit Antidiabetika (z.B. Sulfonamide, nichtsteroidale Antirheumatika, Betablocker, ACE-Hemmer)

Ursachen einer Hypoglykämie bei Diabetes mellitus:

1. Am häufigsten relative Überdosierung von Insulin oder Sulfonylharnstoffen, z.B. wenn die Patienten im Rahmen interkurrenter Erkrankungen die gewohnte Nahrungszufuhr unterlassen, die Antidiabetika aber in unveränderter Dosis weiter einnehmen! Bei der Neueinstellung mit Sulfonylharnstoffen kann sich nach ca. 3 Wochen die Stoffwechsellage bessern, sodass dann bei ausbleibender Dosisreduktion Hypoglykämien auftreten können. Unter intensivierter Insulintherapie mit optimalen BZ- und HbA_{1c}-Werten wird die Gratwanderung zur Hypoglykämie immer schmaler. Daher liegt der untere Zielwert des HbA_{1c} bei Typ 2-Diabetikern bis 6,5 %. Tiefere Werte erhöhen das Hypoglykämierisiko und haben keinen Benefit! Bei häufigen Hypoglykämien vermindert sich auch die Hypoglykämiewahrnehmung, sodass autonome Warnsymptome oft nicht mehr rechtzeitig wahrgenommen werden.
2. Interferenz mit blutzuckersenkenden Medikamenten
3. Absolute Überdosierung (akzidentell, suizidal, kriminell)
4. Starke körperliche Belastung
5. Alkoholgenuss (Alkohol hemmt die Glukoneogenese)
6. Kurz vorangegangene Hypoglykämie, da die Gegenreaktion auf Folgehypoglykämien mit jeder Hypoglykämie weiter abgeschwächt wird.

KL.:

Phasen	Symptome und klinische Zeichen
1. Autonome Symptome:	
a) Parasympathikotone Reaktionen	Heißhunger, Übelkeit, Erbrechen, Schwäche
b) Sympathikotone Reaktionen	Unruhe, Schwitzen, Tachykardie, Tremor, Mydriasis, Hypertonus, Atemfrequenzanstieg
2. Zentralnervöse = neuroglukopenische Symptome	Kopfschmerzen, endokrines Psychosyndrom (Verstimmung, Reizbarkeit, Konzentrationsschwäche, Verwirrtheit), Koordinationsstörungen, primitive Automatismen (Grimassieren, Greifen, Schmatzen), Konvulsionen, fokale Zeichen (Hemiplegien, Aphasien, Doppelbildersehen), Somnolenz, hypoglykämischer Schock = hypoglykämisches Koma, zentrale Atem- und Kreislaufstörungen

Bei schwerer autonomer Neuropathie können die Symptome unter 1 abgeschwächt sein oder fehlen! Glukose ist die einzige Energiequelle für den Hirnstoffwechsel → hohe Empfindlichkeit des Gehirns gegenüber Hypoglykämie.

DD: Coma diabeticum (DD-Tabelle: siehe dort), Psychosen, Epilepsie, Schlaganfall u.a.

Merke: Bei plötzlich auftretenden, ätiologisch unklaren neurologischen oder psychiatrischen Symptomen immer an Hypoglykämie denken und BZ bestimmen!

Di.: Bestimmung der Blutglukosekonzentration bei jedem Notfall! Hypoglykämische Symptome treten meist erst bei Werten < 50 mg/dl auf (bei Diabetikern evtl. auch schon darüber).

Bei Spontanhypoglykämien von Nichtdiabetikern muss durch weitere Diagnostik die Ursache abgeklärt werden:
Bestimmung von Blutglukose, Seruminsulin und C-Peptid während einer Spontanhypoglykämie oder im 72 h-Hungerversuch (= Fastentest mit initialem OGTT) mit Bestimmung des Insulin-/Glukose-Quotienten während einer Hypoglykämie (siehe Kap. Insulinom).
Insulin und C-Peptid zeigen bei endogener Sekretion einen parallelen Anstieg; bei Hypoglykämie infolge exogener Insulinzufuhr (Hypoglycaemia factitia) ist das C-Peptid erniedrigt! Bei Einnahme von Sulfonylharnstoffen (z.B. bei Suizid) sind Insulin und C-Peptid erhöht. Nachweis von Glibenclamid i.S. oder Proinsulin i.S. (hoch bei Insulinom, normal bei Einnahme von Sulfonylharnstoffen) helfen hier weiter.
Späthypoglykämien kann man objektivieren im OGTT über 5 h.

Th.: A) Kausal:
So weit möglich Beseitigung der auslösenden Ursache, evtl. Asservierung einer Blutprobe zur Diagnostik

B) Symptomatisch:
Leichte Hypoglykämie (Bewusstsein noch vorhanden): 5 - 20 g Glukose = Dextrose = Traubenzucker (evtl. auch Saccharose = Rohr- und Rübenzucker) oral. Oligosaccharid-Getränke (Obstsäfte, Cola) sind auch geeignet, sofern keine Therapie mit Acarbose (α-Glukosidasehemmer) erfolgt ist.
Schwere Hypoglykämie: 40 - 100 ml 40 %ige Glukose i.v. unter BZ-Kontrollen, anschließend 5 %ige Glukose per infusionem (bis Blutzucker ca. 200 mg/dl).
Glukagon:
Wenn kein venöser Zugang möglich, Patient aggressiv ist oder durch Laien erstversorgt wird: 1 mg Glukagon i.m. oder s.c. (z.B. Gluca Gen Hypokit®): Steigerung der endogenen Glukoseproduktion. Glukagon wirkt nicht bei Erschöpfung der Glykogenreserve i.R. repetitiver Hypoglykämien.
Nach dem Erwachen sofort Glukose oral oder i.v. weiter zuführen unter BZ-Kontrolle.

Therapie reaktiver Hypoglykämien bei vegetativer Labilität: Kohlenhydratarme, fett- und eiweißreiche Kost in Form vieler kleiner Mahlzeiten, Gabe von Parasympatholytika oder ggf. auch nicht-kardioselektiver niedrig dosierte Betablocker

Therapie des Dumping-Syndroms: Siehe dort

Therapie des Insulinoms: Siehe dort

Pro: Schulung von Diabetikern mit Erlernen auf Frühsymptome einer Hypoglykämie zu achten (Steigerung des Hypoglykämieempfindens bzw. der „Hypoglycemia awareness").

Anmerkung zur klinischen Relevanz von Hypoglykämien:

Insbesondere das Auftreten von Hypoglykämien wird für die Verschlechterung der Prognose von Patienten mit langjähriger Diabetesdauer und (niedrig-)normaler Einstellung verantwortlich gemacht. Postuliert wird, dass zahlreiche Diabetiker mit zunehmender Krankheitsdauer kardiovaskuläre Folgeschäden entwickelt haben bei verminderter sympathikogener Gegenregulation bei Hypoglykämien. Deshalb geht der Trend dahin, Diabetiker zu Erkrankungsbeginn relativ straff zu führen und die Therapieziele mit fortschreitender Krankheitsdauer zu liberalisieren:

HbA_{1c}-Ziel für die meisten Typ-2-Diabetiker bleibt < 7 %
- Zur Prävention mikrovaskulärer Ereignisse
- Zur Reduktion des kardiovaskulären Risikos

Niedrigere HbA_{1c}-Ziele (bis 6,5 %, jedoch nicht tiefer) für Typ-2-Diabetiker, wenn:
- Erreichbar ohne Hypoglykämien
- Kurze Diabetesdauer, normale Lebenserwartung und keine kardiovaskulären Erkrankungen

Weniger strenges HbA_{1c}-Ziel für Typ-2-Diabetiker, wenn:
- Hypoglykämien aufgetreten sind und die Lebenserwartung vermindert ist durch:
- Fortgeschrittene mikro- und makrovaskuläre Erkrankungen
- Multiple Komorbiditäten und Schwierigkeiten bei der Zielwerterhaltung

Siehe auch Positionspapier der Deutschen Diabetesgesellschaft (→ *Internet*)

SCHILDDRÜSE

Internet-Infos: *www.schilddruesenliga.de; www.thyroidmsanager.org/; www.infoline-schilddruese.de; www.schilddruese.de; www.forum-schilddruese.de*

Ph.: Täglicher Jodumsatz (= Bedarf): 150 - 200 µg Jod. In Deutschland besteht wegen der Jodarmut der Böden und des Grundwassers ein natürlicher Jodmangel. Durch zunehmende Verwendung von jodangereichertem Speisesalz in Haushalten, in Großküchen und in der Nahrungsmittelindustrie hat sich die Situation deutlich gebessert, so dass Deutschland von der WHO nicht mehr als Jodmangelgebiet eingestuft wird. Schwangere und Stillende, die einen erhöhten Jodbedarf haben, sollen aber auch weiterhin mit 150 - 200 µg Jod/d supplementiert werden.

Bildung der Schilddrüsenhormone:

1. Jodination:
   Aktiver Transport von Jodid aus dem Blut in die Schilddrüsenzelle, vermittelt durch den Natrium-Jodid-Symporter (NIS). Oxidation von J^- zu J_2.
2. Jodisation:
   Jodierung von Tyrosin zu 3-Monojodtyrosin (MJT) sowie von MJT zu 3,5-Dijodtyrosin (DJT).
3. Koppelung:
   Aus je 1 Molekül MJT und einem Molekül DJT entsteht L-Trijodthyronin (T_3) und aus zwei Molekülen DJT entsteht L-Tetrajodthyronin = L-Thyroxin (T_4).
4. Speicherung:
   T_3 und T_4 werden im Thyreoglobulin (Tg) gespeichert. Tg ist Synthese- und Depotort für die Schilddrüsenhormone.
5. Hormoninkretion:
   Nach Proteolyse des Thyreoglobulins werden T_3 und T_4 ins Blut abgegeben. Im zirkulierenden Blut sind die Schilddrüsenhormone zum größten Teil an Transportproteine gebunden: TBG (thyroxinbindendes Globulin), TBPA (thyroxinbindendes Präalbumin = Transthyretin) und Albumin. Die Relation von freiem zu eiweißgebundenem Hormon ist kleiner als 1 : 1.000. Nur das freie Hormon ist biologisch aktiv. Extrathyreoidal findet eine obligate Konversion von T_4 zu T_3 statt. Das im Organismus umgesetzte T_3 entsteht zu etwa 80 % aus in der Peripherie monodejodiniertem T_4 (dabei entsteht in gleicher Menge hormonell inaktives rT_3 = reverse T_3).

Biologische Halbwertzeit:
- T_3: ca. 19 Std.
- T_4: ca. 190 Std.

Wi.: Wirkung der Schilddrüsenhormone:

- Steigerung von Grundumsatz und Gesamtstoffwechsel
- Fördernder Einfluss auf Wachstum und Entwicklung (bei pränatalem Hormonmangel Störung der Gehirnreifung, Verzögerung von Knochenwachstum und Epiphysenschluss).
- Wirkung auf das Nervensystem:
  Hypothyreose: Apathie
  Hyperthyreose: Übererregbarkeit
- Wirkung am Muskel:
  Hypothyreose: Verlangsamte Sehnenreflexe
  Hyperthyreose: Evtl. Myopathie
- Fördernde Wirkung auf Calcium- und Phosphatumsatz
- Hemmende Wirkung auf Glykogen- und Proteinsynthese
- Erhöhte Katecholaminempfindlichkeit des Herzens: → bei Hyperthyreose Tachykardie

Schilddrüsenregelkreis:

Im Hypothalamus wird TRH (Thyreotropin Releasing Hormone) freigesetzt, welches Synthese und Abgabe von TSH (Thyreoidea Stimulating Hormone) aus dem Hypophysenvorderlappen bewirkt. Die TSH-Wirkung beruht auf einer Stimulation der Adenylylzyklase in der Membran der Schilddrüsenzellen. TSH fördert die enterale Jodresorption, die Schilddrüsenhormonbildung und die Entleerung der Thyreoglobulinspeicher für T_3 und T_4. Bei anhaltender TSH-Ausschüttung kommt es zur Hypertrophie der Schilddrüse.

Der Blutspiegel zirkulierender, freier, also nicht proteingebundener Hormone (FT_3/FT_4) ist die Basis eines Regelkreises. Sinkt der Spiegel ab, so wird die Schilddrüse über die höher geschalteten Zentren zu vermehrter Produktion von Schilddrüsenhormon angeregt, bei hohem Hormonspiegel lässt der zentrale Stimulus nach (TSH/TRH) und die Hormonproduktion sinkt (negativer feedback).

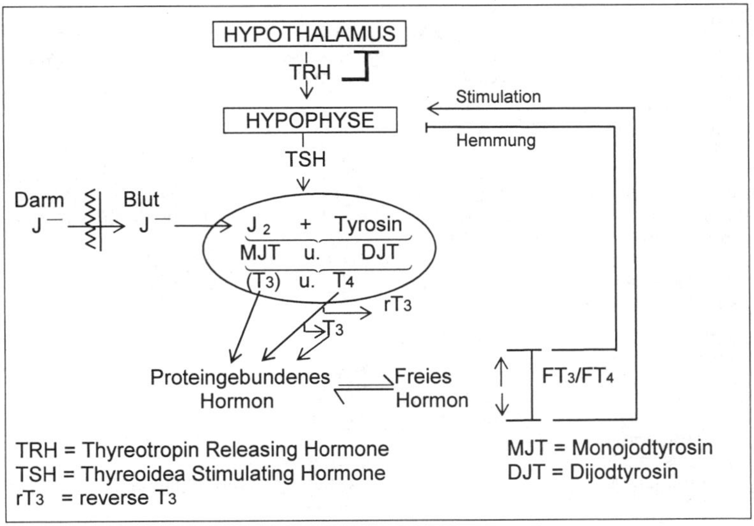

DIAGNOSTIK

- Anamnese/Klinik:
  - Palpation der Schilddrüse: Vergrößerung (= Struma)?, Konsistenz?, Schmerzhaftigkeit? Knoten? Schwirren? Strömungsgeräusch?
  - Puls, Augenbefund u.a.
- In vitro- und in vivo-Diagnostik und Zusatzuntersuchungen

IN VITRO-DIAGNOSTIK

1. **Thyreotropin = Thyreoideastimulierendes Hormon (TSH)**
   Aufgrund des negativen feed-back-Mechanismus zwischen Schilddrüsenhormonspiegel und TSH-Sekretion ist die basale TSH-Bestimmung einer der sensitivsten Parameter zur Beurteilung der Schilddrüsenfunktion; TSH basal genügt im Regelfall als Screeningtest zum Ausschluss einer Schilddrüsenfunktionsstörung.
   Ausnahme: Bei Funktionsstörungen von Hypophyse/Hypothalamus ist der TSH-Wert zur Funktionsbeurteilung der Schilddrüse nicht verwertbar!
   Normbereich: 0,4 - 2,5 mU/l = Euthyreose; 2,5 - 4,0 mU/l Grenzbereich (oft Patienten mit TPO-Ak)
   TSH ↑ : Primäre (thyreogene) Hypothyreose (oder extrem selten: Sekundäre hypophysäre Hyperthyreose)
   TSH ↓ : Befundkonstellation bei Hyperthyreose, Schilddrüsenautonomie, Thyroxintherapie sowie selten bei hypophysärer Hypothyreose

2. **Schilddrüsenhormone** (Referenzbereiche des jeweiligen Labors beachten)
   Bei der Bestimmung der Gesamthormonkonzentration im Serum (= proteingebundene + freie Hormone) entstehen Interpretationsschwierigkeiten dadurch, dass in die Gesamthormonbestimmung Änderungen der Proteinbindungsverhältnisse eingehen; diese können zwar erfasst werden durch zusätzliche Bestimmung des Thyroxinbindenden Globulins (TBG), sicherer ist jedoch die Bestimmung der freien Hormonkonzentration:
   - **Freies Trijodthyronin (FT_3)**
     Referenzbereich: 2,2 - 5,5 pg/ml Serum
   - **Freies Thyroxin (FT_4)**
     Referenzbereich: 0,6 - 1,8 ng/dl Serum

3) **Bestimmung von Jod im Urin** → Ind.:
1. Klärung der Frage, ob eine Hyperthyreose durch Jodkontamination ausgelöst wurde.
2. Epidemiologische Aussage über die Jodversorgung einer Bevölkerungsgruppe: Bei ausreichender Jodzufuhr (200 µg/d) werden mindestens 140 µg/d im Urin ausgeschieden.

4) **Schilddrüsenautoantikörper**
- **Thyreoglobulin-Antikörper (TgAk oder Anti-TG)**
  In 70 % d.F. erhöhte Titer bei Autoimmunthyreoiditis Hashimoto; Vorkommen auch bei immunogener Hyperthyreose (Typ Basedow), endokriner Orbitopathie und gel. bei Schilddrüsengesunden.
- **Antikörper gegen thyreoidale Peroxidase (anti-TPO-Ak) = mikrosomale Ak (MAK)**
  Interpretation erhöhter Titer wie bei TgAK (in 90 % d.F. erhöhte Titer bei M. Hashimoto)
- **TSH-Rezeptorautoantikörper (= TRAK)**
  finden sich in 80 % d.F. bei immunogener Hyperthyreose (Typ Basedow)
  Der Lumineszenz-Bioassay für TRAK nennt sich TSAB (thyreoidea stimulating antibodies) und hat eine Sensitivität von 98 %.

5) **Tumormarker**
- **Serumthyreoglobulin (Tg)**
  Referenzbereich: bis 50 ng/ml
  Thyreoglobulin kommt nicht nur im Schilddrüsenfollikel vor, sondern in Spuren auch im Serum Gesunder. Tg ist unterhalb der Nachweisgrenze (< 1 ng/ml) bei:
  - Schilddrüsenagenesie
  - Hyperthyreosis factitia
  - Nach thyreoablativer Therapie eines differenzierten Schilddrüsenkarzinoms → Wiederanstieg von Tg bei der Tumornachsorge spricht für Metastasen.
- **Serumcalcitonin**
  Referenzbereich: w < 5 pg/ml; m < 10 pg/ml
  Das medulläre Schilddrüsenkarzinom (= C-Zellkarzinom) produziert vermehrt Calcitonin, das als Tumormarker im Serum nachgewiesen werden kann.

IN VIVO-DIAGNOSTIK

1) **Sonografie:**
- Lage, Form, Größe der Schilddrüse:
  Schilddrüsenvolumen eines Lappens = Länge x Breite x Dicke x 0,5
  Obere Referenzgrenze des gesamten Schilddrüsenvolumens: 18 ml (w) und 25 ml (m)
- Echostruktur: Echofreie Zysten; echoarme oder echoreiche Schilddrüsenknoten: Häufigkeit ca. 20 % in Deutschland (w > m; Zunahme mit dem Lebensalter). Kleine Knoten < 1 cm Ø, die nicht tastbar sind, werden i.d.R. nur sonografisch kontrolliert + TSH-Bestimmung. Knoten > 1 cm Ø weiter abklären (Szintigrafie → bei kalten Knoten: Aspirationszytologie). Verkalkungen können auf Karzinom hinweisen. Aber: Die Sonografie gibt nur Hinweise auf die mögliche Dignität eines umschriebenen Befundes. Allein die Histologie (mit Einschränkung Zytologie) erlaubt eine Diagnose.
- Beziehung der Schilddrüse zu Nachbarorganen (Trachea u.a.), Durchblutung (Farbduplex)
- Nachweis supprimierter Schilddrüsenareale, die in der Szintigrafie nicht sichtbar sind.

2) **Szintigrafie:**
Quantitative Szintigrafie der Schilddrüse mit ^{99m}Technetium-Pertechnetat ($^{99m}TcO_4$, ein Gammastrahler mit T_{50} von 6 h) und Bestimmung der Radionuklidaufnahme in die Schilddrüse in Prozent der applizierten Radioaktivitätsmenge: TcU = Technetium Uptake.
Normal: 0,5 - 2 %
Nicht erforderlich ist die Schilddrüsenszintigrafie bei jüngeren Patienten mit diffuser Struma, homogenem Echomuster und normalen Schilddrüsenfunktionsparametern (TSH basal).
Szintigrafische Aussagen:
- Lage, Form und Größe der Schilddrüse, Nachweis von ektopem Schilddrüsengewebe (z.B. Zungengrund)
- Funktionstopogramm: Darstellung von Schilddrüsenarealen mit vermehrter oder verminderter Stoffwechselaktivität. Entsprechend dem Ausmaß der Nuklidanreicherung unterscheidet man:
  - Kalter Knoten: Speichert nicht oder kaum.
  - Warmer Knoten: Speichert etwas stärker als das übrige Schilddrüsengewebe.
  - Heißer Knoten: Speichert intensiv, während das übrige Schilddrüsengewebe geringer oder gar nicht speichert. Es kann sich hierbei um eine unifokale Autonomie handeln (Synonym: Autonomes Adenom); Einzelheiten siehe Hyperthyreose.

Merke: Szintigrafische Herdbefunde müssen mit sonografischen Befunden korreliert werden.

Ein kalter Knoten, der sonografisch echofrei ist, entspricht einer Zyste.
Ein kalter Knoten, der nicht echofrei ist, ist karzinomverdächtig (Karzinomhäufigkeit ca. 4 %) und bedarf daher einer definitiven Klärung:
Wiederholte Feinnadelpunktion mit Zytologie, ^{99m}Tc-MIBI-Szintigrafie (Speicherung spricht für Karzinom!), bei geringstem Verdacht auf Karzinom oder diagnostischer Unsicherheit: Operation mit histologischer Klärung.
Risikokriterien bei kalten Knoten:
- Strahlenexposition in früherer Zeit
- Geschlecht (Malignomwahrscheinlichkeit bei Männern 4 x größer)
- Jugendliches Alter
- Lokalbefund: Solitärer Knoten, schnelle Entwicklung, nicht verschieblich

3) **Suppressionstest**
Ind: Nachweis einer Schilddrüsenautonomie
Die Menge autonomen Schilddrüsengewebes erfasst man durch die Bestimmung der thyreoidalen ^{99m}Tc-Pertechnetat-Aufnahme (-uptake) = TcU unter Suppressionsbedingung, das heißt nach Einnahme von LT_4 in suppressiver Dosis (z.B. 150 µg LT_4/d über 2 Wochen). Bei einem TcU_{supp} > 1,5 % muss damit gerechnet werden, dass exogene Jodzufuhr eine Hyperthyreose auslöst!
Durch Vergleich von Basisszintigramm (ohne Schilddrüsenhormoneinnahme) und Suppressionsszintigramm (nach Schilddrüsenhormoneinnahme) können autonome Schilddrüsenareale demaskiert werden, die sich der regulierenden Steuerung durch TSH entzogen haben und daher im Suppressionsszintigramm isoliert zur Darstellung kommen.

4) **Feinnadelaspirationspunktion**
Einfache ungefährliche Methode. Einzige Kontraindikation: Hämorrhagische Diathese.
Hauptindikation: Selektion der kalten und echoarmen/-freien Knoten, die einer operativen Klärung bedürfen. Allerdings ist bei ca. 30 % der Punktionen keine ausreichende zytologische Beurteilung möglich. Die Unterscheidung zwischen follikulärem Adenom und follikulärem Karzinom ist zytologisch nicht sicher möglich.

Zusatzuntersuchungen:

- Röntgenuntersuchungen
  Tracheazielaufnahme und Ösophagusbreischluck dokumentieren Verdrängung und Einengung bei großer (retrosternaler) Struma. Röntgenologisch fassbare Raumforderung sorgfältig mit Szintigramm vergleichen (Kongruenz ?).
  Valsalva-Pressversuch unter Durchleuchtung: Wandinstabilität der Trachea (Tracheomalazie) bei großer Struma?
  Thoraxübersichtsaufnahme in zwei Ebenen: Aufdeckung von intrathorakalen Strumaanteilen und von Metastasen (Nachsorge des Schilddrüsenkarzinoms).
  CT der Schilddrüse bei Schilddrüsenkarzinomen (Ausdehnung? Rezidiv? Infiltration? Lymphome? Nicht ^{131}J-speicherndes Tumorgewebe?) - ***Cave*** jodhaltige Kontrastmittel!
- Sonografie und MRT der Orbitae: Bei einseitigem Exophthalmus muss differenzialdiagnostisch ein Tumor ausgeschlossen werden.

Merke: Bei geringstem Verdacht auf Schilddrüsenfunktionsstörung keine Röntgenkontrastmittel anwenden vor Abklärung der Schilddrüsenfunktion. Begründung: Nach exogener Jodzufuhr ist längere Zeit kein Schilddrüsenscan möglich, außerdem kann eine latente Hyperthyreose (bei Schilddrüsenautonomie) manifest werden!

- Nuklearmedizinische Untersuchungen:
  - Ganzkörperskelettszintigrafie mit ^{99m}Tc-MDP
    Knochenmetastasensuche (Nachsorge) bei Schilddrüsenkarzinom. Nur 60 % der Knochenmetastasen von differenzierten Schilddrüsenkarzinomen zeigen eine pathologische Aktivitätsanreicherung.
  - ^{99m}Tc-MIBI-Szintigrafie
    ^{99m}Tc-MIBI reichert sich (unspezifisch) in malignem Schilddrüsengewebe an und kann auch Metastasen aufdecken, die kein ^{131}J speichern. Findet sich in einem kalten Knoten eine Anreicherung, ist der hochgradige Verdacht auf ein Schilddrüsenkarzinom gegeben. Bei der Nachsorge von Patienten mit Schilddrüsenkarzinom ist kein Absetzen der Schilddrüsenhormontherapie erforderlich.
  - PET: Suche nach Schilddrüsenkarzinom-Metastasen
  - Untersuchung mit Radiojodisotopen bei speziellen Indikationen:
    - ^{123}J : Gammastrahler; T_{50} = 13,3 h; Nachweis dystoper Schilddrüsenanteile
    - ^{131}J : Gamma-/Betastrahler; T_{50} = 8 Tage (rel. hohe Strahlenbelastung); Dosisberechnung vor Radiojodtherapie, Schilddrüsenkarzinom

EUTHYREOTE STRUMA [E04.9]

Def: Vergrößerung der Halsschilddrüse bei normaler Hormonproduktion; nicht entzündlich, nicht maligne.

Ep.: Mehr als 90 % aller Schilddrüsenerkrankungen sind euthyreote Strumen, häufigste endokrine Erkrankung: In Jodmangelgebieten ca. 30 % der Erwachsenen! w : m = 1 : 1

Ät.: a) Endemisch: Ca. 30 % der deutschen Bevölkerung
Genetischer Defekt der Follikelepithelzellen + Jodmangel als Manifestationsfaktor
b) Sporadisch: w : m = 4 : 1; endokrine Belastungen mit erhöhtem Schilddrüsenhormonbedarf (Pubertät, Gravidität, Klimakterium), Lithium u.a. strumigene Noxen
Selten: Pendred-Syndrom: Bilaterale Innenohrschwerhörigkeit + eu- oder hypothyreote Struma, autosomal-rezessiver Erbgang, Mutation des SLC26A4/PDS-Gens

Pg.:
- Intrathyreoidaler Jodmangel ist der entscheidende Faktor bei der Pg. der endemischen Struma! Er verursacht eine Aktivierung intrathyreoidaler lokaler Wachstumsfaktoren: z.B. "epidermal growth factor" (EGF), "insulin-like growth factor I" (IGF I) u.a. → Folge davon ist eine Hyperplasie der Thyreozyten.
- Schilddrüsenhormonmangel → TSH-Sekretion → Hypertrophie der Thyreozyten
Therapeutisch hemmt Jodid die Zellhyperplasie und LT_4 hemmt die Zellhypertrophie (indirekt über eine Hemmung der TSH-Sekretion).

Morphogenese: Hyperplastische diffuse Struma → Kolloidstruma → Knotenstruma

KL.: Strumagrade nach WHO-Einteilung:
Grad 0: Die Vergrößerung der Schilddrüse ist weder tast- noch sichtbar. Grad 0 kann nur sonografisch festgestellt werden: Bei Frauen wird eine Struma ab einem Schilddrüsenvolumen von > 18 ml diagnostiziert, bei Männern > 25 ml.
Grad 1: Eine Vergrößerung ist tastbar, fällt aber beim Blick auf den Hals nicht auf.
Grad 2: Die Drüsenvergrößerung ist sicht- und tastbar.

Ko.:
1. Tracheale Komplikationen: 3 Grade:
   - Verdrängung der Trachea ohne Einengung
   - Kompressionserscheinungen → evtl. Stridor, Einflussstauung
   - Tracheomalazie (Säbelscheidentrachea)
2. Entwicklung einer Schilddrüsenautonomie:
   Die Jodmangelstruma zeigt in Abhängigkeit von Strumaalter, Strumagröße und knotiger Umwandlung eine zunehmende Tendenz zur Entwicklung einer TSH-unabhängigen funktionellen Autonomie. Ältere Patienten mit großer Knotenstruma zeigen in > 50 % eine funktionelle Autonomie! Hierbei kann eine latente Hyperthyreose vorliegen, bei der die autonome Schilddrüsenmasse eine kritische Grenze überschreitet (TcU_{supp} > 1,5 %) bei noch normaler Schilddrüsenhormonkonzentration im Blut. Erhöhte Jodzufuhr durch jodhaltige Medikamente oder Röntgenkontrastmittel kann in diesen Fällen eine Hyperthyreose auslösen! (Weitere Einzelheiten siehe Kap. Hyperthyreose)
3. Entwicklung kalter Knoten (Karzinomrisiko 4 %)

DD:
1. Bei retrosternaler Struma (als häufigste Ursache einer Verbreiterung des oberen Mediastinums):
   Andere Ursachen einer Verbreiterung des oberen Mediastinums (Lungenkarzinom, maligne Lymphome, Teratom, Thymom, Aortenaneurysma u.a.) → Schilddrüsenscan auf Röntgenbild projizieren; CT, MRT.
2. Schilddrüsenkarzinom:
   Noduläre Schilddrüsenveränderungen sind in Jodmangelgebieten häufig, aber nur 4 % aller kalten Schilddrüsenknoten sind ein Karzinom.
   Risikofaktoren für das Vorliegen eines Schilddrüsenkarzinoms sind Strahlenanamnese (bes. im Kopf-Hals-Gebiet), männliches Geschlecht, Alter < 20 und > 60 Jahren, positive Familienanamnese (mit Schilddrüsenkarzinomen), szintigrafisch kalte Knoten, sonografisch: Echoarmut, Mikrokalzifikation, unscharfe Begrenzung, intranoduläre Vaskularisation → Klärung durch Feinnadelaspirationszytologie, ergänzt durch Immunzytologie bei follikulären Neoplasien (mit monoklonalen Ak gegen Thyreoperoxidase, Galectin 3 und CD44v6).

   Merke: Szintigrafisch kalte Solitärknoten (85 % aller Schilddrüsenknoten), die sonografisch nicht echofrei sind, unbedingt durch Feinnadelaspirationszytologie abklären!

Di.:
1. Basisdiagnostik:
   - TSH basal (= Screeningtest): Normale Werte bei Euthyreose
   - Sonografie der Schilddrüse

2. Ergänzende Diagnostik bei auffälliger Basisdiagnostik:
   - FT_3 und FT_4: Normal
   - Calcitonin bei jedem euthyreoten Knoten > 1 cm ∅ zum Ausschluss eines MTC
   - Szintigrafie der Schilddrüse
   - Evtl. Rö. Thorax (retrosternale Struma ?)
   - Feinnadelaspirationszytologie bei kalten Knoten:
     Ein negativer Befund schließt ein Karzinom nicht aus, da kleine Karzinome < 1 cm ∅ bei der Punktion oft nicht getroffen werden. Die zytologischen Befunde sollten unterteilt werden in:
     - Negativ (kein Hinweis für Malignität)
     - Histologisch weiter abklärungsbedürftig. (Die Differenzialdiagnose follikuläres Adenom oder Karzinom kann zytologisch nicht geklärt werden!)
     - Positiv (= Malignität)
   - Diagnose einer latenten Hyperthyreose:
     - Klinisch meist euthyreot
     - FT_3 und FT_4 normal
     - TSH basal ↓
     - Im Szintigramm werden autonome Areale sichtbar.

Th.: a) Konservativ:

1. Jodid-Substitution:
   Ind: Mittel der Wahl bei euthyreoter Struma ohne Autonomie
   Wi.: Beseitigung des intrathyreoidalen Jodmangels → Rückbildung der Hyperplasie der Thyreozyten; Volumenreduktion: - 10 %
   KI: Schilddrüsenautonomie mit fakultativer Hyperthyreose, Jodallergie
   Präparate: z.B. Jodetten® Henning
   Dos: Erwachsene 200 µg/d (Kinder 100 µg/d)
2. Kombinationstherapie mit Jodid + LT_4:
   Nach Evidenz-basierter Medizin ist eine längerfristige Monotherapie der euthyreoten Struma mit LT_4 nicht indiziert. Eine Kombination von LT_4 + Jodid ist pathogenetisch gut begründet, bei Schwangeren Therapie der Wahl.
   Wi.: Durch die Gabe von Schilddrüsenhormonen wird die der Hypertrophie zugrunde liegende TSH-Produktion gesenkt; Volumenreduktion: -20 %. Nach Absetzen von LT_4 nimmt das Schilddrüsenvolumen aber wieder zu.
   - LT_4-Präparate: z.B. L-Thyroxin Henning®, Euthyrox®
     Dos: Einschleichende Dosierung: Initial 50 µg LT_4/d; im Abstand von 1 - 2 Wochen Dosissteigerung auf 75 und schließlich 100 µg LT_4/d = optimale Dosierung für 75 % der Patienten.
     Eine iatrogene oder gar manifeste Hyperthyreose mit erhöhtem Risiko für kardiovaskuläre Ereignisse und eine Osteoporose sind unbedingt zu vermeiden. Aus diesem Grunde wird eine medikamentöse Therapie auch bei älteren Personen nicht empfohlen.
   - Kombinationspräparate mit Jodid + LT_4: z.B. Thyronajod® Henning
     Dos: Wie bei den Einzelkomponenten

   Regelmäßige Kontrolluntersuchungen:
   - Die individuell richtige Dosis wird ermittelt durch basales TSH und Kontrolle der Schilddrüsenhormone: Angestrebt wird bei jüngeren Patienten ein niedrig normales TSH (0,5 - 0,8 µU/ml) bei normalem FT_3- und FT_4-Wert.
   - Kontrolle von Halsumfang, Palpationsbefund und Sonografie der Schilddrüse, Gewicht und Fragen nach dem Befinden.
     Bei zu hoher Dosierung: Hyperthyreote Symptome (= Hyperthyreosis factitia).
     Bei zu niedriger Dosierung: "Therapieresistente" Struma und Zeitverlust.

   NW: einer LT_4-Behandlung:
   - Hyperthyreosis factitia bei zu hoher Dosierung, Osteoporose bei Langzeittherapie in TSH-suppressiver Dosis
   - Wechselwirkung mit anderen Medikamenten:
     LT_4 vermindert Wirkung von Insulin
     LT_4 verstärkt Wirkung von Antikoagulantien

   KI: Frischer Herzinfarkt, Angina pectoris, akute Myokarditis, Nebenniereninsuffizienz (unbehandelt). Herzrhythmusstörungen und Herzinsuffizienz vor LT_4-Therapie beseitigen. Strumen mit Autonomie.

b) Operative Therapie:
Variiert je nach Befund von Teilresektion bis Totalresektion
Ind: Große Knotenstrumen, insbes. bei Beeinträchtigung der Halsorgane; Strumen mit Autonomie. Bei kalten Knoten mit geringstem Malignitätsverdacht wird eine Hemithyreoidektomie durchgeführt.
Ko.: - Rekurrensparese: Niedrigstes Risiko (< 1 %) bei intraoperativem Neuromonitoring des N. recurrens. Vor und nach Op. Laryngoskopie.
- Parathyreoprive Tetanie (< 1 %)
Postoperative Rezidivprophylaxe in Abhängigkeit vom Restvolumen der Schilddrüse:
> 10 ml: Nur Jodid (100 - 200 µg/d)
3 - 10 ml: Jodid + LT_4 (75 - 125 µg/d)
< 3 ml: Nur LT_4 (s.o.)
Therapiekontrolle: TSH basal im niedrig-normalen Bereich halten bei normalem FT_3, FT_4.

c) Radiojodtherapie:
Volumenreduktion: - 40 %/1 J.
Ind: Rezidivstruma, erhöhtes Operationsrisiko, bei Ablehnung der Operation, Strumen im höheren Lebensalter, multifokale Schilddrüsenautonomie
KI: Wachstumsalter, Gravidität, Malignitätsverdacht
Eine Hypothyreose als Spätfolge beobachtet man in 20 %/5 J., diese kann unproblematisch substituiert werden.

Pro: Ausreichende Versorgung der Bevölkerung mit Jod: In der Schweiz konnte durch ausreichende Jodierung des Speisesalzes die Strumahäufigkeit innerhalb von 60 Jahren von 30 % auf 3 % gesenkt werden.

Merke: Eine Strumaprophylaxe mit Jodid ist gleichzeitig die beste Maßnahme, um die Häufigkeit der funktionellen Autonomie und die Inzidenz jodinduzierter Hyperthyreosen zu senken!

Strumaprophylaxe bei allen Schwangeren mit Jodid (200 µg/d): Die fetale Schilddrüse beginnt in der 12. Schwangerschaftswoche mit der Hormonsynthese und benötigt dafür ausreichend Jod!

HYPOTHYREOSE [E03.9]

Angeborene Hypothyreose:

Vo.: 1 auf 5.000 Neugeborene

Ät.: Athyreose, Schilddrüsendysplasie oder -ektopie; seltener: Defekt in Hormonbiosynthese oder -inkretion; extrem selten: Hormonresistenz (T_3-Rezeptordefekt).

KL.: Bei Geburt:
- Ikterus neonatorum prolongatus
- Trinkfaulheit
- Obstipation
- Bewegungsarmut
- evtl. abgeschwächte Muskeleigenreflexe
- evtl. Nabelhernie

Später:
- Wachstumsrückstand (Körpergröße)
- Reifungsrückstand (Knochen- und Zahnalter)
- Geistige und psychische Retardierung, niedrige Intelligenz

Merke: Jodmangel ist weltweit die häufigste vermeidbare Ursache für geistige Retardierung.

- Schwerhörigkeit, Sprachstörung

Das unbehandelte Vollbild (Kretinismus) ist in medizinisch versorgten Regionen extrem selten.

Di.: Frühdiagnose entscheidet über die Prognose! Gesetzlich vorgeschriebenes Hypothyreosescreening bei Neugeborenen: Am 3. Lebenstag werden 1 - 2 Blutstropfen aus der Ferse auf Filterpapier getropft: TSH-Bestimmung. Bei angeborener Hypothyreose: Erhöhtes TSH basal.

Th.: Lebenslange Substitutionstherapie mit T_4 so früh wie möglich! Regelmäßige Kontrollen des Hormonstatus.

Merke: Der Kleinwuchs lässt sich auch bei verspäteter T_4-Substitution noch beeinflussen; die Hirnschäden sind jedoch irreversibel! Wird eine angeborene Hypothyreose 3 Wochen zu spät behandelt, ist später ein Abitur nicht mehr möglich.

Erworbene Hypothyreose

Ät.: 1. Primäre (thyreogene) Hypothyreose:
- Am häufigsten Folge einer Autoimmunerkrankung (Hashimoto-Thyreoiditis), gel. im Rahmen eines polyglandulären Autoimmunsyndroms (siehe dort)
- Iatrogen bedingt: Nach Strumektomie, nach Radiojodtherapie, medikamentös (z.B. Thyreostatika, Lithium, Sunitinib, Amiodaron u.a.)

Memo: Amiodaron kann Hypo-, aber auch Hyperthyreosen induzieren.

2. Sekundäre hypophysäre Hypothyreose: (sehr selten)
Hypophysenvorderlappeninsuffizienz (siehe Kap. Hypopituitarismus)
3. Tertiäre hypothalamische Hypothyreose (sehr selten)

KL.:
- Körperlicher und geistiger Leistungsabfall, Antriebsarmut, Müdigkeit, Verlangsamung, Desinteresse (Gesichtsausdruck!), verlängerte Achillessehnenreflexzeit
- Gesteigerte Kälteempfindlichkeit
- Haut: Trocken, kühl, teigig, blassgelb, schuppend
- Evtl. Gewichtszunahme durch generalisiertes Myxödem (nicht eindrückbar)
- Trockenes, brüchiges Haar
- Obstipation
- Raue, heisere Stimme (Fehldiagnose: Kehlkopfaffektion)
- "Myxödemherz": Bradykardie, Herzvergrößerung mit evtl. digitalisrefraktärer Herzinsuffizienz, im Ekg Niedervoltage
- Frühharteriosklerose infolge Hypercholesterinämie
- Evtl. Myopathie mit CK-Erhöhung
- Evtl. Zyklusstörungen, Infertilität, erhöhte Rate an Aborten, Frühgeburten

Hypothyreose bei älteren Menschen: Verläuft oft oligosymptomatisch oder uncharakteristisch: Kälteintoleranz; motorische und geistige Retardierung, die dem Alter nicht entspricht; Gedächtnisstörungen, Depressionen (an Altershypothyreose denken und TSH bestimmen!); evtl. periokuläre muzinöse Ödeme.

Fehldiagnosen bei Altershypothyreose: "Vorgealtert - verkalkt - depressiv - immobil - apathisch"

Myxödemkoma: Heute extrem selten, hohe Letalität; Manifestationsfaktoren: Infektionen, Operationen, Traumen u.a.

Leitsymptome:
1. Hypothermie (Rektaltemperatur oft nicht messbar!)
2. Hypoventilation mit Hypoxie/Hyperkapnie und evtl. CO_2-Narkose
3. Bradykardie und Hypotonie
4. Myxödematöser Aspekt (oft Frauen im höheren Alter)

Di.:
- Latente (subklinische) Hypothyreose:
  - FT_3 und FT_4: Normal
  - TSH basal: Erhöht (> 4 mU/l)
- Manifeste Hypothyreose:
  Klinik + Labor:

DD	FT_4	TSH basal	
Primäre = thyreogene Hypothyreose (meist)	↓	↑	Struma: +/–
Sekundäre = hypophysäre Hypothyreose (sehr selten)		↓	Struma: nie Gonadotropine ↓ evtl. ACTH ↓

Bei sekundärer hypophysärer Hypothyreose Zusatzdiagnostik (siehe Kap. Hypopituitarismus)

- Bei Hashimoto-Immunthyreoiditis
  Nachweis von Ak gegen thyreoidale Peroxidase (TPO-Ak) in 95 % und Thyreoglobulin-Ak in 70 %
- Sonografie (diffuse Echoarmut bei Hashimoto-Thyreoiditis)
- Szintigramm nur in unklaren Fällen

DD: **Low T_3-/Low T_4-Syndrome**
Bei schwerkranken Patienten auf Intensivstation können FT_3 und FT_4 erniedrigt sein. Im Gegensatz zur Hypothyreose ist beim Low T_3-Syndrom die Konzentration von Reverse-T_3 (r-T_3) erhöht. Die Patienten werden als euthyreot angesehen, eine Substitutionstherapie wird überwiegend abgelehnt.

Th.: ▸ Manifeste Hypothyreose:
Dauersubstitution mit LT_4 + lebenslange Kontrolluntersuchungen. Je ausgeprägter die Hypothyreose, umso niedriger und langsamer muss die Substitutionstherapie eingeleitet werden! Gefahr: Angina pectoris-Anfälle, Herzrhythmusstörungen!
Initial: 25 - 50 µg LT_4/d (ältere Menschen die Hälfte davon); monatliche Dosiserhöhung um plus 25 µg LT_4/d; Erhaltungsdosis: 1,5 - 2,0 µg pro kg KG/d.
Die individuelle optimale LT_4-Dosis wird mit Fragen nach dem Wohlbefinden des Patienten und dem basalen TSH ermittelt, der zwischen 0,5 - 2,0 mU/l liegen sollte (Normalisierung von TSH dauert 6 - 8 Wochen). Bei älteren Patienten > 70 J. wird ein höherer Zielbereich des TSH empfohlen (4 - 6 mU/l), da bei niedrigen TSH-Werten die Mortalität ansteigt. In der Schwangerschaft monatliche Kontrolle und evtl. Dosisanpassung, da Hormonbedarf ab 4. - 6. SSW steigt.

Beachte: Bei hypophysärer/hypothalamischer Hypothyreose kann der TSH-Wert nicht zur Diagnosekontrolle verwendet werden!

▸ Latente (subklinische) Hypothyreose:
Sollte im Alter < 70 J. wegen erhöhtem Risiko einer Früharteriosklerose mit LT_4 behandelt werden, ebenso bei Kinderwunsch (evtl. Ursache einer Infertilität!) und in der Schwangerschaft. Vor geplanter Schwangerschaft sollte der TSH-Wert im Bereich von 0,5 - 2.5 mU/l liegen.
Patienten > 70 J. zeigen in Studien keinen Benefit von einer Behandlung der latenten Hypothyreose; bei einem TSH-Wert > 10 mU/l sollte jedoch auch die latente Hypothyreose bei älteren Patienten eine LT_4-Substitution erfahren.

▸ Myxödemkoma: Intensivstation!
- Atemhilfe, Sicherung der Vitalfunktionen
- Zufuhr von Glukokortikosteroiden, Glukoseinfusion, Regulation des Elektrolyt- und Wasserhaushaltes (oft Hyponatriämie)
- Thyroxin i.v. initial 500 µg, dann 100 µg/d
- Evtl. langsame Wiedererwärmung

HYPERTHYREOSE [E.05.9]

Ep.: Inzidenz der Immunhyperthyreose (M. Basedow): ca. 40/100.000/Jahr

Ät.:
1. Immunogene Hyperthyreose (M. Basedow, Graves disease [E05.0])
   2/3 d.F. manifestieren sich nach dem 35. Lebensjahr; w : m = 5 : 1
   - Hyperthyreose ohne Struma
   - Hyperthyreose mit diffuser Struma
   - Hyperthyreose mit Knotenstruma
2. Hyperthyreose bei Schilddrüsenautonomie
   Die Mehrzahl d.F. manifestiert sich im höheren Lebensalter!
   Nach der Verteilung des autonomen Schilddrüsengewebes im Szintigramm unterscheidet man 3 Formen:
   - Unifokale Autonomie (Synonym: Autonomes Adenom)[E05.1]
     Ursache der unifokalen Schilddrüsenautonomie sind konstitutiv aktivierende Mutationen im Gen des TSH-Rezeptors (80 %) oder des Gs-α-Proteins (bis 35 %).
   - Multifokale Autonomie [E05.2]
   - Disseminierte Autonomie [E05.0]

   Anm.: Marine-Lenhart-Syndrom = Kombination von M. Basedow + Schilddrüsenautonomie (Vo.: Bis 10 % der M. Basedow-Patienten in Jodmangelgebieten)
3. Seltenere Formen der Hyperthyreose:
   - Passager bei subakuter Thyreoiditis
   - Schwangerschaftshyperthyreose (Gestationshyperthyreose): Transiente Hyperthyreose in der Frühschwangerschaft (8. - 20. SSW) durch hohe hCG-Spiegel (2 - 3 % aller Graviden); meist nicht behandlungsbedürftig.
   - Bei Schilddrüsenkarzinom und selten paraneoplastischer TSH-Produktion
   - Iatrogen: 1. Exogene Zufuhr von Schilddrüsenhormonen (Hyperthyreosis factitia [E05.4])
     2. Amiodaron-induzierte Hyperthyreose
   - Sehr selten zentrale Hyperthyreose, z.B. TSH-Mehrproduktion durch Hypophysenadenom (TSHom)

Pg.: zu 1.: **Immunogene Hyperthyreose = Immunhyperthyreose** (M. Basedow):
Genetische Disposition (familiäre Häufung, vermehrtes Vorkommen von HLA-DQA1*0501 und -DR3) + unbekanntes auslösendes Agens (Infektionen ?).
Die Hyperthyreose wird verursacht durch TSH-Rezeptorautoantikörper (TSH-R-AK = TRAK), die schilddrüsenstimulierend wirken.

zu 2.: **Thyreoidale Autonomie**:
Häufigste Ursache der Schilddrüsenautonomie sind Jodmangelstrumen.
In jeder normalen Schilddrüse existieren autonome Areale, die sich der feed-back-Regulation durch Hypothalamus/Hypophyse entziehen = physiologische, basale Autonomie (daher gelingt im Suppressionstest nie eine vollständige Suppression). Von fakultativer Hyperthyreose spricht man, wenn bei euthyreoten Patienten die autonome Schilddrüsenmasse eine kritische Grenze überschreitet (TcUsupp > 1,5 - 3 %).
Die Menge der autonom produzierten Schilddrüsenhormone hängt von zwei Faktoren ab:
- Masse des autonomen Schilddrüsengewebes und
- Höhe der Jodzufuhr

In Jodmangelgebieten kann der autonome Schilddrüsenanteil relativ groß werden, ohne dass die Euthyreose überschritten wird. Exogene Jodzufuhr (z.B. jodhaltige Röntgenkontrastmittel und Medikamente wie Amiodaron) löst dann jedoch eine Hyperthyreose aus. Dies ist die Erklärung dafür, dass in Jodmangelgebieten etwa 80 % der nicht immunogenen Hyperthyreosen durch exogene Jodzufuhr entstehen! Nahrungsjod (Jodsalz, Seefisch) spielt i.d.R. keine Ursache als Auslöser einer Hyperthyreose.

KL.: 1. der Hyperthyreose:
- Struma (70 - 90 % der Patienten); bei starker Vaskularisation der Struma hört man auskultatorisch über der Schilddrüse ein Schwirren.
- Psychomotorische Unruhe: Feinschlägiger Tremor [R25.1] der ausgestreckten Finger, gesteigerte Nervosität, Gereiztheit, Schlaflosigkeit
- Sinustachykardie, evtl. Rhythmusstörungen (Extrasystolen, Vorhofflimmern), gesteigerte Blutdruckamplitude, (systolische) Hypertonie
- Gewichtsverlust (trotz Heißhungers), evtl. Hyperglykämie (durch gesteigerten Stoffwechsel mit Mobilisierung der Fett- und Glykogendepots)
  DD: Unbehandelter Diabetes mellitus
- Warme feuchte Haut, weiches dünnes Haar
- Wärmeintoleranz, Schweißausbrüche, evtl. subfebrile Temperaturen
- Gesteigerte Stuhlfrequenz, evtl. Durchfälle (Obstipation schließt Hyperthyreose jedoch nicht aus!)
- Myopathie: Schwäche der Oberschenkelmuskulatur, Adynamie
- Evtl. Osteoporose durch negative Kalziumbilanz: In 15 - 20 % d.F. Hyperkalzämie, Hyperkalziurie, erhöhte alkalische Phosphatase
- Pathologische Glukosetoleranz (50 %)
- Evtl. Fettleber
- Evtl. Zyklusstörungen, Infertilität (seltener als bei Hypothyreose)

2. Zusätzliche Symptome bei immunogener Hyperthyreose (M. Basedow):
- Endokrine Ophthalmopathie/Orbitopathie in ca. 60 % d.F. (Einzelheiten siehe dort)
- Merseburger Trias des M. Basedow (50 % d.F.): Struma, Exophthalmus, Tachykardie
- Prätibiales Myxödem ist selten (< 5 % d.F.): Ödem ist nicht eindrückbar.
  Wie bei der endokrinen Orbitopathie kommt es zu Einlagerungen von Glukosaminoglykanen (GAG) im subkutanen Gewebe prätibial, selten auch im Unterarm - oder Schulterbereich. Spontane Regression möglich.
- Selten Akropachie (keulenförmige Auftreibung der Finger- und Zehenendglieder)

Klinik besonderer Hyperthyreoseformen:

- Altershyperthyreose (über 60 Jahre): "Maskierte" mono- oder oligosymptomatische Hyperthyreose:
  - Gewichtsverlust, Kräfteverfall (Fehldiagnose: "Tumorkachexie")
    Vorsicht in diesem Falle vor einer übereiligen "Tumorsuche" mit jodhaltigen Röntgenkontrastmitteln vor Abklärung der Schilddrüsenfunktion. Gibt man einem hyperthyreoten Patienten jodhaltige Röntgenkontrastmittel, so bringt man ihn in die thyreotoxische Krise und damit in Lebensgefahr!
  - "Alters"depression
  - Herzinsuffizienz ("high-output-failure")
  - Rhythmusstörungen (Extrasystolen, Vorhofflimmern)
- Thyreotoxische Krise/Koma [E05.5]
  Spontan bei Hyperthyreose; oft nach Jodaufnahme (Röntgenkontrastmittel, Medikamente) bei Patienten mit Schilddrüsenautonomie, nach Absetzen einer thyreostatischen Behandlung;

nach Strumektomie, wenn nicht in euthyreotem Zustand operiert wurde. Operationen oder zusätzliche schwere Zweiterkrankung bei florider Hyperthyreose.

3 Stadien (nach Hermann):

St. I: - Tachykardie (> 150/Min.) oder Tachyarrhythmie bei Vorhofflimmern
- Fieber bis 41 °C, Schwitzen, Exsikkose
- Psychomotorische Unruhe, Tremor, Angst
- Erbrechen, Durchfälle
- Muskelschwäche, Adynamie

St. II: Zusätzlich Bewusstseinsstörungen, Somnolenz, psychotische Zustände, Desorientiertheit

St. III: Zusätzlich Koma mit evtl. NNR-Insuffizienz und Kreislaufversagen.

DD: Psychose, Status febrilis, Kokain- oder Amphetaminmissbrauch, Tachykardie anderer Genese; subakute Thyreoiditis (BSG ↑) → immer TSH bestimmen!

Vegetative Dystonie: Der hyperthyreote Patient hat oft gesteigerte Stuhlfrequenz, warme Hände und spricht nicht über seine Beschwerden. Der Patient mit vegetativer Dystonie neigt zu Obstipation, hat oft kalte Hände und betont seine Beschwerden.

Hyperhidrosis (übermäßiges Schwitzen - i.Gs. zum physiologischen Schwitzen bei körperlicher Anstrengung, Fieber, Hitze, Stress)

1. Sekundäre Hyperhidrosis:
   - Endokrine Ursachen: Menopause, Schwangerschaft, Hyperthyreose, Phäochromozytom, Karzinoid, Diabetes mellitus, männlicher Hypogonadismus
   - Neurologische Erkrankungen, Malignome
   - Medikamente (Opioide, Neuroleptika, Parkinson-Mittel u.a.)
2. Primäre Hyperhidrosis (Genetik, Psyche):
   Typisches Verteilungsmuster (Handinnenflächen, Füße, Achseln, Gesicht, Kopfhaut); Auslöser: Emotionaler Stress.
   Therapieoptionen bei primärer Hyperhidrosis:
   - Autogenes Training, Biofeedback, Psychotherapie
   - Salbeipräparate, Clonidin, Bornaprin (Sormodren®)
   - Aluminiumchlorid-haltige Externa (z.B. als Roll-on-Stift)
   - Iontophorese, Botulinus-Toxin-Injektionen
   - Ultima ratio: Evtl. endoskopische thorakale Sympathektomie (ETS)

Di.: ▶ Diagnose einer manifesten Hyperthyreose

1. Anamnese (jodhaltige Medikamente, Externa wie Povidon-Jod, Röntgenkontrastmittel)
2. Klinik (Symptome einer Hyperthyreose)
3. Labor:
   - TSH basal erniedrigt (= Screeningtest)
   - FT_3 fast immer erhöht
   - FT_4 in 90 % erhöht
   - Bei immunogener Hyperthyreose Nachweis von TSH-Rezeptorautoantikörpern (= TRAK) im neuen Bioassay in > 95 % und anti-TPO-Ak (70 %).
   - Nachweis von Jod im Urin bei Jodkontamination als Auslöser einer Hyperthyreose

   Merke: Bei erniedrigtem TSH basal reicht eine alleinige FT_4-Bestimmung nicht aus, da es isolierte T_3-Hyperthyreosen gibt (z.B. im Frühstadium einer Hyperthyreose). Differenzialdiagnostisch abzugrenzen ist die Konstellation, wie sie bei extremem Jodmangel auftreten kann: FT_3 ↑, FT_4 ↓, normales TSH basal = euthyreote Funktionslage. Thyreostatische Therapie kontraindiziert.

   Anm.: Diagnose einer seltenen zentralen Hyperthyreose (z.B. durch TSH-produzierendes Hypophysenadenom): Schilddrüsenhormone erhöht + TSH basal nicht supprimiert, sondern evtl. sogar erhöht! → DD: Die gleiche Konstellation findet man bei der sehr seltenen Schilddrüsenhormonresistenz: Sehr seltene hereditäre Erkrankung mit T_3-Rezeptormutation. Nach TRH-Gabe meist deutlicher TSH-Anstieg, bei der zentralen Hyperthyreose meist kein TSH-Anstieg.
4. Bildgebende Verfahren:
   - Sonografie: Umschriebene oder diffuse Echoarmut + Hypervaskularisation im Farbduplex.
   - Szintigrafie: TcU ↑
     - Homogene intensive Radionuklidanreicherung bei immunogener Hyperthyreose
     - Unifokale, multifokale oder disseminierte Radionuklidanreicherung bei den 3 Formen der hyperthyreoten Autonomie

▶ Diagnose einer Hyperthyreosis factitia (= exogene Zufuhr von Schilddrüsenhormonen):
a) Unbeabsichtigt im Rahmen einer Substitutionstherapie

b) Absichtlicher Missbrauch des Patienten, meist zwecks Gewichtsreduktion (z.B. im Rahmen einer Anorexia nervosa)
   - Diskrepanz zwischen exzessiver Erhöhung von FT_3/FT_4 einerseits und auffälliger Gelassenheit der Patienten andererseits
   - Entscheidend: Total supprimierte Jodaufnahme (TcU ↓) in der Schilddrüse (intakter Regelmechanismus!)
   - TRAK und Tg nicht messbar.

▶ Diagnose einer latenten Hyperthyreose: TSH basal ↓, FT_{3+4} normal

Th.: Therapie der Hyperthyreose
Keine kausale Behandlung bekannt. Therapiewahl abhängig u.a. vom Patientenalter und der Form der Hyperthyreose.
a) Medikamentöse thyreostatische Therapie
b) Operative Therapie
c) Radiojodtherapie

A) Medikamentöse thyreostatische Therapie
Thyreostatika → Ind: Jede Hyperthyreose wird bis zum Erreichen der Euthyreose mit Thyreostatika behandelt.

▶ Schwefelhaltige Thyreostatika hemmen die Synthese von MJT und DJT, nicht aber die Inkretion der bereits fertigen Hormone (T_3, T_4), deshalb ca. 6 - 8tägige Latenz des Wirkungseintritts.
- Thiamazol } Mittel der 1. Wahl
- Carbimazol } Mittel der 1. Wahl
- Propylthiouracil (Propycil®)

▶ Natriumperchlorat (Irenat®) hemmt die Aufnahme von Jodid in die Schilddrüse
Ind: z.B. rasche Blockierung der Schilddrüse bei Schilddrüsenautonomie und notwendiger Gabe von jodhaltigen Kontrastmitteln.

NW.: - Allergische Reaktionen mit Exanthem, Fieber, Gelenk-/Muskelschmerzen u.a.
- Thrombo-/Leukozytopenie; selten allergische Agranulozytose (Leukozytenkontrollen!)
- Leberenzymveränderungen, Cholestase u.a.

Carbimazol ist ein Prodrug, das in Thiamazol umgewandelt wird. Dosisverhältnis von Carbimazol : Thiamazol = 1,5 : 1.
Dos.: Carbimazol initial 15 - 30 mg/d, Erhaltungsdosis: 2,5 - 15 mg/d
Die Hyperthyreose bei Schilddrüsenautonomie sollte nach Erreichen der Euthyreose grundsätzlich einer definitiven Therapie zugeführt werden, da nach Absetzen der Thyreostatika meist ein Rezidiv folgt → Radiojodtherapie oder Operation; Indikationen s.u.
Bei immunogener Hyperthyreose wird die thyreostatische Therapie ca. 1 Jahr durchgeführt. Nach Absetzen der Therapie kommt es in ca. 50 % d.F. zu einem Rezidiv. Rauchen erhöht das Rezidivrisiko! Der TRAK-Spiegel 6 Monate nach Diagnose/Therapie der Immunhyperthyreose hat prognostische Bedeutung: Bei Werten > 10 IU/l ist eine Remission unwahrscheinlich und eine definitive Sanierung notwendig durch Radiojodtherapie oder Operation. Bei Hochrisikopatienten frühzeitig definitive Sanierung.
Bei immunogener Hyperthyreose ist darauf zu achten, dass eine Hypothyreose unbedingt vermieden wird, da sich hierdurch eine evtl. vorhandene endokrine Orbitopathie verschlechtert!
Medikamentöse Zusatztherapie: Bei Tachykardie Betablocker, z.B. mit Propranolol, das die T_4 → T_3-Konversion hemmt.
Thyreostatische Therapie in der Schwangerschaft engmaschig kontrollieren. Die Schilddrüsenhormonkonzentration sollte im oberen Normbereich liegen.

B) Operative Therapie
Immer durch thyreostatische Vorbehandlung Euthyreose erzielen! Dann erst Operation: Beim M. Basedow Fasttotal-Resektion der Schilddrüse (< 2 ml Restschilddrüse). Bei Malignomverdacht totale Thyreoidektomie.

Ind: - Große Struma
- Verdrängungserscheinungen
- Malignitätsverdacht (z.B. kalte Knoten)
- Thyreotoxische Krise

KI: Kleine diffuse Struma; Inoperabilität; floride Hyperthyreose (unbehandelt)

Ko.: - Postoperativ substitutionsbedürftige Hypothyreose (bis zu 100 %)
- Rekurrensparese: Niedrigstes Risiko (< 1 %) bei intraoperativem Neuromonitoring des N. recurrens. Vor und nach Op. Laryngoskopie!
- Parathyreoprive Tetanie (< 1 %)
- Letalität: äußerst selten

C) Radiojodtherapie:
Da die Radiojodtherapie erst nach Wochen wirksam wird, muss mit Thyreostatika vor- und nachbehandelt werden. ^{131}J-Dosis: 200 - 2.000 MBq, abhängig vom Therapiekonzept:
a) Funktionsoptimiertes Dosiskonzept mit niedriger Hypothyreoserate
b) Ablatives Dosiskonzept mit regelmäßiger Hypothyreose
Lebenslange LT_4-Substitution ist in beiden Fällen notwendig.

Ind: - Immunogene (Basedow-)Hyperthyreose
- Thyreoidale Autonomie
- Hyperthyreoserezidiv nach Strumektomie
- Kleinere Strumen
- Kontraindikationen zur Operation
- Progrediente endokrine Orbitopathie

KI.: - Wachstumsalter, Frauen im gebärfähigen Alter ohne sichere Antikonzeption für mindestens 6 Monate
- Gravidität und Stillperiode
- Floride (unbehandelte) Hyperthyreose
- Malignitätsverdacht (→ Op.!)

Ko.: - Passagere, harmlose Strahlenthyreoiditis
- Hypothyreose (s.o.)
- Evtl. Verschlimmerung einer endokrinen Orbitopathie (→ prophylaktisch Steroide geben)
Kein genetisches Strahlenrisiko bekannt! Es wird jedoch ein leicht erhöhtes Risiko für ein myelodysplastisches Syndrom vermutet.

Behandlung der latenten Hyperthyreose:
- Kontraindikation für jodhaltige Medikamente (z.B. Amiodaron) und Röntgenkontrastmittel, da diese eine manifeste Hyperthyreose auslösen!
  Wenn ausnahmsweise aus zwingenden Gründen eine Untersuchung mit jodhaltigen Röntgenkontrastmitteln erfolgen muss, empfiehlt sich eine prophylaktische Gabe von Perchlorat und evtl. zusätzlich Thiamazol für 2 Wochen.
- Um den Patienten das drohende Risiko einer Hyperthyreose durch unkontrollierte Jodzufuhr zu nehmen, besteht eine relative Indikation zur prophylaktischen Therapie: Durch Radiojodtherapie unter Suppressionsbedingungen können selektiv die autonomen Areale ausgeschaltet werden. Wenn bei Vorhofflimmern der kausale Zusammenhang mit einer latenten Hyperthyreose vermutet wird, kann ein temporärer Therapieversuch mit Thyreostatika gemacht werden. Kommt es darunter wieder zu Sinusrhythmus, ist der Zusammenhang wahrscheinlich und es empfiehlt sich eine Radiojodtherapie zur dauerhaften Sanierung der Schilddrüsenfunktion.

Therapie der thyreotoxischen Krise: Immer auf Intensivstation!

a) Kausale Therapie:
1. Hemmung der Hormonsynthese: Thiamazol 80 mg i.v. alle 8 h
2. Frühoperation = totale Thyreoidektomie innerhalb der ersten 48 h → beseitigt rasch den Schilddrüsenhormonexzess → verbesserte Prognose trotz erhöhten Op.-Risikos.

b) Symptomatische Therapie:
- Flüssigkeits-, Elektrolyt-, Kalorienersatz parenteral (häufiger Fehler: Übersehen einer Exsikkose!): 3 - 4 l Flüssigkeit/d; 3.000 Kcal/d
- Betarezeptorenblocker unter Beachtung von NW + KI
- Glukokortikosteroide werden wegen relativer NNR-Insuffizienz empfohlen; außerdem sollen sie die Konversion von T_4 zu T_3 hemmen.
- Physikalische Temperatursenkung
- Evtl. Sedativa
- Thromboembolieprophylaxe

Letalität der thyreotoxischen Krise: > 20 %

ENDOKRINE ORBITOPATHIE (EO) [E05.0+H06.2*]

Syn: Endokrine Ophthalmopathie

Vo.: Die EO ist in > 90 % d.F. mit immunogener Hyperthyreose (M. Basedow) assoziiert. Die EO wird (wie das prätibiale Myxödem und die Akropachie) als extrathyreoidale Manifestation des M. Basedow angesehen. Die Schilddrüsenfunktion ist in > 90 % hyperthyreot, kann aber auch euthyreot, seltener hypothyreot sein. Die EO kann einer Hyperthyreose vorausgehen, parallel auftreten oder nachfolgen. Es besteht grundsätzlich keine Korrelation zwischen Schweregrad der EO und aktueller Schilddrüsenfunktion.

Ät.: Unbekannt; wahrscheinlich genetisch bedingte Autoimmunerkrankung (Autoantikörper gegen TSH-Rezeptor = TSH-R-AK = TRAK). TSH-Rezeptoren finden sich auch im Orbitagewebe. 8-fach erhöhtes EO-Risiko bei Basedow-Patienten, die Raucher sind!

Pat: Bei der EO kommt es zu einer Infiltration mit autoreaktiven T-Lymphozyten, Fibroblastenproliferation mit Kollagenvermehrung und Einlagerung von Glukosaminoglykanen (GAG) in das periorbitale Gewebe und die äußeren Augenmuskeln. Folgen sind Exophthalmus und Bewegungseinschränkungen der Bulbi mit Doppelbildern.

KL.: Augensymptome als Folge des Exophthalmus:
- Seltener Lidschlag (Stellwag-Zeichen)
- Sichtbarer Sklerastreifen oberhalb der Hornhaut beim Blick geradeaus (Dalrymple-Zeichen)
- Zurückbleiben des Oberlids bei Blicksenkung (Graefe-Zeichen)
- Konvergenzschwäche (Möbius-Zeichen)
- Frühestes Zeichen: (Oft) Schwellung der lateralen Partie der Augenbrauen
- Lichtscheu, Fremdkörpergefühl, schmerzhafter Druck hinter den Augen, Doppelbilder, Visusverschlechterung

Ferner:
- Symptome einer Hyperthyreose (M. Basedow) in > 90 % d.F.
  Aber: Vorkommen der EO auch bei Euthyreose!
- Seltener prätibiales Myxödem (Dermatopathie): Großporige Haut von sulziger Konsistenz, ebenfalls durch Einlagerung von Glukosaminoglykanen im subkutanen Gewebe prätibial, selten auch im Unterarm- oder Schulterbereich. Spontane Remission möglich (< 50 % d.F.)
- Selten Akropachie (keulenförmige Auftreibung der Finger- und Zehenendglieder)

7 Symptome gelten als Aktivitätsparameter:
- Spontane retrobulbäre Schmerzen
- Schmerzen bei Augenbewegungen
- Schwellung der Karunkel
- Konjunktivale Injektion
- Chemosis (Ödem der Bindehäute)
- Lidrötung
- Lidödem

Ab 3 Aktivitätsparameter: Aktive EO

Schweregrade: 6 Stadien (nach Grußendorf und Horster):
- I Anamnestische Beschwerden: Fremdkörpergefühl, Tränen, Lichtempfindlichkeit, retrobulbäres Druckgefühl
- II Lidretraktion und Bindegewebsveränderungen: Konjunktivitis, Chemosis (= Ödem der Bindehaut), periorbitale Schwellung, Verdickung der Tränendrüsen
- III Protrusio bulbi: a) leicht, b) deutlich, c) sehr ausgeprägt
  Messung der Entfernung Hornhautvorderfläche zur Orbitaseitenkante mittels Ophthalmometer nach Hertel oder Gwinup
- IV Augenmuskelblockaden mit Doppelbildern
- V Hornhautulzerationen durch Lagophthalmus
- VI Visusverlust bis Erblindung

Lab: TRAK positiv. Je höher der TRAK-Spiegel, umso aktiver verläuft die EO.
Oft Hyperthyreose (TSH basal ↓, $FT_{3/4}$ ↑); evtl. auch Euthyreose, selten Hypothyreose (bei blockierenden TRAK)

Bildgebende Diagnostik: Sono, MRT, Fotodokumentation im Verlauf

DD: Bei einseitigem Augenbefund: Retrobulbärer Tumor, Sinus-cavernosus-Thrombose, Abszess, Mukozele u.a. - Exophthalmus meist doppelseitig!

Di.: Klinik - Schilddrüsendiagnostik - ophthalmologische Diagnostik

Th.: Keine kausale Behandlung bekannt. Interdisziplinäre Zusammenarbeit zwischen Schilddrüsenspezialist/Endokrinologe, Augenarzt, evtl. Strahlentherapeut und Chirurg.
- Euthyreote Schilddrüsenfunktion herstellen (Thyreostatika), dabei unbedingt Hypothyreose vermeiden (verschlechtert die EO!); adjuvante Gabe von Selen (200 µg/d).
- Nicht rauchen!
- Lokale Maßnahmen: Getönte Augengläser, zur Nacht Dexpanthenol-Augensalbe, Schlafen mit angehobenem Kopfende des Bettes (→ geringeres Lidödem am Morgen); bei Bedarf künstliche Tränentropfen.
- Kortikosteroide
- Retrobulbärbestrahlung der Orbita unter Aussparung der Augenlinse
- Operative Dekompression der Orbita: Verschiedene Verfahren, z.B. nur Entfernung von Fettgewebe

3 therapeutisch relevante Gruppen:
- Milde EO: Nur geringe Auswirkung auf das tägliche Leben. Lidretraktion < 2 mm, Exophthalmus < 3 mm, intermittierende oder keine Diplopie → Th.: Selen versuchen (200 µg/d über 6 Monate)
- Moderate bis schwere EO: Erhebliche Beeinträchtigung im täglichen Leben. Lidretraktion ≥ 2 mm, Exophthalmus ≥ 3 mm, Diplopie bei extremem Blick oder konstante Diplopie → Th.: Kortikosteroide, evtl. Bestrahlung, evtl. Operation
- Visusbedrohende EO: Hochdosierte Kortikosteroide, bei Erfolglosigkeit Operation

Prg: 30 % Besserung, 60 % keine Änderung, 10 % Verschlechterung

SCHILDDRÜSENENTZÜNDUNGEN

Akute eitrige Thyreoiditis [E06.0]

Vo.: Sehr selten

Ät.: Bakterien

KL.: Akuter Beginn mit Fieber, lokalem Schmerz, evtl. Schwellung der regionären Lymphknoten

Ko.: Mediastinitis

Lab: CRP, BSG ↑, evtl. Leukozytose, Euthyreose

Sono: Bei Einschmelzungen evtl. echofreie Areale

Feinnadelbiopsie: Nachweis von Granulozyten bei bakterieller Entzündung, evtl. Erregernachweis

Th.: Breitspektrumantibiotika, bei Abszess Eiter abpunktieren (Kultur, Zytologie), evtl. Inzision

Strahlenthyreoiditis

Selten nach Radiojodtherapie oder externer Bestrahlung
Selbstlimitierender Verlauf - nur bei Schmerzen NSAR oder Prednisolon

Subakute granulomatöse Thyreoiditis de Quervain (sprich: "de kärwen") [E06.1]

Vo.: w : m = 5 : 1 (bevorzugt Frauen im 3. - 5. Lebensjahrzehnt)

Ät.: Unklar, oft im Anschluss an Virusinfekt der Luftwege; genetische Disposition (gehäuftes Vorkommen von HLA-B 35).

KL.:
- Abgeschlagenheit und Krankheitsgefühl, evtl. Fieber; keine Lymphknotenschwellung
- Schilddrüse oft druckschmerzhaft, gel. auch schmerzlos

Lab:
- Extreme BSG-Erhöhung! CRP ↑; normale Leukozytenzahl
- Schilddrüsenfunktion: Anfangs oft hyperthyreot, später wieder euthyreot, evtl. passagere Hypothyreose

Sono: Echoarme, teils konfluierende „landkartenartige“ Schilddrüsenareale

Szintigramm: Stark verminderte Radionuklidaufnahme der Schilddrüse (TcU ↓) oder kalter Knoten

Feinnadelbiopsie + Histologie: Granulomatöse Thyreoiditis mit Epitheloid- und Langhans-Riesenzellen

Th.: Spontanheilung in ca. 80 %; keine Thyreostatika, evtl. NSAR; bei Lokalbeschwerden Kortikosteroide (1 mg Prednisolon/kg KG) → Beschwerdefreiheit nach Prednisolongabe innerhalb 24 h! Falls keine klinische Besserung unter Steroiden, ist die Diagnose zu überprüfen!

Chronische lymphozytäre Thyreoiditis (Hashimoto) = Autoimmunthyreoiditis (AIT)

[E06.3]

Internet-Infos: *www.hashimotothyreoiditis.de*

Vo.: Häufigste Thyreoiditisform: Prävalenz 5 - 10 %, häufigste Ursache einer Hypothyreose w : m = 9 : 1; bevorzugt Frauen zwischen 30 - 50 J.; gehäufte Assoziation mit anderen Autoimmunerkrankungen (siehe Kap. "Polyendokrine Autoimmunsyndrome")

Ät.:
- Familiäre Disposition: 50 % der Verwandten der Patienten haben auch Antikörper; gehäufte Assoziation mit HLA-Markern (HLA-DR3, -DR4, -DR5), oft Vitiligo, Alopezie
- Hepatitis C

Hi.: Lymphozytäre Thyreoiditis (zytotoxische T-Lymphozyten), im Spätstadium Fibrose/Atrophie

KL.: Beginn meist unmerklich, die Mehrzahl der Patienten werden erst im Spätstadium diagnostiziert, wenn der lymphozytäre entzündliche Destruktionsprozess zu einer Hypothyreose geführt hat.

DD: Autoimmune Schilddrüsenerkrankungen:
1. Autoimmunthyreoiditis (Hashimoto): TPO-Ak positiv (ca. 95 %), TgAk positive (ca. 70 %)
2. Immunhyperthyreose (M. Basedow): TRAK positiv (> 95 %) und TPO-Ak positiv (ca. 70 %)
3. Varianten der AIT (s.u.)

Di.:
1. Bildgebende Diagnostik:
   - Sono: Inhomogenes echoarmes Schallmuster der oft kleinen Schilddrüse
   - Evtl. Szintigramm: Verminderte Radionuklidaufnahme der Schilddrüse (TcU ↓)
2. Ak-Nachweis:
   - anti-TPO-Ak: 95 % d.F.
   - Thyreoglobulinantikörpern (TgAk): 70 % d.F.
3. Schilddrüsenfunktion: Im Verlauf der AIT entwickelt sich eine Hypothyreose

Th.: LT_4-Substitution bei Hypothyreose ist obligat (richtige Dosis bei Normalisierung des TSH-Wertes). Manche Autoren empfehlen die LT_4-Gabe auch bei euthyreoter Autoimmunthyreoiditis. Immunsuppressiva und Steroide sind nutzlos; Selen wird bei AIT mit Euthyreose empfohlen (fehlende Evidenz). Bei Schwangeren ausreichende LT_4- und Jodzufuhr sicherstellen, engmaschige Kontrolle, da besonders in der 2. Schwangerschaftshälfte erhöhter Hormonbedarf. Lebenslange Kontrolluntersuchungen (wegen Abfall der LT_4-Produktion).

Prg: Im Spätstadium oft Fibrose/Atrophie der Schilddrüse mit Hypothyreose, normale Lebenserwartung bei korrekter LT_4-Substitution

Varianten der AIT

- „Silent" Thyreoiditis: Variante der AIT mit mildem Verlauf; evtl. nur temporär.
- Postpartale lymphozytäre Thyreoiditis: [O90.5] Bei ca. 4 % der Schwangeren beobachtet man in der Postpartalperiode passagere und i.d.R. klinisch latent verlaufende Schilddrüsenfunktionsstörungen mit oft positivem Befund für TPO-Ak.
- Iatrogen induzierte Autoimmunthyreoiditis
  - Zytokin-induzierte Thyreoiditis (durch Therapie mit Interferon oder IL-2)
  - Amiodaron-induzierte Thyreoiditis

Anm.: Eine extrem seltene Form der chronischen Thyreoiditis ist die chronisch fibrosierende Thyreoiditis = Riedel-Struma [E06.5], die schwartenartig hart infiltrierend und einmauernd wächst.

MALIGNOME DER SCHILDDRÜSE [C73]

Ep.: Häufigste endokrine Neoplasien. - Inzidenz: ca. 4/100.000 Erkrankungen jährlich; w : m = 3 : 1 beim differenzierten Karzinom; ausgeglichenes Geschlechtsverhältnis beim C-Zell- und anaplastischen Karzinom.

Ät.:
- Genetische Faktoren (medulläres Karzinom)
- Ionisierende Strahlen: Bei den A-Bombenüberlebenden in Japan sowie nach den A-Bombentests auf den Marshall-Inseln zeigte sich ein erhöhtes relatives Risiko von 1,1/Gray Schilddrüsenstrahlendosis. Nach dem Tschernobyl-Reaktorunfall erkrankten in Weißrussland, Ukraine und Russland ca. 1.500 Kinder an (meist papillärem) Schildrüsenkarzinom; auch bei Erwachsenen stieg die Inzidenz des Schilddrüsenkarzinoms in den 3 Ländern.
- Unbekannte Faktoren

Einteilung:

A) Schilddrüsenkarzinome (SD-Ca.):
1. Differenzierte Karzinome: a) Papilläres Karzinom ca. 60 %
   b) Follikuläres Karzinom ca. 30 %
2. Undifferenzierte (anaplastische) Karzinome ca. 5 %
3. Medulläres (C-Zellen) Karzinom ca. 5 %

B) Seltene Malignome der Schilddrüse (malignes Lymphom, Sarkome u.a.)

C) Metastasen extrathyreoidaler Tumoren

Zu 1.: **Differenzierte Schilddrüsenkarzinome**
Das follikuläre Karzinom metastasiert vorwiegend hämatogen (Lunge, Knochen), das papilläre vorwiegend lymphogen. Regionale Lymphknotenmetastasen treten beim papillären Karzinom klinisch oft vor dem eigentlichen Primärtumor auf, der in vielen Fällen nur eine minimale Größe aufweist, aber dennoch multizentrisch vorhanden sein kann (unauffälliges Szintigramm der Schilddrüse). Der Primärtumor und seine Metastasen lassen sich gut mit ^{131}J behandeln.

Zu 2.: **Anaplastische (undifferenzierte) Schilddrüsenkarzinome**
nehmen am Jodumsatz nicht teil. Behandlung mit Radiojod daher nicht möglich.

Zu 3.: **Medulläre (C-Zellen-) Schilddrüsenkarzinome (MTC):**
- Keine Teilnahme am Jodstoffwechsel, Radiojodbehandlung daher nicht erfolgreich.
- C-Zellen produzieren Calcitonin: Erhöhte Werte bei Metastasen (Tumornachsorge: Rezidivindikator). 1/3 der Patienten leidet an Diarrhö.
  a) Sporadisches MTC (75 %): Altersgipfel 50. - 60. Lj.
  b) Familiäres FMTC (25 %):

	MEN 2a (70 %)	**MEN 2b (10 %)**	**Non-MEN (20 %)**
Altersgipfel	20. - 30. Lj.	10. - 20. Lj.	40. - 50. Lj.
Vererbung	a u t o s o m a l - d o m i n a n t		
RET-Protoonkogen	EXON 10,11	EXON 16	EXON 10,11,13,14

Multiple endokrine Neoplasien (MEN): [D44.8]
MEN 2a = Sipple-Syndrom: C-Zellkarzinom + Phäochromozytom (50 % d.F.) + primärer Hyperparathyreoidismus (20 % d.F.)
MEN 2b = Gorlin-Syndrom: C-Zellkarzinom + Phäochromozytom + Schleimhautneurinome + marfanoider Habitus.
Non-MEN: Nur C-Zellkarzinom (FMTC only)
- Genetisches Screening der Familienmitglieder von Patienten mit MTC: Falls Gentest positiv: Prophylaktische Thyreoidektomie im Vorschulalter (< 6 J.). Beim seltenen MEN 2b sollte die prophylaktische Thyreoidektomie nach Diagnose der Genmutation erfolgen. Postoperativ regelmäßige Vorsorgeuntersuchungen auf Phäochromozytom (Bestimmung der Katecholamine i.S. und i.U.) und auf primären Hyperparathyreoidismus beim MEN 2a (Kalzium + Parathormon i.S.).

TNM-Klassifikation für Schilddrüsenkarzinom: Siehe *Internet* (UICC, 2010)

Anamnese:
- Bestrahlung der Hals- oder Thymusregion vor 10 - 30 Jahren? Andere Strahlenexposition?
- MEN-Patienten in der Familie (C-Zellkarzinom)?
- Strumawachstum trotz ausreichender Substitution?

KL.: Nur ca. 25 % aller sonografisch entdeckten Schilddrüsenkarzinome weisen klinische Tumorzeichen auf.

- Strumaknoten von harter Konsistenz
- Lokale Spätsymptome: Derbe, höckrige Struma, fixierte Haut, zervikale und/oder supraklavikuläre Lymphknoten, Heiserkeit (Rekurrensparese), Horner-Syndrom (Miosis, Ptosis, scheinbarer Enophthalmus), Hals-, Ohren- und Hinterhauptschmerzen, Stridor, Schluckbeschwerden und obere Einflussstauung

Di.:
- Sonografie: Malignomverdächtig sind unregelmäßig begrenzte echoarme Areale, Verkalkungen, intranoduläre Vaskularisation
- Szintigrafie: Kalte Knoten, die nicht speichern.

Merke: Ein szintigrafisch kalter Knoten, der sonografisch nicht echofrei ist, ist stets malignomverdächtig (insbes. bei jüngeren Männern) und muss definitiv abgeklärt werden:
- Gezielte Feinnadelbiopsie mit nachfolgender Aspirationszytologie (90 % Trefferwahrscheinlichkeit)
- Bei fortbestehendem Malignomverdacht (auch bei negativer Zytologie) Operation mit nachfolgender Histologie (Präparat mit Kapsel)

- Calcitoninbestimmung im Serum (bei MTC ↑)
- Pentagastrin-Test bei Verdacht auf MTC und nur leichter Calcitoninerhöhung: Pentagastrin stimuliert die Calcitonin-Sekretion. Bei Patienten mit MTC steigt das Calcitonin auf > 5fachen Basalwert.
- CT, MRT der Halsregion
- Suche nach Metastasen: Röntgen Thorax, CT (Thorax), Sono Abdomen, Knochenszintigrafie, PET
- Bei C-Zellkarzinom Genanalyse auf Punktmutation im RET-Protoonkogen
- Familien-Screening bei MTC (auf RET-Protoonkogen-Mutation) und genetische Beratung.

Th.: Immer kombiniert chirurgisch, strahlentherapeutisch, nuklearmedizinisch:

1. Chirurgie: Radikale Thyreoidektomie + Entfernung der regionalen Halslymphknoten. Postoperativ steigt infolge des Absinkens der Schilddrüsenhormonkonzentration im Serum die endogene TSH-Produktion stark an. Außerdem kann rh-TSH gegeben werden. Dadurch Verbesserung der Radiojodspeicherung als Voraussetzung für die nachfolgende Radiotherapie.
2. Ablative Radiojodtherapie: 3 - 4 Wochen postoperativ ^{131}J-Ganzkörperscan zum Nachweis jodspeichernder Schilddrüsenreste und Metastasen. Danach hoch dosierte Behandlung mit ^{131}J in mehreren Fraktionen bis kein ^{131}J-speicherndes Gewebe mehr nachweisbar ist und Tg im Serum verschwindet.
   ^{131}J-Dosis: 1.000 bis > 10.000 MBq.
   NW: Passagere Strahlenthyreoiditis, Gastritis und Sialadenitis. Das Risiko einer späteren akuten Leukämie beträgt 1 % (bei sehr hohen wiederholten Radiojod-Therapien).

   Memo: Bei der Radiojodtherapie gutartiger Schilddrüsenerkrankungen ist kein erhöhtes Leukämierisiko nachgewiesen.

3. Suppressive Schilddrüsenhormonbehandlung nach abgeschlossener Radiojodtherapie mit LT_4: Möglichst hoch bis an die Toleranzgrenze, um einen vermehrten TSH-Reiz auf evtl. noch vorhandene Metastasen zu verhindern (TSH-Zielbereich: < 0,1 mU/l).
4. Externe Strahlenbehandlung: Bei undifferenzierten Tumoren (undifferenzierte Tumore sind strahlenempfindlicher, keine Radiojodspeicherung).
   C-Zellkarzinome sind strahlenresistent, radikale Operation prognoseentscheidend.
5. Palliative Chemotherapie im Rahmen von Studien bei inoperablen, nicht radiojodspeichernden SD-Ca. und rasch progredienten MTC (Tyrosinkinaseinhibitoren: Sorafenib, Sunitinib, Vandetanib) und Everolimus (ein mTOR-Inhhibitor)

Nachsorge:
Kontrolluntersuchungen im Abstand von 6 Monaten.
- Anamnese, Tastbefund, Sono, Labor
- Nachweis von Karzinommetastasen und Rezidiv:
  Für die routinemäßigen Nachsorgeuntersuchungen Tg-Bestimmung
  Bei Verdacht auf Rezidiv oder Metastasen ist aber weiterhin die Szintigrafie mit 131J notwendig. Hierbei kann vor der Untersuchung rekombinantes humanes (rh)TSH i.m. gegeben werden, damit T_4 nicht abgesetzt werden muss.
- Nachweis von Lungen-/Knochenmetastasen:
  - Röntgen-Thorax, CT
  - Tc-99m-MIBI-SPECT
  - ^{18}F-FDG-PET: Diagnostik von Rezidiven/Metastasen von Schilddrüsenkarzinomen unabhängig vom Jodspeicherverhalten
  - Ganzkörperskelettszintigrafie mit dem knochenaffinen ^{99m}Tc-MDP

- Tumormarker:
  - Thyreoglobulin (Tg) wird sowohl von der normalen Schilddrüse als auch von differenzierten Zellen eines Schilddrüsenkarzinoms gebildet. Daher hat Tg für die Diagnose eines Schilddrüsenkarzinoms keine Bedeutung. Nach radikaler Thyreoidektomie ist jedoch die Tg-Produktion ausgeschaltet. Ein Wiederanstieg des Tg-Spiegels nach Radikaloperation eines differenzierten Schilddrüsenkarzinoms spricht für Tumorrezidiv u./o. Metastasen! Evtl. Tg-Bestimmung nach Gabe von rhTSH.
  - Calcitonin muss bei MTC postoperativ im Referenzbereich und im Pentagastrintest nicht stimulierbar sein.

Prg: 10-Jahresüberlebensraten aller Fälle:
- Papilläres SD-Ca: > 90 %
- Follikuläres SD-Ca: > 75 % } Prognose im Alter < 45 J. besser als bei älteren Patienten.
- Medulläres SD-Ca: ca. 50 %
- Anaplastisches SD-Ca: Mittlere Überlebenszeit 6 Monate

Pro: Bei radioaktivem Fallout (z.B. Reaktorunfälle) Blockade der Jodaufnahme in die Schilddrüse durch einmalige Gabe von Kaliumjodid (z.B. Thyprotect®); Dosierung altersabhängig (im Alter von 13 - 45 Jahre 100 mg Jodid bzw. 130 mg Kaliumjodid); im Alter > 45 Jahren wird keine Jodidgabe empfohlen wegen erhöhtem Risiko einer Induktion einer Hyperthyreose bei Schilddrüsenautonomie.

NEBENSCHILDDRÜSE, VITAMIN D-STOFFWECHSEL UND KALZIUMHAUSHALT

KALZIUM

99 % des Kalziums (m: 900 - 1.300 g / w: 750 - 1.100 g Kalzium) befinden sich im Knochen als Hydroxylphosphatit (= Mischsalz aus Kalziumkarbonat und -phosphat). Nur 1 % des Kalziums ist im Extrazellulärraum.

Tagesbedarf an Kalzium: Erwachsene 1.000 mg/d
Jugendliche, Schwangerschaft, Stillzeit, postmenopausal und Männer > 65 J.: 1.500 mg/d

Normbereich der Kalziumwerte im Serum: Gesamtkalzium: 2,2 - 2,65 mmol/l
Ionisiertes Kalzium: 1,1 - 1,3 mmol/l

Der Kalziumspiegel i.S. wird in engen Grenzen konstant gehalten.

- Ca. 45 % des Serum-Ca^{++} sind an Eiweiß gebunden (4/5 an Albumin und 1/5 an Globulin).
- Ca. 5 % des Serum-Ca^{++} sind komplexgebunden an Anionen wie Bikarbonat, Zitrat und Phosphat
- Ca. 50 % des Serum-Ca^{++} sind als freie Ionen vorhanden = biologisch aktive Fraktion

Bei der routinemäßigen Serumkalziumbestimmung erfasst man das Gesamtkalzium, das in der diagnostischen Aussage dem ionisierten Kalzium gleichwertig ist. Bei Abweichungen vom normalen Serumeiweißgehalt muss jedoch eine Korrektur auf normale Serumeiweißwerte erfolgen (per Formel oder Nomogramm). Besteht nur die Möglichkeit zur Messung des Gesamt-Ca, kann bei Abweichung des Albuminwertes vom Referenzwert 4 g/dl das Albumin-korrigierte Ca berechnet werden:
Korrigiertes Ca (mmol/l) = gemessenes Ca (mmol/l) - 0,025 x Albumin (g/l) + 1,0
Faustregel: Ein Abfall des Albumins um 1 g/dl bewirkt eine Erniedrigung des Gesamt-Ca um ca. 1 mg/dl (0,25 mmol/l).

Die ionisierte Kalziumfraktion (Ca^{++}) wird durch pH-Änderungen beeinflusst. Eine Verschiebung des pH von 0,1 bewirkt eine gegensinnige Kalziumveränderung von 0,05 mmol/l.
Alkalose → niedriges Ca^{++} (Ursache der Hyperventilationstetanie)
Azidose → erhöhtes Ca^{++}

Anm.: Störungen der Isoionie können zu Störungen der neuromuskulären Erregbarkeit führen. Dies kommt zum Ausdruck in der György-Serumelektrolytformel:

$$K = \frac{(K^+) \cdot (HCO_3^-) \cdot (HPO4^{--})}{(Ca^{++}) \cdot (Mg^{++}) \cdot (H^+)}$$

Jeder Anstieg von K führt zu einer Steigerung, jeder Abfall von K zu einer Minderung der neuromuskulären Erregbarkeit (weitere Einzelheiten - auch zum Thema Phosphat - siehe Elektrolythaushalt).

PARATHORMON

Parathormon (PTH) wird in den 4 Epithelkörperchen als Prä-Pro-Parathormon, ein Peptid von 115 Aminosäuren, gebildet. Ein Peptid von 84 Aminosäuren verlässt die Drüse; das N-terminale Peptid mit der Aminosäurensequenz 1 - 34 trägt die biologische Aktivität; Halbwertzeit des Hormons ca. 3 Minuten. Im Blut zirkulieren intaktes PTH und PTH-Fragmente. Die Bestimmung von PTH intakt ist unabhängig von der Nierenfunktion.

Ein ionisiertes Calcium < 1,25 mmol/l stimuliert die Parathormonsekretion. Bei Calcitriolmangel wird relativ zum Serum-Calcium mehr PTH sezerniert. Eine leichte Hypomagnesiämie stimuliert - wie die Hypokalzämie - die PTH-Sekretion, bei starker Hypomagnesiämie reduziert sich die PTH-Sekretion. Hohe Phosphatkonzentration bei Urämie stimuliert direkt die PTH-Sekretion.

Zwischen Kalzium und Parathormon besteht physiologischerweise eine negative feed-back-Regulation (gegensinnige Veränderung beider Größen). Die negative feed-back-Regulation bleibt erhalten bei Hyperkalzämie infolge Tumorleiden, Vitamin D-Intoxikation und Sarkoidose: Bei diesen Patienten finden sich supprimierte PTH-Spiegel. Dagegen sind beim Hypoparathyreoidismus beide Parameter erniedrigt und beim primären Hyperparathyreoidismus beide erhöht.

Über eine Stimulation der Adenylatzyklase in Nieren und Knochen erfolgt die Parathormonwirkung: In den Nieren wird Phosphat vermehrt ausgeschieden und Kalzium reabsorbiert. Durch den absinkenden Phosphatspiegel wird die renale 1α-Hydroxylase stimuliert mit vermehrter Synthese von 1,25$(OH)_2$-Vitamin D_3, wodurch die enterale Kalziumabsorption gefördert wird. Eine negative Kalziumbilanz des Knochens tritt bei pathologisch erhöhten PTH-Konzentrationen ein (nicht dagegen bei physiologischen PTH-Konzentrationen).

Referenzbereich: 1,5 - 6,5 pmol/l (15-65 pg/ml). Es besteht eine leichte Tagesrhythmik mit etwas höheren Spiegeln gegen Abend, ferner werden minimale Pulsationen (meist unter 0,5 pmol/l) beobachtet.

CALCITONIN

Calcitonin wird in den C-Zellen der Schilddrüse gebildet, besteht aus 32 Aminosäuren und bewirkt eine Hemmung der Osteoklastenaktivität. Die Sekretion von Calcitonin wird über die Ca^{++}-Konzentration im Blut gesteuert: Hohe Ca^{++}-Spiegel fördern, niedrige Ca^{++}-Spiegel hemmen die Sekretion von Calcitonin.

Beim medullären C-Zellkarzinom der Schilddrüse ist Calcitonin erhöht (Tumormarker!). Krankheitssymptome infolge erniedrigten Calcitoninspiegels sind nicht bekannt.
Procalcitonin gilt als empfindlicher Marker für eine Sepsis.

VITAMIN D-STOFFWECHSEL und NEBENSCHILDDRÜSENFUNKTION

Internet-Infos: *www.vitamindcouncil.com, www.sunarc.org*

Vitamin D_3 wird entweder aus 7-Dehydrocholesterol unter UV-Lichteinfluss in der Haut gebildet oder es muss mit der Nahrung (z.B. Fettfisch) zugeführt werden. In der Haut gebildetes Vitamin D_3 oder mit der Nahrung gemeinsam mit Vitamin D_2 aufgenommenes Vitamin D_3 wird an Vitamin D-bindendes Protein (DBP, Transcalciferin) im Plasma gebunden zur Leber transportiert.

In der Leber wird Vitamin D_3 zu 25-OH-D_3 (= Calcifediol) umgewandelt. In den Nieren entsteht daraus das biologisch sehr aktive $1,25(OH)_2$-D_3 = Calcitriol. Diese Umwandlung wird u.a. durch die Phosphatkonzentration reguliert: Niedriger Phosphatspiegel fördert die Calcitriolbildung und umgekehrt. Calcitriol fördert die enterale Resorption von Kalzium und Phosphat und senkt die renale Kalzium- und Phosphatausscheidung. Die Knochenmineralisation wird gefördert.

Vitamin D Rezeptoren finden sich praktisch auf allen Zellen des Körpers. So ist ein Vitamin D Mangel mit einer gestörten neuromuskulären Funktion verbunden (Sturzneigung und erhöhtes Frakturrisiko bei Osteoporose!). Calcitriol beeinflusst die Immunregulation und hat mehrere weitere extraossäre Wirkungen (s.u.).

	7-Dehydrocholesterol
Haut:	↓ ← UVB-Licht (290 - 320 nm)
Nahrung:	**Colecalciferol = Vitamin D_3**
Leber:	↓
	25-OH-D_3 = 25-Hydroxycolecalciferol
Nieren:	← Phosphat ↓, PTH
	⊢ Phosphat ↑, 24-Hydroxylase
	↓
	$1,25(OH)_2$-D_3 = Calcitriol (= Vitamin-D-Hormon)

Extraossäre Wirkung von Vitamin D sind Diskussion, z.B.
- Reduktion des Tumorrisikos z.B. beim Mamma- und Kolonkarzinom
- Günstiger Einfluss auf Herz-Kreislauf-Erkrankungen und Blutdruck
- Reduktion von Typ 1-Diabetes und Verbesserung des Metabolismus bei Typ 2-Diabetes
- Günstiger Verlauf von Autoimmunerkrankungen: z.B. bei CED, RA
- Positiver Einfluss auf die Muskelkraft
- Schwangerschaft: Vitamin D-Mangel führt beim ungeborenen Kind zu niedriger Knochenmasse und erhöhtem Atopierisiko

Anzustrebender Bereich für 25-OH-Vitamin D: > 30 ng/ml (≥ 75 nmol/l)
(Umrechnungsfaktor ng/ml → nmol/l: 2,5)
Bis zu 50 % der Bevölkerung haben nach den neuen Referenzwerten einen Vitamin D-Mangel, bes. ältere Menschen! (abhängig von Lebensalter, Jahreszeit und Sonnenexposition)
Tagesbedarf: Ca. 1.000 IE/d Vitamin D_3
Bei älteren Menschen (> 70 J.) wird eine tägliche Substitution empfohlen.
Risikogruppen für einen Vitamin D-Mangel:
- Ältere Menschen
- Menschen, die Sonnenlicht meiden
- Patienten mit Malabsorptionssyndrom
- Einnahme von Medikamenten, die mit Vitamin D interagieren (z.B. Phenytoin)

REGULATION DER SERUM-KALZIUM-KONZENTRATION

1. Absinken des Serum-Ca^{++} →
2. Sekretion von Parathormon →
3. Förderung der Phosphatausscheidung in den Nieren →
4. Absinken des Serum-HPO_4^{--} →
5. Förderung der Calcitriolbildung (1,25$(OH)_2D_3$) in den Nieren →
6. Enterale Reabsorption und ossäre Mobilisation von Ca^{++} und HPO_4^{--} →
7. Normalisierung des Serum-Ca^{++}

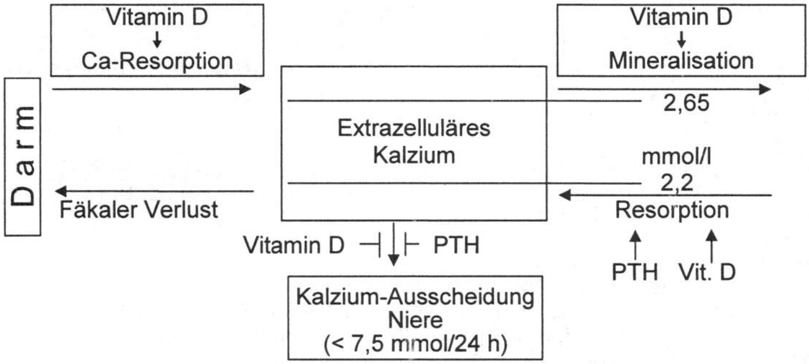

→ Förderung; ⊣ oder ⊢ Hemmung

PRIMÄRER HYPERPARATHYREOIDISMUS (PHPT) [E21.0]

Def: Primäre Erkrankung der Nebenschilddrüse mit vermehrter Parathormonbildung (PTH).

Ep.: Prävalenz ca. 0,3 % (2/3 Frauen)

Ät.: 1. Solitäre Adenome (80 %), multiple Adenome (5 %) der Nebenschilddrüse; 80 % der Nebenschilddrüsenadenome liegen hinter der Schilddrüse, ca. 10 % liegen im vorderen Mediastinum
2. Hyperplasie der Epithelkörperchen (15 %) - Histologie: Hyperplasie der wasserhellen Zellen oder der Hauptzellen
3. Selten Karzinom der Epithelkörperchen (< 1 %)
Selten werden multiple endokrine Neoplasien (MEN) beobachtet (siehe dort).

Pg.: Beim pHPT resultiert eine Hyperkalzämie aus den drei Angriffspunkten des PTH:
- Steigerung der ossären Calcium-Mobilisierung (erhöhte Pyridinoline i.U.)
- Steigerung der intestinalen Calcium-Absorption (Calcitriol-vermittelt)
- Steigerung der tubulären Calcium-Reabsorption

KL.: > 50 % der Patienten haben keine oder nur unspezifische Beschwerden (zufällige Diagnose einer Hyperkalzämie)

1. Nierenmanifestationen (40 - 50 %):
   - Häufig Nephrolithiasis (Kalziumphosphat oder -oxalat)
   - Seltener (prognostisch ungünstig) Nephrokalzinose

   Typisch ist eine Einschränkung der Konzentrierungsfähigkeit, die ADH-refraktär ist und die zu Polyurie mit Polydipsie führt. Fortgeschrittene Fälle können zu Niereninsuffizienz führen.
   Anm.: Nierensteine sind bei pHPT häufig, aber nur ein kleiner Teil der Patienten mit kalziumhaltigen Nierensteinen hat einen pHPT (ca. 2 %).
2. Knochenmanifestationen (ca. 50 %):
   Die gesteigerte Parathormonaktivität führt zu einer Vermehrung der Osteoklasten, reaktiv auch der Osteoblasten, wobei es zu einer negativen Knochenbilanz kommt. Die Osteoklastentätigkeit führt in ausgeprägten Fällen zu subperiostalen Resorptionslakunen und Akroosteolysen an Händen/Füßen. Die früher beobachteten braunen Tumoren = eingeblutete Resorptionszysten (Osteodystrophia cystica generalisata von Recklinghausen) sieht man heute kaum. Röntgenologisch häufigstes Zeichen ist oft nur eine diffuse Osteopenie, die bei Handaufnahmen in 40 %, bei Wirbelsäulenaufnahmen in 20 % gesehen wird; der Schädel - am zweithäu-

figsten befallen - erscheint röntgenologisch im "Mattglas"-Effekt; die Lamina dura der Zahnalveolen zeigt Erosionen. Wirbelsäulen- und Gliederschmerzen sind Symptome einer Skelettmanifestation. Labormäßig sind bei Knochenbeteiligung die alkalische Phosphatase und die Hydroxyprolinausscheidung erhöht.

3. Gastrointestinale Manifestationen (ca. 50 %):
   - Appetitlosigkeit, Übelkeit, Obstipation, Meteorismus, Gewichtsabnahme
   - Seltener Ulcera ventriculi/duodeni (Hyperkalzämie → Hypergastrinämie → HCl)
   - Seltener Pankreatitis (ca. 10 %; die Pankreatitis kann den Kalziumspiegel senken und so einen pHPT maskieren!)

   Anm.: Auch Gallensteine kommen doppelt so häufig wie in der Normalbevölkerung vor.

   Beachte: Von der klassischen Symptomentrias "Stein-, Bein- und Magenpein", spielt heute die Nephrolithiasis die dominierende Rolle!

4. • Neuromuskuläre Symptome: Rasche Ermüdbarkeit, Muskelschwäche und -atrophie, QT-Verkürzung im Ekg
   • Psychiatrische Symptome: Depressive Verstimmung

5. Hyperkalzämische Krise (< 5 %):
   Der pHPT kann jederzeit ohne Vorboten exazerbieren zu einer hyperkalzämischen Krise, besonders wenn ein die Hyperkalzämie begünstigender Faktor hinzukommt (z.B. Bettlägerigkeit, Behandlung mit Kalzium, Vitamin D, Thiaziden).

   Sy.: • Polyurie, Polydipsie
   • Erbrechen, Exsikkose, Adynamie
   • Psychotische Erscheinungen, Somnolenz, Koma

   Durch rasche Entwicklung einer Niereninsuffizienz mit Anstieg des Serumphosphats können Kalzifizierungen in verschiedenen Organen auftreten (z.B. Kornea, Media der Arterien). Herzrhythmusstörungen können zu plötzlichem Tod führen. Letalität bis 50 %!

Lab :

	Serum	Urin
Kalzium	↑	↑
Phosphat	↓	↑
PTH intakt	↑	
Alkalische Phosphatase	↑	

DD: der Hyperkalzämie: Siehe dort

Di.: **bei Hyperkalzämiesyndrom:**
- Intaktes Parathormon (PTH intakt) bei pHPT ↑, bei Tumor-Hyperkalzämie ↓
- Parathormonverwandtes Peptid (PTHrP): ↑ bei Tumor-Hyperkalzämie
- $1{,}25(OH)_2$-Vitamin D_3: ↑ bei Sarkoidose und Vitamin D-Intoxikation
- Tumorsuche und Röntgen/Szintigrafie des Knochens

Di.: **des pHPT:**

Kalzium	PTH intakt	Diagnose
↑	↑	primärer HPT (+ tertiärer)
↓	↑	sekundärer HPT
↑	↓	Tumor-Hyperkalzämie; Sarkoidose: $1{,}25(OH)_2$ Vit. ↑

  Eine Erhöhung des Serumkalziums (> 2,6 mmol/l) bei normaler Nierenfunktion und normalem Gesamteiweiß), durch mindestens drei Bestimmungen an verschiedenen Tagen gesichert, und des PTH-Intakt sprechen mit über 95 %iger Wahrscheinlichkeit für einen pHPT.

  Anm.: In seltenen Fällen kann ein normokalzämischer pHPT vorliegen. Dies ist der Fall, wenn gleichzeitig ein Vitamin D-Mangel, eine Niereninsuffizienz oder ein Albuminmangel vorliegt.

- Lokalisationsdiagnostik:
  - Sonografie mit 10-MHz-Schallkopf (Adenome sind echoarm)
  - Spiral-CT und MRT mit 3 D-Rekonstruktion
  - ^{99m}Tc-MIBI-(Methoxyisobutylisonitril-)Szintigrafie, evtl. Kombination mit SPECT
  - Intraoperativ durch erfahrenen Chirurgen

Th.: A) Operation in Zentren:
Ind: 1. Symptomatischer pHPT
2. Op.-Indikationen beim asymptomatischen pHPT:
   - Serum-Kalzium > 0,25 mmol/l über der Normobergrenze
   - Einschränkung der Kreatininclearance (< 60 ml/Min)

- Abnahme der Knochendichte (T-Score < -2,5 oder pathologische Fraktur)
- Begleitfaktoren, die eine hyperkalzämische Krise begünstigen können (s.o.).
- Alter < 50 Jahren

Die Erkrankung ist durch rechtzeitige operative Entfernung der vergrößerten Epithelkörperchen heilbar. Intraoperativ müssen alle vorhandenen Epithelkörperchen dargestellt werden. Bei sicherer präoperativer Adenomlokalisation evtl. auch endoskopischer Eingriff.

▶ Isolierte Entfernung adenomatös vergrößerter (> 50 mg schwerer) Epithelkörperchen
▶ Bei Hyperplasie aller Epithelkörperchen: Totale Parathyreoidektomie mit simultaner autologer Transplantation von Epithelkörperchenresten, z.B. in den M. brachioradialis oder M. sternocleidomastoideus (bei erneuter Hyperplasie kann somit ohne Schwierigkeiten nachoperiert werden (7/8-Resektion).

Bei erfolgreicher Operation zeigt die intraoperative PTH-Bestimmung einen Abfall um ca. 50 %.

Prinzipiell werden entfernte Epithelkörperchen kryokonserviert, um im (seltenen) Fall einer <u>definitiven</u> postoperativen Unterfunktion eine autologe Transplantation durchführen zu können. <u>Passagere</u> postoperative Unterfunktionen werden besonders bei Patienten mit erhöhter alkalischer Phosphatase als Zeichen einer Knochenmanifestation beobachtet (Rekalzifizierungstetanie). Der Kalziumspiegel bedarf postoperativ engmaschiger Verlaufskontrollen, um ggf. rechtzeitig Kalzium zu substituieren.

B) <u>Konservativ:</u>
Wenn keine Op.-Indikation gegeben ist, gelten folgende Empfehlungen:
- Viel trinken; kalziumarme Kost. Keine Anwendung von Thiaziddiuretika und Digitalis
- Osteoporoseprophylaxe bei postmenopausalen Frauen mit Bisphosphonaten
- Medikamentöse Therapie mit Cinacalcet (Mimpara®), ein Calcimimetikum, sofern Op. indiziert, aber nicht möglich ist. NW: Übelkeit, Kopfschmerzen; hoher Preis
- Kontrollen (alle 3 Monate)

<u>Therapie einer hyperkalzämischen Krise:</u> Siehe Kapitel Hyperkalzämie

<u>Prg:</u> Bei frühzeitiger Diagnose + Operation gut, sofern keine Niereninsuffizienz vorliegt.

SEKUNDÄRER HYPERPARATHYREOIDISMUS (SHPT) [E21.1]

Wenn eine nicht parathyreogene Erkrankung zu einem Absinken des Serumkalziums führt, reagieren sekundär die Nebenschilddrüsen mit einer Mehrsekretion von PTH.

<u>1. Renaler sHPT:</u>
Siehe Renale Osteopathie im Kap. Chronische Niereninsuffizienz (Phosphat, Kreatinin ↑)

<u>2. sHPT bei normaler Nierenfunktion:</u>
a) <u>Enterale Ursachen:</u> Malassimilationssyndrom mit verminderter Kalziumresorption
b) Selten <u>hepatische Ursachen:</u>
- Leberzirrhose (gestörte Umwandlung von D_3 zu 25-OH-D_3)
- Cholestase (gestörte Resorption von Vitamin D_3)

c) Mangelnde Sonnenlichtexposition

<u>KL.:</u>
- Symptome der Grundkrankheit
- Evtl. Knochenschmerzen

<u>Di.:</u> Kalzium i.S. ↓, Phosphat i.S. normal, PTH intakt ↑

<u>Th.:</u>
- Therapie der Grundkrankheit (siehe auch Kap. Renale Osteopathie)
- Substitution von Vitamin D_3 und evtl. Kalzium

TERTIÄRER HYPERPARATHYREOIDISMUS [E21.2]

Von einem "<u>tertiären Hyperparathyreoidismus</u>" spricht man, wenn sich im Verlauf eines sHPT eine Hyperkalzämie entwickelt. Ursache hierfür ist aber nicht eine neu auftretende Autonomie (wie beim pHPT), sondern ein <u>Missverhältnis zwischen PTH-Sekretion und Bedarf</u>, z.B. wenn nach einer Nierentransplantation der PTH-Bedarf plötzlich so niedrig ist, dass selbst die Basalsekretion der (im Rahmen eines sHPT) hyperplastischen Epithelkörperchen zu hoch ist und sich eine Hyperkalzämie entwickelt.

<u>Th.:</u> Evtl. chirurgisch

HYPOPARATHYREOIDISMUS [E20.9]

Def: Unterfunktion der Nebenschilddrüsen (Epithelkörperchen) mit Mangel an Parathormon. Leitsymptom ist die hypokalzämische Tetanie.

Ät.:
1. Am häufigsten postoperativ nach Halsoperationen (z.B. Strumektomie)
2. Selten idiopathisch (Autoimmungenese ?)
3. Sehr selten Aplasie von Nebenschilddrüse und Thymus (Di-George-Syndrom)

KL.:
1. Funktionelle Symptome:
   - Hypokalzämische Tetanie [E83.5]
     (in 75 % d.F. beim idiopathischen, in 40 % d.F. beim postoperativen Hypoparathyreoidismus): Krampfanfälle bei erhaltenem Bewusstsein, oft mit Parästhesien verbunden, Pfötchenstellung, Stimmritzenkrampf
   - Chvostek-Zeichen:
     Beim Beklopfen des N. facialis im Bereich der Wange wird im positiven Fall Zucken der Mundwinkel ausgelöst
   - Trousseau-Zeichen:
     Nach Anlegen einer Blutdruckmanschette am Arm - einige Minuten arterieller Mitteldruck - kommt es im positiven Fall zur Pfötchenstellung.
   - Ekg: QT-Verlängerung
2. Organische Veränderungen:
   Haar- und Nagelwuchsstörungen, Kataraktbildung, Stammganglienverkalkung, Osteosklerose
3. Psychische Veränderungen (Reizbarkeit, depressive Verstimmung)

DD:
1. Hypokalzämien anderer Ursache (PTH intakt ↑):
   Akute Pankreatitis, Malabsorptionssyndrom, Peritonitis, Heilphase einer Rachitis bzw. Osteomalazie (Vitamin D-Mangel), Niereninsuffizienz, Infusion von EDTA oder Zitratblut, seltenere Ursachen.
2. Normokalzämische Tetanie: [R29.0] Am häufigsten!
   Abnahme des ionisierten Kalziums durch Alkalosen (meist respiratorische Alkalose durch psychogene Hyperventilation).
3. Pseudohypoparathyreoidismus (sehr selten):
   Wie beim echten Hypoparathyreoidismus sind im Serum Kalzium erniedrigt und Phosphat erhöht: Das Parathormon (PTH intakt) ist aber nicht wie beim echten Hypoparathyreoidismus erniedrigt, sondern sogar erhöht wie bei sekundärem Hyperparathyreoidismus. 4 Typen:
   - Typ Ia: Reduktion des Gs-Anteils im Adenylcyclase-Rezeptor-Komplex
   - Typ Ib: Normale Gs-Aktivität, wahrscheinlich Defekt im PTH-Rezeptor
   - Typ Ic: Gs-Aktivität normal, Defekt in der katalytischen Einheit
   - Typ II: PTH-Rezeptor-Adenylcyclase-Komplex funktionell normal, die von cAMP vermittelte intrazelluläre Antwort bleibt aus.

   Anm.: Gs = Guanin-Nukleotid-bindendes Protein, wird vom PTH-Rezeptor-Typ I nach PTH-Bindung aktiviert und vermittelt dadurch die PTH-Wirkung.

   Der Pseudohypoparathyreoidismus kommt familiär gehäuft vor und geht mit organischen Stigmata einher (z.B. beim Typ Ia Verkürzung von Mittelhand- oder Mittelfußknochen, gedrungener Körperbau, heterotope Verkalkungen). Bei Familienangehörigen dieser Patienten spricht man von Pseudo-Pseudo-Hypoparathyreoidismus, wenn sie die typischen Stigmata zeigen, jedoch keine Kalziumstörung vorliegt.

Di.:
1. Typische Serumkonstellation: Kalzium + Magnesium ↓, Phosphat ↑
2. Urinbefund: Ausscheidung von Kalzium, Phosphat und cAMP ↓
3. Parathormon (PTH intakt) ↓
4. Ellsworth-Howard-Test: Bei Verdacht auf Pseudohypoparathyreoidismus: Nach Gabe von PTH kommt es bei Normalpersonen zu einem Anstieg des Phosphats im Urin auf mehr als das zweifache des Ausgangswertes; bei Patienten mit Pseudohypoparathyreoidismus fällt der Anstieg geringer aus.

Der Nachweis einer Hypokalzämie und Hyperphosphatämie bei normalem Kreatinin (Ausschluss einer Niereninsuffizienz) und normalem Albuminspiegel (Ausschluss eines Malassimilationssyndrom) macht die Diagnose eines primären Hypoparathyreoidismus sehr wahrscheinlich, der Nachweis eines erniedrigten Parathormonspiegels bestätigt die Diagnose.

Th.: Bei Tetanie: Langsame i.v.-Injektion von 20 ml Kalziumglukonatlösung 10 %

Beachte: Kalzium und Digitalis wirken synergistisch! Daher einem digitalisierten Patienten niemals Kalzium i.v. geben!

Bei ätiologisch unklaren tetanischen Anfällen vor der symptomatischen Kalziumgabe Blutabnahme zur Kalzium- und Phosphatbestimmung.

Langzeitbehandlung:
Vitamin D-Derivate: 1,25-$(OH)_2$-Vitamin D_3 = Calcitriol 0,25 - 1 µg/d oder andere Vitamin D-Derivate + Kalzium oral 0,5 - 1,5 g/d unter Überwachung des Serumkalziums und der Kalziumausscheidung im Urin (Patientenausweis).
Zielbereich: Serum-Kalzium im unteren Normbereich halten. Falls das Serum-Phosphat unter Therapie nicht abfällt, evtl. zusätzlich Phosphatbinder.
Bei Überdosierung Gefahr von Hyperkalzämie, Nephrokalzinose, Nephrolithiasis und Nierenfunktionsverschlechterung.

OSTEOMALAZIE [M83.99] UND RACHITIS [E55.0]

Def: Eine ungenügende Mineralisation des Osteoids mit verminderter Einlagerung von Kalzium und Phosphor nennt man nach Abschluss des Knochenwachstums Osteomalazie, beim kindlichen Skelett mit bevorzugtem Befall der metaphysären Wachstumszone dagegen Rachitis. Eine Rachitis führt zur Retardierung von Knochenwachstum und Skelettreifung

Ät.:
1. Vitamin D-Mangel: Malassimilationssyndrom, mangelnde Vitamin D-Zufuhr, unzureichende UV-Bestrahlung (z.B. bei älteren Menschen)
2. Störungen des Vitamin D-Stoffwechsels:
   - Auf Leberebene (Leberzirrhose, Medikamenteninterferenz, z.B. Hydantoine) mit mangelhafter Bildung von 25-OH-D_3 = Calcifediol.
   - Auf Nierenebene mit mangelhafter Bildung von 1,25-$(OH)_2$-D_3 = Calcitriol: Meist chronische Niereninsuffizienz
   - Selten Vitamin D-abhängige Rachitis (Vit. D-dependent rickets = VDDR):
     VDDR1: Genetisch bedingte 1α-Hydroxylasedefizienz
     VDDR2: Genetisch bedingte Störung der intrazellulären Vit. D-Rezeptors
3. Selten sind Vitamin D-unabhängige Osteomalazien bei renalen tubulären Funktionsstörungen (Phosphatdiabetes, renale tubuläre Azidose), Phosphatasemangel u.a.

Lab: Bei Vitamin D-abhängiger Osteomalazie:
- Hypokalzämie + erhöhte alkalische Phosphatase
- Malabsorptionssyndrom: Hypophosphatämie und Verminderung von 25(OH)-D_3
- Niereninsuffizienz: Hyperphosphatämie und Verminderung von 1,25$(OH)_2$-D_3

KL.: Skelettschmerzen, Knochenverbiegungen (evtl. O-Beine), Adynamie, Gehstörungen (Varisierung der Schenkelhälse, Schwäche der Glutealmuskulatur mit Watschelgang); Rachitis-Rosenkranz = Umschriebene Schwellung der Rippen an der Knorpel-Knochen-Grenze; Neigung zu Tetanie u.a.

Rö.: Looser-Umbauzonen (quer zur Längsachse der Knochen bandförmige Aufhellungen = unverkalktes Osteoid), Knochen- und Wirbeldeformierungen

Knochenbiopsie mit Histologie (evtl. nach vorheriger Tetrazyklinmarkierung der Mineralisationsfront)

Di.: Anamnese (Grundkrankheit!) + Klinik + Röntgen + Labor

Th.:
- Bei Vitamin D-Mangel-Rachitis: Substitution von Vitamin D_3
- Bei Vitamin D-Stoffwechselstörungen: Behandlung der Grundkrankheit und Substitution stoffwechselaktiver Vitamin D-Metabolite, z.B. 1,25$(OH)_2$-D_3
  Therapiesteuerung durch Überwachung des Serumkalziums und der Kalziumausscheidung im Harn (Patientenausweis) → Gefahr der Hyperkalzämie mit allen Folgen.

OSTEOPOROSE [M81.99]

Internet-Infos: *www.osteoporose.org; www.osteoporose.com; www.osteofound.org; www.dv-osteologie.org*

Def: Osteoporose ist eine systemische Skeletterkrankung, die durch eine niedrige Knochenmasse und eine Verschlechterung der Mikroarchitektur des Knochengewebes charakterisiert ist mit der Folge vermehrter Knochenbrüchigkeit. WHO: DXA-T-Score < - 2,5

Ep.: Häufigste Knochenerkrankung im höheren Lebensalter. Am häufigsten (95 %) ist die primäre Osteoporose. 80 % aller Osteoporosen betreffen postmenopausale Frauen. 30 % aller Frauen entwickeln nach der Menopause eine klinisch relevante Osteoporose, im Alter > 70 J. nimmt die senile Osteoporose bei beiden Geschlechtern stetig zu.
Sekundäre Osteoporosen sind seltener (5 %), wobei die Behandlung mit Glukokortikosteroiden und Immobilisation im Vordergrund stehen.
Die klinisch bedeutsamste Folge einer Osteoporose ist die Häufung von Schenkelhals-, Vorderarm- und Wirbelfrakturen. Ab einem Alter von 75 J. beträgt das 10-Jahres-Frakturrisiko für Schenkelhalsfrakturen auch ohne zusätzliche Risikofaktoren > 20 %. Schenkelhalsfrakturen haben eine 1-Jahres-Mortalitätsrate von 10 - 20 %.

Ät.:
1. Primäre Osteoporose (95 %)
   - Idiopathische Osteoporose junger Menschen (selten)
   - Postmenopausale Osteoporose (= Typ I-Osteoporose)
   - Senile Osteoporose (= Typ II-Osteoporose)
2. Sekundäre Osteoporose (5 %)
   - Endokrine Ursachen: Hyperkortisolismus, Hypogonadismus, Hyperthyreose, pHPT u.a.
   - Malabsorptionssyndrom, Zustand nach Gastrektomie
   - Immobilisation
   - Iatrogen/medikamentös: Langzeittherapie mit verschiedenen Medikamenten: Kortikosteroiden, Glitazone, Protonenpumpenhemmer, Aromatasehemmer, Antiandrogene, Antiepileptika u.a.
3. Erkrankungen, die mit Osteoporose assoziiert sein können: z.B. Rheumatoide Arthritis, M. Crohn, Typ 1-Diabetes, Epilepsie u.a.
4. Hereditäre Erkrankungen:
   Osteogenesis imperfecta, Ehlers-Danlos-Syndrom, Marfan-Syndrom, Homozysteinurie

Risikofaktoren für die Entwicklung einer primären Osteoporose und osteoporotische Frakturen:
- Therapeutisch nicht beeinflussbare Faktoren:
  - Alter: Mit zunehmendem Alter nimmt die Knochenmasse ab. Mit jeder Dekade verdoppelt sich nach dem 50. Lj. das Frakturrisiko.
  - Geschlecht: Frauen haben eine niedrigere Knochenmasse, die in der Menopause nochmals deutlich abnimmt. Männer haben im Vergleich zu Frauen ein um 50 % vermindertes Risiko für osteoporotische Frakturen.
  - Genetische Faktoren: Osteoporotische Frakturen in der Familienanamnese
- Wichtigste therapeutisch beeinflussbare Faktoren:
  - Mangel an Geschlechtshormonen bzw. verkürzte Östrogenexpositionszeit < 30 Jahre (späte Menarche, frühe Menopause)
  - Körperliche Inaktivität, Immobilität
  - Ernährungsfaktoren: Mangel an Calcium und Vitamin D; Untergewicht/Kachexie (BMI < 20 kg/m^2)
  - Starker Zigarettenkonsum
  - Multiple Stürze

Metabolische Charakteristika:
- Fast-loser-Patienten: Knochenmassenverlust bei gesteigertem Umbau ("high turnover"): Verlust an trabekulärer Knochendichte > 3 % jährlich: Typisch für die frühe postmenopausale Osteoporose in den ersten 10 Jahren nach der Menopause.
- Slow-loser-Patienten: Knochenmassenverlust bei reduziertem Umbau ("low turnover"): Verlust an trabekulärer Knochendichte < 3 % jährlich: Typisch für die späte postmenopausale Osteoporose > 10 Jahre nach der Menopause.

Typen der Verteilung:
- Generalisierte Osteoporose
  - Postmenopausale Osteoporose (Typ I): Spongiosabetonter Knochenmassenverlust
  - Senile Osteoporose (Typ II): Spongiosa plus Kompakta betreffender Knochenmassenverlust
- Lokalisierte Osteoporose (z.B. Sudeck-Syndrom, gelenknahe Osteoporose bei rheumatoider Arthritis)

Merkmal	Osteoporose-Typ	
	I (postmenopausal)	II (senil)
Alter (Jahre)	50 - 70	> 70
Geschlecht (w : m)	Frauen	2 : 1
Knochenverlust	Stärker trabekulär als kortikal	Gleichermaßen trabekulär und kortikal
Häufigste Frakturen	Wirbelkörper	Femur-Schenkelhals, Humerus, Radius, Wirbelkörper
Ätiologische Faktoren	Östrogenmangel	Alterungsprozess, Bewegungsmangel, evtl. Mangel an Kalzium u./o. Vitamin D

Klinisches Stadium:
0 Osteopenie (Präklinische Osteoporose) [M81.99]
1 Osteoporose (ohne Frakturen)
2 Manifeste Osteoporose (mit Frakturen)
3 Fortgeschrittene Osteoporose

Im Kindes- und Jugendalter baut sich die Knochenmasse unter dem Einfluss von Sexualhormonen auf und erreicht um das 20. Lebensjahr den Höchstwert („peak bone mass"). Männer haben eine 30 % höhere „peak bone mass" als Frauen. Nach dem 40. Lebensjahr kommt es bei allen Menschen zu einer langsamen Verminderung der Knochenmasse (physiologischerweise um 0,5 %/Jahr). Frauen haben in den ersten 10 Jahren nach der Menopause einen stärkeren Knochenverlust (2 % jährlich und mehr).

KL.:
- Knochenschmerzen (bes. im Rücken)
- Frakturen ohne adäquates Trauma oder ohne erkennbare Ursache (Spontanfraktur)
- Durch Zusammensinterung von Wirbelkörpern kommt es zur Kyphosierung der BWS mit Rundrücken, Gibbusbildung und Körpergrößenabnahme (> 4 cm) mit tannenbaumartigen Hautfalten am Rücken (Tannenbaumphänomen): Körpergröße kontrollieren!

Osteodensitometrie (Knochendichtemessung): Methode der Wahl ist die DXA (Dual X-ray-Absorptiometrie): Messung der Flächendichte des Knochenmineralgehaltes (g/cm^2) an der LWS, am proximalen Gesamtfemur und am Femurhals. Der Minimalwert dieser 3 Messungen wird für Therapieentscheidungen genommen.
T-Score: Standardabweichung (= standard deviation = SD) vom Mittelwert der maximalen Knochendichte („peak bone mass") gesunder Menschen im Alter von 30 J.
Die Densitometrie zeigt bei Osteoporose einen verminderten Mineralgehalt des Knochens und bei Langzeitkontrollen einen erhöhten Verlust an Knochenmasse.

T-Werte (=T-Score) in Abhängigkeit von Lebensalter und Geschlecht, die im Mittel mit einem 30 %igen Frakturrisiko für Wirbelkörper- und proximale Femurfrakturen in 10 J. assoziiert sind.
Liegt bereits eine Wirbelkörperfraktur vor, wird dieses Risiko alters- und geschlechtsunabhängig bereits ab einem T-Wert von ≤ - 2,0 erreicht. Bei zusätzlichen Risikofaktoren (Immobilität, multiple Stürze, Nikotinkonsum, periphere Fraktur ohne adäquates Trauma oder proximale Femurfraktur eines Elternteils) ist wegen Risikoverdopplung der Wert von einer Altersdekade früher einzusetzen (siehe Leitlinie).

Lebensalter in Jahren		T-Wert aus Osteodensiometrie
Frau	Mann	
50 - 60	60 - 70	- 4,0
60 - 65	70 - 75	- 3,5
65 - 70	75 - 80	- 3,0
70 - 75	80 - 85	- 2,5
> 75	> 85	- 2,0

Rö.: der BWS und LWS in 2 Ebenen bei Verdacht auf Wirbelkörperfraktur.
Eine Verminderung der Knochenmasse um weniger als 30 % ist im normalen Röntgenbild nicht erkennbar.
1. Die homogene Struktur des normalen Wirbelkörpers (WK) erinnert an ein feines Gewebe.
2. Bei beginnender Osteoporose treten Deckplatten und vertikale Trabekel hervor.
3. Bei ausgeprägter Osteoporose sind horizontale Trabekel kaum zu erkennen, die vertikalen Trabekel spärlich und stark akzentuiert.
4. Fischwirbel
5. Keilwirbel und "crush fracture"

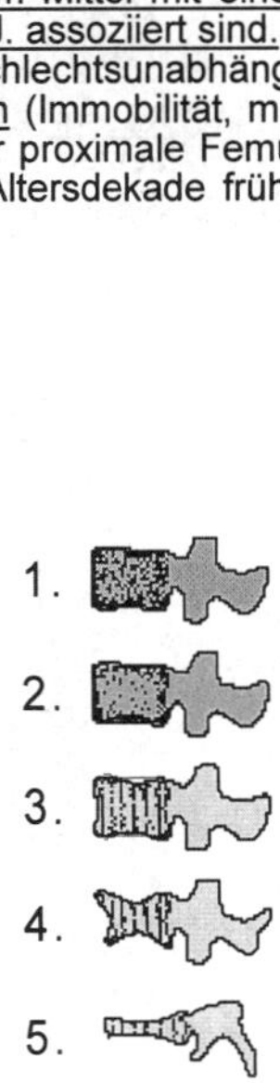

Graduierung der WK-Frakturen (nach Genant) in % Höhenverminderung der WK:
Grad 1: < 25 % - Grad 2: 25 - 40 % - Grad 3: > 40 %

Lab:
- Basisprogramm:
  - BSG/CRP, Differenzialblutbild
  - Ca, PO_4, γ-GT, AP, Kreatinin, Kreatinin-Clearance, Serum-Elektrophorese, TSH basal
- Evtl. erweitertes Programm zur Abklärung einer sekundären Osteoporose (Testosteron, Östrogene, 25-OH-Vitamin D, PTH)
- Zur Therapiekontrolle evtl. Bestimmung eines Knochenaufbau- und eines -abbauparameters (keine Standarddiagnostik):
  - Marker der Knochenresorption (Osteoklastenaktivität), z.B. Pyridinium Crosslinks im Urin
  - Marker des Knochenanbaus (der Osteoblastenaktivität), z.B.: Knochenspezifische alkalische Phosphatase, Osteocalcin

DD:
1. Malignome: z.B. Plasmozytom, M. Waldenström, Knochenmetastasen von Karzinomen
2. Primärer Hyperparathyreoidismus (pHPT)
3. Osteomalazie (s.o.)

DD	Kalzium i.S.	Phosphat i.S.	Alkalische Phosphatase	Zusätzliche Diagnostik
Osteoporose	n	n	n / ↑	Röntgen, Osteodensitometrie
Osteomalazie	↓	n / ↓	↑	Vitamin D ↓, Röntgen, evtl. Histologie
Malignome	↑	n	↑	Tumorsuche, BSG, Blutbild, Elektrophorese, PTHrP
pHPT	↑	↓	↑	Parathormon intakt ↑

Di.: In der DVO-Leitlinie (Dachverband Osteologie) wird als Schwelle zur Durchführung einer Osteoporose-Diagnostik eine Wahrscheinlichkeit für osteoporotische Frakturen von ≥ 20 %/10 J. angegeben. Unabhängig vom Frakturrisiko gilt ein Alter von ≥ 70 J. bei Frauen und ≥ 80 J. bei Männern als Indikator zur Osteoporose-Diagnostik.
1. Anamnese und Sturzanamnese
2. Langzeittherapie mit Medikamenten, die das Osteoporoserisiko erhöhen (s.o.)
3. Erkrankungen, die mit erhöhtem Osteoporoserisiko einhergehen.
4. Abschätzung des Risikos, in den nächsten 10 Jahren eine Wirbelkörper- und/oder proximale Femurfraktur zu erleiden (siehe Leitlinie im *Internet*).
5. DXA-Osteodensitometrie
6. Basislabor (s.o.)
7. Röntgen der BWS/LWS zur Frakturabklärung

Merke: Die Diagnose einer primären Osteoporose ist eine Ausschlussdiagnose!

Th.:
1. Kausal: z.B. Testosteron-Substitution bei Hypogonadismus, Kortikosteroidtherapie reduzieren/ersetzen
2. Symptomatisch:
   - Muskelkraft verbessern, Mobilisation fördern.
   - Koordination verbessern durch spezielle Übungen
   - Stürze vermeiden: Revision sturzfördernder Medikamente (Antidepressiva, Neuroleptika, Benzodiazepine, Sedativa, Antihypertonika u.a. Visus überprüfen (Katarakt u.a.?)
   - Wenn sinnvoll, Hilfsmittel verwenden (Gehstütze, Rollator, Hüftprotektor).
   - Orale Kortikoide kritisch und wenn nötig, so niedrig wie möglich einsetzen.
   - Thyroxin nicht überdosieren (TSH-Spiegel 1 x/J. kontrollieren).
   - Vitamin D Versorgung optimieren: Supplementierung von 1.000 - 2.000 IE Vitamin D/d
   - Kalziumzufuhr optimieren: 1.000 mg Kalzium mit der Nahrung (Milch/-produkte) oder Supplementierung.
   - Möglichst keine langfristige Therapie mit Protonenpumpenhemmern
   - Untergewicht vermeiden.
   - Rauchen einstellen.
   - Physikalische und krankengymnastische Therapie; Rehabilitationssport, Selbsthilfegruppen.
   - Bei Schmerzen evtl. temporär Analgetika.
3. Medikamente → Indikationen:
   - Wirbelkörperfrakturen bei T-Wert ≤ -2,0
   - Wenn der T-Wert Grenzen unterschreitet, die mit einem 10-Jahresrisiko für Wirbelkörperfrakturen > 30 % assoziiert sind.
   - Bei Langzeittherapie mit Glukokortikosteroiden ≥ 3 Monate

Medikamentenklasse A (Studienergebnisse konsistent positiv bezüglich fraktursenkender Wirkung):

- Bisphosphonate: Senkung der Inzidenz vertebraler + extravertebraler Frakturen um 50 % nachgewiesen für Alendronsäure (Generika) 10 mg/d oder 70 mg/1 x pro Woche, Risedronsäure (Generika) 5 mg/d oder 35 mg/1 x pro Woche. Zoledronsäure (Aclasta®) 1 x jährlich 5 mg per infusionem. Für Ibandronsäure (Bonviva®) 150 mg 1 x pro Monat p.o. oder 3 mg alle 3 Monate i.v. ist nur ein fraktursenkender Effekt für vertebrale Frakturen nachgewiesen.
  Wi.: Antiresorptive Wirkung durch Hemmung der Osteoklasten. Knochendichte ↑
  NW: Reizung der Ösophagusschleimhaut, gastrointestinale Beschwerden, selten Skleritiden, Osteonekrosen des Ober- und Unterkiefers werden bei hoch dosierter Langzeittherapie (z.B. bei Tumorpatienten) beobachtet (→ vor Therapiebeginn zahnärztliche Untersuchung/Sanierung). Nach Infusion von Ibandronsäure oder Zoledronsäure evtl. „Influenza-like symptoms". Weitere NW/KI beachten! Nach > 5jähriger Anwendung werden selten atypische Femurschaftfrakturen beobachtet.
- Strontiumranelat (Protelos®) reduziert bei postmenopausaler Osteoporose und bei Männern mit hohem Frakturrisiko das Risiko von WS- und Hüftfrakturen.
  Wi.: Die Substanz hat einen calcimimetischen Effekt am Kationen-Sensing-Rezeptor und weist damit einen stimulierenden Effekt auf Osteoblasten bei gleichzeitig hemmenden Effekt auf Osteoklasten auf. Nutzen-Risiko-Relation betrachten manche Autoren als negativ.
  Dos: 2 g Granulat 1 x tägl. 2 h von Calcium-/Magnesium-Zufuhr getrennt
  NW: Nausea, Diarrhö (einschleichend dosieren!), Cephalgien, Dermatitis und Ekzeme, schwere Überempfindlichkeitsreaktionen (auch Stevens-Johnson-Syndrom), thromboembolische Komplikationen, Krampfanfälle u.a.
  KI: Thrombophilie, TVT in der Anamnese u.a.
- Raloxifen (z.B. Evista®), Bazedoxifen (Conbriza®): Selektive Östrogenrezeptor-Modulatoren (SERM), wirkt auf Knochen und Lipidstoffwechsel wie Östrogene, die Östrogenwirkung an Mamma und Uterus wird aber aufgehoben. Es kommt nicht zu gynäkologischen Blutungen. Das Risiko für Wirbelfrakturen und Mammakarzinom wird vermindert. Schenkelhalsfrakturen wurden in den Studien aber nicht signifikant gemindert. Es können klimakterische Beschwerden ausgelöst werden. Leicht erhöhtes Risiko für TVT u.a. NW (Wadenkrämpfe) sind zu beachten. Indikationsstellung zwischen Endokrinologe und Gynäkologe abstimmen, z.B. Osteoporose-Patientinnen mit erhöhtem Mamma-Ca-Risiko.
  Dos: Raloxifen 60 mg/d; Bazedoxifen 20 mg/d
- Denosumab (Prolia®): Reduziert bei postmenopausaler Osteoporose signifikant das Risiko für vertebrale und nicht-vertebrale Frakturen (inkl. Hüfte) sowie bei Knochenschwund durch Hormonablation bei Männern mit Prostatakarzinom signifikant das Risiko für vertebrale Frakturen. Langzeitdaten fehlen noch.
  Wi.: Humaner monoklonaler Antikörper, der an RANK-Ligand bindet → Inhibition der Osteoklasten → verminderte Knochenresorption
  Dos: 60 mg 1 x alle 6 Monate s.c.
  NW: Infektionen, Obstipation, Hautausschlag, Gliederschmerzen; selten: Hypokalzämie, atypische Femurfrakturen u.a.
  KI: Hypokalzämie u.a.
- Therapie mit Parathormon (PTH):
  Wi.: PTH kann sowohl die Knochenbildung als auch die Knochenresorption stimulieren. Bei der s.c.-Anwendung überwiegt durch nur kurzzeitige Erhöhung des Serum-PTH der Knochenaufbau.
  - Teriparatid (Forsteo®): PTH 1-34
    Ind: Komplizierte Verlaufsform der Osteoporose; glukokortikoidinduzierte Osteoporose; maximale Therapiedauer 24 Monate (20 µg/d s.c.)
    NW: Übelkeit, Gliederschmerzen, Kopfschmerzen, Schwindel u.a.
  - Parathormon rekombinant (Preotact®): PTH 1-84 → Abnahme der Inzidenz an WS-Frakturen
    Ind: Postmenopausale Osteoporose bei Hochrisikopatienten
    NW/KI beachten (z.B. Hyperkalzämie)
- Östrogene bei postmenopausaler Osteoporose der Frau wirken antiresorptiv und haben eine fraktursenkende Wirkung. Wegen erhöhtem Risiko für Herzinfarkt, Schlaganfall, TVT und Brustkrebs (WHI-Studie) wird von einer Östrogen-/Gestagentherapie abgeraten.
  Ind: Vorzeitiger Östrogenmangel (z.B. Östrogensubstitution bei Zustand nach Ovarektomie)

Memo: Knochenabbau hemmend: Bisphosphonate, Östrogene/SERM, Denosumab
Knochenanbau stimulierend: PTH
Dualer Wirkmechanismus: Strontiumranelat

MORBUS PAGET [M88.99]

Syn: Ostitis deformans Paget

Def: Lokalisierte mono- oder polyostotische, progressive Skeletterkrankung unklarer Genese. Charakteristisch sind erhöhte Knochenumbauvorgänge mit dem Risiko von Verformungen, chronischen Schmerzen, Frakturen, artikulären und neurologischen Komplikationen.

Vo.: Nach der Osteoporose zweithäufigste Knochenerkrankung. Familiäre Häufung. Die Erkrankung ist in England am häufigsten, bei Asiaten und Afrikanern sehr selten.
Prävalenz in Westeuropa: 1 - 2 % der > 40jährigen Menschen. Hohe Dunkelziffer oligo- oder asymptomatischer Fälle. Nur 30 % d.F. werden zu Lebzeiten diagnostiziert.
m > w, Altersgipfel > 40 J.

Ät.: Unbekannt (Virusgenese ?; in 30 % Mutation des RANK-Gens)

Pg.: Am Anfang steht eine unkontrollierte Stimulation des osteoklastären Knochenabbaus (Frühphase). Diesem folgt sekundär ein überschießender ungeordneter Knochenanbau (Spätphase). Folge ist ein aufgetriebener, mechanisch weniger stabiler Knochen mit Neigung zu Frakturen und Verformung.

Pat: Am häufigsten ist das Becken befallen, es folgen Femur, Tibia, Schädel, Lendenwirbel. Es kommt zu Verdickung + Verbiegung/Deformierung der langen Röhrenknochen.

KL.: 1/3 der Pat. sind beschwerdefrei (Zufallsbefund)
- Lokale Knochenschmerzen, evtl. erhöhte Hauttemperatur über dem befallenen Knochen
- Evtl. Verbiegung und Verkürzung der Beine (z.B. "Säbelscheiden"-Tibia)
- Evtl. Zunahme des Kopfumfanges (Hut passt nicht mehr)

Lab: Alkalische Phosphatase (AP) ↑ (Osteoblasten-Isoenzym) = guter Aktivitätsparameter!
Ausscheidung von Pyridinium-Crosslinks im Urin (Marker des Knochenabbaus)

Ko.: Arthrosen infolge Fehlstellung der Gelenke, Frakturen, evtl. Wurzelkompressionssyndrom bei WS-Befall; Schwerhörigkeit bei Schädelbefall (ca. 40 %): Schallleitungsstörung durch ankylosierende Ohrknöchelchen oder Innenohrschwerhörigkeit durch Kompression des VIII. Hirnnervs; Hyperkalziurie + Nierensteinbildung; Volumenbelastung des Herzens infolge vermehrter Knochendurchblutung; selten (< 1 %) Osteosarkom als Spätkomplikation

DD: Knochentumoren, Osteomyelitis, Hyperparathyreoidismus

Di.:
- Klinik / AP
- Röntgen: 3 Phasen (die bei einem Patienten auch gleichzeitig nachweisbar sein können)
  - 1. Phase: Frühmanifestation sind Osteolysen (bes. Schädel und lange Röhrenknochen)
  - 2. Phase: Mischbild aus osteolytischen und osteosklerotischen Bezirken
  - 3. Phase: Vorwiegend Sklerosierungen mit Auftreibungen und Deformierungen der befallenen Knochen; verplumpte und vergröberte Spongiosa mit einzelnen Osteolysen
- Knochenszintigrafie: Suchtest nach weiteren Knochenläsionen; vermehrter Technetium-Uptake in befallenen Knochen. Jede Mehrspeicherung muss röntgenologisch abgeklärt werden.
- Evtl. Knochenbiopsie (Mosaikstruktur, Vermehrung von mehrkernigen Riesenosteoklasten und Osteoblasten)

Th.: Symptomatisch:
- Hemmung der pathologisch gesteigerten Osteoklastenaktivität durch:
  Bisphosphonate sind die Mittel der Wahl, z.B. Pamidronsäure i.v. (Aredia®), Zoledronsäure (Aclasta®) i.v. oder Oralpräparate: Risedronsäure (Actonel®). Bei frühzeitiger und konsequenter Therapie lassen sich Knochendeformierungen verhindern. Die Behandlung erfolgt in Zyklen. Ziel ist es, die Aktivitätsparameter (bes. AP) zu normalisieren.
  (NW + KI siehe Kap. Osteoporose)
- Bei Bedarf Analgetika
- Behandlung von Frakturen, Knochenfehlstellungen und Gelenkschäden
- Ausreichende Zufuhr von Kalzium (mindestens 2 h Einnahmeabstand zu Bisphosphonaten, die sonst schlechter resorbiert werden) und Vitamin D
- Krankengymnastik, physikalische Therapie (keine Wärmeanwendung, da die Knochen schon überwärmt sind)

NEBENNIERENRINDE (NNR)

Synthese der NNR-Steroide:

	Zona glomerulosa	Zona fasciculata	Zona reticularis
Gruppe Hauptvertreter Hauptwirkung	**Mineralokortikoide** **Aldosteron** Na^+-Retention, K^+-Abgabe der Zelle, Flüssigkeitsretention	**Glukokortikoide** **Kortisol** Glukoneogenese mit Hyperglykämie und Proteinabbau, Verhinderung des Wassereintritts in die Zelle	**Androgene** **Dehydroepiandrosteron** Proteinsynthese Virilisierung
Sekretionsrate	50 - 250 µg/24 h	20 - 30 mg/24 h	m: 3,0 mg/24 h w: 0,7 mg/24 h
Plasmakonzentration	2 - 15 ng/100 ml	6 - 25 µg/100 ml	m: 0,3 - 0,85 µg/dl w: 0,2 - 0,6 µg/dl

Aldosteron, Kortisol und weniger Kortikosteron sind die wichtigsten Kortikosteroide. Die NNR-Androgene (Dehydroepiandrosteron, Androstendion) sind beim Mann bedeutungslos, bei der Frau sorgen sie (zusammen mit den Androgenen ovarieller Herkunft) für die sekundäre Geschlechtsbehaarung. Frauen wandeln ca. 60 % des Androstendions im peripheren Gewebe zu Testosteron um. Unter dem Einfluss der 11-Dehydrogenase (bes. in der Leber) liegt Kortisol z.T. als Kortison vor.
Kortisol findet sich im Blut zu:
- 75 % gebunden an das Transportprotein Transkortin (= CBG = Cortikosteroidbindendes Globulin).
- 15 % gebunden an Albumin
- 10 % in freier Form.

Normalerweise beträgt die Transportkapazität des CBG ca. 20 µg Kortisol/100 ml Plasma; steigt der Kortisolspiegel im Plasma darüber hinaus an (normaler Kortisolspiegel, abhängig von der Tageszeit: 6 - 25 µg/100 ml), so kommt es zu einer unverhältnismäßig starken Zunahme des freien Anteils von Kortisol im Plasma. Synthetische Glukokortikoide werden nicht an Transkortin gebunden; dies erklärt die stärkere Hemmwirkung synthetischer Glukokortikosteroide auf die ACTH-Produktion (s.u.). Die Plasmahalbwertzeit von Kortisol beträgt ca. 90 Min, die der synthetischen Glukokortikosteroide ist z.T. um ein mehrfaches länger. Nach Metabolisierung in der Leber werden die Cortisolmetabolite als Glucuronide über die Nieren ausgeschieden.

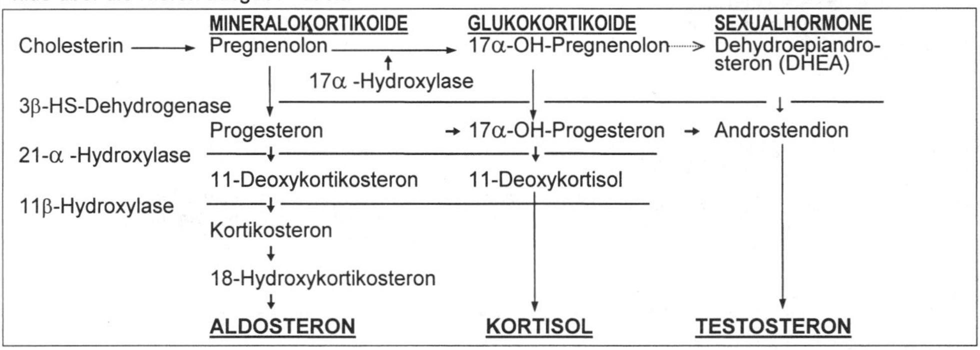

RENIN - ANGIOTENSIN - ALDOSTERON - SYSTEM (RAAS)

Das RAAS existiert als zirkulierendes und gewebsständiges System in Myokard, Gefäßwänden, Nieren u.a. Organen.

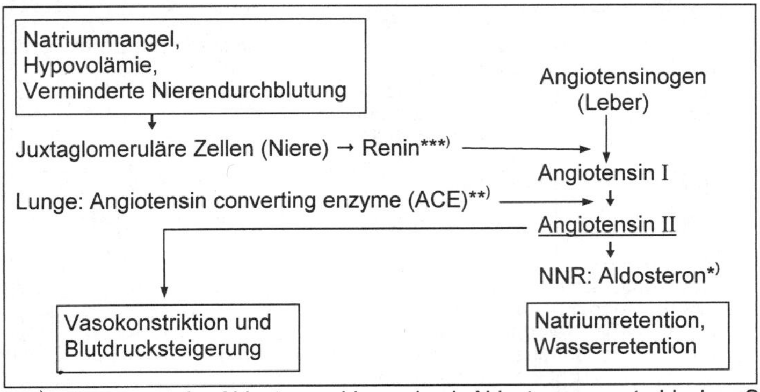

*) = Hemmung der Aldosteronwirkung durch Aldosteronrezeptorblocker: Spironolacton, Eplerenon
**) = Angriffsort der ACE-Hemmer
***) = Angriffsort des Renin-Inhibitors Aliskiren

Die mineralokortikoide Wirksamkeit von Aldosteron: Kortikosteron : Kortisol verhält sich wie 1.000 : 1,4 : 0,8. Die Aldosteronwirkung greift an den Nierentubuli, am Darmepithel, an Speichel- und Schweißdrüsen an, wodurch in Urin, Speichel, Schweiß und Darmsekret die Na^+-Konzentration sinkt, die K^+-Konzentration ansteigt (umgekehrt im Serum!).

Regulation der Aldosteronsekretion:

a) Stimulierend:
- Am wichtigsten ist das Renin-Angiotensin-System (Konstanterhaltung des zirkulierenden Blutvolumens)
- Anstieg des Serumkaliums
- ACTH (weniger bedeutsam)

b) Hemmend:
Atriales natriuretisches Peptid (ANP)

HYPERALDOSTERONISMUS

Ät.:
1. Primärer Hyperaldosteronismus mit erniedrigtem Reninspiegel = Conn-Syndrom
2. Sekundärer Hyperaldosteronismus mit erhöhtem Reninspiegel: z.B. bei Herzinsuffizienz, Leberzirrhose, Nierenarterienstenose, Therapie mit Diuretika

CONN-SYNDROM = PRIMÄRER HYPERALDOSTERONISMUS [E26.0]

Internet-Infos: *www.conn-register.de*

Ep.: Prävalenz des normokaliämischen Conn-Syndroms: 5 - 10 % der Hypertoniker → damit häufigste Ursache einer sekundären Hypertonie!
Prävalenz des klassischen hypokaliämischen Conn-Syndroms: < 0,5 % der Hypertoniker

Ät.:
- 2/3 der Fälle: Idiopathischer Hyperaldosteronismus (IHA) durch bilaterale (selten unilaterale) Hyperplasie der Zona glomerulosa (häufig milderes Krankheitsbild mit normalem Kalium)
- 1/3 der Fälle: Aldosteron-produzierende Adenome (APA) der NNR; in ca. 40 % Mutationen im KCNJ5-Gen (das einen Kaliumkanal kodiert). Häufig ausgeprägteres Krankheitsbild mit Hypokaliämie
- Seltene Ursachen:
  - Familiärer Hyperaldosteronismus:
    - Typ I = Glukokortikoid-supprimierbarer Hyperaldosteronismus (GSH): Fusion zwischen dem ACTH-abhängig exprimierten Gen der 11β-Hydroxylase und dem Gen der Aldosteronsynthase, somit ACTH-abhängige Sekretion von Aldosteron + Hybridsteroiden

- Typ II: Präsentiert sich als Adenom oder Hyperplasie
- Typ III: Mutation des Kaliumkanalgens KCNJ5; durch Glukokortikoide nicht supprimierbar; paradoxer Aldosteronanstieg nach Kochsalzbelastung; neben Aldosteron ist auch 18-Hydroxycortisol erhöht.

- Aldosteron-produzierende Karzinome: Rarität

KL.:
- Schwer einstellbare Hypertonie
- Weniger als ein Drittel der Patienten zeigt die „klassische" klinische Trias:
  - Hypertonie (Leitsymptom), mit evtl. Kopfschmerzen und evtl. Organschäden
  - Hypokaliämie (30 %) mit ggf. Muskelschwäche, Obstipation, Ekg-Veränderungen, Polyurie, Polydipsie → 70 % der Patienten sind normokaliämisch!
  - Metabolische Alkalose

Lab:
- **Keine** Hypernatriämie aufgrund Escape-Phänomen vom Na+-retinierenden Effekt Aldosterons!
- Plasmaaldosteron ↑, Plasmareninaktivität und -konzentration ↓
- Aldosteron/Renin-Ratio ↑
- Erhöhtes Aldosteron und Aldosteronmetabolite (Tetrahydroaldosteron und Aldosteron-18-Glukuronid) im 24 h-Urin: Eher geringe Sensitivität

DD:

RR	Aldosteron	Renin	K^+	Erkrankung	Ursache
	↑	↑	n-↓	Essenzielle Hypertonie + Diuretikaeinnahme	Sekundärer Hyperaldosteronismus durch Na+-Mangel
				Renovaskulär: Nierenarterienstenose	Sekundärer Hyperaldsteronismus durch renale Ischämie
				Renoparenchymatös	
	↑	↓	n-↓	Primärer Hyperaldosteronismus	Siehe oben
	n	↓	n	Low-Renin essenzielle Hypertonie	Essenzielle Hypertonie
				Liddle-Syndrom	Konstitutiv aktiver Na+-Kanal → erhöhte Na+-Reabsorption
↑	↓	↓	n-↓	Hypertensive Form des AGS (11β-Hydroxylase-Defekt)	Vermehrte Bildung von Desoxykortikosteron
				Apparenter Mineralokortikoidexzess	Defekt der renalen 11 β-Hydroxysteroiddehydrogenase (die Cortisol am Mineralokortikoidrezeptor inaktiviert)
				Pseudohyperaldosteronismus durch Lakritzabusus	Hemmung der renalen 11β-Hydroxysteroiddehydrogenase
				Cushing-Syndrom	Mineralokortikoide Wirkung von Cortisol
			↑	Gordon-Syndrom = familiäre hyperkaliämische Hypertonie = Pseudohypoaldosteronismus Typ 2	Erhöhte Aktivität Na^+Cl^--Kotransporter: Na^+-Reabsorption ↑
				Funktionell	Hyponatriämie, Hypovolämie
n	↑	↑	n	Eingeschränkte Leberfunktion	Verminderter hepatischer Metabolismus von Aldosteron
n-↓	↑	↑	↓	Bartter-Syndrom Typ I, II, III	Mutation renaler Transportkanäle → erniedrigte Na^+-Reabsorption → sekundärer Hyperaldosteronismus
				Gitelman-Syndrom	

Di.:
1. Verdacht auf Conn-Syndrom: Insbesondere bei: Patienten mit spontaner oder Diuretika-induzierter Hypokaliämie, schwer einstellbarer Hypertonie (≥ 3 Antihypertensiva), Hypertonie Grad III, Patienten mit zufällig entdecktem Nebennierentumor (Nebennieren-Inzidentalom)
2. Screeningtest: Bestimmung der Aldosteron-Renin-Ratio (ARR) im Blut
   In Vorbereitung zur Blutabnahme müssen Spironolacton, Eplerenon, Drospirenon-haltige Kontrazeptiva, Triamteren, Amilorid und Serotonin-Reuptake-Inhibitoren möglichst 4 Wochen vor der Testung abgesetzt werden, da hierdurch das Ergebnis der Testung nachhaltig beeinflusst wird. Verzicht auf den Genuss von Lakritze und Kautabak. Vor Messung sollte das Serum-Kalium im Normbereich liegen und auf eine ausgewogene Salzzufuhr geachtet werden. Blutabnahme: Morgens, sitzend nach 5 - 10 Min. Ruhe. Sollte das Ergebnis der ARR nicht wegweisend sein, Testwiederholung nach Umstellung der antihypertensiven Medikation auf periphere α-Blocker (z.B. Doxazosin) und Kalziumantagonisten vom Nicht-Dihydropyridintyp (z.B. Verapamil) - sofern dies möglich ist.
   Bei einer erhöhten ARR (Werte laborabhängig) muss eine weitere Diagnostik mit einem Bestätigungstest erfolgen.

3. Bestätigungsteste: Es handelt sich um Volumenbelastungstests, die prüfen, ob das Aldosteron supprimierbar ist. Diese Teste sollten erst nach Umstellung auf die o.g. antihypertensive Testmedikation durchgeführt werden.
   - ► Kochsalzbelastungstest: Intravenöse Salzbelastung ist der in Deutschland am häufigsten verwendete Test. Sensitivität und Spezifität ca. 85 %. 2 Liter 0,9 %ige Kochsalzlösung werden über 4 h i.v. morgens verabreicht. Zu Beginn und am Ende der Infusion Aldosteron-Bestimmung: Plasma-Aldosteronwerte von > 50 ng/l bestätigen die Verdachtsdiagnose eines Hyperaldosteronismus. Der Test ist relativ kontraindiziert bei Patienten mit Herz- und Niereninsuffizienz, Hypertonie und Herzrhythmusstörungen! Während der Belastung Kontrolle von Herzfrequenz und Blutdruck.
   - ► Fludrocortison-Hemmtest: Dieser Test hat die größte Sensivität und Spezifität und gilt als Goldstandard. Er sollte stationär durchgeführt werden. Gabe von 0,1 mg Fludrocortison alle 6 h für 4 Tage bei gleichzeitiger Verabreichung von 3 x 2 g NaCl und einer Kaliumsubstitution zur Aufrechterhaltung eines Plasmakaliums von 4 mmol/l. Am Vormittag des 4. Tages erfolgt die Bestimmung von Aldosteron und Renin im Plasma in sitzender Position: Bei Aldosteronwerten von > 60 ng/l (166 pmol/l) wird der Verdacht auf einen Hyperaldosteronismus bestätigt. Aldosteronwerte < 50 ng/l schließen ein Conn-Syndrom i.d.R. aus.
4. Bestimmung des zugrunde liegenden Subtyps durch weitere Diagnostik:
   - MR oder CT des Abdomens
   - Bei unklaren Fällen evtl. Nebennierenvenenkatheter oder Metomidat-basierte Szintigrafie

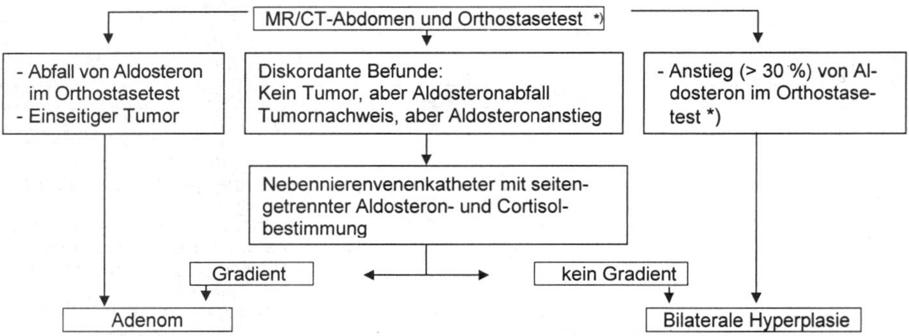

*) Orthostasetest: Bei IHA kommt es nach 2 h Orthostase zu einem Anstieg (> 30 %) von Aldosteron, bei APA fällt Aldosteron ab. Gleichzeitige Cortisol-Bestimmung, um ACTH-induzierten akuten Aldosteronanstieg auszuschließen.

Bei V.a. Glukokortikoid-supprimierbaren Hyperaldosteronismus (GSH): ggf. Bestimmung von 18-Hydroxycortisol + 18-Oxocortisol (keine Routinediagnostik), Gentest

Th.:
- IHA: Spironolacton (50 - 100 mg/d) + evtl. K^+-sparende Diuretika und weitere Antihypertensiva
- APA: Laparoskopische Adrenalektomie nach 4-wöchiger Vorbehandlung mit Spironolacton
- GSH: Niedrig dosierte Dexamethason-Gabe + Familienscreening auf die entsprechende Mutation
- Aldosteron-produzierendes Karzinom: Operation + Chemotherapie mit Mitotane; schlechte Prognose

HYPOALDOSTERONISMUS [E27.4]

Ät.:
1. Primärer Hypoaldosteronismus mit erhöhtem Reninspiegel:
   Morbus Addison, defekte Aldosteronsynthese; passager nach Entfernung eines aldosteronproduzierenden Adenoms mit Suppression der kontralateralen Nebenniere.
2. Sekundärer Hypoaldosteronismus mit erniedrigtem Reninspiegel = hyporeninämischer Hypoaldosteronismus (= renale tubuläre Azidose (RTA), Typ IV):
   - Bei Patienten mit Diabetes mellitus (häufig)
   - Medikamentös induziert: Therapie mit Mineralokortikoiden, Prostaglandinsynthese-Hemmern; Heparin-Langzeittherapie
3. Sekundärer Hypoaldosteronismus mit erhöhtem Reninspiegel: Therapie mit ACE-Hemmern

KL.: Evtl. Hypotonie mit entsprechenden Symptomen

Lab: Hyponatriämie, Hyperkaliämie (evtl. bedrohlich), metabolische Azidose

DD: Pseudohypoaldosteronismus Typ 2 = Gordon-Syndrom = familiäre hyperkaliämische Hypertonie
Urs: Mutationen im Gen, das die Proteinkinasen WNK1 oder WNK4 kodiert. WNK4 und WNK1 interagieren mit einer Kaskade, die den Thiazid-sensitiven NaCl-Kotransporter kontrollieren.

Di.: Plasmaaldosteron ↓; Plasma-Renin ↑ (primär) / ↓ (sekundär)

Th.: Bei primärer Form (z.B. M. Addison) Therapie mit Mineralokortikoiden (Fludrocortison); bei sekundären Formen evtl. Fortlassen kausaler Medikamente, ansonsten bei klinischer Relevanz ebenfalls Gabe von Mineralokortikoiden.
Therapiesteuerung durch Kontrolle von Elektrolyten und Plasmarenin

GLUKOKORTIKOSTEROIDE

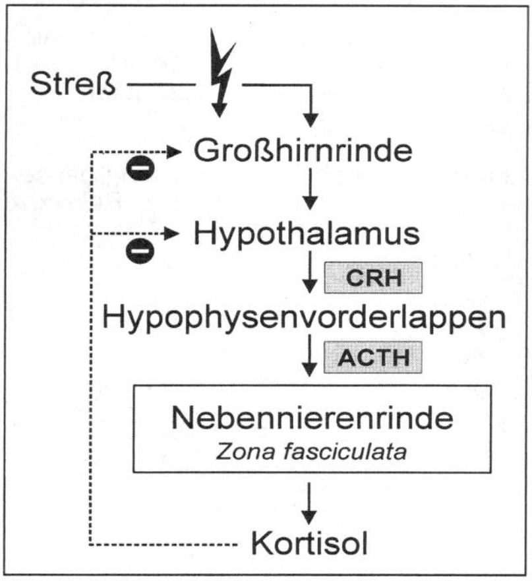

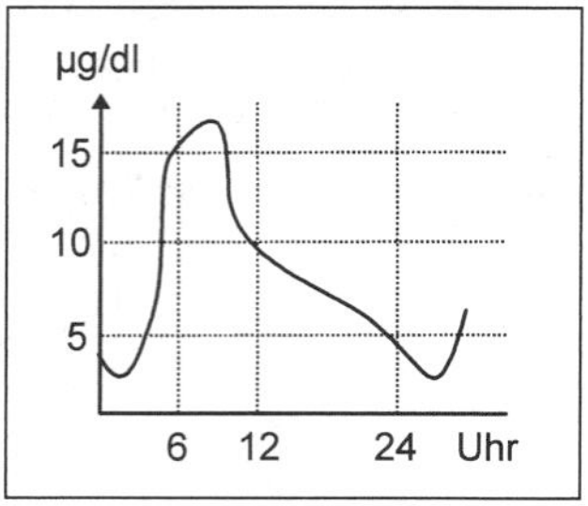

Tagesrhythmus der Kortisolkonzentration im Blut

Die Hormonbildung der NNR folgt einem zirkadianen (Tag-Nacht-) Rhythmus. Das Produktionsminimum liegt um Mitternacht, das Produktionsmaximum morgens zwischen 6 - 8 Uhr. Dieser physiologische Rhythmus ist beim Cushing-Syndrom nicht mehr vorhanden! 70 % der Kortisol-Tagesproduktion werden in den Morgenstunden ausgeschüttet. In dieser Zeit toleriert der Organismus am ehesten kleine therapeutische Kortikosteroidgaben ohne Störung des Regelkreises. Daher sollte bei langfristiger Kortikosteroidtherapie die gesamte Tagesdosis auf einmal morgens vor 8 h gegeben werden!

Der Hypothalamus steuert durch das Corticotropin-Releasing-Hormon (CRH) die Bildung von adrenocorticotropem Hormon (ACTH) im Hypophysenvorderlappen. ACTH stimuliert die Nebennierenrinde zur Synthese von Kortisol. Ein Absinken des Kortisolspiegels im Blut ist der physiologische Reiz für die Sekretion von CRH und ACTH, wodurch die Kortisolproduktion stimuliert wird. Hohe Kortisolspiegel hemmen die Sekretion von CRH und ACTH (feed back-Regulation).

Wird durch eine längerfristige Kortikosteroidtherapie der Regelkreis gestört, so kann es zur Atrophie der NNR kommen. Plötzliches Absetzen der Hormonzufuhr führt dann zur akuten Insuffizienz der NNR → daher ausschleichendes Absetzen einer langfristigen Kortikosteroidtherapie!

Wi.: Pharmakologische Wirkungen der Glukokortikoide:

1. Glukokortikoide Wirkung bei allen NNR-Hormonen mit einer Sauerstofffunktion an C_{11}: Glukoneogenese: Glukoseproduktion aus Aminosäuren und Intermediärprodukten (Laktat, Pyruvat, Glycin). Folge: Katabolismus mit Muskelatrophie und Osteoporose. Die glukokortikoide Wirkung ist der Insulinwirkung entgegengerichtet: Förderung einer diabetischen Stoffwechsellage.
2. Wirkung auf den Fettstoffwechsel:
   Hyperlipidämie, gesteigerter Fettabbau, Fettmobilisation aus der Peripherie, Fettablagerung in der Leber, Umverteilung des Fettes mit Stammfettsucht.
3. Wirkung auf das hämatopoetische und lymphatische Gewebe:
   - Leukozyten ↑, Eosinophile und Lymphozyten ↓, Verminderung des lymphatischen Gewebes und Unterdrückung der B- und bes. T-Lymphozytenaktivität; Folge: Infektanfälligkeit, antiallergische und immunsuppressive Wirkung.
   - Vermehrung der Erythrozyten und Thrombozyten mit thrombosefördernder Wirkung (Verminderung auch der Antithrombine)
4. Entzündungs-, Exsudations- und Proliferationshemmung von Bindegewebe, Epithelien und Mesenchym; Folge:
   - Antiphlogistische Wirkung
   - Verzögerte Wundheilung und ulzerogene Wirkung
5. Hypokalzämische Wirkung: Hemmung der enteralen Kalziumresorption + Förderung der renalen Kalziumausscheidung
6. Mineralokortikoide Wirkung von Kortisol zu Aldosteron wie 1 : 1000 → Natriumretention, Kaliumausscheidung, Verschiebung des Kaliums von intra- nach extrazellulär im Austausch gegen Natrium und Wasserstoffionen.

Beachte: Die genannten unerwünschten Wirkungen treten nur bei Hyperkortisolismus oder pharmakologischer Therapie mit Glukokortikoiden in unphysiologisch hohen Dosen auf.

Synthetische Glukokortikosteroide:
Da die natürlich vorkommenden Glukokortikoide Kortisol und Kortikosteron auch den Mineralhaushalt beeinflussen (Na^+- und Wasserretention → evtl. Ödeme, Hypertonie; Kaliumverlust), hat man für therapeutische Zwecke nach anderen Steroiden gesucht. Prednisolon und Prednison wirken nur noch schwach mineralokortikoid im Vergleich zu Kortisol, die übrige Wirkung ist aber 4 - 5-mal stärker als bei Kortisol.
Durch Einführung von Atomen in das Prednisolonmolekül in 6-, 9- oder 16-Stellung gelangte man zu weiteren synthetischen Steroiden, die kaum noch mineralokortikoid wirken, deren antiphlogistische Wirksamkeit aber bedeutend stärker ist als die von Prednisolon.

Äquivalenzdosen von Glukokortikosteroiden (bei oraler Applikation):

	Dosisäquivalente (mg)	Biologische HWZ (h)
Hydrocortison (= Cortisol) Kortisonacetat	30 37,5	Bis 12 h
Kurzwirksame Substanzen Prednison Prednisolon*) Cloprednol Fluocortolon Methylprednisolon	 7,5 7,5 7,5 7,5 6	Bis 36 h
Mittellangwirkende Substanzen Triamcinolon	 6	Bis 48 h
Langwirkende Substanzen Dexamethason Betamethason	 1,125 1,125	Bis 72 h

*) Bei pharmakologischer Therapie am meisten verwendet.

Th.: A) Substitutionstherapie:
Kortisonzufuhr in Dosen, die dem physiologischen Bedarf entsprechen mit den natürlichen Glukokortikoiden Kortisol und Kortison.
Tagesdosen bei Nebennierenrindeninsuffizienz: 15 - 25 mg Hydrocortison in 2 - 3 Dosen (z.B. 10 - 5 - 5 mg); bei allen Belastungssituationen muss die Dosis erhöht werden (Gefahr der akuten NNR-Insuffizienz = Addison-Krise; Einzelheiten s. Nebennierenrindeninsuffizienz).

B) Pharmakologische Therapie:
Kortikosteroidzufuhr in unphysiologisch hohen Dosen. Hierzu einige Regeln:

1. Kortikosteroide wirken nur symptomatisch, nicht kausal!
2. Je länger die Dauer der Anwendung und je höher die Dosis, umso größer das Risiko von Nebenwirkungen
3. Die Initialdosis richtet sich nach Aktivität und Schwere der zu behandelnden Krankheit: Akute und schwere Krankheiten erfordern hohe bis sehr hohe Dosen (Extremfall: hochdosierte i.v.-Stoßtherapie = Pulstherapie mit ca. 1 g Prednisolon/d für einige Tage, z.B. bei Abstoßungskrisen). Bei chronischen Erkrankungen reichen niedrigere Anfangsdosen. Nach Eintritt klinischer Besserung erfolgt stufenweise Dosisreduktion bis zur Erhaltungsdosis = kleinste Dosis, die noch eine pharmakologische Wirkung zeigt: Als obere Grenzdosis für die Dauertherapie gelten 7,5 mg Prednisolonäquivalent pro Tag (Cushing-Schwellendosis). Diese Dosis sollte bei einer Langzeittherapie nicht überschritten werden, weil dann mit zunehmenden NW gerechnet werden muss. Aber auch bei einer längerfristigen low-dose-Kortikosteroidtherapie mit 5 mg Prednisolonäquivalent/d sind NW (z.B. Osteoporose) nicht zu vermeiden.
4. Therapieempfehlungen bei Langzeittherapie über 2 Wochen:
   - ► Um bei längerfristiger Therapie die Entwicklung einer sekundären NNR-Insuffizienz zu vermeiden, ist folgendes zu beachten:
     - Für die systemische Therapie nur solche Präparate anwenden, die eine relativ schwache Hemmwirkung auf den adrenalen Regelkreis haben: z.B. Prednison, Prednisolon
     - Zirkadiane Therapie: Zufuhr der gesamten Tagesdosis auf einmal morgens vor 8 Uhr. Noch günstiger ist die alternierende Therapie: Die Gesamtdosis wird nur jeden 2. Tag auf einmal morgens vor 8 Uhr gegeben; dieses Anwendungsschema zeigt jedoch bei schweren Krankheitszuständen nicht immer den gewünschten klinischen Effekt.
     - Keine Anwendung von Kombinationspräparaten (Kortikosteroid + Zweitsubstanz), denn sie zwingen zur Missachtung des zirkadianen Rhythmus der Kortisolsekretion und verhindern individuelle Dosisanpassungen.

- Keine i.m.-Gabe, keine Kortikosteroid-Depotpräparate → lange Störung des adrenalen Regelkreises, außerdem evtl. trophische Gewebsstörungen am Injektionsort.

▶ Bei Langzeittherapie Osteoporoseprophylaxe

▶ Bei Risikopatienten für Magen-/Duodenalulkus (Ulkusanamnese, Alkoholkrankheit, gleichzeitige NSAR-Therapie) Ulkusprophylaxe (siehe dort)

5. Abruptes Absetzen der Glukokortikoide kann nach einer Therapiedauer von > 2 Wochen eine NNR-Insuffizienz zur Folge haben. Deshalb ausschleichendes Therapieschema über mehrere Tage.
Bei einer Therapie > 4 Wochen muss die Dosis grundsätzlich sehr langsam reduziert werden oder es muss vor Absetzen der Therapie der adrenale Regelkreis geprüft werden (Kortisoltagesprofil, ACTH-Test). Nur bei ungestörtem Regelkreis ist ein schnelleres Absetzen möglich.
Auch bei einer längeren Therapie unterhalb der Cushing-Schwelle langsames Absetzen in ½ - 1 mg-Schritten alle 4 Wochen.

Unerwünschte Wirkungen:

1. Nebenwirkungen einer hoch dosierten Langzeittherapie:
   - Exogenes Cushing-Syndrom bei Dosen über der Cushing-Schwellendosis: Umverteilung des Fettgewebes: Fettverlust an den Extremitäten, Fettzunahme am Stamm, Nacken, Gesicht
   - Hypernatriämie, Wasserretention, Ödeme, Gewichtszunahme, Hypertonie
   - Hypokaliämische Alkalose
   - Manifestation eines Diabetes mellitus, Verschlechterung einer diabetischen Stoffwechsellage
   - Erhöhtes kardiovaskuläres Risiko
   - Erhöhtes Infektionsrisiko, Störung der Wundheilung
   - Steroidakne, Hautatrophie (bis zur "Pergamenthaut"), Hirsutismus
   - Ulkusrisiko unter Steroiden allein wenig erhöht, in Kombination mit nichtsteroidalen Antiphlogistika 15fach erhöht. Ulkuskomplikationen wie Penetration oder Perforation werden aber durch Steroide oft verschleiert.
   - Eiweißabbauende (katabole) Wirkung mit Atrophie der Muskulatur
   - Steroidmyopathie (relativ selten): Akut mit Muskelschwäche nach Beginn einer hochdosierten Steroidtherapie; chronisch mit Muskelschwäche der proximalen Extremitätenmuskulatur (Schulter-Beckengürtel)
   - Osteoporose, aseptische Knochennekrosen. Bei längerer Kortikosteroidtherapie steigt das Frakturrisiko bereits ab Dosen von 2,5 mg/d → Prophylaxe mit Kalzium + Vitamin D.
   - Wachstumshemmung bei Kindern, Menstruationsstörung bei Frauen
   - Psychische Störung (Dysphorie und Psychosen)
   - Augen: Posteriore subkapsuläre Katarakte und Glaukom (→ Augendruck kontrollieren)
   - Erhöhte Kapillarfragilität und erhöhte Thromboseneigung
2. Nebenwirkungen nach Absetzen einer hochdosierten Langzeitbehandlung:
   - Akute Nebennierenrindeninsuffizienz
   - Latente Nebennierenrindeninsuffizienz, die erst bei Stresssituationen (Traumen, Infektionen, Operationen) manifest wird.
   - Exazerbation der Grundkrankheit
   - Kortikoidentzugssyndrom mit Fieber, Arthralgien, Myalgien, Müdigkeit

KI: für eine pharmakologische Therapie:
- Magen-Darm-Ulzera
- Osteoporose, kortikosteroidinduzierte Myopathie
- Psychosen
- Verschiedene Infektionskrankheiten
- 8 Wochen vor bis 2 Wochen nach aktiver Immunisierung
- Glaukom
- Rezidivierende Thrombosen/Embolien

Ein Teil der KI sind nicht absolut, sondern relativ (immer Risiko-Nutzen-Relation abwägen). Bei vitalen Indikationen (z.B. anaphylaktischer Schock, Status asthmaticus) gibt es keine Kontraindikationen, zumal die Kortikoidtherapie nur kurzfristig erfolgt. Bei Langzeitbehandlung muss eine individuelle Nutzen-Risiko-Analyse erfolgen. Bei Zustand nach Tuberkulose INH-Prophylaxe bei Langzeittherapie mit Glukokortikoiden. Eine geplante Langzeittherapie > 6 Monate sollte von vornherein unter Kalzium- und Vitamin D-Gabe zur Osteoporoseprophylaxe erfolgen, da der Hauptverlust an Knochensubstanz in den ersten Monaten stattfindet.

HYPERKORTISOLISMUS = CUSHING-SYNDROM [E24.9]

Einteilung und Ätiologie:

I. Exogenes (iatrogenes) Cushing-Syndrom (häufig):
Durch Langzeitbehandlung mit Glukokortikosteroiden oder ACTH

II. Endogenes Cushing-Syndrom (selten, 2 - 3 Fälle/1 Mio. Einwohner/J.):
Durch erhöhte Sekretion von Kortisol oder ACTH

1. ACTH-abhängige Form mit sekundärer NNR-Hyperplasie:
   - 1.1. Zentrales Cushing-Syndrom (= M. Cushing): 75 % der endogenen Cushing-Syndrome; überwiegend Frauen im mittleren Alter. In 80 % d.F. handelt es sich um ein Mikroadenom des Hypophysenvorderlappens, das nicht immer neuroradiologisch nachweisbar ist. In den übrigen Fällen wird eine primär hypothalamische Überfunktion diskutiert. Bei einigen Patienten lassen sich Autoantikörper gegen HVL-Zellen nachweisen.
   - 1.2. Ektope (paraneoplastische) ACTH-Sekretion (bis 10 %):
     Sekretion von ACTH in Tumoren, am häufigsten kleinzellige Lungenkarzinome und Karzinoide. Oft fehlen hierbei typische Cushing-Symptome.
   - 1.3. Seltener ektope CRH-Sekretion
   - 1.4. Alkoholinduziertes Cushing-Syndrom (nach Alkoholkarenz reversibel)
2. ACTH-unabhängige primäre Form: Adrenales Cushing-Syndrom (15 %):
   - 2.1. Kortisolproduzierende NNR-Tumoren (bei Erwachsenen überwiegend Adenome, bei Kindern oft Karzinome)
   - 2.2. Selten mikronoduläre Dysplasie
   - 2.3. Selten makronoduläre Hyperplasie

KL.:

1. Fettstoffwechsel: Umverteilung der Depotfette: Vollmondgesicht, Stiernacken, Stammfettsucht; supraklavikuläre Gruben durch Fettpolster verstrichen; Hypercholesterinämie
2. Eiweißstoffwechsel: Osteoporose mit evtl. Knochenschmerzen, Myopathie mit Muskelschwund, Adynamie; "kräftiges Aussehen" + Adynamie führt zur Verkennung als "Drückeberger". Einfacher Test: Patient aus Hockstellung ohne Hilfe der Arme aufstehen lassen (was bei ausgeprägter Myopathie nicht möglich ist).
3. Kohlenhydratstoffwechsel: Diabetogene Stoffwechsellage
4. Hämatopoetisches System: Leuko-, Thrombo- und Erythrozyten ↑
   Eosinophile und Lymphozyten ↓
5. Hypertonie (85 %) und erhöhtes kardiovaskuläres Risiko
6. Haut: Schlechte Wundheilung, Neigung zu Akne, Furunkulose, Ulzera, Auftreten von Striae rubrae, Atrophie der Haut (Haut am Handrücken dünn - bei Adipositas dick)
   (DD: Helle Striae bei genuiner Adipositas)
7. Bei Frauen Virilismus, Hirsutismus, Zyklusstörungen
8. Bei Kindern Wachstumsstillstand
9. Psychische, evtl. psychotische Veränderungen
10. Hypokaliämie (5 %) infolge Überproduktion von Mineralokortikoiden ist rel. selten und dann verdächtig auf NNR-Tumor oder ektope ACTH-Produktion.

Beim primären Hyperkortisolismus infolge eines Adenoms der NNR sind meist nur die Glukokortikosteroide vermehrt.

Beim sekundären Hyperkortisolismus mit vermehrter ACTH-Sekretion und doppelseitiger NNR-Hyperplasie - sowie noch ausgeprägter bei Karzinomen der NNR - sind zusätzlich auch die Androgene (und weniger Aldosteron) vermehrt, sodass hier androgen bedingte Erscheinungen hervortreten (Virilismus, Hirsutismus, Menstruationsstörungen u.a.).

DD:

- Adipositas (normaler Dexamethason-Hemmtest, s.u.)
- Inzidentalome der Nebenniere = zufällig entdeckte Tumoren der Nebenniere (am häufigsten endokrin inaktive NNR-Adenome)
- Leicht erhöhte Kortisolspiegel bei Patienten mit depressivem Syndrom (Kortisolbestimmung im 24 h-Urin)
- Erhöhte Kortisolspiegel unter der Einnahme von Kontrazeptiva: Anstieg des cortisolbindenden Globulins (CBG) mit Anstieg des Gesamthormonspiegels bei normalem Spiegel des freien Hormons.
- Einnahme von Kortikosteroiden ohne Wissen des Arztes (→ chromatografischer Nachweis synthetischer Steroide)

Di.: a) des Hyperkortisolismus:
- Klinik
- Biochemische Diagnostik: Die Hormonanalytik muss in Form einer Stufendiagnostik ablaufen. Ziel ist der Ausschluss bzw. die Sicherung der Diagnose, wobei ein einzelner positiver Test nicht zur Sicherung oder zum Ausschluss der Diagnose ausreicht.

1. Ausschluss:
   - Negativer Dexamethason-Kurztest: Nach 1 mg Dexamethason um Mitternacht Serum-Kortisol am nächsten Morgen um 8 h < 2 µg/dl
   - Niedriger mitternächtlicher Serum-Kortisolspiegel: < 3 µg/dl i.S. oder < 1 ng/ml im Speichel
2. Sicherung:
   a) Pathologischer Dexamethason-Kurztest: Serum-Kortisol nicht supprimiert bzw. > 2 µg/dl
   b) Erhöhter mitternächtlicher Kortisolspiegel > 3 µg/dl
   c) Erhöhte Ausscheidung des freien Kortisol im 24 h-Urin
   d) Fehlender Anstieg von Kortisol und HGH im Insulin-Hypoglykämietest bei ausreichender Hypoglykämie < 40 mg/dl

b) Ätiologische Zuordnung des Hyperkortisolismus:

1. CRH-Test: ACTH-Bestimmung vor und nach CRH-Gabe (siehe Tabelle)
2. Hochdosierter Dexamethasonhemmtest:
   Beim zentralen Cushing-Syndrom gelingt eine Suppression des Serumkortisols um mindestens 50 % nach Gabe von 8 mg Dexamethason um 24 Uhr über 2 Tage. Bei Nebennierentumoren oder beim ektopen Cushing-Syndrom bleibt diese Suppression aus. Eine Differenzierung zwischen Mikroadenom der Hypophyse und hypothalamischer Überfunktion gelingt mit dem Test nicht, da auch die HVL-Adenome in gewissem Umfang einer Rückkopplung unterliegen.

Diagnostik	Hypothalamische Überfunktion und HVL-Adenom = Zentrales Cushing-S.	Ektopes (paraneopl.) Cushing-S.	NNR-Tumor = Adrenales Cushing-S.
ACTH basal	n - ↑	↑ - ⇑	↓
ACTH-Anstieg nach Gabe von CRH	Ja (> 50 % des Ausgangswertes)	Nein	Nein
Kortisolanstieg nach Gabe von CRH	Ja (> 30 % des Ausgangswertes)	Nein	Nein
Kortisolabfall nach hohen Dosen von Dexamethason	Ja (> 50 % des Ausgangswertes)	Nein	Nein
Lokalisationsdiagnostik	der Sella: CT, MRT (Mikroadenome nicht immer nachweisbar)	Tumorsuche!	der NNR: (Endo)sonografie, CT, MRT

Evtl. Ergänzende Diagnostik:
- Bei hypothalamischer Überfunktion und HVL-Adenomen findet sich nach CRH-Stimulation bei einer Etagenblutentnahme aus den Vv. jugulares internae oder den Sinus petrosi (Sinus-petrosus-Katheter) ein ACTH-Konzentrationsgradient bzw. eine Seitendifferenz, nicht dagegen bei paraneoplastischem Cushing-Syndrom.
- Bei paraneoplastischem ACTH-Syndrom findet sich in einem Teil der Fälle das sog. Lipotropin (LPH), ein Metabolit der ACTH-Synthese als Tumormarker.

Th.:
- Hormonell aktive NNR-Tumoren: Adrenalektomie (operativ oder endoskopisch)
  Peri- und postoperativ ist vorübergehend (bis zu 2 J.) eine Substitution mit Glukokortikoiden erforderlich, bis sich die atrophische kontralaterale Nebenniere wieder erholt hat.
- Hypothalamisches-hypophysäres Cushing-Syndrom:
  - Mittel der 1. Wahl: Transnasale/transsphenoidale operative Adenomentfernung (Heilungsrate bis 80 %)
    Postoperative Erfolgskontrolle: Normalisierung des ACTH-Spiegels. Ein postoperativ auftretender temporärer Hypokortisolismus gilt als Indiz für eine erfolgreiche Operation und bedarf einer Hydrokortisonsubstitution.
    Bei Persistenz der Erkrankung evtl. Zweitoperation oder Strahlentherapie
  - Protonenbestrahlung der Hypophyse bei KI gegen Op.
  - Medikamentöser Behandlungsversuch: Pasireotid (Signifor®), ein Somatostatinanalogon als Monotherapie oder bei therapieresistenten Fällen in Kombination mit Cabergolin
  - Selten ist bei Erfolglosigkeit eine bilaterale Adrenalektomie erforderlich. Diese beseitigt jedoch nur das Erfolgsorgan, nicht die Ursache.

Nachteile: 1) Lebenslange Substitution von Glukokortikoiden erforderlich
2) Ausbildung von invasiv wachsenden ACTH-bildenden Hypophysentumoren und brauner Hautpigmentierung (Nelson-Syndrom, Nelson-Tumor) in ca. 20 % d.F.

- Inoperables NNR-Karzinom und paraneoplastische ektope ACTH-Sekretion:
  Adrenostatische Substanzen (Blockade der Kortisolsynthese):
  - o-p-DDD (Mitotan = Lysodren®) gilt als Standardtherapie
  Bei Versagen Einsatz anderer Adrenostatika:
  - Ketoconazol (Nizoral®) + Octreotid (Sandostatin®)
  - Metyrapon (Metopiron®)

INZIDENTALOME DER NEBENNIEREN

Def: Im Rahmen einer bildgebenden Diagnostik (Sono, MRT, CT) zufällig entdeckter Tumor der Nebenniere.

Ep.: Ca. 2 % im Alter ≥ 65 Jahre

Ät.:
1. Hormonell inaktive Adenome und Hyperplasien (ca. 60 %)
2. Hormonell aktive Tumoren: Phäochromozytom, Cushing-Adenome, Conn-Adenome (ca. 30 %)
3. Nebennierenkarzinome (ca. 5 %): Faustregel: Tumoren > 6 cm Ø sind sehr karzinomverdächtig, Tumoren < 3 cm sind wahrscheinlich benigne
4. Metastasen von Bronchial-, Mamma-, Nierenkarzinomen, Karzinome des Gastrointestinaltraktes, maligne Melanome (Hautinspektion!)
5. Andere seltene Ursachen: Zysten, Pseudozysten, Hämatome, Myelolipome, Hämangiome, Tuberkulome, neuronale Tumoren u.a.

Di.:
- Bildgebende Diagnostik: (Endo-)sonografie, MRT, CT
- Hormonanalyse: Ausschluss eines Phäochromozytoms (Katecholamine im 24 h Urin), eines Cushing-Syndroms (niedrig-dosierter Dexamethasonhemmtest), eines Conn-Syndroms (Aldosteron/Renin-Quotient), einer vermehrten Androgenproduktion (DHEAS) → Verdacht auf NNR-Karzinom

Th.:
- Hormonell aktive Tumoren: Siehe dort
- Hormonell inaktive Tumoren:
  < 3 cm Ø : Verlaufskontrolle
  > 6 cm Ø : Operative oder endoskopische Entfernung
  3 - 6 cm: Keine einheitliche Strategie. Bei geringstem Karzinomverdacht (z.B. Größenzunahme) ebenfalls Op.

NEBENNIERENKARZINOM [C74.0]

Internet: *www.nebennierenkarzinom.de; www.firm-act.org*

Syn: Adrenokortikales Karzinom; Nebennierenrindenkarzinom (NNR-Ca.)

Ep.: Inzidenz: selten: 0,1/100.000/J.; m : w = 1 : 1,5; Auftreten in jedem Alter; > 50 % der Patienten sind < 45 J. alt.

Tumorstadien (ENSAT-Klassifikation):
- Stadium I: Tumor ≤ 5 cm
- Stadium II: Tumor > 5 cm
- Stadium III: Tumor jeder Größe mit Umgebungsinfiltration, Befall regionärer Lymphknoten oder Tumorthrombus in der Vena cava inferior bzw. Vena renalis
- Stadium IV: Fernmetastasen

KL.: Abhängig von endokriner Aktivität:
1. Hormonell aktive Tumoren (80 %) Zeichen des Hormonexzesses (z.T. mehrere)
   - Glukokortikoide (Cushing-Syndrom oder subklinisch)
   - Sexualsteroide (w: Virilisierung, m: Gynäkomastie)
   - Rarität: Aldosteronexzess mit Hypokaliämie und Hypertonie
2. Hormonell inaktive Tumoren (20 %) Zeichen der abdominellen Raumforderung (Schmerzen, Übelkeit, Obstipation)

DD: Benigne Inzidentalome der Nebennieren, Phäochromozytom, NN-Metastasen (insbesondere von Bronchial-Ca und Mamma-Ca u.a.)

Di.: ▶ Endokrine Diagnostik: Erfassung eines evtl. Hormonexzesses:
- Glukokortikoid-Exzess (1 mg Dexamethason-Suppressionstest, freies Cortisol im 24 h-Sammelurin)
- Sexualsteroid-Exzess (Serum: Androstendion, 17-OH-Progesteron, DHEAS, Testosteron, 17β-Östradiol)
- Mineralokortikoid-Exzess (Aldosteron-/Renin-Quotient)

▶ Bildgebende Diagnostik: (Endo-)Sonografie, CT, MRT des Abdomens; CT des Thorax
Faustregel: Tumoren > 6 cm ∅ sind sehr karzinomverdächtig, Tumoren < 3 cm sind wahrscheinlich benigne. Optional: Fluorodeoxyglucose-PET

Th.: Chirurgisch: R0-Resektion einziger kurativer Ansatz (auch nach Rezidiv)
Adjuvante Therapie: Bei Hochrisiko-Patienten (Tumor > 8 cm, hohe Mitoserate, Gefäßinvasion) auch nach R0-Resektion: Mitotane (Lysodren®, Dosierung nach Serumspiegel) und/oder Tumorbettbestrahlung. Mitotane soll das Rezidivrisiko halbieren. Nachsorge in den ersten 2 J. alle 3 Monate.
Bei Fernmetastasen oder nach unvollständiger Resektion: Mitotane kombiniert mit Etoposid, Doxorubicin, Cisplatin

Prg: Stadienabhängig. Das 5-Jahres-Überleben beträgt im Stadium I - II (lokalisierte Erkrankung) ca. 60 % und im Stadium IV (Fernmetastasen) ca. 15 % (medianes Überleben ca. 12 Monate).

HYPOKORTISOLISMUS = NEBENNIERENRINDENINSUFFIZIENZ [E27.4]

Syn: NNR-Insuffizienz

Ätiologie und Einteilung:

1. Primäre Form:
   ACTH erhöht:
   - M. Addison [E27.1]: Autoimmunadrenalitis (80 %): Destruktion der NNR durch Autoimmunadrenalitis mit Nachweis von Auto-Ak gegen NNR, die häufig gegen die 17α-Hydroxylase gerichtet sind (= Schlüsselenzym der Steroidsynthese).
     Einige dieser Patienten leiden an einem polyendokrinen Autoimmunsyndrom (s.u.)
   - Karzinommetastasen (besonders von Lungenkarzinomen, malignen Melanomen, Nierenzellkarzinomen)
   - Infektionskrankheiten: Tuberkulose, CMV-Infektion bei AIDS-Patienten
   - Aplasie oder Hypoplasie der Nebennierenrinde, Enzymdefekte

   Ursachen einer akuten NNR-Insuffizienz:
   - Waterhouse-Friderichsen-Syndrom = hämorrhagische Infarzierung der Nebennieren infolge Meningokokkensepsis
   - Blutungen (Cumarine, Neugeborene)
   - Operative Entfernung der Nebennieren
   - Fehlende Dosisanpassung bei Patienten mit NNR-Insuffizienz und Infekten, anderen Belastungen, Bewusstlosigkeit, Brechdurchfall u.a.
2. Sekundäre Formen:
   ACTH vermindert:
   - Insuffizienz von HVL oder Hypothalamus.
   - Langzeitbehandlung mit Kortikosteroiden! (Bei Langzeitbehandlung mit Kortikosteroiden diese nie abrupt absetzen! → Gefahr der Addison-Krise!)

   Bei primärer NNR-Insuffizienz kommt es meist zum Versiegen sämtlicher Kortikosteroide; hingegen ist die Aldosteronproduktion bei den sekundären Formen infolge ACTH-Mangel nur wenig betroffen, sodass hier die Elektrolytstörungen in den Hintergrund treten. Bei Hypophyseninsuffizienz sind ferner auch oft die anderen glandotropen Hormone vermindert, sodass komplexe endokrine Mangelerscheinungen auftreten. Im Gegensatz zum M. Addison ist bei Hypophyseninsuffizienz die Haut blass und pigmentlos. Ursache ist ein Mangel an POMC-Peptiden (= vom Proopiomelanocortin abgeleitete Peptide), die MSH-Aktivität haben (MSH = melanozytenstimulierendes Hormon).

KL.: M. Addison:
Klinische Symptome treten i.d.R. erst dann auf, wenn 90 % der NNR zerstört sind. Je nach Dauer und Ausmaß der NNR-Unterfunktion reicht die Palette der Symptomatik von Fehlen jeglicher Symptomatik unter normalen Lebensbedingungen über Adynamie bis zur unerwartet unter Belastungen auftretenden Addison-Krise: [E27.2]

4 Stadien der Erkrankung:
1. Latente NNR-Insuffizienz
2. Manifeste NNR-Insuffizienz
3. Endokrine Krise
4. Endokrines Koma

4 Leitsymptome der manifesten NNR-Insuffizienz (die in > 90 % d.F. vorhanden sind):
1. Schwäche und rasche Ermüdbarkeit
2. Pigmentierung der Haut und Schleimhäute, evtl. Vitiligo
3. Gewichtsverlust und Dehydratation
4. Niedriger arterieller Blutdruck

Ferner:
- Abdominelle Beschwerden (Übelkeit, Erbrechen, Abdominalschmerzen, Durchfälle, Obstipation)
- Verlust der Sekundärbehaarung bei der Frau (Androgenmangel) u.a.

Gefährdet sind vor allem Patienten mit unerkannter latenter NNR-Insuffizienz: Durch außergewöhnliche Belastungen kann es jederzeit zur akuten Dekompensation kommen:

Addison-Krise
Außer den genannten Symptomen:
- Exsikkose, Blutdruckabfall, Schock, Oligurie
- Pseudoperitonitis
- Evtl. Durchfälle und Erbrechen
- Hypoglykämie, metabolische Azidose
- Anfangs unternormale Temperaturen, später Exsikkose-Fieber
- Delir, Koma

Lab: Serum-Na^+ ↓ / -K^+ ↑ ($Na^+/K^+ < 30$)
Evtl. Hyperkalzämie (30 %), Lymphozytose, Eosinophilie
basales (morgendliches) Serumkortisol ↓

DD:
- Adynamie und Gewichtsverlust anderer Genese
- Abdominalerkrankungen
- Hypoglykämie, Hyponatriämie/Hyperkaliämie anderer Genese
- Bei Addison-Krise zusätzlich Schock und akutes Abdomen anderer Genese
- Bei Kleinkindern AGS (Adrenogenitales Syndrom)

Di.:
1. ACTH-Test (Synacthen®-Test):
   Serumkortisolbestimmung vor und 60 Minuten nach 0,25 mg ACTH (Synacthen®). Beim M. Addison ist der Basalwert erniedrigt bzw. niedrig normal und steigt nach ACTH nicht an über 20 µg/dl bzw. um weniger als 10 µg/dl. Werte > 20 µg/dl schließen eine NNR-Insuffizienz aus. Dies gilt auch für die länger bestehende sekundäre NNR-Insuffizienz, bei der es durch die fehlende ACTH-Stimulation zu einer NNR-Atrophie gekommen ist.
2. Plasma-ACTH:
   Bei primärer NNR-Insuffizienz (M. Addison) ist das basale Plasma-ACTH deutlich erhöht. Bei der sekundären NNR-Insuffizienz ist das basale Plasma-ACTH erniedrigt bzw. niedrig normal und steigt im CRH-Test nicht oder nur unzureichend an.
3. Diagnostik zur Abklärung der Ätiologie:
   - Suche nach NNR-Autoantikörpern (bis 80 % positiv)
   - Bildgebende Diagnostik der Nebenniere:
     (Endo-)Sonografie, Abdomenleeraufnahme (Verkalkungen der Nebennieren bei Tbc), CT, evtl. Angiografie (Karzinommetastasen?)

Th.: Substitution der Glukokortikoide und beim M. Addison zusätzlich der Mineralokortikoide:
1. Glukokortikosteroid: Tagesdosen bei Nebennierenrindeninsuffizienz: 15 - 25 mg Hydrocortison in 2 - 3 Dosen (z.B. 10 - 5 - 5 mg); bei allen Belastungssituationen muss die Dosis erhöht werden (Gefahr der akuten NNR-Insuffizienz = Addison-Krise).
   Retardiertes Hydrocortison mit 2 Phasen-Freisetzung (Plenadren®), einmalige Einnahme pro Tag, sehr teuer
2. Mineralokortikoid: Fludrocortison (Astonin H®): Dosis so wählen, dass die Plasmareninaktivität in der oberen Norm liegt (0,05 - 0,2 mg/d).
3. Zusätzliche Gabe von DHEA = Dehydroepiandrosteron: Kann als androgenes Steroid bei Frauen, die über Libidoverlust klagen, sinnvoll sein.

Therapiekontrolle der richtigen Substitutionsdosis: Körperliches Wohlbefinden, Normalisierung von Blutdruck im Liegen + Stehen (Schellong-Test), Natrium, Kalium und Plasmarenin.
Bei allen Belastungen (Infekte, Operationen u.a.) müssen die Dosen des Glukokortikosteroids erhöht werden (je nach Belastungssituation auf das 2 - 5fache der normalen Tagesdosis)!

Wie bei allen substitutionsbedürftigen Hormonmangelkrankheiten sind Patientenschulung und Notfallausweis obligat! (Prednisolon-Zäpfchen für den Fall von Erbrechen im Handgepäck, bei Brechdurchfall Klinik aufsuchen zur parenteralen Steroidsubstitution.)

Th.: der Addison-Krise: Sofortige Therapie nach Abnahme einer Blutprobe zur Bestimmung von Cortisol und ACTH!

1. 0,9 % NaCl und 5 % Glukose-Infusion - Gesamtdosis von 0,9 % NaCl- und Glukoseinfusion in Abhängigkeit vom Ausmaß der hypotonen Dehydratation (ZVD, Serum-Natrium) und vom Blutzucker. Keine K^+-haltigen Lösungen! Langsamer Ausgleich der Hyponatriämie (Gefahr der zentralen pontinen Myelinolyse). Evtl. Ausgleich einer metabolischen Azidose.
2. Hydrocortison: 100 mg i.v., danach 200 mg/24 h (in Glukose 5 %) oder synthetisches Glukokortikosteroid in äquivalenter Dosis.

Anhang

Polyendokrine Autoimmunsyndrome

Syn: Polyglanduläre Autoimmunsyndrome (PAS), autoimmun-polyglanduläre Syndrome (APS)

Def: Bei PAS (oder APS) führt ein Autoimmunprozess unbekannter Ursache zur Insuffizienz verschiedener endokriner Organe.

- PAS (oder APS) Typ 1 = juvenile Form (Blizzard-Syndrom oder APECED-Syndrom = Autoimmunes Polyendokrinopathie-Candidiasis-Ektodermales Dystrophie-Syndrom); sehr seltene, autosomal-rezessive Erkrankung; Manifestation im Kindesalter; Mutation im autoimmunen Regulatorgen (AIRE)
  - Hypoparathyreoidismus (ca. 90 %)
  - M. Addison (ca. 60 %)
  - Mukokutane Candidiasis (ca. 75 %)
  - Primärer Hypogonadismus (ca. 45 %)
  - Malabsorptionssyndrom (ca. 25 %)
  - Autoimmunhepatitis (ca. 15 %)
- PAS (oder APS) Typ 2 = adulte Form (Carpenter-Syndrom): Manifestation im 3. Lebensjahrzehnt, Assoziation mit HLA-B8/DR-3
  - M. Addison
  - Diabetes mellitus Typ 1
  - Autoimmunthyreoiditis Hashimoto oder M. Basedow

  Anm.: Schmidt-Syndrom [E31.0] = M. Addison + Autoimmunthyreoiditis Hashimoto

Häufig bestehen auch zusätzliche andere organspezifische Autoimmunerkrankungen.

Merke: Bei Autoimmunendokrinopathien an die Möglichkeit eines PAS denken und danach suchen. Zwischen den Manifestationen der einzelnen Erkrankungen können Jahre liegen!

Th.: Substitution der ausgefallenen Hormone, beim APS 1 immunsuppressive Therapie

ADRENOGENITALES SYNDROM (AGS) [E25.9]

Def: Autosomal rezessiv erbliche Störung der Cortisolsynthese in der NNR.

Ep.: Prävalenz der klassischen Form des AGS ca. 0,1 ‰, Heterozygotenhäufigkeit 2 %.

Ät.:
- ▶ Hauptursache: 21-Hydroxylase-Defekt (90 % d.F.)
  2 klinische Varianten:
  - "Simple-Virilizing"-Form = unkompliziertes AGS (seltener)
    Leitsymptom: Nur Virilisierung
  - "Salt-Wasting"-Form = AGS mit Salzverlustsyndrom (häufiger)
    Leitsymptome: Virilisierung + Salzverlustsyndrom
- ▶ Seltene Ursache: z.B.
  - 11β-Hydroxylase-Defekt (5 % d.F.):
    Leitsymptome: Virilisierung + Hypertonie (salzretinierende Form des AGS infolge Überschuss an 11-Desoxykortikosteron)
  - 17α-Hydroxylase-Defekt: Feminisierung + Hypertonie
  - 3β-Hydroxysteroid-Dehydrogenase-Defekt

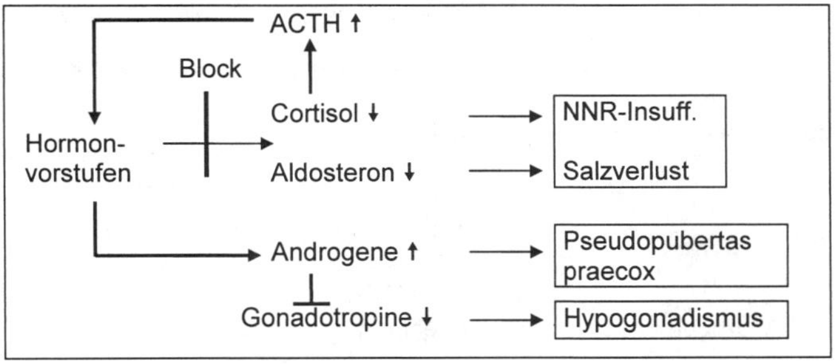

Klinik des 21-Hydroxylase-Defektes:

- Virilisierung:
  Die vermehrte Androgenproduktion beim AGS führt bei Knaben zu isosexueller, bei Mädchen zu intersexueller Störung:
  m.: Der Hypogonadismus steht i.Gs. zur verstärkten Entwicklung der sekundären Geschlechtsmerkmale: Pseudopubertas praecox.
  w.: Klitorishypertrophie bei weiblichem inneren Genitale (Uterus, Ovarien) = Pseudohermaphroditismus femininus, Virilisierung, primäre Amenorrhö, fehlende Brustentwicklung.
  Die Patienten sind als Kind groß, als Erwachsene klein (früher Schluss der Epiphysenfugen).
- Salzverlustsyndrom im Neugeborenenalter (50 % d.F.)
  - Elektrolytstörung (Na^+ ↓ / K^+ ↑)
  - Erbrechen, Durchfälle, Exsikkose → Fehldiagnose: Pylorusstenose

Verlaufsformen:
- ▶ Klassische Verlaufsform mit Manifestation im Säuglingsalter
- ▶ "Late-onset"-Formen mit Manifestation der Symptome in der Pubertät
- ▶ "Cryptic"-Formen: Enzymdefekt mit typischem Hormonprofil, aber ohne wesentliche Symptomatik

DD: - Polyzystisches Ovarialsyndrom (PCOS) = Stein-Leventhal-Syndrom: Prävalenz > 5 %
Hyperandrogenämische Ovarialinsuffizienz mit erhöhtem LH/FSH-Quotienten (> 2): Hirsutismus, Oligo-/Amenorrhö, Sterilität, Akne, Alopezie. In ca. 45 % besteht gleichzeitig ein metabolisches Syndrom u.a. → Internet-Infos: *www.pco-syndrom.de*
- Androgenbildende Ovarialtumoren
- Androgenbildende NNR-Tumoren (extrem selten)

Di.: Klinik + Labor
- Cortisol ↓, ACTH ↑
- Nachweis einer Überproduktion von Hormonvorstufen:
  21-H-Defekt: 17α-Hydroxyprogesteron ↑
  11β-H-Defekt: 11-Desoxykortisol ↑
  Late-onset-AGS und kryptische Verlaufsformen können meist nur im ACTH-Stimulationstest erkannt werden: Anstieg von 17α-Hydroxyprogesteron erst nach ACTH-Gabe.
- Suche nach heterozygoten Merkmalsträgern und genetische Beratung:
  - Das klassische AGS wird verursacht durch eine Mutation im CYP21A2-Gen.
  - HLA-Typisierung: Alle Kranken einer Familie sind HLA-genotypisch identisch
  - ACTH-Test: Heterozygote Anlageträger zeigen bei normalen Basalwerten für 17α-Hydroxyprogesteron einen überschießenden Anstieg dieser Hormonvorstufe.
- Bei erneuter Schwangerschaft pränatale AGS-Diagnostik:
  - Bestimmung von 17α-Hydroxyprogesteron im Fruchtwasser
  - HLA-Typisierung angezüchteter Amnion- oder Chorionzellen
  - Analyse des 21-Hydroxylase-Gens aus Chorionzotten
- Neugeborenen-Screening auf 17α-Hydroxyprogesteron-Erhöhung

Th.: Lebenslange Substitutionsbehandlung mit Glukokortikosteroiden (Patientenausweis): Ein Teil der Dosis sollte abends eingenommen werden (z.B. Dexamethason 0,5 mg gegen 23 Uhr), um den morgendlichen ACTH-Peak zu supprimieren (und damit die Androgenproduktion der Nebennieren zu unterdrücken); bei Aldosteronmangel zusätzliche Gabe von Mineralokortikoiden, bei weiblichen Patienten zusätzliche Behandlung der Virilisierung mit Antiandrogenen. Zur Optimierung der Glukokortikoidsubstitution kontrolliert man 17α-Hydroxyprogesteron im Serum oder Speichel oder seinen Metaboliten Pregnantriol im 24 h-Urin. Eine evtl. notwendige Mineralokorti-

koidsubstitution wird über den Plasma-Renin-Spiegel kontrolliert. In allen Stresssituationen Glukokortikoiddosis kurzfristig erhöhen!
Bei Wachstumsstörungen besteht die Möglichkeit einer Therapie mit Wachstumshormonen (GH) vor Schluss der Epiphysenfugen.

Prg: Bei guter Einstellung der Hormonsubstitution gut

HIRSUTISMUS

Unterscheide:
- Hypertrichose: [L68.9] Androgen-unabhängige Vermehrung der Behaarung am ganzen Körper ohne Prädilektionsstelle
- Hirsutismus [L68.0]: Abnorme Vermehrung der androgenabhängigen Behaarung vom männlichen Typ (Kinn, Oberlippe, Brust, Oberschenkelinnenseite und Schamregion) bei Frauen ohne Virilisierungssymptome. Ein sich schnell entwickelnder Hirsutismus ist verdächtig auf einen Androgen-produzierenden Tumor (Ovar, NNR), wenn exogene Androgenzufuhr ausgeschlossen ist.
- Virilismus [E25.9] (Virilisierung): Hirsutismus + Vermännlichung der Stimme, des Kehlkopfs, der Körperproportionen, Klitorishypertrophie, prämature Pubarche (vor dem 8. Lj.) und Oligomenorrhö (Zyklusdauer > 35 Tage) oder Amenorrhö, Akne, Alopezie infolge Überproduktion von Androgenen

Ät.: des Hirsutismus

1. Idiopathisch (90 %), genetische Disposition/Abstammung (Mittelmeerländer → Familienanamnese): Testosteronspiegel und fAI (freier Androgen-Index) normal
2. Sekundär:
   - Ovariell:
     a) Androgenproduzierende Ovarialtumoren
     b) Polyzystisches Ovarialsyndrom (PCOS) = Stein-Leventhal-Syndrom → Rotterdam Diagnosekriterien: 1. Hyperandrogenämie, 2. Anovulation, 3. polyzystische Ovarien
     Sy.: Oligo-Amenorrhö, Sterilität, Hirsutismus; in 45 % besteht gleichzeitig ein metabolisches Syndrom.
     Di.: Testosteron, fAI, Androstendion erhöht, Dehydroepiandrosteron (DHEA) normal, Androgene steigen nach Gabe von HCG an (ovarielle Herkunft!).
     Gynäkologische Untersuchung, Sono, CT
   - Adrenal: Androgenproduzierende NNR-Tumoren (extrem selten), Cushing-Syndrom, Adrenogenitales Syndrom (AGS), Adipositas und Typ 2-Diabetes
     Bei erhöhtem Plasmatestosteron weist eine hohe Dehydroepiandrosteronfraktion auf die NNR als Ursprung der Androgenüberproduktion hin (Androstendion normal). Bei NNR-Hyperplasie besteht dabei eine ACTH-abhängige Stimulation der Androgene (ACTH-Test). Dieser Befund ist auch typisch für das adrenogenitale Syndrom (AGS). Bei NNR-Adenom und Karzinom hingegen findet man exzessiv hohe Androgenwerte ohne ACTH-Abhängigkeit. Bei Adipositas und Typ 2-Diabetes mellitus (Hirsutismus diabeticorum) liegt meist eine beidseitige NNR-Hyperplasie mit mäßig gesteigerter Androgenproduktion vor, wobei die Symptome aber häufig erst nach der Menopause in Erscheinung treten.
   - Andere endokrine Ursachen: z.B. Akromegalie, Hypothyreose
   - Medikamentös:
     - Testosteron und Anabolika (auch bei Doping)
     - Gestagene (Progesteronderivate)
     - Glukokortikosteroide und ACTH
     - Nichtsteroidale Medikamente: Phenytoin, Minoxidil, Diazoxid, Spironolacton, Acetazolamid, Ciclosporin, Penicillamin u.a.

Di.:
- Familien-/Medikamentenanamnese - Klinik
- Hirsutismus-Score nach Ferriman + Gallwey ≥ 8 Punkte (*siehe Internet*)
- Internistisch-gynäkologisches Konsil
- Lab: Dehydroepiandrosteron (adrenal: ↑ / ovariell: normal) - Testosteron und SHBG (Sexualhormon-bindendes Globulin) - Androstendion
  Aus Gesamt-Testosteron und SHBG errechnet sich der freie Androgen-Index (fAI), der mit dem freien Testosteron korreliert.

Anm.: Freier Androgen-Index (fAI): 100 x totales Testosteron (nmol/l): SHBG (nmol/l)
Normalbereich: Frauen spontan ovulierend 0 - 8,5; Männer 14,8 - 94,8
Hirsutismus: 1,7 - 20,6

Th.:
- Sekundärer Hirsutismus:
  Kausale Therapie, z.B. Weglassen ursächlicher Medikamente, operative Entfernung androgenproduzierender Tumoren, Behandlung eines M. Cushing, eines AGS.
  Bei adipösen Mädchen hilft in 50 % d.F. Gewichtsnormalisierung.
  Adrenale Form des Hirsutismus: Hemmung der frühmorgendlichen NNR-Stimulation mittels Dexamethason: 0,25 - 0,50 mg vor dem Schlafengehen.
- Ovarielle Form des Hirsutismus: Evtl. antiandrogenes hormonelles Antikonzeptivum (z.B. Diane 35®); bei PCO-Syndrom mit Insulinresistenz evtl. Versuch mit Metformin (off-label use!): 2 x 500 mg/d
- Idiopathischer Hirsutismus:
  - Kosmetisch: Epilation, Haarbleichmittel, Enthaarungscreme, Eflornithin-Creme (Vaniqa®), Rasur
  - Medikamentös: Ovulationshemmer mit Antiandrogeneffekt; Spironolacton (100 mg/d - auf Hyperkaliämie achten); bei starkem Hirsutismus evtl. zusätzlich Antiandrogene (z.B. Cyproteronacetat)
  - Fotoderm-Therapie (Zerstörung der Haarwurzeln durch hochenergetische Lichtimpulse)

GYNÄKOMASTIE [N62]

Def: Ein- oder doppelseitige Brustdrüsenvergrößerung des Mannes.

Pat: Aktive Form mit Epithelhyperplasie
Fibrotische Form mit zellarmem fibrotischen Stroma (nicht reversibel)

Ep.: Symptomlose physiologische Gynäkomastie bei 1/3 aller Männer; im Alter zunehmend.

Ät.:
1. Physiologisch: Neugeborenenzeit, Pubertät, Alter
2. Pathologisch:
   Veränderung des Östrogen-Testosteron-Quotienten zugunsten des Östrogens.
   - ▶ Östrogenüberschuss:
     Östrogentherapie, östrogen- oder HCG-bildende Tumoren des Hodens und der Nebenniere, paraneoplastisches Syndrom (beim kleinzelligen Lungenkarzinom), verstärkte Östrogenkonversion aus Androstendion und Testosteron bei Leberzirrhose
   - ▶ Androgenmangel:
     Anorchie, Kastration, Hypogonadismus, Klinefelter-Syndrom (z.B. XXY), Hyperthyreose, selten Androgenrezeptordefekte (Androgenresistenz → testikuläre Feminisierung), Prolaktinom
   - ▶ Medikamentös induziert:
     Östrogene, Antiandrogene, Spironolacton, Cimetidin, Ranitidin, selten auch PPI, Finasterid, Digitalis, Betablocker, Kalziumantagonisten, Methotrexat u.a.
   - ▶ Marihuanakonsum (Phytoöstrogene)
3. Idiopathisch (50 %)

DD:
- Bei einseitiger Gynäkomastie: Fibroadenom, Mammakarzinom
- Auffütterungsgynäkomastie oder Pseudogynäkomastie durch vergrößertes Fettgewebsdepot: Gewichtszunahme bei (vorher unterernährten) Männern

Di.:
- Anamnese (Medikamente, Gewichtszunahme, Leberzirrhose, Hypogonadismus)
- Untersuchung der Brüste und Hoden (Palpation, Sonografie der Hoden, Mammografie)
- Laborscreening inkl. Leber-/Schilddrüsenfunktion
- Hormonanalyse: Östradiol, Testosteron, LH und FSH, β-HCG, Prolaktin

	LH	Testosteron
Primärer Hypogonadismus	↑	↓
Sekundärer Hypogonadismus oder östrogenbildender Tumor	↓	↓
Androgenresistenz oder LH-sezernierender Tumor	↑	↑

- Suche nach Tumoren der Nebenniere und Lunge, Ausschluss eines Prolaktinoms
- Spezialuntersuchungen (z.B. Chromosomenanalyse bei V.a. Klinefelter-Syndrom)

Th.:
- Sofern Ursachen erkennbar sind: Kausale Therapie, z.B. Weglassen ursächlicher Medikamente, operative Entfernung von Tumoren, Androgensubstitution nur bei Hypogonadismus mit Testosteronmangel

- Eine physiologische Gynäkomastie wird nicht behandelt, eine idiopathische meist auch nicht. Indikation zur Operation (subkutane Mastektomie): Erhebliche psychologische/kosmetische Probleme sowie Karzinomverdacht.
- Bei schmerzhafter Gynäkomastie evtl. kurzfristiger Versuch mit dem Antiöstrogen Tamoxifen (2 x 10 mg/d über 6 Wochen)

HYPOTHALAMUS und HYPOPHYSE

HYPOPHYSENTUMOREN (HT) [D44.3]

Ep.: Ca.10 % aller Hirntumoren; Inzidenz: 2/100.000/Jahr; zufällig entdeckte Hypophysenadenome (= Inzidentalome) finden sich bei Autopsien und bei MRT-Untersuchungen in ca. 10 %.

Einteilung:

- Endokrin inaktive HT (40 %):
  Zu den endokrin inaktiven HT im weiteren Sinne zählen auch Tumore mit sellanahem Sitz (z.B. Kraniopharyngeome, die radiologisch Verkalkungen zeigen können).
- Endokrin aktive HT (60 %):
  - Prolaktinproduzierende HT = Prolaktinom (40 %)
  - Wachstumshormon (growth hormone = GH) -produzierende HT mit Akromegalie (15 %)
  - ACTH-produzierende HT = zentrales Cushing-Syndrom (5 %)
  - TSH- und Gonadotropin (LH/FSH)-produzierende HT sind Raritäten

Hi.: Die klassische lichtmikroskopische Einteilung in chromophobe (endokrin inaktive HT, Prolaktinom), eosinophile (Akromegalie) und basophile Adenome (M. Cushing) ist zugunsten des direkten immunhistochemischen Nachweises der entsprechenden Hormone verlassen worden.

DD: Syndrom der "leeren Sella" (empty sella syndrome): [E23.6] Liquorgefüllte Sella als Folge einer Fehlanlage des Diaphragma sellae (das die Sella nicht vollständig vom Liquorraum trennt → dadurch wird die Hypophyse allmählich durch Liquor verdrängt); Häufigkeit bei ca. 10 % aller Autopsien. Meist handelt es sich um (radiologische) Zufallsbefunde; gel. kommt es zu Hyperprolaktinämie, nur selten zu HVL-Unterfunktion. Sekundär gel. nach Hypophysenoperation oder Nekrose eines Hypophysenadenoms.

Di.: MRT / CT

Endokrin inaktive Hypophysentumoren [D44.3]

Ät.: Endokrin inaktive chromophobe Adenome

KL.:
- Zeichen der Hypophysenvorderlappeninsuffizienz (s.u.)
- Diabetes insipidus centralis
- Sehstörungen: Bei suprasellärem Wachstum kann es zum Druck auf das Chiasma opticum mit temporaler oberer Quadrantenanopsie, bitemporaler Hemianopsie, evtl. Skotom, Optikusatrophie oder Amaurose kommen.
- Evtl. Kopfschmerzen

DD: Kraniopharyngeom, (Epi-)Dermoidzysten, Teratome, Metastasen

Di.:
- MRT, CT
- Ophthalmologische Untersuchung (Gesichtsfeld!)
- Endokrinologische Diagnostik zum Ausschluss einer HVL-Insuffizienz und eines Diabetes insipidus (s.u.)

Th.:
- Bei kleinem zufällig gefundenem HT (Inzidentalom) ohne Sehstörungen unter Kontrollen abwarten.
- Transsphenoidale Hypophysenoperation oder bei größerer Tumorausdehnung transfrontale Kraniotomie
- Strahlentherapie (bei Rezidiv oder KI zur Operation; Kraniopharyngeome sind strahlenresistent)
- Substitutionstherapie bei HVL-Insuffizienz (siehe dort)

Prolaktinom [D35.2]

Def: Prolaktinsezernierendes Adenom des Hypophysenvorderlappens:
Mikroprolaktinom (~ 70 %, meist Frauen): Prolaktin i.S. < 200 ng/ml, Tumorgröße < 1 cm ∅
Makroprolaktinom (~ 30 %): Prolaktin i.S. > 200 ng/ml, Tumorgröße > 1 cm ∅

Vo.: Häufigster endokrin aktiver HT (40 %). Etwa 20 % der sekundären Amenorrhöen werden durch eine Hyperprolaktinämie hervorgerufen! w : m = 5 : 1; Erkrankungsgipfel: überwiegend 3. und 4. Lebensdekade.

KL.:
- Frauen:
  - Sekundäre Amenorrhö, Anovulation mit Sterilität und evtl. Osteoporose
  - Evtl. Galaktorrhö
  - Libidoverlust
- Männer: Libido- und Potenzverlust, evtl. Gynäkomastie (indirekt über den Hypogonadismus)

Bei Hypophysentumoren evtl. Zeichen der Raumforderung (Kopfschmerzen, Gesichtsfelddefekte) und HVL-Insuffizienz (s.u.)

DD:
- Hyperprolaktinämie
  A) Physiologisch: z. B.
  - Gravidität = Östrogenwirkung (Anstieg auf das 10 - 20fache der Norm)
  - Manipulation an den Mamillen/Brüsten, Stillen
  - Stress

  B) Pathologische Ursachen: z. B.
  - Prolaktinom
  - Para-/supraselläre Tumoren mit Beeinträchtigung der Bildung oder des Transportes von Dopamin = Prolactin inhibiting factor (PIF)
  - Syndrom der "leeren Sella" (= liquorgefüllte Sella)
  - Schwere primäre Hypothyreose
  - Chronische Niereninsuffizienz

  C) Pharmakologische Ursachen: z.B.
  - Östrogene
  - Neuroleptika, trizyklische Antidepressiva, Opiate
  - Reserpin und α-Methyldopa
  - Dopaminantagonisten (z.B. Metoclopramid)
  - Cimetidin, Antihistaminika u.a.
- Andere Ursachen einer sekundären Amenorrhö
- Bei Galaktorrhö Ausschluss eines Mammakarzinoms!

Di.:
- Mehrfache Bestimmung des basalen Prolaktins: Werte > 200 ng/ml fast beweisend, 25 - 200 ng/ml erfordern weitere Abklärung
- Prolaktin nach TRH-Gabe (beim Prolaktinom i.d.R. kein Anstieg)
- Medikamentenanamnese zum Ausschluss einer medikamentös bedingten Hyperprolaktinämie, Ausschluss einer Hypothyreose und einer Niereninsuffizienz
- Ophthalmologische Diagnostik
- Lokalisationsdiagnostik (MRT, CT)
- Bei Nachweis eines Prolaktinoms Überprüfung der übrigen hypophysären Partialfunktionen

Th.: Interdisziplinäre Zusammenarbeit zwischen Gynäkologe, Endokrinologe, Radiologe, Ophthalmologe, Neurochirurg!
Die Therapie erfolgt primär medikamentös mit Dopamin-D2-Agonisten: Bromocriptin, Quinagolid (Norprolac®), Cabergolin. Bei mehr als 95 % der Patienten kommt es darunter zur Normalisierung des Serumprolaktins und Rückbildung der Tumorgröße. Auch bei Sehstörungen ist zuerst ein kurzfristiger medikamentöser Therapieversuch indiziert, worunter sich Gesichtsfelddefekte oft rasch zurückbilden.

NW beachten: Cabergolin kann bei kumulativer Lebensdosis > 2 g Herzklappenfibrosen machen.

Bei Gravidität und Mikroprolaktinom sind Dopaminagonisten i.d.R. abzusetzen und engmaschige Prolaktinkontrollen durchzuführen, da es in der Gravidität zu einer plötzlichen Größenzunahme des Adenoms kommen kann (Östrogenwirkung).
Die Indikation zur transsphenoidalen/transfrontalen Hypophysenoperation besteht nur bei fehlendem Ansprechen bzw. Unverträglichkeit auf Dopaminagonisten (insbesondere bei Sehstörungen).

AKROMEGALIE [E22.0]

Syn: Hyperpituitarismus [E22.9]

Ep.: 0,3/100.000/Jahr (seltene Erkrankung), betroffen sind überwiegend Patienten in der 4. und 5. Lebensdekade

Ät.: Somatotropes Adenom des HVL mit Überproduktion von Wachstumshormon = Growth hormone (GH) = Somatotropes Hormon (STH) = Somatotropin

PPh: Am stärksten wird GH während des Schlafes sezerniert (bes. in der Pubertät). Die Blutkonzentrationen am Tag sind niedrig. Bei Hunger (Hypoglykämie), körperlicher Anstrengung und Stress wird GH ausgeschüttet; durch Nahrungsaufnahme (Hyperglykämie) wird die GH-Konzentration supprimiert.
Die Sekretion von GH wird durch das GH-Releasing Hormon (GHRH) angeregt und durch Somatostatin gebremst.
Die Wirkung des GH wird überwiegend indirekt durch IGF-1 (insulin like growth factor 1) = Somatomedin C hervorgerufen, das in der Leber gebildet wird. IGF-1 bewirkt eine Bremsung der GH-Sekretion (negativer Feedback).

KL.: Bis zur Diagnose vergehen durchschnittlich 5 - 10 Jahre. Wird ein Hyperpituitarismus vor Abschluss des Längenwachstums manifest, kommt es zum Gigantismus (Körperlänge über 2 m); im Erwachsenenalter zeigt sich der GH-Überschuss nur noch in der Akro- und Viszeromegalie. Der Krankheitsbeginn ist schleichend!

1. Leitsymptom:
   - Veränderung der Physiognomie mit Vergröberung der Gesichtszüge, verdickte und faltige Gesichtshaut (Cutis gyrata): Vergleich mit früheren Fotos!
   - Vergrößerung von Händen, Füßen und Schädel (Schuhe, Handschuhe, Hüte passen nicht mehr)
   - Vergrößerung der Zunge und Auseinanderweichen der Zähne (kloßige Sprache), evtl. obstruktives SAS
   - Vergrößerung der inneren Organe (Splanchnomegalie, Kardiomegalie)
2. Fakultativ vorhandene Symptome:
   - Kopfschmerzen, Hypertonie (bis 30 % d.F.)
   - Sehstörungen, Gesichtsfelddefekte (bitemporale Hemianopsie) → augenärztliche Diagnostik
   - Evtl. Karpaltunnelsyndrom (Kompression des N. medianus mit vorwiegend nächtlichen Schmerzen + Parästhesien der ersten 3 Finger + Daumenballenatrophie), evtl. Gelenkschmerzen
   - Hyperhidrosis, Hypertrichosis
   - Evtl. pathologische Glukosetoleranz (65 % d.F.), Diabetes mellitus (15 %)
   - Sekundäre Amenorrhö

   Rö.:
   - Nasennebenhöhlen vergrößert
   - Hände/Füße: Kortikalisverdickung der Knochen
   - Herzvergrößerung im Thoraxröntgenbild

DD: Athletischer Typ (Normvariante); Doping mit GH (über 80 % der GH -Produktion gehen an Sportler!)

Di.:
- ▶ Hormonanalyse:
  - • Serum-GH ↑; wegen der pulsatilen Sekretion müssen mehrere Werte im Tagesprofil bestimmt werden.
  - • Fehlende Supprimierbarkeit der GH-Konzentration nach Glukosebelastung (oraler Glukosetoleranztest). Ein Serum-GH < 1 ng/ml schließt eine Akromegalie i.d.R. aus.
  - • Alterskorrigierter Wert für IGF-1 ↑
  - • Überprüfung der übrigen hypophysären Partialfunktionen, um eine Insuffizienz auszuschließen.
- ▶ Lokalisationsdiagnostik: Nachweis eines Hypophysenadenoms: MRT, CT

Th.:
1. Chirurgisch: Transsphenoidale Adenomektomie (Therapie der 1. Wahl)
2. Strahlentherapie: Konventionelle Röntgenbestrahlung oder stereotaktische Radiochirurgie (z.B. „Gamma-knife" = „Cyber-knife")
   Nach Op. und Radiatio kann sich eine HVL-Insuffizienz ausbilden → Diagnostik und evtl. Substitution.
3. Medikamentöse Hemmung der GH-Sekretion oder -wirkung:
   Ind: Bei unzureichender Wirksamkeit oder KI von 1 + 2
   - Dopamin-D2-Agonisten: z.B. Bromocriptin oder Cabergolin sind nur in 20 % d.F. erfolgreich.
   - Somatostatinanaloga: z.B. Octreotid (Sandostatin LAR®) 1 x/Monat i.m. oder Lanreotid (Somatuline®) als Depot-Injektion: 1 x/Monat s.c.

Ind: Präoperative Vorbereitung, Zeitüberbrückung bis zum Eintritt der Wirkung der Strahlentherapie; evtl. bei älteren Patienten mit KI gegen Radiochirurgie/Op.
NW: Gel. lokale Reaktionen an der Einstichstelle, gastrointestinale NW, BZ-Erhöhung bei Diabetes mellitus, Cholecystolithiasis u.a.
- GH-Rezeptor-Antagonisten: Pegvisomant (Somavert®) normalisiert den erhöhten IGF-1-Spiegel und führt zu klinischer Besserung, reduziert aber nicht die Größe des HVL-Adenoms.
NW: Gel. Ak-Bildung, gastrointestinale NW, grippeähnliche Beschwerden, Transaminasenerhöhung u.a.
Anwendung: Tägliche s.c.-Injektionen

Prg: Unbehandelt ist die Lebenserwartung um ca. 10 Jahre verkürzt, insbes. durch kardio- und zerebrovaskuläre Komplikationen, vermehrtes Auftreten von Mamma- und Kolonkarzinomen (→ Vorsorgeuntersuchungen). Normalisierung des Wachstumshormon-IGF-1-Systems verbessert die Prognose.

HYPOPHYSENVORDERLAPPENINSUFFIZIENZ [E23.0]

Syn: HVL-Insuffizienz, Hypopituitarismus

Def: - Panhypopituitarismus = totaler Ausfall der Funktionen des HVL mit klinischem Vollbild (M. Simmonds)
- Partielle HVL-Insuffizienz = Ausfall einzelner Partialfunktionen des HVL (häufigste Form)

Ät.: 1. Hypophysenraumforderungen (am häufigsten):
- Hypophysenadenome (endokrin aktiv oder inaktiv) raumfordernd sind i.d.R. Makroadenome (≥ 1 cm ∅).
- Kraniopharyngeome (ausgehend von Zellresten der Rathke-Tasche) werden oft schon im Kindesalter symptomatisch.
- Ferner: Meningeome u.a. Tumoren, Metastasen

Beachte: Bei supraselärem Wachstum Gesichtsfelddefekte (anfangs temporale obere Quadrantenanopsie, später bitemporale Hemianopsie), Optikusatrophie

2. Traumatische und vaskuläre Ursachen (am zweithäufigsten)
- Traumen der Hypophyse (Unfälle, Operationen), Bestrahlungsfolgen
- Sheehan-Syndrom = ischämische Hypophysennekrose als Folge größerer peripartaler Blutverluste (in seltenen Fällen können auch andere Schockzustände, z.B. Verbrennungsschock, zu einer HVL-Nekrose führen).
Frühsymptom: Agalaktie, sekundäre Amenorrhö, fehlendes Nachwachsen der evtl. rasierten Pubes
Eine Hypophyseninsuffizienz nach Sheehan-Syndrom kann sich gel. erst nach Jahren manifestieren und wird dann oft lange verkannt bzw. erst in der Krise diagnostiziert.

3) Entzündlich-infiltrative Ursachen (seltener)
- Im Rahmen systemischer granulomatöser Erkrankungen (z.B. M. Wegener, Sarkoidose, Langerhans-Zell-Histiozytose, Tbc u.a.)
- Hypophysenbeteiligung bei Hämochromatose
- Autoimmunhypophysitis (mit lymphozytärer Infiltration, typischerweise in der 2. Schwangerschaftshälfte auftretend)

4) Selten hereditäre Formen, z.B. durch Mutationen des PROP1-Gens, idiopathischer hypogonadotroper Hypogonadismus (IHH) evtl. in Kombination mit Fehlen olfaktorischer Neurone (= Kallmann-Syndrom)

KL.: 1. Evtl. Symptome der Raumforderung bei Tumoren (Kopfschmerzen, Sehstörungen, s.o.)
2. Hormonmangelsymptome bei Ausfall einzelner oder aller 5 hormoneller Achsen des HVL
A) Chronische HVL-Insuffizienz:
Bevor es zu klinischen Symptomen durch Mangel der peripheren Hormone kommt, müssen 80 % des HVL zerstört sein.
Entwickelt sich eine HVL-Insuffizienz als Folge eines HVL-Adenoms, so fallen die hormonellen Partialfunktionen oft in typischer Reihenfolge aus: GH - Gonadotropine - TSH - ACTH
- Ausfall von GH im Wachstumsalter: Hypophysärer Zwergwuchs (Intelligenz + Körperproportionen normal).
- Syndrom des GH-Mangels beim Erwachsenen: Abdominale Fetteinlagerung; Muskelmasse ↓; Adynamie; LDL ↑/HDL ↓, Arterioskleroserisiko ↑, Osteoporoserisiko ↑

- Sekundärer Hypogonadismus (Gonadotropine LH und FSH ↓): Sekundäre Amenorrhö, Libido- und Potenzverlust, Schwinden der Sekundärbehaarung (Achsel- und Schambehaarung), evtl. Depressionen, Osteoporose
- Sekundäre Hypothyreose (TSH ↓): Kälteintoleranz, Bradykardie, Müdigkeit u.a.
- Sekundäre Nebennierenrindeninsuffizienz (MSH- und ACTH-Mangel): Adynamie, Gewichtsabnahme, wächserne Blässe durch Depigmentation, arterielle Hypotonie, Hypoglykämie u.a.
  Der Glukokortikoidmangel verursacht eine Entzügelung der ADH-Sekretion (siehe SI-ADH) mit Hyponatriämie.
- Ausfall von Prolaktin bei stillenden Frauen führt zu Agalaktie.

Aspekt: Das Gesicht der Patienten erscheint ausdruckslos; typisch ist ein Fehlen der lateralen Augenbrauen. Bei fortgeschrittenen Fällen evtl. Gewichtsverlust (25 % d.F.).

Merke: "7 x A" durch Mangel an:
1. Gonadotropine: Achsel-/Augenbrauenbehaarung schwindet, Amenorrhö, Agalaktie
2. TSH: Apathie
3. ACTH: Adynamie
4. MSH: Alabasterfarbene Blässe

B) Akute HVL-Insuffizienz und hypophysäres Koma:
Der Ausfall von GH, LH, FSH oder MSH führt nie zu einer akuten krisenhaften Situation. Unter Belastung kann es jedoch durch einen ACTH- oder TSH-Mangel zum akuten hypophysären Koma mit schläfrig-stuporösem Krankheitsbild kommen. Als auslösende Faktoren kommen dabei Infekte, Traumen, Operationen, Erbrechen und Diarrhöen infrage, insbes. wenn in solchen Situationen eine ungenügende Substitutionstherapie erfolgt.

Sy.:
- Hypotonie, Bradykardie
- Hypothermie, Hypoglykämie
- Hypoventilation mit Hyperkapnie
- Wächserne Blässe, Fehlen der Sekundärbehaarung

DD:
- Polyendokrine Autoimmunsyndrome (siehe dort)
- Schwere Allgemeinerkrankungen (Leber-/Niereninsuffizienz) mit endokrinen Störungen
- Bei hypophysärem Koma: Myxödemkoma (Aspekt, fehlende Hypoglykämie) und Addison-Krise (braune Hautpigmentation)
- Anorexia nervosa (siehe dort)
- Bei hypophysärem Kleinwuchs andere Ursachen eines Minderwuchses: Hypothyreose, Turner-Syndrom (Karyotyp 45,XO), Zöliakie u.a.

Di.:
1. Anamnese und Klinik
2. Endokrinologische Funktionsdiagnostik
   Neben dem verminderten Basalwert der HVL-Hormone zeigt sich eine ungenügende Stimulierbarkeit nach Applikation der Releasing-Hormone.
   - Thyreotrope Funktion: Niedriges basales TSH und Thyroxin mit fehlendem bzw. unzureichendem Anstieg nach TRH-Gabe.
   - Kortikotrope Funktion: Niedriges basales ACTH/Cortisol mit unzureichendem Anstieg nach CRH-Gabe bzw. Insulin-Hypoglykämie-Test
   - Somatotrope Funktion: IGF-1 erniedrigt und unzureichender Anstieg des GH nach Gabe von GHRH (GHRH-Test) oder beim Insulin-Hypoglykämie-Test.
   - Gonadotrope Funktion: LH und FSH basal und nach LHRH-Gabe vermindert, erniedrigtes basales Testosteron bzw. Östradiol
   - Laktotrope Funktion: Prolaktinbestimmung basal und nach TRH-Gabe. Bei Panhypopituitarismus ist auch das Prolaktin erniedrigt, bei hypothalamischen Prozessen durch den Ausfall von Dopamin (= Prolactin Inhibiting Factor = PIF) jedoch eher erhöht.
3. Lokalisationsdiagnostik der Hypophyse (Ausschluss eines Tumors): MRT, CT

Th.:
A) Kausale Therapie: z.B. Behandlung eines Hypophysentumors
B) Substitution der verminderten Hormone:
Patientenunterweisung + Notfallausweis ausstellen!
- Gonadotrope Funktion:
  Männer: 250 mg Testosteron (z.B. Testoviron depot®) alle 3 - 4 Wochen i.m. oder 1.000 mg Testosteronundecanoat (Nebido®) alle 3 Monate i.m. oder als Pflaster (z.B. Testopatch®) oder Gel (50 - 100 mg/d): Androtop®, Testogel®
  Frauen: Östrogen-Gestagen-Kombination unter gynäkologischer Kontrolle
- Thyreotrope Funktion: L-Thyroxin (siehe Kap. Schilddrüse)

Achtung: Bei Hypophysenerkrankungen kann TSH nicht zur Therapiekontrolle herangezogen werden!

- Kortikotrope Funktion: Tagesdosen bei Nebennierenrindeninsuffizienz: 15 - 25 mg Hydrocortison in 2 - 3 Dosen (z.B. 10 - 5 - 5 mg); bei allen Belastungssituationen muss die Dosis erhöht werden (Gefahr der akuten NNR-Insuffizienz = Addison-Krise)
- Somatotrope Funktion: Bei Kindern mit Minderwuchs, aber auch bei Erwachsenen mit ausgeprägtem STH-Mangel Substitution mit gentechnologisch hergestelltem GH.

Die Dosierung der Substitutionstherapie richtet sich nach dem klinischen Befund und der Kontrolle der substituierten peripheren Hormone (Thyroxin, Cortisol etc.)
Das Problem der Substitutionstherapie liegt in der Anpassung an außergewöhnliche Belastungen, z.B. Infekte, Operationen etc., wobei die Substitutionsdosis für die Glukokortikosteroide auf ein mehrfaches gesteigert wird; wenn eine orale Aufnahme nicht mehr möglich ist: Parenterale Substitution!
Beim hypophysären Koma ist die rasche Gabe von Hydrocortison (100 mg als Bolus und 100 mg/24 h) i.v. und Flüssigkeitssubstitution besonders wichtig und evtl. Therapie einer Hypoglykämie. Erst 12 - 24 h später auch Substitution von Levothyroxin.

DIABETES INSIPIDUS [E23.2]

Def: Verminderte Fähigkeit der Nieren, bei Wasserentzug konzentrierten Harn zu produzieren durch ADH-Mangel (zentraler D.i.) oder fehlendes Ansprechen der Nieren auf ADH (renaler D.i.).

Ät.: A) Zentraler Diabetes insipidus (häufigste Form):
1. Idiopathisch (ca. 1/3 d.F.), einige dieser Fälle werden dominant vererbt, bei einigen Fällen finden sich Autoantikörper gegen vasopressinproduzierende Zellen.
2. Sekundär (ca. 2/3 d.F.):
   - Tumoren der Hypophyse oder ihrer Nachbarschaft, Metastasen
   - Traumen, neurochirurgische Operationen
   - Enzephalitis, Meningitis u.a.

B) Nephrogener (renaler) Diabetes insipidus (NDI) (seltene Erkrankung)
1. Angeborene Form, 2 genetische Varianten:
   - X-chromosomal-rezessiver NDI: Mutiertes Gen (auf Xq28) für den Vasopressin-Typ 2-Rezeptor
   - Autosomal-rezessiver NDI. Defekter Wassertransportkanal "Aquaporin 2" des renalen Sammelrohres
2. Erworben bei Nierenerkrankungen mit tubulärer Schädigung; metabolisch (Hypokaliämie, Hyperkalzämie); medikamentös induziert (Lithiumkarbonat)

Pg.: Ursache des zentralen Diabetes insipidus ist ein Mangel an antidiuretischem Hormon des Hypophysenhinterlappens (ADH = Adiuretin = Arginin-Vasopressin = AVP). Dadurch ist die ADH-abhängige Harnkonzentrierung in den distalen Nierentubuli und Sammelrohren nicht möglich und es kommt zur vermehrten Ausscheidung eines verdünnten Urins (Polyurie) bei gleichzeitigem Unvermögen zur Harnkonzentrierung (Asthenurie). Osmoregulativ kommt es zu einer zwanghaften Polydipsie. Ein D.i. entsteht erst, wenn > 80 % der ADH-sezernierenden Neurone ausgefallen sind.
Ursache des nephrogenen D.i. ist ein fehlendes Ansprechen des distalen Tubulus auf ADH (Defekt oder Destruktion der ADH-Rezeptoren).

KL.: Typische Trias:
- Polyurie (5 - 25 l/24 h)
- Zwanghafter Durst mit Polydipsie (häufiges Trinken)
- Asthenurie (fehlende Konzentrationsfähigkeit des Harns)

Beachte: Längeres Dursten führt zur hypertonen Dehydratation. Bei Kleinkindern < 2 J. besteht statt Polyurie eine Diarrhö! Eine fehlende Nykturie schließt einen Diabetes insipidus praktisch aus!

DD:
1. Psychogene Polydipsie
2. Diabetes mellitus (osmotische Diurese)
3. Diuretikamissbrauch
4. Hyperkalzämische Krise

Di.:
1. Bestimmung der Urinosmolarität im Durstversuch und nach exogener ADH-Gabe:
   - Durstversuch: Bei Gesunden kommt es infolge Osmoregulation via ADH-Sekretion zu einem Anstieg der Urinosmolarität. Beim D.i. bleibt die Urinosmolarität < 300 mOsmol/l, während die Plasmaosmolarität auf > 295 mOsmol/l steigt. In diesem Fall gibt man eine Testdosis ADH oder Desmopressin (bei koronarer Herzkrankheit wegen vasospastischer Wirkung kon-

traindiziert!). Danach steigt beim zentralen D.i. die Urinosmolarität an (nicht dagegen beim nephrogenen D.i.).

- Bei Verdacht auf Flüssigkeitsaufnahme während des Durstversuches evtl. Belastung mit hypertoner Kochsalzlösung (Test nach Hickey-Hare): Physiologische und pathophysiologische Abläufe analog dem Durstversuch.

2. Bestimmung von ADH (oder seinem Prohormon Copeptin) im Durstversuch, selten erforderlich
3. Lokalisationsdiagnostik zum Ausschluss eines Tumors im Bereich von Hypophyse/Hypothalamus: MRT, CT

		Zentraler D.I.	Renaler D.I.	Psychog. Polydipsie
Durstversuch	Urinosmolar.	Bleibt niedrig	Bleibt niedrig	↗
	Plasmaosmolar.	↗	↗	Normal
	ADH i.S.	Bleibt niedrig	↗	↗
Testdosis Desmopressin		Urinosmolar. ↗	Ohne Wirkung	Ohne zusätzl. Wirk.

Th.: 1. des zentralen D.i.:
- Kausal: Behandlung des Grundleidens bei den symptomatischen Formen
- Symptomatisch: Desmopressin (z.B. Minirin®), ein Vasopressinanalogon zur intranasalen oder oralen Anwendung

2. des renalen D.i.:
- Kausale Therapie!
- Symptomatisch: Versuch mit Thiaziddiuretika oder nichtsteroidalen Antiphlogistika

SCHWARTZ-BARTTER-SYNDROM [E22.2]

Syn: SIADH = Syndrom der inadäquaten ADH-Sekretion
(Nicht verwechseln mit Bartter-Syndrom = Erbliche renale Tubulusstörung mit Kaliumverlust und Hypokaliämie)

Def: Pathologisch erhöhte ADH-Sekretion mit Wasserretention und Verdünnungshyponatriämie.

Ät.:
- Paraneoplastisch (bes. kleinzelliges Lungenkarzinom - 80 % d.F.)
- Entkoppelte hypophysäre ADH-Sekretion: ZNS-Störungen (neurochirurgische Operationen, Schädel-Hirn-Traumen, Meningitis, Apoplexie u.a.
  Medikamentös-induziert (z.B. Vasopressin, Oxytocin, einige Antidepressiva, Carbamazepin, Vincristin, Cisplatin u.a.)
- Idiopathisch (ohne erkennbare Ursache)

KL.: Ein Teil der Fälle verläuft asymptomatisch (zufälliger Laborbefund). Folgende Beschwerden können auftreten:
- Appetitlosigkeit
- Übelkeit, Erbrechen, Kopfschmerzen, Muskelkrämpfe
- Reizbarkeit, Persönlichkeitsveränderung
- Evtl. Wasserintoxikation mit neurologischen Symptomen (Stupor, Krämpfe)
- Keine Ödeme, da Wasserretention nur ca. 3 - 4 ℓ beträgt.

Lab:
- Hyponatriämie (oft < 110 mmol/l), Hypoosmolalität des Serums
- Trotz hypotoner Extrazellularflüssigkeit wird ein konzentrierter (hypertoner) Urin ausgeschieden (> 300 mmol/kg H_2O).
- Normale Funktion der NNR und der Nieren
- Plasma-ADH n bis ↑ (bei anderen Formen der Hyponatriämie ↓)

DD:
- Andere Ursachen einer Hyponatriämie (siehe dort)
- Zerebrales Salzverlustsyndrom (cerebral salt wasting syndrome - CSWS) nach neurochirurgischen Operationen oder Subarachnoidalblutung: Diese Patienten sind hypovolämisch und benötigen physiologische Kochsalzlösung (Wasserrestriktion und Vaptane sind kontraindiziert).
- Hypothyreose, M. Addison
- Bei Wasserintoxikation DD neurologischer/psychiatrischer Erkrankungen
- Nephrogenes Syndrom der inadäquaten Antidiurese (NSIAD)
  Def: Genetisch bedingte inadäquate Antidiurese bei Kindern und Erwachsenen mit sehr niedrigem oder nicht nachweisbarem Plasma-ADH
  Ät.: Mutation des Arginin-Vasopressin (AVP)-Rezeptor Typ 2 (V2R)
  KL.: Ähnlich wie beim SIADH: Hyponatriämie, Krämpfe, konzentrierter Urin, jedoch sehr niedriges oder nicht nachweisbares Plasma-ADH
  Th.: Flüssigkeitsrestriktion, Harnstoff als osmotisches Diuretikum

<u>Di.:</u> Anamnese - Klinik/Labor (ein normales Natrium i.S. schließt ein SIADH aus)

<u>Th.:</u> A) <u>Kausal:</u>
z.B. bei entzündlichen Erkrankungen Spontanbesserung bei Therapie des Grundleidens. Evtl. Absetzen auslösender Medikamente u.a.

B) <u>Symptomatisch:</u>
- <u>Bei asymptomatischer leichter Hyponatriämie keine Therapie</u>
- <u>Flüssigkeitsrestriktion</u> (500 - 800 ml/d)
- <u>Vasopressinrezeptor-Antagonisten:</u> Vaptane, z.B. Tolvaptan (Samsca®) können eine Aquarese mit Anstieg des Serumnatriums bewirken. Die Therapie muss stationär eingeleitet werden, da eine genaue Dosisfindung mit Kontrollen des Serum-Natriums erforderlich ist. CYP3A4-WW u.a. NW (z.B. Leberschädigung) sind zu beachten.
- Nur bei lebensbedrohlicher Wasserintoxikation (Na^+ i.S. < 100 mmol/l) vorsichtige Infusion hypertoner NaCl-Lösung (Natrium i.S. darf maximal um 10 mmol/l in 24 h steigen) und Gabe von Furosemid zur Steigerung der Diurese (bei zu schnellem Anstieg des Serum-Natriums Gefahr der zentralen pontinen Myelinolyse!).

X. KRANKHEITEN DER GEFÄSSE - ANGIOLOGIE

Internet-Infos: *www.dga-gefaessmedizin.de* - *Deutsche Gesellschaft für Angiologie*

Krankheiten der arteriellen Gefäße:
- Periphere arterielle Verschlusskrankheit (PAVK)
- Thrombangiitis obliterans (M. Winiwarter-Buerger)
- Arterielle Verschlusskrankheit (AVK) der Hirnarterien
- Arterielle Verschlusskrankheit (AVK) viszeraler Arterien
- Vaskulitiden (siehe dort)
- Diabetische Angiopathien (siehe Kap. Diabetes mellitus)
- Bauchaortenaneurysma und Aortendissektion
- Raynaud-Syndrom

Periphere arterielle Verschlusskrankheit (PAVK) extremitätenversorgender Arterien [I73.9]

Def: der PAVK: Stenosierende und okkludierende Veränderungen der Aorta und Extremitätenarterien; > 90 % betreffen die unteren Extremitäten; > 95 % sind verursacht durch Arteriosklerose.

Ep.: Prävalenz: Asymptomatische PAVK bei ca. 15 % der Bevölkerung > 60 J. Symptomatische PAVK bei ca. 5 % der Bevölkerung > 60 J. (meist Raucher = wichtigster Risikofaktor), Häufigkeit steigt mit zunehmendem Alter; m : w = 4 : 1

Ät.:
- Meist chronische obliterierende Arteriosklerose (> 95 %)
  Hauptrisikofaktoren: 1. Nikotinabusus und 2. Diabetes mellitus
  Ferner arterielle Hypertonie, Fettstoffwechselstörungen (weitere Risikofaktoren siehe Kap. KHK)
- Seltene Ursachen (< 5 %): Thrombangiitis obliterans = M. Winiwarter-Buerger (siehe dort), Takayasu-Syndrom (Vaskulitis)

PPh: Die Größe der Restdurchblutung (oder hämodynamische Kompensation) bei PAVK hängt ab von:
- Länge des Verschlusses, Stenosegrad, Anzahl der betroffenen Gefäßetagen
- Kollateralkreislauf
- Versorgungsbedarf der abhängigen Geweberegion

Bei Gesunden kann die Durchblutung der Extremitäten durch Dilatation der präkapillaren Widerstandsgefäße (Arteriolen = Schleusengefäße) bis zum 20fachen gesteigert werden. Als Durchflussreserve bezeichnet man die Differenz zwischen Ruhedurchblutung und maximal möglicher Durchblutung.

Lok: Meist (> 90 %) untere Extremität:

A) Einetagenerkrankungen:

Typ (Häufigkeit)	Lokalisation	Fehlende Pulse	Ischämieschmerz
Aortoiliakaler Typ = Beckentyp: 35 %	Aorta / A. iliaca	ab Leiste	Gesäß, Oberschenkel
Oberschenkeltyp: 50 %	A. femoralis/ A. poplitea	ab A. poplitea	Wade
Peripherer Typ: 15 %	Unterschenkel-/ Fußarterien	Fußpulse	Fußsohle

B) Mehretagenerkrankungen

Besonderheiten:
Diabetes mellitus: Unterschenkelarterien (50 %) und A. profunda femoris
Thrombangiitis obliterans: Unterschenkelarterien (90 %), auch Unterarmarterien

KL.: Bei Stenosen > 90 % des Lumens ist der Puls distal der Stenose nicht mehr tastbar. Bei ausreichendem Kollateralkreislauf und/oder unzureichender Belastbarkeit (kardiale/pulmonale Insuffizienz; neurologische oder orthopädische Erkrankungen) können die Patienten hierbei noch beschwerdefrei sein (St. I). Leitsymptom ist der belastungsabhängige ischämische Schmerz (St. II), der sich distal der Stenose projiziert und den Patienten zwingt, nach einer bestimmten Gehstrecke stehen zu bleiben ("Schaufensterkrankheit" = Claudicatio intermittens; claudere = verschließen. Die Füße sind blass und kühl, es bestehen trophische Störungen (ab St. III) und verzögerte Wundheilung.

Irisblendenphänomen bei schwerer PAVK: Ein Fingerabdruck bleibt verlängert als blasse Stelle sichtbar.

Merke: Die Claudicatio intermittens-Schmerzen sind ischämische Muskelschmerzen, unter Belastung reproduzierbar und verschwinden beim Stehenbleiben bzw. in Ruhe!

Im St. III bestehen distal lokalisierte Ruheschmerzen, besonders nachts und verstärkt nach Anheben des Beines. Im St. IV kommt es zu Nekrose/Gangrän zuerst an Akren/Druckstellen. Komplizierend kann eine ischämische Neuropathie auftreten (mit schmerzhaften Parästhesien, atrophischen Paresen u.a.)
Beim Aortenbifurkationsverschluss (Leriche-Syndrom) kann es zu ischialgiformen Beschwerden und Impotentia coeundi (Erektionsschwäche) kommen.

Stadien der arteriellen Verschlusskrankheit (nach Fontaine-Ratschow):
I. Beschwerdefreiheit (75 % aller Fälle sind asymptomatisch)
II. Belastungsschmerz = Claudicatio intermittens (Spezifität 30 %, Sensitivität 70 %)
  a) Schmerzfreie Gehstrecken > 200 m
  b) Schmerzfreie Gehstrecken < 200 m
III. Ischämischer Ruheschmerz der Muskulatur
IV. Zusätzlich Nekrose/Gangrän/Ulkus
} St. III, IV = critical limb ischemia (CLI)

Ko.: Akuter Arterienverschluss im Extremitätenbereich durch Thrombosen oder Embolien aus arteriosklerotischen Plaques (siehe dort)

DD:
- der Claudicatio intermittens (St. II):
  - Orthopädische Erkrankungen (Wurzelreizsyndrome, Beckenschiefstand, Beinverkürzung, Senk-Spreiz-Füsse, Cox- und Gonarthrose): Gel. als Claudicatio intermittens fehlgedeutet! Besserung durch Schonhaltung und Vermeidung schmerzhafter Bewegungen
  - Neurologische Erkrankungen (Spinalstenose, periphere sensible Nervenläsionen): Keine eindeutige Belastungsabhängigkeit)
  - Ausgeprägte venöse Abflussstörungen (Claudicatio venosa): Besserung bei Hochlagerung
  - Nekrosen und Ulzerationen im St. II (= kompliziertes St. II) als Folge von Traumen müssen abgegrenzt werden vom St. IV mit kritischer Ischämie.
- des Ruheschmerzes (St. III): z.B.
  - Wurzelreizsyndrome
  - Gichtarthritis des Großzehengrundgelenkes
  - Diabetische Polyneuropathie
- A. Poplitea-entrapment-Syndrom (selten: Kompression der A. poplitea durch Fehlanlage des M. gastrocnemius)

Di.:
- Inspektion: Hautfarbe, -temperatur, trophische Störungen, Nekrosen (schwarz, trocken, Demarkationsgrenze) oder Gangrän (feucht, infiziert, meist ohne Demarkation)
- Pulsstatus: Pulsverlust bei Lumeneinengung ≥ 90 %
- Auskultation: Systolisches Stenosegeräusch bei Lumeneinengung > 60 - 70 %
- Systolische Dopplerdruckmessung in Ruhe: Blutdruckmessung an beiden Oberarmen und distalen Unterschenkeln (wichtigste apparative Screeningmethode!)
  Normalerweise ist der systolische Knöchelarteriendruck ($P_{Knöchel}$) etwa 10 mmHg höher als der Oberarmdruck → Ankle-Brachialis-Index (ABI) oder Knöchel-Arm-Index normal < 0,9 - 1,2. Bei leichter arterieller Durchblutungsstörung findet sich ein Index von 0,9 - 0,75. Sind die Patienten beschwerdefrei, spricht man von asymptomatischer PAVK (St. I). Bei mittelschweren Durchblutungsstörungen beträgt der Index 0,75 - 0,5. Werte < 0,5 oder postokklusive Drücke < 50 - 70 mmHg systolisch finden sich bei kritischer Ischämie mit Nekrose- und Amputationsgefahr (St. III und IV)! Bei RR-Differenzen zwischen beiden Armen wird der höhere Wert als Vergleichsbasis genommen. Die Dopplerdruckmessung sollte erst nach 15minütiger Ruhepause in Rückenlage erfolgen, sonst können die Messwerte falsch zu niedrig sein. Bei der Mönckeberg-Mediasklerose (90 % der Typ 2-Diabetiker) sind die Messwerte aufgrund der eingeschränkten Kompressibilität der Arterien oft falsch zu hoch. In diesen Fällen hilft die Berechnung des Pulsatilitätsindex nach Gosling, berechnet aus dem Dopplerspektrum (kritische Ischämie bei Werten < 1,2) oder der Großzehen-Arm-Index = Toe-Brachial-Index (TBI), der normalerweise > 0,6 liegt. Den Großzehendruck misst man mittels Photoplethysmografie oder Laserdoppler.
- CW-Dopplerdruckmessung nach Belastung (z.B. nach 20 Zehenständen): Beim Gesunden fallen die systolischen Knöchelarteriendrucke nach Muskelarbeit um max. 35 % des Ruhedruckwertes ab und erreichen nach 1 Minute wieder den Ausgangswert. Bei hämodynamisch wirksamer PAVK ist der Druckabfall stärker und die Erholzeit verlängert.
- Standardisierter Gehtest mittels Metronom oder Laufband (Diagnostik im St. II):
  Austestung der Gehstrecke bis zum Auftreten ischämischer Schmerzen.

- Messung des transkutanen pO_2 ($tcpO_2$):
  Der $tcpO_2$ entspricht bei lokaler Erwärmung der Haut auf 41 °C dem kapillären pO_2. Er liefert wichtige Informationen zur Abschätzung des Amputationsrisikos. Kritische Ischämie: $tcpO_2$ < 30 mmHg beim liegenden Patienten.
  Cave: Zahlreiche Fehlerquellen (z.B. Ödem, Entzündung, CVI)
  Orientierender Test mittels Pulsoximeter: Eine O_2-Sättigung an der Großzehe gilt als pathologisch, wenn der Wert 2 % niedriger liegt als am Zeigefinger.
- Direktionale Dopplersonografie mit typischer Strompulskurve:
  Distal einer arteriellen Stenose registriert man einen Verlust des frühdiastolischen Rückflussanteiles und eine reduzierte Amplitude des systolischen Vorflusses, evtl. auch einen holodiastolischen Vorwärtsfluss. In der Stenose stark erhöhte Flussgeschwindigkeit (> 180 cm/sek.).
- Bildgebende Verfahren zur Stenoselokalisation:
  Farbduplexsonografie und 3 D-MRT-Angiografie
  Arteriografie (DSA) nur bei Indikation und Bereitschaft für interventionelle Therapie
- Diagnostik zum Ausschluss einer KHK und AVK der Hirnarterien. Haupttodesursache der PAVK ist die KHK!

Th.: A) **Kausal:**
Beseitigung aller Risikofaktoren einer Arteriosklerose = Basistherapie bei allen Patienten: Nikotinabstinenz, optimale Behandlung eines Diabetes mellitus, einer Hypertonie, einer Fettstoffwechselstörung (LDL-Cholesterin < 100 mg/dl anstreben → Einsatz von CSE-Hemmern!)

B) **Symptomatisch** (siehe auch S3-Leitlinie PAVK):
Stadiengerechte Therapie der PAVK:
- Ergotherapie (Gehtraining): St. II
- Medikamentöse Therapie } St. II - IV
- Revaskularisationsmaßnahmen } St. II - IV
- Wund- und Infektbehandlung } St. IV
- Amputation als Ultima ratio } St. IV

1. Konservativ:
   - Ergotherapie: Förderung der Kollateralenbildung durch tägliches 1 - 1½-stündiges programmiertes Gehtraining! Bei Erreichen der Schmerzgrenze pausieren (Gehsport-/Koronarsport-/PAVK-Gruppe).
     Ind: St. II (nur bei ausreichender hämodynamischer Kompensation)
     KI: schlecht kompensiertes St. II, St. III und IV
   - Therapie einer evtl. Herzinsuffizienz (Verbesserung der Pumpleistung) und einer evtl. Lungenkrankheit (Verbesserung der arteriellen O_2-Sättigung)
   - Weglassen von Medikamenten, die die periphere Durchblutung verschlechtern (z.B. Betablocker, Dihydroergotamin).
   - Lokale Maßnahmen: Sorgfältige Fußpflege (Fettung spröder Haut, vorsichtige Pediküre, bequemes Schuhwerk), Prophylaxe und konsequente Therapie von Verletzungen; im St. III und IV Tieflagerung der Beine, frei schwebende Ferse, Watteverband, sorgfältige Lagerung zur Vermeidung von Druckläsionen.
     Verboten sind hyperämisierende Maßnahmen und Wärmeanwendungen (erhöhter O_2-Bedarf, Verbrennungsgefahr).
     Lokalbehandlung von Nekrosen, ischämischen Ulcera: Wundreinigung, Abtragen von Nekrosen, täglicher Verbandswechsel
     Bei klinischen Zeichen einer Lokalinfektion systemische Antibiotikatherapie unter Berücksichtigung des Antibiogramms (lokale Anwendung von Antibiotika ist nicht indiziert).
   - Medikamentöse Therapie:
     - Thrombozytenaggregationshemmer sind ab St. II indiziert, aber auch schon im St. I sinnvoll: ASS 100 - 300 mg/d; bei Unverträglichkeit von ASS Gabe von Clopidogrel 75 mg/d (NW + KI siehe Thrombozytenaggregationshemmer)
       Merke: Thrombozytenaggregationshemmer vermindern die vaskuläre Gesamtmortalität um 20 % (Antiplatelet Trialist's Collaboration-Study).
     - Antikoagulanzien sind nur in besonderen Situationen indiziert: Rezidivprophylaxe arterieller (kardialer) Embolien, arterielle Verschlüsse mit überwiegender thrombotischer Komponente u.a.
     - Prostanoide i.v.: (Wirksamkeitsnachweis nicht gesichert)
       Ind: St. III und IV, sofern Revaskularisationsmaßnahmen nicht möglich oder nicht erfolgreich sind.

- Alprostadil = Prostaglandin E1 = PGE 1 (z.B. Prostavasin®)
- Iloprost, ein Prostacyclinderivat (Ilomedin®)

Wi.: Vasodilatation → verbesserter Abfluss ("run-off") über Kollateralen, Hemmung der Thrombozytenaggregation, günstige Stoffwechseleffekte im Ischämiegebiet
KI: Manifeste Herzinsuffizienz, Herzrhythmusstörungen, KHK, Lebererkrankung, Schwangerschaft, Stillzeit u.a.
NW: Blutdruckabfall, Tachykardie, evtl. Auslösen einer Angina pectoris, Verschlechterung einer Herzinsuffizienz, zentralnervöse NW u.a.

- Vasoaktive Substanzen: Wirksamkeitsnachweis nicht gesichert.
  Cilostazol; Naftidrofuryl
  Ind.: St. II, wenn ein Gehtraining nicht möglich ist und der systolische Knöcheldruck > 60 mmHg liegt. KI: Manifeste Herzinsuffizienz u.a.
  Weitere Einzelheiten: Siehe Herstellerangaben
- Isovolämische Hämodilution: (Studien zum Wirksamkeitsnachweis fehlen)
  Ziel: Senkung des Hkt auf 35 - 40 %
  Ind: Nur bei Polyglobulie, Polycythaemia vera
  KI.: Anämie, Exsikkose
  Prinzip: 500 ml Aderlass + gleichzeitige Volumensubstitution von 500 ml

2. Katheterverfahren zur Revaskularisation:
   - Perkutane transluminale Angioplastie (PTA) und Stent-Therapie sind die Standardmethode
     Ind: Ab St. II kurzstreckige, wenig verkalkte Stenosen und Verschlüsse < 10 cm Länge. Bei beidseitiger Stenose der A. iliaca PTA mit „kissing balloons“ + Stents. Anschlusstherapie mit Clopidogrel + ASS für 4 Wochen, danach Monotherapie mit ASS lebenslang.
   - Andere Kathetermethoden: Rotations-, Laser-, Ultraschall-Angioplastie u.a.
     Ind: Langstreckige Stenosen
   - Kombination von lokaler Lyse mit evtl. Aspirations-Thrombektomie + nachfolgender PTA
     Ind: Arteriosklerotische Stenosen + Appositionsthromben; akute thrombotische Verschlüsse, auch nach PTA
     Zeitgrenzen für Thrombolysen: Oberschenkel/Oberarm: 2 Monate, Unterschenkel/Unterarm: 1 Monat, Fuß/Hand: wenige Tage

3. Operative Therapiemaßnahmen:
   - Operative Revaskularisation
     - Thrombendarteriektomie (TEA) = Desobliteration = Ausschälung inkl. Gefäßintima; z.B. mittels Ringstripper
       Ind: Stenosen im Bereich der A. iliaca oder A. femoralis (z.B. Desobliteration einer stenosierten A. femoralis profunda = Profundaplastik)
     - Umleitungsoperationen (Bypass-Operationen):
       - Gefäßersatz durch autologe V. saphena zur Überbrückung von Stenosen im Oberschenkel- und Unterschenkelbereich bis zur pedalen Strombahn!
       - Gefäßersatz durch körperfremdes Material (Teflon = Polytetrafluoroethylen = PTFE); Ind: Hoher infrarenaler Aortenverschluss mit Beteiligung der Aa. iliacae. Anlegung eines aorto-bifemoralen Y-Bypasses: Op.-Letalität 1 %.

     Ind. zur Operation: St. III und IV
     Ko.: Nach operativer Revaskularisation:
       - Allgemein: Phlebothrombose, Lungenembolie
       - Lokal: Nachblutung, Gefäßprothesenausriss, Infektion, Verschlussrezidiv (bis 50 % innerhalb 5 J. nach PTA oder Operation)
   - Amputation: Ultima ratio im St. IV, wenn Zu- und Abstromvolumen für eine Revaskularisation zu gering sind.

     Merke: Vor einer evtl. Amputation grundsätzlich Gefäßspezialisten konsultieren!

4. Nur im Rahmen von Studien im St. III - IV:
   Intraarterielle Therapie mit Knochenmarkstammzellen (Langzeitdaten ?)

Anmerkung: **Therapie akuter Arterienverschlüsse im Extremitätenbereich:** Siehe dort

Prg: Abhängig von:
- Schweregrad (Stadium) der PAVK
- Ausschluss oder Fortbestehen von Gefäßrisikofaktoren:
  Ohne Verzicht auf Rauchen schlechte Prognose. Nicht gut eingestellter Diabetes und Rauchen erhöhen entscheidend das Risiko eines Verschlussrezidivs und einer späteren Amputation!

- Weiteren Manifestationen einer generalisierten Arteriosklerose (koronare Herzerkrankung, arterielle Verschlusskrankheit der Hirnarterien) sowie anderen Grundkrankheiten (z.B. Herzinsuffizienz bei KHK, COPD bei Rauchern). > 10 % aller PAVK-Patienten haben eine AVK der Hirnarterien und > 30 % eine KHK (= Haupttodesursache!)

Merke: Patienten im St. II der PAVK haben in ca. 50 % auch koronare Gefäßstenosen, im St. III und IV der PAVK haben 90 % der Patienten eine koronare Herzkrankheit! (KHK-Diagnostik!) und in 50 % d.F. arteriosklerotische Veränderungen der extrakraniellen Hirnarterien. Die Mehrzahl der Patienten verstirbt an Herzinfarkt (ca. 60 %) und Schlaganfall (ca. 10 %). Reduktion der Lebenserwartung um ca. 10 Jahre. 5 Jahre nach Diagnose der PAVK sind knapp 20 % der Patienten verstorben (getABI-Studie).

AKUTER ARTERIENVERSCHLUSS IM EXTREMITÄTENBEREICH

Arme [I74.2]
Beine [I74.3]

Vo.: Häufigster angiologischer Notfall

Ät.:
1. Arterielle Embolien (70 %) - Emboliequelle ist in 90 % das Herz (Infarkt, Vorhofflimmern, Mitralklappenfehler, Endokarditis, Klappenersatz mit Kunststoffprothesen, Aneurysmen). In 10 % stammen die Embolien aus arteriosklerotischen Plaques der Aorta abdominalis oder A. iliaca oder aus arteriellen Aneurysmen (arterio-arterielle Embolie).
2. Arterielle Thrombosen auf dem Boden einer PAVK (20 %)
3. Andere Ursachen: z.B. Gefäßkompression von außen; traumatisch, Arterienpunktionen, Arterienprothesen; Arteriitis; Heparininduzierte Thrombozytopenie Typ II; Therapie mit Östrogenen (Ovulationshemmer) u.a.

KL.:
- Inkomplettes Ischämiesyndrom ohne sensomotorischen Ausfall
- Komplettes Ischämiesyndrom: 6 x "P" (nach Pratt)
  1. Plötzlicher, wahnsinniger Schmerz (pain)
  2. Blässe (+ kalte Haut) (paleness, pallor)
  3. Missempfindung (paresthesia)
  4. Pulslosigkeit (pulselessness)
  5. Bewegungsunfähigkeit (paralysis)
  6. Schock (prostration)

- Embolie: Plötzlicher Beginn + kardiale Vorerkrankungen
- Thrombose: Langsamer Beginn + bekannte arterielle Verschlusskrankheit
- Lokalisation: Ischämieschmerz und Pulslosigkeit projizieren sich distal der Stenose (siehe Kap. AVK)
  - Aortenbifurkation (10 %)
  - Femoralisgabel (45 %)
  - A. poplitea (15 %)
  - Unterschenkel-/Fußarterien (20 %)
  - Armarterien (10 %)

Ko.:
- Ischämische Nekrose
- Perfusionsödem
- Reperfusionssyndrom (Syn: Tourniquet- (= Stauschlauch-)Syndrom): [T81.1]
  Bei kompletter Ischämie über 6 h kann nach Reperfusion eine Rhabdomyolyse auftreten mit metabolischer Azidose, Hyperkaliämie, Arrhythmien, Myoglobinurie, akutem Nierenversagen (lebensbedrohliche Komplikation)
- Schock, Multiorganversagen

DD: Phlegmasia coerulea dolens (ebenfalls fehlender Puls!)

Di.:
- Anamnese (Herzerkrankungen, z.B. absolute Arrhythmie bei Vorhofflimmern → Verdacht auf Embolie; Claudicatio intermittens → Verdacht auf arterielle Thrombose auf dem Boden einer PAVK)
- Klinik mit Pulsstatus (→ Etagenlokalisation), Messung des systolischen Blutdrucks am Knöchel
- Farbduplex-Sonografie,
- Evtl. intraarterielle DSA (Arteriografie): Sprechen Anamnese + Klinik eindeutig für Embolie wird ohne vorangehende Arteriografie sofort embolektomiert.
  Bei Thrombose oder unklaren Fällen wird zur Therapieentscheidung eine Arteriografie durchgeführt.

Th.: A) Sofortmaßnahmen:
- Chirurg informieren, Patient nüchtern lassen
- Extremität tief lagern (erhöhter Perfusionsdruck) und Watteverband (keine Kälte/keine Wärme, kein Druck!)
- Analgetika i.v. (Opioide) - keine i.m.-Injektionen!

- Schockprophylaxe (Volumensubstitution)
- 10.000 IE Heparin i. v. (Verhinderung von Appositionsthromben)

B) Revaskularisationsverfahren:
- Embolektomie einschl. Anschlussthrombus mittels Fogarty-Ballonkatheter möglichst innerhalb der ersten 6 h; aber auch spätere Embolektomien (bis max. 10 h nach Verschluss) können versucht werden.
- Lokale intraarterielle Lysetherapie (via Katheter): Therapiealternative bei Verschlüssen im Unterarm- bzw. Unterschenkelbereich, insbes. bei inkomplettem Ischämiesyndrom
- Aspirationsthrombembolektomie: Wiedereröffnungsgrade > 80 % (evtl. Kombination mit lokaler Lyse)
- Gefäßchirurgie (Thrombendarteriektomie, Bypassverfahren)
  Ind: Siehe Kap. PAVK

Pro: Emboliequelle suchen und beseitigen, Risikofaktoren einer Arteriosklerose ausschalten; bei rezidivierenden Embolien Antikoagulanzien; bei arterieller Verschlusskrankheit Revaskularisationsmaßnahmen (siehe dort) und Thrombozytenaggregationshemmer.

THROMBANGIITIS OBLITERANS (TAO) [I73.1]

Syn: M. Winiwarter-Buerger, Buerger-Syndrom, Buerger's disease

Def: Nicht-arteriosklerotische, tabakrauchassoziierte immunmediierte Endarteriitis, die zu einer sekundären Thrombosierung des Gefäßlumens führt.

Ep.:
- Der Anteil der Patienten mit TAO am Gesamtkrankengut der peripheren arteriellen Verschlusskrankheit beträgt in Westeuropa etwa 2 %, in Osteuropa 4 %, im Mittelmeerraum und Israel 6 % und in Japan 16 %.
- Männer erkranken häufiger als Frauen. Fast alle Betroffenen sind starke Raucher! Krankheitsbeginn vor dem 40. Lj.

Ät.: Unklar; 3 Faktoren spielen eine Rolle: Rauchen, Genetik (HLA-A9 und B5) und Immunpathogenese (zirkulierende Immunkomplexe im Blut).

KL.:
- Schmerzen, evtl. Fußsohlenclaudicatio (Fehldiagnose: orthopädische Erkrankungen)
- Zyanose, Kältegefühl in den Endgliedern
- Phlebitis migrans (oder Phlebitis saltans)
- Nekrosen, Ulzerationen, Gangrän an den Kuppen der Finger, evtl. auch Zehen
  DD: Embolien (Ausschluss einer kardialen Emboliequelle)

DD: Ausschluss peripherer arterieller Embolien (transösophageale Echokardiografie)

Di.: Raucheranamnese - Klinik - Farbduplex, MR-Angiografie (multiple Verschlüsse der Hand-/Fußarterien mit „Korkenzieher-Kollateralen")

Th.:
- Verzicht auf Rauchen! (Wichtigste Maßnahme!) - Nutzung von Raucherentwöhnungskursen und Nikotinersatztherapie!
- Prostaglandin E_1: Alprostadil (Prostavasin®) und Iloprost (Ilomedin®)
- Acetylsalicylsäure (100 mg/d)
- Evtl. Sympathektomie (Nutzen nicht belegt)

Prg: Amputationsrate bis 30 %; die Lebensaussicht ist durch Raucherkomplikationen eingeschränkt. Die meisten Patienten schaffen es nicht, das Rauchen aufzugeben!

ARTERIELLE VERSCHLUSSKRANKHEIT (AVK) DER HIRNARTERIEN [I67.2] UND SCHLAGANFALL [I63.0-9 und I61.0-9]

Internet-Infos: *www.kompetenznetz-schlaganfall.de; www.schlaganfall-hilfe.de*

Def:
- Extrakranielle Hirnarterien: Arterien zwischen Aortenbogen und Schädelbasis (supraaortale Äste des Aortenbogens): Truncus brachiocephalicus, A. subclavia - A. vertebralis, A. carotis communis und interna. Häufigste Versorgungsstörung: A. carotis interna (ACI): 50 % d.F. (Prädilektionsstelle: Carotisgabel)
- Intrakranielle Hirnarterien: Circulus arteriosus Willisi + abgehende Hirnarterien und A. basilaris; häufigste Versorgungsstörung: A. cerebri media (ACM): ca. 35 % d.F.
- Schlaganfall (Apoplexie) ist ein primär klinisch definiertes, polyätiologisches Syndrom, das durch ein plötzlich einsetzendes, fokal-neurologisches Defizit vaskulärer Ursache gekennzeichnet ist. Anhand klinischer Kriterien besteht keine sichere Differenzierung zwischen einem ischämischen Insult (etwa 80 %) und einem hämorrhagischen Insult (etwa 20 %):
  Eine spezifische Schlaganfalltherapie ist daher erst nach bildgebender Diagnostik möglich und darf nicht bereits prästationär eingeleitet werden.

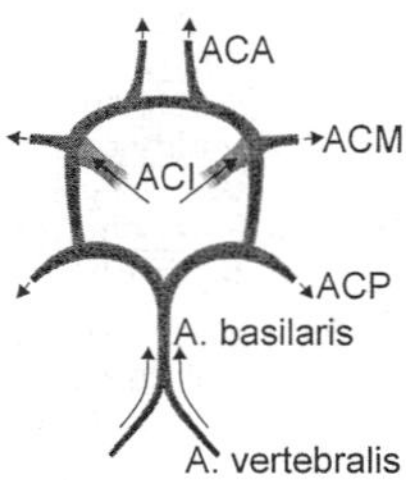

Circulus arteriosus cerebri (Willisi)

Ep.: Inzidenz des apoplektischen Insultes (Apoplex, Schlaganfall) in den Industrieländern (höchste Zahlen in den Ostblockländern und Deutschland):
Schlaganfallinzidenz in Deutschland:
- Im Alter von 55 - 64 Jahren: 300/100.000/Jahr
- Im Alter von 65 - 74 Jahren: 800/100.000/Jahr

Die Lebenszeit-Prävalenz beträgt ca. 15 %, wobei die Zahlen nach dem 60. Lebensjahr ansteigen (m > w).
Schlaganfälle stehen in der Todesursachenstatistik weltweit aufgrund des demografischen Wandels auf Platz 2 nach KHK/Herzinfarkt - und gehören zu den häufigsten Ursachen für Invalidität im höheren Lebensalter.

Ät.: **A) des hämorrhagischen Insultes** (20 %): [I61.0-9]
1. Spontane (primäre) intrazerebrale Blutung (15 % aller Schlaganfälle). Der wesentliche Risikofaktor ist der arterielle Hypertonus, der zu einer Ruptur von Gefäßen an typischer Stelle (loco typico) im subkortikalen Marklager oder dem Pons führt.
2. Sekundäre intrazerebrale Blutung durch vaskuläre Malformationen, Antikoagulanzien, Gerinnungsstörungen, Vaskulitis, Amyloidangiopathie u.a.

B) des ischämischen Insultes (80 %): [I63.0-9]
1. Makroangiopathie (bis 50 %) mit resultierenden arterio-arteriellen Embolien und hämodynamischen Infarkten im Versorgungsgebiet der entsprechenden Arterie.
   Wichtigster Risikofaktor ist die Hypertonie, wobei der systolische Blutdruck am bedeutsamsten ist: Steigt der systolische Blutdruck um 10 mmHg an, steigt das Schlaganfallrisiko um ca. 30 % (Physicians' Health Study). Im Durchschnitt besteht bei Hypertonikern ein 4fach erhöhtes Risiko im Vergleich zu Normotonikern. 75 % aller Schlaganfallpatienten haben eine Hypertonie. Weitere Risikofaktoren: Schlaganfälle bei Verwandten ersten Grades vor dem 60. Lebensjahr, Alter, KHK und kardiovaskuläre Risikofaktoren (z.B. Diabetes mellitus, Rauchen u.a.), starker Alkoholkonsum (mäßiger Alkoholkonsum scheint protektiv zu wirken), östrogenhaltige Kontrazeptiva, Migräne mit Aura
2. Mikroangiopathie (ca. 25 %) der kleinen perforierenden Gefäße mit Status lacunaris und subkortikal vaskulärer Enzephalopathie (SVE)
3. Proximale Embolien (20 %) → 2 Emboliequellen:
   2.1 Kardial: Linker Vorhof, bes. Vorhofohr bei Vorhofflimmern, Mitral- und Aortenklappenvitien, Herzinfarkt, Herzwandaneurysma, bakterielle Endokarditis, Herzkatheter-Manipulationen. Bei chronischem Vorhofflimmern beträgt das Hirnembolierisiko ohne Thromboembolieprophylaxe 6 %/Jahr.
   2.2. Embolien aus dem proximalen Anteil der Aorta, meist bei Aortensklerose
4. Andere Ursachen (5 %), insbes. bei jüngeren Patienten: Dissektion der extrakraniellen Hirnarterien (meist spontan; seltener traumatisch, z.B. nach chiropraktischem Manöver), Antiphospholipid-Syndrom u.a. Ursachen einer Thrombophilie (siehe dort); paradoxe Embolien bei Rechts-Links Shunt auf kardiopulmonaler Ebene wie z.B. bei Ventrikel- und Vorhofseptumdefekten inklusive persistierendes Foramen ovale oder pulmonale AV-Shunts, Kokain- oder Amphetaminkonsum, entzündliche (z.B. Vaskulitiden) und nicht entzündliche Gefäßwandstörungen (z.B. Moyamoya-Angiopathie); genetische und hereditäre Erkrankungen (CADASIL: Ce-

rebral Autosomal Dominant Arteriopathy with Subcortical Infarcts and Leucoencephalopathy), M. Fabri, Morbus Osler u.a.

Pg.: der Mikro- und Makroangiopathie:

1. Zerebrale Mikroangiopathie der in das Mark perforierenden kleinen Arterien:
   a) Kleine lakunäre Marklagerinfarkte = Status lacunaris
   b) Subkortikale vaskuläre Enzephalopathie (SVE) = längerfristig evtl. Entwicklung einer Demenz und Tonuserhöhung insbesondere der Beine („lower body parkinsonism").
   Hauptrisikofaktoren: Arterielle Hypertonie und oder Diabetes mellitus
   Häufig leichte, rein motorische oder rein sensible Störungen mit spontaner Besserung.
2. Makroangiopathie
   a) Makroangiopathie der intrakraniellen Hirnarterien (10 %)
   Prädilektionsstellen: Karotissiphon und Hauptstamm der A. cerebri media (ACM)
   b) Makroangiopathie der extrakraniellen Hirnarterien (90 %)
   Infarkte, die ihre Ursache im extrakraniellen Stromgebiet haben, beruhen meist auf arterio-arteriellen Embolien = Verschleppung thrombotischen Materials, z.B. aus der ACI.

Bei insuffizienter Kollateralisation (z.B. bei inkomplettem Verschluss des Circulus arteriosus Willisi) können einseitige hochgradige Stenosen/Verschlüsse der ACI einen kritischen Abfall des Perfusionsdruckes bewirken, sodass es in den "letzten Wiesen" des Gehirns zu hämodynamisch bedingten Endstrominfarkten kommt (z.B. durch Blutdruckabfall bei Herzinsuffizienz, Exsikkose, Antihypertonika-Therapie).

Das Ausmaß neurologischer Störungen hängt ab von:
- Lokalisation von Stenose/Verschluss
- Vorhandensein kompensierender Anastomosen
- Ausmaß des ischämischen Hirnareals
- Blutdruck und Blutviskosität: Durch eine akute zerebrale Ischämie bricht die Autoregulation der Hirndurchblutung zusammen. Es resultiert eine Vasoparalyse mit Abhängigkeit der Durchblutung vom arteriellen Blutdruck und den Fließeigenschaften des Blutes. Plötzlicher Blutdruckabfall oder hoher Hämatokrit können so zu kritischer Minderperfusion im poststenotischen Gefäßgebiet führen.

Path:
- Territorialinfarkte entstehen durch thromboembolische Verschlüsse der großen Hirnarterien und sind entweder in den Stammganglien oder keilförmig kortikal/subkortikal lokalisiert.
- Extraterritorialinfarkte werden verursacht durch extrakranielle Stenosen/Verschlüsse, 2 Typen:
  a) Grenzzoneninfarkte entstehen an den "Wasserscheiden" zwischen 2 Gefäßgebieten und betreffen die terminalen Versorgungsgebiete von A. cerebri anterior/media/posterior.
  b) Endstrominfarkte entstehen in nicht-kollateralisierten Markarterien im periventrikulären/subkortikalen Marklager
- Lakunäre Infarkte bei zerebraler Mikroangiopathie (Hypertonie, Diabetes mellitus)

KL.: 3 Stadien der Verschlusskrankheit der extrakraniellen Hirnarterien:

St. I: Asymptomatische Stenose: Ultraschall-Graduierung nach den NASCET-Kriterien (→ siehe *Internet*)

St. II: TIA [G45.0-3] = Transitorische ischämische Attacke: Klassifikation kurzfristig bestehender reversibler neurologischer Ausfälle ohne Nachweis von Diffusionsrestriktionen in der MRT (DWI-Wichtung), da diese trotz der Rückläufigkeit der Symptome als ischämischer Insult zu klassifizieren sind. Ca. 20 % der Schlaganfälle kündigen sich durch eine TIA an.

Merke: Das Schlaganfallrisiko nach einer TIA beträgt: 12 % innerhalb eines Monats, bis 20 % innerhalb eines Jahres und ca. 40 % innerhalb von 5 Jahren. Eine TIA ist ein Notfall und muss sofort abgeklärt und behandelt werden!

St. III: Hirninfarkt: Partielle oder fehlende Rückbildung neurologischer Ausfälle

Die Verschlusslokalisation bestimmt die Symptomatik:

Leitsymptome des apoplektischen Insultes sind motorische und sensible Halbseitensymptome, motorische und sensorische Sprachstörungen sowie Gesichtsfeldausfälle. Begleitend kann es zu vegetativen Symptomen, Kreislauf-, Atem- und Bewusstseinsstörungen kommen.

A) Verschluss extrakranieller Hirnarterien:

1. Carotistyp (Verschlüsse der A. carotis interna (ACI) oft im Abgangsbereich; 50 % d.F.):
   Bei guter Kollateralisierung können einseitige ACI-Verschlüsse symptomlos sein. Eine einseitige Amaurosis fugax ist typisch für ACI-Stenose! Hirninfarkte führen zu kontralateralen meist brachiofazial betonten sensomotorischen Hemiparesen. Infarkte der dominanten Hemisphäre (meist links) verursachen aphasische Sprachstörungen. Bei großen Infarkten zusätzlich Bewusstseinsstörungen (selten) und evtl. Kopf-/Blickwendung zur Seite des Infarktes.

2) Vertebralis-Typ (15 % d.F.):
Drehschwindel, Sturzattacke, Nystagmus, Erbrechen, Sehstörungen, Paresen u.a.
Verschluss der A. cerebelli inferior posterior = PICA (aus A. vertebralis) → Wallenberg-Syndrom: Ipsilaterale Gaumensegel-, Pharynx- und Stimmbandparese; Trigeminusausfall, Nystagmus; Horner-Syndrom; Gliedmaßenataxie, Dysmetrie (Entfernungsfehlleistung); kontralaterale dissoziierte Sensibilitätsstörung für Temperatur und Schmerz ab Halsgegend am Rumpf.
Subclavian-steal (Entzugs)-Syndrom (sehr selten) [G45.89]:
Ein A. subclavia-Verschluss proximal des Vertebralisabganges führt zu einer zumeist symptomlosen Strömungsumkehr in der A. vertebralis (Subclavian-steal-Phänomen = Anzapfphänomen). Besonders bei Vorhandensein zusätzlicher Strombahnhindernisse des Hirnkreislaufes kann es jedoch bei gleichseitiger Armarbeit zu Schwindel und Sehstörungen kommen. Bei Subclavia-Verschluss findet sich eine Blutdruckdifferenz zwischen beiden Armen > 20 mmHg.

B) Verschlüsse intrakranieller Hirnarterien:
Meist im Stromgebiet der A. cerebri media (MCA = middle cerebral artery) 30 %. Die Symptomatik ist ähnlich wie bei ACI-Verschlüssen (außer Amaurosis fugax). Seltener sind Verschlüsse der A. cerebri anterior - ACA (beinbetonte kontralaterale Hemiparese), der A. cerebri posterior - PCA (Hemianopsie) .
Ein akuter Verschluss der A. basilaris führt zu progredienter Bewusstseinsstörung, Störungen der Okulo- und Pupillomotorik, evtl. Sehstörungen, Hemiparese, Dysarthrie, Schwindel, Ataxie u.a.

Ko.: Atemregulationsstörungen, Schluckstörungen mit der Gefahr einer Aspirationspneumonie, Harnwegsinfektionen (Blasenkatheter), Inkontinenz (Urin, Stuhl); epileptischer Anfall; erneuter Schlaganfall (manchmal ist ein kleiner Schlaganfall der „Vorbote" eines größeren Schlaganfalles), TVT und evtl. Lungenembolie; Dekubitus; Sturz mit Frakturen, Depressionen und psychosoziale Probleme, Demenz u.a.

DD:
- Hypertensive Enzephalopathie (mit Hirnödem als Folge einer hypertensiven Krise)
- Raumfordernde Hirnprozesse (Tumor, Abszess → CT, MRT)
- Epileptischer Anfall mit flüchtiger (Todd) Parese (Einnässen, Zungenbiss)
- Migräneanfall mit Aurasymptomatik
- Schädel-Hirn-Trauma nach Sturz
- Meningoenzephalitis (Fieber, Meningismus, Somnolenz, Liquordiagnostik)
- Enzephalitis disseminata (in der Regel subakut auftretend)
- Hypoglykämischer Schock, Coma diabeticum (Blutzuckerbestimmung!)
- Subduralhämatom (Kopfschmerzen, langsam zunehmende Bewusstseinsstörungen, anamnestisch evtl. Bagatelltrauma; Di.: CT, MRT, Angiografie)
- Reversibles zerebrales Vasokonstriktionssyndrom (RCVS): Vernichtungskopfschmerz gefolgt von neurologischen Ausfällen (50 %), die meist reversibel sind; überwiegend bei Frauen (bis 80 %); Risikofaktoren: Migräne, Gebrauch vasokonstriktorischer Medikamente, Amphetamin- oder Kokainkonsum; Blutung ausschließen! (CT, MRT)
- Intoxikationen (Umgebungs-/Fremdanamnese)
- Neurosyphilis (positiver TPHA-Test) ; zerebrale Vaskulitis durch Zecken-Borreliose

Di.: 1. Anamnese + Klinik:
Neurologischer Status: Bewusstseinslage, Pupillen, Augenstellung, Hirnnerven, Beweglichkeit der Extremitäten, akute starke Kopfschmerzen, Nackensteifigkeit u.a.

Initial müssen drei Funktionen geprüft werden (FAST = Face, Arms, Speech-Test):
- Faziale Parese: Lachen, Grimassieren lassen
- Armparese: Im Liegen jeden Arm separat nach vorne gestreckt anheben lassen (bis 45°) + Händedruck
- Sprache, Sprechen: Satz nachsprechen lassen, Gegenstand benennen lassen

Anhand dieses Kurztests kann die Diagnose „Schlaganfall" (positiv bei mindestens einer Pathologie) mit einer Sensitivität von 80 %, einer Spezifität von 90 % und einer guten Übereinstimmung mit der späteren, intrahospitalen Untersuchung gestellt werden.

Im Fall eines negativen Kurztests sollten mindestens vier weitere Funktionen untersucht werden:
- Blickparese: Augenwendung nach rechts und links
- Visusstörung: Rechtes und linkes Gesichtsfeld (separat an jedem Auge)
- Beinparese: Im Liegen jedes Bein separat nach vorne gestreckt anheben lassen (bis 30°)
- Hemihypästhesie: Berührungsempfinden separat für jede Seite an Gesicht, Arm, Bein

Außerdem:
- Pulsdiagnostik: Unregelmäßig? → Verdacht auf Vorhofflimmern; Auskultation, insbes. der Aa. carotis (2/3 der Carotisstenosen produzieren ein hörbares Strömungsgeräusch)
- Blutdruck an beiden Armen (bei Aortenbogensyndrom Seitendifferenz > 20 mmHg)

2. Bildgebende Diagnostik: Sofortige Bildgebung ist obligat (CCT oder besser MRT): Hämorrhagische Infarkte sind mit beiden (CCT und MRT) sicher nachzuweisen. Ischämische Infarkte sind in den (besonders wichtigen) ersten 4 h im CT jedoch meist unauffällig, danach hypodens. Das MRT erlaubt hier Frühdiagnose bereits innerhalb der ersten 30 Min. und ermöglicht Unterscheidung zwischen vitalem, infarziertem und grenzwertig versorgtem Gewebe dazwischen ("Penumbra", das durch Lyse noch gerettet werden kann); außerdem kann das MRT das Infarktalter abschätzen, was für eine evtl. Lysetherapie wichtig ist.

   Merke: Um die Ätiologie eines Schlaganfalles abzuklären und die richtigen Therapieentscheidungen treffen zu können, ist ein rasches Schädel-CT/MRT erforderlich! "Time is brain!"

3. Bildgebende Diagnostik der extra- und intrakraniellen Gefäße: Duplex- Sonografie der Aa. carotis und Aa. vertebralis, transkranielle Farbduplexsonografie der intrakraniellen Gefäße, MR- oder CT-Angiografie. Bei schwerem Schlaganfall unverzügliche Gefäßdiagnostik mit der Frage nach proximalem Verschluss. DSA nur bei geplanten invasiven Maßnahmen.
4. Herzdiagnostik: Ausschluss einer kardialen Emboliequelle: Ekg, LZ-EKG (Vorhofflimmern?), transthorakale und ösophageale Echokardiografie (TTE, TEE). Zum Nachweis eines kardialen Rechts-Links-Shunts als Ursache paradoxer Embolien bei ASD oder PFO: TEE und/oder TCD (transkranielle Dopplersonografie); beide Untersuchungen kontrastmittelverstärkt.
5. Ausschluss seltener Ursache bei jüngeren Patienten (s.o.)
6. Dysphagie-Screening: Da bis zu 50 % aller Insultpatienten initial eine Dysphagie aufweisen und daraus resultierende Aspirationspneumonien einen wichtigen Letalitätsfaktor darstellen, ist ein Dysphagie-Screening in der Akutphase obligat. Dazu gehört die Inspektion des Mund-Rachen-Raumes auf das Vorliegen eines Speichelsees, die Prüfung der Zungen- und Rachenmotorik und des Würge- und Hustenreflexes. Bei unauffälligen Befunden und ausreichender Vigilanz sollte ein Schlucktest mit wenigen ml Wasser angeschlossen werden.

Th.:
- Notruf-Tel. 112: Zuweisung eines TIA- oder der Schlaganfallpatienten in eine „Stroke unit" mit Gewährleistung eines raschen Algorithmus für Diagnostik (CT u.a.) und Therapie.
- Außerklinische Maßnahmen: Vor CT-Klärung kein Heparin, kein ASS, keine i.m.-Injektionen; peripherer i.v.-Zugang möglichst am nicht-paretischen Arm; Oberkörperhochlagerung; bei Hypoxämie O_2 per Nasensonde (Zielwert der O_2-Sättigung > 95 %); nichts essen oder trinken wegen häufig auftretender Schluckstörungen. Medikamentenliste des Patienten mitnehmen. Kein Zeitverlust, Zeitfenster für i.v.-Lyse max. 4,5 h („Time is brain")!

Therapie in Klinik / Stroke unit:

A) Allgemeinmaßnahmen:
- Sicherung der Vitalfunktionen
- Kontrolle von Atmung, Kreislauf, Wasser-/Elektrolythaushalt, Blutzucker, Blutgasanalyse. O_2-Zufuhr (4 ℓ/min; O_2-Sättigung sollte ≥ 95 % liegen); bei Atemstörungen: Intubation und kontrollierte Beatmung, Vermeidung von Hypoxie und/oder Hyperkapnie
- Bei Schluck- oder Bewusstseinsstörungen mit Aspirationsgefahr: Sondenernährung oder parenterale Ernährung. Bei persistierenden Schluckstörungen > 2 Wochen: PEG-Sonde (perkutane endoskopische Gastrostomie). Mund-/Lippenpflege!
- Kontrolle von Darm- und Blasenfunktion (Blasenkatheter)
- Thromboembolieprophylaxe für die Dauer der Immobilisation (low dose heparin auch bei hämorhagischen Insulten, Bewegungsübungen)
- Frühzeitiger Einsatz von Thrombozytenaggregationshemmern beim nachgewiesenen ischämischen apoplektischen Insult (z.B. 100 - 300 mg ASS/d) senkt die Letalität.
- Behandlung begleitender Erkrankungen: Herzinsuffizienz, Vorhofflimmern u.a.
- Aufrechterhaltung einer Normoglykämie, da erhöhte Blutzuckerwerte mit einem schlechteren Outcome korrelieren.
- Aufrechterhaltung eines hochnormalen oder leicht erhöhten Blutdrucks in der Akutphase: Eine Hypertonie in der Akutphase ist häufig und meist reaktiv bedingt; eine antihypertensive Therapie sollte in den ersten 24 h vermieden werden bei regelmäßigen RR-Kontrollen. Eine Indikation zur vorsichtigen Blutdrucksenkung besteht nur bei sehr hohen Blutdruckwerten (> 220/120 mmHg) oder bei hypertensivem Notfall mit vitaler Bedrohung durch hypertensive Enzephalopathie, Angina pectoris oder Lungenödem. Stets schonende RR-Senkung, nicht mehr als ca. 20 % gegenüber dem Ausgangswert! Geeignete Antihypertonika für die i.v.-Anwendung: z.B. Urapidil, Captopril, Metoprolol (unter Beachtung von NW + KI)
- Senkung einer erhöhten Körpertemperatur (Wadenwickel, Paracetamol u.a.) Bei Fieber Infektion ausschließen (z.B. Pneumonie? Harnwegsinfekt?)

- Bei pathologisch erhöhtem Hämatokrit evtl. isovolämische Hämodilution
- Behandlung eines evtl. erhöhten Hirndrucks:
  - Konservativ: Oberkörperhochlagerung (30°) und Geradelagerung des Kopfes; Osmotherapie (z.B. Mannitol 50 g i.v. alle 6 h) und evtl. Intubation und Beatmung, aber keine Langzeithyperventilation (Verschlechterung der zerebralen Perfusion)
  - Neurochirurgisch:
    - Dekompressionskraniotomie bei großem Mediainfarkt; Hirnstammdekompression bei großem Infarkt der hinteren Schädelgrube
    - Temporäre Ventrikeldrainage bei Kleinhirninfarkt mit Verschlusshydrocephalus
- Dekubitusprophylaxe (Polsterung gelähmter Extremitäten, regelmäßiges Umlagern, Antidekubitus-Matratze), Spitzfußprophylaxe und Prophylaxe von Kontrakturen durch richtige Lagerung
- Frühzeitige krankengymnastische und evtl. logopädische Therapie, Atemgymnastik

B) Revaskularisierungstherapie:

B1. Intravenöse Lysetherapie:

Bei akutem Hirninfarkt sowie bei Basilaristhrombose i.v.-Thrombolyse unter Beachtung von KI und NW (Abstimmung mit einem neurologischen Zentrum). Da ein Verschluss der A. basilaris i.d.R. letal endet, bedeutet die Lyse die einzige Therapiechance!

Merke: Das Zeitfenster für eine i.v.-Lyse beschränkt sich auf die ersten 4,5 h nach Insultbeginn (ECASS 3-Studie). Mittel der Wahl: rt-PA (Alteplase = Actilyse®) 0,9 mg/kg KG i.v. (max. Gesamtdosis 90 mg); 10 % als Bolus, 90 % der Dosis über 60 Min.
Bei Basilaristhrombose führt man die Thrombolyse auch noch bis zu 12 h nach Insultbeginn durch (da es hier wegen der schlechten Prognose keine Alternative gibt).
Voraussetzung:
1. Vorliegen eines CT zum Ausschluss einer Hirnblutung und Einsatz innerhalb von 4,5 h nach Beginn der Erkrankung
2. Fehlen früher Infarktzeichen, die auf ausgedehnten Mediainfarkt hinweisen (> 1/3 des Mediastromgebietes)
3. Ausschluss von KI: Cumarintherapie mit INR > 1,4, schweres Schädel-Hirn-Trauma < 4 Wochen; großer operativer Eingriff < 4 Wochen; schwere gastrointestinale Blutung < 4 Wochen, Tumorleiden, Schwangerschaft u.a.
4. Bei Nachweis einer ausreichend großen Penumbra (s.o.) mittels MRT-Mismatch Erweiterung des Zeitfensters in spezialisierten Zentren auf 6 - 9 Stunden

B2. Intraarterielle Lyse und interventionelle Kathetertherapie:

Für das 6 h-Fenster besteht eine Grad B-Empfehlung (spezialisierten Zentren vorbehalten)
Technik der mechanischen Rekanalisation:
- Korkenzieherartige Systeme
- Rückführbare Stents (Stent-basierte Thrombektomie, Stent-Retriever)
- Kombinierte Systeme, die den Thrombus fragmentieren und gleichzeitig mit Sog aspirieren.

B2 kann ggf. nach vorhergehender B1 erfolgen, sogenanntes „Bridging-Verfahren". Indikation bei proximalen und langstreckigen Gefäßverschlüssen.

B3. Notfall-Karotisdesobliteration:

Ind:
1. Als Notfalleingriff innerhalb der ersten 6 h nach Schlaganfall infolge Karotisverschluss. Bis zu 60 % der Pat. profitieren davon.
2. Als frühen/dringlichen Eingriff (innerhalb der nächsten Tage nach Indikationsstellung) bei TIA mit passagerer Halbseitensymptomatik.

C) Antikoagulation mit Heparin in der Frühphase (nach Ausschluss einer Hirnblutung) nur in ausgewählten Fällen. Die Reduktion erneuter ischämischer Insulte z.B. auch bei Vorhofflimmern wird durch das Auftreten hämorrhagischer Komplikationen aufgewogen. Längerfristig orale Antikoagulation (s.u.)

D) Rehabilitation:

D1. Frührehabilitation mit Beginn im Akutkrankenhaus:
Kranken-, Atemgymnastik, Prophylaxe von Kontrakturen, Sitz-/Stehübungen, Logopädie u.a.

D2. Weitere Rehabilitation in Rehaklinik
Rehaphasen: A (Akutbehandlung auf Intensivstation); B (Barthel-Index < 30); C (Barthel-Index 30 - 65); D (Barthel-Index > 65)

Prg: Abhängig vom Ausmaß der Hirnschädigung. Den ersten Schlaganfall überleben ca. 80 %. Kliniketalität auf Stroke units bis 5 %. Von den Überlebenden werden 1/3 wiederhergestellt, 1/3 haben Einschränkungen im Alltagsleben, 1/3 werden pflegebedürftig. 2/3 der Patienten bleiben also auf Dauer behindert. Ca. 15 % erleiden innerhalb eines Jahres einen 2. Schlaganfall. Die Letalität beim 2. Schlaganfall beträgt ca. 40 % im 1. Monat. Das weitere Letalitätsrisiko beträgt 9 % pro Jahr. Bis zu 30 % der Schlaganfallpatienten versterben an KHK/Herzinfarkt → Diagnostik machen!

Poststationäre Komplikationen: Sturzrisiko, Inkontinenz, Depressionen (30 %), psychosoziale Probleme u.a.

Abschätzung des Reinsult-Risikos z.B. mit dem Essen Stroke Risk Score:
< 3 Punkte bedeutet < 4 % Risiko/J. ≥ 3 Punkte bedeutet ≥ 4 % Risiko/J.
Jeweils 1 Punkt: Alter 65 - 75 J., arterielle Hypertonie, Diabetes mellitus, KHK oder Z.n. ACVB, Z.n. Myokardinfarkt, pAVK, Z.n. TIA oder ischämischen Schlaganfall, Nikotinabusus
2 Punkte: Alter > 75 J.

Pro:

- ▶ Konsequente Ausschaltung/Behandlung aller Risikofaktoren einer Arteriosklerose. Durch konsequente Normalisierung erhöhter Blutdruckwerte lässt sich das Insultrisiko um 40 % senken, insbes. auch das Risiko intrazerebraler Blutungen. Rauchen erhöht das Insultrisiko um den Faktor 2 - 3. Nikotinkarenz vermindert entsprechend das Risiko. Regelmäßiger Konsum von Gemüse und Obst vermindert das Insultrisiko um 35 % (m) bzw. 25 % (w) (Hiroshima/Nagasaki Life Span Study). Regelmäßiger Ausdauersport (mindestens 30 Min. Sport 3 x/Woche), Absenkung des LDL-Cholesterins < 100 mg/dl, Diabeteseinstellung optimieren. Ausschluss eines Schlafapnoe-Syndroms als Ursache eines Apoplexes!
- ▶ Emboliprävention bei chronischem Vorhofflimmern durch Antikoagulanzien (siehe dort)
- ▶ Thrombozytenaggregationshemmer zur Sekundärprävention bei Makro-/Mikroangiopathie vermindern das Insultrisiko um ca. 25 %:
  - Bei kleinem Insult-Rezidivrisiko (< 4 %/J.) Gabe von Acetylsalicylsäure - Dos: 100 mg/d (NW + KI beachten). - Bei Unverträglichkeit von Acetylsalicylsäure Gabe von Clopidogrel - siehe unten
  - Bei hohem Insult-Rezidivrisiko (≥ 4 %/J.) Gabe von Clopidogrel; Dos: 75 mg/d oder die Kombination von ASS + Dipyridamol (25 mg und 200 mg 2 x/d).
- ▶ Beseitigung einer hochgradigen ACI-Stenose:

  Ind.: • Symptomatische Patienten mit einer mindestens 50-prozentigen Stenose (> 50 %) nach NASCET-Definition (→ siehe *Internet*)
  Frühzeitige Behandlung, wenn möglich innerhalb von 2 Wochen, jedoch in jedem Fall innerhalb von 3 Monaten.
  • Asymptomatische Patienten mit Stenose > 70 % nach NASCET-Definition

  Letalität und das perioperative Schlaganfallrisiko sollten jeweils < 3 % liegen. Für eine Operation einer asymptomatischen Stenose sollte die Lebenserwartung des Patienten > 5 J. betragen. Frauen profitieren von der Behandlung einer asymptomatischen Karotisstenose weniger.

  Methoden:
  Goldstandard ist die Karotis-TEA = Thrombendarteriektomie und Erweiterungsplastik. Alternativ kann bei bestimmten Indikationen (z.B. Rezidivstenose, Stenose durch Radiatio) eine stentgestützte Karotis-PTA durchgeführt werden. Ko.: z.B. zerebrale Embolien
  Postoperative Thromboseprophylaxe mit ASS (100 mg/d, zeitlich unbegrenzt); bei Karotis-PTA mit Stentimplantation zusätzlich Clopidogrel (75 mg/d für 3 Monate).

  Memo: Das 3-Jahres-Schlaganfallrisiko für eine asymptomatische Karotisstenose ≥ 80 % beträgt fast 10 %, bei Stenosegrad von 70 - 79 % ca. 2 %. Die Risikoreduktion einer asymptomatischen (> 70 %igen) Stenose durch Karotis-TEA beträgt ca. 6 %.
- ▶ Nach paradoxer Embolie bei PFO Gabe von ASS, bei gleichzeitigem Vorliegen eines Vorhofseptumaneurysmas orale Antikoagulation. Bei erneuter Embolie Prüfung der Indikation für einen katheterinterventionellen Verschluss des PFO.

Arterielle Verschlusskrankheit (AVK) viszeraler Gefäße [K55.1] und akute mesenteriale Ischämie

PPh: Die A. mesenterica superior (AMS) versorgt den Darm von der Flexura duodenojejunalis bis zur linken Kolonflexur. Bei langsamer Entwicklung einer arteriosklerotischen Stenose der A. mesenterica superior kann eine Zirkulation über Kollateralen sichergestellt werden (1. Über pankreatikoduodenale Arkade vom Truncus coeliacus oder 2. Riolan-Anastomose über A. colica media und A. colica sinistra von A. mesenterica inferior).
Stenosen bleiben daher meist asymptomatisch. Ein akuter Verschluss der A. mesenterica sup. führt dagegen meist zum Darminfarkt (okklusive Mesenterialischämie = OMI). Eine hochgradige Stenose der A. mesenterica inferior kann zu ischämischer Kolitis führen.

Ät.:
1. Meist Arteriosklerose der Mesenterialarterien mit akuter arterieller Thrombose (ältere Patienten)
2. Gel. akute arterielle Embolien (z.B. bei Vorhofflimmern, Endokarditis)
3. Selten Aortenaneurysma, -dissektion

4. Sehr selten Aortitis, z.B. bei Takayasu-Arteriitis, Panarteriitis nodosa
5. Rarität: Kompression des Truncus coeliacus durch Ligamentum arcuatum mediale

KL.: 4 Stadien:

St. I: Symptomlos (arteriografischer oder duplexsonografischer Zufallsbefund)

St. II: **Angina abdominalis** = intermittierende, postprandiale, ischämiebedingte Abdominalschmerzen

St. III: Wechselnde Dauerschmerzen im Abdomen + Malabsorptionssyndrom, evtl. mit **ischämischer Kolitis**

St. IV: **Akuter Mesenterialarterienverschluss** [K55.0] **mit Mesenterialinfarkt**, zeitlicher Ablauf in 3 Phasen:
1. Initialer heftiger kolikartiger Abdominalschmerz, Übelkeit
2. Rel. beschwerdefreies Intervall von mehreren Stunden
3. Paralytischer Ileus, Durchwanderungsperitonitis mit akutem Abdomen, diffuser Druckschmerz, Abwehrspannung, Schock, evtl. blutiger Stuhl

DD:
- Thrombose der V. porta und V. mesenterica ist in 10 % Ursache eines Mesenterialinfarktes (diagnostisches und therapeutisches Vorgehen entsprechend AVK der viszeralen Gefäße)
- Ischämien im Versorgungsbereich der Mesenterialarterien ohne Arterienverschlüsse: Nicht-okklusive Mesenterialischämie (NOMI") ausgelöst durch Reduktion des Herzzeitvolumens mit Vasokonstriktion der Splanchnikusgefäße (Herzinsuffizienz, Herzinfarkt, Kreislaufschock, nach Herzoperationen mit Einsatz der extrakorporalen Zirkulation, chronische Hämodialyse). Begünstigend wirkt Digitalis, welches trotz peripherer Vasodilatation im Splanchnikusgebiet Vasospasmen auslösen kann.

Di.:
- Anamnese:
  - Oft progrediente, rezidivierende postprandiale Abdominalschmerzen
  - Höheres Alter
  - Herzerkrankungen (KHK, Herzinsuffizienz, absolute Arrhythmie)
  - Hypertonie, Diabetes mellitus, Hypercholesterinämie u.a. Risikofaktoren (siehe KHK)
  - Digitalis oder Ergotamintherapie (Vasospasmus im Splanchnikusgebiet)
  - Kreislaufschock (Blutdruckabfall)
  - Postoperativ: Nach Rektumamputation oder Aortenaneurysma-OP
- Auskultation: Evtl. pulssynchrone Stenosegeräusche im Oberbauch
- Sono-Abdomen (freie Flüssigkeit, stehende Darmschlingen), Farbduplex
- Rö-Abdomenübersicht: Luftspiegel, isolierte erweiterte Dünndarmschlingen?
- Ekg (Vorhofflimmern ?)
- Biphasische Kontrastmittel-CT zum Nachweis arterieller oder venöser Gefäßverschlüsse
- Labor: Bei Mesenterialinfarkt Laktat, CK, LDH ↑

Merke: Der Verdacht auf Mesenterialinfarkt ist ein akuter Notfall, der wie Herzinfarkt und Apoplex eine rasche Diagnostik und Therapie bedarf. Keine unnötige Zeitverzögerung durch zeitaufwendige Diagnostik! Ischämietoleranz des Darmes max. 6 Stunden.

Th.: Bereits der klinische Verdacht auf akuten Mesenterialarterienverschluss mit Darminfarkt indiziert die Durchführung einer Angiografie und explorativen Laparotomie.
Arterielle Reperfusion: Je nach intraoperativem Befund Embolektomie, Desobliteration, Stent-PTA oder Bypass-Operation; bei Darmnekrosen sind Darmresektionen unumgänglich.

Bei ausgedehnten Darmresektionen mit nachfolgendem Kurzdarmsyndrom besteht in vereinzelten Fällen (jüngerer Patient) die Möglichkeit der Darmtransplantation in großen Zentren (1-Jahresüberlebensrate ca. 75 %).

Therapie der NOMI: Katheterangiografie mit selektiver Applikation von Vasodilatatoren in die AMS (Alprostadil oder Epoprostenol) + Heparin i.v.

Therapie der Pfortaderthrombose: TIPS + Katheter-Lyse

Prg: Operationen im Stadium II haben eine gute Prognose bei rel. kleiner Operationsletalität (5 %). Die Letalität des Mesenterialinfarktes beträgt nach 12 h Ischämie 30 %, nach 24 h > 85 %! Neben Alter, Begleitkrankheiten und Länge des ischämischen Darmabschnittes wird die Prognose wesentlich von der Zeitdauer bis zur Operation bestimmt!

Pro: Arterioskleroserisiken minimieren, Gabe von Thrombozytenaggregationshemmern (z.B. ASS), Thromboembolieprophylaxe bei Vorhofflimmern u.a.

ABDOMINELLES AORTENANEURYSMA (AAA) = Bauchaortenaneurysma (BAA) [I71.4]

Def: Erweiterung der infrarenalen Aorta auf einen Querdurchmesser ≥ 3 cm Morphologie: Fusiform (spindelförmig) oder sacciform (sackförmig mit erhöhtem Rupturrisiko)

Lok: > 95 % infrarenal, in 20 % Ausdehnung auf die Beckenarterien

Ep.: Ca. 1 % der Bevölkerung > 50 J. und bis zu 10 % der männlichen Hypertoniker > 70 J.; Häufigkeitsgipfel: 6. - 7. Lebensjahrzehnt, zunehmende Häufigkeit in den Industrieländern; m : w = 5 : 1; familiäre Häufung (20 %)

Ät.: Meist Arteriosklerose mit entsprechenden Risikofaktoren, wobei Rauchen und Hypertonie am wichtigsten sind. Selten: Angeborene Bindegewebserkrankungen (Marfan-Syndrom, Ehlers-Danlos-Syndrom Typ IV), Vaskulitis, M. Ormond mit inflammatorischem AAA (= IAAA)

KL.: Meist symptomfrei, evtl. distale Embolien; selten Abdominal-/Flankenschmerzen; evtl. tastbarer „pulsatiler Abdominaltumor"

Ko.: Aneurysmaruptur (plötzlicher Vernichtungsschmerz abdominal und/oder im Rücken, Schock u.a.) Das Rupturrisiko eines AAA nimmt exponenziell mit dem Durchmesser zu (Laplace-Gesetz) und liegt bei 4,0 - 4,9 cm bei 3 %/J., bei 5,0 - 5,9 cm bei 10 %/J.

Di.:
- Sonografie: Außendurchmesser der Bauchaorta ≥ 3 cm; evtl. ergänzende Diagnostik:
- Angio-MRT oder -CT
- Bei Nachweis eines AAA regelmäßige Verlaufskontrollen!

Th.:
1. Risikofaktoren ausschließen/behandeln (bes. Nikotinkarenz und optimale Blutdruckkontrolle!)
2. Ausschaltung des AAA:
   Op.-Indikation: Die ADAM-Studie empfiehlt Op. ab 5,0 - 5,5 cm ∅ bei Männern (bei Frauen ab 4,5 - 5,0 cm ∅, da das Rupturrisiko bei Frauen 4 x höher ist als bei Männern). Risikofaktor für Ruptur ist auch eine rasche Zunahme des Durchmessers (> 0,5 cm/6 Mon.)
   2 Verfahren:
   - Operation: Rohr- oder Y-Prothese aorto-biiliacal = Goldstandard. Letalität der elektiven Op. bis 4,5 %. Ko.: Infektion, spinale Ischämien mit Paraplegie, Kolonischämie, erektile Dysfunktion u.a.
   - Endovaskuläre Aneurysma-Therapie (repair) = EVAR (stentgestützte Dacronprothese). Voraussetzung: Ausreichender Abstand des AAA zur A. renalis, fehlende Mitbeteiligung der Beckenarterien. Ko.: Endoleaks (bis 10 % d.F.), Thrombosen, Embolien, Stentdislokation, weitere Zunahme des Aneurysmadurchmessers; Letalität mit 1,5 % 3 x kleiner als bei Op., aber dafür Sekundärinterventionen bis 3 %/J. → lebenslange Nachuntersuchungen!

Prg: 70 % der AAA-Patienten versterben an kardiovaskulären Erkrankungen (Herzinfarkt, Schlaganfall) → KHK und Carotisstenose ausschließen! Die Mortalität nach Ruptur liegt bei 85 %.

Pro:
- Konsequente Hypertoniebehandlung, bevorzugt mit Betablockern! Nikotinkarenz! Andere kardiovaskuläre Risikofaktoren minimieren. Therapie mit Statinen
- AAA-Screening-Programm → Ind: 1. alle Männer ab 65 J.; 2. alle Frauen mit Raucheranamnese ab 65 J.; 3. alle Erwachsenen mit positiver Familienanamnese (in jedem Alter)

Anm.: Die Gabe von Losartan soll bei Patienten mit Marfan-Syndrom der Ausbildung von Aortenaneurysmen entgegen wirken.

THORAKALES AORTENANEURYSMA (TAA) [I 71.2]

Def: Dilatation der Aorta > 3,5 cm ∅

Lok: Aorta ascendens (50 %) - Aortenbogen (10 %) - Aorta descendens (40 %)

Ep.: Seltene Erkrankung; ca. 6/100.000/J.; betrifft nur 3 % aller Aortenaneurysmen; m > w; überwiegend ältere Patienten > 60 J.; familiäre Häufung (20 %)

Ät.:
1. Seltener angeboren (z.B. Marfan-Syndrom, Loeys-Dietz-Syndrom u.a.)
2. Meist erworben:
   - Meist Arteriosklerose mit entsprechenden Risikofaktoren, bes. Hypertonie und Rauchen
   - Seltener zystische Medianekrose (Gsell-Erdheim)
     selten vaskulitisch: Takayasu-Arteriitis, Syphilis (Mesaortitis luica)

KL.: Meist stumm (Zufallsbefund bei Echo, CT, MRT)

Ko.: 1. Aortenklappeninsuffizienz bei Aneurysma der Aorta ascendens
2. Akute Dissektion mit Ischämie der distalen Organe
3. Ruptur, meist letal endend.
Risiko für Ruptur und Dissektion vom Aneurysmadurchmesser und -morphologie abhängig: Ca. 3 %/Jahr bei ∅ 5,0 - 5,9 cm; ca. 7 %/Jahr bei ∅ ≥ 6,0 cm.

Di.: Echo / TEE, Angio-MRT oder -CT

Th.: Normale Blutdruckwerte sicherstellen! Kein Leistungssport
1. Operation:
Indikation zur Operation bei Aortendurchmesser > 5,5 cm oder rasche Zunahme des Aortendurchmessers > 10 mm/J. (bei Marfan-Syndrom ≥ 5,0 cm bzw. ≥ 4,5 cm bei Risikofaktoren)
Technik: Dacronprothese (bei Aneurysma der Aorta ascendens mit Aortenklappenprothese)
Hospitalmortalität bei elektivem Eingriff:
- Ascendens- oder Bogenersatz: 1 bis 5 % (abhängig von Alter + Komorbidität)
- Descendensersatz: 3 x höher als bei Ascendensersatz
Bei Descendensersatz Risiko der postoperativen Paraplegie/-parese bis 5 %.
2. Endovaskuläre Aortenrevaskularisation (EVAR) mittels Stent:
Ind: Aneurysma der Aorta descendens; Hospitalmortalität bis 10 %, Paraplegierate kleiner als bei Op., jedoch Risiko späterer Stentkomplikationen (siehe AAA)

Pro: Kardiovaskuläre Risikofaktoren minimieren. Bei Marfan-Syndrom sollen Betablocker die Progression der Aortendilatation vermindern.

AORTENDISSEKTION [I71.00]

Syn: Aneurysma dissecans (AD) der thorakalen Aorta

Def: Akut lebensbedrohliche Erkrankung der thorakalen Aorta. Im Gegensatz zum Aneurysma verum, das alle Wandschichten erweitert, kommt es bei der Aortendissektion infolge Intimaeinriss (Entry) zu einer intramuralen Einblutung in Media mit Bildung eines zweiten falschen Aortenlumens, das sich nach distal u./o. proximal ausweitet und durch 2.Intimariss (Reentry) Anschluss an das echte Lumen finden kann.
▶ 2 Lokalisationstypen des Entry (Stanford-Klassifikation):
1. Proximaler Typ A (70 %): Aortenbogenbereich unter Einschluss der Aorta ascendens
2. Distaler Typ B (30 %): Distal des Abgangs der A. subclavia sinistra = Aorta descendens
▶ Einteilung der European Task Force nach pathogenetischen Aspekten in 5 Klassen:
1. Klassisches AD
2. Intramurales Hämatom
3. Lokalisiertes, umschriebenes AD mit exzentrischer Aussackung
4. Plaqueruptur mit AD u./o. Aortenruptur
5. Traumatisches AD (nach Schleudertrauma), iatrogenes AD (nach Katheteruntersuchungen)

Ep.: Inzidenz 3/100.000/Jahr, vorzugsweise im Alter > 50 Jahren (Ausnahme: Marfan-Syndrom: Häufigkeitsgipfel um das 30 Lj.), m : w = 2 : 1

Ät.: Risikofaktoren für Aortendissektion:
- Arterielle Hypertonie (70 %) und Atherosklerose (30 %)
- Marfan-Syndrom, Ehlers-Danlos-Syndrom
- Zustand nach Aortenklappenersatz, Korrektur einer Aortenisthmusstenose
- Aortitis verschiedener Genese (Takayasu-Syndrom u.a.)
- Amphetamin-Abusus (jüngere Patienten)

KL.: Sehr starke, evtl. wandernde Thoraxschmerzen von zerreißendem oder schneidendem Charakter, bei Typ A bevorzugt retrosternal, bei Typ B bevorzugt im Rücken mit Ausstrahlung ins Abdomen. Bei Typ A evtl. Puls- und Blutdruckdifferenz zwischen beiden Armen. Bei komplizierender Aorteninsuffizienz diastolisches Herzgeräusch.

Ko.: Typ A: Herzbeuteltamponade, Aortenklappeninsuffizienz, Verlegung der Koronararterien (→ Herzinfarkt), Apoplex
Typ B: Hämatothorax, Blutung ins Mediastinum oder Abdomen, Verlegung der Nieren- und/oder Mesenterialarterien (→ Niereninsuffizienz, Mesenterialinfarkt).

DD: • Herzinfarkt = DD und evtl. Komplikation! (Troponin I oder T, CKMB, Ekg)
• Lungenembolie (pO2, Echo, Spiral-CT)

Di.: Klinik + bildgebende Diagnostik:
TEE, kontrastmittelverstärkte CT, MRT
Memo: Ein normales D-Dimer schließt AD und LE meist aus.

Th.:
1. Blutdruck senken auf Werte zwischen 100 - 110 mmHg systolisch; Analgesie (z.B. Morphin)
2. Sofortige Operation (Kunststoffprothese): Bei Typ A stets, bei Typ B nur bei drohenden Komplikationen - Hospitalletalität 5 - 30 %
3. Endovaskuläre Therapie (TEVAR = thoracic endovascular aortic repair) - Ind: Typ B-Dissektion mit zu hohem Op.-Risiko: Hospitalletalität bis 10 %; Reinterventionsrate 10 %

Prg: Nur 50 % der Typ A-Patienten überleben unbehandelt die ersten 48 h, 80 % versterben innerhalb von 2 Wochen an Aortenruptur. Typ B-Patienten haben bei konservativer Therapie eine 30-Tages-Letalität von 10 %.

Pro: Kardiovaskuläre Risikofaktoren minimieren.

RAYNAUD-SYNDROM (RS) (sprich: „räno") [I73.0]

Def: Primäres RS (> 50 %) = Durch Kälte oder Emotionen ausgelöste anfallsartige, schmerzhafte Vasospasmen mit Ischämie der Finger bis max. 30 Min. Dauer.
Sekundäres RS (< 50 %) = Gleiche Symptomatik bei asymmetrischem Befall meist mit organischen Veränderungen der Digitalarterien bei verschiedenen Grunderkrankungen:
- Kollagenosen (am häufigsten bei Sklerodermie und Sharp-Syndrom)
- Vaskulitiden (M. Winiwarter-Buerger)
- Vibrationsschäden, Karpaltunnelsyndrom, Sudeck-Dystrophie
- Periphere arterielle Embolien
- Periphere arterielle Verschlusskrankheit (PAVK)
- Pharmaka: z.B. β-Blocker, Ergotamin, abschwellende Nasentropfen, Bleomycin, Cisplatin u.a.; Drogen: Nikotin, Amphetamine, Kokain
- Hämatologisch/onkologischen Erkrankungen: z.B. Polyzythämie, Thrombozytose, Kälteagglutininsyndrom, Kryoglobulinämie, Paraproteinämie (Plasmozytom, M. Waldenström)

Ep.: Ca. 3 % der Bevölkerung leiden an einem primären RS
w : m = bis 5 : 1; Manifestationsalter des primären RS meist zwischen 20 - 40 J.

KL.: Die ischämischen Attacken laufen in 3 Phasen ab:
1. Blässe durch Vasospasmus der Fingerarterien (Ausnahme: Daumen!)
2. Akrozyanose durch Paralyse der Venolen
3. Hautrötung durch reaktive Vasodilatation

Jedoch nicht immer 3 Phasen nach dem klassischen „Trikolore-Phänomen", insbesondere bei organisch fixierten Stenosen fehlt die reaktive Hyperämie. Evtl. im Anfall Taubheitsgefühl und/oder Schmerzen

Diagnosekriterien des primären RS:
- Symmetrischer Fingerbefall
- Keine Nekrosen, keine trophischen Hautveränderungen
- Auslöser Kälte oder emotioneller Stress
- Bestehen der Symptome > 2 Jahre ohne Nachweis einer Grundkrankheit

DD:
- Embolie (Ischämiedauer > 30 Min.)
- PAVK (DD und Ursache eines sekundären RS)
- Isolierte Akrozyanose (schmerzlose Zyanose der Akren)

Di.:
- Faustschlussprobe: Bei erhobener Hand Kompression im Handgelenk durch den Untersucher, 20 x Faustschluss, evtl. Abblassen einzelner Finger, nach Loslassen lokalisiert verzögerter Bluteinstrom (Seitenvergleich).
- Allen-Test: Zum Nachweis eines isolierten Verschlusses der A. radialis oder A. ulnaris. Hier wird nur die A. radialis oder die A. ulnaris selektiv komprimiert. Bei Abblassen nach Faustschluss Verdacht auf Verschluss der jeweils nicht komprimierten Arterie.
- Kälteprovokationstest: Hände 3 Minuten in Eiswasser können vasospastische Anfälle auslösen.
- Kapillarmikroskopie: Erhöhung des Kapillardurchmessers. Untersuchung besonders wichtig in der Diagnostik des sekundären RS. Sklerodermie: Riesenkapillaren, avaskuläre Felder, Hämorrhagien. Dieser Befund geht bei 12 % den klinischen Zeichen einer systemischen Sklerodermie voraus. Ähnliche Befunde finden sich auch bei anderen Kollagenosen. Lupus erythematodes: Büschelkapillaren und geschlungene Kapillaren.

- MR-Angiografie, Farbduplexsonografie: Nachweis von Vasospasmen. Stenosen, die nach Gabe eines α-Blockers bestehen bleiben, sprechen für organische Gefäßveränderungen.
- Labor: Zum Ausschluss eines sekundären RS:
  - Unspezifische Entzündungszeichen: BSG, CRP
  - BB + Thrombos, Eiweiß- und Immunelektrophorese
  - Kälteagglutinine, Kryoglobuline
  - ANA und anti-dsDNS-Ak bei SLE
  - Anti-SCL70 bei Sklerodermie
  - Anti-U1RNP bei Sharp-Syndrom

  Diagnose des primären RS: Kriterien → siehe oben
  Kapillarmikroskopie und Labor normal (BSG, ANA), Ausschluss eines sekundären RS/PAVK

Th.:
- Kausale Behandlung einer Grundkrankheit
- Allgemeine Maßnahmen:
  - Kälteschutz, Meiden von Nässeexposition
  - Nikotinverbot
  - Tragen von Wärmehandschuhen
- Medikamentöse Therapie:
  - Kalziumantagonisten: z.B. Nifedipin
  - Bei schwer verlaufendem, insbesondere sekundärem RS bestehen folgende Optionen im Off-label-Use: Prostanoide (z.B. Iloprost), Phosphodiesterase-5-Hemmer (z.B. Sildenafil), Endothelinantagonisten (z.B. Bosentan)

ERKRANKUNGEN DER VENÖSEN GEFÄSSE

- Varikose (Varizen)
- Oberflächliche Thrombophlebitis
- Tiefe Venenthrombose (Phlebothrombose)
- Lungenembolie
- Chronisch-venöse Insuffizienz (CVI)

VARIKOSIS (VK) [I83.9]

Syn: Krampfadern (altdeutsch = Krummader), Varix = Knoten, Varizen

Def: WHO: VK = sackförmig oder zylindrisch erweiterte, oberflächliche (epifasziale) Venen, wobei die Venenerweiterung umschrieben oder streckenförmig sein kann und zumeist mit einer Schlängelung und Knäuelbildung einhergeht.
1. Primäre VK (95 %) = idiopathisch ohne fassbare Ursache
2. Sekundäre VK (5 %) = erworben, meist Kollateralen bei Abflussbehinderung im tiefen Venensystem als Folge einer Phlebothrombose.

CEAP-Klassifizierung der chronischen Venenleiden (Varikosis, CVI):
(zu komplex für die Praxis, mehr von wissenschaftlicher Bedeutung)

Klinisch (C):

C0	Kein sicht- oder tastbarer Anhalt für Venenkrankheiten
C1	Teleangiektasien oder retikuläre Varizen
C2	Varizen
C3	Ödeme
C4	Hautveränderungen, welche der chronisch venösen Insuffizienz zuzuschreiben sind (Pigmentierung, Atrophie blanche, Stauungsekzem, Lipodermatosklerose)
C5	Hautveränderungen wie in C4, mit Ulkusnarbe
C6	Hautveränderungen wie in C4, mit Ulcus cruris

Ergänzt durch die Bezeichnung

A	Asymptomatisch
S	Symptomatisch

Ätiologisch (E):

E_C	Kongenital
E_P	Primär (Ursache unbekannt)
E_S	Sekundär: - Postthrombotisch - Posttraumatisch - Andere Ursachen

Anatomisch (A):
As Oberflächliche Venen
1 Teleangiektasien, retikuläre Varizen
2 Vena saphena magna oberhalb Knie
3 Vena saphena magna unterhalb Knie
4 Vena saphena parva
5 Nicht zur Saphena gehörig
Ad Tiefe Venen (genaue Bezeichnung)
Ap Perforansvenen

Pathologisch (P):
PR Reflux
PO Obstruktion
PR,O Reflux und Obstruktion

Ep: Ca. 20 % der Erwachsenen; zunehmende Prävalenz mit dem Alter; w : m = 3 : 1; Erstmanifestation meist im 3. Lebensjahrzehnt

Ät.: - Genetik (positive Familienanamnese - 50 % d.F.) + Manifestationsfaktoren:
- Alter
- Hormoneller Einfluss bei Frauen (z.B. Schwangerschaft)
- Stehende oder sitzende Tätigkeit

Die Bedeutung des Übergewichtes als Risikofaktor wird unterschiedlich beurteilt.

PPh: Primäre Varikose: Schlussunfähigkeit der Venenklappen epifaszialer Venen, sodass es zur Strömungsumkehr des Blutes in zentrifugaler Richtung kommt.
Unter Rezirkulationskreis versteht man einen pathologischen venösen Kreislauf im Bereich der Beine: Am proximalen Insuffizienzpunkt in der Leiste fließt das Blut nicht von der V. saphena magna in die tiefen Beinvenen (wie normal), sondern retrograd aus der V. femoralis communis in die V. saphena magna bis zum distalen Insuffizienzpunkt; von dort über Seitenastvarizen und Vv. perforantes zurück zu den tiefen Beinvenen.

Anatomie: 3 Venensysteme am Bein:
1. Oberflächlich: V. saphena magna beginnt am Innenknöchel und geht bis zum Venenstern = Crosse (unterhalb der Leiste). V. saphena parva und Seitenäste (Wadenbereich).
2. Tiefe Beinvenen übernehmen 90 % des venösen Rückstroms, hauptsächlich durch die Muskelpumpe, außerdem durch Gelenkpumpe. Venenklappen verhindern nach dem Paternoster-Prinzip einen Rückfluss des Blutes.
3. Perforans-Venen: Verbindung zwischen oberflächlichem und tiefem System. Die physiologische Flussrichtung von außen nach innen wird durch die Venenklappen sichergestellt. 3 Wichtige Gruppen:
   - Dodd-Gruppe: Innenseite des mittleren Oberschenkels
   - Boyd-Gruppe: Innenseite des Unterschenkels direkt unterhalb des Knies
   - Cockett-Gruppe: 3 Perforans-Venen an der Innenseite des Unterschenkels im unteren Drittel ca. 7,14 und 18 cm von der Fußsohle entfernt.

Varizentypen:

- Stamm- und Seitenastvarizen (am häufigsten) bevorzugt Bereich der V. saphena magna (mediale Ober- und Unterschenkelseite) und V. saphena parva (Rückseite des Unterschenkels) sowie deren Seitenäste. Ca. 15 % der Bevölkerung betroffen.
- Retikuläre Varizen = netzartige, lokalisierte, oberflächliche Venektasien mit einem Durchmesser von 2 - 4 mm, bevorzugt in der Kniekehle und an der Außenseite von Ober- und Unterschenkel. Häufiger Befund; kosmetische Bedeutung.
- Besenreiservarizen = spinnengewebsartiges Netz durch kleinste intradermale Varizen mit einem Durchmesser < 1 mm bevorzugt am Oberschenkel dorsal. Häufiger Befund; kosmetische Bedeutung.
- Varikozele = Ektasie des Plexus pampiniformis
- Vulvavarizen und suprapubische Varizen: Auftreten im Rahmen einer Schwangerschaft

KL.:
- Müdigkeits-, Schwere- und Spannungsgefühl in den Beinen (Besserung im Liegen und bei Bewegung)
- Neigung zu abendlichen Knöchelödemen
- Evtl. Juckreiz und Druckgefühl über insuffizienten Perforansvenen
- Nächtliche Fuß- und Wadenkrämpfe

Merke: Typischerweise nimmt die Klinik venöser Erkrankungen gegen Abend, nach langem Sitzen oder Stehen oder bei warmen Wetter zu; nicht jedoch nach längerem Gehen (wie z.B. bei der PAVK).

Stadieneinteilung der Stammvarikose der V. saphena magna (nach Hach, 1996) entsprechend der Ausdehnung nach distal. Der distale Insuffizienzpunkt beim Valsalva-Pressversuch (= Stopp des Refluxes bei distal wieder suffizienter Klappe und Abgang einer Seitenastvarize) bestimmt das Stadium:

I. Nur Mündungsklappe (Crosseninsuffizienz)
II. Varize mit Reflux bis oberhalb Kniegelenk
III. Varize bis unterhalb Kniegelenk
IV. Varize bis Sprunggelenk

- Durch das rezirkulierende Blutvolumen bei der Stammvarikose der V. saphena magna kommt es im Laufe der Jahre sekundär zu einer Volumenbelastung der V. poplitea und V. femoralis mit Dilatation und Klappeninsuffizienz. Dies wird als sekundäre Popliteal- und Femoralveneninsuffizienz (Leitveneninsuffizienz) bezeichnet.
- Bei der inkompletten Stammvarikose der V. saphena magna ist die Krosse zwar suffizient, jedoch kommt es über eine weiter distal gelegene insuffiziente Perforansvene oder Seitenastvene zum Reflux aus der Tiefe in die oberflächliche V. saphena magna.
- Die Stammvarikose der V. saphena parva ist seltener. Es können sich größere Krampfaderkonvolute an der Dorsalseite der Wade ausbilden.
- Eine Varikose der Vv. perforantes tritt meist in Kombination mit anderen Formen der primären und sekundären Varikose auf.

Klinische Stadieneinteilung der Varikosis nach Marshall:

Stad. I: Keine Beschwerden, allenfalls kosmetisch störend
Stad. II: Stauungsgefühl, nächtliche Krämpfe, Parästhesien
Stad. III: Ödem, Hautinduration, Pigmentierung, abgeheiltes Ulcus cruris
Stad. IV: Ulcus cruris venosum

Ko.: Thrombophlebitis, tiefe Venenthrombose (mit evtl. Lungenembolie), chronisch venöse Insuffizienz, Ulcus cruris venosum

Di.:
- Anamnese, Inspektion, Palpation von Faszienlücken an den Durchtrittsstellen der insuffizienten Perforansvenen; evtl. hervortretende Perforansvenen („blow-out"-Phänomen)
- Venenfunktionsteste sind durch die hohe diagnostische Aussagekraft der Duplexsonografie verdrängt worden, z.B. Trendelenburg-Test zum Nachweis insuffizienter Venenklappen und Perthes-Test zur Kontrolle, ob die tiefen Venen durchgängig sind (siehe Chirurgie-Lehrbücher).
- Duplex-Sonografie → Beantwortung von 2 Fragen:
  1. Tiefe Venen durchgängig?
     - Vene komprimierbar? (Kompressionssonografie)
     - Strömung atemvariabel? (S [= spontaneous] Sounds)
     - Beschleunigte Strömung nach distaler und proximaler Kompression (A [= augmented] Sounds)
  2. Venenklappen der Stammvenen suffizient? (= Strömungsstopp beim Valsalva-Pressversuch) oder insuffizient (= Reflux beim Valsalva-Pressversuch) → zur Stadieneinteilung Bestimmung des distalen Insuffizienzpunktes (der Punkt, wo das Refluxgeräusch distal endet).
- Evtl. aszendierende Pressphlebografie

Th.: A) Konservativ:
- Kompressionsstrümpfe (meist reicht die Kompressionsklasse II, entsprechend einem Knöcheldruck von ca. 30 mmHg); Maßanfertigung ist nur bei stark abweichenden Beinformen notwendig.
- Sitzen und Stehen sind ungünstig, Laufen und Liegen sind günstig.

Anm: Es gibt keine sicher wirksame medikamentöse Therapie der Varikose!

B) Operativ:
Ind: Symptomatische Varikosis
Voraussetzung: Nachweis der freien Durchgängigkeit des tiefen Venensystems (Farbduplex, Phlebografie)
KI: Verschluss der tiefen Venen u.a.

Methoden:
- Crossektomie = Unterbindung aller Venenäste am Venenstern (Krosse) in der Leiste, um Rezidive zu verhindern
- Venenstripping, z.B. mit der Babcock-Sonde oder dem Vollmar-Ringstripper
- Ligatur aller insuffizienten Perforansvenen
- Separate Entfernung evtl. weiterer Venenkonvolute (die präoperativ am stehenden Patienten markiert werden müssen)
- Endovenöse Radiofrequenz- und Lasertherapie

C) Sklerosierung oder Lasertherapie: Besenreiservarizen, retikuläre Varizen und kleine Seitenastvarizen können, wenn sie kosmetisch stören, ambulant entfernt werden.

Prg: Rezidivrate nach Sklerotherapie > 50 % / 5 Jahren
Bei sorgfältig durchgeführter Operation ist die Rezidivrate klein (< 5 %).
Letalität der Operation 0,02 %

Chronisch-venöse Insuffizienz (CVI) [I87.2]

Syn: Chronisch venöses Stauungssyndrom, Chronische Veneninsuffizienz

Def: Venöse Hypertonie im Stehen mit Venen- und Hautveränderungen

Ät.:
- Postthrombotisches Syndrom
- Primäre oder sekundäre Klappeninsuffizienz der tiefen Beinvenen
- Venöse Angiodysplasien (angeborene Defekte/Fehlen der Venenklappen)

PPh:
- Venenklappeninsuffizienz mit venöser Hypertonie im Stehen
- Retrograde Blutströmungen mit Rezirkulationskreisen
- Pathologische Kollateralkreisläufe
- Von der Zirkulation ausgeschaltete Venenbezirke
- Periphere Venenpumpen eingeschränkt (Muskel- und Gelenkpumpe)
- Störungen der Mikrozirkulation und des Lymphabflusses

Lok: Pathogenetisch entscheidend ist die tiefe Leitveneninsuffizienz im Oberschenkel. Klinisch manifestiert sich die CVI vorwiegend im Unterschenkel- und Fußbereich.

KL.: **3 Stadien** (nach Widmer)

Stadium I:
- Reversible Ödeme
- Corona phlebectatica (dunkelblaue Hautvenenveränderung am lateralen und medialen Fußrand)
- Perimalleoläre Kölbchenvenen

Stadium II:
- Persistierende Ödeme
- Purpura und Hämosiderose der Haut im Unterschenkelbereich (rotbraune Hyperpigmentierung)
- Dermatosklerose, Lipodermatosklerose (evtl. mit entzündlicher Rötung)
- Atrophie blanche (depigmentierte, atrophische Hautbezirke, meist oberhalb der Sprunggelenke beidseits)
- Stauungsekzem: Mit Juckreiz und Neigung zu allergischen Reaktionen
- Zyanotische Hautfarbe

Stadium III:
Floride oder abgeheilte Ulzera cruris (Ulcus cruris venosum)
Prädilektionsstellen: Über insuffizienten Venae perforantes im Bereich der Cockett´ Gruppe oberhalb des Innenknöchels

Ko.:
- Neigung zu Erysipel
- Arthrogenes Stauungssyndrom (sek. Einschränkung der Sprunggelenksbeweglichkeit mit Folge der weiteren Funktionseinschränkung der Sprunggelenksvenenpumpe)

DD:
- Beinödeme anderer Genese (siehe Kap. Ödeme)
- Ulcus cruris arteriosum bei PAVK (siehe dort)
- Bei chronischen Beinulzera auch an Karzinom im Ulkus denken (bei Verdacht Biopsie)

Di.:
- Anamnese und Klinik
- Duplex- und Farbduplex-Sonografie:
  Darstellung von Durchgängigkeit und Strömungsverhältnissen der tiefen Beinvenen. Nachweis eines Refluxes bei insuffizienten Venenklappen.
- Indirekte Untersuchungsverfahren haben durch Duplex-/Farbduplexsonografie an Bedeutung verloren.
- Aszendierende Pressphlebografie vor operativer Behandlung einer Varikose.

Th.: A) Kausal: Therapie einer Varikose (siehe dort)

B) Symptomatisch:

- Allgemeinmaßnahmen:

  Merke: **S**itzen mit abgeknickten Knien und **S**tehen behindern den venösen Abfluss. **L**iegen (optimal, wenn Beine höher als der Oberkörper) und **L**aufen (Wadenmuskel- und Sprunggelenkspumpe) fördern den venösen Abfluss. **SS** = schlecht, **LL** = gut

  Wärme führt zu unerwünschter Venendilatation → keine Sauna, kein direktes Sonnenbad. Kaltes Abduschen führt zu erwünschter Venentonisation.
  Fußbewegungsübungen zur Vermeidung einer sekundären Sprunggelenksversteifung.

- Kompressionstherapie:
  - Kompressionswechselverband mit 8-10 cm breiten Kurzzugbinden
  - Zinkleimdauerverband über einige Tage
  - Zweizugkompressionsstrümpfe oder -strumpfhose:
    Klasse II (~ 30 mmHg Knöcheldruck): CVI Grad II (Widmer) - ausreichend für die meisten Patienten; Klasse III (~ 40 mmHg Knöcheldruck): CVI Grad III (Widmer)

  Die Compliance der Kompressionstherapie ist max. 50 %.
  KI der Kompressionsbehandlung: AVK mit Knöcheldruck < 80 mmHg, dekompensierte Herzinsuffizienz, septische Phlebitis, Phlegmasia coerulea dolens

- Therapie eines Ulcus cruris venosum:
  - Entfernung von Nekrosen und Reinigung des Ulcus z.B. mit Wasser und Zucker oder enzymatische Wundreinigung oder Hydrokolloidverbände. Vorsicht bei der Behandlung mit Externa wegen Gefahr des allergischen Ekzems!
  - Danach Kompressionsverband mittels Schaumgummikompressen, die die angrenzende Vene mitkomprimieren sollte (Ulkusrand mit Zinkpaste abdecken). Ohne Kompression kaum Heilung!
  - Falls keine Abheilung, Vorstellung des Patienten beim Dermatologen oder in einer Abteilung für (plastische) Chirurgie

Prg: Bei konsequenter Therapie günstig
(Allgemeinmaßnahmen, Varizentherapie, Kompressionsbehandlung)

THROMBOPHLEBITIS [I80.9]

Def: Entzündung oberflächlicher (epifaszialer) Venen mit thrombotischer Verlegung der betroffenen Venen.

Ät.:
- An den Beinen (90 % d.F.) meist bei vorbestehenden Varizen der V. saphena magna und parva sowie deren Seitenäste durch (Mikro-)Traumen ausgelöst.
- An den Armen durch infizierte Venenkatheter oder durch Injektion/Infusion hyperosmolarer Lösungen oder intimareizender Medikamente.
- Thrombophlebitis saltans sive migrans [I82.1]
  Def: Rezidivierende Thrombophlebitis wechselnder Lokalisation (auch Arme, selten viszeraler Befall) an nicht varikös veränderten Venen.
  Vo.: - Frühstadium einer Thrombangiitis obliterans (M. Winiwarter-Buerger)
  - Gel. Begleitsymptom bei malignen Tumoren (z.B. Pankreas Ca.)
- M. Mondor [I80.8]: Idiopathische Thrombophlebitis der seitlichen Thoraxvenen, die als druckdolenter Strang tastbar und sichtbar sind (klinischer Verlauf selbstlimitierend).

KL.: Entzündungszeichen: Rubor, Calor, Dolor, Tumor (schmerzhaft tastbarer, derber [thrombosierter] Venenstrang); i.Gs. zur tiefen Venenthrombose keine Schwellung der Extremität, da 90 % des Blutes durch die tiefen Venen abfließt.

Ko.:
- Eine Thrombophlebitis kann in bis zu 20 % d.F. über insuffiziente Perforansvenen oder in der V. saphena magna über die Crosse auf die tiefen Beinvenen übergreifen.
- Selten bakterielle Infizierung + Abszedierung, Sepsis.

DD: Tiefe Venenthrombose (Phlebothrombose), s.u.

Di.: Klinik, Duplex-Sonografie zum Ausschluss eines Thrombuszapfens aus der V. saphena magna über die Crosse in die V. femoralis superficialis.

Th.:
- Ambulant: Den Patienten laufen lassen. (Keine Bettruhe! Bei Immobilisation besteht das Risiko eines appositionellen Thrombuswachstums bis ins tiefe Venensystem!)
- Evtl. Ursachen beseitigen (z.B. Venülen, Katheter entfernen!)

- Frische Thrombophlebitis: Evtl. Stichinzision, Entleerung des thrombotischen Materials, Kompressionsverband + Mobilisation.
- Ältere Thrombophlebitis: (> 7 Tage): Nur Kompressionsverband + Mobilisation
- Indikationen für eine Heparintherapie: Thrombophlebitis der V. saphena magna (Gefahr der aszendierenden Thrombose) und bettlägrige Patienten.
- Bei starken Schmerzen: Antiphlogistika, z.B. Diclofenac
- Bei infiziertem venösen Zugang am Arm: Umschläge mit antiseptischer Lösung
- Bei Fieber Staphylokokken-wirksames Antibiotikum.

Pro: Therapie kausaler Varizen, Vorsichtsmaßnahmen bei Injektionen/Infusionen; Venülen nur so lange belassen, wie erforderlich.

TIEFE VENENTHROMBOSE (TVT) [I80.2]

Syn: Phlebothrombose; englisch: „deep vein thrombosis" (DVT)

Def. der Thrombose: Intravitale, intravasale, lokalisierte Gerinnung von Blutbestandteilen

Def. der TVT: Thrombose der tiefen Venen im Becken-/Beinbereich (90 %) oder im Armbereich mit 2 Risiken: 1. Lungenembolie
2. Postthrombotisches Syndrom mit chronisch-venöser Insuffizienz

Ep.: Risiko der TVT von Alter und Risikofaktoren abhängig; durchschnittliches Risiko im Alter < 60 J. 1 : 10.000/J., im Alter > 60 J bis 1 : 100/J. TVT und Lungenembolie stellen eine der Hauptursachen für Morbidität und Letalität während eines Krankenhausaufenthaltes dar, werden aber auch bei ambulanten Operationen beobachtet.

Lok: I. TVT der Bein- und Beckenvenen (am häufigsten) - 4 Etagen: V. iliaca 10 %, V. femoralis 50 %, V. poplitea 20 %, Unterschenkelvenen 20 %. 2/3 der TVT der Beine betreffen das linke Bein (Abflussbehinderung an der Kreuzungsstelle linke Beckenvene und rechte Beckenarterie mit Ausbildung einer septenartigen Leiste im Venenlumen = Venensporn bei 20 % der Erwachsenen = May-Thurner-Syndrom). Bis zu 20 % der unbehandelten Unterschenkelvenenthrombosen zeigen eine Progression in die Oberschenkelvenen und ca. 20 % aller Femoralisvenenthrombosen führen zu einer aufsteigenden Beckenvenenthrombose.
> 90 % der Embolien stammen aus dem Einflussgebiet der unteren Hohlvene, davon 30 % aus Beckenvenen und 60 % aus Oberschenkelvenen. Bei bis zu 50 % der Patienten mit proximaler tiefer Beinvenenthrombose kommt es zu (meist) asymptomatischen Lungenembolien.
II. TVT der Armvenen (seltener)

Pg.: Virchow-Trias:
1. Endothelalteration: Entzündung, Traumen
2. Blutstromveränderung:
   - Wirbelbildung (Varizen)
   - Strömungsverlangsamung (lokale Stase, Herzinsuffizienz)
3. Veränderung der Blutzusammensetzung mit Ungleichgewicht zwischen Gerinnung und Fibrinolyse → siehe Ursachen einer Thrombophilie (unter Ätiologie)

Path: Formen:

▶ Abscheidungs- (Plättchen-)Thrombus:
durch Anlagerung (Adhäsion) und Zusammenballung (Aggregation) von Thrombozyten an einem Endotheldefekt (Initialzündung einer Thrombose)
Merkmale:
- Fest an der Gefäßwand haftend.
- Nicht das ganze Lumen ausfüllend.
- Erythrozytenarm (weißer Thrombus) mit geriffelter Oberfläche.

▶ Gerinnungsthrombus:
Wesentlicher pathogenetischer Faktor: Strömungsverlangsamung
Merkmale:
- Keine feste Haftung (Emboliegefahr!).
- Das Gefäßlumen ausfüllend.
- Roter Thrombus mit glatter Oberfläche.

▶ Gemischter Thrombus:
Weißer Kopfteil und roter Schwanzteil

Ät.: 1. Internistische prädisponierende Faktoren für eine TVT (in Klammern Risikoerhöhung):

- TVT oder LE in der Anamnese (bis 30fach)
- Immobilisation (bis 20fach)
- Polycythaemia vera
- Essenzielle Thrombozythämie
- Hyperviskositäts-Syndrom
- Forcierte Diurese mit Exsikkose
- Adipositas (BMI > 30)
- Respiratorische Insuffizienz/COPD
- Systemische Infektionen
- Schlaganfall mit Paresen; Herzinfarkt
- Herzinsuffizienz (NYHA III oder IV)
- Chronisch-venöse Insuffizienz

Thrombophilie:

- Erworbener Protein C-Mangel: Leberzirrhose, DIC, Einstellungsphase einer Cumarintherapie, Vitamin K-Mangel
- Erworbener Protein S-Mangel: Leberzirrhose, Schwangerschaft, Östrogentherapie u.a.
- Erworbener AT-Mangel: Leberzirrhose, nephrotisches Syndrom, exsudative Enteropathie, DIC
- Heparininduzierte Thrombozytopenie Typ II
- Persistierende Faktor VIII-Erhöhung
- Therapie mit Neuroleptika

- Aktive Malignome, bes. im Abdominalbereich (z.B. Pankreas- und Prostata-Ca). → Bei sog. idiopathischen Thrombosen an die Möglichkeit eines Tumorleidens denken und danach suchen!
- Therapie mit Östrogenen, Ovulationshemmern (Dieses Risiko wird durch gleichzeitiges Rauchen potenziert! → Rauchen ist eine relative KI für die Verwendung von Ovulationshemmern.)
- Schwangerschaft und 6 Wochen postpartal (häufigste Todesursache während Schwangerschaft und Wochenbett !)
- Alter > 60 J.

2. Thromboserisiko bei Operationen (ohne Heparin-Prophylaxe):

Generelles Operationsrisiko	Tiefe Venenthrombose	Lungenembolie	Tod
Niedrig Pat. < 40 J., kurzer Eingriff (< 30 Min.), Arthroskopie, Gips	2 %	0,2 %	0,02 %
Mittel Allgemein-chirurgische/urologische/ gynäkologische Eingriffe (> 30 Min.)	10 - 40 %	1 - 4 %	0,4 - 1 %
Hoch Polytrauma, Becken-/Knie-/Hüft-Op.	40 - 80 %	4 - 10 %	1 - 5 %

Durch prophylaktische Gabe von Heparin können 3 von 4 TVT verhindert werden (Risikoreduktion um 75 %).

3. Durch Abknicken der V. poplitea bei langem Sitzen in Auto, Bus, Bahn, Flugzeug kann es bei Risikopatienten zur Flugzeugthrombose kommen: „Economy class syndrome".

4. Hereditäre Ursachen einer Thrombophilie (ca. 50 %) → Verdachtshinweise:
Jüngeres Alter beim Auftreten der 1. TVT; rezidivierende TVT, atypische Lokalisation, positive Familienanamnese

Art des Defekts	Pathomechanismus	Vorkommen bei TVT	Thromboembolierisiko
APC-Resistenz / Faktor V-Leiden-Mutation = Faktor V-G1691A-Mutation	Gestörte Inaktivierung von Faktor Va durch aktiviertes Protein C (APC)	Ca. 30 % aller Thromboembolie-Patienten	Bis 8fach ↑ bei Heterozygotie Bis 80fach ↑ bei Homozytogie
Faktor VIII-Erhöhung		Ca. 20 %	
Prothrombin (F. II)-G20210A-Mutation	Erhöhter Plasma-Prothrombin-Spiegel	Ca. 10 %	3fach ↑ bei Heterozygotie
Protein C-Mangel (2 Typen)	Inhibitormangel (verminderte Inaktivierung von Faktor Va und VIIIa)	Ca. 5 %	Ca. 10fach ↑ bei Heterozygotie
Protein S-Mangel (3 Typen)	Verminderte Protein-C-Aktivität infolge verminderter Aktivität des Kofaktors	Ca. 2 %	Ca. 10fach ↑ bei Heterozygotie
Antithrombin- (AT) Mangel	Typ I: AT-Spiegel um ca. 50 % erniedrigt (Typ II: AT-Spiegel normal, aber verminderte AT-Aktivität)	< 1 %	> 10fach ↑ bei Heterozygotie Hohes Risiko bei Homozygotie

- APC-Resistenz: Häufigste Thrombophilieursache. Prävalenz der Faktor V-Leiden-Mutation: 7 % heterozygot, ca. 0,2 % homozygot (in Europa)
- 95 % der Mutationen im Faktor V-Gen betreffen die G1691A-Mutation.
- AT-Mangel Typ I: Prävalenz < 1 % heterozygot
- Antiphospholipid-Syndrom (Anamnese: TVT, Schwangerschaftskomplikationen): Siehe dort

Alle diese Gerinnungsstörungen werden autosomal dominant vererbt. Bei der häufigeren Heterozygotie findet sich eine ca. 50 %ige Reduktion der Konzentration des entsprechenden Proteins. Mit Ausnahme der (seltenen) homozygoten APC-Resistenz und des AT-Mangels findet sich bei allen anderen Störungen nur ein mäßig erhöhtes Thromboserisiko, das aber bei zusätzlichen Risikofaktoren (1 - 3) zur Thrombose führen kann!

Die Dauer der Antikoagulation nach einer Thrombose unterscheidet sich für die meisten hereditären Ursachen einer Thrombophilie nicht von Personen ohne diesen Defekt (Ausnahme: Antiphospholipid-Syndrom; homozygote APC-Resistenz: Hier wird Dauerantikoagulation empfohlen).

KL.:
- Schwere-/Spannungsgefühl, ziehende Schmerzen, "Muskelkater" (Wade, Poplitea, Leiste); in Horizontallage abnehmende Beschwerden.
- Schwellung (Umfangsdifferenz!) zyanotische Glanzhaut, „Pratt-Warnvenen" = Kollateralvenen an der Schienbeinkante
- Überwärmung
- Druckempfindlichkeit im Verlauf der tiefen Venen
- Wadenschmerz beim Ballottement der Wade
- Wadenkompressionsschmerz manuell (Meyer-Zeichen) oder mittels Blutdruckmanschette (Lowenberg-May-Zeichen)
- Wadenschmerz bei Dorsalflexion des Fußes (Homans-Zeichen)
- Fußsohlenschmerz bei Druck auf mediale Fußsohle (Payr-Zeichen)
- Evtl. Fieber, BSG ↑, Leukozytose, Pulsanstieg

Merke: Die Treffsicherheit der klinischen Zeichen ist mit 50 % nicht verlässlich! Stasezeichen finden sich am Bein nur bei ausgedehnter proximaler Thrombose (Oberschenkel), wobei die typische Trias: Schwellung, Schmerz, Zyanose nur in 10 % d.F. gefunden wird. Das Fehlen klinischer Zeichen einer Thrombose schließt diese (insbesondere bei bettlägrigen Patienten) nicht aus: Nur bei 1/3 aller Lungenembolien ist eine Phlebothrombose klinisch nachweisbar!

Ko.:
1. Lungenembolie: Bis zu 50 % aller Patienten mit tiefer Beinvenenthrombose haben bei Diagnosestellung szintigrafisch nachweisbare (überwiegend asymptomatische) Lungenembolien! Das höchste Embolierisiko besteht bei Beckenvenenthrombosen.
2. Postthrombotisches Syndrom (PTS) (Symptomatik siehe chronisch-venöse Insuffizienz CVI), davon ¼ d.F. mit Ausbildung eines Ulcus cruris: Selten bei Unterschenkelvenenthrombose, meist nach Mehretagenthrombose (50 % und mehr).
3. Thromboserezidiv

DD:
- Postthrombotisches Syndrom mit chronisch-venöser Insuffizienz
- Lymphödem (Zehen auch geschwollen)
- Muskelfaserriss und posttraumatische Schwellungszustände (Anamnese, Haut nicht überwärmt, nicht zyanotisch)
- Ischias-Syndrom (Anamnese, Schmerzausstrahlung, Lasègue Dehnungsschmerz, neurologischer Status)
- Rupturierte Baker-Zyste (Ausstülpung der Synovia im Bereich der Kniekehle → Sono)
- Akuter arterieller Verschluss (fehlender Puls, blass-kalte Haut, kein Ödem)

Di.:
- Anamnese (Risikofaktoren?) + Klinik

Bestimmung der klinischen Wahrscheinlichkeit des Vorhandenseins einer TVT (Wells-Score):

Parameter	Punkte
Aktives Malignom	1
Lähmung oder kürzliche Immobilisation	1
Kürzliche Bettlägerigkeit (> 3 Tage) oder große Operation	1
Schmerzen bzw. Verhärtung entlang der tiefen Venen	1
Schwellung des ganzen Beines	1
Differenz des Unterschenkelumfangs von > 3 cm	1
Eindrückbares Ödem am symptomatischen Bein	1
Sichtbare Kollateralvenen	1
Frühere dokumentierte TVT	1
Alternative Diagnose wahrscheinlicher als TVT	-2
Score Auswertung	
Wahrscheinlichkeit für TVT nicht hoch	< 2
Wahrscheinlichkeit für TVT hoch	≥ 2

- D-Dimer: Finden sich bei frischer TVT, aber auch postoperativ, bei Malignomen und DIC
  Ein positiver D-Dimer-Test ist verdächtig auf Thrombose, aber beweist sie nicht (andere mögliche Ursachen). Ein negativer D-Dimer-Test (< 500 µg/l) schließt bei geringer klinischer Wahrscheinlichkeit eine TVT mit 95 %iger Sicherheit aus. Bei hoher klinischer Wahrscheinlichkeit sollte auch bei negativem D-Dimer-Test eine bildgebende Diagnostik erfolgen.

	D-Dimer erhöht	D-Dimer normal
Beinschwellung	Beinvenenthrombose, Erysipel, Abszess, Trauma, Krebs	Lymphödem, Herzinsuffizienz (BNP ⇧)
Akuter Thoraxschmerz, Dyspnoe	Lungenembolie, Pneumonie, Aortenaneurysma/-dissektion	Akuter Myokardinfarkt (Troponin ⇧), dekompensierte Herzinsuffizienz

- Bildgebende Diagnostik:
  - (Farbduplex-)Kompressionssonografie: Methode 1. Wahl. Typisch für Thrombosierung ist eine fehlende/ eingeschränkte Komprimierbarkeit des im Querschnitt dargestellten Venenlumens. Bei regelrechten Abflussverhältnissen lassen sich über V. femoralis und V. poplitea atemvariable bzw. provozierte Strömungsprofile in der Duplex-Sonografie ableiten. Mithilfe der Farbcodierung kann der blutumflossene Anteil des Thrombus sichtbar gemacht werden. Bei komplettem Venenverschluss ist mit der Doppler-Sonografie keine Strömung mehr nachweisbar.
  - MR- und CT-Phlebografie: Gute Verfahren, aber aufwendiger als Sonoverfahren
  - Aszendierende Phlebografie: Indiziert nur bei unklaren Fällen, die durch farbkodierte Duplex-Sonografie nicht geklärt werden konnten.
- Ursachen der TVT abklären (Thrombophilie bei jüngeren Patienten, evtl. Malignomsuche bei älteren Patienten)
- Thrombophiliediagnostik:
  a) Wen testen? Bei Auftreten von TVT bei:
  - Jungen Patienten
  - Mehreren Rezidiven
  - Ausgeprägter Familienanamnese
  - Ungewöhnlichen Thrombosen (Lokalisation, Ausmaß, fehlende Ursache)
  - Bei Hinweis auf Antiphospholipid Syndrom (Thrombozytopenie, Aborte, Autoimmun-Phänomene, verlängerte aPTT oder verminderter Quick).

  b) Was testen?
  - TPZ (Thromboplastinzeit) und aPTT
  - Plasmamischversuch bei verlängerter aPTT oder vermindertem Quick
  - APC-Resistenz. Bei abnormem Ergebnis: Genetischer Faktor V-Leiden-Test
  - Protein C- und Protein S Aktivität
  - AT, Faktor VIII-Aktivität
  - Diagnostik auf Antiphospholipid-Syndrom (s.u.)
  - Prothrombin Mutation G20210A

  c) Wann testen?
  Nach Möglichkeit frühestens 3 Monate nach Abklingen der TVT. Zum Zeitpunkt der Untersuchung sollten keine Ovulationshemmer eingenommen werden und es sollte keine Schwangerschaft bestehen.
  Falls Cumarine abgesetzt werden können, sollte die Blutabnahme frühestens 2 Wochen nach Beendigung der Cumarintherapie erfolgen. Bei nachgewiesener Thrombophilie stets auch Familienuntersuchung empfehlen. Optimal ist eine Untersuchung des Patienten in einer Gerinnungsambulanz. Bei Transport der Blutproben vorher Abstimmung mit dem Labor.

Th.: Therapieziele:
1. Verhinderung einer Lungenembolie
2. Vermeidung der Ausbreitung der Thrombose
3. Rekanalisierung des thrombosierten Gefäßes mit Erhaltung der Venenklappen und Verhinderung eines postthrombotischen Syndroms.

A) Allgemeinmaßnahmen:
Kompressionsbehandlung: Anfangs mit elastischer Binde, später mit Kompressionsstrumpf (Kompressionsklasse II) bis zur Leiste bei TVT oberhalb des Kniegelenkes, bis zum Knie bei TVT des Unterschenkels → besserer venöser/lymphatischer Rückstrom, bessere Wandadhärenz des Thrombus (KI: pAVK und Phlegmasia coerulea dolens).
Mobilisation: Bei TVT ist unabhängig von der Lokalisation (distal oder proximal) und der Morphologie des Thrombus („flottierend", „wandhaftend", „okkludierend") keine strenge Bettruhe erforderlich, es sei denn zur Linderung der Beschwerden bei stark schmerzhafter Beinschwel-

lung oder zur Durchführung von therapeutischen Maßnahmen. Unter suffizienter Antikoagulation, Kompression und fortgeführter Mobilisation ist die Frequenz und der Schweregrad von LE nicht erhöht.
Lokale Wärmeanwendung ist verboten! Stuhlregulierung (kein Pressen!).

B) Antikoagulanzientherapie mit Heparin in therapeutischer Dosierung senkt das Lungenembolie-Risiko um 60 %
Vorteil: 4 x seltener intrazerebrale Blutungen (0,2 %) als unter Lyse (0,8 %)
Nachteil: Wiedereröffnungsrate der thrombosierten Vene wesentlich seltener und nur inkomplett im Vergleich zur Lyse → 2 x häufiger Ausbildung eines postthrombotischen Syndroms.
Die Inzidenz von Lungenembolien unterscheidet sich bei Antikoagulanzientherapie nicht wesentlich von der bei Lyse → Konsequenz: Antikoagulanzien sind das Mittel der Wahl in der Akuttherapie der Thrombose. NW + KI: Siehe Kap. Thromboseprophylaxe!

Vorgehen: 2 Alternativen:

- Niedermolekulares Heparin (NMH):
  Ind: Mittel der 1. Wahl bei TVT, auch in der Schwangerschaft. Bei Niereninsuffizienz kontraindiziert.
  Vorteile gegenüber UFH: NMH verhindern in der Akutphase TVT-Rezidive wirksamer als UFH. HIT II, Blutungskomplikationen und Todesfälle sind seltener. s.c.-Anwendung; i.d.R. sind Laborkontrollen nicht erforderlich → daher für ambulante Therapie geeignet.
  KI: Niereninsuffizienz (Akkumulation mit Blutungsrisiko) → hier Verwendung von UFH
  Weitere Einzelheiten (NW, KI) siehe Kapitel Thromboseprophylaxe.

Niedermolekulare Heparine und Nachfolger zur Therapie bei TVT und LE

Substanz	Handelsname z.B.	Dosis/Tag s.c.	Zulassung in Deutschland		
			TVT	LE	HIT
Niedermolekulare Heparine					
Certoparin	Mono-Embolex®	2 x 8.000 IE	Ja	Nein	
Enoxaparin	Clexane®	2 x 1 mg/kg KG	Ja	Ja	
Nadroparin	Fraxiparin®	2 x 0,1ml/10 kg KG	Ja	Nein	
Tinzaparin	Innohep®	1 x 175 IE/kg KG	Ja	Ja	
Faktor Xa-Hemmer					
Fondaparinux	Arixtra®	1 x 7,5 mg, KG < 50 kg: 1 x 5 mg KG > 100 kg: 1 x 10 mg	Ja	Ja	
Rivaroxaban	Xarelto®	siehe Herstellerangaben	Ja	Ja	

Medikation bei HIT:
3 Alternativen: Argatroban, Danaparoid, Lepirudin

Memo: Zur Prophylaxe von Thromboembolien gelten für NMH niedrigere Dosen (siehe Kap. Thromboseprophylaxe).

Bei der Therapie mit NMH ist die Bestimmung der PTT zur Therapieüberwachung nicht geeignet. Kontrollen des Anti-Faktor Xa-Spiegels (3 - 4 h nach Injektion) sind bei sehr leichten (< 50 kg) oder schweren Patienten (> 100 kg) nötig sowie bei Patienten mit eingeschränkter Nierenfunktion und Patienten, die unter Therapie bluten oder rezidivierende Thrombosen haben. Der Zielbereich für den Anti-Faktor Xa-Spiegel liegt zwischen 0,6 - 1,0 IE/ml bei 2 x täglicher Dosierung und 1,0 - 2,0 IE/ml bei 1 x täglicher Dosierung.

- Unfraktioniertes Heparin (UFH) i.v.
  Ind: TVT bei Niereninsuffizienz
  Dos. für UFH: Initial 70 IE/kg KG i.v. als Bolus, anschließend 1.000 IE/h mittels Perfusor. Therapiesteuerung nach dem aPTT-Wert (Verlängerung auf ca. das 1,5 - 2,5fache des Ausgangswertes, wobei die Werte laborabhängig sind). Dauer 4 - 5 Tage (bis Marcumar wirksam ist). Ab 1. oder 2. Tag überlappend Einleitung einer Cumarintherapie. Absetzen von Heparin, wenn INR an 2 aufeinander folgenden Tagen > 2,0 ist. Kontrollen der Thrombozyten (auf HIT II achten).
  Wenn eine anschließende Behandlung mit oralen Antikoagulanzien geplant ist, kann diese überlappend ab 1. oder 2. Tag erfolgen. Die Heparinbehandlung wird beendet, wenn der INR-Wert 2 Tage lang > 2 ist.
  Bei KI gegen Heparin (z.B. HIT II) können direkte Thrombininhibitoren zum Einsatz kommen: Lepirudin (Refludan®) oder Argatroban (Argatra®).

C) Rekanalisationstherapie:

- Therapie mit Aktivatoren der Fibrinolyse (Fibrinolytika, „Lyse-Therapie")

  Ind: - Phlegmasia coerulea dolens
  - Frische proximale TVT (Alter < 7 Tage) mit massiver Schwellung
  - Lungenembolie St. III und IV
  - Frischer Herzinfarkt
  - Frischer Hirninfarkt (bis 4,5 h alt) unter strengen Voraussetzungen

  Kontraindikationen für die Thrombolyse bei Patienten mit Lungeninfarkt (Guidelines ESC 2002):

  - Absolute Kontraindikationen
    - Akute innere Blutung oder spontan aufgetretene intrazerebrale Blutung
  - Relative Kontraindikationen
    - Große Operationen, Organbiopsien oder Punktion eines nicht komprimierbaren Gefäßes innerhalb der letzten 10 Tage
    - Ischämischer Insult innerhalb der letzten 2 Monate
    - Gastrointestinale Blutung innerhalb der letzten 10 Tage
    - Großes Trauma innerhalb der letzten 15 Tage
    - Neurochirurgischer oder ophthalmologischer Eingriff innerhalb des letzten Monats
    - Unkontrollierbare schwere Hypertonie (syst. RR > 180 mmHg, diast. RR > 110 mmHg)
    - Kardiopulmonale Reanimation
    - Thrombozyten < 100.000/mm^3
    - Prothrombinzeit < 50 %
    - Schwangerschaft
    - Bakterielle Endokarditis
    - Diabetische hämorrhagische Retinopathie

  Fibrinolytika:

  - Streptokinase (SK) = Protein aus β-hämolysierenden Streptokokken gewonnen, bildet mit Plasminogen einen Aktivatorkomplex, der dann Plasminogen zu Plasmin aktiviert.
  - Urokinase
  - Alteplase (rt-PA)
  - Weitere Fibrinolytika: rPA = Reteplase, TNK-tPA = Tenekteplase

  Dos. für SK: Standard SK Lyse: initial 250.000 E Streptokinase über 30 Min. i.v., anschl. 100.000 E/Std. für ca. 3 Tage. Behandlungsdauer maximal 1 Woche wegen Bildung von Antistreptokinaseantikörpern. Übergang zu Standard UK Lyse möglich.
  Ultrahohe Streptokinase Kurzzeitlyse: 9 Mio E über 6 Std. Bei nicht ausreichendem Erfolg evtl. Wiederholung nach einem Tag.

  Cave: Keine Kurzzeitlyse bei Beckenvenenthrombose wegen erhöhter Lungenembolierate.

  Dosierung anderer Fibrinolytika: Siehe Herstellerangaben.
  Im Anschluss an die Kurzzeitlyse erfolgt eine Heparin- und überlappende Cumarintherapie (s.o.). Bei mehrtägiger Standardlyse beginnt die Heparintherapie bereits während der Lysetherapie nach Normalisierung der initial erhöhten PTT.
  NW: Blutungen: Intrazerebrale Blutungen kommen unter Lyse-Therapie in 0,8 % vor (unter Antikoagulanzien in 0,2 %), Letalität durch Blutungen: 0,5-1 %; bei bedrohlichen Blutungen gibt man als Antidot Antifibrinolytika (Aprotinin oder Tranexamsäure)

  Cave: Allergische Reaktionen bei SK Lyse nach durchgemachtem Streptokokkeninfekt oder vorausgegangener SK Lyse innerhalb des letzten ½ Jahres.

- **Thrombektomie mittels Fogarty-Katheter** + temporäre Anlage einer arteriovenösen Fistel zur Prophylaxe einer Rethrombose.
  Durch Überdruckbeatmung ist das Risiko von Lungenembolien während des Eingriffs klein.
  Ind.: Phlegmasia coerulea dolens, V. cava-Thrombose, deszendierende Beckenvenenthrombose bei KI gegen Lysetherapie
  Letalität ca. 3 %

- **Regionale hypertherme Fibrinolytika-Perfusion:** Keine Routinemethode (beschränkt auf wenige Zentren). Indikation bei KI gegen eine systemische Fibrinolyse .

Pro: Siehe Kapitel Thromboembolieprophylaxe

TIEFE ARMVENENTHROMBOSE (TAVT) [I82.8]

Def: Thrombose der V. axillaris oder V. subclavia

Pg./Ät.: Siehe Kapitel TVT

Einteilung:

I. Primäre TAVT:
Thoracic-outlet-Syndrom (TOS) = Kompression der Leitungsbahnen (Vene, Arterie, Nerv) im Schultergürtelbereich mit Parästhesien, Schmerzen, Kraftverlust in Arm und Hand; bei arterieller Beteiligung evtl. Fingernekrosen.
Urs.:
- Halsrippe
- Scalenus-anterior-Syndrom = enges Skalenusmuskeldreieck
- Kostoklavikuläres Syndrom = Enge zwischen 1. Rippe und Klavikula bei Abduktion
- Hyperabduktionssyndrom = Sehne des M. pectoralis minor führt zur Kompression
- Kallusbildung nach Klavikulafraktur oder Exostosen der 1. Rippe

Di.: Adson-Manöver (M. scalenus-Test): Bei Thoracic-outlet-Syndrom verschwindet der Radialispuls bei Abduktion und Elevation des Armes während gleichzeitig der Kopf zurückgelegt und zur kontralateralen Seite gedreht wird. Weitere Teste: Hyperabduktionstest nach Wright, Kostoklavikulartest nach Falconer

II. Sekundäre TAVT:
1. Zentrale Venenkatheter (Anamnese!), Infusion hyperosmolarer Lösungen oder intimareizender Medikamente, Schrittmachersonden
2. Paget-von-Schroetter-Syndrom [I82.8]: „Thrombose par effort" = ausgelöst durch Daueranstrengung, z.B. Holzhacken, Bodybuilding oder Rucksacktragen, Geiger, Sportschützen

DD: Tumore des Mediastinums, der Axilla und Klavikulargrube

KL.: Trias: Schmerzen/Schweregefühl (Unter-/Oberarm, Schulter), Schwellung + Zyanose; evtl. sichtbare Kollateralvenen

Ko.: 1) Lungenembolie (6 %)
2) Postthrombotisches Syndrom (5 %)

Di: Klinik - Farbduplex, Venografie (nur bei unklaren Fällen)

Th.: NMH in therapeutischer Dosis (siehe Kapitel TVT) für mindestens 5 Tage, überlappender Beginn einer Cumarintherapie (Dauer: mindestens 3 Monate, evtl. länger). Bei frischer TAVT (< 10 Tage alt) mit ausgeprägten Symptomen evtl. Katheter-Thrombolyse in Zentren.
Bei Thoracic-outlet-Syndrom mit nachgewiesener Enge evtl. transaxilläre Resektion der 1. Rippe mit Durchtrennung der Muskelansätze von M. scalenus anterior, posterior und subclavius.

PHLEGMASIA COERULEA DOLENS [I80.2]:

Def: Perakuter Verschluss sämtlicher Venen einer Extremität mit sekundärer Kompression der arteriellen Zirkulation durch rasche Ödembildung.

Kl.: Extremität maximal geschwollen, schmerzhaft, zyanotisch, kühl, Pulse nicht tastbar.

Ko.:
- Hypovolämischer Schock und Verbrauchskoagulopathie
- Gangrän
- Akutes Nierenversagen

Di.: Klinik + Farbdoppler, Phlebografie kontraindiziert

Th.: Volumenersatz, Prophylaxe von Lungenembolien, rasche chirurgische Intervention: Thrombektomie, Fasziotomie; evtl. Lyse

ANTIPHOSPHOLIPID-SYNDROM (APS) [D68.8]

Def: Diagnosekriterien (Konsensus-Konferenz 2005)
Klinisch:
1. Eine oder multiple Thrombosen (arteriell oder venös)
2. Schwangerschaftskomplikationen:
   a) Frühabort nach 10. SSW
   b) Mindestens eine Frühgeburt vor 34. SSW aufgrund (Prä-)Eklampsie oder Plazentainsuffizienz
   c) Mindestens drei Aborte vor 10. SSW ohne chromosomale, anatomische, hormonelle Ursache

Serologisch: Nachweis von Antiphospholipid-Ak (APA):
1. IgG- oder IgM-anti-Cardiolipin-Ak = ACA (> 40 IE)
2. IgG- oder IgM-anti-β2-Glykoprotein 1-Ak = anti-β2-GPI-Ak
3. Positiver Lupus antikoagulans (LA)-Test

APS liegt vor bei 1 klinischen + 1 serologischen Kriterium (muss 2 x in 3 Monaten positiv sein!).

Anm.: 15 % der APS-Patienten sind nur LA-positiv, 25 % nur ACA-positiv, 60 % LA- und ACA-positiv.

Ep.: Ca. 2 - 5 % der Bevölkerung sind APA-positiv, oft mit nur niedrigen Antikörperspiegeln von fragwürdiger Relevanz. Nur ein Bruchteil hiervon wird symptomatisch; w : m = 2 : 1 bis 9 : 1

Ät.: 1. Primäres APS ohne Grunderkrankung (50 %),
2. Sekundäres APS: mit Grunderkrankung (50 %) (Malignome, AIDS, SLE u.a.)

Pg.: Hyperkoagulabilität durch APA, die mit Gerinnungsfaktoren Komplexe bilden (Protein C und S, Prothrombin)

KL.:
- Thromboembolien (30 %), Myokardinfarkt (bis zu 20 % der Infarktpatienten unter 45 J.), Kardiomyopathie, Herzklappenverdickungen (mit evtl. erhöhtem Embolierisiko)
- Proteinurie, renaler Hypertonus
- Thrombozytopenie (meist < 50.000/µl), Hämolyse (antikörperbedingt oder mikroangiopathische hämolytische Anämie wie bei TTP/HUS), paradoxe Blutungen (< 1 % der Fälle)
- Hirninsulte (ca. 30 % der Insultpatienten < 50 J.), Sehverlust, Hörverlust, Krampfanfälle, Migräne
- M. Raynaud, Livedo reticularis, Hautulzera und -Nekrosen
- Frühabort, Gestose
- „Katastrophales APS": Befall von > 3 Organsystemen

DD: Andere Ursachen einer Thrombophilie

Lab.: Inkonstant: Verlängerte aPTT (durch In-vitro-Interaktion mit Phospholipiden), evtl. Thrombozytopenie, gel. Hämolyse

Di.: Siehe Diagnosekriterien

Th.:
1. Thrombosen: Orale Langzeit-Antikoagulation mit INR 2,0 - 3,0
   Bei KI/Unverträglichkeit Langzeittherapie mit niedermolekularem Heparin
2. Hirninsult: ASS, evtl. orale Antikoagulation
3. Bei klinisch relevanter Thrombozytopenie bestehen abgestufte Therapiemöglichkeiten wie bei ITP: Steroide, Azathioprin, Cyclophosphamid
4. Wiederholter Spontanabort: Therapie der Wahl low-dose ASS + low dose-Heparin
5. Katastrophales APS: Versuch mit Plasmapherese + Cyclophosphamid-Bolustherapie
6. Asymptomatische Patienten: Langfristig ASS; immer Thromboseprophylaxe in Situationen mit erhöhtem Thromboembolierisiko (siehe Kap. TVT).

VENÖSE THROMBOEMBOLIE- (VTE-) PROPHYLAXE

I. Allgemeinmaßnahmen:
- Postoperatives Frühaufstehen (Mobilisation) und aktive Krankengymnastik
- Bettruhe bei Kranken nur dann anordnen, wenn der Nutzen belegt ist.
- Kompressionsverbände oder Antithrombosestrümpfe. (Ob die Kompressionstherapie einen zusätzlichen Nutzen bei medikamentösen Thromboseprophylaxe darstellt, ist nicht belegt.)
- Behandlung/Beseitigung aller Risikofaktoren für TVT (siehe dort!)
- Absetzen thrombosefördernder Medikamente (z.B. Östrogene)
- Bei jüngeren Patienten oder rezidivierenden Thrombosen Ausschluss einer Thrombophilie (siehe Kap. Tiefe Venenthrombose = TVT)

II. **Medikamentös:**

Antikoagulanzien:

▶ **Heparin:**

Wi.: Durch die prophylaktische Gabe von Heparin bei Patienten mit erhöhtem Thromboserisiko beträgt die Risikoreduktion für TVT 75 % und für Lungenembolien 50 %. Heparin ist ein Mukopolysaccharid, das die Wirkung von Antithrombin (AT) potenziert. Der Heparin-AT-Komplex hemmt Thrombin und Faktor Xa. Bei AT-Mangel ist daher die antithrombotische Wirkung von Heparin vermindert! Heparin ist nicht plazentagängig, daher auch bei Gravidität anwendbar.
Antidot ist Protamin: 1 ml Protamin 1000 Roche® neutralisiert 1.000 IE Heparin - NW von Protamin: Blutdruckabfall, evtl. anaphylaktische Reaktion, bei Überdosierung evtl. Blutungsgefahr (da Protamin in Überdosierung die Fibrinpolymerisation hemmt).

	Unfraktioniertes Heparin (UFH)	**Fraktioniertes = Niedermolekulares Heparin (NMH/ = LMWH)**
Mittleres Molekulargewicht (Dalton)	5.000 - 30.000	3.000 - 6.000
Bevorzugte Wirkung	Endphase der Gerinnung = Inhibierung von Thrombin	Vorphase der Gerinnung = Inhibierung von F. Xa
Anti-IIa/Anti-Xa	1 : 1	bis 1: 8
Halbwertzeit nach s.c.-Gabe	1 - 2 h	4 h Kumulation bei Niereninsuffizienz!

NW von Heparin:

- Blutungen: Blutungsrisiko dosisabhängig (hohes Risiko bei Überdosierung → engmaschige Therapiekontrolle). Risiko bei LMWH < UFH. Intrazerebrale Blutungen bei voller Heparindosierung in 0,2 % d.F.
- Reversibler Transaminasenanstieg bis zu 60 %, Osteoporose bei Langzeittherapie, selten Haarausfall u.a.
- Heparininduzierte Thrombozytopenie (HIT)[D69.58]: 2 Formen:

Typ I: Nichtimmunologische Frühform (HIT I) in den ersten 5 Tagen der Behandlung mit UFH bei ca. 5 % der Patienten. Thrombozytenabfall max. 30 % des Ausgangswertes. Spontane Normalisierung bei weiterer Heparingabe. Fortsetzung der Heparintherapie ist möglich.
Urs: Proaggregatorische Wirkung des Heparins durch Hemmung der Adenylatcyclase

Typ II: Immunologisch (AK-) bedingte HIT II:
Urs: Ak-Bildung gegen den Plättchenfaktor 4/Heparin-Komplex (Immunthrombozytopenie)
Inzidenz: UFH bis 3 %; NMH ca. 0,1 % (30 x seltener als unter UFH!) → Bevorzugung von NMH = Prophylaxe der HIT II
Manifestation bei nicht sensibilisierten Patienten meist 5 - 10 Tage nach Beginn der Heparintherapie (bei vorbestehender Sensibilisierung innerhalb von Stunden); Thrombozytenabfall > 50 % des Ausgangswertes; meist < 100.000/µl
Klinik: „White clot syndrome" mit Auftreten lebensbedrohlicher Thrombosen in ca. 25 %! Verhältnis von venösen : arteriellen Thrombosen ca. 5 : 1, am häufigsten Lungenembolien

Merke: Bei Auftreten einer thromboembolischen Komplikation unter Heparintherapie immer an HIT II denken und diese ausschließen! Verhängnisvolle Fehldiagnose: Unterdosierung von Heparin als Ursache der Thrombose → Erhöhung der Heparindosis mit fatalem white clot syndrome!

DD der HIT II:

Diagnose	Diagnostische Hinweise
Pseudothrombozytopenie	Normale Thrombozytenwerte in Zitratblut, Aggregate im Blutausstrich
Nicht immunologische HIT I	1 - 5 Tage nach Therapie mit UFH. Thrombozytenwerte meist > 100.000/µl bzw. Abfall < 30 % (Ausschlussdiagnose, kein beweisender Test)
Thromboembolische Komplikationen unter Heparintherapie	Thrombozytenzahl Ak-Nachweis
DIC	Anamnese, Klinik, Thrombozyten, AK-Nachweis, Fibrinmonomere, Quick, PTT
Autoimmunthrombozytopenie anderer Genese	- Idiopathisch (ITP) - Sekundär: Maligne Lymphome, HIV-Infektion - SLE und Antiphospholipid-Syndrom
GP-IIb/IIIa-Inhibitor-induzierte Thrombozytopenie	Beginn innerhalb von 12 Stunden nach Gabe von GP-IIb/IIIa-Inhibitoren, Thrombozytenwerte < 20.000/µl, Blutungskomplikationen
Post-Transfusions-Purpura (PTP)	7 - 14 Tage nach Transfusion von vorimmunisierten Patienten (> 95 % Frauen betroffen), Thrombozytenwerte < 20.000/µl, Blutungskomplikationen

Di.:
- Thrombozytenzahl: Abfall um > 50 % des Ausgangswertes, meist < 100.000/µl
  Die Abschätzung der klinischen Wahrscheinlichkeit für eine HIT II kann mit dem 4T-Score erleichtert werden (*siehe Internet*).
- Nachweis von Antikörpern gegen den Plättchenfaktor 4/Heparin-Komplex (PF4/Heparin-Ak-Test) mit ELISA oder HIPA-Test: Negativer Test schließt HIT II aus, positiver Test spricht bei entsprechendem Thrombozytenabfall für HIT II.

Merke: Vor jeder Gabe von UFH Thrombozytenbestimmung (Ausgangswert). Unter UFH-Therapie zwischen 5. - 14. Tag regelmäßig Thrombozytenbestimmung. Bei NMH sind die Empfehlungen zur Thrombozytenkontrolle unterschiedlich, weil das Risiko kleiner ist als bei UFH.

Th.: Heparintherapie sofort absetzen! Keine heparinhaltigen Medikamente/Salben/Katheterspülungen! Wechsel auf andere Antithrombotika: Lepirudin (Refludan®) oder Argatroban (Argatra®). Das Heparinoid Danaparoid zeigt in 5 - 10 % Kreuzreaktivität mit Heparin. Bei gravierenden Thrombosen evtl. Fibrinolyse. Thrombozytengabe vermeiden (white clot syndrome)!
Allergie in Patientenausweis eintragen!

WW: Erhöhte Blutzuckerwerte unter Heparintherapie

Ind: - In voller Dosierung: z.B. bei tiefer Venenthrombose (TVT), Lungenembolie (LE) St. I + II
- In niedriger Dosierung zur Thromboseprophylaxe

KI: Bei voller Dosierung ähnlich wie bei Fibrinolyse (siehe dort). Bekannte Heparinallergie und HIT II. Wenn HIT II unter unfraktioniertem Heparin auftritt, sind niedermolekulare Heparine auch kontraindiziert.

Dos:
- UFH:
  a) Zur Thromboseprophylaxe: 3 x 5.000 IE s.c./d oder 2 x 7.500 IE s.c./d
  b) Zur Therapie der tiefen Venenthrombose (TVT): siehe dort
- NMH (= LMWH)/anti-Xa-Dosis:

Thromboembolieprophylaxe mit niedermolekularen (= fraktionierten) Heparinen:
Beginn vor Operationen: 2 - 12 h präoperativ 1. NMH-Injektion

Substanz	Handelsname	Dosis/Tag
Certoparin	Mono-Embolex®	1 x 3.000 IE
Dalteparin	Fragmin®	1 x 2.500 - 5.000 IE
Enoxaparin	Clexane®	1 x 20 - 40 mg
Nadroparin	Fraxiparin®	1 x 2.850 IE
Reviparin	Clivarin®	1 x 13,8 mg
Tinzaparin	Innohep®	1 x 3.500 IE

Die Bestimmung der PTT ist zur Therapieüberwachung nicht geeignet. In Zweifelsfällen sollte der Anti-Xa-Spiegel bestimmt werden vor allem bei Niereninsuffizienz. Bei intakter Nierenfunktion kann jedoch auf diese Bestimmung meist verzichtet werden.

▶ **Selektive F. Xa-Hemmer:**

- **Fondaparinux** (Arixtra®) ist ein Heparinanalogon (Pentasaccharid) mit F. Xa-Hemmung. Aufgrund der langen HWZ von 17 h wird es nur 1 x/d s.c. gegeben. Protamin ist nicht wirksam als Antagonist. Ein Gerinnungsmonitoring oder eine Kontrolle der Thrombozytenzahl ist nicht erforderlich. Kumulation bei Niereninsuffizienz! (Kontrolle mit Anti-Xa-Test)
  Ind: 1) Thromboembolieprophylaxe
  2) Therapie der TVT und Lungenembolie (LE)
  Dos: Thromboseprophylaxe: 2,5 mg s.c. (1 x/d), beginnend 6 h nach Op.
  Therapie der TVT und LE: Gewichtsabhängig (Herstellerangaben)
  NW: Evtl. Anämie, Thrombozytopenie, Leberfunktionsstörungen, Ödeme u.a.
  KI: Schwere Niereninsuffizienz u.a. (siehe Antikoagulanzien)
- **Rivaroxaban** (Xarelto®): Oraler F. Xa-Inhibitor
  Ind: 1. Prophylaxe/Therapie von TVT und LE
  2. Embolieprophylaxe bei nicht-valvulärem Vorhofflimmern
  NW: Gastrointestinale NW u.a.; WW mit CYP3A4-abhängigen Medikamenten beachten
  WW: Triazol-Antimykotika (keine gleichzeitige Medikation mit Rivaroxaban!)
  KI: Siehe Antikoagulanzien; schwere Niereninsuffizienz, Schwangerschaft/Stillzeit u.a.
  Dos: 10 mg Rivaroxaban/d - Beginn 6 - 10 h postoperativ - kein Gerinnungsmonitoring
- **Danaparoid** (Orgaran®): F. Xa-Inhibitor zur parenteralen Anwendung
  Ind: Thromboembolieprophylaxe bei HIT II
- **Apixaban** (Eliquis®): Oraler F. Xa-Inhibitor;
  Ind: Thromboembolieprophylaxe 1) nach Hüft-/KnieTEP
  2) bei nichtvalvulärem Vorhofflimmern
  NW: Blutungen, Leberenzymanstieg u.a.
  WW mit CYP3A4-abhängigen Medikamenten beachten (z.B. Triazol-Antimykotika. Keine gleichzeitige Einnahme mit Apixaban!)
  KI: Siehe Antikoagulanzien
  Dos: zur Thromboembolieprophylaxe nach Hüft-/Knie-TEP 2 x 2,5 mg/d ab 12 - 24 h post Op.; zur Embolieprophylaxe bei nichtvalvulärem Vorhofflimmern: 2 x 5 mg/d; Dosisreduktion bei Risikofaktoren (siehe Herstellerangaben)

▶ **Direkte Thrombininhibitoren**, die unabhängig von Antithrombin wirksam sind:

- **Dabigatran** (Pradaxa®)
  Wi.: Oraler Thrombinhemmer; Prodrug wird im Körper aktiviert zu Dabigatran. Dieses schützt in einer Dosis von 2 x 150 mg/d besser vor Schlaganfällen durch Vorhofflimmern als Cumarine. Ein Antidot fehlt jedoch.
  NW.: Gastrointestinale NW u.a. Da Dabigatran zu 80 % renal ausgeschieden wird, kumuliert es bei Niereninsuffizienz, wodurch gravierende Blutungen auftreten können ! Daher vor und unter Therapie Kontrolle der Nierenfunktion!
  WW: Triazol-Antimykotika, Ciclosporin, Tacrolimus u.a. (keine gleichzeitige Medikation mit Dabigatran!)
  Ind: Prophylaxe venöser Thromboembolien nach elektivem Hüft- oder Kniegelenksersatz; Schlaganfallprophylaxe bei nicht-valvulärem Vorhofflimmern
  KI: Nieren-/Leberinsuffizienz; Schwangerschaft/Stillzeit u.a.! Weitere KI siehe Antikoagulanzien und Herstellerangaben
  Dos: 2 x 150 mg/d; bei Risikofaktoren Dosisreduktion (siehe Herstellerangaben)
- **Hirudine:** Lepirudin (Refludan®), Desirudin (Revasc®), Bivalirudin (Angiox®)
  Direkte Thrombininhibitoren sind auch bei Mangel an Antithrombin wirksam. Kein Antidot verfügbar!
  Ind.: Heparininduzierte Thrombozytopenie (HIT) Typ II (Zulassung für Lepirudin)
  Bivalirudin ist nur zur Antikoagulation bei PTCA zugelassen.
  NW: Lepirudin induziert in ca. 50 % Ak, die die Halbwertzeit verlängern → Kontrollen der aPTT und evtl. Dosisreduktion, auch bei Niereninsuffizienz. Selten Anaphylaxie (bei vorbehandelten Patienten) u.a.
- **Argatroban** (Argatra®)
  Ind: Antithrombotische Therapie bei HIT II

▶ **Cumarine:** Phenprocoumon = PPC mit T_{50} von 4 - 6 Tagen (Marcumar®, Falithrom®), Warfarin mit T_{50} von 1,5 - 2 Tagen (Coumadin®)

Wi.: Cumarine sind Vitamin K-Antagonisten. Vitamin K ist Kofaktor bei der γ-Karboxylierung von Glutaminsäureresten im N-terminalen Ende der Faktoren des Prothrombinkomplexes (= Faktoren II, VII, IX, X) und der Proteine C und S. Bei Vitamin K-Mangel bildet die Leber funktionsuntüchtige Vorstufen der genannten Gerinnungsfaktoren (PIVKA = prothrombin induced in Vit. K-absence), bei denen die γ-Karboxylierung der Glutamylseitenketten fehlt. PPC wird fast 100 %ig

resorbiert. Infolge der langen Halbwertszeit von PPC führen Veränderungen der Dosis erst nach 3 - 4 Tagen zu einer Änderung des INR-Wertes.
Nach Absetzen von PPC normalisiert sich die verlängerte Gerinnungszeit erst nach 7 - 14 Tagen.
Es ist durch Studien nicht belegt, dass das Ausschleichen der Cumarintherapie vorteilhafter ist als abruptes Absetzen der Therapie.
Vor geplanten Operationen mit der Notwendigkeit, die Gerinnung zu verbessern, ist je nach Situation ein abgestuftes Procedere angezeigt (Abwägung des Blutungsrisikos durch die Intervention gegen das Thromboembolierisiko ohne Antikoagulation):

Beispiele für hohes Blutungsrisiko: Herzchirurgie, interventionelle Kardiologie, Op. abdomineller Aortenaneurysma, Neurochirurgie, Laminektomie, komplexe Tumorchirurgie, bilaterale Knie-TEP, TUR der Prostata, Nieren- und Leberbiopsie, extensive Oralchirurgie und Augenchirurgie, ausgedehnte Polypektomie
Beispiele für mittleres Blutungsrisiko: Laparoskopische Chirurgie oder Cholezystektomie, Darmresektion, Herniotomie, Hysterektomie, Handchirurgie, Knie- und Hüftgelenksersatz, Arthroskopie, dermatologische Chirurgie, Gastroskopie, Koloskopie, Bronchoskopie, diagnostische Herzkatheter, SM-Implantation

Niedriges Thromboembolierisiko (< 4 %/Jahr): Sekundäre TVT oder LE im letzten Jahr, idiopathische VHF, Bioprothesen (nach 3 Mon.)

Mittleres Thromboembolierisiko (4 - 10 %/Jahr): Idiopathische TVT oder LE im letzten Jahr, VHF mit Diabetes mellitus, arterielle Hypertonie oder höheres Lebensalter, Bioprothesen (erste 3 Mon.)

Hohes Thromboembolierisiko (> 10 %/Jahr): TVT, LE oder arterielle Embolie im letzten Monat, künstliche Herzklappe, VHF mit Z.n. ischämischem Ereignis, schwere Herzinsuffizienz, Thrombus im linken Vorhof oder dichte Spontanechos im TEE

A) Niedriges Blutungsrisiko
Planmäßige Fortsetzung der Cumarin-Therapie oder vorübergehende Dosisreduktion mit Ziel-INR 1,5
B) Hohes Blutungsrisiko und/oder niedriges Thromboembolierisiko:
Unterbrechung der Cumarin-Therapie und OP bei normalem INR-Wert
C) Mittleres und hohes Thromboembolierisiko:
- Vorübergehendes Absetzen des Cumarins bis zum 1. postoperativen Tag
- Ob eine überbrückende Gabe von Heparin („Bridging“) in dieser Situation ratsam ist, ist durch Studien nicht belegt. In einer Metaanalyse verschiedener Studien zeigte sich, dass die Thromboembolierate nicht beeinflusst wurde, das Blutungsrisiko jedoch anstieg.

D) Akute Blutungskomplikationen oder bei Notoperationen:
Infusion von PPSB zur sofortigen Normalisierung der Gerinnung
Ziel: präoperativer Quick ≥ 50%
Dos.: PPSB-Dosierung in IE: Gewünschter Quick-Anstieg in % x kg KG x 1,2

NW:
- Blutungen: Das Risiko intrakranieller Blutungen (als „worst case“) unter PPC (bei INR 2,0 - 3,0) beträgt 0,3/Jahr.
- Haarausfall
- Selten Hepatitis
- Selten Unverträglichkeitsreaktionen, gastrointestinale Beschwerden
- Cumarin-induzierte Hautnekrosen. Da Protein C eine kürzere Halbwertzeit hat als die Faktoren des Prothrombinkomplexes, kann es bei Protein C-Mangel in der Einstellungsphase einer Cumarin-Therapie zu passagerer Hyperkoagulabilität mit Thromboseneigung und Cumarin-Nekrosen kommen.
  Th.: Cumarinwirkung durch Gabe von Vitamin K_1 unterbrechen, Gabe von Heparin und Kortikosteroiden
  Pro: Während der Einleitung der Cumarintherapie überlappende Heparintherapie bis INR im gewünschten Bereich.

WW: Ursachen einer Wirkungssteigerung der Cumarine (INR-Wert ↑):
- Verdrängung aus der Eiweißbindung (nichtsteroidale Antiphlogistika)
- Verminderte enterale Vitamin K-Bildung (Antibiotika) und -Resorption (Austauscherharze)
- Erythromycin und Clarithromycin hemmen Cytochrom P450 3A4, wodurch der Abbau von Phenprocoumon vermindert wird.
- Thrombozytenaggregationshemmer, Heparin, Fibrinolytika
- Zahlreiche andere Medikamente (z.B. Clofibrat, Lokalanästhetika, Allopurinol, Cimetidin, Amiodaron u.a.) → WW stets beachten und bei Medikamentenumstellung engmaschige INR-Kontrollen machen!

Ursachen einer Wirkungsverminderung der Cumarine (INR-Wert ↓):
- Enzyminduktion in der Leber (Barbiturate, Antiepileptika, Rifampicin u.a.)
- Andere Medikamente (z.B. Digitalis, Diuretika, Kortikosteroide)
- Vitamin K-reiche Nahrung (z.B. Spinat, Kohl)

Ind: Thromboembolieprophylaxe; Cumarine senken das Rezidivrisiko nach TVT auf Normalniveau; sie sind auch wirksam bei APC-Resistenz, AT-, Protein C- und Protein S-Mangel.

KI:
- Krankheiten mit erhöhter Blutungsbereitschaft (z.B. hämorrhagische Diathese, Leberparenchymerkrankungen, Niereninsuffizienz, schwere Thrombozytopenie)
- Erkrankungen, bei denen der Verdacht einer Läsion des Gefäßsystems besteht (z.B. Magen-Darm-Ulzera, unkontrollierte Hypertonie, Apoplexie, Traumen nach chirurgischen Eingriffen am ZNS, Retinopathien mit Blutungsrisiko, Hirnarterienaneurysmen, floride Endokarditis lenta)
- Kavernöse Lungentuberkulose
- Anfallsleiden
- Chronischer Alkoholismus
- Nephrolithiasis
- Mangelnde Compliance des Patienten
- Schwangerschaft, Stillzeit

Dos: Die Therapieüberwachung erfolgt durch Bestimmung der Thromboplastinzeit (Quick-Wert). Weil die verschiedenen Thromboplastine nicht vergleichbar sind, wurde ein international vergleichbarer Standard erarbeitet, genannt International Normalized Ratio. INR = Prothrombinzeit (Patient): Prothrombinzeit (Kontrollkollektiv). Quick-Wert und INR-Wert verhalten sich gegenläufig: Sinkt der Quick-Wert, steigt der INR-Wert und umgekehrt. Der therapeutische Bereich für eine Standard-Antikoagulierung liegt zwischen 2,0 - 3,0 INR. In diesem Bereich sind Blutungskomplikationen seltener als bei stärkerer Antikoagulierung im höheren INR-Bereich. Die Einleitung einer Cumarintherapie sollte initial durch Heparintherapie begleitet werden bis der INR-Wert den therapeutischen Bereich erreicht, da sonst der initiale Thromboseschutz fehlt.

Bei normalem Quick-Wert/INR (der als Ausgangswert vorliegen muss), kann bei Erwachsenen die Dosierung z.B. so erfolgen: Marcumar®, Falithrom® (1 Tabl. = 3 mg): 3 Tage lang 2 Tabl./d, weitere Dosierung nach Bestimmung der Thromboplastinzeit, standardisiert nach INR. Die Patienten brauchen Vitamin K-reiche Speisen (Kohl, Broccoli, Spinat) nicht zu meiden, sollten sie aber gleichmäßig über die Woche verteilt und nicht im Übermaß zu sich nehmen. Keine Einnahme von Medikamenten, die das Blutungsrisiko steigern (z.B. Thrombozytenaggregationshemmer). Geeignete Patienten mit unbefristeter Antikoagulanzientherapie können durch Schulung die Selbstbestimmung des INR-Wertes lernen (CoaguCheck®) und dadurch die Güte der Einstellung verbessern. Blutungsrisiko und thromboembolische Komplikationen verringern sich, die Überlebensrate steigt (ESCAT-Studie).

Dauer einer Antikoagulanzien-Therapie bei Thromboembolien (AWMF 2010):

- Erstes Ereignis bei transientem Risikofaktor (z.B. nach Op.):	3 Monate
- Idiopathische Genese (distale TVT):	3 Monate*)
- Idiopathische Genese (proximale TVT) oder Rezidiv bei idiopathischer Genese	zeitlich unbegrenzt*)
- Aktive Krebskrankheit:	zeitlich unbegrenzt*)

*) Risiko-Nutzen-Analyse bei zeitlich unbegrenzter Antikoagulation kontrollieren.

Empfehlungen zur Therapie mit Phenprocoumon bei Herzklappen	**INR**
A) Mechanische Klappen (Kunstklappen)	
In Aortenposition (Aortenklappenersatz = AKE)	2,5 Dauertherapie
In Mitralposition (Mitralklappenersatz = MKE)	3,0 Dauertherapie
B) Bioprothesen (für 3 Monate)	INR 2,5

Merke: Immer individuelle, risikoadaptierte Entscheidung unter Berücksichtigung der ESC-Leitlinie (aktuell 2012)! Durch INR-Selbstbestimmung optimale INR-Einstellung anstreben mit geringer INR-Variabilität!

Empfehlungen zur Thromboembolieprophylaxe bei chronischem Vorhofflimmern = VHF (siehe dort)

Prophylaxe arterieller Thrombosen

Thrombozytenaggregationshemmer:
Wirkungsdauer auf die Thrombozytenfunktion bis zu 7 Tage (= Lebensdauer der Thrombozyten)

- **Acetylsalicylsäure (ASS)**

Wi.: Irreversibler Cyclooxygenase- (COX-1 und COX-2-) Inhibitor. Die antithrombotische Wirkung beruht auf einer Hemmung der Synthese des aggregationsfördernden Thromboxans A_2.

Anm.: ASS in niedriger Dosis (75 mg/d) soll auch das Risiko für die Entstehung von Karzinomen und Fernmetastasen vermindern.

NW: Erosive Gastritis, Ulzerationen, Magenblutungen (durch Hemmung der Bildung schleimhautprotektiver Prostaglandine und durch Hemmung der Thrombozytenaggregation); pseudoallergisches Asthma bei prädisponierten Patienten (gilt dann für alle COX-Inhibitoren); erhöhte Blutungsgefahr (wenn vertretbar, eine Woche vor elektiven operativen Eingriffen absetzen).

WW: Mögliche Reduktion der antithrombotischen Wirkung von ASS durch gleichzeitige bzw. vorherige Gabe anderer COX-Hemmer (z.B. Ibuprofen); Verstärkung der Blutungsgefahr durch Antikoagulanzien

KI.: Hämorrhagische Diathese, Ulkuskrankheit, ASS-Überempfindlichkeit; Anwendungsbeschränkungen: Asthma bronchiale, vorgeschädigte Nieren, letztes Trimenon der Schwangerschaft

Ind: Sekundärprävention arterieller Thrombosen bei Patienten mit Atherosklerose

Dos: 75 - 325 mg/d

Anm: ASS-Resistenz: ASS wirkt bei ca. 20 % der Behandelten nur unzureichend antithrombotisch. Eine Durchführung von Aggregationstests wird z Zt. nur bei Therapieversagern empfohlen (z.B. Stent-Thrombose).

- **Thienopyridine (P2Y12-Rezeptorantagonisten):**

  - **Clopidogrel** (Plavix®, Iscover®, Generika)

    Wi.: Clopidogrel ist ein Prodrug und wird durch CYP2C19 zu aktiven Metaboliten oxidiert und wirkt als irreversibler Inhibitor thrombozytärer ADP-Rezeptoren ($P2Y_{12}$). Die antithrombotische Wirkung beruht auf einer Hemmung der Wirkung des aggregationsfördernden ADP. Prävention atherothrombotischer Komplikationen bei Patienten mit Atherosklerose ähnlich gut wie bei ASS.

    WW: Der Protonenpumpenhemmer Omeprazol kann zu einer Abschwächung der Clopidogrel-Wirkung führen. Eine Zunahme kardiovaskulärer Ereignisse konnte durch diese WW nicht beobachtet werden. Bei ca. 30 % der Menschen wirkt Clopidogrel vermindert infolge einer genetischen Variante des Enzymsystems CYP2C19. Eine Routinetestung wird aber nicht empfohlen.

    NW: Gastrointestinale Beschwerden, Kopfschmerzen, Schwindel, erhöhte Blutungsgefahr (wenn vertretbar, eine Woche vor elektiven operativen Eingriffen absetzen), sehr selten thrombotisch-thrombozytopenische Purpura

    Merke: Thrombozytenaggregationshemmer sind kein ausreichender Ersatz für Antikoagulanzien, wenn diese indiziert sind. Bei Therapie mit Antikoagulanzien gibt man i.d.R. kein zusätzliches ASS (z.B. bei gleichzeitiger KHK oder PAVK).

    Ind: 1. Reservemittel zur Prophylaxe arterieller Thrombosen bei Unverträglichkeit gegenüber ASS
    2. Akutes Koronarsyndrom in Kombination mit ASS (duale Plättchenhemmung)
    3. Temporärer Einsatz nach PTCA-/Stenttherapie (siehe dort)

    Dos: 1.Dosis 300 mg, danach 75 mg/d

  - **Prasugrel** (Efient®) zeigte in einer Studie bessere Wirksamkeit als Clopidogrel, aber das Blutungsrisiko war höher.

    Wi./Ind: Akutes Koronarsyndrom in Kombination mit ASS (duale Plättchenhemmung)
    NW: Anämie, Blutungen, Überempfindlichkeitsreaktionen u.a. (siehe Herstellerangaben)
    Dos: Erste Dosis zur Aufsättigung 60 mg; Erhaltungsdosis 10 mg/d

- **Ticagrelor** (Brilique®)

  Wi.: Reversible Blockade der Adenosinrezeptoren an den Thrombozyten (ATP-Analogon). Die ESC-Leitlinie empfiehlt bevorzugt Ticagrelor, weil es in der PLATO-Studie die kardiovaskuläre Mortalität besser gesenkt hat als Clopidogrel.
  NW: Erhöhte Blutungsgefahr, Dyspnoe, Kreatinin-/Harnsäureanstieg, Gynäkomastie u.a.
  WW: Mit CYP3A4-Inhibitoren
  Ind: Akutes Koronarsyndrom in Kombination mit ASS (duale Plättchenhemmung)
  KI: Siehe Herstellerangaben
  Dos: 1. Dosis 180 mg, danach 2 x 90 mg/d

- **Glykoprotein IIb/IIIa-Rezeptorinhibitoren (GPIIb/IIIa-Antagonisten)**

  Anwendung als i.v.-Infusion. - Zwei Gruppen:
  1. Antikörperfragment: Abciximab (ReoPro®)
  2. Niedermolekulare GPIIb/IIIa-Antagonisten: Eptifibatid (Integrilin®), Tirofiban (Aggrastat®)

  Wi.: Verhinderung der Bindung von Fibrinogen an den aktivierten GPIIb/IIIa-Rezeptor. Dadurch starke Thrombozytenaggregationshemmung.
  Ind: Temporärer Einsatz bei speziellen Indikationen, z.B. PTCA-/Stenttherapie
  NW: (z.B. Blutungen) + KI sind zu beachten (siehe Herstellerangaben)

Thrombozytenaggregationshemmer und chirurgische Eingriffe:
Gratwanderung/Risikoabwägung zwischen Blutungsrisiko und Risiko für neue arterielle Verschlüsse (z.B. bei Patienten mit Stents). Evidenzlage dünn, verschiedene Vorgehensweisen werden für verschiedene Risikosituationen diskutiert.
Beispiel: Patient mit Koronarstent (älter als 1 Monat bei BMS bzw. > 12 Monate bei DES) und mittleres Blutungsrisiko (keine Chirurgie an WS oder ZNS, keine Leber-/Nierenchirurgie): Hier empfehlen manche Autoren, dass ASS weitergegeben werden sollte. (Einzelheiten: Siehe *Internet* oder Rat bei Zentren einholen.)

E M B O L I E N [I74.9]

Def: Verschleppung korpuskulärer Elemente innerhalb der Blutbahn: Verschlepptes Material = Embolus. Am häufigsten thrombotisches Material (Thrombembolie), ferner Cholesterinembolie aus atheromatösen Plaques, Fett- und Luftembolie nach Traumen, septische Embolie bei bakterieller Endokarditis, Tumorembolie als wichtiger Mechanismus der Metastasierung, Fruchtwasserembolie bei der Geburt, Fremdkörperembolie (z.B. abgerissener Katheter), Talkum (i.v.-Drogen).

Merke: Bei venösen Thrombosen besteht die größte Emboliegefahr innerhalb der ersten 8 Tage • = Thrombus noch nicht durch Granulationsgewebe fixiert.

Venöses System		Arterielles System
↓	⟶ Sehr selten paradoxe arterielle Embolien bei offenem Foramen ovale + pulmonaler Hypertonie ⟶	↓
Kleiner Kreislauf: Lungenembolie		Großer Kreislauf: arterielle Embolie

Ät.: 1. Venöse Embolien:
Siehe Kap. Tiefe Venenthrombose
2. Art. Embolien: siehe unten

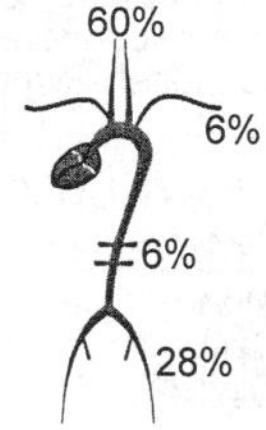

Lokalisation arterieller Embolien: Prädilektionsstellen sind Gefäßaufzweigungen und physiologische Engen

Folgen: ▶ Venöse Embolien: Lungenembolie
▶ Arterielle Embolien: Abhängig von Lokalisation des Embolus:
- Gehirn (Hirnembolie)
- Extremitäten (Akuter Arterienverschluss im Extremitätenbereich)
- Nieren (Niereninfarkt mit evtl. Lendenschmerz + Hämaturie)
- Milz (Milzinfarkt mit Flankenschmerz links, evtl. perisplenitisches Reiben)
- Mesenterium (Mesenterialinfarkt mit akutem Abdomen, blutigen Durchfällen, Angina visceralis in der Anamnese)

Th.: Revaskularisationstherapie: z.B. Embolektomie, Aspirationsembolektomie, lokale Lyse

Rezidivprophylaxe:
- Antikoagulanzien
- Thrombozytenaggregationshemmer nur bei arteriellen Thrombosen (außer Thrombenbildung im Herzbereich → hier Antikoagulanzien)
- Beseitigung vorhandener Risikofaktoren (siehe Ätiologie)

CHOLESTERINEMBOLIEN

Ät.: Angiografie, gefäßchirurgische Interventionen; in 50 % d.F. spontan durch Plaque-Ruptur bei aortalen, arteriosklerotischen Plaques.

Vo.: Rel. selten; ältere Patienten mit Arteriosklerose, m > w; Dunkelziffer?!

KL.:
- Haut: Blue-toe-Syndrom, Livedo reticularis
- GI-Trakt: Abdomineller Schmerz, Ischämie
- Augen: Hollenhorst-Plaques (retinale Cholesterin-Embolien)
- Niere: Anstieg der Retentionswerte
- Gehirn: TIA, Embolien

Lab: Evtl. Leukozytose, Eosinophilie, Hypo-Komplementämie, evtl. langsame (d.h. bis zu Wochen nach Angiografie) eintretende Nierenfunktionsverschlechterung

Di.: Anamnese, Klinik (Verdachtsdiagnose). Sichere Diagnose nur bioptisch; oft erst autoptisch.

Th.: Symptomatisch

Prg: Abhängig von der Lokalisation der Cholesterinembolien

LUNGENEMBOLIE (LE) [I26.9]

Def: Verschluss einer Lungenarterie durch Einschwemmen eines venösen Embolus (= abgelöster Thrombus). In > 90 % der Fälle stammt die Embolie aus dem Einzugsbereich der V. cava inferior (TVT der Bein- oder Beckenvenen). Embolien aus dem Einflussgebiet der oberen Hohlvene (zentraler Venenkatheter) und dem rechten Herzen (Schrittmacherkabel) sind seltener.

Die Lungenembolie hat 2 Voraussetzungen:
1. Vorhandensein einer tiefen Venenthrombose (TVT)
2. Embolisation des Thrombus in der Lunge

Ep.: Inzidenz: 60 - 70/100.000/J.; fulminante LE: 1/100.000/J.
Bei 10 % aller Verstorbenen wird autoptisch eine LE festgestellt. Bei 1 - 2 % aller stationären Patienten - abhängig vom Patientenkollektiv - kommt es zu Lungenembolien. Bis zu 50 % aller Patienten mit proximaler TVT haben szintigrafisch nachweisbare (überwiegend asymptomatische) Lungenembolien! Die postoperative Letalität durch LE liegt trotz Prophylaxe bei 0,2 - 0,5 % und stellt damit eine Hauptursache für Morbidität und Letalität während eines Krankenhausaufenthaltes dar. LE werden aber auch außerhalb der Klinik beobachtet (bes. bei Patienten nach kurzfristiger stationärer oder ambulanter Behandlung). LE sind die häufigste Ursache mütterlicher Letalität in der Schwangerschaft (in den Industrieländern). LE sind häufig, häufig aber auch Quellen von Fehldiagnosen. In vielen Fällen werden sie klinisch überhaupt nicht erkannt! Nur 1/4 der tödlichen Lungenembolien wird vor dem Tod diagnostiziert. Insbes. kleine Signal-Embolien mit flüchtiger Symptomatik werden meist übersehen, obwohl sie oft Vorboten größerer Embolien sind!

Lok: Bevorzugt ist die rechte A. pulmonalis betroffen (typische Lokalisation: rechter Unterlappen).

Ät.: Tiefe Venenthrombose (siehe dort)

Merke: Der fehlende Nachweis einer TVT spricht nicht gegen ein Emboliegeschehen. Bei bettlägerigen Patienten fehlen oft klinische Zeichen einer TVT. Nur 25 % der TVT zeigen klinische Symptome (!) vor dem Auftreten einer Lungenembolie!

Auslösende Faktoren:
Morgendliches Aufstehen, pressorische Akte (Defäkation!), plötzliche körperliche Anstrengung

PPh: Der Thrombembolus führt zur Obstruktion des Pulmonalarterienstammes oder seiner Äste mit plötzlichem Anstieg des Lungengefäßwiderstandes (Nachlast), Abfall des HZV und Hypotonie. Eine Hypoxämie, die immer ab Schweregrad III auftritt, ist verursacht durch Erhöhung des funktionellen Totraums (Ventilation ohne Perfusion) sowie verkürzter Kontaktzeit des Blutes in nicht betroffenen Lungenarealen. Reflektorische Mechanismen und Mediatoren, die aus dem Thrombozyten freigesetzt werden (Thromboxan, Serotonin u.a.) bewirken zusätzliche Spasmen der Pulmonalgefäße mit weiterer Steigerung der Nachlast.

3 Phasen der Lungenembolie:

1. Obstruktion der Pulmonalarterie (Nachlast ↑) → Rechtsventrikuläre Druckbelastung (akutes Cor pulmonale)
2. Totraumeffekt → Arterielle Hypoxämie mit Myokardischämie
3. Vorwärtsversagen (HZV ↓) → Kreislaufschock (RR ↓, Puls ↑)

Rechtsventrikuläre Druckbelastung + Myokardischämie können zur Rechtsherzdekompensation führen.
Lungeninfarkte (Untergang von Lungengewebe) treten nur bei 10 % der Lungenembolien auf.
Durch eine Ausgleichsversorgung zwischen Bronchial- und Pulmonalarterien führen größere Embolien mit Verlegung mittlerer Pulmonalarterien nicht zu einem Lungeninfarkt.
Embolien kleiner Segmentarterien distal der Anastomosen zum Bronchialkreislauf können zu keilförmigen, subpleural gelegenen hämorrhagischen Lungeninfarkten führen, besonders bei vorbestehender Herzinsuffizienz.

Lungenatelektasen können sich innerhalb von 24 Stunden durch Reduktion des Surfactant factors ausbilden.

KL.: Akut einsetzende Symptomatik (wobei die einzelnen Symptome eine niedrige Spezifität haben):
- Dyspnoe/Tachypnoe und Tachykardie (90 %)
- Thoraxschmerzen (70 %), evtl. infradiaphragmale Schmerzprojektion!
- Angst, Beklemmungsgefühl (60 %)
- Husten, auskultatorisch RGs (50 %), Hämoptysen (10 %)
- Schweißausbruch (30 %)
- Synkope, Schock (15 %)

Beachte: Die Mehrzahl der letalen Embolien verläuft in Schüben. Typisch für rezidivierende Lungenembolien sind Schwindelanfälle, kurzfristige Synkopen, unklares Fieber und Tachykardie! Wichtig: Verdachtsdiagnose stellen und weitere Diagnostik veranlassen!

Ko.:
- Pleuritis mit atemsynchronen Thoraxschmerzen, Pleuraerguss
- Lungeninfarkt mit Hämoptyse (blutiger Auswurf)
- Infarktpneumonie, Abszessbildung
- Rechtsherzversagen
- Embolierezidive (ohne Antikoagulation in ca. 30 % d.F.!)
- Pulmonale Hypertonie und chronisches Cor pulmonale bei rezidivierenden LE
- Chronische thromboembolische pulmonale Hypertonie (CTEPH) bei fehlender Auflösung des Embolus und bindegewebiger Obliteration der Pulmonalarterien (4 %).

Lab:
- D-Dimer (D-Dimer-Antigen) findet sich bei frischer TVT und bei Lungenembolie als Folge einer körpereigenen Spontanfibrinolyse.
  In folgenden Fällen kann das D-Dimer auch positiv sein, ohne dass eine TVT/LE vorliegt: Traumen, Operationen (< 4 Wochen), Aortendissektion, gerinnungshemmende oder fibrinolytische Therapie, DIC, disseminierte Malignome, Sepsis, Pneumonie, Erysipel, Schwangerschaft u.a.
  Ein negativer D-Dimer-Test schließt eine Lungenembolie mit großer Wahrscheinlichkeit aus!
- Troponin T/I und BNP als prognostische Parameter:
  Negativer Troponin-Test und normaler BNP-Wert sprechen für leichten Verlauf einer LE und schließen einen schweren Verlauf meist aus, insbes. wenn auch die Echokardiografie keine RV-Dysfunktion zeigt.

Blutgase (BGA): Begrenzter diagnostischer Stellenwert, weil häufig falsch negatives Ergebnis. Kardiopulmonale Vorerkrankungen erschweren die LE-Diagnose.
pO_2 und pCO_2 ↓; ein normales pO_2 (> 80 mmHg) spricht gegen eine schwere Lungenembolie (St. III und IV). Bei schwerer Lungenembolie ab St. III lässt sich die Hypoxie auch durch O_2-Gabe kaum bessern.

Ekg: Nur in 25 % d.F. typische Veränderungen. Vor-Ekg und kurzfristige Kontrollen sind wichtig! Die Veränderungen sind oft nur flüchtig.
- Sinustachykardie (90 %)
- S_IQ_{III}-Typ (Mc Ginn-White-Syndrom) oder $S_IS_{II}S_{III}$-Typ durch Dilatation des rechten Ventrikels mit Rotation des Herzens um die Längsachse im Uhrzeigersinn (Vergleich mit Vor-Ekg: 10 %)
- Inkompletter Rechtsschenkelblock: 10 %
- ST-Anhebung mit terminal negativem T in Ableitung III (DD: Hinterwandinfarkt) } 50 %
- T-Negativierung rechtspräkordial $V_{1,2,(3)}$ } 50 %
- P-pulmonale = P-dextroatriale (P ≥ 0,25 mV in Abl. II): 10 %
- Rhythmusstörungen, bes. Extrasystolen, gel. Vorhofflimmern

Echo mit Farbduplex:
1. Ausschluss anderer Erkrankungen (linksventrikuläre Pumpfunktionsstörung, Aortendissektion, Perikarderguss, Mitralklappenabriss u.a.)
2. Die Echountersuchung zur Diagnose der LE ist nicht sehr sensitiv/spezifisch. Bei Obstruktion > 30 % der Lungenstrombahn finden sich Hinweise auf eine rechtsventrikuläre (RV) Dysfunktion. Sie ist ein wichtiges Kriterium für die weiteren Entscheidungen und Prognose.
   - Abschätzung des systolischen Pulmonalarteriendruckes ist über die maximale Regurgitationsgeschwindigkeit des Blutes durch die insuffiziente Trikuspidalklappe möglich.

     Cave: Nicht bei gleichzeitiger linksventrikulärer Pumpfunktionsstörung und Mitralinsuffizienz.
   - Indirekte Zeichen für akute Druckbelastung des rechten Ventrikels bei hämodynamisch bedeutsamer LE:
     - Dilatation und meist auch Hypokinesie des rechten Ventrikels
     - Diastolische (paradoxe) Bewegung des Kammerseptums zum linken Ventrikel hin („D-Form" des linken Ventrikels anstatt rund)
   - Evtl. direkter Thrombusnachweis im rechten Herzen oder in der A. pulmonalis (transösophageale Echokardiografie = TEE)

Röntgen: Das Thoraxbild gibt nur in ca. 40 % unsichere Hinweise. Gestaute A. pulmonalis, akute Herzvergrößerung, einseitiger Zwerchfellhochstand, Auftreten von „Gefäßlücken“ größerer Lungenarterienäste im Röntgennativbild; Westermark-Zeichen: Passagere lokale Aufhellung; einseitiger kleiner Pleuraerguss, bei Lungeninfarkt umschriebene (selten dreieckige) periphere Verschattung (Hampton's hump), Atelektasen.

Nachweis des Embolus:

- CT-Angiografie oder MR-Angiografie: Darstellung der A. pulmonalis bis zu den Subsegmentarterien: Methode der 1. Wahl. Ein unauffälliger Befund schließt eine Lungenembolie aus.
- Perfusionsszintigrafie der Lunge: Mikroembolisation von Lungenkapillaren durch ^{99m}Technetium-markierte Albuminmakroaggregate (dadurch keine Störung von Lungenkreislauf und -funktion): durch Vergleich mit aktuellen Thoraxröntgenbildern und im Zweifelsfall mit einem Ventilationsszintigramm können Perfusionsdefekte als Emboliefolge erkannt werden! Nicht überall verfügbar, keine Darstellung des Embolus. Höherer Anteil diagnostisch unklarer Befunde bei COPD, Pneumonie, Atelektase etc.; aber: Normalbefund schließt LE praktisch aus (hoher negativer prädiktiver Wert wie beim D-Dimer).
- Pulmonalisangiografie und DSA (digitale Subtraktionsangiografie): Füllungsdefekte, Gefäßabbrüche
  Ind: Nur bei Unklarheit und therapeutischen Konsequenzen.

Nachweis der verursachenden TVT:

Kompressions- und Farbduplex-Sonografie (Goldstandard). Emboliequelle sind in 90 % die Bein- oder Beckenvenen

Schweregradeinteilung der Lungenembolie:

	Schweregrad I	Schweregrad II	Schweregrad III	Schweregrad IV
Klinik	Hämodynamisch stabil ohne RV-Dysfunktion	Hämodynamisch stabil mit RV-Dysfunktion	Schock $RR_{syst.}$ < 100 mmHg Puls > 100/Min.	Reanimationspflicht
PA-Mitteldruck (mmHg)	Normal < 20	Meist normal	25 - 30	> 30
Pa O_2 (mmHg)	> 75	evtl. ↓	< 70	< 60
Gefäßobliteration	Periphere Äste	Segmentarterien	Ein PA-Ast oder mehrere Lappenarterien	Ein PA-Ast und mehrere Lappenarterien (PA-Stamm)
Letalität	gering	< 25 %	> 25 %	> 50 %

DD: Je nach Symptomatik unterschiedlich:

- Bei akut auftretender Luftnot: Lungenödem, Asthmaanfall, Spontanpneumothorax, psychogene Hyperventilation u.a.
- Bei akuten thorakalen Schmerzen: Herzinfarkt/Angina pectoris, Perikarditis, Pleuritis, Aortendissektion (Memo: Bei schwerer LE können auch die Troponine positiv sein!)
- Bei akuten Oberbauchschmerzen: Gallenkolik, Ulkusperforation, Pankreatitis, Herzhinterwandinfarkt u.a.
- Bei Kollaps/Schock: DD eines unklaren Schocks
- Bei Hämoptoe: Blutung aus Nasen-Rachen-Raum, Ösophagus, Magen, Bronchialbaum/ Lunge
- Bei jeder im Krankenhaus auftretenden pulmonalen Infiltration stellt sich die DD: Lungenembolie bzw. Lungeninfarkt oder Pneumonie!

	Lungenembolie	Myokardinfarkt
Anamnese	Längere Bettruhe (z.B. postoperativ, Thrombose, Herzerkrankung)	Angina pectoris Bekannte KHK
Beginn	Schlagartig	Oft allmählich
Schmerz	Inspiratorisch verstärkter pleuritischer Schmerz	Atemunabhägiger Schmerz mit Ausstrahlung (Schulter, Arm, Hals, Oberbauch)
Dyspnoe	Schlagartig, intensiv	Leicht
Labor	Troponin I/T positiv und BNP ↑ bei schwerer LE	CK-MB ↑ und Troponin I/T positiv
EKG	Gelegentlich Bild ähnlich wie bei Hinterwandinfarkt	EKG: Meist Infarkttypische EKG-Veränderungen (s. Kap. Herzinfarkt)
Echo	Rechtsventrikuläre Dysfunktion bei schwerer LE	Hypo- oder akinetische Infarktareale meist linksventrikulär

Di.:
- Anamnese (Bei prädisponierenden Faktoren dran denken!)
- Klinik:
  - Bei hämodynamisch instabilen Patienten (persistierende Hypotonie/Schock): Sofort Herz-Echo/CT-Angio
  - Bei hämodynamisch stabilen Patienten: Weiterer Diagnostik-Pfad:

  Abschätzung der klinischen Vorhersagewahrscheinlichkeit für LE (Wells-Score):

Klinische Charakteristik	**Score**
Symptome einer frischen TVT	3,0
LE wahrscheinlicher als andere Diagnose	3,0
Herzfrequenz > 100/min	1,5
Op. oder Immobilisation in den letzten 4 Wochen	1,5
Frühere TVT oder LE	1,5
Hämoptyse	1,0
Tumorerkrankung (Behandlung aktuell/in den letzten 6 Mon.)	1,0
Wahrscheinlichkeit für LE	
Gering	< 2,0
Mittel	2,0 - 6,0
Hoch	> 6,0

- D-Dimer und prognostische Laborparameter (Troponin, BNP) → wenn positiv: CT-Angio
- Nachweis einer rechtsventrikulären Dysfunktion (Echo)
- Nachweis eines Embolus (evtl. TEE, Angio-CT, Angio-/3 D-MRT)
- Nachweis einer Phlebothrombose als Emboliequelle (Sono)

Th.: Zwei Ziele:
1. Verhinderung eines Embolierezidivs

   Memo: 70 % der letalen Lungenembolien verlaufen in Schüben!
2. Senkung der Letalität durch stadiengerechte Therapie

A. Notfalltherapie der akuten Lungenembolie:
- Halbsitzende Lagerung + vorsichtiger Transport zur Klinik ("Wie ein rohes Ei", damit keine weiteren Embolien eintreten!)
- Sedierung (evtl. 5 mg Diazepam langsam i.v. - cave Atemdepression), Schmerzbekämpfung
- O_2-Nasensonde (6 l/min) und Pulsoxymetrie; bei respiratorischer Insuffizienz Intubation und Beatmung
- Zentralvenöser Zugang (Messung von ZVD und Pulmonalisdruck)- Keine i.m.-Injektionen!
- Bolusgabe von 5.000 - 10.000 IE Heparin i.v.
- Evtl. Schockbehandlung: Dobutamin (4 - 8 µg/kg/min), evtl. Noradrenalin
- Bei Kreislaufstillstand im Rahmen einer fulminanten Lungenembolie kardiopulmonale Reanimation mit Herzdruckmassage über einen längeren Zeitraum (→ Fragmentierung des Embolus) + Thrombolyse

B. Spezifische Maßnahmen:

a) Konservativ:
- Heparin: Bei Fehlen von Kontraindikationen ist im St. I und II (hämodynamisch stabile Patienten) die Gabe von Heparin die Therapie der Wahl zur Prophylaxe weiterer Embolien und Senkung der Letalität.

  Durch spontane fibrinolytische Aktivität der Lunge werden innerhalb von Tagen bis Wochen embolisch verstopfte Gefäße wiedereröffnet.

  2 Alternativen:
  - Unfraktioniertes Heparin

    Ind: Niereninsuffizienz, erhöhtes Blutungsrisiko, hämodynamisch instabile Patienten
  - Niedermolekulares Heparin:

    Ind: Alle übrigen Patienten

    Tinzaparin oder Enoxaparin

    Dos. siehe Kap. tiefe Venenthrombose

    Dauer: 7 - 10 Tage, überlappender Beginn mit Cumarinen

Dauer einer Antikoagulanzien-Therapie bei Thromboembolien (AWMF 2010):	
- Erstes Ereignis bei transientem Risikofaktor (z.B. nach Op.):	3 Monate
- Idiopathische Genese (distale TVT):	3 Monate*)
- Idiopathische Genese (proximale TVT) oder Rezidiv bei idiopathischer Genese	zeitlich unbegrenzt*)
- Aktive Krebskrankheit:	zeitlich unbegrenzt*)

*) Risiko-Nutzen-Analyse bei zeitlich unbegrenzter Antikoagulation kontrollieren.

- Therapiealternativen: Fondaparinux sowie Rivaroxaban (siehe Kap. Thromboembolieprophylaxe)
- Fibrinolyse (Thrombolyse):
  Ziel: Auflösung des Embolus (Rekanalisierung) + Auflösung ursächlicher Thromben (Beseitigung der Rezidivquelle).
  Ind: Massive Lungenembolie im St. III und IV (hämodynamisch instabil/Schock/ Kreislaufstillstand, RV-Dysfunktion im Echo, Troponin positiv, BNP ↑)
  Voraussetzung: Fehlen von Kontraindikationen (s. Kap. Tiefe Venenthrombose)
  Vorgehen: Absetzen von Heparin, wenn mit Streptokinase lysiert wird, Weiterführen der Heparintherapie bei Lyse mit Alteplase (rt-PA)
  Dos.: z.B. Alteplase 10 mg als Bolus (2 Min.) und 90 mg über 2h i.v. Anschlussbehandlung mit Heparin, überlappender Beginn mit Cumarinen.

b) Kathetermethoden:
Ultraschall-Thrombolyse, mechanische Fragmentierung des Embolus mittels Rechtsherzkatheter, lokale Fibrinolyse
Ind: Massive Lungenembolie (St. III und IV)

c) Operativ:
Pulmonale Embolektomie ohne (Trendelenburg) oder mithilfe der Herz-Lungen-Maschine. Dabei können die Pulmonalarterien bis in die Subsegmente frei gesaugt werden.
Ind.: Bei Versagen aller konservativen Maßnahmen innerhalb der 1. Stunde Erwägung der operativen Embolektomie (nach Angiografie): Letalität: Ca. 25 %!

Anm.: Bei CTEPH: Pulmonale Thrombendarteriektomie (PTEA oder PEA = pulmonale Endarteriektomie)

Prg: Die Prognose der Lungenembolie hängt ab von:
1. Schweregrad (siehe Tabelle)
2. Alter und Vorerkrankungen
3. Zeitpunkt von Diagnose und Therapie
4. Komplikationen und evtl. Rezidiven

Wird das akute Ereignis überstanden, Behandlung des Grundleidens und Prophylaxe gegen erneute Embolien, denn die Rezidivquote beträgt mindestens 30 %!

Pro:
- Primärprophylaxe = Thromboseprophylaxe (siehe dort)
- Sekundärprophylaxe nach TVT/LE:
  - Antikoagulanzientherapie mit Cumarinen: Dauer siehe oben
  - Bei AT-Mangel sollte in Risikosituationen AT substituiert werden.

Erkrankungen der Lymphgefäße

Lymphangitis [I89.1]

Def: Entzündung von Lymphgefäßen durch Übergreifen einer benachbarten Gewebsentzündung oder Einschwemmen von Erregern in die Lymphbahn. An den Extremitäten sind infizierte Wunden meist Ursache einer Lymphangitis. Nach Abheilung obliteriert das betroffene Lymphgefäß.

Ep.: Häufige Erkrankung

Ät.: Außerhalb der Tropen/Subtropen meist Streptokokken, ferner Staphylokokken u.a. Erreger. In den Tropen/Subtropen zusätzlich Filariose (Wuchereria bancrofti und Brugia malayi) u.a.

KL.: Von einer infizierten Verletzung zieht eine streifenförmige Rötung in Richtung der druckdolenten, geschwollenen regionären Lymphknoten; evtl. Fieber.

Ko.: Sepsis, selten Lymphknotenabszess; evtl. Lymphödeme als Spätkomplikation

Di.: Klinik (Bei rotem Hautstreifen stets Suche nach einem peripher gelegenem Entzündungsherd und Griff nach den zugehörigen Lymphknoten).

Th.: Bei Streptokokken-/Staphylokokkeninfektion Gabe eines Staphylokokken-wirksamen Penicillins (z.B. Oxacillin, Flucloxacillin); Ruhigstellung der betroffenen Extremität, desinfizierende Umschläge, Herdsanierung!
Bei Filariasis: Diethylcarbamazin

Erysipel [A46]

Syn: Wundrose; bei Lokalisation im Gesicht Gesichtsrose

Def.: Das Erysipel ist eine nicht-putride, bakterielle Infektion der Haut, die sich subepidermal in den Lymphgefäßen und interstitiell ausbreitet. Erreger sind β-hämolysierende Streptokokken der Gruppe A, gel. auch S. aureus.

- Prädisponierende Faktoren: Diabetes mellitus, Adipositas mit chronisch-venöser Insuffizienz, chronisches Lymphödem, Stauungsekzeme, Immunsuppression u.a.
- Erregereintrittspforten: Kleine Risswunden, Interdigitalmykose, Ulcus cruris u.a.

Ep.: Inzidenz ca. 100/100.000/J.

KL.:
- Erythematöser, überwärmter, ödematöser, druckschmerzhafter umschriebener Hautbezirk, scharf begrenzte Hautrötung mit flammenförmigen Ausläufern, mit oder ohne Bläschenbildung; zentrale Abheilung (Abblassen, evtl. Schuppung); evtl. Juckreiz; evtl. regionale Lymphangitis/-adenitis
  Lokalisation: Am häufigsten Unterschenkel; gel. Arme, Gesicht u.a.
- Evtl. kleine Verletzungen als Eintrittspforte nachweisbar (z.B. interdigitaler Fußpilz)
- Allgemeinsymptome: Fieber, Krankheitsgefühl, Kopfschmerzen, evtl. Übelkeit/Erbrechen, Gelenkbeschwerden

Ko.: E. bullosum, E. gangränosum, E. migrans
Steptokokkenallergische Nacherkrankungen: Akute Poststreptokokken-Glomerulonephritis;
Rezidivneigung
Lymphödem als Spätfolge

Merke: Das Erysipel kann Ursache eines späteren Lymphödems sein. Andererseits ist das Erysipel die häufigste Komplikation bei Lymphödem-Patienten.

DD:
- Phlegmone (unscharfe Begrenzung, Eiteransammlungen breiten sich entlang anatomischer Leitschienen aus → MRT)
- Nekrotisierende Fasziitis:
  Seltene lebensbedrohliche, foudroyant verlaufende Infektion von Faszien und Muskulatur an Extremitäten, Körperstamm oder Skrotalregion (= Fournier-Gangrän)
  Ko.: Toxisches Schocksyndrom; Letalität 20 % und mehr
  Ät.: Typ I: Staphylokokken, Streptokokken u.a. Bakterien
  Typ II: A-Streptokokken; 50 % mit toxischem Schocksyndrom
  Typ III: Vibrio vulnificus (im Meerwasser Asiens)
  KL.: Extremer Schmerz, Hautnekrosen, Weichteilschwellungen, Schock u.a.
  Di.: Klinik, MRT der Weichteile, Erregernachweis (Abstriche, Blutkulturen)
  Th.: Rasche chirurgische Sanierung + Antibiose + supportive Therapie
- Stauungsekzem und abakterielle Hypodermitis bei chronisch-venöser Insuffizienz (Th. der chronisch-venösen Insuffizienz)

Di.: Klinik, Labor (Leukos ↑, BSG und CRP ↑, Anti-DNAseB = ADB-Titer in 90 % d.F. ↑), Suche nach Eintrittspforte

Th.: Penicillin oder bei Penicillinallergie Makrolide 10 - 14 Tage. Bei Verdacht auf S. aureus-Infektion Staphylokokken-Penicillin (Penicillin + β-Lactamase-Inhibitoren) oder Cephalosporine.
Ruhigstellung und lokale Kühlung, symptomatische Schmerz- und Fieberbekämpfung, Thromboembolieprophylaxe mit NMH
Sanierung einer evtl. Eintrittspforte

Pro: Behandlung prädisponierender Faktoren (s.o.)

Lymphödem [I89.0]

Def: Schwellung des subkutanen Gewebes mit Stau der Lymphflüssigkeit durch Einschränkung der Transportkapazität der Lymphgefäße (durch Obstruktion, Destruktion, Hypoplasie)

Ät.: - Primäres Lymphödem (10 % d.F. sind hereditär: Nonne-Milroy-Syndrom, Meige-Syndrom): Entwicklungsstörung der Lymphgefäße
Ca. 85 % d.F. betreffen Frauen, Altersgipfel der Erstmanifestation 17 J.; Ausbreitung von distal nach proximal
- Sekundäres Lymphödem (Mehrzahl der Fälle): Ausbreitung von proximal nach distal
Durch Tumor, Operation, Trauma, Entzündung, Infektionen, venöse Stauung, Bestrahlung

Merke: Jedes nach dem 18. Lj. neu auftretende Lymphödem muss an die Möglichkeit eines malignen Tumors denken lassen!

Kl.: 4 Verlaufsstadien:
0 Latenzstadium: Verminderte Transportkapazität der Lymphgefäße ohne Schwellung
I. Weiche Schwellung (es lässt sich eine Delle drücken) ohne sekundären Gewebsumbau = reversibel
II. Beginnende Fibrose der Haut. Es lässt sich kaum eine Delle drücken, das Ödem lässt sich noch ausschwemmen und die Fibrose durch intensive Therapie teilweise zurückbilden.
III. Lymphostatische Elephantiasis = irreversibel: Stark fibrotisch verdickte, derbe Haut.

DD: Siehe Kapitel Ödeme

Di.: • Klinik:
- Beim Lymphödem des Beines sind im Gegensatz zum venösen Ödem die Zehen mitbetroffen und quaderförmig angeschwollen (Kastenzehen)
- Tief einschneidende Querfalten an den Zehen
- Die Dorsalfläche der Zehen ist oft warzig-rau (Papillomatosis cutis)
- Stemmer-Zeichen positiv = über den Zehen lässt sich keine Hautfalte abheben

• Bildgebende Diagnostik:
- Lymphszintigrafie: s.c.-Injektion von ^{99m}Tc-markiertem Kolloid (indirekte Lymphografie)
- Die direkte Lymphografie ist aufwendig und nur in speziellen Fällen indiziert: Injektion von Kontrastmittel in ein freigelegtes Lymphgefäß

Th.: A) Konservativ
Ziel: Ein Zurückführen der Erkrankung in das Latenzstadium ist nur im St. I möglich.
- Extremität hoch lagern
- Komplexe physikalische Entstauungstherapie (KPE) → 3 Phasen:
Phase I: Entstauung - Phase II: Optimierung - Phase III: Konservierung
1. Hautpflege
2. Manuelle Lymphdrainage
3. Kompressionstherapie
4. Entstauende Bewegungstherapie
- Erst nach vollständiger Reduktion des Ödems angepasste Kompressionsstrümpfe

KI für KPE: akute Entzündung, kardiale Dekompensation, malignes Lymphom

KI für Kompressionstherapie: PAVK mit Knöcheldruck unter 80 mmHg

B) Operativ bei Versagen der konservativen Therapie:
Resektionsmethoden - Ableitende Methoden - Autologe Lymphgefäßtransplantation

Tumoren der Lymphgefäße

Primär: Benigne Lymphangiome
Sehr selten maligne Lymphangiosarkome
Sekundär: Lymphangiosis carcinomatosa [C80] bei verschiedenen Karzinomen

XI. WICHTIGE INFEKTIONSKRANKHEITEN

Internet-Infos: *www.who.int* (WHO) - *www.cdc.gov* (Centers of Disease Control)
www.rki.de (Robert-Koch-Institut) - *www.pei.de* (Paul-Ehrlich-Institut)
www.ecdc.europa.eu (European CDC)
www.dtg.mwn.de (Deutsche Gesellschaft für Tropenmedizin)
www.crm.de (Centrum für Reisemedizin)
www.auswaertiges-amt.de (Auswärtiges Amt, Berlin)
www.idsociety.org (Infectious Disease Society of America)
www.dghm.org (Deutsche Gesellschaft für Hygiene und Mikrobiologie)

EXANTHEMATISCHE INFEKTIONSKRANKHEITEN

5 exanthematische Infektionskrankheiten, die überwiegend bei Kindern auftreten: Scharlach, Röteln, Ringelröteln, Masern, Windpocken.

SCHARLACH [A38]

Err: Streptococcus pyogenes = β-hämolysierende Streptokokken der Lancefield-Gruppe A, > 80 Serotypen; > 150 emm-Typen (Einzelheiten siehe unter Streptokokken)

Ep.: Häufigkeitsgipfel: 3. - 10. Lebensjahr. Auftreten von Endemien in Gemeinschaftseinrichtungen; jahreszeitlicher Gipfel: Oktober - März. Lebenszeitprävalenz in Deutschland ca. 25 %

Inf: Meist Tröpfcheninfektion, selten durch Eiter, kontaminierte Milch oder Gegenstände u.a.

Ink: 2 - 7 Tage

Infektiosität: Endet in der Regel 24 h nach Beginn der Antibiotikatherapie.

Pg.: Streptokokkeninfektionen führen primär zu einer Lokalinfektion und hinterlassen daher keine antibakterielle, sondern nur eine antitoxische Immunität gegen das erythrogene Toxin (= pyrogene Exotoxine A und C). Voraussetzung für die Entstehung von Scharlach ist, dass der verursachende S. pyogenes-Stamm 1 oder 2 Bakteriophagen im Genom trägt, die die Bildung des erythrogenen Toxins (Typ A und C) kodieren. Besteht bei einer Streptokokkeninfektion gegen das entsprechende erythrogene Toxin keine Immunität, so entsteht Scharlach (im umgekehrten Falle entsteht nur eine Streptokokkenangina). Das Vorhandensein verschiedener erythrogener Toxine erklärt auch das Auftreten einer Zweiterkrankung an Scharlach (1 - 4 % d.F.).

KL.:
- Plötzlicher stürmischer Beginn mit Halsschmerzen, Husten, Erbrechen, hohem Fieber, Tachykardie, Kopf- und Leibschmerzen
- Pharyngitis, Angina tonsillaris mit Enanthem (auch an der Uvula), Schwellung der submandibulären Lymphknoten
- Zunge anfangs belegt, ab 4. Tag Himbeerzunge
- Am 2. oder 3. Tag Auftreten eines Exanthems: Stecknadelkopfgroß, beginnend im Bereich von Achseln, Leisten und aufsteigend in Richtung Hals, intensive Wangenrötung mit Aussparung des Mund-Kinn-Dreiecks (periorale Blässe), nach 2 - 4 Wochen kleieförmige Hautschuppung und lamellöse Hautablösungen an Handinnenflächen und Fußsohlen.
- Rumpel-Leede positiv (Auftreten von Petechien am Unterarm nach Aufpumpen der Blutdruckmanschette 5 Minuten lang oberhalb des diastolischen Druckes)

Ko.:
- Toxischer Verlauf: Erbrechen, Durchfälle, Kreislaufversagen (Myokarditis!), Krämpfe, Benommenheit
- Ulzerierende Tonsillitis, eitrige Sinusitis, Otitis media
- Septischer Verlauf, Hirnsinusthrombose, Meningitis
- Streptokokkenallergische Nacherkrankungen: Rheumatisches Fieber, rheumatische Karditis, Chorea minor (Sydenham), akute Glomerulonephritis

DD: Zu Röteln/Masern: Siehe Schema unter Röteln; Arzneimittelexanthem
Staphylokokkenscharlach, Tonsillitis/Pharyngitis durch andere Erreger; Kawasaki-Syndrom (seltenes Vaskulitissyndrom)

Di.: Klinik (Pharyngitis, Exanthem, Enanthem); Diagnose-Scores (Center-Score und McIsaac-Score → *siehe Internet*)

Lab:
- Leukozyten mit basophilen Schlieren und toxischer Granulation, Eosinophilie, BSG-Erhöhung
- Ak-Nachweis: ≥ 4facher Titeranstieg von Antistreptolysin 0 (AS0 = ASL)

Memo: ASL-Titer ↑ (bevorzugt bei Racheninfektion)
ADB-Titer ↑ (bevorzugt bei Hautinfektionen)

- Erregernachweis:
  - Antigenschnelltest (rel. spezifisch, aber nicht sehr sensitiv)
  - Kultureller Nachweis von S. pyogenes (Nasen-Rachen-Abstrich 2 x)

Th.: Mittel der Wahl sind Oral-Penicilline (Phenoxymethylpenicillin) über 10 Tage.
Erwachsenen-Dosis: 3 x 1 Mio. IE/d. Bei Penicillinallergie: Erythromycin oder andere Makrolide (Resistenzrate gegen Makrolide regional bis 15 %)
Bei Therapieversagen (betalactamasebildende Keime oder sehr selten penicillinresistente Streptokokken) Wechsel auf Cephalosporine
Bei schweren systemischen Infektionen evtl. Gabe von Clindamycin zusätzlich zu Penicillin i.v.
2 Wochen nach Krankheitsbeginn Urinkontrolle auf Hämaturie!
Die intrainfektiöse Mikrohämaturie (= interstitielle Frühnephritis) ist harmlos, die postinfektiöse Mikrohämaturie zeigt die ernst zu nehmende akute Glomerulonephritis an!

Prg: Frühzeitige und ausreichend lange (10 Tage) Antibiotikatherapie ist die beste Prophylaxe gegen rheumatische Karditis. Eine Poststreptokokken-Glomerulonephritis kann dadurch jedoch nicht immer verhindert werden.

Pro: Expositionsprophylaxe mit Penicillin bei Personen mit engem Kontakt zu Erkrankten - Wiederzulassung zu Gemeinschaftseinrichtungen 48 h nach Beginn der Antibiotikatherapie und fehlenden Krankheitszeichen.

RÖTELN [B06.9]

Namentliche Meldepflicht bei Verdacht, Erkrankung, Tod und bei Labornachweis einschl. Rötelnembryopathie!

Syn: Rubella, Rubeola

Err: Rötelnvirus, ein Rubivirus (RNA-Virus) aus der Familie der Togaviren, 2 Clades mit 10 Genotypen

Ep.: Kontagiosität < 50 %, Häufigkeitsgipfel bei Schulkindern, 80 - 90 % aller Erwachsenen über 20 J. sind durchimmunisiert.

Inf: Tröpfcheninfektion, diaplazentar

Ink: 2 - 3 Wochen

Infektiosität: 1 Woche vor bis 1 Woche nach Exanthembeginn

KL.: **Rötelnembryopathie (Gregg-Syndrom) = congenital rubella syndrome (CRS):**
Risiko im ersten Schwangerschaftstrimenon am größten: 1. - 6. Schwangerschaftswoche (SSW): 55 %; 7. - 12. SSW: 25 %; 13. - 17. SSW: 15 -10 %; > 17. SSW i.d.R. keine kindlichen Schäden.
Organschäden: Auge: 70 % (Retinopathie, Katarakt, selten Glaukom); Ohr: 60 % (Taubheit); Herz: 50 % (offener Ductus Botalli, Septumdefekte, Pulmonalstenose); zerebrale Schäden und geistige Retardierung: 45 %; Wachstumsstörung, vermindertes Geburtsgewicht: 75 %

Postnatale Rötelninfektion:
Bei Kindern in 50 % asymptomatischer Verlauf
> Leichter Beginn (im Gegensatz zum Scharlach!), oft inapparenter Verlauf ohne Fieber und Exanthem
> Makulopapulöses Exanthem: Mittelfleckig in der Größe zwischen Masern (grobfleckig) und Scharlach (stecknadelkopfgroß), i.d.R. nicht konfluierend, Beginn hinter den Ohren, Dauer: Ca. 3 Tage
Lymphknotenschwellung, bes. im Nackenbereich (retroaurikulär): "Diagnose im Dunkeln möglich"; Milzvergrößerung in 50 % d.F.

Röteln-Reinfektionen:
Werden gel. nach lange zurückliegender Erstinfektion oder Impfung beobachtet und verlaufen meist symptomlos.

Ko.:
- ▶ Röteln-Enzephalitis (Frequenz 1 : 6000 Erkrankungen)
- ▶ Röteln-Purpura durch passagere Thrombozytopenie (günstige Prognose)
- ▶ Röteln-Arthritis (bei Erwachsenen, günstige Prognose)

DD:

	Scharlach	Masern	Röteln
Beginn	Hohes Fieber Halsentzündung (Angina tonsillaris)	Hohes Fieber starker Husten evtl. Halsentzündung	Mäßiges Fieber leichtes Krankheitsbild
Exanthem	Feinfleckiger Ausschlag von unten nach oben (Mund-Kinn-Dreieck frei)	Grobfleckiger konfluierender Ausschlag von oben nach unten (Beginn retroaurikulär)	Nur schwaches nichtkonfluierendes Exanthem an Hals/Brust
Besonderes	Himbeerzunge	Koplik´Wangenfleck	Starke nuchale Lymphknotenschwellung

Di.:
- Leukopenie, Lymphozytose, Plasmazellen (buntes Blutbild)
- Erregernachweis (keine Routinediagnostik): Virusisolierung, PCR
- Ak-Nachweis:
  - Frische Infektion: Serokonversion oder ≥ 4facher Titeranstieg von IgG-Ak in 2 Proben, IgM-Ak-Anstieg; IgM-Ak können vereinzelt bis > 1 J. persistieren (niedriger Titer).
  - Röteln-Reinfektion: Titeranstieg der IgG-Ak (IgM meist negativ)
- Pränatale Rötelndiagnostik (ab 11. SSW): Nachweis von Virus-RNA (z.B. mittels PCR) aus Fruchtwasser bzw. Biopsiematerial aus Chorionzotten; evtl. IgM-Ak-Nachweis und PCR aus fetalem Blut ab der 22. SSW.
- Rötelndiagnostik beim Neugeborenen: Meist IgM-Ak-Nachweis + ergänzender Virusnachweis

Th.: Bei Komplikationen evtl. Röteln-Immunglobulin

Pro: **Aktiv:** 2 x Schutzimpfung mit attenuiertem Lebendimpfstoff als kombinierte Masern-Mumps-Röteln-(MMR-)Impfung

Ind: 1. Alle Kinder mit 12 - 15 Mon. und vor Aufnahme in den Kindergarten
2. Ungeimpfte Frauen oder Frauen mit unklarem Impfstatus in gebärfähigen Alter (2 x)
3. Ungeimpfte Personen oder Personen mit unklarem Impfstatus in Einrichtungen der Pädiatrie, der Geburtshilfe und der Schwangerenbetreuung sowie in Gemeinschaftseinrichtungen

Alle ungeimpften Mädchen vor der Menarche nachimpfen, um Impflücken zu schließen. Impfschutz wahrscheinlich lebenslang. Impfschutz bei gebärfähigen Frauen serologisch kontrollieren. Schützender Ak-Titer 1 : ≥ 32 im Hämagglutinationshemmtest.

PARVOVIRUS B19-INFEKTION [B08.3]

Syn: Erythema infectiosum, Ringelröteln

Err: Parvovirus B19 - Zielzellen der Infektion mit Parvovirus B19 sind die erythropoetischen Zellen im Knochenmark, die teilweise zerstört werden mit passagerer Anämie. Als Rezeptor dient das Blutgruppen-P-Antigen.

Ep.: Häufigkeitsgipfel im Schulalter, jahreszeitlich im Frühjahr; gel. Epidemien in Gemeinschaftseinrichtungen; bis zu 50 % der 15- und bis 80 % der 50-jährigen zeigen Antikörper gegen Parvovirus B19.

Inf: Tröpfcheninfektion und parenteral (z.B. bei Hämophiliepatienten!); diaplazentar

Ink: 6 - 18 Tage

Kontagiosität: Ca. 50 % bei Kontakten im Haushalt

KL.: Bei immunkompetenten Kindern verläuft die Infektion in 30 % asymptomatisch. Bei Erwachsenen ist der Verlauf schwerer und in 20 % kommt es zu Viruspersistenz.
- Erythema infectiosum: Ringförmiges oder girlandenförmiges makulopapulöses Exanthem, das als livide Wangenverfärbung im Gesicht beginnt („slapped cheek disease"), evtl. mit schmetterlingsförmigem Bild, periodisches Abblassen und Neuentstehen des Exanthems, Dauer ca. 10 Tage (selten länger).
- Evtl. petechiale manopedale Exantheme (Handschuh-Socken-Syndrom)
- Evtl. Parvovirus B19-Arthritis
- Labor: Obligat ist eine passagere Anämie mit verminderter Retikulozytenzahl; fakultativ evtl. auch passagere Thrombozytopenie, Granulozytopenie (DD: SLE).

Ko.: 1. Aplastische Krisen bei Patienten mit chronischer hämolytischer Anämie
2. Bei Infektion in der Schwangerschaft: Im 1. Trimenon oft Spontanabort, im 2. Trimenon aplastische Anämie, Hydrops fetalis und Fruchttod, im 3. Trimenon oft nur vorübergehende aplastische Phasen ohne Schädigung des Kindes
3. Immunsupprimierte Patienten: Chronische Anämie, Arthritis, Thrombozytopenie, Granulozytopenie oder Panzytopenie, pure red cell aplasia, Myokarditis/DCM, Hepatitis

Di.: • Diagnostik der akuten postnatalen Infektion:
Klinik + Nachweis von IgM-Antikörpern und Virus-DNA (PCR)
Bei überstandener Infektion mit Viruseliminierung ist der DNA- und IgM-Ak-Nachweis negativ; IgG-Ak positiv.
• Diagnostik der pränatalen Infektion:
Bei Infektion in der Schwangerschaft sonografische Überwachung der Schwangerschaft. Bei Verdacht auf fetale Infektion Analyse von Fruchtwasser, Aszites und fetalem Blut auf IgM-Ak, Virus-DNA und Hb-Gehalt des Feten.

Th.: • Bei postnataler Infektion immunkompetenter Personen symptomatische Therapie.
• Bei aplastischer Krise infolge Parvovirus B19-Infektion Blutkomponenten-Substitution und Gabe von 7S-Immunglobulinen (auch bei Patienten nach Organ- oder KM-Transplantation)
• Bei pränataler Infektion mit Gefahr eines Hydrops fetalis intrauterine Austauschtransfusion

Prg: Bei gesunden Personen i.d.R. benigner Verlauf; Komplikationen bei Risikogruppen (s.o.)

Pro: Personen mit Immundefizienz, chronischer Anämie sowie Schwangere von Patienten fernhalten! Bei Schwangeren mit beruflicher Gefährdung (z.B. Arbeit in Kindergärten, Krankenhäusern) Testung auf Parvovirus B19-Antikörper.

MASERN (MORBILLI) [B05.9]

Namentliche Meldepflicht bei Verdacht, Erkrankung, Tod und bei Labornachweis!

Err: Masernvirus, ein Paramyxovirus (RNA-Virus); nur 1 Serotyp, aber 8 Clades (A - H) mit insgesamt 23 Genotypen (Bedeutung für epidemiologische Fragestellungen)

Ep.: Weltweit sterben > 1 Million Kinder jährlich an Masern, insbes. in den armen Ländern (Afrika!); Deutschland (2011) > 1.500 gemeldete Fälle.
"Fliegende Infektion" (Übertragung durch Aerosole). Hoher Kontagionsindex, hoher Manifestationsindex, hoher Immunitätsgrad → typische Kinderkrankheit (Säuglinge bis 8 Monate erkranken nicht, wenn sie Ak-Schutz durch die Mutter haben). Nach durchgemachter Infektion lebenslange Immunität.

Infektiosität: Beginnt 5 Tage vor Auftreten des Exanthems und dauert bis 4 Tage nach Exanthemausbruch

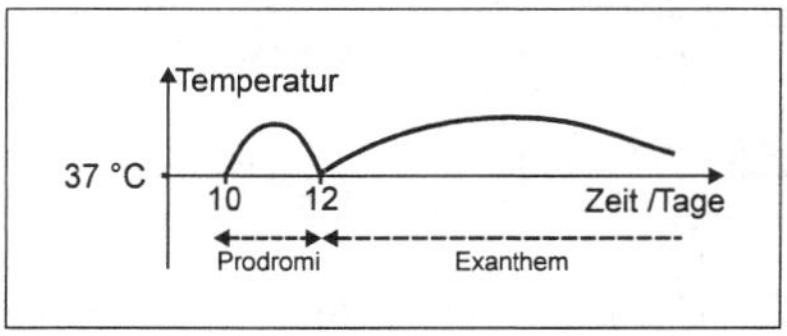

Ink: 8 - 10 Tage bis zum Beginn der Prodromi, 14 Tage bis zum Beginn des Exanthems

KL.: 1. Prodromi (Katarrhalisches Stadium): Rhinitis, Konjunktivitis, hohes Fieber, bellender Husten, Lichtscheu, gedunsenes Gesicht, Enanthem am Gaumen + Koplik kalkspritzerartige Flecken an der Wangenschleimhaut gegenüber den Molaren
2. Exanthem (verursacht durch Immunkomplexphänomene): Großfleckig, konfluierend, bräunlich-rosafarben, Beginn hinter den Ohren, kraniokaudale Ausbreitung, später feine kleieartige Schuppung; mit Exanthembeginn erneuter Fieberanstieg
3. Halslymphknotenschwellung; gel. leichte abdominelle Beschwerden

Lab: Verminderung von Leukozyten, Lymphozyten, Eosinophilen, passagere Thrombozytopenie
Ein vorher positiver Tuberkulintest kann vorübergehend negativ werden.

Ko.: Beobachtet man in den Industrieländern in ca. 15 %. Sie sind meist Folge einer passageren Immunsuppression von ca. 6 Wochen Dauer mit Resistenzminderung mit bakteriellen Superinfektionen:
1. Am häufigsten Otitis media in ca. 10 %
2. Masernpneumonie [B05.2]: 3 Formen:
- Virale Masernpneumonie mit Hecht-Riesenzellen
- Bakterielle Superinfektion (→ Antibiotika!)
- Riesenzellpneumonie bei Immunsupprimierten mit schlechter Prognose
3. Gel. Laryngotracheitis mit Krupp (Erstickungsgefahr! → Klinikbegleitung)

4. Masernenzephalitis: 3 Formen:
   - Akute postinfektiöse Masernenzephalitis [B05.0]: Tritt ca. 4 - 7 Tage nach Exanthembeginn auf (1 : 1.000 Masernkranke, die älter als 1 J. sind) mit einer Letalität bis 20 %. Defektheilungen bis zu 20 % (z.B. Intelligenz-/Konzentrationsstörungen, Epilepsie u.a.) Passagere EEG-Veränderungen in 50 %, bleibende EEG-Veränderungen in 3 %.
   - Masern-Einschlusskörper-Enzephalitis bei Immunsupprimierten nach 5 Wochen bis 6 Monate
   - Subakute sklerosierende Panenzephalitis (SSPE) [A81.1] nach ca. 6 - 8 Jahren = "slow virus-infection" mit Virusmutanten, die ein M-Antigen besitzen, gegen das die Patienten keine Antikörper bilden (obwohl gegen andere Strukturproteine Antikörper produziert werden). Vo.: Ca. 10/100.000 Erkrankungen; Demyelinisierungserkrankung, letal endend.
5. Sehr seltener foudroyanter Verlauf: "Nach-Innen-Schlagen": Abblassen des Exanthems und Kreislaufversagen infolge Abwehrschwäche

DD: Bei Teilimmunität ist das Exanthem nur diskret (mitigierte Masern)
DD zu Röteln: Siehe dort

Di.: Klinik + Serologie: Nachweis von IgM-Ak oder Virus-RNA bei frischer Infektion (oder Titeranstieg in 2. Probe)
Bei Masernenzephalitis Virusnachweis (mittels PCR) im Liquor.
Bei SSPE hoher Ak-Titer im Liquor (Virustest i.d.R. negativ)

Th.: Symptomatisch, Antibiotika bei bakteriellen Komplikationen
Bei Immunsupprimierten evtl. Therapieversuch mit Ribaverin
Zulassung zu Gemeinschaftseinrichtungen frühestens 5 Tage nach Ausbruch des Exanthems.
Empfängliche (ungeimpfte) Kontaktpersonen in Wohngemeinschaft mit Masernkranken werden 14 Tage von Gemeinschaftseinrichtungen ausgeschlossen.

Pro:
- Aktive Immunisierung (Impfung mit abgeschwächter Lebendvakzine):
  Ind: 1. Kinder ab dem 12. Lebensmonat (z.B. im Rahmen einer MMR-Vakzination gegen Masern, Mumps und Röteln) mit Wiederholung nach 4 Wochen. Schließung von Impflücken auch nach dem 18. Lebensjahr → Masern-Eradikationsziel der WHO (durch weltweite und nationale Impfprogramme).
  2. Seronegative Beschäftigte mit erhöhtem Infektionsrisiko (im Gesundheitsdienst und bei der Betreuung von Immundefizienten und in Gemeinschaftseinrichtungen)
  3. Postexpositionelle Impfung innerhalb von 3 Tagen nach Exposition bei ungeimpften, immungesunden Kontaktpersonen

  NW.: Im Abstand von 5 - 14 Tagen nach der Impfung leichte „Impfmasern" bis zu 5 % der Geimpften. Selten Fieberkrampf oder allergische Reaktionen.
- Passive Immunisierung mit humanem Immunglobulin (z.B. Sandoglobulin®) bei abwehrgeschwächten Patienten: Wirksam innerhalb 3 Tage nach Masernexposition; zwischen 4. - 7. Krankheitstag evtl. mitigierter (abgeschwächter) Krankheitsverlauf.

HERPESVIREN

8 humane Herpesviren, bei denen der Mensch natürlicher Wirt ist.

Einteilung und Krankheitsspektrum

Spezies	Name	Erkrankung
HHV-1	Herpes-simplex-Virus 1 (HSV-1)	Orale, okuläre Läsionen, Enzephalitis, genitale Läsionen
HHV-2	Herpes-simplex-Virus 2 (HSV-2)	Genitale, anale Läsionen, Herpes neonatorum
HHV-3	Varizella-Zoster-Virus (VZV)	Windpocken, Gürtelrose, fetale/neonatale Infektion
HHV-4	Epstein-Barr-Virus (EBV)	Infektiöse Mononukleose, Burkitt-Lymphom, Nasopharynx-Karzinom
HHV-5	Humanes Cytomegalovirus (CMV)	Kongenitale, peri- und postnatale Infektionen, Retinitis, Kolitis, Hepatitis, Pneumonie, Enzephalitis
HHV-6	Humanes Herpesvirus 6	Roseola infantum (3-Tage-Fieber)
HHV-7	Humanes Herpesvirus 7	Roseola, Pityriasis rosea
HHV-8	Kaposi-Sarkom-assoziiertes Herpesvirus (KSHV)	Kaposi-Sarkom, B-Zell-Lymphome

Typisch für Herpesviren ist ihre Fähigkeit, in den Zielzellen des Wirtes lebenslang zu persistieren. Bei Störungen der Immunlage kann es so zu späteren Reaktivierungen kommen.

VARIZELLA-ZOSTER-VIRUS-INFEKTIONEN

Namentliche Meldepflicht bei Verdacht, Erkrankung, Tod und bei Labornachweis!

Err: Varizella-Zoster-Virus (VZV)

Ep.: Das VZV verursacht im Kindesalter die Varizellen (Windpocken) mit hohem Kontagionsindex (90 %). > 95 % der Erwachsenen haben Antikörper gegen das Virus. Bis 25 % der teilimmunen Erwachsenen erkranken einmal im Leben (meist im höheren Lebensalter) an einer lokalisierten Zweitmanifestation als Herpes zoster.

Inf: Die Varizellen sind eine hoch kontagiöse aerogene Tröpfcheninfektion ("fliegende Infektion"). 1 Tag vor Auftreten der Bläschen bis zum Abfall des Schorfs besteht Infektiosität. Die Kontagiosität der Zosterbläschen ist geringer ausgeprägt.

Ink. der Varizellen: 8 - 28 Tage, Erkrankungsgipfel zwischen dem 2. und 6. Lebensjahr, 90 % aller Erkrankungen vor dem 20. Lebensjahr.

KL.: Windpocken bei Immunkompetenten verlaufen meist unkompliziert.

Schwere Verläufe/Komplikationen werden meist bei Risikopatienten beobachtet:
- Windpocken bei angeborenem oder erworbenem T-Zelldefekt
- Windpocken bei Schwangeren
- Windpocken bei Neurodermitis
- Konnatales Varizellensyndrom
- Kurz vor der Geburt erworbene Windpocken.

1. Varizellen (Windpocken): [B01.9]
Erstinfektion durch das VZV mit generalisiertem vesikulärem Exanthem.
Evtl. "rash" (flüchtiges Vorexanthem), Fieber. Durch schubweisen Verlauf (Roseolen - Papeln - Bläschen - Krusten) resultiert ein polymorphes Bild: "Sternhimmel", ungekammerte Bläschen mit dünner Decke, keine Narben (außer durch Kratzen), Befall auch der Kopfhaut und Mundschleimhaut. Exanthem am Rumpf am dichtesten, Allgemeinzustand weniger beeinträchtigt, oft Juckreiz.

2. Zoster (Gürtelrose): [B02.9]
Bei nachlassender zellulärer Immunität kann es zu einer Reaktivierung der VZV kommen, die nach der Primärinfektion in den Spinalganglien persistieren (Latenzphase). Der Zoster tritt vorzugsweise bei älteren Menschen auf sowie bei Patienten mit Immunschwäche (Malignome, Leukämien, M. Hodgkin, AIDS, Patienten unter zytostatischer oder immunsuppressiver Therapie); auch Sonneneinwirkung, Stress und Traumen können einen Zoster begünstigen. Die häufigste Lokalisation ist thorakal (50 %).
Meist beschränkt sich die Infektion auf ein oder mehrere Dermatome (meist T_3 - L_3) einer Seite. Bei älteren Patienten tritt der Zoster in 20 % kranial auf. Evtl. kommt es zu Fieber. Typisch sind starke Schmerzen im Bereich der betroffenen Innervationsbezirke sensorischer Nerven (oft Thorakalnerven, meist einseitig) vor, während und nach der Bläscheneruption. Es kann in die Bläschen bluten (hämorrhagischer Zoster), i.d.R. Narbenbildung.

Ko.: Varizellenkomplikationen:
- Bakterielle Superinfektion des Exanthems
- Kongenitales Varizellensyndrom bei Infektion der Mutter bis zur 20. Schwangerschaftswoche (Risiko 1 %)
- Perinatale Varizellenerkrankung bei VZV-Infektion der Mutter 5 Tage vor bis 2 Tage nach der Geburt: Hämorrhagisches Exanthem, Letalität bis 30 %
- Otitis media
- Meningeale Reizung mit günstiger Prognose
- Akute zerebellare Ataxie durch Zerebellitis (Risiko 1 : 4.000), günstige Prognose
- Selten Enzephalitis (Risiko 1 : 40.000), ungünstige Prognose
- Varizellenpneumonie (viral und evtl. sekundär bakteriell; Letalität bis 40 % bei Schwangeren)
- Thrombozytopenie
- Bei Abwehrschwäche/Immunsuppression schwerer Verlauf mit Beteiligung innerer Organe

Zosterkomplikationen:
- Postzosterische Neuralgien (PZN) [B02.2] (bis 50 % der Patienten > 70 J.): Schmerzen > 4 Wochen; brennender Schmerzcharakter, evtl. auch spontan einschießende neuralgiforme Schmerzen
- Zoster ophthalmicus mit der Gefahr einer Hornhautläsion (Zoster keratitis dendritica)
- Sehr selten intraokuläre VZV-Komplikationen (z.B. bei AIDS) mit Gefahr der Erblindung
- Zoster oticus evtl. mit Facialisparese (Ramsay-Hunt-Syndrom)
- Meningoenzephalitis, sehr selten granulomatöse Angiitis mit Hemiplegie; sehr selten Myelitis
- Bei Abwehrschwäche/Immunsuppression schwerer Verlauf als Zoster generalisatus mit Beteiligung innerer Organe (Pneumonie, Hepatitis u.a.)

DD: - Bei Varizellen: Infektionen durch Orthopoxviren (z.B. "Katzenpocken"), die bei Immunsupprimierten wie Pocken verlaufen!
- Hand-Fuß-Mund-Krankheit durch Infektion mit Coxsackie-Virus Typ A16
- Bei Zoster vor Auftreten von Bläschen: Neuralgien unterschiedlicher Genese
- Eczema herpeticatum durch HSV-Infektion bei vorbestehendem atopischen Ekzem
- Strophulus infantum (ätiologisch unklare Erkrankung)

Di.:
- Klinik
- Erregernachweis aus Bläscheninhalt: Nukleinsäurenachweis (PCR), Antigennachweis (Virusisolierung ist aufwendig)
- Ak-Nachweis: Aufgrund der hohen Durchseuchungsrate hat der serologische Ak-Nachweis nur bei Primärinfektion (Varizellen) Aussagekraft (IgM-Ak oder ≥ 4facher Titeranstieg von IgG in 2 Proben). Bei Herpes zoster IgA-Ak ↑

Th.:
- Bei unkompliziertem Verlauf nur symptomatisch:
- Varizellen: Evtl. Sedativa und Antihistaminika; evtl. Zinkschüttelmixtur (kein Kratzen = keine Narben → Fingernägel schneiden!). Durch Hautpflege Prophylaxe einer bakteriellen Superinfektion.
- Zoster:
  - Antivirale Therapie kann Dauer + Schweregrad reduzieren, Komplikationsrisiko senken, muss aber früh erfolgen, möglichst innerhalb der ersten 2 - 3 Tage nach Symptombeginn

    Ind.:
    - Zoster jeder Lokalisation bei Patienten ab dem 50. Lebensjahr
    - Zoster im Kopf-Hals-Bereich der Patienten jeden Alters
    - Schwerer Zoster am Stamm und an den Extremitäten (hämorrhagische Läsionen, mehr als ein Segment befallen, aberrierende Bläschen, Schleimhautbeteiligung)
    - Zoster bei immundefizienten Patienten
    - Zoster bei Patienten mit florider Dermatitis atopica und Ekzemen
    - Zoster bei Kindern und Jugendlichen, die Salizylate oder Kortikosteroide als Dauertherapie erhalten

    Relative Indikation:
    Zoster am Stamm oder an den Extremitäten bei Patienten jünger als 50 Jahre

Virostatikum	Tagesdosis für Erwachsene (Therapiedauer 7 Tage)
Aciclovir i.v.-Inf. Generika	3 x 10 mg/kg KG Bei schwerem Krankheitsbild, insbes. bei Immunsupprimierten i.v.-Therapie
Aciclovir (oral) Generika	5 x 800 mg
Brivudin (oral) Zostex®	Immunkompetente: 1 x 125 mg; keine gleichzeitige Therapie mit 5-FU, Flucytosin, Tegafur, Capecitabin (Aplasie-Risiko!)
Famciclovir (oral) Famvir Zoster 250 mg®	Immunkompetente Erwachsene: 3 x 250 mg Zoster ophthalmicus: 3 x 500 mg Immunsupprimierte Patienten ab dem 25. Lj.: 3 x 500 mg
Valaciclovir (oral) Valtrex®	Immunkompetente: 3 x 1.000 mg

  - Bei schweren Verläufen evtl. zusätzlich Hyperimmunglobulin und Interferon-Beta.

    Cave Glukokortikosteroide! Suche nach Erkrankungen mit Resistenzminderung/Immunschwäche!
- Postzosterische Neuralgie: Therapie schwierig; die Schmerzen können länger als 1 J. dauern. In ca. 30 % d.F. ist die Schmerztherapie nicht erfolgreich.
  Stufentherapie: 1. NSAR; 2. Zusätzlich Opioid-Analgetikum; 3. Peripher wirkendes Analgetikum + stark wirksamen zentrales Opioid (z.B. Morphin)
  Zusätzlich kann auf allen Stufen ein Antidepressivum versucht werden oder ein Antikonvulsivum (z.B. Carbamazepin). NW + KI beachten.

Prg:
- Bei immunkompetenten Personen, die nicht zur Risikogruppe zählen (s.o.), ist die Prognose der Varizellen und des Herpes zoster gut. Therapeutisches Problem sind die lang anhaltenden postzosterischen Neuralgien.
- Bei Risikopatienten (s.o.) ist der Verlauf schwer mit erhöhter Letalität. Eine frühzeitige antivirale Therapie verbessert die Prognose.

Pro:
- Expositionsschutz: An Varizellen erkrankte Kinder dürfen bei unkompliziertem Verlauf 1 Woche lang nach Beginn des Exanthems keine öffentlichen Einrichtungen besuchen.

- Aktive Immunisierung:
  - Abgeschwächter VZV-Lebendimpfstoff: Stamm OKA (z.B. Varilrix®, Varivax®)
    Ind: 1. Standardimpfung für alle Kinder und Jugendliche.
    2. Indikationsimpfung: Seronegative gefährdete Personen sowie enge Kontaktpersonen zu diesen: z.B. Frauen im gebärfähigen Alter, Patienten mit malignen Tumoren, Neurodermitis oder vor immunsuppressiver Therapie oder Organtransplantation, Leukämiepatienten nur in klinischer/hämatologischer Remission (> 1 J.), Lymphozytenzahl $\geq$ 1.200/μl und Unterbrechung einer zytostatischen Erhaltungstherapie 1 Woche vor und nach der Impfung. Seronegatives medizinisches Personal + Beschäftigte in Kindergärten
    NW: Lokal- und Allgemeinreaktionen, gel. leichte „Impfvarizellen"
    KI: Immungeschwächte Personen, immunsuppressive Therapie (im therapiefreien Intervall impfen), Schwangerschaft u.a.
    Dos: 1 Dosis bis zum 12. Lebensjahr, ab dem 13. Lebensjahr 2 x 1 Dosis (im Abstand von mindestens 6 Wochen)
  - Abgeschwächte Lebendvakzine gegen Zoster (Zostavax®)
    Soll geimpfte Personen ab dem 60. Lj. in ca. 50 % d.F. vor Zoster schützen.
    NW+ KI: s.o.
    Dos: 1 Dosis ab dem 50. (60.) Lj.
- Passive Immunisierung mit Varizella-Zoster-Immunglobulin (VZIG) bei Exposition nichtimmuner gefährdeter Personen (z.B. Neugeborene von Müttern, die perinatal an Varizellen erkrankt sind, Schwangere mit Kontakt zu Kranken, Patienten mit Immundefizit).
  Hyperimmunglobulin kann vor Erkrankung schützen, wenn es innerhalb von 96 h nach Exposition gegeben wird.
- Prävention einer PZN: 1. Vakzination; 2. Frühzeitige antivirale Therapie eines Herzes zoster!

HUMANES HERPESVIRUS 6 (HHV-6)-INFEKTION

Syn: Dreitagefieber, Exanthema subitum, Roseola infantum

Err.: Humanes Herpesvirus 6 (HHV-6), ein DNA-Virus der Herpesfamilie

Ep.: Weltweites Vorkommen, Prädilektionsalter 6 Mo - 3. Lj.

Inf: Tröpfcheninfektion

Ink: 5 - 15 Tage

KL.:
- Ohne Prodromi: Plötzlicher („subitum") Beginn mit hohem kontinuierlichem oder intermittierendem Fieber bis 39 - 40°C, 3 - 5 Tage lang, dann mit Fieberabfall plötzliches Auftreten eines kleinfleckigen, blassrötlichen Exanthems am Stamm, Ausbreitung auf Extremitäten und Nacken, verschwindet nach 2 Tagen.
- Zervikale Lymphknotenschwellung
- Gel. leichte Atemwegsbeschwerden, periorbitale Ödeme, Durchfall, Erbrechen

Ko.:
- Häufig Fieberkrämpfe, sehr selten Hepatitis, Arthritis, Enzephalopathie

DD.:
- Während der Fieberphase: Rhinopharyngitis, Otitis, Meningitis u.a.
- Exanthem anderer Genese: Masern, Röteln, Scharlach u.a.

Di.:
- Anamnese und Klinik
- Labor: Leukozytose während der Fieberphase, bei Exanthemausbruch Granulozytopenie mit relativer Lymphozytose
- AK-Nachweis (Anti-HHV-6-IgM/-IgG); Erregernachweis (PCR)

Th.:
- Symptomatisch: Evtl. Fiebersenkung, (kein ASS! → Gefahr des Reye-Syndroms)

Prg: I.d.R. gut (Ausheilung)

HERPES SIMPLEX-VIRUS-INFEKTIONEN [B00.9]

Internet-Infos: *www.herpesinfo.com*

Err: Herpes simplex-Virus, Typ 1 und 2 (HSV-1 und HSV-2), ein DNA-haltiges Herpesvirus

Ep.: HSV-1: Durchseuchung beginnt im Kindesalter, im Erwachsenenalter sind > 95 % der Bevölkerung infiziert.
HSV-2: Durchseuchung beginnt nach der Pubertät, im Erwachsenenalter sind 10 - 30 % der Bevölkerung infiziert.

Inf: HSV-1: Oral (Tröpfcheninfektion)
HSV-2: Sexuell und perinatal

Ink: Primärinfektion: 2 - 12 Tage

KL.: A) **Primärinfektion:**
- Asymptomatischer Verlauf (> 90 %)
- Symptomatischer Verlauf (< 10 %)

HSV-1: Gingivostomatitis herpetica (Stomatitis aphthosa)
Meist bei Kleinkindern im Alter von 1 - 4 Jahren: Fieber, im Mund-/Rachenraum schmerzhafte Bläschen, die ulzerieren; lokale Lymphadenitis.

HSV-2: • Neugeborene:
- Konnatale HSV-2-Infektion:
  Herpessepsis des Neugeborenen mit Fieber und generalisierten Bläschen, Ikterus, Hepatosplenomegalie, Hautblutungen, Enzephalitis; unbehandelt immer letal endend.
- Infektion des Neugeborenen während der Geburt:
  Schweres Krankheitsbild mit Letalität von ca. 30 %

• Herpes genitalis bei Jugendlichen und Erwachsenen: [A60.0]
Genitale Herpesinfektionen werden überwiegend durch HSV-2-Infektionen verursacht, in zunehmender Häufigkeit jedoch auch durch HSV-1 (USA: 30 %, Norwegen: 70 %); w : m > 2 : 1.
Risikofaktoren für eine genitale HSV-Infektion:
▪ Zahl der Sexualpartner
▪ i.v.-Drogengebrauch, HIV-Infektion
Nur 30 % d.F. verlaufen mit typischer Klinik, 20 % machen mehrdeutige Symptome (z.B. Miktionsbeschwerden); 50 % der Infektionen verlaufen asymptomatisch.
- Frauen: Vulvovaginitis herpetica mit Brennen oder Schmerzen, evtl. mit Dysurie und Fieber, regionale Lymphadenitis
- Männer: Herpes progenitalis: Bläschen vorzugsweise an der Glans penis; evtl. auch anale HSV-2-Infektion (bei entsprechendem Sexualkontakt)

B) **Endogene Reaktivierung:**
Nach der Primärinfektion persistiert das HSV in den regionalen Nervenganglien (Ganglion trigeminale Gasseri bei HSV-1, Lumbosakralganglien bei HSV-2) ohne Krankheitssymptome (latente Infektion). 1/3 aller Menschen leidet an rezidivierenden oralen HSV-Läsionen.
Auslösende Ursachen für eine endogene Reaktivierung:
Infektionen, Fieber ("Fieberbläschen"), Sonnenbestrahlung (Herpes solaris), Verletzungen, hormonelle Veränderungen (z.B. Menses, Gravidität), psychische Belastungen, Immunschwäche u.a.
- Asymptomatische Virusreaktivierung = Rekurrenz
- Symptomatische Virusreaktivierung = Rekrudeszenz

HSV-1: Herpes labialis [B001.]: Periorale Bläschenbildung, die verschorfen und ohne Narben abheilen.
HSV-2: Herpes genitalis [A60.0]: Perigenitale, perianale Bläschenbildung und Ulzerationen evtl. begleitet von Krankheitsgefühl und leichtem Fieber. Rezidive sind bei HSV-2 häufiger als bei HSV-1.

Ko.:
• Herpetische Keratokonjunktivitis mit evtl. Hornhautschäden [B00.5]
• Neurologische Komplikationen bei anogenitalem Herpes (Harnverhaltung u.a.)
• Eczema herpeticatum: Schwere Herpesinfektion bei Säuglingen mit vorbestehendem atopischen Ekzem
• Benigne Meningitis
• Herpesenzephalitis [B004+G05.1*] = häufigste Virusenzephalitis; befällt vorzugsweise limbisches System und Temporallappen - meist durch HSV-1 verursacht. Rasche Diagnose (MRT und PCR-Test im Liquor) und Therapie (auch schon bei Verdacht) sind prognoseentscheidend! (Letalität > 80 %)
• Die idiopathische Fazialisparese ist möglicherweise durch das HSV-Typ 1 verursacht.

- Generalisierter schwerer Verlauf und HSV-Pneumonie bei immunsupprimierten Patienten, AIDS, Abwehrschwäche
- HSV-Manifestationen bei AIDS: Nekrotisierende, schwer abheilende Haut-/Schleimhautmanifestationen, Keratoconjunctivitis, Retinitis, Uveitis, Meningoenzephalitis

DD: - Bei Gingivostomatitis herpetica: Herpangina Zahorsky durch Coxsackie A-Virusinfektion
- Bei Herpes genitalis: Andere sexuell übertragene Erkrankungen = sexually transmitted diseases = STD (TPHA-Test, GO-Diagnostik, HIV-Test)
- Bei Herpes genitalis mit Miktionsbeschwerden ist die Zystitis/Urethritis eine gel. Fehldiagnose.
- Bei Hornhautläsionen: Keratokonjunktivitis durch Adenovirusinfektion

Di.: Klinik + evtl. Virusnachweis aus Bläschen oder Ulzera:
- Nachweis von HSV-Antigen oder Virus-DNA
- Virusisolierung (Zellkultur zuverlässiger als Elektronenmikroskop)
- Der HSV-Ak-Nachweis hat wegen hoher Durchseuchungsrate der Bevölkerung nur bei Primärinfektion Aussagekraft (IgM-Ak + Serokonversion)

Th.: A) Therapie einer evtl. Immunschwäche

B) Antivirale Chemotherapie
- Systemisch: Mittel der 1. Wahl Aciclovir: Wirksam gegen replizierendes HSV, nicht jedoch gegen latente HSV-Infektion. Famciclovir und Valaciclovir sind Therapiealternativen für die orale Therapie.

  Dos.: - Aciclovir: 5 x 200 mg tägl. über 10 Tage (bei Herpesenzephalitis 3 x 10 mg/kg KG i.v. über 2 Wochen)
  - Famciclovir (Famvir®): 3 x 250 mg tägl. über 5 Tage } oral
  - Valaciclovir (Valtrex®): 2 x 500 mg tägl. über 10 Tage } oral

  Ind: Schwere Verläufe, Herpesenzephalitis, florider Herpes genitalis, Gingivostomatitis, Keratitis u.a.
- Lokal: Aciclovir-Salbe (bei herpetischer Keratitis als Augensalbe)
- Bei florider HSV-2-Infektion der Schwangeren Schnittentbindung vor dem Blasensprung
- Bei Verdacht auf HSV-Infektion des Neugeborenen sofortige Aciclovir-Therapie

Prg: Bei lokalisierter Infektion gut.
Bei generalisierter Herpesinfektion und Enzephalitis sowie bei Immunschwäche lebensbedrohliche Verläufe mit hoher Letalität.

Pro: Bei floridem Herpes genitalis der Schwangeren Schnittentbindung
Bei Immunschwäche Prophylaxe mit Aciclovir oder Famciclovir; Impfstoff in Erprobung.

EPSTEIN-BARR-VIRUS (EBV) -INFEKTION

Err: Epstein-Barr-Virus (EBV) Typ 1 und 2, ein DNA-Virus der Herpesfamilie. Zielzellen des EBV sind u.a. die naso- und oropharyngealen Epithelien und B-Lymphozyten, die als "EBV-Rezeptor" das CD-21-Antigen tragen. Die meisten EBV-infizierten B-Lymphozyten werden bei intaktem Immunsystem rasch zerstört. Eine geringe Restpopulation überlebender B-Lymphozyten kann jedoch eine lebenslange Viruspersistenz verursachen.

Ep.: In Westeuropa sind > 95 % der Menschen bis zum 30. Lebensjahr mit EBV infiziert → Erkrankungsgipfel im jugendlichen Alter. In Zentralafrika sind fast alle Kinder schon mit 3 Jahren infiziert.

Inf: Durch Speichelkontakt (Verbreitung z.B. in Kindergärten und durch Küssen - "Kissing disease", "Kusskrankheit")

Ink: 10 - 14 - 50 Tage

KL.: Im Kleinkindesalter meist asymptomatische Infektion, im späteren Lebensalter typisches Krankheitsbild:

Infektiöse Mononukleose (Mononucleosis infectiosa) = Pfeiffer-Drüsenfieber:

Trias: - Fieberhafte Angina tonsillaris/Pharyngitis
- Lymphknotenschwellungen
- Typisches Blutbild mit Virozyten

Verlaufsformen:
- Glanduläre Form: Generalisierte Lymphknotenschwellungen (50 % d.F.), oft auch Milzschwellung (meist > 500 g, cave Ruptur!) und Tonsillitis.
- Exanthematische Form (3 % d.F.), petechiales Enanthem am harten Gaumen

Merke: Die Gabe von Aminopenicillinen (Ampicillin, Amoxicillin) bei Mononukleosis infectiosa führt meist zu einem Arzneimittelexanthem und ist kontraindiziert.

- Hepatische Form: Bild einer (gel. ikterischen) Hepatitis: 5 % d.F. (gute Prognose)

Ko.:
- Leichte Granulozytopenie, Thrombozytopenie
- Selten infektassoziiertes hämophagozytisches Syndrom (IHS) mit Panzytopenie und evtl. Blutungen infolge pathologisch gesteigerter Hämophagozytose.
- Selten Milzruptur
- Meningoenzephalitis, Myokarditis
- Ev. postinfektiöse Müdigkeit für einige Monate
- Chronisch-aktive EBV-Infektion:
  Sehr seltene Verlaufsform bei Kindern mit anhaltender Virusreplikation
  Fieber, Gewichtsverlust, Lymphadenopathie, Hepatosplenomegalie, evtl. Thrombo-/Granulozytopenie, hämolytische Anämie, T_4/T_8-Ratio ↓, evtl. Ausbildung von Lymphomen u.a.
- EBV-Infektion bei immundefizienten Patienten:
  - Durch unkontrollierte Proliferation EBV-infizierter, immortalisierter B-Lymphozyten resultieren polyklonale lymphoproliferative Erkrankungen der B-Lymphozyten.
  - Bei dem sehr seltenen X-chromosomal rezessiv vererbten lymphoproliferativen Syndrom (XLP, Duncan's Disease, Purtilo-Syndrom) ist das Immunsystem unfähig, eine EBV-Infektion zu begrenzen → Folge ist eine Selbstzerstörung des Immunsystems mit meist letalem Ausgang.
- EBV-assoziierte Malignome:
  - Posttransplantations-Lymphoproliferative Erkrankungen (PTLD): Das Lebenszeitrisiko für PTLD beträgt nach Nieren-, Herz- oder Lebertransplantation 1 - 5 %. Ursache ist eine Unfähigkeit, unter immunsuppressiver Therapie eine komplette EBV-Immunität auszubilden → dadurch ist die Balance gestört zwischen EBV-infizierten B-Zellen und deren Kontrolle durch zytotoxische T-Zellen. Wichtig bei der Therapie der PTLD ist eine Reduktion der immunsuppressiven Therapie (neben anderen Therapieoptionen → siehe *Internet*)
    Nach dem zeitlichen Auftreten unterscheidet man:
    1. Frühe PTLD innerhalb der ersten 12 Monate nach Transplantation: EBV-positiv
    2. Späte PTLD 5 - 10 Jahre nach Transplantation, überwiegend EBV-negativ.
  - EBV-assoziierte B-Zell-Lymphome bei AIDS-Patienten
  - EBV-assoziiertes Nasopharynxkarzinom (das in Südchina und Alaska endemisch ist)
  - EBV-assoziiertes Burkitt-Lymphom, das in Äquatorialafrika endemisch ist. Das EBV spielt dabei wahrscheinlich die Rolle eines Kofaktors.
  - Patienten, die in der Anamnese eine infektiöse Mononukleose haben, zeigen ein 3-fach erhöhtes Risiko für M. Hodgkin.
- Die orale Haarleukoplakie ist eine benigne epitheliale Proliferation bei AIDS-Patienten, verursacht durch EBV.

DD:
- Gewöhnliche Streptokokkenangina
- Akute HIV-Krankheit (HIV-Test ratsam!)
- Angina Plaut-Vincenti
- Diphtherie
- Cytomegalievirus-Infektion
- Agranulozytose
- Akute Leukämie (eintöniges Blutbild; Pfeiffer-Drüsenfieber: Buntes Blutbild, Erythrozyten und Thrombozyten normal)

Di.:
- Klinik + Labor: Blutbild: Leukozytose mit 40 - 90 % mononukleären Zellen und Reizformen der Lymphozyten = Virozyten oder Pfeiffer-Zellen (= aktivierte zytotoxische T-Lymphozyten, die die infizierten B-Lymphozyten eliminieren)
- Serologischer Antikörpernachweis:
  1. Frische EBV-Infektion (Infektiöse Mononukleose):
     Anti-VCA (virales Capsid-Antigen) vom Typ IgG + IgM
     Anm.: Heterophile IgM-Antikörper, die Hammelerythrozyten agglutinieren (Paul-Bunnell-Reaktion, EBV-Schnelltest) in 80 % d.F. bei Erwachsenen (in 50 % bei Kindern), sind aber nicht EBV-spezifisch.
  2. Frühere EBV-Infektion:
     - Anti-VCA-p18-IgG
     - Anti-EBNA-1-IgG (EBV nukleäres Antigen)

Th.: Symptomatisch

Prg: Bei immunkompetenten Patienten gut; bei Immunschwäche schwere Verläufe.

CYTOMEGALIEVIRUS (CMV)-INFEKTION [B25.9]

Err: Das Cytomegalievirus (CMV) ist ein DNA-Virus, als Herpesvirus (HHV-5) steht es im Verdacht, onkogen zu sein; es persistiert nach Erstinfektion latent im Körper und kann reaktiviert werden, wenn das Abwehrsystem geschwächt ist.

Ep.: In Ländern der 3. Welt sind > 90 % der Bevölkerung mit CMV infiziert, in Europa ca. 50 %. In Risikogruppen (AIDS, Prostituierte, Homosexuelle) sind ca. 90 % Ak-positiv.
Die konnatale CMV-Infektion ist die häufigste angeborene Virusinfektion. Hauptrisiko ist die Primärinfektion in der Schwangerschaft, die bei ca. 3 % der seronegativen Frauen auftritt. Das Erkrankungsrisiko für das Kind ist am größten bei Primärinfektion der Mutter um den Konzeptionszeitpunkt und in den ersten beiden Trimestern der SS. Dabei kommt es in ca. 10 % zu schwerer konnataler CMV-Erkrankung und bei ca. 10 % der asymptomatischen Kindern zu Spätschäden (meist Hörstörungen). Bei seropositiven Frauen kann es in ca. 10 % zu einer Reaktivierung der CMV-Infektion während der Schwangerschaft kommen; dabei infiziert sich der Fetus aber seltener und < 1 % der Neugeborenen haben leichte Symptome.
Bei postnataler Infektion manifestiert sich die Erkrankung vorzugsweise bei folgenden Risikogruppen: Abwehrschwäche im Rahmen maligner Krankheiten (z.B. Leukämie, M. Hodgkin, Non-Hodgkin-Lymphome), erworbene (AIDS) und angeborene Immunschwäche (z.B. SCID), Immunsuppression bei Organtransplantationen. Der CMV-Ak-Status von Spender und Empfänger hat Bedeutung für Inzidenz und Schweregrad einer Erkrankung: Seronegative Empfänger des Organs eines seropositiven Spenders haben das höchste Risiko für einen schweren Erkrankungsverlauf.

Inf: Bei der konnatalen Form diaplazentar
Postnatal durch Schmier- und Tröpfcheninfektion; Bluttransfusion, Organtransplantation und sexuell.

Ink: Nicht sicher bekannt (4 - 12 Wochen ?)

KL.: Die Erkrankung kann sich an verschiedenen Organen abspielen:
- Neugeborene (konnatale Infektion): Frühgeburten, Hydrozephalus, zerebrale Verkalkungen, Chorioretinitis, Mikrozephalie, viszerale Symptomatik mit Ikterus, Hepatosplenomegalie, Anämie und Thrombozytopenie. In ca. 25 % kindliche Spätschäden (Hörschäden, Intelligenzdefekt, geringe neurologische Störungen).
- Erwachsene (Postnatale Infektion):
  a) Bei immunkompetenten Patienten verläuft die Infektion in > 90 % d.F. symptomlos, evtl. kommt es zu einem mononukleoseähnlichen Krankheitsbild mit Lymphadenopathie oder leichter Hepatitis; evtl. Müdigkeit über einige Wochen/Monate.
  b) Bei immunsupprimierten Patienten verläuft die Erkrankung schwerer:
    - Fieber, mononukleoseähnliches Krankheitsbild
    - Myalgien, Arthralgien
    - Leukopenie, Thrombozytopenie
    - Retinitis (häufigste CMV-Manifestation bei AIDS): Cotton-wool-Exsudate und Blutungen
    - Enzephalitis
    - Interstitielle Pneumonie mit hoher Letalität von 50 % (zweithäufigste CMV-Manifestation bei AIDS, häufigste Pneumonieursache nach allogener Knochenmarktransplantation)
    - Ösophagitis, Gastritis
    - Colitis mit Ulzerationen (oft bei AIDS)
    - Hepatitis
    - Verzögerte hämatopoetische Restitution (mit Panzytopenie) nach allogener Knochenmarktransplantation

Lab: Oft Leukopenie mit relativer Lymphozytose und atypischen Lymphozyten.; evtl. Thrombozytopenie

DD: Hepatitis und Pneumonien anderer Genese, Mononukleose, HIV-Infektion (HIV-Test ratsam!)

Di.:
- ▶ Klinik, augenärztliche Untersuchung (Fundoskopie)
- ▶ Pränatale Diagnostik des Feten bei Infektion in der Schwangerschaft:
  - Sonografie des Feten
  - Evtl. Untersuchung von Fruchtwasser bzw. Nabelschnurblut auf IgM-Ak und CMV-DNA
- ▶ Diagnostik des Neugeborenen: IgM-Ak- und Virusnachweis im Urin + Rachensekret
- ▶ Diagnostik der postnatalen Infektion:
  - Virus-, pp65-Antigen- und CMV-DNA-Nachweis: aus Urin, Blut, bronchoalveolärer Lavage, Biopsiematerial: Erfassung einer aktiven CMV-Infektion bei immunsupprimierten Patienten!

- AK-Nachweis:
  - Primärinfektion: CMV-IgG und -IgM werden positiv
  - Anti-IgG-Aviditätstest: IgM-Ak + niedrige Avidität der IgG-Ak spricht für Primärinfektion. IgG-Ak mit hoher Avidität/IgM-Ak negativ spricht für ältere Infektion bzw. gegen Primärinfektion.
  - Reaktivierung: Bei Immunkompetenten oft Titeranstieg der IgG-Ak und evtl. erneuter Nachweis von IgM-Ak. Bei ausgeprägter Immunschwäche kann ein Ak-Anstieg ausbleiben, sodass die Diagnose serologisch nicht gestellt werden kann.

Hi.: Aus Biopsiematerial: Viruseinschlüsse in infizierten Riesenzellen: Einschlusskörperchenkrankheit mit „Eulenaugenzellen"

Th.:
- Bei immunkompetenten Patienten mit Symptomen ist i.d.R. keine Therapie erforderlich.
- Bei seronegativen Schwangeren postexpositionelle Gabe von CMV-Hyperimmunglobulin
- Bei immunsupprimierten Patienten mit Erkrankung: Ganciclovir (nephro- und myelotoxisch) und CMV-Hyperimmunglobulin. Bei CMV-Retinitis bei AIDS-Patienten auch Valganciclovir.
  Reservemittel: Cidofovir (nephrotoxisch), Foscarnet und Fomivirsen (Ultima ratio bei CMV-Retinitis zur intravitrealen Anwendung)
  Bei AIDS-Patienten Rezidivprophylaxe mit Ganciclovir.

Pro:
1. Prophylaxe einer CMV-Infektion bei immunsupprimierten CMV-seronegativen Empfängern von Transplantaten und Transfusionen:
   - Transfusion und Transplantation von CMV-seronegativen Spendern
     Die Übertragung von CMV soll durch leukozytenarme Erykonzentrate (Leukozytenfilter) seltener sein.
   - Gabe von CMV-Hyperimmunglobulin
   - Überwachung von Organ-Transplantationspatienten mithilfe der PCR oder des Antigen-Testes. Bei Hinweis auf CMV-Infektion/-Reaktivierung frühzeitige Therapie mit Ganciclovir!
2. Schutz seronegativer Schwangeren vor Infektion
   Bei Schwangeren mit beruflicher Gefährdung (z.B. Arbeit in Kindergärten, Krankenhäusern) Testung auf CMV-Antikörper.

INFEKTIÖSE DURCHFALLERKRANKUNGEN (DIARRHÖ) [A09]

1) Allgemein: Namentliche Meldung bei Verdacht und Erkrankung an einer mikrobiell bedingten Lebensmittelvergiftung oder akuten infektiösen Gastroenteritiden, wenn der Betreffende im Lebensmittelbereich tätig ist oder bei epidemischem Auftreten (≥ 2 Erkrankungen)
2) Speziell: Namentliche Meldepflicht bereits bei Verdacht, Erkrankung und Tod an Botulismus, Cholera, Typhus/Paratyphus und bei enteropathischem HUS (Infektion durch EHEC)
   Zusätzlich namentliche Meldepflicht bei Labornachweis von Clostridium botulinum, Campylobacter-, Cryptosporidium parvum, Escherichia coli (enterohämorrhagische und sonstige darmpathogene Formen), Giardia lambia, Norovirus, Rotavirus, Salmonellen einschl. Typhus und Paratyphus, Shigella, Vibrio cholerae, Yersinia enterocolitica

Err: I. Durch Bakterien und -toxine
- ► Salmonellen (häufig); in 5 - 10 % Erreger der Reisediarrhö
- ► Escherichia coli (EC): 5 wichtige Pathovare von EC:
  1. Enterotoxinbildende EC (ETEC): In ca. 40 % d.F. Erreger der Reisediarrhö!
  2. Enteropathogene EC (EPEC): Säuglingsdiarrhö
  3. Enteroinvasive EC (EIEC): Dysenterieartige Durchfälle mit Tenesmen und breiigen, evtl. blutigen Darmentleerungen
  4. Enterohämorrhagische EC (EHEC) bilden Shigatoxin
  5. Enteroaggregative EC (EAEC = EaggEC): Enteritis bei Säuglingen, Kleinkindern
- ► Campylobacter jejuni; in 5 - 10 % Erreger der Reisediarrhö
- ► Yersinia enterocolitica (selten Y. pseudotuberculosis):
  Kolikartige Bauchschmerzen (DD: Appendizitis), evtl. Arthralgien und Erythema nodosum
- ► Clostridium difficile (C.d.): Erreger der Clostridium-difficile-assoziierten Diarrhö (CDAD) = häufigster Erreger einer nosokomialen Diarrhö; führt in 20 % zur pseudomembranösen Kolitis (PMC) → siehe dort.
- ► Staphylococcus aureus, Bacillus cereus und Clostridium perfringens: lösen als Toxinbildner die sog. Lebensmittelvergiftung aus: Nach kurzer Inkubation von wenigen Stunden kommt es zu Erbrechen, Durchfall und Dehydratation
- ► Shigellen: In 5 - 10 % Erreger der Reisediarrhö
- ► Vibrio cholerae

II. Viren:
- Noroviren (früherer Name: Norwalk-like Viren): Bis zu 50 % der nichtbakteriellen Gastroenteritiden bei Erwachsenen (s.u.)
- Rotaviren: Mehr als 70 % der infektiösen Diarrhö bei Kleinkindern. In Entwicklungsländern eine Ursache der hohen Kindersterblichkeit
- Sapoviren, Astroviren u.a.

III. Protozoen:
- Giardia lamblia
- Entamoeba histolytica (Amöbenruhr)

Merke: Bei anhaltender Diarrhö nach Rückkehr aus tropischen/subtropischen Ländern immer nach G. lamblia und E. histolytica fahnden!

- Kryptosporidien (insbes. bei immunsupprimierten Patienten), Cyclospora cayetanensis, Isospora belli

IV. Pilze (Candida, Aspergillus)

Ep.: Reisende in tropische/subtropische Länder mit niedrigem Hygienestandard erleiden in 30 - 50 % d.F. eine sog. Reisediarrhö; ein Erregernachweis gelingt in über 30 % d.F. nicht.

PPh: 2 Formen:
1. Sekretorische Diarrhö mit gestörtem intestinalen Ionentransport: z.B. durch Aktivierung der membranständigen Adenylylzyklase durch Enterotoxine (z.B. von Vibrio cholerae) oder Viren
2. Exsudative entzündliche Diarrhö mit Schleimhautläsionen: z.B. durch Shigellen, Salmonellen u.a.

KL.: **I. Dysenterische Durchfälle**

Kolikartige Schmerzen/Diarrhö mit Beimischungen von Blut/Schleim/Eiter
1. Typus "Amöbenruhr" (Entamoeba histolytica)
   Symptomatik entwickelt sich über längere Zeit; anfallsartiger Verlauf mit beschwerdeärmeren Intervallen.
2. Typus "bakterielle Ruhr" (Shigellen, EHEC, EIEC)
   Akut oder perakut einsetzende Symptomatik

II. Nichtdysenterische Durchfälle

Akut einsetzende mildere Symptomatik; manchmal Absonderung von unverdauten Nahrungsresten und Schleim.
1. Typus enterotoxische Form
   Akut einsetzende Symptomatik, evtl. mit Erbrechen
   Erreger: ETEC, Salmonellen, Enteroviren, Erreger der "Lebensmittelvergiftung", Vibrio cholerae
2. Typus Resorptionsstörungen
   Fäzes schaumig und voluminös mit gelegentlichen Beimengungen von Fett und unverdauter Nahrung
   Erreger: Giardia lamblia.

Ko.: Dehydratation, Elektrolytverlust, orthostatische Kreislaufstörungen, evtl. Kollaps, Thromboembolien, septische Komplikationen, akutes Nierenversagen, reaktive Arthritis u.a.

Verlauf:
- Akute Diarrhö: Klingt meist innerhalb von 2 - 10 Tagen ab.
- Chronische Diarrhö: Dauer > 10 - 20 Tage (Definition nicht einheitlich)
  - Bei Tropenanamnese an Amöben und Lamblien denken!
  - Bei AIDS-Patienten mit Diarrhö ist das Spektrum möglicher Erreger groß; am häufigsten sind Cryptosporidien, Mikrosporidien, CMV, Mykobakterien (MAI). Oft sind mehrere Erreger beteiligt (DD: 1. Medikamenten-NW bei AIDS-Patienten, 2. Idiopathische Diarrhö bei AIDS-Patienten)

DD:
- Nichtinfektiöse Ursachen einer Diarrhö, insbesondere bei chronischer Diarrhö (s. Kap. Diarrhö)
- Bei Reisediarrhö mit Fieber und Tropenanamnese: Malaria ausschließen!

Di.: 1. Anamnese (ambulant oder nosokomial erworbene Diarrhö, Auslandsaufenthalt, Immunsuppression ?) + Klinik
- Brechdurchfälle nach Nahrungsmittelaufnahme: Lebensmittelvergiftung durch bakterielle Toxine (kürzeste Inkubation von 2 - 3 h bei Staphylokokkentoxinen)
- "Reiswasser"diarrhö + Tropenanamnese: An Cholera denken!
- Blutige Diarrhö + Fieber: z.B. Shigellen, Amöben u.a.
- Nosokomiale erworbene Diarrhö nach Einnahme von Breitbandantibiotika: Verdacht auf CDAD bzw. PMC durch Clostridium difficile
  → Di.: Koloskopie und Stuhluntersuchung auf Clostridium difficile und deren Toxine A und B

2. Erregernachweis, z.B.
- Bakterien: Stuhlkulturen (Ausnahme: V. cholerae lässt sich lichtmikroskopisch feststellen). Mikrosporidiennachweis bei AIDS elektronenmikroskopisch.
- Amöben und Lamblien: Mikroskopischer Nachweis der Lamblien oder ihrer Zysten sowie der Amöben in frisch abgesetzten, warmen Stühlen oder frischem Duodenalsaft; evtl. Duodenalbiopsie; Antigennachweis im Stuhl
- Viren: Nachweis der Rota- und Noroviren im Stuhl (RNA-Nachweis, Antigennachweis). Der serologische Ak-Test hat nur retrospektive Bedeutung (Titeranstieg nach 2 - 3 Wochen bei Immunkompetenten).

Th.: A. Kausal, z.B.
- Antibiotika sind bei leicht verlaufender Reisediarrhö aus medizinischer Sicht nicht indiziert; sie verkürzen aber die Erkrankung, was bei Urlaubsreisen bedeutsam sein kann.
  Absolute Indikation: Blutige Durchfälle, schwerer Krankheitsverlauf, insbesondere Fieber, Diarrhö bei Säuglingen und älteren Menschen. Möglichst gezielt nach Stuhldiagnostik; bei hochakutem Verlauf ungezielte Soforttherapie.
  Mittel der Wahl: Ciprofloxacin (Dos: 2 x 500 mg/d): Wirksam gegen Shigellen, Salmonellen und E. coli (NW + KI: Siehe Stichwortverzeichnis).
- Andere Antibiotika:
  - Rifaximin: Absorption < 1 % (wirkt lokal im Darm)
    Ind: Nur leichte Reisediarrhö durch nicht-invasive enteropathogene Bakterien
    NW: z.B. Blähungen, Hypersensitivitätsreaktionen u.a.
    KI: Invasive Enteritis (Fieber, blutiger Stuhl); Gravidität, Stillzeit, Kinder u.a.
    Dos: 200 mg alle 8 h für max. 3 Tage
  - Trimethoprim (TMP) oder TMP/Sulfonamid = Cotrimoxazol
    NW: Allergische Reaktionen durch die Sulfonamidkomponente (→ daher TMP allein ausreichend!), gastrointestinale Beschwerden (Übelkeit, Erbrechen u.a.), hämatotoxische Wirkung durch Störung des Folsäurestoffwechsels, Hyperkaliämie, selten Agranulozytose
    KI: Niereninsuffizienz, Leberinsuffizienz, Sulfonamidallergie, Schwangerschaft u.a.
    Dos.: 2 x 1 Tabl./d (1 Tabl. = 800 mg Sulfamethoxazol + 160 mg Trimethoprim)
- Metronidazol bei Amöbiasis oder Lambliasis
- Bei Verdacht auf antibiotikainduzierte CDAD bzw. PMC durch Clostridium difficile → auslösende Antibiotikatherapie absetzen und Gabe von Metronidazol (Reservemittel: Vancomycin oral); Patienten isolieren + Hygieneregeln beachten!

B. Symptomatisch
- Rehydrierung durch Flüssigkeits- und Elektrolytsubstitution
  Bei akuter Diarrhö ist dies die wichtigste und evtl. lebensrettende Maßnahme! Säuglinge und Kleinkinder sind sehr schnell durch Dehydratation gefährdet und können in der Mehrzahl der Fälle mit oralen Rehydrationslösungen (ORL = Oral R) gut behandelt werden.
  Bei Erwachsenen erfolgt je nach Situation die Zufuhr oral oder parenteral. Folgende Rezeptur zur oralen Rehydratation hat sich bewährt (WHO-Empfehlung): NaCl 2,6 g - Na-Citrat 2,9 g - KCl 1,5 g - Glukose 13,5 g - Aqua ad 1000 ml. Fertigpräparat: z.B. Elotrans®-Pulver oder Oralpädon®
- Motilitätshemmer (z.B. Loperamid) verzögern die Ausscheidung infektiöser Erreger und sind daher nur kurzfristig auf Reisen indiziert.
- Evtl. Spasmolytika bei krampfartigen Bauchschmerzen, z.B. N-Butylscopolamin (Buscopan®).

Prg: Abhängig von der Abwehrlage des Patienten, dem Erregertyp, einer frühzeitigen effektiven Therapie und evtl. Komplikationen. Besonders gefährdet sind Kleinkinder, alte, abwehrgeschwächte und unterernährte Menschen.

Pro: einer Reisediarrhö:
- Trinkwasser-, Nahrungsmittel- und persönliche Hygiene am wichtigsten!
  - Weitgehend unbedenklich:
    Abgekochtes oder entkeimtes Wasser (auch zum Zähneputzen!); Getränke in original verschlossenen Flaschen; frisch zubereitete gekochte oder durchgebratene Speisen.
  - Gemieden werden sollten:
    Ungekochtes Wasser; Eiswürfel, Speiseeis; kaltes Buffet, rohe oder halbgegarte Speisen (Fleisch, Fisch, Meeresfrüchte); Soßen, Salate, Mayonnaise, nicht selbst geschälte Früchte, Melonen (können mit Wasser prallvoll gespritzt sein).

Merksatz für Reisende in tropische Länder: "Cook it, peel it or leave it!" (Kochen, schälen oder sein lassen.)

- Aktive Immunisierung gegen:
  - Rotaviren (im Säuglingsalter)
  - Typhus (oraler Lebendimpfstoff oder parenteraler Totimpfstoff)
  - Cholera (oraler Lebend- oder Totimpfstoff) wird für normalen Tourismus nicht empfohlen.

Anm.: Eine Antibiotikaprophylaxe sollte nicht erfolgen, da sie die Selektion von Antibiotikaresistenz-Plasmiden in der Darmflora fördert.

EHEC-Infektionen [A04.3]

Namentliche Meldepflicht bei Verdacht, Erkrankung, Tod von HUS und bei Labornachweis

Err: Enterohämorrhagische Escherichia coli (= EHEC); zahlreiche Serotypen: Am häufigsten O157:H7, O103 und O26. Besonders aggressiv ist der HUSEC 41-Stamm des Serotyps O104:H4. Er bildet Shigatoxin 1 (→ Diarrhö) und Shigatoxin 2 (→ HUS).

Ep.: Weltweites Vorkommen, Häufigkeitsgipfel bei Kleinkindern; Inzidenz in Mitteleuropa ca. 1/100.000/J.; 2011 Epidemie in Deutschland mit dem aggressiven Serotyp O104:H4

Inf:
1. Fäkal-oral über EHEC-Ausscheider
2. Genuss EHEC-haltiger Tierprodukte (Rinder, Schafe, Ziegen, Wild): Nicht pasteurisierte Milch, rohes Rinder(hack)fleisch
3. Genuss infizierter Sprossen

Besonders gefährdet sind Kinder und alte Menschen.
Ansteckungsfähigkeit: Solange Erreger im Stuhl nachweisbar (3 Stuhlproben)

Ink: 2 - 10 Tage

KL.: Verlaufsformen:
1. Asymptomatisch (Erwachsene: Häufig)
2. Wässrige Durchfälle (Kinder: 80 %)
   Blutig-wässrige Durchfälle (Kinder: 20 %, alte Menschen: Häufig)

Ko.:
- Intestinale Komplikationen: Hämorrhagische Kolitis (DD. Colitis ulcerosa)
- Extraintestinale Komplikationen (postinfektiöse Syndrome):
  Thrombotische Mikroangiopathie mit hämolytisch urämischen Syndrom (HUS) → siehe dort!

Di.: Klinik + Infektnachweis (Erregerisolierung aus Stuhl) + Nachweis von Shigatoxin oder des Shigatoxin-Gens

Th.:
- Keine Motilitätshemmer! Für eine Ablehnung von Antibiotika gibt es keine sichere Evidenz.
- Symptomatische/supportive Therapie (Flüssigkeits- und Elektrolytbilanzierung/-substitution; evtl. Dialyse u.a.)

Therapie des HUS → siehe dort!

Prg. des HUS: 50 % der Kinder werden dialysepflichtig ; Letalität der O104:H4-Epidemie ca. 1 % ; Spätkomplikationen sind Hypertonie und chronische Niereninsuffizienz (bis 40 % nach 10 - 15 J.).

Pro: Kein Genuss von rohem Rindfleisch oder von roher Milch, Meidung infizierter Sprossen
Hygienemaßnahmen/Isolierung ausscheidender Patienten
Besuch von Gemeinschaftseinrichtungen erst, wenn 3 Stuhlproben negativ

SALMONELLOSEN [A02.9]

Meldepflicht: Siehe infektiöse Diarrhö

Def: Erreger der Typhus-Paratyphus-Enteritis- (TPE-)Gruppe

Err: Salmonella enterica: Gramnegative, sporenlose, bewegliche und peritrich begeißelte Bakterien; man unterscheidet 3 Antigene:
O-Ag (Oberflächenantigen) - H-Ag (Geißelantigen) - Vi-Ag (Virulenzantigen)
Durch Bestimmung der O- und H-Antigene mit Antiseren Unterteilung in über 2000 Serotypen nach dem Kauffmann-White (Le-Minor)-Schema.

1. Typhuserreger: Salmonella enterica, Serovar typhi = S. typhi
2. Paratyphuserreger: Salmonella enterica, Serovar paratyphi B (A und C nur in den Tropen)
3. Enteritiserreger: Salmonella enterica, Serovar enteritidis (am häufigsten; überwiegend Lysotyp 4/6) und Serovar typhimurium (der Lysotyp DT104 ist multiresistent gegen Tetracycline, Chloramphenicol, Sulfonamid, Betalaktam-Antibiotika).

- Die Typhus- und Parathypuserreger sind ausschließlich menschenpathogen (einziges Reservoir der Mensch!). Sie dringen vom Darm her ins Blut ein und führen zu einer zyklischen Allgemeininfektion mit Sepsis.
- Die Enteritiserreger sind tier- und menschenpathogen (Zooanthroponosen), bleiben im Darm (Lokalinfektion des Dünndarms mit Brechdurchfällen nach kurzer Inkubationszeit) und führen daher auch zu keiner Ak-Bildung (Widal-Agglutinationsreaktion ohne diagnostische Bedeutung).

4 Verlaufsformen:
a) Zyklische Allgemeininfektion
b) Septische Allgemeininfektion
c) Gastroenteritis
d) Ausscheidertum

TYPHUS ABDOMINALIS [A01.0]

Namentliche Meldepflicht bei Verdacht, Erkrankung, Tod und bei Labornachweis

Syn: Bauchtyphus, typhoid fever (Typhus = Nebel, Dunst → deliranter Fieberzustand)

Def: Zyklische, systemische Infektionskrankheit, verursacht durch Salmonella enterica Serovar typhi =

Err: Salmonella typhi ist der Serogruppe D1 zugeordnet, die der Serogruppe 9 entspricht, und besitzt die O-Antigene O9 und O12, das H-Antigen Hd sowie meistens auch das Vi-Antigen.

Ep.: Weltweit > 30 Mio. Erkrankungen/Jahr; höchstes Risiko in Indien und Pakistan. In Westeuropa werden die meisten Fälle aus tropischen/subtropischen Ländern importiert (50 - 100 Fälle/J. in Deutschland). Reservoir des Erregers ist der Mensch.

Inf: S. typhi ist nur menschenpathogen (Übertragung von Mensch zu Mensch):
- Direkte Infektion durch die Hände (ab ano ad os = vom Anus zum Mund); wichtigste Infektionsquelle sind Dauerausscheider!
- Indirekte Infektion durch Trinkwasser oder kontaminierte Lebensmittel

Ansteckungsfähigkeit: Solange Erreger im Stuhl nachweisbar (3 Stuhlproben)

Ink: 3 - 60 Tage, im Mittel 10 Tage
Je größer die Infektionsdosis, umso kürzer ist die Inkubationszeit.

KL.:
- Langsamer Beginn (i.Gs. zur brutal beginnenden Leptospirose) mit langsam steigender Temperatur (jedes unklare Fieber, das länger als 4 Tage dauert, ist u.a. typhusverdächtig!). Typhus führt zu einer septischen Fieberkontinua ohne Schüttelfrost (i.Gs. zu anderen bakteriellen Sepsisereignissen).
- Splenomegalie, Roseolen der Bauchhaut (= septische Absiedlungen)
- Kopfschmerzen, Husten (Fehldiagnose Grippe - das Typhusfieber lässt sich i.Gs. zum Grippefieber durch Acetylsalicylsäure nicht senken)
- Graugelb belegte Zunge mit freien rötlichen Rändern ("Typhuszunge"), initiales Enanthem der vorderen Gaumenbögen
- Benommenheit (Toxinwirkung; typhos = Nebel!)
- Trotz Fieber rel. Bradykardie!!
- Anfangs Obstipation (!), erst in der 2. Woche erbsbreiartiger Durchfall (nekrotische Entzündung der Peyer-Plaques im Dünndarm)
- Blutbild: Leukopenie (i.Gs. zu den meisten bakteriellen Infekten) mit Linksverschiebung und toxischer Granulation, BSG oft normal, Aneosinophilie (Fehlen von eosinophilen Granulozyten; DD: Paratyphus hat Leukozytose!), evtl. leichte Erhöhung der Transaminasen

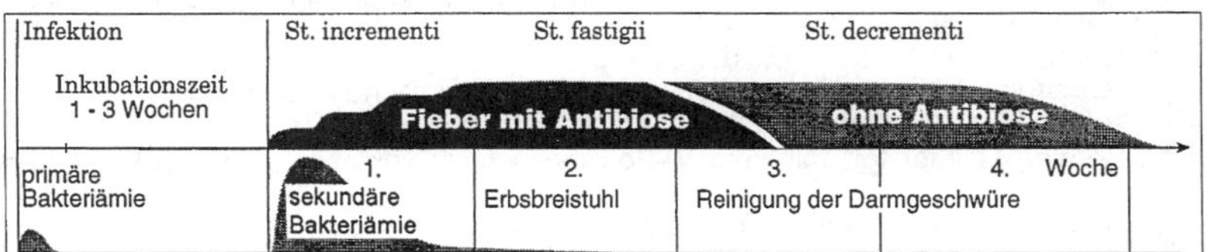

	1.	2.	3.	4. Woche
Erreger im Blut	+	+	(+)	–
Erreger im Stuhl oder Urin	–	(+)	+	+
Antikörpernachweis (Widal-Agglut.-Reakt.)	1:100		1:400-800	

Ko.: Meningitis, Darmblutung, Perforation der Darmgeschwüre mit Peritonitis, Myokarditis, Kreislauf-/ Nierenversagen, Thrombosen, Typhusrezidiv, Salmonellensepsis (bei AIDS-Patienten), metastatische Abszesse in Knochen, Gelenken, reaktive Arthritis, verzögerte Rekonvaleszenz, Haarausfall

Salmonellen-Dauerausscheider: [Z22.1]
Def: 10 Wo. nach Krankheitsbeginn noch Salmonellen im Stuhl
Vo.: ca. 4 % der mit S. typhi Infizierten/Erkrankten

2 Typen: a) Galleausscheider (2/3 d.F.)
b) Dünndarmausscheider (1/3 d.F.)
Salmonellen-Dauerausscheider haben ein erhöhtes Risiko für Gallenblasenkarzinom.

DD:
- Fieber anderer Genese:
  - Bei Auslandsaufenthalt: Malaria u.a. Tropenerkrankungen
  - Influenza, Pneumonie, bakterielle Endokarditis, Miliartuberkulose u.a.
- **Paratyphus** [A01.4] durch S. parathyphi A, B, C: typhusähnliche Erkrankung (Die d-Tartrat-positive Varietät S. Java verursacht nur eine Gastroenteritis). In Deutschland < 100 Fälle/J.; 80 % importiert, am häufigsten aus Indien.
- Andere Darminfektionen
- Colitis ulcerosa

Di.: Reiseanamnese - Klinik (Fieber, Blutbild)
Erregernachweis (Blutkultur) - Serologie mit Ak-Nachweis (Titer ab 1 : 2.000 oder 4facher Titeranstieg), evtl. Lysotypie für epidemiologische Nachforschung

Merke: Zum Nachweis des Erregers bei Verdacht auf Typhus Blut einschicken (erst später Stuhl), bei Verdacht auf Salmonellen-Enteritis Stuhl einschicken.

Th.: Zunehmendes Problem sind multiresistente S. typhi-Stämme (die in Asien 50 - 80 % aller Isolate ausmachen können). Mittel der 1. Wahl ist Ciprofloxacin; Therapiealternativen: Cephalosporine der 3. Generation (z.B. Ceftriaxon), Cotrimoxazol, Amoxicillin; Therapiedauer mindestens 2 Wochen.
Patienten werden nach Entlassung aus dem Krankenhaus vom Gesundheitsamt überwacht, bis 3 Stuhluntersuchungen negativ sind.

Therapie eines Dauerausscheiders:
Versuch einer Sanierung, z.B. mit Ciprofloxacin über 1 Monat oder Ceftriaxon über 2 Wochen. Bei Dünndarmausscheidern zusätzlich Gabe von Laktulose. Bei therapieresistenten Galleausscheidern evtl. Cholecystektomie.

Prg: Letalität des Typhus unbehandelt bis 20 %, behandelt < 1 %, abhängig von Alter, Ernährungs- und Immunstatus.

Pro: Lebensmittel- und Trinkwasserhygiene, häufige Säuberung und Desinfektion der Hände (in der Klinik steckt man sich über die eigenen Hände an!), Infektionsquelle ermitteln/Desinfektion.
Arbeitsmedizinische Vorsorgeuntersuchungen bei Beschäftigten in Lebensmittelbereichen.
Salmonellen-Dauerausscheider werden in Deutschland vom Gesundheitsamt überwacht, müssen persönliche Hygieneregeln beachten und dürfen nicht in Lebensmittelbereichen beschäftigt werden.

Aktive Immunisierung:
Ind: 1. Reisen unter einfachen Bedingungen in Endemieländer
2. Bei Epidemien und Katastropheneinsätzen

- Oraler Lebendimpfstoff mit dem Salmonellenstamm Ty21a: Typhoral L®: Je 1 Kapsel an den Tagen 1, 3 und 5 eine Stunde vor der Mahlzeit (während und 3 Tage nach der Schluckimpfung nicht gleichzeitig Antibiotika oder Malariamittel einnehmen). Impfung sollte spätestens 10 Tage vor Reisebeginn abgeschlossen sein.
  Impfschutz: 1 Jahr (für ca. 60 % der Geimpften)
  NW: Gastrointestinale Beschwerden, sehr selten allergische Reaktionen
  KI: Akute Infekte, Schwangerschaft, Immunschwäche
- Parenteraler Totimpfstoff mit dem Vi-Polysaccharid: Typhim Vi®, Typherix®: 1 Impfdosis i.m. oder s.c.
  Impfschutz: ca. 3 Jahre (für ca. 60 % der Geimpften)
  NW: Gel. Lokal- und Allgemeinreaktionen, sehr selten allergische Reaktionen
  KI: Impfstoffallergie, akute Infekte, Schwangerschaft
  Anm.: Im Handel sind auch Kombinationsimpfstoffe gegen Hepatitis A und Typhus (z.B. Hepatyrix®, Viatim®)

SALMONELLEN-GASTROENTERITIS [A02.0] Meldepflicht: Siehe infektiöse Diarrhö

Err: Salmonellen vom Typ der Enteritiserreger: Von den ca. 2.500 Serovaren haben nur ca. 25 praktische Bedeutung: Am häufigsten S. enteritidis, Lysotyp 4/6; an 2. Stelle S. typhimurium, Lysotyp DT 104. Vom Serovar DT 104 breiten sich multiresistente Lysotypen aus (bes. in den USA). Salmonellen sind bis zu mehreren Monaten überlebensfähig und werden durch Einfrieren nicht abgetötet (Auftauwasser von Geflügel enthält oft Salmonellen!)

Ep.: Zweithäufigste meldepflichtige lebensmittelbedingte Durchfallerkrankung (nach Campylobacter-Enteritis). Inzidenz in Deutschland: ca. 65/100.000/J.
Größte Erkrankungshäufigkeit bei Kleinkindern, Häufigkeitsgipfel im Sommer

Inf:
- Meist über Tiere und Tierprodukte (rohe Eier/-produkte, rohes/nicht ausreichend erhitztes Fleisch: Geflügel, Muscheln, Mett u.a.)
- Selten über temporäre Ausscheider

KL.: 5 - 72 h (abhängig von der Infektionsdosis) nach Essen infizierter Speisen kommt es durch Endotoxineinwirkung zu rasanten Brechdurchfällen, Abdominalkrämpfen, Fieber, Kopfschmerzen.

Ko.: Exsikkose, Kreislaufkollaps; systemische Erkrankung mit Salmonellensepsis bei Immunschwäche (AIDS u.a.) mit Absiedlung von Salmonellen an Endokard, Pleura, Meningen, Knochen, Gelenken; reaktive Arthritis; Salmonellen-Ausscheider sind sehr selten (1 : 1.000) und dann nur temporär.

DD: Lebensmittelvergiftungen durch enterotoxinbildende Bakterien (s. Staphylokokkenenteritis)

Di.: Erregernachweis aus Speiseresten (bes. abgestandene Suppen, Salate), Stuhl, Erbrochenem; bei fieberhaftem Verlauf Blutkultur. Durch Lysotypie können Infektionswege aufgeklärt werden.

Th.: Korrektur des Wasser- und Elektrolythaushaltes, Elektrolyt-/Glukoselösung oral (z.B. Elotrans®), bei Säuglingen und Kleinkindern parenteral wegen rascher Exsikkosegefahr; Nahrungskarenz
Antibiotika sind bei leichteren Fällen nicht indiziert, da sie den Verlauf der Erkrankung nicht beeinflussen, aber die Salmonellenausscheidung verlängern; Salmonellenauscheidung > 6 Monate ist sehr selten.
Indikation für Antibiotika: Schwerer Krankheitsverlauf, Säuglinge/Kleinkinder und alte Menschen sowie Abwehrschwäche (z.B. AIDS) → Mittel der 1. Wahl: Ciprofloxacin; Alternativen: Cotrimoxazol, Ampicillin i.v., Ceftriaxon

Pro: Lebensmittelhygiene, persönliche Hygiene, direkter Verzehr frisch zubereiteter Speisen, ausreichendes Erhitzen (> 10 Minuten > 70 °C) von Geflügelfleisch, Hühnereiern und Eiprodukten.
Strikte Trennung von Lebensmitteln, die als mögliche Träger von Salmonellen gelten (z.B. Geflügel, Eier) von anderen Lebensmitteln. Strikte Trennung von unreinen und reinen Arbeitsvorgängen in Küchen! Auf lückenlose Kühlketten und Verfallsdaten achten!
Beschäftigungsverbot für Infizierte und Salmonellen-Ausscheider für Tätigkeiten, bei denen sie mit Lebensmitteln in Berührung kommen.

CAMPYLOBACTER-ENTEROKOLITIS [A04.5] Meldepflicht: Siehe infektiöse Diarrhö

Syn: Campylobacter-Enteritis

Err: Campylobacter jejuni (ca. 90 %), C. coli (ca. 10 %), C. lari (selten), thermophile Erreger, die sich bei Temperaturen ≤ 25 °C nicht mehr vermehren. Erregerreservoir im Tierreich, Infektion durch erkrankte Haustiere (Hunde, Katzen) oder kontaminierte Lebensmittel (z.B. kontaminiertes Geflügel, rohes Hackfleisch oder Rohmilch).

Ep.: Noch vor den Salmonellen in Europa die häufigste durch Lebensmittel übertragene bakteriell bedingte Diarrhö. Inzidenz in Deutschland ca. 60 - 70/100.000/J. Häufigkeitsgipfel im Sommer.

Ink: 2 - 5 Tage

KL.: Im Anschluss an eine kurze Prodromalphase mit Kopf-/Gliederschmerzen und Fieber kommt es meist explosiv zu wässriger, oft auch blutiger Diarrhö mit kolikartigen Bauchschmerzen; Dauer bis zu 1 Woche; in 10 % d.F. Rezidive.

Ko.: Reaktive Arthritis (< 1 %); sehr selten Guillain-Barré-Syndrom

DD:
- Infektiöse Darmerkrankungen anderer Genese
- Colitis ulcerosa

Di.: Erregerisolierung, Antigennachweis im Stuhl (ca. 2 Wochen nachweisbar)

Th.: Orale Flüssigkeits- und Elektrolytsubstitution. Keine Antibiotika außer bei Risikopatienten und besonders schwerem Verlauf: Makrolid-Antibiotikum.

Pro: Verzicht auf Rohmilch, unzureichend erhitzte Geflügelprodukte, rohes Hackfleisch Küchenhygiene (siehe Salmonellen), Waschen der Hände u.a.

LEBENSMITTELVERGIFTUNGEN DURCH ENTEROTOXINBILDENDE BAKTERIEN

[A05.9] Meldepflicht: Siehe infektiöse Diarrhö

Def: Keine Infektion, sondern Lebensmittelvergiftung durch enterotoxinbildende Bakterien (meist Staphylococcus aureus [A05.0], selten Bacillus cereus oder Clostridium perfringens) in verdorbenen Nahrungsmitteln (z.B. Milch-/Eiprodukte, Fleisch, Kartoffelsalat u.a.).
Die S. aureus-Toxine (A bis I) sind hitzestabil und werden auch durch 30minütiges Erhitzen auf 100 °C nicht zerstört!

Ep.: Rel. häufige Erkrankung mit hoher Dunkelziffer, meist sind 2 oder mehrere Personen betroffen, die innerhalb der letzten 1 - 16 h gemeinsam ein bestimmtes Essen zu sich genommen haben. Infektionsquelle für S. aureus ist meist der Mensch (ca. 30 % aller Gesunden haben S. aureus in der Nase).

Ink: 1 - 6 h: Enterotoxinbildende S. aureus oder B. cereus
8 - 16 h: Enterotoxinbildende Cl. perfringens oder B. cereus

KL.: Nach kurzer Inkubationszeit von wenigen Stunden nach einer Mahlzeit akuter Krankheitsbeginn mit Übelkeit, Erbrechen, Diarrhö, evtl. abdominelle Krämpfe, oft kein Fieber

Ko.: Elektrolyt- und Wasserverlust, orthostatische Kreislaufdysregulation, Kollaps

DD:
- Infektiöse Durchfallerkrankungen durch Salmonellen, Noroviren u.a. Erreger (s.o.)
- Bei der Kombination gastroenteritische + neurologische Symptome (insbes. Doppelsehen, Schluckstörungen) an Botulismusintoxikation denken!
- Pilz-/Schwermetallvergiftung

Di.: Klinik + Anamnese: Akute Gastroenteritis, die zwei oder mehr Personen betrifft, die innerhalb der letzten 16 h die gleiche Mahlzeit zu sich genommen haben.
Evtl. Enterotoxinnachweis in Speiseresten.

Th.: Symptomatisch: Wasser- und Elektrolytersatz

Prg: Meist nur kurze Krankheitsdauer von 1 - 2 Tagen.

Pro: Lebensmittelhygiene (siehe Salmonellen-Gastroenteritis); direkter Verzehr frisch zubereiteter Speisen.

NOROVIRUSINFEKTION

Meldepflicht: Siehe infektiöse Diarrhö

Err: Noroviren (alte Bezeichnung: Norwalk-like-Viren) sind RNA-Viren mit 5 Genogruppen, von denen 3 humanpathogen sind (GG I, GG II und GG IV); weitere Unterteilungen > 30 Genotypen; Erregerreservoir ist der Mensch; sehr umweltstabile Viren.

Ep.: Weltweite Verbreitung. Häufung der Erkrankung in den Wintermonaten, oft Auftreten von Epidemien in Gemeinschaftseinrichtungen wie Krankenhaus, Altenheim, Passagierschiffe u.a. 50 % aller akuten Gastroenteritiden in Deutschland sind durch Noroviren verursacht. Hohe Dunkelziffer.

Inf: Aerogen über Aerosole, fäkal-oral (Stuhl, Erbrochenes, kontaminiertes Wasser/Lebensmittel), hochinfektiöse Viren!

Ink: 10 - 50 h

KL.: Trias: Akute wässrige Diarrhö, Übelkeit, schwallartiges Erbrechen; oft schweres Krankheitsgefühl, evtl. Glieder-/Muskelschmerzen, abdominelle Krämpfe, selten Fieber

Lab: Leukozytose

Ko.: Exsikkose (Kinder, ältere Menschen); prolongierter/chronischer Verlauf bei Immungeschwächten

DD.: Durch Lebensmitteltoxine verursachte Gastroenteritis, Salmonellen-Gastroenteritis, Rotaviren (oft bei Kindern < 5 J.) u.a.

Di.:
- Klinik unter Berücksichtigung der epidemiologischen Situation
- Erregernachweis im Stuhl (RNA-, Antigennachweis)

Th.: Symptomatisch: Wasser- und Elektrolytsubstitution

Prg: Bei Immungesunden gut (selbst limitierender Verlauf über 1 - 3 Tage), bei Immungeschwächten evtl. chronischer Verlauf. Die Letalität ist in unseren Ländern gering (< 0,1 %) und betrifft meist Kleinkinder und alte Menschen. Eine Immunität besteht nur rel. kurz, da der häufigste Genotyp II.4 sein Kapsidprotein immer wieder verändert.

Pro: Bei Ausbrüchen in medizinischen und Pflegeeinrichtungen: Isolierung betroffener Patienten; (Hände-)Desinfektion; Körperschutz des Pflegepersonals, Reinigung/Desinfektion kontaminierter Oberflächen u.a. (Siehe *www.rki.de*)

SHIGELLOSE [A03.9] Meldepflicht: Siehe infektiöse Diarrhö

Syn: Shigellenruhr, bakterielle Ruhr

Err: 4 Serogruppen:
- Shigella dysenteriae mit 13 Serovaren (Tropen/Subtropen) mit Endotoxin (→ Dickdarmgeschwüre) und Exotoxin (→ Kreislaufstörungen, Letalität bis 60 %!)
- Sh. boydii mit 18 Serovaren (Indien, Nordafrika)
- Sh. flexneri mit 8 Serovaren (weniger häufig, nicht so gefährlich, östliche Länder und USA)
- Sh. sonnei mit 1 Serovar (= E-Ruhr, rel. ungefährlich, Westeuropa)

Ep.: Die bakterielle Ruhr ist eine Erkrankung der Not- und Kriegszeiten (Resistenzminderung), sie ist eine Seuche der "Unhygiene". Erregerreservoir ist der Mensch. In Deutschland ca. 700 gemeldete Erkrankungen/J., ca. 50 % der Erkrankungen werden importiert, am häufigsten aus Ägypten, Indien. Erkrankungshäufung auch unter homosexuellen Männern.

Inf: Fäkal-oral, insbes. über infiziertes Wasser und Nahrungsmittel, bes. Milchprodukte

Ink: Meist 1 - 4 Tage; Ansteckungsfähigkeit, solange Erreger im Stuhl sind (meist 1 - 4 Wochen)

KL.: Bei leichtem Verlauf wässrige Diarrhö, bei schwerem Verlauf blutig-schleimig-eitrige Durchfälle, Darmkrämpfe, schmerzhafte Stuhlentleerungen (= Tenesmen), evtl. Fieber

Ko.: Darmblutungen und -perforationen, Elektrolyt- und Wasserverlust, reaktive Arthritis; HUS (siehe dort) durch Shiga-Toxin

Di.: Rektalabstrich mit Wattebausch oder Spezialnährboden einschicken (eingetrocknet halten sich die Shigellen, im feuchten Kot sind sie nach Stunden tot - umgekehrt bei der Cholera!).

Th.: Hebung der Resistenzlage, Korrektur des Wasser- und Elektrolythaushaltes, Chinolone oder Ampicillin i.v. Da Shigellen gel. durch R-Plasmide multiresistent sind, evtl. Therapiekorrektur nach Antibiogramm. Keine Gabe von Motilitätshemmern (z.B. Loperamid).

Pro: Hygienemaßnahmen: Einwandfreie Trinkwasser- und Nahrungszubereitung; Desinfektionsmaßnahmen, bes. auch Händedesinfektion; Fäkalienbeseitigung

AMÖBENRUHR [A06.0] AMÖBENABSZESS [A06.4]

Meldepflicht: Siehe infektiöse Diarrhö

Syn: Amöbiasis

Err: Entamoeba histolytica: 2 Spezies:
- E. dispar (90 %) und E. moshkovskii: Harmlose Kommensalen ohne pathogene Bedeutung
- E. histolytica sensu stricto (10 %): Erreger der Amöbenruhr und der Amöbenabszesse

Mikroskopisch können die beiden Spezies nicht unterschieden werden, sondern nur durch Differenzierung mit PCR.

Der Lebenszyklus umfasst 2 Entwicklungsstadien:
- Stadium der Zyste: Zysten können in der Außenwelt Monate lang infektiös bleiben und sind resistent gegen den sauren Magensaft. Infizierte Personen scheiden Zysten mit dem Stuhl aus.

- Vegetatives Stadium: Aus den Zysten bilden sich im Kolon Trophozoiten (= Minutaformen). Trophozoiten, die Erythrozyten phagozytiert haben, bezeichnet man als Magnaformen. Trophozoiten werden mit dem Stuhl nur bei beschleunigter Darmpassage abgesetzt.

Ep.: Häufige Parasitose in den Tropen/Subtropen: 50 Mio. Erkrankte/J. Bedeutung außerhalb der Endemiegebiete als importierte Reisekrankheit.

Inf: Fäkal-oral durch Aufnahme von Zysten direkt oder indirekt über kontaminierte Nahrung bzw. Trinkwasser. Die 4-kernigen Zysten wandeln sich im Darm in die teilungsfähigen einkernigen Trophozoiten. Reife Zysten werden mit dem Stuhl ausgeschieden und können in der Außenwelt Wochen infektiös bleiben.
Infiziertes Küchenpersonal und Lebensmittelhändler sind eine weitere Infektionsquelle.

Ink: Amöbenruhr: 1 - 4 Wochen
Amöbenleberabszess: Monate bis Jahre

Pat: Amöbenkolitis: Ausgestanzte Ulzerationen der Kolonschleimhaut mit unterminiertem Ulkusrand („Flaschenhals"-Ulkus); selten granulomatöse Entzündungsreaktion, die als Tumor imponiert (Amöbom).
Leberabszesse: Singulär oder multipel, vorzugsweise im rechten Leberlappen

KL.: Die Mehrzahl der Infektionen verlaufen asymptomatisch. Zur invasiven Amöbiasis kommt es in max. 20 %.

1) Intestinale Form:
- ▶ Akute Amöbenruhr: Himbeergeleeartige Durchfälle (breiige Durchfälle mit Schleimfäden und Blutspuren) mit Bauchschmerzen und Tenesmen, evtl. Fieber (30 %)
- ▶ Chronisch: Rezidivierende Kolitis

2) Extraintestinale Form:
In > 95 % ist die Leber betroffen: Leberabszesse mit Druckgefühl und evtl. Schmerzen im rechten Oberbauch, subfebrilen Temperaturen, evtl. Thoraxkompressionsschmerz. Intervall zwischen Infektion und Ausbildung eines Leberabszesses Monate bis Jahre. Nur in ca. 30 % ist anamnestisch eine Kolitis vorausgegangen! Bei Auslandsreisen mit unklaren Abdominalbeschwerden dran denken!

Merke: Jede anhaltende Durchfallerkrankung mit Tropenanamnese ist u.a. verdächtig auf Amöbenruhr (auch an Giardia lamblia denken!). Das Fehlen einer Amöbenruhr in der Anamnese schließt einen Amöbenleberabszess nicht aus!

Ko.: Amöbenruhr: Fulminanter Verlauf mit toxischem Megakolon, Kolonperforation mit Peritonitis
Amöbenleberabszess: Ruptur in die Bauchhöhle, den Pleuraraum oder (selten) ins Perikard

Lab: Unspezifische Entzündungsparameter: BSG, CRP, Leukozyten ↑
Bei Leberabszess evtl. Transaminasen und Cholestaseenzyme ↑

DD: Bei Amöbenruhr: Shigellose u.a. infektiöse Durchfallerkrankungen; Colitis ulcerosa u.a.
Bei Leberabszess: Bakterieller Leberabszess, Echinokokkuszyste, angeborene Leberzyste

Di.: 1) Intestinale Form: Mikroskopischer Erregernachweis aus blutig-schleimigen Anteilen von frischem Stuhl oder endoskopisch gewonnenem Material. Nur Magnaformen mit amöboider Bewegung und phagozytierten Erythrozyten beweisen die Amöbenruhr. Die PCR mit Nachweis von E. histolytica-DNA ermöglicht die Speziesdifferenzierung: E. dispar ist apathogen, nur E. histolytica sensu stricto ist der Krankheitserreger!

2) Extraintestinale Form: Sonografie, CT oder MRT der Leber + Serologie: Kombination von mindestens 2 verschiedenen Antikörpernachweisen (ELISA, IFAT, IHA)

Th.:
- Intestinale Form: Imidazolderivate (z.B. Metronidazol) über 10 Tage. Gel. persistieren die Amöben im Darmlumen nach einer Therapie mit Imidazolderivaten. Eine Sanierung erfolgt anschließend durch die Gabe eines Kontaktamöbizids (z.B. mit Paromomycin, das besser wirksam ist als Diloxanid). Therapieerfolg durch Stuhluntersuchungen überprüfen.
- Extraintestinale Form: Wie bei intestinaler Form. > 90 % d.F. zeigen unter Therapie mit Imidazolderivaten prompte Besserung innerhalb von 72 h. Anschließend auch Gabe eines Kontaktamöbizids (s.o.). Eine Abszesspunktion (unter Sonokontrolle) ist nur indiziert bei drohender Perforation (CT).
- Asymptomatische Personen, bei denen im Stuhl Zysten oder Minutaformen gefunden werden, werden nur behandelt, wenn es sich um E. histolytica sensu stricto handelt (10 Tage lang Gabe eines Kontaktamöbizids).

Pro: Trinkwasser-/Lebensmittelhygiene

CHOLERA [A00.9] | Namentliche Meldepflicht bei Verdacht, Erkrankung und Tod und bei Labornachweis

Err: 1. Vibrio cholerae O:1, Biovar Cholera (klassische Cholera)
2. Vibrio cholerae O:1, Biovar El Tor

Ep.: Weltweit 6 Mio. Fälle/Jahr mit > 100.000 Toten/Jahr. Brutstätte: Gangesdelta, historisch 7 Pandemien: 1883 Seuche vor Alexandria: R. Koch entdeckt den Erreger; 1892 Epidemie in Hamburg mit 8.600 Toten. Die jetzige El-Tor-Pandemie nahm 1961 ihren Ausgang von Celebes, erreichte 1970 Afrika und 1991 Südamerika. Letzte große Epidemie in Simbabwe 2008/9. Voraussetzung für die Ausbreitung von Cholera sind schlechte hygienische Zustände. Reservoir ist der Mensch. Für Touristen in Endemiegebieten ist das Infektionsrisiko gering, da die Cholera vorzugsweise bei unterernährten, vorerkrankten Menschen auftritt (Armutskrankheit). Deutschland: < 10 Fälle/J. importiert z.B: aus Indien.

Inf: Vibrionen sind Wasserkeime - Übertragung:
1. über kontaminiertes Trinkwasser, Meeresfrüchte und Lebensmittel
2. von Mensch zu Mensch (fäkal-oral) durch Cholerakranke oder gesunde Ausscheider

Pg.: Enterotoxin aktiviert Adenylzyklase → vermehrt zyklisches AMP → Hypersekretion und Hypermotilität des Dünndarms

Anm.: Die genetische Information der Vibrionen zur Toxinproduktion wird (ähnlich wie bei den Diphtherieerregern) von Viren (Bakteriophagen) übertragen.

Ink: Stunden bis 5 Tage
Ansteckungsfähigkeit: Solange Erreger im Stuhl nachweisbar sind.

KL.: 1. Viele Infizierte sind symptomlose Keimträger. Nur ca. 15 % der Infektionen verlaufen symptomatisch.
2. Leichte Form (Cholerine): In 90 % verläuft die El Tor-Infektion mild und kann nicht von anderen Formen der Diarrhö unterschieden werden.
3. Schwere Form: 20 - 30 "Reiswasserstühle"/d und Erbrechen → Exsikkose → Anurie; Absinken der Körpertemperatur bis 20 °C!, Wadenkrämpfe, Aphonie
4. Schwerste Form = Enterotoxinvergiftung mit Tod innerhalb von Stunden

Di.: Bei Verdacht persönliche Kontaktaufnahme mit Bakteriologen, da bereits der Verdacht der WHO gemeldet werden muss.
Mit Wattetupfer Rektal- oder Stuhlabstrich machen und in 1 %iger Peptonlösung zum Bakteriologen transportieren (Diagnose ist in 6 h gestellt). Ist keine Peptonlösung vorhanden, muss der Rektalabstrich innerhalb 1 Stunde gekühlt beim Bakteriologen sein!! (Vibrionen gehen bei Austrocknung rasch zugrunde).

Th.: Bei Verdacht sofort Isolation (Einzelzimmer) und Therapiebeginn!
1. Substitution des Wasser- und Elektrolytverlustes ist am wichtigsten: WHO-Lösung (siehe Therapie der infektiösen Diarrhö) Bereits durch orale Gabe einer Elektrolyt- und Glukoselösung lassen sich Verlauf und Prognose wesentlich verbessern!
2. Zusätzlich Antibiotika: Chinolon oder Makrolid-Antibiotikum

Prg: Mittlere Letalität 1 - 5 % (Letalität ohne Therapie bis 40 %), insbes. bei reduziertem Gesundheits-/Ernährungszustand und zu spät einsetzender Therapie.

Pro: Lebensmittel-, Trinkwasser-, persönliche Hygiene (s. Kap. Infektiöse Durchfallerkrankungen!); Versorgung mit einwandfreiem Trinkwasser; falls dies nicht sicher ist, Trinkwasserfilter mitnehmen; sichere Abwasserbehandlung.

Aktive Immunisierung
Ind: Obligat nur, wenn vorgeschrieben vom Einreiseland. Keine Indikation bei normalem Tourismus. Aufenthalte unter mangelhaften Hygienebedingungen bei aktuellen Ausbrüchen.
KI: Akute und chronische Krankheiten, Infektionskrankheiten, Impfstoffallergie, Säuglinge < 6 Monaten; beim Lebendimpfstoff auch Immunschwäche und Schwangerschaft

- Oraler Lebendimpfstoff (z.B. Orochol®, Schweiz):
  NW: Gel. leichte Diarrhö
  WW: Bis zu 1 Woche nach Schluckimpfung Erregerausscheidung → keine Antibiotika/Malariamittel einnehmen.
  Dos: 1 orale Dosis
- Oraler Totimpfstoff (z.B. Dukoral®)
  NW: Gel. Verdauungsstörungen
  Dos: 2 x 1 orale Dosis im Abstand von 2 Wochen

Beachte: Kein Impfstoff schützt vor dem Choleratyp O 139 (Bengal)!

Gültigkeit der Impfung: 6 Tage bis 6 Monate nach Impfung

YERSINIOSE [A28.8] Meldepflicht: Siehe infektiöse Diarrhö

Err: Yersinia enterocolitica: In Deutschland 90 % aller Infektionen durch Serotyp 0:3, in 6 % Serotyp 0:9. Yersinia pseudotuberculosis ist in Westeuropa selten, häufiger dagegen in Osteuropa + Russland.

Ep.: Weltweites Vorkommen; Inzidenz in Deutschland 2010 ca. 4/100.000/J.: am häufigsten bei Kindern < 5 J. Bei ca. 1 % der Durchfallerkrankungen (Gipfel Januar) nachweisbar. Erregerreservoir im Tierreich (Zoonose), Infektionsquelle Tierkontakte und kontaminierte tierische Lebensmittel (Milchprodukte, rohes Schweinefleisch). Y. können sich noch bei + 4 °C im Kühlschrank auf Fleisch und Wurst vermehren. Y. enterocolitica kann auch durch Bluttransfusion übertragen werden.

Ink: 1 - 5 - 11 Tage

KL.:
- Gastroenteritis (Kleinkinder)
- Pseudoappendizitische Verlaufsform (ältere Kinder, Jugendliche): Akute Lymphadenitis mesenterica und Ileitis terminalis (DD: Appendizitis)
- Enterokolitische Verlaufsform:
  1 - 2 Wochen Durchfall, oft mit kolikartigen Unterbauchschmerzen, gel. chronischer Durchfall (DD: M. Crohn)

Ko.:
- Reaktive Arthritis und/oder Erythema nodosum, meist bei Patienten mit positivem HLA-B27
- Selten Sepsis (bei resistenzmindernden Grundkrankheiten)

Di.: Erregernachweis: Kulturell aus Stuhl, mesenterialen Lymphknoten (nach Op.), Darmbiopsien, Blut (bei Sepsis), evtl. auch Nachweis von Yersinia-DNA.
Serologie: Zweifache Titerbestimmung auf Antikörper gegen Y. enterocolitica 0:3 und 0:9 sowie Y. pseudotuberculosis.

Anm.: Finden sich Antikörper gegen Y. enterocolitica 0:9 bei negativem Stuhlbefund, muss differenzialdiagnostisch eine Brucellose ausgeschlossen werden, da zwischen Brucella und dem Y. enterocolitica Serotyp 0:9 eine Kreuzantigenität besteht.

Th.: Orale Flüssigkeits- und Elektrolytsubstitution
Keine Antibiotika, außer bei Risikopatienten oder kompliziertem Verlauf → Th.: Fluorchinolone, evtl. in Kombination mit Cephalosporinen der 3. Generation

KRYPTOSPORIDIOSE [A07.2] Namentliche Meldung bei Labornachweis

Err: Cryptosporidium parvum, ein obligat intrazellulär lebendes Protozoon. Bildung von Oozysten mit Sporozoiten.

Ep.: In den Industrieländern werden ca. 2 % der infektiösen Durchfallerkrankungen immunkompetenter Personen durch Kryptosporidien verursacht; bei HIV-Patienten ist der Anteil mehrfach höher. Tierpfleger, Veterinärmediziner und Reisende in Ländern mit geringem Hygienestandard sind auch erhöht gefährdet. Auch Schwimmbäder können Infektionsquelle sein.

Inf: Orale Infektion (infizierte Speisen, Trinkwasser); Verbreitung durch infizierte Kälber und andere Haus- und Nutztiere; auch Übertragung von Mensch zu Mensch

Ink: 1 - 12 Tage

KL.: Wässrige Durchfälle, krampfartige Bauchschmerzen, leichtes Fieber

Verl:
- Bei immunkompetenten Patienten asymptomatische Infektion oder selbstlimitierender Verlauf über 1 - 2 Wochen und lebenslange Immunität
- Bei Säuglingen oder Immunschwäche schwerer und längerer Verlauf, keine Immunität

Ko.: Bes. bei immunsupprimierten Patienten: Wasser- und Elektrolytverlust, Malabsorptionssyndrom, Befall der Gallengänge mit Erhöhung von γ-GT und AP; bronchopulmonale Infektion

DD:
- Infektiöse Darmerkrankungen anderer Genese
- Bei AIDS auch an Mikrosporidiose, Mykobakterien (MAI), CMV u.a. denken.

Di.: Mikroskopischer Nachweis von Kryptosporidien oder Oozysten im Stuhl, Antigennachweis (aus 3 Stuhlproben)

Th.: Keine sicher wirksame antiparasitäre Therapie; in klinischer Erprobung ist Nitrazoxamid; symptomatische Therapie: Elektrolyt-/Volumensubstitution; bei HIV-Infektion optimale antivirale Therapie

Pro: Abkochen von Trinkwasser bei Verdacht auf trinkwasservermittelte Epidemie (Chlorung des Trinkwassers ist unwirksam). Gründliches Händewaschen (übliche Händedesinfektionmittel sind unwirksam).
AIDS-Patienten, die eine Chemoprophylaxe gegen atypische Mykobakteriose praktizieren (Rifabutin + Clarithromycin), erkranken seltener an Kryptosporidiose als Patienten ohne Chemoprophylaxe.

CLOSTRIDIUM DIFFICILE-INFEKTIONEN (CDI) [A04.7]

Meldepflicht:
Siehe infektiöse Diarrhö

Err: Clostridium difficile (C.d.); die Ribotypen 014 und 020 verlaufen rel. mild; der Ribotyp 027 und die toxinproduzierenden Ribotypen 017 und 078 sind rel. gefährlich. Ubiquitär im Boden und Staub vorkommendes grampositives Stäbchenbakterium. Durch Sporenbildung erhöhte Resistenz gegenüber Umwelteinflüssen. Vermehrung nur anaerob → Kultivierung schwierig = difficile. Häufigster Erreger einer nosokomialen Diarrhö. 20 % der antibiotikaassoziierten Diarrhöen und > 95 % der pseudomembranösen Kolitis.

Ep.: Zunehmende Häufigkeit; vermehrtes Vorkommen in Krankenhäusern, Alten- und Pflegeheimen. Kolonisation mit C.d.: Bis zu 50 % der Säuglinge, 4 % der gesunden Erwachsenen und 40 % der Krankenhauspatienten scheiden C.d. mit dem Stuhl aus. Hypervirulente Stämme (bes. die Ribotypen 027 und 078) verursachen schwere Krankheitsverläufe.

Inf: Fäkal-oral
Risikofaktoren: Behandlung mit Antibiotika, hohes Alter, Krankenhausaufenthalt, schwere Grunderkrankung, Immunsuppression, abdominalchirurgische Eingriffe, Hemmung der Magensäureproduktion durch PPI.
Rekurrierende CDI durch verbleibende Sporen (Infektionsquelle) oder Reinfektion mit anderen Stämmen

PPh: Bildung von 2 Toxinen:
Toxin A = Enterotoxin, das zu vermehrter Sekretion von Elektrolyten und Flüssigkeit führt.
Toxin B = Zytotoxin, das die Kolonmukosa schädigt.

KL.: Clostridium difficile-assoziierte Diarrhö (CDAD) bis schwerste pseudomembranöse Kolitis (PMC)

Ko.: Kolonperforation, toxisches Megakolon, Ileus

Di.: Eines oder mehrere der folgenden Kriterien müssen erfüllt sein:
1. Diarrhö oder toxisches Megakolon und Nachweis von C.d.-Toxinen (CDT). Der kulturelle Nachweis von toxinproduzierenden C.d. im Stuhl ist differenzialdiagnostisch von untergeordneter Bedeutung.
2. Endoskopischer Nachweis einer pseudomembranösen Kolitis
3. Histopathologischer Nachweis von CDI

Th.: Ausgleich des Wasser- und Elektrolythaushalts, Absetzen des auslösenden Antibiotikums, Gabe von Metronidazol (3 x 500 mg oral) über 10 Tage. Bei Rezidiven und schweren Verläufen Vancomycin (4 x 125 mg oral), evtl. in Kombination mit Metronidazol i.v.
Reservemittel: Fidaxomicin oder Rifaximin
Ultima ratio bei therapieresistenten Rezidiven: Stuhltransplantation (in Zentren)

Prg: Das Mortalitätsrisiko für eine nosokomiale CDI ist 3fach höher als bei Krankenhauspatienten ohne CDI.

Pro:
- Restriktiver Einsatz von Antibiotika (nach Leitlinien)
- Vermeidung einer Ausbreitung in Krankenhäusern durch Hygiene- und Desinfektionsmaßnahmen. Händewaschen (Händedesinfektion tötet keine Sporen)
- Bei Beginn einer Antibiotikatherapie können Probiotika (Laktobazillen, Bifidobakterien, Saccharomyces boulardii) eine prophylaktische Wirkung haben.

BOTULISMUS [A05.1]

Namentliche Meldepflicht bei Verdacht, Erkrankung und Tod und bei Labornachweis

Def: Nahrungsmittelvergiftung durch 4 verschiedene Neurotoxine (Typ A, B E, F) von Clostridium botulinum

Ep.: Dank heutiger Lebensmittelhygiene in den westlichen Industrieländern seltene Erkrankung (Deutschland < 10 registrierte Fälle/J.); gefürchtet als Biowaffe.

Ät.: Clostridium botulinum: Anaerobe, Gas-/Sporen bildende Bakterien. Die hitzeresistenten Sporen sind weit verbreitet. Sie können unter Luftabschluss auskeimen und Toxine bilden. Dies ist möglich z.B. in verunreinigten Lebensmitteln, wie Räucherfisch und Wurst (botulus = Wurst), insbes. in Weckgläsern und Konservenbüchsen (Nahrungsmittelbotulismus), selten im Darm von Säuglingen (Säuglingsbotulismus) und in Wunden (Wundbotulismus). Die Toxine sind durch 15minütiges Erhitzen auf 100 °C inaktivierbar. Verdächtig sind stets vorgewölbte (bombierte) Konservendosen! Kontaminierte Nahrung ist ansonsten unauffällig.

PPh: Botulismustoxin hemmt irreversibel die Acetylcholinfreisetzung in den peripheren cholinergen Nervenendplatten, bis sich neue Nervenendigungen bilden.

Ink:
- Nahrungsmittelbotulismus: Meist 12 - 36 Stunden
- Wundbotulismus: Ca. 10 Tage

KL.: Beginn mit gastrointestinalen Beschwerden (Übelkeit, Erbrechen u.a.); dann Ausbildung von peripheren Lähmungen: Zuerst an den Hirnnerven mit Pupillenlähmung (weite Pupillen), Doppelsehen, Ptosis, Dysarthrie u./o. Dysphagie. Dann können die Paresen innerhalb von Stunden bis Tagen nach kaudal fortschreiten und eine Atemlähmung verursachen. Ferner Mundtrockenheit, Obstipation, evtl. paralytischer Ileus, Harnverhaltung. Typischerweise fehlen Sensibilitätsstörungen, Bewusstseinsveränderungen oder Fieber.

DD: Myasthenia gravis (Edrophoniumchlorid-Test u.a.), Diphtherie, Poliomyelitis, Atropinvergiftung, Schlaganfall u.a.

Di.: Typische neurologische Symptomatik (evtl. bei mehreren Personen) nach Verzehr von (privat) Eingemachtem oder Geräuchertem.
Nachweis von Botulinum-Toxin in Nahrungsresten, Erbrochenem, Magensaft, Stuhl oder Serum. Der Nachweis im Mäuseversuch dauert aber 1 - 2 Tage und kann falsch-negativ sein.
Bei Wundbotulismus Erregeranzüchtung aus Wundkulturen.

Th.: Kausal:
Toxineliminierung aus dem Magen-Darm-Trakt (Magen-Darm-Entleerung). Schon bei V.a. Nahrungsmittelbotulismus sollte so schnell wie möglich nach den Laborprobenentnahmen Antitoxin vom Pferd gegeben werden, welches die noch frei im Serum zirkulierenden Toxine bindet (vorher Konjunktivaltest zum Ausschluss einer allergischen Reaktion).
Bei Wundbotulismus chirurgische Sanierung und Penicillin.
Symptomatisch: z.B. Maschinelle Beatmung bei Atemlähmung

Prg: Letalität bei Nahrungsmittelbotulismus unter intensivmedizinischer Behandlung < 10 %, unbehandelt bis 70 %.

Pro: Vakuumverpackte Lebensmittel kühl lagern (< 8 °C keine Keimvermehrung). Beim Einwecken von Fleisch stets 2 x erhitzen (zur Inaktivierung von Sporen).
Da Honig eine Quelle von Säuglingsbotulismus sein kann, sollten Kinder < 1 J. keinen Honig erhalten.
Verfallsdaten beachten, bombierte Konserven wegwerfen; 15 Minuten Kochen bei 100 °C zerstört das Toxin.

Anm.: Botulinum-Toxin Typ A ist das stärkste bakterielle Gift und wird zur Therapie von Muskelspasmen, Achalasie, Hyperhidrose und kosmetisch als „Faltenglätter" eingesetzt.

DARMPARASITEN IN MITTELEUROPA I

Eine Reihe von Darmparasiten ist in Mitteleuropa endemisch.
Gastarbeiter, Flüchtlinge, Asylsuchende aus Regionen mit hohem Durchseuchungsgrad sowie zunehmender Reiseverkehr über Europas Grenzen hinaus bedeuten auch für Gegenden mit hohem Zivilisationsstand ein beachtliches Risiko für Individualerkrankungen oder kleinere Epidemien. Bei einreisenden Gastarbeitern sind deshalb Reihenuntersuchungen nötig. Touristen in tropischen oder subtropischen Ländern ist strengste Hygiene anzuraten, wobei insbesondere ungekochtes Gemüse, Obst und Wasser gemieden werden müssen.
Bei abdominellen Beschwerden ist immer auch nach vorausgegangenen Auslandsaufenthalten zu fragen und nach Darmparasiten zu suchen.

Erkrankung / Erreger	Infektionsmodus	Leitsymptome	Diagnostik *)	Therapie
Askariasis: [B77.9] Ascaris lumbricoides = Spulwurm	Oral, Eier, beschmutzte Nahrungsmittel, Selbstinfektion möglich	"Grippaler Infekt", abdominelle Schmerzen, gel. Ileus, allergische Hautmanifestation, Eosinophilie, evtl. Cholestase	Stuhl: Eier, Würmer Sputum: Larven Rö.: Evtl. Lungeninfiltrat Parasit im Darm	Mebendazol Pyrantel
Trichuriasis: [B79] Trichuris trichiura = Peitschenwurm	Oral, Eier, beschmutzte Nahrungsmittel, Gemüse	Abdominelle Beschwerden Eosinophilie	Stuhl: Eier (wie „Zitronen"), Würmer	Mebendazol
Oxyuriasis (Enterobiasis): Enterobius vermicularis = Madenwurm [B80]	Oral und per inhalationem, Eier: indirekte Schmierinfektion, Selbstinfektion	Analer Juckreiz, gel. Vulvovaginitis, selten Appendizitis	Analinspektion + Klebstreifen-Methode zum Einachweis	Mebendazol Pyrantel Therapie nach 3 und 6 Wochen wiederholen - Familientherapie!
Ancylostomiasis: [B76.9] Ancylostoma duodenale, Necator americanus = Hakenwurm	Perkutane Larveninvasion durch Kontakt mit feuchter Erde	Evtl. Löffler-Lungeninfiltrat Dermatitis, abdominelle Beschwerden, Blutungsanämie	Stuhl: Eier nativ Larven auf Agar	Mebendazol
Strongyloidosis: [B78.9] Strongyloides stercoralis = Zwergfadenwurm	Perkutane Larveninvasion, Selbstinfektion	Dermatitis, Bronchitis, Enterokolitis, allergische Hauterscheinungen, Eosinophilie	Duodenalsaft und Stuhl: Larven auf Agarplatten, Hauttests, Präzipitinreaktion	Mebendazol
Zestoden (Bandwürmer): a) Taenia saginata [B68.9] (Rinderbandwurm) b) Taenia solium [B68.9] (Schweinebandwurm) c) Diphyllobothrium latum [B68.9] (Fischbandwurm)	Oral, Finnen in rohem Fleisch: a) Rind b) Schwein (Selbstinfektion führt zur Zystizerkose) c) Fisch	Oft keine Beschwerden, keine Eosinophilie, Zystizerkose durch Finnen von Taenia solium (Muskulatur, Gehirn, Augen), Vitamin B_{12}-Mangelanämie bei c)	Stuhl: Proglottiden und Eier Artdiagnose durch Zählen der Uterusseitenäste: T. solium: 7 - 10 T. saginata ≥ 12	Niclosamid Praziquantel Mebendazol

*) Präpatenzzeit = Zeit zwischen Infektion und Sichtbarwerden der Vermehrungsprodukte (Wurmeier)

DARMPARASITEN IN MITTELEUROPA II

Erkrankung / Erreger	Infektionsmodus	Leitsymptome	Diagnostik	Therapie
Zystische Echinokokkose: Echinococcus granulosus (Hundebandwurm [B67.4]) Alveoläre Echinokokkose: Echinococcus multilocularis (Fuchsbandwurm [B67.7]) (Nichtnamentliche Meldung bei Infektionen!)	a) Direkt oder indirekt über Hunde und Wölfe (Kot) b) Direkt oder indirekt über Füchse (rohe Waldbeeren, Pilze) und Katzen	Bei Leberbefall (70 %) Druck-/Schmerzgefühl im (rechten) Oberbauch, evtl. Ikterus. Bei Lungenbefall (20 %) Husten u.a. Gel. auch Hydatidenzysten in Gehirn u.a. Organen Ferner: Gel. allergische Erscheinungen, nur selten Eosinophilie Der Fuchsbandwurm infiltriert befallene Organe wie ein Karzinom.	Bildgebend: Sono, CT, MRT Ak-Nachweis; Bei alveolärer E. auch Antigennachweis (Em2). PNM-Klassifikation der alveolären E.: Befall der Leber (P), Nachbarorgane (N), Metastasen (M)	Therapie in erfahrenen Zentren: Zystische E.: Zystektomie oder evtl. PAIR: Punktion - Aspiration - Injektion - Reaspiration (Injektion von 95%igem Alkohol) nur nach Ausschluss einer zystobiliären Fistel + begleitender Chemotherapie mit Albendazol Alveoläre E.: Kurative Resektion (1/4 d.F.) + Langzeittherapie mit Albendazol
Trichin(ell)ose: [B75] Trichinella spiralis	Oral: Rohes Fleisch von Schweinen (Mett), Bären, Robben u.a.	Muskelschmerzen ab 10. Tag nach Infektion, evtl. Fieber, periorbitale Ödeme, Eosinophilie, CK ↑ Ko.: Myokarditis, Meningoenzephalitis	AK-Nachweis 3 - 4 Wochen nach Infektion, Muskelbiopsie (Erregernachweis), PCR	Mebendazol Albendazol Pro: Fleischbeschau, Erhitzen > 65 °C, Tieffrieren (10 Tage -23 °C)
Amöbiasis: [A06.0] Entamoeba histolytica	Oral, Zysten, beschmutzte Nahrungsmittel (Fliegen), gel. Trinkwasser	Intestinale Form: Himbeergeleeartige Diarrhö, Tenesmen Extraintestinale Form: Leberabszess mit Fieber- und Leukozytose	Erregernachweis (frischer Stuhl, Darmbiopsie): Nachweis von E. histolytica Amöbenabszess: Sono, CT, Antikörpernachweis	Imidazolderivate: Metronidazol
Lambliasis (Giardiasis) [A07.1] Giardia lamblia	Oral, Zysten, Schmierinfektionen, Lebensmittel, Trinkwasser Pro: Trinkwasser abkochen	Oft symptomlos; Durchfall, evtl. schaumig, Bauchschmerz, Rumoren im Darm, Flatulenz, evtl. Malabsorption	Duodenoskopie mit Biopsie, Duodenalsaft: Vegetative Form (Trophozoit), Stuhl: Zysten und Giardiaantigen	Imidazolderivate (s.o.)

Präparate: Albendazol (Eskazole®) Metronidazol (Clont®) \| Mebendazol (Vermox®) Niclosamid (Yomesan®) \| Praziquantel (Cesol®) Pyrantel (Helmex®)

ANDERE INFEKTIONSKRANKHEITEN

INFLUENZA (EPIDEMISCHE GRIPPE) [J11.1]

Für alle Subtypen namentliche Meldepflicht bei Labornachweis, bei manchen Subtypen ggf. namentliche Meldepflicht bei Verdacht, Erkrankung und Tod

Internet-Infos: *www.grippe-info.de, www.dgk.de/agi* oder *www.grippe-online.de*

Err: Influenzae-Virus (ein RNA-Virus aus der Familie der Orthomyxoviren) wird anhand zweier, im Virusinneren gelegenen Antigene (Nukleoprotein- (NP) und Matrix- (M) Antigen) in die drei Typen A, B und C unterteilt. Das Influenza A-Virus wird weiter in Subtypen unterteilt, anhand von zwei in die Virushülle eingebauten Glykoproteinen, dem Hämagglutinin (H) und der Neuraminidase (N).
- Das stabförmige Hämagglutinin (H) ist notwendig für das Anheften der Viren an die Wirtszellen.
- Die pilzförmige Neuraminidase (N) ist notwendig für die Freisetzung von Viren aus infizierten Zellen und die Verbreitung der Viren in den Atemwegen.

Von den bekannten 16 H-Subtypen und 9 N-Subtypen sind bisher nur 6 Hämagglutinin-Typen (H1, H2, H3, H5, H7, H9) und 3 Neuraminidase-Subtypen (N1, N2, N7) bei humanen Epidemien nachgewiesen worden. Historisch scheint aber auch N8 vorgekommen zu sein. Andere Subtypen können jederzeit hervortreten, wie z.B. das H5N1-Virus der Vogelgrippe. Die Subtypen und Varianten werden durch den Typ, den ersten Fundort, eine laufende Nummer, die Jahreszahl und eine Antigenformel bezeichnet, welche sich von den Antigenen Hämagglutinin (= H) und Neuraminidase (= N) ableitet, z.B. Influenza A (H1N1) 2009.

Ep.: Influenza A und B sind auf der ganzen Erde verbreitet und treten in Epidemien auf beiden Erdhemisphären zeitversetzt auf (S: Mai - Oktober / N: November - April). Dabei kommt es zu einer Übersterblichkeit abwehrgeschwächter und älterer Menschen. Da die Immunität subtyp- bzw. variantenspezifisch ist, kann der Mensch im Laufe seines Lebens wiederholt an Influenza erkranken.

- ▶ Influenza A ist die häufigste Ursache von Epidemien und Pandemien. Man beobachtet beim Influenzavirus Typ A kleine Antigenveränderungen infolge Punktmutationen mit Austausch einzelner Aminosäuren im Hämagglutinin u./o. der Neuraminidase (Antigendrift), durch die neue Varianten des Virussubtyps entstehen mit Epidemien in Intervallen von 2 - 3 Jahren. Ein neuer Subtyp des Virus (Antigenshift) kann entstehen, wenn ganze Genabschnitte zwischen Viren ausgetauscht werden (Reassortment). Das Genom der Influenza A-Viren besteht aus 8 einzelnen RNA-Segmenten, wodurch ein Reassortment begünstigt wird, wenn eine Zelle mit zwei verschiedenen Influenza A-Viren infiziert ist. Vor allem durch Reassortment in Schweinen zwischen humanen und aviären Influenza A-Viren kommt es alle 10 - 40 Jahre zu Pandemien und Millionen Toten weltweit, da der neue Virussubtyp auf eine ungeschützte Bevölkerung trifft. 4 Pandemien seit 1918:
  1) 1918/19: Spanische A(H1N1)-Pandemie (Spanische Grippe)
  2) 1957/58: Asia A(H2N2)-Pandemie (Asiatische Grippe)
  3) 1968/69: Hongkong A(H3N2)-Pandemie (Hongkong-Grippe)
  4) 2009: A(H1N1/2009)-Pandemie („Schweinegrippe")
- ▶ Die aviäre Influenza = Vogelgrippe (A/H5N1 und A/H7N9) ist eine nur für Vögel hoch ansteckende Tierseuche und umfasst ca. 15 verschiedene aviäre Influenzaviren. Eine humane Pandemie könnte aber durch Reassortment (s.o.) des Virus mit einem humanen Influenzavirus ausgelöst werden. Übertragungen von Vögeln auf Menschen treten nur sporadisch bei Kontakt mit erkrankten Tieren auf. Das Risiko einer Mensch-zu-Mensch-Übertragung der H5N1-Viren ist äußerst gering.
- ▶ Influenza B tritt besonders bei Kindern und Jugendlichen auf; der Verlauf ist milder. Ein Antigenshift ist nicht bekannt, jedoch werden Antigenveränderungen im Sinne der Antigendrift beobachtet. Influenza B kommt bei Tieren nicht vor.
- ▶ Influenza C spielt keine praktische Rolle (sporadische Fälle).

Pat: Bevor die Viren in die Zelle des Wirtsorganismus eindringen, muss das Hämagglutinin der Virushülle enzymatisch gespalten werden. Bestimmte Bakterien, bes. Staphylokokken und Streptokokken, produzieren Proteasen, die Hämagglutinin spalten können. Dadurch kann eine bakterielle Infektion der Atemwege wegbahnend für eine Influenzapneumonie sein.

Inf: Tröpfcheninfektion (hoher Virustiter im nasopharyngealen Sekret), Schmierinfektion

Ink: 1 - 4 Tage

KL.: In 80 % verläuft die Infektion symptomlos oder als rel. leichte Erkältungskrankheit.

- Plötzlicher Krankheitsbeginn mit Frösteln, Fieber, starkem Krankheitsgefühl, Laryngo-Tracheo-Bronchitis mit trockenem Husten, Rhinitis, evtl. mit Nasenbluten, Pharyngitis, Konjunktivitis, Fotophobie, Abgeschlagenheit, Kopf-, Glieder- und Muskelschmerzen, aufgedunsen wirkendes Gesicht
- Gel. gastrointestinale Beschwerden
- Fieberkurve in der Regel eingipflig, über 2 - 3 Tage anhaltend, ein zweiter Fieberanstieg markiert zumeist eine bakterielle Sekundärinfektion.
- Sputum: Spärlich, zähschleimig, gel. leicht blutig

Lab: Unkomplizierter Verlauf: CRP, BSG, Leukozyten meist normal; Serumeisen ↓
Bakterielle Superinfektion: CRP, BSG ↑, Leukozytose; Serumeisen normal

Ko.: Besonders gefährdet sind Risikopatienten: Kinder, ältere Menschen mit Vorerkrankungen und Patienten mit Abwehrschwäche, Schwangere

- Primär-hämorrhagische oder interstitielle Influenzapneumonie (oft letal endend)
- Sekundär-bakterielle Pneumonie durch Superinfektion (am häufigsten); Erregerspektrum: Staphylococcus aureus, Pneumokokken, Haemophilus influenzae u.a.
- Sinusitis, Otitis media (bes. bei Kindern), Pseudokrupp bei Kleinkindern, Exazerbation einer COPD oder eines Asthma bronchiale
- Purpura Schönlein-Henoch nach Influenza A
- Myoperikarditis (evtl. mit plötzlichem Tod), Meningoenzephalitis, orthostatische Hypotonie.
- Selten perakut tödliche Verläufe bei jungen Erwachsenen

Typisch ist eine verzögerte Rekonvaleszenz mit z.T. Wochen anhaltender Schwäche und Müdigkeit; evtl. Hypotonie-Beschwerden.

DD:
- Akute respiratorische Infektionen (ARI) = akute respiratorische Erkrankungen (ARE) = „common cold" = Erkältungskrankheiten [J00] werden meist verursacht durch Rhinoviren (~ 40 % d.F.), Adenoviren, Parainfluenza-Viren, Respiratory syncytial-Viren (RSV), Coronaviren.
  Faustregel: Eine Influenza beginnt plötzlich, verläuft mit deutlichem Fieber (> 38,5 °C) und mit Muskel-/Gliederschmerzen. Influenzaähnliche Fälle von ARE mit plötzlichem Krankheitsbeginn bezeichnet man im Englischen auch als ILI (influenza like illness). Erkältungskrankheiten zeigen meist nur subfebrile oder normale Temperaturen und leichteren Krankheitsverlauf.
- Pneumonien anderer Genese (siehe Kapitel Pneumonie)
- Pertussis (siehe dort)

Di.: Plötzlicher Krankheitsbeginn mit Fieber (> 38,5 °C) + Husten + Muskel-, Glieder- oder Kopfschmerzen während einer bekannten Influenza-Epidemie (80 %ige Diagnosewahrscheinlichkeit)

- Erregernachweis bei unklaren Fällen sowie bei Risikopatienten:
  - Nukleinsäurenachweis (PCR)
  - Virusnachweis aus Nasen- und Rachenabstrich/Rachenspülwasser

  Anm.: Der Influenza-Schnelltest hat zwar eine hohe Spezifität, aber eine Sensitivität von nur 75 %.
- Antikörpernachweis (z.B. KBR, HAH-Test) hat nur retrospektive Bedeutung: Mindestens 4facher Titeranstieg im Abstand von 1 - 2 Wochen

Merke: Sporadische Influenza-Erkrankungen bedürfen einer virologischen Diagnostik; bei aktueller Influenza-Epidemie reicht oft die klinische Diagnose.

Th.:
- Bei Auftreten einer neuen Pandemie oder Verdacht auf aviäre Influenza:
  Patientenisolierung, Schutzmaßnahmen für das medizinische Personal (Schutzkleidung, FFP2-Maske, Schutzbrille, Händedesinfektion u.a. → siehe *www.rki.de*); telefonische Kontaktaufnahme mit Gesundheitsamt (Abstimmung weiterer Maßnahmen, Meldung an RKI)

- Antivirale Therapie:
  Neuraminidasehemmer:
  Sind gegen Influenza A- und B-Infektion wirksam bei Einsatz in den ersten 24 - 48 h.
  - Zanamivir (Relenza®); Dos.: 2 x 10 mg/d als Pulverinhalation über 5 Tage; NW: selten Bronchospasmus u.a.
  - Oseltamivir (Tamiflu®). Die in der Saison 2007/8 nachgewiesenen Influenza A-Virusstämme vom Typ H1N1 waren zum Teil resistent gegenüber Oseltamivir. Die nachfolgenden Virentypen sind aber meist wieder empfindlich gegen Oseltamivir.
    Dos: 2 x 75 mg/d über 5 Tage (Dosisreduktion bei Niereninsuffizienz)
    NW: Gastrointestinale Beschwerden (z.B. Übelkeit), selten Verwirrtheit mit Selbstgefährdung u.a. - Resistenzentwicklungen kommen vor.

Ind: Therapie mit Neuraminidasehemmer wird empfohlen, wenn
a) in der Region eine Influenza-Epidemie aufgetreten und virologisch bestätigt ist,
b) eine typische Symptomatik mit Fieber besteht,
c) andere schwere Infektionen ausgeschlossen sind und
d) die Behandlung innerhalb von 48 Stunden begonnen werden kann.

- Peramivir: Parenterale Anwendung (USA)

- Symptomatisch:
  - Ausreichender Flüssigkeitsersatz bei Fieber, evtl. Fiebersenkung (Wadenwickel, Paracetamol)
  - Bei Verdacht auf bakterielle Superinfektion mit Pneumonie: Zusätzliche Gabe von Antibiotika: z.B. Betalaktam-Betalakatamase-Inhibitor (oder Cephalosporin der Gruppe 1/2) + Makrolid)
  - Bei Kindern kein ASS geben (Risiko für Reye-Syndrom: Akute Enzephalopathie mit Leberfunktionsstörung, meist letal endend)
  - Bei bettlägerigen Patienten: Thromboembolieprophylaxe.

Prg: Die Influenza verursacht weltweit ca. 1 Mio. Todesfälle/J., bei Pandemien ein Mehrfaches davon: Die Pandemie 1918/19 verursachte > 20 Mio. Todesfälle (mehr als im 1. Weltkrieg). Besonders gefährdet sind Risikopatienten (s.o.). Die durchschnittliche Letalität der Influenza beträgt 0,4 %. Die aviäre Influenza hat eine Letalität von ca. 50 %.

Pro: Jährliche aktive Immunisierung mit Totimpfstoff. Bei der Impfstoffherstellung wird die jeweils neueste Empfehlung der WHO berücksichtigt, damit die Antigenzusammensetzung der Impfstoffe den aktuellen Epidemiestämmen entspricht. Schutzrate ca. 70 % bei Personen < 65 J., bei älteren Menschen weniger. Bei Menschen > 60 J. Reduktion der Mortalitätsrate durch Influenza! Außerdem scheint die kardiovaskuläre Mortalität (Herzinfarkt, Schlaganfall) vermindert zu sein.

NW: Gel. leichte Allgemeinreaktionen, evtl. Druckschmerz an der Injektionsstelle, selten Allergie gegen Hühnereiweiß; sehr selten Thrombozytopenie oder Vaskulitis, Guillain-Barré-Syndrom (1 : 1 Mio): Lebensbedrohliche akute, demyelinisierende Polyneuropathie; Autoimmunpathogenese → Th.: Hoch dosiert Immunglobuline und Plasmapherese

Ind:
- Alle Personen > 60 J.
- Patienten mit Erkrankungen des kardiopulmonalen Systems oder Abwehrschwäche
- Schwangere ab 2. Trimenon
- Personen mit erhöhter Exposition
- Personen mit direktem Kontakt zu Geflügel, Wildvögeln (kein Schutz vor aviärer Influenza, aber Schutz vor Doppelinfektion)
- Alle Personen bei Auftreten von Epidemien u.a.

KI.: Allergie gegen Hühnereiweiß (Ausnahme: Hühnereiweiß-freier Impfstoff), Patienten mit akut fieberhaften Erkrankungen

Zur Grundimmunisierung werden Erwachsene vor Beginn der kalten Jahreszeit 1 x geimpft. Auffrischimpfungen jährlich unter Berücksichtigung aktueller Subtypen.

Memo: Innerhalb der ersten 3 Wochen nach der Influenza-Impfung kann ein HIV-Test falschpositiv ausfallen. Reimport-Chargen müssen durch das Paul Ehrlich-Institut zugelassen sein (*www.pei.de*).

- Pandemievorbereitung/-pläne der WHO und einzelnen Länder (→ RKI und Gesundheitsämter)
- Aviäre Influenza: Kein Kontakt mit verdächtigen (lebenden oder toten) Vögeln/Geflügel + Seuchenbekämpfungsmaßnahmen

Keuchhusten (Pertussis) [A 37.9]

Namentliche Meldepflicht bei Verdacht, Erkrankung, Tod und bei Labornachweis!

Err: Bordetella pertussis ist ein hoch kontagiöser gramnegativer Erreger; Übertragung durch Tröpfcheninfektion; der Mensch bildet das alleinige Reservoir für B. pertussis.

Ep.: Es erkranken besonders nichtimmune Säuglinge und Kleinkinder. Inzidenz: Säuglinge bis zu 1 %/J., Jugendliche und Erwachsene bis zu 0,5 %/J. Pertussis ist bei Neugeborenen und jungen Säuglingen eine der häufigsten infektiösen Todesursachen.

Ink: 7 - 21 Tage

KL.: 3 Stadien:
I. St. catarrhale (1 - 2 Wochen)
II. St. convulsivum (Stakkatohusten, evtl. terminales Erbrechen; 4 - 6 Wochen)
III. St. decrementi (6 - 10 Wochen)

Bei Erwachsenen sollte man bei hartnäckigem Reizhusten (über Monate!) auch an Pertussis denken (DD: Hyperreagibles Bronchialsystem/Asthma u.a.).

Ko.: Subkonjunktivale Blutungen, Synkopen, Harninkontinenz, Pneumonie, Sinusitis, Otitis media, Krämpfe; selten Apnoe-Todesfälle bei Säuglingen. Bei Erwachsenen Leistenhernien, Rippenbrüche, Pneumothorax

DD: Andere respiratorische Virusinfekte (Adenoviren, RS-Viren, Influenza/Parainfluenz, Rhinoviren), Mycoplasma pneumoniae

Di.: Anamnese/Klinik + Labor: Leukozytose mit rel. Lymphozytose; Erregernachweis aus Abstrichen/Sekreten des Nasen-/Rachenraumes (Kultur oder Nukleinsäurenachweis); Ak gegen das Pertussis-Toxin (PT) erst ab St. II; IgG-PT ≥ 100 U/ml

Th.: Makrolid-Antibiotikum für 5 Tage (Alternative: Cotrimoxazol) + symptomatische Therapie

Dauer der Ansteckung: Von Ende Inkubation bis 5 Tage nach Beginn einer Antibiotikatherapie (= Isolationsdauer)

Pro: Impfung mit azellulärem Pertussis-Impfstoff (ap) als Kombinationsimpfstoff
Ind: 1. Säuglinge ab dem 3. Lebensmonat (zusammen mit anderen Impfungen → Impfkalender)
2. Alle Erwachsene ohne Impfschutz (bes. Frauen präkonzeptionell, enge Haushaltskontaktpersonen 4 Wochen vor Geburt des Kindes; Personal in Kindereinrichtungen u.a.). Erwachsene erhalten 1 Impfung mit Kombinationsimpfstoff (Tdap oder TdapIPV).

Merke: Alle Erwachsenen sollten bei der nächsten fälligen Td-Impfung einmalig die Tdap-Impfung erhalten (bei zusätzlicher Polio-Indikation eine Tdap-IPV-Impfung).

Memo: Nach Erkrankung und Impfung keine lebenslange Immunität.

Coxsackie-Virusinfektionen [B34.1]

Err: Coxsackie A- und B-Viren sind RNA-Viren aus der Gattung der Enteroviren (Familie der Picornaviren)
Zuerst in Coxsackie/USA isoliert, Erregerreservoir ist der Mensch. 2 Subgruppen: A (Serotypen 1-22 und 24; Serotyp 23 wurde als ECHO Virus Typ 9 reklassifiziert) und B (Serotypen 1 - 6).

Ep.: Weltweit endemisch, gelegentlich eng begrenzte Epidemien (z.B. Bornholm).
Hohe Durchseuchung und viele inapparente Verläufe

Inf: Fäkal-orale Übertragung

Ink: 2 - 6 Tage

KL.: Die Mehrzahl der Infektionen verläuft asymptomatisch.

Coxsackie A:

- Herpangina Zahorsky, akuter Beginn mit Myalgie, Cephalgien und Fieber, dann Auftreten von Schluckschmerzen, Bläschen am weichen Gaumen, an der Uvula und an den Tonsillen mit umgebender Rötung. Selten Bronchitis oder Otitis. Spontane Heilung.
- Sommergrippe : Fieber, Kopf- und Gliederschmerz, Pharyngitis, Laryngitis, oft auch hämorrhagische Konjunktivitis (DD: Adenovireninfektionen)
- Schnupfen (Rhinitis)
- Lymphozytäre Meningitis, Meningoenzephalitis und poliomyelitisartige Krankheitsbilder mit Lähmungen sind seltene Komplikationen.
- Hand-Fuß-Mund-Krankheit (am häufigsten durch Typ A 16 nach einer Inkubationszeit von 3 - 35 Tagen), bes. bei Kindern mit Exanthem an Palmae, Plantae und Mundschleimhaut; gel. Bläschen an Mund, Lippen und Genitalschleimhaut
- Gastrointestinale Symptome

Coxsackie B:

- Bornholm-Krankheit (Pleurodynie): Akuter Beginn mit gürtelförmigen, z.T. stechenden Schmerzen im Bereich des Thorax und / oder des Oberbauches, Fieber. Atmen und Husten verstärken die Schmerzen; Kopfschmerz.
- Myokarditis, Perimyokarditis sind gefährliche Komplikationen (siehe dort)
- Lymphozytäre Meningitis, Meningoenzephalitis
- Sommergrippe

DD:
- Bei Sommergrippe ECHO-Viren u.a.
- Bei Pleurodynie andere Ursachen von Thoraxschmerzen (siehe Angina pectoris)

Di.: Erregernachweis im Rachenspülwasser- oder Abstrich (Herpangina), Stuhl oder Liquor möglich, aber keine Routinediagnostik
Ak-Titerverlauf über KBR (positiv 1 ≥ 64). Die KBR zeigt eine frische Erkrankung an und bleibt /nur ca. 4 - 5 Monate positiv.

Th.: Symptomatisch, Bettruhe; Therapie der (Peri-) Myokarditis: Siehe dort

PAROTITIS EPIDEMICA (MUMPS) [B26.9]

Namentliche Meldepflicht bei Verdacht, Erkrankung, Tod und bei Labornachweis!

Syn: Ziegenpeter

Err: Mumps-Virus (ein RNA-Virus aus der Familie der Paramyxoviren), Genotypen A - N

Ep.: Weltweit, hoher Kontagionsindex, ganzjähriges Auftreten; Durchseuchung zwischen dem 4. - 15. Lebensjahr, danach sind 90 % der Bevölkerung immunisiert mit lebenslanger Immunität.

Inf: Tröpfcheninfektion, Speichelkontakt, Erregerreservoir ist nur der Mensch.

Ink: 12 - 25 Tage

KL.: Bei ca. 35 % der Infizierten verläuft die Infektion subklinisch oder asymptomatisch.
- Prodromi: Subfebrile Temperaturen, Mattigkeit, evtl. Kopf-, Hals-, Ohrenschmerzen
- Schmerzhafte Schwellung der Parotis (= Parotitis) (in 75 % d.F. beidseits), mit abstehenden Ohrläppchen und Schmerzen beim Kauen
- Evtl. Beteiligung der übrigen Speicheldrüsen (Sial(o)adenitis)

Lab: Amylase ↑ → Ausschluss einer Pankreatitis: Elastase 1 und Lipase normal, unauffälliges Abdomen

Ko.:
- Orchitis (25 % der Männer), evtl. mit Sterilität, Oophoritis (5 % der Frauen), Mastitis
- Rel. häufig ZNS-Beteiligung: Meist Meningitis (10 %) mit guter Prognose, selten (1 ‰) Meningoenzephalitis mit ernster Prognose. 50 % der Meningitisfälle verlaufen ohne Parotitis!
- Pankreatitis (4%)
- Innenohrschwerhörigkeit (1 : 10.000 Erkrankte) → nach durchgemachter Parotitis Audiogramm machen!
- Selten sind Komplikationen an anderen Organen (z.B. Thyreoiditis, Labyrinthitis u.a.).

DD:
- Ductus parotideus-Stein, eitrige Parotitis, Parotistumor, dentale Infektion (Sono, HNO-Arzt)
- Sjögren-Syndrom (Klinik, SS-A-/SS-B-Ak)
- Bei Mumps-Orchitis andere Ursachen von Hodenschmerzen (z.B. Hodentorsion → Duplexsonografie, Urologe)

Di.:
- ▶ Klinik
- ▶ Serologie: IgM-Ak ↑ beweist eine frische Infektion! ≥ 4facher Titeranstieg der IgG-Ak in 2 Proben
- ▶ Erregernachweis: PCR (Nachweis der Virus-RNA)

Th.:
- Symptomatisch, warme Ölverbände auf die Parotis, breiige Diät, Mundpflege
- Bei gefährdeten Patienten oder kompliziertem Verlauf Mumps-Immunglobulin
- Pankreatitis: Siehe dort
- Orchitis: Hochlagerung des Hodens, Antiphlogistika und Kortikosteroide
- Verbot des Besuchs öffentlicher Einrichtungen mindestens bis 9 Tage nach Auftreten der Parotisschwellung. Ungeimpfte (ungeschützte) Kontaktpersonen dürfen Gemeinschaftseinrichtungen 18 Tage (mittlere Inkubationszeit) nicht besuchen.

Pro: Aktiv: Impfung mit abgeschwächter Lebendvakzine, z.B. als Kombinationsimpfung mit Masern + Röteln (+ Varizellen): MMR- oder MMRV-Vakzine: 1. Impfung im Alter von 11 - 14 Monaten; 2. Impfung im Alter von 15 - 23 Monaten.

Indikation für Erwachsene:
1. Personen ohne Impfschutz mit erhöhtem Risiko (Beschäftigte im Gesundheitsdienst, in Gemeinschaftseinrichtungen für Jugendliche u.a.)
2. Postexpositionell innerhalb von 3 Tagen nach Kontakt mit Mumpskranken), falls kein Impfschutz besteht.

Trotz Impfung können Mumpserkrankungen noch auftreten („Impfdurchbrüche“).

NW: Außer Lokal- und Allgemeinreaktionen gel. leichte Impfkrankheit (ähnlich wie Mumps) 1 - 4 Wochen nach der Impfung.
Passiv: Mumps-Immunglobulin, z.B. für Neugeborene von erkrankten Müttern (zurzeit nicht im Handel)

DIPHTHERIE [A36.9]

Namentliche Meldepflicht bei Verdacht, Erkrankung, Tod und bei Labornachweis

Err: Corynebacterium diphtheriae (keulenförmiges grampositives Stäbchen mit Polkörperchen). Erregerreservoir ist der Mensch. Gelegentlich kann auch Corynebacterium ulcerans eine Diphtherie verursachen.
Pathogenetisches Prinzip: Diphtherietoxin mit den Unterfraktionen A (= aktive, toxische Komponente) und B (bindet das Toxin an die Zellrezeptoren). Nicht jeder Diphtheriestamm bildet Toxin. Bakteriophagen übertragen die Fähigkeit der Toxinbildung. Das Diphtherietoxin schädigt Herzmuskulatur, Nerven, Leber und Nieren.

Ep.: Auftreten von Epidemien in langen Zeitabständen von 30 - 50 Jahren, nach 1955 in Deutschland selten. Die GUS-Epidemie mit dem Höhepunkt 1995 forderte ca. 10.000 Todesfälle. Zurzeit werden die meisten Diphtheriefälle aus Indien gemeldet. In Westeuropa sind die Erkrankungszahlen klein. Im Baltikum, bes. in Lettland sind die Zahle höher. Kontagionsindex 10 - 20 %, gesunde Keimträger in Epidemiezeiten bis 7 %! (Ansteckungsquelle).

Inf: Tröpfcheninfektion, Schmierinfektion bei Hautdiphtherie
Ansteckungsfähigkeit: Solange Erreger im Rachen-/Nasenabstrich nachweisbar sind (3 Abstriche).

Ink: 2 - 7 Tage

KL.:
- Meist Rachendiphtherie: Angina mit festhaftenden weißlichen Belägen, die auf den Nasen-Rachen-Raum übergreifen und beim Abstreifen bluten (Pseudomembranen!). Kehlkopfdiphtherie (Erstickungsgefahr)
- Süßlicher Geruch nach vergärenden Äpfeln
- Blutiger Schnupfen (Nasendiphtherie bei Säuglingen)
- Seltener Wunddiphtherie

Verlaufsformen:
1. Lokalinfektion: Rachen/Tonsillen, ferner Nase (Nasendiphtherie mit blutigem Schnupfen), Augen, Kehlkopf (→ Croup "Würgekrankheit" mit inspiratorischem Stridor); Nabel bei Säuglingen, Wunden (Wunddiphtherie)
2. Systemische Intoxikation: Beginnt 4 - 5 Tage nach der Lokalinfektion mit hohem Fieber, Erbrechen, Croup (Krupp): Bellender Husten

Ko.:
- Ödematöse Halsschwellung (Cäsarenhals) mit Atemwegsobstruktion
- Myokarditis! (oft kompliziert durch AV-Block): Frühmyokarditis 8 - 10 Tage und Spätmyokarditis 4 - 8 Wochen nach Krankheitsbeginn (evtl. Diphtheriespättod durch Herzversagen)
- Polyneuropathie mit Paresen der motorischen Kopfnerven, Gaumensegellähmung (!), Schluckstörungen, Akkommodationsparese, pelziges Gefühl im Mund
- Selten diphtherische Nierenschäden mit akutem Nierenversagen

DD: einer akuten Tonsillitis:
- Streptokokkentonsillitis und Scharlach-Angina:
  KL.: Angina catarrhalis (Rötung, Schwellung der Tonsillen); Angina follicularis (Rötung der Tonsillenfollikel); Angina lacunaris (Fibrinstippchen in den Krypten)
  Di.: Abstrich → Nachweis hämolysierender Streptokokken der Gruppe A
  Th.: Penicillin V 3 x 1 Mega E über 10 Tage; bei Penicillinallergie: Makrolide
- Infektiöse Mononukleose (Blutbild, Monotest)
- Angina Plaut-Vincenti [A69.1] (Missverhältnis zwischen Wohlbefinden und - meist einseitiger - geschwüriger Angina, fauliger Mundgeruch; Rachenabstrich: Treponema vincentii + Fusobakterien)
- Herpangina bei Coxsackie A-Virusinfektion (kleine Erosionen, Aphthen auf den vorderen Gaumenbögen)
- Akute HIV-Infektion (evtl. mit Angina necroticans)
- Diphtherie (s.o.)
- Pseudokrupp bei Kleinkindern = Subglottische Laryngitis (meist Parainfluenza-Infektion)
- Sexuell übertragene Infektionen: Gonokokken-Pharyngitis, Herpes-Pharyngitis;
  Syphilis: Angina specifica bei Lues II; seltener Primärkomplexe bei Syphilis
- Agranulozytose (Blutbild)

Di.: Anamnese/Klinik + kultureller Erregernachweis: Rachen-/Nasenabstrich vor Therapiebeginn (Material unter den Belägen abnehmen!). Nachweis des Diphtherietoxins oder Nukleinsäurenachweis (PCR) des Diphtherietoxin-Gens

Th.: Isolierung von Verdachts- und Krankheitsfällen!

▶ Bei Diphtherieverdacht:
Nach Einleitung der Diagnostik (Rachen-/Nasenabstrich) Behandlung sofort beginnen mit Gabe von Antitoxin, das allerdings nur zirkulierendes, nicht jedoch an Zellen gebundenes Toxin neutralisiert:

- Heterologes Diphtherieantitoxin vom Pferd (Beschaffung über Auslandsapotheke): Vor der Anwendung Intrakutan- oder Konjunktivaltest zur Vermeidung allergischer oder anaphylaktischer Reaktionen
  Dos: 500 - 2.000 IE/kg KG i.m.
- Penicillin (bei Penicillinallergie: Erythromycin)

▶ Bei klinisch gesunden Kontaktpersonen Postexpositionsprophylaxe (PEP):
Entnahme von Rachen-/Nasenabstrichen, danach prophylaktische Antibiotikatherapie unabhängig vom Impfstatus. Falls kein Impfschutz besteht, aktive Immunisierung; Auffrischimpfung bereits nach 5 Jahren.

Prg: Abhängig von Resistenzlage, Zeitpunkt der Therapie und evtl. Komplikationen; Letalität der Russland-Epidemie < 5 %.

Pro: Aktive Immunisierung mit Aluminium-Formalin-Toxoid
Ind: Generelle Impfung für alle Menschen, insbes. auch bei Reisen in Länder mit Diphtherierisiko!
Die aktive Impfung wird i.d.R. als Kombinationsimpfung durchgeführt.
- Bei Säuglingen und Kleinkindern mit Totimpfstoff D (mit 30 IE Toxoid) im Rahmen von Kombinationsimpfstoffen
- Ab dem 6. Lebensjahr mit Impfstoff d (mit nur 2 IE Toxoid); Auffrischungsimpfungen nach 10 J. mit Tdap-Kombinationsimpfstoff gegen Tetanus, Diphtherie und Pertussis; bei zusätzlicher Polio-Indikation mit Tdap-IPV-Impfstoff

Nach einer Grundimmunisierung aus 3 Einzelimpfungen Auffrischungsimpfungen alle 10 Jahre. Titerkontrolle nach Impfung ist i.d.R. nicht erforderlich. Ein Antitoxintiter ≥ 0,1 IE/ml Serum schützt vor Diphtherie, ein Titer > 1,0 IE/ml schützt langfristig.
NW: Gel. Lokal- und Allgemeinreaktionen; selten allergische Reaktionen; sehr selten Erkrankungen des peripheren Nervensystems
KI: Siehe Impftabelle

LEPTOSPIROSEN [A27.9] Namentliche Meldepflicht bei Labornachweis

Err: Leptospira interrogans: 23 Serogruppen, > 200 Serovare: z.B.
L. icterohaemorrhagica (M. Weil), L. canicola, L. grippotyphosa („Feldfieber"), L. pomona. Immunität entwickelt sich nach einer Infektion nur gegen den jeweiligen Serotyp.

Ep.: Weltweite Zoonose; natürliches Reservoir sind besonders Ratten, Mäuse u.a. Nagetiere; bestimmte Serotypen werden auch durch Hunde oder Schweine übertragen, die durch ihren infektiösen Harn über feuchten Erdboden (Überschwemmungsgebiete!) und Wasser die Erreger verbreiten. Deutschland: Ca. 50 - 100 Erkrankungen/Jahr.

Inf: Die Übertragung auf den Menschen erfolgt durch Urin infizierter Tiere auf Läsionen von Haut und Schleimhäuten, Konjunktiven und über kontaminierte Aerosole. Gefährdet sind Angler, Wassersportler und bestimmte Berufsgruppen, z.B. Kanal-, Feld-, Abwasserarbeiter, Erntehelfer u.a. (→ Meldung als Berufskrankheit)

Ink: 2 - 30 Tage

Pg.: Leptospirosen sind Anthropozoonosen, die zu einer Sepsis und nachfolgenden Besiedlung von Leber, Nieren und ZNS führen. Durch die Leptospirennephritis kommt es zur Ausscheidung eines infektiösen Harns.

KL.: Der Krankheitsverlauf variiert von leicht und kurz (Tage) bis schwer und lang (~ 3 Wochen); oft ist der Verlauf biphasisch. Der schwere Verlauf wird auch als M. Weil bezeichnet.

1. Frühstadium (Bakteriämie):
   - Brutaler Beginn mit hohem Fieber und grippeähnlichen Beschwerden: "Erkrankt ein Bauer auf dem Feld, wird er bei heftigem Verlauf mit der Schubkarre nach Hause gefahren".
   - Konjunktivitis, Exantheme

- Wadenschmerzen, Kopfschmerzen (insbes. retrobulbär)
- Evtl. gastrointestinale Symptome

2. Organmanifestation:
   - Hepatitis (oft ikterisch), im Gegensatz zur Virushepatitis geht es hier dem Patienten mit Auftreten des Ikterus schlechter!
   - Leptospirennephritis
   - Meningitis/Enzephalitis, respiratorische Symptome; selten Myokarditis, Iridozyklitis u.a.

1. Phase der Septikämie: Positive Blutkultur	2. Phase der Organerkrankung: Antikörperbildung

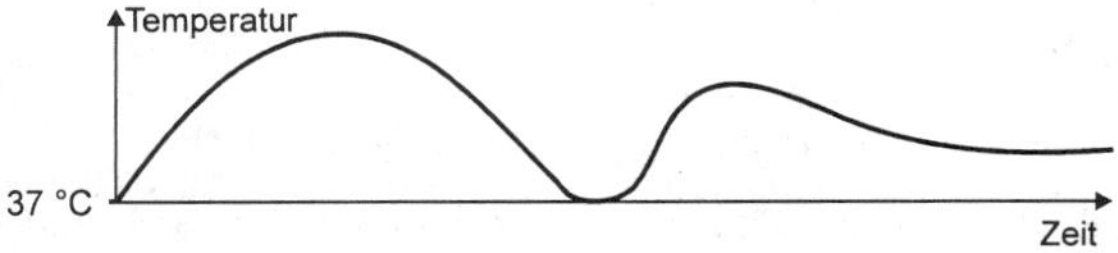

Fieber: 3 - 8 Tage Algien: Myalgien Neuralgien Arthralgien Meningismus Konjunktivitis Relative Bradykardie Hypotonie Exantheme	Fieberrückfall: oft biphasische Kurve Hirnhaut: Meningitis Leber: Hepatitis Niere: Interstitielle Nephritis

Ko.: Nierenversagen, Leberversagen
Thrombozytopenie und hämorrhagische Diathese

DD:
- Leichte Verläufe: Virusgrippe, Malaria u.a.
- Schwere Verläufe: Hantavirus-Infektion, Nierenerkrankungen, Hepatitis, Meningitis anderer Genese, Sepsis, Typhus u.a.

Di.:
1. Berufs-/Freizeitanamnese
2. Labordiagnostischer Nachweis:
   - Erregernachweis aus Blut und Liquor (nur in der 1. Woche) und Urin (ab 2. Woche): Nukleinsäurenachweis (PCR) oder Kultur
   - Antikörpernachweis ab 2. Woche (4facher Titeranstieg innerhalb von 2 Wochen; Nachweis von IgM-Ak)

Th.: Penicillin G oder Ceftriaxon hoch dosiert über 10 Tage: Schon bei Verdacht, denn nur die frühe Antibiotikagabe beeinflusst den Verlauf.

Prg: Die Letalität schwerer Verläufe kann > 20 % betragen.

Pro: Expositionsprophylaxe, Aufklärung über Infektionsmöglichkeiten; aktive Immunisierung von Nutz- und Haustieren

BRUCELLOSEN [A23.9]

Namentliche Meldepflicht bei Labornachweis

Err: Gramnegative, unbewegliche Stäbchen, die sich intrazellulär vermehren.
1. Brucella melitensis (am häufigsten), 3 Biovare: Maltafieber [A23.0]; Infektionsquelle: Milch (-produkte) von Schafen und Ziegen.
2. Brucella abortus, 7 Biovare: M. Bang [A23.1] - Infektquelle: Kuhmilch (-produkte), berufliche Exposition mit Rindern
3. Brucella suis, 5 Biovare (Schweinebrucellose) und Brucella canis (Hundebrucellose) sind selten.

Erregerreservoir sind Haustiere. Der Mensch ist Endglied der Infektionskette (keine Ansteckung). In Deutschland sind die Viehbestände brucellosefrei.

Ep.: Weltweite Anthropozoonosen. Brucellosen betreffen bevorzugt bestimmte Berufsgruppen: bes. Landwirte, Schäfer, Metzger, Melker, Tierärzte (meldepflichtige Berufskrankheit). Deutschland < 30 Erkrankungen/J.: Einheimische und importierte Krankheitsfälle (z.B. aus der Türkei).

Br. melitensis: Zuchtgebiete von Schafen/Ziegen: Mittelmeerraum, Spanien, Portugal, Mittel- und Südamerika, Afrika
Br. abortus: Rinderzuchtgebiete gemäßigter + tropischer Gebiete
Br. suis: Nordamerika

Inf: 1. Kontaktinfektion in der Landwirtschaft und bei Laborpersonal (meldepflichtige Berufskrankheit). Eintrittspforte: Schleimhäute, (Mikro-) Verletzungen der Haut!
2. Perorale Infektion durch ungekochte/nicht-pasteurisierte Milch (-produkte) erkrankter Tiere (Brucellen in Schaf-/Ziegenkäse bis 6 Monate (!) überlebensfähig).
3. Selten Übertragung über die Muttermilch (bei infizierten Frauen).

Ink: Sehr variabel: 5 Tage bis zu 2 Jahren; im Median 4 Monate

Pat: Epitheloidzellige nicht verkäsende Granulome in Lymphknoten, Milz, Leber (RHS) und Gefäßwänden.

KL.: 90 % aller Infektionen in Endemiegebieten verlaufen subklinisch (Diagnose nur durch Ak-Nachweis). Die symptomatischen Verläufe können akut oder chronisch sein (sehr variabler Krankheitsverlauf).
1. Prodromalstadium fehlt bei Br. melitensis: Uncharakteristische Allgemeinerscheinungen
2. Generalisationsstadium (Bakteriämie):
   - Fieber (meist unregelmäßiger Fieberverlauf, selten undulierendes Fieber) bei relativ langsamem Puls, Schweißausbrüche
   - Hepatosplenomegalie, Lymphknotenschwellungen, evtl. gastrointestinale Symptome, evtl. Pleura-/Perikardbeteiligung, Kopf-, Muskel-, Gelenkschmerzen, Nasen- und Zahnfleischbluten, gel. Exantheme
3. Organmanifestation: Granulome in Leber, Milz, Knochen (Brucella-Arthritis) u.a. Organen

Ko.: Endokarditis, Osteomyelitis, Sakroiliitis, Spondylitis, Meningoenzephalitis, Milzabszess, Orchitis u.a.

DD: Typhus, Sepsis, Malaria, fieberhafte Infekte anderer Genese, Hepatosplenomegalie anderer Genese, maligne Lymphome u.a.

Verlauf: 1. Inaktive Brucellose (primär latenter Verlauf)
2. Aktive Brucellose:
   - Akut (<3 Monate)
   - Subakut (3 - 12 Monate)
   - Chronisch (> 12 Monate)

Di.: 1. Auslands-/Berufsanamnese + Klinik
2. Erregernachweis (Kultur, Br.-DNA-Nachweis) aus Blut und anderen Körperflüssigkeiten, Knochenmark-, Lymphknotenbiopsie
3. Antikörpernachweis (Titer > 1 : 80 oder Titerbewegung zwischen 2 Proben), KBR, ELISA; Differenzierung von IgG und IgM-Ak (akute Erkrankung)

> ***Beachte:*** Falsch-positive Reaktionen finden sich bei Yersinia enterocolitica- und Cholerainfektion sowie nach Choleraimpfung infolge Kreuzantigenität. - Bei Vorhandensein von inkompletten Antikörpern kann die serologische Diagnostik versagen (Nachweis durch positiven Coombs-Test).

4. Histologie von Organpunktaten

Th.: (Konsensus-Konferenz 2007): Goldstandard ist die Kombination aus Doxycyclin (2 x 100 mg/d oral) für 6 Wochen + Streptomycin (15 mg/kg KG/d) i.m. für 2 - 3 Wochen. Therapiedauer bei Neurobrucellose oder Endokarditis länger. Die Kombination Doxycyclin + Rifampicin wirkt etwas schwächer.

Prg: Da die Erreger sich im RHS festsetzen, entsteht statt einer Ausheilung oft nur ein Gleichgewicht zwischen Mikro- und Makroorganismus, sodass in Abhängigkeit von der Abwehrlage die Erkrankung immer wieder (auch nach Jahren) aufflammen kann → chronische Verläufe bis zu 20 Jahren! Die Letalität ist gering.

Pro: Ausselektionierung kranker Tiere, aktive Immunisierung gesunder Tiere, Arbeitshygiene + Körperschutzkleidung bei beruflicher Gefährdung, kein Genuss rohen Fleisches oder ungekochter/unpasteurisierter Milch aus Endemiegebieten.

TOXOPLASMOSE [B58.9]

Nichtnamentliche Meldepflicht bei Labornachweis konnataler Infektionen unmittelbar an das RKI

Err: Toxoplasma gondii ist ein intrazellulär wachsendes Protozoon; 3 Hauptgenotypen. zweiwirtiger Entwicklungszyklus: Zwischenwirt sind Maus, Schwein, Schaf, Rind, Geflügel und Mensch mit Bildung infektiöser Zysten in Muskulatur u.a. Organen. Endwirt sind Katzen mit Ausscheidung infektiöser Oozysten im Kot.

Ep.: Nach Primärinfektion und Ausbildung einer Wirtsimmunität können stoffwechselträge Bradyzoiten lebenslang persistieren! In Deutschland haben nur ca. 25 % aller Schwangeren Antikörper gegen Toxoplasma gondii. Nur die Erstinfektion in der Schwangerschaft kann in 50 % zu einer pränatalen Infektion des Feten führen. Die Inzidenz pränataler Infektionen liegt weltweit zwischen 0,1 - 2 ‰.

Inf: Übertragung auf den Menschen:

- Genuss von zystenhaltigem rohen Fleisch infizierter Tiere (z.B. Mett! - Schweinefleisch ist bis zu 25 % mit Zysten infiziert!)
- Kontakt mit oozystenhaltigem Katzenkot, infizierter Gartenerde, Genuss von ungewaschenem Salat/Gemüse
- Transplazentare Infektion:
  Ein Risiko besteht nur für das Kind, dessen Mutter während der Schwangerschaft infiziert wurde. Die Häufigkeit einer diaplazentaren Infektion nimmt mit der Dauer der Schwangerschaft zu, umgekehrt nimmt das Risiko einer schweren fetalen Schädigung mit fortschreitender Schwangerschaft ab:
  Fetales Infektionsrisiko (Transmission) und dessen Folgen:
  - 1. Trimenon 15 %, Folge meistens Abort oder seltener schwere Schäden des Neugeborenen
  - 2. Trimenon 30 %, Folge meist mittlere bis schwere Schäden des Neugeborenen
  - 3. Trimenon 60 %, Folge meist nur leichte Schäden oder Spätschäden des Neugeborenen
- Selten durch Organtransplantation

Ink: 4 - 21 Tage

KL.: A) Postnatale Toxoplasmose:

1. Beim immunkompetenten Menschen kommt es zu lebenslanger Persistenz der Erreger in Form von Bradyzoiten, bes. im ZNS.
   - Meist chronisch latente Toxoplasmose ohne Symptome
   - Symptomatische Toxoplasmose (1 % der Infizierten): Lymphknotentoxoplasmose [B58.8] mit Lymphknotenschwellungen (oft nuchal, zervikal), evtl. grippale Symptome wie Kopf- und Muskelschmerzen, Fieber; selten Augensymptome (z.B. Uveitis), Hepatitis
2. Bei immunsupprimierten Patienten und bei AIDS mit Reaktivierung der latenten Infektion schwerer Verlauf mit Hirntoxoplasmose (bevorzugt der Basalganglien) und evtl. septischer Streuung (Herz, Leber, Milz). Dabei differenzieren sich die Bradyzoiten zu replikativen Tachyzoiten mit evtl. tödlichen Läsionen im ZNS; interstitielle Pneumonie, Myokarditis, Augenbefall (Retinochorioiditis)

   Beachte: Toxoplasmose verursacht die meisten ZNS-Infektionen AIDS-Kranker.

B) Konnatale Toxoplasmose:
Bei der relativ seltenen frühen Fetusinfektion meist Abort oder schwerer Krankheitsverlauf:

- Generalisation mit Hepatosplenomegalie, Ikterus, Myokarditis, interstitieller Pneumonie, Aborte, Totgeburten
- Enzephalitis mit der Trias: Hydrozephalus, Chorioretinitis, intrazerebrale Verkalkungen

Bei der häufigeren späten Fetusinfektion asymptomatischer oder leichter Krankheitsverlauf. Ca. 80 % der infizierten und bei Geburt unauffälligen Kinder entwickeln nach bis zu 20 Jahren Spätschäden (Strabismus, Retinochorioiditis, Taubheit, psychomotorische Retardierung, Epilepsie).

DD: Lymphknotenschwellungen anderer Genese!

Di.: ▶ Diagnose der konnatalen und postnatalen Toxoplasmose:

- Serologischer Ak-Nachweis:
  - Nachweis von IgG-Ak:
    Sabin-Feldmann-Test (SFT), indirekter Immunfluoreszenztest, direkte Agglutination: 2 Wochen nach Infektion positiv, nach 6 - 8 Wochen Anstieg auf höchste Titer (> 1 : 1.000), später Absinken der Titer, die meist lebenslang auf niedriger Stufe (bis 1 : 64) persistieren. Nur ein signifikanter Titeranstieg beweist die kürzlich erfolgte Infektion.
  - Nachweis von IgM-Ak bei frischer Infektion

- Anti-IgG-Aviditätstest: Bestimmung der Antigenbindungsstärke von IgG-Ak. Die Avidität ist zu Beginn einer Infektion gering und nimmt im Laufe der Infektion zu. Daher schließen IgG-Ak mit hoher Avidität eine akute Infektion aus (Infektion vor 3 - 5 Monate). IgG-Ak mit niedriger Aktivität sind charakteristisch für eine akute kürzliche Infektion.
- Bei pränataler Infektion/konnataler Toxoplasmose: IgM und/oder IgA ↑

Beachte: Bei immunsupprimierten Patienten (z.B. AIDS) und bei isolierter Chorioretinitis fehlen meist IgM-Antikörper sowie ein signifikanter IgG-Titeranstieg. Entscheidend für die Diagnostik ist hier der Versuch des Erregernachweises und der positive Therapietest. Bei Neugeborenen vergleichendes Mutter-/Kind-Ak-Profil (Immunoblot).

- Erregernachweis (z.B. aus Liquor oder Blut): Bei konnataler Toxoplasmose und Toxoplasmoseenzephalitis
  Der Nachweis von Toxoplasma-DNA (Realtime PCR) im Blut beweist die kürzlich erfolgte Infektion. Quantitative Erfassung des Erregers zur Therapieüberwachung.
- Lymphknotenhistologie: Bei Lymphknotentoxoplasmose Piringer-Kuchinka-Lymphadenitis mit Epitheloidzellherden.
  Anm.: Die Histologie ist nicht toxoplasmosespezifisch und wird gel. auch bei Mononukleose und Brucellose beobachtet.
- Bildgebende Diagnostik bei V.a. Hirntoxoplasmose: CT, MRT: Ringförmige Strukturen

▶ Toxoplasma-Ak-Suchtest bei Schwangeren:
Bei seronegativen Schwangeren sollte der Suchtest alle 2 Monate wiederholt werden (um Infektionen in der Schwangerschaft zu erfassen) und die Schwangere sollte auf Prophylaxemaßnahmen hingewiesen werden. Ak-Nachweis vor der Schwangerschaft bedeutet bei Immunkompetenten i.d.R. Schutz für das ungeborene Kind. Ak-Nachweis durch erfahrene Labors:

Bewertung der Antikörperkonzentrationen		
IgG-Ak mit hoher Avidität		IgG-Ak mit niedriger Avidität
IgM negativ	IgM niedrig	IgM hoch
↓	↓	↓
inaktive Infektion (latente Infektion)		Aktive Infektion
Kontrolle nach 2 - 3 Wochen		

▶ Pränatale Diagnostik:
- Ultraschallkontrollen des Feten
- Nachweis von Toxoplasmose-DNA aus Fruchtwasser oder fetalem Blut. IgM-Ak-Nachweis ist nur in 20 % positiv.

Th.: Chronische Toxoplasmaträger werden nicht behandelt. Die Lymphknotentoxoplasmose heilt bei immunkompetenten Patienten meist spontan ohne Therapie.

Indikationen zur antibiotischen Therapie:
- Toxoplasmose mit klinischen Symptomen (okuläre Toxoplasmose, Fieber, Muskelschmerzen u.a.)
- Erstinfektion während der Schwangerschaft
- Immunsupprimierte und AIDS-Patienten mit akuter Toxoplasmose
- Kongenitale Toxoplasmose

Mittel der 1. Wahl: Pyrimethamin + Calciumfolinat zur Prophylaxe myelotoxischer NW + Sulfadiazin (Reservemittel bei Retinochorioiditis: Clindamycin; Reservemittel bei zerebraler Toxoplasmose: Atovaquone)

Therapiedauer bei immungesunden Patienten: 4 Wochen

Therapie in der Schwangerschaft: Bis zur 16. SSW Gabe von Spiramycin, ab der 16. SSW Kombination von Pyrimethamin (+ Calciumfolinat) + Sulfadiazin als Intervalltherapie (4 Wochen Therapie, 4 Wochen Pause). Dadurch kann das Risiko einer konnatalen Toxoplasmose um bis zu 90 % gesenkt werden. Bei Sulfonamidallergie Spiramycin.

Pro:
- Screening aller Schwangeren auf Toxoplasmose
- Seronegative Schwangere, immunsupprimierte und AIDS-Patienten:
  Kein Genuss von rohem oder unvollständig gegartem Fleisch! Katzenkontakt meiden! Gemüse + Obst gut waschen. Hände mit Seife waschen nach Garten- und Küchenarbeit.
- Bei AIDS-Patienten:
  - Primärprophylaxe bei CD4-Zellzahl < 100 - 200/µl: z.B. mit Cotrimoxazol (das auch vor Pneumocystis-Pneumonie schützt)
  - Sekundärprophylaxe nach überstandener Toxoplasmoseerkrankung mit den Medikamenten, die für die Therapie eingesetzt werden.

LISTERIOSE [A32.9]

Namentliche Meldepflicht bei Labornachweis aus Blut, Liquor oder von Abstrichen von Neugeborenen

Err: Listeria monocytogenes; 3 der 13 Serovare spielen beim Menschen eine Rolle (4b, 1/2a, 1/2b). Ca. 10 % der Menschen und Tiere sind gesunde intestinale Träger von L. monocytogenes. L. können noch bei Kühlschranktemperatur (+ 4 °C) wachsen!

Ep.: Erkrankungen sind rel. selten.
Bei immunkompetenten Menschen kommt es i.d.R. nicht zu Erkrankungen. Durch die weite Verbreitung apathogener Listerien sind viele gesunde Menschen immun.
Erkranken können Risikogruppen: Abwehrgeschwächte Personen (Leukämie, AIDS, Patienten unter Immunsuppressiva), Neugeborene, alte Menschen und Schwangere (fakultativ pathogener = opportunistischer Erreger)

Inf: Verzehr von kontaminierten tierischen und pflanzlichen Lebensmitteln: Rohmilch(produkte), wie z.B. Weichkäse, Rohkostsalat, Rohwürste, geräucherte Fische, vakuumverpackter Räucherlachs u.a.; Erkrankungsfälle treten sporadisch oder in kleinen Epidemien auf.
Eine Infektion von Neugeborenen erfolgt transplazentar, während der Geburt oder postnatal durch Kontakt.

Ink: 3 - 70 Tage

KL.:
1. Die postnatale Listeriose verläuft bei Gesunden meist asymptomatisch oder mit milden gastrointestinalen Beschwerden. Dies gilt auch für infizierte (gesunde) Schwangere.
   Bei immunsupprimierten und älteren Menschen kann es zu schweren invasiven Verläufen kommen mit Fieber, Sepsis, Meningitis, Meningoenzephalitis (→ MRT)
2. Neonatale Listeriose (verursacht durch Schwangerschafts-Listeriose):
   a) Frühinfektion (Neugeborenen-Listeriose): Evtl. Früh- oder Totgeburt; Auftreten von Symptomen in der 1. Lebenswoche: Sepsis, Atemnotsyndrom, Hautläsionen (Granulomatosis infantiseptica)
   b) Spätinfektion: Auftreten von Symptomen ab der 2. Lebenswoche, oft unter dem Bild einer Meningitis, Granulomatosis infantiseptica

Di.: Klinik, Erregernachweis (Kultur, PCR) aus Blut, Liquor, Eiter, Vaginalsekret, Lochien, Stuhl, Mekonium oder aus autoptisch gewonnenem Material

Th.: Amoxicillin + Aminoglykosid über mindestens 2 Wochen
Antibiotikaalternativen: Cotrimoxazol, Makrolide

Prg: 30 % der septischen Verläufe enden letal.

Pro:
1. Hygienemaßnahmen bei der Gewinnung, Herstellung und Behandlung von Lebensmittel. Kochen, Braten, Sterilisieren tötet die Erreger ab.
2. Küchenhygiene, Waschen der Hände vor dem Zubereiten von Speisen; getrennte Arbeitsflächen bei der Zubereitung von Fleisch und rohem Gemüse u.a.
3. Gefährdete Personen (s.o.) sollten keinen Rohmilchkäse essen und bei Käse mit Rinde diese vor dem Verzehr entfernen, kein Weichkäse; Fertiggerichte vor dem Verzehr erhitzen u.a.

DURCH ZECKEN ÜBERTRAGENE ERKRANKUNGEN

1. Zecken-Borreliose (Lyme-Borreliose) } siehe Tabelle (am wichtigsten)
2. Frühsommermeningoenzephalitis (FSME) }
3. Humane granulozytäre Ehrlichiose (HGE) = Humane granulozytäre Anaplasmose (HGA)
4. Neoehrlichiose (sehr selten, in Europa ca. 10 Fälle) → *siehe Internet*

Namentliche Meldung bei Infektionen von Borreliosen und FSME!

Humane granulozytäre Ehrlichiose (HGE) = Humane granulozytäre Anaplasmose (HGA) [A79.8]

Err: Anaplasma phagocytophilum, ein Bakterium, das von Zecken übertragen werden kann, vermehrt sich obligat intrazellulär in Vakuolen von Granulozyten.

Ep.: Hauptendemiegebiet sind die USA, in Europa nur Einzelfälle; gefährdet sind bes. Waldarbeiter, Förster u.a.

Ink: 10 - 30 Tage

KL.: Bis 30 % d.F. sind asymptomatisch; Symptome können sein:
- Fieber und grippeähnliche Symptomatik, Kopf-/Gliederschmerzen, Myalgien, Arthralgien
- Evtl. Bauchschmerzen, Übelkeit
- Evtl. trockener Husten
- Evtl. Exanthem

Ko.: HGA kann immunsuppressiv wirken mit evtl. Pneumonie bei vorbestehender Abwehrschwäche

Lab: CRP und BSG $\uparrow$, evtl. Leuko-/Thrombozytopenie und Transaminasen $\uparrow$, seltener LDH und CK $\uparrow$

DD: Unklares Fieber

Di.:
- Erregernachweis:
  - HGA-DNA aus Blut (PCR)
  - Nachweis von Einschlusskörperchen (Morulae in Granulozyten)
  - Ak-Nachweis (IgM-Ak und Titeranstieg)
- Blutausstrich: Nachweis intrazytoplasmatischer Einschlusskörperchen in Leukozyten (Morulae) in 20 % d.F.

Memo: Oft gleichzeitig falsch positive Borrelien-Serologie infolge Kreuzreaktion.

Th.: z.B. Doxycyclin (2 x 100 mg/d für 2 Wochen)

Prg: In 80 % leichter Verlauf; bei Immunsupprimierten und alten Menschen evtl. schwerer Verlauf, der unbehandelt letal enden kann.

Pro: Schutz vor Zecken

	ZECKEN-BORRELIOSE [A69.2] (LYME-BORRELIOSE)	FRÜHSOMMER-MENINGO-ENZEPHALITIS (FSME) [A84.1]
Erreger	Borrelia burgdorferi sensu lato, 5 Spezies in Europa: B. sensu stricto, B. garinii, B. afzelii, B. spielmanii, B. bavariensis Namentliche Meldung bei Infektionen beider Erreger!	FSME-Virus
Höhenbegrenzung	1.000 m	800 m
Überträger	Zecken (Ixodes ricinus = Holzbock) *(www.zecke.de)*	
Häufigkeit erregerbefallener Zecken	5 - 35 % in Endemiegebieten Nach Stich durch infizierte Zecke beträgt die Infektionsrate ca. 10 %, die Erkrankungsrate ca. 1 %	Bis 5 % in Endemiegebieten (in „hot spots" höher) Natürliches Reservoir: Mäuse
Epidemiologie FSME : Lyme-B. ~ 1 : 100 bis 300	Ubiquitär in Mittel-, Ost-, Nordeuropa, Nordamerika, Australien Inzidenz: ca. 100/100.000/J.	Endemiegebiete: z.B. Russland, Baltikum, Osteuropa, Bayern, Baden-Württemberg, Kärnten, Balkan u.a.
Jahreszeitliches Auftreten	Erythema migrans: März - November mit Gipfel Juli - August; Spätmanifestation der Krankheit: Ganzjährig	März - November mit Gipfel Juli - September
Inkubationszeit nach dem Zeckenstich	1. St.: 1 - 6 Wochen 2. St.: bis 6 Monate 3. St.: > 6 Monate bis Jahre	5 - 28 Tage
Klinik *Beachte:* Die Erkrankung muss nicht alle Stadien durchlaufen, sondern kann in jedem Stadium erstmals auftreten! St. 1 + 2 = Frühstadium St. 3 = Spätstadium	1. St.: Erythema migrans (Ak-Nachweis nur in 50 % d.F.!) 2. St.: Lymphozytäre Meningoradikulitis Bannwarth, evtl. mit Facialisparese, Meningoenzephalitis, Myelitis, selten zerebrale Vaskulitis mit Hemiparese; Myokarditis (evtl. AV-Block); selten Borrelien-Lymphozytom, z.B. am Ohrläppchen Arthritis (vorw. Knie-/Ellbogengelenk) 3. St.: Acrodermatitis chronica atrophicans (durch B. afzelii), Polyneuropathie, Enzephalomyelitis	• Asymptomatischer Verlauf (70 - 90 %) • Symptomatischer Verlauf mit zweigipfligem Fieberverlauf 1. Fieberanstieg mit grippalen Erscheinungen (10 - 30 %). Fieberfreies Intervall von einigen Tagen 2. Fieberanstieg mit Meningitis (10 %) oder Meningoenzephalitis, selten Meningomyelitis 10 % Defektheilungen
DD	Polyneuropathie, Meningitis, MS, Myokarditis, Arthritis anderer Genese	Meningitis/Enzephalitis, Myelitis anderer Genese
Diagnose	Anamnese (Zeckenbiss, Aufenthalt in Zeckengebiet) Klinik + Serologie (IgM-Ak ↑), Erregernachweis (Kultur, PCR) Bei Borreliose Kreuzreaktion mit Treponema pallidum (TPHA-Test!). AK-Test mit ELISA , Bestätigungstest mit Immunoblot; zusätzlich Antikörperindex Borrelien-DNA-Nachweis aus Synovia, Hautbiopsie, Liquor Neuroborreliose: Klinik, Liquor: Lymphozytäre Pleozytose, Eiweiß ↑, Borrelien-Antikörperindex für IgM und IgG	
Therapie	1. St.: Doxycyclin (2 x 100 mg/d) oder Amoxicillin 2 Wochen Ab 2. St.: Bevorzugt Ceftriaxon i.v. - Dauer: 3 - 4 Wochen (max. 2 Zyklen)	Nur symptomatische Behandlung
Letalität		1 % d.F. mit Meningoenzephalitis
Prophylaxe	• Schutz vor Zeckenbissen: Schützende Kleidung, Aufenthalte im Gebüsch, hohen Gras meiden, Inspektion des Körpers nach einem Spaziergang. Postexpositionelle Prophylaxe der Borreliose mit Doxycyclin möglich (1 x 200 mg) • Nach Zeckenbiss: Zecke ohne zu quetschen mit Pinzette aus der Haut entfernen. Keine Anwendung von Öl oder Klebstoff. Bissstelle desinfizieren!	
Immunisierung	Kein Impfstoff vorhanden Internet-Infos: *www.dgn.org/106.0.html*	Aktive Immunisierung mit Totimpfstoff bei Risikopersonen (3 Teilimpfungen), Auffrischimpfung nach ca. 3 Jahren. NW + KI beachten!

BAKTERIELLE MENINGITIS [G03.9]

Meningokokken - namentliche Meldepflicht bei Verdacht, Erkrankung und Tod und bei Labornachweis Haemophilus influenzae - Namentliche Meldepflicht bei Labornachweis in Blut/Liquor

Syn: Eitrige Meningitis

Def: Entzündung der Hirn- und/oder Rückenmarkshäute (Meningen), verursacht durch bakterielle Infektionen

Err: Das Spektrum möglicher Erreger hängt ab von Umgebungsanamnese und Lebensalter:

A) Ambulant erworben:
- Säuglinge < 1 Monat: E. coli, Gruppe B-Streptokokken, Listerien
- Kleinkinder: Haemophilus influenzae (bei fehlendem Impfschutz), Meningokokken (> 50 %) Pneumokokken (Streptococcus pneumoniae) u.a.
- Erwachsene: Pneumokokken (~ 50 %), Meningokokken*) (~ 30 %), Listerien (bes. ältere Menschen, Abwehrschwäche) u.a.

*) Neisseria meningitidis (Serogruppen A, B, C, W135, Y), in Deutschland überwiegend Serogruppe B (ca. 70 %) und C (20 %). Der Typ ET15 der Serogruppe C kann zu schweren septischen Verläufen führen. Ca. 10 % der Gesunden (bei Jugendlichen bis 20 %) haben überwiegend apathogene Meningokokken im Nasen-Rachen-Raum (nasopharyngeale M.-Träger als wichtige Überträgerquelle!). Meningokokken-Erkrankungen manifestieren sich in 2/3 d.F. als Meningitis, in 1/3 d.F. als schwere Sepsis. Erhöhtes Risiko bei Asplenie und Immundefekten. Deutschland: 20 - 25 Todesfälle/J.

B) Nosokomial (im Krankenhaus) erworben:
Enterobacteriaceae, Pseudomonas aeruginosa, Staphylokokken

C) Patienten mit Immunsuppression/Immunschwäche:
Zusätzlich: Listeria monocytogenes, Cryptococcus neoformans u.a., M. tuberculosis u.a.

Ep.: Inzidenz länderabhängig 1 - 10/100.000/J.; Deutschland: ca. 0,5/100.000/J. Weltweites Vorkommen der Meningokokken-Meningitis (insbes. Meningitisgürtel in Zentralafrika, Saudi-Arabien (im Rahmen des Hadj), Asien, Südamerika). Bis zu 80 % der Meningokokkenerkrankungen betreffen Personen < 20 Jahre und Kinder.

Inf:
- Tröpfcheninfektion: Bei Meningokokken-M. mit evtl. epidemischer Verbreitung
- Hämatogen: z.B. bei Pneumokokkenpneumonie
- Per continuitatem: z.B. bei Otitis, Sinusitis
- Direkte Infektion: z.B. bei offenem Schädel-Hirn-Trauma

Ink: Bei Meningokokken-Meningitis: 2 - 10 Tage, meist 2 - 4 Tage

KL.: Kopf- und Nackenschmerzen, Reiz-Überempfindlichkeit (v.a. gegen Licht und Schmerzreize), Fieber (Cave: nicht obligat), Übelkeit, Erbrechen, Verwirrtheit, Krampfneigung, Bewusstseinsstörungen. Bei Meningokokkenmeningitis plötzlicher Krankheitsbeginn mit schwerstem Krankheitsgefühl, petechiale Läsionen (die Meningokokken enthalten), oft an den Beinen. Beim älteren Patienten und bei Alkoholikern häufig oligosymptomatischer Verlauf.
Meningismuszeichen (können bei alten Menschen und Säuglingen sowie im Koma fehlen!):
- Nackensteifigkeit bei passiver Kopfbeugung nach vorne
- Beim passiven Heben des gestreckten Beines aktive Beugung im Kniegelenk (Kernig)
- oder Schmerzen im Bein, Gesäß oder Kreuz (Lasègue)
- Bei passiver Kopfbeugung reflektorische Beugung in den Knien (Brudzinski)

Ko.: Hirnödem, Hydrozephalus, Hirnabszess, septische Sinusvenenthrombose, Hörschäden, Hirnnervenparesen
Fulminante Meningokokkensepsis (bis 30 % der Sepsisfälle) = Waterhouse-Friderichsen-Syndrom mit Multiorganversagen und Nebennierennekrosen (DIC mit Haut-/Schleimhautpurpura und -blutungen, Schock); Letalität bis 85 %

Lab:
- Allgemeine Entzündungszeichen: (Leukozytose, CRP und BSG ↑)
- Liquorbefunde: Punktion nach Ausschluss eines erhöhten Hirndruckes (Augenhintergrundspiegelung, evtl. CT) bei Meningitis-Verdacht obligat (Gefahr der Hirnstammeinklemmung nach Lumbalpunktion). Erst Beurteilung des Aussehens, dann zwei Proben ins Labor. Die erste zur Untersuchung im Rahmen der klinischen Chemie (Zucker, Eiweiß, Laktat) und zur Mikroskopie (Zellzahl, -differenzierung, Gram- und Methylenblau-Präparat), die zweite zum Erregernachweis, Kultur, Antigennachweis, PCR). Eine dritte verwahrt man im Kühlschrank für mögliche weitere Untersuchungen.

	Bakterielle M.	Virale M.	Tuberkulöse M.
Aussehen	Trübe	Klar	Spinnwebengerinnsel
Zellzahl/µl	Mehrere Tausend	Mehrere Hundert	Mehrere Hundert
Zelltyp	Granulozyten	Lymphozyten	Lymphozyten, Monos
Zucker	↓ (< 30 mg/dl)	Normal	↓ (< 30 mg/dl)
Eiweiß	↑ (> 120 mg/dl)	Normal	↑ (> 120 mg/dl)
Laktat	> 3,5 mmol/l	< 3,5 mmol/l	> 3,5 mmol/l

Bei bakteriellen Meningitiden ist im Gegensatz zu viralen M. das Laktat im Liquor erhöht, der Liquorzucker erniedrigt (< 40 % des BZ), der Liquor sieht trübe aus.

DD:
- Virale Meningitis: Enteroviren (80 %); Adeno-, Influenza-, Parainfluenzavirus, FSME, HIV, Masern, VZV, HSV u.a. Therapie einer HSV- oder VZV-Enzephalitis (enzephalitische Symptomatik) unverzüglich schon bei Verdacht: Aciclovir i.v.
- Tuberkulöse Meningitis (siehe dort)
- Cryptococcus neoformans-Meningitis
- Hirntumor, Schlaganfall, Migräne

Di.:
- Anamnese/Klinik (von den 4 Hauptsymptomen Kopfschmerzen, Fieber, Nackensteifigkeit (Meningismus), Bewusstseinsstörungen sind oft nur 2 oder 3 vorhanden!), petechiales Exanthem bei Meningokokken-Meningitis
- CT/MRT (auch obligat zum Ausschluss von Hirndruck vor Lumbalpunktion)
- Liquordiagnostik
- Erreger-Nachweis aus Liquor und Blut (Kultur, Antigen-/Virus-DNA-Nachweis) - serologischer Ak-Nachweis (Titeranstieg, IgM-Ak)
- Fokussuche (Pneumonie?, Otitis?, Sinusitis?, Schädel-Hirn-Trauma?, Rachenabstrich)

Therapeutisch wichtig ist die rasche Abgrenzung einer Herpes-Meningoenzephalitis (Temporallappen-Syndrom mit Wernicke-Aphasie, Verwirrtheit, Temporallappenepilepsie; MRT, Liquor-PCR) sowie die Diagnose einer Meningokokken-Meningitis. In beiden Fällen hängt die Prognose ab von frühzeitiger Diagnose und Therapie. Daher Therapie bei geringstem Verdacht!

Th.: A) Initiale Antibiotikatherapie ohne Erregernachweis bei Erwachsenen:

Beginn sofort nach Abnahme von Blutkulturen und Lumbalpunktion! Bei Bewusstseinsstörungen und/oder neurologischen Defiziten Beginn der Antibiotikatherapie nach Blutabnahme, aber schon vor Lumbalpunktion

- Ambulant erworben („community acquired"):
  Cephalosporin der 3. Generation (z.B. Cefotaxim oder Ceftriaxon) plus Ampicillin (in Regionen mit hohem Anteil Penicillin-resistenter Pneumokokken - z.B. Frankreich, Spanien, Ungarn u.a. - sollte in der Initialphase eine Zweierkombination wie z.B. Ceftriaxon + Rifampicin oder Ceftriaxon + Vancomycin verabreicht werden). Therapiedauer mindestens 10 Tage.
- Nosokomial erworben (z.B. nach neurochirurgischer Op. oder Schädel-Hirn-Trauma, Shunt-Infektion):
  Vancomycin plus Meropenem (oder Vancomycin plus Ceftazidim)

B) Symptomatische Therapie:

Bei Patienten mit (Verdacht auf) Pneumokokkenmeningitis werden Letalität + Spätschäden vermindert durch Gabe von Dexamethason: 20 Minuten vor oder gleichzeitig mit der Antibiotikatherapie (4 x 10 mg/d 4 Tage lang).

Therapie eines erhöhten Hirndrucks (siehe Kap. Apoplex); Regulierung des Wasser- und Elektrolythaushaltes; Thromboembolieprophylaxe u.a.

Patienten mit Verdacht auf Meningokokken-M. müssen isoliert werden. Hygienemaßnahmen!

Prg: Letalität der Meningokokken-Meningitis durchschnittlich 10 %, bei Risikopatienten höher, bei Waterhouse-Friderichsen-Syndrom bis 85 %; Letalität der Pneumokokokken-Meningitis ca. 25 %, der Listerien-Meningitis bis 50 %. Risikofaktoren für schweren Verlauf: Splenektomie, Abwehrschwäche.

Durchschnittliche Letalität anderer Formen der Meningitis 10 - 30 %; Defektheilungen in unterschiedlichem Ausmaß.

Pro: Chemoprophylaxe der Meningokokken-M. für enge Kontaktpersonen bis zu 10 Tagen nach Exposition mit Erkrankten: Rifampicin (Dosis für Erwachsene 2 x 600 mg/d oral 2 Tage lang); bei Erwachsenen auch Ciprofloxacin (500 mg/d oral); bei Schwangeren Chemoprophylaxe mit Ceftriaxon (Dosis: 250 mg i.m.).

Zusätzlich wird für ungeimpfte Kontaktpersonen eine postexpositionelle Impfung gegen Meningokokken empfohlen.

Bei epidemischem Auftreten von Meningokokken-M. Fahndung nach asymptomatischen Keimträgern (Rachenabstrich).

Aktive Immunisierung:

- Meningokokken-Impfstoff: Konjugatimpfstoffe haben gegenüber den Polysaccharid-Impfstoffen den Vorteil einer besseren Langzeitwirkung.
  - Mit konjugiertem Meningitis C-Impfstoff: Generelle Impfung aller Kinder ab dem 12. Lebensmonat
  - Mit 4-valentem Meningokokken-Konjugatimpfstoff (gegen die Serogruppen A, C, W135, Y), z.B. Menveo® ab dem 11. Lj. oder Nimenrix® ab dem 1. Lj.
  - Mit Meningitis B-Impfstoff gegen die Serogruppe B (bei uns die häufigste Serogruppe): Bexsero®

  Ind: - Gefährdete Personen mit Immundefekten oder Asplenie
  - Gefährdetes Laborpersonal u.a.
  - Reisen in Risikogebiete: „Meningokokken-Gürtel" (Südliche Sahara, Saudi-Arabien, Indien, Nepal, Golfstaaten, Tropengürtel in Südamerika u.a.)
    Vor Pilgerreisen nach Mekka (Hadj) muss der 4-valente Impfstoff geimpft werden. Gültigkeit der Impfung beginnt nach 10 Tagen und endet nach 3 Jahren.
  - Schüler/Studenten vor längerfristigem Aufenthalt in Ländern mit empfohlener Impfung (z.B. Großbritannien)
  - Postexpositionelle Impfung für ungeimpfte Kontaktpersonen

  NW: Lokal- und Allgemeinreaktionen; sehr selten allergische Reaktionen

  Dos.: - Kinder im Alter von 2 Monaten bis 2 Jahren: Impfung mit konjugiertem Meningokokken-C-(MenC-)Impfstoff; nach Vollendung des 2. Lebensjahres durch 4-valenten Polysaccharid-Impfstoff (PS-Impfstoff) ergänzen. Mindestabstand von 2 Monaten beachten.
  - Kinder im Alter von bis 10 Jahren: Ggf. fehlende Impfung mit konjugiertem MenC-Impfstoff nachholen, gefolgt von einer Impfung mit 4-valentem Impfstoff. Mindestabstand von 2 Monaten beachten.
  - Ab einem Alter von 11 Jahren: Impfung mit 4-valentem Konjugatimpfstoff

- Pneumokokken-Impfung

  Ind: 1. Kleinkinder
  2. Generelle Impfung ab 60. Lj.
  3. Risikopatienten, z.B. Zustand nach Splenektomie

- Haemophilus influenzae b-Impfstoff schützt Säuglinge und Kleinkinder vor dieser Infektion
- FSME-Impfstoff bei Aufenthalt in Risikogebieten (siehe dort)

SEXUELL ÜBERTRAGBARE ERKRANKUNGEN

Internet-Infos: *www.dstdg.de* (Deutsche STD-Gesellschaft)

Syn: sexually transmitted diseases (STD); sexually transmitted infections (STI)

Weltweit verbreitete STD:
- Trichomoniasis
- Soor durch Candida albicans
- Chlamydien
- Mykoplasma genitalium
- Humanes Immundefizienzvirus (HIV)
- Genitale Warzen durch Humanes Papilloma-Virus (HPV)
- Gonorrhoe
- Genitaler Herpes durch HSV 1 + 2
- Syphilis
- Hepatitis B-Virus (HBV)

STD, die vorwiegend in den Tropen/Subtropen vorkommen:
- Ulcus molle (Weicher Schanker) durch Haemophilus ducreyi
- Lymphogranuloma venerum durch Chlamydia trachomatis
- (Lympho)granuloma inguinale durch Calymmatobacterium granulomatis

LUES = SYPHILIS [A53.9]

Nichtnamentliche Meldung bei Labornachweis direkt an das RKI

Def: Chronische Infektionskrankheit, in 3 Stadien verlaufend, die direkt, meist durch Geschlechtsverkehr, übertragen wird, selten durch Bluttransfusion; ferner ist auch eine intrauterine Infektion des Fötus möglich.

Err: Treponema pallidum, zarte spiralförmige Spirochäte, die nach Infektion ohne Therapie im Körper persistiert. Der Erreger ist zu diagnostischen Zwecken nicht anzüchtbar.

Ep.: Inzidenz: Deutschland 4,5/100.000/J. mit Höchstwerten in den Großstädten; Osteuropa ca. 20/100.000/J.! m : w = 2 : 1; die Mehrzahl der Infektionen in Deutschland betreffen homosexuelle Männer.

Ink: Im Primärstadium meist 14 - 24 Tage, selten 10 - 90 Tage

KL.: A) Angeborene (konnatale Lues):
Multisystemische Erkrankung mit Haut- und Knochenveränderungen, Manifestation an den inneren Organen, selten Hutchinson-Trias (Tonnenzähne, Innenohrschwerhörigkeit, Keratitis parenchymatosa)

B) Erworbene (postnatale Lues):

1. Frühsyphilitis (bis 1 Jahr nach Infektion):
   - Primärstadium (L I): [A51.0]
     Schmerzloses, meist einzelnes, unterschiedlich großes induriertes Ulcus durum, gerötet, nässend, hochinfektiös, meist am Genitale (seltener extragenital) = "Harter Schanker" = Primäraffekt, neben vergrößerten Leistenlymphknoten, verschwindet spontan etwa 5 Wochen post infectionem. Ulcus durum + geschwollene Lymphknoten = Primärkomplex.
   - Sekundärstadium (L II): [A51.4]
     Die Phase der hämatogenen + lymphogenen Aussaat beginnt 2 - 3 Monate post infectionem mit u.U. sehr vielfältigen Symptomen, vorwiegend an der Haut, mit meist infektiösen Exanthemen: Roseolen (makulös), papulöse Syphilide, breite Kondylome (Condylomata lata), Haarausfall u.a.; Mundschleimhaut: Plaques muqueuses, "Angina specifica"; weiterhin Iritis, Hepatitis, evtl. generalisierte Lymphknotenschwellungen u.a. L II kann unter stark wechselnder oder gar zeitweilig fehlender Symptomatik 5 Jahre andauern, in ca. 30 % d.F. spontane Ausheilung.
2. Spätsyphilis:
   - Tertiärstadium (L III): [A52.9]
     5 bis 50 Jahre post infectionem entwickeln 1/3 der unbehandelten Patienten eine L III, gekennzeichnet durch "gummiartigen" Eiter, Neigung zu nekrotischem Zerfall der befallenen Gewebe mit nachfolgenden Substanzdefekten. Alle Gewebe können befallen sein, Fehldeutungen als Tumor, Tbc u.a. häufig.

Haut: Tuberöse Syphilide; Zunge: Glossitis gummosa; "Gummen" in Knochen, Muskeln, Herz (Endokard), Lunge, Magen, Darm, Rektum, Leber, Hirn u.a., typisch sind Mesaortitis syphilitica → Aortenaneurysma, Aortenklappeninsuffizienz

- Neurosyphilis:
  Rückenmark: Tabes dorsalis → Demyelinisierung der Hinterstränge mit lanzinierenden Schmerzen in Bauch und Beinen, Ataxie, Verlust von Sensibilität und Schmerzempfinden (→ Druckulzera an der Fußsohle), Argyll-Robertson-Phänomen (Pupillenengstellung + Fehlen der reflektorischen Pupillenverengung auf Lichteinfall; Konvergenzreaktion erhalten).
  Gehirn: Meningovaskuläre Neurosyphilis mit Hirninfarkten u.a.; progressive Paralyse mit psychischen + intellektuellen Veränderungen bis zur Demenz.

DD: An die Möglichkeit von Mehrfachinfektionen denken: Gonorrhoe, nichtgonorrhoische Urethritis mit Chlamydia trachomatis; HIV-Infektion (!) u.a. sexuell übertragene Erkrankungen (HIV-Diagnostik!).
In den Tropen/Subtropen auch an Ulcus molle denken (weicher Schanker durch Hämophilus ducreyi).
Condylomata acuminata (Feigwarzen) durch HPV6 und 11

Di.: Verdächtige Klinik und Labornachweis einer Syphilis:

- Mikroskopischer direkter Erregernachweis durch Dunkelfeldmikroskopie (unsicher) oder Fluoreszenzmikroskopie aus dem Reizsekret vom Primäraffekt. (Kultureller Nachweis nicht möglich; PCR kein Routinetest).
- Treponema pallidum-AK-Nachweis:
  1. Screeningtest: TPHA= Treponema pallidum-Hämagglutinationstest
  2. Bestätigungstest: FTA-Abs-Test = Fluoreszenz-Treponema-Antikörper-Absorptionstest oder Immunoblot

  Beide Teste weisen spezifisch und empfindlich gegen Treponema pallidum gerichtete Antikörper i. S. nach, werden 3 - 4 Wochen post infectionem positiv (= reaktiv) und bleiben auch nach Ausheilung jahrelang, evtl. lebenslang, positiv.
- Beurteilung der Aktivität der Infektion:
  - Ein positiver 19S-IgM-FTA-Abs-Test bedeutet stets Therapiebedürftigkeit, dies gilt auch für konnatale Lues.
  - VDRL = Venereal Disease Research Laboratory-Test ist ein Kardiolipin-Mikroflockungstest, der Lipoidantikörper nachweist, die im Verlauf der Treponemeninfektion im Serum auftreten, jedoch nicht luesspezifisch sind (falsch positiver Befund bei Phospholipid-Ak-Syndrom, SLE, Lepra u.a.). VDRL wird 4 - 6 Wochen post infectionem positiv > 1 : 4 (= reaktiv) und im Regelfall wenige Monate nach erfolgreicher Therapie wieder negativ, sehr selten persistiert ein niedriger Titer.

Ist der Zeitpunkt der Infektion unbekannt, stets auch Liquordiagnostik zum Ausschluss einer Neurolues!

Th.: Primär-/Sekundärstadium:
Benzathinpenicillin G: 1 x 2,4 Mio IU i.m., verteilt auf 2 Injektionsorte gluteal
Bei Penicillinallergie: Doxycyclin: 2 x 100 mg p.o. für 14 Tage oder
Erythromycin: 4 x 500 mg p.o. für 14 Tage } Orale Therapie nur bei guter Compliance!

Späte oder unbekannte Stadien:
Benzathinpenicillin G: 2,4 Mio IU i.m. an den Tagen 1, 8, 15. Bei Neurosyphilis sind höhere Penicillindosen erforderlich.
Bei Penicillinallergie: Doxycyclin: 2 x 100 mg p.o. oder Erythromycin: 4 x 500 mg p.o. für 28 Tage
Behandlung der Sexualpartner: Bei Sexualkontakten innerhalb eines Zeitraumes von 90 Tage vor Diagnosestellung einer primären, sekundären oder Lues im frühen Latenzstadium Mitbehandlung des Partners. Bei HIV-positiven Patienten stationäre Behandlung.

Bei älteren Patienten u./o. länger bestehender Lues besteht bei Therapiebeginn Gefahr der Herxheimer-Reaktion: Fieber, Myalgien, Kopfschmerzen, Hypotonie, verursacht durch Zerfallsprodukte der Treponemen. Patienten sollten auf die Möglichkeit dieser Symptome hingewiesen werden.
Th.: Acetylsalicylsäure, Bettruhe

Beachte: Therapieerfolg klinisch + serologisch kontrollieren.

Pro: Erkennung + Behandlung infizierter Sexualpartner, Meidung von Promiskuität, Benutzung von Kondomen; Screening aller Schwangeren auf Lues

GONORRHOE [A54.9]

Syn: GO, Tripper

Ep.: Häufige sexuell übertragene Infektion; weltweit ca. 100 Mio. Erkrankungen/J. Erhöhte Inzidenz bei Homosexuellen

Err: Neisseria gonorrhoeae (N.G.): Gramnegative Diplokokken, oft lokalisiert in Leukozyten; weltweite Zunahme Penicillinase-produzierender Stämme von N.G. (PPNG) sowie Cefixim-resistenter Stämme (z.B. Stamm H041)

Inf: Sexuell: genital, rektal, pharyngeal

Ink: 2 - 8 Tage

KL.: Etwa 25 % der infizierten Männer und 50 % der infizierten Frauen sind asymptomatische Keimträger = unerkannte Infektionsquellen!
- Frau: Urethritis, Cervicitis evtl. mit schleimig-eitrigem Ausfluss, Bartholinitis
- Mann: Akute Urethritis mit Jucken oder Brennen beim Wasserlassen und eitrigem Ausfluss, „morgendliches" Bonjour-Tröpfchen. Bei rektaler Infektion Proktitis.

Ko.:
- Frau: Pelvic inflammatory disease (PID), Endometritis, Adnexitis, Peritonitis, Perihepatitis (Fitz Hugh-Curtis-Syndrom), Sterilität
- Mann: Prostatitis, Epididymitis, Sterilität
- Disseminierte Gonokokkeninfektionen: Gonokokkensepsis, Endokarditis, Meningitis
- Reaktive Arthritis (oft Monoarthritis des Kniegelenkes)
- Neugeborene: Eitrige Konjunktivitis (Neugeborenen-Blenorrhö) → Th.: Antibiotika systemisch (die alleinige lokale Augenbehandlung ist nicht ausreichend).

DD: Urethritis durch Chlamydia trachomatis oder Ureaplasma urealyticum

Di.:
- Erregernachweis durch Mikroskopie + Kultur aus frischem Abstrichmaterial (Urethra, Zervix; bei entsprechender Klinik Rachen, Rektum); Einsendungen nur auf speziellen Transportmedien!
- Nukleinsäureamplifikationstest (NAT): Erststrahlurin bzw. Urethralabstrich bei Männern, Zervixabstrich bei Frauen

Th.: Mittel der 1. Wahl bei Erwachsenen:
Ceftriaxon (i.v. oder i.m.) + Azithromycin p.o. jeweils als Einmaldosis
NW + KI beachten!

Merke:
- Kulturelle Therapiekontrolle nach 1 Woche.
- Vor und 6 Wochen nach Therapie auch Diagnostik auf Syphilis und HIV!
- Auch an die Möglichkeit von Mehrfachinfektionen denken: Chlamydia trachomatis, Lues, HIV u.a.
- Stets gleichzeitig Partnerbehandlung!

Pro: Erkennung + Behandlung infizierter Sexualpartner, Meidung von Promiskuität, Benutzung von Kondomen

HIV-INFEKTION [Z21] und AIDS [B24] (acquired immune deficiency syndrome)

Nichtnamentliche Meldung bei Labornachweis direkt an das RKI

Internet-Infos: *www.unaids.org www.kompetenznetz-hiv.de; www.daignet.de; www.aidsinfo.nih.gov www.hiv.net; www.hivinsite.ucsf.edu*

Err: 2 Typen des Human Immunodeficiency Virus (HIV):
- HIV-1: Häufigster Typ weltweit, 3 Hauptgruppen:
  Gruppe M (maior) ist weltweit am häufigsten und hat die Subtypen A bis K. Während in Europa und USA HIV-1M:B vorherrscht, ist dies in Westafrika HIV-1M:A, in Südafrika HIV-1M:C und in Ostafrika HIV-1M:A und HIV-1M:D.
  Gruppe N (Rarität, 5 Fälle in Kamerun)
  Gruppe O (outlier): Sehr selten, Westafrika (Kamerun)
- HIV-2 mit 6 Subtypen (A - F): Selten, überwiegend in Westafrika, später weltweit

Doppelinfektionen mit zwei verschiedenen Typen können vorkommen. Im Verlauf einer HIV-Infektion können sich im Körper eines Patienten verschiedene Virusmutanten entwickeln. Virus-Rekombinante aus 2 Subtypen werden in zunehmendem Maße beobachtet, z.B. HIV-1M:A/B in Königsberg (Kaliningrad), HIV-1M:B/C in China, HIV-1M:A/E in Thailand, HIV-1M:A/G in Nigeria.

HIV gehört zu den RNS-haltigen Retroviren, die das Enzym Reverse Transkriptase besitzen, welches Virus-RNA in provirale-DNA umschreibt. Diese DNA wird in das Genom der Wirtszellen eingebaut. HIV ist lymphozytotrop und neurotrop, d.h. das Immun- und Nervensystem werden direkt geschädigt. Der HIV-Infizierte bildet zwar Antikörper gegen das Virus, diese führen aber nicht zu einer Viruseliminierung.

Ep.: Die älteste gesicherte HIV-Infektion stammt aus Zaire 1959. Man vermutet eine Übertragung des Affen (= Simian)-Immundefizienzvirus (SIV) auf den Menschen. Ab 1980 Ausbreitung der Pandemie von Zentralafrika in die Karibik (Haiti) und USA, von da aus Einschleppung der Erkrankung nach Europa und in andere Regionen. Während in Sub-Sahara-Afrika Männer und Frauen gleich häufig betroffen sind (wichtigster Infektionsweg heterosexuell), erkranken in den USA/ Europa bisher bevorzugt homo- und bisexuelle Männer sowie i.v.-Drogenabhängige (Fixer). Weltweit ca. 40 Mio. Infizierte, davon > 95 % in den armen Ländern, bes. in Afrika (70 %) südlich der Sahara (1/3 der Bevölkerung im südlichen Afrika: AIDS ist häufigste Todesursache in dieser Region!) und ca. 15 % in Südostasien. Starke Ausbreitung von HIV in Osteuropa!
AIDS zählt zu den 5 häufigsten infektiösen Todesursachen weltweit (infektiöse Durchfallerkrankungen, Pneumonien, Tuberkulose, AIDS, Malaria). Deutschland: ca. 80.000 Infizierte (m : w ~ 10 : 1)

Inf:
1. Sexuell: (Prozent-Angaben bezogen auf Neuinfektionen in Deutschland)
   Hohes Risiko bei Promiskuität und sog. "unsafe sex", Infektion z.T. auf Urlaubsreisen in Hochprävalenzgebiete
   - Homo- und bisexuelle Männer: 74 %
   - Heterosexuelle Personen: 19 %
2. Parenteral:
   - i.v.-Drogenmissbrauch (sehr hohes Risiko bei Nadeltausch!): 6 %
   - Therapie mit Blut(produkten): Nach Einführung von HIV-Ak-Testen von Blut/-produkten (Ende 1985) bei uns sehr selten (erhöhtes Risiko aber in armen Ländern der sog. Dritten Welt)
   - Akzidentelle Verletzungen im medizinischen Bereich: Sehr selten
3. Vertikale Übertragung von einer HIV-infizierten Mutter auf das Kind ab der 12. SSW, meist im letzten Trimenon: In Europa betreffen 0,3 % aller AIDS-Fälle Kinder (in Afrika sind die Zahlen viel höher)! Übertragungsrisiko ohne Therapie ca. 20 %. Durch Chemoprophylaxe, elektive Sectio caesarea + Stillverzicht sinkt das Risiko < 1 %.

Ein Teil der HIV-Infizierten in Europa stammt aus Hochprävalenzgebieten (z.B. Afrika); teilweise ist der Übertragungsweg unklar.

Ink:
1. Serologisch definiert als Zeitabstand zwischen Infektion und Auftreten von HIV-Ak im Serum: 1 - 3 Monate, nur in seltenen Fällen länger.
2. Klinisch definiert als Zeitabstand zwischen Infektion und Auftreten von AIDS: Abhängig von Ernährungszustand, Immunstatus und Lebensalter: Erwachsene in den reichen Industrieländern: 10 ± 2 Jahre (bei perinataler Infektion nur ca. 5 J.); unterernährte HIV-Infizierte in den armen Ländern: Verkürzte Inkubationszeiten!

Pg.:
- Zielzellen der HIV-Infektion sind Zellen, die das CD4-Oberflächenantigen tragen: T-Helfer-Lymphozyten (CD4+), Makrophagen, Monozyten, Langerhans-Zellen der Epidermis, Teile der Mikroglia. Um in die Zielzellen zu gelangen (= HIV-entry), muss das HIV-Oberflächenprotein gp120 mit 2 Rezeptoren interagieren: CD4 und Chemokinrezeptoren. Makrophagentrope HIV-1-Viren nutzen den beta-Chemokinrezeptor CCR5. Personen mit Deletion an Position 32 des CCR5-Gens haben einen relativen Infektionsschutz vor HIV-1 (ca. 10 % der Europäer).
  T-Lymphozytentrope HIV-1-Viren nutzen den Chemokinrezeptor CXCR4.
- Schädigung des Immunsystems: Durch Zerstörung der T-Helferzellen sinkt deren absolute Zahl unter die Normgrenze von 400/µl; hierdurch erniedrigt sich der Quotient T-Helferzellen/T-Suppressorzellen auf Werte < 1,2 (normal um 2) → Folge: Opportunistische Infektionen, Malignome.
  Anm.: Nach den Oberflächenantigenen bezeichnet man:
  T-Helferzellen als T_4- Lymphozyten (weil sie das CD4-Antigen tragen)
  T-Suppressorzellen als T_8-Lymphozyten (weil sie das CD8-Antigen tragen)
- Schädigung des ZNS: HIV-assoziierte Enzephalopathie (HIVE) in ca. 20 % aller Patienten mit typischen vielkernigen Zellen, Myelinverlust, Hirnatrophie. Die HI-Viren proliferieren im ZNS in den Makrophagen und in der Mikroglia.

KL.: **CDC-Stadieneinteilung der HIV-Infektion:**
(CDC = Centers for Disease Control / USA, 1993)

		3 Klinische Kategorien		
		A	B	C
3 Bereiche der T-Helferlymphozyten (/μl)		Asymptomatisch oder akute HIV-Krankheit oder LAS	Symptomatisch, aber nicht A oder C	AIDS-Indikator-Krankheiten
1	> 500	A1	B1	C1
2	200 - 499	A2	B2	C2
3	< 200	A3	B3	C3

Es gilt für eine individuelle Stadienzuordnung die am weitesten fortgeschrittene Kategorie; eine Rückklassifizierung findet nicht statt. Diese unidirektionale Klassifizierung wird der antiretroviralen Therapie nicht gerecht, unter der eine immunologische Erholung möglich ist. Es fehlt auch eine Berücksichtigung der prognostisch wichtigen Viruslast.

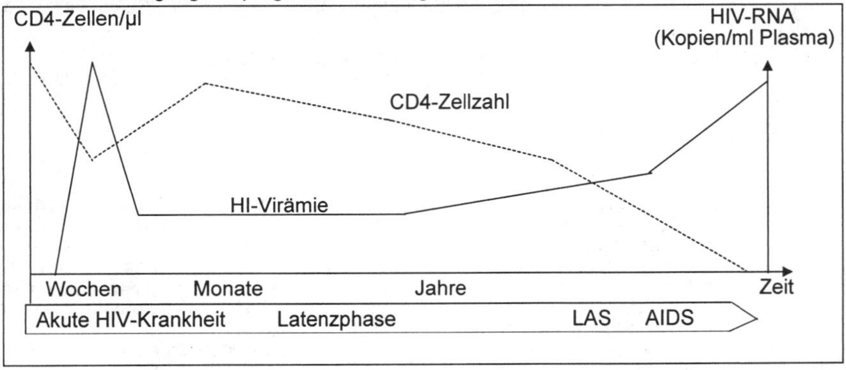

Memo: Virämie und damit auch Infektiosität zeigen im Krankheitsverlauf zwei Gipfel: Am Anfang (akute HIV-Krankheit) und am Ende (terminale AIDS-Krankheit).

Kategorie A:

▶ **Akute HIV-Krankheit (= akutes retrovirales Syndrom):**
Ca. 30 % der HIV-Infizierten erleiden 1 - 6 Wochen nach der Erstinfektion ein Mononukleose-ähnliches Krankheitsbild mit Fieber, Lymphknotenschwellungen, Splenomegalie, Angina, gel. Exanthem, Myalgien. Ausschluss einer Mononukleose durch negative Serologie (siehe dort) und lymphopenisches Blutbild. HIV-Ak-Test meist noch negativ.
HIV-Ak werden positiv in der Regel 1 - 3 Monate nach der Infektion. Sind auch 6 Monate nach einer möglichen Exposition HIV-Ak nicht nachweisbar, kann eine Infektion mit großer Wahrscheinlichkeit ausgeschlossen werden.

▶ **Asymptomatische Infektion (Latenzphase):**
Virusvermehrung im lymphatischen Gewebe; HIV-Ak 1 - 3 (-6) Monate nach Infektion positiv.
Klinisch gesunde Virusträger, die ansteckungsfähig sind. Dauer der Latenzphase: Im Mittel ca. 10 Jahre (kürzer bei Säuglingen/Kleinkindern und unterernährten, immungeschwächten Patienten in den armen Ländern)

▶ **Persistierende generalisierte Lymphadenopathie = Lymphadenopathie-Syndrom (LAS):** [B23.8]
Ca. 40 % der AIDS-Patienten durchlaufen anamnestisch das LAS.
- HIV-Ak-Test positiv
- Generalisierte Lymphadenopathie: Persistierende (> 3 Monate) Lymphknotenschwellungen an mindestens 2 extrainguinalen Stellen → Di.: Biopsie + Histologie
- 30 % der Pat. entwickeln eine seborrhoische Dermatitis.

Kategorie B:

Merke: Für eine Progression der HIV-Infektion sprechen folgende Laborparameter:
- Anstieg der Viruslast (s.u.)
- Abfall der T-Helferzellen

▶ **Nicht-AIDS-definierende Erkrankungen:**
Erkrankungen, die durch einen Immundefekt begünstigt werden, aber nicht der Kategorie C zuzuordnen sind:
- Subfebrile Temperaturen (< 38,5 ^{0}C) oder eine chronische Diarrhö (> 1 Monat)
- Idiopathische thrombozytopenische Purpura
- Entzündungen des weiblichen kleinen Beckens; zervikale Dysplasie oder Carcinoma in situ
- HIV-assoziierte periphere Neuropathie (ca. 40 %)
- Bazilläre Angiomatose (Err.: Bartonella henselae oder B. quintana; Th.: Erythromycin oder Doxycyclin)
- Listeriose
- Oropharyngeale oder vulvovaginale Candidosen (> 1 Monat)
- Herpes zoster, Befall mehrerer Dermatome (Gefahr intraokulärer Komplikationen)
- Orale Haarleukoplakie (OHL): Weißliche, nicht abstreifbare palisadenförmige Beläge am Zungenrand, verursacht durch das Epstein-Barr-Virus

▶ **Nicht-AIDS-definierende (NAD) Malignome:** Hodgkin-Lymphome; invasives Analkarzinom

Kategorie C:

AIDS - definierende Krankheiten (AIDS-Indikatorkrankheiten):

▶ **Wasting-Syndrom:**

Def.: Ungewollter Verlust von > 10 % des Körpergewichtes und chronische Diarrhö (> 30 Tage) oder Fieber/ Abgeschlagenheit

Vo.: Bei CD4-Zellzahlen < 200/µl, bei rund 14 % der unbehandelten Patienten

Di.: Ernährungsanamnese, wiegen, Ausschluss anderer (infektiöser, maligner, oder endokrinologischer) Erkrankungen, die die Symptome erklären, Testosteronmessung (Ausschluss Hypogonadismus)

Th.: Ernährungsberatung, hochaktive antiretrovirale Therapie (HAART), ggf. Appetitstimulation, orale oder parenterale Zusatzernährung

Pro: Mortalitätsrisiko unbehandelt erhöht, unter effektiver HAART gut

▶ **HIV-assoziierte Enzephalopathie = HIVE:**

Def: Infektion des Bindegewebes (Mikroglia) durch HIV mit konsekutiver Zerstörung des Zentralnervensystems

Ep.: Unbehandelt 15 - 20 % der AIDS-Kranken mit CD4-Zellzahlen < 200/µl

KL.: Subkortikale, langsam fortschreitende Demenz mit kognitiven (Konzentrations-, Gedächtnisstörungen), motorischen (Gangstörung, Feinmotorik), emotionalen (Depression) und selten vegetativen (Miktionsstörung) Symptomen.

DD: Opportunistische Infektionen des ZNS, psychiatrische Erkrankungen, andere demenzielle Erkrankungen.

Di.: MRT (diffuse Hirnatrophie, Ausschluss anderer Krankheiten), Liquoranalyse (geringe Schrankenstörung, HI-Viruslast, Ausschluss anderer Krankheiten), psychomentale Testverfahren (auch zur Frühdiagnose).

Th.: Hochaktive antiretrovirale Therapie (HAART)(Geeignet: AZT, 3TC, NVP, LPV)

Pro: Unter effektiver HAART gut, oft Defektzustände

▶ **Opportunistische Infektionen, die AIDS definieren:**
AIDS manifestiert sich in 80 % d.F. durch opportunistische Infektionen! Seit der Einführung der HAART ist das Auftreten opportunistischer Infektionen erheblich zurückgegangen. Daher beziehen sich die Angaben zur Häufigkeit auf Patienten ohne antiretrovirale Therapie.

Merke: Für die meisten opportunistischen Infektionen beim Immundefekt gilt: Häufig atypische Manifestationen, komplizierterer Verlauf und schwierigere Behandelbarkeit im Vergleich zu immungesunden Patienten. Die Diagnostik ist schwierig, da serologische Teste (Ak-Nachweis) bei AIDS-Patienten meist nicht aussagekräftig sind, oft Mehrfachinfektionen vorliegen und eine Unterscheidung zwischen symptomloser Besiedlung und Krankheitserregern schwierig ist.

• **Protozoen-Infekte:**

- **Zerebrale Toxoplasmose**

KL.: Fieber, Verwirrtheit, Psychosyndrome, Kopfschmerzen, zerebrale Krampfanfälle
Di.: Intrazerebrale Abszesse mit ringförmigem Kontrastmittelenhancement im CT/MRT
Th.: Clindamycin (2.400 mg tägl.) oder Sulfadiazin (4 - 6 g tägl.) + Pyrimethamin (50 - 75 mg tägl., zu Beginn 100 mg tägl.) + Folinsäure (3 Tbl./Wo.), alternativ Cotrimoxazol oder Atovaquon/ Pyrimethamin, Erhaltungstherapie nach 4 - 8 Wo.
Primärprophylaxe bei CD4-Zellzahl < 200/µl: z.B. Cotrimoxazol (schützt auch vor PcP).

- **Kryptosporidiose oder Isosporiasis:** Chronisch (> 1 Monat) mit wässriger Diarrhö, Tenesmen; Therapie: HAART, Antidiarrhoika, antimikrobielle Therapie meist ineffektiv

• **Pilzinfekte:**

- **Pneumocystis jiroveci - (früher: carinii) Pneumonie (PcP):** [B59]
  Häufigste Pneumonieform! (85 % der AIDS-Patienten, 50 % Erstmanifestation)
  Sy.: Belastungsdyspnoe, trockener Reizhusten, subfebrile Temperaturen
  Di.: Meist unauffällige Auskultation der Lunge. Rö-Thorax: Milchglasartige bilaterale Infiltrate. Hypoxie, LDH meist erhöht, CRP normal. Erregernachweis aus Sputum, Bronchiallavage, transbronchialer Lungenbiopsie (Spezialfärbung)
  Th.: Mittel der 1. Wahl: Cotrimoxazol, bei Hypoxie gleichzeitige Steroidtherapie
  Mittel der 2. Wahl: Pentamidin-Infusion (NW: Nephro-, Hepato-, Myelotoxizität; auf Hypoglykämie und Hypotonie achten!) - Therapiedauer 21 Tage
  Primärprophylaxe einer PcP: Spätestens bei Absinken der T-Helferzahl ≤ 200/µl Gabe von Cotrimoxazol. Mittel der 2. Wahl: Pentamidin-Inhalationen.
  Sekundär- (= Rezidiv-)Prophylaxe: Cotrimoxazol (schützt vor Pneumocystis + Toxoplasmose). 2. Wahl: Pentamidin-Inhalationen

- **Candidose von Bronchien, Trachea, Lunge oder Ösophagus**
  Th.: Amphotericin B lokal nur bei intaktem Immunstatus, Fluconazol systemisch bei Immundefekt. Reservemittel bei Candidasepsis oder Resistenzen: Amphotericin B systemisch (ggf. in Kombination mit Flucytosin), Itraconazol, Voriconazol, Caspofungin, keine Primärprophylaxe

- **Kryptokokkose, extrapulmonal:**
  KL.: Bei Meningoenzephalitis, Kopfschmerzen u.a. Symptome
  Th.: Amphotericin B + Flucytosin (ggf. + Fluconazol); Sekundärprophylaxe mit Fluconazol oder Itraconazol, Reservemittel: Posaconazol

- **Histoplasmose (disseminiert oder extrapulmonal)**

- **Kokzidioidomykose (disseminiert oder extrapulmonal)**

• **Bakterielle Infekte:**

- **Rezidivierende bakterielle Pneumonien** (> 2 pro Jahr)

- **Atypische Mykobakteriose**
  30 % der AIDS-Patienten, insbes. mit Mykobacterium avium/Mykobacterium intracellulare (MAI-Stämme), aber auch andere atypische Mykobakterien. Bei CD4-Zellzahl < 100/µl
  KL.: Fieber, Nachtschweiß, Gewichtsverlust, Bauchschmerzen, Erhöhung der AP durch Knochenmarkbefall, Hepatosplenomegalie, auch als Immunrekonstitutionssyndrom (IRS) = immunrekonstitutionelles inflammatorisches Syndrom (IRIS)
  Di.: Blutkulturen, Kultur von Punktaten, Kultur von respiratorischen und gastrointestinalen Sekreten (hier jedoch nicht immer beweisend), PCR auf MAI
  Th.: Ethambutol (1.200 mg/d) + Clarithromycin (1.000 mg/d) + Rifabutin (300 mg/d
  Cave Interaktionen mit antiretroviralen Medikamenten, dann ggf. Modifikation der Dosis)

- **Tuberkulose:** Risiko ca. 10 %/J. (30 % der AIDS-Todesfälle durch Tbc!)
  KL.: Betont in den Unterfeldern ohne Kavernenbildung, gehäuft atypische oder schwere (miliare) Verläufe, auch als Immunrekonstitutionssyndrom (IRIS)
  Di.: Vor allem kulturell in verschiedenen Medien, PCR, Interferon-γ-Test und Tuberkulin-Hauttest beim Immundefekt oft negativ, Biopsie
  Th.: Antituberkulotische Kombinationstherapie (s. dort); auf WW achten, z.B. häufige Interaktionen des Rifampicin mit NNRTI und PI (z.B. Wechsel auf Rifabutin nötig)

- **Salmonellen-Sepsis**, rezidivierend
  Th.: Ciprofloxacin, alternativ Ceftriaxon

• **Virusinfektionen:**

- **Cytomegalie-Virus-Infektion (CMV)**
  Vo.: Häufig, bei CD4-Zellzahl < 100/µl, in bis zu 30 % der Nichtbehandelten Ursache einer Erblindung. Zunächst aktive Replikation, dann bei Fortschreiten Organmanifestation
  KL.: Gastrointestinaler, retinaler Befall, Pneumonie, Encephalitis
  Di.: Fundoskopie, Endoskopie, quantitative PCR aus Serum und Biopsaten
  Th.: Akuttherapie: Ganciclovir (2 x 5 mg/kg tägl.) oder Foscarnet (2 x 90 mg/kg tägl.), Alternative: Valganciclovir oder Ganciclovir-Foscarnet-Kombinationstherapie, keine Primärprophylaxe

- **Herpes simplex-Virus-Infektion** (bes. HSV-2) → Herpes genitalis, anorektaler (persistierend und ulzerierend), HSV-Ösophagitis, HSV-Pneumonie, HSV-Encephalitis
  Th.: Aciclovir (in schweren Fällen i.v.), Alternative: Valaciclovir, Famciclovir

- **Varizella zoster-Infektion**, häufig multisegmental, auch als Encephalitis oder IRIS
  Th.: Aciclovir (in schweren Fällen i.v.), Valaciclovir, Alternativen: Famciclovir, Brivudin
- **Progressive multifokale Leukenzephalopathie (PML):** Reaktivierung einer JC-Virus-Infektion, auch als IRIS
  Th.: Antiretrovirale Kombinationstherapie

▶ **AIDS-definierende (AD) Malignome:**
In ca. 20 % d.F. führen bestimmte Malignome erstmals zur Diagnose AIDS.

• **Kaposi-Sarkom** (sprich: "Kaposchi")
4 Formen: 1. Klassisches Kaposi-Sarkom
2. Afrikanisches Kaposi-Sarkom
3. Kaposi-Sarkom bei Organtransplantierten unter Immunsuppression
4. HIV-assoziiertes Kaposi-Sarkom

Ät.: HHV-8 + Kofaktoren
Beim klassischen Kaposi-Sarkom handelt es sich um eine sehr seltene Sarkomform, die in der Regel bei älteren Männern aus dem Mittelmeerraum und in lokalisierter Form auftritt. Das Kaposi-Sarkom in Afrika und auf der Peloponnes verläuft oft aggressiv. Das HIV-assoziierte Kaposi-Sarkom tritt in generalisierter Form als multizentrischer Tumor auf und betrifft überwiegend homosexuelle Männer.
Haut: Violette oder braun-bläuliche Makulae, Plaques, Tumorknoten, bevorzugt in den Spaltlinien der Haut und an den Beinen. Mundschleimhaut: Blau-rote Knoten am Gaumen
Gastrointestinaltrakt: Polypöse Veränderungen
Lymphknoten und andere Organe können betroffen sein (z.B. Lunge).
DD: Bazilläre Angiomatose: Rote stecknadelkopfgroße Papeln und Knötchen bei HIV-Patienten. Err: Bartonella henselae oder B. quintana (Th.: z.B. Erythromycin oder Doxycyclin)
Th.: Antiretrovirale Kombinationstherapie (HAART), Chemotherapie; Lokaltherapie: z.B. Exzision, Lasertherapie

• **Non-Hodgkin-Lymphome:** Meist Männer, hoher Malignitätsgrad
- Burkitt-Lymphom
- Immunoblastisches Lymphom
- Primär zerebrales Lymphom

• **Invasives Zervixkarzinom:** Häufigster maligner Tumor bei Frauen und oft die erste AIDS-definierende Erkrankung

HIV-Infektionen bei Kindern:
Vor allem perinatale Infektion. Eine HIV-Infektion des Neugeborenen kann bei Ak-Bestimmung erst 18 Monate nach der Geburt ausgeschlossen werden; frühere Diagnose durch PCR.

Klinik der konnatalen HIV-Infektion:
- Frühgeburtlichkeit
- Dystrophie
- Kraniofaziale Dysmorphie
- ZNS-Schäden: Kortikale Atrophie + Verkalkung der Stammganglien mit Ataxie
- Opportunistische Infektionen (am häufigsten Pneumocystis jiroveci-Pneumonie; ferner: Haemophilus influenzae, Candidosen, CMV-Infekte, Herpes-Virus-Infekte)
- Lymphoide interstitielle Pneumonie (LIP) mit chronischem Verlauf

Verlauf bei perinatal infizierten Kindern:
1. Schnelle Verlaufsform mit Erkrankung bereits im 1. Lebensjahr (1/5 der Kinder)
2. Langsamere Verlaufsform mit einer mittleren Inkubationszeit von 4 - 5 Jahren

Der Verlauf von HIV-Infektionen bei älteren Kindern und Jugendlichen ist ähnlich wie bei Erwachsenen. Indikationsstellung und Durchführung der antiretroviralen Therapie gemäß der Konsensgruppe der Pädiatrischen Arbeitsgemeinschaft AIDS (PAAD) und der Deutschen Gesellschaft für Pädiatrische Infektiologie (DGPI).

DD:
• Immunschwäche anderer Genese (siehe Kap. Immundefekte)
• Idiopathische CD4-Lymphozytopenie = ICL: Sehr seltenes Immundefektsyndrom mit T-Helfer (CD4)-Lymphozyten < 300/µl ohne Nachweis einer HIV-Infektion

Di.: Anamnese - Klinik - Erreger-/Ak-Nachweis

HIV-Serologie:

• Ak-Nachweis gegen HIV-1 und HIV-2:
Vor Durchführung eines HIV-Testes muss das Einverständnis des Betroffenen eingeholt werden. Das CDC (Centers for Disease Control) empfiehlt in den USA, dass der HIV-Ak-Test bei Patienten-Arzt-Kontakten routinemäßig angeboten wird, damit HIV-Infektionen früher erkannt werden.

Im Hinblick auf die Konsequenzen eines positiven HIV-Antikörper-Testergebnisses muss ein reaktiver (= positiver) Suchtest (z.B. mittels ELISA) stets durch einen Bestätigungstest kontrolliert werden (z.B. durch Westernblot), um das seltene Vorkommen falsch positiver Befunde auszuschließen: z.B. bei Autoimmunerkrankungen, Schwangerschaft, anderen Infektionskrankheiten, nach Transfusionen und Transplantation, Influenzaimpfung u.a.
Um eine Probenverwechslung auszuschließen, muss zusätzlich eine 2. Blutprobe erneut untersucht werden. Erst danach sollte ein positives Testergebnis dem Patienten durch den Arzt mitgeteilt werden. - Der AK-Nachweis ist im Mittel ca. 6 Wochen nach Infektion positiv. Ein negatives Testergebnis schließt eine HIV-Infektion aber nur dann mit großer Wahrscheinlichkeit aus, wenn 6 Monate vor dem Test keine Infektionsmöglichkeit bestanden hat → Sichere Diagnostik durch Virusnachweis!

- Nachweis von Virus (-bestandteilen):
  - HIV-Isolierung (dauert ca. 6 Wochen, für Routinediagnostik nicht geeignet)
  - Nukleinsäurenachweis-Test (NAT): Etwa ab dem 11. Tag kann mittels PCR HIV-DNA in Lymphozyten des Blutes oder HIV-RNA über freies Virus nachgewiesen werden. Ein negatives Ergebnis im NAT schließt die Anwesenheit von HIV nicht aus und erfordert bei dringendem Infektionsverdacht Nachuntersuchungen in kurzem Zeitabstand (für Transfusionswesen).
- Virusquantifizierung (z.B. mittels PCR): Als Maßeinheit der Virusmenge (Viruslast) gelten Virusäquivalente/ml Plasma oder RNA-Kopien/ml Plasma. Bedeutung und Indikation:
- Therapie-/Verlaufskontrolle/Prognose: Das Absinken der HIV-Replikation unter die Nachweisgrenze (< 20 - 50 Kopien/ml) ist das Therapieziel. Ein geringerer Abfall der HIV-RNA als 1 log 10 nach 4 Wochen oder das Ausbleiben des Abfalls unter die Nachweisgrenze innerhalb von maximal 6 Monaten nach Therapiebeginn ist ein ungenügender Therapieerfolg und Indikation, möglichst alle Substanzen auszutauschen.

  Anm.: 1 log-Stufe = 1 Zehnerpotenz. 50 Kopien/ml bedeuten ca. 250.000 Viren im gesamten Blut (und ein Vielfaches davon in den lymphatischen Organen).
- Bestimmung der T-Helferlymphozyten (CD4-Zellzahl):
  Die CD4-Zellzahl gibt Auskunft über das Ausmaß des Immundefektes und wird für die Stadieneinteilung der CDC-Klassifikation herangezogen (siehe oben). Sie hat ähnliches Gewicht in der Einschätzung der Prognose unbehandelter Patienten wie die Viruslastmessung. Bei Werten > 400 - 500/µl ist das Auftreten AIDS-definierender Erkrankungen eine Rarität. Bei Werten < 200/µl ist das Risiko für diese Krankheiten sehr groß und muss zu unmittelbaren therapeutischen Reaktionen einschließlich Beginn von Prophylaxen opportunistischer Infektionen führen. Die CD4-Zellzahl dient auch dem Monitoring der Therapie, wobei das Ziel ein Anstieg der Werte ist.
- HIV-Resistenzbestimmung: In der Regel genotypisches Testverfahren

  Ind: Vor Therapiebeginn (Ausschluss von Primärresistenzen - ca. 10 %) und vor Änderung der antiretroviralen Therapie aufgrund von Therapieversagen oder unzureichendem Ansprechen auf die Behandlung; bei Kindern und Schwangeren. Dies schließt die Analyse von Integrasehemmer-assoziierten Resistenzmutationen ein.
  Bei geplantem Einsatz von Maraviroc, ein Inhibitor des CCR-5-Korezeptors, zuvor eine Korezeptorbestimmung durchführen (Tropismustestung), da Maraviroc nur bei Nachweis des CCR-5-Korezeptorgebrauches wirksam ist.
- Serumspiegelbestimmung der antiretroviralen Medikamente bei Verdacht auf mangelnde Compliance oder Bioverfügbarkeit.

  Ind: Anwendung komplexer Kombinationen, mangelnde Effektivität der HAART, vermutete Absorptionsstörung, Auftreten von Nebenwirkungen, beeinträchtigte Leberfunktion, Schwangerschaft, Therapie von Kindern, über- oder untergewichtige Patienten, „Einmal-täglich"-Therapie

Th.:
1. Gesunde Lebensführung und Vermeidung resistenzmindernder Faktoren
2. Hochaktive antiretrovirale Therapie (highly active antiretroviral therapy = HAART)
3. Prophylaxe und Therapie opportunistischer Infektionen u.a. Komplikationen
4. Psychosoziale Hilfe

Antiretrovirale Therapie:

Substanz Abkürzung	Freiname	Handels name	Bemerkungen, wichtige Nebenwirkungen	Substanzklasse
ABC	Abacavir	Ziagen®	Hypersensitivität Kein ABC bei HLA-B 5701!	**NRTI** = Nukleosidische Reverse-Transkriptase-Hemmer = Nukleosidanaloga Dosisanpassung bei Niereninsuffizienz!
AZT	Zidovudin	Retrovir®	Knochenmarkdepression	
ddI	Didanosin	Videx®	Pankreatitis, Leberschäden, Laktatazidose; nüchtern einnehmen	
d4T	Stavudin	Zerit®	Neuropathie, Laktatazidose	
FTC	Emtricitabin	Emtriva®	Ähnlich 3TC	
3TC	Lamivudin	Epivir®	Kopfschmerz	
TDF	Tenofovir	Viread®	Diarrhö, Übelkeit, Hypophosphatämie, Niereninsuffizienz	**NtRTI** = Nukleotidanaloge Reverse Transkriptase-Inhibitoren
AZT/3TC	Siehe Einzelsubstanzen	Combivir®	Siehe Einzelsubstanzen	Kombinationspräparate verschiedener NRTI/ NtRTI sowie NNRTI
AZT/3TC/ABC		Trizivir®		
FTC/TDF		Truvada®		
3TC/ABC		Kivexa®		
TDF/FTC/EFV		Atripla®		
TDF/FTC/RPV		Eviplera®		
EFV	Efavirenz	Sustiva®	Alpträume, Depression KI: Schwangerschaft	**NNRTI** = Nicht-nukleosidische Reverse-Transkriptase-Hemmer
ETV	Etravirin	Intelence®	Rash, Thrombozytopenie, Übelkeit, Neuropathie	
NVP	Nevirapin	Viramune®	Allergie, Leberschaden	
RPV	Rilpivirin	Edurant®	Nicht bei Viruslast > 100.000/ml, nicht bei PPI-Therapie	
ATV	Atazanavir	Reyataz®	Hyperbilirubinämie	**PI** = Protease-Inhibitoren = Protease-Hemmer Bei Kombination mit anderen PI kann RTV 100 bis 200 mg täglich den Plasmaspiegel anheben (PI-boosting)
DRV	Darunavir	Prezista®	Diarrhö	
FPV	Fosamprenavir	Telzir®	Amprenavir-Prodrug Übelkeit, Diarrhö	
IDV	Indinavir	Crixivan®	Diarrhö, Nephrolithiasis	
LPV/RTV	Lopinavir/ Ritonavir	Kaletra®	Diarrhö, Hyperlipidämie	
NFV	Nelfinavir	Viracept®	Diarrhö, Übelkeit	
RTV	Ritonavir	Norvir®	Übelkeit, Hyperlipidämie	
SQV	Saquinavir	Invirase®	Übelkeit Diarrhö	
TPV	Tipranavir	Aptivus®	Exanthem, Durchfall, GPT ↑, Hirnblutungen	
T-20	Enfuvirtide	Fuzeon®	Reaktionen Einstichstelle	Fusionsinhibitor
MVC	Maraviroc	Celsentri®	Ind: CCR5-trope Viren	CCR5-Inhibitor
RAL	Raltegravir	Isentress®	Geringe Resistenzbarriere	Integrase-Inhibitor

Empfehlungen zum Therapiebeginn (Deutsch-Österreichische Empfehlung):

A) Symptomatische HIV-Infektion:
Immer Behandlung angezeigt unabhängig von CD4-Zellzahl und HIV-RNA

B) Asymptomatische HIV-Infektion
- CD4-Zellzahl ≤ 500/µl und Vorliegen von Zusatzkriterien → Einzelfallentscheidung
- CD4-Zellzahl ≤ 350 - 500/µl und ein oder mehrere Zusatzkriterien → Behandlungsempfehlung
  Zusatzkriterien für die Therapieeinleitung:
  HIV-RNA > 100.000 Kopien/ml, Schwangerschaft, Alter > 50 J., HCV- oder hochreplikative HBV-Koinfektion, hohes kardiovaskuläres Risiko (Framingham-Risiko > 20 %/10 J.), Absinken der CD4-Zellzahl, HIV-assoziierte Nephropathie
- CD4-Zellzahl < 350/µl → immer Behandlungsindikation

Die WHO empfiehlt seit 2013 generell bei CD4-Zellzahl < 500/µl eine antiretrovirale Therapie.

Um Resistenzentwicklungen zu verhindern/verzögern und die Viruslast unter die Nachweisgrenze zu reduzieren, ist eine Kombinationsbehandlung mit mindestens 3 antiretroviralen Substanzen erforderlich. Bei hoher Viruslast und bei AIDS-definierenden Erkrankungen sollte ein PI enthalten sein. Die hochaktive antiretrovirale Therapie (HAART) besteht in der Regel aus 2 NRTI und 1 NNRTI oder einem mit RTV geboosteten PI. In der Regel sollte ein liquorgängiges Präparat enthalten sein (z.B. AZT, 3TC, NVP, LPV/r). Die NNRTI und die PI haben ein breites Spektrum an Interaktionen aufgrund des Metabolismus über das Cytochrom-P-450-System, daher sind Dosierung und Kontraindikationen jeder HAART individuell für jeden Patienten zu evaluieren. Langzeitnebenwirkungen wie kardiovaskuläre Erkrankungen oder das Lipodystrophiesyndrom (LDS) können bei allen antiretroviralen Substanzen auftreten. Es handelt sich hierbei um die Kombination von Fettumverteilung (Lipoatrophie von Gesicht und Extremitäten, intraabdominelle Fettansammlung) und pathologische Glukosetoleranz sowie gemischte Fettstoffwechselstörung.

Bei gleichzeitiger Ribavirin-Therapie einer Hepatitis C keine Kombination mit Didanosin, Stavudin oder Zidovudin.

Bei Patienten mit besonders raschem T-Helferzellanstieg oder solchen, welche bei sehr niedrigen Werten der T-Helferzellen eine HAART begonnen haben (< 50 CD4/µl), wird gehäuft ein immunrekonstitutionelles inflammatorisches Syndrom (IRIS) beobachtet. Hier kommt es paradoxerweise trotz steigender Zahlen der T-Helferzellen zu einer vorübergehenden Verschlechterung eines zugrunde liegenden Krankheitsbildes oder neuem Auftreten opportunistischer Infektionen.

Basiskombinationen der antiretroviralen Therapie:

Empfehlung	Nukleos(t)idanaloga		Kombinationspartner
Bevorzugte Kombinationen	TDF + FTC ABC[1] + 3TC	+	EFV[2] NVP[3] ATV + RTV FPV + RTV LPV + RTV RAL
Alternativen	AZT + 3TC[4] ddI + 3 TC oder FTC	+	IDV+ RTV SQV + RTV NFV
	AZT + 3TC + ABC[5]	ohne weiteres Präparat	
Zu vermeidende Kombinationen	Monotherapie		
	Zweifachkombinationen		
	T-20, TPV und DRV in der Primärtherapie		
	IDV, LPV oder SQV ohne RTV		
	RTV in therapeutischer Dosierung		
	AZT + d4T 3TC + FTC d4T + ddI TDF + ddI TDF + ABC	+	jeder Kombinationspartner

1) Vor Therapie Screening auf HLA-B 5701
2) Kein Einsatz bei Schwangerschaft oder bei Frauen mit Schwangerschaftswunsch.
3) Vorsicht bei vorbestehender Lebererkrankung, bei Männern mit mehr als 400 CD4-Zellen/µl und Frauen mit mehr als 250 CD4-Zellen/µl.
4) Die Kombination AZT/3TC ist vergleichbar effektiv wie die anderen empfohlenen N(t)RTI-Kombinationen, mit Nebenwirkungen ist jedoch häufiger zu rechnen und es gibt Hinweise, dass der CD4-Zell-Anstieg geringer ausfällt.
5) In besonderen Situationen. In der Primärtherapie virologisch weniger effektiv als die empfohlenen Kombinationen. Vor Therapie Screening auf HLA-B 5701.

Die HAART ist eine lebenslange Therapie und verlangt eine hohe Einnahmetreue von den Behandelten. Eine Compliance von ca. 95 % ist nötig, um eine Ansprechrate über 80 % zu erzielen. Für das Therapiemonitoring stehen CD4-Zellzahl und Viruslast zur Verfügung. Die Medikamentenspiegelmessung und die Resistenztestung ergänzen das Monitoring (s.o.).

Pro: • Allgemein:
- Aufklärung der Risikogruppen und der Bevölkerung über Infektionsmodus und Prophylaxe: Das HIV wird bevorzugt durch Geschlechtsverkehr oder Kontakt mit infektiösem Blut übertragen.

- Meiden von Promiskuität und Prostitution, Benutzung von Kondomen
- Benutzung von Einmalspritzen und -nadeln bei i.v.-Drogenkonsum
- Screening aller Blutspender auf HIV-Infektion (NAT)
- Minimierung von Fremdbluttransfusionen durch:
  · Eigenblutspenden und -transfusionen bei planbaren Operationen
  · Maschinelle Autotransfusion ("Recycling" von Wundblut bei Operationen)
- Vorsicht + Körperschutz beim Umgang mit Blut: Schutzhandschuhe, verletzungssichere Kanülen und Instrumente → siehe Technische Regeln für biologische Arbeitsstoffe (TRBA 250 in Deutschland)! Bei Gefährdung durch infizierte Aerosole Mundschutz und Schutzbrille. Sichere Entsorgung von Nadeln, Spritzen und scharfen Instrumenten.
- Patienten sind anzuhalten, Ärzte/Zahnärzte vor diagnostischen/therapeutischen Eingriffen auf ihre HIV-Infektion aufmerksam zu machen.
- Nach Hautkontamination mit potenziell infektiösem Material Haut desinfizieren, nach Schleimhautkontamination intensive Spülung mit Wasser. Bei akzidenteller Verletzung Blutung fördern (> 1 Min.), desinfizieren (> 10 Min.) und Unfallaufnahme durch D-Arzt. HIV-Ak-Testungen (und HB- und HC-Serologie) sofort, nach 6 Wochen, 3, 6 und 12 Monaten. Durch eine antivirale Postexpositionsprophylaxe (PEP) vorzugsweise innerhalb von 2 h nach der Verletzung lässt sich das HIV-Infektionsrisiko um > 80 % reduzieren: 3er-Kombination unmittelbar nach Exposition für 4 Wochen: 2 Nukleosidanaloga + 1 Proteaseninhibitor, z.B. TDF + FTC (Truvada® 1 x Tbl.), bei Schwangeren AZT + 3TC (Combivir® 2 x 1 Tbl.) + LPV/RTV (Kaletra® 2 x 2 Kps.). Medikamente müssen verfügbar sein! (Weitere Informationen: z.B. *www.rki.de*)

Mittleres Risiko, dass Nadelstichverletzung mit Inokulation von virus-positivem Blut zur Infektion beim Nichtimmunen führt	Hepatitis B-Virus	Hepatitis C-Virus	HIV
	Ca. 6 - 30 %	Ca. 1 %	Ca. 0,3 %

- Das Risiko der HIV-Übertragung von einer infizierten Schwangeren auf das Neugeborene lässt sich durch folgende Maßnahmen von ca. 20 % auf < 1 % senken:
  1. Antiretrovirale Therapie der Schwangeren nach der 28. SSW (je nach Immundefekt früher)
  2. Bei vorzeitigen Wehen vor der 34. SSW Tokolyse
  3. Vaginale Entbindung bei effektiver Suppression der Virusreplikation oder Sectio in der 36. SSW am wehenfreien Uterus
  4. Antiretrovirale Prophylaxe des Neugeborenen für 6 Wochen
  5. Stillverzicht
- Impfstoff in Entwicklung:
  Die Impfstoffentwicklung ist durch die Vielfalt von HIV-Mutanten erschwert. Das HIV zeigt eine geringe Antigenität, ausgeprägte Antigendrift (sich verändernde Antigenität der HIV-Hüllproteine gp41 und gp120) und "shedding" (Abwerfen der Oberflächenglykoproteine).

Prg: Ungünstige Prognoseparameter sind:
- Erhöhte Viruslast (> 10.000 Kopien/ml) zum Zeitpunkt der ersten Untersuchung
- Anstieg der Viruslast, persistierende Viruslast > 10.000 Kopien/ml
- Niedrige T-Helferzellzahl zum Zeitpunkt der Diagnose
- Abfall der T-Helferzellzahl im weiteren Krankheitsverlauf
- Anstieg des β_2-Mikroglobulin-Spiegels
- Progression des klinischen Staging

In den armen Ländern sterben 50 % der HIV-positiven Kinder vor ihrem 2. Geburtstag.
Durch HAART ist die Inzidenz AIDS-definierender Erkrankungen deutlich rückläufig und die durchschnittlichen CD4-Zellzahlen steigen. Heilungen sind zwar nicht möglich, aber die Prognose hat sich deutlich verbessert: Leider haben auch heute noch viele HIV-/AIDS-Patienten in Ländern der dritten Welt infolge Armut und der Struktur des Gesundheitssystems keinen Zugang zur HAART und damit eine schlechte Lebenserwartung.
Wird eine leitliniengerechte antiretrovirale Therapie frühzeitig vor Auftreten klinischer Manifestationen einer HIV-Infektion begonnen, ist die Lebenserwartung für einen 25jährigen Mann (der nicht mit Hepatitis B oder C infiziert und nicht drogenabhängig ist), fast normal! Bei spätem Beginn der HAART und T-Helferzellen < 200/µl ist die Lebenserwartung erheblich reduziert. Dies trifft leider auf ca. 30 % aller neu diagnostizierten Patienten zu.
In Deutschland sind Krebserkrankungen (NAD-Malignome > AD-Malignome) die häufigste Todesursache bei HIV-/AIDS-Patienten → Krebsvorsorge durchführen (insbes. bezüglich des Analkarzinoms und seiner Vorstufen)!

AUSGEWÄHLTE TROPENKRANKHEITEN

Internet-Info: *www.dtg.org* *www.rki.de*
www.cdc.gov *www.who.int*
www.fit-for-travel.de *www.safetravel.ch*

GELBFIEBER [A95]

Namentliche Meldepflicht bei Verdacht, Erkrankung und Tod und bei Labornachweis

Err: Gelbfiebervirus, ein RNA-haltiges Flavivirus, das hauptsächlich durch Stechmücken übertragen wird. Hauptreservoir sind Affen der tropischen Wälder Afrikas und Südamerikas.

Ep.: Weltweit ca. 200.000 Erkrankungen mit ca. 30.000 Toten/J.; Gelbfiebergürtel: Afrika (Sahelzone bis Angola) und Südamerika (nördlich von Chile/Uruguay) bis Panama. Gelbfieberkarten: *www.cdc.gov/yellowfever/maps/index.html*. Kein Vorkommen in Asien, der Vektor ist aber vorhanden.

3 Übertragungszyklen:
- Silvatischer (Wald-)Gelbfieberzyklus: Virus zirkuliert zwischen Stechmücken und Affen; Menschen werden sporadisch infiziert (= Dschungel-Gelbfieber).
- Durch einen intermediären (ruralen) Zyklus (der in Afrika beobachtet wird) verbreitet sich die Krankheit durch Mücken zwischen Affen und Menschen (Holzfäller, LKW-Fahrer, Soldaten u.a.)
- Urbaner (städtischer) Gelbfieberzyklus: Virus zirkuliert zwischen Stechmücken und nichtimmuner Bevölkerung → epidemisches Auftreten.

Inf: Überträger des Gelbfiebers in Südamerika sind Haemagogus, Sabethes und Aedes aegypti. Überträger des Gelbfiebers in Afrika sind Aedes aegypti, A. africanus und A. simpsoni.

Ink: 3 - 6 Tage

KL.: Der klinische Verlauf kann bei Kindern asymptomatisch oder leicht sein. Bei Erwachsenen verläuft die Erkrankung häufig schwer. Seroprävalenz in afrikanischen Endemiegebieten bis 20 %.

3 Stadien:
- Initialstadium (virämisches Stadium ca. 3 Tage): Plötzliches Fieber bis 40 °C mit Schüttelfrost, starkem Kopf- und Muskelschmerz, Konjunktivitis, Übelkeit, Erbrechen, evtl. relative Bradykardie.
- Remissionsstadium: Am 3. bis 4. Tag sinkt das Fieber und die Erkrankung kann ausheilen. Bei schwerem Verlauf folgt mit erneutem Fieberanstieg das Stadium der Organschädigung.
- Stadium der organischen Schädigung (sog. toxische Phase): bei ca. 15 % der Erkrankten. Akutes Leberversagen, akutes Nierenversagen, hämorrhagische Diathese mit (Schleim-)Haut- und gastrointestinalen Blutungen (Hämatemesis, Meläna, Hämatochezie), Kreislaufschock.

Lab:
- Leichte Leukopenie, Thrombozytopenie, Lympho-/Monozytose
- Transaminasen ↑, Bilirubin ↑, INR ↑ (Quick-Wert ↓), Proteinurie
- Nachweis von Virus-RNA im Blut (PCR) = Methode der Wahl, bis Tag 10 nachweisbar
- IgM-Ak-Nachweis gelingt erst nach einigen Tagen

Verlauf: Nur leichte (grippeähnliche) Beschwerden bis hin zu schweren Verläufen mit hoher Letalität.

DD: Hepatitis, Malaria tropica, Intoxikation, Alkoholismus, Leptospirose, Typhus abdominalis, virale hämorrhagische Fieber (VHF) wie Ebola, Marburg und Lassa → siehe auch Dengue-Fieber

Di.:
- Klinik (Fieber, Hämorrhagie, Ikterus) und Tropenanamnese bei ungeimpften Personen und Nachweis von Virus-RNA im Blut (PCR)
- IgM-Ak sind ab dem 5. - 7. Krankheitstag nachweisbar.
- Autoptisch: Typische Leberhistologie mit Councilman-Körperchen und eosinophiler Degeneration der Hepatozyten. Virus-Nachweis (PCR). Keine Biopsie bei Lebenden (= Blutungsgefahr)

Th.: Die Therapie ist symptomatisch = Intensivmedizinische Maßnahmen. Ribavirin hilft nicht. Bei eindeutiger Diagnose ist die Isolierung nur im Endemiegebiet nötig, wo auch der Vektor existiert.

Prg: Gelbfieber hat bis zum 14. Lebensjahr eine eher geringe Letalität (häufig grippeähnlicher Verlauf). Erwachsene = hohe Letalität: 20 - 50 % der Patienten sterben in der sog. toxischen Phase. Eine überstandene Infektion erzeugt eine vermutlich lebenslange Immunität.

Pro: Schutz vor Stechmücken; Schutzimpfung mit attenuiertem Lebendimpfstoff; nur bei von der WHO zugelassenen Impfstellen. Die Impfung gehört zu den sichersten und effektivsten weltweit. Schwere Komplikationen sind sehr selten, treten bei über 60-Jährigen häufiger auf als bei jungen Impflingen. Gefürchtet sind Gelbfieber-Impfstoff-assoziierte neurotrope (YEL-AND) und viszerotrope Erkrankungen (YEL-AVD). Letale Verläufe wurden in Einzelfällen beschrieben.
Ind: Bei Reise ins Endemiegebiet ist die Impfung dringend angeraten. Pflicht bei Impfanforderung der Ziel- und Transitländer (WHO-Information)

KI (u.a. Eiweißallergie) + NW beachten (siehe Impftabelle). Bei vorhandenen KI Impfbefreiung erwägen. Einreiseländer sind nicht verpflichtet, dieses "exemption certificate" anzuerkennen!
Dos: Erwachsene und Kinder ab dem 9. vollendeten Lebensmonat: 0,5 ml s.c.

Wichtig: Impfgültigkeit beginnt 10 Tage nach der Impfung. Daher spätestens 10 Tage vor Reisebeginn impfen! Die Einmalimpfung schützt > 30 Jahre, Impfgültigkeit endet aber nach 10 Jahren.

Impfungen zeitgleicht mit anderen Lebendimpfstoffen wie Mumps-Masern-Röteln (MMR) und Varizellen oder mit einem Abstand von mindestens 4 - 6 Wochen.
Anm.: Reisende verwechseln bei der Impfanamnese häufig Gelbsucht (Hepatitisimpfung) mit Gelbfieber.

DENGUE-FIEBER (DF) [A90]

Namentliche Meldepflicht bei Verdacht, Erkrankung und Tod und bei Labornachweis

Err: Dengue-Virus = Arbovirus der Gattung Flavivirus, 4 Serotypen: DENV 1 bis 4 (Kreuzimmunität nur für sehr kurze Zeit); Haupterregerreservoir: Menschen, sehr selten auch Affen.

Ep.: Weltweites Vorkommen in tropischen und subtropischen Gebieten, ca. 50 Mio. Infektionen/Jahr, zunehmende Zahlen. Ca. 500.000 schwere Verläufe mit etwa 20.000 Todesfällen/Jahr (meist Kinder in Südostasien). In Deutschland werden jährlich rund 500 importierte Dengue-Fälle gemeldet, fast alle verlaufen unkompliziert. Anstieg der Krankheitsfälle in Indien/Südostasien, Südamerika, Karibik. Afrika spielt eine relativ kleine Rolle. Einzelne autochthone Fälle traten in den USA (Hawaii, Texas) und in Europa auf (Südfrankreich 2010, Kroatien 2010, Madeira 2012).

Inf: Übertragung von Mensch zu Mensch durch Stechmücken der Gattung Aedes aegypti und Aedes albopictus (sog. Asiatische Tigermücke). Die Mücke ist lebenslang infiziert. Mücken stechen besonders tagsüber und während der Dämmerung, selten nachts. Expositionsprophylaxe wichtig.

Ink: 4 - 10 Tage

KL.: Infektionen verlaufen häufig asymptomatisch. Die Erkrankung wird in 3 Phasen unterteilt: Febrile, kritische und Rekonvaleszenz-Phase. Typische Symptome sind plötzliches hohes Fieber für 2 - 7 Tage, Arthralgie, Myalgie, (retroorbitaler) Kopfschmerz, Übelkeit/Erbrechen, Exanthem mit häufig weißem Dermographismus. Die entscheidende Kritische Phase nach Entfieberung dauert meist zwischen 24 - 48 Stunden an. Hier kann es beim schweren Dengue zu Komplikationen kommen, wobei in tödlichen Verläufen Patienten aufgrund eines sog. Plasmalecks (plasma leakage) einen hypotensiven Schock erleiden. Blutungen sind eher selten die Ursache letaler Verläufe. Zeichen eines schweren Verlaufes fallen in die kritische Phase. Die Fälle werden unterteilt nach der neuen WHO-Klassifikation (2009) in

1. Dengue ohne Warnzeichen
2. Dengue mit Warnzeichen (Bauchschmerz, Schleimhautblutung, Lethargie, Hämatokrit-Anstieg mit schnellem Thrombozytenabfall, persistierendem Erbrechen, Hepatomegalie, Erguss)
3. Schweres Dengue (sog. schweres Plasmaleck und/oder schwere Blutung und/oder schwere Organbeteiligung (Leber, ZNS, Herz u.a.)

Das lebensgefährliche schwere Dengue mit plasmaleckbedingtem Schock tritt bei Touristen aus Nordamerika und Europa auch bei Zweitinfektion nur sehr selten auf. Besonders Kinder in Südostasien sind gefährdet, im Schock zu versterben.

DD:
- Influenza, Malaria, Typhus abdominalis, andere fieberhafte Erkrankungen.
- Tropische Viruserkrankungen mit Fieber und Arthralgien:
  Chikungunyafieber in Indien/Südostasien und Afrika, in Deutschland werden ca. 15 - 50 importierte Fälle/J. gemeldet (am häufigsten aus Indien), Ausbrüche: Ostafrikanische Inseln 2005, Italien (Provinz Ravenna) 2007. Gelbfieber (siehe dort). Ross-River-Virus in Australien (Überträger: Stechmücken). West-Nil-Virus weltweit. Andere virale hämorrhagische Fieber (VHF): VHF in Afrika (Ebola-, Marburg-, Lassa-Fieber, Krim-Kongo-Fieber, Rift-Valley-Fieber) und VHF in Südamerika (durch Junin-, Machupo-, Guanarito- und Sabia-Virus): Schwere Krankheitsbilder mit Hämorrhagie und oft letalem Verlauf → Meldepflicht bei Verdacht da Mensch-zu-Mensch-Übertragung!

Di.:
- Anamnese + Klinik: Tropenanamnese (bes. Asien, Südamerika, Karibik), plötzlich hohes Fieber, Exanthem und/oder (retrobulbäre) Kopf-/Gelenkschmerzen. Inkubationszeit beachten!
- Labor: Leichte Leukopenie, Thrombozytopenie, häufig Transaminasen ↑, bei Hkt ↑ = Warnzeichen; Virusantigennachweis (NS-1-Ag-Test) und wenn verfügbar PCR (erste Woche). Ak-Nachweis: IgM-Ak sprechen für frische Infektion; Anstieg meist nach 4 - 7 Tagen, daher häufig negatives Ergebnis in den ersten Tagen. IgM können bei Zweitinfektion fehlen. IgG steigen wenige Tage später an. Nach Impfung gegen Gelbfieber, Japanische Enzephalitis oder FSME kann es zu kreuzreagierenden Ak und somit zu falsch-positiven (IgG-) Ergebnissen kommen.

Th.: Symptomatische Therapie, Flüssigkeitsgabe, Paracetamol. Die meisten Patienten können ambulant versorgt werden (häufige Kontrollen), intensivmedizinische Maßnahmen bei schwerem Verlauf. Kortikosteroide haben keinen Einfluss auf den Verlauf einer schweren Erkrankung.

Cave: Keine Gabe von ASS und NSAID wegen Blutungsneigung (Alternative: Paracetamol). Bei schwerem Verlauf: Großer i.v.-Zugang, Schockbekämpfung. Transfusion bei relevanter Blutung.

Prg: Prognose bei Erwachsenen: Gut; Todesfälle kommen aber vor, sehr selten bei Touristen. Die überstandene Infektion hinterlässt keine langanhaltende Kreuzimmunität zu den 3 anderen Serotypen. Eine Zweitinfektion mit einem anderem Serotyp kann (muss aber nicht!) gravierender als die Erstinfektion verlaufen: Schwere Verläufe besonders bei Kleinkindern in Endemiegebieten, die Letalität liegt unbehandelt bei bis zu 20 %. Bei optimaler Therapie < 1 %.

Pro:
- Expositionsprophylaxe = Schutz auch vor tagaktiven Stechmücken → Haut daher auch tagsüber mit einer mückenabweisenden Substanz einreiben. Langärmelige, imprägnierte Kleidung tragen. Vektorkontrolle. Ein durchgemachtes Denguefieber ist keine Kontraindikation für Reisen in Dengue-Fiebergebiete.
- Die Impfstoffentwicklung ist (u.a. aufgrund der 4 Serotypen) schwierig.

MALARIA (WECHSELFIEBER) [B54]

Nichtnamentliche Meldepflicht bei Labornachweis an das RKI

Internet-Info: *www.dtg.org/malaria.html; www.cdc.gov/malaria/; www.who.int/topics/malaria/en/*

Err: 4 klassische humanpathogene Plasmodienarten (einzellige Parasiten) plus P. knowlesi (s.u.) Übertragung der Plasmodien (P. = Plasmodium) durch den Stich weiblicher Anophelesmücken in Endemiegebieten (abends und nachts). In Einzelfällen sog. Flughafenmalaria in Nichtmalariagebieten. Übertragung auch konnatal und bei Bluttransfusionen möglich.

Ep.: Im Jahr 2010 über 200 Mio. klinische Fälle weltweit, geschätzte 655.000 Todesfälle, davon ca. 90 % in Afrika; ca. 85% der Malariatoten sind Kinder. In Deutschland ca. 500 importierte Fälle/J., davon ca. 80 % Malaria tropica (davon ca. 90 % aus Afrika südlich der Sahara). Bis 1 % der Patienten versterben in Deutschland. Die Sterblichkeit korreliert weltweit stark mit Armut. Todesfälle meist wegen zu später, falscher, unvollständiger und/oder keiner Diagnostik und Therapie.

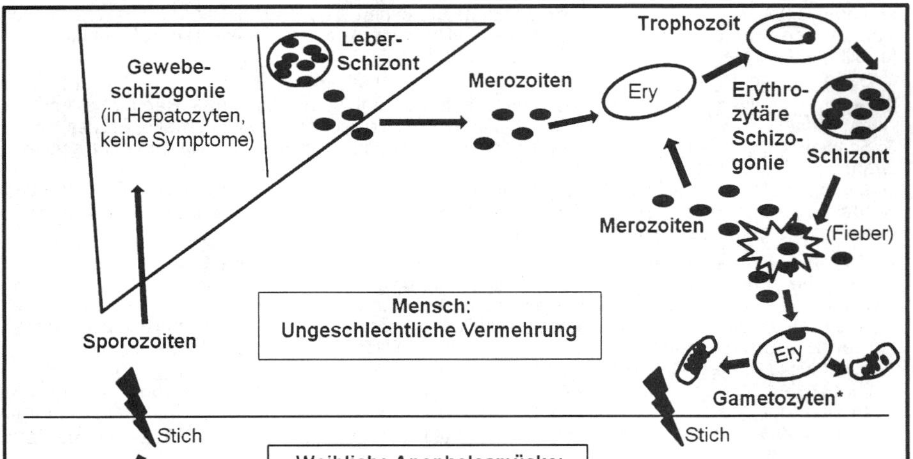

Abb.: Übersicht Malariazyklus Mensch-Anophelesmücke, für Details/Speziesunterschiede: Siehe Fachliteratur
* = typische sog. Bananenform der Gametozyten bei P. falciparum

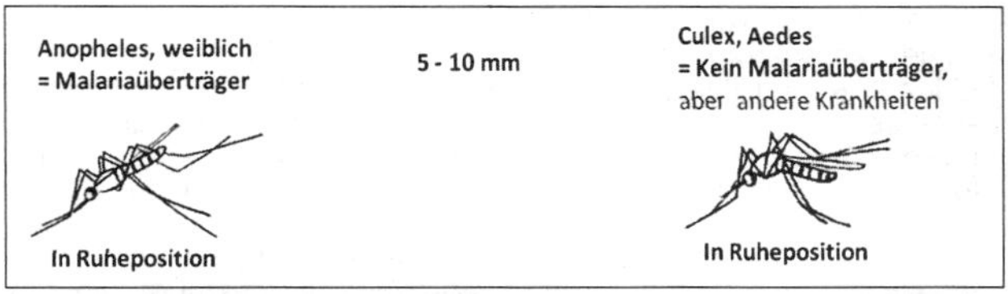

Malariatyp / Erreger	Inkubationszeit*)	Fieberrhythmus**)	Rekurrenz (siehe Def.)
A Malaria quartana: P. malariae	25 - 60 Tage	2 Tage kein Fieber***)	Selten Rekrudeszenz (auch nach Jahrzehnten)
Malaria tertiana: P. vivax und P. ovale	Meist 15 - 20 Tage (selten 1 - 2 Jahre)	1 Tag kein Fieber***)	- Oft Relapse durch Hypnozoiten in der Leber
B Malaria tropica: P. falciparum (Kann innerhalb einiger Tage töten!)	(6 -) 10 - 17 Tage, selten länger als 2 Monate	Unregelmäßig	Rekrudeszenz gelegentlich innerhalb von Wochen bis Monaten

*) Krankheit in den ersten fünf Tagen nach (erster) Ankunft im Malariagebiet spricht gegen eine Malaria. Lange Inkubationszeiten können u.a. durch Medikamente verursacht werden.

**) Bei den relativ harmlosen Formen (A.) kommt es durch Synchronisation der Parasitenvermehrung zu regelmäßigen Fieberschüben. Das Intervall ist von der Dauer der Schizogonie bestimmt (Fieber bei Malaria tropica ist unregelmäßig). Bevor der typische Rhythmus etabliert ist, vergehen oft einige Tage mit unregelmäßigem Fieber. Bis dahin sollten Diagnostik und Therapie längst erfolgt sein!

***) Wachsen mehrere Generationen heran, kann es auch zu unregelmäßigen Fieberanfällen kommen.

Neben den 4 klassischen Spezies wird die tierpathogene Spezies P. knowlesi vermehrt bei Menschen in Südostasien nachgewiesen. Sie kann vereinzelt zu lebensbedrohlichen Verläufen führen. P. knowlesi hat mikroskopisch Ähnlichkeiten mit P. falciparum und P. malariae. Hohe Parasitämien und mehrere Ringe pro Erythrozyt kommen vor → Speziesunterscheidung per PCR.

KL.: Die Malaria (M.) ist eine akute meist fieberhafte Erkrankung. Die M. tertiana (P. ovale und P. vivax) und die M. quartana (P. malariae) sind selten gefährlich. Die Malaria tropica wird unterteilt in die leichte (non-severe) und die schwere (severe) Malaria. Die leichte Form geht ohne Therapie häufig in die schwere, lebensbedrohliche Form über. Die schwere Malaria tropica mit all ihren Komplikationen ist der klassische Notfall in der Tropenmedizin. In Hyperendemiegebieten führen wiederholte Malariaerkrankungen - wenn sie überlebt werden - zu einer gewissen Immunität mit milden, nichttödlichen Verläufen. Dort findet man auch oft asymptomatische Träger.

Tödliche Malaria: P. falciparum / Malaria tropica! Selten tödlich: P. knowlesi. In Einzelfällen: P. vivax

SYMPTOME, BEFUNDE und Verlaufsformen der Malaria	FEHLDIAGNOSEN (Bsp.)
Fieber, evtl. mit Schüttelfrost, Schwitzen Aber: gelegentlich nur subfebrile Temperaturen! Kopf-/Gliederschmerzen, „Patient fühlt sich einfach schlecht“	banaler viraler Infekt, Influenza, Harnwegsinfekt, Pneumonie, Sepsis
Eher selten Schmerzen im Oberbauch, Ikterus, Leber-/Milzvergrößerung	Hepatitis, Intoxikation, hämatologische Erkrankungen
Übelkeit, Erbrechen, Durchfall	Gastroenteritis
Hämolytische Anämie (LDH ↑, Haptoglobin ↓) Thrombozytopenie, evtl. Leukozytopenie Hypoglykämie	Hämatologische Erkrankung, Medikamenten-NW, Sepsis
Bei M. tropica kommt es infolge Zytoadhärenz parasitierter Erythrozyten zu Mikrozirkulationsstörungen wichtiger Organe: • Gehirn (zerebrale Malaria): Verwirrtheit, Koma, Krämpfe	Meningitis, Intoxikation, Apoplex, Epilepsie
• Herz/Lunge: Husten, Tachypnoe, Tachykardie, Lungenödem, Kreislaufschock	Pneumonie, Myokardinfarkt, Lungenembolie
• Nieren: Akutes Nierenversagen mit Oligo-/Anurie	Intoxikation, Exsikkose
• Plazenta: Mikroinfarkte mit entsprechenden Folgen fürs Kind	Viraler Infekt der Mutter

Di.: 1. Daran denken! Ärzte sollten bes. bei fiebrigen Patienten nach Reisen in Malariagebiete fragen. Patienten und Angehörige müssen den (Not-) Arzt auf entsprechende Reisen hinweisen!

Merke: Bei jeder (fieberhaften) Erkrankung während und nach einer Tropenreise an Malaria denken und unverzüglich entsprechende Diagnostik veranlassen! Die Diagnostik muss am selben Tag erfolgen. Eine regelrecht durchgeführte Chemoprophylaxe schließt eine Malaria nicht aus. 90 % der importierten Malaria tropica-Fälle treten im ersten Monat nach Rückkehr auf. Fast alle innerhalb von 2 Monaten. Noch 6 Monate nach Reise besonders wachsam sein.

2. Mikroskopischer Parasitennachweis (Goldstandard):
Zum Ausschluss einer Malaria müssen wiederholt sog. „Dicke Tropfen“ beurteilt werden. Bei negativem Befund lange genug (bis 200 Gesichtsfelder) mikroskopieren! Ein einmalig negativer Befund schließt eine Malaria niemals aus! Der „Dicke Tropfen“ ist in der Routine sensitiver als der Ausstrich. Hier stapeln sich ≥ 10 Erythrozytenschichten, die während der Färbung lysiert werden. Spärlich vorhandene Plasmodien können so schneller entdeckt werden. 1 - 3 Tropfen EDTA- oder Fingerbeerenblut werden auf einem Objektträger mithilfe der Ecke eines zweiten Objektträgers oder einer Pipette zu einem Fleck mit ca. 1 cm Durchmesser verrührt, wobei die Blutschicht so dick sein sollte, dass man die Buchstaben einer Zeitung unterhalb des Objektträgers noch lesen könnte. Nach dem Trocknen Giemsa-Färbung über (20 -) 40 min, anschließend erneut trocknen und mit Immersionsöl unter dem 100er-Objektiv (= 1.000fache Vergrößerung) mikroskopieren. Die Abgrenzung der verschiedenen Parasitenarten ist im Ausstrich leichter als im „Dicken Tropfen“. Die Parasitämie wird entweder im Ausstrich in Prozent der Erythrozyten angegeben oder im dicken Tropfen in Parasiten/µl.

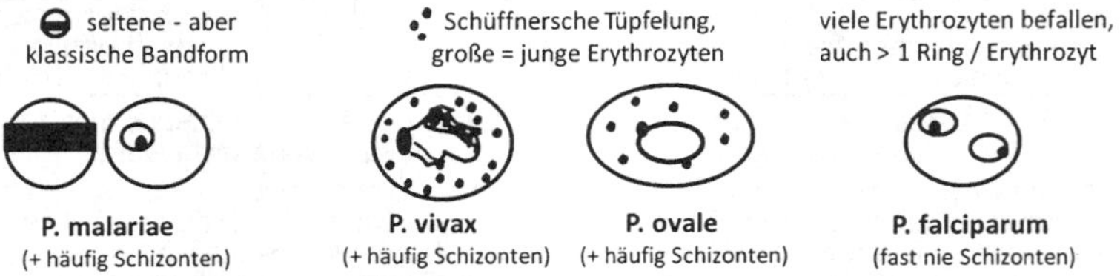

Sehr starke Vereinfachung der Malariadiagnostik im dünnen Blutausstrich.

Internet: WHO Bench Aids Malaria. P. knowlesi ähnelt P. malariae und P. falciparum, auch häufig > 1 Ring/Erythrozyt wie bei M. tropica

Bei der M. tertiana und der M. quartana steigt die Zahl der befallenen Erythrozyten (Parasitämie) fast nie > 2 - 3 %. Höhere Parasitämien treten bei P. knowlesi auf. Bei der M. tropica steigt die Zahl gelegentlich > 5 %, im Extremfall auch > 50 %. Mehrere Parasiten in einem Erythrozyten sind typisch für P. falciparum, kommen aber auch bei P. knowlesi vor.
Hin und wieder findet man 2 (oder 3) verschiedene Plasmodienarten in einem Blutausstrich.
Eine Malaria mit hoher Parasitämie ist auch für den Unerfahrenen leicht zu diagnostizieren. Schwierigkeiten bereiten niedrige Parasitämien sowie falschpositive Befunde bei Artefakten.

3. Molekularbiologische Diagnostik:
- Die sog. Malariaschnelltests sind sinnvolle Ergänzungen zur Mikroskopie, aber kein Ersatz. Üblich ist der Nachweis von (P. falciparum-) Histidinreichem Protein-2 (Pf-) HRP-2 zur Diagnostik einer M. tropica. Es gibt selten falschnegative Testergebnisse u.a. bei sehr hoher Parasitämie, falsch positive u.a. bei Rheumafaktoren. Es existieren verschiedene Tests mit qualitativen Unterschieden. Der HRP-2-Test kann bis über einen Monat nach Verschwinden der Parasiten aus dem Blut positiv sein und ist daher ungeeignet zur Therapiekontrolle. Tests existieren oft in Kombination mit speziesunspezifischem Antigen-Tests für weitere Malariaarten. Der Test ist für Touristen zur Notfalldiagnostik nicht geeignet. In Endemiegebieten ist er problematisch wegen asymptomatischer Träger, wird aber immer häufiger angewendet wegen häufig fehlender gut ausgebildeter Mitarbeiter, Kosten-Nutzen-Berechnungen u.a.
- Plasmodien-DNA-Nachweis mittels PCR (teuer, kein Routinetest, z.B. bei V.a. P. knowlesi)

4. Nachweis von Plasmodienantikörpern: (IFAT = indirekter Immunfluoreszenzantigentest)
Für die Akutdiagnostik sinnlos und auch gefährlich, da die Ak erst mehrere Tage nach Krankheitsbeginn positiv werden. Einsatz u.a. um Durchseuchungsgrad einer Bevölkerung zu untersuchen, für (arbeits-)rechtliche Fragen, bei Blutspendern nach Auslandsaufenthalt.

Routinelabor: Meistens keine Leukozytose, CRP (und LDH) erhöht, Thrombozyten häufig niedrig

Kriterien der schweren Malaria tropica nach WHO 2010
Das Vorhandensein bereits eines Kriteriums definiert die schwere/komplizierte Malaria tropica.

Klinische Parameter: Bewusstseinstrübung/Koma; Pat. kann nicht gehen oder sitzen; > 2 Krampfanfälle/24 h; azidotische Atmung; Kreislaufschock/systolischer RR < 70 mm Hg bei Erwachsenen / < 50 mm Hg bei Kindern; Ikterus + weitere vitale Organdysfunktion; Hämoglobinurie; Spontanblutung; Lungenödem (Röntgenthorax).

Labordiagnostische Parameter: > 2 % der Erythrozyten von Plasmodien befallen oder > 100.000 Plasmodien/µl; (in Endemiegebieten > 5 %, > 250.000/µl); schwere Anämie (Hb < 5 g/dl; Hämatokrit < 15 %); Kreatinin > 2,5 mg/dl bzw. > 265 µmol/l; Laktat > 5 mmol/l; Hämoglobinurie, metabolische Azidose mit Plasmabikarbonat < 15 mmol/l

Wenn der Patient nach Therapie erneut erkrankt, kann dies unterschiedliche Ursachen haben:
Reinfektion und Neuinfektion: Nach Therapie wieder Malaria durch erneuten Anophelesstich
Rekrudeszenz: Wiederauftretende Malaria durch denselben Stamm aufgrund einer nicht erfolgreichen Therapie (Resistenz der Plasmodien, inkomplette Medikamenteneinnahme u.a.).
Relapse: Erneute Erkrankung ausgehend von Hypnozoiten (Leber) bei P. ovale und P. vivax
Rekurrenz: Erneute Parasitämie nach Therapie (Relapse, Rekrudeszenz, Neu-/Reinfektion)

Th.: Bei Verdacht auf Malaria (kranker, oft fiebernder Patient mit Tropenanamnese) unverzügliche Diagnostik + ggf. Therapie und Krankenhauseinweisung bei M. tropica. Bei unzureichender Erfahrung (ggf. telefonische) Therapieberatung durch Tropenmediziner. Unfixierte Ausstriche, sog. dicke Tropfen und EDTA-Blut mit Kurier/Taxi ins Tropeninstitut schicken. Effektivität der Therapie durch wiederholte Bestimmungen der Parasitämie kontrollieren.

Übersicht der Malariatherapie - Details: Siehe unten und DTG- und WHO-Empfehlungen

M. quartana:	Resochin® p.o. über 3 Tage
M. tertiana:	Resochin® p.o.*) über 3 Tage, gefolgt von 14 Tagen Primaquin p.o.
M. tropica, nicht-kompliziert:	3 Tage Riamet® p.o. (oder Malarone® p.o.) oder Eurartesim
M. tropica, kompliziert:	Artesunate i.v. oder Chinin i.v.**), gefolgt von 3 Tagen ACT (= Artemisin-based combination therapy)

*) Bei bekannten Resistenzen im Endemiegebiet Therapie mit Riamet®
**) Chinin i.v. meist kombiniert mit Doxycyclin über 7 Tage (bei KI Clindamycin)

I. **Therapie der Malaria tertiana (P. vivax/P. ovale) und M. quartana (P. malariae):**
Chloroquin (Resochin®) über 3 Tage: Chloroquin hat keine Wirkung auf die Hypnozoiten (= Leberform / Reservoir). Um bei der M. tertiana (P. vivax, P. ovale) Rezidive (= Relapse) zu verhindern, muss man im Anschluss an die Chloroquintherapie Primaquin 30 mg/d über 14 Tage geben. Vorher G-6-PDH -Mangel ausschließen (Hämolyse bei Betroffenen möglich).
Anm.: Vereinzelt Chloroquin-Resistenz bei P. vivax (Peru/Brasilien/Indonesien/PNG/Pazifik).

IIa. **Therapie der unkomplizierten M. tropica (P. falciparum)**
Artemether + Lumefantrin (Riamet®) je 4 Tbl. morgens und abends über 3 Tage (total 24 Tbl.)
Atovaquon + Proguanil (Malarone®) 4 Tbl. Einmaldosis pro Tag über 3 Tage (total 12 Tbl.)
Dihydroartemisinin + Piperaquin (Eurartesim®) 3 - 4 Tbl. Einmaldosis/d über 3 Tage (total 9 - 12 Tbl.)
Auch bei der unkomplizierten M. tropica ist in Deutschland (!) die Klinikeinweisung empfohlen. Die unkomplizierte Form wird ohne Therapie in sehr vielen Fällen in die lebensgefährliche komplizierte M. tropica übergehen. Ist ein Patient nicht in der Lage, orale Medikamente bei sich zu halten, kann die Therapie i.v. begonnen werden. Dies sollte eine Ausnahme darstellen, Umstellung auf p.o. sobald möglich.

IIb. **Therapie der komplizierten M. tropica (P. falciparum):** ACT = Artemisinin-based combination therapy
Therapie in Zentren (Intensivstation), die über Artesunat i.v. und/oder Chinin i.v. verfügen.
Artesunat i.v.: 2,4 mg/kg KG 0 h, 12 h, 24 h, dann alle 24 Stunden.
Chinin i.v. in G5%: 20 mg/kg KG loading dose, gefolgt von 10 mg/kg KG alle 8 Stunden.
Sobald wie möglich (frühestens aber 24 h nach i.v.-Beginn) soll auf eine orale Medikation umgestellt werden. Empfohlen ist nach der WHO die Folgetherapie mit einem ACT-Medikament (z.B. Riamet®), nach der DTG mit Riamet® oder Chinin oral+Doxycyclin bzw. Clindamycin.
Supportive Maßnahmen: Gängige intensivmedizinische Maßnahmen wie Monitoring, Bilanzierung (cave Lungenödem), Laborwertkontrollen durchführen und entsprechend reagieren.
Hypoglykämierisiko: Blutzucker regelmäßig kontrollieren, besonders bei Chinin i.v.
Fieber: Kühlen (Wadenwickel u.a.), Gabe von Metamizol, Paracetamol. Niemals ASS geben! Die erfolgreiche Malariatherapie ist mit Abstand der beste Fiebersenker!
Anämie: Blutübertragung nach Hb und Klinik, in Europa seltener nötig als im Endemiegebiet. Austauschtransfusionen bei Parasitämien > 20 % sind umstritten, ein Nutzen ist nicht belegt.

Prg: Die Letalität der M. tropica beträgt bei frühzeitiger Therapie < 1 % (unbehandelt > 20 %). Frühe Diagnose und adäquate Therapie sind essentiell bei der Malaria tropica.

Pro: Eine 100%ige Malariaprophylaxe gibt es nicht, sie senkt aber deutlich das Malariarisiko! Bei der Beratung aktuelle Empfehlungen berücksichtigen. Bei den meisten Malariafällen in Deutschland wurde keine korrekte Prophylaxe durchgeführt. Cave: Halbwissen bzgl. Malaria ist gefährlich!

I. **Expositionsprophylaxe:**
Schutz vor Mücken: Das Infektionsrisiko wird durch sorgfältigen Mückenschutz deutlich reduziert. Anophelesmücken stechen vor allem während des Sonnenuntergangs und nachts.
- In Endemiegebieten Aufenthalt im Freien während der Dämmerung und nachts vermeiden.

- Einreiben der Haut (besonders Knöchel) mit insektenabweisenden Repellents mit den Wirkstoffen DEET oder Icaridin - auf hohen Wirkstoffgehalt achten.
- Tragen von (heller und imprägnierter) Kleidung mit langen Ärmeln sowie langen Hosen. Aber darauf achten, dass die Kleidung gefällt, da sie sonst erfahrungsgemäß nicht getragen wird.
- Räucherspiralen u.ä. schützen nur bedingt, sind aber als Ergänzung im Freien möglich.
- Aufenthalt in mückensicheren Räumen (Klimaanlage, Mückengitter).
- Schlafen, abendliches Lesen oder Arbeiten am Laptop unter imprägnierten(!) Moskitonetzen

II. **Chemoprophylaxe:**
Eine Chemoprophylaxe verhindert nicht die Infektion, sondern unterdrückt den klinischen Ausbruch einer Malaria. Stets aktuelle Empfehlungen beachten!
- Bei Langzeitaufenthalt sollten individuell zugeschnittene Empfehlungen eingeholt werden.
- Bei Kurzzeitaufenthalten: Atovaquon/Proguanil (Malarone®) oder Mefloquin (Lariam®) Alternative: Doxycyclin, ist in Deutschland aber für diese Indikation nicht zugelassen (s.u.).

Durch die Chemoprophylaxe werden Blutstadien gehemmt. Bei P. ovale und P. vivax kann es aufgrund der Persistenz in der Leber noch Monate später zu Ausbrüchen kommen.

III. **Notfall-Selbstbehandlung** (Stand-by-Medikation mitnehmen, vor Ort manchmal Fälschungen)
Bei Reisen in Regionen mit geringem Übertragungsrisiko (die meisten Regionen in Asien und Südamerika → aktuelle Empfehlungen beachten!) empfiehlt sich eine sorgfältige Expositionsprophylaxe und Mitführen eines geeigneten Stand-by-Medikaments für den Notfall.
Medikamente zur Notfall-Selbsttherapie:
Artemether + Lumefantrin (Riamet®) oder Atovaquon + Proguanil (Malarone®)
(Mefloquin wird nicht mehr von der DTG empfohlen. Ebenso wenig wird Eurartesim® empfohlen.)
Bei der Empfehlung von Stand-by-Mitteln erhält der Reisende die Anweisung, beim Auftreten von Krankheitssymptomen sofort einen Arzt aufzusuchen. Bei Malariadiagnose → Medikament einnehmen. Nur wenn ein Arzt unerreichbar ist, soll der Erkrankte notfallmäßig das Stand-by-Mittel einnehmen und eine ärztliche Diagnostik so schnell wie möglich nachholen.

Malariaprophylaxe und Schwangerschaft:
Schwangere Frauen sollen Malariaendemiegebiete meiden! Wenn dies unvermeidbar ist oder die Reisende nicht von einer Reise abzubringen ist, soll eine sehr ausführliche Beratung erfolgen. Expositionsprophylaxe! Chemoprophylaxe den Empfehlungen entsprechend. Die Beratung dokumentieren.

Anm.: Eine aktive Immunisierung (Malaria tropica-Impfung) von Kindern in Endemiegebieten wird gegenwärtig in klinischen Studien evaluiert. Die Malariaerkrankung kann mit den derzeitig in Erprobung befindlichen Impfstoffen nicht sicher verhindert werden. Schwere Malariafälle treten aber seltener auf. Für Touristen ist ein Impfstoff aktuell vorgesehen.

Medikamente zur Malaria-Prophylaxe:
Dosisangaben für Erwachsene. Nebenwirkungen und Kontraindikationen: Siehe Packungsbeilagen. Herstellerangaben für Kinder und Schwangere beachten!

Einnahme-Übersicht der Chemoprophylaxe - auf NW und KI achten (Packungsbeilagen!)
- Malarone®: 1 Tbl/Tag; 1 Tag vor Einreise bis 7 Tage nach Verlassen des Malariagebietes
- Lariam®: 1 Tbl/Woche; 1-3 Wochen vor Einreise bis 4 Wochen nach Verlassen des Malariagebietes
- (Doxycyclin®: 1 Tbl/Tag; 1 Tag vor Einreise bis 4 Wochen nach Verlassen des Malariagebietes) Doxycyclin ist in Deutschland für diese Indikation nicht zugelassen.

- Atovaquon (250 mg) + Proguanil (100 mg) (Malarone®):
  Ind: Prophylaxe (auch Therapie) einer Malaria.
  Vorteil: Zugelassen, seltener zerebrale NW als Mefloquin, Malarone-Junior® für Kinder
  Nachteil: Teuer, tägliche Einnahme, Zulassung in Deutschland für nur 28 Tage.
- Mefloquin (250 mg; Lariam®): Zur Therapie wegen NW von der DTG nicht mehr empfohlen.
  Ind: Prophylaxe (auch Therapie einer Malaria bei Schwangeren, ansonsten kein Therapeutikum mehr).
  Vorteil: Zugelassen, wöchentliche Einnahme, preiswert, wird gut von Kindern vertragen, auch > 28 d.
  Nachteil: KI u.a. bei psychiatrischen Erkrankungen. Nicht für Taucher u.ä. „(zu?) schlechter Ruf".
- Doxycyclin-Monohydrat (100 mg):
  Ind: Malariaprophylaxe (keine Notfalltherapie!), für diese Indikation in D nicht zugelassen!
  Vorteil: Preiswert, schützt noch gegen einige andere Erreger.
  Nachteil: Nicht zugelassen, tägliche Einnahme, Lichtdermatosen, nicht Kinder < 8 J.

Medikamentenübersicht zur Therapie der Malaria:
Dosisangaben für Erwachsene, ggf. an Gewicht anpassen, Dosisangaben der Hersteller für Kinder unbedingt beachten. Für Nebenwirkungen und Kontraindikationen: siehe Packungsbeilagen. Die meisten Malariamedikamente sind QT-Verlängerer → auf Vor-/Komedikation achten! Ekg-Kontrollen sinnvoll.

- Artemether (20 mg) + Lumefantrin (120 mg) (Riamet®, Coartem®)
  Ind: Therapie der unkomplizierten M. tropica, notfallmäßige Selbstbehandlung.
  Dos: 6 Dosen mit je 4 Tbl. zu den Zeitpunkten 0, 8, 24, 36, 48, 60 h (≈ morgens + abends für 3 d)
- Artesunat i.v. (unter fragwürdigen Bedingungen hergestellt/getestet, nicht in Deutschland zugelassen)
  Ind: Nach WHO Therapie der 1. Wahl bei komplizierter M. tropica bei Kindern und Erwachsenen
  Dos: 2,4 mg/kg KG zur Stunde 0, 12 und 24, dann alle 24 Stunden
- Atovaquon (250 mg) + Proguanil (100 mg) (Malarone®):
  Ind: Therapie der unkomplizierten M. tropica, notfallmäßige Selbstbehandlung.
  Dos: Je 4 Tbl. als Einzeldosis über 3 Tage.
- Chinin i.v. (in Glukose 5 %) (in D nicht mehr im Handel, Herstellung für Kliniken in eigener Apotheke)
  Ind: Therapie der komplizierten Malaria tropica
  Dos: 20 mg/kg KG loading dose, gefolgt von 10 mg/kg KG alle 8 Stunden, plus Doxycyclin für 7 Tage bzw. Clindamycin. Umstellung auf ACT sobald wie möglich, aber frühestens nach 24 h
  Chinin p.o.: Um Resistenzbildung einzudämmen, sollte dieses Medikament nicht mehr oral gegeben werden, wird aber weltweit weiter genutzt, da sehr preiswert. Ggf. im 1. Trimenon (BZ-Kontrollen!).
- Chloroquin (z.B. Resochin®)
  Ind: Therapie der M. quartana und M. tertiana. Bei M. tertiana aus Brasilien, Peru, Indonesien und östlich davon (Resistenzen!) sollte mit Artemether/Lumefantrin (Riamet®) behandelt werden.
  Dos: 1 Tabl. Resochin® à 250 mg enthält 150 mg der therapeutisch wirksamen Chloroquinbase.
  - Erstdosis: 600 mg Chloroquinbase = 4 Tbl. Resochin®
  - Nach 6 h: 300 mg Chloroquinbase = 2 Tbl. Resochin®
  - Nach 24 h und 48 h: Je 300 mg Chloroquinbase = 2 Tbl. Resochin®
- Dihydroartemisinin (320 mg) + Piperaquin (40 mg) (Eurartesim® = ein ACT-Medikament: Artemisinin-based combination therapy)
  Ind: Therapie der unkomplizierten M. tropica, von der DTG als Stand-by-Medikament nicht empfohlen.
  Dos: je 3 - 4 Tbl./d als Einmaldosis über 3 Tage.
- Primaquine (15 mg) (in Deutschland nicht zugelassen; Bestellung über eine Internationale Apotheke)
  Ind: Zur Abschlussbehandlung einer M. tertiana (um Hypnozoiten in der Leber abzutöten).
  Dos: 30 mg (= 2 Tbl.)/d über 2 Wochen. Vor Therapie einen G6PDH-Mangel ausschließen.

BILHARZIOSE (Schistosomiasis) [B65]

Err: Schistosoma, Pärchenegel: 1 - 2,5 cm lange Saugwürmer (Trematoden)
Urogenital- oder Blasenbilharziose: S. haematobium
Darmbilharziose: S. mansoni (S. japonicum, S. intercalatum, S. mekongi)

Lebenszyklus: Gabelschwanzlarven (Zerkarien) aus Süßwasserschnecken (= Zwischenwirt) penetrieren unversehrte Haut und können (selten) eine Zerkariendermatitis auslösen (häufiger bei Zweitkontakt). Entstehende Schistosomula gelangen über Gefäße und Herz zur Lunge → erreichen dann das Pfortadersystem und entwickeln sich dort zu Würmern → evtl. Katayama-Syndrom (Fieber, Husten, Eosinophilie) → Paarung (Pärchenegel, das Weibchen liegt in der Körperrinne des Männchens, daher auch der Name Schistosoma = gespaltener Körper). Schistosoma haematobium-Pärchen siedeln sich meist in den perivesikalen Venen ab → Eiablage, Eier penetrieren die Blasenwand → Eiausscheidung mit dem Harn (S. haematobium-Ei mit Endstachel). Schistosoma mansoni-Pärchen siedeln sich meist in den Mesenterialvenen ab → Eier penetrieren die Darmwand → Eiausscheidung mit dem Stuhl (S. mansoni-Ei mit Seitenstachel). Im Wasser schlüpfen die Mirazidien → Aufnahme durch Schnecken → der Kreislauf schließt sich. Eier bleiben aber häufig im Gewebe stecken oder gelangen in andere Organe, was zu Granulombildung und den gefürchteten Komplikationen führt.

Ep.: S. haematobium fast nur in Afrika. S. mansoni in Afrika und seltener in Südamerika. Weltweit ca. 200 Mio. Infizierte, die meisten (90 %) südlich der Sahara. Reisende in Endemiegebiete erkranken häufig bei Nichtbeachten des Badeverbotes in Süßwasserseen und -flüssen.

Inf: Perkutan durch Waten oder Baden im Süßwasser, selten andere Übertragungswege

Ink: Meist 2 - 8 Wochen bis zur Akuten Bilharziose = Katayama-Syndrom. Nur etwa 2/3 der Patienten durchlaufen dieses (Warn-)Stadium! Das chronische Stadium kann sich anschließen.

KL.: Akute Bilharziose: Fieber, Eosinophilie, Husten, Kopfschmerzen u.a.
Chronische Bilharziose: Blasenbilharziose: Hämaturie, häufig keine frühen Warnzeichen
Darmbilharziose: Darmbeschwerden, häufig keine frühen Warnzeichen

Ko.: • S. haematobium: Ureterstriktur, Hydronephrose, erhöhtes Risiko für Blasen-Plattenepithel-Ca.
• S. mansoni: Periportale Fibrose (keine Zirrhose), Portale Hypertension mit klassischen Folgen
• Selten Myelitis, Neurobilharziose; auch Lunge, Herz und andere Organe können betroffen sein.

Di.: Süßwasserkontakt im Endemiegebiet, positive Serologie, ggf. Einachweis (Urin, Stuhl, Gewebe).

Th.: Praziquantel (Biltricide®): Dosis abhängig von der Art. WHO: z.B. Einmaldosis 40 mg/kg KG; DTG-Leitlinie: 3-Tages-Therapie. Therapiekontrollen nach 3, 6, 12 und 24 Monaten

Pro: Badeverbot in Endemiegebieten! Nicht auf Aussagen vor Ort („bilharziosefrei") verlassen. Praziquantel-Einnahme direkt nach dem Schwimmen nutzlos. Kein Entsorgen von Fäkalien/Urin in Gewässer. Patienten behandeln.

Anm.: Zerkarien nicht-humanpathogener Arten (z.B. Trichobilharzia, von Vögeln) können nach Baden in Binnengewässern (Mitteleuropa, Nordamerika) eine harmlose Badedermatitis verursachen.

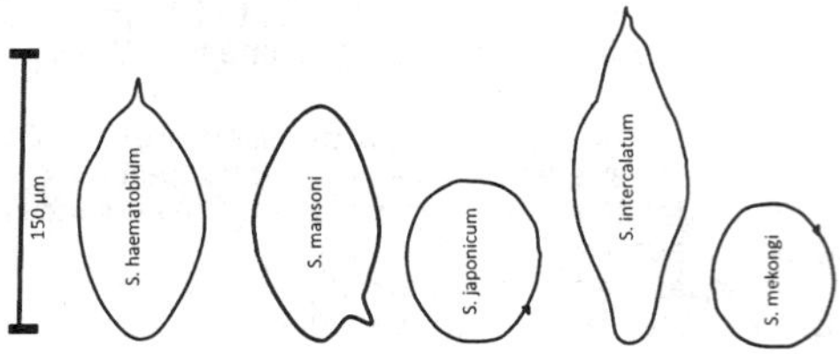

Wenn überhaupt sind Schistosoma haematobium-Eier normalerweise im Urin nachweisbar, ansonsten im Stuhl.

LEISHMANIOSE [B55]

Err: Leishmanien (obligat intrazelluläre Protozoen) → 14 humanpathogene Arten:
Sog. Alte Welt: L. major, L. tropica, L. infantum, L. donovani, L. aethiopica
Sog. Neue Welt: Subgenus Viannia (u.a. L. braziliensis) und Arten des L. mexicana-Komplexes

Ep.: Weltweit (außer Australien) 1,5 - 2 Mio. humane Fälle/J, meist handelt es sich um die kutane Leishmaniose. Reservoir sind Tiere (u.a. Nagetiere und Hunde) und der Mensch. Die (viszerale) Leishmaniose führt zu ca. 70.000 Todesfällen/J (bes. indischer Subkontinent und Ostafrika). Armut und HIV/AIDS spielen eine wichtige Rolle. Leishmaniosen in Deutschland (Menschen, Hunde) sind importierte Erkrankungen. 2011 wurden z.B. in Berlin zehn importierte Leishmaniosefälle registriert, u.a. aus dem Mittelmeerraum.
WHO-Karten: *www.who.int/leishmaniasis/leishmaniasis_maps/en* Übertragung (insb. der gefährlichen viszeralen Leishmaniose) auch über Bluttransfusionen möglich.

Inf: Übertragung durch den Stich der Sandmücke (sandfly) der Gattung Phlebotomus (sog. Alte Welt) und Lutzomyia und Psychodopygus (sog. Neue Welt). Erregerreservoir der Neuen Welt sind meist Tiere; der Alten Welt-Tiere und/oder der Mensch. Entwicklung des Erregers geschieht in Makrophagen und Monozyten. Intrazelluläre Vermehrung bei der kutanen Form in der Haut, bei viszeraler Leishmaniose gelangen Erreger in Lymphknoten, Leber, Milz und Knochenmark.

Ink: Variabel: Wochen - 2 Jahre (meist 2 - 6 Monate)

KL.:
• Viszerale L. (VL; Kala-Azar): Fieber, (Hepato-) Splenomegalie, Kachexie über ca. 1 - 2 Jahre
Ko.: Sekundärinfektionen (Pneumonie, Sepsis, bes. bei HIV/AIDS), Blutungen u.a., VL endet unbehandelt fast immer tödlich!
Lab: Panzytopenie, Elektrophorese: Albumine ↓, γ-Globuline ↑
• Kutane L. (CL): Papel (Wochen bis Monate nach dem Stich) mit Größenprogredienz. Kann ulzerieren. Lokalisation häufig im Gesicht oder an Extremitäten. Die u.a. Aleppo- oder Orientbeule genannte CL der Alten Welt heilt meist spontan narbig ab.
Die komplexe Form der kutanen Leishmaniose ist definiert als: > 3 Läsionen, Läsion > 4 cm Durchmesser, Läsion im Gesicht, Hand, über Gelenken, Haut-Schleimhautübergang, Lymphangitis oder -adenitis, Satellitenläsionen, therapierefraktäre Läsion
• Mukokutane L. (MCL): Gefürchtete Form, erst kutane Läsion, dann häufig nässende Ulzeration, oft tastbarer Lymphstrang zentripetal und Satelittenläsionen. Später Schleimhautbefall (u.a. Rhinopharynx) mit nicht selten entstellenden Zerstörungen (= Espundia)
• Sonderformen: L. recidivans (LR), Diffuse kutane L. (DCL), Post-Kala-Azar dermale L. (PKDL)

DD.: Viszerale L.: u.a. Malaria, Tuberkulose, Leukämie, Typhus abdominalis, Brucellose
Kutane L.: u.a. infizierte Insektenstiche, Lues, Mykobakteriosen, Mykosen, Malignome
Mukokutane L.: u.a. Sporotrichose, Blastomykose, Malignome, Wegener Granulomatose

Di.: Auslandsanamnese, Klinik über Wochen, Erregernachweis (Ausstrich, Histologie, Kultur, PCR) aus Material am Randwall des Geschwüres. Bei VL Punktat aus meist Milz oder Knochenmark. Ak-Nachweis nur bei VL sinnvoll (z.B. Anti-rK39-Schnelltest), aber unsicher bei Immunschwäche

Th.: Abhängig von Leishmanienart, Endemiegebiet und Präsentation. Therapie oft mit deutlichen NW.

Systemisch: Viszerale Leishmaniose, komplexe Läsionen der CL, mukokutane Formen, bei spez. Arten (Subgenus Viannia und L. amazonensis), Immunsupprimierte Patienten, Sonderformen

Lokal: Einfache Läsionen bei der kutanen Alten Welt-Leishmaniose und bei L. mexicana-Komplex der Neuen Welt, Schwangerschaft und anderen Kontraindikationen für systemische Therapie

Therapiebeispiele:
- Viszerale L.: Liposomales Amphotericin B i.v. (Tag 1-5 und 10); 2. Wahl:. Miltefosin p.o./28 d
- Kutane L.: Abwarten oder Lokalbehandlung, abhängig von Spezies mit z.B. Paromomycinsalbe oder wiederholten Pentamidin- oder Antimonpräparatunterspritzungen. Komplizierte Formen werden systemisch behandelt!
- Mukokutane L.: Systemisch, abhängig von Spezies (u.a. Liposomales Amphotericin B i.v., Miltefosin p.o/28 d)

Merke: Beratung durch einen Spezialisten/Tropeninstitut bei Diagnostik und spezifischer Therapie!

Prg: Abhängig von Leishmanienart mäßig bis sehr gut. Bei rechtzeitiger und vollständiger Therapie ist auch die Prognose der viszeralen L. relativ gut. Armut und geschwächtes Immunsystem spielen eine Rolle. Rezidive und Todesfälle sind besonders häufig bei Unterernährung und HIV/AIDS.

Pro: Schutzmaßnahmen gegen Mücken: Einreiben mit Repellents, langärmlige imprägnierte Kleidung tragen; imprägnierte Moskitonetze schützen bedingt (Mücken schlüpfen durch die großen Maschen); Besprühen der Wände mit Insektiziden (Indoor Residual Spraying), Deltamethrin-imprägnierte Hundehalsbänder, Reservoir- und Vektorkontrolle; Patienten behandeln!

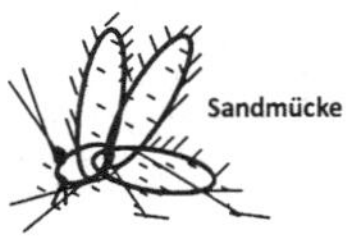

♀ 2 - 3 mm

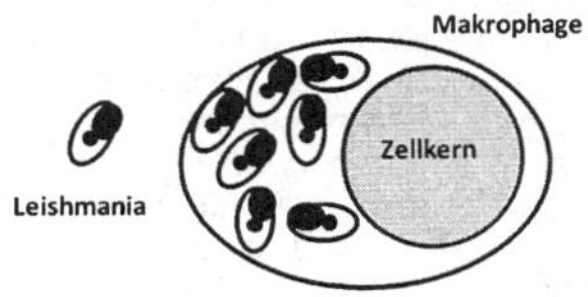

XII. ANHANG ZUM KAPITEL INFEKTIONSKRANKHEITEN

DIFFERENZIALDIAGNOSE „FIEBER [R50.9]

Def: Der physiologische Temperaturverlauf zeigt eine Tagesrhythmik mit einem Minimum in der 2. Nachthälfte bis morgens und einem Maximum am Nachmittag: Axillar (Achsel) bis 37,0 - oral bzw. sublingual und Stirn bis 37,2 - rektal und im Ohr (aurikulär) bis 37,6 - alle Werte in °C. Die Messwerte im Stirnbereich entsprechen den oralen Werten, können aber bei Vasokonstriktion falsch niedrig sein. Nach der Ovulation steigt die Temperatur um ca. 0,5° C an, ebenso nach körperlicher Anstrengung. Kleidung und Außentemperatur haben einen Einfluss. Bei Kindern treten höhere Temperaturschwankungen schneller und häufiger auf. Der Normalbereich unterliegt zusätzlich individuellen Schwankungen. Von Fieber spricht man, wenn die Kerntemperatur > 38 °C liegt.

Fiebertypen und häufigere Ursachen (Messwerte aurikulär oder rektal):

▸ Subfebril (< 38,5 °C rektal) oder febril (> 38,5 °C)
- Infektionen, Abszesse, Pyelonephritis, Endokarditis lenta, Tuberkulose
- Hyperthyreose (aber auch hochfebril bei thyreotoxischer Krise!)
- Fieber durch Arzneimittel ("drug fever") oder DRESS („drug rash with eosinophilia and systemic symptoms"): 3- 4 Wochen nach Beginn einer Medikamententherapie (bes. mit Antiepileptika oder Allopurinol Auftreten von Fieber, Exanthem, Eosinophilie, Anstieg der Leberenzyme. Einige Wochen nach Beginn des DRESS kann es zur Reaktivierung von Virusinfektionen kommen.
- Hodgkin-/Non Hodgkin-Lymphome, Tumoren des Magen-Darm-Traktes

Merke: Es gibt kein Entzündungszeichen, das nicht auch durch einen Tumor hervorgerufen sein kann!

- Hypernephrom, rezidivierende Lungenembolien, Kollagenosen, Vaskulitiden
- Fieber nach Operationen (s.u.)

▸ Fiebertypen:
- Kontinua (Tagesschwankungen bis 1 °C)
- Remittierend (Tagesschwankungen 1 - 2 °C)
- Intermittierend (starke Tagesschwankungen > 2°C)
- Septisches Fieber: Intermittierend hohe Fieberschübe mit oder ohne Schüttelfrost

Kontinua: Bakterieller Infekt (wobei man aber heute durch frühzeitige Antibiotikatherapie nur noch selten die typische Kontinua beobachtet).

Zweigipflig:
- Komplikation nach bakteriellem Infekt
- Manche Virusinfekte

Undulierend: Brucellosen, Hodgkin

Fieber bei Malaria: (Subikterus, Leberschmerzen, Tropenanamnese!)
Malaria quartana: **2** Tage fieberfrei!
Malaria tertiana: **1** Tag fieberfrei!
Malaria tropica (oder Mischinfektion): Unregelmäßiges Fieber

Fieber und weißes Blutbild:
a) Leukozytose: Bakterielle Infektion
b) Leukopenie: Virusinfekt, Typhus (!), Brucellosen, vermehrter peripherer Verbrauch von Granulozyten; Therapie mit Zytostatika oder Immunsuppressiva.

Diagnostische Hinweise:

- Fieber objektivieren, in Zweifelsfällen dreigleisig messen: Axillar < bukkal < rektal, wobei die bukkal gemessenen Werte zwischen den beiden anderen liegen (was die Patienten meist nicht wissen) → Ausschluss vorgetäuschter Temperaturen.
- Anamnese:
  - Auslandsreisen? (Malaria, Typhus, Amöbenruhr, Denguefieber, tropische Viruserkrankungen u.a.)
  - Umgang mit (erkrankten) Tieren? Kontakt zu Patienten mit Infektionskrankheiten?
  - Welche Medikamente wurden vor dem Fieber genommen? ("drug fever")
- Gezielte kulturelle/serologische Diagnostik, wenn Anamnese und Klinik Verdachtshinweise geben auf Ort und Art der Infektion (Urinkultur, Sputumkultur u.a.)
- Wiederholte Blutkulturen (mindestens an 2 aufeinanderfolgenden Tagen je 2 - 3 Proben) bei unklarem Fieber
- "Dicker Tropfen" bei Fieber und Tropenanamnese
- TSH basal, CRP/BSG, evtl. Rheumaserologie (RF, ANA u.a.)

  Anm.: Ungezielte serologische und immunologische „Rundumschläge" bringen einen nur selten diagnostisch weiter.

- Organscreening (Sonografie von Abdomen, Herz und Schilddrüse, Rö. Thorax, transösophageales Echo bei Verdacht auf Endokarditis, gastroenterologische Diagnostik, Schilddrüsenfunktion, gynäkologische/urologische Untersuchung)

Fieber unklarer Genese (fever of unknown/unexplained origin = FUO):

1. FUO bei neutropenischen Patienten (Zahl der neutrophilen Granulozyten < 1.000/µl) unter/nach Zytostatikatherapie tritt in ca. 75 % aller Patienten auf. In 50 % d.F. bleibt die Genese ungeklärt. Bis zum Beweis des Gegenteils ist als Ursache eine Infektion zu unterstellen. In der Mehrzahl der Fälle handelt es sich um Staphylokokken, Streptokokken oder gramnegative Bakterien (Pseudomonas aeruginosa, E. coli, Klebsiellen); evtl. auch Pilze. Nach Einleitung einer Basisdiagnostik (aerobe/I Blutkulturen, Urinkultur, Rö.-Thorax, Sono-Abdomen, Inspektion von Mund, Ano-/Genitalregion, Venenkatheter evtl. entfernen u.a.) wird unverzüglich eine Breitspektrum-Antibiotikatherapie gestartet. Je schneller mit der Therapie begonnen wird, umso höher sind die Erfolgschancen!

   Therapieempfehlung:
   z.B. Piperacillin/Tazobactam + Aminoglykosid oder 3. Generations-Cephalosporin + Aminoglykosid. Falls innerhalb von 72 h keine Besserung eintritt: Umstellung auf antibakterielle antimykotische Therapie, z.B. Carbapenem (Imipenem, Meropenem) + Glykopeptid (Teicoplanin, Vancomycin) + Amphotericin B. Bei Vorliegen von pulmonalen Infiltraten sollte bereits im ersten Therapieregime Amphotericin B enthalten sein, da bei ca. 30 % Pilzinfektionen vorliegen.

2. FUO ohne Neutropenie: Abszesse, Endokarditis, Tuberkulose, HIV-Infektion und opportunistische Infektionen

3. Nosokomiales FUO: Fieber > 38 °C bei einem hospitalisierten Patienten, der zum Zeitpunkt der Hospitalisierung noch keine Zeichen einer Infektion hatte.
   Urs: Infizierte intravasale Katheter, Harnwegsinfektionen, Pneumonien, Sinusitis, Reaktivierung von CMV und HSV
   TVT/Lungenembolien

   3 Häufige Ursachen von Fieber nach Operationen:
   - Wundinfektionen
   - Nosokomiale Pneumonien (Intensivstationen!) und Harnwegsinfektionen (Blasenverweilkatheter!)
   - TVT und Thromboembolien

4. FUO bei HIV-Infektion: Bei CD4-Lymphozyten < 200/µl Auftreten opportunistischer Infektionen, z.B. P. jirovecii, Mykobakterien u.a.; weitere Infektionen: Siehe Kap. HIV/AIDS. Bei Patienten unter antiretroviraler Therapie evtl. inflammatorisches Immunrekonstitutions-Syndrom (IRIS)

5. FUO verursacht durch Malignome, Kollagenosen, Medikamente (drug fever) u.a.

In bis zu 25 % d.F. von FUO findet man die Ursache nicht.

Therapeutische Hinweise bei Patienten ohne Neutropenie und ohne bedrohliche Symptomatik:
Patient 2 - 3 Tage beobachten; dabei Fieber objektivieren (selten wird Fieber vorgetäuscht bei „Münchhausen"-Syndrom) und ausführliche Diagnostik einleiten.

- Ausreichende Flüssigkeitszufuhr sicherstellen!
  Perspiratio insensibilis (= unsichtbarer Flüssigkeitsverlust durch Haut und Lunge):
  - Bei normaler Körpertemperatur ca. 1,0 ℓ/24 h
  - Faustregel: Je 1 °C > 37 °C zusätzlich 0,5 - 1,0 ℓ Wasser
  Diese Mindestwerte müssen bei der Wasserbilanzierung berücksichtigt werden und den sichtbaren Ausscheidungen aus Nieren, Magen-Darm-Trakt und evtl. Wunden/Fisteln/Sonden hinzugerechnet werden.
- Alle nicht lebenswichtigen Medikamente absetzen (drug fever ?).
- Wenn Fieber symptomatisch gesenkt werden muss, dann langsam und gleichmäßig, damit der Kreislauf nicht belastet wird (Paracetamol und/oder physikalisch, z.B. durch nasskalte Wadenwickel).
- Leichtes Fieber braucht bei Patienten ohne Herzerkrankung nicht gesenkt werden.
- Keine therapeutischen Maßnahmen, die die Diagnostik verschleiern oder unmöglich machen, z.B.
  - Antibiotikagabe nicht vor bakteriologischer Untersuchung
  - Wenn nur der leiseste Verdacht auf Hyperthyreose besteht, keine Röntgenkontrastmittel vor einer Schilddrüsendiagnostik.
  - Probeexzisionen bei Verdacht auf Kollagenosen/Vaskulitiden sind nicht mehr aussagekräftig nach vorausgegangener wochenlanger Kortikosteroid-Therapie.
- Negative serologische Untersuchungen auf Antikörper im Beginn einer Erkrankung und bei Immunschwäche/-suppression schließen die Erkrankung nicht aus!
- Wenn Antibiotika bei unklaren Infekten gegeben werden müssen, dann solche mit breitem Wirkspektrum. Evtl. spätere Korrektur nach Antibiogramm.

AUTOINFLAMMATIONSSYNDROME / Periodische Fiebersyndrome (PFS) (Autoinflammatory Disorders, Hereditary periodic fever syndromes)

Def: Erbliche Erkrankungen mit periodischen Fieberschüben. Auch wenn die Erkrankungen relativ selten sind, sollte man sie differenzialdiagnostisch kennen. Die Mutationen bei diesen Erkrankungen führen zu einer gestörten Zytokinbalance. Leitsymptome sind rezidivierende Fieberepisoden und fakultativ Serositiden, Arthritiden und Exantheme; laborchemisch imponieren hohe Entzündungsparameter.

Name	Familiäres Mittelmeerfieber (FMF) (am häufigsten)	Hyper-IgD-Syndrom (HIDS)	TNF-Rezeptor-assoziiertes periodisches Fieber (TRAPS)	Muckle-Wells-Syndrom (MWS)*)	Familiäre Kälteurtikaria (Syndrom) = FCUS*)	Zyklische Neutropenie (ZN)
Manifestation	< 10 Lj.	< 1 Lj.	~ 10 Lj.	Variabel	< 1 Lj.	< 5 Lj.
Dauer in Tagen	1 - 3	3 - 7	Ca. 14	Tage	Tage - Wochen	4 - 5
Intervall	Wochen - Monate	4 - 8 Wochen	Monate	Variabel	Exposition	20 Tage
Klinik	Polyserositis Peritonitis Pleuritis	Lymphknotenvergrößerungen Konjunktivitis Bauchschmerzen	Ödeme Myalgien Bauchschmerzen	Taubheit Arthralgien	Kälteintoleranz Konjunktivitis	Aphthöse Stomatitis
Arthritis	Monoarthritis	Polyarthritis	Selten	Synovitis	Schmerzhafte Arthritis	Keine
Hautbefunde	Erysipelähnlich (beinbetont)	Makulopapulöse Plaques	Schmerzhafte erythematöse Plaques	Urtikaria	Urtikaria	Kutane Infekte
Komplikationen	Amyloidose	Amyloidose	Amyloidose	Amyloidose Taubheit	Amyloidose	Sepsis
Labor	C5a-Inhibititor Serumamyloid A (SAA)	IgD / (IgA) (↑) MVK	Typ1-TNF ↓	Keine	Keine	Neutropenie
Erbgang	autosomal-rezessiv und dominant	autosomal-rezessiv	autosomal-dominant	autosomal-dominant	autosomal-dominant	autosomal-dominant
Chromosom/Gen	16p13/MEFV	12q24/MVK	12p13/TNFRSF1A	1q44/NLRP3	1q44	19p13.3
Protein	Pyrin / Marenostrin	Mevalonatkinase	TNFRSF1A	Cryopyrin/NALP3*)	Cryopyrin*)	Neutrophilen-elastase
Therapie	Colchicin Etanercept Anakinra (= IL-1-Antagonist)	Kortison Anakinra (= IL-1-Antagonist)	Kortison Etanercept	Anakinra Canakinumab (= IL-1-Antagonist)	Anakinra Canakinumab (= IL-1-Antagonist)	G-CSF

*) Cryopyrin-assoziierte periodische Fiebersyndrome

Weitere seltene hereditäre Fiebersyndrome:
1. CINCA (chronic infantile neurological and arthritis syndrome)
2. PAPA-Syndrom (pyogene sterile Arthritis, Pyoderma gangraenosum, Akne)
3. PFAPA-Syndrom (periodisches Fieber, aphthöse Stomatitis, Pharyngitis, Adenitis)
4. Interleukin 1-Rezeptor-Antagonist-Defizienz (= DIRA) - 5. Schnitzler-Syndrom - 6. Systemische juvenile idiopathische Arthritis (M. Still)
7. Nicht-bakterielle Osteitis (= chronisch rekurrierende multifokale Osteomyelitis [CRMO])

Meldepflichtige Infektionskrankheiten nach §§ 6 / 7 Infektionsschutzgesetz (IfSG)

Internet-Infos: z.B. *www.gesundheitsamt.neustadt.de* → *Infektionskrankheiten*

Das Infektionsschutzgesetz verfolgt den Zweck, einer Übertragung von Infektionskrankheiten beim Menschen vorzubeugen. Einen wichtigen Baustein stellt die gesetzliche Regelung über die Meldung von Fällen bestimmter Infektionskrankheiten an die Gesundheitsbehörden dar (Meldepflichten), um eine zeitnahe Reaktion durch die Gesundheitsbehörden zu ermöglichen. Zu unterscheiden sind:

- Namentliche Meldung bei übertragbaren Krankheiten (§ 6 IfSG) - unverzüglich, muss spätestens innerhalb von 24 Stunden beim Gesundheitsamt vorliegen. Eine Meldepflicht besteht bei Krankheitsverdacht, Erkrankung und Tod!
- Namentliche Meldung bei direktem oder indirektem Labornachweis von Krankheitserregern (§ 7 Abs. 1 IfSG), wenn dieser auf eine akute Infektion hinweist - ebenfalls unverzüglich, muss spätestens innerhalb von 24 Stunden Gesundheitsamt vorliegen..
- Nichtnamentliche Meldung bei Labornachweis von Krankheitserregern (§ 7 Abs. 3 IfSG), fallbezogen verschlüsselt innerhalb von 2 Wochen an das Robert-Koch-Institut.

Üblicherweise erfolgen Meldungen schriftlich mithilfe spezieller Meldeformulare (weitere Infos siehe unter *www.rki.de*). In dringenden Fällen ist zusätzlich eine telefonische Vorabinformation des Gesundheitsamtes sinnvoll, um dadurch den Beginn seuchenhygienischer Maßnahmen zu beschleunigen (z.B. die Ermittlung von Kontaktpersonen für eine frühzeitige Postexpositionsprophylaxe).

Eine unterlassene oder verspätete Meldung kann als Ordnungswidrigkeit oder als Straftat geahndet werden.

Zur Meldung von Krankheiten nach § 6 sind verpflichtet (Auswahl):

- der feststellende Arzt (in Einrichtungen teilweise auch der Leitende Arzt bzw. Abteilungsarzt oder behandelnde Arzt)
- Leiter von pathologisch-anatomischen Instituten

Zur Meldung nach § 7 sind verpflichtet (Auswahl):

- Leiter von Labors sowie Leiter von pathologisch-anatomischen Instituten
- Behandelnde Ärzte, wenn sie Laboruntersuchungen zum Erregernachweis selbst durchführen (z.B. bei einem Influenza-Schnelltest).

Wichtige Besonderheiten:

- Tollwut: Neben Verdacht, Erkrankung und Tod ist auch der Kontakt zu einem tollwutverdächtigen Tier (Verletzung oder Berührung) namentlich meldepflichtig.
- Bedrohliche Krankheiten / Nachweis gefährlicher Krankheitserreger, die im Gesetz nicht explizit aufgeführt sind: Namentliche Meldepflicht, wenn eine schwerwiegende Gefahr für die Allgemeinheit anzunehmen ist und Krankheitserreger als Ursache vermutet werden. Hierunter fallen beispielsweise schwer verlaufende Infektionen mit Clostridium difficile.
- Häufung nosokomialer Infektionen: Nichtnamentlich meldepflichtig, wenn ein epidemischer Zusammenhang wahrscheinlich ist oder vermutet wird.
- In manchen Bundesländern gelten aufgrund von § 15 Abs. 3 IfSG abweichende Bestimmungen, nach denen weitere Krankheiten meldepflichtig sind (z.B. Borreliose). Hier müssen die landesspezifischen Bestimmungen beachtet werden (Information erteilt das zuständige Gesundheitsamt).
- Impfschäden: Ebenfalls namentlich meldepflichtig, solange es sich nicht um eine Impfreaktion im üblichen Ausmaß handelt.

In der nachfolgenden Tabelle sind alle meldepflichtige Infektionskrankheiten zusammengefasst. Rechtlich bindend ist jedoch der Text des Infektionsschutzgesetzes sowie der Meldepflichtsverordnung nach § 15 IfSG.

Erläuterungen der verwendeten Symbole:

+ = Namentlich
(+) = Nichtnamentlich unmittelbar an das Robert-Koch-Institut
✳ = Meldepflicht bei Personen im Lebensmittelbereich (§ 42 IfSG) oder bei zwei oder mehr gleichartigen Erkrankungen mit vermutetem epidemischem Zusammenhang

Meldepflichtige Infektionskrankheiten nach §§ 6 / 7 IfSG (Infektionsschutzgesetz):

Krankheit	Meldepflicht Krankheit § 6	Meldepflicht Erreger § 7
Adenovirus-Konjunktivitis		+
Botulismus	+	+
Brucellose		+
Cholera	+	+
Diphtherie	+	+
Echinokokkose		(+)
Enteritis infectiosa durch		
- Adenoviren	✳	
- Astroviren	✳	
- Campylobacter	✳	+
- Coronaviren	✳	
- Cryptosporidium parvum (humanpathogene Stämme)	✳	+
- Entamoeba histolytica	✳	
- Escherichia coli (alle darmpathogenen Formen)	✳	+
- Giardia lamblia	✳	+
- Noroviren	✳	+
- Rotaviren	✳	+
- Salmonellen	✳	+
- Yersinia enterocolitica	✳	+
- Übrige Formen einschl. mikrobiell bedingter Lebensmittelvergiftungen	✳	
Enteropathisches hämolytisches urämisches Syndrom (HUS)	+	+
Fleckfieber		+
FSME		+
Haemophilus influenzae (direkter Nachweis in Blut oder Liquor)		+
HIV		(+)
Humane spongiforme Enzephalopathie (Creutzfeld-Jakob-Krankheit)	+	+
Influenza		+
Sonderfall: Vogelgrippe - A/H5N1; A/H7N9	+	+
Läuserückfallfieber		+
Legionellose		+
Lepra		+
Leptospirose (Labornachweis humanpathogener Stämme)		+
Listeriose (Nachweis aus Liquor, Blut sowie normalerweise anderen sterilen Substraten und Abstrich bei Neugeborenen)		+
Lues		(+)
Malaria		(+)
Masern	+	+
Meningokokken-Meningitis oder -sepsis	+	+
Milzbrand	+	+
MRSA (Nachweis in Blut und Liquor)		+
Mumps	+	+
Ornithose		+
Paratyphus A, B und C	+	+
Pertussis	+	+
Pest	+	+
Poliomyelitis (jede schlaffe Lähmung, außer wenn traumatisch bedingt)	+	+
Psittakose		+
Q-Fieber		+
Röteln einschließlich Rötelnembryopathie	+	+
Shigellenruhr	✳	+
Tollwut (siehe Anmerkungen auf der Vorseite)	+	+
Toxoplasmose (nur konnatal)		(+)
Trichinose		+
Tuberkulose (siehe Kapitel „Tuberkulose“)	+	+
Tularämie		+
Typhus abdominalis	+	+
Varizellen (bzw. Labornachweis von VZV auch bei Herpes zoster)	+	+
Virusbedingtes hämorrhagisches Fieber (z.B.: Chikungunya, Ebola, Gelbfieber, Hanta, Lassa, Marburg)	+	+
Virushepatitis A / B / C / D / E (siehe Kapitel „Hepatitis“)	+	+
Virushepatitis alle übrigen Formen (siehe Kapitel „Hepatitis“)	+	

Initialtherapie bakterieller Infektionskrankheiten Erwachsener in der Praxis

(In Anlehnung an die Empfehlungen der Paul-Ehrlich-Gesellschaft für Chemotherapie e.V.)

Diagnose	Häufigste Erreger	Mittel der Wahl	Alternativen
Infektionskrankheiten des Mund- und Rachenraumes sowie des Respirationstraktes			
Akute Bronchitis	Meist: Viren: Keine Antibiotika Nur selten: Pneumokokken Haemophilus influenzae Moraxella catarrhalis Chlamydia pneumoniae	--- Cephalosporine Gr. 2/3 Aminopenicillin BLI (Beta-Lactamase-Inhibitor) Makrolid	Fluorchinolone Gr. 3/4 Ketolid Doxycyclin
Akute Exazerbation der COPD = AECB	Siehe Kap.COPD		
Pneumonie ambulant erworben = CAP	Siehe Kap. Pneumonie		
Tonsillitis, Pharyngitis Erysipel	A-Streptokokken	Phenoxypenicillin Cephalosporine Gr. 2/3	Makrolide
Lyme-Borreliose	Borrelia burgdorferi	Stadienabhängige Therapie Doxycyclin (St. 1)	Siehe Kap. Lyme-Borreliose Ab Stad. 2 Ceftriaxon
Magen-Darm-Infektionen			
Akute Enteritis	Salmonellen Campylobacter jejuni Yersinien Shigellen	Ciprofloxacin	Aminopenicilline TMP/Sulfonamid Makrolide nur bei Campylobacter
Bemerkungen: Infektionen durch Salmonellen, Campylobacter oder Yersinien nur in Ausnahmefällen antibakteriell behandeln.			
HP-Gastritis Ulcus duodeni/ ventriculi MALT-Lymphom	Helicobacter pylori	Amoxicillin + Clarithromycin + Protonenpumpenhemmer	Clarithromycin + Metronidazol + Protonenpumpenhemmer
Divertikulitis	Escherichia coli Enterokokken Bacteriodes fragilis	z.B. Metronidazol + Fluorchinolon Gr. 2/3	Siehe Kap. Divertikulitis
Gallenwegsinfektionen			
Cholangitis Cholezystitis	Escherichia coli Enterokokken Klebsiellen Anaerobe und aerobe Streptokokken Selten Clostridium perfringens 1-3%	Ciprofloxacin oder Ceftriaxon	
Bemerkungen: Bei Steinen endoskopische bzw. chirurgische Therapie! Endoskopische Unters. der Gallenwege: Prophylaxe mit Ciprofloxacin			
Harnwegsinfektionen			
Akute unkomplizierte Zystitis der Frau im geschlechtsaktiven Lebensalter	Escherichia coli 75 - 85 % Proteus mirabilis 10 - 15 % Staphylokokken 5 - 15 % Andere Erregerarten selten	Fosfomycin oder Nitrofurantoin	Aminopenicilline (Mittel der Wahl bei Schwangerschaft)
Bemerkungen: Bei typischen Beschwerden (akute Dysurie) und Leukozyturie erfolgt die Therapie als Kurzzeittherapie (bis 3 Tage). Urinkontrolle nach 1 bis 2 Wochen.			
Akute unkomplizierte Pyelonephritis	Escherichia coli 70 - 85 % Proteus mirabilis 10 - 18 % Andere Erreger selten	Ciprofloxacin oder Levofloxacin	Aminopenicilline BLI
Bemerkungen: Bei typischem klinischem Bild (Flankenschmerz, Fieber) und Leukozyturie kann die Therapie (Dauer 7 bis 14 Tage) ggf. ohne mikrobiologische Untersuchung begonnen werden. Bei atypischem Verlauf oder Rezidiv ist eine mikrobiologische Untersuchung erforderlich.			
Komplizierte Harnwegsinfektionen	Escherichia coli 30 - 50 % Proteus mirabilis 10 - 15 % Sonstige Enterobakterien 10 - 20 % Pseudomonas aeruginosa 5 - 10 % Enterokokken 10 - 20 % Staphylokokken 10 - 20 %	Nach Testung	
Bemerkungen: Therapiedauer mindestens 7 bis 10 Tage und länger. Wegen der Multiresistenz vieler Erregerarten Chemotherapie grundsätzlich nur nach bakterieller Testung; in Ausnahmefällen (z.B. Fieber) Beginn der Therapie nach Uringewinnung zur bakteriologischen Untersuchung mit einem Breitspektrum-Chemotherapeutikum; Ursache urologisch abklären.			
Genitalinfektionen			
Lues	Treponema pallidum	Benzathinpenicillin i.m.	Doxycyclin bei Penicillinallergie
Gonorrhoe	Neisseria gonorrhoeae	Ceftriaxon + Azithromycin (Einmaldosis)	
Unspezifische Urethritis	Chlamydia trachomatis	Doxycyclin	Makrolid
Bemerkungen: Bei Genitalinfektionen Partnerbehandlung notwendig!			

Übersicht über Antibiotikagruppen

(mit freundlicher Genehmigung von Prof. Dr. med. F. Vogel, Hofheim)
(o = oral / p = parenteral anwendbar)

Gruppe	Beispiele	p / o	Wirkspektrum
PENICILLINE			
Penicilline	Benzylpenicillin (= Penicillin G) Phenoxymethyl-Penicillin (Penicillin V)	p o	Wirksam gegen Streptokokken einschl. Pneumokokken
Aminopenicilline	Amoxicillin Ampicillin	o p / o	- Penicillin-Wirkspektrum - Wirksam gegen Enterokokken und einige wenige gramnegative Erreger ohne Betalaktamase-Produktion - Nicht wirksam gegen Staphylokokken und Anaerobier mit Betalaktamase-Produktion
Aminopenicilline / Betalaktamase-Inhibitoren	Amoxicillin / Clavulansäure Ampicillin / Sulbactam	p / o p / o	- Penicillin-Wirkspektrum - Wirksam gegen Enterokokken und einige gramnegative Erreger mit Betalaktamase-Produktion
Acylaminopenicilline	Mezlocillin Piperacillin	p p	- Wirksam im grampositiven Bereich einschl. Enterokokken - Nicht wirksam gegen Betalaktamase-produzierende Staphylokokken - Wirksam gegen gramnegative Erreger ohne Betalaktamase-Produktion - Unterschiedliche Aktivität gegen Pseudomonaden
Acylaminopenicilline / Betalaktamase-Inhibitoren	Piperacillin / Tazobactam	p	- Wirksam im grampositiven Bereich einschl. Enterokokken
Isoxazolylpenicilline	Flucloxacillin Oxacillin	p / o p / o	Wirksam gegen grampositive Erreger mit Betalaktamase-Produktion (Staphylokokken-Penicilline)
CEPHALOSPORINE			
Gruppe 1	Cefazolin Cefalexin Cefadroxil Cefaclor	p o o o	- Wirksam gegen grampositive und einige wenige gramnegative Bakterien - Stabil gegenüber Penicillinase aus Staphylokokken - Instabil gegenüber Betalaktamasen gramnegativer Bakterien
Gruppe 2	Cefuroxim Cefotiam	p / o p	- Gut wirksam gegen grampositive und gramnegative Bakterien - Stabil gegenüber Penicillinasen aus Staphylokokken und den meisten Betalaktamasen gramnegativer Bakterien
Gruppe 3a	Cefotaxim Ceftriaxon Ceftibuten Cefixim Cefpodoxim	p p o o o	- Deutlich besser wirksam als Gruppe 1 und 2 gegen gramnegative Bakterien - Stabil gegenüber zahlreichen Betalaktamasen gramnegativer Bakterien - Schwächer wirksam gegen einige grampositive Bakterien - Unwirksam gegen Enterokokken, gegen Staphylokokken schwach wirksam
Gruppe 3b	Ceftazidim	p p	Wirkungsspektrum wie Cephalosporine Gruppe 3a mit zusätzlich guter Wirksamkeit gegenüber Pseudomonaden
Gruppe 4	Cefepim	p	Sehr breites Wirkspektrum
Gruppe 5	Ceftarolin	p	Auch bei MRSA-Infektionen wirksam

Gruppe	Beispiele	p / o	Wirkspektrum
CARBAPENEME			
	Imipenem / Cilastatin Meropenem Ertapenem Doripenem	p p p p	Breites Wirkspektrum im grampositiven und gramnegativen Bereich inkl. der Anaerobier
GLYKOPEPTIDE			
	Vancomycin Teicoplanin	p p	- Wirksam gegen Streptokokken einschl. Enterokokken - Wirksam gegen Staphylokokken einschl. MRSA
FLUORCHINOLONE			
Gruppe 1	Norfloxacin	o	- Im wesentlichen auf Harnwegsinfektionen beschränkte Indikation - Wirksam im gramnegativen Bereich
Gruppe 2	Ofloxacin Ciprofloxacin	p / o p / o	- Teilweise systemisch anwendbar, breite Indikation - Stärker wirksam gegen gramnegative Erreger als Gruppe 1, teilweise mit Aktivität gegen Pseudomonas - Begrenzt wirksam gegen Pneumokokken, Staphylokokken und „atypische" Pneumonieerreger (Chlamydien, Mykoplasmen, Legionellen)
Gruppe 3	Levofloxaxin	p / o	- Gut wirksam im gramnegativen und grampositiven Bereich einschl. Pneumokokken, Staphylokokken, Streptokokken - Gute Aktivität gegen „atypische" Pneumonieerreger (Chlamydien, Mykoplasmen, Legionellen)
Gruppe 4	Moxifloxacin	p / o	Ähnliches antibakterielles Wirkspektrum wie Gruppe 3 mit verbesserter Aktivität gegen Anaerobier
MAKROLIDE			
Ältere Makrolide	Erythromycin	p / o	- Wirksam gegen „atypische" Pneumonieerreger (Chlamydien, Mykoplasmen, Legionellen) - Wirksam gegen Streptokokken einschl. Pneumokokken - Keine ausreichende Aktivität gegen Haemophilus influenzae
Neuere Makrolide	Azithromycin Clarithromycin Roxithromycin Telithromycin	o p / o o o	- Wirkspektrum wie ältere Makrolide mit verbesserter Aktivität gegen Haemophilus influenzae - Telithromycin wirkt auch bei Erythromycin-resistenten Pneumokokken
AMINOGLYKOSIDE			
	Amikacin Gentamicin Tobramycin	p p p	- Wirksam gegen Enterobakterien - Wirksam gegen Pseudomonaden (insbes. Tobramycin)
TETRACYCLINE			
	Doxycyclin	p / o	- Wirksam gegen „atypische" Pneumonieerreger (Chlamydien, Mykoplasmen, Legionellen), zunehmende Resistenz bei Pneumokokken
TRIMETHOPRIM			
Trimethoprim mit oder ohne Sulfonamid	Trimethoprim ebenso wirksam wie Co-trimoxazol (hier evtl. NW durch den Sulfonamidanteil)	o	- Wirksam gegen verschiedene grampositive und gramnegative Bakterien - Wirksam bei eitriger Bronchitis, Reisediarrhö, Pneumocystis jiroveci. Bei Harnwegsinfektionen Resistenzen.

WICHTIGE IMPFUNGEN IM ERWACHSENENALTER

Aktuelle STIKO-Empfehlungen beachten: *www.rki.de*

	TETANUS (S)	DIPHTHERIE (S)	POLIOMYELITIS (S)	INFLUENZA (S / I)	Andere Impfungen
Art der Impfung	Aktiv Totimpfstoff aus formalinbehandeltem Tetanustoxoid	Aktiv Totimpfstoff mit Aluminium-Formalin-Toxoid	Aktiv: IPV= Parenteraler Totimpfstoff (nach Salk)	Aktiv Totimpfstoff auf der Grundlage der aktuellen, von der WHO empfohlenen Antigenkombination	**Masern-, Mumps-, Rötelnimpfung (MMR) Pneumokokken-, Meningokokken-, Pertussis-Impfungen** Siehe unter den jeweiligen Kapiteln!
Durchführung der Grundimmunisierung bei Erwachsenen (Kinder: Siehe Herstellerangabe!)	2 Inj. i.m. à 0,5 ml im Abstand von 4 Wochen, 3.Inj. nach 6 - 12 Monaten	Grundimmunisierung: 3 Inj. (0 - 1 - 6 Monate); ab 6. Lj. nur mit reduzierter Toxoiddosis **d** = mind. 2 IE Toxoid	2 Injektionen im Abstand von 2 - 6 Monaten	Jährliche Impfung, vorzugsweise im Herbst (vor Beginn einer Influenzaepidemie)	**Tollwut-Impfung:** (I)
Schutzdauer (Intervall zur Auffrischimpfung)	10 Jahre nach 3. Injektion Auffrischimpfungen mit Tdap-Impfstoff (bei Polio-Indikation mit Tdap-IPV-Impfstoff)	10 Jahre	10 Jahre Auffrischimpfung bei Erwachsenen, die in Risikogebiete leben oder reisen.	1 Jahr	Ind: Längerer Aufenthalt in Risikoländern (z.B. Indien) Deutschland gilt seit 2008 als frei von Wildtollwut (Ausnahme: Fledermäuse !)
Komplikationen	Sehr selten Erkrankungen des peripheren Nervensystems			Sehr selten Guillain-Barré-Syndrom; Thrombozytopenie, Vaskulitis	
Spezielle Kontraindikationen		Thrombozytopenie	Bei Lebendvakzine Patienten mit Immunschwäche	Allergie gegen Hühnereiweiß (allergische Reaktionen!)	Dos: PCEC-Impfstoff (Rabipur®) 3 Dosen i.m. an den Tagen 0, 7, 21 oder 28,
Epidemiologie	Weltweit	Letzte Epidemie in den GUS-Staaten (Höhepunkt 1995)	Weltweit Eradikationsziel der WHO	Influenza A führt weltweit zu Epidemien im Intervall von 2-3 J., alle 10-40 J. zu neuen Pandemien mit Mio Toten; Erkrankungshäufigkeit im Winterhalbj.	Auffrischimpfung nach Titerkontrolle alle 2 - 5 J. Tierkontakt meiden (Hunde, Fledermäuse u.a.)
Bemerkungen	Postexpositionell bei fehlendem Impfschutz Simultanprophylaxe mit Tetanus-Hyperimmunglobulin aktive Impfung	Bei Reisen in osteuropäische Länder unbedingt auf Impfschutz achten!	OPV = orale Lebendvakzine (nach Sabin) wird nicht mehr eingesetzt wegen des Risikos einer Vakzine-assoziierten Polio (VAP)(1 : 4,5 Mio.)	Bei Personen > 60 J. und chronisch Kranken (Gefährdeten) auch Pneumokokken-Impfung empfehlen!	

S = Standardimpfungen für alle Menschen; I = Indikationsimpfungen bei Risikogruppen; B = bei beruflichem Risiko; R = Impfungen aufgrund von Reisen

Lokal- und Allgemeinreaktionen bei Impfungen:
1. Lokal: Rötungen, Schwellung, Schmerz an der Inj. Stelle, Vergrößerung lokaler Lymphknoten
2. Generalisiert: Abgeschlagenheit, Fieber, grippeähnliche Reaktion, selten allergische Reaktion

Allgemeine Kontraindikationen bei aktiven Impfungen:
1. Akut behandlungsbedürftige (fieberhafte) Erkrankungen (2 Wochen Abstand)
2. Bekannte NW/Unverträglichkeiten, Allergie gegen Bestandteile des Impfstoffes (Eiweiß/Konservierungsmittel)
3. Unter Antikoagulanzientherapie keine i.m.-Injektionen (→ evtl. s.c.-Injektionen)
4. Lebendimpfstoffe sind kontraindiziert bei Schwangerschaft und (abhängig vom Immunstatus) bei Immundefekten (Totimpfstoffe sind nicht kontraindiziert).

	HEPATITIS A (I R)	HEPATITIS B (I R B)	TYPHUS (R)	GELBFIEBER (R)	FSME (I R)
Art der Impfung	Aktiv Totimpfstoff: Al-OH-Adj.-Impfstoff Liposomal-Impfstoff	Aktiv Totimpfstoff mit HBs-Ag Kinder: Generelle Impf. Erwachsene: z.Z. Indikationsimpfung	Aktiv: 2 Alternativen: • Orale Lebendvakzine • Parenter. Totimpfstoff	Aktiv Lebendimpfstoff mit attenuiertem Virus YF-Stamm "17D" aus Hühnerembryonen	Aktiv Totimpfstoff; formalininaktivierte FSME-Vakzine
Durchführung der Grundimmunisierung bei Erwachsenen (Kinder: Siehe Herstellerangabe!)	Als Einzelimpfstoff 2 Dosen i.m. (M. deltoideus) zu den Zeitpunkten 0 und 6 Monaten; evtl. Vortestung (anti-HAV)	3 Inj. möglichst intradeltoidal zu den Zeitpunkten 0 - 1 - 6 Monaten Nur bei Erwachsenen Vortestung (anti-HBc)	Je 1 Kapsel oral an den Tagen 1, 3 und 5 eine Stunde vor der Mahlzeit oder 1 parenterale Impfdosis	1 Inj. à 0,5 ml s.c.	3 Inj. à 0,5 ml i.m.; 2. Inj. nach 1 - 3 Monaten 3. Inj. nach 9 -12 Monaten
Schutzdauer (Intervall zur Auffrischungsimpfung)	über 10 Jahre; evtl. AK-Titer-Kontrolle	10 Jahre Nachtestung (anti-HBs) bei beruflich Exponierten, Dialysepatienten, Immunschwäche	Oralvakzine: 1 Jahr Parenterale Vakzine: 3 Jahre	10 Jahre	3 Jahre
Komplikationen	Fraglicher Zusammenhang mit neurologischen Erkrankungen in Einzelfallberichten		Gastrointestinale Beschwerden	Anaphylaxie bei Hühnereiweißallergie; sehr selten Enzephalitis, vereinzelt Todesfälle	Sehr selten Erkrankungen des peripheren Nervensystems
Spezielle Kontraindikationen		Allergie gegen Formaldehyd und Quecksilberverbindungen	Bei Diarrhö fraglicher Impfschutz	Allergie gegen Hühnereiweiß; akute Leber- und Nierenerkrankungen u.a.	Allergie gegen Hühnereiweiß und Konservierungsstoffe, Neuropathien
Epidemiologie der Krankheit	Weltweit; bes. bei mangelnder Hygiene; es erkranken bes. junge Menschen nach Reisen in südliche Länder	Weltweit; erhöhtes Risiko innerhalb von Risikogruppen (siehe Kap. Hepatitis)	Tropische und subtropische Länder	Gebiete nach WHO-Report	Russland, Baltikum, Osteuropa, Bayern, Baden-Württemberg, Kärnten, Balkan u.a. (RKI-Information zur Verbreitung)
Bemerkungen	Bei aktueller Exposition von Personen, für die eine Hepatitis A risikoreich ist, evtl. simultane Gabe von Immunglobulin (5 ml i.m.) Kombinationsimpfung Hepatitis A/B nutzen.	Postexpositionell aktive passive Simultanprophylaxe mit Hepatitis B-Immunglobulin möglichst innerhalb 6 h! Impfung schützt auch vor Hepatitis D.	Impfung schützt nicht vor Paratyphus; kurz vor, während und direkt nach Einnahme der Oralvakzine kein Antibiotikum oder Resochin einnehmen!	Impfungen nur in bestimmten von der WHO ausgewiesenen Stellen möglich. Gültigkeit der Impfung: 10 Tage nach Impfung; 10 Jahre Dauer	

Mindestabstand zwischen 2 Impfungen:
- Kein Zeitabstand erforderlich zwischen 2 Totimpfstoffen sowie Tot-/Lebendimpfstoff (und umgekehrt)
- Zwischen 2 Lebendimpfstoffen mit attenuierten Erregern: Entweder simultane Impfung, ansonsten 2. Impfung nach 4 Wochen
- Immunglobuline: → Parenterale Lebendvirusimpfung: 3 Monate
  Parenterale Lebendvirusimpfung → Immunglobuline: 2 Wochen
- Totimpfstoff ↔ Immunglobuline: Kein Zeitabstand erforderlich.

Bei der Durchführung einer Grundimmunisierung sollten Mindestzeitabstände eingehalten werden; Maximalabstände gibt es nicht: *Jede Impfung zählt!*

XIII. ALLGEMEINMEDIZINISCHE THEMEN

1. PSYCHISCHE ERKRANKUNGEN

1.1. NICHT-SPEZIFISCHE, FUNKTIONELLE UND SOMATOFORME KÖRPERBESCHWERDEN = NFS [F45.0, F45.9, F45.39]

Syn: Somatoforme Störungen

Def: „Nicht-spezifisch": Fehlende Zuordenbarkeit vieler Beschwerden zu einer spezifischen Erkrankung.

„Funktionell": Überwiegend ist die Funktion des betroffenen Organ(system)s gestört. Für spezifische Beschwerden werden verschiedene funktionelle somatische Syndrome definiert (z.B. Reizdarmsyndrom).

„Somatoforme Störung": Liegt vor, wenn nicht hinreichend erklärte Körperbeschwerden mindestens ein halbes Jahr persistieren und zu einer relevanten Beeinträchtigung der Funktionsfähigkeit im Alltag führen. Somatoform bedeutet, dass vorhandene körperliche Beschwerden somatische Krankheiten nachformen, ohne dass ein ausreichender Organbefund vorliegt. Die Symptome können bei der Somatisierungsstörung in jedem Organsystem auftreten.

Ep.: Bis 10 % der Bevölkerung; ca. 20 % der Hausarztpatienten

Ät.: Multifaktorielle Genese: Entstehungsrelevante Faktoren auf biologischer, psychologischer und sozialer Ebene. Begünstigend können sein Genetik, Wahrnehmungsart, Persönlichkeitsstruktur, Kindheitserlebnisse, Missbrauchserfahrungen, zwischenmenschliche Beziehung. Auslösend können sein organische Erkrankungen, Traumata, Überforderungen und Lebenskrisen.

KL.: Leitsymptome von NFS sind Schmerzen unterschiedlicher Lokalisation, gestörte Organfunktionen (bevorzugt Verdauung, Herz/Kreislauf, Atmung, Urogenitalsystem) einschließlich vegetativer Beschwerden sowie Erschöpfung und Müdigkeit. Oft werden sie von krankheitsbezogenen Ängsten begleitet. Der Patient ist gewöhnlich von einer körperlichen Ursache seiner Beschwerden überzeugt. Das Spektrum der Beschwerden ist groß: Mundtrockenheit, heiße oder kalte Schweißausbrüche, Erröten, Parästhesien, Unruhe, Zittern, Palpitationen, Schwindel, Gefühl der Überblähung, Völlegefühl, Brennen im Epigastrium, Brustschmerzen im Sinne von Stechen und Drücken, Beklemmungsgefühle und erschwertes Atmen.
Die Auflistung der somatoformen autonomen Funktionsstörung folgt auch phänomenologischen Begriffen, wobei die Terminologie nicht einheitlich ist:
- Herz- und Kreislaufsystem F45.30 - dazugehöriger Begriff: **Funktionelle Herzbeschwerden**
- Oberes Verdauungssystem F45.31 - dazugehöriger Begriff: **Reizmagensyndrom**
- Unteres Verdauungssystem F45.32 - dazugehöriger Begriff: **Reizdarmsyndrom**
- Atmungssystem F45.33 - dazugehöriger Begriff: **Hyperventilationssyndrom**

DD: Ausschluss einer organischen Erkrankung. Außerdem können unterschiedliche Schweregrade von Depression und Angst die somatoformen Störungen begleiten. Bei der hypochondrischen Störung ist die Aufmerksamkeit mehr auf das Vorhandensein eines ernsthaften Krankheitsprozesses gerichtet.

Di.: Definitionen nach ICD-10 - Somatoforme Störungen: (im Wert umstritten)
- Wiederholte Darbietung körperlicher Symptome, für die keine ausreichende somatische Erklärung gefunden wurde.
- Hartnäckige Forderung nach medizinischen Untersuchungen trotz wiederholter negativer Ergebnisse und Versicherung der Ärzte, dass die Symptome nicht körperlich begründbar sind.
- Patient widersetzt sich den Versuchen, die Möglichkeit einer psychischen Ursache zu diskutieren.
- Das zu erreichende Verständnis für die Verursachung der Symptome ist häufig für Patient und Arzt enttäuschend.

Th.: Einzelheiten siehe S3-Leitlinie

1. Allgemeinmaßnahmen:
   Es empfiehlt sich eine kognitiv-edukative Vorgehensweise. Dabei sind dem Patienten die Zusammenhänge zwischen Befindlichkeitsstörungen und objektivierbaren Befunden zu erläutern mit dem Ziel des Aufbaus eines psychosomatischen Krankheitsverständnisses. Eine Mitteilung somatischer Bagatell- und Zufallsbefunde kann hier störend wirken. Danach sollte schrittweise ein Bekanntmachen mit dem Konzept der somatoformen Störung erfolgen. Allgemein haben sich Reduktion bzw. Verzicht auf Nikotin, Alkohol, Koffein etc. wegen der negativen Auswirkungen auf das vegetative Nervensystem als unterstützende Maßnahmen erwiesen.

2. Psychotherapie, psychosomatische Therapie
   - Somatoforme Funktionsstörungen des Herz- und Kreislaufsystems:
     - Kognitive Verhaltenstherapie bei Herzneurose und psychogenen Brustschmerzen
     - Bei hyperkinetischem Herzsyndrom evtl. temporär Betablocker
   - Somatoforme Funktionsstörungen des Atmungssystems:
     Beim Hyperventilationssyndrom sind Biofeedbacktraining und progressive Muskelrelaxation, wahrscheinlich wirksam. Im Übrigen kann nach den Therapierichtlinien der Angststörung verfahren werden.
   - Somatoforme Funktionsstörungen des Verdauungstraktes:
     Kognitive Verhaltenstherapie, Entspannungsmaßnahmen und Stressmanagement, progressive Muskelrelaxation nach Jacobson u.a. (weitere Therapie siehe Reizdarmsyndrom)
   - Schwere Verläufe: (Teil-)stationäre Therapie sowie ambulante und (teil-)stationäre Rehabilitation

(Weitere Informationen finden sich unter den jeweiligen Krankheitsbildern in den Organkapiteln.)

Prg: 75 % sind rel. leichte Krankheitsverläufe mit Besserungstendenz. 25 % sind rel. schwere Verläufe mit erheblich beeinträchtigter Lebensqualität und erhöhtem Suizidrisiko.

1.2. DEPRESSION [F32.9]

(In Anlehnung an S3-Leilinie „Unipolare Depression"/Nationale Versorgungsleitlinie)

Def: (nach ICD-10): Eine depressive (lat. niederdrückend) Störung liegt vor, wenn mindestens zwei der folgenden Hauptsymptome für eine Dauer von mehr als zwei Wochen vorliegen:
1. Depressive (gedrückte) Stimmung
2. Interessenverlust, Freudlosigkeit
3. Antriebsmangel, erhöhte Ermüdbarkeit.

Der Schweregrad der depressiven Störung wird anhand der Zusatzsymptome bestimmt (≤ 2 erfüllte Kriterien leichte, 3 - 4 Kriterien mittelschwere und > 4 Kriterien schwere depressive Episode):
1. Verminderte Konzentration und Aufmerksamkeit
2. Vermindertes Selbstwertgefühl und Selbstvertrauen
3. Gefühl von Schuld und Wertlosigkeit
4. Negative und pessimistische Zukunftsperspektiven
5. Suizidgedanken und -handlungen
6. Schlafstörungen
7. Verminderter Appetit

Haupt- und Zusatzsymptome können auch durch standardisierte Fragebögen erhoben werden.
Bei leicht- und mittelgradigen depressiven Episoden liegt zusätzlich ein somatisches Syndrom vor, wenn mindestens vier somatische Symptome auftreten wie Interessenverlust, frühmorgendliches Erwachen (mehr als zwei Stunden vor gewohnter Zeit), Morgentief, psychomotorische Hemmung oder Agitiertheit, deutlicher Appetitverlust, Gewichtsverlust (> 5 % im letzten Monat), Libidoverlust.
Bei schweren depressiven Episoden können zusätzlich psychotische Störungen (Wahn, Halluzinationen, depressiver Stupor) auftreten.

Im Gegensatz zur oben beschriebenen unipolaren Depression finden sich bei der bipolaren Depression phasenhafte Wechsel von Depression und Manie oder Hypomanie.

Def. Manie: Mindestens eine Woche andauernde Periode mit gehobener, expansiver oder gereizter Stimmung plus ≥ 3 folgender Zusatzsymptome: Gesteigertes Aktivitätsniveau, Gesprächigkeit, mangelnde Konzentrationsfähigkeit, formale Denkstörung, vermindertes Schlafbedürfnis, gesteigerte Libido, mangelnde Distanzfähigkeit sowie fehlenden Realitätsbezug im Denken, Planen und Verhalten.

Def. Hypomanie: < 4 Tage Dauer; Symptome weniger ausgeprägt als bei Manie

Ep.: Lebenszeitprävalenz 10 % (m) - 20 % (w) bei unipolarer Depression; bipolarer Depression gleich häufig bei Männern und Frauen

Risikofaktoren: Frühere depressive Episoden, familiäre Häufung, aktuell belastende Lebensereignisse, somatische Krankheiten, Medikamenten-, Drogen- und Alkoholmissbrauch, frühere Suizidversuche, fehlendes soziales Netz.

Ko.: Suizidalität ist häufig, insbesondere bei alten Menschen hohe Dunkelziffer!
Suizidgedanken sind während einer depressiven Episode sehr häufig (60 - 70 %). 4 % aller aufgrund einer depressiven Störung hospitalisierten Patienten versterben an Suizidhandlungen. Bei jedem Patienten mit einer depressiven Störung muss regelmäßig durch aktives Nachfragen die Suizidalität überprüft und eingeschätzt werden. Bei Hinweisen auf akute Suizidalität muss das für Patient und Situation adäquate Behandlungssetting (ggf. Unterbringung nach §11 PsychKG), durch eine fachpsychiatrische Stellungnahme geklärt werden.

DD: Panikstörung, generalisierte Angststörungen, Phobien, posttraumatische Belastungsstörung, Medikamenten-, Drogen- und Alkoholmissbrauch, Zwangsstörung u.a.

Di.:
- Anamnese: Depressive Symptome müssen aktiv erfragt werden, da die Patientenangaben häufig nicht spezifisch sind und oft nur somatische Beschwerden geklagt werden (z.B. gastrointestinal, Kopfschmerzen, thorakales Druckgefühl, Globusgefühl etc.).
- Testverfahren, z.B. Zweifragentest:
  1. „Fühlten Sie sich im letzten Monat häufig niedergeschlagen, traurig, bedrückt oder hoffnungslos?"
  2. „Hatten Sie im letzten Monat deutlich weniger Lust und Freude an Dingen, die Sie sonst gerne tun?"

  Falls diese Fragen mit Ja beantwortet werden, muss eine Erhebung der Diagnosekriterien nach ICD-10 (siehe oben) erfolgen.
- Psychiatrisches Konsil!

Th.: Allgemeine Behandlungsziele: Symptomreduktion und Remission, Rezidivvermeidung, Suizid verhindern, Wiedererlangung der beruflichen, psychosozialen Integration. Einbeziehung von Angehörigen wünschenswert.
Den unterschiedlichen Schweregraden, individuellen Patientenpräferenzen und dem Erkrankungsverlauf folgend kommen folgende Behandlungsmodi in Betracht:

1. **Aktiv-abwartende Behandlung** (sog. „watchful waiting"): Bei leichten depressiven Episoden, Reevaluation nach zwei Wochen

2. **Medikamentöse Behandlung:** Substanzgruppen (mit klassenspezifischen Besonderheiten):
   - Trizyklische und tetrazyklische Antidepressiva (TZA, z.B. Amitriptylin, Clomipramin, Desipramin, Doxepin, Nortriptylin, Trimipramin):
     - Gute Wirksamkeit; gute Dosis-Wirkungs-Beziehung
     - Hohes Nebenwirkungspotential, insbesondere anticholinerge und chinidinartige Nebenwirkungen (z.B. Delir, Harnverhalt, Herzrhythmusstörungen)
     - Individuelles Eintitrieren notwendig; ggf. Spiegelbestimmung (therapeutischer Serumspiegelbereich)
     - Häufig Gewichtszunahme
   - Selektive Serotonin-Wiederaufnahme-Hemmer (SSRI, z.B. Citalopram, Escitalopram, Fluoxetin, Sertralin):
     - Bei Therapiebeginn auf Serotoninsyndrom achten (u.a. Delir, Zittern, Schwitzen, Blutdruckschwankungen, Myoklonien, Diarrhö) sowie Suizidgedanken; bei Escitalopram auf signifikante QT-Verlängerung achten!
     - Ggf. symptomatische Hyponatriämie
     - WW: Erhöhte Blutungsneigung bei Kombination mit Thrombozytenaggregationshemmern, oralen Antikoagulantien oder NSAR
     - SSRI-Absetzsyndrom (bei Therapiedauer > 5 Wochen): u.a. Orthostasereaktion, Schwindel, Gleichgewichtsstörungen, Schlafstörungen, Verdauungsstörungen, Muskelkrämpfe, sexuelle Dysfunktion → Wiedereinsetzen der Therapie und langsamer Ausschleichversuch schrittweise über 4 Wochen (außer Fluoxetin)
     - Keine Dosis-Wirkungsbeziehung, somit ist kein zusätzlicher Nutzen einer Dosiserhöhung zu erwarten!
   - MAO-Hemmer (Moclobemid, Tranylcypromin):
     KI: Kombination mit „Serotonin"-Antidepressiva und Clomipramin
   - Selektive Serotonin-Noradrenalin-Wiederaufnahme-Hemmer (SSNRI, Duloxetin, Venlafaxin)
     WW: Erhöhte Blutungsneigung bei Kombination mit Thrombozytenaggregationshemmern, Antikoagulanzien oder NSAR
   - Selektive Noradrenalin-Wiederaufnahme-Hemmer (SNRI, Reboxetin)
   - Alpha-2-Antagonisten (Mianserin, Mirtazapin): Häufig Müdigkeit und Gewichtszunahme
   - Selektive Noradrenalin und Dopamin-Wiederaufnahme-Hemmer (Bupropion)
   - Melatonin-Rezeptoragonist und 5-HT_{2C}-Rezeptorantagonist (Agomelatin)
   - Nicht klassifizierte Antidepressiva:
     - Trazodon
     - Lithiumsalze: Geringe therapeutische Breite (Spiegelbestimmung)

WW: Intoxikation bei Einsatz natriuretischer Diuretika möglich u.a.
Vor Therapieeinleitung Ausschluss einer Niereninsuffizienz und Schilddrüsenerkrankung

- Phytopharmaka (Johanniskraut): Ggf. bei leichten depressiven Episoden
  WW: Wirkungsabschwächung oraler Kontrazeptiva, Wechselwirkungen mit oralen Antikoagulantien und HIV-Medikamenten
  NW: Ggf. Müdigkeit, Lichtempfindlichkeit

Allgemeine Grundsätze der antidepressiven Pharmakotherapie:

- Je schwerwiegender die depressive Episode, desto wirksamer ist die medikamentöse Therapie. Eine Pharmakotherapie ist bei mittelschweren und schweren Episoden indiziert.
- Die antidepressive Wirkung tritt mit Verzögerung ein (meist innerhalb der ersten Wochen).
- Ein fehlendes Ansprechen nach 3 - 4 Wochen erfordert eine Therapiemodifikation (Dosissteigerung, Präparatwechsel, Kombinationstherapie).
- Eine Kombination aus SSRI, SSNRI, SNRI, Clomipramin und MAO-Hemmern ist wegen der Auslösung eines Serotoninsyndroms kontraindiziert.
- Einschleichender Therapiebeginn bei Verwendung von TZA, SSRI und Alpha-2-Antagonisten
- Die Erhaltungstherapie sollte mindestens 6 Monate nach Remissionseintritt durchgeführt werden. Bei zwei oder mehr Episoden sollte die Therapie über mindestens 2 Jahre fortgeführt werden.
- Maßnahmen bei fehlendem Ansprechen auf die medikamentöse Therapie: Konsil mit erfahrenen Ärzten

Anm.: Benzodiazepine haben keine antidepressive Wirkung und sind für die Depressionsbehandlung nicht zugelassen.

3. **Psychotherapeutische Behandlung**
   In der psychotherapeutischen Therapie von Depressionen werden folgende Aspekte behandelt (nach S-3-Leitlinie unipolare Depression): Ermutigung, Unterstützung, Aufbau einer vertrauensvollen Beziehung, Klärung von Motivation und Zielen, Vermittlung von Krankheitsverständnis, Entlastung von belastenden äußeren Problemsituationen, Wiedergewinnung von Erfolgssituationen (positive Verstärkung), Einbeziehung von Angehörigen, Krisenmanagement.

   Ind: Psychotherapie sollte in der Behandlung leichter bis mittelschwerer depressiver Episoden angeboten werden. Bei akuten schweren Depressionen sollte neben einer Psychotherapie auch eine antidepressive Pharmakotherapie angeboten werden. Psychotherapie ist auch zur Erhaltungstherapie und Rezidivprophylaxe geeignet.

4. **Nichtmedikamentöse somatische Verfahren:** z.B. Lichttherapie (zur Therapie der Winterdepression), körperliches Training/Sport u.a.

Anm.: Die Modediagnose Burnout-Syndrom ist keine in der ICD-10 anerkannte Hauptdiagnose. In der Mehrzahl handelt es sich um depressive Störungen, die einer entsprechenden Therapie bedürfen.

1.3. MOBBING AM ARBEITSPLATZ UND KRANKHEIT

Internet-Infos: *www.ahg.de/berus_online*

Def: Unter Mobbing wird eine konfliktbelastete Kommunikation am Arbeitsplatz verstanden, bei der die angegriffene Person unterlegen ist und von einer oder mehreren Personen systematisch und während längerer Zeit (Heinz Leymann nennt einen Mindestzeitraum von 6 Monaten, andere Autoren legen sich zeitlich nicht fest) direkt oder indirekt angegriffen wird mit dem Ziel der Ausgrenzung.

Anm.: Bei dem Wort Mobbing handelt es sich um ein Kunstwort, das dem englischen Verb „to mob" entlehnt ist und bedeutet „über jemanden herfallen, anpöbeln, angreifen, attackieren". Der Engländer spricht nicht von Mobbing, sondern von Bullying.

Ep.: In Deutschland sind ca. 3 % der Arbeitnehmer betroffen, ähnlich hohes Vorkommen in anderen europäischen Ländern. 2/3 Frauen als Mobbingopfer, überdurchschnittliche Mobbingraten in der öffentlichen Verwaltung, im Gesundheits- und Sozialbereich, Beteiligung von Vorgesetzten in ca. 50 % d.F.

Ät.: Krankheitsmodell: Opfer durch Schikanen anderer, Schuldzuweisung an andere, gelegentlich auch interne Ursachenzuschreibung.
Ursachen in der Gruppe: Schlechte Einflussmöglichkeiten, schlechter Informationsfluss, eingeschränkte Kommunikationsmöglichkeiten, Rollenkonflikte, unklare Hierarchien, mangelnde gegenseitige Akzeptanz, fehlende soziale Anerkennung und Unterstützung, widersprüchliche Anweisungen, Überforderung und soziale Stressoren; Arbeitsplatzgefährdung, Arbeitsdruck

Ursachen bei den Tätern: Nicht souveräne Führungskräfte und leistungsstarke Mitarbeiter, Bedrohung des eigenen Status, Gefühle von Minderwertigkeit.
Ursachen beim Opfer: Geringes Selbstwertgefühl, mangelnde soziale Kompetenz, Unnachgiebigkeit und Kampf gegen Ungerechtigkeiten, hohe Gewissenhaftigkeit, Rigidität, Passivität und Hilflosigkeit, fehlende Distanzierungsfähigkeit, starke Verausgabungsbereitschaft.

Mobbingstrategien: Kompetenzentzug, Zuweisung sinnloser Aufgaben, soziale Isolierung, Angriffe auf die Person und ihre Privatsphäre, verbale Aggressionen z.B. Drohungen, Verbreiten von Gerüchten u.ä.

KL.: Überwiegend depressive Symptome, häufig mittelgradige depressive Episode oder Anpassungsstörung mit Symptomen wie Kopfschmerzen, Schlafstörungen, Konzentrationsstörungen, Versagensängste, dazu Somatisierungsstörungen, Angststörungen, Tinnitus, seltener posttraumatische Belastungsstörung, jeweils in klarer Verbindung mit Mobbing oder chronischen Arbeitsplatzkonflikten, häufig psychosomatische oder psychiatrische Komorbidität, erhöhte Suizidrate.

Di.: Bei unklaren Beschwerden, v.a. bei depressiven Verstimmungen, bei unklaren Angstzuständen und Somatisierungsstörungen immer auch an die Möglichkeit von Mobbing oder Arbeitsplatzkonflikte denken und in Anamnese einbeziehen.

Th.: Ausführliche Verhaltensanalyse, Organigramm, therapeutischer Ablauf: Abstand gewinnen - verstehen lernen, lernen sich zu entscheiden und angemessen zu handeln; Aufbau einer sinnvollen Arbeits- und Lebensperspektive. Stationäre Therapie bzw. Rehabilitation in Fachklinik mit therapeutischem Mobbingkonzept. Voraussetzungen: Rehabilitationsbedürftigkeit, Rehabilitationsfähigkeit, positive Prognose hinsichtlich des Rehabilitationszieles.

Herausnahme aus dem Arbeitsmilieu ist aufgrund arbeitsorganisatorischer Probleme und zur Entlastung von Verpflichtungen in der Regel notwendig.
Sinnvoll ist die Einbeziehung von Betriebsrat, Vertrauensleuten, Mobbingbeauftragten, Mediation, Betriebs-/Werksarzt, ggfs. juristische Beratung.

1.4. SCHLAFSTÖRUNGEN

Def: **Klassifikation:**
1. Insomnie: Ein- und Durchschlafstörung oder nicht erholsamer Schlaf sowie damit assoziierte Leistungsbeeinträchtigung oder Tagesbefindlichkeitsstörung
2. Hypersomnie: z.B. imperatives Schlafbedürfnis bei Narkolepsie, schlafbezogene Atmungsstörung
3. Parasomnie: Störungen, die den Schlafprozess unterbrechen, z.B. Pavor nocturnus („Schlafwandeln")
4. Schlaf-Wach-Rhythmusstörungen: z.B. Schlafstörung bei Schichtarbeit
5. Insomnie-assoziierte motorische Störungen: z.B. Restless-Legs-Syndrom

Ep.: Prävalenz 10 - 20 %, 75 % d.F. > 1 J., chronische Verläufe bei Älteren und Frauen häufig

Ät.: Klassifikation der Insomnie (ICD-10)
1. Nicht-organische (primäre) Insomnie: Nach Ausschluss organischer sowie psychischer Ursachen und Substanzmissbrauch
2. Komorbide (sekundäre) Insomnie:
   a) Bei psychischen Störungen (affektive Störungen, Demenz, Alkoholismus, Schizophrenie)
   b) Bei organischen Krankheiten (z.B. Hyperthyreose, Herz-/Lungenkrankheiten, chronische Schmerzen, gastroösophagealer Reflux, maligne Erkrankungen)
   c) Substanzinduziert (z.B. Hypnotika, Antidementiva, Antidepressiva, Antibiotika, Diuretika)

Ko.: Bei chronischer Insomnie gesteigerte Inzidenz kardiovaskulärer Morbidität und Mortalität

Di.: Schlaftagebücher, Schlaffragebögen, Differenzierung nach Ein- und Durchschlafstörung; ggf. Polysomnografie

Th.: A. Kausale Therapie bei sekundärer Insomnie
B. Symptomatische Therapie: Nur bei Beeinträchtigung der Tagesbefindlichkeit bzw. Leistungsfähigkeit
- Psychoedukation („Schlafhygiene"): Einhalten von Schlafritualen; kein Tagesschlaf; wenig Alkohol und nur mit ausreichendem Abstand zum Einschlafen; koffeinhaltige Getränke nur morgens; Rauchverzicht; keine großen Mahlzeiten kurz vor dem Zubettgehen, Vermeidung abendlicher körperlicher Überanstrengung; schlaffördernde Umgebung bezüglich Temperatur (optimalerweise 16 - 18 °C), maximal gedämmtes Licht und wenig störende Geräusche

- Andere verhaltenstherapeutische Therapieoptionen wie Entspannungstechniken (z.B. autogenes Training, progressive Muskelrelaxation nach Jacobson), Schlafrestriktion und paradoxe Intention („Wille, nicht schlafen zu dürfen"), sind zwar schwieriger zu erlernen, jedoch langfristig sehr erfolgversprechend.
- Medikamentöse Therapie:
  Kein unkritischer Einsatz von Hypnotika ohne vorausgehende Diagnostik
  Bei akuten Schlafstörungen möglichst nur kurzfristig Medikamente. Möglichst keine Dauertherapie mit Schlafmitteln. NW- und Suchtrisiko bedenken sowie Sturzrisiko.
  1. Pflanzliche Arzneimittel: z.B. Baldrianwurzelextrakte (z.B. Baldriparan®) oder Kombinationspräparate, z.B. aus Johanniskraut, Baldrianwurzel, Melissenblätter (z.B. Sedariston®)
  2. Benzodiazepine: Nur kurzfristig; Präparate mit kurzer HWZ (z.B. Triazolam oder Midazolam bei Einschlafstörungen) zur Vermeidung von Tagesmüdigkeit
  3. Benzodiazepinagonisten (Zopiclon, Zolpidem): Keine Toleranzentwicklung; aufgrund kurzer Wirkdauer gut verträglich; Suchtgefahr mit Benzodiazepinen vergleichbar
  4. Im höheren Lebensalter ggf. Melatonin (Circadin®): Schwächer wirksam als Benzodiazepine, aber geringe Toleranz-/Suchtentwicklung

  Cave: Benzodiazepine verfügen über eine große Toleranzentwicklung und ein hohes Abhängigkeitspotential (insb. bei sehr kurzer Halbwertzeit). Bei späteren Reduktions- und Absetzversuchen kommt es zur sog. Rebound-Insomnie, die die Schlafqualität im Vergleich zum ursprünglichen Zustand weiter verschlechtert und dadurch fortgesetztem Benzodiazepinabusus Vorschub leistet.

2. SUCHTERKRANKUKNGEN UND INTOXIKATIONEN

2.1. GESUNDHEITSGEFAHREN DURCH RAUCHEN UND NIKOTINABHÄNGIGKEIT

Internet-Info für Rauchentwöhnung:
www.air-raucherhilfe.de (Ärzte-Initiative Raucherhilfe e.V.)
www.tabakkontrolle.de (DKFZ-Heidelberg)
www.rauchfrei-programm.de/ (Institut für Therapieforschung, München)

Def: Aktives Rauchen: Direkte Inhalation von Tabakrauch
Passives Rauchen: Einatmen von Luft, die von Tabakrauch kontaminiert ist.
Sonderfall Embryo/Fet: Belastung durch das kontaminierte Blut der rauchenden Mutter

Ep.: Häufigkeitszahlen für Raucher: Ca. 30 % der Erwachsenen in Deutschland (m : w = 3 : 2)
Etwa 20% der Frauen in der Schwangerschaft
Etwa 20 - 30 % der Bevölkerung in der EU

Definition der Tabak- und Nikotinabhängigkeit nach ICD-10 (mindestens 3 positive Kriterien):
1. Starkes, zwanghaftes Verlangen nach Tabakkonsum
2. Verminderte Kontrolle über den Tabakgebrauch
3. Auftreten eines körperlichen Entzugssyndroms bei Versuch der Abstinenz
4. Toleranzentwicklung gegenüber den Wirkungen des Nikotins
5. Veränderungen der Lebensgewohnheiten wegen des Tabakkonsums oder Vernachlässigung anderer Tätigkeiten
6. Anhaltender Tabakgebrauch trotz eindeutiger Gesundheitsschädigung

Gesundheitliche Risiken / Folgen durch Rauchen::
- Nahezu 5000 Schadstoffe im Tabakrauch, davon 70 als krebserregend eingestuft.
- Suchtentwicklung durch das Alkaloid Nikotin: Abhängigkeit bei ca. 70 % der Raucher
- Ganzkörperbelastung über das Blut, jedoch Exposition der Lunge am größten
- Lungenkrebs steht an der Spitze der Liste von mindestens 16 induzierten Krebsarten (Mundhöhle, Kehlkopf, Lippen u.a.)
- Risikosteigerung in Abhängigkeit von der Anzahl der Zigaretten pro Tag und der Anzahl der Jahre, in denen geraucht wurde, um den Faktor 25 gegenüber einem Nichtraucher
- Weitere direkte Folgen: COPD, KHK, Schlaganfall, Aortenaneurysma und pAVK
- Auch Passivrauchen erhöht das Risiko für KHK und Lungenkrebs
- Allein in Deutschland > 100.000 Tote/J. durch Lungenkrebs, KHK und Atemwegserkrankungen
- Latenzzeit etwa 20 Jahre. Im Durchschnitt sterben Raucher etwa 10 Jahre früher.
- Schwangerschaft und Kind: Reduziertes Geburtsgewicht und 30% höhere Frühgeburtsrate. Etwa 1/3 dieser Kinder behält dauerhaft körperliche oder geistige Schäden.

Raucherentwöhnung:

Die hohe Suchtkomponente erfordert häufig professionelle Hilfe durch besonders geschulte Spezialisten. - Maßnahmen:

1. Motivierende Gesprächsführung: 5-A-Regel

Ask:	Nach dem Tabakkonsum und Rauchstoppwunsch fragen
Advise:	Zum Rauchstopp raten
Assess:	Voraussetzungen für Rauchstopp-Umsetzung erfassen und einstufen
Assist:	Hilfe und aktive Unterstützung bei einem Rauchstoppversuch anbieten
Arrange:	Nachbetreuen; Nachfolgekontakte zur Rückfallprophylaxe

2. Raucherentwöhnungskurse anbieten
3. Zusätzliche Maßnahmen:
   - Nikotinersatzpräparate als Nikotinpflaster, Kaugummi, Lutschtabletten u.a.
   - Medikamente:
     - Bupropion = Zyban®, NW + KI beachten, z.B. Anamnese von Epilepsie oder bipolarer Erkrankung u.a.
     - Vareniclin = Champix®, NW + KI beachten, z.B. psychiatrische Erkrankungen in der Anamnese u.a.
   - Objektivierung des Therapieerfolges: Messung des CO-Gehaltes in der Atemluft
   - Ernährungsberatung gegen Gewichtszunahme nach Rauchstopp

Anm.: Die E-Zigarette enthält meist Nikotin, Propylenglycol, evtl. Verunreinigungen und Geschmacksstoffe. Tabak- und Teerprodukte fehlen jedoch. Qualitätskontrollen und Studien fehlen. Dennoch ist es wahrscheinlich, dass das Risiko für Krebserkrankungen, kardiovaskuläre Erkrankungen und COPD wesentlich kleiner ist als bei Konsum von Tabakzigaretten! Daher kann die E-Zigarette das kleinere Übel sein, wenn Rauchstop nicht gelingt.

Erfolgsrate:

Die Erfolgsraten liegen bei allen Methoden bei ca. 30 %/1 Jahr. Wiederholungen sind stets besser als weiter rauchen und führen zum Teil doch noch zum Erfolg.
Rauchstopp als Sekundärprophylaxe nach Herzinfarkt oder Schlaganfall reduziert die kardiovaskuläre Mortalität um ca. 30 %. 2 Jahre nach Beendigung des Rauchens sinkt das Risiko für Herzinfarkt und Schlaganfall um 50 %. Nach etwa 15 Jahren Nichtrauchen nähert sich das Risiko für Herzinfarkt und Schlaganfall dem von Nichtrauchern. Das Lungenkrebsrisiko verringert sich um > 50 %.

Pro: Nichtraucherschutzgesetze der einzelnen Länder von 2007; Verzicht auf Zigarettenwerbung, bes. zum Schutz Jugendlicher u.a.

2.2. ALKOHOLKRANKHEIT

Internet-Infos: *www.dhs.de; www.dgsuchtmedizin.de*

Syn: Alkoholismus; englisch: Alcohol dependence

Def: **Riskanter Alkoholkonsum** liegt vor, wenn der tägliche Alkoholkonsum > 30 g/d (m) bzw. > 20 g/d (w) beträgt.
30 g Alkohol = 0,75 l Bier, 0,37 l Wein, 0,3 l Sekt, 0,3 l Likör, 0,15 l Wodka/Whisky 40 %
Die diagnostische Zuordnung gemäß ICD-10 richtet sich nicht nach der konsumierten Menge, sondern nach folgenden klinischen Kriterien:

- **Alkoholabhängigkeit:** [F10.2]
  Nach ICD-10 müssen ≥ 3 der folgenden 6 Kriterien binnen 12 Monaten erfüllt sein, um die Diagnose einer Alkoholabhängigkeit stellen zu können:
  - Craving (starkes Verlangen nach Alkohol)
  - Kontrollverlust bezüglich Beginn, Ende oder Menge des Alkoholkonsums
  - Körperliches Entzugssyndrom
  - Toleranzentwicklung gegenüber der Alkoholwirkung (Dosissteigerung)
  - Vernachlässigung anderer Interessen
  - Anhaltender Alkoholkonsum trotz eindeutiger schädlicher Folgen (körperlich, seelisch oder sozial)
- **Schädlicher Gebrauch** [F10.1] bedeutet Alkoholkonsum, der zu körperlichen, seelischen oder sozialen Folgeschäden führt, ohne die Kriterien einer Abhängigkeit zu erfüllen (im AUDIT-Test typischerweise zwischen 16 und 19 Punkten).

Aber: Bei Patienten mit Alkoholabhängigkeit in der Vorgeschichte ist jeglicher Alkoholkonsum als Rückfall zu werten, d.h. in diesem Falle besteht weiterhin die Diagnose einer Alkoholabhängigkeit.

Typologie der Alkoholkranken nach Jellinek:

Einen einheitlichen Alkoholikertyp gibt es nicht, man kann jedoch typische Trinkverhalten hervorheben:

- Alpha-Trinker = Konflikt- und Erleichterungstrinker
- Beta-Trinker = Gelegenheitstrinker

  Konflikt- und Gelegenheitstrinker sind viele Menschen, ohne dass eine Alkoholabhängigkeit vorliegt; Trinker dieser beiden Gruppen sind aber in erhöhtem Maße gefährdet, alkoholabhängig zu werden.

Alkoholabhängigkeit liegt bei folgenden 3 Typen vor:

- Gamma-Trinker = Alkoholkranker, der die Kontrolle über sein Trinkverhalten verloren hat.
- Delta-Trinker = Spiegeltrinker: Muss einen gewissen Blutalkoholspiegel aufrechterhalten, um sich psychisch zu stabilisieren. Bei Abstinenz treten Entzugserscheinungen auf.
- Epsilon-Trinker = episodischer oder Quartalstrinker mit periodischen Trinkexzessen.

Zur reinen Alkoholabhängigkeit kommen bei einem Teil der Patienten ein Konsum weiterer Suchtmittel hinzu (Polytoxikomanie) und/oder eine psychiatrische Komorbidität. In diesen Fällen ist eine kombinierte psychiatrische und suchtmedizinische Therapie erforderlich.

Ep.: Ca. 3 % der Bevölkerung in Deutschland sind alkoholabhängig; bei ca. 5 % liegt schädlicher Gebrauch vor (Alkoholmissbrauch); bis 5 x höhere Prävalenz in den osteuropäischen Ländern; m : w = ca. 3 : 1 (bei Frauen hohe Dunkelziffer). Erkrankungsgipfel im 3. - 5. Lebensjahrzehnt. Sterblichkeit durch Alkoholfolgen in Deutschland: 30 Männer (10 Frauen) pro 100.000 Einwohner/Jahr (häufigste Todesursache: Leberzirrhose). Finanzieller Schaden in Deutschland ca. 27 Milliarden EUR/J. In Russland sterben bis zu 40 % der Männer durch Alkoholmissbrauch. Kinder von Alkoholikern haben ein 4fach erhöhtes Risiko, eine spätere Alkoholkrankheit zu entwickeln.

Ät.: Die Alkoholkrankheit ist eine komplexe Erkrankung mit kulturgeschichtlichen, soziologischen, pharmakologischen, psychologischen und genetischen Aspekten.

Pg.:
- Biologische Faktoren: Gene modulieren über alkoholmetabolisierende Enzyme (ADH, ALDH) die Alkoholempfindlichkeit („Level of Response") und können das Erkrankungsrisiko erhöhen.
- Psychische Faktoren: Einsatz von Alkohol bei „fragilem Ich" zur Erhöhung des Reizschutzes, zur scheinbaren „Problemlösung", zur Sedierung, zur Analgesie, zum Lustgewinn. Hohe Suchtprävalenz bei psychischen Erkrankungen.
- Soziale Faktoren: Umgebungseinflüsse einschließlich familiärer, lernpsychologischer und soziokultureller Faktoren beeinflussen das Erkrankungsrisiko und den Verlauf.

KL.:
1. Alkoholabhängigkeit (s.o.)
2. Folgen/Komplikationen:

   A) Neuropsychiatrische Störungen:

   - Akute Alkoholintoxikation (Rausch): [F10.0]
     > Verträglichkeit von Alkohol je nach Toleranzlage unterschiedlich. Blutalkoholkonzentrationen > 5 ‰ sind meist tödlich.
       Sy.: Verhaltensstörungen (z.B. Enthemmung), neurologische Störungen (z.B. Koordinations- und Artikulationsstörungen, Erinnerungslücken („Filmriss", Blackouts), Störungen der Bewusstseinslage von Somnolenz bis zum Koma; Tod infolge Aspiration, Bolustod, Atemdepression, Unterkühlung u.a.
     > Pathologischer Rausch (selten): Kann bei individueller Disposition schon nach Konsum geringer Alkoholmengen auftreten.
       Sy.: Verhaltensstörungen (oft Aggressivität!), Bewusstseinsstörungen und amnestische Lücken u.a.
       Th.: Vitalfunktionen kontrollieren (Aspirationsgefahr!), Überwachungsstation
   - Alkoholentzugssyndrom: [F10.3]
     Typisches Kennzeichen körperlicher Abhängigkeit, tritt auf nach Unterbrechung regelmäßiger Alkoholzufuhr.

     2 Formen:

     1. Entzugssyndrom ohne Delir: [F10.3]
        Beginnt ca. 10 h nach dem Entzug von Alkohol, Höhepunkt nach 1 - 2 Tagen.
        KL.: - Magen-Darm-Störungen (z.B. Brechreiz, Durchfälle)
        - Kreislaufstörungen: Tachykardie, Hypertonie
        - Vegetative Störungen: Schlafstörungen, Schwitzen, Mydriasis, Rötung im Gesicht, evtl. Fieber

- Neurologische Störungen: Feinschlägiger Tremor, Artikulationsstörungen, oft epileptische Anfälle
- Psychische Störungen: Innere Unruhe, Angst, Schreckhaftigkeit, Depressionen

2. Entzugssyndrom mit Delir (Syn: Delirium tremens = Alkoholdelir): [F10.4]
   Beginnt am 2. - 3. Tag nach dem Entzug von Alkohol.
   Schwerste Form des Alkoholentzugssyndroms, kann aber auch während einer ausgeprägten Trinkphase als Kontinuitätsdelir auftreten. Auslösend sind oft internistische oder chirurgische Krankheiten mit dadurch bedingter Unterbrechung der Alkoholzufuhr. Es besteht Lebensgefahr, unbehandelt beträgt die Letalität bis 20 %, mit Behandlung ca. 2 %.
   KL.: wie unter 1., zusätzlich:
   - evtl. örtliche und zeitliche Desorientierung
   - Optische und akustische Halluzinationen (krabbelnde Tiere, Mäuse, Vögel u.a.)
   - Schwere psychomotorische Unruhe mit Fremd- und Selbstgefährdung
   - Beschäftigungsdrang, Nesteln, Herumsuchen

   Th.: Intensivmedizinisch:
   - Überwachung von Kreislauf, Atmung, Wasser-, Elektrolyt- und Glukosehaushalt (Hypoglykämiegefahr!), Kontrolle der CK (Gefahr der Rhabdomyolyse)
   - Bei kardiopulmonalen Vorerkrankungen: Diazepam (verhindert auch Krampfanfälle)
     NW: Geringerer Effekt beim Volldelir gegenüber Clomethiazol, Bluthochdruck und Tremor werden nur gering gebessert. Bei Hypertonie zusätzlicher Einsatz von Clonidin (zentrale Sympathikolyse). Bei Halluzinationen z.B. Haloperidol.
   - Bei Fehlen kardiopulmonaler Vorerkrankungen: Clomethiazol (Distraneurin®) oder Clonidin; NW + KI beachten.

   Merke: Da die orale Anwendung von Clomethiazol zur Abhängigkeit führen kann, soll eine orale Therapie nur max. 2 Wochen unter stationärer Kontrolle durchgeführt werden. Eine ambulante Clomethiazoltherapie ist kontraindiziert. Äthanol ist kein Therapeutikum beim Entzugssyndrom.

   - Gabe von Vitamin B_1 (Thiamin) 100 mg/d zur Prophylaxe einer Wernicke-Enzephalopathie
   - Bei alkoholischer Ketoazidose Glukoseinfusion

- Epileptische Anfälle (häufig bei Entzugssyndrom) → Prophylaxe mit Diazepam, Carbamazepin
- Wernicke-Enzephalopathie [E51.2]:
  Def: Trias: 1. Bewusstseinsstörung und Verwirrung, 2. Augenmuskelparesen, 3. Ataxie
  Pat: Schädigung paraventrikulärer Hirnareale
  Pg.: Vitamin B_1-Mangel durch Mangelernährung des Alkoholikers
  Th.: Vitamin B_1 = Thiamin (50 mg/d parenteral) Alkoholabstinenz. Da Glukoseinfusion ohne Vitamin B_1-Gabe das Krankheitsbild verschlechtern kann, sollten alle Alkoholiker, die Glukose erhalten, vorher Vitamin B_1 bekommen! Außerdem der Glukoseinfusion Phosphat zusetzen (siehe Kap. Phosphat).
  Prg: Letalität ca. 10 %.
- Korsakow-Syndrom [F10.6]: Organisches amnestisches Syndrom mit Störungen des Gedächtnisses, der Orientierung und Konzentrationsfähigkeit, Konfabulationsneigung und antegrader Amnesie
- Atrophische Hirnveränderungen:
  Vo.: Häufig, 50 % der Alkoholiker; 10 % aller Demenzerkrankungen durch Alkohol
  Sy.: Störungen der Konzentrationsfähigkeit, des Gedächtnisses, der Feinmotorik, Wesensveränderung, Endstadium: Demenz
  Di.: CT, MRT: Vergrößerung der Hirnventrikel und der zerebralen Sulci
  Prg: Nur im Frühstadium bei Abstinenz teilweise reversibel.
- Demenzsyndrom bei Vitamin B_2- (= Niacin) Mangel (Pellagra)
- Polyneuropathie: 20 % aller Alkoholiker haben eine symptomatische PN: Distal- und beinbetonte sensomotorische Störungen. Bei Abstinenz rel. günstige Prognose
  DD: Polyneuropathie (PNP):
  1. Erworben: Am häufigsten Alkoholismus und Diabetes mellitus; ferner Lebererkrankungen, Urämie, Porphyrien, Medikamente (Vincristin, Paclitaxel, Platinderivate, Interferon, antiretrovirale Medikamente u.a.), Toxine, selten entzündliche Erkrankungen (z.B. Guillain-Barré-Syndrom u.a.)
  2. Selten hereditäre PNP
- Alkoholpsychosen: Eifersuchtswahn, depressive Syndrome, Phobien, Halluzinationen, paranoide Störungen, Suizidgefährdung!

- Kleinhirnrindenatrophie:
  Vo.: Rel. selten, 1 % der Alkoholiker
  Sy.: Gangataxie, Nystagmus, Dysarthrie u.a. → MRT
  Th.: Vitamin B_1 (Thiamin) Alkoholabstinenz
  Prg: Ungünstig
- Zentrale pontine Myelinolyse (selten):
  Urs: Elektrolytstörung mit anhaltender Hyponatriämie
  Sy.: Para-, Tetraparese, Pseudobulbärparalyse, Bewusstseinsstörungen u.a.
- Alkoholische Myopathie (= Alkoholmyopathie): Bei bis zu 50 % der Alkoholkranken
  - Selten akut nekrotisierende Form mit Rhabdomyolyse und Gefahr des akuten Nierenversagens
  - Subakute schmerzhafte Myopathie (evtl. mit Hypokaliämie und CK ↑)
  - Chronische schmerzhafte Alkoholmyopathie mit Muskelatrophie

B) Andere Folgen des Alkoholismus

- Gastrointestinaltrakt:
  - Vernachlässigter Zahnstatus mit „Zahnruinen"
  - Refluxösophagitis mit erhöhtem Risiko für Barrett-Ösophagus und Ösophaguskarzinom.
  - Akute Gastritis, evtl. Magenblutung durch erosive Gastritis
  - Mallory-Weiss-Syndrom (Schleimhauteinrisse im ösophago-kardialen Übergangsbereich, ausgelöst durch Erbrechen → Folge: Blutung)
  - Bolustod durch Obstruktion des Pharynx/Larynx durch einen Fleischbrocken, oft bei Alkoholisierten
  - Intestinale Resorptionsstörungen: Fehl-/Mangelernährung bei Alkoholikern (Eiweiß, Vitamine)
- Leber: Die Leber hat zwei alkoholabbauende Enzymsysteme:
  · Alkoholdehydrogenase (ADH)
  · Mikrosomales Ethanol-Oxidierendes System (MEOS)
  ADH/MEOS verwandeln Äthanol zu Acetaldehyd. Dieser wird durch die Acetaldehyddehydrogenase über Acetat zu CO_2 und Wasser abgebaut.
  Bei steigendem Alkoholkonsum nimmt die Aktivität von MEOS stark zu, während sich die ADH-Aktivität nicht ändert. Acetaldehyd ist lebertoxisch.
  Toxische Alkoholgrenze für die Leber individuell verschieden, abhängig von Vorerkrankungen (insbes. chronische Hepatitis), Mangel- und Fehlernährungen, Geschlecht (Kapazität der Alkoholdehydrogenase bei Frauen wesentlich kleiner als bei Männern): Toxische Grenze für Männer bei ca. 40 g Äthylalkohol täglich, bei Frauen nur ca. 20 g!
  - Alkoholische Fettleber (90 %; γ-GT erhöht, normale Transaminasen)
  - Alkoholische Steatohepatitis = ASH = Fettleberhepatitis (50 %; γ-GT und Transaminasen erhöht)
  - Alkoholische Leberzirrhose (25 %) mit allen Komplikationen einschl. primärem Leberzellkarzinom

  Zieve-Syndrom: Ikterus, hämolytische Anämie und Hyperlipoproteinämie bei alkoholtoxischer Leberschädigung. - Siehe auch Kap. Leber!
- Pankreas: Akute Pankreatitis, chronisch-kalzifizierende Pankreatitis (ca. 5 %)
- Herz/Kreislauf:
  - Alkoholtoxische Herzrhythmusstörungen (Holiday-heart-Syndrome): Paroxysmales Vorhofflimmern u.a. (supraventrikuläre) Arrhythmien nach Alkoholabusus
  - Alkoholtoxische dilatative Kardiomyopathie (1 %)
  - Arterielle Hypertonie!
  - Erhöhtes Schlaganfallrisiko bei erhöhtem Alkoholkonsum (> 30 g/d)

    Alkoholkonsum und KHK: Die Beziehung zwischen Alkoholkonsum und Gesamtmortalität ist U-förmig: Die Verminderung der Gesamtmortalität bei moderatem Alkoholkonsum beträgt bis 40 %, steigt aber bei höherem Alkoholkonsum steil an.
    Das HDL-Cholesterin wird erhöht, LDL-Cholesterin gesenkt. Flavonoide (z.B. Catechin) im Rotwein wirken sich zusätzlich günstig aus (Schutz des LDL-Cholesterins vor Oxidation) → „Französisches Paradoxon": In Frankreich rel. niedrige KHK-Sterblichkeit trotz hohen Fettkonsums (Erklärung: Rotweinkonsum).
- Stoffwechsel:
  - Hypertriglyzeridämie, Hyperurikämie
  - Hypoglykämie (großes Risiko bei Alkoholintoxikation, insbes. bei vorbestehendem Diabetes mellitus)
  - Porphyria cutanea tarda
  - Folsäuremangel mit hyperchromer Anämie → Folsäuresubstitution

- Immunsystem: Abwehrschwäche mit Infektanfälligkeit (z.B. Pneumonie, Tuberkulose)
- Endokrine Störungen: Männer: Libidoverlust und Impotenz (Testosteron ↓), Frauen: Oligo- oder Amenorrhö (Östrogen ↓), Pseudo-Cushing-Syndrom
- Fetale Alkohol-Spektrum-Störungen (Disorders) = FASD: [Q86.0]
  Das voll ausgeprägte Syndrom bezeichnet man als fetales Alkoholsyndrom (FAS).
  Ep.: Ca. 2 - 4 Neugeborene auf 1.000 Geburten; ca. 40 % aller alkoholkranken Schwangeren; häufigste Ursache einer geistigen Behinderung!
  1. Prä- und postnatale Wachstumsretardierung (Kleinwuchs/Untergewicht)
  2. Dysfunktion des ZNS (jede neurologische Auffälligkeit, Entwicklungsverzögerung, intellektuelle Schädigung/Störung)
  3. 2 von 3 charakteristischen kraniofazialen Auffälligkeiten (Dysmorphie):
     - Mikrozephalie
     - Schmale Lidspalten
     - Schmale Oberlippe, wenig modelliertes Philtrum, Abflachung des Mittelgesichts

C) **Erhöhtes Risiko für Krebskrankheiten an folgenden Organen:**
Hohes Krebsrisiko: Mundhöhle, Pharynx, Larynx, Ösophagus
Mittleres Krebsrisiko: Leber
Leicht erhöhtes Krebsrisiko: Mamma, Kolon/Rektum, Pankreas

D) **Fast alle Alkoholiker sind gleichzeitig abhängige Zigarettenraucher** mit allen Spätfolgen, insbes. KHK und Krebserkrankungen von Oropharynx, Kehlkopf, Ösophagus; Tabak-Alkohol-Amblyopie u.a.

E) **Psychosoziale Folgen des Alkoholismus:**
Partner-/Familienkonflikte (Alkoholkrankheit = Familienkrankheit), Probleme am Arbeitsplatz (hohe Fehlzeiten, Arbeitsplatzverlust), erhöhte Inzidenz von Unfällen und Gewalttaten (~ 25 % aller Arbeits- und Verkehrsunfälle unter Alkoholeinfluss!), finanzielle, straf- und zivilrechtliche Probleme (z.B. wiederholter Führerscheinentzug wegen Trunkenheit am Steuer).

Lab:
- γ-GT ↑ (DD: Andere Lebererkrankungen, Cholestase)
- MCV ↑ (DD: Megaloblastäre Anämien durch Vitamin B_{12}- oder Folsäuremangel)
- CDT ↑ (Carbohydrate Deficient-Transferrin): Sensitivität bei Frauen nicht ausreichend gut
- Ethylglucuronid i.U.: Nach einmaliger Aufnahme von > 10 g Alkohol bis 6 Tage im Urin nachweisbar. Betriebs-, verkehrs- und rechtsmedizinisch relevant zum Nachweis der Alkoholabstinenz.
- Zusätzliche Laborparameter, die evtl. Komplikationen betreffen

Di.:
- Anamnese: Überprüfung mittels ICD-10-Kriterien
- Bewährt hat sich auch der „CAGE-Test": Fragen nach erfolgloser Reduktion des Alkoholkonsums [**c**ut down], Ärger über Kritik am eigenen Trinkverhalten [**a**nnoyed], Schuldgefühle [**g**uilty], morgendliches Trinken [**e**ye opener], ≥ 2 positive Antworten identifizieren „Problemtrinker" sehr zuverlässig.
- Klinische Untersuchung mit Nachweis typischer Alkoholfolgeschäden (insbesondere Nachweis einer Polyneuropathie mit strumpfförmiger Sensibilitätsstörung der unteren Extremitäten, symmetrischer Abschwächung des Achillessehnenreflexes sowie vermindertem bimalleolären Vibrationsempfinden)
- Sonografie mit Nachweis insbesondere hepatischer Alkoholfolgeschäden (Steatosis, Leberzirrhose) und Labor (s.o.)
- Nur in Zweifelsfällen ergänzende testpsychologische Diagnostik (Michigan Alkoholismus-Screeningtest (MAST), Alcohol Use Disorders Identification Test (AUDIT), Münchener Alkoholismustest (MALT), Kurzfragebogen für Alkoholgefährdete (KFA) → siehe *Internet*)

Th.: Alkoholabhängigkeit ist eine chronische Krankheit und als solche nicht heilbar. Mit der Ausnahme von Acamprosat gibt es keine medikamentöse Behandlung der Alkoholabhängigkeit (***Cave*** Suchtverlagerung auf Tabletten!). Bezugspersonen dürfen das Suchtverhalten des Patienten nicht tolerieren, sonst werden sie zu "Koalkoholikern". Die Erkrankung kann nur durch lebenslange Abstinenz zum Stillstand gebracht werden.

1. Kontakt- oder Motivationsphase (Selbsthilfegruppe, Suchtberatungsstellen u.a.): Klärung der Situation des Kranken, der Alkoholkranke muss dazu motiviert werden, seine Erkrankung zu erkennen und zur Behandlung bereit zu sein. Ohne diese Voraussetzung ist eine Therapie nicht möglich.
   In der Praxis eignet sich die motivationale Kurzintervention in 3 Schritten: Empathisches Zuhören - Sachliche Information - Gemeinsame Problemlösung.

2. Bei Alkoholabhängigkeit zuerst körperliche Entgiftungstherapie: Wenn nach Abstinenzbeginn stärkere Entzugserscheinungen mit drohendem Delir auftreten, ist eine stationäre Behandlung für 1 bis 2 Wochen erforderlich (siehe oben).
3. Anschließend Entwöhnungsbehandlung (ambulant, tagesklinisch, stationär) mit psychotherapeutischem Schwerpunkt (Aufbau von Selbstkontrolle, Rückfallprophylaxe, Soziales Kompetenztraining, Stressbewältigungstraining, Paar- und Familientherapie, Reizexpositionsverfahren, Gruppenpsychotherapie) mehrere Monate. Zielsetzung ist, dass der Alkoholkranke lernt, Probleme des Alltags ohne die Droge Alkohol zu lösen. Regelmäßiger (wöchentlicher) Besuch von Selbsthilfegruppen ist die Therapiebasis, z.B. Anonyme Alkoholiker (AA), evtl. auch unter Einbeziehung des Lebenspartners.
4. Nachsorgephase: Spielt sich ambulant in allen Bereichen des Lebens ab und dauert Jahre, oft lebenslang. Regelmäßiger Besuch von Selbsthilfegruppen. Wiederaufbau sozialer Bindungen. Berufliche Rehabilitation. Unterstützung durch Haus- und Betriebsärzte.
5. Evtl. unterstützende medikamentöse Rückfallprophylaxe mit Acamprosat (Campral®), Glutamatmodulator - Dos. 3 x 2 Tbl. à 333 mg; NW: Diarrhö, Juckreiz u.a.; KI: Niereninsuffizienz, Leberzirrhose u.a.

Prg: Ohne Therapie ist die durchschnittliche Lebenserwartung um 15 - 20 Jahre vermindert und die Prognose ungünstig. Häufigste Todesursachen sind Suizide (15 % aller Alkoholiker!), Unfälle, Herzerkrankungen, Krebserkrankungen, Leberzirrhose u.a. Bei konsequenter Nutzung therapeutischer Möglichkeiten können therapiewillige Patienten in ca. 70 % d.F. rehabilitiert werden (z.B. FORD-Modell)!

Pro:
- Individuelle Prophylaxe: Für primärpräventive Maßnahmen wie Aufklärung, Erziehung, schulische Maßnahmen u.a. fehlen Studiendaten.
- Alkoholpolitische Maßnahmen: Hohe Effektivität ist nachgewiesen für gesetzliche Regelungen des Mindestalters für Kauf und Konsum, für steuerliche Maßnahmen und für Blutalkoholgrenzwerte im Verkehr.

2.3. INTOXIKATIONEN

Giftinformationszentralen: z.B. Berlin: ☏ 030-19240
Wien: ☏ 0043-14064343
Zürich: ☏ 0041-442515151
Weitere Beratungsstellen: Siehe z.B. Rote Liste (Anhang)
Internet-Infos: *www.gifte.de*

Allg: Paracelsus: „Alle Dinge sind Gift und nichts ist ohne Gift, allein die Dosis macht, dass ein Ding Gift ist."

Ep.: Ungefähr 5 - 10 % aller stationären Krankhausaufnahmen sind Fehl- oder Überdosierung von Arzneistoffen - Gesamtletalität: ca. 1 % (mit erheblicher Streubreite)

Ät.: Erwachsene (ca. 80 %): Meist mit suizidaler Absicht (meist Arzneimittel) - Kinder (ca. 10 - 20 %): Meist akzidentielle Ingestionen (Medikamente, Pflanzen, Waschmittel, Kosmetika)
Gewerblich (ca. 5 %)
Kriminell (seltener, Dunkelziffer ?)

Aufnahmewege/Giftbeispiele:
- Peroral (80 - 90 %): Über den Magen-Darm-Trakt (z.B. Alkohol, Medikamente)
- Inhalativ (5 - 10 %): Über die Atemwege (z.B. CO-/CO_2-Intoxikationen)
- Transkutan (3 - 5 %): Über die Haut (z.B. Alkylphosphate, Blausäure)
- Parenteral (1 - 2 %): Meist intravenös (z.B. Drogenunfälle)

KL.: **Leitsymptome und Toxidrome (Symptomenkomplex) bei Intoxikationen**
- Neurologische Auffälligkeiten: z.B.
  - Bewusstseinsstörungen: Apathie, Somnolenz, Sopor bis Koma
  - Krampfanfälle: z.B. Amphetamine, Kokain (DD: Entzugssyndrom: z.B. bei Alkohol-Entzug)
  - Miosis: z.B. Opioide, Cholinesterasehemmer / Alkylphosphate
  - Mydriasis: z.B. Neuroleptika, Antidepressiva, Amphetamine, Kokain
  - Nystagmus: z.B. Carbamazepin, Barbiturate, Ethylenglykol
  - Hypersalivation: z.B. Cholinesterasehemmer / Alkylphosphate
- Kardiopulmonale Auffälligkeiten:
  - Toxisches Lungenödem: z.B. Heroin, Rauchgasinhalation
  - Bradykardie: z.B. Digitalis, ß-Blocker, Kalziumantagonisten, Lithium

- Tachykardie: z.B. Amphetamine, Kokain, Theophyllin
- Hypotonie: z.B. Antidepressiva
- Hypertensive Krise: z.B. Kokain

• Renale Auffälligkeiten:
  - Oligurie bis Nierenversagen: z.B. Schwermetalle
  - Polyurie (Diabetes insipidus): z.B. Lithium
• Thermoregulation:
  - Hypothermie: z.B. Barbiturate, Alkohol, Hypoglykämie
  - Hyperthermie (Fieber, Schwitzen): z.B. Kokain, Opioidentzug
• Gastrointestinale Auffälligkeiten:
  - Diarrhö: z.B. Pilze, Alkylphosphate, Eisen, Lithium
  - Obstipation: z.B. Antidepressiva, Opioide, Kalziumantagonisten
• Foetor ex ore:
  - Alkoholgeruch
  - Acetongeruch: z.B. Aceton, ketoazidotisches Koma
  - Bittermandelgeruch: z.B. Zyanide
  - Knoblauchgeruch: Arsenwasserstoff, Phosphorwasserstoff, Selen, Telur
• Hautkolorit: z.B.
  - Rosig: z.B. Kohlenmonoxid
  - Grau: z.B. Methämoglobinbildner
  - Gelb: z.B. toxische Hepatopathie
• Toxidrome:
  - Narkotisches Syndrom: z.B. Ethanol, Opioide, Benzodiazepine
  - Sympathomimetisches Syndrom: z.B. Amphetamine, Kokain
  - Anticholinerges Syndrom: z.B. Atropin, Scopolamin, trizyklische Antidepressiva, Antihistaminika
  - Cholinerges Syndrom: z.B. Cholinesterasehemmer / Alkylphosphate
  - Halluzinogenes Syndrom: z.B. Cannabis, Halluzinogene (LSD, Mescalin etc.)

Di.:
• Anamnese (bereits telefonisch erfragen):
  - Was, wieviel, wie, wann, warum und wer (Mann/Frau - Alter) hat es eingenommen?
  - Wie ist der Zustand des Betroffenen?
  - Geruch aus dem Mund? Erbrechen?
  - Komorbidität/Vorerkrankungen, Medikamentenanamnese?
  - Fremdanamnese: Soziales, berufliches und privates Umfeld, Abschiedsbrief, Arzneimittelpackungen?
• Körperliche Untersuchung:
  - Inspektion: Insbesondere der Haut (Farbe, Blasen), Einstichstellen (z.B. Ellenbeuge, Leistenregion), Thrombophlebitiden, Spritzenabszesse etc.
  - Kardiopulmonaler und neurologischer Status
• Beurteilung von Hämodynamik (Ekg, Blutdruck) und Oxygenierung (Sauerstoffsättigung)•
• Giftasservierung: Versendung zur Toxikologie und/oder Rechtsmedizin
• Labordiagnostik: Blutentnahme vor Therapiebeginn (Untersuchung auf Gifte: toxikologisches Labor u./o. Rechtsmedizin [ggf. Blutprobe einfrieren])
  - Blutzuckerbestimmung (DD: Coma diabeticum, hypoglykämisches Coma)
  - Komplettes Notfalllabor
  - Drogenscreening - ***Cave:*** Falsch positive Befunde!
  - Ausschluss metabolischer bzw. endokrinologisch bedingter Bewusstseinsstörungen: BGA, Laktat, Cholinesterase, etc.
  - Ggf. Ethanol-/Medikamenten-Spiegel
• Bildgebende Diagnostik, z.B. CCT zum Ausschluss eines neurologischen Krankheitsbildes

Th.:
▸ **Allgemeinmaßnahmen**
  - Selbstschutz (z.B. bei Gasen)
  - Basic Life Support: Sicherung von Atmung + Kreislauf
  - Monitoring: Ekg, Pulsoxymetrie, Blutdruckmessung
  - Blutzuckerkontrolle stets bei jedem bewusstlosen Patienten!
  - Primäre Entgiftung einleiten und ggf. Antidote einsetzen
  - Bei Vergiftungen über die Haut: Kleidung entfernen und Haut abspülen
  - Immer Kontakt/Rücksprache mit einer Giftnotrufzentrale: s.o.
  - Aufrechterhaltung und Stabilisierung der Vitalfunktionen, Intensivstation
  - Verbale Beruhigung verängstigter Patienten, nur bei starker Erregung evtl. Diazepam

- **Primäre Giftelimination:** Resorption vermeiden!
  - Aktivkohle (Carbo medicinalis)
    - Primäre Kohlegabe: Bei Bewusstseinstrübung nur nach vorheriger Intubation (Kohle versus Magenspülung: Gleiches Outcome). Carbo medicinalis gilt als Universaladsorbens und seine Applikation als wichtige Maßnahme zu primären Giftelimination - Adsorptionsfläche: 1.000 - 2.000 m^2/g Aktivkohle
    - Kinder (< 1 Jahr): 0,5 - 1 g/kg KG peroral
    - Kinder (> 1 Jahr): 1 g/kg KG peroral
    - Erwachsene: 1 - 2 g/kg KG peroral
    - Anschließende Induktion von Diarrhö (z.B. mit Glaubersalz: 15 - 30 g verdünnt oral)
  - Magenspülung

    Magenspülung und provoziertes Erbrechen nur noch in Sonderfällen! - Einzelfall-Entscheidung unter Berücksichtigung der Voraussetzungen und Kontraindikationen
    - Voraussetzung:
      - Gifteinnahme (Ingestion) sollte nicht länger als 1 h zurückliegen
      - Giftelimination von hochtoxischen Substanzen, insbesondere Intoxikationen mit ausgeprägter Magen-Darm-Atonie (Psychopharmaka)
      - Bei Bewusstseinstrübung nur nach vorheriger Intubation (Aspirationsschutz)
    - Lagerung des Patienten: Linksseitenlagerung, leichte Kopftieflagerung
    - Kontraindikationen: z.B.
      - Schockzustand
      - Krampfanfälle
      - Fortgeschrittene Säuren- und Laugen-Verätzungen (Perforationsgefahr)
      - Schaumbildner (Wasch-/Spülmittel); organische Lösungsmittel
      - Flusssäure
    - Vorgehen:
      - Spülportionen: Jeweils 200 - 400 ml
      - Spüldauer: Bis Spülflüssigkeit klar
      - Nach Ablassen der letzten Spülportion: Instillation von Aktivkohle und Laktulose
    - Nachteile nach Magenspülung:
      - Aggravierung der Klinik durch weitere Auflösung von Substanzen mit zweitem Resorptionspeak
      - Risiko der Aspirationspneumonie
      - Große Menge verbleiben dennoch im Gastrointestinaltrakt
  - Provoziertes Erbrechen
    - Im Wert umstritten; strenge Indikationsstellung! Gabe von Ipecacuanha-Sirup (mit Wasser) Dosis für Erwachsene: 30 ml Sirup verdünnt mit Wasser

      Erbrechen darf wegen erheblicher NW nicht durch Salzwasser oder Apomorphin ausgelöst werden!
    - Bei persistierendem Erbrechen zusätzliche Gabe von Antiemetika
    - Kontraindikationen für provoziertes Erbrechen: Bewusstseinstörungen oder Vergiftung mit Substanzen, die rasch zu Bewusstseinstrübung führen.
      Weitere KI: Siehe unter Magenspülung
- **Sekundäre Giftelimination:** Beschleunigung der Elimination
  - Forcierte Diurese
    - Indikationen: Schwere Intoxikationen mit
      - Salicylate (ASS)
      - Barbital / Phenobarbital
      - Thallium
      - Lithium
    - Durchführung: z.B. 1 ℓ NaCl 0,9 % + 40 mg Furosemid alle 4 h unter Kontrolle von Wasser-/Elektrolythaushalt, Diurese
    - Kontraindikationen: Schock, Herz-/Niereninsuffizienz, Krampfleiden
    - Gefahr: Störungen des Wasser-/Elektrolyt- sowie Säuren- und Basenhaushalts
  - Alkalisierung des Urins
    - Indikation: Salicylat- (> 100 mg ASS /kg KG) oder Barbiturat-Intoxikation
    - Durchführung: Bikarbonat-Infusionslösung
    - Kontrolle des Säure- und Basenhaushalts → Ziel: Urin-pH 7 - 8, Blut-pH < 7,55
  - Dialyseverfahren
    - Hämodialyse: z.B. Ethanol, Methanol, Ethylenglykol, Salicylate, Kalzium oder Lithium
    - Hämoperfusion: z.B. Carbamazepin, Valproinsäure, Herbizide, Alkylphosphate, Theophyllin
    - Plasmapherese: z.B. bei Hirudin

• Antidottherapie (Beispiele; Dosierung + Einzelheiten über Giftinformationszentrale erfragen)

Vergiftung	Antidot
Alkylphosphat (z.B. E 605, Metasystox®)	Atropin (Atropinsulfat) danach: Obidoxim (Toxogonin®); unwirksam bei Metasystox-Intoxikation
Amatoxin-/Knollenblätterpilz	Silibinin (Legalon®)
Anticholinerges Syndrom	Physostigmin (Anticholium®)
Atropin (auch Pflanzen: Tollkirsche, Stechapfel, Engelstrompete)	Physostigmin (Anticholium®)
Benzodiazepine	Flumazenil (Anexate® Amp.)
β-Rezeptorenblocker	Alupent, Glukagon (zusätzlich)
Cumarinderivate	Vitamin K_1 (Konakion®)
Digitalis (auch Pflanzen: Fingerhut, Maiglöckchen, Oleander)	Digitalis-Antidot (Digi Fab®)
Kohlenmonoxid (CO)	Sauerstoff 100 % oder hyperbare Oxygenation
Methämoglobin-Bildner	Toluidinblau-Ampullen
Morphin/Opiate	Naloxon
Paracetamol-Intoxikation	Acetylcystein (Fluimucil® Antidot)
Rauchgas	Beclometason-Spray Bei Verdacht auf Blausäurebeteiligung: Natriumthiosulfat 10 % oder Hydroxocobalamin (Cyanokit®)
Zyanide	4-DMAP-Amp., dann Natriumthiosulfat 10 % oder Hydroxocobalamin (Cyanokit®)

2.4. DROGENNOTFÄLLE

Internet-Infos: *www.bmg.bmd.de; www.emcdda.europa.eu; Giftinformationszentralen (siehe oben)*

	Cannabis	Kokain	Opioide	Stimulanzien („Speed“)	Halluzinogene
Konsum-varianten (Auswahl)	Haschisch/Harz, Marihuana/Kraut, Ölextrakt; p.i./p.o.	Crack, freebase; p.i./i.v./p.o./i.n.	Heroin (Pulver, Granulat); p.i./i.v./p.o./i.n.; Morphin, Pethidin, Kodein, Methadon	Amphetamine, ice, crank, crystalmeth, ecstasy/MDMA, adam, khat; p.i./i.v./p.o./i.n.	Typische: LSD, Psilocybin, p.o.; Atypische: Muscimol, Atropin, Scopolamin
PPh.	THC, CB-Rezeptor	DA, 5-HT, NA	Opioid-Rezeptor	DA, NA	5-HT
Anm.	Meist keine vitale Bedrohung	Evtl. plötzliche Todesfälle	Lebensbedrohlich - Cave typische Sy. evtl. maskiert durch z.B. „speedball“ = Kokain + Heroin	Lebensbedrohlich, Potenzierung durch TCA	Typische H.: Selbst bei Intoxikation nur geringe somatische Sy. i.Gs. zu atypischen H.
Psyche	Erregung, Angst, Aggression, Psychose (DD: Schizophrene Psychose), Raum-Zeit-Erleben und Kritikfähigkeit verändert	Erregung, Angst, paranoide Psychose, Dermatozoenwahn („cocaine bugs“), veränderte Kritikfähigkeit, Suizid	Zuerst Euphorie (10 - 30 Min.) dann Lethargie, Somnolenz	Psychomotor. Unruhe, Verfolgungswahn, optische + taktile Halluzination, veränderte Kritikfähigkeit	Angst, Depression, Entgrenzungs- und Verschmelzungserlebnis, „flashbacks“, Halluzinationen
Haut	Gestörtes Temperaturempfinden	Hyperthermie, Hyperhidrosis	Hypothermie	Hyperthermie, Hyperhidrosis	Hyperthermie, Hyperhidrosis, Piloerektion
Auge, HNO	Mydriasis, gerötete Augen	Mydriasis, Epistaxis	Miosis „pinpoint“, fehlt bei Mischintoxikation oder präfinal	Mydriasis, Bruxismus bei Ecstasy	Mydriasis
ZNS	-	Krampfanfälle bis Status epilepticus, Abszess, Infarkt/Blutung, Dyskinesie	Krampfanfälle, Hirnödem, Hyporeflexie, Ataxie, Koma	Krampfanfälle, Tremor, Parästhesien, Infarkt/ Blutung, Dyskinesie, Koma	Seltener Krampfanfälle u. Koma; Hyperreflexie
Kardiovaskulär	HF ↑, RR ↑	HF ↑, RR ↑ bis hypertensive Krise, AP, MI, AR	HF ↓, RR ↓	HF ↑, RR ↑ bis hypertoner Krise, AP, AR	HF ↑, RR ↑
Pulmonal		Blutungen, ARDS	Atemdepression	Tachypnoe	-
Gastrointestinaltrakt	Übelkeit, Erbrechen	Ulcera, Perforation, Ischämie	Übelkeit, Erbrechen, Obstipation	Übelkeit, Erbrechen	Übelkeit, Erbrechen
Therapie	Bei Angstzuständen Benzodiazepine, bei Psychose Neuroleptika	Therapie von Komplikationen (metabolische Azidose, hypertone Krise, ventrikuläre Tachykardien, Rhabdomyolyse)	- Naloxon - Atemhilfe (siehe Kap. Heroinintoxikation)	Therapie von Komplikationen (hypertone Krise, Kammertachykardien, Rhabdomyolyse u.a.)	Bei Angstzuständen Benzodiazepine, bei Psychose Neuroleptika

	Gamma-Hydroxy-Buttersäure (GHB)	Phenylcyclidinpiperidin (PCP)	Ketamin	Antidepressiva	Sedativa
Konsum-varianten (Auswahl)	Liquid-ecstasy, Party-/ Bodybuilderdroge, KO-Tropfen, Date-Rape-Drug; p.o.	Angel-Dust, speed, hog; p.i./p.o./i.n.	i.n. als Pulver od. i.m. als salzwässrige Lösung	- TCA: Amitriptylin, Desipramin, Imipramin - SSRI: Citalopram, Fluoxetin, Fluvoxamin, Paroxetin, Sertralin	Benzodiazepine, Barbiturate
PPh.	GABA-Rezeptor	Glu-NMDA-Rezeptor	Glu-NMDA-Rezeptor	NA, 5-HAT	GABA
Anm.	Therapeutisch bei Narkolepsie (BtmV), vollständige Metabolisierung nach 12 - 24 h, daher frühzeitiges Asservieren; Sexualdelikte	Lebensbedrohlich	„K-Hole“ (Kombiniert mit Benzodiazepinen oder Alkohol) ähnlich tiefe Bewusstlosigkeit, evtl. Atemstillstand vor allem i.v.	**Ko:** Serotonin Syndrom - Phenytoin bei Krampfanfall unwirksam - Kardiotoxisch: **EKG:** PR ↑, QRS ↑, QT ↑, RSB/LSB, AV-Block, evtl. Kammerflimmern	Potenzierung durch Alkohol; Atemdepression durch Benzodiazepine geringer als durch Barbiturate
Psyche	Bewusstseinsstörungen, ähnlich Alkoholrausch (schwierige DD)	Psychomotorische Unruhe, dissoziiertes Körpergefühl, Psychose, Aggressivität, Selbstverstümmelung bis Suizid	Dissoziiertes Körpergefühl, Alpträume bis Todesvisionen	Bewusstseinsstörungen	Somnolenz, Amnesie
Haut	-	Hyperthermie	-	Hyperthermie	Hyper-/Hypothermie
Augen, HNO	Nystagmus	Mydriasis, starrer Blick mit weit aufgerissenen Augen, Tränen-, Speichelfluss, Nystagmus	Mydriasis, Speichelfluss, Nystagmus	Mydriasis	Miosis, Nystagmus
ZNS	Krampfanfälle, retrograde Amnesie, Hyporeflexie, Schwindel, Ataxie, Koma	Krampfanfälle, Ataxie, Koma	Ataxie, Hirndruck ↑, dissoziative Analgesie	Krampfanfälle, Tremor	Ataxie, Dysarthrie, Koordinationsstörung, Hyporeflexie, Stupor, Koma
Kardiovaskulär	HF ↓, RR ↓	HF ↑, RR ↑/↓	HF ↑, RR ↑	HF ↑, RR ↓ EKG: AR s.o.	HF ↓, RR ↓
Pulmonal	Atemdepression	Atemdepression	Atemdepression	-	Atemdepression
GIT	Übelkeit, Erbrechen	Übelkeit, Erbrechen	Übelkeit, Erbrechen	Übelkeit, Erbrechen, Obstipation	Übelkeit, Erbrechen
Therapie	Bei Bewusstlosigkeit Intubation (Aspirationsgefahr!)	Bei Bewusstlosigkeit Intubation (Aspirationsgefahr!)	Bei Bewusstlosigkeit Intubation (Aspirationsgefahr!)	Symptomatische Therapie, Hämoperfusion	Flumazenil nur als Ultima ratio, da Gefahr von Krampfanfällen

Abk.:

AP	Angina pectoris	MDMA	Amphetamin
AR	Arrhythmie	MI	Myokardinfarkt
CB	Cannabis	NA	Noradrenalin
DA	Dopamin	p.i.	per inhalationem
Glu	Glutamat	p.o.	per os
HF	Herzfrequenz	RR	Blutdruck
5-HT	Serotonin	SSRI	Selektive Serotonin-Reuptake-Inhibitor
i.n.	intranasal	TCA	Trizyklische Antidepressiva
i.v.	intravenös	THC	Tetrahydrocannabinol

3. ARBEITSMEDIZIN

3.1. BERUFSKRANKHEITEN

Internet-Infos: *www.dguv.de*

Def.: Berufskrankheiten (BK) sind Krankheiten, die die Bundesregierung als Berufskrankheiten bezeichnet und in einer Liste veröffentlicht (Listenerkrankungen). Krankheiten, die die Kriterien zur Aufnahme aufgrund neuer wissenschaftlicher Erkenntnisse erfüllen, können als „Quasi-BK“ anerkannt werden (sog. „Öffnungsklausel“).

Die BK-Liste umfasst zurzeit 73 Erkrankungen; unter Berücksichtigung der Öffnungsklausel können jedoch auch weitere Krankheiten als BK entschädigt werden. Die medizinische Diagnose „arbeits-“ oder „berufsbedingte Erkrankung“ darf nicht mit dem sozialjuristischen Terminus BK gleichgesetzt werden.

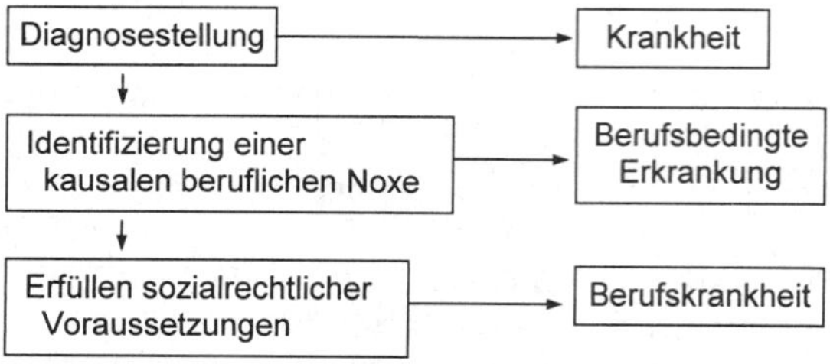

Meldepflicht: Nach § 5, Abs. 1 BeKV (Berufskrankheitenverordnung) bzw. § 202 SGB VII ist bei begründetem Verdacht auf das Vorliegen einer Berufskrankheit (BK) von jedem Arzt - unabhängig vom Fachgebiet - eine entsprechende Anzeige beim zuständigen Träger der Unfallversicherung (Berufsgenossenschaft, Gemeinunfallverband, Landesunfallkasse) unverzüglich zu erstatten. Die ist deshalb wichtig, weil hieraus bei Anerkennung eine finanzielle Entschädigung des Versicherten oder seiner Angehörigen resultiert. Eine Nichterstattung kann ggf. zu entsprechenden Regressansprüchen führen.

Die Zustimmung des Patienten/Arbeitnehmers ist hierzu nicht erforderlich (vgl. hierzu § 202 SGB VII), die Anzeige muss aufgrund des Präventionsinteresses bzw. Morbiditäts-/Mortalitätsrisiken Dritter erstattet werden, da sich hieraus Schutzmaßnahmen für andere Arbeitnehmer ergeben können, die weitere Berufskrankheiten verhindern.

Der Patient/Arbeitnehmer ist über die Erstattung der Anzeige zu informieren. Falls der Versicherte kein Feststellungsverfahren eines Berufskrankheitenverfahrens wünscht (z.B. wegen möglicher beruflicher Nachteile am Arbeitsplatz), ist dies in der Berufskrankheitenanzeige anzugeben. Der Unfallversicherungsträger wird dann mit dem Versicherten unter Berücksichtigung der Schweigepflicht das weitere Vorgehen klären und auf die Rechtsfolgen hinweisen (möglicher Verlust von Leistungen). Bleibt der Versicherte bei seinem Entschluss, unterbleibt ein Feststellungsverfahren des zuständigen Unfallversicherungsträgers.

Die Anzeige kann formlos gestellt werden, muss aber folgende Angaben enthalten: Personalien des Betroffenen, die erhobene Diagnose, die vermutete BK, den Krankheitsverlauf, die vermuteten schädigenden Einflüsse, den Arbeitsplatz des Betroffenen sowie den/die Namen der behandelnden Ärzte. Empfehlenswert ist hier die Verwendung eines entsprechenden Formulars, das von den Internetseiten der Versicherungsträger herunter geladen werden kann. Dem Patienten ist eine Kopie der BK-Anzeige auszuhändigen. Der anzeigende Arzt erhält für das Stellen der BK-Anzeige eine finanzielle Aufwandsentschädigung durch den Versicherungsträger.

BK-Verfahren: Die Einwirkungskausalität ist im Vollbeweis (die schädigende Einwirkung steht in kausalem Zusammenhang mit der versicherten Tätigkeit) und die haftungsbegründende Kausalität mit Wahrscheinlichkeit zu sichern (die schädigende Einwirkung hat mit Wahrscheinlichkeit zur diagnostisch gesicherten Erkrankung geführt). Die berufliche Einwirkung muss dabei entweder die alleinige Ursache (monokausal) oder eine wesentliche Teilursache (multikausal) der Erkrankung darstellen bzw. zur richtungsweisenden Verschlimmerung einer vorbestehenden Erkrankung geführt haben [z.B. Hepatitisinfektion bei medizinischem Personal, Tabakkonsum und Asbest; Bäckerasthma bei vorbestehendem saisonalen Asthma].

Kausalität im Berufskrankheiten-Recht:

Versicherte Tätigkeit ⟹ Schädigende Einwirkung ⟹ Krankheit

Einwirkungs-Kausalität (Versicherte Tätigkeit → Schädigende Einwirkung)

Haftungsbegründende Kausalität (Schädigende Einwirkung → Krankheit)

Merke: Nur bei gesicherten Einwirkungskausalität ist die Diskussion der haftungsbegründeten Kausalität sinnvoll!

Gutachten: Im medizinischen Teil der Begutachtung muss der Arzt die Diagnose sichern und die Frage beantworten, ob die beruflichen Einflüsse für die Genese der Erkrankung bzw. für die richtungsweisende Verschlimmerung einer vorbestehenden Erkrankung zumindest wesentlich waren. Die anderen Beweise sind vom Unfallversicherungsträger zu erbringen.

MdE: Die Minderung der Erwerbsfähigkeit (MdE) ist die Differenz der Erwerbsfähigkeit auf dem allgemeinen Arbeitsmarkt vor und nach dem schädigenden Ereignis (z.B. Unfall oder Einwirkung einer Noxe). Beeinträchtigungen im privaten Bereich werden nicht berücksichtigt. Ab einer MdE von 20 % erfolgt eine monatliche Rentenzahlung als Entschädigung, die sich aus dem Jahresverdienst errechnet. Diese Rentenzahlung erfolgt unabhängig von den weiteren Einkünften des Versicherten.

Berufskrankheiten in der Inneren Medizin:
Die nachstehende Liste gibt einen Überblick über anerkannte Berufserkrankungen, die für das internistische Fachgebiet als besonders relevant erscheinen. Die vollständige Liste der Berufskrankheiten kann im Internet eingesehen werden unter *www.baua.de/de/Themen-von-A-Z/Berufskrankheiten/Rechtsgrundlagen/Anlage-BKV.html.*

Organ	Erkrankung: Einwirkung (BK-Nummer)
Lunge/Pleura	Bronchialkarzinom: Chrom (BK 1103), Cadmium (BK 1104), Arsen (BK 1108), Asbest (BK 4104), Nickel (BK 4109), Kokereirohgase (BK 4110), Quarzstaub (BK 4112), PAK (BK 4113), Ionisierende Strahlen (BK 2402) Bronchialasthma/Obstruktion: Vanadium (BK 1107), Allergisierende Stoffe (BK 4301), Chemisch-irritative/toxische Stoffe (BK 4302) Lungenemphysem: Cadmium (BK 1104), Alkyl-Aryl- und Alkylarylsulfide (BK 1311), Steinkohlebergbau (BK 4111) Lungenfibrose: Schweißgase (BK 4115), Ionisierende Strahlen (BK 2402) Lungengranulomatose: Beryllium (BK 1110) Lungenödem: Schwefelwasserstoff (BK 1202), Alkyl-/Aryl- und Alkylarylsulfide (BK 1311) Mesotheliom: Asbest (BK 4105) Organische Pneumokoniose: Exogen-allergische Alveolitis (BK 4201), Byssinose (BK 4202) Staublungenerkrankungen: Silikose (BK 4101), Silikotuberkulose (BK 4102), Asbestose (BK 4103), Aluminose (BK 4106), Metallstäube (BK 4107)
Niere	Nierenzellkarzinome: Halogenkohlenwasserstoffe (BK 1302) Nephropathie: Quecksilber (BK 1102), Chrom (BK 1103), Cadmium (BK 1104), Thallium (BK 1106)
Blutbildendes System	Leukämie: Benzol (BK 1303, BK 1318), Ionisierende Strahlen (BK 2402) Anämie: Blei (BK 1101), Phosphor (BK 1109), Benzol (BK 1303, BK 1318) Lymphome: Benzol (BK 1318)
Leber	Hämangiosarkom: Halogenkohlenwasserstoffe (BK 1302) Leberfunktionsstörung: Halogenkohlenwasserstoffe (BK 1302), Dimethylformamid (BK 1316), Para-tertiär-Butylphenol (BK 1314) Leberzellkarzinome: Arsen (BK 1108) Leberzirrhose: Phosgen (BK 1109)
Bakteriologie/ Virologie/ Parasitologie	Infektionskrankheiten durch beruflich erhöhtes Risiko einer Erkrankung (BK 3101), Tropenkrankheiten (BK 3104)
Sonstige	Osteoporose: Phosgen (BK 1109)

Durch die Europäische Kommission ist eine Europäische Berufskrankheitenliste erlassen worden, diese ist für die einzelnen Mitgliedsstaaten nicht rechtsverbindlich, sondern dient lediglich als Empfehlung - Internetlink:
http://eur-lex.europa.eu/LexUriServ/LexUriServ.do?uri=CELEX:32003H0670:DE:HTML

Hinweise über die Rechtsgrundlage bei Berufskrankheiten in einzelnen europäischen Staaten finden sich auf folgender Internetseite der Europäischen Kommission:
http://ec.europa.eu/employment_social/missoc/2000/missoc_166_de.htm

3.2. NACHT- UND SCHICHTARBEIT

Internet-Infos: *http://www.awmf.org/leitlinien/detail/ll/002-030.html*

Def: Schichtarbeit ist Arbeit zu wechselnden Tageszeiten oder zu konstanter, aber ungewöhnlicher Tageszeit. Nachtarbeit ist jede Arbeitszeit zwischen 23 und 6 Uhr, die länger als 2 Stunden dauert. Nachtarbeitnehmer sind Arbeitnehmer, die an mindestens 48 Tagen im Jahr Nacht- oder Wechselschicht leisten.

Ep.: In Deutschland gibt es 3,2 Mio. Nachtarbeitnehmer, das entspricht 8,3 % aller Erwerbstätigen. Über ⅔ der nachts arbeitenden Menschen in Deutschland sind Männer. Laut dem Deutschen Ärzteblatt 2008 sind 17 % aller Beschäftigten in Deutschland im Schichtdienst tätig.

Ph.: Physiologisch besteht beim Menschen ein Wechsel zwischen An- und Entspannung, den ergotropen und trophotropen Phasen. In den trophotropen Phasen finden lebensnotwendige Reparatur- und Regenerationsprozesse statt. Entkoppelt von äußeren Zeitgebern unterliegt der Mensch einer endogenen, zirkardianen Rhythmik von 24 - 25 Stunden. Ein entscheidender externer Zeitgeber ist das Licht: Licht wird über retinale Ganglienzellen detektiert und diese Information an die „zentralen Master-clocks", die suprachiasmatischen Nuclei, weitergeleitet. Durch neuronale Verschaltungen zum Corpus pineale wird die Melatoninsynthese gehemmt. Licht zu ungewöhnlicher Zeit führt somit zu einer Reduktion der Melatoninsynthese. Melatonin nimmt auf die physiologischen Rhythmen verschiedener Körpervorgänge Einfluss.

Pg.: Biologische Desynchronisation: Die Synchronisation von äußeren Zeitgebern und Körperfunktionen benötigt Zeit und erfolgt in unterschiedlicher Geschwindigkeit, abhängig von den einzelnen Organen. Eine vollständige Anpassung an den Schlaf-Wach-Rhythmus bei Konkurrenz zwischen äußeren und inneren Zeitgebern ist nur selten möglich.

Soziale Desynchronisation: Der Tagesablauf ist während Nacht- und Schichtarbeit diametral zum Umfeld, wodurch eine eingeschränkte Freizeitgestaltung und ggf. soziale Konflikte resultieren.

Schlafstörungen: Der Schlaf am Tag kann während des Tages durch Faktoren wie Helligkeit, Temperatur, eine verstärkte Geräuschkulisse und soziale Verpflichtungen verkürzt sein.

Unfallgeschehen: Das Unfallrisiko steigt mit zunehmender Anzahl von Nachtschichten.

KL.: Mögliche gesundheitliche Folgen von Nacht- und Schichtarbeit: Müdigkeit, Schlafstörungen, Stimmungsschwankungen, Appetitlosigkeit und eine allgemein verminderte Leistungsfähigkeit. Störungen der physiologischen 24-Stunden-Rhythmen stehen im Verdacht, weitere langfristig entstehende Gesundheitsstörungen mit zu verursachen. Von der International Agency for Research on Cancer wurde im Oktober 2007 Schichtarbeit mit zirkardianer bzw. Chronodisruption als wahrscheinliches Humankarzinogen eingestuft (Gruppe 2a).

Pro: Optimierung der Schichtplangestaltung, z.B. durch Mitbestimmung der Schichtplanung durch die Betroffenen, kurze Nachtschichtphasen, Vermeidung ungünstiger Schichtfolgen, feste freie Wochenendzeiten.

Arbeitsmedizinische Vorsorgeuntersuchungen: Nach dem Arbeitszeitgesetz § 6, Abs. 3 hat ein Nachtarbeitnehmer unter 50 Jahren alle drei Jahre, ein Arbeitnehmer über 50 Jahre jährlich das Recht auf arbeitsmedizinische Untersuchungen, die vom Arbeitgeber bezahlt werden müssen. Das gesundheitliche Risiko wird hier individuell untersucht, sowie allgemeine verhaltens- und verhältnispräventive Maßnahmen erläutert.

Gesundheitliche Bedenken gegenüber Nacht- und Schichtarbeit können u. a. bestehen bei: Chronischen Erkrankungen des Magen-Darm-Traktes, chronisch-progredienten Lebererkrankungen, Diabetes mellitus, chronischen Herz-Kreislauf-Erkrankungen, Z. n. Organtransplantationen, Niereninsuffizienz, Anfallsleiden, psychovegetativen Störungen, psychotischen Störungen, chronischen Schlafstörungen oder Suchterkrankungen.
Laut dem Arbeitszeitgesetz ist Nacht- und Schichtarbeit entsprechend gesicherter arbeitswissenschaftlicher Erkenntnisse auszurichten. Weitere rechtliche Grundlagen sind im Mutterschutzgesetz, Jugendarbeitsschutzgesetz, Ladenschlussgesetz, Sozialvorschriften im Straßenverkehr und der Richtlinie 93/104/EG festgelegt.

3.3. GUTACHTENWESEN

Der approbierte Arzt ist verpflichtet, als medizinischer Sachverständiger tätig zu werden, soweit sich ein angefordertes Gutachten auf medizinische Kenntnisse bezieht im

- Zivilrecht
- Sozialrecht
- Strafrecht

Schlichtungsstellen
Gutachterkommissionen

Gutachten sind ein Beweismittel, der Gutachter selbst ist „Gehilfe des Gerichts". Der Gutachter darf nicht von sich aus Zeugen und Parteien vernehmen und den Sachverhalt weiter aufklären.

Wissenschaft, Auftraggeber → Sachverständigen-Gutachten ← Gesetz, Proband

Gutachten werden entweder „frei" (frei formuliert) oder als Formulargutachten erstellt.

Gutachtentypen:

1. Funktionsgutachten für die gesetzliche Rentenversicherung:
   Die bisherige Unterscheidung zwischen Renten wegen Berufs- bzw. Erwerbsunfähigkeit wird ersetzt durch die neue halbe bzw. volle Erwerbsminderungsrente. Es besteht ein Anspruch
   - auf eine volle Erwerbsminderungsrente, wenn das Leistungsvermögen auf dem allgemeinen Arbeitsmarkt unter 3 Stunden täglich gesunken ist bzw.
   - auf eine halbe Erwerbsminderungsrente, wenn das Leistungsvermögen von 3 Stunden bis unter 6 Stunden täglich gesunken ist.

   Hier kommt allerdings eine soziale Komponente zum Tragen: Sind Erwerbsgeminderte arbeitslos, erhalten sie eine volle Erwerbsminderungsrente.
2. Kausalitätsgutachten für die gesetzliche Unfallversicherung: Arbeitsunfälle (während der Arbeit und auf dem Weg von und zur Arbeit, innerhalb 24 Stunden): Minderung der Erwerbsfähigkeit (MdE)
3. Zusammenhangsgutachten im sozialen Entschädigungsrecht: Minderung der Erwerbsfähigkeit (MdE)
4. Gutachten im Schwerbehindertenrecht: Grad der Behinderung (GdB)
   (Schwerbehindertenstatus ab GdB 50 %, darüber hinaus Vergünstigungen und Nachteilsausgleiche, keine Rente; Gleichstellung ab GdB von 30 % möglich, falls dadurch ein geeigneter Arbeitsplatz zu erhalten ist.)
5. Gutachten für Privatversicherung

Allgemeine Rechtsgrundlagen:
Der zu Begutachtende hat Mitwirkungspflicht, zu prüfen ist die Frage der Zumutbarkeit und die Verhältnismäßigkeit des Eingriffes. Keine Duldungspflicht.
Erstellungspflicht: Keine Auftragsüberschreitung ohne Zustimmung des Gerichtes
Unverzügliche Prüfung nach Erhalt des Auftrags, Gutachten können nur abgelehnt werden wegen Befangenheit, Überschreitung des vom Gericht erwarteten Zeitrahmens (ca. 6 Monate) und wenn der Auftrag die fachlichen und apparativen Möglichkeiten des Gutachters überschreitet.
Gutachtenauftrag auf Wunsch des Probanden und vom Gutachter selbst auszuführen (keine Delegation)
Bei nicht zeitgerechter Gutachtenerstellung nach mehrfacher Ermahnung Zahlung eines Ordnungsgeldes.
Gutachtenerstellung nach bestem Wissen und Gewissen. Bei unrichtigem Zeugnis Freiheitsstrafe von einem Monat bis zwei Jahre.

Gutachtenauftrag:
Lediglich Antwort auf die vorformulierten Beweisfragen: „Gutachter ist kein Richter". Gutachter muss, wenn er sich Hilfspersonen bedient (Assistent) seine Unterschrift mit dem Zusatz „Einverstanden aufgrund eigener Untersuchungen und Urteilsbildung", o.ä. kennzeichnen.

Gutachtengrundlage:
Ärztliche Bescheinigung. ***Cave*** Gefälligkeitsatteste (Strafe nach § 278 StGB), Voraussetzung für jedes Attest saubere Dokumentation - auch dessen, was unter Umständen nicht ist.

Merke: Nicht Diagnosen entscheiden, sondern die Frage, wie sich diese auf das Leistungsvermögen in den einzelnen Rechtsformen auswirken.

Besondere gutachterliche Begriffe:

- Schädigungsfolge
- Behinderung
- Minderung der Erwerbsfähigkeit (Schwerbehindertengesetz: Grad der Behinderung)
- Berufs- und Erwerbsunfähigkeit
- Hilflosigkeit
- Wesentliche Änderungen der Verhältnisse
- Zeitrente 2 x drei Jahre, nach Ablauf der Zeitrente keine Nachuntersuchung von Amts wegen
- Gutachtenvergütung durch Gerichte nach ZSEG (Zeugen- und Sachverständigenentschädigungsgesetz)

Literatur: Zusammenfassende Darstellung in „Anhaltspunkte für die ärztliche Gutachtertätigkeit im sozialen Entschädigungsrecht und nach dem Schwerbehindertengesetz, Herausgeber: Bundesminister für Arbeit und Soziales. Bestellung über Fax: 0180/5151511

4. PRÄVENTION UND GESUNDHEITSFÖRDERUNG

4.1. GRUNDLAGEN

Prävention bedeutet in der Gegenwart etwas zu unternehmen, um unerwünschte Folgen in der Zukunft zu vermeiden. Der Fokus ist auf Vorbeugen von Krankheiten und Vermeidung von Risikofaktoren gerichtet. Gesundheitsförderung setzt an den Ressourcen bzw. Schutzfaktoren der Menschen an, versucht diese zu fördern und beruht auf dem Salutogenesemodell nach Antonovsky.

Einteilung der Prävention nach Caplan (1964) nach dem Interventionszeitpunkt:
- Primärprävention: Maßnahmen, die vor einer Erkrankung unternommen werden. Ziel: Die Inzidenz von Erkrankungen soll gesenkt werden (z.B. Impfungen, Sport, Rauchverzicht, gesunde Ernährung u.a.)
- Sekundärprävention: Krankheitsfrüherkennung (z.B. Gesundheitsuntersuchung, Krebsvorsorgeuntersuchungen, Vorsorgeuntersuchungen bei Kindern und Schwangeren u.a.).
- Tertiärprävention: Maßnahmen nach Manifestation einer Erkrankung. Mit ihr sollen Folgeschäden und Rückfälle verhindert werden. Die Chronifizierung und Mortalität soll reduziert werden (z.B. Disease-Management-Programme bei KHK, Diabetes, Asthma, COPD, Brustkrebs, Herzsportgruppe u.a.).

Die durchschnittliche Lebenserwartung in Deutschland beträgt für Männer 77,7 und für Frauen 82,7 Jahre.
Die Lebenserwartung der Weltbevölkerung beträgt ca. 70 Jahre und reicht von 82,9 Jahren in Japan bis unter 50 Jahren in einzelnen subsaharischen Ländern Afrikas (z.B. Guinea-Bissau, Tschad und Swaziland) und in Afghanistan.
Innerhalb Europas besteht bezogen auf die Lebenserwartung ein West-Ost-Gefälle. Das längste dokumentierte Leben hatte Madame Jeanne Calment aus Arles, die im Alter von 122 Jahren starb (1875-1997).

Präventionsparadox (Geoffrey Rose): Eine präventive Maßnahme, die für eine Bevölkerung einen hohen Nutzen bringt, bringt dem einzelnen Menschen oft nur wenig - und umgekehrt; z.B. KHK-Prävention bringt den Einzelpersonen einer Hochrisikogruppe viel Nutzen. Wenn eine ganze Bevölkerung KHK-Prävention betreibt, sinkt die Erkrankungsprävalenz, obwohl der Einzelne vielleicht nie eine KHK bekäme.

Präventionsmaßnahme	Gewinn/Verlust an Lebenszeit	Einfluss auf bestimmte Erkrankungen/Risikofaktoren
Blutdrucknormalisierung	Normotensive Patienten leben ca. 5 Jahre länger als Hypertoniker	Schlaganfälle - 40 % Herzinfarkte - 50 %
Nikotinabstinenz	Im Durchschnitt sterben Raucher 10 Jahre früher als Nichtraucher. Rauchstopp mit 60 / 50 / 40 / 30 Jahren führt zu +3 / +6 / +9 / +10 Jahre Lebenserwartung	Nach 1 Jahr: - 50 % KHK Nach 5 Jahren: - 50 % Blasen-Ca Nach 5 Jahren: - 50 % Ösophagus-Ca. Nach 10 Jahren: - 50 % Bronchial-Ca.
Gewichtsreduktion	BMI 22,5 - 25 kg/m²: Niedrigste Mortalität BMI 30 - 34,9 kg/m²: - 2-4 Jahre BMI > 40 kg/m²: - 10-12 Jahre	10 kg Gewichtsreduktion führen zu: Mortalität - 20 % RR - 10 % LDL-Cholesterin - 15 % HbA_{1c} - 1-2 % Triglyceride - 30 %
Mediterrane Kost		Herzinfarkte - 40-50 %
Regelmäßig Sport	15 Minuten täglich oder 90 Minuten pro Woche: +3 Lebensjahre	Herzinfarkte - 40-50 %

Der Anteil der Prävention beläuft sich auf 4 % des Gesamtbudgets der gesetzlichen Krankenkassen (GKV in Deutschland). Kuration steht im Vordergrund der Leistungsausgaben der GKV. In Deutschland nimmt jede zweite anspruchsberechtigte Frau und jeder fünfte Mann an Krebsfrüherkennungsmaßnahmen teil.

4.2. KÖRPERLICHE AKTIVITÄT UND GESUNDHEIT

Def: Körperliches Training im Sinne von Gesundheitssport ist definiert als regelmäßige und individualisierte körperliche Belastung mit dem Ziel, die Gesundheit zu fördern, zu erhalten oder wieder herzustellen.

Nur ca. 20 - 25 % der erwachsenen Bevölkerung sind ausreichend körperlich aktiv. 75 - 80 % leiden unter Bewegungsmangel. Mit zunehmendem Lebensalter sinkt das körperliche Aktivitätsprofil. In den letzten Jahren war zudem eine deutliche Abnahme der körperlichen Aktivitäten auch im Kindes- und Jugendalter zu beobachten.

Wechselbeziehungen zwischen körperlicher Aktivität und Gesundheit:
Ausreichende körperliche Aktivitäten haben nachgewiesene positive Effekte u.a. auf:

- Kognitive Funktionen
- Stimmungslage
- Vegetatives Nervensystem
- Kardiopulmonales System
- Glukose- und Lipidmetabolismus
- Immunsystem
- Muskulo-skelettales System

Umgekehrt führt ein andauernder Bewegungsmangel zu einer Vielzahl von Erkrankungen, die häufig als sog. Zivilisationserkrankungen beschrieben werden. Hierzu gehören u.a.:

- Kardiovaskuläre Erkrankungen, insb. KHK, Herzinsuffizienz und arterielle Hypertonie
- Adipositas
- Metabolisches Syndrom und Diabetes mellitus Typ 2
- Fettstoffwechselstörungen
- Degenerative Erkrankungen des muskulo-skelettalen Systems

Prävention, Therapie und Rehabilitation durch Bewegungstherapie:
Grundsätzlich lassen sich sämtliche der o.g. Zivilisationserkrankungen durch geeignete körperliche Aktivitäten günstig beeinflussen bzw. verhindern. Die durchgeführten prospektiven Interventionsstudien weisen einen hohen Evidenzgrad auf. Das metabolische Syndrom und der Typ 2-Dianetes lassen sich durch körperliche Aktivität und Gewichtsnormalisierung sehr gut präventiv und therapeutisch beeinflussen! Dazu ist eine umfassende Lebensstiländerung mit regelmäßiger körperlicher Aktivität in Verbindung mit qualitativer Änderung des Ernährungsverhaltens erforderlich. Bei Erfolg können medikamentöse Therapiemaßnahmen vermindert oder sogar vermieden werden! Regelmäßiges Training senkt den Blutdruck.
Studien zeigen bei der Primärprävention eine Risikoreduktion bezüglich kardiovaskulärer Letalität und Gesamtmortalität um bis zu 50 % durch regelmäßiges körperliches Training bzw. Gesundheitssport. Dies gilt auch für die Sekundärprävention im Rahmen von Herzsportgruppen für KHK-/Postinfarktpatienten (Reduktion der kardiovaskulären Mortalität von KHK-Patienten um ca. 25 %). Generell ist eine gute körperliche Fitness mit einem signifikant reduzierten Mortalitätsrisiko assoziiert.

Praktische Hinweise zur Umsetzung in der Praxis:
Grundsätzlich sollte vor Aufnahme regelmäßiger gesundheitssportlicher Aktivitäten eine (sport-)medizinische Untersuchung hinsichtlich der Belastbarkeit sowie der individuellen Durchführung des Gesundheitssports erfolgen. Die Untersuchung sollte internistische und orthopädische Aspekte umfassen. Entsprechend den aktuellen Empfehlungen der nationalen und internationalen Fachgesellschaften (z.B. DGSP, ACSM) sollte man sich unter primärpräventiven Aspekten an 3 - 5 Tagen in der Woche 30 - 60 Minuten in moderater Intensität belasten. Die Intensität des Ausdauertrainings sollte mit 50 - 70 % der maximalen Leistungsfähigkeit durchgeführt werden. Die Steuerung der Belastungsintensität sollte mittels der Trainingsherzfrequenz (THF) erfolgen und durch eine Pulsuhr kontrolliert werden. Ausdauersportarten sollten hierbei im Vordergrund stehen. Für den Gesundheitssport sind insbesondere Walking, Fahrradfahren, Schwimmen, Skilanglauf bzw. Inline-skating zu empfehlen. Ergänzend sollte 1 - 2 x pro Woche ein modifiziertes Kräftigungstraining der großen Muskelgruppen durchgeführt werden. Die Einführung in das Training sollte unbedingt unter professioneller Anleitung erfolgen. Im Rahmen der Sekundärprävention, z.B. ambulante Herzsport- und Lungensportgruppen, wird die Bewegungstherapie generell unter sporttherapeutischer Anleitung und ärztlicher Aufsicht durchgeführt. Ergänzend sollte eine Steigerung der sog. Alltagsaktivitäten (Treppensteigen etc.) erfolgen.

Risiken:
Diese liegen in einer Überbeanspruchung muskulo-skelettaler Strukturen, insbesondere bei zu intensiven bzw. biomechanisch ungünstigen Belastungsformen. Besonders betroffen sind übergewichtige Personen mit entsprechenden Vorschädigungen des muskulo-skelettalen Systems. Das Risiko eines kardiovaskulären Ereignisses betrifft vor allem Patienten mit unbekannter KHK und fehlender sportmedizinischer Untersuchung und Beratung, wenn sie sich untrainiert kurzfristig intensiv belasten. Neuere Befunde legen nahe, dass hochintensiver Ausdauersport mit einem leicht erhöhten Risiko hinsichtlich

Vorhofflimmern verbunden sein kann, insbesondere bei Menschen jenseits des 40 Lj. sowie Vorliegen kardiovaskulärer Risikofaktoren. In der Konsequenz sollten entsprechende sportliche Aktivitäten, wie z.B. Marathonlauf etc. sportmedizinisch begleitet werden. Aktuelle Längsschnittstudien zeigen allerdings, dass auch intensiver langjähriger Ausdauersport die kardiovaskuläre Morbidität und Letalität sowie die Gesamtmortalität signifikant vermindert und lebensverlängernd wirkt.

4.3. ARMUT UND KRANKHEIT

Internet-Infos: *www.nationale-armutskonferenz.de; www.kinderprojekt-arche.de; www.kiggs.de*

Def:
- Absolute Armut (die physische Existenz bedrohend, nicht genug zum Leben haben)
- Relative Armut orientiert sich am Einkommen (Einkommensarmut):
  - Sozialhilfebedürftigkeit
  - 50% oder weniger des durchschnittlichen Haushaltseinkommens eines Landes

Ep.: Zunahme der Armut in Deutschland (Einkommensarmut ca. 15 %), Europa, besonders aber in der dritten Welt und in den ehemals kommunistischen Ländern. In Europa besteht ein West-Ost- sowie ein ausgeprägtes Nord-Süd-Gefälle, hinsichtlich Wohlstand, Gesundheit, medizinischer und sozialer Versorgung.

Betroffene Bevölkerungsgruppen:
- Migranten (legal und illegal)
- Arbeitslose Menschen
- Wohnungslose Menschen
- Kinderreiche Familien und alleinerziehende Eltern
- Kinder der betroffenen Personen
- Alte Menschen, Rentner
- Illegal arbeitende Prostituierte
- Alkoholkranke, Drogenabhängige

Wechselbeziehungen zwischen Armut und Gesundheit:
Schlechte Gesundheit erhöht das Risiko von Langzeitarbeitslosigkeit, Armut und umgekehrt. Armut bedeutet z.T. Wohnungslosigkeit (Obdachlosigkeit).

Beispiele für erhöhtes Krankheitsrisiko bei Armut:
- Erhöhte Mütter- und Kindersterblichkeit (perinatale Komplikationen, Pneumonie, Diarrhö, in Afrika auch AIDS und Malaria)
- Koronare Herzkrankheit (Herzinfarkt: 2 - 3fach erhöhtes Risiko)
- Schlaganfall (2 - 3fach erhöhtes Risiko)
- Erhöhte Infektanfälligkeit, erhöhte Tuberkuloseinzidenz
- Dermatologische Erkrankungen (häufig)
- Parasitäre Erkrankungen (Läuse, Krätze)
- Psychiatrische Erkrankungen (Depressionen, erhöhte Suizidquote)
- Krebserkrankungen
- Lebererkrankungen
- Karies, Parodontitis
- Alkoholkrankheit
- Erhöhtes Unfallrisiko
- Verminderte Lebenserwartung

Gesundheitsgefährdendes Verhalten: Erhöhter und oft schon in der Kindheit einsetzender Zigaretten- und Alkoholkonsum, ungesunde Ernährung; Tablettenabhängigkeit eher bei Frauen, Alkohol- und Drogenabhängigkeit eher bei Männern.

Gewalterfahrungen korrelieren oft mit Armut. Betroffene Frauen sind häufig körperlicher Gewalt, Fremdbestimmung und sexueller Ausbeutung ausgesetzt. Frauen ertrugen früher eher Gewalt als Wohnungslosigkeit (verdeckte Obdachlosigkeit). Seit 2000 können in Deutschland gewalttätige Männer polizeilich der gemeinsamen Wohnung verwiesen werden.

Medizinische Hilfen:
Hilfsangebote sind oft zu „hochschwellig“, Angebote sind unerreichbar, weil Voraussetzungen dafür nicht erfüllt werden können (z.B. Parasitenfreiheit für eine nächtliche Aufnahme, Nachweis eines Wohnsitzes, Mitführen eines Kindes oder Hundes). Das Medizinische und soziale Versorgungssystem erreicht viele von Armut Betroffene nicht mehr. Die klassische Komm-Struktur im ärztlichen Bereich (Patient kommt zum Arzt) ist durch eine Geh-Struktur, (der Arzt geht zum Patienten) zu ergänzen. Präventivmedizinische (z.B. Impfungen) und therapeutische Angebote müssen daher möglichst niedrig schwellig sein und ortsnah zur Verfügung stehen und auch Angebote für Frauen mit Kindern umfassen (Obdachloseneinrichtungen und Behelfsunterkünfte, Drogenberatungsstellen, Sozialberatung, Schuldnerberatung, Mobiler Medizinischer Dienst, Arbeitsämter, Schulen, Kindergärten).

Praktische Hinweise für den Umgang mit betroffenen Patienten:
- Die Lebenslage der Patienten mitberücksichtigen (Ganzheitsmedizin)!
- Kann der Patient schriftliche Anweisungen / Informationen lesen? (Zunehmende Zahl von Analphabeten)
- Genau nachfragende Anamnese, leicht verständliche und nachvollziehbare Sprache
- Gesundheitsrisikoverhalten und die damit einhergehenden Gefahren berücksichtigen: Zigarettenabusus, Alkoholkonsum nachfragen. Alkoholtoxische Folgeerkrankungen berücksichtigen.
- Ernährungsgewohnheiten erfragen.
- Impfstatus nachfragen und Impflücken schließen. Influenza- und Pneumokokkenimpfung anbieten!
- ***Cave:*** Medikamente mit suchterzeugenden Stoffe - Wechselwirkungen zwischen Alkohol und Medikamenten beachten (u.a. Neuroleptika, Antiepileptika, Antihistaminika, Sedativa usw.)
  Medikamentencompliance berücksichtigen und Kurzzeit-Antibiotika Schemata nutzen.

- An Skabies und Läuse (Kopfläuse) denken! - Bei Verdacht auf dermatologische Erkrankungen Patient im entkleideten Zustand untersuchen!
- Bei parasitären Erkrankungen auch Familienmitglieder/Mitglieder der Lebensgemeinschaft mitbehandeln.
- Zahnstatus überprüfen und entsprechende Sanierung ansprechen und initiieren.
- Bei stationären Patienten Krankenhaussozialdienst informieren. Entlassung des Patienten gemeinsam mit dem Sozialdienst des Krankenhauses planen (häusliche Verhältnisse, Betreuungsmöglichkeiten, wohnungslose Menschen). Gibt es einen Hausarzt bzw. eine niedrig schwellige medizinische Betreuungsstelle (z.B. für drogenabhängige und/oder wohnungslose Menschen), an die der ärztliche Entlassungsbrief geschickt werden kann?!

5. REHABILITATION

Def:
- Rehabilitation umfasst nach WHO alle Maßnahmen, die das Ziel haben, den Einfluss von Bedingungen, die zu Einschränkungen und Benachteiligungen führen, abzuschwächen und die eingeschränkten und benachteiligten Personen zu befähigen, eine soziale Integration zu erreichen. Rehabilitation zielt nicht nur darauf ab, eingeschränkte oder benachteiligte Personen zu befähigen, sich ihrer Umwelt anzupassen, sondern auch darauf, in ihre unmittelbare Umgebung und die Gesellschaft als Ganzes einzugreifen, um ihre soziale Integration zu erleichtern. Rehabilitation schließt medizinische, berufliche und soziale Maßnahmen ein, um bei Menschen mit angeborener oder erworbener Erkrankung oder Behinderung die alten Fähigkeiten zu erhalten, zu verbessern oder wiederherzustellen.
- Frührehabilitation: Kombinierte akut-/rehabilitationsmedizinische Behandlung unter Beteiligung verschiedener therapeutischer Berufsgruppen (Leistungsträger: Siehe SGB V)
- Medizinische Rehabilitation: Die medizinische Rehabilitation umfasst ärztliche bzw. ärztlich verordnete Maßnahmen, um körperliche Funktionen oder Organfunktionen zu erhalten, zu verbessern oder wiederherzustellen und damit eine gesellschaftliche Teilhabe zu ermöglichen.
- Berufliche Rehabilitation: Leistungen zur Teilhabe am Arbeitsleben („Reha vor Rente"), u.a. Umschulungen, Weiterbildungen (siehe auch *www.rehadat.de*)
- Soziale Rehabilitation: Leistungen zur Teilhabe am Leben in der Gemeinschaft, u.a. Wohnhilfe, Haushaltshilfe

Rehabilitationsformen:
1. Ambulante Rehabilitation
2. Teilstationäre Rehabilitation (Tagesklinik)
3. Stationäre Rehabilitation
4. Mobile Rehabilitation (aufsuchende Rehabilitation i.d.R. in der häuslichen Umgebung, aber auch in stationären Pflegeeinrichtungen, insbesondere für geriatrische Patienten mit erheblichen funktionellen Beeinträchtigungen, Multimorbidität bzw. komplexen Störungen) seit 1.4.2007

Krankheitsfolgenmodelle der WHO:
International Classification of Impairment, Disabilities and Handicaps (ICIDH, 1980): ressourcenorientierter biopsychosozialer Ansatz
International Classification of Functioning, Disability and Health (ICF, „Neufassung" der ICIDH 2001): Modell bzw. medizinische Klassifikation zur Beschreibung des funktionalen Gesundheitszustandes, der Behinderung, sozialer Beeinträchtigung und relevanter Umweltfaktoren

Rehabilitationsträger in Deutschland:
- Gesetzliche Rentenversicherung (nach SGB VI): Medizinische oder berufliche Rehabilitation zur Abmilderung oder Verhinderung einer Erwerbsunfähigkeit (Prinzip „Reha vor Rente")
- Gesetzliche Krankenversicherung (nach SGB V): Medizinische Leistungen, um eine Behinderung oder Pflegebedürftigkeit zu beseitigen, zu mildern oder zu verhindern. Häufig Zuständigkeit, wenn kein anderer Rehabilitationsträger zuständig ist (Prinzip „Reha vor Pflege"); vorrangiger Leistungserbringer für Kinder und Jugendliche, nicht berufstätige Erwachsene und Rentner.
- Gesetzliche Unfallversicherung (nach SGB VII): Medizinische, berufliche und soziale Rehabilitation, wenn Schaden Folge eines Arbeitsunfalls, Wegeunfalls oder einer Berufskrankheit ist.
- Bundesagentur für Arbeit (SGB II, SGB IX): Leistungen zur Teilhabe am Arbeitsleben für behinderte erwerbsfähige Hilfsbedürftige, sofern nicht ein anderer Rehabilitationsträger zuständig ist.
- Träger der Kriegsopferversorgung und Kriegsopferfürsorge: Gesundheitsschäden durch Wehr- und Zivildienst, Impfschäden und Opfer von Gewalttaten
- Träger der Sozialhilfe (SGB XII): Wenn kein anderer Träger die Kosten übernimmt.
- Träger der öffentlichen Jugendhilfe

Rehabilitationsantrag:
Die meisten Rehabilitationsträger haben eigene Antragsformulare, die ggf. auch Online verfügbar sind. Der Rehabilitationsantrag ist bei dem zuständigen Kostenträger unter Angabe der Funktionseinschrän-

kungen mit Beschreibung des Rehabilitationsbedarfes, der Rehabilitationsfähigkeit (insbesondere ausreichende Motivation), des Rehabilitationszieles und der Rehabilitationsprognose zu stellen.
Die Kostenträger klären untereinander die Zuständigkeit ab und leiten den Antrag bei Bedarf innerhalb von max. 14 Tagen intern weiter. Nach sozialmedizinischer Begutachtung und versicherungsrechtlicher Prüfung des Antrags geht der Bescheid des Kostenträgers an den Antragsteller.

Häufige Begründungen für ablehnende Bescheide:
- Fehlen einer rehabilitationsbegründenden Diagnose
- Fehlendes Rehabilitationspotenzial (mit Hinweis auf bestehende Pflegestufe)
- Keine Notwendigkeit der stationären Rehabilitation und Ausreichen der Verordnung von Heil- und Hilfsmitteln

Gegen den Bescheid kann innerhalb eines Monats schriftlich Widerspruch eingelegt werden. (Anm.: Dem Widerspruch wird häufig stattgegeben!). Der Kostenträger entscheidet über Art, Dauer, Umfang, Beginn und Durchführung einer Rehabilitationsmaßnahme. Grundsätzlich ist der ambulanten bzw. teilstationären Rehabilitation gegenüber der stationären Vorrang zu gewähren (§ 19 Abs. 2 SGB IX).

Sozialmedizinische Kriterien einer Rehabilitation:
1. Rehabilitationsbedarf: Bezieht sich auf eine gesundheitlich bedingte drohende oder manifeste Beeinträchtigung der Teilhabe, die über einen kurativen Ansatz hinaus der Mehrdimensionalität und Interdisziplinarität einer Rehabilitationsmaßnahme bedarf.
2. Rehabilitationsfähigkeit: Belastbarkeit, Motivation, Motivierbarkeit u.a.
3. Rehabilitationsziel:
   - Individuelles Ziel: Formuliert zwischen Rehabilitationsteam und Rehabilitanden
   - Übergeordnetes Ziel: Förderung der Selbstbestimmung und der gleichberechtigten Teilhabe am Leben in der Gesellschaft für Behinderte und von Behinderung bedrohte Menschen (§1 SGB IX)
4. Rehabilitationsprognose: Wahrscheinlichkeitsaussage über die Erreichbarkeit des festgelegten Rehabilitationsziels (bezogen auf die Krankheit, deren Verlauf und den festgelegten Zeitraum).

Anm.: Im Entlassungsbericht der Rehabilitationsmaßnahme erfolgen im Abschnitt „sozialmedizinische Stellungnahme" - üblicherweise auf der letzten Seite - Angaben über die beruflichen Einsatzmöglichkeiten des Patienten (entweder positive Angabe, was noch möglich, oder negative Angabe, was nicht mehr zumutbar ist).

Sonderform: Geriatrische Rehabilitation:
Die geriatrische Rehabilitation ist nicht indikations-/organbezogen, sondern hat einen ganzheitlichen Ansatz mit multiprofessionellem und interdisziplinärem Therapeuteneinsatz.
Der Zugang zur geriatrischen Rehabilitation ist gegenüber der indikationsspezifischen Rehabilitation (z.B. orthopädische/kardiologische Rehabilitation) niedrigschwellig, somit ist die geriatrische Rehabilitation auch für pflegebedürftige und immobile Patienten zugänglich.
Die geriatrische Rehabilitation ist somit für Patienten geeignet, die nach organspezifischen Erkrankung nicht in der jeweils indikationsspezifischen Rehabilitation behandelt werden können.
Auch Patienten, bei denen ein progredienter Abbau von körperlichen oder kognitiven Fähigkeiten zum Verlust der (Teil-) Autonomie zu führen droht, können der geriatrischen Rehabilitation zugeführt werden. Hierfür muss nicht zwangsläufig eine sog. "rehabilitationsbegründende Diagnose" benannt werden können.

6. MEDIZIN DES ALTERNS

6.1. GERIATRIE UND GERIATRISCHES ASSESSMENT

Internet-Infos: *www.bag-geriatrie.de; www.dggeriatrie.de ; www.kcgeriatrie.de*

Def. Geriatrie: Geriatrie ist der Zweig der Medizin, der sich fachübergreifend mit der Gesundheit im Alter sowie mit präventiven, rehabilitativen, klinischen und sozialen Aspekten von Krankheiten und erkrankten Menschen im Alter beschäftigt.

Def. Gerontologie: Die Gerontologie ist die Wissenschaft, die sich mit somatischen, psychischen und sozialen Vorgängen des Alterns befasst (Altersforschung).

Ep.: Im Jahr 2030 werden 1/3 der Deutschen > 60 J. alt sein. Von den aktuell etwa zwei Millionen Pflegebedürftigen werden mehr als 2/3 zu Hause versorgt (von Angehörigen und/oder ambulanten Pflegediensten).
Die Kinderzahl in der EU (aktuell 1,5 Kinder/Frau) wird auch in Zukunft niedrig bleiben. Die Lebenserwartung in den alten EU-Ländern (EU-15) liegt mit 82,4 Jahren bei Frauen und 76,7 Jahren bei Männern deutlich über der in den neuen EU-Ländern (EU-10): 78,7 bzw. 70,4 Jahre. Die Lebenserwartung wird in der EU bis zum Jahre 2050 um 6 Jahre für Männer und 5 Jahre für Frauen steigen. Aufgrund der Überalterung der Gesellschaft ist die Tragfähigkeit der sozialen Sicherungssysteme gefährdet. Die Zahl der Pflegebedürftigen wird erheblich zunehmen.

Der geriatrische Patient

Def:
- Geriatrietypische Multimorbidität und höheres Lebensalter (überwiegend 70 Jahre oder älter) [Multimorbidität wichtiger als kalendarisches Alter]
  oder
- Alter > 80 Jahre mit alterstypisch erhöhter Anfälligkeit gegenüber
  - Komplikationen und Folgeerkrankungen
  - Chronifizierung von Krankheiten
  - Verlust von Autonomie mit Verschlechterung des Selbsthilfestatus

Das geriatrische Assessment

Def: Das multidimensionale, interdisziplinäre geriatrische Assessment ist ein diagnostischer Prozess zur systematischen Erfassung von medizinischen, funktionellen und psychosozialen Defiziten und Ressourcen für Planung der Behandlung und Pflege. Es dient der Evaluation der Behandlungserfolge und ist ein Instrument des Qualitätsmanagements.
Die Datenerhebung erfolgt durch Testverfahren mittels Beurteilung von erfolgten Funktionstests (sog. „performance test"), Eigen- („self-report") oder Fremdanamnese („proxy-report") sowie durch Beobachtung. Es existiert eine nahezu unüberschaubare Vielfalt von Assessmentverfahren. Eine Standardisierung der Auswahl von Testverfahren wurde durch die AGAST („Arbeitsgruppe Geriatrisches Assessment") erarbeitet.

Das geriatrische Basisassessment (nach AGAST):

A) Barthel-Index (nach Mahoney und Barthel):
Der Barthel-Index wurde ursprünglich zur Bestimmung von Aktivität und Pflegebedürftigkeit von Schlaganfallpatienten entwickelt. Der Barthel-Index ist ein weit verbreiteter Test insbesondere in Geriatrie, Neurologie und bei Krankenkassen und bewertet die Bereiche Selbstversorgung, Kontinenz und Nahrungsaufnahme. Er erlaubt somit eine Beurteilung der basalen Aktivitäten des täglichen Lebens (bADL) sowie von Rehabilitationsverläufen. Die Erhebung ist durch Eigen- bzw. Fremdanamnese, oder Beobachtung möglich. Bewertet wird, was der Patient macht („performance") und nicht, was er kann („capacity"). Als Beobachtungszeitraum dienen die letzten 48 Stunden.
Bewertung nach dem Hamburger Manual zur Diagnostik, Verlaufsbeurteilung sowie Prognoseabschätzung - Interpretation:

0 - 30 Punkte:	Weitgehend pflegeabhängig
35 - 80 Punkte:	Hilfebedürftig
85 - 95 Punkte:	Punktuell hilfebedürftig
100 Punkte:	Selbstständig

Vorteile: Gute Veränderungssensitivität
Nachteil: „Grobes Raster"; zur Behandlungsplanung nur eingeschränkt empfehlenswert; selbst hohe Punktzahlen können eine erhebliche Einschränkung der Alltagsaktivitäten bedeuten (z.B. Unselbstständigkeit in der Nahrungsaufnahme, der Toilettenbenutzung oder Inkontinenz).

Einstufung mithilfe des Hamburger Manuals:
Funktion / Punkte (in Klammern)

1. Essen: Unfähig, allein zu essen (0), benötigt Hilfe, z.B. bei Zubereitung (5), selbstständig (10)
2. Baden: Benötigt fremde Hilfe (0), selbstständig (5)
3. Körperpflege: Benötigt fremde Hilfe (0), selbstständig (5)
4. An- und Auskleiden: Unfähig, sich allein an- und auszukleiden (0), benötigt Hilfe bei maximal 50 % der Tätigkeiten (5), selbstständig (10)
5. Stuhlkontrolle: Inkontinent (0), gelegentlich inkontinent (max. 1 x pro Woche) (5), kontinent (10)
6. Urinkontrolle: Inkontinent (0), gelegentlich inkontinent (max. 1 x pro Tag) (5), kontinent (10)
7. Toilettenbenutzung: Vollständig unselbstständig (0), benötigt Hilfe (z.B. An-/Ausziehen) (5), selbstständig (10)
8. Bett- bzw. Stuhltransfer: Unselbstständig (z.B. fehlende Rumpfstabilität) (0), erhebliche physische Hilfe beim Transfer erforderlich, aber Rumpfstabilität (5), geringe physische Hilfe oder Beaufsichtigung (10), selbstständig (15)
9. Mobilität: Immobil (Gehstrecke < 50 m) (0), unabhängig mit Rollstuhl (Strecke > 50 m) (5) unterstütztes Gehen (Gehstrecke > 50 m) (10) , selbstständiges Gehen möglich ggfs. mit Hilfsmittel (Gehstrecke > 50 m) (15)
10. Treppensteigen: Kein Treppensteigen möglich (0), benötigt Hilfe/Überwachung (5), selbstständig (10)

B) Mini-Mental-State Examination (MMSE nach Folstein):
Der MMSE ist ein Instrument zum Screening der kognitiven Fähigkeiten.
Es erfolgt eine Beurteilung in den Kategorien „Orientierung (zeitlich/örtlich)", „Merkfähigkeit", „Aufmerksamkeit/Rechenfähigkeit", „Erinnerungsfähigkeit", „Sprachvermögen" sowie „visuell-konstruktive Fähigkeiten".
Vorteile: Geringer Zeitaufwand; geringer Schulungsbedarf
Nachteile: Nur grobe Einschätzung kognitiver Defizite; nur Screening, kein diagnostisches Instrument; nicht als Instrument kurzfristiger Verlaufsbeurteilung geeignet (Lerneffekt!); keine Beurteilung aphasischer Menschen möglich

C) Geriatrische Depressionsskala (nach Yesavage und Sheikh):
Die geriatrische Depressionsskala ist ein Fragebogen zur Selbstbewertung. Sie besteht aus 15 Fragen in den Kategorien „Stimmung", „Denken", „Psychomotorik" und „Verhaltensweisen". Sie dient als Screeninginstrument und nicht als diagnostisches Kriterium der Depression.
Vorteile: Geringer Zeitaufwand; geringer Schulungsbedarf
Nachteile: Schlechte Abbildung der Angst; nicht sinnvoll bei kognitiver Einschränkung

D) Sozialfragebogen (nach Nikolaus):
Der Sozialfragebogen nach Nikolaus wurde am geriatrischen Zentrum in Heidelberg entwickelt. Er umfasst insgesamt 24 Fragen in den Kategorien „Soziale Kontakte und Unterstützung", „soziale Aktivitäten", „Wohnsituation" und „ökonomische Verhältnisse". Der Sozialfragebogen ist zielgerichtet auf die Planung der Behandlung und Entlassung und sollte deshalb möglichst frühzeitig zum Einsatz kommen.
Vorteil: Umfassendes Assessment von sozialen Ressourcen und Belastungen
Nachteil: Relativ zeitaufwendig

E) Perfomancetests des Basisassessments nach AGAST
Im Rahmen der Performancetests wird der Patient aufgefordert, eine standardisierte Tätigkeit durchzuführen. Vorteil der Performancetests ist der Rückgriff auf objektiv messbare Kriterien, ohne sich auf die Eigen- bzw. Fremdanamnese oder eigene Beobachtungen verlassen zu müssen.

1. Handkraft:
Die Messung der Handkraft wird i.d.R. mit dem sog. JAMAR-Dynamometer in der Einheit Kilogramm durchgeführt. Der Patient komprimiert das Dynamometer dreimal in jeweils einminütigem Abstand mit der dominanten Hand. Der Mittelwert ist die ermittelte Handkraft. Eine Verminderung der Handkraft (Tabellen für bestimmte Bevölkerungsgruppen) weist neben anderen Aspekten (z.B. rasche Erschöpfbarkeit und Ernährungsstörung) auf das sog. Frailty-Syndrom (Gebrechlichkeit) hin, welches mit einer hohen Morbidität und Mortalität einhergeht.

2. Geldzähltest (nach Nikolaus):
Der Geldzähltest dient der Erkennung von Defiziten der instrumentellen Aktivitäten des täglichen Lebens (iATL). Es wird die Zeit vom Öffnen einer Geldbörse bis zur Nennung eines in der Geldbörse befindlichen Geldbetrages gemessen. Die gemessene Zeit gibt Hinweise auf Defizite in den Bereichen der Feinmotorik und des Visus wie auch der kognitiven Fähigkeiten.

3. Timed up and go (TUG nach Podsiadlo und Richardson):
   Der Timed „up and go"-Test ist ein Performance-Test zur Messung der Mobilität und Abschätzung des Sturzrisikos. Es ist ein einfacher und schnell durchzuführender Test, der keine Hilfsmittel benötigt.
   Der Mobilitätstest kann durchgeführt werden, wenn ein selbstständiges Aufstehen und Laufen mit Hilfsmitteln möglich ist.
   Durchführung: Der Proband sitzt auf einem Stuhl mit Armlehne. Nach Aufforderung soll der Proband aufstehen und mit normalem Gang drei Meter gehen, sich umdrehen, wieder zurück zum Stuhl gehen und sich setzen. Die dafür benötigte Zeit wird in Sekunden notiert.
   Interpretation:
   - Unter 10 Sekunden: Alltagsmobilität nicht eingeschränkt
   - 11 - 19 Sekunden: Geringe Mobilitätseinschränkung i.d.R. ohne Einschränkung der Alltagsrelevanz
   - 20 - 29 Sekunden: Abklärungsbedürftige, funktionell relevante Mobilitätseinschränkung
   - Über 30 Sekunden: Ausgeprägte Mobilitätseinschränkung, i.d.R. Interventions-/Hilfsmittelbedarf
4. Mobilitätstest (nach Tinetti):
   Beim Mobilitätstest nach Tinetti werden Funktionen der Mobilität (Balance und Gangbild) analysiert und mithilfe eines Punktescores bewertet. Der Test dient der Identifizierung des Sturzrisikos und ggfs. des Hilfsmittelbedarfs. Er gliedert sich in zwei Teile: Im ersten Teil wird das Gleichgewicht geprüft (freies Sitzen, Aufstehen vom Stuhl, Stehsicherheit, Balance bei Körperdrehung, Balance nach Stoß gegen die Brust und Hinsetzen). Im zweiten Teil wird der Gang bezüglich Schrittauslösung, Schritthöhe, Schrittlänge, Schrittsymmetrie, Gangkontinuität, Wegabweichung, Rumpfstabilität und Schrittbreite bewertet.
5. Uhrenergänzungstest (nach Shulman):
   Das Zeichnen einer Uhr ist wegen der Praktikabilität ein ausgezeichneter Test, um konstruktive und visuell-räumliche Defizite im kognitiven Bereich aufzudecken. Der Uhrentest ist der Eingangstest zur Demenzdiagnostik. Der Patient wird aufgefordert, in den Kreis einer Uhr die zwölf Zahlen sowie Stunden- und Minutenzeiger einer vorgegebenen Zeit einzutragen.
   Bewertung:
   - Zahl 12 oben eingezeichnet = 3 Punkte
   - Beide Zeiger richtig eingezeichnet = 2 Punkte
   - Alle 12 Ziffern richtig eingezeichnet = 2 Punkte
   - Korrekte Zeit eingezeichnet = 2 Punkte
   - Bei einer Gesamtpunktzahl < 6 liegt der Verdacht einer kognitiven Störung nahe, sodass weitergehende neuropsychologische Testverfahren durchgeführt werden sollten.
     In Ergänzung zum Basisassessment kann eine Auswahl weiterer, teilweise spezifischer Assessmentverfahren zum Einsatz kommen (siehe Spezialliteratur).

6.2. IMMOBILITÄT UND STURZNEIGUNG

Die Sturzneigung des alten Menschen ist aufgrund der gravierenden Zunahme von Morbidität und Mortalität, aber auch der Gesundheitskosten bei Sturzkrankheit ein schwerwiegendes Problem. Statistisch stürzt nahezu die Hälfte der über 80-jährigen einmal jährlich, jeder 10. mit behandlungsbedürftigen Verletzungsfolgen und jeder 20. mit Frakturfolgen. Etwa 1/6 aller Notfallaufnahmen älterer Menschen in Krankenhäusern in Deutschland erfolgt aufgrund von Stürzen.

Sturzeinteilung:
- Extrinsisch: Äußere Umstände, z.B. fehlende Beleuchtung, Stolperfallen (Teppiche, Stufen), fehlende Handgriffe, zu niedriger Toilettensitz
- Altersphysiologisch intrinsisch: z.B. schlechte Balance, Einschränkung von Kraft und Bewegung
- Synkopal (siehe Kapitel Synkope)
- Lokomotorisch-postural: Durch Störung der sensorischen und koordinativen Fähigkeiten oder durch zentral wirksame Medikamente

„Sturz unklarer Genese"

Di.:
- Labor, insb. BZ, Elektrolyte, ggf. Vitamin D-Spiegel
- Ruhe-EKG
- Geriatrisches Assessment von Visus, Kognition, insb. der Mobilität: Berg-Balance-scale, Timed up and go, Gehgeschwindigkeit, Functional reach test, Tandemstand, Tinetti
- Medikamentenanamnese (!)
- Schellong-Test, ggfs. Kipptischuntersuchung
- Langzeit-EKG, ggfs. Langzeit-RR

- Neurologische Untersuchung, ggfs. EEG, ggfs. cCT, cMRT zur Abgrenzung neurologischer Gangstörungen aufgrund von:
  - Ischämischem Schlaganfall/Hirnblutung (insb. chronisch subdurales Hämatom)
  - Epilepsie
  - Normaldruckhydrozephalus (klinische Trias: Gangstörung, Dranginkontinenz, Demenz)
  - Zerebelläre Schädigung („zuviel an Bewegung")
  - Polyneuropathie

Sonderform: Post-fall-Syndrom (Syn. Idiopathische senile Gangstörung/psychogener Schwindel)

Def: Zunehmende Angst infolge vermutlicher oder tatsächlicher Sturzgefahr (es resultieren selten Stürze!)

KL.:
- Schwankschwindel oder unspezifische Gleichgewichtsstörungen beim Gehversuch oder Stehen
- Gangbild kurzschrittig, breitbeinig; Tendenz zum Festhalten; Sturzangst beim freien Gang; keine Spastik; keine Ataxie; Romberg-Versuch negativ

Th.: Gangschulung, Hilfsmittel, Behandlung von Visusproblemen, Anpassung der Umgebung (Beseitigung von Stolperursachen u.a.); keine Medikation, die das Sturzrisiko erhöht.

6.3. DEMENZ UND KOGNITIVE DEFIZITE

Ep.: Ca. 3 % Demenzkranke bei 70 - 75-jährigen, dann Verdopplung der Inzidenz alle 5 Jahre. Die Überlebenszeit nach Diagnosestellung reduziert sich ab dem 65. Lebensjahr pro Dekade um 2 - 3 Jahre. Prävalenz: > 1 Mio. Erkrankte in der BRD, Inzidenz ca. 250.000/J.

Def. Demenz: Alltagsrelevanter erworbener Verlust intellektueller Fähigkeiten durch eine Hirnerkrankung oder -verletzung. Typisch ist eine fortschreitende Störung des Gedächtnisses („explizites Gedächtnis") und einer weiteren sog. instrumentellen Hirnfunktion (z.B. Aphasie, Apraxie, räumlich konstruktive Planungsstörung) oder „exekutiven" Hirnfunktion (Apathie, Verlangsamung, Echolalie, Enthemmung), die länger als sechs Monate andauert.

Def. leichte kognitive Störung (mild cognitive impairment; MCI): Erworbenes kognitives Defizit; im Vergleich zur Demenz nur geringe alltagsrelevante Einschränkungen; häufig, aber nicht zwangsläufig Vorstadium einer demenziellen Entwicklung; üblicherweise keine Störungen von instrumentellen oder exekutiven Hirnfunktionen; pharmakologische Therapie unwirksam.

6.3.1. DEMENZ VOM ALZHEIMER-TYP (DAT) [G30.9]

Vo.: Bis 50 - 75 % aller Demenzerkrankungen, in Autopsiestudien bis ca. 80 %; Beginn meist nach dem 65 Lj.; w : w = 2 : 1; in 5 - 10 % familiäre Häufung

Genetische Prädisposition: Mutation des Präsenilin 1- und 2-Gens und des amyloid precursor protein (APP)-Gens; ApoE4-Genotyp

Hi. (autoptisch): Extrazelluläre Ablagerung von Amyloid β (= senile Plaques), intrazellulär neurofibrilläre Tangles; neuritische Degeneration mit Synapsen- und Nervenzellenverlust

Schädigungslokalisation: Temporal, parietal, frontal, Assoziationskortex (verantwortlich für Aphasie, Apraxie, Agnosie); Hippocampus, parahippocampal (verantwortlich für Amnesie)

Di. (in Anlehnung an S3-Leitlinie „Demenzen"):

Obligat:
- Eigen- und Fremdanamnese (insb. auch Medikamentenanamnese und Familienanamnese)
- Neurologische Untersuchung und psychiatrische Evaluation
- Neuropsychologische Testverfahren (MMSE, Demtect, TFDD, MoCA, CERAD-Teste u.a.)
- Labor (als Ausschlussdiagnostik): Blutbild, Na, K, BSG oder CRP, TSH basal, GOT, GGT, Kreatinin, Harnstoff, Glukose, Vitamin B_{12}
- Bildgebung: cCT, cMRT (Lokalisation der Atrophie, Ausschlussdiagnostik von entzündlichen, tumorösen, vaskulären und metabolischen Veränderungen)

Fakultativ:
- EEG (Abgrenzung neurodegenerativ/nicht neurodegenerativ)
- Liquordiagnostik: Ausschluss entzündlicher Erkrankungen; typisch für DAT sind niedriges Amyloid-Peptid Aβ 1-42, Erhöhung Aβ 1-40, erhöhtes phosphoryliertes und Gesamt-Tau-Protein (Liquordiagnostik ist nicht besser als klinische Diagnose!)
- Weiterführende Labordiagnostik (nur bei begründetem Verdacht): HIV-AK, Borrellien-Ak, Phosphat, Drogenscreening, Kupfer im 24-h-Urin (M. Wilson), TPHA-Test, BGA
- Perfusions-SPECT: Nachweis von Hypoperfusionen in betroffenen Anteilen
- Glukose-PET

Klinische Diagnose (in Anlehnung an McKhann):

Sichere DAT: Histologie (Autopsie oder Biopsie)

Klinisch wahrscheinliche DAT: Progredientes kognitives Defizit; Gedächtnisstörung plus Defizit in anderem kognitiven Bereich; Ausschluss alternativer Ursachen; progredientes Defizit u.a. von Sprache, praktischer Fähigkeiten und visueller Gnosis; Defizit von Alltagsaktivitäten, Verhaltensänderungen, Hirnatrophie, normales oder unspezifisch verändertes EEG, normaler Liquorbefund

Klinisch mögliche DAT: Demenzielles Syndrom ohne alternative Ursache, aber mit Abweichen vom typischen klinischen Bild der DAT oder Vorliegen einer alternativen Ursache, die die Demenz nicht hinreichend erklärt.

Th.: 1. Medikamentös:

a) Cholinesterasehemmer: Donepezil (Aricept®), Rivastigmin (Exelon®), Galantamin (Reminyl®) bei leichter bis mittelschwerer Demenz. Die Cholinesteraseinhibitoren bewirken eine Verschiebung des natürlichen Demenzverlaufes über ca. sechs Monate. Neben einer Verbesserung der kognitiven Störung und der Aktivitäten des täglichen Lebens (ADL) ist unter medikamentöser Therapie insbesondere eine Verringerung der Verhaltensauffälligkeiten und des Betreuungsaufwandes zu beobachten.

b) NMDA-Antagonist Memantine-HCl (bei moderater bis schwerer Demenz)
Verbesserung der Kognition und auch der funktionellen Defizite

c) Ginkgo biloba: Inkonsistente Studienlage

Weitere medikamentöse Therapieversuche wie z.B. hoch dosiertes Vitamin E oder Nootropika sind nicht zu empfehlen, da es keine Belege zur Wirksamkeit gibt!

Merke: Bei der Antidementivatherapie ist weder ein individueller Wirksamkeitsnachweis möglich, noch kann eine objektiv begründete Entscheidung zum Absetzen getroffen werden, zumal nach dem Absetzen ein irreversibel rasch fortschreitender kognitiver Abbau erfolgen kann.

Cave: Der Einsatz von Neuroleptika in der Therapie von Verhaltensauffälligkeiten bei Demenzerkrankungen verschlechtert die Kognition und erhöht die Mortalität. Daher muss die Therapienotwendigkeit engmaschig überprüft und frühzeitig Absetzversuche unternommen werden.

2. Nicht medikamentös:

a) Patientenbezogene Ansätze
Ziel: Erhalt der größtmöglichen Selbstständigkeit im Alltag; bestmögliche Teilhabe am gesellschaftlichen und familiären Leben; Förderung des Patienten entsprechend seiner Fähigkeiten; Vermeiden der „Konfrontation mit Überforderung" wegen daraus resultierender Frustration; Unterforderung führt zur Teilnahmslosigkeit.
Grundsätzlich sollten Demenzkranke in der häuslichen Umgebung nicht überfordert werden. Hierzu ist das Einhalten von „Ritualen" im Tagesablauf besonders wichtig.
Methoden:
- Verhaltenstherapie bzw. kognitiver Ansatz: Nutzen verbliebener Ressourcen in der Frühphase der Krankheit über Information und Aufklärung, um so Verhaltensänderungen in Problemsituationen herbeiführen zu können (Erlernen von Ausweichstrategien).
- Körperliche Aktivität (gute Wirksamkeitsdaten)
- Emotionsorientierter Ansatz: Validationstherapie (Wertschätzung der Gefühle des Patienten und Mobilisierung der Ressourcen)
- Hirnleistungstraining: Eine Überforderung kann hier schnell zur Frustration führen!
- Biografiearbeit, Kunsttherapie, Musiktherapie

b) Umgebungsbezogene Ansätze
- Milieutherapie: Situationsanalyse durch Sozialassessment, Anpassung des Wohn- und Lebensbereiches der Patienten (u.a. familienähnliche Esssituation), um eine bestmögliche Selbstständigkeit eingebettet in eine funktionierende Sozialstruktur zu erreichen.
- Schulung von Pflegepersonal und pflegenden Angehörigen: Ziel ist die Förderung vorhandener Ressourcen der Patienten und die Erhöhung der Akzeptanz der Defizite.
- Angehörigenselbsthilfegruppen, z.B. Regionalgruppen der Deutschen Alzheimer Gesellschaft (*www.deutsche-alzheimer.de*)

6.3.2. Vaskuläre Demenz [F01.9]

Vo.: Ca. 15 % aller Demenzerkrankungen, nach Framingham-Studie Prävalenz 1,5 % der Bevölkerung, Inzidenz 6 - 28/1000, Männer : Frauen 2 : 1

Risikofaktoren: Arterielle Hypertonie, Übergewicht, obstruktives Schlafapnoesyndrom, Diabetes mellitus, Rauchen, Hypercholesterinämie

KL.: Formen vaskulärer Demenz:
- Subkortikale arteriosklerotische Enzephalopathie (SAE); Syn.: Morbus Binswanger, subkortikale Demenz: Markdestruktion bei arteriosklerotischer Ischämie aufgrund einer zerebralen Mikroangiopathie; häufigste Form der vaskulären Demenz (ca. 35 - 70 %), typisch sind in der Bildgebung lakunäre Läsionen und periventrikuläre Entmarkung
- Reine Multiinfarktdemenz (multiple Infarkte vor allem im Kortex)
- Demenz bei „strategischem Einzelinfarkt" (Lokalisation im Kortex [z.B. Gyrus cinguli] oder subkortikal [z.B. Thalamus])
- Demenz bei Arteriopathien (Vaskulitiden, CADASIL [cerebrale autosomal dominante Arteriopathie mit subkortikalen Infarkten und Leukenzephalopathie])

Di. : Kriterien:
1. Erfüllte Demenzdefinition (siehe DAT)
2. Nachweis der zerebrovaskulären Erkrankung:
   a) Fokal-neurologische Symptomatik (z.B. Hemisyndrom, pathologische Reflexe, Sensibilitätsstörungen, Seh- oder Sprachstörungen)
   und
   b) morphologisches Korrelat in der Bildgebung (siehe oben)
3. Beginn innerhalb von drei Monaten nach Schlaganfall
4. Abrupter oder schleichender Beginn; Fluktuation oder schrittweise Verschlechterung kognitiver Symptome (auch zwischenzeitliche Besserung möglich)

Th.:
- Therapie der Risikofaktoren (in folgender gewichteter Reihung): Arterielle Hypertonie, Rauchen, Diabetes mellitus, Vorhofflimmern, Hypercholesterinämie
- Therapie der zerebrovaskulären Grunderkrankung
  - Sekundärprävention ischämischer Ereignisse: Thrombozytenaggregationshemmer (ASS u.a.) entsprechend den Leitlinien der Deutschen Gesellschaft für Neurologie

6.3.3 LEWY-KÖRPERCHEN-DEMENZ [LBD]

Vo.: Ca. 10 % aller Demenzerkrankungen, nach DAT zweithäufigste Demenzform

Hi.: Nachweis von Lewy-Körperchen (zytoplasmatische eosinophile Einschlusskörperchen) im Kortex, limbischen System, Hirnstamm und Nucleus basalis Meynert (cholinerges System)

KL.:
- Häufiges begleitendes Auftreten eines Parkinson-Syndroms (hypokinetisch-rigides Syndrom) in Folge der Demenz. Demenzen, die später als ein Jahr nach Diagnose eines Parkinson-Syndroms auftreten, werden als „Morbus Parkinson mit Demenz" klassifiziert.
- Stark schwankende Störungen in Aufmerksamkeit und Wachheit
- Wiederkehrende detaillierte visuelle Halluzinationen
- Überempfindlichkeit gegenüber typischen Neuroleptika (möglich sind Clozapin und Quetiapin)
- Posturale Instabilität mit Stürzen und Synkopen

Di.: Neurologische Untersuchung ggfs. mit typischen Symptomen des Parkinson-Syndroms; neuropsychologische Testverfahren; psychiatrische Evaluation (Halluzinationen); Dopamintransporter-SPECT

Merke: Bei der LBD ist zu Beginn der Krankheit die Gedächtnisfunktion nur gering beeinträchtigt!

Anm.: In ca. 10 % aller Demenzen besteht eine Mischform aus DAT und LBD und vaskulärer Demenz.

6.3.4. Andere Demenzformen

- **Frontotemporale Demenz**

  Formen: 1. Verhaltensbezogene Variante mit führender Wesensveränderung (Hauptform)
  2. Sprachbezogene Varianten:
     a) Primär progressive Aphasie: Klinische Trias: Agrammatismus, Paraphrasien, Benennstörungen
     b) Semantische Demenz (mit führender flüssiger, semantischer Aphasie)

Vo.: 50 % d.F. mit familiärer Häufung; Erkrankungsbeginn vornehmlich im Präsenium

KL.: - Insgesamt sehr variabel!
- Sozial unangepasstes Verhalten, persönliche Verwahrlosung, Enthemmung, Impulsivität, geistige Rigidität, motorische und verbale Perseverationen, Stereotypie und Rituale
- Diagnostik: Überprüfung neurologischer und psychiatrischer Symptome, neuropsychologische Testung, cCT oder cMRT mit Nachweis einer häufig asymmetrischen Atrophie (erst in späteren Stadien), ggfs. FDG-PET mit Nachweis von Hypoperfusion/Hypometabolismus im frontotemporalen Bereich

Th.: Milieutherapie; atypische Neuroleptika; SSRI bei Enthemmung
Therapie mit Cholinesterasehemmer ist wirkungslos!

- **Infektiöse Demenzursachen** (z.B. bei Creutzfeld-Jakob-Erkrankung, HIV)
- **Normaldruckhydrocephalus:** Klinische Trias Demenz, Inkontinenz, Gangstörung

Di.: MRT oder CT, ggfs. probatorische Liquorentnahme (ca. 30 - 50 ml) mit Besserung der Symptomatik

Th.: z.B. ventrikuloperitonealer Shunt

6.4. Delir [F05.9]

Von delirare [„aus der Spur geraten"] (nach Arethäus, 1. Jh. v. Chr.)

Syn: Hirnorganisches Psychosyndrom, Durchgangssyndrom (alte Bezeichnungen)

Ät.: Demenz, perioperativ, fieberhafte Infekte, Exsikkose, Elektrolytstörung, Einschränkungen in den Aktivitäten des täglichen Lebens (ADL) mit Immobilität; Alkoholentzug bei Alkoholikern; Hypoglykämie, ANV u.a.

KL.: Akut auftretendes, oft nur Stunden oder Tage dauerndes (gel. auch Wochen anhaltendes) psychiatrisches Syndrom, gekennzeichnet durch eine formale und inhaltliche Denkstörung, Störungen von Bewusstsein und Aufmerksamkeit, Störungen des Schlaf-Wach-Rhythmus und begleitender Sedation (hypoaktives Delir) oder Unruhe (hyperaktives Delir), häufig mit vegetativen Symptomen mit Tremor, Schwitzen, aber auch Blutdruckabfall, tachykarde Herzrhythmusstörungen, Obstipation oder Harnverhalt.

Di.:
1. Anamnese (insb. Fremdanamnese), klinische Untersuchung, Kreislaufparameter

   Merke: Die Diagnosestellung eines Delirs erfolgt stets klinisch! Zusatzbefunde durch weiterführende Diagnostik können zur Klärung der Genese beitragen.

2. Lab: Blutbild, Natrium, Kalium, CRP, Transaminasen, Harnstoff, Kreatinin, Blutzucker, arterielle. BGA, TSH basal, evtl. Liquorpunktion
3. Konfusion-Assessment-Methode (nach Inouye):
   Delir ist wahrscheinlich, wenn 3 der folgenden 4 Kriterien erfüllt sind:
   - Akuter Beginn, fluktuierender Verlauf
   - Aufmerksamkeitsstörung
   - Formale oder inhaltliche Denkstörung
   - Bewusstseinsstörung
4. cCT oder cMRT
5. Evtl. EEG

Th.:
1. Allgemein:
   - Engmaschige Überwachung der Vitalparameter
   - Überprüfung und Optimierung der Medikation (insb. Absetzen anticholinerger Medikamente), Behandlung der Grundkrankheit
   - Bilanzierte Flüssigkeitsgabe
2. Nichtmedikamentös (nach American Psychiatric Association)
   - Reorientierungshilfen (z.B. Foto)
   - Reizabschirmung (Zimmer-, Personalwechsel, Lärm)
   - Sensorische Hilfen (Brille, Hörgerät)
   - Gute Beleuchtung / Tag-Nacht-Rhythmus
   - Persönliche Zuwendung / vertraute Bezugspersonen
   - Bei Eigen- oder Fremdgefährdung evtl. freiheitsentziehende Maßnahmen (Bettgitter, Fixierung, Unterbringung nach PsychKG) nach Genehmigung durch das Vormundschaftsgericht
3. Medikamentös:
   - Hochpotente Neuroleptika (z.B. Haloperidol: Einzeldosis 0,5 - 1,0 mg)
   - Atypische Neuroleptika (z.B. Risperidon)
   - Kurzwirksame Benzodiazepine (z.B. Midazolam)

Prg: Das Delir ist eine lebensbedrohliche Erkrankung und hat eine Letalität von bis zu 25 % d.F.!

6.5. GEBRECHLICHKEIT (FRAILTY-SYNDROM)

Das Frailty-Syndrom ist ein eigenständiges geriatrisches Syndrom, das altersassoziiert ist, sich aber nicht allein aus dem Lebensalter ableitet. Dabei verfügt der geriatrische gebrechliche Patient über verminderte funktionelle Reserven (aufgrund der geringeren Leistungsfähigkeit aller Organsysteme) und ist anfälliger gegenüber externen Stressoren. Das Frailty-Syndrom kann sowohl die physische als auch die psychische oder soziale Gesundheit betreffen. Durch die funktionellen und organischen Defizite sind die Patienten anfälliger für Hospitalisierung aufgrund von z.B. Immobilität und Sturzneigung. Die Mortalitätsrate gebrechlicher Patienten ist erhöht.

KL.: Frailty weist eine enge Beziehung zur Sarkopenie auf. Sarkopenie ist definiert als erniedrigte Muskelmasse (≥ 2 Standardabweichungen unterhalb des Mittelwertes einer gesunden jungen Referenzgruppe gleichen Geschlechts, gemessen mit DEXA oder Bioimpedanzanalyse) sowie Verringerung der Ganggeschwindigkeit (< 0,8 m/s). Ca. 10 % aller 60- bis 70-jährigen und mehr als 50 % der über 80-jährigen sind von Sarkopenie betroffen. Die Muskelmasse eines 80-jährigen beträgt ca. 40 % weniger als die eines 25-jährigen! Ursache der Sarkopenie ist eine Reduktion oder Wirkungsabschwächung der anabolen Stimuli im Alter: Hormonmangel (z.B. Testosteron, Östrogene, STH); Malnutrition, verminderte Proteinzufuhr und körperliche Inaktivität. Es besteht eine starke Assoziation zwischen Frailty und der Erhöhung inflammatorischer Marker wie TNF-α, IL-6 und hs-CRP (sog. Inflammaging). Klinische Manifestation der Inflammation ist die kardiovaskuläre Morbidität. Umgekehrt ist die kardiovaskuläre Morbidität wesentlicher Entstehungsfaktor für Frailty.

Merke: Für die gleiche Leistung wird im Alter auch absolut mehr Energie benötigt!

Ein Konsens bezüglich einer einheitlichen Definition oder eines einheitlichen Assessmentverfahrens besteht z.Zt. nicht. Nachfolgend werden die aktuell geläufigsten Definitionen und Verfahren vorgestellt:

A) Frailty-Kriterien (nach Fried): Einzelheiten siehe *Internet*
- Unfreiwilliger Gewichtsverlust: >10 % bzw. > 5 kg/Jahr oder > 5 %/6 Monate
- Objektivierte Muskelschwäche :
  z.B. Handkraftmessung mit JAMAR Dynamometer: Niedrigste 20 % der Normwerttabelle
- Erschöpfung: Assessment durch Fragen der Center for Epidemiologic Studies Depression scale
- Gang- und Standunsicherheit bzw. herabgesetzte Ganggeschwindigkeit
- Herabgesetzte körperliche Aktivität (Freizeitaktivität): Niedrigstes Leistungsquintil 20 % im Minnesota Leisure Time Physical Activity Questionnaire

Beurteilung:
- Bei Prefrailty 1 bis 2 Kriterien erfüllt
- Bei Frailty > 2 Kriterien erfüllt

B) CSHA Clinical Frailty Scale nach Rockwood: Siehe *Internet*

Di.: 1. Assessment: Frailty-Kriterien nach Fried oder Scale nach Rockwood
2. Ernährungsstatus:
   - Anthropometrische Daten: Körpergewicht, Körpergröße, BMI, Gewichtsverlauf

   Merke: Ein BMI zwischen 24 und 29 kg/m² (also ein leichtes Übergewicht) ist im höheren Lebensalter mit der geringsten Mortalitätsrate korreliert!
   - Labor: Albumin < 35 g/l, Vitaminspiegel (insb. Folsäure, Vit. D), Elektrolyte, Blutbild (evtl. Lymphozytopenie < 1.200/µl), CRP
   - Nutritives Assessment

Th: ***Merke:*** Frailty ist grundsätzlich umkehrbar. Eine frühe Diagnose insbesondere im Stadium der pre-frailty verbessert bei entsprechender Therapie die Prognose!

1. Soziale Intervention:
   Ausbau sozialer Netzwerke hat großen Einfluss auf Verbesserung von Ernährungsgewohnheiten sowie körperlicher Aktivität
2. Körperliche Aktivität (Krafttraining)
3. Gedächtnistraining
4. Ernährung:
   - Gebisssanierung, regelmäßige Mahlzeiten (bei Bedarf mit Hilfe)
   - Ggfs. orale Nahrungssupplemente (Besserung des Ernährungsstatus)
   - Proteinreiche Ernährung, insbesondere Zugabe verzweigtkettiger Aminosäuren (soll die Sarkopenie vermindern), vitaminhaltige Kost (Obst, Gemüse, Salat)
   - Vitamin D und Kalziumsubstitution (Osteoporoseprophylaxe und Verbesserung der Muskelkraft) u.a.

6.6. MEDIKATIONSPROBLEME IM ALTER

Etwa 50 % der über 65-jährigen Patienten haben drei Diagnosen, 20 % haben fünf oder mehr Diagnosen. Die Arzneimittelverordnungen steigen mit zunehmendem Lebensalter exponentiell an. Problematisch in der Pharmakotherapie des hohen Lebensalters ist ein zunehmender Funktionsverlust sowohl der arzneimittelaufnehmenden als auch -eliminierenden Systeme (veränderte Pharmakokinetik). Auch Medikamentenwechselwirkungen verändern sich in zunehmendem Alter (Beispiel: Gesteigerte Reaktion auf zentral dämpfende Pharmaka). Somit gilt es, besonders auf unerwünschte Wirkungen und Medikamenteninteraktionen zu achten. Eine regelmäßige Überprüfung der Medikation ist wichtig, da häufig im Zeitverlauf eine Dosisreduktion bzw. eine Umstellung der Medikation, insbesondere aufgrund einer Verschlechterung von Organfunktionen (z.B. bei progredienter Niereninsuffizienz), notwendig ist. Zudem sinkt mit steigender Medikamentenzahl die Einnahmecompliance (möglichst Einsatz von Kombinationspräparaten; Generika nicht ständig wechseln → aut idem auf dem Rezept durchstreichen). Ebenso muss eine kritische Betrachtung bestehender Leitlinien erfolgen, da der größte Teil der den Leitlinien zugrunde liegenden Studienergebnisse unter Ausschluss der Gruppe älterer Patienten durchgeführt worden ist (das gleiche gilt für zahlreiche Medikamente, die bei Kindern angewendet werden).

Potenziell inadäquate Medikamente (PIM):
Beers et al. haben im Rahmen einer Konsensusgruppe im Jahre 2003 eine Liste von Medikamenten erstellt, deren Einsatz im hohen Lebensalter ein erhebliches Schädigungspotenzial hat (sog. Beers List → siehe Internet: *www.dcri.duke.edu/ccge/curtis/beers.html*). Analog dazu ist im Jahr 2010 die auf das Arzneimittelverordnungsverhalten im deutschsprachigen Raum angepasste sog. Priscus-Liste (Holt et al. → *www.priscus.net*) mit 83 Medikamenten aus 18 Arzneimittelklassen erschienen. Neben Auflistung der Medikamente werden Therapiealternativen genannt sowie Maßnahmen, die bei notwendiger Verordnung des potenziell schädlichen Arzneimittels getroffen werden sollten.

Empfehlungen zur Medikamententherapie im Alter:
- „Start low, go slow“: Mit niedriger Startdosis Verträglichkeit testen, langsames Erreichen der individuellen Zieldosis.
- Möglichst wenige Wirkstoffe bei einem Patienten einsetzen, da Interaktionen sonst unüberschaubar werden und die Compliance sinkt.
- Vermeidung von Medikamenten mit erheblichem Risikopotenzial (Beers List, Priscus-Liste)
- Wirkstoffe wählen, die nur 1 x/d (max. 2 x/d) verabreicht werden müssen.
- Keine Teilung von Tabletten (Handlingproblem)
- Regelmäßige Kontrolle der Nierenfunktion, um eine Überdosierung renal eliminierter Wirkstoffe zu verhindern.
- Bei neu auftretenden Beschwerden/Symptomen (renal, gastrointestinal, Elektrolytstörungen, Blutungen u.a.) immer an Medikamenten-Nebenwirkungen denken!

7. PATIENTENVERFÜGUNG, VORSORGEVOLLMACHT, BETREUUNGSVERFÜGUNG

Patientenverfügung: Eine schriftliche Festlegung einer volljährigen Person, ob sie in bestimmte, im Augenblick der Festlegung noch nicht unmittelbar bevorstehende Untersuchungen ihres Gesundheitszustandes, Heilbehandlungen oder ärztliche Eingriffe einwilligt oder diese ablehnt (nach Patientenverfügungsgesetz § 1901a BGB). Zum Zeitpunkt der Erstellung muss der Verfügende einwilligungsfähig (nicht zwangsläufig geschäftsfähig) sein. Bei Inkrafttreten einer Patientenverfügung muss Einwilligungsunfähigkeit bestehen.

Patientenverfügungsgesetz in Deutschland (3. Gesetz zur Änderung des Betreuungsrechts - BGB): Schriftlich verfasste Patientenverfügungen sind für den behandelnden Arzt - unabhängig von Art und Stadium einer Erkrankung - uneingeschränkt verbindlich. Der geäußerte Patientenwille ist vorrangig gegenüber lebensverlängernden bzw. erhaltenden Maßnahmen zu verfolgen. Die Patientenverfügung umfasst auch den Ausschluss von Behandlungen, selbst wenn dadurch der Tod des Patienten in Kauf genommen wird. Angehörige bzw. Vertrauenspersonen des Verfügenden können sich - ohne ein Mitspracherecht zu haben - zum mutmaßlichen Patientenwillen äußern, wenn sich hierdurch keine relevante Verzögerung ergibt (§ 1901b, Abs. 2 BGB).

Liegt keine schriftliche Patientenverfügung vor oder treffen die Festlegungen einer Patientenverfügung nicht auf die aktuelle Lebens- und Behandlungssituation zu, hat der Behandler ggf. nach Auskunft des Betreuers/Bevollmächtigten die Behandlungswünsche oder den mutmaßlichen Willen des Patienten festzustellen. Der mutmaßliche Wille ist aufgrund konkreter Anhaltspunkte zu ermitteln. Zu berücksichtigen sind insbesondere frühere schriftliche oder mündliche Äußerungen, ethische, religiöse Überzeugungen oder sonstige persönliche Wertvorstellungen des Betreuten (§ 1901a Abs. 2 BGB).

Patientenverfügung eines gesetzlich betreuten Patienten

Der Betreuer hat zu überprüfen, ob die getroffenen Festlegungen auf die aktuelle Lebens- und Behandlungssituation zutreffen. Ist dies der Fall, hat der Bevollmächtigte oder Betreuer dem Willen des Betreuten Ausdruck und Geltung zu verschaffen (§ 1901a Abs. 1 BGB). Betreuer können durch das Betreuungsgericht bestellt oder im Rahmen einer Vorsorgevollmacht bestimmt werden. Der Betreuer hat unbedingt den Willen des Verfügenden zu verfolgen. Ärztliche Eingriffe oder deren Unterlassung bedürfen trotz Betreuung im Ausnahmefall der Genehmigung des Betreuungsgerichts, und zwar

1. wenn die Gefahr besteht, dass der Betreute aufgrund der Maßnahme stirbt oder einen schweren und länger anhaltenden Schaden erleidet (§ 1904 Abs. 1 BGB) oder
2. wegen des Unterbleibens oder eines Abbruchs der Maßnahmen der Betreute stirbt oder einen schweren oder länger dauernden gesundheitlichen Schaden erleidet (§ 1904 Abs. 2 BGB).

Im Konfliktfall zwischen Betreuer/Bevollmächtigtem und Behandler kann die „Schiedsstelle Patientenverfügung“ der „Deutsche Hospiz Stiftung“ im Vorfeld gerichtlicher Auseinandersetzungen bemüht werden.

Vorsorgevollmacht:

Mit der Vorsorgevollmacht bevollmächtigt eine Person eine andere, in einer Notsituation anstelle des nicht mehr einwilligungsfähigen Vollmachtgebers die rechtsgeschäftliche Vertretung (im Ganzen oder in vorher festgelegten Teilen, z.B. Gesundheitsfürsorge, Aufenthaltbestimmungsrecht, Vermögensangelegenheiten) auszuüben. Der Vollmachtgeber muss zum Zeitpunkt der Erstellung geschäftsfähig sein. Anders als bei gerichtlich bestellten Betreuern unterliegt der Vorsorgebevollmächtigte bei der Vermögensverwaltung nicht der Kontrolle des Vormundschaftsgerichtes! Daher sollten Kontrollmechanismen wie das sog. „Vier-Augen-Prinzip“ (gemeinsames Handeln zweier Bevollmächtigter) in die Vorsorgevollmacht aufgenommen werden. Vorsorgevollmachten ersetzen in den allermeisten Fällen die gesetzliche Betreuung. Ausschließlich bei freiheitsentziehenden Maßnahmen bzw. freiheitsentziehender Unterbringung sowie gefährlicher Heilbehandlung ist die Zustimmung des Vormundschaftsgerichtes erforderlich.

Betreuungsverfügung:

Im Rahmen der Betreuungsverfügung schlägt der Verfügende dem Gericht die Person vor, die im Rahmen eines Betreuungsverfahrens zum gesetzlichen Betreuer bestellt werden soll.

Patientenverfügung in der Schweiz:

Die rechtliche Verbindlichkeit von Patientenverfügungen in der Schweiz ist am 1.1.2013 in Kraft getreten (Erwachsenenschutzrecht, Zivilgesetzbuch § 370 ff) und löst das mehr als einhundert Jahre alte Vormundschaftsrecht ab.

Der Verfügende kann jetzt in einem Vorsorgeauftrag (ähnlich der Vorsorgevollmacht in Deutschland) für den Fall der Einwilligungsunfähigkeit einen Bevollmächtigten bestimmen. In der Patientenverfügung, die schriftlich abgefasst sein muss, werden Maßnahmen bewertet und/oder Personen benannt, die im Zustand der Einwilligungsunfähigkeit über die Durchführung oder Unterlassung medizinischer Interventionen entscheiden. Anders als in Deutschland wird Angehörigen von nicht urteilsfähigen Patienten ein Entscheidungsrecht eingeräumt, sofern in der Verfügung kein Vertretungsberechtigter bestimmt ist. Wer in der Schweiz eine Patientenverfügung verfasst, kann diese Tatsache und den Hinterlegungsort auf der Krankenversicherungskarte eintragen lassen.

Patientenverfügung in Österreich

Seit dem 1.6.2006 ist in Ö. ein Patientenverfügungsgesetz in Kraft. Unterschieden wird zwischen der verbindlichen und der beachtlichen Patientenverfügung.

Bei der verbindlichen Patientenverfügung ist eine medizinische Beratung durch einen Arzt, eine rechtliche Beratung durch einen Notar, Rechtanwalt oder die Patientenanwaltschaft vorgesehen. Wenn nicht alle formalen Voraussetzungen der verbindlichen Verfügung erfüllt sind, liegt eine beachtliche Patientenverfügung vor. Diese dient zumindest als Orientierung bei der Ermittlung des mutmaßlichen Willens.

8. ÄRZTLICHE SCHWEIGEPFLICHT [Rechtslage in Deutschland!]

Definition: Nach § 203, Abs. 1, Nr. 1 StGB gilt: „Wer unbefugt ein fremdes Geheimnis, namentlich ein zum persönlichen Lebensbereich oder ein Betriebs- oder Geschäftsgeheimnis, offenbart, das ihm als Arzt ... anvertraut worden oder sonst bekannt geworden ist, wird mit einer Freiheitsstrafe bis zu einem Jahr oder mit Geldstrafe bestraft." Eine Regelung zur Schweigepflicht enthält auch §9 der Berufsordnung für Ärzte.

Das schutzwürdige Geheimhaltungsinteresse bezieht sich nicht nur auf ärztliche Befunde, sondern auf alle personenbezogenen Daten und Tatsachen, wie z.B.
- die Identität des Patienten,
- die Art der Verletzung, die Erkrankung, den Unfallhergang, den Krankheitsverlauf etc.,
- die durchgeführten Maßnahmen und Ergebnisse von Untersuchungen,
- (Verdachts-)Diagnosen,
- weitere Informationen, die dem Arzt während des Behandlungsverhältnisses bekannt wurden (z.B. Wohn- und Lebenssituation, sexuelle Verhaltensweise, Vermögenslage, körperliche Hygiene).

Dies gilt, soweit hieraus ggf. Rückschlüsse auf eine bestimmte und damit identifizierbare Person erfolgen können.

Umfang: Die ärztliche Schweigepflicht besteht grundsätzlich z.B. gegenüber
- allen Angehörigen eines Patienten. Gegenüber Erziehungsberechtigten von nicht einsichtsfähigen Kindern (Einzelfallentscheidung!) dürfen Ärzte uneingeschränkt Auskunft erteilen. Bei Kindern im Alter unter 15 Jahren ist i.d.R. von einer nicht ausreichenden Einsichtfähigkeit auszugehen. Bei einem einsichtsfähigen Jugendlichen besteht zunächst auch gegenüber den Eltern Schweigepflicht.
- Berufsgruppen, die selbst der Schweigepflicht unterliegen (z.B. Geistliche, Anwälte etc.). Dies gilt auch für andere Ärzte, soweit nicht eine Mitbehandlung oder Behandlung im Ärzteteam erfolgt (konkludentes Einverständnis, siehe unten). Zur Anforderung von Befunden bei anderen Ärzten oder Entlassungs-/Rehabilitationsberichten ist ebenfalls eine konkrete, den Arzt oder das Krankenhaus/Rehabilitationsklinik benennende Entbindung von der Schweigepflicht erforderlich. Eine generelle Entbindung, z.B. „Hiermit entbinde ich meine mitbehandelnden Ärzte von der Schweigepflicht" ist nicht ausreichend!
- Gericht, Staatsanwaltschaft oder Polizei. Ist ein Arzt jedoch als Gutachter gerichtlich bestellt, ist er prinzipiell auskunftspflichtig bezüglich der als Gutachter gewonnenen Erkenntnisse.
- Privaten Versicherungen: Die Informationsweitergabe ist ebenfalls nur nach konkreter Entbindung von der Schweigepflicht durch den Versicherten zulässig.
- Gesetzliche Krankenkassen: Eine Auskunftspflicht besteht gegenüber den Gesetzlichen Krankenkassen und dem Medizinischen Dienst der Krankenkassen (MDK) nur, soweit dies für deren Arbeit erforderlich ist.
- Privatärztlichen Verrechnungsstellen: Informationsweitergabe nur nach schriftlichem Einverständnis!
- Arbeitgeber: Arbeitsunfähigkeits- oder andere Bescheinigungen dürfen keine medizinische Diagnose enthalten.

Die ärztliche Schweigepflicht besteht auch über den Tod des Patienten hinaus; Hinterbliebene können einen Arzt nicht von der Schweigepflicht entbinden.

Offenbarungsbefugnisse und Offenbarungspflicht:
Unter bestimmten Voraussetzungen (Vorliegen von Rechtfertigungsgründen) ist ein Arzt befugt, die Schweigepflicht zu brechen (Offenbarungsbefugnisse):
- Bei ausdrücklichem Einverständnis des Patienten.
- Bei mutmaßlicher Einwilligung des Patienten, z.B. wenn er aus gesundheitlichen Gründen nicht in der Lage ist, das Einverständnis zu artikulieren, bei der konkreten Sachlage jedoch von seiner Zustimmung auszugehen ist.
- Wenn das Verhalten des Patienten als eine konkludente (stillschweigende) Einwilligung verstanden werden kann, z.B. bei Weitergabe von Informationen an einen weiterbehandelnden Arzt.
- Wenn gesetzliche Vorschriften dies erlauben (z.B. Krebsregistergesetz) oder sogar eine Offenbarungspflicht statuieren (z.B. Infektionsschutzgesetz, Anzeige geplanter Verbrechen (§§ 138, 139 StGB) oder Anzeige auf Verdacht einer Berufskrankheit). Hierüber ist der Patient im Einzelfall zu unterrichten.
- Wenn durch den Bruch der Schweigepflicht das Verletzen eines höherrangigen Rechtsgutes verhindert, also insbesondere eine schwere Straftat abgewendet werden kann (rechtfertigender Notstand). Hier ist die Verhältnismäßigkeit der gefährdeten Rechtsgüter zu beachten.

Zusätzlicher Hinweis: Nach § 203, Abs. 1, Nr. 1 StGB gilt die Schweigepflicht auch für sog. nachgeordnetes Personal (nicht nur medizinisches Personal, sondern z.B. auch Sekretärinnen oder Reinigungskräfte!). Ärzte haben ihre Mitarbeiter über die gesetzliche Schweigepflicht zu belehren und dies schriftlich dokumentieren!

Die obigen Angaben zur Schweigepflicht dienen nur zur Orientierung! Es ist stets der Einzelfall zu beurteilen, und ggf. juristische Hilfe in Anspruch zu nehmen!

Internetlink für die Schweiz: *www.gef.be.ch* → Unter Suchen „Schweigepflicht" eingeben
Internetlink für Österreich: *http://www.schweigepflicht-online.de/54_AerzteG%20(Oestereich).htm*

9. Bestimmungsmäßiger Gebrauch von Arzneimitteln und Off-label-Use

Def. In-Label-Use: Bestimmungsmäßige Anwendung eines zugelassenen Medikamentes laut aktueller Fachinformation. In der Fachinformation nennt der Herstellen die Indikationen.

Def. Off-label-Use: Anwendung eines im Inland dem Arzneimittelgesetz entsprechend in Verkehr gebrachten Fertigarzneimittels außerhalb nationaler oder zentraler Zulassung (sog. zulassungsüberschreitende Anwendung). Eine Indikation, die der Hersteller nicht nennt, ist off-label.

Beachte: Die Zulassung eines Fertigarzneimittels und somit auch die Off-label-Therapie betrifft
1. die zugelassenen Indikationen,
2. die zugelassene Dosierung und
3. die zugelassene Altersgruppe.

Empfohlen wird, eine Off-label-Therapie nur auf gültiger Leitlinienbasis oder aufgrund anerkannter wissenschaftlicher Literatur durchzuführen.
Bei Verordnung von Arzneimitteln außerhalb der Zulassung ist eine Aufklärung mit erweiterter Begründungs- und Dokumentationspflicht erforderlich. Der behandelnde Arzt haftet für die medizinische Richtigkeit der Therapie bzw. für Nebenwirkungen.

Nach derzeit gültiger Rechtslage ist eine Off-label-Therapie durch die gesetzliche Krankenversicherung in Deutschland erstattungsfähig, wenn folgende Bedingungen erfüllt sind (BSG Urteil sog. „Nikolausurteil"):
1. Lebensbedrohliche oder Lebensqualität auf Dauer beeinträchtigende Erkrankung
2. Keine andere zugelassene Therapie verfügbar.
3. Begründete Aussicht auf einen kurativen oder palliativen Behandlungserfolg nach Datenlage

10. HÄMAPHERESE

Internet Infos: *www.dhzcologne.de*

Def: Die Hämapherese (abgekürzt Apherese) befasst sich mit der Auftrennung des Blutes in seine zellulären und plasmatischen (vorwiegend hochmolekularen) Bestandteile am Blutspender bzw. Patienten.

Durch die Hämapherese können dem Blut Substrate zugeführt werden, meist wird sie aber zur Elimination unerwünschter Blutkomponenten eingesetzt und kann auch die Zusammensetzung des Blutes therapeutisch z.B. im Sinne der Immunmodulation beeinflussen.
Für die Primärtrennung von Zellen und Plasma werden überwiegend Zentrifugalverfahren eingesetzt, die sowohl Zelltrennungen als auch Plasmaseparationen ermöglichen. Filtrationsverfahren beschränken sich auf die Plasmatrennung. Die Primärtrennverfahren sind meist unspezifisch (z.B. Leukozytapherese, Plasmaaustausch). Eine nachfolgende Sekundärtrennung des separierten Plasmas kann Blutkomponenten semiselektiv bis selektiv (z.B. Heparinpräzipitation, Differenzialfiltration) oder spezifisch (z.B. LDL-Immunapherese) eliminieren. Vollblutperfusionen können zur selektiven Elimination eingesetzt werden.

Apheresen können in Abhängigkeit von Indikation und Erkrankungsart lebensrettend, supportiv, leidenslindernd und lebensverlängernd wirken

Ind: (in Klammern die Evidenzklasse)

- Blutspende:
  - Thrombozytapherese: Gewinnung von Thrombozytenkonzentraten für Patienten mit kritischer Thrombozytopenie, z.B. unter Chemotherapie in der Onkologie (I)
  - Granulozytapherese zur Granulozytentransfusion bei kritischer Granulozytopenie oder Agranulozytose (II) und Sepsis (IV)
  - Stammzellapherese zur Stammzelltransplantation bei aplastischer Anämie, Leukämien, Non-Hodgkin Lymphomen (I - II)
- Zytapheresetherapien:
  - Erythrozytapherese zur Eisenelimination bei Hämochromatose oder als Erythrozytenaustausch bei Sichelzellanämie (II - III)
  - Leukozytapherese zur Behandlung von Hyperleukozytosen bei Leukämien (I), Colitis ulcerosa (insbes. bei Jugendlichen) (II), M. Crohn (IV)
  - Lymphozytapherese mit nachfolgender UV-Bestrahlung (Photopherese) zur Behandlung der Mycosis fungoides (kutanes T-Zell-Lymphom) (I), Transplantatabstoßung (III) u.a.
- Plasmatherapien:
  - Plasmaaustausch
    z.B. zur Behandlung der thrombotischen Mikroangiopathie (HUS, TTP) (III), akuter Pankreatitis bei Hypertriglyzeridämie oder diabetischer Stoffwechselentgleisung (I), immunkomplexvermittelter Autoimmunopathien (III), Makroglobulinämien (II) u.a.
  - Plasmaadsorptionsbehandlungen, z.B.
    - LDL-Apherese (LDL-Immunadsorption) zur Behandlung der schweren Atherosklerose (insbes. koronare Herzkrankheit) bei familiärer Hypercholesterinämien ohne medikamentöse Behandlungsalternative (I)
    - Lp(a)-Apherese zur Behandlung angeborener Lp(a) Stoffwechselstörungen bei vorzeitiger klinischer Symptomatik (II - III)
    - Ig-Apherese bei Antikörper-vermittelten Autoimmunopathien, z.B. Myasthenia gravis (I), Goodpasture Syndrom (I), Guillain-Barré-Syndrom und evtl. Polyneuritis, Evans Syndrom (III), Antikörper-vermittelter Transplantatabstoßung (II), AB0-differente Organtransplantation (II), ausbehandelter Exophthalmus (IV) u.a.
  - Plasmadifferenzialfiltrationen
    Erkrankungen der Mikrozirkulation, z.B. Rheohämapherese bei trockener Makuladegeneration (II), akutem Hörsturz, Tinnitus (II), diabetische Komplikationen (z.B. diabetische Perfusionsstörungen der Macula, diabetischer Fuß) (II) u.a.

XIV. Klinisch-chemische und hämatologische Laborparameter und ihre Referenzbereiche

Internet-Infos: *www.labtestsonline.de*

Der korrekte Umgang mit biologischen Arbeitsstoffen, z.B. Blutprodukten, wird in der TRBA 250 (Technische Regel für biologische Arbeitsstoffe) beschrieben. - Jeder, der labormedizinische Untersuchungen im Rahmen der Heilkunde erbringt, ist verpflichtet, Qualitätsstandards einzuhalten. Hierzu gehören insbesondere die interne und externe Qualitätskontrolle. Die Richtlinien der Bundesärztekammer zur Qualitätssicherung labormedizinischer Untersuchungen (RiLiBÄK, 2008, Aufbau: allgemeiner Teil A und spezieller Teil B 1 bis B 5) sind ab dem 1.4.2010 bindend: *http://aerzteblatt.Insdata/pdf/105/7/a341.pdf*).
Für den Versand von humanmedizinischen Untersuchungsmaterialien muss die Verpackungsanweisung P 650 beachtet werden (*www.bundesaerztekammer.de/downloads/EmpfVersand2007.pdf*).

Die Übergänge zwischen Gesundheit und Krankheit sind meist fließend. Referenzbereiche erhält man von Personen mit definiertem Gesundheitszustand unter Beachtung definierter Bedingungen, die auf den Laborparameter Einfluss haben.

Allgemeiner Teil

■ Einflussgrößen und ihre Standardisierung

Einflussgrößen verursachen in vivo Veränderungen der zu bestimmenden Kenngröße und sind unabhängig von der Analytik im Labor. Sie werden eingeteilt in unveränderliche (bzw. langfristige) und veränderliche (bzw. mittel- und kurzfristige).

Unveränderliche	**Veränderliche**	
Geschlecht	Ernährungsstatus	Körperlage
Altersklasse	Alkoholkonsum	Tagesrhythmus
Erbfaktoren	Körperliche Aktivität	Medikamenteneinnahme
	Muskelmasse	etc.

Empfehlung zur Blutentnahme: Die Blutentnahme sollte, insbesondere zur Verlaufsbeurteilung, möglichst zur gleichen Tageszeit vor der Morgenmedikation am liegenden Patienten aus schwach gestauter Vene erfolgen, im Regelfall zwischen 7.00 und 9.00 Uhr. Die letzte Nahrungsaufnahme sollte am Vorabend vor 19.00 Uhr liegen (nüchtern heißt 12 h Nahrungskarenz, 24 h Alkoholkarenz). Bei Blutentnahme aus dem liegenden Katheter ist die erste Blutportion zu verwerfen. In der Praxis ist die letzte Mahlzeit und der Tagesrhythmus in die Interpretation der Ergebnisse einzubeziehen.

Einflussgrößen Körperlage, Stauung und körperliche Belastung: Beim Übergang vom Liegen zum Stehen verringert sich durch Verlagerung von Körperwasser aus dem intravasalen in den interstitiellen Raum innerhalb einer Stunde das Blutvolumen um etwa 8 %. Deshalb steigt die Konzentration von Zellen, Proteinen und proteingebundenen Bestandteilen bis zu diesem Wert an. Betroffen sind z.B. Hb, Erythrozytenzahl, Hkt, Leukozytenzahl, Thrombozyten, Gesamtproteine, Einzelproteine, Enzyme, Cholesterin und Calcium. Kleinmolekulare Bestandteile wie Natrium, Kalium, Harnstoff und Kreatinin verteilen sich gleichmäßig auf beide Kompartimente und werden deshalb nicht beeinflusst.
Zu lange Stauung bei der Blutentnahme und „Pumpen" mit der Hand können zu Pseudohyperkaliämie führen. Stauungen bis etwa 2 min führen aber nur zu unwesentlichen Konzentrationsänderungen. Bei Patienten mit Ödemneigung können bereits wesentlich ausgeprägtere Anstiege nachweisbar sein.
Ausgeprägte körperliche Belastung führt ebenfalls zu einer Hämokonzentration mit Veränderungen in der vorangehend beschriebenen Art. Längere intensive körperliche Belastung kann zu Anstieg des Muskelenzyms CK führen. Weniger ausgeprägte Anstiege finden sich bei GOT und LDH. Die Plasmahalbwertszeit der CK beträgt etwa 15 h.

Entnahmezeit und Tagesrhythmik: Zirkadiane Rhythmen sind bei einigen Kenngrößen bekannt und bei bestimmten Hormonen, wie Cortisol und Somatotropin, besonders ausgeprägt. Die Ausscheidung der Elektrolyte im Urin unterliegt einer stark ausgeprägten Tagesrhythmik, deren Einfluss nur durch die 24 h-Urinsammlung umgangen werden kann.

Nahrungsaufnahme: Ein leichtes, fettarmes Frühstück bleibt ohne wesentliche Wirkung auf die Konzentration der meisten Blut(Serum)- Bestandteile. Mit einem geringen Anstieg muss gerechnet werden bei Phosphat, Bilirubin, GPT, Kalium, Triglyzeriden und Glukose.
Bei den Urinparametern ist die Nahrungsabhängigkeit naturgemäß ausgeprägter. Bei Natrium, Kalium, Magnesium, Chlorid und Phosphat hängt bei Nierengesunden die Ausscheidung vor allem von der Zufuhr der jeweiligen Ionen ab, bei Harnstoff von der Proteinzufuhr und bei Harnsäure vom Puringehalt der Nahrung.

Artifizielle Hämolyse: Ursachen: Zu schnelles Aspirieren durch eine zu dünne Nadel, Aspiration von paravenösem Blut oder zu langes Stehen lassen des Blutes, z.B. über Nacht, bei Raum- oder Kühlschranktemperatur. Die Hämolyse ist im Serum oder Plasma bei einer Hb-Konzentration ab etwa 20 mg/dl mit dem Auge erkennbar. Die artifizielle Hämolyse erhöht die Konzentrationen der Kenngrößen, die im Erythrozyten um einen bestimmten Faktor in höherer Konzentration als im Plasma auftreten. (Faktoren in Klammern): LDH (160), GOT (40), Kalium (23) und GPT (7). Erhöhte Kaliumwerte finden sich nach längerer Lagerung auch ohne Hämolyse.
Der Kommentar "Hämolyse" in einem Laborbericht besagt, dass insbesondere die LDH-, GOT- und Kalium-Werte falsch hoch liegen.

Schwangerschaft: Die Vermehrung des Plasmavolumens im Durchschnitt um etwa 50 % von 2.600 auf 3.900 ml gehört zu den eindrucksvollsten Veränderungen. Die Plasmavolumenerhöhung wird nur in einem geringen Ausmaß durch eine Zunahme der gesamten Erythrozytenmasse kompensiert (um etwa 20 %) → Schwangerschaftshydrämie mit Hb-Abfall bis 10 g/dl möglich!
Die schwangerschaftsbedingte Verdünnung betrifft nur die Parameter des roten Blutbildes. Die übrigen Plasmabestandteile unterliegen weiteren Regelmechanismen, z.B. nimmt die Konzentration einiger Parameter mit fortschreitender Schwangerschaft zu → siehe „Schwangerschaft ↑ oder ↓" bei den betroffenen Kenngrößen.

Einflüsse von Arzneimitteln: z.B. auf die Thromboplastinzeit (Quick) → siehe Antikoagulanzien.

■ Behandlung der Untersuchungsmaterialien

Serum bei Zimmertemperatur minimal 30 Minuten und maximal 60 Minuten gerinnen lassen, dann mit Trenngel zentrifugieren. Heparinblut gut durchmischen und sofort bis maximal 60 Minuten nach Abnahme zentrifugieren.
Bei zu langer Lagerung von Vollblut bei Zimmertemperatur, aber insbesondere im Kühlschrank verlieren Erythrozyten Kalium, wodurch es zu falsch hohen Kaliumwerten kommen kann. Bei Zimmertemperatur wird Glukose im Vollblut durch den Zellstoffwechsel verbraucht, was zu falsch niedrigen Glukosewerten, unter Umständen zu Pseudohypoglykämien führen kann.
Serum und Heparinatplasma lassen sich etwa 3 Tage bei 4 - 8 °C lagern, ohne dass bei den Basiskenngrößen wesentliche Konzentrationsverluste eintreten (unter 10 %). Bei längeren Lagerungszeiten muss insbesondere bei den Enzymaktivitäten mit stärkeren Verlusten gerechnet werden. Die Bilirubinkonzentration wird durch Lichteinwirkung, insbesondere Sonnenstrahlen, vermindert.

Zitratblut (1 : 10) für Gerinnungsuntersuchungen: Bei der Blutentnahme führen länger anhaltende Stauungen zu Beimengungen von Gewebssaft, die zu vorzeitigen Aktivierungsprozessen führen können und dann insbesondere die Prozentwerte der Thromboplastinzeit nach Quick beeinflussen.
Das Mischungsverhältnis zwischen Blut und Antikoagulanz (9 Teile Blut + 1 Teil 0,11 Mol/l Natriumzitrat) muss exakt eingehalten werden (Monovette bis zum Anschlag aufziehen und Füllung abwarten). Die Vermischung von Blut und Antikoagulanz muss sofort erfolgen. Die Plasmagewinnung soll schnell, spätestens 2 h nach der Blutentnahme und die Gerinnungsuntersuchung im allgemeinen innerhalb von 4 h nach der Blutentnahme erfolgen. Am zeitkritischsten ist die Bestimmung der aPTT (bei zu später Untersuchung Verlängerung der Messwerte). Auf keinen Fall darf eine Gerinnungsmonovette in den Kühlschrank gelegt, sondern Zitratblut und Plasma sollten bei Raumtemperatur gelagert werden.
Aus den meisten Plasmaproben können die Thromboplastinzeit, Fibrinogen, AT und D-Dimere noch nach 4 - 10 h korrekt bestimmt werden (nicht aber die aPTT).

Zitratblut (1 : 5) für die Bestimmung der Erythrozytensedimentationsrate kann 3 - 4 h bei Raumtemperatur aufbewahrt werden.

EDTA-Blut für hämatologische Untersuchungen und PCR-Diagnostik: Eine schnelle Verteilung des EDTAs im entnommenen Blut durch mehrfaches Kippen der gefüllten EDTA-Monovette ist die Voraussetzung für korrekte hämatologische Werte und für die PCR-Diagnostik.

Blutzelldifferenzierung: Der Blutausstrich für die Blutzelldifferenzierung sollte innerhalb von etwa 4 h angefertigt und am gleichen Tag fixiert werden.

Thrombozytenzählungen sind innerhalb von 2 - 4 h durchzuführen. Die Thrombozytenzahlen fallen nach der Blutentnahme in sehr unterschiedlichem Ausmaß ab.

Erythrozyten, Hb, Hkt und Leukozyten lassen sich auch nach dreitägiger Probenlagerung im Kühlschrank noch mit ausreichender Richtigkeit bestimmen.

Säure-Basen-Status/Blutgase: Arterielles Blut, anaerob entnommen und heparinisiert, ist das empfohlene Material, auf das sich alle Referenzbereichsangaben beziehen. Praktikabler und weniger störanfällig ist der Einsatz von arterialisiertem Kapillarblut, wofür die angegebenen Referenzbereiche ebenfalls gelten. Das Blut wird in eine heparinisierte Glaskapillare aufgenommen nach Hyperämisierung des betreffenden Hautbezirkes (z.B. mit Finalgon extra stark-Salbe). Blutentnahme aus dem Ohrläppchen oder aus der Fingerbeere, bei Säuglingen aus der Ferse ohne Quetschen und nach ausreichend tiefer Hautpunktion. Die Kapillare ist vollständig zu füllen. Zur Durchmischung wird ein Drahtstift eingeführt. Die Kapillare wird beiderseits mit Kappen oder Kitt verschlossen.

Urinuntersuchungen: Die bevorzugten Untersuchungsarten sind der Morgenurin und der 24 h-Sammelurin. Die Aufarbeitung soll innerhalb von etwa 4 h erfolgen. Für die morphologischen und bakteriologischen Untersuchungen ist darauf zu achten, dass es bei der Entnahme zu keiner Kontamination durch Zellen, Mikroorganismen und/oder Schleimstoffen kommt. Deshalb sollte die erste Portion des Urins verworfen werden und nur die darauf folgende Portion (= Mittelstrahlurin) verwendet werden.
Für die Bestimmung der Kenngrößen des Porphyrinstoffwechsels muss der Urin während der Sammlung bis zum Abtransport in einem braunen Gefäß und vor Licht geschützt im Kühlschrank gelagert werden. Für die Bestimmung der Katecholamine soll im Sammelgefäß 10 ml 10 %ige Salzsäure vorgelegt werden.

Spezieller Teil: Referenzbereichsliste

Diese Liste umfasst nur häufig verwendete hämatologische und klinisch-chemische Kenngrößen; bei einigen sind ausschließlich die Therapieziele bei Risikopatienten angegeben.

Abkürzungen:

AB = Arterienblut
B = Blut
CB = Kapillarblut
L = Liquor
P = Plasma
S = Serum
ST = Stuhl
U = Urin
VB = Venenblut
ZB = Zitratblut

Dezimale Unterteilungen:

Faktor	Vorsilbe	Symbol
10^{-1}	Dezi-	d
10^{-2}	Zenti-	c
10^{-3}	Milli-	m
10^{-6}	Mikro-	µ
10^{-9}	Nano-	n
10^{-12}	Piko-	p
10^{-15}	Femto-	f
10^{-18}	Atto-	a

Beachte: Für die meisten aufgeführten S-Kenngrößen außer S-Elektrophorese ist Heparinatplasma ebenfalls geeignet und liefert praktisch gleiche Referenzwerte.

Die folgenden Referenzbereiche gelten für Erwachsene (bei einigen Laborparametern sind Referenzwerte für Kinder angegeben). Pfeile bezeichnen für die genannte Einflussgröße die häufige Lage der Werte außerhalb des angegebenen Referenzbereiches.

Biologische Größe	Einheit	Referenzbereich männlich | weiblich	Umrechnungsfaktor Einflussgrößen
Entzündungsparameter			
ZB-ESR (BSG)			
1 h nach Westergren			
bis 50 J.	mm/h	bis 15 | bis 20	Schwangerschaft ↑
> 50 J.	mm/h	bis 20 | bis 30	
S-C-reaktives Protein (CRP)	mg/l	< 5	x 10 = mg/l
S-Interleukin 6	µg/ml	bis 10	
S-Procalcitonin	µg/l	bis 0,5	
Hämatologische Untersuchungen			
B-Hämoglobin	g/dl	13,0 - 17 | 12 - 16	x 0,621 = mmol/l
	mmol/l	8,1 - 10,5 | 7,4 - 9,9	Kinder ↓/Schwangerschaft ↓
B-Hämatokrit	%	42 - 50 | 38 - 44	Kinder ↓/Schwangerschaft ↓
B-Erythrozyten	Mill./µl	4,3 - 5,6 | 4,0 - 5,4	Kinder ↓/Schwangerschaft ↓
B-Ery-Durchmesser	µm	6, 8 - 7,3	
B-Ery-Durchmesser-Streuung (+/-)	µm	0,6 - 0,9	
Erythrozytenindizes:			
B-Ery-MCV (mean corpuscular volumen)	fl	85 - 98	Alkoholismus ↑
B-Ery-MCH (mean corpuscular hemoglobin = HBE)	pg	28 - 34	
B-Ery-MCHC (mean corpuscular hemoglobin concentration)	g/dl	31 - 37	
B-Retikulozyten	/1.000 Erys	3 - 18	
B-Thrombozyten	1.000/µl	140 - 345	
B-Leukozyten			
2 - 3 J.	/µl	6.000 - 17.000	
4 - 12 J.	/µl	5.000 - 13.000	
Erwachsene	/µl	3.800 - 10.500	Schwangerschaft ↑ / Körperliche Belastung ↑
Blutausstrichdifferenzierung			
Stabkernige Neutrophile	%	0 - 5	
Segmentkernige Neutrophile	%	30 - 80	Kleinkinder ↓
Eosinophile	%	0 - 6	
Basophile	%	0 - 2	
Lymphozyten	%	15 - 50	Kleinkinder ↑
Monozyten	%	1 - 12	
B-Neutrophile (Granulozyten)	/µl	1.830 - 7.250	
B-Lymphozyten gesamt	/µl	1.500 - 4.000	Kleinkinder (bis 3 J.) bis 10.500
B-Eosinophile	/µl	80 - 360	
B-Basophile	/µl	20 - 80	
B-Monozyten	/µl	90 - 600	
Lymphozytenstatus			
T-Zellen (CD3)			
1. Jahr	/µl	1.700 - 3.600	
2 - 6 J.	/µl	1.800 - 3.000	
7 - 17 J.	/µl	1.400 - 2.000	
ab 18 J.	/µl	900 - 2.300	

Biologische Größe	Einheit	Referenzbereich männlich | weiblich	Umrechnungsfaktor Einflussgrößen
B-Zellen (CD19)			
1. Jahr	/µl	500 - 1.500	
2 - 6 J.	/µl	700 - 1.300	
7 - 17 J.	/µl	300 - 500	
ab18 J.	/µl	105 - 620	
T4(Helfer-)Zellen (CD4+)			
1. Jahr	/µl	1.700 - 2.800	
2 - 6 J.	/µl	1.000 - 1.800	
7 - 17 J.	/µl	700 - 1.100	
ab 18 J.	/µl	435 - 1.600	
T8(Suppressor)-Zellen (CD8+)			
1. Jahr	/µl	800 - 1.200	
2 - 6 J.	/µl	800 - 1.500	
7 - 17 J.	/µl	600 - 900	
ab18 J.	/µl	285 - 1.300	
T4/T8-Quotient = CD4/CD8-Ratio			
1. Jahr		1,5 - 2,9	
2 - 6 J.		1,0 - 1,6	
7 - 17 J.		1,1 - 1,4	
ab 18 J.		0,6 - 2,8	
NK-Zellen (CD16/56+)			
1. Jahr	/µl	300 - 700	
2 - 6 J.	/µl	200 - 600	
7 - 17 J.	/µl	200 - 300	
ab 18 J.	/µl	200 - 400	
Spezielle Anämiediagnostik			
Eisenstoffwechsel			
S-Eisen	µg/dl	50 - 160 | 50 - 150	x 0,179 = µmol/l
	µmol/l	9 - 29 | 9 - 27	
S-Ferritin			x 2,11 = pmol/l
2 - 17 J.	µg/l	7 - 142	
18 - 45 J.	µg/l	10 - 220 | 6 - 70	
ab 46 J.	µg/l	15 - 400 | 18 - 120	
S-Transferrin	g/l	2,0 - 3,6	Schwangerschaft ↑ Orale Kontrazeptiva ↑
Transferrin-Sättigung	%	16 - 45	
S-löslicher Transferrinrezeptor (sTfR)	mg/l	0,83 - 1,76	Methodenabhängig
Vitamine			
S-Folsäure	nmol/l	7 - 36	
S-Vitamin B12	pmol/l	150 - 800	x 0,0735 = mmol/l
Osmotische Erythroyztenresistenz			
Hämolysebeginn	NaCl g/dl	0,42 - 0,46	Schwangerschaft ↑ (= vermin-derte osmotische Resistenz)
Hämolyse total	NaCl g/dl	0,30 - 0,34	

Biologische Größe	Einheit	Referenzbereich männlich	weiblich	Umrechnungsfaktor Einflussgrößen
Hämoglobinuntersuchungen				
Hb-A_2-quantitativ	% des Gesamt-Hb	bis 3		
Hb-F-quantitativ	% des Gesamt-Hb	bis 0,5		
VB-Co-Hb	% des Gesamt-Hb	bis 2		
VB-Met-Hb	% des Gesamt-Hb	bis 1		
Ery-Glukose-6-P-DH	U/g Hb	4,6 - 13,5		
Gerinnungsuntersuchungen				
Blutungszeit (in vitro)	min	6 - 9		
P-aPTT	sek	20 - 35		(reagenzabhängig), Schwangerschaft ↓
P-TPZ (Quick)	%	≥ 70		Schwangerschaft ↑
- INR (therapeutischer Bereich)				INR = International Normalized Ratio
- normal (untherapiert)		um 1,0		
- bei einfachem Risiko		2,0 - 3,0		
- bei höherem Risiko		bis 4,0		
P-Thrombinzeit	sek	14 - 20		(reagenzabhängig)
P-Fibrinogen	mg/dl	160 - 400		Schwangerschaft evtl. ↑
	µmol/l	4,8 - 12,0		
P-Antithrombin III	%	70 - 120		
P-D-Dimer	µg/ml	< 0,5		Schwangerschaft ↑
P-Protein C	%	70 - 140		Methodenabhängig
P-Protein S, frei	%	70 - 140		Methodenabhängig
P-Protein S-Aktivität	%	60 - 130		Methodenabhängig
Serumosmolalität	mosmol/kg	280 - 296		
Serumelektrolyte				
S-Natrium	mmol/l	Kinder 130 - 145		x 2,3 mg/dl
		Erw. 135 - 145		
S-Kalium	mmol/l	Kinder 3,2 - 5,4		x 3,91 mg/dl
		Erw. 3,6 - 5,0		
S-Calcium (gesamt)	mmol/l	2,2 - 2,6		x 4,01 = mg/dl Schwangerschaft ↓
S-Calcium (ionisiert)	mmol/l	1,1 - 1,3		
S-Magnesium	mmol/l	0,75 - 1,05		x 2,43 = mg/dl
S-Chlorid	mmol/l	97 - 108		x 38,8 mg/dl
S-Phosphat	mmol/l	Kinder 1,1 - 2,0		x 3,1 = mg/dl
		Erw. 0,84 - 1,45		
Säuren-Basen-Status				
AB-pH	--	7,37 - 7,45		
AB-PCO_2	mmHg	35 - 46	32 - 43	Schwangerschaft ↓
	kPA	4,69-6,16	4,29 - 5,76	x 0,134 = kPA
AB-PO_2	mmHg	72 - 107		Altersabhängig: 102 - 0,33 x Lebensjahre
	kPA	9,65 - 14,34		x 0,134 = kPA
AB-O_2-Sättigung	%	94 - 98		Altersabhängig
AB-Standardbikarbonat	mmol/l	22 - 26		Schwangerschaft ↓
AB-Basenexzess	mmol/l	- 2 bis + 2		
P-Laktat	mmol/l	0,6 - 2,4		x 9,1 = mg/dl

Biologische Größe	Einheit	Referenzbereich männlich	Referenzbereich weiblich	Umrechnungsfaktor Einflussgrößen
Nierenfunktionsuntersuchungen				
S-Harnstoff	mg/dl	12 - 50		x 0,166 = mmol/l
	mmol/l	2,0 - 8,3		Dursten, eiweißreiche Kost ↑
S-Kreatinin	mg/dl	bis 1,1	bis 0,9	x 88,5 = µmol/l
	µmol/l	44 - 97	44 - 80	(Referenzwerte laborabhängig) Muskelschwund ↓ / alte Menschen ↓
Kreatininclearance 24 h	ml/min	≥ 110	≥ 95	Wert gilt bis 30 J.; danach -10 für jede weitere Dekade
S-Cystatin C	mg/l	0,50 - 0,96		Marker zur Abschätzung der glomerulären Filtrationsrate
Leberstoffwechsel				
S-Bilirubin gesamt	mg/dl	bis 1,1		x 17,09 = µmol/l; Fasten ↑
	µmol/l	bis 19		
S-Bilirubin direkt	mg/dl	bis 0,3		x 0,0585 = µmol/l
	µmol/l	bis 5		
S-Kupfer	µg/dl	79 - 131	74 - 122	x 0,157 µmol/l
	µmol/l	12,4 - 20,6	11,6 - 19,2	Orale Kontrazeptiva evtl. ↑ Schwangerschaft ↑
S-Coeruloplasmin	g/l	0,2 - 0,6		Orale Kontrazeptiva evtl. ↑
	µmol/l	0,94 - 3,75		
P-Ammoniak	µg/dl	bis 94	bis 82	x 0,587 µmol/l
	µmol/l	bis 55,3	bis 48,2	
Enzymaktivitäten bei 37 °C[1)]				
S-GOT = AS(A)T[2)] ohne Pp	U/l	bis 38	bis 32	
mit Pp		< 50	< 35	
S-GPT = ALT[2)] ohne Pp	U/l	bis 41	bis 31	
mit Pp		< 50	< 35	
S-γ-GT[2)]	U/l	< 60	< 40	
S-AP[2)] 1 - 12 Jahre	U/l	bis 300		
13 - 17 Jahre		bis 390	bis 190	
Erwachsene		40 - 130	35 - 105	Adipöse Frauen ↑
S-GLDH	U/l	< 7	< 5	
S-CHE Kinder, Erwachsene	kU/l	5,3 - 12,9		
w: nicht schwanger		4,3 - 11,3		Frauen: Erst ab 40 J.
w: schwanger		3,7 - 9,1		Auch bei Kontrazeptiva
S-LDH[2)]	U/l	< 250		Kinder: bis 300
S-HBDH	U/l	72 - 182		
S-Pankreas-Amylase	U/l	28 - 100		
S-α-Amylase	U/l	< 110		
S-Lipase	U/l	13 - 60		
S-Elastase 1	ng/ml	bis 2		
S-CK[2)]	U/l	bis 190	bis 170	Körperliche Belastung evtl. ↑
S-CK-MB	U/l	< 25		Bis 6 % Total-CK

1) Vorläufig Werte; in den nächsten Jahren sind geringe Änderungen möglich.

2) IFCC-Methoden (International Federation of Clinical Chemistry); Pp = Pyridoxalphosphat

Biologische Größe	Einheit	Referenzbereich männlich / weiblich	Umrechnungsfaktor Einflussgrößen
Herzspezifische Proteine			
S-Troponin T-hs	pg/ml	< 14,0	Unauffällig
		14,0 - 50,0	Observationsbereich
		> 50,0	Pathologisch
P-BNP	pg/ml	bis 100	Siehe Kap. Herzinsuffizienz;
P-NT-pro BNP	pg/ml	bis 125	altersabhängig
Serumproteine (auf Basis der neuen Referenzpräparation CRM 470)			
S-Proteine gesamt	g/l	66 - 83	x 0,1 = g/l Schwangerschaft evtl. ↓
S-Albumin	g/l	35 - 52	Schwangerschaft evtl. ↓
S-Albumin	%	54 - 65	
S-α_1-Globulin	%	2 - 5	
S-α_2-Globulin	%	7 - 13	
S-β-Globulin	%	8 - 15	
S-γ-Globulin	%	11 - 22	
S-Coeruloplasmin	g/l	0,2 - 0,6	Orale Kontrazeptiva evtl. ↑ Schwangerschaft ↑
S-Transferrin	g/l	2,0 - 3,6	Orale Kontrazeptiva evtl. ↑ Schwangerschaft ↑
S-Haptoglobin	g/l	0,3 - 2,0	x 0,1 = µmol/l
S-IgA	g/l	0,7 - 4,0	Kinder ↓
S-IgE	µg/l	12 - 240	Altersabhängig
	kU/l	5 - 100	Altersabhängig
S-IgG	g/l	7 - 16	Kinder ↓
S-IgM	g/l	0,4 - 2,3	Kinder ↓
S-α_1-Antitrypsin	g/l	0,9 - 2,0	Orale Kontrazeptiva evtl. ↑ Schwangerschaft ↑
S-C_3-Komplement	g/l	0,9 - 1,8	
S-C_4-Komplement	g/l	0,1 - 0,4	
S-α_2-Makroglobulin	g/l	1,3 - 3,0	Schwangerschaft evtl. ↑
S-β_2-Mikroglobulin	mg/l	bis 2,4 (> 60 J. bis 3,0)	
Lipidstoffwechsel / Harnsäure / Homocystein			
S-Harnsäure	mg/dl	bis 7,0 / bis 6,0	x 59,5 = µmol/l
	µmol/l	bis 416 / bis 357	
S-Triglyzeride	mg/dl	< 150	x 0,011 = mmol/l
	mmol/l	< 1,7	
S-Cholesterin	mg/dl	< 200	x 0,0259 = mmol/l
	mmol/l	< 5,2	
		Ia Ib II	Therapieziele: I der Primärprävention a) ohne Risikofaktoren b) mit Risikofaktoren für Atherosklerose II der Sekundärprävention bei KHK/Atherosklerose
S-LDL-Cholesterin (Ungünstige Cholesterinfraktion - siehe auch Kap. Lipidstoffwechsel)	mg/dl	< 160 < 115 < 70	
	mmol/l	< 4,1 < 3,0 < 1,8	
S-HDL-Cholesterin (Günstige Cholesterinfraktion)	mg/dl	> 40 / > 40	Als unterer Grenzwert wird auch 35 mg/dl angegeben.
	mmol/l	> 1,0 / > 1,0	
S-Lipoprotein(a) = Lp(a)	mg/dl	< 30	Risikogrenze
Homocystein	µmol/l	4,5 - 12,4	Methodenabhängig

Biologische Größe	Einheit	Referenzbereich männlich | weiblich	Umrechnungsfaktor Einflussgrößen
Glukosestoffwechsel			
P-Glukose nüchtern	mg/dl	bis 100	normal
	mmol/l	< 5,6	normal
	mg/dl	≥ 126	Diabetes mellitus
	mmol/l	≥ 6,9	Diabetes mellitus
OGTT mit 75 g Glukose (äquivalent):			
CB-Glukose 2 h-Wert	mg/dl	< 140	Normal
	mmol/l	< 7,8	Normal
	mg/dl mmol/l	140 - 199 7,8 - 11,0	Pathologische Glukosetoleranz (IGT = impaired glucose tolerance)
	mg/dl	≥ 200	Diabetes mellitus
	mmol/l	≥ 11,1	Diabetes mellitus
Ery-HbA_{1c}*)			EDTA-Blut abnehmen!
	%	< 5,7	Nicht-Diabetiker
		≥ 6,5	Diabetiker
	mmol/mol Hb	< 39	Nicht-Diabetiker
		≥ 48	Diabetiker

*) Die RiLiBÄK 2008 sieht für HbA_{1c} anstelle der bisherigen Einheit (%) die Verwendung der Einheit mmol/mol Hb vor. Umrechnungsformel → HbA_{1c} (in mmol/mol Hb) = (%HbA_{1c} - 2,15) x 10,929 (→ *Internet:* BZ-Rechner)

Porphyrine			
(Medikamenteneinflüsse beachten: Siehe Anhang Rote Liste)			
U-D-Aminolävulinsäure	µg/l	< 6.000	x 0,00763 = µmol/l
U-Porphobilinogen	µg/l	< 1.700	x 0,00442 = µmol/l
U-Porphyrine gesamt	µg/l	< 150	x 1,2 = nmol/l
Digestions- und Resorptionsteste			
ST-Fettsäuren/24 h	g	7	
ST-Elastase	µg/g	> 200	
Xylose-Belastungstest (mit 25 g)			
U-Xyloseausscheidung	g/5 h	> 4	
Liquoruntersuchungen			
L-Leukozytenzahl	/µl	0 - 5	
L-Protein gesamt	mg/dl	12 - 50	
L-Glukose	mg/dl	49 - 74	x 0,056 = mmol/l
Q(L/S)-Glukose		> 0,5	
Tumormarker			
S-α-Fetoprotein (AFP)	U/l	bis 8,5	Schwangerschaft ⇑
S-CEA	µg/l	bis 5	Raucher evtl. ↑
S-CA 19-9	U/ml	bis 37	methodenabhängig
S-CA72-4	U/ml	bis 6	
S-PSA (Prostata-Ag) (bei Männern)	ng/ml	bis 49 J. bis 2,0 (2,5) 50 - 59 J. bis 3,0 (3,5) < 0,01 nach Prostatektomie Quotient freies PSA: Gesamt-PSA < 0,15 karzinomverdächtig	Rektale Untersuchung mit Manipulationen an der Prostata führen zu erhöhten Werten! Bei ungeklärten PSA-Werten > 4 ng/ml wird eine Prostatabiopsie empfohlen.

Biologische Größe	Einheit	Referenzbereich männlich | weiblich	Umrechnungsfaktor Einflussgrößen
S-CA 15-3	U/ml	< 28	
S-CA 125	U/ml	< 35	

Anm.: ***Zur Tumorsuche eignen sich nur PSA (Prostatakarzinom) und AFP (hepatozelluläres Karzinom). Neben den Referenzbereichen sind die Tumormarkeranstiege/Zeit auch innerhalb der Referenzbereiche wichtig!***

Biologische Größe	Einheit	Referenzbereich männlich | weiblich	Umrechnungsfaktor Einflussgrößen
Pharmakablutspiegel (therapeutische Konzentration)			
S-Digitoxin	µg/l	10 - 25	
S-Digoxin	µg/l	0,5 - 0,8	
S-Theophyllin	mg/l	10 - 20	
Rheumaserologische Untersuchungen			
S-Rheumafaktor Latex	IU/ml	bis 20	
S-Rheuma-Waaler-Rose	IU/ml	bis 10	
S-Antistreptolysintiter	IU/ml	bis 200	
(Weitere Parameter: Siehe Kapitel Rheumatologie)			
Hormone: FT3, FT4, TSH → Siehe Kap. Schilddrüse			
Urinuntersuchungen			
U-spezifisches Gewicht	g/l	1.001 - 1.035	
U-Osmolalität	mosmol/kg	50 - 1.200	
U-pH-Wert	pH	4,8 - 7,6	Vegetarische Kost ↑, Fleischkost ↓
Quantitative Urinuntersuchungen (Elektrolyte, Harnsäure und Harnstoff sind stark nahrungsabhängig)			
U-Natrium	mmol/24 h	90 - 300	Kinder ↓
U-Kalium	mmol/24 h	25 - 105	
U-Calcium	mmol/24 h	2,0 -8,0 | 1,5 - 6,5	x 4 = mg/dl/24 h
U-Magnesium	mmol/24 h	2,0 - 8,0 | 1,5 - 7,0	x 2,431 = mg/dl/24 h
U-Chlorid	mmol/24 h	80 - 270	
U-Phosphat	mmol/24 h	4 - 36	x 3,097 = mg/dl/24 h
U-Harnsäure	g/24 h	0,3 -0,8 | 0,3 - 0,7	x 59,485 = µmol/l
U-Harnstoff	g/24 h	13 - 33	x 0,1665 = mmol/l
U-Proteine	mg/24 h	< 150	
U-Albumin	mg/24 h	< 30	
U-Glukose (24 h)	mg/dl	bis 20	x 0,0555 = mmol/l
U-α_1-Mikroglobulin	mg/24 h	bis 13,3	
U-β_2-Mikroglobulin	mg/l	bis 0,3	
Urinkammerzählung			
U-Erythrozyten	/µl	bis 5	
U-Leukozyten	/µl	bis 10	

B S G (BLUTKÖRPERCHENSENKUNGSGESCHWINDIGKEIT)

Syn: ESR = Erythrozytensedimentationsrate

Unspezifischer Suchtest bei Verdacht auf entzündliche Erkrankungen und deren Verlaufsbeurteilung.

Methode (nach Westergren): EDTA-Blut oder 3,8 %ige Na-Zitratlösung wird mit Venenblut gemischt (Verhältnis 1 : 5 → 1,6 ml Blut + 0,4 ml Na-Zitratlösung) und in eine senkrechte Pipette von 200 mm gefüllt.

Referenzbereich des 1 h-Wertes (in mm): m bis 15, w bis 20

Bei Patienten über 50 Jahre: m bis 20, w bis 30.
Das Ablesen des 1 h-Wertes genügt; der 2 h-Wert bringt keine zusätzliche Information. Bei älteren Menschen können leicht erhöhte BSG-Werte noch normal sein. Nach Abklingen einer Infektion dauert es ca. 4 Wochen, bis sich die BSG normalisiert (Halbwertszeit ca. 1 Woche).

Die BSG hängt von folgenden Faktoren ab:
- Erythrozyten: Makrozytose, Anämie: BSG ↑
- Mikrozytose, Polyglobulie/Polycythaemia vera: BSG ↓
- Plasmaproteine: Vermehrung von Akute-Phase-Proteinen (Fibrinogen, α_2-Makroglobulin u.a.), Immunglobuline, Immunkomplexe): BSG ↑
- Methodische Fehler - Fehlerquellen bei der Durchführung der BSG:
  Feuchtes Senkungsröhrchen, Schrägstellung des Röhrchens (Neigung um 10° führt zur Verdopplung der BSG!), Bewegung der Senkungsröhrchen (vor allem beim Ablesen!), wechselnder Zitratzusatz (zu wenig Zitrat: BSG ↓, zu viel Zitrat: BSG ↑), Niederschlag in der Zitratlösung, wechselnde Temperatur (Sonne, Heizung; Kälte verlangsamt, Wärme beschleunigt), ungenügende Mischung des Zitrat-Blut-Gemisches, Zitrat-Blut-Gemisch nicht länger als 5 h liegen lassen (Hemmung der BSG bis 20 %).

Physiologische BSG-Veränderungen:
- Prämenstruell sowie unter Einnahme hormoneller Kontrazeptiva leichter BSG-Anstieg
- Ab 4. Schwangerschaftswoche BSG-Anstieg mit maximalen Werten in der ersten postpartalen Woche (bis 55 mm/h); Hauptursache: Fibrinogen ↑

Iatrogene BSG-Veränderungen: Infusion jodhaltiger Kontrastmittel: BSG ↓

Erkrankungen mit stark erhöhter BSG:
Entzündungen (infektiös, nichtinfektiös), subakute Thyreoiditis de Quervain, Neoplasmen (meist mit Metastasen), Autoimmunkrankheiten (z.B. Riesenzellarteriitis: Polymyalgia rheumatica und Arteriitis temporalis Horton), nephrotische Syndrome, Blutkrankheiten (Leukämien, Anämien, Hämolysen durch Antikörper), Plasmozytom, M. Waldenström u.a.

Untersuchungen bei stark erhöhter BSG:
1. Anamnese und Untersuchungsbefund, Laborscreening: Blutbild, Urin, Serumelektrophorese, Kreatinin, Leberenzyme u.a.
2. Suche nach Entzündungsherden, Tumoren, Autoimmunkrankheiten (Sono, Röntgen Thorax, gastroenterologische Diagnostik, Rheumaserologie, Coombs-Test), gynäkologisches, urologisches, HNO-Konsil u.a.

Bei etwa 5 % aller BSG-Erhöhungen lässt sich eine Ursache nicht ermitteln.

C-REAKTIVES PROTEIN (CRP) / PROCALCITONIN (PCT)

CRP gilt als klassisches "Akute-Phase-Protein" (APP), das als generelle, unspezifische Antwort auf entzündliche Prozesse und Tumoren gebildet wird. Interleukin-6 und andere Zytokine induzieren die CRP-Bildung in der Leber. Der diagnostische Wert ist mit der BSG vergleichbar. Eine Beeinflussung des CRP durch erythrozytäre Faktoren und Schwangerschaft besteht aber nicht. Das CRP hat eine kurze Plasma-Halbwertzeit von 24 - 48 h, reagiert im Vergleich zur BSG schneller im Beginn einer Erkrankung und normalisiert sich nach Beendigung der Erkrankung ebenfalls schneller (1 - 2 Wochen) als die BSG (ca. 4 Wochen). Daher ist der CRP-Wert in der Diagnostik akuter Infektionen der BSG überlegen. Akute unkomplizierte Virusinfektionen zeigen keinen oder nur einen geringen CRP-Anstieg; bakterielle Infektionen erhöhen das CRP! - Referenzbereich: < 5 mg/l

In der Sepsisdiagnostik und bei Atemwegsinfektionen kann auch das Procalcitonin (PCT) bestimmt werden (Anstieg nach 2 - 3 h, Plasmahalbwertszeit 24 h). Die PCT-Konzentration korreliert mit dem Schweregrad der Entzündungsreaktion. Bei Werten < 0,5 µg/l ist eine systemische Infektion (Sepsis) unwahrscheinlich, bei > 2,0 µg/l sehr wahrscheinlich (häufig > 10 µg/l). PCT reagiert nicht bzw. kaum bei Virusinfektionen, chronisch-entzündlichen Erkrankungen oder Autoimmunprozessen.

STICHWORT-VERZEICHNIS

ICD 10-Schlüssel in [............].

Hinweis:
Die angegebene ICD 10-Kodierung bezieht sich auf die Version 1.3. Daher kann es bei der in der stationären Versorgung verwendeten Version 2.0 zum Teil zu unterschiedlichen Schlüsselnummern kommen!
Bei Angabe von 2 ICD-Schlüsseln bedeutet die erste Ziffer die Ätiologie der Krank-heit, die zweite Ziffer mit einem „*" ist der optionale Schlüssel für den Manifestationsort.
(Siehe auch im Internet: ***www.dimdi.de***)

DRGs = Diagnosis related groups:
Das Prinzip der DRG ist, alle Patienten mit gleichen Erkrankungen in eine Gruppe einzuteilen. Das Krankenhaus bekommt für jeden Patienten, der in eine bestimmte DRG gruppiert wird, den gleichen Betrag. Jede DRG ist einem Organsystem zugeordnet. Der erste Buchstabe der DRGs kennzeichnet das Organsystem. Die folgenden zwei Ziffern geben entweder die Art der Behandlung oder der Erkrankung an. Der letzte Buchstabe bezeichnet den Schweregrad von Krankheit oder Eingriff.
Internet-Infos: *http://drg.uni-muenster.de*
www.mydrg.de – www.g-drg.de
www.zi-berlin.de

A

B

C

D

E

F

G

H

I

J

K

L

M

N

O

P

Q

R

S

T

U

V

W

X

Y

Z

QR-Code:

Eigene Notizen:

Eigene Notizen:

Herold-Syndrom

Fug U.N., Nic P.A.

Interessante, und zum Teil auch etwas erschreckende Feststellungen lassen sich im Staatsjahr 95 der medizinischen Fakultät der Universität Zürich machen. Es scheint eine Art Massenwahn ausgebrochen zu sein, in dessen Zentrum ein ca. A5-formatiges, harmlos aussehendes Buch steht, welches von einem gewissen Herrn Herold verfasst und vertrieben wird (deshalb hier kurz Herold genannt). Diese in den verschiedensten Farben erhältlichen Bücher - häufig entdeckt man orange, violett, hellblau und seit neuestem grün mit einem neckischen gelben Streifen - scheinen Gegenstand einer mystischen Verehrung zu sein. Es lassen sich panisches Nachschlagen, heftiges Anmalen und Verschlimmbessern des Textes sowie eine ausgeprägte Anhänglichkeit an dieses Buch feststellen. Ebendiese geht so weit, dass man befürchten muss, dass sich gewisse Leute gar nicht mehr von ihrem Herold trennen wollen. Dies erklärt dann auch die auftretenden Probleme im zwischenmenschlichen Bereich. Besonders betroffen sind hier die Studentinnen, weil sie ihren Partnern oft nur schwer erklären können, dass es sich beim Herold bloß um ein "harmloses" Buch handelt und nicht um einen Nebenbuhler, vor allem wenn sie noch des nachts von medizinisch poliklinischen Alpträumen heimgesucht werden und laut nach dem Herold rufen.

Klinisch lassen sich bis heute drei Verlaufsformen der Krankheit unterscheiden. Zum einen die akute Form; diese äußert sich bei Studenten, die erst im Staatsjahr den Herold entdeckt haben, deren höchstes Ziel es jetzt aber zu sein scheint, ihren ganzen Vorrat an Leuchtstiften im Herold aufzubrauchen. Als mögliche Marktlücke sollten sich die Hersteller von Leuchtstiften übrigens die Entwicklung von kleinen Leuchtstiftwalzen zwecks schnellerer Färbung von Buchseiten überlegen. Als zweites wäre da die chronische Form; hier handelt es sich um Studenten, die schon in früheren Semestern stolze Besitzer eines Herold waren und die zur Zeit damit beschäftigt sind, den schon "verleuchtstifteten" Herold mit Filz- oder Farbstiften weiter zu verschönern. Als letzte und schlimmste Form bleibt noch die chronisch progressive Ausprägung des Syndroms; es handelt sich hier um Studenten, welche schon früher einen Herold besessen haben und diesen auch mehr oder weniger angemalt haben. Nun sind sie aber damit nicht mehr zufrieden, sondern sie verspüren den unwiderstehlichen Drang, sich ein neues Exemplar zu verschaffen und auch dieses wieder einzufärben. Dies ist überaus bedenklich sowohl in Bezug auf das Bankkonto des Betroffenen (1 Herold $\approx$ 50 Café crème), als auch auf die zunehmende Abholzung der Regenwälder.

Das Problematische an der ganzen Sache ist nicht der Kult, der um den Herold gemacht wird (keine Anzeichen auf sektiererisches Treiben), sondern die Verhaltensänderung der erkrankten Personen. Es besteht vor allem die Tendenz, sich gruppenweise in Räume mit Sprechverbot zurückzuziehen. Dies ist vermutlich der Ausdruck für einen gewissen Gruppenzwang, paradoxerweise gepaart mit akut auftretendem asozialen Verhalten. Aus dieser Tatsache leitet sich auch die Erklärung für die blasse Hautfarbe der Befallenen ab, was sich in einzelnen Fällen diagnostisch verwerten lässt. Die oben beschriebenen Symptome lassen den geneigten Leser an das sicher allseits bekannte MSPS (medical student panic syndrome) denken, das bei bestimmter Prädisposition periodisch während des Medizinstudiums auftritt, aber normalerweise einen gutartigen, selbstlimitierenden Verlauf nimmt. Und in der Tat liegt die Vermutung nahe, dass es sich beim Herold-Syndrom um eine maligne Verlaufsform eben dieses MSPS handeln könnte.

Daraus ergeben sich einige Schwierigkeiten bezüglich der Therapie. Vor allem mangelt es den Betroffenen an Krankheitseinsicht. Der Versuch die Noxe, sprich Herold, vom Patienten zu entfernen, kann zu schweren Depressions- und Resignationszuständen führen, welche sich in schlimmeren Fällen in Panikattacken mit tätlichen Angriffen auf den Therapeuten äußern. Oder es kommt zum Hyperventilationssyndrom mit psychischer Alteration und Tetanien. Fehlgeschlagen hat bis jetzt auch der Versuch eines anerkannten Dozenten, durch Verstärkung der Symptome mittels freundlicher Motivation wie "Was steht denn im Herold? Habt ihr's gefunden?" oder "Das lest dann mal im Herold nach!" zu einer reaktiven Beendigung der Krankheit beizutragen. Als Therapie der Wahl diskutiert man zur Zeit die Applikation von 5 mg Valium p.o./die, oder in ganz schlimmen Fällen die australische Buschmann-Narkose (die mit der Keule).

Leider kennt man bis jetzt auch keine wirksame Prophylaxe, nachdem zum Bedauern hochkarätiger Wissenschaftler dem Versuch einer hochdosierten Verabreichung anderer Lehrbücher einschließlich Harrison kein Erfolg beschieden war.

Wegen dieser ernüchternden Resultate wurden schon Stimmen laut, die an eine durch Viren oder Prionen ausgelöste Infektion denken lassen.

Weitere Aufschlüsse über das offensichtlich auch an anderen Universitäten auftretende Syndrom (persönlich sind uns v.a. Fälle aus dem deutschsprachigen Raum berichtet worden) erhofft man sich von der nun angehenden Forschung der Vereinigung der Medizinlehrbuchverleger sowie der Initiative eines Herrn Müller. Da diese Untersuchung jedoch noch in den Anfängen steckt, sind wir auf die Mitarbeit von Kollegen angewiesen. Sehr dankbar sind wir für Fallberichte aus der Praxis, um die verschiedenen Grade der Ausprägung noch etwas besser beurteilen zu können.

Korrespondenzadresse:
Dr. med. U.N. Fug, Staatsbriefkasten

(Aus: STAATSAFFÄRE / Februar '95)

Eigene Notizen: